DER HARN

SOWIE DIE ÜBRIGEN

AUSSCHEIDUNGEN UND KÖRPERFLÜSSIGKEITEN

I. TEIL

DER HARN

SOWIE DIE ÜBRIGEN

AUSSCHEIDUNGEN UND KÖRPERFLÜSSIGKEITEN

VON MENSCH UND TIER

IHRE UNTERSUCHUNG UND ZUSAMMENSETZUNG
IN NORMALEM UND PATHOLOGISCHEM ZUSTANDE

EIN HANDBUCH
FÜR ÄRZTE, CHEMIKER UND PHARMAZEUTEN SOWIE ZUM GE-
BRAUCHE AN LANDWIRTSCHAFTLICHEN VERSUCHSSTATIONEN

BEARBEITET VON

A. ALBU-BERLIN, A. C. ANDERSEN-KOPENHAGEN, I. BANG-LUND, F. BOTTAZZI-NEAPEL,
W. CASPARI-BERLIN, S. FRÄNKEL-WIEN, FR. GOPPELSROEDER-BASEL, L. HALBERSTAEDTER-
CHARLOTTENBURG, A. HEFFTER-BERLIN, M. JACOBY-BERLIN, A. LOEWY-BERLIN, P. MAYER-
KARLSBAD, J. MORGENROTH-BERLIN, C. NEUBERG-BERLIN, A. PAPPENHEIM-CHARLOTTENBURG,
C. POSNER-BERLIN, O. SCHUMM-HAMBURG, J. WOHLGEMUTH-BERLIN, R. VON ZEYNEK-PRAG

HERAUSGEGEBEN VON

Dr. CARL NEUBERG

UNIVERSITÄTSPROFESSOR UND ABTEILUNGSVORSTEHER AM TIERPHYSIOLOGISCHEN INSTITUT
DER KÖNIGL. LANDWIRTSCHAFTLICHEN HOCHSCHULE BERLIN

I. TEIL

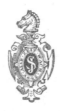

SPRINGER-VERLAG BERLIN HEIDELBERG GMBH
1911

ISBN 978-3-642-89145-8   ISBN 978-3-642-91001-2 (eBook)
DOI 10.1007/978-3-642-91001-2

Softcover reprint of the hardcover 1st edition 1911

Vorwort.

Die Zusammenfassung des Stoffes in diesem „Handbuch" entspricht streng praktischen Bedürfnissen. Bei den Körperflüssigkeiten, bei Se- und Exkreten hat sich die chemische Prüfung als die zumeist wichtigere ergeben, während die Untersuchung der Gewebe nach wie vor im wesentlichen mit histologischen Methoden geschieht. Das trifft in gleicher Weise für die Erfordernisse der Klinik wie für das Studium der normalen Ernährungs- und Stoffwechselvorgänge zu und macht sich dementsprechend überall dort geltend, wo solche Aufgaben zur Bearbeitung gelangen, d. h. in den Laboratorien von Ärzten und Chemikern, in Apotheken und landwirtschaftlichen Versuchsstationen.

Aus dieser Sachlage heraus erwuchs das Bedürfnis, für jene verwandten Zwecke die Untersuchungsmethoden auf moderner Grundlage zusammenzufassen.

Maßgebend war dabei der Gesichtspunkt, im vorliegenden „Handbuch" alles das zu vereinen, was in der Praxis zur chemischen Untersuchung gelangt. Es mangelt nicht an trefflichen Anleitungen zur Analyse einzelner Gebiete, wie der Faeces, der Milch, des Harns. Es fehlt aber ein Werk, das alle für die Untersuchung der Se- und Exkrete sowie der wichtigen Körpersäfte zu Gebote stehenden Untersuchungsmethoden behandelt. Diese oft empfundene Lücke soll für die praktischen Bedürfnisse der biologischen Laboratorien das vorliegende „Handbuch" ausfüllen, indem es die lästige Benutzung einer ganzen Reihe sonst erforderlicher Spezialwerke entbehrlich macht.

Dementsprechend enthält das „Handbuch" die genaue Anleitung für die vollständige Analyse von Harn, Faeces, Blut, Milch, Lymphe und allen übrigen Körperflüssigkeiten.

Es hat überall das Bestreben geherrscht, die Darstellungen und Vorschriften bis ins einzelne durchsichtig zu gestalten. Mehr als 230 Abbildungen sollen die Benutzung des Buches erläutern und erleichtern sowie die Bekanntschaft mit den nötigen Apparaten vermitteln.

Besonderer Wert ist auch auf die Heranziehung der physikalisch-chemischen Methodik gelegt. Außer einer ausführlichen Darstellung der letzteren ist eine eingehende Anleitung für die Ausführung von Analysen der in den Körperflüssigkeiten vorhandenen Gase gegeben, ferner eine Beschreibung der Methoden der Calorimetrie. Die drei letztgenannten analytischen Verfahren fehlen bisher ungeachtet ihrer Wichtigkeit für zahlreiche biologische Fragen in den meisten einschlägigen Handbüchern.

Selbstverständlich sind auch mikroskopische Methoden in das „Handbuch" aufgenommen, so die mikroskopische Untersuchung des Harns, der Faeces, des Blutes sowie die Blutkörperchenzählung; es fehlt auch nicht eine kurze bakteriologische Übersicht.

Nicht schematische Sonderung des Stoffes, sondern Zusammenfassung nach praktischen Bedürfnissen ist die Richtschnur gewesen!

Die Behandlung analytischer Probleme ist eine Kunst, auf deren Beherrschung die jüngere Generation nicht mehr den traditionellen Wert legt — sehr zu Unrecht! Denn jeder biologische Fortschritt wird in letzter Linie auf methodischer Grundlage errungen. Freilich ist auch auf analytischem Gebiete weitgehende Zersplitterung erfolgt, und kaum vermag noch ein einzelner den gewaltigen Stoff zu meistern. Daher schien es bei der Abfassung des vorliegenden „Handbuches" an der Zeit, die Darstellung nicht einem einzigen anzuvertrauen, sondern erfahrene Fachkenner für die Bearbeitung ihrer Spezialgebiete zu gewinnen.

Durch sorgfältige Disposition und Redaktion hofft der Herausgeber es erreicht zu haben, daß sich diese Sonderdarstellungen zu einem einheitlichen Ganzen zusammenfügen.

Die Stoffanordnung ist so gewählt, daß wesentliche Wiederholungen vermieden sind.

Die Grundlage des ganzen „Handbuches" bildet die vollständige **Analyse des Harns,** und zwar aus mehrfachen Erwägungen. Erstens ist dieses Gebiet am sorgfältigsten erforscht, zweitens steht in der Laboratoriumspraxis von allen Aufgaben die Untersuchung des Harns an erster Stelle. Endlich aber ist die Zusammensetzung des Urins eine solch mannigfaltige, daß hier die Mehrzahl der in der physiologisch-chemischen Analyse vorkommenden Substanzen ihre natürliche und ungezwungene Behandlung findet.

Dementsprechend bildet, wie schon die Inhaltsübersicht S. VIII—XXXIX zeigt, die Untersuchung des Harns den ausführlichsten Teil des vorliegenden „Handbuches". Alle späteren Kapitel — Blut, Milch, Faeces usw. — greifen auf die den Harn behandelnden Abschnitte zurück. Unter Verweisung hierauf brauchten bei ihnen nur jene analytischen Vorschriften gegeben zu werden, die beim Harn nicht in Betracht kommen oder andersartig sind.

Dieses Prinzip ist allgemein durchgeführt, und dadurch ist erreicht worden, daß trotz möglichster Vollständigkeit und trotz Berücksichtigung selbst von Einzelheiten in allen behandelten Kapiteln der Umfang ein relativ geringer geworden ist.

Eine größere Ausdehnung hat — mit voller Absicht — das Kapitel der physikalisch-chemischen Untersuchungsmethoden erhalten. Auf keinem Gebiete der analytischen Chemie ist die Methodik so eng mit der Begriffsbildung verknüpft, wie hier. Diese Untrennbarkeit hat dazu geführt, daß diese Abschnitte geradezu zu einer physikalischen Chemie der Vorgänge im Tierkörper ausgestaltet sind.

Den erwiesenen Bedürfnissen des Laboratoriums entsprechend, haben auch die wichtigen Methoden der Untersuchungen auf Enzyme (bei

Harn, Blut, Mageninhalt, Pankreassaft,. bei den Faeces usw.) eingehende Berücksichtigung erfahren. Antikörperreaktionen und Immunitätsvorgänge sind dagegen nur nebenher behandelt, da hier Fragen eines Sonderfaches vorliegen, die nicht der eigentlichen chemischen Analytik zur Beantwortung gestellt werden.

Nicht fehlen durfte eine Anleitung zu Stoffwechselversuchen. Denn letztere haben sich als ein unentbehrliches Hilfsmittel zur Klärung zahlreicher Fragen des normalen Wachstums wie pathologischer Vorgänge erwiesen. Die Methoden des Stoffwechselversuches sind chemische; gemäß ihrer Wichtigkeit für das physiologische Experiment wie für Aufgaben der Ernährungslehre und der Tierzucht ist die Technik des Stoffwechselversuches für den Menschen, für die verschiedenen Säuger, für Vögel, Fische usw. angegeben worden.

In den letzten Jahren hat sich immer mehr das Bedürfnis nach mikrochemischen Methoden in der Biologie geltend gemacht, namentlich bei dem Vergleich rein chemischer Untersuchungen mit den Ergebnissen der histologischen Technik; deshalb ist es zeitgemäß, die mikrochemische Analyse für die Zwecke der physiologisch-chemischen Praxis zu verwerten. Die vorhandenen mikrochemischen Methoden und das verwandte, von Goppelsroeder erschlossene Gebiet der „Capillaranalyse" sind deshalb im vorliegenden „Handbuch" aufgenommen worden. Haben diese Verfahren auch noch nicht die letzte Feuerprobe bestanden, so sind sie nach den damit gemachten Erfahrungen aussichtsreich und wichtig genug, um in weiteren Kreisen bekannt und fortgebildet zu werden. '

Den Mikromethoden in gewissem Sinne verwandt sind die Farbenreaktionen, deren die biochemische Analyse nicht entraten kann. Da in der Anwendung dieser Farbproben eine nicht zu verkennende Gefahr liegt, ist besonderer Wert auf eingehende Darstellung und namentlich Erklärung gelegt, um eine kritische Bewertung zu vermitteln.

In einer Hinsicht ist grundsätzlich mit einer häufigen Gepflogenheit gebrochen. Bedeutungslos gewordene, antiquierte Reaktionen, die aus falscher Pietät von Lehrbuch durch Lehrbuch geschleppt werden, stellen einen nutzlosen Ballast dar. Sie sind im vorliegenden „Handbuch" durch neue, bewährte Proben ersetzt.

Für Beurteilung abnormer Verhältnisse ist die Kenntnis von Standardwerten höchst erwünscht. Wo sichere Durchschnittsdaten vorliegen, sind solche angegeben. Ferner ist die rein chemische, ebenso wie die physiologische und klinische Literatur überall berücksichtigt. Um jedoch die kompendiöse Anwendung des Stoffes zu wahren, ist bei Einzelheiten auf die einschlägigen Sammelwerke verwiesen worden, so auf das Handbuch der Biochemie von Oppenheimer, die Pathologie des Stoffwechsels von v. Noorden, auf die Ergebnisse der Physiologie von Asher-Spiro, auf Emil Fischers gesammelte Arbeiten über Proteine, Purine sowie Kohlenhydrate. Dem letztgenannten Werke wie der Biochemie von Röhmann sind einige Abbildungen entnommen.

Willkür wird stets bezüglich eines Punktes herrschen, nämlich wie weit man in einem für die Praxis bestimmten „Handbuche" mit der Bearbeitung der sog.

„körperfremden Stoffe" gehen soll. Sachliche Erwägungen haben dazu
geführt, den Nachweis der wichtigen Gift- und Arzneistoffe aufzunehmen.
Bei anderen Substanzen war entscheidend, ob sie in analytischer Hinsicht
instruktive Besonderheiten bieten. Das ist z. B. der Fall bei den sog. „gepaarten Glucuronsäuren". Bei ihnen ist daher möglichste Vollständigkeit
angestrebt, wie denn überhaupt die gesamte Analyse des Harns mit besonderer Ausführlichkeit[1]) behandelt worden ist.

Der Herausgeber hofft, daß der Abfassung des ganzen Werkes aus der
Zusammenarbeit bewährter Forscher des In- und Auslandes ein eigener Nutzen
erwachsen ist. Das internationale Zusammenwirken beugt einer einseitigen
Berücksichtigung der Literatur vor und vermittelt die Niederlegung von speziellen Laboratoriumserfahrungen, die sonst kaum zu allgemeiner Kenntnis
gelangen.

Berlin, im Mai 1911.

---

[1]) Die hierbei maßgebenden Gesichtspunkte mag ein Beispiel erläutern. Bei verschiedenen Stoffwechselstörungen hat man einzelne Aminosäuren im Harn aufgefunden. Da es sich hier vielfach um einen pathologischen Eiweißabbau handelt, ist
es durchaus möglich, daß man mit verfeinerter Methodik weitere Spaltungsprodukte der
Proteine nachweisen wird. Daher schien es angebracht, über den Rahmen des tatsächlich Isolierten hinaus das Auffindbare, d. h. die gesamten Eiweißspaltungsprodukte,
abzuhandeln.

Inhaltsverzeichnis.

Seite

Allgemeine Untersuchung des Harns. Von Dr. P. Mayer-Karlsbad . . 1

Zusammensetzung des tierischen und menschlichen Harns 1
Harn von wirbellosen Tieren 1. Harn niederer Wirbeltiere 2. Harn niederer Säugetiere 3. Harn höherer Säugetiere 3. Anorganische und organische Bestandteile des menschlichen Harns 3—4. Bestimmung des Ge-
samttrockenrückstandes 5. Schätzung der festen Harnbestandteile nach
dem spezifischen Gewicht 7.

Konsistenz, Geruch und Geschmack des Harns 7
Konsistenz 7. Geruch 7. Geschmack 8.

Farbe, Fluorescenz, Durchsichtigkeit des Harns 8
Harnfarbe 8. Fluorescenz 9. Durchsichtigkeit, Trübungen 10.

Reaktion des Harns 11
A. Die Reaktion unter physiologischen Verhältnissen 11. a) Einfluß der
Nahrung 12. b) Einfluß anderer Faktoren 12.
B. Die Reaktion unter pathologischen Bedingungen 13. Aciditätsbestim-
mung im Harn 14—18.

Die Menge des Harns 19

Spezifisches Gewicht des Harns 20
Spezifisches Gewicht unter physiologischen Bedingungen 20. Spezifisches
Gewicht unter pathologischen Verhältnissen 20. Bestimmung des spezifischen
Gewichts 20—26.

Drehungsvermögen des Harns 26
Bestimmung des Drehungsvermögens 28. Polarisation 28. Optische Einrichtung der Halbschattenapparate 29. Polarisationsapparat nach Mitscherlich 30. Einfacher Polarisationsapparat nach Lippich 31. Apparate
mit Keilkompensation 32.

**Reduktionsvermögen des normalen Harns. Verhalten desselben zu einigen
Reagentien** 35
Reduktionsvermögen 35. Bestimmung der Reduktionskraft des Harns
nach seiner reduzierenden Wirkung auf Methylenblau 37. Verhalten des
normalen Harns zu einigen Reagentien 38.

Gärungen des Harns und Methoden zur Konservierung desselben 39
Gärungen 39. Konservierung des Harns 41.

Giftigkeit des Harns 42
Bestimmung der Harngiftigkeit 44.

Enteiweißung, Klärung und Entfärbung, Zentrifugierung des Harns 45
Enteiweißung des Harns 45. Klärung und Entfärbung des Harns 47.
Zentrifugierung des Harns 50.

Spektroskopie des Harns 51

Die Untersuchung der anorganischen Harnbestandteile (wie der anorganischen Stoffe in den Sekreten). Von Prof. Dr. S. Fränkel-Wien . . 54

Gewinnung und Vorbereitung des Harns für die Analyse 54
Abgrenzung und Vorbereitung der Faeces für die quantitative
Aschenanalyse 55
Abgrenzung des Kotes 55. Vorbereitung für die Analyse 56. Menschliche
Faeces 56. Darmsekret 56. Bestimmung der Summe der festen Be-
standteile im Harn 57. Verfahren von Karvonen und Komppa 57.

Seite

Die anorganischen Harnbestandteile   57
Die Aschensubstanzen des menschlichen Blutes 59. Die anorganischen Sub-
stanzen des Speichels 60. Die anorganischen Substanzen des Magensaftes 60.
Aschenbestandteile des Pankreassaftes 62. Mineralstoffe der Galle 62. Mineral-
stoffe des Darmsaftes 62. Mineralstoffe des Schweißes 62. Mineralstoffe der
Milch 62. Mineralstoffe des Sputums 64.

Allgemeiner Gang der Aschenanalyse bei Bestimmung sämtlicher Bestandteile .   64
Gewinnung der Asche aus Harn, Blut, Sekreten, Kot und Ge-
weben   64
Lösliche Portion 65. Unlösliche Portion 65. Blutanalysen 65.
Säuregemischveraschung nach A. Neumann   66
Eindampfen des Harns   66

Analyse der durch gewöhnliche Veraschung gewonnenen löslichen Portion . . .   67
Bestimmung von Chlor und Phosphorsäure in einer Portion . .   67
Bestimmung der Phosphorsäure in der löslichen Ascheportion. .   69
Saure Magnesiamixtur 69. Fällung der Phosphorsäure in der Siedehitze 69.
Bestimmung des Magnesiumpyrophosphats im Porzellantiegel 69. Verfahren
nach Sonnenschein-Woy 70.
Bestimmung der Schwefelsäure in der löslichen Ascheportion. .   71
Bestimmung von Kalium und Natrium   71
Bestimmung von Calcium und Magnesium   72
Bestimmung von Kohlensäure in dem wasserlöslichen Teil der
Asche   73

Analyse des in Wasser unlöslichen Teiles der Asche   73
Bestimmung des Eisens   73
Bestimmung der Kieselsäure   73
Bestimmungen der Kohlensäure in der Asche   74
Aufarbeitung der salzsauren Lösung der wasserunlöslichen Asche   74
Bestimmung von Eisen, Calcium, Magnesium und Phosphor-
säure   75
Titration von Eisen mittels Permanganat 75. Bunsens Kontrolle der ana-
lytischen Resultate 76.

Darstellung von Normallösungen   76
Darstellung von $n/_{10}$-Natronlauge   76
Bereitung der $n/_{10}$-Oxalsäure   77
Indicatoren   78
Methylorange 79. Lackmoid 79. Phenolphthalein 79. Lackmustinktur 79.
Lackmuslösung nach A. Püschel 79. Cochenilletinktur 79. Kongorot 79.
Luteol 79. Alizarin 79.
Herstellung von $n/_{10}$-Kaliumpermanganatlösung   80
Bereitung der $n/_{10}$-Natriumthiosulfatlösung   80
Bereitung der $n/_{10}$-Jodlösung   81

N-haltige anorganische Bestandteile   81
Die Dumassche Stickstoffbestimmung   81

Salpetersäure und salpetrige Säure   86
Nachweis und Bestimmung der Salpetersäure   86
Nachweis von Salpetersäure nach Julius Schmidt und Herm. Lumpp 87.
Anilinreaktion 87. Grießsche Reaktion 87. Reaktion mit Metaphenylen-
diamin 87. Reaktion mit Diphenylamin 87. Reaktion mit Sulfanilsäure und
Naphthylamin 88. Reaktion mit Fuchsin 88. Bestimmung der Nitrate im
Harn nach T. Weyl und A. Meyer 88. Modifikation von Roehmann 88.
Methode von Th. Pfeiffer und H. Thurmann 90.

Ammoniak   91
Ammoniakbestimmung im Harn
nach Schlösing 91; nach C. Wurster 92; nach v. Nencki und Zaleski 92;
nach A. Steyrer 93; nach O. Folin 94; nach Boussingault-Shaffer 95;
nach Krüger-Reich-Schittenhelm 95; nach Björn-Andersen und
Marius Lauritzen 97. I. Genaueres Verfahren 97. II. Bestimmung mittels
Formaldehyds 97, 98.
Ammoniakbestimmung im Blute   98

Kohlensäurebestimmung   99

Seite

Bestimmung des gesamten Kohlenstoffes 99
   Nach Messinger 101. Methode von K. Okada 101. Methode von Richardson 102. Methode von Desgrez 103. Calorimetrische Methode von Berthelot 103.
Bestimmung des Restkohlenstoffes im Blut 104
Gleichzeitige Bestimmung des Kohlenstoffes und Stickstoffes . 104
Bestimmung von Kohlenstoff und Wasserstoff mittels der Elementaranalyse 106
   Herrichtung des Verbrennungsrohres 106. Chlorcalcium- und Kaliapparat 107. Die Verbrennung 107. Das M. Dennstedtsche Verfahren 109.
Berechnung der Elementaranalysen 111
Bestimmung der Kohlensäure im Harn 111

Die Halogene 111
Chlor 111
Quantitative Chlorbestimmung im Harne 112
   Titrimetrische Methoden: Titration der Chloride nach Fr. Mohr 112. Bestimmung der Chloride nach Volhard, modifiziert nach Arnold 113. Die Lösungen für die Chlortitration 113. Modifikation der Volhardschen Methode von Dehn 114. Bestimmung der Chloride nach R. Corvi 114. Chlorbestimmung nach der Säuregemischveraschung von A. Neumann 114.
Gasometrische Bestimmungsmethode der Chloride im Harn . . . 115
Titration von Chlor in Tierharnen 116
   Chlorbestimmung in bluthaltigen Harnen 117.
Halogenbestimmung in festen Substanzen 117
   Methode von H. Pringsheim 117.
Salzsäure im Magensaft 117
   Bestimmung der Salzsäure im Magensaft nach Sjöquist und Mörner 118.
Bestimmung der Ionenkonzentration im Magensafte 118
   Indicatorenmethode 119. Bestimmung der Chloride im Blut nach Berthold Oppler 119.
Chlorate 119
   Nachweis und Bestimmung von Chloraten im Harn nach M. Scholtz und Hermann Hildebrandt 120. Nachweis von Chlorsäure im Harn nach Edlefsen 120.
Brom 120
   Nachweis von Brom im Harn nach E. Salkowski 121. Nachweis von Brom neben Jod nach Carnet 121.
Quantitative Brombestimmung 122
   Methode von Emil Berglund 122. Ausführung der Analyse 124.
Jod 124
Nachweis von Jod neben Brom 124
Quantitative Bestimmung von Jod 125
   Colorimetrisch 125.
Methode der Bestimmung mit Thiosulfatlösungen 125
   Bestimmung von Jod nach der Methode von Duflos 125. Modifikation der Duflos-Methode von Villiers und Fayolle 126. Quantitative Jodbestimmung im Harn nach R. Rösler 126.
Jodbestimmung mittels jodsaurem Kalium 127
   Methode von Lassaigne-Hilger zur quantitativen Bestimmung von Jod im Harn 127. Quantitative Jodbestimmung im Harn nach Erich Harnack 128. Jodbestimmung nach F. Pecirka 128.
Titration mit Bromlösung 129
   Methode von Lebaud 129. Bestimmung von Jod neben Chlor nach Ernest H. Cook 129.
Trennung von Brom, Jod und Chlor 130
   Verfahren von C. R. Fresenius, Brom oder Jod neben Chlor zu bestimmen 130. Methode von Dehn 130.
Fluor 131
   Die Tagnensche Siliciumtetrafluoridprobe 131. Nachweis von Fluor nach G. Tammann 132.

Schwefel 133
   Schwefelwasserstoff 133.
Bestimmung des Sulfhydrylschwefels (-SH) 134

Seite

Die Thioschwefelsäure $H_2S_2O_3$. (Unterschweflige Säure) 134
Untersuchung auf unterschweflige Säure nach E. Salkowski 134.
Bestimmung des Gesamtschwefels im Harn 135
Oxydation mit konz. Salpetersäure 135
Nach P. Mohr 135.
Oxydation mit Chloraten und Nitraten 136
Oxydation mit Natriumsuperoxyd 137
Methode von O. Folin 137. Methode von Pringsheim - Abderhalden-
Funk 137.
Bestimmung des Gesamtschwefels und Gesamtphosphors im Harn
und Organen in einem Verfahren 138
Schwefelsäure 139
Schwefelsäure 139.
Quantitative Bestimmung des neutralen Schwefels 139
Bestimmung des neutralen Schwefels nach L. Heß 140. Bestimmung der
Sulfatschwefelsäure und der gepaarten Schwefelsäure nebeneinander nach
E. Baumann 140. Bestimmung der Gesamtschwefelsäure nach E. Sal-
kowski 141. Folinsches Verfahren 141. Bestimmung der präformierten
Sulfate nach Folin 141.
Bestimmung der Schwefelsäure in Ätherschwefelsäuren (gepaarten
Schwefelsäuren) 142
Bestimmung der Schwefelsäure im Harn als Strontiumsulfat . . 142
Titrimetrische Schwefelsäurebestimmung nach Ernst Freund . . 143
A + B - Schwefelsäure 143. A + B + C - Schwefelsäure 143.
Phosphor 143
Phosphorsäure 143. Titrimetrische Bestimmung der Phosphorsäure
im Harn mit Uran 144. Bestimmung der Phosphorsäure im Harn nach
A. Neumann 145. Quantitative Bestimmung der Phosphorsäure im Harn
nach P. v. Liebermann 146. Bestimmung von anorganischer Phosphorsäure und organisch gebundener Phosphorsäure nebeneinander 146. Phosphorsäurebestimmung nach der Säuregemischveraschung nach A. Neu-
mann 146. Phosphorsäurebestimmung nach N. von Lorenz 148. Colorimetrische Bestimmung der Phosphorsäure nach J. Pouget und D. Chou-
chak 148.
Phosphor (elementarer) 149
Nachweis von Phosphor 149. Vorprobe 150. Nachweis von Phosphor nach
E. Mitscherlich 150. Methode von Dusard und Blondlot 150. Modifi-
kation von E. Ludwig 151. Modifikation von C. R. Fresenius 152.
Quantitative Bestimmung des Phosphors nach E. Mitscherlich und
Scherer 152.
Kalium, Natrium 153
Qualitativer Nachweis von Kalium 153.
Quantitative Bestimmung von Kalium und Natrium im Harne . 153
Methode von R. Přibram und Gregor zur Bestimmung von Kalium und
Natrium im Harne 153. Methode von Th. Lehmann 154. Modifikation
von Hurtley und Orton 154. Methode von Garrat 155. Bestimmung
des Kaliums im Harn nach W. Autenrieth und R. Bernheim 156.
Schnellbestimmung von Kalium und Natrium im Harn nach Léon Car-
nier 157. Bestimmung von Kalium und Natrium nach der A. Neumann-
schen Säuregemischveraschungsmethode 157.
Eisen 158
Eisenbestimmung im Harne nach E. W. Hamburger 159. Bestimmung
des Eisens im Harn nach R. Gottlieb 160. Methode von C. A. Socin 161.
Reduktion des Eisenoxyds zu Eisenoxydul 161
Kotanalysen 162. Methode zur Eisenbestimmung von Ripper und
Schwarzer 162. Eisenbestimmung nach der Säuregemischveraschung 163.
O. Woltersche Modifikation der A. Neumannschen Methode 164.
Calcium und Magnesium 165
Entfernung der Phosphorsäure vor der Calcium- und Magnesiumbestim-
mung 166.
Bestimmung von Calcium und Magnesium im Harn 166
Titrimetrisch 167. Trennung von Calcium und Magnesium in Aschen 167.
Bestimmung von Calcium und Magnesium nach Francis Mc Crudden 168.

Seite

Bestimmung von Calcium und Magnesium nach der Säuregemisch-
verschung 169
Bestimmung des Calciums nach H. Aron 169.
Magnesiumbestimmung ohne vorherige Kalkabscheidung 170
Nachweis von **Arsen und Antimon** sowie von Metallen der ersten
Gruppe 170
Quantitative gravimetrische Bestimmung von Arsen 172
Weitere qualitative Prüfung auf Arsen 172
Der Marshsche Apparat 173. Die Pettenkofersche Probe 174. Prüfung
auf Antimon 174. Unterscheidung von Arsen 175. Bestimmung von Arsen nach
der Methode von Gutzeit, Sanger und Black 176. Nachweis von Antimon
nach Sanger und Riegel 177. Biologischer Arsennachweis 177. Bestim-
mung von Arsen im Harn 178. Quantitative Bestimmung von Arsen im
Harn 178. Quantitative Bestimmung von Arsen nach C. T. v. Mörner 178.
Qualitativer Nachweis von Arsen nach C. E. Carlson 179.
Quecksilber 181
Bestimmung des Quecksilbers nach E. Ludwig und Zillner 181. Bestimmung des Quecksilbers im Harn nach J. Mauthner 181. Bestimmung
von Quecksilber nach R. Winternitz 182. Alménsche Methode zum
Nachweis von Quecksilber 183. Quecksilbernachweis nach Mergte 183.
Quecksilbernachweis nach E. Brugnatelli 183. Quecksilberbestimmung
nach A. Jolles 183. Quantitative colorimetrische Bestimmung im Harne
nach Eschbaum 184. Methode von Ehno 185. Gravimetrische Methode
von Schumacher und W. L. Jung 185. Colorimetrische Methode der
Quecksilberbestimmung von Schumacher und W. L. Jung 186. Methode
zur Quecksilberbestimmung mittels der Nernstwage nach Jaeneke 186.
Methode von Glaser und Isenburg 187. Mikrochemische Quecksilber-
bestimmungsmethode nach P. E. Raschou 187. Methode von Conrad
Siebert 188.
Bestimmung des Quecksilbers in den Faeces 190
Blei 190
Methode zum Nachweis von Blei von Zanardi 190.
Wismut 191
Silber 191
Nachweis von **Chrom** im Harn 191
Nachweis von **Bor** 191
Quantitative Bestimmung der Borsäure 192. Titration der Borsäure 193.
Borsäurebestimmung im Harn 193. Titration der Borsäure bei Gegenwart
von Glycerin 193.
Hydroperoxyd (Wasserstoffsuperoxyd) 194
Emanation (radioaktive Substanzen) 194

**Die Untersuchung der organischen, stickstofffreien Substanzen des
Harns.** Von Prof. Dr. C. Neuberg-Berlin 197

Der Kohlenstoff im Harn 197
I. Aliphatische Reihe 198
A. Aliphatische Kohlenwasserstoffe 198
B. Alkohole 199
Nachweis von freien Alkoholen 200.
Spezieller Nachweis des Äthylalkohols 202
a) Qualitativer Nachweis 202. α) Jodoformprobe nach Lieben 202.
β) Oxydationsprobe 203.
b) Quantitative Bestimmung des Äthylalkohols 203. α) Nach
M. Nicloux und G. Landsberg 203. β) Nach Zeisel, Fanto
und Stritar 204.
Anhang. I. Primäre Alkohole 204. II. Sekundäre Alkohole 205. Ter-
tiäre Alkohole 205.
Äthylenglykol, Glykol (1, 2-Äthandiol) 205
α-Propylenglykol (Propandiol-1, 2) 206
Pinakon (Tetramethyl-äthylenglykol) 206
Glycerin (Propantriol) 206
Benzoylverbindung 207.

Seite

Glycerin-tri-α-naphthylurethan 208
  Farbenreaktionen 208. Quantitative Bestimmung des Glycerins im
  Harn 208. 1. Nach M. Rubner 208. 2. Nach H. Leo 208. 3. Nach
  Benedict und Zsigmondi 209. 4. Glycerinbestimmung nach
  Zeisel und Fanto 209. Ausführung der Bestimmung 210. 5. Acetinverfahren nach Lewkowitsch, Benedict und Cantor 210.
  6. Über die Bestimmung des Glycerins mittels Kaliumbichromat und
  Schwefelsäure 211. 7. Über ein jodometrisches Verfahren 211.
Meso-Erythrit 212
l-Arabit 212
d-Arabit 213
d,l-Arabit 213
d-Mannit 213
d-Sorbit 213
Dulcit 214
C. Thioalkohole oder Mercaptane 214
Methylmercaptan 214
  Vorkommen 214. Eigenschaften 214. Reaktion mit Nitroprussid-
  natrium 215. Reaktion mit Isatin 216. Geruchsprobe 216. Qualitative
  und quantitative Bestimmung 216.
D. Thioäther oder Alkylsulfide 217
Äthylsulfid (Thioäther) 217
  Eigenschaften 217. Reaktionen 218. Farbenreaktionen 219. Nach-
  weis im Harn 219. Sulfoniumbase 220.
Anhang. Wismutjodidjodwasserstoffsäure als Reagens 221
E. Säuren 222
Flüchtige Fettsäuren (Lipacidurie) 222
Ameisensäure (Methansäure) 227
  Eigenschaften 227. Verhalten 227. Nachweis der Ameisensäure 228.
  Farbenreaktion 229. Quantitative Bestimmung 229. A. Gewichts-
  analytisch 229. B. Titrimetrisch 229. C. Indirekte Bestimmung 230.
Essigsäure (Äthansäure) 230
  Eigenschaften 230. Verhalten 231. Nachweis der Essigsäure 231.
  Quantitative Bestimmung 232. a) Bestimmung von freier Essig-
  säure 232. b) Bestimmung von essigsauren Salzen 232. Nachweis
  der Essigsäure neben Ameisensäure 233.
Propionsäure (Propansäure) 233
  Eigenschaften 233. Verhalten 233. Nachweis der Propionsäure und
  quantitative Bestimmung 233.
Buttersäuren 234
  a) Normale oder Gärungsbuttersäure (Butansäure) 234
     Verhalten 234. Nachweis der Buttersäure und quantitative Be-
     stimmung 234.
  b) Isobuttersäure (Dimethylessigsäure, Methylpropansäure) 235
     Eigenschaften 235. Verhalten 235. Nachweis und quantitative
     Bestimmung 231.
Valeriansäuren 235
  a) Normale Valeriansäure (Pentansäure) 236
     Eigenschaften 236.
  b) Isovaleriansäure [Isopropylessigsäure, 2-Methylbutansäure (-4)]. . 236
     Eigenschaften 236. Verhalten 236. Nachweis 237.
  c) d-Methyläthylessigsäure (d-2-Methylbutansäure) 237
     Eigenschaften 237.
Capronsäuren 237
  a) Normale Capronsäure (Hexansäure) 238
     Eigenschaften 238. Verhalten 238.
  b) Isobutylessigsäure (4-Methylpentansäure) 238
     Eigenschaften 238. Verhalten 238.
  c) d-Capronsäure (d-3-Methylpentansäure, β, β_1-Methyläthylpropion-
     säure 238
Trennung der Fettsäuren 239
Charakterisierung der Fettsäuren als Guanamine 241
Farbenreaktion auf Fettsäuren 241

Seite

F. Fett 242
  Chylurie, Lipurie (Galacturie) 242

G. Oxysäuren 245
  Glykolsäure (Oxyessigsäure, Äthanolsäure) 245
  d-Milchsäure (Fleisch- oder Paramilchsäure, d-α-Oxypropionsäure) . 245
    Eigenschaften 247. Verhalten 248. Darstellung der Milchsäure aus
    Harn 249. Reaktionen und Farbproben 250. a) Nach R. O. Herzog
    und R. Leiser 250. b) Nach G. Denigès 250. c) Nach A. Ch. Vour-
    nasos 250. d) Nach W. Croner und W. Cronheim 251. e) Nach
    W. Thomas 251. f) Nach W. M. Fletscher und F. G. Hopkins 251.
    g) Nach G. Denigès 251. h) Uffelmannsche Probe 251. Quanti-
    tative Bestimmung 252. a) Nach A. Ch. Vournasos b) nach J. Paeß-
    ler 252. c) Extraktion der Milchsäure mit Äther 253. d) Titrimetrische
    Ermittelung: α) nach E. Jerusalem 253; β) nach Oxydations-
    verfahren von J. Boas 253. e) nach Sobolewa und Zaleski 254.
  d,l-Milchsäure (Gärungsmilchsäure, d,l-α-Oxypropionsäure) 254
  l-β-Oxybuttersäure (Butanol(3)säure) 254
    Eigenschaften 257. Verhalten 258. Erkennung der l-β-Oxybutter-
    säure 259. 1. Optische Untersuchung 259. 2. Polarimetrische Prüfung
    des vergorenen Urins 259. 3. Probe von O. F. Black 259. 4. Über-
    führung in α-Crotonsäure 259. Quantitative Bestimmung der l-β-Oxy-
    buttersäure 260. a) Polarimetrische Bestimmung 260. 1. Nach Mag-
    nus-Levy 260. 2. Nach P. Bergell 262. 3. Vorschrift von Sozo
    Shinto 263. 4. Nach O. F. Black 263. b) Bestimmung durch Oxy-
    dation 263. Verfahren von Ph. A. Shaffer 263. c) Bestimmung
    durch Überführung in α-Crotonsäure 264. 1. Verfahren von E. Darm-
    städter 264. 2. Vorschrift von S. Shindo 264.

  Anhang.
    a) Großer Apparat von Zelmanowitz zur Extraktion wässeriger
       Flüssigkeiten mittels Äther, Ligroin usw. 265
    b) Kleiner Apparat zur Extraktion mit Äther oder mit Chloroform bzw.
       mit Flüssigkeiten, die spezifisch leichter oder schwerer sind als die
       zu erschöpfende Flüssigkeit 267
       a) Zusammenstellung des Apparates für die Ätherextraktionen
       268. b) Zusammenstellung des Apparates für die Chloroform-
       extraktionen 268.
  Monooxystearinsäuren 268
  Glycerinsäure 268
  l-Arabonsäure 269
  d-Arabonsäure 269
  d-Gluconsäure 269

H. Dicarbonsäuren 270
  Oxalsäure (Äthandisäure) 270
    Vorkommen 270. Eigenschaften 271. Reaktionen 272. Quantita-
    tive Bestimmung 273. 1. Nach E. Salkowski 273. 2. Nach W.
    Autenrieth und H. Barth 274. 3. Nach Albahary 274.
  Bernsteinsäure (1, 4-Butandisäure, Äthandicarbonsäure) 275
    Eigenschaften 276. Verhalten 276. Farbenreaktion 277. Abschei-
    dung und quantitative Bestimmung im Harn 278.
  Verschiedene Di- und Polycarbonsäuren 279
    Muconsäure 279. d-Weinsäure 280. l-Weinsäure 280. d,l-Wein-
    säure, Traubensäure 280. Mesoweinsäure 281. d-Zuckersäure 281.
    Schleimsäure 281.

J. Organisch gebundene Phosphorsäure (Glycerinphosphorsäure) . . 281
  Darstellung 284. Nachweis 284.

K. Aldehyde 285
  Formaldehyd 286

L. Ketone 286
  Aceton (Dimethylketon, Propanon) 286
    Eigenschaften 290. Verhalten 290. Nachweis 292. 1. Jodoformprobe
    von Lieben 292. 2. Jodoformprobe von Gunning 293. 3. Die Jod-
    jodkalium-Methylaminprobe von Vournasos 294. 4. Die Quecksilber-

oxydprobe von J. E. Reynolds 294. 5. Die Mercurisulfatprobe von   Seite
Denigès 294. 6. Die Kupfersulfat-Jodmethode von Sternberg 294.
7. Die Nitroprussidnatriumprobe von Legal 295. 8. Die Indigoprobe
von Penzoldt 297. 9. Die Meta-dinitrobenzolprobe von Béla 298.
10. Die Salicylaldehydprobe von Frommer 298. 11. Die Vanillin-
salzsäureprobe von Rosenthaler 299. 12. Die Furfurolprobe von
Ellram 299. 13. Die Rhamnoseprobe von Fritzsch 300. 14. Die
Hydroxylaminprobe 300. 15. Die Peptonprobe von Bardach 301.
Quantitative Bestimmung des Acetons 302. a) Jodometrisches Verfahren 302. b) Fällung des Acetons als Mercurikomplexverbindung 304.
c) Bestimmung als p-Nitrophenylhydrazon 305. d) Ein Verfahren zur
Bestimmung des Acetons im Harn aus dem spezifischen Gewicht 306.
e) Gasvolumetrische Bestimmung des Acetons 306. f) Abscheidung
von Aceton in Form krystallisierter Derivate 307.

Andere Ketone 308

M. Carbonylsäuren oder Säuren von Aldehyden und Ketonen 308
Glyoxylsäure (Glyoxalsäure, Äthanolsäure) 309
Eigenschaften 309. Verhalten 309. Farbenreaktion 310.
Anhang. Darstellung von Glyoxylsäurelösung für Farbenreaktionen,
speziell des Eiweißes 310
d-Glucuronsäure 311
Brenztraubensäure 311
Lävulinsäure (β-Acetylpropionsäure, 4-Pentanonsäure) 311
Eigenschaften 311. Lävulinsäurephenylhydrazon 311. Lävulin-
säure-p-nitrophenylhydrazon 312. Jodoformprobe 312. Farbenreak-
tion 312.
Mesoxalsäure (Oxomalonsäure) 312
Acetondicarbonsäure (β-Oxoglutarsäure) 312
Acetessigsäure (Acetonmonocarbonsäure, Diacetsäure, β-Ketobutter-
säure) 312
Eigenschaften 313. Nachweis 313. 1. Die Eisenchloridprobe von
Gerhardt 313. 2. Die Diazoacetophenonprobe von Arnold 314.
3. Die modifizierte Diazoacetophenonprobe von Lipliawski 315.
4. Die Jodmethode von Mörner 315. 6. Die Methode von Riegler bzw. Lindemann 316. Quantitative Bestimmung der Acetessigsäure 317.

N. Kohlenhydrate (Oxyaldehyde und Oxyketone) 319
Gemeinsame Reaktionen von Zuckerarten 319
I. Monosaccharide 319
A. Reduktionsvermögen 319. B. Farbenreaktionen 319. a) Allgemeine Proben 319. 1. α-Naphthol-Probe (Molisch-Udránszkysche Reaktion) 319. 2. Allgem. Naphthoresorcinprobe von B. Tollens
319. b) Besondere Gruppenreaktionen 319. 1. Reaktionen mit Orcin
und Phloroglucin, namentlich auf Pentosen 319. 2. Farbenproben
der Methylpentosen 319. 3. Resorcinreaktion auf Ketosen 319.
4. Anilin- und Xylidinacetatprobe von Schiff für die beim Erhitzen „Furfurol" liefernden Zucker 319. C. Fällbarkeit durch
Metallsalze 320. D. Benzoylierbarkeit 320.
II. Di- und Polysaccharide 320
A' Reduktionsvermögen 320. B' Farbenreaktionen 320. C' Durch
Metallsalze und durch 320. D' Benzoylchlorid sind die Di- und
Polysaccharide fällbar 320.
Spezielle Reaktionen und besonderes Verhalten der ein-
zelnen Zuckerarten 320
E. Das optische Drehungsvermögen 320. F. Hydrazonbildung 320.
G. Osazonbildung 320. H. Mercaptalbildung 320. J. Gärung mit Hefe 320.
K. Verhalten zu Alkalien 321. L. Veränderungen durch Säuren 321.
A. Die Reduktionsproben 321
I. Kupferreagenzien 321
a) Die Trommersche Probe 321. b) Reduktion mit Fehling-
scher Lösung 322. c) Reduktion mit alkalischer Glycerin-
Kupfersulfat-Mischung 323. d) Reduktion mit alkalischer Kupfer-
sulfat-Mannitmischung 323. e) Reduktion mit alkalischer Kupfer-

sulfat-Citronensäuremischung 329. f) Reduktion mit Ostscher   Seite
Lösung 323. g) Reduktion mit ammoniakalischer Kupfersulfatlösung nach Pavy-Kumagawa-Suto-Kinoshita 324. h) Reduktion mit Barfoeds Reagens (Kupriacetat) 324. i) Glykokoll-
kupferlösung 324. k) Kupferlactatlösung 324.

II. Quecksilberproben 325
  a) Quecksilber-Kaliumjodid (Sachssesche Lösung) 325. b) Alkalische Mercuricyanidlösung nach Knapp 325. c) Mercuriacetat
325.

III. Wismutproben 325
  a) Reaktion von Almén-Nylander 325. b) Loewesche Wismutprobe 325. c) Böttgersche Probe 326.

IV. Reduktionsproben mit anderen anorganischen Stoffen 326

V. Reduktion von organischen Substanzen, insbesondere
von Farbstoffen 326
  a) Orthonitrophenylpropiolsäureprobe 326. b) Pikraminsäure-
probe 326. c) Muldersche Reaktion 327. d) Methylenblaureaktion 327. e) Safraninprobe 327. Reduktionswirkungen des
normalen Harns 327. Reduktionswirkungen anomaler Urine 331

Praktische Ausführung der quantitativen Prüfung auf Zucker 332
  α) Prüfung mit Fehlingscher Lösung 332. β) Nylander-
Alménsche Wismutprobe 332. γ) Bleiacetatklärung 332. δ) Mer-
curiacetatvorbehandlung 333.

B. **Die Farbenreaktionen** 333
  a) Allgemeine Kohlenhydratfarbenreaktionen 333
    1. Die *α-Naphtholprobe* nach Molisch-Udránszky 333. 2. Die
allgemeine Naphthoresorcinprobe von B. Tollens und F. Rorive 335.
  b) Gruppenreaktionen 336
    1. *Phloroglucinprobe* auf Pentosen 336. 2. Die *Orcinreaktion* auf
Pentosen von Tollens 338. α) Nach H. Brat 339. β) Nach
M. Bial (Orcin-Eisenchlorid-Probe) 339. γ) Modifikation der Orcinprobe nach A. Neumann 339. δ) Modifikation nach J. Pieraerts
339. ε) Modifikation nach v. Alfthan 340. ζ) Orcinprobe mit zuvor abgeschiedenen Phenylosazonen 340. 3. *Farbenreaktionen der
Methylpentosen* 342. 4. Die *Resorcinprobe auf Ketosen* (Seliwanoffsche
Reaktion) 343. 5. *Anilin- und Xylindinacetatprobe* 345.

C. **Fällbarkeit durch Metallsalze** 346
  a) Bleiverfahren 346. b) Kupferverfahren 346. c) Erdalkaliverfahren 347.

D. **Benzoylierbarkeit** 347

E. **Das optische Drehungsvermögen** 351

F. **Hydrazonbildung** 353

G. **Osazonbildung** 354
  Anstellung der Osazonprobe mit Harn 358.

H. **Mercaptalbildung** 360

J. **Hefengärung** 360

K. **Verhalten der Zucker gegen Alkalien** 364
  Anhang. Verhalten gegen Bleihydroxyd 367

L. **Veränderungen durch Säuren** 367

M. **Alkylierung der Zucker** 368

  Die einzelnen Zucker 368

  Monosaccharide 368
    I. Glykolaldehyd 368
    II. Glycerinaldehyd 368
    III. Dioxyaceton 368
    Pentosen 370
    IV. a) Die chronische Pentosurie 370. b) Die alimentäre
Pentosurie 372.
    V. l-Arabinose 373
    Derivate 374.

Seite

VI. d-Arabinose. 375
VII. d,l-Arabinose. 376
    Derivate 376.
VIII. l-Xylose 377
    Quantitative Bestimmung der Pentosen (und Pentosane) 377.
    A. Durch Reduktion von Kupferlösungen 377. B. Durch Furfurol-
    bestimmung 378.
IX. Methylpentosen 385
X. Rhamnose (Isodulcit) 385
    Quantitative Bestimmung der Methylpentosen (und Methylpento-
    sane) 386.
    Hexosen 386
XI. Traubenzucker (d-Glucose). 386
    Verbindungen des Traubenzuckers 388. Darstellung von d-Glu-
    cose in Substanz aus Harn 391. Nachweis des Traubenzuckers im
    Harn 391. Quantitative Bestimmung des Traubenzuckers 391.
    A. Quantitative Feststellung des Zuckergehaltes durch Polarisa-
    tion 392. B. Quantitative Bestimmung des Zuckers durch Gärung
    393. C. Quantitative Bestimmung des Zuckers durch Reduktion
    von Metallsalzen 393. a) Mit ammoniakalischer Kupfersulfat-Lösung
    nach Pavy-Kumagawa-Suto-Kinoshita 393. b) Titration
    nach Fehling 394. c) Titrimetrische Bestimmung nach Leh-
    mann 396. d) Bestimmung nach G. Bertrand 396. e) Titration
    nach I. Bang 397. f) Gewichtsanalytische Bestimmung nach
    Allihn-Pflüger 398. g) Titration nach Knapp 399. h) Titration
    nach Sachsse 399. i) Bestimmung nach Oerum 400. D. Sonstige
    zur Bestimmung des Zuckers angegebene Methoden 400. a) Gas-
    analytisches Verfahren nach Riegler 400. b) Colorimetrisches
    Verfahren nach Moore 400. c) Colorimetrisches Verfahren unter
    Benutzung der α-Naphtholprobe 400.
XII. l-Glucose 401
XIII. d,l-Glucose. 401
    Anhang.
XIV. α-Methylglucosid 401
XV. β-Methylglucosid 401
XVI. d-Glucosamin 401
XVII. d-Mannose 402
XVIII. l-Mannose 403
XIX. d,l-Mannose 403
XX. Fruchtzucker (d-Fructose, Lävulose) 403
    a) Reine Lävulosurie 404. b) Fruchtzuckerausscheidung mit Glucos-
    urie vergesellschaftet 404. c) Alimentäre Fructosurie 405. Eigen-
    schaften des Fruchtzuckers 407. Derivate des Fruchtzuckers 408.
    Farbenreaktionen der Fructose 409. Quantitative Bestimmung der
    Fructose 410. Trennung von Fruchtzucker und anderen Kohlen-
    hydraten 410. Nachweis von Fruchtzucker im Harn 410.
XXI. und XXII. Die synthetischen Zucker Methose (d,l-Fructose?)
    und Formose 411
XXIII. d-Sorbose (d-Sorbinose) 411
XXIV. d-Galaktose 412
    Derivate der d-Galaktose 413. Farbenreaktionen 413. Gärung 413.
    Reduktionsvermögen der d-Galaktose 414. Nachweis und Bestim-
    mung der d-Galaktose im Urin 414.
    Heptosen. 415
XXV. α-Glucoheptose 415
XXVI. Heptose aus menschlichem Urin (?) 415
XXVII. Laiose (Leoscher Zucker) 415
XXVIII. Paidose 415
    Di- und Polysaccharide 416
XXIX. Maltose. 416
XXX. Isomaltose 418
XXXI. Milchzucker (Lactose) 419
    Spontane Milchzuckerausscheidung 420. Alimentäre Lactosurie
    421. Verbindungen des Milchzuckers 422. Farbenreaktionen 423.

Quantitative Bestimmung des Milchzuckers 423. Darstellung von Seite
Milchzucker aus Harn 423. Nachweis des Milchzuckers 423.

XXXII. Rohrzucker (Saccharose) 424
XXXIII. Trehalose 425
XXXIV. Raffinose (Melitriose) 425
XXXV. und XXXVI. Amylodextrine und Stärke 426
XXXVII. Erythrodextrin 426
XXXVIII. Tierisches Gummi, Harndextrine 427
Darstellung des Harndextrins 428. Nachweis des Harndextrins 429.
XXXIX. d-Glucuronsäure 429
Darstellung 430. Eigenschaften 430. Verbindungen 431. Farben-
reaktionen 434. Quantitative Bestimmung der freien Glucuronsäure 436. Nachweis der Glucuronsäure 437.
XL. Die gepaarten Glucuronsäuren 437
a) Aliphatische Reihe 439. b) Aromatische Reihe 440. c) Hydroaromatische Reihe 440. d) Mehrgliedrige Ringsysteme 441. e) Heterocyclische Systeme 441. Darstellung und Nachweis gepaarter
Glucuronsäuren 447. Farbenreaktionen 448. Quantitative Bestimmung 450. Die wichtigsten gepaarten Glucuronsäuren, die aus Harn
in Substanz isoliert werden 450. α) Glucosidklasse 451. d-Borneolglucuronsäure 451. l-Borneol-glucuronsäure 451. d,l-
Borneol-glucuronsäure 452. Camphenglykol-mono-
glucuronsäure 452. Carbostyril-glucuronsäure 452.
Dichlorthymol-glucuronsäure 452. Dichlorthymotinglucuronsäureanhydrid 453. Dimethyläthylcarbinolglucuronsäure = Tertiär-amylalkohol-glucuronsäure
453. Euxanthinsäure, Euxanthon-glucuronsäure 453.
d,l-Isoborneol-glucuronsäure 454. Kamphenol-glucuron-
säure 454. d-Kampho-glucuronsäure 454. l-Kampho-
glucuronsäure 454. Kynurin-glucuronsäure 454. Mentholglucuronsäure 454. α-Naphthol-glucuronsäure 455.
β-Naphthol-glucuronsäure 455. Nitrobenzyl-glucuron-
säure (Uronitrotoluolsäure) 455. Oxaphor-glucuronsäure
(Oxycampher-glucuronsäure) 455. Oxyantipyrin-glucu-
ronsäure 456. o-Oxychinolin-glucuronsäure 456. Oxy-
cineol-glucuronsäure 456. Oxycumarin-glucuronsäure
(Anhydro-oxyphenyl-brenztraubenglucuronsäure) 456.
Phenetol-glucuronsäure (Chinäthonsäure) 456. Phenolglucuronsäure 457. Resacetophenon-glucuronsäure 457.
Syringa-glucuronsäure 457. Terpineol-3, 5-glucuron-
säure 457. Thujonhydrat-glucuronsäure 457. p-Thymo-
tinpiperidid-glucuronsäure 458. o-Thymotinpiperidid-
glucuronsäure 458. Trimethylcarbinol-glucuronsäure
458. Urobutylchloralsäure (Trichlorbutylalkohol-glucu-
ronsäure) 458. Urochloralsäure (Trichloräthyl-glucu-
ronsäure) 458. Vanillin-glucuronsäure 458. β) Esterklasse
459. Benzoe-glucuronsäure 459. Dimethylaminobenzoe-
säure-glucuronsäure 459. Salicyl-glucuronsäure 460.
Rübenharzsäure-glucuronsäure (?) 460.
Anhang.
XLI. Furfurol, Lävulinsäure, Zuckersäure 460
a) Furfurol 460. Furfurolphenylhydrazon 461. Furfurol-p-nitrophenylhydrazon 461. b) Lävulinsäure (Acetopropionsäure) 461.
Lävulinsäurephenylhydrazon 462. Lävulinsäure-p-nitrophenyl-
hydrazon 462. c) d-Zuckersäure 462.
XLII. Die Reaktion von Cammidge 463
II. Aromatische Reihe 465
A. Aromatische Kohlenwasserstoffe 465
B. Phenole 465
1. Phenol (Carbolsäure) 469
Eigenschaften 469. Verhalten 469. Salzartige Verbindungen (Phe-
nolate) 470. Reaktionen des Phenols 470: 1. Die Probe von Mil-
lon 470. 2. Nach F. Penzold und E. Fischer 471. 3. Nach C. Lie-

bermann 471. 4. Probe mit Pikrinsäure 472. 5. Mit Salpetersäure 472.   Seite
6. Nach L. v. Udránsky 472. 7. Mit Chlorkalk 472. 8. Brom-
wasserreaktion von H. Landolt 473. 9. Nach J. Messinger und
G. Vortmann 474. 10. Ferrisalzprobe 474. 11. Nach J. Aloy und
F. Laprade 475. 12. Tyrosinasereaktion von G. Bertrand 475.
Nachweis des Phenols im Harn 475. Quantitative Bestimmung des
Phenols 476. 1. Nach Koßler-Penny-Neuberg 476. 2. Nach
F. Bordas und L. Robin 478. 3. Nach Bonanni 479. 4. Nach
K. Kiesel 479. 5. Nach Riegler 479. Nach W. F. Kappeschaars
zwei maßanalytischen Methoden: a) Maßanalytische Bestimmung
mittels Bromwasser 480; b) Maßanalytische Bestimmung mittels
des Gemenges von Natriumbromid und Natriumbromat 480. 7. Nach
W. Authenrieth und Fr. Beuttel 481. 8. Nach L. Monfet 481.
9. Phenoltitration nach Bader 481.

C. Kresole   482
    o-Kresol   482
    m-Kresol   483
    p-Kresol   483
        Verhalten 483. Trennung der „Harnphenole" bzw. der Kresole 485.
    Qualitativer Nachweis der drei Kresole 485. Quantitative Bestimmung
    der Kresole 486.

    Anhang. Schwefelsäureester der Phenole   488
    a) Phenolschwefelsäure (Phenolätherschwefelsäure)   488
        α) Synthetische Darstellung 488. β) Gewinnung aus Harn 489.
    b) p-Kresolschwefelsäure (p-Kresolätherschwefelsäure)   490
    c) o- und m-Kresolschwefelsäure   490

D. Dioxybenzole   490
    Hydrochinon   491
        Eigenschaften 491. Verhalten 491. Farbenreaktionen 491. Nach-
    weis von Hydrochinon im Harn 492.
    Brenzcatechin   492
        Eigenschaften 492. Verhalten 493. Farbenreaktionen 493.
    Resorcin   494
        Eigenschaften 494. Farbenreaktionen 494.
    Toluhydrochinon (Homohydrochinon)   494
    Ätherschwefelsäuren der Dioxyphenole   494

E. Aromatische Säuren   495
    I. Benzoesäure (Benzolmonocarbonsäure)   495
        Vorkommen 495. Verhalten 496. Bestimmung 497. Ermittlung
    von Benzoesäure neben Benzoylglucuronsäure und Benzoylglyko-
    koll 499.
    II. Phenylessigsäure (α-Toluylsäure)   500
        Vorkommen 500. Eigenschaften 500. Nachweis 501.
    III. m-Toluylsäure   501

F. Die aromatischen Oxysäuren   501
    I. p-Oxybenzoesäure   501
    II. p-Oxyphenylessigsäure   502
        Vorkommen 502. Eigenschaften 502. Salze 502. Farbenreak-
    tionen 502.
    III. p-Oxyphenylpropionsäure (Hydroparacumarsäure)   502
        Vorkommen 502. Verhalten 502. Salze 502. Farbenreaktionen
    503. Nachweis von p-Oxyphenylessigsäure und p-Oxyphenylpropion-
    säure 503.
    IV. Gallussäure (Trioxybenzoesäure)   504
        Vorkommen 504. Eigenschaften 504. Gallussaure Salze und Deri-
    vate 504. Farbenreaktionen 504. Darstellung aus Harn 504.
    V. Oxymandelsäure   505
    VI. l-p-Oxyphenylmilchsäure (l-Oxyhydroparacumarsäure) . . .   505
        Vorkommen 505. Eigenschaften 506. Darstellung 506.
    Besondere Oxysäure bei Alkaptonurie   506
    VII. Homogentisinsäure (Glykosursäure, 1, 4-Dioxyphenyl-5-essig-
        säure, Hydrochinonessigsäure)   506

Seite

Vorkommen 507. Eigenschaften 510. Salze und Derivate 510. Farbenreaktionen 511. Isolierung der Homogentisinsäure aus Alkaptonharn 512. Quantitative Bestimmung der Homogentisinsäure 512.

VIII. Uroleucinsäure (Dioxyphenylmilchsäure, Hydrochinonmilchsäure) 513

III. Hydroaromatische Reihe 514

    I. d-Quercit (Pentaoxy-hexahydrobenzol) 514
    Vorkommen und Verhalten 514. Eigenschaften 514.

    II. m-Inosit (Mesoinosit, Dambose, Cyclose), Hexaoxy-hexahydrobenzol 515
    Eigenschaften 516. Verbindungen 516. Farbenreaktionen 517. Isolierung des Inosits aus Harn 517.

    III. Urogon, Urogol, Urogen 518
    IV. Cholesterin. 518
    Eigenschaften 519. Verhalten 520. Nachweis 522. Farbenreaktionen 523. 1. Reaktion von Moleschott 523. 2. Reaktion von E. Salkowski 523. 3. Reaktion von Obermüller 523. 4. Reaktion von C. Liebermann und H. Burchard (Cholestolreaktion) 523. 5. Probe von Tschugaeff 524. 6. Probe von Neuberg und Rauchwerger 524. 7. Reaktion von E. Hirschsohn 524. 8. Probe von G. Denigès 524. 9. Probe von A. Windaus 524. Quantitative Bestimmung: 1. nach O. Lindenmeyer 525; 2. nach E. Ritter 525; 3. nach A. Windaus (Digitoninmethode) 525. Trennung des Cholesterins von seinen Estern 525.

    V. Gallensäuren 526

IV. Heterozyklische Reihe 527

Die stickstoffhaltigen Körper des Harns. Von Privatdoz. Dr. A. C. Andersen-Kopenhagen 528

Die Bestimmung des Totalstickstoffs nach Kjeldahl 528

    A. Die übliche Ausführung der Kjeldahlschen Stickstoffbestimmung . . . 529
    a) Die Zersetzung des organischen Stoffes 529. b) Die Destillation des gebildeten Ammoniaks 532. c) Die titrimetrische Bestimmung der Ammoniakmenge 532.

    B. Abänderungen der Kjeldahlschen Methode 534
    a) Änderungen der Veraschungsapparate 534. b) Änderungen der Destillationsapparate 536. c) Katalysatoren, Beschleunigung der Veraschung 538. d) Bestimmung des Stickstoffs in Nitraten und Nitroverbindungen 543. e) Bestimmung des Stickstoffs in Osazonen 545. Anhang 545.

I. Aliphatische Verbindungen 546

    A. Amine 546
    1. Monoamine 546
    a) Methylamin 546. b) Trimethylamin 548. c) Trimethylammoniumbasen 551. α) Cholin 551. β) Novain 553. γ) Reduktonovain 554. δ) Oblitin 555.

    2. Diamine 555
    a) Tetramethylendiamin (Putrescin) 555. b) Pentamethylendiamin (Cadaverin) 557. Nachweis des Tetramethylendiamins und Pentamethylendiamins im Harn 558.

    3. Guanidinabkömmlinge 560
    a) Methylguanidin 560. b) Dimethylguanidin 561. c) Vitiatin 561.

    4. Basen unbekannter Konstitution 561
    a) Mingin 561. b) Gynesin 562. c) Kynosin 562. d) Base $C_3H_8N_2O$ 562. e) Base $C_5H_7NO_6$ 563. f) Ätherlösliche Basen 563. Isolierung der einzelnen Basen 564.

    B. Aminosäuren 569
    Nachweis der Aminosäuren im Harn 569
    1. Isolierung mittels β-Naphthalinsulfochlorid 569. 2. Isolierung mittels der Veresterungsmethode von E. Fischer 573. 3. Isolierung

mittels α-Naphthylisocyanat 573. Quantitative Bestimmung der   Seite
Aminosäuremenge im Harn 574. Formoltitrierung 575. Ausführung
der Bestimmung 578. Ausführung der Bestimmung in ammoniak-
reichen Harnen 579.

1. Monoamino-monocarbonsäuren   580
   a) Glykokoll 580. b) Alanin 584. c) Valin 587. d) Leucin
  590. e) Isoleucin 595.
2. Monoamino-dicarbonsäuren   598
   a) Asparaginsäure 598. b) Glutaminsäure 601.
3. Diamino-monocarbonsäuren   604
   a) Ornithin 604. b) Lysin 606.
4. Guanidinosäuren   609
   a) Arginin 609. b) Kreatin 613. c) Kreatinin 615.
5. Aminooxysäuren   621
   a) Serin 621. b) Diaminotrioxydodekansäure 624.
6. Schwefelhaltige Aminosäuren   625
   a) Cystin 625. b) Cystein 630.

C. Amide   631
  1. Harnstoff   631
  2. Alkylharnstoffe   643
  3. Oxalursäure   643
  4. Allantoin   645
  5. Taurocarbaminsäure   651

D. Schwefelhaltige Derivate   651
  Die Rhodanwasserstoffsäure   651

E. Aminoaldehyde   654
  Aminoacetaldehyd 654. d-Glucosamin 655.

II. Aromatische Verbindungen   659
  1. Phenylalanin 659. 2. Tyrosin 663.

III. Heterozyklische Verbindungen   669

A. Pyrimidinderivate   669
  a) Cytosin 670. b) Uracil 672. c) Thymin 673.

B. Purinderivate   676
  1. Harnsäure   676
  2. Purinbasen   690
   a) Adenin 694. b) Hypoxanthin 698. c) Guanin 700.
  d) Xanthin 702. e) 1-Methylxanthin 704. f) Heteroxanthin
  705. g) Paraxanthin 707. h) Epiguanin 708. i) Episarkin 710.
  k) Carnin 710. Isolierung der einzelnen Purinbasen 711.

C. Pyridinderivate   713
  1. Methylpyridylammoniumhydroxyd   713
  2. Methylpyridin   715

D. Indolderivate   715
  1. Tryptophan   715
  2. Oxytryptophan   720
  3. Zersetzungsprodukte des Tryptophans und ihr Auftreten
   im Harn   720
   a) Indolpropionsäure 722. b) Indolessigsäure 723. c) Indolcarbonsäure 724. d) Indoxyl 725. Indoxylschwefelsäure 726.

E. Pyrrolidinverbindungen   729
  1. Prolin 729. 2. Oxyprolin 731.

F. Imidazolverbindungen. Histidin   732

G. Chinolinderivate   735
  Kynurensäure 735. Kynurin 737.

H. Urocaninsäure   738

J. Gepaarte Aminokörper   739
  Verschiedene 739—741. a) Hippursäure 741. b) Phenacetursäure 745. c) Ornithursäure 746. d) Mercaptursäuren 747.
  e) Gallensäuren 749.

Seite

IV. Eiweißkörper 751
   Einteilung der Eiweißkörper 752
   Reaktionen der Eiweißkörper 753
     1. Farbenreaktionen 753. 2. Fällungsreaktionen 757.
   Zersetzungen der Eiweißkörper 759
   Eiweiß im Harn 761
   Albumin, Globulin und Albumosen 765
   Euglobulin, Pseudoglobulin 766
   Albumosen 767
   Fibrinogen 768
   Durch Essigsäure fällbare Substanzen 768
   Harnmucoid 771
   Der Eiweißkörper von Bence-Jones 773
   Anhang 776
     1. Nucleinsäure 776
     2. Schwefelhaltige Verbindungen 777
      a) Proteinsäuren 778
       α) Alloxyproteinsäure 780. β) Antoxyproteinsäure 781. γ) Oxy-
       proteinsäure 782.
      b) Uroferrinsäure 783
      c) Chondroitinschwefelsäure 786
     3. Bestimmung des sog. „kolloidalen Stickstoffs" im Harn . 788

Der Nachweis von Arznei- und Giftstoffen in Harn, Faeces, Blut usw.
   Von Geh. Med.-Rat Prof. Dr. A. Heffter-Berlin 791

I. Anorganische Bestandteile 791
   Lithium 791
     Quantitative Bestimmung 792.
   Quecksilber 793
     Quantitative Bestimmung 794. 1. Gravimetrisch nach Farup 794.
     2. Colorimetrisch nach Schumacher und Jung 795.
   Borsäure 796
     Quantitative Bestimmung 797.
   Blei 797
     Quantitative Bestimmung 798. 1. Gravimetrisch 798. 2. Colori-
     metrisch 798.
   Arsen 799
     Nachweis des Arsens 800. Biologische Methode 801. Nachweis nach
     Marsh-Berzelius 801. Bestimmung des Arsens 803. 1. Gravi-
     metrisch 803. 2. Colorimetrisch 803.
   Wismut 803
     Nachweis des Wismuts 804. Quantitative Bestimmung 804.
   Chlorsäure 804
     Quantitative Bestimmung 805.
   Brom 805
     Quantitative Bestimmung 806. 1. Gewichtsanalytisch 806. 2. Titri-
     metrisch 807.
   Jod 808
     Nachweis der Jodide 809. Quantitative Bestimmung 810. 1. Titri-
     metrisch nach Fresenius 810. 2. Colorimetrisch nach Baumann-
     Anten 811.

II. Organische stickstofffreie Verbindungen 811
  A. Aliphatische Reihe 811
   Chloroform (Trichlormethan) 811
     Der Nachweis des Chloroforms 812.
   Sulfonal (Diäthylsulfondimethylmethan) 812
   Äthylalkohol 813
     Quantitative Bestimmung 813.
   Kakodylsäure (Dimethylarsinsäure) 814
     Nachweis der Kakodylsäure im Harn 814.
   Chloralhydrat 814
     Nachweis des Chloralhydrats 815. Nachweis der Urochloralsäure 815.

                                                                    Seite
B. Aromatische Reihen   815
  Naphthalin   815
  Phenol (Carbolsäure)   816
    Nachweis und Bestimmung des Phenols 817.
  Thymol (Methylpropylphenol)   817
    Nachweis des Thymols 817.
  β-Naphthol   818
    Nachweis des β-Naphthols 818.
  Guajacol (Brenzcatechinmonomethyläther)   819
    Nachweis des Guajacols 819. Quantitative Bestimmung 819.
  Salicylsäure   820
    Nachweis der Salicylsäure 820. Quantitative Bestimmungsmethode
    821. Nachweis der Salicylsäure im Blut 821.
  Tannin (Gallusgerbsäure)   821
    Nachweis und Bestimmung der Gallussäure 822. Nachweis von
    Gerbsäure und Gallussäure 822.
  Santonin   822
    Nachweis des Santoninfarbstoffes 823.
  Santelöl   823
  Copaivabalsam   824
  Die Anthrachinonderivate der pflanzlichen Abführmittel   825
III. Organische stickstoffhaltige Substanzen   825
  A. Aliphatische Reihe   825
  Piperazin (Diäthylendiamin)   825
  Hexamethylentetramin (Urotropin)   826
    Quantitative Bestimmung 827.
  Veronal (Diäthylmalonylharnstoff, Diäthylbarbitursäure)   827
    Quantitative Bestimmung 828.
  Theobromin (3, 7-Dimethyl-2, 6-dioxypurin)   828
    Nachweis des Theobromins 828.
  Coffein (1, 3, 7-Trimethyl-2, 6-dioxypurin)   829
  B. Aromatische Reihen   830
  Nitrobenzol   830
    1. Nachweis des Nitrobenzols 830. 2. Nachweis des p-Aminophenols 830.
  Pikrinsäure (Trinitrophenol)   830
    Nachweis der Pikrinsäure 831. Nachweis des Aminokörpers 831.
  Anilin (Aminobenzol)   831
    Nachweis des Anilins 831. Nachweis des p-Aminophenols 832.
  Acetanilid (Acetylaminobenzol)   832
    Nachweis der Stoffwechselprodukte des Acetanilids 833.
  Phenacetin (p-Acetphenetidin)   833
    Nachweis des Phenetidins 834.
  Lactophenin (p-Lactylphenetidin)   834
  Atoxyl (p-aminophenylarsinsaures Natrium)   834
    Nachweis des Atoxyls 834.
  C. Heterocyclische Reihen   835
  Antipyrin (Phenyldimethylpyrazolon)   835
    Nachweis des Antipyrins 835.
  Pyramidon (4-Dimethylaminophenyldimethylpyrazolon)   836
  Atropin   837
    Nachweis des Atropins 838. Pharmakologische Probe 838. Che-
    mische Probe 838.
  Chinin   838
    Nachweis des Chinins 838. Quantitative Bestimmung 839. 1. Gravi-
    metrisch 839. 2. Titrimetrisch 839.
  Codein (Morphinmethyläther)   840
    Nachweis des Codeins 840. Nachweis und Bestimmung des Codeins 840.
  Colchicin   840
    Nachweis des Colchicins 841.
  Morphin   841
    Nachweis des Morphins in den Faeces 843.
  Strychnin   843
    Nachweis des Strychnins 844. Pharmakologischer Versuch 844.
    Chemischer Nachweis 844.

Fermente und Antifermente im Harn. Von Prof. Dr. M. Jacoby-Berlin 845

Das Pepsin im Harn 845
Die Pepsinbestimmung nach Wilenko 845
Die Pepsinbestimmung nach Ellinger und Scholz 847
Die Pepsinbestimmung nach Fuld und Hirayama 847
Die Bestimmung des Labzymogens nach Fuld und Hirayama 848
Die Bestimmung des Harnpepsins und Harntrypsins nach Brodzki und
Benfey 848
Die Untersuchung des Urins auf Trypsin und Antitrypsin. 849
Peptolytische Enzyme im Urin 850
Die Diastase im Urin 850
Die Antiureasewirkung des Harns 852

Die mikroskopische Harnuntersuchung. Von Prof. Dr. med. u. phil.
C. Posner-Berlin 853

Vorbemerkung 853
I. Zentrifugieren und Sedimentieren 853
II. Die mikroskopische Untersuchung des Sediments 855
III. Epithelzellen 856
IV. Weiße Zellen 857
Differentialdiagnostische Harngewinnung:
A. Urethralharn. 857
B. Blasenharn 859
C. Nierenharn 860
V. Rote Blutkörperchen 861
VI. Formelemente der Anhangsdrüsen 862
VII. Harnzylinder. 864
VIII. Krystallinische Sedimente 868
A. Amorphe Körner 869
B. Nadeln 870
C. Tafeln 872
D. Mehrachsige Krystalle 872
E. Kugelige Formen 875
IX. Parasiten. 876

Harn- und Blutfarbstoffe und deren Chromogene sowie Melanine.
Von Prof. Dr. R. v. Zeynek-Prag 877

Einleitung. Allgemeine Erfahrungen über die Farbe des Harns 877
Luteine 877.
Normale Harnfarbstoffe 879
Urochrom, Darstellung nach verschiedenen Autoren 879
Eigenschaften 881. Nachweis 882. Entstehung 883.
Farbstoffe der Uratsedimente. Allgemeines 883
Uroerythrin 884
Präformierte, wenig untersuchte Farbstoffe 886
Chromogene und Farbstoffe aus Chromogenen. Allgemeines 887
Urorosein 888
Verschiedene gelegentlich beobachtete Farbstoffe 890
Nephrorosein 890. Giacosas Chromogen 890. Leubes Farbstoff 891.
Ephimows Farbstoff 891.
Durch Formaldehydwirkung sekundär gebildete Farbstoffe . . . 891
Farbstoffe der Carbolharne 892
Melanotische Farbstoffe 893
Harnmelanin und Melanogen 894. Thormählens Reaktion 895.
Indican und Skatolfarbstoffe 895
Indoxyl 896. Indoxylschwefelsäure 896. Indoxylglukuronsäure 897. Indol-
essigsäure 897. Indiofarbstoffe 898. Indigblau 898. Indigrot 899. Indig-
braun 900. Skatolfarbstoffe 900.
Darstellung von Indoxylschwefelsäure 902. Darstellung des Chromogens
des Skatolrots 902. Vorkommen des Indicans 903. Nachweis des Indicans
904. Bestimmung des Indicans 906.

Seite

Urobilin 910
Eigenschaften 910. Spektrales Verhalten 912. Urobilinogen 913. Darstellung des Urobilins 915. Vorkommen, Entstehung des Urobilins 915. Nachweis des Urobilins 916. Bestimmung des Urobilins 917.

Blutfarbstoffe und deren Zersetzungsprodukte 920
Vorkommen von Blutfarbstoff im Harn 920, im Blut 920. Darstellung und allgemeine Eigenschaften 920. Gasbindung 922. Optische Eigenschaften 924.

Zersetzungsprodukte der Blutfarbstoffe 925
Hämatin und Hämochromogen 925. Hämatoporphyrin 928. Mesoporphyrin 930. Weitere Spaltungsprodukte: Hämopyrrol, Hämatinsäuren 930. Hämatoporphyrin im Harn 932. Nachweis von Blutfarbstoffen 934. Nachweis von Hämatoporphyrin 937. Darstellung von Hämatoporphyrin aus Harn 939. Bestimmung der Blutfarbstoffe 939. Spektrophotometrie 941.

Gallenfarbstoffe 948
Bilirubin 950. Biliverdin 952. Cholecyanin 952. Bilifuscin 952. Biliprasin 952. Choleprasin 953. Bilipurpurin 953.
Darstellung der Gallenfarbstoffe 953. Nachweis der Gallenfarbstoffe 953. Bestimmung der Gallenfarbstoffe 955.

Blut, Lymphe, Transsudate, Exsudate, Eiter, Cysten, Milch und Colostrum (exkl. Farbstoffe). Von Prof. Dr. Ivar Bang-Lund . . . 956

I. Blut 956
A. Die Formelemente des Blutes 956
1. Die roten Blutkörperchen 956
Kernlose rote Blutkörperchen 956
Darstellung 956. Permeabilität 958. 1. Chemische Analyse der permeablen Salze 960. 2. Hämatokritbestimmung 960. 3. Messung des Druckes der Salzlösung 961. 4. Hämolyse bei Verdünnung 961. Zusammensetzung 961. a) Stroma 962. Darstellung 962. Stromalipoide 963. Darstellung der Lipoide 963. Lecithin 964. Kephalin 966. Lysinogen 966. Sphingomyelin 966. Cholesterin 967. Eiweißkörper 968. b) Hämoglobin 969. c) Enzyme und Toxine 969. d) Zucker und andere reduzierende Stoffe 970. e) Extraktivstoffe 971. f) Salze 971. Bestimmung der Aschenbestandteile 972. Salzdruck und Quellungsdruck 974.

Kernhaltige rote Blutkörperchen 975
Darstellung der Kernmasse 976. Histonnucleinat 976. Histon 977.
2. Die weißen Blutkörperchen 977
Bestandteile 978.
3. Die Blutplättchen 980

B. Plasma und Serum 981
1. Isolierung von Plasma 981
2. Die Eiweißstoffe des Plasmas und des Serums 982
Fibrinogen 982
Darstellung 982. Eigenschaften 983. Zusammensetzung 983.
Fibringlobulin 984
Fibrin 984
Serumglobulin 985
Darstellung 986. Eigenschaften 986. Zusammensetzung 987.
Serumalbumin 987
Darstellung 987. Darstellung von Albuminkrystallen nach Gürber 988. Eigenschaften 988. Spaltungsprodukte von Albumin, Globulin inkl. Fibrinogen 989. Zusammensetzung 988.
Glutolin 990
Nucleoproteid aus Blutserum 990
Serummucoid 991
Albumosen und Peptone 991
Proteinsäuren 993
Blutserum 993
3. Die N-haltigen Krystalloide des Plasmas und des Serums . 993
Aminosäuren 995
Darstellung 995. Gehalt 996.

Seite

Harnstoff 996
Kreatin und Kreatinin 999
Ammoniak 1000
Harnsäure 1001
Weitere N-haltige Verbindungen 1002
    Purinbasen 1002. N-haltige Säuren 1002. Phosphatide 1002. Cholin 1002. Cerebroside 1002. Phosphorfleischsäure 1003. Hippursäure 1003. Indol 1003. Gallenbestandteile 1003.
4. Die stickstofffreien Substanzen des Blutplasmas bzw. Serums 1003
Die Kohlenhydrate 1003
    Nachweis des Blutzuckers 1005. Gehalt an Blutzucker 1006.
Milchsäure 1007
Acetonkörper 1008
Oxalsäure 1008
Fette und Cholesterine bzw. Cholesterinester. 1008
    Nachweis und Bestimmung der Serumlipoide 1009.
5. Wasser und Salze des Blutserums 1010
Wasser. 1016
Salze 1011
    Bestimmung der Salze 1012. Reaktion des Serums 1012. Gefrierpunktsdepression 1012. Titrierbares Alkali 1013.
C. Vollblut 1013
    Spez. Gewicht 1013. Reaktion 1013. Farbe 1014. Gerinnung 1014. Bestimmung der Formelemente 1014. Bestimmung des Fibrins 1015. Zusammensetzung 1016. Bestimmung der Gesamtblutmenge 1016.

II. Lymphe 1016
    Formelemente 1016. Plasma 1016. Zusammensetzung 1016. Albumin, Globulin, Fibrinogen 1016. Zucker, Glykogen 1017. Harnstoff 1017. Lipoide 1017. Wassergehalt 1017. Mineralstoffe 1017. Toxische Stoffwechselprodukte 1017. Enzyme, Antienzyme, Toxine 1017. Methodik der Lymphuntersuchung 1017.

III. Transsudate, Exsudate und Eiter 1018
Herzbeutellymphe 1018
Cerebrospinalflüssigkeit 1019
Humor aqueus 1019
Synovia 1020
    Vergleichende Zusammensetzung der Lymphe und physiologischen Transsudate 1020.
Pathologische Transsudate 1020
    Pleuraflüssigkeit 1020. Ascitesflüssigkeit 1020. Hydroperikardium 1021. Hydrocelenflüssigkeit 1021. Spermatocelenflüssigkeit 1021. Anasarka 1021.
Exsudate 1021
    Pleuraexsudate 1021. Darstellung des Serosamucins 1022. Peritonealexsudate 1022. Hautblasenflüssigkeit 1023.
Eitrige Exsudate 1023
    Eiterserum 1024. Eiterkörperchen 1024.

IV. Inhalt von Cysten 102
Lymph- bzw. Chyluscysten 1024
Ovarialcysten 1025
    a) Seröse Cysten 1025. b) Kolloidcysten 1025. c) Intraligamentäre Cysten 1026. d) Parovarialcysten 1026.
Thyroideacysten 1026
Flüssigkeit der Echinokokkencysten 1027
Retentionscysten 1027

V. Die Milch 1027
A. Die Kuhmilch 1027
    Farbe, Geruch, Geschmack 1027. Gefrierpunkt 1027. Molekulare Konzentration 1027. Spez. Gewicht 1027. Reaktion 1027. Spontane Gerinnung 1028. Milchserum oder saure Molke 1028. Süße Molke 1028.

Metacaseinreaktion 1028. Milchkügelchen 1029. Isolierung 1029. Milch- **Seite**
fett 1029. Fettbestimmung 1030. Milchplasma 1030.
Casein 1030
Eigenschaften 1030. Gerinnung 1032. Molkeneiweiß 1032. Paracasein
1032. Paranuclein 1033. Paranucleinsäure 1033. Zusammensetzung 1034.
Darstellung 1034. Bestimmung 1034.
Lactalbumin 1035
Lactoglobulin 1035
Bestimmung der Gesamtproteine in der Milch 1035.
Lactose 1036
Nucleon 1036
Orylsäure 1036. Orotsäure 1037. Harnstoff, Kreatin, Kreatinin 1037.
Bestimmung des Reststickstoffs 1037.
Milchsalze 1037
Quantitative Zusammensetzung der Kuhmilch 1038.

B. Menschenmilch 1038
Reaktion 1038. Fettkügelchen 1038. Casein 1038. Zusammensetzung
des Frauencaseins 1039. Darstellung des Frauencaseins 1039. Opalisin
1039. Lactalbumin 1039. Milchzucker 1039. Nucleon 1039. Umikoffs
Reaktion 1040. Phosphatidgehalt 1040. Cholesterin 1040. Salze 1040.
Zusammensetzung der Frauenmilch 1040. Hexenmilch 1040.

C. Ziegenmilch 1043
D. Eselinnenmilch 1041
E. Stutenmilch 1041
F. Büffelmilch 1042
Zusammensetzung der Milch verschiedener Tiere 1042

VI. Colostrum 1043
Kuhcolostrum 1043. Frauencolostrum 1043. Ziegencolostrum 1043.

Fermente, Antifermente, Antikörper des Blutes. Von Professor Dr. M.

Jacoby-Berlin 1044
Proteolytische Blutfermente 1044
Polypeptidspaltende Blutfermente 1048
Die Fermente der Leukocyten 1048
Die Katalase der Blutzellen 1050
Die Glykolyse des Blutes 1050
Die Diastase des Blutserums 1051
Die Invertase des Blutserums 1051
Bestimmung des Fibrinfermentes im Serum 1052
Die Antifermente des Blutserums 1054
Das Antilab 1054
Das Antipepsin 1055
Das Antitrypsin 1056
Andere Antifermente des Blutserums (Antiemulsin, Antilipase, Antiurease) . 1056
Die Antitoxine und Bakteriolysine im Blutserum 1058

Die mikroskopische Untersuchung des Blutes. Von Dr. A. Pappen-

heim-Charlottenburg 1059
A. Die Methodik und Technik der Blutpräparatfärbung 1059
1. Die Herstellung des Bluttrockenpräparates 1059
a) Objektträgerpräparate 1059. b) Deckglaspräparate 1059.
2. und 3. Die Fixation und Färbung 1060
B. Die mikroskopische Untersuchung des gefärbten Bluttrockenpräparates . . . 1061
Das normale Blut 1061
1. Rote Blutkörperchen oder Erythrocyten 1061
2. Blutplättchen 1061
3. Farblose Blutkörperchen oder Leukocyten 1061
Das pathologische Blut 1062
1. Die roten Blutkörperchen 1062
a) Degenerationsformen 1063. b) Jugendformen und Zeichen der
Jugendlichkeit und Unreife 1063.

Seite
2. Die Blutplättchen 1065
3. Pathologische Morphologie der Leukocyten 1065
   a) Jugendformen 1065. b) Degenerationsformen 1067.
C. Semiologie und hämatologische Differentialdiagnostik der wichtigsten symptomatischen Blutveränderungen 1067
1. Mikroskopische Veränderungen am roten Blut 1067
2. Mikroskopische Veränderungen am Leukocytenbestandteil des Blutes . . 1069
D. Die numerischen Verhältnisse der Blutkörperchen und die Blutkörperchenzählung 1071
1. Methodologie und Technologie 1072
   a) Die Methodik und Technik der absoluten Zahlfeststellung 1072.
   b) Die Bestimmung der relativen Leukocytenzahlen 1075.
2. Die Zahlenverhältnisse des normalen Blutes 1075
3. Die numerischen Veränderungen des pathologischen Blutes (pathologische
   Zahlenverschiebungen) und ihre diagnostische Bedeutung 1075
   a) Zahlveränderungen der roten Blutkörperchen 1075. b) Zahlveränderungen an den weißen Blutkörperchen 1076. α) Veränderungen der absoluten Zahl 1076. β) Verschiebungen der relativen Prozentzahlen 1077.

Speichel, Mageninhalt, Pankreassaft, Darmsekrete, Galle, Sperma, Prostataflüssigkeit, Sputum, Nasensekret, Tränen, Schweiß und Fisteln der betr. Organe. Von Dr. J. Wohlgemuth - Berlin 1079

I. Speichel 1079
   Speichel der Parotis 1079. Sublingualisspeichel 1079. Submaxillarisspeichel
   1080. Gemischter Speichel 1080. Menge 1080. Reaktion 1080. Spez. Gewicht 1081. Zusammensetzung 1081. Quantitative Bestimmung der Diastase
   1082. Nachweis der Maltase 1083.

II. Mageninhalt 1083
1. Magensaft 1083
   Spez. Gewicht 1084. Gefrierpunktserniedrigung 1085. Elektrische Leitfähigkeit 1085. Oberflächenspannung 1085.
2. Ausgeheberter Mageninhalt 1085
   A. Makroskopische Prüfung 1085
   B. Chemische Untersuchung 1086
   α) Qualitativer Nachweis der sauren Bestandteile 1086
      a) Salzsäure 1086. b) Saure Phosphate 1087. c) Flüchtige Fettsäuren (Essigsäure, Buttersäure) 1087. d) Milchsäure 1087.
   β) Quantitative Bestimmung der sauren Bestandteile 1088
      a) Gesamtacidität 1088. b) Salzsäure: Freie Salzsäure 1088; Gebundene Salzsäure 1088. 1. Verfahren nach Töpfer 1088. 2. Verfahren nach Leo 1089. 3. Verfahren nach Cohnheim und Krieger 1089. c) Salzsäuredefizit 1090. d) Gesamtsalzsäure 1090. 1. Titrationsverfahren nach Töpfer 1090. 2. Methode von Sjöquist 1091.
      e) Saure Phosphate 1091.
   γ) Bestimmung der Enzyme 1092
      Pepsin 1092
      1. Qualitativer Nachweis 1092. 2. Quantitative Methoden der Pepsinbestimmung 1092. a) Die Mettsche Methode 1092. b) Methode von Volhard-Löhlein 1093. c) Methode von Jacoby-Solms 1093. d) Methode von Fuld-Levison 1094. e) Methode von Groß 1094.
      Lab (Para-chymosin) 1095
      1. Qualitativer Nachweis 1095. 2. Quantitative Bestimmung 1095. a) Methode von Morgenroth 1095. b) Methode von Blum und Fuld 1095.
      Plasteinferment von Danilewsky 1096
      Lipase 1096
      Nachweis der Fettspaltung 1096.
      Peptolytisches Ferment 1097
   δ) Anomale Bestandteile 1098
      Schleim 1098. Blut 1098. Eiter 1098. Galle 1098. Urobilin 1098.
      Tryptophan 1099. Schwefelwasserstoff 1099. Indol 1099. Gase 1099.
3. Erbrochener Mageninhalt 1100

                                                                            Seite
III. Pankreassaft 1100
   Spez. Gewicht 1101. Gefrierpunktserniedrigung 1101. Reaktion 1101.
   Menge 1101. Zusammensetzung 1102.
   Fermente 1102
      Trypsin 1102. Lab 1103. Erepsin 1103. Peptolytische Fermente 1103.
      Diastase 1104. Lipase 1104. Hämolyse 1104.
IV. Darmsekrete 1104
   Fermente 1106
      Lipase 1106. Erepsin 1106. Peptolytische Fermente 1106. Nuclease
      1106. Enterokinase 1107. Diastase 1107. Invertase, Maltase, Lactase 1107.
      Fibrinferment, Hämolysin 1108.
V. Galle 1108
   Spez. Gewicht 1108. Molekulare Konzentration 1108. Farbe 1108.
   Menge 1108. Spez. Bestandteile 1109. Zusammensetzung 1109. Farb-
   stoffe 1110. Bilirubin, Biliverdin 1110. Gallensäuren 1110.
   Cholsäure resp. Cholalsäure 1110
      Darstellung 1110. Eigenschaften 1111. Nachweis 1111.
   Glykocholsäure 1112
      Darstellung 1112. Eigenschaften 1112. Nachweis 1112.
   Taurocholsäure 1112
      Darstellung 1113. Darstellung von Plattners krystallisierter Galle
      1113. Eigenschaften 1113. Nachweis 1113.
   Choleinsäure 1113
   Glykocholeinsäure, Taurocholeinsäure 1114
   Desoxycholsäure, Fellinsäure, Hyocholsäure 1115
   Glykohyocholsäure, Chenocholsäure, Taurochenocholsäure,
      Ursocholeinsäure 1116
   Scymnolschwefelsäure, Guanogallensäure, Lithofellinsäure,
      Lithobilinsäure 1117
   Quantitative Analyse der Galle nach Hoppe-Seyler und Hammar-
      sten 1119
VI. Sperma 1121
   Zusammensetzung 1121. Trennung der Spermatozoen vom Prostatasekret
   resp. der Zwischenflüssigkeit 1122. Trennung der Spermatozoen in Köpfe
   und Schwänze 1122. Reines Prostatasekret 1122. Zwischenflüssigkeit 1123.
   Spermatozoenköpfe 1123. Spermatozoenschwänze 1123.
VII. Sputum 1123
   Verteilung des Stickstoffs 1124. Autolyse des Sputums 1124.
VIII. Nasensekret 1125
IX. Tränen 1125
X. Schweiß 1126
   Reaktion 1126. Menge 1126. Spez. Gewicht 1126. Gefrierpunktserniedri-
   gung 1126. Organische Stoffe 1126. Harnstoff 1127. Anomale Bestand-
   teile 1127. Gewinnung des Schweißes 1127.
XI. Transsudat, Exsudat 1128
   1. Transsudat 1128
   2. Exsudat 1129

Die chemische Untersuchung der Faeces. Von Dr. O. Schumm-Hamburg 1131
   1. Allgemeines 1131
   2. Reaktion, spezifisches Gewicht 1133
      Prüfung der Reaktion 1134. Bestimmung des Aciditätsgrades 1134. Be-
      stimmung des spezifischen Gewichtes 1135.
   3. Dickdarmgase 1135
   4. Die Elementaranalyse der Faeces 1137
   5. Gesamtstickstoff 1138
      Quantitative Bestimmung des Stickstoffs in den Faeces 1140.
   6. Rohfaser 1141
      Quantitative Bestimmung 1141. 1. Weenders Verfahren in der Ausführung
      von Wattenberg 1141. 2. Verfahren von Holdefleiß 1142. 3. Verfahren
      von J. König 1143.

Seite

7. Trockensubstanz, Asche 1143
   Bestimmung von Trockensubstanz und Asche 1144.
8. Mineralbestandteile 1145
   Bestimmung der Mineralbestandteile 1148. Phosphorverbindungen 1149.
   Schwefelverbindungen 1150.
9. Salpetrige Säure 1150
   Qualitativer Nachweis 1150. Quantitative Bestimmung 1151.
10. Ammoniak 1151
    Qualitativer Nachweis 1151. Quantitative Bestimmung 1151.
11. Alkohol und Aldehyd 1152
    Qualitativer Nachweis 1152.
12. Flüchtige Fettsäuren 1153
    Qualitativer Nachweis 1153. Quantitative Bestimmung 1154.
13. Fett und Fettsäuren 1154
    A. Bestimmung des Gehaltes an Rohfett 1157
       1. Verfahren; gleichzeitige Extraktion von Neutralfett, freien und ge-
       bundenen Fettsäuren 1157. 2. Verfahren; gesonderte Extraktion der in
       Form von Seifen vorhandenen Fettsäuren 1158. 3. Verfahren von Baur
       und Barschall 1159. 4. Verfahren von Liebermann und Szekely 1159.
       5. Verfahren von Kumagawa und Suto 1160.
    B. Untersuchung des Rohfettes 1162
       I. Isolierung der Hauptbestandteile 1162. Ausführung der Verseifung
       1162. Ausführung der weiteren Untersuchung: a) Gesamtgehalt an Fett-
       säuren und unverseifbaren Bestandteilen 1163; b) Bestimmung des Ge-
       haltes an gesättigten und ungesättigten Fettsäuren im Fettsäuregemisch
       1164. 1. Trennung mit Äther 1165. 2. Trennung mit Benzol nach Farn-
       steiner 1165. II. Säurezahl, Verseifungszahl, Jodzahl 1167. Bestim-
       mung der Jodzahl 1168.
14. Oxalsäure 1169
15. Bernsteinsäure 1169
    Qualitativer Nachweis 1169. a) Verfahren von de Groot 1170. b) Ver-
    fahren von v. Nencki 1170.
16. Milchsäure 1170
    Qualitativer Nachweis 1171. Verfahren von Hoppe-Seyler-Thier-
    felder 1171. Quantitative Bestimmung 1171.
17. Glucuronsäureverbindungen 1172
    Nachweis 1172.
18. Zuckerarten 1175
    Nachweis 1173.
19. Cellulose 1173
    Qualitativer Cellulosenachweis 1174. Quantitative Bestimmung der Cellu-
    lose 1174. Verfahren von Simon und Lohrisch 1174. Verfahren von
    Scheunert und Lötsch 1175.
20. Stärke 1176
    Nachweis 1176. Quantitative Bestimmung 1177. 1. Verfahren von Stras-
    burger 1177. 2. Verfahren von Märcker und Morgen in der Ausführung
    von Scheunert 1179.
21. Pentosane 1180
22. Aceton 1181
    Qualitativer Acetonnachweis in den Faeces 1181.
23. Phenol, aromatische Oxysäuren 1181
    Nachweis 1182.
24. Cholesterin und Koprosterin 1182
    Vorkommen 1183. Abscheidung und quantitative Bestimmung der chole-
    sterinartigen Stoffe im Kot 1183.
25. Amine 1186
    Nachweis von Trimethylamin 1186.
26. Diamine 1186
    Abscheidung der Diamine 1187.
27. Aminofettsäuren und aromatische Aminosäuren 1187
28. Taurin (Aminoäthylsulfosäure) 1188
29. Nucleïne, Purinkörper (Purinbasen und Harnsäure) 1188
    Quantitative Bestimmung der Purinkörper in den Faeces 1189. 1. Silber-
    fällung 1190. 2. Kupferfällung 1191.

Seite

30. Albumosen 1191
31. Eiweißstoffe 1191
  Gelöstes Eiweiß 1192. Gesamteiweiß 1192. Probe auf gelöstes Eiweiß nach
  Ury-Schlößmann 1192. Probe auf Eiweißstoffe nach Tsuchiya 1193.
  Quantitative Bestimmung des Eiweißgehaltes 1194. Mucin 1194. Nucleo-
  proteidniederschlag 1194. Casein 1195.
32. Phosphatide (Lecithin und ähnliche Stoffe) 1195
  Abscheidung der Phosphatide 1195. Qualitativer Nachweis 1195. Quantitative Bestimmung 1196.
33. Indol 1196
  Qualitativer Nachweis 1198. Quantitative Bestimmung 1199.
34. Skatol (β-Methylindol) 1200
  Farbenreaktionen 1200. Nachweis 1201.
35. Gallensäuren 1202
  Qualitativer Nachweis 1202. Darstellung der Cholsäure 1203.
36. Bilirubin 1203
  Nachweis 1204.
37. Biliverdin 1204
38. Urobilin und Urobilinogen der Faeces 1204
  Nachweis des Urobilins 1205. Abscheidung und quantitative Bestimmung
  des Urobilins und Urobilinogens 1206. Verfahren von Méhu — Fr. v. Müller
  und Gerhardt — in der Ausführungsform von Huppert 1207. Nachweis
  des Urobilinogens 1208. Quantitative Bestimmung des Urobilinogens 1208.
39. Chlorophyll 1209
40. Blutfarbstoff und Hämatin in den Faeces 1211
  Nachweis von Oxyhämoglobulin 1211. Nachweis von Hämatin 1212.
  1. Spektroskopisch-chemische Proben 1212. 2. Farbenreaktionen 1217.
  Quantitative Bestimmung von Hämatin 1218.
41. Konkremente 1221
  Qualitative Analyse 1222.
42. Meconium 1223

Klinische Untersuchungsmethoden der Faeces. Von Prof. Dr. A. Albu-

Berlin 1225
Einleitung: Zweck und Ziel der klinischen Faecesuntersuchungen 1225
I. Die Gewinnung des Materials 1227
II. Die Bearbeitung der Faeces 1231
III. Die makroskopische Untersuchung 1231
  Menge 1232. Form 1232. Konsistenz 1233. Farbe 1234. Makroskopisch
  erkennbare Beimischungen 1235. 1. Nahrungsreste 1235. 2. Gewebsfetzen
  1235. 3. Andere pathologische Produkte der Darmwand (Schleim, Eiter,
  Blut) 1235. 4. Gallensteine, Fremdkörper 1236.
IV. Die mikroskopische Untersuchung 1236
V. Parasiten 1242
  A. Plattwürmer (Plathelminthen) 1243
    1. Bandwürmer 1243. 2. Saugwürmer 1244.
  B. Fadenwürmer 1244
    a) Spulwurm 1244. b) Madenwurm 1244. c) Peitschenwurm 1244.
    d) Pallisadenwurm 1245. e) Anguillula intestinalis 1245. f) Trichina
    spiralis 1245.
  C. Gliederfüßer (Arthopoden) 1245
VI. Protozoen 1246
  A. Rhizopoden 1247
    1. Amöben 1247. 2. Monaden 1248.
  B. Infusorien 1248
    1. Geißelinfusorien 1248. 2. Wimperinfusorien 1249.
  C. Sporozoen 1249
    Coccidien (Psorospermien) 1249.
VII. Die bakteriologische Untersuchung 1249
  Nichtpathogene Darmbakterien 1250. Pathogene Bakterien 1251.
VIII. Konkremente 1252
  1. Gallensteine 1252. 2. Pankreassteine 1253. 3. Enterolithen 1253. 4. Kot-
  steine 1253. Fremdkörper 1254.

Seite

IX. Die chemische Untersuchung 1254
  A. Geruch 1254
  B. Reaktion 1255
  C. Trockensubstanz 1256
  D. Eiweißstoffe 1254
  E. Fette 1258
  F. Kohlenhydrate 1260
    1. Zucker 1260. 2. Stärke 1260.
  G. Gallenfarbstoff 1262
    Nachweis: a) Gmelinsche Probe 1262; b) Huppertsche Probe 1262;
    c) Schmidtsche Sublimatprobe 1262.
  H. Blutfarbstoff 1262
    Nachweis: a) Teichmanns Häminkrystallprobe 1263; b) Die Schön-
    bein-Almén-van Deensche Probe in der Modifikation von Weber
    1263; c) Aloinprobe 1264; d) Die Benzidinprobe von O. u. R. Adler
    1264; e) Die p-Phenylendiaminprobe von v. Storch 1265; f) Die Leuko-
    malachitprobe von O. und R. Adler 1265.
  J. Enzyme 1266
    1. Proteolytische Fermente 1266
      a) Pepsin 1266. b) Trypsin 1268.
    2. Nuclease 1270
    3. Labferment 1271
    4. Amylolytische Enzyme 1271
      a) Amylase (Diastase) 1271. b) Invertase (Invertin) 1273. c) Mal-
    tase 1274. d) Lactase 1274.
    5. Lipase 1275
    6. Erepsin 1275
    7. Enterokinase 1276

Kurze Übersicht über die bakteriologische Untersuchung des Harns.
Von Prof. Dr. J. Morgenroth-Berlin und Dr. L. Halberstaedter-Char-
lottenburg 1277

A. Allgemeines, Methodik 1277
B. Die wichtigsten pathogenen Bakterien des Harns 1282
  Bacterium coli commune 1283
  Typhusbacillen und Paratyphusbacillen 1283
  Tuberkelbacillen 1283
  Staphylokokken 1285
  Streptokokken 1285
  Diplococcus gonorrhoeae (Gonococcus Neisser) 1286

Die Gase des Organismus und ihre Analyse. Von Prof. Dr. A. Loewy-Berlin 1287

I. Untersuchungsmethoden 1287
  A. Die Methodik der Gasauspumpung 1287
  B. Die Analyse der Gase 1290
    1. Absorptionsanalysen 1292
    2. Verbrennungs- und Explosionsanalysen 1297
      a) Verbrennung durch Explosion 1298. b) Langsame Verbrennung
    1299. c) Berechnung der Analysen 1301.
    3. Analysenapparate für spezielle physiologische Zwecke 1302
      a) Chemische Methoden zur Ermittlung der Blutgasmengen 1302.
    b) Kohlensäurebestimmung nach Hofmeister-Kraus 1305. c) Tenax-
    apparat 1305. d) Kohlenoxyd-Bestimmung nach Zuntz-Plesch 1306.
II. Die Gase des Körpers unter normalen und pathologischen Verhältnissen . . 1309
  A. Die Blutgase 1309
    1. Sauerstoff und Kohlensäure im normalen Arterien- und Venenblute . 1309
    2. Stickstoff und Argon 1313
    3. Brennbare Gase im Blut 1314
    4. Ammoniak (Stickoxydul und Chloroform) im Blute 1315
    5. Die Blutgase unter pathologischen Bedingungen 1315
  B. Die Gase der normalen Sekrete und Exkrete 1316
  C. Die Gase pathologischer Flüssigkeiten 1317

Seite

Anhang 1318
   A. Die Magen- und Darmgase 1318
   B. Pathologisches Auftreten freier Gase im Körper 1320

Calorimetrie. Von Prof. Dr. A. Loewy-Berlin 1322
  I. Calorimetrie des Harns. 1322
    A. Vorbereitung des Harns zur calorimetrischen Bestimmung. 1322
    B. Das Calorimeter und seine Vorbereitung für die Verbrennung 1326
    C. Ausführung der Verbrennung 1329
    D. Berechnung der Ergebnisse. 1331
    E. Der Brennwert des Harns. 1333
  II. Calorimetrie des Kotes 1336
    Der Brennwert des Kotes 1337. Der calorische Quotient des Kotes 1339.

Die Anstellung von Stoffwechselversuchen an Mensch und Tier. Von
   Prof. Dr. W. Caspari-Berlin 1342
  Gesondertes quantitatives Auffangen von Harn und Kot 1344
  Abgrenzung des Harnes 1349
  Abgrenzung des Kotes 1351
  Die Ernährung beim Stoffwechselversuch 1353
  Vorbereitung des Versuchsmaterials zur Analyse 1356
  Körperwägungen und Perspiration 1359
  Gesamtverlauf des Versuches 1361

Über die Anwendung der Capillaranalyse bei Harnuntersuchungen.
   Von Prof. Dr. Friedr. Goppelsroeder-Basel 1362
  I. Über das Wesen der auf Capillar- und Adsorptionserscheinungen beruhenden
    Capillaranalyse. 1362
  II. Capillaranalytische Untersuchung von Harnproben 1369
    A. Harnsedimente 1370
    B. Harnfärbungen 1371
    C. Aussehen der verschiedenartigen auf den Capillarstreifen be-
      obachteten Adsorptionszonen 1371
    D. Über die in den Harncapillarstreifen adsorbierten Körper . 1372
      1. Unorganische Körper 1372
      2. Organische Körper 1375
    E. Farbreaktionen allgemeinerer Natur auf Harncapillar-
      streifen 1390
  Verzeichnis der Goppelsroederschen Publikationen über Capillaranalyse . 1395

**Physikalisch-chemische Untersuchung des Harns und der anderen
   Körperflüssigkeiten.** Von Prof. Dr. Fil. Bottazzi-Neapel 1396
  Erster Abschnitt: Einleitung 1396
   I. Die Körperflüssigkeiten 1396
   II. Die „Konzentration" der Körperflüssigkeiten im allgemeinen 1400
  Zweiter Abschnitt: Der osmotische Druck 1403
   I. Allgemeines 1403
   II. Direkte Pfeffersche Methode zur Bestimmung des osmotischen
    Druckes 1405
   III. Die Gesetze des osmotischen Druckes 1409
   IV. Die indirekten Methoden zur Bestimmung des osmotischen
    Druckes 1411
   V. Physikalisch-chemische (indirekte) Methoden zur Bestimmung
    des osmotischen Druckes 1412
   VI. Entfernung des reinen Lösungsmittels aus der Lösung durch
    Verdampfung. Die „tensimetrische" („tonometrische") und die
    „ebullioskopische" Methode. 1413
    1. Friedenthalsches Differentialtensimeter 1414
    2. Differentialtensimeter von Moore und Roaf 1416

VII. Berechnung des Wertes des osmotischen Druckes aus der Dampf-   Seite
   druckerniedrigung 1420
VIII. Entfernung des reinen Lösungsmittels durch Auskrystallisieren
   (Ausfrieren). Die „kryoskopische Methode" 1420
   1. Allgemeines 1420
   2. Die kryoskopische Methode 1422
   3. Das Kryoskop von Dekhuyzen 1426
   4. Gefrierpunktsmessungen an kleinen Flüssigkeitsmengen 1429
IX. Berechnung des Wertes des osmotischen Druckes aus der Gefrierpunktserniedrigung 1431
X. Berechnung der „Konzentration" einer Lösung aus den gefundenen Werten ihres osmotischen Druckes 1432
XI. Osmotischer Druck der in den Flüssigkeiten des Organismus enthaltenen Kolloide 1434
   1. Methode von Moore und Roaf 1434
   2. Methode von Starling 1435
XII. Biologische (indirekte) Methode zur Bestimmung des osmotischen Druckes 1436
   1. Plasmolytische Methode 1436
   2. Bestimmung des osmotischen Druckes mit dem Hämatokrit 1439
   3. Blutkörperchenmethode von Hamburger 1442
      Bestimmung des osmotischen Druckes des Blutserums 1442. Bestim-
      mung des osmotischen Druckes von Lösungen 1443.

Dritter Abschnitt: Die elektrische Leitfähigkeit 1443
   I. Theoretisches. — Ionentheorie 1443
   II. Die elektrische Leitfähigkeit der Elektrolytlösungen 1446
   III. Methode zur Bestimmung der elektrischen Leitfähigkeit einer
      Flüssigkeit des Organismus 1453
   IV. Bestimmung der elektrischen Leitfähigkeit sehr kleiner Flüssig-
      keitsmengen 1455
   V. Praktische Bestimmung der elektrischen Leitfähigkeit einer
      Körperflüssigkeit 1457
   VI. Physiologisch-chemische Anwendungen der Leitfähigkeits-
      bestimmungen 1461

Vierter Abschnitt: Chemische und physikalisch-chemische Analyse der Flüssigkeiten
   des Organismus 1464
   I. Blutserum 1465
   II. Harn 1470

Fünfter Abschnitt: Einige Daten bezüglich des osmotischen Druckes und der elek-
   trischen Leitfähigkeit der Körperflüssigkeiten 1478
   I. Osmotischer Druck und elektrische Leitfähigkeit des Meerwassers
      und des Süßwassers 1478
   II. Osmotischer Druck und elektrische Leitfähigkeit der inneren
      Flüssigkeiten (Blut, Hämolymphe, Höhlenflüssigkeiten usw.)
      der Sekrete und Exkrete der Wassertiere 1479
      A. Wirbellose See- und Süßwassertiere 1479
         1. Blut, Hämolymphe 1479. 2. Sekrete und Exkrete 1480.
      B. Blut, Sekrete und Exkrete der im Seewasser und Süßwasser lebenden
         Wirbeltiere 1481
         1. Blut und Lymphe 1481. 2. Sekrete und Exkrete 1485.
   III. Osmotischer Druck und elektrische Leitfähigkeit der Körper-
      flüssigkeiten der Landtiere 1487
      I. Blut, Lymphe und Transsudate 1487
         A. Vögel 1488. B. Säugetiere 1490.
      II. Sekretionsflüssigkeiten 1502
         α) Isotonische Sekrete 1503. β) Hyposmotische Sekrete 1507. γ) Hyper-
         osmotische Sekrete 1509.

Sechster Abschnitt: Die Konzentration der Wasserstoff- und Hydroxylionen (Reaktion) in den Körperflüssigkeiten 1515
   I. Einleitung 1515
      1. Die saure- oder alkalische Reaktion einer Lösung 1515
      2. Unzulänglichkeit der titrimetrischen Methode für die Bestimmung der
         Reaktion der Körperflüssigkeiten 1517

α) Titration einer starken Säure 1517. β) Titration einer schwachen   Seite
Säure 1518. γ) Titration einer sehr schwachen Säure 1520. δ) Titration der
Basen 1521. ε) Titration eines Gemisches von Säuren und Basen verschiedener Stärke 1521. ζ) Titration der Körperflüssigkeiten 1522.
3. Zweck der Titration der Körperflüssigkeiten   1524
4. Einige Übergangsmethoden zwischen den titrimetrischen und den physikalisch-chemischen Methoden zur Ermittelung der Reaktion der Körperflüssigkeiten   1525
        α) Übergang von der titrimetrischen Methode zur eigentlichen Indicatoren-
methode 1525. β) Die Methode der Kohlensäurebestimmung für das Blut
1526. γ) Methode von Bugarszky und Tangl 1527.
II. Die Methoden zur Bestimmung der Reaktion der Körperflüssigkeiten   1528
1. Einleitung   1528
        α) Art und Weise, wie man eine bestimmte Reaktion quantitativ aus-
drückt 1528. β) Die Stabilität des Beobachtungsmaterials 1529. γ) Einfluß
der Temperatur 1530.
2. Die Methode der Reagenspapiere   1531
3. Methode der Konzentrationsketten   1531
        α) Geschichtliches 1531. β) Theorie 1533. a) Die Nernstsche Theorie
der galvanischen Stromerzeugung 1533. b) Theorie der Konzentrationsketten 1534. a) Quantitativer Ausdruck des Elektrodenpotentials 1534.
b) Quantitativer Ausdruck des Diffusionspotentials 1536. 1. Diffusions-
potental zwischen zwei verschiedenen konzentrierten Lösungen eines und
desselben Elektrolyten (Nernstsche Formel) 1536. 2. Diffusionspotential
zwischen Lösungen verschiedener Elektrolyte (Plancksche Formel) 1539.
c) Quantitativer Ausdruck des vollständigen Potentials einer Konzentrationskette 1540. γ) Die Beobachtungsmethode 1541. a) Allgemeines Schema
der Methode 1541. b) Einzelheiten der Methode und die wichtigsten Fehlerquellen 1543. a) Die Konzentrationskette 1543. a) Die beiden allgemeinen
Schemata der Wasserstoffkette 1544. b) Die Einzelheiten der Wasserstoffkette und die in Betracht kommenden Fehlerquellen 1545. 1. Die Wasser-
stoffelektrode 1545. 2. Die Kalomel-Normalelektrode 1545. 3. Verbindungsstück zwischen den beiden Elektrodengefäßen 1550. 4. Kunstgriffe, um das
Diffusionspotential zu eliminieren oder leicht zu berechnen 1551. 5. Isolation
des Systems 1551. Der Akkumulator 1552. Die Meßbrücke 1552. Der
Kommutator 1552. Das Normalelement 1552. Das Capillarelektrometer
1553. Der Stromtaster 1554. c) Die für die Messung der Reaktion von
Körperflüssigkeit verwendeten Apparate und Ketten 1554. a) Erste
Reihe: Zwei Sauerstoffelektroden: Höber, Fränkel 1554. b) Zweite
Reihe: Zwei Wasserstoffelektroden: Höber I, v. Rhorer, Fränkel,
Höber-Jankowsky, Farkas, Höber II, Hamburger, Asher,
Szili, Michaelis und Rona 1555. c) Dritte Reihe: Eine Wasser-
stoffelektrode gegen eine Kalomelelektrode: Foà, Agazzotti und
Rossi, Henderson, Sörensen, Löb und Higuchi, Hasselbalch
1561. d) Kritik der von den Physiologen verwendeten verschiedenen
Apparate und Typen von Ketten 1565.
4. Die Indikatorenmethode   1566
        α) Einleitung 1566. β) Beschaffenheit der Indicatoren 1567. γ) Verände-
rung der Färbung und der Nuancen der verschiedenen Indicatoren bei den
verschiedenen Wasserstoffionenkonzentrationen 1570. δ) Standardlösungen
mit bekannter Reaktion 1570. a) Standardlösungen von Salm 1572.
b) Standardlösungen von Michaelis 1572. c) Standardlösungen von
Sörensen 1573. ε) Praktische Anwendung der Methode 1575. ζ) Einfluß
der Neutralsalze 1577. η) Einfluß der Eiweißstoffe und ihrer Spaltungsprodukte 1578. ϑ) Kunstgriffe Sörensens, um die Methode bei trüben
und gefärbten Flüssigkeiten anzuwenden 1578. ι) Bestimmung der Reaktion der Körperflüssigkeiten mittels der Indicatorenmethode 1578.
5. Die katalytischen Methoden   1580
        α) Einleitung 1580. β) Die Methode der Invertierung der Saccharose 1581.
γ) Katalyse der Ester 1581. δ) Verseifungsgeschwindigkeit der Ester 1581.
ε) Umwandlung von Diacetonalkohol in Aceton 1582. ζ) Spaltung des
Diazoessigesters 1582.

Seite

Siebenter Abschnitt: Einige Daten über die Reaktion der Körperflüssigkeiten . . 1583
I. Die Reaktion des Harns 1583
  1. Normaler Harn . . . . . . , ... 1583
    α) Die Reaktion des normalen Harns ist sehr schwach sauer 1583. β) Die
    Reaktion des normalen Harns zeigt sehr ausgedehnte Schwankungen 1584.
    γ) Vergleich zwischen der Reaktion des Harns und seinem Neutralisations-
    vermögen 1584. δ) Die Ursache der Acidität des Harns 1585.
  2. Reaktion des pathologischen Harns 1586
    α) Reaktion des Harns von Fieberkranken 1586. β) Reaktion der
    nephritischen Harne 1589. γ) Reaktion des Harns bei anderen Krank-
    heiten 1589.
II. Die Reaktion des Blutes 1589
  1. Normales Blut 1589
  2. Reaktion des Blutes unter besonderen experimentellen Bedingungen . 1595
    α) Reaktion des Blutes in verdünnter Luft 1595. β) Reaktion des
    Blutes bei experimenteller Säurevergiftung 1596.
  3. Reaktion des pathologischen Blutes 1597
III. Die Reaktion der anderen Körpersäfte 1597

Achter Abschnitt: Über das Gleichgewicht zwischen Basen und Säuren im Organismus 1601
I. Einleitung 1601
II. Ionengleichgewicht im Blute und im Harn 1603
III. Der innerliche Regulationsmechanismus 1609
  1. Der Hendersonsche Faktor (Phosphate und Carbonate) 1609
  2. Die den Proteinen zukommende Rolle 1610
IV. Der äußerliche Regulationsmechanismus 1610
  1. Die CO_2-Ausscheidung der Lungen 1611
  2. Die Nierenabsonderung 1613
V. Schluß 1614

Neunter Abschnitt: Die innere Reibung (Viscosität) der Körperflüssigkeiten . . . 1615
I. Einleitung 1615
II. Theoretisches 1616
III. Methoden zur Bestimmung des Reibungskoeffizienten für
  Flüssigkeiten 1616
  1. Widerstands- und andre Methoden 1616
  2. Methode der Strömung durch Capillaren (Transpirationsmethode) . . . 1617
    α) Viscosimeter und Technik der viscosimetrischen Untersuchungen
    1618. β) Die gewöhnlich verwendeten Viscosimeter 1620. a) Viscosi-
    meter von Hirsch und Beck 1620. b) Viscosimeter nach Ostwald,
    Form von Ubbelohde 1621. c) Viscosimeter von Scarpa 1622. d) Weitere
    Formen von Viscosimetern 1625.
IV. Viscosität des Wassers und Einfluß des Druckes und der Temperatur auf dieselbe 1626
V. Einfluß der gelösten Stoffe auf die Viscosität des Wassers.
  Viscosität der Krystalloid-Lösungen 1628
  1. Nichtelektrolyte 1628
  2. Elektrolyte 1630
VI. Osmotischer Druck, elektrische Leitfähigkeit und Viscosität
  der Kolloide 1633
  1. Osmotischer Druck und elektrische Leitfähigkeit der Suspensionen und
    der Kolloidlösungen 1633
    α) Suspensionen 1633. β) Kolloidlösungen 1634. a) Osmotischer Druck
    1637. b) Elektrisches Leitvermögen 1637.
  2. Viscosität der Kolloidlösungen und der Suspensionen 1638
    α) Suspensionen 1638. β) Kolloidlösungen 1645.
VII. Verschiedene Einflüsse auf die Viscosität der Kolloidlösungen 1653
  1. Einfluß der Salze 1653
  2. Einfluß der Temperatur 1654
  3. Einfluß der hydrolysierenden Wirkung der Fermente 1654
VIII. Viscosität der Körperflüssigkeiten 1656
  1. Viscosität der keine suspendierten Bestandteile enthaltenden (homogenen)
    Flüssigkeiten 1656
    α) Blutserum 1656. β) Lymphe 1662. γ) Harn 1664. δ) Speichel 1666.
    ε) Schweiß 1667. ζ) Galle 1668. η) Augenflüssigkeiten 1669. ϑ) Magen-

inhalt 1670. ι) Cerebrospinalflüssigkeit 1671. χ) Pathologische Flüssig-   Seite
keiten 1673. a) Exsudate und Transsudate 1673. b) Flüssigkeiten aus
Cystengeschwülsten 1673.
2. Viscositätsschwankungen der homogenen (keine corpusculären Elemente
enthaltenden) Körpersäfte unter verschiedenen Bedingungen   1673
α) Einfluß der Temperatur 1673. β) Einfluß verschiedener Stoffe 1673.
a) Experimente in vitro 1673. b) Experimente in vivo 1675.
3. Viscosität der nichthomogenen (Formelemente enthaltenden) organischen
Flüssigkeiten   1680
α) Blut 1680. β) Milch 1685.
4. Schwankungen der Viscosität der nichthomogenen (Formelemente enthaltenden) organischen Flüssigkeiten unter verschiedenen experimentellen
Bedingungen   1687
α) Blut 1687. a) Einfluß der Temperatur und der warmen und kalten
Bäder 1687. b) Einfluß verschiedener Stoffe 1688. c) Andere Schwankungen der Blutviscosität 1692. d) Einfluß der Fäulnis 1694. e) Einfluß
des Ertrinkens 1694. β) Milch 1695.

Zehnter Abschnitt: Die Oberflächenspannung   1696
  I. Historisches   1696
 II. Theoretisches   1697
    1. Allgemeine Eigenschaften der Oberflächen   1697
    2. Die Oberflächenspannung   1698
    3. Definition des Begriffs Oberfläche   1699
    4. Die verschiedenen Trennungsflächen   1700
    5. Die Mikronochemie und ihre Bedeutung für die allgemeine Chemie und
       die Physiologie   1701
III. Messung der Oberflächenspannung   1702
    1. Die Steighöhenmethode   1703
    2. Die Druckmethoden   1705
    3. Die Tropfenmethoden   1707
 IV. Resultate der Konstantenbestimmungen   1710
    1. Oberflächenspannung reiner Flüssigkeiten gegen Luft oder gesättigten
       Dampf   1711
    2. Oberflächenspannung von Lösungen   1711
       α) Einfluß der Verunreinigungen und der atmosphärischen Gase 1711.
       β) Statische und dynamische Oberflächenspannung 1712. γ) Lösungen
       von Stoffen, welche die Oberflächenspannung des Wassers erhöhen 1714.
       δ) Oberflächenspannung von kolloidalen Lösungen und Suspensionen 1714.
  V. Allgemeine Überlegungen über die Veränderungen der Ober-
     flächenspannung des Wassers, welche die in ihm gelösten oder
     suspendierten Stoffe bewirken   1716
 VI. Die „Haftdrucktheorie" von I. Traube und ihre biologischen
     Anwendungen   1720
VII. Die Oberflächenspannung der Körperflüssigkeiten   1724
    1. Blutserum und Blut   1724
       α) Blut und Serum 1724. β) Oberflächenspannung des Blutserums
       von verschiedenen (niederen und höheren) Tieren 1725. γ) Oberflächen-
       spannung der sogenannten „physiologischen Salzlösungen" 1728. δ) Ände-
       rungen der Oberflächenspannung des Blutes und des Blutserums . . .   1729
    2. Lymphe   1729
    3. Transsudate und Exsudate   1730
    4. Milch   1730
    5. Speichel   1732
    6. Magensaft und Mageninhalt   1733
    7. Pankreassaft   1734
    8. Die Galle   1734
    9. Der Harn   1735
       α) Normaler Harn 1735. β) Pathologischer Harn 1736.
   10. Alle übrigen Körperflüssigkeiten   1739
   11. Einfluß der gallensauren Salze, des Alkohols und der Seifen auf die Ober-
       flächenspannung   1740
   12. Einfluß der Galle und der gallensauren Salze auf die Verdauung der Fette,
       der Stärke und der Eiweißstoffe   1741

Seite

Elfter Abschnitt: Refraktometrie 1742
  I. Theoretisches 1742
  II. Beschreibung der Apparate und Methoden zur Bestimmung des
    Brechungsindex 1743
    1. Refraktometer von Abbé 1743
    2. Eintauchrefraktometer von Pulfrich 1745
  III. Verschiedenheit des Brechungsindex je nach dem Zustand der
    Stoffe 1748
    1. Allgemeines 1748
    2. Brechungsvermögen von Mischungen und Lösungen 1749
    3. Atom- und Molekularrefraktion 1750
    4. Brechungsvermögen sehr verdünnter Salzlösungen 1751
  IV. Anwendungen der Refraktometrie in der Physiologie und Patho-
    logie 1751
    1. Anwendungen auf einige physiologisch wichtigen Substanzen 1751
    2. Anwendungen auf die Körperflüssigkeiten 1753
      α) Homogene, keine Formelemente enthaltende Flüssigkeiten 1753.
      a) Blutserum 1753. b) Seröse Flüssigkeiten 1758. c) Cerebrospinalflüssig-
      keit 1759. d) Mageninhalt 1759. e) Harn 1759.
      β) Nichthomogene (Formelemente enthaltende) Flüssigkeiten 1761.
      a) Blut 1761. b) Milch 1761.

Mikrochemische quantitative Analyse. Von Prof. Dr. S. Fränkel-Wien 1762

Mikrofiltration 1762
Filterveraschung 1763
Wägung 1763
Schwefelbestimmung nach Carius 1764
Halogenbestimmung nach Carius 1764
Bestimmung von Barium, Eisen 1765
Trennung von Kalium und Natrium 1765
Trennung von Calcium und Magnesium 1765
Mikrofiltration auf Platin-Goochtiegeln 1765
Mikrochemische Maßanalyse 1767
Mikrochemische Bestimmung von Stickstoff als Ammoniak 1768
Mikrochemische Jodometrie 1769
Mikrochemische Halogenbestimmung 1769
Mikrochemische Quecksilberbestimmung 1769
Mikropolarisation (nach E. Fischer) 1769

Anhang 1 1770
Atomgewichtstabelle 1770

Anhang 2 1771
Reagenzientabellen 1771
  A. Ungefähre Zusammensetzung der konzentrierten Reagenzien 1771
  B. Spezifisches Gewicht des Ammoniaks 1771
  C. Spezifisches Gewicht der Kalilauge 1772
  D. Spezifisches Gewicht der Natronlauge 1772
  E. Spezifisches Gewicht der Salpetersäure 1772
  F. Spezifisches Gewicht der Salzsäure 1773
  G. Spezifisches Gewicht der Schwefelsäure 1773
  H. Tabelle zur Berechnung des Stickstoffs aus dem Volumen . . 1774
  J. Tabelle zur Umwandlung des Furfurolphloroglucids in Fur-
    furol, Pentosen und Pentosane 1774
  K. Zusammensetzung verschiedener Reagentien 1775

Namenregister 1776
Sachregister 1801

Allgemeine Untersuchung des Harns.

Von

Paul Mayer - Karlsbad.

I. Zusammensetzung des tierischen und menschlichen Harns.

Von den Endprodukten des Stoffwechsels wird der größte Teil des Wassers, der Mineralstoffe und der stickstoffhaltigen Abbauprodukte der Proteine durch die Nieren ausgeschieden. Ihr Sekret, der Harn, stellt eine wässerige Lösung von anorganischen Salzen und organischen Substanzen dar, die durch Umwandlung der Nahrungsstoffe bzw. durch Verbrauch von Körpermaterial entstehen.

Die Stoffwechselendprodukte, die im Harn zur Ausscheidung gelangen, sind bei niederen und hoch organisierten Tieren im großen und ganzen die gleichen. Nur treten bei verschiedenen niederen Tieren die Harnsäure (oder Purinbasen) an Stelle des Harnstoffs, der bei den Säugetieren das hauptsächliche Endprodukt des Eiweißstoffwechsels ist.

Vergleichende Untersuchungen über die Zusammensetzung des Harns der verschiedenen Tierarten sind allerdings nur in spärlichem Umfange ausgeführt worden. Die Lückenhaftigkeit unserer Kenntnisse auf diesem Gebiet geht klar aus der jüngst von Ellinger[1]) gegebenen Zusammenstellung hervor.

Harn von wirbellosen Tieren.

Besonders dürftig ist, wie die Arbeiten von v. Fürth[2]) zeigen, unser Einblick in die Zusammensetzung des Harns der wirbellosen Tiere oder derjenigen Sekrete, die dem Urin der Wirbeltiere entsprechen. Die Echinodermen, einige Molluskenarten (Gastropoden und Kephalopoden) scheiden Harnsäure aus. Bei den Gastropoden findet man bisweilen Guanin, bei den Kephalopoden Hypoxanthin. Unter den Arthropoden sind es die Insekten und Myriopoden, bei denen die Harnsäure als regelmäßiges Stoffwechselendprodukt auftritt, während sie bei den Crustaceen zu fehlen scheint. Bei den Arachnoiden überwiegt bald die Harnsäure (Acarinen und Phalangiden), bald das Guanin (Araneiden und Skorpionen). Das Vorkommen von Harnstoff bei wirbellosen Tieren ist nach v. Fürth[2]) bisher in keinem Falle bewiesen. Neuere Unter-

---

1) A. Ellinger, Oppenheimers Handbuch der Biochemie des Menschen und der Tiere, Bd. III, Jena 1909.
2) O. v. Fürth, Asher-Spiros Ergebnisse der Physiologie 1 [1902] und Vergleichende chem. Physiologie der niederen Tiere. Jena 1903.

suchungen von Sanzo[1]) machen es allerdings bis zu einem gewissen Grade wahrscheinlich, daß bei Echinodermen, Mollusken und Crustaceen auch der Harnstoff als Endprodukt des Eiweißstoffwechsels vorkommt.

Auffallend groß sind die Ammoniakmengen, die von manchen wirbellosen Tieren ausgeschieden werden. So fand Weinland[2]) bei den Larven von Calliphora 69—82% des ausgeschiedenen Gesamtstickstoffs in Form von Ammoniak und eines flüchtigen Amins und bei Ascaris ca. $^1/_3$ des Gesamtstickstoffs als Ammoniak. Beim Blutegel (Hirudo medicinalis) werden nach Pütter[3]) 40—75% des Gesamtstickstoffs in Form von Ammoniak ausgeschieden.

Harn niederer Wirbeltiere.

Auch über den Harn der niederen Wirbeltiere sind wir bisher nur mangelhaft orientiert. Herter[4]) fand in einem Selachierharn (Scyllium catulus) Harnstoff und Ammoniumsalze, dagegen keine Harnsäure und kein Kreatinin. Von anorganischen Bestandteilen hat er im Liter Harn 0,415 g Calcium, 1,416 g Magnesium, 5,276 g Schwefelsäure, 4,834 g Phosphorsäure und 13,543 g Chlor nachgewiesen.

Von den Knochenfischen scheiden einige (z. B. der Karpfen) Harnstoff, andere Harnsäure aus [Davy[5]), Rywosch[6])].

Aus der Klasse der Amphibien ist nur der Froschharn untersucht worden, der nach Nebelthau[7]) Harnstoff (aus 9 l Harn wurden 0,52 g isoliert), keine Harnsäure, Ammoniak, Salzsäure, Schwefelsäure und Phosphorsäure enthält.

Reptilien und Saurier scheiden große Mengen von Harnsäure aus. Besonders der Schlangenharn ist reich an Harnsäure. Boussingault[8]) fand im Harn einer mit Fleisch gefütterten Phytonschlange: 46,3% Harnsäure, 0,9% NH_3, 5,6% Phosphate (von Ca, Mg und K), 0,2% Fett, 1% Eiweiß, 46% Wasser. Auch die Eidechsen und das Chamäleon produzieren im wesentlichen Harnsäure. Bei den Schildkröten fanden einige Forscher Harnsäure, andere auch Harnstoff und Hippursäure.

Der Harn der Vögel enthält ebenfalls hauptsächlich Harnsäure; aus ihr bestehen größtenteils die weißen Kügelchen, welche den Vogelharn bilden [Meißner[9])]. Neben der Harnsäure finden sich im Vogelharn: Ammoniak, Spuren von Harnstoff (besonders bei Fleischfütterung), Kreatin, Kreatinin (im Hunger und nach Fleischfütterung), Milchsäure, eine eiweißartige Substanz und gelegentlich Guanin [Meißner[9]), Schary[10]), Kowalevsky und Salaskin[11]), Hoppe-Seyler[12])]. Von anorganischen Substanzen ist nur der Kalk sicher nachgewiesen.

---

[1]) L. Sanzo, Biochem. Centralbl. **27**, 479 [1907].
[2]) E. Weinland, Zeitschr. f. Biol. **47**, 232 [1905].
[3]) A. Pütter, Zeitschr. f. allg. Physiol. **6**, 217 [1907].
[4]) E. Herter, Mitteil. d. zoolog. Station Neapel **10**, 341 [1891].
[5]) J. Davy, Trans. Roy. Soc. Edinburgh **21**, 543 [1857].
[6]) D. Rywosch, Wien. med. Wochenschr. **1893**, 47 u. 48.
[7]) E. Nebelthau, Zeitschr. f. Biol. **25**, 122 [1889].
[8]) Boussingault, Annales de Chim. et de Phys. [3] **29**, 472 [1850].
[9]) G. Meißner, Zeitschr. f. rat. Medizin [3] **31**, 144 [1868].
[10]) E. Schary, Inaug.-Diss. Königsberg 1878.
[11]) K. Kowalevsky u. S. Salaskin, Zeitschr. f. physiol. Chemie **35**, 552 [1902].
[12]) F. Hoppe - Seyler, Physiol.-chem. Notizen in Med.-chem. Untersuchungen. Berlin **1866—1871**, 584.

Harn niederer Säugetiere.

Über den Harn der niederen Säugetiere liegen ebenfalls nur vereinzelte Untersuchungen vor. Beim Tümmlerwal (Phocaena phocaena) sind Harnstoff, Harnsäure und Kreatinin im Harn nachgewiesen[1]. Neumeister[2] fand im Harn von Echidna aculeata Schwefelsäure und Phosphorsäure; Harnsäure und Purinbasen waren nicht nachzuweisen. 81,4% des Stickstoffs wurden als Harnstoff, 7% als Ammoniak ausgeschieden. Der Harn reagierte trotz animalischer Kost neutral oder schwach alkalisch. Die Exkremente der ägyptischen Fledermaus, die wachsgelbe, höckerige Stücke bilden, enthalten nach Untersuchungen von Popp[3] 77,8% Harnstoff, 1,25% Harnsäure, 2,55% Kreatin, 13,45% Na_2HPO_4, 0,57% wasserunlöslichen Rückstand und 3,66% Wasser.

Harn höherer Säugetiere.

Die Zusammensetzung des Harns der höheren Säugetiere und des Menschen, in dem als wesentliches Endprodukt des Eiweißstoffwechsels der Harnstoff auftritt, zeigt im großen und ganzen keine prinzipiellen Unterschiede, wenn man die Ernährung entsprechend berücksichtigt. Der Harn der Pflanzenfresser unterscheidet sich allerdings durch seine meist alkalische Reaktion, durch seinen größeren Gehalt an aromatischen Substanzen, namentlich an Hippursäure, durch die Verteilung der stickstoffhaltigen Substanzen nicht unwesentlich vom Harn der Fleischfresser. Aber diese Unterschiede sind zum großen Teil durch die Ernährungsweise bedingt und gleichen sich daher bis zu einem gewissen Grade aus, sobald man den Harn nach Zufuhr der gleichen Nahrung oder aber im Hungerzustande untersucht. Gewisse Unterschiede sind allerdings in den spezifischen Zellstoffwechselvorgängen der einzelnen Tierarten begründet. Dies gilt z. B. für die Ausscheidung der Purinkörper, des Allantoins und der organischen Schwefelverbindungen. Während das Rind und der Mensch relativ viel Harnsäure und wenig Purinbasen ausscheiden, findet man im Schweine- und Pferdeharn wenig Harnsäure und viel Purinbasen [Schittenhelm und Bendix[4]]. Allantoin tritt in reichlicher Menge im Harn von Hunden, Katzen, Kaninchen und Kühen auf [Salkowski[5]), Wiechowski[6])], dagegen nur in geringer Menge im normalen Menschenharn [Wiechowski[6])]. Auch der anatomische Bau und die Länge des Darmkanals sind zweifellos nicht ohne Bedeutung für gewisse Differenzen in der Harnzusammensetzung verschiedener Tiere. Dies gilt namentlich für die Ausscheidung der aromatischen Fäulnisprodukte und der flüchtigen Fettsäuren [J. Munk[7]), Ellinger[1])]. Äthylsulfid ist bisher nur aus Hundeharn erhalten.

Anorganische und organische Bestandteile des menschlichen Harns.

Die Zusammensetzung des normalen menschlichen Harns ist Schwankungen unterworfen, die hauptsächlich durch die wechselnde Nahrung bedingt

[1] A. Ellinger, Oppenheimers Handbuch der Biochemie des Menschen und der Tiere, **3**, 542, Jena [1909].
[2] R. Neumeister, Zeitschr. f. Biol. **36**, 76, 81 [1898].
[3] Popp, Liebigs Annalen **155**, 351 [1870].
[4] A. Schittenhelm u. E. Bendix, Zeitschr. f. physiol. Chemie **48**, 140 [1906].
[5] E. Salkowski, Zeitschr. f. physiol. Chemie **42**, 213 [1904].
[6] W. Wiechowski, Biochem. Zeitschr. **19**, 368 [1909].
[7] J. Munk, Archiv f. Anat. u. Physiol., Suppl. **22**, [1880].

sind. Die Menge der innerhalb 24 Stunden ausgeschiedenen festen Harnbestandteile ist aber doch bei gleichmäßiger Lebensweise, selbst bei wechselnder Harnmenge, relativ konstant. Dahingegen ist der Prozentgehalt an festen Substanzen in der Regel annähernd umgekehrt proportional zur Harnmenge.

Vom gesunden Menschen werden bei gemischter Kost innerhalb 24 Stunden ca. 60 g feste Bestandteile im Harn ausgeschieden, und zwar 25 g anorganische und 35 g organische Substanzen. In der folgenden tabellarischen Übersicht, welche die wichtigsten normalen Harnbestandteile enthält und natürlich nur Durchschnittswerte angibt, ist die 24stündige Harnmenge mit 1500 ccm angenommen.

Anorganische Bestandteile ca. 25 g.

Chlornatrium, NaCl	ca. 15,0 g
Phosphorsäure P_2O_5	,, 2,5 g
Schwefelsäure H_2SO_4	,, 2,5 g
Kali K_2O	,, 3,3 g
Ammoniak NH_3	,, 0,7 g
Kalk CaO	,, 0,3 g
Magnesia MgO	,, 0,5 g
Weitere anorganische Stoffe	,, 0,2 g

Organische Bestandteile ca. 35 g.

Harnstoff	ca. 30,0 g
Harnsäure	,, 0,7 g
Kreatinin	,, 1,5 g
Hippursäure	,, 0,7 g
Übrige organische Stoffe	,, 2,1 g

Von anorganischen Bestandteilen finden sich im normalen Harn außer den genannten Substanzen noch Spuren von Fluorwasserstoff, Kieselsäure, Salpetersäure, salpetriger Säure, Wasserstoffsuperoxyd sowie minimale Mengen von Eisen, das z. T. stets in organischer Bindung vorkommt.

Von organischen Stoffen sind bisher die folgenden im normalen Harn nachgewiesen worden: Aceton (in Spuren), Allantoin, Carbaminsäure, Chondroitinschwefelsäure, Cystin (?), Dimethylguanidin, Enzyme, niedere und höhere Fettsäuren, d-Glucose (in Spuren), gepaarte Glucuronsäuren, Glycerinphosphorsäure, Glykokoll, Gynesin, Harnfarbstoffe, Harnmukoid, Harnsäure, Harnstoff, Hippursäure, Histidin (?), Hydro-p-cumarsäure, Indolessigsäure, Kreatinin, Methylpyridin, Methylguanidin, Milchzucker (bei Wöchnerinnen), Mingin, Novain, Nucleinsäure, Oxalsäure, Oxalursäure, p-Oxyphenylessigsäure, Oxy-, Antoxy-, Alloxyproteinsäure, Phenacetursäure (?), Purinbasen, Reduktonovain, Rhodanwasserstoff, gepaarte Schwefelsäuren, Taurocarbaminsäure (?), Trimethylamin, Uroferrinsäure, Vitiatin.

Im Hundeharn sind noch Äthylsulfid bzw. Sulfoniumbase und Kynurensäure nachgewiesen worden.

Abnorme pathologische Bestandteile sind: Aceton, Acetessigsäure, Albumosen, Aminosäuren, Arabinose, Blutfarbstoffe, Cholesterin, Cholsäure, Diamine (Putrescin, Kadaverin), Eiweißstoffe, Fette, Gallenfarbstoffe, d-Glucose (vermehrt), Glyko- und Taurocholsäure, Haematin, Haematoporphyrin, Heptose (?), Homogentisinsäure, Lecithin, Melanine, β-Oxybuttersäure, Peptide, Peptone, Ptomaine, Tyrosin, linksdrehende Zucker (Fructose).

Zu den normalen Bestandteilen des Harns gehören schließlich auch die in den Körpersäften gelösten Gase Sauerstoff, Stickstoff und Kohlensäure, über die das Kapitel „Gase des Organismus" (S. 1287) zu vergleichen ist.

Bestimmung des Gesamttrockenrückstandes.

Die Menge der festen Harnbestandteile und damit auch den Gehalt des Harns an Wasser kann man in der Weise quantitativ feststellen, daß man eine abgemessene Menge Harn bis zur völligen Trockne verdunsten läßt und den Rückstand wägt. Diese Methode würde jedoch keine genauen Werte geben, weil der Harn dabei Harnstoff durch Zersetzung verliert. Denn wenn man den Harn auf dem Wasserbade verdunsten läßt, so wird der Harnstoff beim starken Eindampfen durch das saure Natriumphosphat des Harns in Kohlensäure und Ammoniak zerlegt; das Ammoniak verbindet sich vorübergehend mit dem Phosphat zu $Na(NH_4)_2PO_4$, wird aber bei 100° wieder abgegeben. Daher erhält man beim Eindampfen des Harns einen sirupartigen Rückstand, der dauernd Spuren von Ammoniak entwickelt. Man kann die Zersetzung des Harnstoffs einigermaßen vermeiden, wenn man die Verdunstung bei niedriger Temperatur vornimmt; um dennoch freiwerdendes Ammoniak zu binden, muß man den Harn mit Essigsäure ansäuern. (Siehe jedoch S. 6).

Die Bestimmung würde sich dann folgendermaßen gestalten: Ein bestimmtes Quantum Urin (10 ccm) wird in einer Porzellanschale bei einer 50 bis 60° nicht übersteigenden Temperatur unter Zusatz mehrerer Tropfen Essigsäure bis zur Sirupkonsistenz eingeengt. Um den Harn dauernd essigsauer zu erhalten, ist während des Eindampfens ev. ein erneuter Zusatz von Essigsäure notwendig. Der Sirup wird dann im Vakuum über Schwefelsäure bis zum konstanten Gewichte getrocknet. Bei Innehaltung der genannten Kautelen erhält man annähernd richtige Werte für den Trockenrückstand.

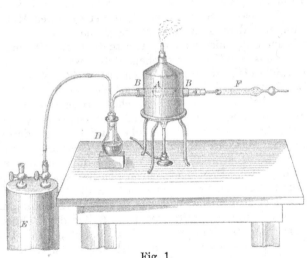

Fig. 1.

Trockenrückstandbestimmung nach Neubauer.[1] Um denselben ganz exakt zu ermitteln, hat Neubauer vorgeschlagen, außer dem Gewichtsverlust noch die Menge des entweichenden Ammoniaks zu bestimmen und dieses, als Harnstoff berechnet, vom Gesamtgewichtsverluste abzuziehen. Zur Ausführung der Bestimmung bedient man sich nach Huppert[2] zweckmäßig des in Fig. 1 abgebildeten Apparates.

---

[1] C. Neubauer, Archiv f. wissensch. Heilk. 4, 228 [1859].
[2] A. Huppert, Anleitung zur qualitativen und quantitativen Analyse des Harns, 10. Aufl. 1898, S. 701.

A ist ein Wasserbad von etwa 12 cm Höhe und 11 cm Breite, durch welches etwa in der Mitte eine Blechröhre von $2^{1}/_{2}$—3 cm Durchmesser geht. In dieses Blechrohr wird die Glasröhre *BB* eingeschoben, in welcher sich ein zur Aufnahme des Harns befindliches Porzellanschiffchen von 7—8 cm Länge und 1,4 cm Breite befindet. An die Glasröhre *BB* ist an dem einen Ende das Chlorcalciumrohr *F* mittels eines Korkes angeschlossen, während der ausgezogene und umgebogene Teil durch einen doppelt durchbohrten Kork mit dem Kölbchen *D*, worin sich die titrierte Schwefelsäure befindet, in Verbindung steht. Der ausgezogene Schenkel der Röhre *BB* reicht bis fast auf den Boden des Kölbchens. Durch die zweite Durchbohrung des Korkes ist das Kölbchen *D* mit dem Aspirator *E* oder einer Wasserluftpumpe in Verbindung gesetzt.

Die Ausführung der Bestimmung gestaltet sich nach Huppert in folgender Weise:

Nachdem man in das Kölbchen 10 ccm $^{1}/_{15}$ normale H_2SO_4 gefüllt hat, setzt man den Kork mit den zwei Glasröhren gut auf, steckt das Rohr *BB* durch die Hülse des Wasserbades und verbindet das Kölbchen mit dem Aspirator *E*. Schon vorher hat man das Porzellanschiffchen zu $^{2}/_{3}$ mit groben Glassplittern gefüllt, bei 100° getrocknet und nach dem Erkalten im Exsiccator über H_2SO_4 gewogen; dazu hat man das Schiffchen mit den Glassplittern in ein dünnwandiges Glasrohr gleiten lassen und das Rohr mit einem gutpassenden, weichen, mit Staniol überzogenen Kork verschlossen. Man mißt nun in das Schiffchen aus einer Bürette genau 2 ccm Harn, schiebt das Schiffchen in das Rohr *BB*, setzt das Chlorcalciumrohr auf und heizt das Wasserbad an. Wenn das Wasser ins Sieden kommt, öffnet man den Hahn des Aspirators und läßt nun, nachdem man sich überzeugt hat, daß der Apparat luftdicht schließt, die im Chlorcalciumrohr getrocknete Luft mit einer solchen Geschwindigkeit über das Schiffchen streichen, daß etwa jede Sekunde eine Luftblase durch die Schwefelsäure im Kölbchen entweicht. Nach 3 Stunden unterbricht man den Luftstrom, nimmt das Chlorcalciumrohr ab, zieht das Rohr *BB* aus dem Wasserbad und läßt das Schiffchen wieder in das Glasrohr gleiten, in welchem es gewogen worden war. Dieses wird sogleich wieder mit dem gleichen Kork verschlossen, im Exsiccator über H_2SO_4 2 Stunden erkalten gelassen und gewogen. Man erfährt so die gesamte Gewichtsabnahme.

Darauf schreitet man zur Bestimmung des entwickelten Ammoniaks. In dem Rohr *BB* findet sich in den meisten Fällen ein Sublimat von Kohlensaurem Ammoniak, welches nicht verloren gehen darf; man löst den Kork aus dem Kölbchen, spült das angesetzte Ammoniumcarbonat aus dem Rohr in das Kölbchen, spritzt auch die Spitze des Rohres, welche in die Schwefelsäure tauchte, äußerlich ab, färbt dann die Säure im Kölbchen mit einigen Tropfen wässeriger Methylorangelösung rot und titriert mit gleichfalls $^{1}/_{15}$ normaler Natronlauge bis zu Gelb zurück. Man erfährt so diejenige Menge H_2SO_4 in Kubikzentimetern, die an Ammoniak gebunden ist; jeder dieser Kubikcentimeter entspricht 2 mg Harnstoff. Die so gefundene Harnstoffmenge wird von dem Gesamtgewichtsverlust abgezogen. Der Rest ist das Gewicht Wasser, welches die 2 ccm Harn verloren haben.

Trockenrückstandbestimmung nach E. Salkowski. Viel einfacher als durch die sehr umständliche Neubauersche Methode und in ebenso exakter Weise wird der Gesamttrockenrückstand nach E. Salkowski[1]) durch Trocknen des Harns im Vakuum bestimmt, wobei eine Zersetzung des Harnstoffs ausgeschlossen ist. Man läßt 5 ccm Harn in ein vorher gewogenes flaches Glas-

---

1) E. Salkowski u. W. Leube, Die Lehre vom Harn. Berlin 1882, S. 13.

schälchen fließen, bringt dasselbe unter die Glocke der Luftpumpe bzw. in einen Exsiccator neben oder über das mit Schwefelsäure oder noch besser mit Phosphorsäureanhydrid gefüllte Gefäß, evakuiert und läßt 24 Stunden im Vakuum stehen. Nach dieser Zeit wägt man und läßt wieder 24 Stunden stehen. Die beiden Wägungen differieren in der Regel nur unerheblich.

Schätzung der festen Harnbestandteile nach dem spezifischen Gewicht.

Annähernd läßt sich die Gesamtmenge der festen Harnbestandteile auch aus dem spezifischen Gewicht des Harns berechnen. Wenn man die beiden letzten Zahlen des spezifischen Gewichtes (in 4 stelliger ganzer Zahl ausgedrückt), wie empirisch festgestellt wurde, mit dem Haeserschen Koeffizienten 2,237 multipliziert, so erhält man in Grammen die in 1000 ccm enthaltenen festen Substanzen. Ein Harn z. B. vom spez. Gew. 1018 enthält 18 mal 2,237 = 40,26 g feste Bestandteile im Liter, bei einer Tagesmenge von 1500 ccm also 60,4 g. Diese einfache Berechnung stimmt bis auf etwa 3%, gibt also aproximative Werte, die jedoch für klinische Zwecke meist genügen.

II. Konsistenz, Geruch und Geschmack des Harns.

Konsistenz. Der Harn des Menschen und der meisten Säugetiere ist dünn-flüssig und bildet beim Schütteln mit Luft einen weißen, bald verschwindenden Schaum, der nur bei eiweißhaltigen Harnen länger bestehen bleibt. Durch reichliche Beimengung von Schleim und namentlich von Eiter kann er eine mehr oder minder zähflüssige Beschaffenheit annehmen und wird dann beim Kochen mit Natronlauge oft gallertig (Donnésche Eiterprobe). Pferde- und auch Kaninchenharn haben nicht selten eine schleimige, viscöse, bisweilen dick gallertige Konsistenz. Nach Krawkow[1]) ist das Gallertigwerden des Kaninchenharns auf die Ausscheidung von Phosphaten zurückzuführen. Doch findet man auch voluminöse Gipsausscheidungen.

Der Harn der Vögel und der Schlangen hat eine breiartige Konsistenz.

Geruch. Frischer, normaler Harn hat einen eigentümlichen aromatischen, fleischbrühartigen Geruch. Durch welche Stoffe derselbe hervorgerufen wird, ist nicht bekannt.

Bei Zersetzungen des Harns, außerhalb und innerhalb der Blase, verändert sich der Geruch. Der stechende, penetrant urinöse Geruch, der bei der ammoniakalischen Harngärung auftritt, ist außer durch Ammoniak noch durch andere unbekannte riechende Stoffe bedingt. Faulig riecht der Harn, wenn er zersetzten Eiter oder putrides Blut enthält (jauchige Cystitis, jauchende Tumoren der Harnwege usw.); ein sehr charakteristischer Fäulnisgeruch ent-steht beim Faulen von eiweißhaltigem Harn. Ein fäkulenter Geruch tritt auf, sobald Darminhalt in die Blase gelangt. Bei Anwesenheit von Schwefel-wasserstoff riecht der Harn nach Schwefelwasserstoff (Hydrothionurie). Stark acetonhaltiger Urin hat einen charakteristischen obstartigen Geruch.

Nach Einnahme gewisser Substanzen gehen spezifische Riechstoffe in den Harn über. Nach Terpentingebrauch riecht er veilchenartig, nach Ein-nahme von Safran, Cubeben, Copaivabalsam und Perubalsam ange-nehm würzig und nach Mentholgenuß hat er einen Pfefferminzgeruch. Sehr

---

1) N.P. Krawkow, Wratsch 1, 717 [1902].

charakteristisch ist der widerwärtige Geruch des Harns nach Genuß von Spargel und Knoblauch. Der Geruch des Spargelharns rührt nach M. Nencki[1]) von Methylmercaptan her (siehe S. 214).

Geschmack. Der Harn hat einen salzigen, schwach bitterlichen Geschmack, der durch seine Hauptbestandteile, Kochsalz und Harnstoff, bedingt ist. Zuckerhaltiger Harn hat einen süßlichen Geschmack.

III. Farbe, Fluorescenz, Durchsichtigkeit des Harns.

Harnfarbe.

Der normale Harn hat eine stroh- bis bernsteingelbe Farbe. Pferde- und Rinderharn ist meist dunkler gefärbt als Menschenharn. An der Färbung des Harns sind wahrscheinlich mehrere Farbstoffe beteiligt (hauptsächlich Urochrom, Uroerythrin, Urobilin u. a.), die im Kapitel ,,Harn- und Blutfarbstoffe'' ausführlich behandelt werden.

Die Intensität der Farbe ist abhängig von der Konzentration des Harns. Verdünnte Harne von niederem spezifischen Gewicht sind hellgelb bis fast wasserklar (Urina potus, Schrumpfniere, Diabetes insipidus), während konzentrierte Harne von hohem spezifischen Gewicht dunkelgelb, gelbrot bis braunrot gefärbt sind (Fieber, Stauung, nach starkem Schwitzen usw.). Ein hellgelber Harn mit hohem spezifischen Gewicht wird nur bei Diabetes melitus entleert.

Auch die Reaktion des Harns beeinflußt seine Farbe insofern, als ein stark saurer Harn meist dunkler gefärbt ist als neutraler oder alkalischer Harn. Saurer Harn kann durch Zusatz von Alkali blasser werden, alkalischer Urin wird nach Ansäuerung häufig dunkler gefärbt.

Pathologische Farbstoffe. Durch die Ausscheidung pathologischer Farbstoffe und nach Zufuhr gewisser Medikamente wird die Farbe des Harns in charakteristischer Weise verändert.

Harne, die Gallenfarbstoffe enthalten, sind gelbbraun, bierbraun oder grünlich bis grünschwarz gefärbt, je nachdem unverändertes Bilirubin oder Biliverdin überwiegt.

Durch Blut oder Hämoglobin wird der Harn rot (Oxyhämoglobin) oder braunrot (Methämoglobin); bei starkem Blutgehalt kann er braunschwarz bis schwarz gefärbt sein.

Hämatoporphyrinhaltiger Harn ist in dünner Schicht gelbrot bis violett und erscheint in dicker Schicht weinrot bis schwarz.

Dunkelgelb bis braunrot kann der Harn auch durch starken Urobilingehalt sein (bei fieberhaften Krankheiten, besonders Pneumonie, beim Urobilinikterus der Lebercirrhose, bei Resorption größerer Blutextravasate).

Bei melanotischen Tumoren ist der Harn durch Ausscheidung von Melanin oft schwärzlich gefärbt; meist wird er allerdings klar entleert und schwärzt sich erst bei längerem Stehen an der Luft, weil der Farbstoff als Melanogen ausgeschieden wird, das sich erst allmählich in Melanin umsetzt.

Bei der Alkaptonurie nimmt der Harn nach kürzerem oder längerem Stehen an der Luft eine braune bis schwarzbraune Färbung an, die sich langsam von der Oberfläche nach abwärts erstreckt und durch Zusatz von Alkali beschleunigt wird.

---

[1]) M. Nencki, Archiv f. experim. Pathol. u. Pharmakol. **28**, 206 [1891].

Bei der Ochronose wird der Harn ebenfalls entweder dunkel entleert oder färbt sich beim Stehen an der Luft schwarz.

Das Nachdunkeln unter dem oxydierenden Einflusse der Luft beobachtet man auch bei stark indicanhaltigen Harnen. Durch Ausfallen von Indigo nimmt dann der Harn nicht selten eine bläuliche Färbung an (besonders häufig bei Kaninchenharnen).

Milchig getrübt ist der Harn, wenn er Fett (in Emulsion) oder Chylus enthält (Lipurie, Chylurie).

Farbstoffe nach Medikamentengebrauch. Nach innerlichem und bisweilen auch nach äußerlichem Gebrauch vieler aromatischer Körper (Carbolsäure, Teerpräparate, Resorcin, Hydrochinon, Brenzcatechin, Naphthalin, Creosot, Salol u. a.) kann der Harn dunkel, bräunlich, olivengrün bis schwärzlich gefärbt sein. Die Färbung, die auf Oxydationsvorgängen beruht, tritt oft erst nach längerem Stehen an der Luft auf, und zwar besonders, wenn der Harn dabei alkalisch wird.

Durch Chrysophansäure, die nach Gebrauch von Rheum, Senna, Rhamnus und Chrysarobin auftritt, wird der Harn goldgelb bis rötlichgelb und bei alkalischer Reaktion deutlich rot gefärbt. Santonin färbt den Harn safrangelb bis grüngelb bei saurer Reaktion, und rötlich bei alkalischer Reaktion.

Phenolphthaleinhaltige Medikamente (Purgen, Laxin) können den Harn bei alkalischer Reaktion rot färben.

Nach Aufnahme großer Dosen von Sulfonal, Trional und Tetronal kann der Harn Hämatoporphyrin enthalten und zeigt dann die für Hämatoporphyrin charakteristische rotviolette Färbung.

Nach Pyramidongebrauch kann der Harn rosarot, nach Einnehmen von Thallin, Aspidium filixmas grünlichgelb bis grünlichschwarz und nach Antipyrin, Antifebrin und Purgatin gelbrot bis blutrot gefärbt sein.

Ein grünlichblauer bis dunkelblauer Urin wird nach Einnahme von Methylenblau entleert.

Auch die Pigmente von Krapp, Rüben und Heidelbeeren sollen bisweilen in den Harn übergehen, und gelegentlich sind gefärbte Harne nach Genuß von mit Anilinfarben gefärbten Zuckerwaren beobachtet worden.

Bestimmung der Harnfarbe. Um die Harnfarbe zu bestimmen, kann man sich der von Vogel aufgestellten Tabelle von 9 Farbentönen — blaßgelb, hellgelb, gelb, rotgelb, gelbrot, rot, braunrot, rotbraun, braunschwarz — bedienen, bei welcher der nächst niedere Farbenton durch Verdünnen des Harns mit dem gleichen Volumen Wasser entstehen soll. Der — vorher filtrierte — Harn ist in einem Glas von 5—10 cm Durchmesser stets bei durchfallendem Licht zu betrachten.

Hinsichtlich der Eigenschaften der verschiedenen Harnfarbstoffe, ihres spektroskopischen Verhaltens und ihrer quantitativen Bestimmung, sei auf das Kapitel „Harn- und Blutfarbstoffe" verwiesen.

Fluorescenz.

Die meisten Harne zeigen eine mehr oder minder deutliche Fluorescenz, deren Ursache bisher nicht aufgeklärt ist. Blaßgelber Harn fluoresciert bläulich, rotgelber Harn grün oder gelblich [Schleiß v. Löwenfeld[1]), Jaffé[2])].

---

[1] Schleiß v. Löwenfeld, Bayr. Intell. Blatt **45** [1861].
[2] M. Jaffé, Virchows Archiv **47**, 421, 407 [1869].

Je gesättigter der blaßgelbe Harn ist, desto blauer ist der Lichtkegel, und je gesättigter der rote, desto gelber ist seine Reflexfarbe. Eiweißhaltige und in ammoniakalischer Zersetzung befindliche Harne fluorescieren stärker als normale Harne. Faulende Harne zeigen oft eine grünliche Fluorescenz.

Man untersucht den Harn in derselben Weise wie jede andere Flüssigkeit auf Fluorescenz, indem man durch eine Linse konzentrierte Strahlen der Sonne oder einer starken künstlichen Lichtquelle einfallen läßt. Man erhält dann einen Lichtkegel, der von der Basis nach der Spitze etwas an Intensität abnimmt. Betrachtet man diesen Kegel durch ein Nikolsches Prisma, welches vor dem Auge um seine Längsachse gedreht wird, so bleibt derselbe bei jeder Stellung des Nikols unverändert. Wird jedoch der Lichtkegel bei der Drehung des Prismas dunkel und dann wieder heller, so ist die Zerstreuung des Lichtes nicht durch Fluorescenz, sondern durch feine, im Harn suspendierte Teilchen bedingt.

Durchsichtigkeit. Trübungen.

Frisch entleerter normaler Harn ist völlig klar und durchsichtig; beim Stehen bildet sich jedoch stets eine leichte Trübung in Form eines Wölkchens (Nubekula), das sich allmählich zu Boden senkt und aus sog. Blasenschleim [Harnmukoid nach v. Mörner[1])] besteht und meist auch einige Leukocyten und vereinzelte Plattenepithelien aus den Harnwegen enthält. Über die mikroskopische Untersuchung desselben siehe Kapitel „Die mikroskopische Harnuntersuchung" (S. 853 ff.).

Übrigens sind auch im ganz klaren Harn nicht alle Bestandteile in echter Lösung vorhanden, sondern zum Teil in gequollenem Zustand (vor allem die eiweißartigen Bestandteile des Harns). Dies ist einer der Gründe, daß der Harn mit abnehmender Geschwindigkeit filtriert und schließlich das Filter gänzlich verstopfen kann.

Wenn der normale saure Harn einige Zeit steht, so scheiden sich meist harnsaure Salze (Urate) und Harnsäurekrystalle ab; bei reichlicher Anwesenheit von Uraten und bei Entleerung eines sehr konzentrierten spärlichen Urins (Stauung, Fieber usw.) trübt sich der Harn schon beim Abkühlen auf Zimmertemperatur durch die Abscheidung eines lehmfarbigen, gelb- oder ziegelroten Sediments, des sog. Sedimentum lateritium, das sich beim Erwärmen leicht wieder löst.

Neugeborene Kinder entleeren in den ersten 4—5 Lebenstagen stets einen durch Schleimkörperchen, Epithelien, Harnsäure und harnsaure Salze getrübten Urin. Der alkalisch reagierende Harn der Pflanzenfresser ist meist mehr oder weniger durch die Carbonate und Phosphate und auch Sulfate der alkalischen Erden getrübt. Wenn menschlicher Harn alkalisch entleert wird, so trübt er sich ebenfalls durch Abscheidung von Carbonaten und vor allem von Phosphaten der Erdalkalien, welch letztere als dickflockiger, weißer Niederschlag ausfallen (Phosphaturie). Diese Trübung verschwindet im Gegensatz zur Urattrübung beim Erwärmen nicht, wohl aber nach Zusatz von Säuren.

Unter pathologischen Verhältnissen kann der Harn getrübt sein durch größere Schleimmengen (Katarrh der Harnröhre, der Blase, der Vagina), durch Eiter (entzündliche Prozesse des Urogenitalapparates), durch Blut, Fett, Epithelien, Cylinder und Bakterien. Bezüglich näherer Untersuchung der Harnsedimente wird auf das Kapitel „Die mikroskopische Harnuntersuchung" verwiesen.

---

[1] K. A. H. v. Mörner, Skand. Archiv f. Physiol. **6**, 338 [1895].

IV. Reaktion des Harns.

Die Reaktion des Harns ist vor allem abhängig von der Beschaffenheit der Nahrung. Fleischfresser scheiden in der Regel einen gegen Lackmus sauren, Pflanzenfresser einen neutralen oder alkalischen Harn aus.

Nach Gouin und Andouard[1]) reagiert der Harn von Kühen meist sauer. Sie fanden unter 40 Fällen nur 2 mal alkalische und einige Male neutrale Reaktion.

Wenn man aber einen Fleischfresser auf Pflanzenkost setzt, so wird wegen des Gehaltes der Nahrung an Alkalicarbonaten und pflanzensauren, zu Carbonaten verbrennenden Alkalien, sein Harn neutral oder alkalisch, während der Pflanzenfresser bei animalischer Kost einen sauren Harn absondert und ebenso auch im Hungerzustande, da sowohl bei dem Zerfall des Nahrungseiweißes wie des Körpereiweißes saure Produkte (z. B. Schwefelsäure und Phosphorsäure) abgespalten werden.

Die folgenden Angaben über die Reaktion des Harns beziehen sich stets auf die Reaktion gegen Lackmus.

Phenolphthalein zeigt Alkalescenz nur in gefaultem oder ammoniakalisch zersetztem Harn. Auch Harn von Kaninchen, die nur Kohl erhalten, zeigt, wie Auerbach und Friedenthal[2]) festgestellt haben, nach Zusatz von Phenolphthalein keine Rotfärbung, obwohl der Harn durch Phosphate stark getrübt ist.

Der menschliche Harn reagiert bei gemischter Kost sauer, weil die Summe der sauren Komponenten die Summe der basisch reagierenden überwiegt. Nach einer von J. v. Liebig begründeten Auffassung ist die saure Reaktion des Harns hauptsächlich durch seinen Gehalt an Mononatrium- und Monokaliumphosphat (NaH_2PO_4, KH_2PO_4) bedingt. Da nun neben dem zweifach sauren Phosphat der Harn auch das gegen Lackmus alkalisch reagierende einfach saure Alkaliphosphat enthält, so kommt es vor, daß bei einem bestimmten Verhältnis dieser beiden Salze zueinander der Harn amphoter reagiert, d. h. rotes Lackmuspapier bläut und blaues Lackmuspapier rötet. Wenn auch das saure Alkaliphosphat den Hauptanteil an der sauren Reaktion des Harns haben mag, so geht doch bereits aus Dresers[3]) Untersuchungen hervor, daß die Intensität der Harnacidität fast immer größer ist als die aus dem Gesamtphosphorsäuregehalt für saures Alkaliphosphat berechenbare, daß daher die Acidität auch durch freie Säure, Phosphorsäure und organische Säuren, hervorgerufen ist; und wir müssen es heute als erwiesen betrachten, daß alle Säuren, die bei der Verbrennung im Organismus aus neutralen Substanzen entstehen und in den Harn übergehen, nach Maßgabe ihrer Dissoziation an der sauren Reaktion beteiligt sind. Denn die Acidität ist bedingt durch die Menge der Wasserstoffionen, die von allen dissoziierenden anorganischen und organischen Säuren des Harns stammen. Im Kapitel ,,Physikalisch-chemische Untersuchung des Harns usw.'' sind diese Verhältnisse noch ausführlicher dargelegt.

A. Die Reaktion unter physiologischen Verhältnissen.

Da, wie erwähnt, die Reaktion des Harns in hohem Maße von der Beschaffenheit der Nahrung abhängt, ist der menschliche Harn bald stärker, bald schwächer sauer und kann unter Umständen auch neutral oder alkalisch werden.

---

[1]) A. Gouin u. P. Andouard, Compt. rend. de la Soc. de Biol. **56**, 358 [1904].
[2]) A. Auerbach u. H. Friedenthal, His-Engelmanns Archiv, physiol. Abt. **1903**, 397.
[3]) H. Dreser, Beiträge z. chem. Physiol. u. Pathol. **6**, 177, 1905.

1. Einfluß der Nahrung.

Durch eiweißreiche Nahrung, insbesonders durch reichlichen Fleischgenuß wird die saure Reaktion gesteigert, und eine Erhöhung der Acidität wird auch durch Zufuhr derjenigen Säuren, welche nicht zu Kohlensäure verbrannt werden (Mineralsäuren und aromatische Säuren), erzielt.

Über eine bestimmte Grenze hinaus kann die Acidität des Harns beim Fleischfresser und auch beim Menschen selbst durch Zufuhr großer Mengen von Mineralsäuren nicht gesteigert werden. Denn wenn der disponible Vorrat an Alkalicarbonaten zur Bindung des Säureüberschusses nicht mehr ausreicht, so wird das aus den Zersetzungsprodukten des Eiweißes abgespaltene Ammoniak zur Neutralisation herangezogen [F. Walter[1]]. Die Pflanzenfresser besitzen dieses Neutralisationsvermögen durch NH$_3$ in weit geringerem Grade, wie dies besonders für das Kaninchen festgestellt ist [E. Salkowski[2]), Walter[1]), Kettner[3])], und gehen daher viel leichter an Säurevergiftung zugrunde als der Fleischfresser und der Mensch. Allerdings scheint auch hier die Nahrung von Einfluß zu sein. Denn nach neueren Untersuchungen [Eppinger[4]), Winterberg[5]), s. auch Baer[6])] ist es wahrscheinlich, daß auch beim Kaninchen die Ammoniakausscheidung durch Säurezufuhr beträchtlich gesteigert werden kann, sobald das Tier animalische Kost erhält.

Umgekehrt ist der Harn schwach sauer und kann neutral oder alkalisch werden, wenn die Vegetabilien in der Ernährung überwiegen, deren pflanzensaure Alkalien in kohlensaure Alkalien übergehen, oder nach Einverleibung von Carbonaten oder organischen Salzen, die zu Carbonaten verbrannt werden, und nach Zufuhr alkalischer Mineralwässer.

Da unter dem Einfluß des Alkalicarbonats die im sauren Harn gelösten sauren Phosphate z. T. in unlösliche, neutrale, phosphorsaure Salze übergehen, etwa nach der Formel:

$$3\,Ca(H_2PO_4)_2 + 6\,Na_2CO_3 = Ca_3(PO_4)_2 + 4\,Na_3PO_4 + 6\,CO_2 + 6\,H_2O,$$

so trübt sich der alkalische Harn alsbald nach der Entleerung durch die Phosphate der alkalischen Erden, Ca$_3$(PO$_4$)$_2$ und Mg$_3$(PO$_4$)$_2$, denen auch geringe Mengen von Carbonaten beigemischt sein können (Physiologische Phosphaturie).

2. Einfluß anderer Faktoren.

Außer durch die Beschaffenheit der Nahrung wird die Reaktion des Harns auch noch durch andere Faktoren beeinflußt. So ist der Säuregrad des menschlichen Harns im Beginn der Magenverdauung stets herabgesetzt und nach einer reichlichen Mahlzeit reagiert der Harn nicht selten neutral oder sogar alkalisch. Die Verminderung der Harnacidität kommt dadurch zustande, daß die während der Verdauung secernierte Salzsäure des Magensaftes dem Kreislauf und damit dem Harne Wasserstoffionen entzieht. Daher ist auch der nach der Mahlzeit entleerte, weniger saure Harn häufig getrübt.

Die Acidität des Harns wird ferner durch die Schweißabsonderung und durch die Muskeltätigkeit beeinflußt. Starke Schweißsekretion setzt die Acidität herab, weil durch reichliche Abscheidung dieses Sekretes dem Organismus Säure entzogen wird. Durch gesteigerte Muskelarbeit wird infolge des erhöhten Eiweißumsatzes der Harn saurer, und zwar ist die Steigerung der Acidität am ausgesprochensten während und unmittelbar nach der Arbeit

[1]) F. Walter, Archiv f. experim. Pathol. u. Pharmakol. **7**, 148 [1877].
[2]) E. Salkowski, Virchows Archiv **58**, 1 [1873].
[3]) A. Kettner, Archiv f. experim. Pathol. u. Pharmakol. **47**, 178 [1902].
[4]) H. Eppinger, Zeitschr. f. experim. Pathol. **3**. 530 [1906].
[5]) H. Winterberg, Zeitschr. f. physiol. Chemie **25**, 202 [1898].
[6]) J. Baer, Archiv f. experim. Pathol. u. Pharmakol. **54**, 153 [1906].

[Klipfel[1]), Ringstedt[2]), Oddi und Tarulli[3]), Tissié[4]), Giacosa[5]), Sawiczki[6]), v. Noorden[7]), Vozárik[8]) u. a.]. Nur Aducco[9]) fand die Acidität durch Muskelarbeit herabgesetzt.

Vorübergehend alkalische Reaktion des Harns wird auch bei starker Steigerung der Kochsalzzufuhr beobachtet [Gruber[10]), Köppe[11])]. Nach Krauss[12]) bewirken heiße Bäder eine Abnahme, kalte Bäder eine Zunahme der Acidität, während Straßer und Kuthy[13]) zu entgegengesetzten Ergebnissen kamen.

Im Hungerzustande wird der Harn in den ersten Tagen stets saurer, wie bei Hungerversuchen von Fr. Müller[14]), Luciani[15]) und Freund[16]) festgestellt wurde. Am 6. bis 10. Hungertage wird die Acidität wieder normal oder nimmt sogar ab.

B. Die Reaktion unter pathologischen Bedingungen.

Unter pathologischen Verhältnissen nimmt die saure Reaktion des Harns zu bei allen jenen Zuständen, die mit einem gesteigerten Eiweißzerfall einhergehen, besonders im Fieber und bei Konsumptionskrankheiten (Magenkarzinom, Oesophaguskarzinom usw.). Eine Abnahme der sauren Reaktion, bzw. neutrale oder alkalische Reaktion findet man bei gewissen pathologischen Veränderungen der Magensaftsekretion. Es wurde bereits erwähnt, daß wegen der Salzsäureproduktion während der Verdauung der nach der Mahlzeit entleerte Harn amphoter reagieren und sogar alkalisch werden kann. Dies wird um so ausgesprochener der Fall sein, je mehr Säure der Magensaft enthält. Daher beobachtet man bei pathologischer Hyperacidität und Hypersekretion fast stets nach dem Essen alkalischen Urin, und gar nicht selten wird bei schweren Fällen von Hypersekretion dauernd ein alkalischer, durch Phosphate getrübter Harn abgesondert [G. Klemperer[17])]. Alkalisch kann der Harn auch dann werden, wenn die Salzsäure durch Magenspülungen oder durch chronisches Erbrechen [Quincke[18])], besonders bei Magenektasien, dem Organismus entzogen wird, oder wenn der Magensaft durch eine Magenfistel nach außen abfließt.

Des weiteren kann der Harn alkalische Reaktion annehmen infolge Beimengung alkalischen Sekretes aus den Harnwegen (Blasenkatarrh, Gonorrhoe usw.), ferner bei Resorption von alkalischen Transsudaten und Exsudaten, und schließlich bei Blutkrankheiten, besonders Anämien.

1) Klipfel, Hoppe-Seylers med.-chem. Untersuchungen 3, 412 [1868].
2) O. T. Ringstedt, Malys Jahresber. d. Tierchemie 20, 196 [1891].
3) R. Oddi u. L. Tarulli, Bull. dell. Accad. med. di Roma 19 [1893].
4) Ph. Tissié, Arch. de Physiol. 26, 823 [1895].
5) P. Giacosa, Arch. per le Sc. med. 1896, 331.
6) Sawiczki, Archiv f. d. ges. Physiol. 6, 285 [1872].
7) C. v. Noorden, Pathol. d. Stoffwechsels, 1. Aufl. 1893, 130.
8) A. Vozárik, Archiv f. d. ges. Physiol. 111, 497 [1906].
9) V. Aducco, Accad. di med. di Torino 42 [1887].
10) Gruber, Beiträge zur Physiologie, C. Ludwig gewidmet. Leipzig 1887, 68.
11) H. Köppe, Archiv f. d. ges. Physiol. 62, 567 [1896].
12) H. Krauss, zit. nach F. Kraus, Prager med. Wochenschr. 1899, 14.
13) A. Straßer u. D. Kuthy, Blätter f. klin. Hydrotherapie 1 [1896].
14) Fr. Müller, Zeitschr. f. klin. Medizin 16 [1889].
15) Luciani, Das Hungern. Hamburg u. Leipzig 1890.
16) E. Freund u. O. Freund, Wiener klin. Rundschau 1901, 5/6.
17) G. Klemperer, Therapie d. Gegenwart 1, 351 [1899].
18) H. Quincke, Korrespondenzbl. f. Schweizer Ärzte 1 [1874].

Eine wesentlich andere Bedeutung als in den bisher beschriebenen Fällen hat die **alkalische Reaktion bei der ammoniakalischen Harngärung**, die nach längerem Stehen des Harns durch bakterielle Zersetzung des Harn- stoffs auftritt und unter pathologischen Bedingungen auch schon innerhalb der Blase eintreten kann (s. Seite 39). Hier ist die alkalische Reaktion nicht wie in allen früher beschriebenen Fällen durch fixe Alkalien, sondern durch Ammoniak bedingt.

Ob die alkalische Reaktion eines Harns von fixen Alkalien oder Ammoniak herrührt, läßt sich in folgender Weise feststellen: Bei ammoniakalischem Urin wird ein über den Harn gehaltenes, angefeuchtetes rotes Lackmuspapier blau, verliert aber die blaue Farbe beim Trocknen wieder. Bei einer durch fixes Alkali bedingten alkalischen Reaktion tritt die Blaufärbung des Lackmuspapieres nur bei Eintauchen desselben in den Harn ein, bleibt aber beim Trocknen an der Luft bestehen.

Ein durch Ammoniak alkalischer Harn ist außer durch den charakteristischen urinösen Geruch auch daran zu erkennen, daß er an einem darüber gehaltenen, mit nicht rauchender Salzsäure befeuchteten Glasstab weiße Salmiaknebel bildet. Auch normaler saurer Harn kann beim Stehen etwas Ammoniak abgeben, so daß rotes Lackmuspapier, über frischen Harn aufgehängt, sich — allerdings erst nach 15—30 Minuten — mehr oder weniger deut- lich blau färben kann. Es beruht dies wahrscheinlich auf Dissoziation der in geringer Menge im Harn vorhandenen Ammoniumsalze.

Beim Eindampfen behält der durch fixes Alkali alkalische Harn seine Reaktion, während der ammoniakalische sauer wird.

Aciditätsbestimmung im Harn.

Der **qualitative Nachweis der Reaktion** geschieht durch Lackmus- papier. Bei saurer Reaktion wird blaues Lackmuspapier gerötet, bei alkalischer rotes Lackmuspapier gebläut. Für die **quantitative Feststellung der Acidität** ist zwischen der **Titrationsacidität** und der **Ionenacidität** zu unterscheiden. Die titrierbare Acidität ist durchaus kein Maß für die wirklich im Harn ausgeschiedene Säuremenge, da sie nur den Überschuß der Säure- äquivalente über die Basenäquivalente anzeigt. Die Acidität im gewöhnlichen Sinne, eben die Titrationsacidität, entspricht also nicht der wahren Acidität des Harns, sondern gibt lediglich die im Harn vorhandenen durch Metall ver- tretbaren Wasserstoffatome an. Über die wirkliche Größe der Säureausschei- dung kann nur die Bestimmung der Ionenacidität Aufschluß geben, welche durch die Menge der im Harn vorhandenen Wasserstoffionen bedingt ist. Wenn nun auch zweifellos durch die Ionentheorie der Begriff der Harnacidität wesent- lich präziser geworden ist, so wäre es doch, wie Sahli[1] mit Recht betont, verfehlt, den alten Begriff der Reaktion nach der Wirkung auf bestimmte Indi- katoren ganz fallen zu lassen. Ionenacidität und Titrationsacidität sind grund- verschiedene Begriffe und, wie Höber[2] festgestellt hat, voneinander völlig unabhängige Größen. Denn je nach der Relation zwischen leichter und schwe- rer dissoziierenden Säuren kann eine hohe Titrationsacidität mit einer relativ niedrigen Ionenacidität einhergehen und umgekehrt [Höber[2]]. Die Bestim- mung der einen ist aber praktisch ebenso wichtig wie die Bestimmung der an- deren, und sie ergänzen sich gegenseitig, wenn man zu exakten Vorstellungen über die Aciditätsverhältnisse eines Harns gelangen will.

Näheres über die Ionenacidität und ihre quantitative Feststellung findet sich im Kapitel „Physikalisch-chemische Untersuchung des Harns usw." (siehe S. 1396).

---

[1] H. Sahli, Lehrbuch der klin. Untersuchungsmethoden, 5. Aufl., Leipzig u. Wien **1909**, S. 740 u. 832.

[2] R. Höber, Beiträge z. chem. Physiol. u. Pathol. **3**, 525 [1903].

Die Bestimmung der Acidität durch Titration muß stets mit einer Reihe von Fehlern verknüpft sein, da einmal starke und schwache Säuren und Basen ohne Unterschied bestimmt werden, und außerdem die gewonnenen Werte nur immer für einen bestimmten Indikator miteinander vergleichbar sind, überdies bei der Titration der Phosphorsäure mit keinem Indikator ein ganz scharfer Farbenumschlag selbst in wenig gefärbten Harnen zu beobachten ist. Die Bestimmung der Titrationsacidität hat daher von jeher große Schwierigkeiten bereitet, und auch heute existiert noch kein in jeder Beziehung einwandsfreies Verfahren. Bei den älteren Methoden von Freund[1]) und Lieblein[2]) wird durch Titrierung mit Uranlösung die Phosphorsäure bestimmt, und in einer zweiten Harnportion nach Ausfällung der sekundären Phosphate mit Bariumchlorid eine zweite Phosphorsäuretitration vorgenommen, um so die primären Phosphate zu ermitteln. Ganz abgesehen davon, daß hier nur die zweifach sauren Phosphate als Maß der Acidität bestimmt, und alle anderen Säuren nicht berücksichtigt werden, ist diese Methode auch deshalb unbrauchbar, weil ihr, wie de Jager[3]), Naegeli[4]), Arnstein[5]), Folin[6]) und Völker[7]) gezeigt haben, verschiedene Fehlerquellen anhaften. Vor allem bewirken die Urate und Sulfate des Harns, daß auch primäre Phosphate durch Bariumchlorid gefällt werden (s. auch Dreser[8])].

Ebenso unzuverlässig sind nach Naegelis Untersuchungen die Methoden von Maly[9]) und Neumeister[10]), bei denen ebenfalls durch Chlorbariumlösung eine Trennung von primären und sekundären Phosphaten nicht erzielt werden kann. Aus demselben Grunde kann auch das ähnliche Verfahren von Gautier[11]), das von Lapierre[12]) empfohlen wird, keine brauchbaren Werte ergeben. Naegeli hat auch gezeigt, daß von allen für die Titration des Harns in Frage kommenden Indikatoren nur das Phenolphthalein und das Alizarinrot brauchbar sind, obgleich auch bei ihnen die Endreaktion nicht immer scharf zu erkennen ist. Trotz dieses Nachteils und trotz anderer Mängel, die später noch besprochen werden, ist das von Naegeli ausgearbeitete Verfahren z. Z. die relativ beste Methode der titrimetrischen Aciditätsbestimmung.

Die Methoden von Berliocz, Lépinois und Michel, von Joulié und anderen werden hier nicht näher besprochen, da sie sich als unbrauchbar erwiesen haben.

Aciditätsbestimmung nach Naegeli. Bei der Naegelischen Methode wird der Harn zunächst mit $^1/_{10}$ Normal-Natronlauge und Phenolphthalein als Indikator titriert. Die Rotfärbung, die das Phenolphthalein erfährt, wenn der saure Harn durch Lauge alkalisch wird, dient als Endreaktion. Die Ausführung gestaltet sich nach Vozárik[13]) folgendermaßen:

10 ccm Harn werden in einem Erlenmeyerschen Kolben mit etwas Wasser verdünnt (bis auf helles Weingelb) und nach Zusatz von 1—4 Tropfen einer

1) E. Freund, Centralbl. f. d. med. Wissensch. 1892, 689; E. Freund und G. Töpfer, Zeitschr. f. physiol. Chemie 19, 84 [1894].
2) V. Lieblein, Zeitschr. f. physiol. Chemie 20, 152 [1895].
3) L. de Jager, Zeitschr. f. physiol. Chemie 24, 303 [1897].
4) O. Naegeli, Zeitschr. f. physiol. Chemie 30, 313 [1900].
5) R. Arnstein, Zeitschr. f. physiol. Chemie 34, 1 [1901].
6) O. Folin, Amer. Journ. of Physiol. 9, 265 [1903].
7) W. Völker, Deutsches Archiv f. klin. Medizin 88, 302 [1907].
8) H. Dreser, Beiträge z. chem. Physiol. u. Pathol. 6, 177 [1905].
9) R. Maly, Zeitschr. f. analyt. Chemie 15, 417.
10) R. Neumeister, Lehrbuch d. physiol. Chemie 2, 225 [1895].
11) A. Gautier, Chimie biologique, 2e Edit. 1887, p. 634.
12) Ch. Lapierre, Compt. rend. de l'Acad. des Sc. 126, 1534 [1898].
13) A. Vozárik, Archiv f. d. ges. Physiol. 111, 473 [1906].

1 proz. alkoholischen Phenolphthaleinlösung mit $1/10$ Normal-Natronlauge titriert, bis die auftretende Rotfärbung bestehen bleibt. Der Vergleich mit einer zweiten gleich großen und mit derselben Menge Wasser und Phenolphthalein versetzten Harnportion erleichtert das Erkennen der Endreaktion. Die verbrauchte Menge Lauge gibt in Kubikzentimeter den Acidiätsgrad des Harns an, der häufig auf NaOH umgerechnet wird (1 l $^n/_{10}$-Lauge enthält 4,0 g NaOH), oder auch in der entsprechenden Menge n-Salzsäure bzw. in Grammen Salzsäure ausgedrückt wird (1 ccm $^n/_{10}$-NaOH = 0,003646 HCl).

Die Acidität des menschlichen Harns schwankt nicht unerheblich im Laufe des Tages und zeigt zwei Maxima nach den Hauptmahlzeiten [Labbé, Tison und Cavaroz[1])]. Die mittlere Acidität des Tagesharns beträgt ca. 1,45 bis 2,3 g Salzsäure [Spaeth[2])].

Eiweißhaltiger Harn muß vor der Titration enteiweißt werden, wobei der zum Ansäuern erforderliche Säurezusatz natürlich in Anrechnung gebracht werden muß; stark gefärbter Harn wird vorher mit säure- und alkalifreier Tierkohle entfärbt (gut schütteln, 1 Stunde stehen lassen, filtrieren; nicht kochen!).

Durch diese Titration erhält man Aufschluß über die in Form saurer Salze vorhandenen Phosphate.

Es kann nun eine zweite Titrierung mit $^n/_{10}$-Salzsäure und Alizarinrot als Indikator vorgenommen werden, durch die man erfährt, wieviel Säure dem Harn zugesetzt werden muß, bis freie Säure auftritt. Die Endreaktion ist hier erreicht, wenn der rote Farbenton in Gelb umschlägt. Die Ausführung dieser Titration geschieht in der gleichen Weise wie die erste; man titriert mit $1/10$ n-Salzsäure, bis der mit der Alizarinrotlösung versetzte Harn gelb wird. Diese Bestimmung zeigt denjenigen Teil der Phosphate und Carbonate an, die als neutrale Salze vorhanden sind.

Die erste Titrierung ist also ein Maß für die Acidität, die allerdings nur bis zum Neutralisationspunkt, nicht bis zum Basenpunkt bestimmt werden kann, weil der Moment, wo bei Zusatz von Lauge freies Alkali auftritt, überhaupt durch keinen Indikator angezeigt wird. Durch die zweite Titration wird die Basicität gemessen, die im Gegensatz zur Acidität vollständig bis zum Säurepunkt bestimmt wird, da der Moment, wo bei Zusatz von $^n/_{10}$-Salzsäure freie Säure auftritt, sich durch Alizarinrot scharf feststellen läßt.

Die Summe des Phenolphthalein- und des Alizarinrotwertes entspricht annähernd der Gesamtsäure der Phosphate und Carbonate.

Annähernd läßt sich aus dem Ergebnis der beiden Titrationen die Menge der Basen berechnen, die als Phosphate im Harn ausgeschieden werden, indem man nämlich den Phenolphthaleinwert einfach und den Alizarinrotwert doppelt zählt und diese Zahlen addiert; denn, wie Sahli[3]) ausführt, werden bei der Phenolphthaleintitrierung bis zum Eintritt der Endreaktion so viel Alkaliäquivalente zugesetzt, als die in Reaktion tretenden Phosphate — entsprechend dem Salze NaH_2PO_4 — schon enthalten, und bei der Alizarinrottitrierung setzt man halb soviel Säureäquivalente zu, als in den in Reaktion tretenden Phosphaten, die der Formel Na_2HPO_4 entsprechen, schon Alkaliäquivalente enthalten sind. Bei Anwesenheit erheblicher Mengen von Carbonaten, Uraten und Oxalaten allerdings ergibt diese Berechnung zu hohe Werte.

Besonders störend wirkt auf die acidimetrische Bestimmung die Anwesenheit von Ammoniumcarbonat und größerer Mengen von Ammoniaksalzen

---

[1]) M. Labbé, Tison u. Cavaroz, Compt. rend. de la Soc. de Biol. **58**, 824 [1905].

[2]) Spaeth, Die chemische und mikroskopische Untersuchung des Harns, 3. Aufl., Leipzig **1908**, S. 10.

[3]) H. Sahli, Lehrbuch der klin. Untersuchungsmethoden, 5. Aufl., Leipzig u. Wien **1909**, S. 741.

mehrbasischer Säuren. Ein alkalischer Harn, dessen alkalische Reaktion von fixen Alkalien herrührt, reagiert wohl auf Lackmus alkalisch, nicht aber auf Phenolphthalein. Ein auf Phenolphthalein alkalisch reagierender Harn ist, wie bereits erwähnt, stets ammoniakalisch und enthält daher kohlensaures Ammoniak. Wenn man einen solchen Harn mit Salzsäure und Phenolphthalein titriert, so entsteht zunächst saures Ammoniumcarbonat, das in Kohlensäure und Ammoniak dissoziiert. Durch die Wirkung der Kohlensäure wird nun das Phenolphthalein schon bevor alles $(NH_4)_2CO_3$ in NH_4HCO_3 umgewandelt ist, also vor dem eigentlichen Neutralisationspunkt entfärbt, so daß die Bestimmung des Neutralisationspunktes falsche Werte ergeben muß. Da jedoch ammoniakalische Reaktion des Harns nur bei der ammoniakalischen Harngärung vorkommt, vor der man sich schützen kann, wenn man den Urin frisch untersucht, so kommt dieser Nachteil nur bei denjenigen seltenen Fällen in Betracht, wo der Harn schon ammoniakalisch entleert wird.

Andererseits wird die Bestimmung des Säurepunktes durch die Alizarinrottitration mit HCl ungenau, wenn der Harn sehr viele Ammoniaksalze mehrbasischer Säuren (Phosphorsäure, Schwefelsäure, Oxalsäure usw.) enthält. Es erfolgt dann nämlich die Gelbfärbung des Alizarinrots bereits vor der Bildung saurer Salze und nicht erst, wenn wirklich freie Säure auftritt; überdies ist dabei der Farbenumschlag ziemlich unscharf. Für solche Fälle empfiehlt Sahli[1]), in einer Harnprobe das Ammoniak quantitativ zu bestimmen, in einer anderen Harnportion eine dessen Ammoniakgehalt äquivalente Menge n-Lauge zuzusetzen und nach Absaugung des frei gemachten Ammoniaks mittels der Wasserstrahlluftpumpe die Titration in der gewöhnlichen Weise vorzunehmen.

Außer der störenden Wirkung der Ammoniaksalze können noch andere Schwierigkeiten bei der Naegelischen Acidititätsbestimmung auftreten. So kommt es meist vor, wie bereits erwähnt, daß bei der Phenolphthaleintitration der Phosphate die Endreaktion nicht scharf ausfällt. Es kann weiterhin auch die Kohlensäuretitration wegen der schwach alkalischen Reaktion der Monoalkalicarbonate ($NaHCO_3$ und $KHCO_3$) ungenau werden, und schließlich wirken bei der Phenolphthaleintitrierung mit Lauge die Erdalkalien störend, indem basische Kalksalze in unbekannter Menge sich abscheiden können, wodurch der Acidititätswert zu hoch ausfallen muß.

Acidititätsbestimmung nach Moritz.[2]) Die geschilderten Schwierigkeiten umgeht Moritz, indem er zum Harn ein gleiches Volumen konzentrierter Kochsalzlösung zusetzt, die mit kohlensäurefreiem, ausgekochtem Wasser bereitet ist, und nach dem Vorgang von Folin[3]) die Kalksalze durch Zusatz von Natriumoxalat ohne Veränderung der Reaktion ausfällt. Durch den Kochsalzzusatz wird erreicht, daß sich die zweifach sauren Alkalicarbonate gegenüber Phenolphthalein neutral verhalten. Es wird daher die Kohlensäure bis an die Grenze zwischen primärem und sekundärem Salz und die Phosphorsäure bis an die Grenze zwischen sekundärem und tertiärem Salz titriert.

Die Ausführung der Bestimmung gestaltet sich folgendermaßen:

10 ccm Harn werden in einem ca. 150 ccm fassenden Erlenmeyerkolben mit ca. 4 ccm $^1/_2$ n-Natriumoxalatlösung versetzt. Sobald das Calcium vollständig ausgefällt ist, setzt man 15 ccm konzentrierter Kochsalzlösung hinzu und titriert

---

[1]) H. Sahli, Lehrbuch der klin. Untersuchungsmethoden, 5. Aufl., Leipzig u. Wien **1909**, S. 742.

[2]) F. Moritz, Archiv f. klin. Medizin **80**, 409 [1904].

[3]) O. Folin, Amer. Journ. of Physiol. **9**, 265 [1903].

in der oben geschilderten Weise mit $n/_{10}$-Lauge und Phenolphthalein. Enthält der Harn einen Phosphatniederschlag, so löst man denselben mit $n/_{10}$ Säure auf und bringt den Säurezusatz von dem Titrierresultat in Abzug. Dieses Verfahren kann aber nicht angewandt werden, wenn der Harn Carbonate enthält, weil dann Kohlensäure beim Ansäuern entweichen, und der Titrationswert zu gering ausfallen würde. In einem solchen Falle kann man so vorgehen, daß man den Niederschlag von einer abgemessenen Harnmenge abfiltriert, auf dem Filter gut auswäscht, in $n/_{10}$-Salzsäure löst — die gerade erforderliche Menge wird durch Titrieren mit Methylorange als Indikator festgestellt — und dann die Lösung unter Zusatz von Natriumoxalat und Kochsalz mit $n/_{10}$-Lauge und Phenolphthalein zurücktitriert. Die im Niederschlag gefundenen Alkaliäquivalente werden von der im titrierten Harn gefundenen Acidität abgezogen.

Es ist einleuchtend, daß durch alle diese notwendig werdenden Korrekturen die Bestimmung der Titrationsacidität an Genauigkeit einbüßt; überdies soll nach Vozárik[1]) der Zusatz von Kochsalz die Alkalinität des sekundären Phosphats verändern.

Im Hinblick auf die besprochenen Mängel können weder die mit dem Naegelischen noch die mit dem Moritzschen Verfahren gewonnenen Resultate als chemisch exakte Werte angesehen werden.

Verfahren von Auerbach und Friedenthal. Nach Auerbach und Friedenthal[2]) läßt sich einigermaßen genau nur das maximale Säuren- resp. Basenbindungsvermögen bestimmen. Es wird eine Anzahl Kubikzentimeter Harn mit einem Überschuß von $n/_{10}$-Salzsäure bis zur Austreibung der Kohlensäure gekocht, und der Überschuß mit $n/_{10}$-Kalilauge zurücktitriert unter Verwendung von Methylorange. Der ermittelte Wert gibt die Menge der Basen an, welche im Harn nicht durch starke Säuren neutralisiert war, also das maximale Säurebindungsvermögen. Zur Bestimmung des maximalen Basenbindungsvermögens versetzt man den Harn mit $n/_{10}$-Natronlauge, kocht zur Vertreibung des Ammoniaks und titriert mit $n/_{10}$-Salzsäure zurück unter Benutzung von Phenolphthalein als Indikator. Man kann auch beide Bestimmungen vereinen, indem man zuerst mit $n/_{10}$-Natronlauge versetzt und mit Phenolphthalein als Indikator bis zur Farblosigkeit titriert; man erhält so die Gesamtmenge der Säure, die nicht an starkes Alkali gebunden ist. Versetzt man nun mit Methylorange, so zeigt die Lösung Gelbfärbung, also alkalische Reaktion. Man fährt mit dem Säurezusatz fort bis zum Umschlag in Rot und hat nun die Menge Alkali, die an schwache Säuren gebunden war.

Als Fazit aus all den vorhergehenden Erörterungen über die Aciditätsbestimmung des Harns möchten wir den Satz aufstellen, daß man sich bei der Unmöglichkeit, auf titrimetrischem Wege den chemischen Ablauf der Sättigung der Säuren- resp. Basenaffinitäten des Harns exakt festzustellen, im allgemeinen damit begnügen soll, den Harn mit $n/_{10}$-Lauge unter Verwendung einer 1proz. alkoholischen Phenolphthaleinlösung als Indikator bis zum Neutralpunkt zu titrieren (s. Seite 15). So erhält man wenigstens durchaus brauchbare, miteinander vergleichbare Werte.

---

[1]) A. Vozárik, Archiv f. d. ges. Physiol. **111**, 473 [1906].
[2]) A. Auerbach u. H. Friedenthal, His-Engelmanns Archiv, physiol. Abt. **1903**, 397.

V. Die Menge des Harns.

Die innerhalb 24 Stunden ausgeschiedene Harnmenge schwankt innerhalb weiter Grenzen und ist abhängig von der Wasserzufuhr und der Wasserabgabe durch Haut, Lunge und Darm. Beim gesunden Menschen beträgt die 24stündige Harnmenge durchschnittlich 1500 bis 2000 ccm (bei der Frau 1200 bis 1700 ccm). Sie kann bei reichlicher Flüssigkeitsaufnahme bis gegen 3000 ccm ansteigen und ist auch entsprechend vermehrt, wenn die Wasserausscheidung durch die Haut bei feuchter Luft und niedriger Temperatur herabgesetzt ist. Umgekehrt kann die Harnmenge bei verminderter Flüssigkeitszufuhr und bei vermehrter Ausscheidung von Wasser auf anderen Wegen (starke Schweißabsonderung, starke Muskelarbeit, profuse Darmentleerungen, starkes Erbrechen) bis auf etwa 500 ccm absinken.

Kinder scheiden weniger Urin aus als Erwachsene. Nach Untersuchungen von K. Hein[1]) scheiden neugeborene Kinder in den ersten 6 Lebenstagen im Mittel Urin aus:

16,8 ccm am 1. Tage
29,7 „ „ 2. „
49,8 „ „ 3. „
93,8 „ „ 4. „
132,0 „ „ 5. „
206,0 „ „ 6. „

Zwischen dem 3. und 5. Lebensjahre werden etwa 700 ccm ausgeschieden.

Die Vegetarier haben meist eine geringere Harnabsonderung (300—1000 ccm). Das Absinken der Harnmenge tritt sehr bald beim Übergang von der Fleischnahrung zur Pflanzenkost ein [Voit u. Constantinidi[2]), Peschel[3])].

Unter pathologischen Verhältnissen ist die Harnmenge vermehrt (Polyurie) bei Diabetes melitus, Diabetes insipidus, bei chronischen Nephritiden, namentlich der Schrumpfniere, bei Resorption von Transsudaten und Exsudaten, bei gewissen nervösen Krampfzuständen (Hysterie, Urina spastica), bisweilen bei gewissen Psychosen und Gehirnerkrankungen und nicht selten in der Rekonvaleszenz nach fieberhaften Krankheiten (epikritische Polyurie).

Eine verminderte Harnabsonderung (Oligurie) wird beobachtet im Fieber, bei verschiedenen Nierenerkrankungen (namentlich den akuten), bei Zirkulationsstörungen, bei Ansammlung von Exsudaten und Transsudaten und bei Verlegung der Harnwege.

Völliges Versiegen der Harnsekretion kommt außer bei totaler Verlegung der Harnabflußwege bei gewissen Vergiftungen vor (Oxalsäure, Arsen, Sublimat) und bei urämischen und eklamptischen Zuständen.

Die Messung der Harnmenge geschieht meist in graduierten Meßzylindern von 1—2 l Inhalt, die eine Teilung von 10 zu 10 oder von 5 zu 5 ccm haben. Da die Kenntnis der 24stündigen Harnmenge bei vielen Untersuchungen von größter Wichtigkeit ist, muß die Sammlung des Harns mit großer Sorgfalt geschehen. Vor Beginn der Periode muß die Harnblase vollständig entleert werden, und Harnverluste während der Defäkation sind durchaus zu vermeiden. Über die Methoden, den Harn zu konservieren s. Seite 41.

---

[1]) K. Hein, Diss. Petersburg 1904.
[2]) E. Voit u. A. Constantinidi, Zeitschr. f. Biol. 25, 232 [1889].
[3]) O. Peschel, Inaug.-Diss. Berlin 1890.

VI. Spezifisches Gewicht des Harns.

Das spezifische Gewicht oder die Dichte des Harns ist bedingt durch das Verhältnis der festen Harnbestandteile zu der ausgeschiedenen Wassermenge und ist um so höher, je mehr feste Substanzen der Harn enthält. Es ist daher das spezifische Gewicht des Harns ein Maß für die Summe der festen Harnbestandteile, und es wurde bereits früher erwähnt, in welcher Weise sich aus der Dichte des Harns die Menge der ausgeschiedenen festen Substanzen annähernd genau berechnen läßt (s. Seite 7).

Im normalen 24stündigen Harn beträgt das spezifische Gewicht 1,017 bis 1,020.

Meist wird das spezifische Gewicht des Harns in vierstelligen ganzen Zahlen ausgedrückt, 1017—1020, indem man das spezifische Gewicht des destillierten Wassers statt 1 als 1000 bezeichnet.

Spezifisches Gewicht des Harns unter physiologischen Bedingungen. Die Dichte des Harns ist physiologischen Schwankungen unterworfen, da sie in hohem Grade von der Harnmenge abhängig ist und daher auch durch dieselben Faktoren wie die Harnmenge, allerdings im entgegengesetzten Sinne, beeinflußt wird. Das spezifische Gewicht ist im allgemeinen umgekehrt proportional zur Menge des Harns. Ein in reichlicher Menge abgesonderter Harn hat ein niedriges, ein spärlicher Urin ein hohes spezifisches Gewicht. Nach reichlicher Flüssigkeitszufuhr kann das spezifische Gewicht bis auf 1010 und darunter absinken bei gleichzeitig gesteigerter Harnmenge, während es bei verminderter Wasseraufnahme und bei gesteigerten Wasserverlusten auf anderen Wegen als durch die Nieren bis auf 1030 und darüber ansteigen kann bei gleichzeitiger Verminderung der Harnmenge.

Während durch Muskeltätigkeit infolge der gesteigerten Wasserverdampfung die Konzentration des 24stündigen Urins erhöht ist, ist nach den von Zuntz und Schumburg[1] bei marschierenden Soldaten angestellten Untersuchungen das spezifische Gewicht während der Arbeit bemerkenswerterweise vermindert.

Spezifisches Gewicht des Harns unter pathologischen Verhältnissen. Auch unter pathologischen Verhältnissen beobachtet man ein hohes spezifisches Gewicht bei solchen Zuständen, wo die Harnmenge herabgesetzt ist und ein niedriges bei solchen Krankheitsprozessen, die zu starker Polyurie führen (s. Seite 19). Besonders ausgesprochen ist dieses Verhältnis zwischen Dichte und Menge des Harns beim Diabetes insipidus, wo ein sehr niedriges spezifisches Gewicht (bis 1005 und darunter) mit exorbitant hohen Urinmengen (bis zu 10, ja sogar bis zu 30 l) einhergeht, und auch bei der Schrumpfniere, bei der bis zu 12 l Harn ausgeschieden werden können, und das spezifische Gewicht dann nicht mehr als etwa 1008 bis 1004 beträgt.

Eine Ausnahme von dieser Regel findet man bei manchen Formen von Nephritis und beim Diabetes melitus. Geringe Urinmenge mit niedrigem spezifischem Gewicht kommt bei denjenigen Nierenerkrankungen vor, die Neigung zur Urämie zeigen; und für den Diabetes melitus ist die gesteigerte Harnmenge und das hohe spezifische Gewicht, das durch den Zuckergehalt des Harns bedingt ist, geradezu charakteristisch.

Bestimmung des spezifischen Gewichts.

Die Bestimmung des spez. Gewichts kann vorgenommen werden mittels Aräometer, mit dem Pyknometer und mit der hydrostatischen Wage.

---

[1] N. Zuntz u. Schumburg, Physiologie des Marsches. Berlin **1901**, S. 146.

Urometer. Die für die Bestimmung der Harndichte angewandten Aräometer werden Urometer genannt. Die gewöhnlichen Instrumente sind 15—20 cm lange Senkspindeln aus dünnem Glas, deren 8—10 cm lange Skala von 1000 bis 1040 oder auch bis 1060 (Fig. 2) reicht, und deren unterer Teil mit Quecksilber oder kleinen Schroten beschwert ist. Die Abstände zwischen den Teilstrichen dürfen nicht zu klein sein, damit ein genaues Ablesen möglich ist, und auch noch Bruchteile eines Grades abgeschätzt werden können. Um ein ganz sicheres Ablesen zu erzielen, ist es zweckmäßig, zwei Urometer zu benutzen, von denen das eine von 1000 bis 1020, das andere von 1020 bis 1040 graduiert ist, und bei denen daher die Abstände in der Teilung größer sind.

Zur Ausführung der Bestimmung gießt man den Harn in einen trockenen oder vorher mit dem gleichen Harn gut ausgespülten Glaszylinder und senkt das trockene oder mit dem Harn abgespülte Urometer langsam in die Flüssigkeit. Schaum- und Luftblasen sind vorher mit Filtrierpapier zu entfernen. Der Glaszylinder muß breit genug sein, damit das Urometer frei in der Flüssigkeit schwimmen kann und nirgends der Glaswandung anliegt. Die Ablesung erfolgt, sobald das Instrument ruhig steht, und zwar liest man stets den unteren Flüssigkeitsmeniskus ab.

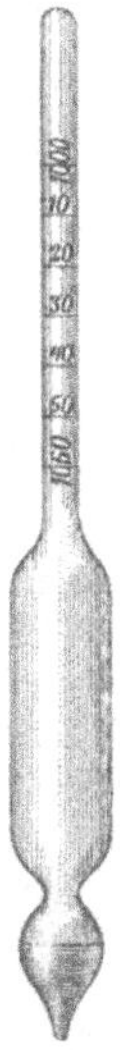

Bei ganz genauen Bestimmungen ist stets die Temperatur zu berücksichtigen. Deshalb findet sich bei jedem guten Urometer die Angabe, bei welcher Temperatur er graduiert ist. Die gebräuchlichsten Instrumente sind auf 15° geeicht. Es werden auch Urometer konstruiert, die im Schwimmkörper mit einem Thermometer versehen sind, an dem die betreffende Temperatur durch einen Strich markiert ist. Man muß nun entweder den Harn auf diese Temperatur bringen, indem man den Zylinder mit Harn und Urometer in ein hohes, mit warmem bzw. kaltem Wasser gefülltes Becherglas stellt, oder aber eine entsprechende Korrektur anbringen. Und zwar hat man für je 3 Temperaturgrade über der Normaltemperatur 0,001 zuzuzählen und umgekehrt. Wenn z. B. ein für +15° geeichtes Urometer in einem Harn von +21° ein spezifisches Gewicht von 1018 anzeigt, so beträgt dasselbe 1018 + 0,002 = 1020. Die Vernachlässigung der Temperatur bedingt unter gewöhnlichen Verhältnissen keine wesentlichen Fehler, da der Harn meist bei Zimmertemperatur untersucht wird, auf die gerade die meisten Urometer ungefähr eingestellt sind. In denjenigen Fällen jedoch, bei denen die Harnmenge beträchtlich gesteigert und das spezifische Gewicht sehr niedrig ist, wie bei der Schrumpfniere und namentlich beim Diabetes insipidus, können sich ohne Berücksichtigung der Temperatur erhebliche Differenzen ergeben.

Fig. 2.

Die Dichtebestimmung mit den gebräuchlichen Urometern ist für klinische Zwecke vollkommen ausreichend, trotzdem ihnen eine Fehlerquelle anhaftet, da die Höhe der capillar an der Spindel aufsteigenden Flüssigkeit für verschiedene Lösungen verschieden ist. Der Capillaritätsfehler macht sich aber erst in der vierten Dezimale geltend, eine Ungenauigkeit, die für die gewöhnlichen Bestimmungen keine Rolle spielt. Allerdings soll man es nicht unterlassen, jedes neue Urometer vor dem Gebrauch daraufhin zu prüfen, ob es bei der Temperatur, für die es geeicht ist, in destilliertem Wasser richtig einsteht, und bei dem mit einem Thermometer versehenen Instrumenten das Thermometer mit einem Normalthermometer zu vergleichen.

Um bei exakten Bestimmungen den Capillaritätsfehler zu vermeiden, hat Jolles[1]) ein Urometer mit elliptischer statt runder Spindel konstruiert. Der Fehler wird aber dadurch nach Lohnstein[2]) nur höchstens um $1/4$ herabgesetzt.

Lohnsteinscher Gewichtsurometer. Sicher kann der Capillaritätsfehler durch das Gewichtsurometer von Lohnstein[3]) vermieden werden, mit dem das spezifische Gewicht bis zur 4. Dezimale genau bestimmt werden kann. Lohnstein beschreibt sein Urometer folgendermaßen (s. Fig. 3):

Das Instrument besteht aus dem Glaskörper G, der in seinem unteren Ende in einer Birne Quecksilber abgeschlossen enthält, oben bei k mit einem

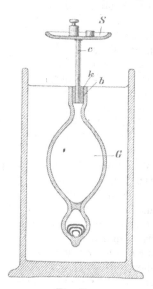

scharfkantig abgeschliffenen, zylindrischen Rohrstück endet. In das offene Lumen des letzteren ist das Hartgummistück b eingekittet, durch dessen Mitte der Stab c geht, welcher oben eine flache Schale S trägt. c und S sind aus Aluminium hergestellt. Der unbelastete Apparat ist seinem Gewicht nach so abgeglichen, daß er bei 15° in einer Flüssigkeit vom spez. Gew. 1,0000 in einer Archimedischen Anordnung schwimmt. Da destilliertes Wasser bei dieser Temperatur eine Dichte von 0,99915 hat, so kann es nicht unmittelbar zur Prüfung verwendet werden. Will man bei 15° arbeiten, so kann man sich einer 0,12 proz. Kochsalzlösung bedienen, welche bei 15° das spez. Gew. 1,0000 zeigt. Befindet sich der Apparat in einer schwereren Flüssigkeit, so ist die Hinzufügung einer Belastung notwendig, um ihn in eine Archimedische Anordnung zu bringen. Die dazu notwendigen Gewichte werden einem Gewichtssatz entnommen, der aus 8 oder 12 Gewichtsstücken besteht, je nachdem man — das spezifische Gewicht des Wassers bei 4° gleich 1 gesetzt — 3 oder 4 Dezimalen nach dem Komma berücksichtigen will.

Fig. 3.

Die Entnahme erfolgt in der Weise einer gewöhnlichen Wägung, bis eine Archimedische Anordnung erzielt ist. Die einzelnen Stücke, welche entsprechende Bezeichnung tragen, repräsentieren folgende Zuwächse des spezifischen Gewichts:

0,05	0,02	0,01	0,01
0,005	0,002	0,002	0,001
0,0005	0,0002	0,0002	0,0001

Hat die untersuchte Flüssigkeit z. B. das spez. Gew. 1,0435, so muß man auf S legen: 1. von der ersten Reihe die 3 letzten Stücke, von der zweiten Reihe die 2 letzten, von der dritten Reihe das erste Stück (denn 1,0435 = 1,0000 + 0,02 + 0,01 + 0,01 + 0,002 + 0,001 + 0,0005). Die Temperatur zu berücksichtigen ist unnötig, wenn man sich auf 3 Dezimalstellen nach dem Komma beschränkt; bei 4 Dezimalen muß man das erhaltene scheinbare spezifische Gewicht mit 1 — 0,000025 $(t - 15)$ multiplizieren, wenn t die Temperatur der Flüssigkeit ist, um das wirkliche spezifische Gewicht zu erhalten.

[1]) A. Jolles, Wiener med. Presse **8** [1897].
[2]) Th. Lohnstein, Centralbl. f. inn. Medizin **12** [1897].
[3]) Th. Lohnstein, Allg. med. Central-Ztg. **31** [1894]; Archiv f. d. ges. Physiol. **59**, 491 [1895].

Gewichtsurometer von Jolles. Ein Gewichtsurometer ist auch das für die Dichtebestimmung sehr geringer Harnmengen (20—25 ccm) bestimmte Instrument von Jolles[1]) (Fig. 4). Die Skala des kurzen Urometers reicht nur für die Dichte von 1,000—1,010. Oben auf der Aerometerspindel ist ein wulstförmiger Ring angebracht, auf welchen Gewichte in der Form kleiner durchlöcherter Metallscheiben gelegt

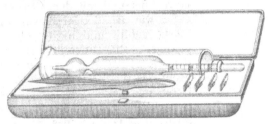

werden. Jede derselben ist genau so schwer, daß sie die Skala um 10 Teilstriche herunterdrückt. Im ganzen sind 4 solche Metallscheiben dem Urometer beigelegt, nachdem ein höheres spezifisches Gewicht als 1,045 kaum in Betracht kommt. Um die Bestimmung des spezifischen Gewichts möglichst genau zu

Fig. 4.

gestalten, sind die 4 Metallscheiben für die spezifischen Gewichte in den Grenzen 1,010—1,020, 1020—1030, 1030—1040, 1040—1050 entsprechend schwer hergestellt und mit 1, 2, 3, 4 bezeichnet, so daß für die spezifischen Gewichte:

$$
\begin{array}{lll}
1010\text{—}1020 & \text{die Metallscheibe} & 1 \\
1020\text{—}1030 & \text{,,} \qquad\qquad \text{,,} & 1 + 2 \\
1030\text{—}1040 & \text{,,} \qquad\qquad \text{,,} & 1 + 2 + 3 \\
1040\text{—}1050 & \text{,,} \qquad\qquad \text{,,} & 1 + 2 + 3 + 4
\end{array}
$$

aufzulegen sind.

Das Urometer wird in einem entsprechend geformten, dem Apparat beigelegten kleinen Zylinder, in welchem sich der Harn befindet, eingesenkt, und man sieht sogleich, ob die Skala in irgendeiner Stelle eintaucht. Wenn nicht, so legt man so viele Scheiben auf den Ansatz, bis das Aerometer einspielt. Die Zahl der Gewichte gibt die Zehner an, die Ablesung die Einer.

Spezifische Gewichtsbestimmung mit dem Pyknometer. Die Bestimmung des spezifischen Gewichts mit dem Pyknometer gibt unter allen Umständen die exaktesten Resultate. Sie besteht darin, daß das gleiche Volumen destillierten Wassers und Harns bei gleicher Temperatur gewogen, und dann das Gewicht des Harns durch das Gewicht des Wassers dividiert wird. Die Bestimmung wird entweder im Kölbchenpyknometer oder im Sprengelschen Pyknometer vorgenommen.

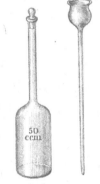

Fig. 5.

Kölbchenpyknometer. — 1. Das Kölbchenpyknometer besteht aus einem 25,50 oder 100 ccm fassenden Glaskölbchen mit eingeschliffenem Stöpsel, der luftdicht schließen muß; am Hals ist eine Marke angebracht, bis zu der die Flüssigkeit eingefüllt wird, und zwar ziemlich weit unterhalb des Stöpsels, damit oberhalb der Marke sich noch ein lufthaltiger Raum zur Aufnahme der sich ausdehnenden Flüssigkeit befindet (Fig. 5). Zur Ausführung der Bestimmung wird zunächst das gereinigte und getrocknete Pyknometer leer gewogen, nachdem es ca. 30 Minuten im Wagekasten bzw. Wägezimmer gestanden und dessen Temperatur angenommen hat. Dann füllt man das Kölbchen mittels eines spitz ausgezogenen

---

[1]) A. Jolles, Centralbl. f. innere Med. **18**, 185 [1897].

Trichters oder einer Pipette bis zur Marke mit destilliertem Wasser von bestimmter Temperatur. Wenn etwas Flüssigkeit die Marke überragt, entfernt man sie vorsichtig durch Absaugen mittels Filtrierpapier. Das Kölbchen wird äußerlich gut abgetrocknet und wieder gewogen, nachdem die Temperatur konstant geworden ist.

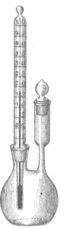

Nun wird das Wasser ausgegossen, das Pyknometer getrocknet und mit dem filtrierten Harn, der die gleiche Temperatur wie das Wasser haben muß, in derselben Weise bis zur Marke gefüllt und nach halbstündigem Stehen im Wägekasten gewogen. Die Differenz zwischen dem Gewicht des leeren und dem Gewicht des mit Wasser gefüllten Pyknometers gibt das Gewicht des Wassers; und die Differenz zwischen dem Gewicht des leeren und des mit Harn gefüllten Pyknometers entspricht dem Gewicht des gleichen Volumen Harns bei der bestimmten Temperatur. Das Gewicht des Harns dividiert durch das Gewicht des Wassers gibt das spezifische Gewicht des Harns an.

Um den Flüssigkeiten die gewünschte Temperatur zu erteilen, läßt man das gefüllte Pyknometer so lange in einem Wasserbade von konstanter Temperatur, bis das Niveau in der Nähe der Marke konstant geworden ist.

Fig. 6.

Die Bestimmung gestaltet sich ganz einfach, wenn man das Gewicht des leeren und das Gewicht des mit Wasser gefüllten Pyknometers ein für allemal feststellt, so daß man für die Dichtebestimmungen nur das Gewicht des gleichen Volumen Harns zu bestimmen braucht. Noch rascher verläuft die Bestimmung, wenn man ein mit einem Thermometer versehenes Pyknometer (Fig. 6) benutzt und die Wägungen des Pyknometers mit Wasser und mit Harn bei verschiedener Temperatur ausführt. Man hat dann nur das Gewicht des Wassers entsprechend der Temperatur, bei der das Gewicht des Harns vorgenommen wurde, zu korrigieren nach einer Tabelle, die die spezifischen Gewichte des Wassers für verschiedene Temperaturen angibt. Wenn z. B. das Gewicht des Wassers bei 15° 22,3461 g beträgt, während der Harn bei einer Temperatur von 18° 22,8615 g wiegt, so muß zunächst ausgerechnet werden, wieviel das Wasser bei einer Temperatur von 18° wiegen würde. Bei 15° beträgt das spezifische Gewicht des Wassers 0,999154 und bei 18° 0,998663. Bei 18° würde also das Wasser $\frac{0,998663}{0,999154} \cdot 22,3461 = 22,3450$ g wiegen. Durch dieses Gewicht ist das Gewicht des bei 18° gewogenen Harns zu dividieren. Das spezifische Gewicht des Harns beträgt also

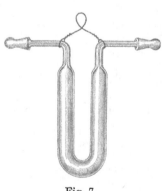

Fig. 7.

$\frac{22,8615}{22,3450} = 1,02311.$

Sprengelsches Pyknometer. Die Dichtebestimmung kann auch mit dem Sprengelschen Pyknometer ausgeführt werden. Dasselbe ist entweder U-förmig (Fig. 7) oder zylindrisch (Fig. 8), und ist an den horizontalen Enden eng ausgezogen. Das eine Rohr ist capillar, das andere ist etwas weiter und trägt eine Marke. Beide sind durch Kappen oder Stöpsel zu verschließen (Fig. 7). Man füllt das vorher mit Alkohol und Äther getrocknete Pyknometer, indem man das capillare Ende in die Flüssigkeit taucht und an dem anderen Rohr mit einem

Gummischlauch saugt, bis der Apparat gefüllt ist. Durch Eintauchen in ein konstantes Wasserbad bringt man das Pyknometer auf die gewünschte Temperatur, was wiederum am raschesten bewerkstelligt wird, wenn man ein mit einem eingeschlossenen Thermometer versehenes Instrument benutzt (Fig. 8). Nun erst wird die Flüssigkeit bis zur Marke eingestellt, indem man mit einem Filtrierstreifen ein Zuviel an Flüssigkeit absaugt oder fehlende mit einem ausgezogenen Glasrohr in das capillare Rohr fließen läßt. Wägung und Berechnung geschehen in derselben Weise, wie bei dem Kölbchenpyknometer.

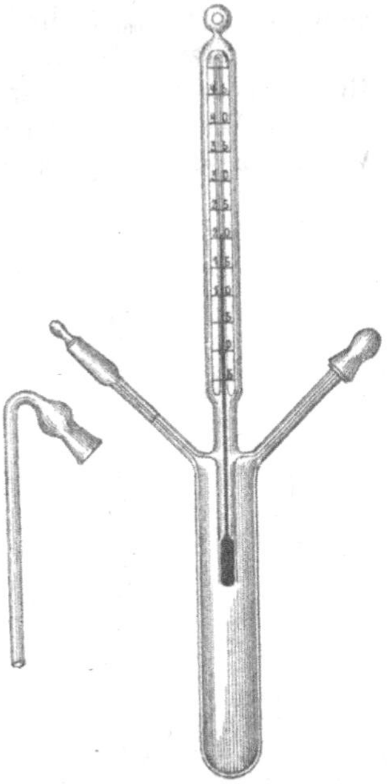

Bestimmung mit der hydrostatischen Wage. Die Bestimmung des spezifischen Gewichts mit der hydrostatischen Wage beruht auf dem Prinzip, daß ein Körper in einer Flüssigkeit um das Gewicht leichter wird, welches das Volumen der Flüssigkeit beträgt, das er einnimmt. Es wird also mit der hydrostatischen Wage das spezifische Gewicht des Harns ermittelt, indem man feststellt, um wieviel ein fester Körper im Harn an Gewicht verliert. Man benützt entweder die Mohr-Westphalsche Wage oder die verbesserte Westphal-Rumannsche Wage.

Mohr-Westphalsche Wage. Die in Fig. 9 abgebildete Mohr-Westphalsche Wage besteht aus einem Stativ, auf welchem ein ungleicharmiger Wagebalken ruht, dessen äußerer Schenkel in zehn gleiche Teile geteilt ist und an seinem Ende einen an einem Platindraht hängenden Senkkörper mit Thermometer trägt, der in die Flüssigkeit taucht. Zu der Wage gehören mehrere Reitergewichte, die in die Einschnitte am Wagebalken eingesetzt werden. Das größte derselben A^2, das Einheitsgewicht, wiegt genau so viel wie dasjenige Volumen Wasser von 15° — auf diese Temperatur ist die Wage geeicht —, welches der Senkkörper mit dem eintauchenden Stück Platindraht verdrängt. Daher ist, wenn der Senkkörper sich in Wasser von 15° befindet, das Gleichgewicht hergestellt, wenn das Einheitsgewicht noch an den den Senkkörper tragenden Haken gehängt wird. Die Spitze des kurzen Arms stimmt dann genau mit der Spitze bei J überein. Da der Harn schwerer als Wasser ist, müssen zur Herstellung des Gleichgewichtes außer dem Gewicht A^2, das die Einheit angibt, in die Einkerbungen des Balkens noch andere Reiter eingehängt werden, welche die Dezimalen angeben.

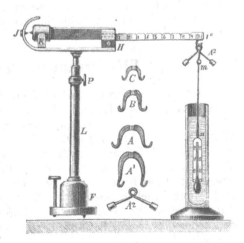

Fig. 8.

Fig. 9.

Beispiel: Das Gewicht A^1, das die $^1/_{10}$ anzeigt, ist zu schwer, das nächste Reitergewicht A ($^1/_{100}$) ist an Punkt 2 anzubringen, da es für Punkt 1 zu leicht, für Punkt 3 zu schwer ist; das nächste B ($^1/_{1000}$) paßt nur auf Punkt 4; das kleinste Gewicht C ($^1/_{10000}$) endlich kommt wieder in die Einkerbung 2, um das Gleichgewicht herzustellen (es wird an die Öse des schon in 2 hängenden größeren Reiters gehängt). Das spezifische Gewicht des Harns ist dann 1,0242.

Die Westphal-Rumannsche Wage (Fig. 10) übertrifft die alte Mohr-Westphalsche Wage an Genauigkeit und Zweckmäßigkeit der Konstruktion.

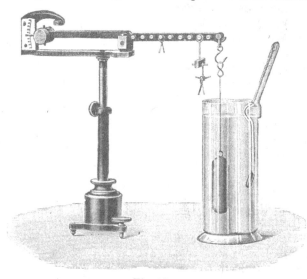

Während bei letzterer für jeden Senkkörper die Gewichte besonders abgepaßt werden müssen, besitzt der massive Rumannsche Senkkörper stets dasselbe Gewicht und denselben Rauminhalt, indem er 10 g Wasser von 15° verdrängt. Es paßt daher jeder Senkkörper zu jeder Wage und zu jedem Gewicht. Der Senkkörper taucht in ein Flüssigkeitsgefäß, welches aus zwei miteinander kommunizierenden Zylindern besteht, von denen der eine mit einem Thermometer versehen ist. Die mit Stahlösen versehenen Reitergewichte werden an seitlich in den Balken eingesetzten Stahlzylindern angehängt. Die Zunge spielt über einen Gradbogen.

Fig. 10.

VII. Drehungsvermögen des Harns.

Der normale menschliche Harn dreht die Ebene des polarisierten Lichtes nach links [Haas[1]), Johannowsky[2]), Galippe[3]), Külz[4])]. Die Linksdrehung ist bedingt durch Spuren von Eiweiß und durch gepaarte Glukuronsäuren [Flückiger[5]), Mayer und Neuberg[6])]. Außer diesen linksdrehenden Substanzen enthält der Harn stets Spuren des rechtsdrehenden Traubenzuckers, aber in einem solchen Mengenverhältnis, daß die Linksdrehung überwiegt. Diese ist stets nur sehr gering und beträgt nicht mehr als ca. — 0,05% (auf Traubenzucker berechnet). Nur wenn man die rechtsdrehende Glukose durch Vergären des Harns vorher eliminiert, tritt die Linksdrehung oft etwas deutlicher hervor. Sie beträgt aber auch dann selten mehr als ca. — 0,1% (auf

[1]) H. Haas, Centralbl. f. d. med. Wissensch. **149** [1876].
[2]) V. Johannowsky, Archiv f. Gynäkol. **12**, 3 [1877].
[3]) Galippe, Gazette méd. de Paris **259** [1880].
[4]) E. Külz, Zeitschr. f. Biol. **20**, 166 [1884].
[5]) M. Flückiger, Zeitschr. f. physiol. Chemie **9**, 323 [1885].
[6]) P. Mayer u. C. Neuberg, Zeitschr. f. physiol. Chemie **29**, 3 [1900].

Traubenzucker berechnet). Jedenfalls muß man, um die durch linksdrehende Substanzen hervorgerufene Drehung exakt festzustellen, den Harn nach der Vergärung polarisieren. Dies hat Takajasu[1]) bei 100 normalen Harnen durchgeführt. Er fand nur 7 optisch inaktiv, 84 mit einer Linksdrehung bis zu — 0,1% (auf Glukose berechnet) und 9 mit einer Linksdrehung von — 0,1 bis — 0,22%.

Der Harn von Kälbern, Kühen, Schweinen und Pferden dreht stärker links als menschlicher Harn [E. Külz[2])]. Die Drehung beträgt nach Külz beim Kälberharn — 0,3 bis — 0,6%, beim Kuhharn — 0,2 bis — 0,5%, beim Pferde- und beim Schweineharn — 0,2 bis — 0,4% auf Traubenzucker bezogen. Auch der Harn von Hunden und Kaninchen dreht schwach links [Roos[3])]. Porcher und Nicolas[4]) fanden Hundeharn nach Fleischnahrung stärker lävogyr als nach Ernährung mit Brot.

Unter pathologischen Verhältnissen kann der Harn rechtsdrehend sein oder die Ebene des polarisierten Lichtes in stärkerem Grade als normaler Harn nach links ablenken.

Rechtsdrehung zeigt der Harn, wenn er Traubenzucker in pathologischen Mengen enthält, also bei allen Formen von Glukosurie, oder wenn Milchzucker und Maltose zugegen sind.

Stärkere Linksdrehung beobachtet man bei pathologischer Eiweißausscheidung, bei Vermehrung der normalen gepaarten Glukuronsäuren (Phenol-Indoxyl-, Skatoxylglukuronsäure), nach Einverleibung von Substanzen, die sich im Organismus mit der Glukuronsäure paaren (Campher, Chloralhydrat, Menthol usw.) und bei Anwesenheit von linksdrehenden Zuckern und von β-Oxybuttersäure.

Optisch-aktiv ist der Harn ferner, wenn optisch-aktive Substanzen als solche in den Harn übergehen (Phloridzin, Dextrin, d-Zuckersäure usw.) oder nach Einverleibung optisch-inaktiver razemischer Körper[5]), von denen der eine Antipode im Organismus nicht angegriffen und im Harn ausgeschieden wird. Auch Spaltungsprodukte der Eiweißkörper treten öfters in den Harn über. Sowohl die Aminosäuren als die höheren Molekülverbände der Peptide sind teils rechtsdrehend, teils lävogyr und können demnach dem Urin ein wechselndes Drehungsvermögen erteilen.

Da der Harn nicht selten rechtsdrehende und linksdrehende Substanzen enthält (in pathologischen Mengen), kann es vorkommen, daß die Rechtsdrehung und die Linksdrehung sich gerade kompensieren, so daß der Harn optisch inaktiv erscheint. Dies ist z. B. öfters der Fall bei gleichzeitiger Anwesenheit von Traubenzucker und größerer Mengen gepaarter Glukuronsäuren [P. Mayer[6])]. Vergärt man einen solchen Harn, so zeigt er nach der Vergärung ausgesprochene Linksdrehung. Ebenso wird auch eine durch Traubenzucker veranlaßte Rechtsdrehung des Harns den Zuckergehalt zu gering angeben, wenn der Harn neben der d-Glukose linksdrehende Körper, wie Eiweiß und seine Spaltungsprodukte, gepaarte Glukuronsäuren, Fruchtzucker, β-Oxybuttersäure, Phloridzin enthält, und andererseits zu hoch, wenn außer dem Traubenzucker noch andere rechtsdrehende Substanzen, z. B. Gallensäuren, zugegen sind.

1) R. Takajasu, Centralbl. f. d. inn. Medizin 337 [1908].
2) E. Külz, Zeitschr. f. Biol. 20, 166 [1884].
3) E. Roos, Zeitschr. f. physiol. Chemie 15, 513 [1891].
4) Ch. Porcher u. E. Nicolas, Journ. de Physiol. et de Pathol. génér. 3, 736 [1901].
5) C. Neuberg u. J. Wohlgemuth, Zeitschr. f. physiol. Chemie 35, 41 [1902]. — C. Neuberg u. P. Mayer, Zeitschr. f. physiol. Chemie 37, 530 [1903].
6) P. Mayer, Berl. klin. Wochenschr. 1899, Nr. 27 u. 28; Zeitschr. f. klin. Medizin 47, 1, 2 [1902].

Hinsichtlich näherer Einzelheiten wird auf die betreffenden Stellen, besonders auf den Abschnitt „Kohlenhydrate", verwiesen.

Bestimmung des Drehungsvermögens.

Zur Bestimmung des optischen Verhaltens des Harns bedient man sich der Polarisationsapparate.

Prinzip der Polarisation: Ein Lichtstrahl, der aus transversalen Schwingungen besteht, deren Ebenen senkrecht zur Richtung des Lichtstrahles stehen, wird durch doppelte Brechung so modifiziert, daß seine Schwingungen in einer Ebene erfolgen (polarisierter Lichtstrahl). Die doppelte Brechung erzielt man mit einem Nicolschen Kalkspatprisma, durch das der Lichtstrahl abgelenkt wird (Polarisator). Fällt der Lichtstrahl auf ein zweites Nicolsches Prisma (Analysator), so geht er unverändert durch, wenn die Hauptschnitte der beiden Prismen einander parallel sind, so daß, wenn man in der Richtung der Achsen durch Polarisator und Analysator blickt, sich das Maximum der Helligkeit zeigt. Dreht man den Polarisator um seine Achse, so daß die Ebene des polarisierten Strahles dem Analysator nicht mehr parallel ist, so nimmt die Helligkeit immer mehr ab, bis die Prismen rechtwinklig zueinander stehen, und das Maximum der Dunkelheit erreicht ist. Wenn man jetzt den Analysator in derselben Richtung wie den Polarisator dreht, wird die maximale Helligkeit allmählich wieder hergestellt. Wenn nun zwischen Polarisator und Analysator die Lösung einer optisch-aktiven Substanz eingeschaltet wird, so bewirkt dieselbe, ganz so wie im leeren Apparat das Drehen des Polarisators, eine Drehung der Polarisationsebene, so daß dem Beobachter das Gesichtsfeld nicht vollkommen hell erscheint. Die ursprüngliche Helligkeit wird aber wieder hergestellt, wenn man den Analysator um den gleichen Winkel dreht, um welchen die Ebene des polarisierten Lichtstrahles durch da optisch aktive Medium gedreht wurde.

Als vergleichbares Maß der polarimetrischen Ablenkung verschiedener Substanzen dient die Angabe des sogenannten spezifischen Drehungsvermögens. Unter diesem Begriff ist folgendes zu verstehen: Der Drehungswinkel einer Substanz ist bei homogenen Flüssigkeiten von der Länge der durchstrahlten Flüssigkeitsschicht und der Dichte der Lösung abhängig.

Bezeichnet α den Drehungswinkel, l die Länge des Polarisationsrohres in Dezimetern, d die Dichte der Substanz, so ist $[\alpha] = \dfrac{\alpha}{l\,d}$ das spezifische Drehungsvermögen eines homogenen Stoffes.

Ferner hängt das Drehungsvermögen von der Temperatur sowie von der Wellenlänge der Lichtquelle ab. Da in praxi fast stets Natriumlicht (D-Licht) Anwendung findet, so bezeichnet man das spezifische Drehungsvermögen für diese Lichtart mit $[\alpha]_D$ und gibt die Temperatur als Index an, z. B. $[\alpha]_{D_{18}}$.

Sobald es sich um Lösungen handelt, ist in erster Linie die Konzentration der Lösung für das spezifische Drehungsvermögen bestimmend. Gibt c die in 100 ccm Lösung enthaltene Substanzmenge in Grammen an, so ist das spezifische Drehungsvermögen einer Lösung $[\alpha] = \dfrac{100\,\alpha}{l\,c}$, oder wenn p die Anzahl Gramme Substanz in 100 g Lösung und d die Dichte der letzteren bezeichnet, so kann man auch angeben $[\alpha] = \dfrac{100\,\alpha}{l\,p\,d}$.

Für den praktisch wichtigen Fall der Zuckerbestimmung im Harn begnügt man sich meist mit der Angabe des prozentischen Gehaltes. Die Ermittelung des letzteren erfolgt in den Apparaten mit Keilkompensation, während für die Bestimmung der spezifischen Drehung die Apparate mit Kreisteilung dienen.

Die Polarisationsapparate, die heute benützt werden, sind vorwiegend Halbschattenapparate.

Optische Einrichtung der Halbschattenapparate.[1])

Die optische Einrichtung eines der gebräuchlichsten Halbschattenpolarisationsapparate ist in Fig. 11 dargestellt.

Der zweiteilige Polarisator (nach Lippich) besteht aus den Nicols N_1 und N_2, sowie der Blende D. Der Apparat wird durch die Blende A' und die Linse K hindurch von einer Lampe beleuchtet, welche in einer der Länge des Apparates entsprechenden Entfernung aufgestellt werden muß. Die Blende A, das Nicol N_3, sowie das kleine astronomische Fernrohr OR bilden die Analysator- oder Meßvorrichtung; letztere ist meßbar um die Längsachse des Apparates drehbar.

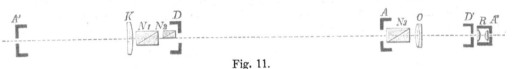

Fig. 11.

Die Beleuchtungslinse K entwirft von der Flamme ein Bild in der Ebene der Analysatorblende A. Das Fernrohr OR ist scharf auf die Polarisatorblende D, welche das Gesichtsfeld begrenzt, eingestellt. Durch die Nicols N_1, N_2 wird das Gesichtsfeld in zwei Hälften 1 und 2, die photometrischen Vergleichsfelder, geteilt, welche in den Fig. 12, 13 und 14 gezeichnet sind.

Die Schwingungsrichtungen ol des Feldes 1 und or des Feldes 2 bilden einen kleinen Winkel, den sog. Halbschatten miteinander. Bei der Einstellung wird

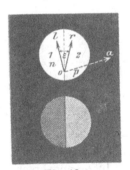
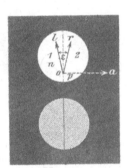
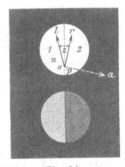

Fig. 12.   Fig. 13.   Fig. 14.

das Analysatornikol N_3 mit dem Fernrohr zunächst so gedreht, daß ein Vergleichsfeld ausgelöscht ist, z. B. das nur durch N_1 hindurch beleuchtete Feld 1 ganz dunkel erscheint (s. Fig. 12); dann ist die Schwingungsrichtung oa des von N_3 hindurchgelassenen Lichtes senkrecht zu ol. Dann dreht man N_3 bis das andere Feld vollkommen ausgelöscht ist, wie Fig. 14 zeigt. Dreht man nun N_3 etwas zurück, so findet man eine Stellung, bei welcher beide Hälften des Gesichtsfeldes in geringer gleicher Helligkeit erscheinen (s. Fig. 13). Auf diese gleichschwache Beleuchtung benachbarter Vergleichsfelder wird bei allen Halbschattenapparaten eingestellt. Die Empfindlichkeit der Einstellung wird noch vergrößert, wenn man einen anderen Lippichschen Polarisator benützt, bei dem durch zwei kleine ähnlich wie N_2 (s. Fig. 11) vor N_1 gesetzte Nicols das Gesichtsfeld in drei Teile geteilt ist.

---

[1]) Die Beschreibung der Apparate ist den Katalogen der Firma Franz Schmidt & Haensch-Berlin entnommen, welche die verschiedenen Polarisationsapparate in vorzüglicher Ausführung liefert.

Für die Polarisation des Harns werden am häufigsten der Apparat von
Mitscherlich, der Apparat von Lippich, die mit Kreisteilung aus-
gerüstet sind und nur bei Natriumlicht zu verwenden sind, angewandt und ein
Apparat, der mit Quarzkeilkompensation versehen ist und deshalb
mit weißem Licht beleuchtet werden kann.

1. Polarisationsapparat nach Mitscherlich.

Fig. 15 zeigt den einfachen Polarisationsapparat nach Mitscherlich, gewöhnlich Halbschatten-Mitscherlich genannt. Das starkwandige Rohr *R* ist in
der Mitte zur Aufnahme der Beobachtungsröhren aufgeschnitten und an beiden
Enden mit einer auf Säule und Dreifuß montierten eisernen Schiene verschraubt.

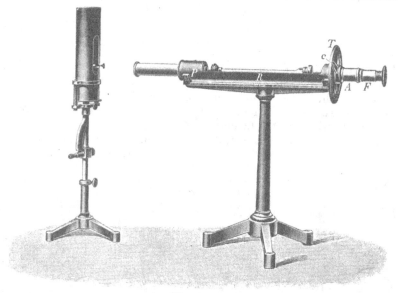

Fig. 15.

Der Polarisator *P* besteht aus einem einfachen Nicol, vor welchem eine
feststehende Laurentsche Halbplatte (Halbschatten $\varepsilon = 14°$), angebracht
ist. Das Analysatornicol liegt in dem Rohrstück *A* und kann nebst dem Fernrohr *F* mittels des kleinen Hebels *c* um die Längsachse des Apparates gedreht
werden; die Stellung wird mittels zweier gegenüberliegender Nonien an dem
feststehenden Teilkreise *T* (von 100 mm Durchmesser, in ganze Grade geteilt)
bis auf 0,1° abgelesen. Zur Beleuchtung dient gewöhnlich eine Natriumlampe,
die in einer Entfernung von 2—3 cm vom Apparat aufgestellt wird, am besten ein
Bunsenbrenner mit Platinring oder Schiffchen zur Aufnahme von Chlornatrium.
Man benutzt besser geglühtes Seesalz, das nicht spritzt; sehr helles Licht, wenn
auch nur von kürzerer Dauer, liefert nach Neuberg[1]) das Natriumnitrit,
indem der entwickelte Sauerstoff die Temperatur und damit die Leuchtkraft der
Flamme erhöht. Sind Drehungen von mehr als 5° zu messen, so muß das
Natriumlicht „spektral" gereinigt werden, indem ein Filter, mit Kaliumbichro-
matlösung gefüllt, zwischen Lichtquelle und Polarisator eingeschaltet wird.
Zur **Ausführung der Bestimmung** legt man zuerst die sorgfältig gereinigte
Beobachtungsröhre leer in den Apparat und überzeugt sich, daß bei der

---

[1]) C. Neuberg, Biochem. Zeitschr. **24**, 423 [1910].

Gleichheitsstellung der Nullstrich des Nonius auf 0 steht (eine etwaige kleine Abweichung ist an dem späteren Resultat als Korrektion zu addieren bezw. zu subtrahieren). Dann füllt man die Röhre, legt dieselbe ein und stellt zunächst das Fernrohr etwas nach, bis die Trennungslinie der Vergleichsfelder wieder scharf erscheint. Hierauf stellt man nochmals auf Gleichheit ein und liest die Drehung am Nonius ab.

In Fig. 16 ist der außen liegende Kreis und der innen liegende Nonius des Halbschatten-Mitscherlich gezeichnet. Der Nullstrich des drehbaren Nonius steht rechts vom Nullpunkt des feststehenden Kreises zwischen dem zweiten und dritten Teilstrich; von den Strichen des rechtsstehenden Nonius fällt der achte mit einem Teilstrich des Kreises zusammen, also ist die Ablesung: $+(2° + 0,8°) = +2,8°$. Bei linksdrehenden Lösungen steht der Nullstrich des Nonius links vom Nullpunkt des feststehenden Kreises; die Ablesung geschieht unter Benützung des linken Nonius in derselben Weise.

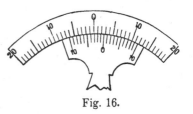

Fig. 16.

Nehmen wir an, daß der untersuchte Harn Traubenzucker enthält, dessen spezifische Drehung $[\alpha]_D = +52,8°$ beträgt. Ist nun c die Konzentration des Harns an Traubenzucker, d. h. die Anzahl Gramme Traubenzucker in 100 ccm Flüssigkeit, ist l die Länge der benützten Röhre in dcm, a der gemessene Drehungswinkel, so ist $a = \dfrac{52,8 \cdot l \cdot c}{100}$.

Um jede Rechnung zu vermeiden, verwendet man bei dem Mitscherlichschen Apparat ausschließlich Röhren von der Länge $l_1 = \dfrac{100}{52,8}$ dcm $= 189,4$ mm oder $l_2 = 94,7$ mm und findet demnach einfach $c_1 = a$ oder $c_2 = 2 \cdot a$. Es ist also der Gehalt an Traubenzucker in 100 ccm Harn direkt gleich dem abgelesenen Drehungswinkel oder doppelt so groß.

Beispiel: Polarisationsapparat mit Natriumlicht beleuchtet; die Länge der Beobachtungsröhre 189,4 mm; bei leerer Röhre steht der Index genau auf 0, wenn auf gleiche Helligkeit der beiden Vergleichsfelder eingestellt ist. Bei gefüllter und eingelegter Röhre wird auf gleiche Helligkeit eingestellt und $+3,1°$ abgelesen (die Drehungen im Sinne des Uhrzeigers werden mit $+$, die umgekehrten mit $-$ bezeichnet). Dann ist der Traubenzuckergehalt 3,1 g in 100 ccm.

2. Einfacher Polarisationsapparat nach Lippich.

Fig. 17 zeigt die Konstruktion eines Polarisationsapparates, der Drehungswinkel bis auf etwa 0,015° genau zu messen gestattet.

Das der Lichtquelle (Natriumlampe) zugekehrte Ende S des Apparates ist zur Aufnahme von Flüssigkeitsröhren, die als Strahlenfilter dienen, eingerichtet. Bei P befindet sich der Polarisator, in der Regel ein zweiteiliger nach Lippich; das größere Nicol ist mittels des Hebels h drehbar; dadurch kann man den Halbschatten ε (s. Fig. 12—14) von 0 bis etwa 20° verändern; an einer kleinen Teilung wird der Wert von ε abgelesen. Das Analysatornicol befindet sich in dem Rohrstück A und ist mit dem kleinen Fernrohr F sowie dem Teilkreis K, welcher einen Durchmesser von 175 mm besitzt und in Viertelgrade geteilt ist, fest verbunden. Die Drehung dieser ganzen Vorrichtung um die Längsachse des Apparates geschieht durch Bewegung des Triebes T und wird mit den beiden feststehenden

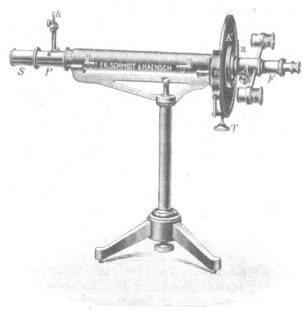

Fig. 17.

Nonien *n n* gemessen, deren Einteilung eine Ablesung des Kreises mittels der Lupen *ll* bis auf 0,01° gestattet. Das Okular des Fernrohres *F* ist zur scharfen Einstellung der Polarisatorblende verschiebbar eingerichtet. Die Apparate werden in zwei verschiedenen Längen angefertigt, und zwar für Beobachtungsröhren, deren größte Länge 220 oder 400 mm beträgt.

3. Apparat mit Keilkompensation.

Der in Fig. 18 dargestellte Apparat mit Keilkompensation wird mit weißem Licht beleuchtet, z. B. mit einer Petroleumlampe oder besser einem Auerbrenner, die 15 cm vom Apparatende entfernt aufgestellt werden. Der Analysator hat bei diesem Apparat folgende Einrichtung: Der Beobachter blickt durch das Fernrohr *F* den Polarisator *P* an; durch Drehen des Triebes *T* wird ein mit Zahnstange und Skala verbundener Quarzkeil bewegt; diese Skala wird durch den Spiegel *M* beleuchtet und durch die Lupe *L* abgelesen. Sämtliche Teile sind durch das Gehäuse *G* zusammengehalten.

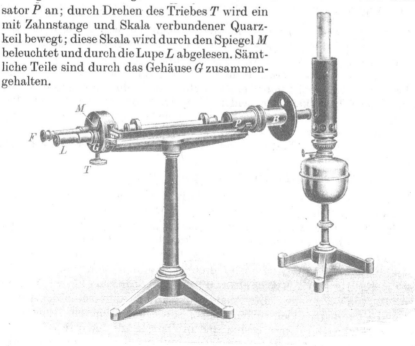

Fig. 18.

Der Apparat ist so justiert, daß die beiden Hälften des Gesichtsfeldes gleiche Helligkeit zeigen, wenn die Skala auf 0 steht. Sollte dies nicht der Fall sein, so stelle der Beobachter durch Drehen von T auf Helligkeitsgleichheit ein und verschiebe dann den Nonius, bis 0 abgelesen wird, mittels eines kleinen Vierkantschlüssels, der jedem Apparate beigegeben ist. Bei diesem Apparat werden ausschließlich Beobachtungsröhren von 200, 100 oder 50 mm Länge verwendet. Wird an Stelle der Beobachtungsröhre eine Normalquarzplatte gelegt, die um $+ n$ Kreisgrade dreht, so steht bei Einstellung auf gleiche Helligkeit die Skala auf $s = + 0{,}947 n$ Skalenteile; in dieser Weise ist die Teilung in der Werkstätte hergestellt.

Fig. 19 zeigt die Skala und den Nonius eines Apparates mit Keilkompensation. Die Skala ist in halbe Grade geteilt. Der Nonius hat 5 Intervalle, die in ihrer Länge 4 Intervallen (halben Graden) der Skala entsprechen; es kann somit der 5. Teil eines halben Grades $= \frac{1}{10}°$ abgelesen werden. In vorstehender Figur sind zwei Intervalle $= 2$ halbe Grade $= 1$ Grad am Nullpunkte des Nonius vorbei-

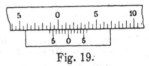

Fig. 19.

gegangen, der dritte Strich des Nonius fällt mit einem Skalenstrich zusammen; die Ablesung ergibt mithin $1° + 0{,}3° = 1{,}3°$. Bei Linksdrehungen tritt der linke Nonius in Wirksamkeit. Für Traubenzuckerbestimmungen ist folgendes zu berücksichtigen. Aus der spezifischen Drehung des Traubenzuckers folgt, daß der Gehalt in 100 ccm Flüssigkeit, d. h. die Konzentration $c = 0{,}947 N$ ist, wenn N die Drehung der Flüssigkeit in Kreisgraden bedeutet. Daraus folgt $c = s$, d. h. bei Anwendung einer 200 mm langen Beobachtungsröhre ist der Traubenzuckergehalt direkt gleich dem abgelesenen Skalenteil; bei Benützung der 100 mm langen Röhre muß das abgelesene Resultat mit 2, bei der 50 mm langen Röhre mit 4 multipliziert werden.

Fig. 20.

Das **Füllen der Beobachtungsröhre** geschieht in der Weise, daß, nachdem der eine Deckel mit Deckglas angeschraubt ist, der Harn vorsichtig eingegossen wird, bis eine kleine Kuppe vorhanden ist, die dann mit dem Deckglas seitwärts derart behutsam abgestrichen werden muß, daß sich weder eine Blase in der Röhre bildet, wodurch eine freie Durchsicht verhindert und somit eine Polarisation unmöglich gemacht würde, noch auch daß die obere Seite des Deckglases von der abgestrichenen Flüssigkeit befeuchtet wird. Da diese Manipulation öfters nicht gut gelingt, und um die unangenehme Benetzung der Hand durch den abgestrichenen Harn zu vermeiden, hat die Firma Schmidt & Haensch eine Patent-Beobachtungsröhre konstruiert, bei welcher die eine Seite, wie aus Fig. 20 ersichtlich, eine Erweiterung besitzt, die speziell zur Aufnahme einer Luftblase dient, ohne daß die letztere bei der Beobachtung stört. Die Füllung der Patentröhre erfolgt von der der Erweiterung entgegengesetzten Seite aus (also am engen Ende) derart, daß die Flüssigkeit den äußersten Rand noch nicht ganz erreicht. Nun legt man das kleine Deckglas auf und verschraubt die Röhre. Die dann mit eingeschlossene Luftmenge tritt durch Umkippen der Röhre in Form einer Blase (a) in den erweiterten Raum ein, ohne die freie Durchsicht zu behindern. Die Deckgläser

**dürfen nicht zu fest an die Röhren angeschraubt werden, weil sie
sonst Doppelbrechung und farbige Polarisation zeigen.**

Auch die seit langem in Zuckerfabriken benutzten Röhren mit einem Einfülltubus
in der Mitte der Röhre (s. Fig. 21) begegnen in wirksamer Weise den Störungen durch
Luftblasen. Die Röhren werden so benutzt, daß der Tubus sich oben befindet. Dann entweichen durch ihn die Luftbläschen. Da der Tubus mit einem Stopfen verschlossen werden
kann, eignen sich diese Röhren auch zur Verwendung bei polarimetrischen Ablesungen,
die sich über längere Zeit erstrecken.

Es ist wichtig zu wissen, daß die Größe des abgelesenen Drehungswinkels ausschließlich
von der Länge der polarisierten Flüssigkeitssäule, nicht aber von ihrem Querschnitt abhängt. Deshalb kann man, wenn nur wenig Flüssigkeit zur Verfügung steht, Polarisations-
röhren mit engem Kaliber verwenden. Es sind Röhren im Handel, die bei 2 dcm Länge nur
ca. 4 ccm Flüssigkeit fassen. Man kann den Querschnitt beliebig weiter verengern, bis
noch gerade keine Beugung auftritt. Jedoch können die engkalibrigen Röhren nur bei Apparaten mit zweiteiligem Gesichtsfeld ohne weiteres benutzt werden; man bedarf sonst besonderer Konstruktionen, wie sie E. Fischer[1]) für die Mikropolarisation angegeben hat.

Genau so wichtig wie die richtige Füllung der Beobachtungsröhren ist
die **Berücksichtigung der Temperatur.** Wie bereits bei der Definition des

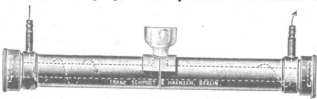

Begriffes der spezi-
fischen Drehung er-
wähnt ist, kann sich
das Drehungsvermö-
gen mit der Tempe-
ratur nicht unerheb-
lich ändern. Eine
genaue Angabe der
Temperatur, bei der

Fig. 21.

die Ablesungen gemacht wurden, ist daher unerläßlich. In dem Ausdruck
für die spezifische Drehung wird die Beobachtungstemperatur (z. B. 15°)
als Index in folgender Weise angegeben $[\alpha]_{D_{15}}$. Die in Zuckerfabriken zuerst benutzten Röhren (s. Fig. 21) gestatten die Drehungsbestimmungen bei
beliebigen Temperaturen vorzunehmen. Zu diesem Zwecke sind sie mit
einem Metallmantel umgeben, der ein seitliches Zufluß- und Abflußrohr trägt.
Durch den Mantel kann man Wasser jeglicher Temperatur wie durch einen
Liebigschen Kühler zirkulieren lassen. Die eigentliche innere Polarisations-
röhre ist, wie erwähnt, mit einem offenen Tubus versehen, so daß sich die
Flüssigkeit beim Erwärmen ausdehnen kann.

Für alle polarimetrischen Harnuntersuchungen sind die beschriebenen
Apparate vollkommen ausreichend, und die Anwendung komplizierterer Polarisationsapparate ist für den Harn an sich[1]) unnötig. Die älteren Instrumente,
wie das Wildsche Polaristrobometer, der Apparat von Laurent, das Spek-
tropolarimeter von E. v. Fleischl, werden heute kaum noch benutzt. Ihre
Handhabung ist aus der ihnen beigegebenen Gebrauchsanweisung zu ersehen.

Vor der polarimetrischen Untersuchung muß der Harn entsprechend vorbereitet werden. Nur ganz klare, schwach gefärbte Harne kann man direkt
untersuchen. Bei geringer Trübung genügt es oft, den Harn zu filtrieren. Ist

---

[1]) Für kleine Mengen aus dem Urin isolierter Substanzen kann die Mikropolarisation von Bedeutung sein. Sie beruht auf der Anwendung fast kapillarer Polarisations-
rohre, die von E. Fischer (Sitzungsber. d. Preuß. Akad. d. Wissensch. **1908**, 552; Berichte d. Deutsch. chem. Gesellschaft **44**, 129 [1911]) angegeben sind. Ihre Anwendung
hat jedoch nur Sinn, wenn alle sonst von Fischer vorgeschriebenen Kautelen (Wägung
auf besonders empfindlichen Wagen) peinlich beachtet werden.

der Harn stark gefärbt, so kann man ihn bei Anwendung des 94,7 resp. 100 oder 50 mm langen Rohres oft noch gut polarisieren. Intensiv gefärbte oder stärker getrübte Urine müssen vorher in geeigneter Weise entfärbt und geklärt werden. Dies geschieht am zweckmäßigsten durch neutrales Bleiacetat. Handelt es sich um Zuckerbestimmungen, so muß natürlich eiweißhaltiger Harn vorher enteiweißt werden. Über die Methoden der Klärung und Entfärbung und der Enteiweißung des Harns s. S. 45.

VIII. Reduktionsvermögen des normalen Harns. Verhalten desselben zu einigen Reagentien.

Jedem Harn kommen reduzierende Eigenschaften zu. Er entfärbt Methylenblau, und zwar in einer Stärke wie etwa eine 0,1 proz. Zuckerlösung [Wender[1])], führt Orthonitrophenolpropiolsäure bei alkalischer Reaktion — allerdings nur in sehr geringem Grade — in Indigoblau über [Heckenhayn[2])] und reduziert Quecksilberoxyd in alkalischer Lösung. Von größerer Bedeutung ist das Reduktionsvermögen des Harns gegenüber alkalischer Kupferoxydlösung.

Normaler menschlicher Harn reduziert Kupferoxyd im Mittel etwa so stark wie eine 0,1—0,3 proz. Traubenzuckerlösung. Allerdings sind die Angaben über die Größe des Reduktionsvermögens sehr verschieden. Nach Flückiger[3]) entspricht dasselbe 0,15—0,25% Traubenzucker, nach Salkowski[4]) 0,25 bis 0,59%, nach Munk[5]) 0,16—0,47%, nach Moritz[6]) 0,11—0,36%, nach Worm-Müller[7]) 0,05—0,4%, nach Gregor[8]) 0,082—0,34% Glukose. Lavesson[9]) fand Durchschnittswerte von 0,238% bei Männern, 0,211% bei Frauen und 0,194% bei Kindern.

Fettick[10]) hat die Reduktionsfähigkeit verschiedener Tierharne untersucht. Er fand das Reduktionsvermögen von 100 g Harn in Traubenzuckeräquivalenten ausgedrückt:

bei Pferden entsprechend einem Gehalt von				0,218—0,238 g
„ Schafen „	„	„	„	0,22 —0,232 g
„ Rindern „	„	„	„	0,218—0,238 g
„ Hunden „	„	„	„	0,048—0,058 g

Im allgemeinen zeigen Harne von hohem spezifischen Gewicht stärkere Reduktion als solche mit niedriger Dichte. So reduziert auch Fieberharn meist ausgesprochener als normaler Urin.

Wie Gregor[8]) festgestellt hat, zeigt die Reduktionsfähigkeit des normalen Harns im Verlaufe des Tages Schwankungen, die durch die Nahrungsaufnahme bedingt sind. Im Inanitionszustand wird das Reduktionsvermögen konstant und gibt in 3stündigen Zeiträumen einen durchschnittlichen Prozentgehalt von 0,0850. Der vermehrte Genuß von Kohlehydraten hat im normalen Organismus keine Steigerung der Harnreduktion zur Folge. Alkoholgenuß bewirkt eine Erhöhung des Reduktionsvermögens.

Die reduzierenden Bestandteile des normalen Harns sind vornehmlich Spuren von Traubenzucker und andere in kleinsten Mengen vorkommende

[1]) N. Wender, Chem. Centralbl. 1893 II, 670.
[2]) Heckenhayn, Dissert. Erlangen 1887.
[3]) M. Flückiger, Zeitschr. f. physiol. Chemie 9, 323 [1885].
[4]) E. Salkowski, Centralbl. f. d. med. Wissensch. 1886, 10, 161; Zeitschr. f. physiol. Chemie 17, 229 [1893].
[5]) J. Munk, Virchows Archiv 105, 63 [1886].
[6]) F. Moritz, Archiv f. klin. Medizin 46, 217 [1890].
[7]) Worm-Müller, Archiv f. d. ges. Physiol. 33, 211 [1884].
[8]) A. Gregor, Centralbl. f. d. Krankh. d. Harns u. Sexualorgane 1899, 246.
[9]) H. Lavesson, Biochem. Zeitschr. 4, 40 [1907].
[10]) O. Fettick, Centralbl. f. Physiol. 16, 19 [1902].

Kohlehydrate (Dextrin, Isomaltose?), gepaarte Glukuronsäuren, Harnsäure und Purine, Kreatinin. Der jedem dieser Substanzen zukommende Anteil an der Reduktion läßt sich nicht genau ermitteln. Salkowski[1]) schätzt die durch Harnsäure und Kreatinin bewirkte Reduktion auf etwa $^{1}/_{6}$—$^{1}/_{5}$, Worm-Müller[2]) auf $^{1}/_{4}$, Moritz[3]) auf die Hälfte, und neuerdings Long[4]) ebenfalls auf etwa die Hälfte des Gesamtreduktionsvermögens. Nach Lavesson[5]) macht die Harnsäure durchschnittlich 7,8%, das Kreatinin 26,3% und die Glukose 17,8% der reduzierenden Substanzen aus.

Wie M. Flückiger[6]) festgestellt hat, verliert der Harn beim Eindampfen bis zur Sirupkonsistenz etwa $^{5}/_{6}$ seines Reduktionsvermögens, aber nur $^{1}/_{3}$, wenn das Eindampfen bei niedriger Temperatur (nicht über 60°) erfolgt. Wenn man den Harn mit Salzsäure kocht, so nimmt das Reduktionsvermögen zu [Flückiger[6]), Moritz[3]), Salkowski[7])]. Es erklärt sich dies zum Teil daraus, daß aus den Glukuronsäureverbindungen des normalen Harns freie Glukuronsäure abgespalten wird [Mayer und Neuberg[8])], zum Teil durch einen Übergang von Kreatin in Kreatinin.

Von Reale[9]) ist die Menge von Kupferhydroxyd bestimmt worden, die normale und pathologische Harne in Lösung halten können. Normale Harne lösen bei gemischter Kost gewöhnlich 2—4 g Kupferhydroxyd im Liter. Kohlehydrate und Fette beeinflussen das Lösungsvermögen des Harns nicht. Durch Fleischzufuhr wird es gesteigert. Auch Muskelarbeit erhöht das Lösungsvermögen. Bei Nierenkrankheiten fand Reale das Lösungsvermögen herabgesetzt. Der Harn von gesunden Säuglingen löst kein Kupferhydroxyd. Als Kupferhydroxyd lösende Stoffe kommen Ammoniak und Kreatinin in Betracht.

Der Nachweis des Reduktionsvermögens des normalen Harns für alkalische Kupferoxydlösung geschieht mit Fehlingscher Lösung oder durch die Trommersche Probe. Die Vieldeutigkeit dieser Reduktionsprobe und des Reduktionsvermögens des Harns unter pathologischen Bedingungen, bei Glukosurie, vermehrter Glukuronsäureausscheidung, Pentosurie usw. sei schon hier ausdrücklich betont. Näheres siehe S. 327 bis 333.

Quantitativ läßt sich das **Reduktionsvermögen** des normalen Harns am besten bestimmen, indem man nach **Flückiger[6])** ermittelt, mit wieviel Traubenzuckerlösung von bekanntem Gehalt eine bestimmte Menge Urin versetzt werden muß, um ein bestimmtes Volumen Fehlingscher Lösung gerade zu reduzieren. Die Differenz zwischen der für die Fehlingsche Lösung erforderlichen Menge reiner Zuckerlösung und der wirklich verbrauchten Quantität des mit Zuckerlösung versetzten Harnes gibt das Reduktionsvermögen des Harns ausgedrückt in Traubenzuckermengen an.

Brauchbar ist auch die Titrierung des Harns mit ammoniakalischer Kupferlösung nach dem **Verfahren von Zdenek Peška[10])**: 6,927 g käufliches Kupfersulfat werden in Wasser gelöst, 160 ccm 25% NH_3 zugefügt und auf 500 ccm aufgefüllt. Andererseits werden 34,5 g Seignettesalz nach Zusatz

---

[1]) E. Salkowski, Centralbl. f. d. med. Wissensch. **1886**, 161; Zeitschr. f. physiol. Chemie **17**, 237 [1893].

[2]) Worm-Müller, Archiv f. d. ges. Physiol. **27**, 127 [1882].

[3]) F. Moritz, Archiv f. klin. Medizin **46**, 217 [1890].

[4]) J. H. Long, Journ. Amer. Chem. Soc. **22**, 309 [1901].

[5]) H. Lavesson, Biochem. Zeitschr. **4**, 40 [1907].

[6]) M. Flückiger, Zeitschr. f. physiol. Chemie **9**, 323 [1885].

[7]) E. Salkowski, Centralbl. f. d. med. Wissensch. **1886**, 10, 161; Zeitschr. f. physiol. Chemie **17**, 229 [1893].

[8]) P. Mayer u. C. Neuberg, Zeitschr. f. physiol. Chemie **29**, 256, [1900].

[9]) E. Reale, Wiener med. Wochenschr. **1907**, 11.

[10]) Zd. Peška, Zeitschr. d. Vereins d. Rübenzuckerindustrie **1895**, 916; Chem. Centralbl. **1896**, I, 138.

von 10 g NaOH in Wasser gelöst und auf 500 ccm aufgefüllt. Zur Titration mischt man 50 ccm der ammoniakalischen Kupferlösung aus einer Bürette ab, läßt 50 ccm der Seignettesalzlösung zufließen, fügt dann eine ca. $^1/_2$ cm dicke Schicht Paraffinöl hinzu, erwärmt auf 80—85° und läßt den Harn kubikzentimeterweise zufließen, indem man nach jedem Zusatz die Flüssigkeit 3—4 Minuten der Reaktion überläßt, bis Entfärbung erfolgt. Dieses ist der Vorversuch. Bei der eigentlichen Bestimmung verfährt man in gleicher Weise, nur daß man die um 1 ccm geringere Menge Harn auf einmal einfließen läßt. Der folgende Zusatz bis zur Entfärbung geschieht $^1/_{10}$ kubikzentimeterweise. Für die Berechnung dient folgende von Peska aufgestellte Tabelle:

100 ccm der ammoniakalischen Kupferoxydlösung werden reduziert durch:

Zur Titration verbrauchte ccm	Stärke in Proz.	Milligramme Traubenzucker
8,02	1	80,10
8,09	0,9	80,20
10,03	0,8	80,24
11,47	0,7	80,29
13,40	0,6	80,40
16,12	0,5	80,60
20,20	0,4	80,80
27,05	0,3	81,15
40,80	0,2	81,60
82,10	0,1	82,10

Will man feststellen, welchen Anteil der Traubenzucker allein im Verhältnis zu den übrigen reduzierenden Harnbestandteilen an der Gesamtreduktion hat, so titriert man den Harn zunächst mit Fehlingscher bezw. mit der Pavyschen oder Knappschen Lösung oder auch nach Bang (s. Abschnitt „Kohlenhydrate"), läßt dann den Harn mit Hefe 24 Stunden lang vergären und wiederholt die Bestimmung mit dem Filtrat des vergorenen Harns. Die Differenz der beiden Titrationen entspricht dem durch Glukose bedingten Reduktionsvermögen.

Bei einem von Hélier[1]) angegebenen Verfahren erfährt man durch Titrieren des schwefelsauer gemachten Harns mit Permanganatlösung das Reduktionsvermögen, wenn der Harn im Liter gerade 20 g Harnstoff enthält. Da mithin fast stets noch eine Harnstoffbestimmung erforderlich ist, und die Methode vor den oben geschilderten keinerlei Vorteile bietet, wird sie kaum angewandt. Noch weniger in Betracht kommen die Methoden von Niemilowicz[2]) und Niemilowicz und Gittelmacher-Wilenko[3]), bei denen die reduzierenden Substanzen des Harns mit Ausschluß des Zuckers quantitativ bestimmt werden, und zwar die Harnsäure, diejenigen Substanzen, die in gleichem Maße, und diejenigen, welche schwächer als die Harnsäure reduzieren.

Bestimmung der Reduktionskraft des Harns nach seiner reduzierenden Wirkung auf Methylenblau.

Die Eigenschaft des Harns, Methylenblau zu reduzieren, kann ebenfalls zur Bestimmung der reduzierenden Substanzen dienen.

---

[1]) H. Hélier, Compt. rend. de l'Acad. des Sc. **129**, 58 [1899].
[2]) L. Niemilowicz, Zeitschr. f. physiol. Chemie **35**, 264 [1902].
[3]) L. Niemilowicz u. Gittelmacher-Wilenko, Zeitschr. f. physiol. Chemie **36**, 165 [1902].

Nach Rosin[1]) bringt man in einen Erlenmeyerkolben von 100 ccm 2 ccm des 5fach verdünnten Harns und 1 ccm offizinellen Liqu. Kal. caust, sodann Paraffinum liquidum in etwa 3facher Höhe der Mischung. Dann wird vorsichtig bis nahe zum Sieden erhitzt, und aus einer Bürette durch eine lange Abflußröhre bis unter die Paraffinschicht 1 ccm einer Methylenblaulösung (1 : 3000) in den Harn gebracht. Die Farbe verschwindet alsbald durch die Reduktionswirkung des Harns. Jetzt fügt man zu der stets weiter erwärmten Flüssigkeit so viel einer $n/_{100}$-Permanganatlösung hinzu, bis wieder Blaufärbung eintritt. Die Permanganatlösung ist ein Maß für den verbrauchten Sauerstoff und damit für die Reduktionskraft des Harns.

Nach Le Goff. Le Goff[2]) hat folgendes Verfahren angegeben: Man gibt in ein Reagensglas 1 ccm Harn, 1 ccm destilliertes Wasser und 1 ccm 10proz. Kalilauge, bedeckt mit einer dünnen Schicht Xylol oder Petroleum, setzt das Glas in kochendes Wasser und titriert mit $^1/_{5000}$ m-Methylenblaulösung, bis eine einige Minuten anhaltende violettblaue Färbung eintritt. Man braucht je nach dem Gehalt an reduzierenden Substanzen einige Tropfen bis über 20 ccm Farbstofflösung. 7 ccm der Lösung entsprechen 1 g Glukose im Liter Harn.

Verhalten des normalen Harns zu einigen Reagentien.

Im Anschluß an das Verhalten des normalen Harns zu alkalischer Kupferoxydlösung seien einige andere wichtige Reaktionen desselben hier kurz angeführt.

1. Beim Kochen bleibt der Harn meist klar und sauer. Nicht selten tritt trotz Erhaltung der sauren Reaktion eine Ausscheidung von phosphorsaurem Kalk ein, der sich beim Erkalten wieder löst [E. Salkowski[3])]. Bisweilen wird die Reaktion neutral oder alkalisch, wobei der Harn sich unter Ausscheidung von Erdalkaliphosphaten dauernd trübt.

2. Zusatz von Alkalien bewirkt Ausscheidung von Phosphaten der Erdalkalien.

3. Zusatz von Säure bewirkt öfter Dunkelfärbung, besonders beim Erhitzen; nach einiger Zeit scheiden sich meistens Harnsäurekrystalle ab.

4. Chlorbarium fällt phosphorsauren und schwefelsauren Baryt als weiße Niederschläge. Nach Ansäuern mit Salzsäure verringert sich der Niederschlag, da die Salzsäure das Bariumphosphat auflöst.

5. Silbernitrat fällt Chlorsilber und phosphorsaures Silber. Zusatz von Salpetersäure vermindert den Niederschlag, da das Silberphosphat durch Salpetersäure gelöst wird.

6. Bleiessig (basisches Bleiacetat) bewirkt einen dicken Niederschlag, der hauptsächlich aus Chloriden, Phosphaten, Sulfaten und Purinderivaten besteht und auch den größten Teil der Harnfarbstoffe enthält.

7. Oxalsäure und oxalsaures Ammonium fällen vorhandene Kalksalze als Calciumoxalat.

8. Normaler Harn färbt sich mit α-Naphthol und konz. H_2SO_4 violett, mit Thymol und konz. H_2SO_4 zinnober- bis carminrot (Molischsche Reaktion).

---

[1]) H. Rosin, Münch. med. Wochenschr. **1899**, 1456.
[2]) J. Le Goff, Compt. rend. de la Soc. de Biol. **58**, 448 [1905].
[3]) E. Salkowski, Zeitschr. f. physiol. Chemie **7**, 119 [1882/83].

IX. Gärungen des Harns
und Methoden zur Konservierung desselben.

Beim Stehen an der Luft erleidet der Harn Veränderungen, die durch verschiedene Mikroorganismen hervorgerufen werden.

Ammoniakalische Harngärung. Die typische Zersetzung, die jeder Harn bei längerem Stehen allmählich erfährt, ist die ammoniakalische Harngärung. Sie kommt dadurch zustande, daß reichliche Mengen von Spaltpilzen, hauptsächlich Micrococcus ureae und Bact. ureae, in den Harn gelangen, durch welche der Harnstoff unter Wasseraufnahme in Ammoniumcarbonat umgewandelt wird:

$$\alpha)\quad CO(NH_2)_2 + 2\,H_2O = CO_3(NH_4)_2,$$

das wegen seiner Unbeständigkeit z. T. in carbaminsaures Ammonium

$$\beta)\quad (NH_4)_2CO_3 = H_2O + NH_2 \cdot COONH_4$$

übergeht, z. T. in Kohlensäure, Wasser und Ammoniak dissoziiert:

$$\gamma)\quad CO_3(NH_4)_2 = CO_2 + 2\,NH_3 + H_2O.$$

Sobald die ammoniakalische Gärung einsetzt, wird der Harn alkalisch (s. S. 14), seine Farbe wird blasser, er entwickelt einen penetrant urinösen Geruch (s. S. 7) und trübt sich durch Ausscheidung von Erdalkaliphosphaten, phosphorsaurer Ammoniakmagnesia, harnsaurem Ammon und Bakterienkonglomeraten.

Die alkalische Harngärung tritt meist nach etwa 24 Stunden ein, und zwar um so rascher, je höher die Außentemperatur ist; daher zersetzt sich der Harn im Sommer schneller als im Winter. Verdünnte Harne gären leichter als konzentrierte; und auch die Reaktion ist insofern von Einfluß, als der Harn sich umso länger unzersetzt hält, je saurer er ist. Besonders große Neigung zur Gärung zeigen Harne, die Blut, Schleim oder Eiter enthalten, also einen guten Nährboden für Mikroorganismen bilden.

Unter pathologischen Bedingungen kann der Harn bereits in der Blase in ammoniakalische Gärung geraten, namentlich bei schwerer chronischer Cystitis und bei Zuständen, wo der Harn stagniert (Blasenlähmungen, Urethralstrikturen usw.). Um festzustellen, ob der Harn bereits ammoniakalisch ausgeschieden wird, muß man ihn unmittelbar nach der Entleerung untersuchen. Denn unter Umständen kann die Gärung schon sehr rasch nach der Entleerung einsetzen, wenn z. B. der Harn von Resten, die am Präputium hängen bleiben, bakteriell infiziert wird [Salkowski[1])].

Gärung unter Bildung flüchtiger Fettsäuren. Gleichzeitig vollzieht sich im Harn eine andere Gärung, die die ammoniakalische begleitet, und bei der, wahrscheinlich aus den Kohlehydraten des Harns, flüchtige Fettsäuren: Ameisensäure, Buttersäure und besonders Essigsäure entstehen [Salkowski[2])]. Durch diese Säuren werden dann die Urate zerlegt, so daß sich freie Harnsäure abscheidet. Die Erreger dieser Gärung, die sehr langsam verläuft [Salkowski[3])] und die in diabetischen Harnen bisweilen beobachtet wird, sind nicht in Reinkultur bekannt.

Saure Harngärung. Die mit der Bildung flüchtiger Fettsäuren einhergehende Gärung hat nichts zu tun mit der sog. sauren Harngärung, die von

---

[1]) E. Salkowski u. W. Leube, Die Lehre vom Harn. Berlin 1882, S. 6.
[2]) E. Salkowski, Zeitschr. f. physiol. Chemie 13, 264 [1889].
[3]) E. Salkowski, Zeitschr. f. physiol. Chemie 17, 273 [1892].

älteren Autoren [Scherer[1])] beschrieben wurde und darin bestehen soll, daß
die Acidität des Harns beim Stehen zunimmt, bis die alkalische Harngärung
eintritt. Voit und A. Hofmann[2]) und besonders Röhmann[3]) haben indes
diese Angaben nicht bestätigen können, und Röhmann hat nur in ganz vereinzelten Fällen eine Zunahme der Acidität beobachtet, und zwar nur, wenn
der Harn Substanzen wie Zucker, Alkohol enthielt, bei deren Zersetzung sich
Säure bildet. Eine eigentliche saure Gärung im Sinne Scherers scheint demnach nicht zu existieren. Immerhin verdient die Angabe Delépines[4]) Beachtung, daß sich Cystin aus einem cystinhaltigen Harn leichter abscheidet,
wenn man die saure Harngärung abwartet, als wenn man Essigsäure zusetzt.
Nach ihm erfolgt die Gärung am raschesten bei 40° und sistiert wieder bei 60°.

Bei Eiweiß oder Aminosäuren enthaltenden Harnen kann es gleichfalls
zur Bildung flüchtiger Säuren sowie anderer Substanzen durch Mikroorganismen
kommen, die den Produkten der Fäulnis von Proteinen oder einzelnen Aminosäuren entsprechen.

Schwefelwasserstoffgärung. Eine Zunahme der sauren Reaktion kann
durch die Schwefelwasserstoffgärung bewirkt werden, die gelegentlich
beobachtet wird. Das Auftreten von Schwefelwasserstoff ist gewöhnlich bedingt durch die Anwesenheit gewisser Mikroorganismen in der Blase, welche
auf die schwefelhaltigen Substanzen des Harns reduzierend wirken [Rosenheim
und Gutzmann[5]), Klieneberger und Scholz[6])]. Meist ist die Hydrothionurie eine Komplikation einer Cystitis. Es kommt aber auch in seltenen
Fällen eine Diffusion des Gases durch die Darmwand vor, wie die Fälle von
Betz[7]), Emminghaus[8]) und Fr. Müller[9]) zeigen, und gelegentlich auch
eine Resorption von H$_2$S ins Blut bei schweren Enteritiden [Senator[10])].

Schleimgärung. In einigen wenigen Fällen sind aus schleimigem Harn
Bakterien isoliert worden, die normalem Harn eine schleimige Beschaffenheit
erteilten [Malerba und Sanna-Salaris[11]), Albertoni[12]), Coronedi[13]),
Reale[14])]. Albertoni[12]) und Coronedi[13]) konnten aus solchen Harnen
eine Substanz darstellen, die sich wie tierisches Gummi verhielt, Malerba[15])
eine Substanz von Eiweißcharakter.

Unter Gasbildung vor sich gehende Gärung. Durch verschiedene Autoren
ist festgestellt worden, daß gelegentlich Gasgärungen im Harn vorkommen,
die schon innerhalb der Blase auftreten können. Das Gas entweicht dann
beim Entleeren des Harns und zwar nicht selten mit hörbarem Geräusch (Pneumaturie). Die Pneumaturie ist relativ am häufigsten bei Diabetikern

---

[1]) C. G. Lehmann, Lehrbuch d. physiol. Chemie 2, 356 [1853]. — Scherer,
Annalen d. Chemie u. Pharmazie 42, 171 [1842].
[2]) C. Voit u. A. Hofmann, Sitzungsber. d. bayr. Akad. d. Wissensch. 2, 279 [1867].
[3]) F. Röhmann, Zeitschr. f. physiol. Chemie 5, 94 [1881].
[4]) S. Delépine, Proc. Roy. Soc. 47, 198 [1889]; Malys Jahresber. d. Tierchemie
1890, 395.
[5]) Th. Rosenheim u. H. Gutzmann, Deutsche med. Wochenschr. 1888, 10.
[6]) C. Klieneberger u. H. Scholz, Deutsches Archiv f. klin. Medizin 86, 330 [1905].
[7]) H. Betz, Memorabilien. 1874.
[8]) H. Emminghaus, Berl. klin. Wochenschr. 1872, Nr. 40.
[9]) Fr. Müller, Berl. klin. Wochenschr. 1887, Nr. 23 u. 24.
[10]) H. Senator, Berl. klin. Wochenschr. 1868, Nr. 24.
[11]) P. Malerba u. Sanna-Salaris, Rendiconti della Accad. delle Sc. fisiche e
matem. di Napoli 1, 1888.
[12]) P. Albertoni, Malys Jahresber. d. Tierchemie 1889, 466.
[13]) J. Coronedi, Malys Jahresber. d. Tierchemie 1892, 46.
[14]) R. Reale, Malys Jahresber. d. Tierchemie 1894, 691.
[15]) P. Malerba, Zeitschr. f. physiol. Chemie 15, 539 [1891].

beobachtet worden. Es kann der Zucker in der Blase unter Kohlensäureentwicklung zum Teil vergären, wie bei der alkoholischen Gärung des Traubenzuckers, oder es kann eine Art Buttersäuregärung des Zuckers stattfinden,
bei der Wasserstoff, Stickstoff, Kohlensäure und Spuren von Methan auftreten. Solche Fälle sind von Fr. v. Müller[1]), R. Schmitz[2]), Senator[3]),
Guiard, Duménil, Thomas[4]), v. Frisch[5]), v. Noorden[6]) und von
Sörensen[7]) beschrieben worden. Die Ursache der Gasbildung ist darin zu
suchen, daß Mikroben in die Blase gelangen, für die der Zucker einen guten
Nährboden abgibt, und die eine Gärung desselben einleiten. Daher findet
sich auch die diabetische Pneumaturie am häufigsten bei bestehender Cystitis.
Als Erreger der Gasbildung kommen hauptsächlich Hefezellen (Senator,
v. Noorden) und der Soorpilz (v. Frisch) in Betracht. Sörensen konnte
in einem Falle ein dem Bacterium lactis aerogenes ähnliches Bacterium und
in einem anderen Falle einen Coccus und ein Bacterium der Koligruppe züchten.

Auch bei Cystitis ohne Diabetes sind Gasgärungen beobachtet worden.
Heyse[8]) fand als Erreger der Gasbildung das Bacterium lactis aerogenes
Escherich, und von Schow[9]) und von Schnitzler[10]) sind noch andere Ba-
cillen gezüchtet worden.

Konservierung des Harns.

Wie bereits erwähnt, hält der Harn sich meistens ca. 24 Stunden lang
unzersetzt (im Sommer kürzere Zeit als im Winter); er zersetzt sich aber viel
rascher, wenn er nicht in sorgfältig gereinigten Gefäßen aufbewahrt wird.
Um für kurze Zeit mit Sicherheit alle Gärungen zu unterdrücken, genügt
es, den Harn in einer gut verschlossenen Flasche in Eis aufzubewahren[11]).
Während der 24stündigen Harnsammlung kann man den Harn auch durch
Zusatz von etwa 10 ccm Salzsäure zum Sammelgefäß vor Zersetzungen schützen,
da, wie erwähnt, stark saurer Harn der Zersetzung relativ lange widersteht.
Natürlich ist dieses Verfahren nur dann zulässig, wenn die durch die Salzsäure bewirkten Umsetzungen im Harn für die betreffende Untersuchung
nicht in Betracht kommen. Im allgemeinen und namentlich dann, wenn man
den Harn längere Zeit konservieren will, ist es notwendig, ihn durch andere
Zusätze steril zu erhalten. Es sind für diesen Zweck eine ganze Reihe von
Substanzen empfohlen worden (Chlorkalk, Kupfersulfat, Bleinitrat, Schwefelkohlenstoff, Kampher, Salicylsäure, Phenol, Chloroform, Thymol, Toluol,
salzsaures Chinolin, Fluornatrium, Natriumselenit, Quecksilbersalze, wie Sublimat u. a.). Die meisten derselben kommen schon deshalb nicht in Betracht,
weil sie entweder nicht in genügendem Grade gärungswidrig wirken oder aber
Umsetzungen und Veränderungen im Harn hervorrufen, so daß die spätere

---

[1]) Fr. v. Müller, Berl. klin. Wochenschr. **1889**, Nr. 41.
[2]) R. Schmitz, Berl. klin. Wochenschr. **1890**, Nr. 23.
[3]) H. Senator, Internat. Beiträge z. wissensch. Medizin (Virchow-Festschrift) **3**,
319 [1891].
[4]) Guiard, Duménil, L. Thomas, zit. bei H. Senator, l. c.
[5]) A. v. Frisch, Wiener med. Presse **1896**, 37.
[6]) C. v. Noorden, Handbuch der Pathologie des Stoffwechsels, 2. Aufl., Berlin, Bd. **2**,
S. 97 [1907].
[7]) Sörensen, Hospitalstid. **1909**, 36.
[8]) Heyse, Zeitschr. f. klin. Medizin **24**, 130 [1894].
[9]) W. Schow, Centralbl. f. Bakt. [2] **12**, 745 [1892].
[10]) J. Schnitzler, Centralbl. f. Bakt. [2] **13**, Nr. 2 [1893].
[11]) Man verwendet am besten Flaschen mit eingeschliffenem Glasstöpsel.

Untersuchung mit Schwierigkeiten verknüpft ist oder auch ganz unmöglich gemacht wird. Von allen Mitteln haben sich Chloroform, Thymol und Toluol am besten bewährt und werden wohl heute auch am häufigsten angewandt. Man setzt Chloroform oder Thymol dem Harne zu (für 1 l sind 5—10 ccm erforderlich), schüttelt sorgfältig durch und verschließt mit einem gutschließenden Glasstöpsel. Vom Toluol genügen 6—10 Tropfen pro 100 ccm Harn. Auf diese Weise konservierte Harne können Monate bis Jahre lang unzersetzt aufbewahrt werden, wenn sie vor Lichteinwirkung geschützt sind. Für eine nachfolgende Untersuchung ist es notwendig zu wissen, daß das Chloroform Fehlingsche Lösung reduziert. Man entfernt es aus dem Harn entweder durch Aufkochen desselben, oder falls dies für die beabsichtigte Untersuchung nicht zulässig ist, durch Einleiten eines Luftstromes. Für calorimetrische Untersuchungen des Harns erweist sich Chloroform nicht als zweckmäßig, da es nach Versuchen von Cronheim[1]) den Brennwert des Harns erhöht (s. auch Kapitel „Calorimetrie" S. 1322). Man verwendet für diese Zwecke am besten Thymol in 10proz. alkoholischer Lösung, das wegen seiner Flüchtigkeit den Brennwert des Harns nicht beeinflußt, oder Fluornatrium, von dem bereits Arthus und Huber[2]) festgestellt haben, daß es schon in einer Konzentration von 0,6% den Harn unzersetzt erhält. Cronheim empfiehlt eine gesättigte, wässerige, etwa 4proz. Lösung. Allerdings ist zu berücksichtigen, daß durch das Fluornatrium Kalksalze gefällt werden. Wenn es ich daher um eine Bestimmung der Mineralbestandteile des Harns handelt, wird man von der Benützung des Fluornatriums Abstand nehmen.

X. Giftigkeit des Harns.

Menschlicher und tierischer Harn, der Tieren in die Blutbahn injiziert wird, entfaltet giftige Wirkungen. Die Ursachen der Harngiftigkeit sind nicht vollständig aufgeklärt. Frühere Forscher haben vor allem die Kalisalze für die Träger der Giftwirkung gehalten. Indes haben Schiffer[3]), Charrin und Roger[4]) festgestellt, daß der Harn auch nach Entfernung des Kalis noch giftig ist, und daß die Harnasche weniger giftig ist als der Harn. Nach denselben Autoren sind die Kalisalze zu höchstens 45% an der Giftigkeit des menschlichen Harns beteiligt (zu 70—80% im Kaninchenharn, zu 71% im Hundeharn), während Bouchard[5]) beim Tagharn 1/5 und beim Nachtharn 1/3 der Giftigkeit auf das Kali bezieht. Man hat dann weiter an die Harnfarbstoffe [Mairet und Bosc[6])], vor allem aber an alkaloidartige Substanzen gedacht und versucht, solche aus normalem Harn zu gewinnen. So hat Pouchet[7]) aus normalem Harn ein Alkaloid isoliert, das sich besonders für Frösche als sehr giftig erwies. Alkaloidartige Körper von giftigen Eigenschaften sind ferner von Mme. Eliascheff[8]), die das Gift unter den nicht dialysierbaren Bestandteilen des Harns fand, ferner von Bouchard[9]), Lépine und Guérin[10]),

[1]) W. Cronheim, Archiv f. Anat. u. Physiol., physiol. Abt., Suppl. 1902, 262.
[2]) M. Arthus u. A. Huber, Arch. de Physiol. 24, 655 [1892].
[3]) J. Schiffer, Du Bois' Archiv 1883, 127; Deutsche med. Wochenschr. 1883, 229.
[4]) A. Charrin u. G. F. Roger, Compt. rend. de la Soc. de Biol. 1886, 607.
[5]) Ch. Bouchard, Compt. rend. de l'Acad. des Sc. 102, 669 [1886].
[6]) Mairet u. Bosc, Compt. rend. de la Soc. de Biol. 3, 94 [1891].
[7]) A. G. Pouchet, Compt. rend. de l'Acad. des Sc. 97, 1560 [1883].
[8]) P. Eliascheff, Mémoires de la Soc. de Biol. 3, 71 [1891].
[9]) Ch. Bouchard, Revue de méd. 2, 825 [1882].
[10]) R. Lépine u. G. Guérin, Revue de méd. 7, 67 [1884]; Lyon méd. 42 [1884].

Villiers[1]), Aducco[2]) u. a. aus normalem Harn dargestellt und zum Teil genau analysiert worden. Kutscher[3]) isolierte die toxischen Basen: Novain, Reductonovain und Mingin. Sasaki[4]) konnte eine Toxizität der adialysierbaren Stoffe nicht feststellen. Bei Eklampsie jedoch fand Savaré[5]) die nicht dialysierbaren Bestandteile giftig. Hauptsächlich sind aber aus pathologischen Harnen, und zwar vorzugsweise bei Infektionskrankheiten (Typhus, Scharlach, Diphtherie, Pneumonie, Erysipel usw.), die verschiedenartigsten alkaloidähnlichen Basen isoliert worden, die sich im normalen Harn nicht nachweisen lassen, und die zum Teil in die Gruppe der Ptomaine gehören [Selmi[6]), Luff[7]), Arslan[8]), Ewald und Jacobson[9]), Clark, Garrod, Forchheimer[10]) und besonders Griffiths[11]) und Albu[12])]. Es ist also wohl zweifellos, daß an der Giftwirkung des Harns auch „Alkaloide" beteiligt sind und sehr wahrscheinlich, daß die größere Giftigkeit pathologischer Harne auf deren Gehalt an verschiedenartigen Ptomainen zurückzuführen ist, die heute nur erst teilweise bekannt sein dürften. Nähere Einzelheiten über die im Harn vorkommenden Ptomaine siehe das betreffende Kapitel (vgl. auch Abschnitt „Fermente usw. im Harns" S. 845). Für die Beurteilung der Toxizität des normalen Harns ist aber vor allem die sehr bemerkenswerte Tatsache zu berücksichtigen, daß der in die Blutbahn injizierte Harn eine andere osmotische Spannung als das Blut hat. Daß dieser Faktor eine entscheidende Rolle spielt, geht aus Versuchen von Heymans v. d. Bergh[13]), Posner und Vertun[14]) hervor, welche zeigen konnten, daß der Harn seine toxischen Eigenschaften verliert, wenn er vor der Injektion bis zur Isotonie verdünnt wird. Es ist mithin verfehlt, die Giftigkeit des Harns ausschließlich auf toxische Substanzen im chemischen Sinne zurückzuführen.

Nach Perrin[15]) soll die Giftigkeit des menschlichen Harns umgekehrt proportional seiner Oberflächenspannung sein.

Die Giftwirkungen des Harns äußern sich hauptsächlich in einer gesteigerten Diurese, Zittern, Myosis, Tränenfluß, tonische und klonische Krämpfe, Koma.

Der Grad der Giftigkeit des menschlichen Harns ist sehr verschieden; der Harn Neugeborener ist in höherem Grade giftig als der Harn Erwachsener [Hein[16])], der Harn von Kranken stärker giftig als der Harn Gesunder. So fanden Feltz und Ehrmann[17]) die Toxizität des Fieberharns $1\frac{1}{2}$—2mal so groß wie die Giftigkeit des normalen Harns. Unter dem Einfluß hochfrequenter

1) A. Villiers, Compt. rend. de l'Acad. des Sc. 100, 1246 [1885].
2) V. Aducco, Arch. di Biol. ital. 9, 203 [1888] u. 10, 1 [1888].
3) Fr. Kutscher, Zeitschr. f. physiol. Chemie 51, 457 [1907]. — Fr. Kutscher u. A. Lohmann, Zeitschr. f. physiol. Chemie 48, 1 [1906]; 48, 422 [1906] u. 49, 81 [1906].
4) K. Sasaki, Beiträge z. chem. Physiol. u. Pathol. 9, 386 [1907].
5) M. Savaré, Beiträge z. chem. Physiol. u. Pathol. 9, 401 [1907] u. 11, 71 [1908].
6) F. Selmi, Annali di Chim. e di Farmacol. 8, 3 [1888].
7) A. T. Luff, British med. Journ. 2, 193 [1889].
8) Arslan, Revue mens. des mal. de l'enf. 1892, 555.
9) C. A. Ewald u. J. Jacobson, Berl. klin. Wochenschr. 1894, 2.
10) Clark, Garrod u. Forchheimer, zit. nach L. Brieger, Verh. d. Kongr. f. inn. Medizin 16, 149 [1898].
11) A. B. Griffiths, Compt. rend. de l'Acad. des Sc. 113, 656 [1891]; 114, 496, 1382 [1892]; 115, 185, 667 [1892]; 116, 1205 [1893]; 117, 744 [1893].
12) A. Albu, Berl. klin. Wochenschr. 1894, Nr. 1 u. 48.
13) A. Heymans v. d. Bergh, Zeitschr. f. klin. Medizin 35, 52 [1898].
14) C. Posner u. M. Vertun, Berl. klin. Wochenschr. 1900, 75.
15) G. Perrin, Thèse Lyon 1906/07.
16) K. Hein, Dissert. Petersburg 1904.
17) V. Feltz, Compt. rend. de l'Acad. des Sc. 102, 880 [1886]; 104, 1877 [1887].

elektrischer Ströme soll nach Denoyés, Martre und Rouvière[1]) die Giftigkeit des Harns eine Zunahme erfahren.

Bouchard[2]) schließt aus seinen Untersuchungen über die Giftigkeit des normalen Harns, daß der Nachtharn weniger giftig ist als der Tagharn, und daß beide antagonistische Giftwirkungen entfalten, insofern der Tagharn mehr narkotisch wirken, der Nachtharn hingegen Konvulsionen auslösen soll. Ein Gemisch von Tag- und Nachtharn kann nach Bouchard weniger giftig sein, als sich nach der Wirkung jedes einzelnen berechnen würde. Milchdiät und Hunger setzen die Giftigkeit des Harns herab (Charrin und Roger[3])].

Der Harn verschiedener Tiere hat einen sehr verschiedenen Grad von Giftigkeit. Guinard[4]) fand, daß 1 kg Kaninchen getötet wird durch intravenöse Injektion von 132,7 ccm Harn vom Menschen, 193 vom Hund, 53 vom Schwein, 38,5 vom Rind, 35 vom Meerschweinchen, 33,8 vom Hammel, 32 von der Ziege, 29,4 vom Esel, 29,2 vom Pferd, 15 vom Kaninchen und 13 von der Katze.

Bestimmung der Harngiftigkeit.

Die Giftigkeit des Harns wird nach Bouchard bestimmt, indem man das Gewicht Kaninchen in Kilo ermittelt, welches durch die vom Kilo Körpergewicht in 24 Stunden ausgeschiedene Harnmenge getötet wird. Diese Größe wird der „urotoxische Koeffizient" genannt. Bouchard hat geglaubt, aus der Bestimmung des urotoxischen Koeffizienten weitgehende Schlüsse besonders auf die Giftretention bei Niereninsuffizienz ziehen zu können. Gestützt auf die Autorität Bouchards haben zahlreiche Autoren bei den verschiedensten Krankheiten Giftigkeitsbestimmungen des Harns ausgeführt.

Eine Steigerung der Harntoxizität wurde bei Hautkrankheiten festgestellt [beim Pemphigus vegetans von Pini[5]), bei Eczema papulo-squamosum von Colombini[6]), bei Psoriasis von Oro und Mosca[7])]. Bei anderen Dermatosen wurde die Herabsetzung der Harngiftigkeit gefunden, z. B. von Colombini[6]) bei Eczema rubrum madidans, von Chatinière[8]) und Calderone[9]) bei Lepra. [Fisichella[10]) fand bei Lepra eine Erhöhung der Toxizität.] Bei Hautverbrennungen wurde regelmäßig eine Erhöhung der Harngiftigkeit konstatiert, die zweifellos auf die Produktion toxischer Körper zurückzuführen sein dürfte [siehe die Arbeiten von Catiano[11]), Lustgarten[12]), Kijanitzin[13]), Ajillo und Parascondolo[14]), W. Reiß[15]), Spiegler[16]), Spiegler und Fränkel[17]), Weidenfeld[18]), E. Scholz[19])]. Bei Lähmungen, bei Epilepsie und anderen Gehirnkrankheiten wurde bald eine Erhöhung, bald eine Erniedrigung des urotoxischen Koeffizienten fest-

[1]) Denoyés, Martre u. Rouvière, Compt. rend. de l'Acad. des Sc. 133, 64 [1901].
[2]) Ch. Bouchard, Compt. rend. de l'Acad. des Sc. 102, 669 [1886].
[3]) A. Charrin u. G. F. Roger, Compt. rend. de la Soc. de Biol. 1887, 145.
[4]) L. Guinard, Compt. rend. de la Soc. de Biol. 5, 493 [1893].
[5]) Pini, Giorn. ital. delle mal. ven. e della pelle 33, 354 [1898].
[6]) P. Colombini, Giorn. ital. delle mal. ven. e della pelle 32, 230 [1897].
[7]) Oro u. Mosca, Giorn. ital. della scienze med. 1902.
[8]) Chatinière, Annales de Derm. et de Syphil. 6, 204 [1895].
[9]) Calderone, Giorn. ital. delle mal. ven. e della pelle 32, 569 [1897].
[10]) Fisichella, Rif. med. 1893, 350.
[11]) Catiano, Virchows Archiv 87, 345 [1882].
[12]) S. Lustgarten, Wiener klin. Wochenschr. 29, 528 [1891].
[13]) J. Kijanitzin, Virchows Archiv 131, 436 [1893].
[14]) G. Ajillo u. C. Parascondolo, Wiener klin. Wochenschr. 9, 780 [1896].
[15]) W. Reiß, Archiv f. Derm. u. Syph. Erg. Bd. 25, 141 [1893].
[16]) E. Spiegler, Wiener med. Blätter 19, 259 [1896].
[17]) E. Spiegler u. S. Fränkel, Wiener med. Blätter 20, 75 [1897].
[18]) St. Weidenfeld, Archiv f. Derm. u. Syph. 61, 33 [1902].
[19]) E. Scholz, Münch. med. Wochenschr. 47, 152 [1900].

gestellt [Goldflam[1]), Singer und Goodbody[2]), Voisin[3]), Voisin und Péron[4]), Féré[5]) u. a.].

Die Bouchardsche Methode hat jedoch einer sachlichen Kritik nicht standhalten können, und da besonders Fr. Müller[6]), Ewald[7]) und v. Noorden[8]) zu einem gänzlich absprechenden Urteil über das Verfahren gelangt sind, da es ferner festgestellt ist, daß die osmotischen Druckdifferenzen zwischen Harn und Blut den ausschlaggebenden Faktor für die Giftigkeit des Harns bilden, kann die Ermittlung des urotoxischen Koeffizienten heute kaum mehr als wissenschaftliche Methode gelten, um so mehr, als sie gerade für die Beurteilung der Niereninsuffizienz, der Giftstauung bei Nierenkranken gänzlich versagt hat (s. auch die Arbeiten von Stadthagen[9]), Beck[10]), Gumprecht[11]), Herter[12]), Albu[13]), Heymans van d. Bergh[14]), Posner und Vertun[15])].

XI. Enteiweißung, Klärung und Entfärbung, Zentrifugierung des Harns.

Enteiweißung des Harns.

Bei vielen Untersuchungen erweist es sich als notwendig, einen Harn, der Eiweiß enthält, hiervon zu befreien.

Enteiweißung durch Koagulation bei schwach essigsaurer Reaktion. Bei dem am häufigsten angewandten Verfahren wird der Harn bis zur Koagulation des Eiweißes gekocht, und letzteres abfiltrert. Eine abgemessene Menge des sauren Harns — bei neutraler oder alkalischer Reaktion nach tropfenweisem Zusatz verdünnter Essigsäure bis zur schwachsauren Reaktion — wird im Becherglas oder in der Porzellanschale auf freiem Feuer bis zum Kochen erhitzt. Scheidet sich das Eiweiß nicht grobflockig ab, so setzt man unter fortwährendem Kochen stark verdünnte Essigsäure hinzu, bis sich große Flocken abscheiden, filtriert durch ein kleines Filter, wäscht mit geringen Mengen Wasser nach und füllt zu einem bestimmten Volumen auf. Das Filtrat darf mit Essigsäure und Ferrocyankalium keine Trübung geben. Koaguliert das Eiweiß nicht flockig, so kann man es durch Filtration nicht vollständig entfernen. Der Essigsäurezusatz muß daher sehr vorsichtig erfolgen, da sowohl zu schwach wie zu stark saure Reaktion die grobflockige Ausscheidung des Eiweißes verhindert. Einen guten Indikator, um sich über die für die Ent-

---

[1]) S. Goldflam, Zeitschr. f. klin. Medizin **19**, Suppl. 240 [1891].

[2]) H. D. Singer u. F. W. Goodbody, Brain **1901**, 257.

[3]) J. Voisin, Sem. méd. **1892**, 262.

[4]) J. Voisin u. A. Péron, Arch. de Neurol. **23, 24, 25** [1892/93].

[5]) Ch. Féré, Soc. des hôp. **1892**.

[6]) Fr. Müller, Verh. d. Kongr. f. inn. Medizin **1898**, 163.

[7]) C. A. Ewald, Die Autointoxikationen in: Deutsche Med. im 19. Jahrh., Berlin **1901**, S. 72.

[8]) C. v. Noorden, Handbuch der Pathologie des Stoffwechsels, 2. Aufl., Berlin, Bd. **1**, S. 1020 [1907].

[9]) M. Stadthagen, Zeitschr. f. klin. Medizin **15**, 383 [1889].

[10]) A. Beck, Archiv f. d. ges. Physiol. **70**, 560 [1889].

[11]) Gumprecht, Centralbl. f. inn. Medizin **1897**, 569.

[12]) C. A. Herter, Cleveland Journ. of med. **1897**, Okt.

[13]) A. Albu, Virchows Archiv **166**, 77 [1901]; Über die Autointoxikationen. Berlin **1895**.

[14]) A. Heymans van d. Bergh, Zeitschr. f. klin. Medizin **35**, 52 [1898].

[15]) C. Posner u. Vertun, Berl. klin. Wochenschr. **1900**, 75.

eiweißung des Harns optimale schwachsaure Reaktion zu orientieren, hat, wie Sahli angibt, Schorer[1]) in einer wässerigen Azolithminlösung gefunden, durch die der Harn violett gefärbt wird. Sobald der für die Eiweißfällung richtige Essigsäurezusatz erreicht ist, schlägt das Violett in Rot um. Eventuellen Überschuß von Essigsäure kann man durch vorsichtigen Sodazusatz neutralisieren. Diese Methode ist für die meisten Zwecke vollkommen ausreichend, da bei richtiger Ausführung derselben höchstens minimale Spuren des Eiweißes der Abscheidung entgehen, was für die weitere Untersuchung meist irrelevant ist.

Mit größerer Sicherheit wird alles Eiweiß (Albumin, Globulin und ein Teil der Albumosen) durch Fällen mit einem Metallsalz (Eisenoxyd, Blei usw.) in neutraler Lösung abgeschieden. Man kann sich zweckmäßig eines von Hoppe-Seyler angegebenen und von Hofmeister modifizierten Verfahrens bedienen.

Enteiweißung nach Hoppe-Seyler — Hofmeister[2]). 500 ccm Harn werden mit 10 ccm konz. Natriumacetatlösung versetzt, und tropfenweise konz. Eisenchlorid bis zur bleibenden blutroten Färbung zugegeben. Die nun stark saure Lösung wird mit NaOH genau neutralisiert und dann aufgekocht. Da sie nach dem Erhitzen wieder sauer reagiert, setzt man noch so viel Lauge hinzu, bis die Flüssigkeit amphoter oder ganz schwach sauer reagiert, erhitzt zum Sieden und filtriert nach dem Erkalten. Das Filtrat muß bei Zusatz von Essigsäure und Ferrocyankalium eiweiß- und eisenfrei sein.

Bei zuckerhaltigen Harnen kann die Methode nicht angewandt werden, weil der Zucker Eisensalze in Lösung hält.

Enteiweißung nach Hofmeister[3]). In diesem Falle kann man eine andere Methode von Hofmeister anwenden, durch die auch die für manche Untersuchungen recht störende Anreicherung des Harns an Salzen vermieden wird, die bei dem Hoppe-Seyler-Hofmeisterschen Verfahren stattfindet. Der Harn wird mit essigsaurem Blei (Bleizucker) ausgefällt, das Filtrat wird mehrere Minuten mit Bleihydrat erwärmt, filtriert, und die Lösung durch Einleiten von H_2S vom gelösten Blei befreit. Die so erhaltene Flüssigkeit ist eiweißfrei und enthält von angewandten Reagentien nur noch Essigsäure, die ev. durch Abdampfen entfernt werden kann. Enthält der Harn sehr viel Eiweiß, so ist es zweckmäßig, zunächst die Hauptmenge in der oben beschriebenen Weise durch Koagulation bei schwach essigsaurer Reaktion zu entfernen und dann das Filtrat in der eben beschriebenen Weise zu behandeln.

Enteiweißung nach Hoppe-Seyler—Heynsius[4]). Der Harn wird bis zur starksauren Reaktion mit verdünnter Essigsäure versetzt; dann fügt man (ein Dritteil des Volumens) konzentrierte reine Kochsalzlösung hinzu, erhitzt bis zum Kochen, läßt erkalten und filtriert. Das Filtrat ist eiweißfrei. Bei großem Eiweißgehalt bildet sich schon in der Kälte ein Niederschlag, da Serumalbumin aus der mit Essigsäure angesäuerten Lösung durch viel Kochsalz gefällt wird; ist der Eiweißgehalt gering, entsteht erst beim Erwärmen eine Trübung, die sich zu feinen Flocken verdichtet. Das Verfahren ist recht brauchbar.

Enteiweißung nach Devoto. Noch sicherer ist das Verfahren von Devoto[5]). Der Harn wird mit Ammonsulfat gesättigt, indem man in 100 ccm

[1]) Schorer, zit. nach Sahli, Lehrbuch l. c. S. 637.
[2]) F. Hofmeister, Zeitschr. f. physiol. Chemie **4**, 263 [1880].
[3]) F. Hofmeister, Zeitschr. f. physiol. Chemie **2**, 288 [1878/79].
[4]) A. Heynsius, Pflügers Archiv **10**, 239 [1875].
[5]) L. Devoto, Zeitschr. f. physiol. Chemie **15**, 465 [1891].

75 g fein gepulvertes Ammonsulfat einträgt, das sich in gelinder Wärme beim Umrühren allmählich löst. Die Flüssigkeit wird 30—40 Minuten dem Dampf siedenden Wassers ausgesetzt, worauf die Koagulation beendet ist, und dann filtriert. Hierdurch werden Albumin und Globulin sicher koaguliert.

Neuerdings werden auch die von Michaelis und Rona für das Blut angegebenen Enteiweißungsmethoden mit Kaolin, kolloidaler Eisenhydroxydlösung oder Mastix für den Harn angewandt. Die Beschreibung dieser Methoden findet sich im Kapitel „Blut usw." S. 956.

Andere Methoden, durch welche die im Harn vorkommenden Eiweißkörper gefällt werden und die bei speziellen Untersuchungen des Harns zur Entfernung des Eiweißes Anwendung finden können, sind S. 758—776 nachzulesen. Als allgemeine Enteiweißungsmethoden genügen die hier mitgeteilten Verfahren allen in praxi vorkommenden Bedürfnissen.

Klärung und Entfärbung des Harns.

Dunkle oder getrübte Harne müssen für zahlreiche Untersuchungen zuvor entfärbt bzw. geklärt werden. Oft gelingt es, durch Filtrieren des Harns, indem man ihn ev. mehrmals durch dasselbe Filter, z. B. ein Barytfilter, schickt, eine für die betreffende Untersuchung genügende Klärung zu erzielen. Durch Phosphate getrübte Harne und viele Tierurine, namentlich Kaninchenharne, werden oft durch wenige Tropfen Eisessig geklärt, der die Carbonate und Phosphate löst. In anderen Fällen muß man dem Harn Substanzen zusetzen, die Farbstoffe und Trübungen absorbieren. [Kritisches hierüber siehe bei Neuberg[1]).]

Tierkohle. Eines der am häufigsten angewandten Mittel ist die Tierkohle, die sowohl ein ausgezeichnetes Entfärbungsmittel ist, als auch Trübungen gut zurückhält. Man verfährt in der Weise, daß man den Harn auf freiem Feuer bis zum Sieden erhitzt, die Flamme entfernt und dann ein bis zwei Messerspitzen fein gepulverter Tierkohle sehr langsam und vorsichtig zusetzt, den Harn noch etwa 1—3 Minuten lang im Sieden läßt und heiß durch ein Faltenfilter filtriert. Geht die Flüssigkeit anfangs trüb durch, so gießt man sie nochmals auf. Man erhält auf diese Weise meistens wasserhelle oder nur schwach gefärbte Filtrate. Wenn ein Aufkochen des Harns für die nachfolgende Untersuchung nicht zulässig ist, so muß man denselben etwa $1/2$ bis 1 Stunde mit der Tierkohle bei Zimmertemperatur bzw. bei 40° — was bequem im Brutschrank durchzuführen ist — stehen lassen und öfters gut durchschütteln. Indes ist die Tierkohle nicht in allen Fällen anwendbar, da sie verschiedene Substanzen zurückhält. So ist es sicher nachgewiesen, daß Traubenzucker und andere Kohlenhydrate durch Tierkohle zum Teil absorbiert werden. Bei polarimetrischen Zuckerbestimmungen, bei Untersuchungen auf Pentosen, Glukuronsäure usw. ist daher die Entfärbung des Harns mit Tierkohle nicht am Platze, ebensowenig bei Untersuchungen von Harnfarbstoffen, die durch Tierkohle so vollständig absorbiert werden, daß sich darauf Methoden der Isolierung gründen.

Normales Bleiacetat. Man verwendet namentlich für polarimetrische Zuckerbestimmungen am besten das normale Bleiacetat (Bleizucker), durch das keine Kohlenhydrate aus dem Harn gefällt werden [Mörner[2])], wenn derselbe sauer reagiert. Um Zuckerverluste sicher zu vermeiden, soll man daher stets den Urin vor dem Bleizusatz mit einigen Tropfen Eisessig ansäuern. Man kann so verfahren, daß man ein abgemessenes Volumen Harn

---

[1]) C. Neuberg, Biochem. Zeitschr. **24**, 427 [1910].
[2]) K. A. H. v. Mörner, Hygiea. Festband **1889**.

mit einer bestimmten Menge einer konz. Bleiacetatlösung versetzt und bei der Berechnung die Verdünnung entsprechend berücksichtigt. Hat man z. B. 50 ccm Harn mit 10 ccm Bleizuckerlösung versetzt, so ist der gefundene Polarisationswert mit $\frac{6}{5} = 1,2$ zu multiplizieren. Um jedoch jede Verdünnung zu vermeiden, ist es zweckmäßiger, dem Harn fein gepulvertes Bleiacetat zuzusetzen (etwa 2 Messerspitzen auf je 10 ccm Harn). Man schüttelt gut durch und filtriert in ein zuvor mit destilliertem Wasser gespültes und getrocknetes Gefäß. (Wegen des Bleigehaltes des Filtrates dürfen Trichter und Gefäß nicht mit Leitungswasser ausgespült werden, da sonst Trübungen durch Bleichlorid und Bleicarbonat entstehen.) Die Entfärbung mit Bleiacetat ist auch bei sehr geringen Harnmengen möglich. Verreibt man 10—12 ccm Harn mit etwa 2 g fein gepulvertem normalen Bleiacetat in einem kleinen Porzellanmörser, so erhält man nach der Filtration eine völlig klare, nahezu farblose Lösung in einer Menge, die für die Polarisation in den modernen, 5—6 ccm fassenden 2-dcm-Röhren durchaus genügt [Neuberg[1])].

Basisches Bleiacetat. Basisches Bleiacetat (Bleiessig), das an sich noch besser entfärbend als Bleizucker wirkt, wird im allgemeinen nicht zur Klärung benutzt werden dürfen, weil es eine ganze Reihe von Substanzen, auf die es oft gerade bei der Untersuchung ankommt, zum Teil niederschlägt. (Traubenzucker, Pentose, Glukuronsäure und deren Verbindungen usw.)

Liquor ferri subacetici und kolloidales Eisenhydroxyd. An Stelle des Bleiacetats kann nach Neuberg[1]) auch der Eisenessig, Liquor ferri subacetici, benutzt werden, der beim Aufkochen eine gute Klärung und Entfärbung zu Wege bringt und gleichzeitig auch etwa vorhandenes Eiweiß fällt. Trübungen und Farbstoffe werden auch durch das von Michaelis und Rona[2]) zur Enteiweißung vorgeschlagene kolloidale Eisenhydroxyd niedergerissen. Die kolloidale Eisenhydroxydlösung hat vor dem Eisenessig den Vorzug, daß sie schon in der Kälte wirkt, obgleich ihre Wirkung durch Aufkochen oft befördert wird. Von beiden Eisenlösungen sind nur wenige Tropfen erforderlich. Hat man einen Überschuß zugesetzt, so kann das Ferrisubacetat durch Aufkochen mit einem löslichen Acetat (Natriumacetat) entfernt werden [Neuberg[1])], und das kolloidale Eisenhydroxyd durch einfachen Zusatz einer geringen Menge NaCl oder eines Salzes mit zweiwertiger Basis (MgSO$_4$) [Michaelis und Rona[3]), Oppler und Rona[4])]. (Vgl. S. 970.)

Magnesiumsulfat. Häufig gelingt es, trüben Harn durch Zusatz einiger Kubikzentimeter Magnesiumsulfatlösung und Natriumcarbonat zu klären, indem der entstehende Niederschlag von Magnesiumcarbonat die Trübungen niederreißt. Dieses Verfahren ist besonders für bakterienhaltige Harne sehr geeignet und ist auch bei zuckerhaltigem Harn brauchbar.

Anstatt des Magnesiumsulfats kann man auch Calciumchlorid anwenden.

Kieselgur. Ein ganz ausgezeichnetes Klärungsmittel ist das Kieselgur, das von A. Jolles[5]) und später von Schweissinger[6]) vorgeschlagen wurde, und das auf Grund eigener Erfahrungen angelegentlichst empfohlen werden kann. Es hält weder Kohlenhydrate noch andere wichtige Substanzen zurück und bietet den Vorteil, daß die Klärung ohne Verdünnung erzielt wird. Das Kieselgur wirkt allerdings nur in geringem Grade entfärbend, so daß es für intensiv gefärbte Harne nicht

[1]) C. Neuberg, Biochem. Zeitschr. **24**, 424, 427 [1910].
[2]) L. Michaelis u. P. Rona, Biochem. Zeitschr. **7**, 329 [1907].
[3]) L. Michaelis u. P. Rona, Biochem. Zeitschr. **8**, 356 [1998]; **16**, 60 [1909].
[4]) B. Oppler u. P. Rona, Biochem. Zeitschr. **13**, 121 [1908].
[5]) A. Jolles, Zeitschr. f. analyt. Chemie **29**, 408 [1890].
[6]) O. Schweissinger, Pharmaz. Centralbl. **40**, 88 [1899].

geeignet ist. Zur Entfernung von Trübungen jedoch leistet es sehr gute Dienste. Man wendet es am zweckmäßigsten in der Weise an, daß man etwa 1 bis 2 Messerspitzen Kieselgur auf ein Filter gibt und dann den Urin aufgießt, oder indem man den Harn mit dem Kieselgur gut durchschüttelt und dann filtriert.

Kaolin. Anstatt des Kieselgurs kann man auch das von Michaelis und Rona[1]) zur Enteiweißung empfohlene Kaolin anwenden. Seine aufhellende Kraft ist jedoch geringer, und es wirkt nur dann in befriedigender Weise entfärbend, wenn gleichzeitig fällbare Proteinstoffe oder andere Kolloide zugegen sind (Neuberg[2]).

Verfahren von Patéin und Dufau. Ein namentlich für Zuckerbestimmungen empfohlenes Verfahren zur Klärung und Entfärbung des Harns ist von Patéin und Dufau[3]) angegeben, durch das auch vorhandenes Eiweiß ausgefällt wird. Dasselbe beruht auf der Fällung des Harns mit Mercurinitrat, dessen Anwendung für diesen Zweck schon Tanret im Jahre 1878 in Vorschlag gebracht hat[4]). 50 ccm Harn werden mit so viel Quecksilbernitratreagenz versetzt, bis durch dieses kein Niederschlag mehr hervorgerufen wird. Dann fügt man tropfenweise verdünnte Natronlauge bis zur neutralen oder höchstens ganz schwach alkalischen Reaktion hinzu, füllt zu 100 ccm auf und filtriert. Im Filtrat darf auf Zusatz von Natronlauge kein Niederschlag mehr entstehen. Gelöstes Quecksilber kann man durch Zusatz geringer Mengen von 0,8%iger Natriumhypophosphitlösung zur Abscheidung bringen.

Die zu verwendende Quecksilbernitratlösung wird folgendermaßen bereitet: 200 g saures Quecksilbernitrat werden mit 500—600 ccm Wasser gelöst; es wird so viel NaOH zugesetzt, bis eben ein schwacher Niederschlag entsteht und dann zu einem Liter aufgefüllt, oder 220 g gelbes Quecksilberoxyd werden in 300—400 g Wasser und der gerade genügenden Menge Salpetersäure gelöst, einige Tropfen Natronlauge bis zum Erscheinen eines gelbbraunen Niederschlages hinzugefügt, darauf wird bis zu 1 l aufgefüllt und filtriert.

Nach G. Denigès[5]) verwendet man besser das rote Quecksilberoxyd des Handels. Man trägt in 160 ccm HNO₃ vom spez. Gewicht 1,39, die sich in einer 1 l fassenden Porzellanschale befinden, langsam 220 g rotes, gut zerkleinertes Quecksilberoxyd derart ein, daß ein neuer Zusatz erst nach völliger Lösung des HgO erfolgen darf; man fügt dann 160 ccm Wasser hinzu, erhitzt zum Sieden und fügt nach dem Erkalten unter dauerndem Schütteln 40 ccm einer Natronlauge hinzu, die aus 1 Vol. 30 proz. Ätznatron (D = 1,33) und 3 Vol. Wasser gemischt ist, füllt zum Liter auf und filtriert nach guter Durchmischung. Das Reagens ist in dunklen Flaschen aufzubewahren.

Das Verfahren liefert meist klare und durchsichtige Lösungen. Indes besteht die Angabe von Patéin und Dufau[3]) und Denigès[5]), daß die Klärung mit Quecksilbernitrat jedem anderen Verfahren überlegen sei, zweifellos zu Unrecht, was neuerdings Neuberg[2]) auf Grund eigener Untersuchungen nachdrücklichst betont. Nach Neubergs Versuchen übertrifft namentlich die Entfärbung mit normalem Bleiacetat hinsichtlich Schnelligkeit und Bequemlichkeit bei weitem die Mercurinitratmethode, und zwar gerade für polarimetrische Bestimmungen, da die Klärung mit Bleizucker schon bei sehr geringen Harnmengen (10 ccm) anwendbar ist, während für das Verfahren von Patéin und Dufau erheblich größere Urinquantitäten erforderlich sind. Übrigens ist nach Neubergs Untersuchungen das **Mercuriacetat** dem Mercurinitrat als Klärungsmittel weit überlegen und hat vor letzterem den Vorzug, daß es sich ebenso wie Bleiacetat in fester Form verwenden läßt.

---

[1]) L. Michaelis u. P. Rona, Biochem. Zeitschr. **7**, 329 [1907].
[2]) C. Neuberg, Biochem. Zeitschr. **24**, 424 [1910].
[3]) C. Patéin u. E. Dufau, Compt. rend. de l'Acad. des Sc. **128**, 375 [1900]; Journ. de Pharm. et de Chim. **10**, 433 [1899].
[4]) R. Lépine u. R. Boulud (Lyon méd. **1901**, 16, Juni; Revue de Méd. **1901**, 663; Compt. rend. de la Soc. de Biol. **54**, 1373 [1902]) raten von einer Verwendung des Mercurinitratreagenzes überhaupt ab, da es Zuckerverluste bedingen kann.
[5]) G. Denigès, Bericht d. V. Intern. Kongr. f. Chem. Berlin **4**, 134 [1903].

Die Angabe von Denigès[1]), daß gallenfarbstoffhaltiger Harn durch Bleiacetat nicht
geklärt wird, ist durch Neuberg[2]) als unrichtig
erwiesen worden. Auch seine Angabe, daß me-
thylenblauhaltige Harne durch das Mercuri-
nitratreagens entfärbt werden, konnte Neuberg
nicht bestätigen. Methylenblau wird weder durch
Bleiacetat noch durch Mercurisalze gefällt und auch
nicht durch Kieselgur oder Kaolin niedergeschlagen. Nur durch Phosphorwolframsäure in schwach
mineralsaurer Lösung gelingt es öfter, methylen-
blauhaltige Harne zu entfärben [Neuberg[2])].

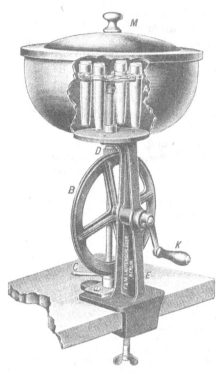

Fig. 22.

Zentrifugierung des Harns.

Zur Trennung von Trübungen oder Sedimenten erweist es sich oft als notwendig, den
Harn in der Zentrifuge zu zentrifugieren. In
Fig. 22 ist eine durch die Firma Lauten-
schläger in Berlin konstruierte Handzentri-
fuge abgebildet.

M ist eine abnehmbare Blechkapsel, welche
als Schutzvorrichtung für die eigentliche Zentri-
fugierungsvorrichtung dient. Die Blechkapsel ist
aufgebrochen gezeichnet, so daß man die rechte
Hälfte des in schnelle Rotation zu versetzenden
Zentrifugalbalkens erkennen kann, welcher auf
einer vertikalen Achse aufsitzt und beiderseits eine
um eine tangentiale Achse drehbar aufgehängte
Metallhülse trägt. In diese Metallhülsen wird in
kurzen, unten zugespitzten Reagensgläschen die zu
zentrifugierende Flüssigkeit gebracht. Wird nun
die Kurbel K mit dem Schwungrad rasch mit der Hand gedreht, so überträgt sich die Bewegung auf das Rad B, von dessen Peripherie die Bewegung mittels der konischen Friktions-
scheibe D auf die senkrechte Achse übergeht, welche den
rotierenden Balken trägt. Die Übersetzung ist eine derartige, daß man mit Leichtigkeit eine 2000—3000 malige
Umdrehung des Balkens in der Minute hervorbringen
kann. Bei der Drehung stellen sich die beiden Metallhülsen, welche die Reagensröhrchen enthalten, durch die
Zentrifugalkraft horizontal, indem sie sich der Länge
nach in einen Schlitz des Rotationsbalkens legen, um nachher bei der Verlangsamung der Drehung wieder in die
hängende Lage zurückzukehren. Ein Ausfließen der
Flüssigkeit ist dabei ausgeschlossen. Ein 2—3 Minuten
dauerndes Zentrifugieren genügt meist, um ausreichende
Mengen Sediment zu erhalten.

Außer dieser großen und anderen ähnlich konstruierten Zentrifugen, wie sie von verschiedenen
Firmen in guter Ausführung geliefert werden, sind
eine Reihe kleinerer in Gebrauch, die namentlich in
der ärztlichen Praxis vielfach Verwendung finden,
und von denen eine in Fig. 23 abgebildet ist. Ihre
Handhabung ergibt sich von selbst. Es muß nur
stets darauf geachtet werden, daß zwei gleich
gefüllte Gläschen eingesetzt werden, da bei

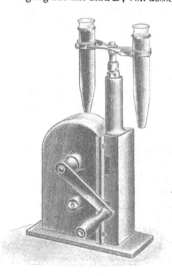

Fig. 23.

[1]) G. Denigès, Bericht d. V. Intern. Kongr. f. Chem. Berlin 4, 134 [1903].
[2]) C. Neuberg, Biochem. Zeitschr. 24, 424 [1910].

unsymmetrischer Belastung Stoßen auftritt, und ein richtiges Absetzen der Trübungen unmöglich gemacht wird. Bei Zentrifugen mit mehreren Gläschen — 4 bis 8 bis 12 — müssen die Gläschen stets einander gegenüberstehen.

Vielfach werden auch Zentrifugen verwendet, die durch Wasserkraft oder durch den elektrischen Strom getrieben werden. Besonders die letzteren sind sehr empfehlenswert, da sie eine hohe Umdrehungsgeschwindigkeit ermöglichen.

XII. Spektroskopie des Harns.

Die Spektroskopie gelangt bei der Analyse der organischen Harnbestandteile für die Untersuchung der eigentlichen Harnfarbstoffe und der in pathologischen Harnen vorkommenden Farbstoffe: Blutfarbstoffe, Gallenfarbstoffe usw. zur Verwendung und andererseits, um bei zahlreichen Farbenreaktionen des Harns bestimmte Absorptionsstreifen festzustellen.

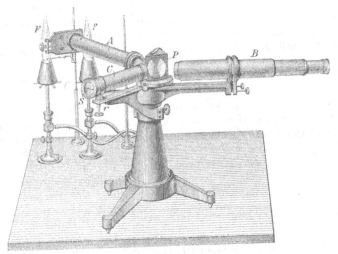

Fig. 24.

Prinzip. Wenn ein Strahl weißen Lichtes auf ein Prisma fällt, wird er nicht nur abgelenkt, sondern auch in einen Fächer farbigen Lichtes aufgelöst, das Spektrum, das aus den Farben Violett, Dunkelblau, Hellblau, Grün, Gelb, Rotgelb, Rot besteht, die allmählich ineinander übergehen. Ein reines Farbenbild entsteht aber nur, wenn die auffallenden Strahlen parallel sind. Dies wird erreicht durch eine Sammellinse, da parallel der Achse der Linse auffallende Strahlen im Focus derselben vereinigt werden, und vom Brennpunkt der Linse ausgehende Strahlen von der Linse so gebrochen werden, daß sie parallel austreten. Zur Herstellung eines reinen Spektrums ist es jedoch notwendig, in den Gang der Strahlen noch eine zweite Sammellinse einzuschalten, die durch Vereinigung der parallel auffallenden Strahlen im Focus ein verkehrtes Bild des Spaltes, durch den die Strahlen einfallen, liefert. Das Spektrum stellt mithin eine Reihe nebeneinander liegender Linsenbilder des erleuchteten Spaltes dar [Vogel[1])].

Zur spektroskopischen Untersuchung von Farbstofflösungen dient der **Kirchhoff-Bunsensche Spektralapparat** (Fig. 24). Derselbe besteht aus drei auf einem Stativ befindlichen Röhren. Das Kollimatorrohr A hat an dem dem Lichte zugekehrten Ende einen durch eine Mikrometerschraube enger oder weiter stellbaren vertikalen Spalt und am anderen Ende eine Konvexlinse,

---

[1]) H. W. Vogel, Praktische Spektralanalyse. 2. Aufl. 1889. I. Teil, S. 24.

die sogenannte Kollimatorlinse. Der Spalt liegt im Brennpunkt der Linse. Die durch den Spalt eintretenden Lichtstrahlen werden durch die Kollimatorlinse parallel gemacht und auf das Prisma P geworfen, in dem sie gebrochen und in das Spektrum aufgelöst werden. Sie treten in das astronomische Fernrohr B ein und gelangen durch das Okular mit 6 bis 8 maliger Vergrößerung zum Auge des Untersuchers. Am äußeren Ende des Rohres C befindet sich eine Skala, die auf dunklem Grunde in durchsichtige, horizontale Teilstriche geteilt ist, und die durch eine vor s gestellte Lampe beleuchtet wird. Die Skala steht im Brennpunkt einer im Rohr C befindlichen Linse, durch welche die durch die durchsichtigen Skalastriche eintretenden Strahlen parallel gemacht werden.

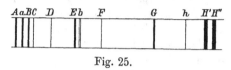

Fig. 25.

Die aus der Linse tretenden Strahlen fallen auf die Hinterfläche des Prismas, werden hier gespiegelt und in das Fernrohr B geworfen. So gelangen sie mit dem Spektralbündel in das Auge des Untersuchers, das daher an verschiedenen Stellen des Spektrums horizontale Striche sieht. Man sieht also im Fernrohr durch Brechung das Spektrum und durch Reflexion die Skala; und da Spalt und Skala genau im Focus ihrer Kollimatorlinse stehen, decken sich beide Bilder.

Zur Einstellung des Apparates entfernt man das Prisma P, sieht bei mäßig geöffnetem Spalt durch das Rohr A und zieht das Rohr mit dem Spalt so weit aus, daß die Ränder des letzteren scharf begrenzt erscheinen. Dann stellt man das Fernrohr B so ein, daß man weit entfernte Gegenstände deutlich dadurch erkennt, bringt das Prisma wieder an seine Stelle und schiebt das Rohr C bei

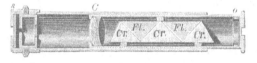

Fig. 26.

Beleuchtung seiner Skala so weit ein, bis die Teilstriche der Skala durch das Fernrohr scharf erkannt werden. Vor den Spalt bringt man eine mit kohlensaurem Natron gelb gefärbte Flamme F.

Der Harn (vorher filtriert, eventuell, falls er zu dunkel gefärbt ist, verdünnt) oder die zu prüfenden Farbstofflösungen werden in ein Gefäß mit zwei planparallelen Wänden aus Spiegelglas gebracht, das vor den Spalt des Kollimatorrohres gestellt wird, so daß das Licht senkrecht durch die Glasplatte hindurchgeht, bevor es in den Spalt eintritt. Durch das Fernrohr wird das Spektrum beobachtet, und mittels der beleuchteten Skala wird die Lage der Absorptionsstreifen bestimmt, die mit den Fraunhoferschen Linien des Sonnenspektrums verglichen werden. Im Spektrum des Sonnenlichtes finden sich nämlich zahlreiche Unterbrechungen in Gestalt feiner dunkler Linien, von denen Fraunhofer die auffallendsten mit den Buchstaben A, a, B, C, D, E, b, F, G, h, H', H'' bezeichnet hat (s. Fig. 25). A und B liegen im Rot, C im Orange, D im Gelb, E im Grün, F im Blau, G im Indigo, H im Violett.

An Stelle der größeren Spektralapparate kann man sich mit Vorteil der sehr bequemen Taschenspektroskope à vision directe bedienen, die für die meisten Untersuchungen sogar vorzuziehen sind, weil sie die Absorptionsstreifen meist schärfer zeigen, wegen Fehlens jeder Biegung eine schnellere Einstellung ermöglichen und die Benützung von Tageslicht gestatten.

Spektroskop von Browning. Das 10 cm lange gradsichtige Spektroskop von Browning, dessen innere Einrichtung in Fig. 26 dargestellt ist, besitzt mehrere

Prismen, die so angebracht sind, daß das ins Auge des Beobachters gelangende Licht dieselbe Richtung hat wie das durch den Spalt eintretende Licht, so daß man das Spektrum „à vision directe" erblickt und das Einstellen der Lichtquelle viel leichter bewrken kann als bei den Winkelapparaten. Bei *s* befindet sich der Spalt, der durch Drehung des runden Kopfes enger und weiter gestellt werden kann, bei *C* die Kollimatorlinse, bei *Cr*, *Fl* der aus Crown- und Flintglas zusammengefügte Prismenkörper und bei *o* die Öffnung für das Auge.

Zur Einstellung des Apparates macht man den Spalt eng, richtet das Instrument gegen den freien Himmel und zieht das innere Rohr aus, bis man die Fraunhoferschen Linien *E* und *b* im Grün scharf erkennt.

Der Harn, bzw. die Farbstofflösung (nötigenfalls verdünnt) wird in ein gewöhnliches Reagenzglas gebracht, das dicht vor den Spalt des Spektroskopes gehalten wird.

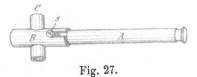

Fig. 27.

Um nicht durch seitliches Licht gestört zu werden, hat Sahli[1]) eine aus zwei sich kreuzförmig schneidenden Röhren von geschwärztem Messing bestehende Hülse konstruieren lassen, welche sich über das Spaltende des Instruments schieben und mittels einer Schraube befestigen läßt. In diese wird das Reagensglas eingeschoben (Fig. 27).

Spektroskop von Vogel. Ein anderes viel benutztes Taschenspektroskop ist von Vogel konstruiert worden, bei dem am Kopf eine Spiegelvorrichtung

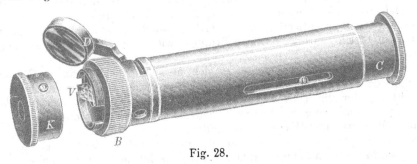

Fig. 28.

angebracht ist, so daß man zwei Spektren derselben Lichtquelle erhält. Das eine Spektrum dient als Skala, das andere zur Beobachtung der Absorptionen. Das Spektroskop, das in Fig. 28 abgebildet ist, ermöglicht nicht nur die qualitative Erkennung zahlreicher Farbstoffe, sondern auch deren quantitative Bestimmung.

Letztere, die Spektrophotometrie, ist im Kapitel „Blut- und Harnfarbstoffe" S. 877 behandelt.

---

1) H. Sahli, Lehrbuch der klin. Untersuchungsmethoden, 5. Aufl., S. 615. **1909.** Anm.: Vor kurzem hat O. Schumm, Zeitschr. f. physiol. Chemie **59**, 54 [1909] ein Spektroskop, und K. Bürker, Zeitschr. f. physiol. Chemie **63**, 295 [1909] einen kleinen Universalspektralapparat konstruiert, die beide recht brauchbar sein dürften.

Die Untersuchung
der anorganischen Harnbestandteile
(wie der anorganischen Stoffe in den Sekreten).

Von

Sigmund Fränkel-Wien.

Gewinnung und Vorbereitung des Harnes für die Analyse.

Für die quantitative Analyse ist es vorerst wichtig, daß man die genau abgegrenzte 24stündige Harnmenge jeweilig gewinnt.

Für die klinischen Untersuchungen ist es hierbei notwendig, daß der Patient, nach sorgfältiger Entleerung des Harnes um 12 Uhr mittags, verhalten wird, diesen von da ab sorgfältig in ein reines, möglichst in der Kälte gehaltenes, ev. mit einem die vorzunehmenden Bestimmungen nicht alterierenden Konservierungsmittel, wie z. B. Toluol, Chloroform, ev. Salzsäure versetztes Gefäß zu entleeren, ebenso im Verlaufe der 24stündigen Periode und genau um 12 Uhr mittags nach 24 Stunden wieder sorgfältig den sämtlichen Harn in dasselbe Gefäß zu lassen.

Bei Tierversuchen, bei denen es sich meist um noch genauere Verhältnisse handelt, empfiehlt es sich, den Harn entweder mit dem Katheter zu entnehmen oder die Tiere in Käfigen zu halten, welche einen waschbaren Glasboden haben, und bei Beendigung der 24stündigen Periode, ebenso wie vorher, die Blase mit Wasser auszuspülen. Da es sich meist um Serien von Versuchen handelt und man nur aus diesen und nicht etwa aus einem Versuch von 24 Stunden Schlüsse zieht, fallen ganz kleine Ungenauigkeiten nicht allzu schwer in die Wagschale. Man kann männliche Hunde leicht abrichten, den Harn in ein untergestelltes Glas zu lassen. Man kann sowohl männliche, als auch weibliche Tiere katheterisieren, sie hören dann auf, freiwillig Harn zu lassen. Am geeignetsten sind Hündinnen für Stoffwechselversuche, man führt an ihnen die Falcksche Operation aus[1]). Man spaltet den vorderen Teil der Vulva und legt so die Mündung der Harnröhre bloß, so daß man täglich am Ende des Versuchstages den Harn vollständig mit dem Katheter entleeren kann. Es ist natürlich beim Katheterisieren sehr zu achten, daß die Versuchstiere keine Blasenkatarrhe bekommen.

Den gewonnenen Harn mißt man genau in Meßzylindern ab. Ist der Harn trübe oder enthält er Sediment anorganischer Natur, insbesondere Phosphatsediment, so muß dieses für die quantitativen Bestimmungen, welche sich auf Phosphorsäure, Calcium, Magnesium und auch Ammoniak beziehen, vorerst durch Ansäuern in Lösung gebracht werden. Da oxalsaures Calcium in Essigsäure unlöslich, muß man sich hierzu der Salzsäure oder der Salpetersäure bedienen.

---

[1]) C. Ph. Falck, Virchows Archiv **9**, 56 [1856]; **53**, 282 [1871].

In seltenen Fällen handelt es sich um Bestimmung sämtlicher anorganischer Bestandteile im Harn oder in sonstigen Körperflüssigkeiten. Wenn man nicht sämtliche Bestandteile bestimmen will, so ist es häufig nicht notwendig, eine Veraschung durchzuführen, sondern man wählt eine der im folgenden beschriebenen Methoden der direkten Bestimmung eines Bestandteiles oder die feuchte Veraschung nach A. Neumann.

Abgrenzung und Vorbereitung der Faeces für die quantitative Aschenanalyse.

Abgrenzung des Kotes. Voit empfiehlt dem Tier mindestens 18 Stunden vor dem Beginn einer Versuchsreihe 60 g weiche Knochen und ebenso nach Abschluß dieser Reihe weiche Knochen zu geben, dann ist der Fleischkot zwischen dem leicht erkenntlichen weißen, krümeligen Knochenkot eingeschlossen und kann genau abgegrenzt werden. Man kann zwar nichts über die Menge des an jedem Tage erzeugten Kotes aussagen, da aber dieselbe bei gleicher Nahrung Tag für Tag nahezu die gleiche sein dürfte, so ist es möglich, die tägliche Kotausscheidung zu berechnen.

A. Adamkiewicz[1]) ließ den Versuchshund zur genauen Abgrenzung des Kotes am Anfang und am Ende jeder Reihe einen kleinen Badeschwamm verschlucken.

E. Salkowski und J. Munk[2]) trennten die Kotsorten mit 4 kleinen Korkstückchen ab, die sie am Abend des letzten Tages einer Versuchsreihe dem Tiere gaben.

Beim Menschen ist die Abgrenzung sehr schwierig. J. Ranke[3]) empfahl, Preißelbeeren am Tage vor dem Versuche zu geben, deren Hülsen an ihrer roten Farbe den betreffenden Kot erkennen lassen. Dieselben verschieben sich jedoch leicht auf weitere Strecken. Weiske[4]) reichte vor und nach dem Versuche rein animalische cellulosefreie Nahrung und konnte so vegetabilische cellulosehaltige Nahrung abgrenzen. M. Rubner[5]) empfiehlt beim Menschen am meisten Milch zur Trennung des Kotes, welche einen ganz charakteristischen weißen, ziemlich festen Kot liefert. Dieses Verfahren ist nicht immer anwendbar, da Diarrhöen eintreten.

Bei den Pflanzenfressern ist die Trennung sehr schwierig, da im Blinddarm stets eine Vermischung von älterem und neuerem Kot eintritt. Man muß daher bei Wiederkäuern und Einhufern die Fütterung mit einem bestimmten Nahrungsmittel 5—10 Tage fortsetzen, bis sicher ausschließlich auf sie treffender Kot erscheint und dann erst die eigentliche Versuchsperiode beginnen[6]).

Den Kot grenzt man für gewöhnlich mit Tierkohle oder mit Knochenasche ab. Es ist von großem Vorteil, Knochenasche, und zwar 1 g pro Kilogramm Tier zu verwenden. Sie ist ganz unschädlich und beeinflußt die Ausfuhr von Phosphat und Calcium im Harne nur unmerklich[7]). Über die Bewältigung von Massenanalysen siehe A. Durig[8]).

Bei Bestimmung der anorganischen Bestandteile in den Faeces ist natürlich die Knochenasche völlig zu vermeiden, ebenso muß die Tierkohle, welche für

---

[1]) A. Adamkiewicz, Die Natur und der Nährwert des Peptons. 1877. S. 82.
[2]) E. Salkowski u. J. Munk, Virchows Archiv **76**, 125; Zeitschr. f. physiol. Chemie **2**, 38 [1877]; Virchows Archiv **80**, 45 [1880].
[3]) J. Ranke, Arch. f. Anat. u. Physiol. **1862**, 315.
[4]) H. Weiske, Zeitschr. f. Biol. **6**, 458 [1870].
[5]) M. Rubner, Zeitschr. f. Biol. **15**, 119 [1879].
[6]) C. von Voit, Hermanns Handbuch d. Physiol. **6** [1], 32 [1881].
[7]) M. Steel u. W. J. Gies Amer. Journ. of Physiol. **20**, 343 [1907].
[8]) A. Durig, Biochem. Zeitschr. **4**, 74 [1907].

diese Zwecke in Betracht kommt, vorerst sorgfältig mit Salzsäure und dann mit heißem Wasser völlig von anorganischen Bestandteilen befreit werden.

Für die Kotabgrenzung empfehlen Max Cremer und Hans Neumaier[1]) Kieselsäure, und zwar die auf nassem Wege erzeugte (Acidum silicicum purum via humida paratum). Man verreibt für größere Hunde 25—120 g Kieselsäure mit einer entsprechenden Menge Fleisch oder Fett. Man erhält dann einen Kot, der wie Knochenkot aussieht, ohne daß er die Nachteile des Knochenkotes hat.

Sehr brauchbar ist die Stuhlabgrenzung mit Carmin. Bei Menschen reicht man 0,3 g Carmin in einer Kapsel. Bei Tieren entsprechend weniger.

Vorbereitung für die Analyse. H. Poda[2]) empfiehlt, um Faeces für quantitative Bestimmungen vorzubereiten, die ganze abgegrenzte Tagesmenge, nachdem man sie in einer Porzellanschale, die vorher mit einem Glasstab zusammen tariert ist, mit wenig Schwefelsäure angesäuert, um Ammoniakverlust zu vermeiden (sollte man eine Schwefelbestimmung durchführen wollen, so muß man natürlich Salzsäure ev. Phosphorsäure nehmen, ev. auch Oxalsäure), auf einem Wasserbade einzudampfen. Wenn die Massen, die man immer tüchtig durchrührt, dicker werden, setzt man absol. Alkohol zu, und zwar 50 ccm; wenn dieser verdunstet ist, setzt man immer neue Mengen von Alkohol zu, bis die Masse nach dem Abkühlen pulverisierbar wird. Jetzt wägt man die lufttrockene Substanz, verreibt sie zu einem feinen Pulver und gibt sie in ein gut schließendes Pulverglas. Von diesem Pulver wägt man etwa 3 g heraus und trocknet im Wägeglas im Thermostaten bei 100° zur Konstanz. Für die Phosphorbestimmung verwende man 1 g, für die Schwefelbestimmung 2 g, für die Eisenbestimmung 3—4 g des konstant getrockneten Pulvers.

Menschliche Faeces. Der Hungerkot vom Menschen enthält in der Trockensubstanz $12\frac{1}{2}\%$ Asche; die Zusammensetzung dieser Asche unterscheidet sich von der Kotasche bei gemischter Nahrung durch die Verringerung von Calcium und Magnesium und durch die starke Vermehrung der Phosphorsäure und einen geringen Zuwachs von Alkalien. Die Phosphorsäure stammt aus dem Darmsekret.

Das **Darmsekret** ist nach Versuchen von Tigerstedt und Revall[3]) sehr phosphorreich. Sie fanden bei einer sehr phosphorarmen Kost im Kote eine tägliche Phosphorausscheidung von 0,134—0,229 g, und Revall meint, daß 20—41% des Phosphors, 13—50% vom Calcium, 17—27% vom Magnesium im Kote vom Darmsekret abstammen.

Der Aschengehalt des Kotes schwankt in der Norm zwischen den Werten 11—15% der Trockensubstanz. Bei Säuglingen, die mit Muttermilch genährt werden, findet man sehr verschiedene Werte. Wegscheider gibt 7—8%, Ufelmann 10%, Blauberg im Mittel 13,5—14,3% an; bei künstlich ernährten Säuglingen steigt die Asche auf 16,41%, und Forster fand bei Kuhmilchernährung sogar 34%.

Bei Aufnahme großer Kaliummengen bei Kühen wird Kalium in den Faeces ausgeschieden, wenn zugleich viel Phosphor aufgenommen wird, aber nur wenig bei geringer Phosphorzufuhr. Magnesium, Calcium und Phosphor werden hauptsächlich durch den Darm ausgeschieden. Bei geringer Phosphorzufuhr wird viel Calcium im Harn ausgeschieden, bei unzureichender Calcium- oder Phosphorzufuhr findet jedoch eine beträchtliche, oft die Zufuhr übersteigende Ausscheidung dieser Elemente statt[4]).

---

[1]) M. Cremer u. H. Neumaier, Zeitschr. f. Biol. **1891**.

[2]) H. Poda, Zeitschr. f. physiol. Chemie **25**, 355 [1898].

[3]) R. A. A. Tigerstedt u. Revall, Skand. Archiv f. Physiol. **16**.

[4]) Hart, Mc Collum, Humphrey, Journ. of Physiol. **24**, 86.

F. Hoppe-Seyler[1]) schreibt für die Durchführung der Analyse der Faeces eine Trennung vor der Veraschung vor: erstens in alkohollösliche Stoffe, zweitens Stoffe, die in verdünnter Essigsäure löslich sind und drittens in salzsäurelösliche Stoffe. Verascht man die Faeces ohne vorherige Scheidung, so treibt die Phosphorsäure die anderen Säuren aus ihren Verbindungen. Die vorliegenden Aschenanalysen ergaben bis jetzt sehr verschiedene Resultate.

Bestimmung der Summe der festen Bestandteile im Harn. Die Bestimmung der festen Bestandteile des Harns kann man durch gewöhnliches Eindampfen des Harns am Wasserbade bis zur Trockne und nachherige Wägung nicht vornehmen, weil leicht etwas Ammoniak entweicht und der Harnstoff beim Erhitzen zum Teil in kohlensaures Ammon übergeht, welches sich zersetzt und verflüchtigt. Neubauer[2]) schlug daher vor, beim Eindampfen das entweichende Ammoniak für sich aufzufangen und mittels Titration zu bestimmen. Aus der Ammoniakmenge berechnet man den zersetzten Harnstoff und addiert den berechneten Wert zum Trockenrückstande, aber diese Methode ist etwas umständlich. Vielfach wird in der Weise vorgegangen, daß man mit dem Haeserschen Koeffizienten arbeitet:

Wenn man die letzten Ziffern des spezifischen Gewichtes des Harns mit dem Koeffizienten 0,233 multipliziert, so erhält man einen einigermaßen brauchbaren Wert, wenn der Harn weder Albumin noch Zucker enthält. Zu diesem Zwecke bestimmt man das spezifische Gewicht auf 4 Dezimalen genau und multipliziert die letzten drei Stellen mit 0,233. Der Fehler ist $\pm 3\%$. Z. B. Tagesmenge 1570 ccm. Spez. Gew. 1,0155. $155 \cdot 0,233 = 36,115$ g pro Liter resp. 56,7 g in der Tagesmenge.

Verfahren von Karvonen und Komppa. I. I. Karvonen und Gustav Komppa[3]) trocknen 1 ccm Harn auf einem flachen Uhrglas im Vakuum über Schwefelsäure ein und erhalten konstantes Gewicht schon innerhalb 24 Stunden und bestimmen auf diese Weise die Summe der festen Bestandteile.

Andererseits schlagen sie vor, die festen Bestandteile auf folgende Weise zu berechnen. Wenn P der mit Hilfe des Haeserschen Koeffizienten auf gewöhnliche Weise bestimmte Gehalt von festen Bestandteilen ist, N(Ur), die für sich bestimmte Gesamt-N-Menge als Harnstoff berechnet und NaCl der Kochsalzgehalt in einem Liter Harn, so ist der wahre Trockengehalt des Harnes gleich P_1.

$$P_1 = P - \frac{0,5814 \text{ N(Ur)}}{2} - \text{NaCl} .$$

Die nach beiden Verfahren gefundenen Werte stimmen gut überein.

Die anorganischen Harnbestandteile.

Der Menschenharn enthält im Durchschnitt 25 g Gesamtasche, d. h. 1,66%; auf Trockensubstanz berechnet 41,7%, Chlornatrium 15 g, SO_3 2,5 g, P_2O_5 2,5 g, K_2O 3—3,5 g, CaO 0,3 g, MgO 0,5 g, Fe_2O_3 0,001 g. Chlornatrium schwankt von 10—15 g, Kalium von 2—4, Natrium von 4—8, Chlor von 6—7, Eisen von 0,5—1,7 mg. Das Verhältnis von Kalium und Natrium geben einzelne Forscher mit 3 : 5, andere mit 2 : 3 an. Für SO_3 und P_2O_5 sind Schwankungen von 2—3,5 angegeben. Für CaO 0,12—0,35 g und für MgO Werte von 0,3 und

---

[1]) F. Hoppe-Seyler-H. Thierfelder, Handbuch d. physiol. u. pathol.-chem. Analyse. § 685—708.
[2]) Neubauer, Archiv f. wissensch. Heilkunde 4, 228 [1859]; Zeitschr. f. analyt. Chemie 1, 166.
[3]) I. I. Karvonen u. G. Komppa, Centralbl. f. d. Krankh. d. Harn- u. Sexualorgane 8, 405 [1897].

0,25 g und sogar von 0,75 g. Das Verhältnis von Ca zu Mg ist normal 2 : 3 oder 3 : 5. Die Phosphorsäure wird zu 60% als zweifach saures und zu 40% als einfach saures Salz ausgeschieden, und zwar zu $^2/_3$ an Alkalien, ungefähr 1,66 g täglich, zu $^1/_3$ an alkalische Erden, ungefähr 0,84 g täglich, gebunden.

Das Verhältnis von P_2O_5 zu CaO ist in der Norm im Harn wie 12 : 1.

Das gesunde Brustkind scheidet im Harn fast keinen Phosphor oder nur Spuren aus, während das dyspeptische Phosphor ausscheidet[1]).

Gesunde Brustkinder haben in der Regel einen hohen Prozentgehalt von neutralem Schwefel im Harn.

Das Verhältnis von C zu N schwankt beim Gesunden zwischen 0,7 und 1.

Im Mittel verzehren erwachsene Männer pro Tag 4,33 g P, 3,79 g Ca, 1,09 g Mg, erwachsene Frauen pro Tag 2,77 g P, 2,29 g Ca, 0,66 g Mg.

Aber die Mengen P, Ca, Mg, mit denen sich ein erwachsener Mensch im Gleichgewicht halten kann, variieren innerhalb ziemlich weiter Grenzen[2]).

Die größtmögliche Konzentration des Kochsalzes im Hundeharn beträgt 1,5%. Die größtmögliche Ausscheidung von Kochsalz beim Hund ca. 0,6 g pro Kilo und Tag[3]).

Tabelle der Harnaschen.

Mensch	in g pro die	Schwankungen	
Cl als ClNa berechnet	15	10—15	Cl 6—8, Na 4—8.
SO_3 *)	2,5	2—3,5	1,5—3 g SO_3 als Gesamtschwefelsäure, $^1/_{10}$ der Gesamtschwefelsäure ist beim Menschen in Form von Ätherschwefelsäure.
P_2O_5 **) (bis 6 % des P sind organisch gebunden)	2,5	2—3,5	
K_2O ***)	3—3,5	2—4	Der leicht abspaltbare Schwefel (Sulfhydrylschwefel) macht vom Gesamtschwefel beim Pferde 1,22%, Hund 1,3%, Mensch 3,3—4,3%, Kaninchen 8,22% und bei der Gans 8—39% aus. Beim Menschen schwankt der Neutralschwefel von 14—33,1%. Er ist sehr abhängig von der Ernährung. Heß gibt 0,0044—0,0128 g Neutralschwefel beim Menschen an. In pathologischen Fällen kann er bis 0,08 g pro die steigen. Beim Hund beträgt der Neutralschwefel 17—46% des Gesamtschwefels. Beim hungernden Hund bis 71,9%.
Na_2O ***)	4,2—7,4	—	
CaO ****)	0,3	0,12—0,35	
MgO ****)	0,5	0,25—0,75	
Fe_2O_3	0,001	0,0005—0,00117	

*) Schwefel wird in vier Formen ausgeschieden: Sulfatschwefelsäure, Ätherschwefelsäure, neutraler Schwefel und basischer Schwefel. Beim neutralen Schwefel unterscheidet man wieder schwer und leicht oxydierbaren. Das Verhältnis von S zum Gesamtstickstoff ist meist 1 : 14—15.

**) Die Phosphorsäure wird zu 60% als zweifach saures und zu 40% als einfach saures Salz ausgeschieden und ist zu $^2/_3$ an die Alkalien (etwa 1,66 g pro die), zu $^1/_3$ an die alkalischen Erden (etwa 0,84 g täglich) gebunden.

***) Verhältnis K : Na = 3 : 5 oder 2 : 3.

****) Verhältnis Ca : Mg = 2 : 3 oder 3 : 5.

Stadelmann[4]) fand folgende Durchschnittswerte der Tagesmengen in g:

Cl	SO_4	PO_4	K	Na	NH_4	Ca	Mg
9,8491	2,7788	4,0586	2,5830	5,4780	0,6329	0,0405	0,0880

[1]) L. Moll, Jahrb. f. Kinderheilk. 19, Heft 2, 3, 4.

[2]) R. Tigerstedt, Skand. Archiv f. Physiol. 24, 97 [1910].

[3]) L. Ambart u. E. Papin, Compt. rend. de la Soc. de Biol. 66, 29.

[4]) E. Stadelmann, Archiv f. experim. Pathol. u. Pharmakol. 17, 433 [1885].

Tabelle des Eisengehalts des Harns[1]) in mg Fe pro die.

Mensch	0,78 (0,41—1,87)			
Hund	1,00	davon locker gebunden		0,166
Kaninchen	1,09	,,	,,	,,	0,907
Ziege	—	,,	,,	,,	1,8
Hammel	2,29	,,	,,	,,	0,16
Ochs	—	,,	,,	,,	48,3
Katze (im Hunger) . . .	1,4—1,7[2]) ,,	,,	,,	,,	—

Charles Dhéré[3]) gibt pro 1 l an:

Pferd . . . . 0,36—0,46 mg Fe,
Kuh . . . . 0,44—0,48 ,, ,,
Ziege . . . . 0,32 ,, ,,

Tabelle des Ammoniakgehalts des Harns in g pro die.

Mensch . . . . 0,7 (0,3—1,3)
Hund (20—22 kg) mit Fleisch und Speck gefüttert . . 0,8—0,9
1 kg Kaninchen 0,0065

Die Aschensubstanzen des menschlichen Blutes.

Der Wassergehalt des Blutes ist im Durchschnitt bei normalen erwachsenen Menschen mit 77,9% anzunehmen, bei Anämie kann er bis 90% ansteigen, andererseits kann er auch niedrigere Werte annehmen. Es wurden beim Diabetes 73,2 und 66,5% Wasser beobachtet. Die Angaben über den physiologischen Gehalt an Aschebestandteilen sind äußerst schwankend. Man findet Werte von 0,85%, 0,74% und 0,788% bei gesunden Menschen angegeben. In pathologischen Fällen werden auch sehr niedere Werte, z. B. von Hoppe-Seyler 0,698% bei Chylurie und 0,501% bei Melanosarkom angegeben. Erben fand bei perniziöser Anämie 0,878%, bei chronischer Nephritis 0,78 bis 0,82%, bei Chlorosen 0,98%. Albu und Neuberg[4]) stellen folgende Tabelle zusammen, welche nur die verläßlicheren Analysen enthält.

	Cl	Na	NaCl	K	Ca [α) CaO]	Mg [β) MgO]	P	S
1000 g normales Blut:								
C. Schmidt.	2,620	1,902	4,318	1,739	—	—	—	—
Wanach	2,588	1,989	4,265	1,813	—	—	—	—
Biernacki	2,804	1,581	4,560	1,374	—	—	—	—
1000 g pathologisches Blut:								
C. Schmidt . . . { Max.	3,312	2,682	2,458	2,249	—	—	—	—
{ Min.	1,953	1,111	2,286	1,162	—	—	—	—
E.Freund u.F.Obermeyer	1,746	2,801	2,877	1,356	—	—	—	—
Biernacki (Anäm- { Max.	3,090	2,575	5,012	1,12	—	—	—	—
ien) . . . . { Min.	2,568	1,120	3,417	0,465	—	—	—	—
v. Moraczewski { Max.	3,0	—	—	—	0,05	—	0,35	—
(Anämien) . . . { Min.	2,42	—	—	—	0,02	—	0,08	—
Dennstedt und { Max.	3,842	1,881	4,784	2,283	0,270	0,092	1,075	2,052
Rumpf . . . . { Min.	1,070	0,954	1,763	0,790	0,044	0,019	0,240	0,780
Hirschler und { Max.	—	—	—	—	0,051 α)	0,043 β)	0,6	—
v. Terray . . . { Min.	—	—	—	—	0,023 α)	0,028 β)	0,38	—
Erben { Pern. Anämie	3,364	3,440	—	0,767	0,287 α)	0,068 β)	0,403	0,848
Chlorose { Max.	3,577	3,284	—	1,625	0,257	0,055	0,228	—
{ Min.	3,271	2,798	—	1,352	0,238	0,049	0,206	—
Chron. { Max.	3,666	2,678	—	1,667	0,219	0,043	0,477	0,310
Nephritis { Min.	2,860	2,102	—	1,412	0,175	0,025	0,341	0,175

[1]) O. Wolter, Biochem. Zeitschr. **24**, 108, 125 [1910].
[2]) Bidder u. A. Schmidt, Verdauungssäfte und Stoffwechsel.
[3]) Ch. Dhéré, Journ. de Physiol. **5**, 630 [1903].
[4]) A. Albu und C. Neuberg, Physiologie und Pathologie des Mineralstoffwechsels. Berlin **1906**.

Sehr schwankend ist der Chlornatriumgehalt des Blutes. Bei vielen Krankheiten tritt eine Chlorretention ein, eine Chlorverminderung wurde bei Leukämie und perniziöser Anämie konstatiert. Bei Chlorvermehrung sinkt in der Regel der Phosphorgehalt. Bei Anämien sinkt der Eisengehalt des Blutes häufig auf die Hälfte oder auf ein Drittel. Die Zusammensetzung der Blutasche schwankt sehr mit der Ernährung, wenigstens geben dies alle älteren Autoren an, nur C. Landsteiner fand bei Kaninchenversuchen bei Verfütterung von Kuhmilch und Wiesenheu je in einer Serie, daß sich der Aschengehalt im Blute beider Tiergruppen nicht unterschied.

A. Albu und C. Neuberg[1] geben als Mittelwerte für die roten Blutkörperchen an: 0,3% NaCl, 0,25—0,3% K, 0,07% Fe, 0,29% Cl, 0,109% P_2O_5. Im Blutserum von gesunden Menschen fand Carl Schmidt das Verhältnis von Kalium zur Summe der Alkalisalze 7,6 und 8,6%, E. Salkowski 13,9 und 10,4%.

Die anorganischen Substanzen des Speichels.

Die Gesamtasche im Speichel beträgt 1,03—2,2$^0/_{00}$, bei beschleunigter Speichelabsonderung ist sie vermehrt. Die Hauptmenge der Salze sind Chloride der Alkalien, daneben sind kleine Mengen von Bicarbonaten der Alkalien und des Calciums, dann Phosphate, Eisenoxyd, Spuren von Sulfaten, Magnesium und Rhodankalium. Durch den Speichel können bei Einverleibung Kaliumsalze, Jod, Brom und Quecksilber, aber nicht Eisen ausgeschieden werden.

Die anorganischen Substanzen des Magensaftes.

Carl Schmidt[2] hat speichelfreien Hundemagensaft analysiert und fand auf 1000 Teile:

Wasser	973,062
Organische Stoffe	17,127
Freie Salzsäure	3,050
NaCl	2,507
KCl	1,125
NH_4Cl	0,468
$CaCl_2$	0,624
$Ca_3(PO_4)_2$	1,729
$Mg_3(PO_4)_2$	0,226
$FePO_4$	0,082

Der gleiche Forscher fand im Magensaft des Menschen und des Schafes:

	Mensch	Schaf
Wasser	994,404	986,143
Organische Stoffe	3,195	4,055
HCl	0,200	1,234
$CaCl_2$	0,061	0,114
NaCl	1,465	4,369
KCl	0,550	1,518
NH_4Cl	—	0,473
$Ca_3(PO_4)_2$	⎫	1,182
$Mg_3(PO_4)_2$	⎬ 0,125	0,577
$FePO_4$	⎭	0,331

[1] A. Albu u. C. Neuberg, Mineralstoffwechsel. Berlin **1906**.
[2] C. Schmidt, Annalen d. Chemie u. Pharmazie **92**, 42.

Nach E. Abderhalden[1]) enthalten 1000 Gewichtsteile Blut vom

	Rind	Stier	Schaf I	Schaf II	Ziege	Pferd I	Pferd II	Schwein	Kaninchen	Hund I	Hund II	Katze
Wasser	808,9	814,84	821,67	824,55	803,89	749,02	795,01	790,565	816,92	810,05	792,01	795,54
Natron	3,635	3,712	3,638	3,677	3,579	2,691	2,630	2,406	2,785	3,675	3,657	3,686
Kali	0,407	0,407	0,405	0,408	0,396	2,738	1,475	2,309	2,108	0,251	0,258	0,260
Eisenoxyd	0,544	0,562	0,492	0,545	0,547	0,828	0,592	0,696	0,615	0,641	0,706	0,694
Magnesia	0,0356	0,036	0,033	0,033	0,040	0,064	0,066	0,0889	0,057	0,052	0,054	0,059
Chlor	3,079	3,081	3,080	3,091	2,923	2,785	2,384	2,690	2,898	2,935	2,908	2,815
Phosphorsäure in der Gesamtasche	0,4038	0,392	0,412	0,391	0,397	1,120	1,126	1,007	0,986	0,809	0,812	0,830
Anorganische Phosphorsäure	0,1711	0,174	0,190	0,145	0,142	0,806	0,807	0,749	0,685	0,576	0,583	0,555

1000 Gewichtsteile Serum enthalten:

	Rind	Stier	Schaf I	Schaf II	Ziege	Pferd I	Pferd II	Schwein	Kaninchen	Hund I	Hund II	Katze
Wasser	913,64	913,38	917,44	916,81	907,69	902,05	915,06	917,610	925,60	923,98	923,02	926,93
Natron	4,312	4,316	4,303	4,285	4,326	4,434	4,358	4,251	4,442	4,263	4,293	4,439
Kali	0,255	0,262	0,256	0,254	0,246	0,263	0,254	0,270	0,259	0,226	0,259	0,262
Eisenoxyd	—	—	—	—	—	—	—	—	—	—	—	—
Magnesia	0,0446	0,042	0,041	0,041	0,041	0,045	0,046	0,0413	0,046	0,040	0,046	0,043
Chlor	3,69	3,686	3,711	3,697	3,691	3,726	3,655	3,627	3,883	4,023	4,138	4,170
Phosphorsäure in der Gesamtasche	0,244	0,235	0,232	0,240	0,237	0,240	0,242	0,1972	0,242	0,242	0,250	0,236
Anorganische Phosphorsäure	0,0847	0,062	0,073	0,085	0,070	0,0715	0,076	0,0524	0,064	0,080	0,082	0,071

1000 Gewichtsteile Blutkörperchen enthalten:

	Rind	Stier	Schaf I	Schaf II	Ziege	Pferd I	Pferd II	Schwein	Kaninchen	Hund I	Hund II	Katze
Wasser	591,858	618,63	604,79	627,78	608,72	613,15	613,20	625,61	633,53	644,26	627,16	624,17
Natron	2,2322	2,509	2,135	2,380	2,174	—	—	—	—	2,821	2,856	2,705
Kali	0,722	0,696	0,744	0,739	0,679	4,935	3,326	4,957	5,229	0,289	0,257	0,258
Eisenoxyd	1,671	1,681	1,606	1,707	1,575	1,563	1,488	1,599	1,652	1,573	1,594	1,599
Magnesia	0,0172	0,026	0,016	0,0187	0,0403	0,0809	0,098	0,150	0,077	0,071	0,065	0,0806
Chlor	1,8129	1,878	1,651	1,801	1,480	1,949	0,460	1,475	1,236	1,352	1,361	1,048
Phosphorsäure in der Gesamtasche	0,7348	0,705	0,822	0,714	0,699	1,901	2,466	2,058	2,244	1,635	1,519	1,605
Anorganische Phosphorsäure	0,3502	0,397	0,455	0,275	0,279	1,458	1,916	1,653	1,733	1,298	1,214	1,186

[1]) E. Abderhalden, Zeitschr. f. physiol. Chemie 25, 67 [1898]; s. auch E. Abderhalden, Lehrbuch der physiologischen Chemie.

Aschenbestandteile des Pankreassaftes.

Pankreassaft enthält beim Hunde nach den Analysen von Carl Schmidt 0,88% anorganische Salze, von denen 0,74% Kochsalz sind. Daneben kommen Chlorkalium, kohlensaures Calcium, Spuren von Phosphorsäure, Calcium, Magnesium, Eisen und Kieselsäure vor. In menschlichen Pankreascysten fand man einen Aschegehalt von 0,34—0,8%. Schumm fand auf 0,85 g Gesamtasche bzw. 0,33 g Natrium, 0,17 g Chlor, 0,025 g Kalium.

L. Popielski gibt an, das Pankreassaft unter allen Umständen konstant 0,9% Asche enthält.

Mineralstoffe der Galle.

Die Gesamtasche der Lebergalle beträgt nach Stehn 0,72—0,9%. Bonani fand in Fistelgalle 0,72%. Blasengalle des Menschen enthält nach Frerichs[1]) 0,65 bis 0,77, nach Gorup-Besanez[2]) 0,62—1,08, nach O. Hammarsten aber nur 0,5—0,53% Asche, welche hauptsächlich aus Sulfaten besteht. Der Eisengehalt der Galle dürfte im Mittel 0,004% betragen.

Mineralstoffe des Darmsaftes.

Im Darmsaft des Menschen haben H. J. Hamburger und Hekma[3]) als Hauptbestandteil der Asche Chlornatrium, und zwar 0,58—0,67% gefunden. In gleicher Menge ist darin Natriumcarbonat enthalten (s. auch S. 56).

Mineralstoffe des Schweißes.

Im Schweiß findet man Chlornatrium, Chlorkalium, Natriumsulfat, Kaliumsulfat und Spuren von phosphorsaurem Calcium, Magnesium und Eisen. Ein Teil der Schwefelsäure ist in Form von Ätherschwefelsäure enthalten. Nach Einverleibung von Jod, Arsen und Quecksilber findet man diese im Schweiße.

Die durch die Haut zur Ausscheidung gelangenden Kochsalz- und Stickstoffmengen sind annähernd gleich groß und betragen beim gesunden im Bett liegenden Menschen für 24 Stunden etwa $\frac{1}{3}$ g, bei Krankheiten kann die Kochsalzausscheidung auch 1 g betragen[4]).

Mineralstoffe der Milch.

Die Aschenzusammensetzung der Milch ist nach Albu-Neuberg keine konstante, sondern sie schwankt wie bei allen anderen Sekreten bei der Milch nicht unbeträchtlich. Sie schwankt mit der Ernährung und mit dem Alter. Auf 1000 Teile Milch kommen:

| | Frauenmilch nach | | | Kuhmilch nach | |
| | Bunge | | Camerer u. | | |
	(1)	(2)	Söldner	Bunge	Söldner
K$_2$O	0,780	0,703	0,884	1,766	1,72
Na$_2$O	0,232	0,257	0,357	1,110	0,51
CaO	0,328	0,343	0,378	1,599	1,98
MgO	0,064	0,065	0,053	0,210	0,20
Fe$_2$O$_3$	0,004	0,006	0,002	0,004	—
P$_2$O$_5$	0,473	0,469	0,310	1,974	1,82
Cl	0,438	0,445	0,591	1,697	0,98

[1]) Frerichs, Hannover. Annalen, Jahrgang V, Heft 1.
[2]) Gorup-Besanez, Lehrbuch d. physiol. Chemie. 3. Aufl., S. 529.
[3]) H. J. Hamburger u. Hekma, Journ. de Physiol. 4.
[4]) Schwenkenbecher u. Spitta, Archiv f. experim. Pathol. u. Pharmakol. **56**, 284 [1907].

Auf 100 Teile Asche kommen in der

	Frauenmilch nach			Kuhmilch
	G. v. Bunge		Camerer u. Söldner	
	(1)	(2)		
K_2O	35,15	32,14	31,4	22,14
Na_2O	10,43	11,75	11,9	13,91
CaO	14,79	15,67	16,4	20,05
MgO	2,87	2,99	2,6	2,63
Fe_2O_3	0,18	0,27	0,6	0,04
P_2O_5	21,30	21,42	13,5	24,75
Cl	19,73	20,35	20,0	21,27

In menschlicher Milch wurden in den ersten 14 Tagen der Lactation im Mittel 0,0297% Phosphor gefunden, der Minimalwert war 0,014%, der Maximalwert 0,0522%. Calcium war im Mittel 0,0301%, die Primiparen hatten weniger Calcium, die Multiparen mehr. Vom gesamten Phosphor sind im Mittel 42,3% in organischer Bindung, die Werte schwanken von 15 bis 77%[1].

Der Prozentgehalt der Milch von Kühen an Phosphor, Magnesium oder Calcium wird von der Menge und der Art der Zufuhr dieser 3 Elemente selbst bei großen Schwankungen nicht beeinflußt[2].

100 Gewichtsteile Milch[3] enthalten:

	Asche	Kalk	Phosphorsäure
Mensch	0,2	0,03	0,05
Pferd	0,4	0,12	0,13
Rind	0,7	0,16	0,20
Ziege	0,78	0,20	0,28
Schaf	0,84	0,25	0,29
Schwein	0,80	0,25	0,31
Katze	1,02	—	—
Hund	1,33	0,45	0,51
Kaninchen	2,50	0,89	0,99

100 Gewichtsteile Milch enthalten:

	K_2O	Na_2O	Cl	Fe_2O_3	CaO	MgO	P_2O_5	Summe der Aschenbestandteile
a) vor eingetretener Verdoppelung des Anfangsgewichtes des Säuglings								
Schwein	0,105	0,082	0,083	0,004	0,268	0,017	0,329	0,871
Schaf	0,097	0,086	0,129	0,004	0,245	0,015	0,293	0,841
Ziege	0,130	0,062	0,102	0,004	0,197	0,015	0,284	0,771
b) nach eingetretener Verdoppelung des Anfangsgewichtes des Säuglings								
Schwein	0,099	0,074	0,067	0,004	0,241	0,014	0,300	0,783
Schaf	0,096	0,085	0,121	0,004	0,235	0,015	0,281	0,809
Ziege	0,133	0,062	0,111	0,004	0,199	0,016	0,285	0,784

[1] A. W. Sikes, Journ. of Physiol. **34**, 564.
[2] Hart, McCollum, Humphrey, Amer. Journ. of Physiol. **24**, 86—103.
[3] E. Abderhalden, Zeitschr. f. physiol. Chemie **27**, 594 [1899].

Mineralstoffe des Sputums.

Frisches flüssiges Sputum enthält 0,78—1,26% anorganische Salze.

	Eitriges Sputum (Bronchiektasie) g	Seröses Sputum (Pneumonie von der Resolution) g
100 g feuchtes Sputum enthielten anorganische Salze	0,787	0,775
In 100 g anorganischer Salze waren enthalten		
Chlor	35,033	37,445
Schwefelsäure	1,611	8,371
Phosphorsäure	13,120	Spuren
Kali	22,496	41,198
Natron	30,122	14,970
Kalk und Magnesia (phosphors.)	2,540	2,108
Kalk und Magnesia (kohlens. und schwefels.)	0,954	1,331
Eisenoxyd (phosphors.)	0,440	1,028
Kieselerde	0,166	0,630

Im serösen Sputum fehlt die an Alkali gebundene Phosphorsäure, auch das veränderte Mengenverhältnis zwischen Kali und Natron ist auffällig[1]. E. Salkowski hingegen fand, daß auch im pneumonischen Sputum Natron dem Kali gegenüber überwiegt. Im serösen Sputum ist auch die Schwefelsäure sehr stark angestiegen; eitriges Sputum gibt recht ähnliche Zahlen, wie Eiter überhaupt. Chlor ist von allen anorganischen Substanzen am stärksten vertreten.

Allgemeiner Gang der Aschenanalyse bei Bestimmung sämtlicher Bestandteile.

Gewinnung der Asche aus Harn, Blut, Sekreten, Kot und Geweben.

In einer Berliner Porzellanschale von etwa 250 ccm Fassungsraum verdampft man den zu untersuchenden, gemessenen Harn bis zur Trockne. Hierauf überdeckt man die Schale mit einer zweiten genau gleichen, so daß die Schnäbel übereinander liegen und erhitzt in einer Muffel oder über einem Gasofen mit Aufsatz (Wiesnegg-Ofen oder Fletcher-Ofen) mit kleinen Flämmchen, bis der Harn verkohlt; sobald sich eine poröse Kohle gebildet hat, wird das Erhitzen unterbrochen und nach dem Abkühlen die Kohle mit siedendem Wasser so lange extrahiert und der Extrakt durch ein aschefreies, schwedisches Filter filtriert, bis nach reichlichem Auswaschen ein Tropfen des Filtrates mit salpetersaurem Silber keine Trübung mehr gibt. Das aschefreie, schwedische Filter samt der darauf befindlichen Kohle wird zu der Kohle in der Porzellanschale gebracht und nun die Schale nach Entfernung des Aufsatzes des Ofens auf einem Drahtnetz direkt über die Flamme gestellt, nachdem sie wieder mit der deckenden Schale überdeckt ist. Nun erhitzt man so lange, bis man alle Kohle verbrannt hat. Geht die Verbrennung zu langsam vonstatten und sind noch viele kohlige Bestandteile vorhanden, so wird reines, völlig in

[1] Bamberger, Würzburger med. Zeitschr. **1861**, 2.

der Hitze ohne Rückstand verdampfendes Ammonnitrat mittels eines dicken Platindrahtes der Asche beigemischt und um Verluste zu vermeiden, der Platindraht nachher noch mit etwas Ammonnitrat abgewischt und auch dieses den Salzen in der Schale zugefügt. Hierauf erhitzt man wieder, bis man eine ganz weiße, kohlefreie Asche erhält und wägt die Schale.

Für die Veraschung und das rasche Verbrennen der Kohle empfiehlt Lassar-Cohn, die noch Spuren von Kohle enthaltende Asche mit 3 proz. Wasserstoffsuperoxyd zu durchfeuchten, auf dem Sandbade langsam einzutrocknen; bei dem nun folgenden direkten Erhitzen verglimmen die letzten Aschenteilchen schnell und gefahrlos.

Auf diese Weise hat man zwei Portionen der Asche erhalten: die lösliche enthält Kalium, Natrium, Calcium, Magnesium, Phosphorsäure, Schwefelsäure, Salzsäure, die unlösliche enthält Phosphorsäure, Schwefelsäure, Calcium, Magnesium, Eisen und Kieselsäure ev. fremde Metalle. Man verdampft die Salzlösung in einer Platinschale auf dem Wasserbade zur Trockne, trocknet bei 115°, wägt und subtrahiert von dem gefundenen Gewichte das Gewicht der Platinschale. Die Summe der beiden getrockneten Portionen ist die Summe der anorganischen Bestandteile (exkl. Ammoniak).

Die **lösliche Portion,** welche die Alkalien enthält, engt man stark ein und bestimmt entweder ihr Volumen oder ihr Gewicht. Bestimmt man das Volumen ev. durch Auffüllen in einer genau geeichten Meßflasche, so kann man mittels genauen Pipetten die nun notwendigen Portionen für die quantitative Analyse herausholen. Will man mit der Wage arbeiten, so bringt man die wässerige Lösung in ein vorher gewogenes, geschliffenes Tropfglas und bestimmt durch abermaliges Wägen das Gewicht der Lösung. Die im Tropfglas enthaltene wässerige Lösung wird durch Wägung in vier ungleiche Portionen geteilt. Die kleinste Portion verwendet man zur Bestimmung von Chlor und Phosphorsäure, eine weitere Portion dient zur Bestimmung von Schwefelsäure und in einer dritten bestimmt man Calcium und Magnesium, in einer vierten Kalium und Natrium. Die **unlösliche Portion** wird gewogen und in Salzsäure gelöst, die filtrierte klare Lösung wird mit viel Chlorammonlösung und Ammoniak versetzt, wobei die minimalen Mengen von Eisen in Form von Phosphaten ausfallen. Im Filtrat bestimmt man Calcium und Magnesium in genau gleicher Weise, sowie Phosphorsäure, wie wenn man direkt im Harn arbeiten würde.

Bei der Wertung der Aschenanalysen muß man immer im Gedächtnis behalten, daß eine Reihe von Elementen nicht als Salz oder Säure oder Base ursprünglich vorhanden war, sondern erst bei der Verbrennung aus organischen Substanzen entstanden ist. Insbesondere gilt das bei Blut usw. von Phosphor und Schwefel, allem Anscheine nach auch von Eisen.

Bei **Blutanalysen** hat **Jarisch**[1]) vorgeschlagen, die **Gesamtasche** bei 120° zu trocknen und zu wägen, dann extrahiert man sie so lange mit heißem Wasser, bis das Wasser nichts mehr aufnimmt und filtriert sämtliche Flüssigkeit durch ein bei 100° getrocknetes und gewogenes aschefreies Filter und spült den unlöslichen Rückstand mit Wasser auf das Filter. Hierauf trocknet man das Filter und wägt es. Die wässerige Lösung dampft man auf ein kleines Volumen ein und bringt sie in ein Tropfglas, welches vorher gewogen ist; durch abermaliges Wägen erhält man das Gewicht der Lösung. Diese Lösung teilt man durch Wägung in drei ungleiche Portionen. In der ersten Portion, und zwar in der kleinsten, bestimmt man Chlor und Phosphorsäure,

---

1) Jarisch, Wiener med. Jahrbücher **1871**, 435.

in einer weiteren kleinen Portion bestimmt man Schwefelsäure und in einer dritten Magnesium, Kalium und Natrium. Man kann auch so vorgehen, daß man die Aschelösung auf ein bestimmtes Volumen auffüllt und mit einer sehr genauen Pipette einen aliquoten Teil für jede der drei Bestimmungen entnimmt und dann auf das Gesamtvolumen umrechnet.

Die Säuregemischveraschung nach A. Neumann.[1]) Die Säuregemischveraschung nimmt man am besten unter einem gut ziehenden Abzug (Herd) in einem schief liegenden Jenaer Rundkolben von $1/_2$—$3/_4$ l vor oder in einem Jenaer Kjeldahlkolben von 800 ccm, über welchem sich ein Hahntrichter mit einer Tropfcapillare befindet (Fig. 1). Den Trichter stellt man so auf, daß der Hahn sich ganz vorn befindet und das Ende des zweifach gebogenen und zu einer ganz kleinen Öffnung ausgezogenen Abflußrohres weiter zurückliegt und dort in den schief liegenden Kolbenhals hineinragt, damit man nicht beim Regulieren des Trichters mit den Dämpfen in Berührung kommt und der Hahn

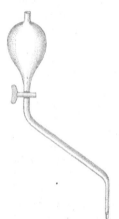

sich durch die Hitze nicht von selbst öffnet. Nimmt man das Abflußrohr ziemlich lang, so kann man die Dämpfe hinten im Abzug entwickeln, während die Regulierung sich vorne befindet.

Man stellt das notwendige Säuregemisch durch langsames Eingießen und Umschütteln von $1/_2$ l konz. Schwefelsäure in $1/_2$ l konz. Salpetersäure (spez. Gewicht 1,4) her.

Den Harn dampft man zweckmäßig vorher ein. Meist ist bei ihm die Säureveraschung nicht notwendig, nur wenn man Eisen bestimmen will, verasche man den Harn, ebenso wenn er Eiweiß enthält.

Die sonstige zu veraschende Substanz wird mit 5 bis 10 ccm Säuregemisch im Rundkolben übergossen und mit kleiner Flamme erwärmt. Erst am Schlusse ist es zweckmäßig, die Temperatur zu steigern. Sobald die Entwicklung der braunen Dämpfe geringer wird, gibt man aus dem Hahntrichter annähernd gemessene Mengen des Gemisches tropfenweise hinzu und fährt damit bis zum Nachlassen der Reaktion fort. Die Veraschung ist beendet, wenn nach dem Abstellen des Gemisches und Verjagen der braunen Dämpfe die hellgelbe oder farblose Flüssigkeit sich bei weiterem Erhitzen nicht mehr dunkler färbt und auch keine Gasentwicklung mehr zeigt. Ist die Flüssigkeit schwach gelb gefärbt, so wird sie beim Erhitzen wasserhell. Nun fügt man dreimal soviel Wasser hinzu, wie Säuregemisch verbraucht wurde, erhitzt und läßt etwa 5—10 Minuten erkalten. Dabei entweichen braune Dämpfe.

Man kann auf diese Weise nicht die Gesamtsumme der Asche bestimmen; aber für die Bestimmung einzelner Bestandteile, mit Ausnahme der Kohlensäure, der Schwefelsäure, ev. auch der Salzsäure, ist dieses Verfahren, das sehr expeditiv und mit einfacher Apparatur arbeitet, sehr zu empfehlen.

Fig. 1.

Eindampfen des Harnes.

Hat man große Quanten Harn verdampft, so erhält man eine harzige Masse, welche keine vollständige Trocknung zuläßt und bei 100° Ammoniak

---

[1]) A. Neumann, Dubois' Archiv **1897**, 552; **1900**, 159; Zeitschr. f. physiol. Chemie **37**, 115 [1904]; **43**, 32 [1905].

abgibt. Setzt man aber dem Harne Schwefelsäure zu, so wird der Rückstand hart und kann gepulvert werden.

Man gibt pro Liter Harn 5 ccm Schwefelsäure (1,98 spez. Gew.) hinzu, wenn das spez. Gewicht des Harns nicht höher ist als 1020; bei schwereren Harnen muß man mehr Schwefelsäure zusetzen. Wird der Rückstand nicht trocken, so gibt man ein wenig Schwefelsäure hinzu und erhitzt weiter. Das trockene Pulver kann für quantitative Bestimmungen aufbewahrt werden[1]).

Analyse der durch gewöhnliche Veraschung gewonnenen löslichen Portion.

Bestimmung von Chlor und Phosphorsäure in einer Portion.

Man säuert die Flüssigkeit mit verdünnter Salpetersäure an und fällt in der Siedehitze unter Umrühren so lange mit salpetersaurem Silber, bis das salpetersaure Silber in der Flüssigkeit keinen Niederschlag mehr erzeugt. Sobald der Niederschlag sich beim Umrühren geballt hat und auf weiteren Zusatz von salpetersaurem Silber sich keine Trübung mehr zeigt, erwärmt man auf dem Wasserbade etwa noch eine Stunde, läßt dann absitzen und kann nun nach einem der folgenden drei Verfahren vorgehen.

Die ersten zwei Verfahren: Man dekantiert die Flüssigkeit durch ein quantitatives aschefreies Filter oder eines mit bestimmtem Aschegehalt, wäscht den noch im Becherglas befindlichen Niederschlag, den man nicht mitspült, durch Dekantation mehrmals mit heißem, mit einigen Tropfen verdünnter Salpetersäure angesäuertem Wasser, spült dann das gesamte Chlorsilber aus dem Becherglas mit heißem Wasser auf das Filter und bringt die letzten Reste von Chlorsilber mit Hilfe einer gut gewaschenen Federfahne oder Gummifahne auf das Filter und wäscht mit heißem Wasser so lange aus, bis ein Tropfen des Filtrates mit verdünnter Salzsäure keine Silberreaktion mehr zeigt. Nun trocknet man das Filter im Trockenschrank bei ca. 110° und kann nach einem der folgenden Verfahren die Bestimmung zu Ende führen.

a) Man stülpt das Filter mit der Spitze nach oben in einen vorher ausgeglühten und kalt gewogenen Porzellantiegel, klopft dann auf das Filter, so daß die Hauptmasse des Chlorsilbers in den Tiegel fällt und entfernt das Filter wiederum aus dem Tiegel. Der Tiegel wird nun gerade bis zum Schmelzen des Chlorsilbers in einer kleinen Flamme erhitzt. Sobald dieses gerade geschmolzen, nimmt man ihn sofort aus der Flamme, läßt im Exsiccator erkalten und wägt. Das noch etwas Chlorsilber enthaltende Filter wird in einen Platindraht gewickelt, den man vorher ausgeglüht und zwischen Uhrgläsern und Spangen bei 110° getrocknet und gewogen hat. Man nimmt nun die Uhrgläser auseinander und verbrennt das Filter mit wagrecht gehaltener Flamme über dem Uhrglas, während man den Platindraht am anderen Ende in der Tiegelzange hält. Hierbei reduziert sich das Chlorsilber zu Silber. Dann bringt man den Platindraht, nachdem alle Kohle verbrannt ist, wieder zwischen die Uhrgläser, schließt mit der Spange, bringt das Ganze in den Exsiccator und wägt. Die gefundene Differenz ist Silber, nachdem man die Asche des Filters abgezogen. Man rechnet die gefundene Silbermenge auf die äquivalente Menge Chlorsilber um und addiert zu der im Tiegel gefundenen Chlorsilbermenge. Aus dem Chlorsilber berechnet man das Chlor.

---

[1]) E. A. Slagle, Journ. of biol. Chemistry 8, 77 [1910].

b) Einfacher und bei einiger Geschicklichkeit sehr genau ist folgendes Verfahren, welches die zwei Wägungen der Uhrgläser erspart. Man schüttet das getrocknete Chlorsilber vom Filter auf ein Stückchen Glanzpapier, verbrennt das Filter im vorher gewogenen Porzellantiegel, läßt diesen erkalten und löst das im Tiegel zurückgebliebene Silber in 1 bis 2 Tropfen konz. Salpetersäure auf, fällt es im Tiegel mit einem Tropfen Salzsäure und bringt das Ganze mit einem ganz kleinen Flämmchen zur Trockne. Nun schüttet man quantitativ, ev. unter Zuhilfenahme einer ganz reinen Federmesserklinge, das Chlorsilber vom Glanzpapier in den Tiegel, erhitzt den Tiegel gerade bis zum Schmelzen des Chlorsilbers, läßt im Exsiccator erkalten und wägt. Um den Wert für Chlor zu berechnen, multipliziert man das nach Abzug der Filterasche gefundene Chlorsilbergewicht mit dem Faktor 0,3285.

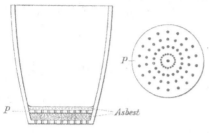

Fig. 2.
Goochtiegel.

c) **Viel einfacher ist das Arbeiten mit dem Goochtiegel.** Zu diesem Zwecke richtet man einen Porzellan-Goochtiegel her, und zwar in folgender Weise. Ein Goochtiegel hat einen perforierten Boden und eine kleine perforierte Porzellanplatte p, die auf den Tiegelboden paßt (Fig. 2). Der Boden muß mit einer Asbestmasse ausgefüllt werden. Zu diesem Zwecke schneidet man weichen, langfaserigen Asbest in Stücke von $1/2$ cm und kocht sie auf dem Wasserbade in einer bedeckten Porzellanschale eine Stunde lang mit konz. Salzsäure. Dann gießt man die Salzsäure ab und wäscht auf der Pumpe den Asbest auf einem Trichter, welcher mit einem perforierten Platinkonus versehen ist, solange mit heißem Wasser aus, bis das Filtrat mit Silber keine Opalescenz mehr gibt. Diesen nun rein gewaschenen Asbest bewahrt man in einer Flasche mit eingeriebenem Glasstopfen. Man bringt den Goochtiegel, nachdem man die Porzellaneinsatzplatte herausgenommen, auf die Absaugvorrichtung (Fig. 3), so daß der Tiegel im Gummi schwebt, legt nun auf den Boden des Tiegels eine 2 mm hohe Asbestschicht und drückt sie gleichmäßig mit einem Glasstabe zusammen. Dann verteilt man eine kleine Menge Asbest in Wasser, rührt gut um und gießt unter leichtem Ansaugen den suspendierten Asbest in den Tiegel. Dann legt man die perforierte Porzellanplatte auf und gießt von neuem die Asbestsuspension auf, so daß die Platte mit einer dünnen Asbestschicht bedeckt ist. Hierauf läßt man so lange Wasser durch den Goochtiegel laufen, bis es vollkommen klar abfließt. Der Tiegel ist dann für den Gebrauch fertig, er wird bei 110° getrocknet und gewogen. Mit einem solchen Goochtiegel kann man sehr viele Bestimmungen ausführen. Ist bereits zuviel Chlorsilber im Tiegel, so kann man einen Teil des Chlorsilbers wieder entfernen und nach sorgfältigem Trocknen und Wägen den Goochtiegel wieder benützen.

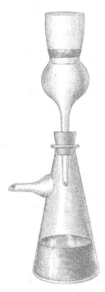

Fig. 3.
Goochtiegel auf der Absaugvorrichtung.

Genau so werden Tiegel, und zwar aus Porzellan, für die Schwefelsäurebestimmung hergerichtet. Ebenso die Platiniridiumtiegel für die Phosphorsäurebestimmung. Es ist selbstverständlich, daß man einen Tiegel nur für dieselbe Niederschlagsart, z. B. Chlorsilber, benützen darf. Hält man aber nach der Wägung den Tiegel im Exsiccator und notiert im Exsiccator das letzte Gewicht, so erspart man bei jeder weiteren Bestimmung eine Wägung.

Bestimmt man nun Chlorsilber, so wird der Goochtiegel auf die Absaugvorrichtung aufgesetzt, die Dekantationsflüssigkeit heiß aufgegossen und schließlich der Niederschlag genau so wie auf ein Papierfilter aufgespült. Man wäscht dann den Niederschlag sorgfältig mit heißem Wasser aus, saugt ihn trocken, nimmt den Tiegel von der Saugvorrichtung, trocknet ihn eine Stunde lang im Thermostaten bei 110° und wägt ihn. Das gefundene Gewicht ist Chlorsilber. Die Methode liefert ebenso genaue Werte wie die ältere Art, den Chlorsilberniederschlag zu schmelzen.

Bestimmung der Phosphorsäure in der löslichen Ascheportion.

Das Filtrat von Chlorsilber, welches man quantitativ genau aufgefangen, spült man nun, wenn es sich nicht schon in einem Becherglas befindet, in ein solches quantitativ über, d. h. nach dem Abgießen der Flüssigkeit wird das Gefäß noch sehr häufig mit kleinen Mengen von heißem Wasser gewaschen. Dann setzt man zu der erwärmten Lösung so lange verdünnte Salzsäure, als noch etwas Chlorsilber ausfällt, erwärmt und filtriert von dem ausgeschiedenen Chlorsilber. Das Filtrat versetzt man mit einem Überschuß von saurer Magnesiamixtur und macht mit Ammoniak stark alkalisch. Es fällt die Phosphorsäure als Ammoniummagnesiumphosphat aus.

Saure Magnesiamixtur. Diese bereitet man durch Lösen von 55 g krystallisiertem Magnesiumchlorid und 105 g Ammonchlorid zu 1 l in Wasser, dem man ein wenig Salzsäure zufügt.

Man läßt den Niederschlag von phosphorsaurer Ammoniakmagnesia 12 Stunden absitzen. Die auf einem Saugfilter abgesaugte phosphorsaure Ammoniakmagnesia wäscht man mit verdünntem Ammoniak gut aus, trocknet das Filter im Trockenschrank und glüht im gewogenen Porzellantiegel (siehe weiter unten). Dabei verwandelt sich alles Tripelphosphat in pyrophosphorsaure Magnesia.

Um P aus dem gewogenen Magnesiumpyrophosphat $Mg_2P_2O_7$ zu berechnen, multipliziere man den gefundenen Wert nach Abzug der Filterasche mit dem Faktor 0,2784. Um P_2O_5 zu berechnen, multipliziere man mit dem Faktor 0,6376.

Weitaus rascher und bequemer ist die Fällung der Phosphorsäure in der Siedehitze. Zu diesem Zwecke wird die Alkaliphosphatlösung mit Salzsäure angesäuert, ein großer Überschuß der sauren Magnesiamixtur und 10—20 ccm einer gesättigten Salmiaklösung hinzugefügt und bis zum Beginne des Siedens erwärmt. Nun läßt man unter beständigem Umrühren $2^1/_2$ proz. Ammoniak langsam zufließen, bis der Niederschlag sich abzuscheiden anfängt, dann setzt man etwas rascher Ammoniak zu, bis die Flüssigkeit nach Ammoniak riecht. Hierauf läßt man erkalten, setzt $1/_5$ des Flüssigkeitsvolumens konz. Ammoniak hinzu und kann schon nach 10 Minuten filtrieren. Der Niederschlag wird dreimal mit $2^1/_2$ proz. Ammoniak durch Dekantation gewaschen, auf einem quantitativen Papierfilter gesammelt, dann im Trockenschrank getrocknet, geglüht und gewogen.

Bestimmung des Magnesiumpyrophosphats im Porzellantiegel. Arbeitet man nach dem älteren Verfahren im Porzellantiegel, so stülpt man das getrocknete Filter mit dem Tripelphosphat in der Weise in den Tiegel, daß die Spitze des Filters nach oben kommt, klopft nun auf das Filter, so daß die Hauptmasse des Salzes auf den Boden fällt, zündet das Filter mit dem Brenner von oben an, so daß die Asche langsam in den Tiegel hineinfällt und erhitzt erst dann den Tiegel stark. Es ist sonst schwer, die pyrophosphorsaure Magnesia weiß zu brennen. Ist aber trotzdem in dem Magnesiumpyrophosphat etwas Kohle eingeschlossen, so empfiehlt es sich, diese mit einem Tropfen konz. Salpetersäure zu benetzen und nochmals abzurauchen. Viel bequemer arbeitet man mit einem **Goochtiegel aus Platiniridium.**[1]) Der Tiegel selbst ist aus Platiniridium und hat einen perforierten Boden, der Deckel ist aus Platin und ebenso das Glühschälchen, in welchem der Tiegel steckt und welches man während der Filtration abnimmt. Er wird ebenso hergerichtet wie ein Porzellan-Goochtiegel, nur besitzt er keine perforierte zweite Platte. Auch das übrige Arbeiten ist ganz analog. Man dekantiert durch den Tiegel unter Benützung der Saugvorrichtung, nachdem man das Platinglühschälchen vom Tiegelboden entfernt. Sobald man den Tiegel trocken gesaugt, wird er von der Saugvorrichtung abgenommen und das Platinglühschälchen unten aufgesetzt, der Tiegel mit dem Deckel bedeckt und nun entweder in der Bunsenflamme geglüht, oder im elektrischen Ofen, welcher für diese Zwecke äußerst praktisch ist.

Verfahren nach Sonnenschein-Woy.[2]) Arbeitet man aber in einer s e h r s a l z - r e i c h e n L ö s u n g, so kann man die Phosphorsäure n i c h t d i r e k t b e s t i m m e n, weil die Werte falsch ausfallen, sondern man bedient sich viel besser der Fällung nach Woy, welche wohl das erste Mal recht kompliziert erscheint, aber bei einiger Übung rasch durchführbar ist und vorzüglich stimmende Werte liefert.

Zu diesem Zweck benötigt man folgende Reagenzien. 1. Eine 3 proz. Ammonmolybdatlösung. Man löst 120 g käufliches Ammonmolybdat in 4 l Wasser. 1 ccm dieser Lösung fällt 1 mg P_2O_5. 2. Eine Ammonnitratlösung, erhalten durch Auflösen von 340 g Ammonnitrat in Wasser und Auffüllen zu 1 l. 3. Salpetersäure vom spez. Gew. 1,153, 25% Salpetersäure enthaltend. 4. Die Waschflüssigkeit, 200 g Ammonnitrat und 160 ccm Salpetersäure mit Wasser zu 4 l aufgefüllt.

50 ccm der neutralen oder schwach salpetersauren Lösung, in welcher Phosphorsäure zu bestimmen ist, bringt man in ein 400 ccm fassendes Becherglas, fügt für 0,1 g P_2O_5 30 ccm Ammonnitrat und 10—20 ccm Salpetersäure hinzu und erhitzt zum Blasenwerfen. Gleichzeitig erhitzt man die nötige Menge (in diesem Falle 120 ccm)[3]) Ammonmolybdatlösung in einem zweiten Becherglas ebenfalls bis zum Blasenwerfen und gießt sie durch einen Glastrichter mit eingeschliffenem Hahne in dünnem Strahle, unter stetem Umschwenken, mitten in die heiße Phosphatlösung. Das gelbe Ammonium-

---

1) Siehe Herrichtung bei der Chlorbestimmung S. 68.
2) S o n n e n s c h e i n - W o y, Chem.-Ztg. **1897**, 442, 469.
3) Zur Fällung von g P_2O_5 verwende man für:

	Ammonmolybdat	Ammonnitrat	Salpetersäure
0,1 g	120 ccm	30 ccm	19 ccm
0,01 ,, ...	15 ,,	20 ,,	10 ,,
0,005 ,, ...	15 ,,	20 ,,	10 ,,
0,002 ,, ...	10 ,,	15 ,,	5 ,,
0,001 ,, ...	10 ,,	15 ,,	5 ,,

Bei Verwendung von 0,5 g Substanz sind für jedes Prozent P_2O_5 5 ccm Molybdatlösung zu verwenden.

phosphormolybdat scheidet sich augenblicklich ab, und zwar quantitativ. Man schwenkt das Becherglas noch ca. 1 Minute um und läßt dann $1/4$ Stunde stehen, gießt die überstehende Flüssigkeit durch ein quantitatives Filter, dekantiert einmal mit 50 ccm heißer Waschflüssigkeit, löst den Niederschlag hierauf in 10 ccm 8proz. Ammoniak, fügt 20 ccm Ammonnitrat, 30 ccm Wasser und 1 ccm Ammonmolybdat hinzu, erhitzt bis zum Blasenwerfen und setzt 20 ccm heiße Salpetersäure durch den obenerwähnten Tropftrichter tropfenweise unter Umschwenken hinzu. Der Niederschlag scheidet sich sofort wieder ab und ist nunmehr rein. Nach 10 Minuten wird filtriert, dann in warmem $2^{1}/_{2}$ proz. Ammoniak gelöst und die Lösung mit Salzsäure so lange versetzt, bis der entstehende gelbe Niederschlag sich nur langsam in der ammoniakalischen Flüssigkeit wieder löst. Nun fügt man nach Schmitz einen Überschuß saurer Magnesiamixtur[1]) hinzu und erhitzt zum Sieden. Nach Zusatz von einem Tropfen Phenolphthalein läßt man unter beständigem Umrühren aus einer Bürette ca. $2^{1}/_{2}$ proz. Ammoniak möglichst schnell, bis die Flüssigkeit schwach rot erscheint, zufließen, läßt dann erkalten, fügt dann $1/5$ des Flüssigkeitsvolumens konz. Ammoniak hinzu und kann nach 10 Minuten filtrieren. Zur Filtration kann man sich nun entweder des Papiers oder eines Platiniridium-Goochtiegels bedienen (s. o.). Die phosphorsaure Ammoniakmagnesia wird wie oben beschrieben (S. 70) weiter behandelt.

Bestimmung der Schwefelsäure in der löslichen Ascheportion.

In der zweiten gewogenen Portion wird die Flüssigkeit mit wenig verdünnter Salzsäure angesäuert, zur Siedehitze erhitzt und mit siedend heißer 10proz. Chlorbariumlösung unter Vermeidung eines großen Überschusses unter beständigem Umrühren ausgefällt, dann noch so lange weiter erwärmt und gerührt, bis der Niederschlag sich gut zusammenballt, krystallinisch wird und sich klar absetzt. Man läßt nun einige Stunden stehen, wäscht dann das gefällte Bariumsulfat dreimal durch Dekantieren mit heißem, mit einigen Tropfen Salzsäure angesäuertem Wasser, bringt es nun auf das quantitative Barytfilter, wäscht es auf dem Filter mit heißem Wasser chlorfrei, trocknet das Filter, bringt das Papier mit dem Niederschlag in einen vorher ausgeglühten Platin- oder Porzellantiegel, glüht und wägt.

Auch hier ist es bequemer, statt mit Barytfiltrierpapier mit einem Porzellan-Goochtiegel zu arbeiten. Nachdem man alles Bariumsulfat nach vorhergehendem Dekantieren (s. o.) auf den Goochtiegel aufgebracht hat, wird der trocken gesaugte Tiegel in der Weise geglüht, daß man unter den Siebboden den Deckel eines Platintiegels bringt und diesen von der Flamme bestreichen läßt, oder indem man das Glühen im elektrischen Ofen durchführt, oder in der Weise, daß man den Goochtiegel in einen zweiten Porzellantiegel schiebt und ihn mit Hilfe eines Asbestringes darin schwebend erhält.

Man erfährt die Menge SO_3, wenn man die gefundene Menge Bariumsulfat mit dem Faktor 0,3429 multipliziert, den Wert für SO_4 erhält man durch Multiplikation des Bariumsulfatgewichtes mit dem Faktor 0,4114, den Wert für S erhält man durch Multiplikation mit dem Faktor 0,1373.

Bestimmung von Kalium und Natrium.

Die dritte Flüssigkeitsportion der löslichen Asche benützt man für die Bestimmung des Kaliums und Natriums.

---

[1]) Bereitung der sauren Magnesiamixtur s. S. 69.

Die dritte Flüssigkeitsportion versetzt man zu diesem Zwecke mit Chlorbarium und einer reinen Ätzbarytlösung, die man aus mehrfach aus Wasser
umkrystallisiertem und scharf abgesaugtem Ätzbaryt darstellt. Auf diese Weise
entfernt man Schwefelsäure und Phosphorsäure als Barytsalze. Man filtriert
von dem Niederschlag, wäscht ihn gut aus und setzt zu dem Filtrate kohlensaures Ammon, um den Barytüberschuß zu entfernen; man filtriert nach
12 Stunden vom ausgeschiedenen Bariumcarbonat. Das Filtrat enthält nun die
Chloride von Kalium, Natrium, Ammonium und Ammoniumcarbonat und ein
wenig Magnesiumchlorid; man verdampft die Flüssigkeit in einer Platinschale
zur Trockne und glüht den Rückstand bei mäßiger Hitze (ganz schwache
Rotglut) so lange, bis alles kohlensaure Ammon und der gesamte Salmiak sich
verflüchtigt haben. Man löst die zurückgebliebenen Chloride von Kalium und
Natrium in wenig Wasser und filtriert sie durch ein kleines Filter in eine Platinschale und setzt nun wenige Tropfen kohlensaures Ammon hinzu, filtriert wieder,

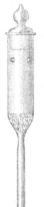

dampft neuerdings ein und erhitzt schwach bis zur Verdampfung des
Salmiaks, setzt, um das Magnesium zu entfernen, eine kleine Messerspitze chlorfreies Quecksilberoxyd, das man in einem Reagensglas mit
Wasser fest durchgeschüttelt hat, samt dem Wasser zu, verdampft
wieder auf dem Wasserbade und erhitzt wieder sehr vorsichtig (!)
unter dem Abzug eine Stunde lang, nimmt dann den Rückstand
mit Wasser auf und filtriert von der Magnesia in einen gewogenen
Platintiegel. Man verdampft die Lösung, glüht den Tiegel schwach
und wägt. Die erhaltene Zahl gibt die Summe von Chlorkalium
und Chlornatrium an. Nun bestimmt man das Kalium als Kaliumplatinchlorid und berechnet das Natrium aus der Gewichtsdifferenz.
Zu diesem Zwecke geht man folgendermaßen vor:

Man löst die gewogenen Chloride in möglichst wenig Wasser auf
und setzt die berechnete Menge Platinchloridlösung von bekanntem
Gehalt zu, welche alles Kalium und Natrium in das Platindoppelsalz
verwandeln kann. Man verdampft nun die Lösung bis zur schwachen

Fig. 4.
Glaswoll-
filter.

Sirupdicke, weil Kaliumplatinchlorid in einer gesättigten Lösung von
Natriumplatinchlorid so gut wie unlöslich ist. Man dampfe nicht zu
stark ein, weil sonst das Auswaschen mit Alkohol sehr schwierig ist.
Das Natriumplatinchlorid wäscht man mit abs. Alkohol und später mit einer
Mischung von abs. Alkohol und Äther aus, sammelt das zurückgebliebene helle
Kaliumplatinchlorid auf einem getrockneten und gewogenen Glaswollfilter
(Fig. 4), trocknet bei 110° und wägt.

Die Menge Kalium (K) erhält man durch Multiplikation des gefundenen
Wertes für Kaliumplatinchlorid mit dem Faktor 0,1612, die Menge K_2O durch
Multiplikation des Wertes für Kaliumplatinchlorid mit dem Faktor 0,1941.

Die Menge von Chlorkalium erfährt man, wenn man den Wert für Kaliumplatinchlorid mit dem Faktor 0,307122 multipliziert. Durch Subtraktion des
berechneten Wertes für Chlorkalium von dem gefundenen Werte für die Summe
der Chloralkalien erfährt man die Menge von Chlornatrium. Aus dem berechneten
Wert für Chlornatrium ermittelt man den Gehalt an Na durch Multiplikation mit
dem Faktor 0,3940, den Wert für Na_2O durch Multiplikation des Wertes für
Chlornatrium mit dem Faktor 0,5308.

Bestimmung von Calcium und Magnesium.

Diese wird genau so wie in der unlöslichen Portion (siehe S. 167) durchgeführt.

Bestimmung von Kohlensäure in dem wasserlöslichen Teil der Asche.

Diese wird genau so ausgeführt wie im wasserunlöslichen Teil (siehe S. 74).

Analyse des in Wasser unlöslichen Teiles der Organasche.

Das gewogene Filter mit der unlöslichen Asche wird eingeäschert und dann alles in Salzsäure gelöst. Die filtrierte klare Lösung versetzt man mit viel Chlorammon und Ammoniaklösung. Hierbei fällt phosphorsaures Eisen und Eisenoxyd. Man läßt absitzen und filtriert, löst den Niederschlag nochmals in Salzsäure und fällt wieder mit Ammoniak bei Gegenwart von viel Salmiak. Dieses Lösen und Fällen hat den Zweck, etwaigen mit ausgeschiedenen Kalk oder Magnesia in Lösung zu bringen. Man glüht den Niederschlag und wägt. Hierauf schmilzt man den Niederschlag im Tiegel mit Soda, um die Phosphorsäure vom Eisen zu trennen. Nach dem Erkalten extrahiert man mit heißem Wasser, wobei das Eisenoxyd ungelöst bleibt. Man filtriert von diesem ab und übersättigt vorsichtig bei aufgelegtem Uhrglas die alkalische Lösung mit Salzsäure, erwärmt, um die gelöste Kohlensäure auszutreiben und fällt die Phosphorsäure mit Magnesiamixtur, wie oben beschrieben wurde (siehe S. 69).

Bestimmung des Eisens.

Das durch das Schmelzen erhaltene Eisenoxyd löst man in Salzsäure und fällt aus der verdünnten Lösung mit Ammoniak, filtriert, trocknet, glüht und wägt. Man dekantiere das Eisen nicht, sondern spüle sofort auf das Filter, da es sonst sehr schwierig ist, es vom Glase weg zu bekommen. Auf dem Filter wasche man das Eisen mit heißem Wasser aus. Der gefundene Wert ist Fe_2O_3. Man erfährt den Wert für Eisen (Fe) durch Multiplikation des gefundenen Wertes mit dem Faktor 0,6996. Die beiden Werte für Eisen und Phosphorsäure müssen mit dem Gesamtgewicht von phosphorsaurem Eisen, welches man vorher ermittelt hat, korrespondieren. Man überzeugt sich auch davon, ob man mit der Soda gut aufgeschlossen hat, indem man das gewogene Eisenoxyd qualitativ auf Phosphorsäure prüft. Fällt die Prüfung negativ aus, so ist die Aufschließung vollständig gewesen.

Bestimmung der Kieselsäure.

Ein gewogener Teil der durch Salzsäure nicht aufschließbaren Asche wird mit reiner Natronlauge in einer Platin- oder Silberschale zur Trockne verdampft, um die Silikate aufzuschließen. Die Hitze soll nicht bis zum Schmelzen der Masse gesteigert werden. Hierauf übergießt man den Rückstand mit verdünnter Salzsäure, dampft ein, behandelt wieder mit konz. Salzsäure und extrahiert dann mit Salzsäure. Der Rückstand ist Kieselsäure. Am besten geht man in der Weise vor, daß man eine gewogene Menge der Gesamtasche, ca. 4—5 g, in einer Berliner Porzellanschale oder Platinschale mit starker Salzsäure gelinde erhitzt, dann im Wasserbade unter Umrühren mittels eines Platinrührers zur Trockne verdampft, die Masse mit konz. Salzsäure mehrere Male auf dem Wasserbade abraucht, wieder mit konz. Salzsäure versetzt, mit wenig Wasser verdünnt, $1/2$ Stunde auf dem Wasserbade erhitzt, stärker verdünnt und nach mehrmaligem Dekantieren durch ein kleines Filter filtriert. Die Kieselsäure mit dem Filter erhitze man in einem Platintiegel. Vor dem Erhitzen trockne man die Kieselsäure vollständig.

Fast nie findet man wägbare Mengen von Kieselsäure, wenn man ganz reine Gefäße und zwar Platinschalen oder Porzellanschalen mit sehr harter Glasur benützt oder die Kieselsäure nicht etwa mit Reagenzien hineinbringt. Die Angaben, daß im Harn Kieselsäure zu finden ist, stammen von H. Schulz[1]) und Botscharoff[2]).

Rohden[3]) gibt an, Kieselsäure im Harn folgendermaßen nachgewiesen zu haben: Molybdänsaures Alkali gibt mit Kieselsäure bei 80° eine Gelbfärbung, wenn freie Salpetersäure anwesend ist.

Bestimmungen der Kohlensäure in der Asche.

E. Ludwig[4]) geht hierbei folgendermaßen vor: Die in Wasser unlösliche Asche wird im Platinschiffchen samt dem Filter gelinde geglüht; nach voll-

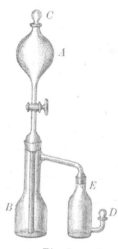

Fig. 5.

ständigem Verbrennen des Filters und Abkühlen versetzt man die Asche mit kohlensäuregesättigtem Wasser, verdampft dann auf dem Wasserbade zur Trockne und spült die Asche mit wenig Wasser in den nebenstehend abgebildeten Apparat, und zwar in den Teil B. In den Tropftrichter A füllt man 10 proz. Salzsäure; nachdem der Apparat gefüllt ist, wird er gewogen, dann läßt man die Salzsäure durch den Hahn in kleinen Portionen zufließen, nachdem man die beiden kleinen Glasstopfen C und D entfernt hat. Ist die Gasentwicklung beendet, so leitet man aus einem kleinen Gasometer einen langsamen, durch Chlorcalcium getrockneten Luftstrom während einer Stunde durch den Apparat, verschließt denselben sodann mit den Glasstopfen C und D und wägt wieder. Nach dem Wägen kann man das Durchleiten von Luft etwa eine Viertelstunde lang wiederholen und dann neuerdings wägen. In der Regel wird die zweite Wägung von der ersten nur um Zehntel differieren. Während der Operation verbindet man zweckmäßig auch das Ende des Apparates bei D durch einen Kautschuckschlauch mit einem Chlorcalciumrohr. Der Teil E des Apparates ist vor dem Gebrauche mit Chlorcalcium zu füllen.

Ebenso geht man bei Bestimmung der Kohlensäure in dem wasserlöslichen Teil der Asche vor.

Aufarbeitung der salzsauren Lösung der wasserunlöslichen Asche.

Die in Salzsäure gelöste Portion der in Wasser unlöslichen Salze wird in drei Teile geschieden:
1. für die Bestimmung von Calcium und Magnesium;
2. für Phosphorsäure;
3. für Schwefelsäure.

Die Phosphorsäure in der salzsauren Lösung der unlöslichen Asche wird am besten nach Woy gewichtsanalytisch bestimmt (siehe oben) oder nach dem Neumannschen Verfahren durch Titration (siehe S. 146, 147).

[1]) H. Schulz, Archiv f. d. ges. Physiol. **89**, 112 [1902].
[2]) Botscharoff, zit. nach Malys Jahresber. d. Tierchemie **32**, 167 [1902].
[3]) Rohden, Kongreß f. inn. Medizin **1902**, 448.
[4]) E. Ludwig, Privatmitteilung.

Die Schwefelsäure in der salzsauren Lösung bestimmt man wie oben (S. 71) beschrieben wurde.

Die Bestimmung und Trennung von Calcium und Magnesium findet man S. 167 beschrieben.

Bestimmung von Eisen, Calcium, Magnesium und Phosphorsäure.

Bei Blutanalysen empfiehlt G. v. Bunge[1]) Eisen, Calcium, Magnesium und Phosphorsäure folgendermaßen zu bestimmen. 100—200 g Blut werden in einer großen Platinschale gut verkohlt, die Kohle mit heißem Wasser gut extrahiert, dann äschert man das Filter mit der Kohle in der Platinschale vollständig ein, löst die Asche in verdünnter Salzsäure und vereinigt sie mit dem wässerigen Extrakt. In dieser salzsauren Lösung der Gesamtasche wird durch Zusatz von essigsaurem Ammon ohne Anwärmen das Eisen mit einem Teile der Phosphorsäure als $FePO_4$ gefällt. Den Rest der Phosphorsäure fällt man aus dem Filtrate mit einer titrierten Eisenchloridlösung in der Siedehitze und filtriert heiß. Das eingeengte Filtrat wird mit Ammoniak alkalisch gemacht und das Calcium heiß mit oxalsaurem Ammon gefällt. Der Niederschlag von oxalsaurem Calcium wird wie S. 166, 167 beschrieben behandelt und bestimmt. Das Filtrat vom Kalkniederschlag dampft man in einer Platinschale ein, raucht die Ammoniaksalze ab, löst den Rückstand in wenig Salzsäure und fällt die Magnesia mit Ammoniak und Natriumphosphat und wägt als Magnesiumpyrophosphat (siehe S. 69 und 70).

Beim Rinderblut muß man den Gang der Analyse abändern, da es weniger Phosphorsäure enthält, als dem Eisenoxyd entspricht. Es wird gleich der erste Niederschlag von basisch phosphorsaurem Eisenoxyd in der Siedehitze filtriert. Der geglühte und gewogene Niederschlag wird in Salzsäure gelöst, die Lösung mit Weinsäure versetzt und hierauf mit Ammoniak übersättigt. Aus dieser Lösung fällt man die Phosphorsäure mit Magnesiamixtur, berechnet sie, wie S. 69 beschrieben, und berechnet aus der Differenz das Eisen.

Der Kontrolle halber bestimmt Bunge den Eisengehalt des Blutes außer durch Gewichtsanalyse zugleich noch durch Titrieren der Aschenlösung von einer besonderen Partie Blut mit Kaliumpermanganat.

Die Titration von Eisen mittels Permanganat.[2]) Zu diesem Zwecke muß das gesamte Eisenoxyd in Eisenoxydul verwandelt werden. Die Eisenlösung wird mit Schwefelsäure stark angesäuert, und zwar sollen 100 ccm Lösung ca. 5 ccm konz. Schwefelsäure enthalten. Man führt die Bestimmung in einem 200-ccm-Kolben aus. Man verschließt den Kolben mit einem Pfropfen, der ein Gaszuleitungsrohr und ein Gasaustrittsrohr hat, erhitzt bis zum Sieden und leitet eine Zeitlang behufs Reduktion Schwefelwasserstoff ein, bis die Flüssigkeit völlig farblos ist und ein mit einer Capillare herausgenommener Tropfen Flüssigkeit mit Rhodankalium keinerlei Rotfärbung mehr gibt. Dann setzt man das Sieden fort und leitet gleichzeitig durch einen neuen Gummischlauch Kohlensäure durch, bis der Schwefelwasserstoff völlig verdrängt ist, läßt im Kohlensäurestrom erkalten und titriert mit $^1/_{10}$ n-Permanganatlösung, nachdem man die Flüssigkeit mit ausgekochtem Wasser auf 400—500 ccm verdünnt hat. Man titriert in der Kälte aus einer Glashahnbürette bis zur bleibenden Rotfärbung der Lösung. 1 ccm $^n/_{10}$-$KMnO_4$ entspricht 5,59 Fe, 7,19 FeO, 7,99 Fe_2O_3 in Milligrammen.

---

[1]) G. v. Bunge, Zeitschr. f. Biol. **12**, 215.
[2]) Siehe auch S. 158 ff.

R. Bunsensche Kontrolle der analytischen Resultate. Nimmt man die Asche als neutral an oder neutralisiert sie, so müssen die Äquivalentsummen der Basen und Säuren untereinander stimmen; man dividiert die gefundene Menge jedes sauren Bestandteiles durch sein Äquivalentgewicht, addiert sämtliche Äquivalentgewichte der Säuren und vergleicht beide Summen, welche bis auf geringe Abweichungen miteinander bei guten Analysenresultaten übereinstimmen müssen.

Die Analysenresultate schreibt man in der Weise zusammen, daß man die gefundenen Substanzen in Form ihrer Anhydride rechnet; da aber in den Aschen auch Chloride usw. vorhanden sind, so muß man von der Gesamtsumme der Bestandteile das Chlorsauerstoffäquivalent abziehen $\dfrac{Cl_2}{0} = \dfrac{35{,}4}{8}$.

Darstellung von Normallösungen von Säure und Lauge.

Darstellung von $^n/_{10}$-Natronlauge.

Die $^n/_{10}$-Natronlauge bereitet man gegenwärtig nicht mehr aus käuflichem Ätznatron wie früher und Reinigung durch ein umständliches Verfahren, sondern man verwendet zweckmäßig Natriummetall, und

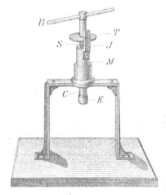

Fig. 6.

zwar löst man dieses metallische Natrium, nachdem man die Stücke sorgfältig von Petroleum mittels Filtrierpapier und von den Krusten durch Abschneiden mit einem blanken Stahlmesser, welches man nach jedem Schnitt sorgfältig mit Filtrierpapier wischt, befreit hat, in Alkohol auf. In 40 ccm reinem Alkohol löst man in einer Meßflasche mit eingeriebenem Stopfen ca. $2^1/_2$ g blankes Natriummetall (Vorsicht! Keine Flamme in der Nähe!), dann fügt man langsam, wenn die Masse abgekühlt ist, ausgekochtes destilliertes Wasser hinzu, wobei der Alkohol wegkocht, dann füllt man rasch, wenn der Alkoholgeruch verschwunden, mit ausgekochtem destillierten Wasser auf, schüttelt gut durch, bestimmt durch Titration mit $^n/_{10}$-Säure den Gehalt der Normallösung an Ätznatron, verdünnt wieder mit ausgekochtem Wasser so weit, bis die Lösung genau $1/_{10}$ normal ist. Die $^n/_{10}$-Natronlauge bewahrt man in der Weise auf, daß man die Vorratsflasche mit einem Natronkalkrohr verschließt, so daß nur kohlensäurefreie Luft zutreten kann. Man bereitet am besten einen größeren Vorrat dieser Lauge und titriert aus einer Bürette mit kontinuierlichem Zufluß, ev. automatischer Nullpunkteinstellung.

Es gibt zahlreiche Konstruktionen dieser Art, welche alle ziemlich gleichwertig in allen Gerätehandlungen erhältlich sind.

Wenn man kleinere Mengen $^n/_{10}$-Natronlauge benötigt, so ist die von A. Kossel[1] angegebene Natriumpresse (Fig. 6) sehr zu empfehlen. Die Presse arbeitet sehr genau und ist bei Rinck, Mechaniker am Physiol. Institut in Marburg in Hessen, erhältlich. Der größte Fehler ist $+$ 0,6 mg Natrium. Die Presse besteht aus einem eisernen Zylinder C, in welchem ein Stempel durch eine Schraube S auf und ab bewegt wird. Die Mutter M der Schraube ist an

---

[1] A. Kossel, Zeitschr. f. physiol. Chemie **33**, 1 [1901].

dem Bügel B befestigt. An die Mutter wird von unten her der Zylinder C angeschraubt und an diesen eine mit Preßloch versehene Kappe K. Die Schraube S, welche zur Bewegung des Stempels dient, ist genau geschnitten und trägt an ihrem oberen Ende eine Teilscheibe T mit 100 Teilstrichen. An der Mutter M befindet sich ein Index J, welcher gestattet, die Stellung der Teilscheibe abzulesen. Man zählt ganze Umdrehungen der Schraube.

Die Bereitung der $^n/_{10}$-Natronlauge wird folgendermaßen durchgeführt: Durch einen mit Alkohol befeuchteten Korkbohrer, welcher nur wenig enger ist als der Zylinder C, wird ein Stück Natrium herausgestochen, auf Filtrierpapier trocken gerollt und in den abgeschraubten, völlig reinen Zylinder B eingeführt, dann wird die Kappe K aufgeschraubt und der Zylinder an die Mutter M angeschraubt. Die Schraube wird nun heruntergedreht, bis der Draht aus dem Preßloch tritt. Der hervorragende Draht wird hart am Preßloch mit dem Messer abgeschnitten und am Index der Stand der Teilscheibe abgelesen. Darauf stellt man ein mit ungefähr 30 ccm Alkohol gefülltes, geräumiges Becherglas unter das Preßloch und preßt diejenige Natriummenge in Drahtform in den Alkohol hinein, welche dem Gewichte von 1,15 g entspricht. Die hierzu nötige Anzahl von Umdrehungen ist durch Eichung genau festgestellt und an jedem Apparat verzeichnet. Nach beendeter Pressung wird der Draht sofort genau am Preßloch abgeschnitten. Sobald das Natrium völlig gelöst ist, verdünnt man den Alkohol mit frisch ausgekochtem, destilliertem Wasser, spült den Inhalt des Becherglases quantitativ in einen 500-ccm-Meßkolben mit eingeschliffenem Stopfen und spült das Becherglas so lange mit kleinen Mengen ausgekochtem, destilliertem Wasser nach, bis man die Marke 500 ccm erreicht. Unmittelbar nach Beendigung jeder Pressung schraubt man den Zylinder von der Mutter und die Kappe vom Zylinder ab und stößt den im Zylinder verbliebenen Rest des Natriums mit Hilfe eines Stabes in ein Gefäß, welches zum Aufbewahren der Natriumreste dient. Hierauf reinigt man das Innere des Zylinders und die Kappe durch ein mit Alkohol befeuchtetes Tuch von den etwa anhaftenden Spuren von Natrium und trocknet mit Hilfe eines zweiten Tuches. Diese Reinigung erfordert nur kurze Zeit, muß aber mit großer Sorgfalt ausgeführt werden. Eine kleine Unreinlichkeit am Apparat kann dazu führen, daß der Stempel im Zylinder festhaften bleibt.

Die Natriumreste schmilzt man bei ungefähr 120° im Trockenschrank und gießt sie in ein konisch geformtes Becherglas. Die so erhaltenen Stücke benützt man zum Ausstechen von neuen Zylindern.

Man kann natürlich einige Pressungen hintereinander machen, ohne den Apparat auseinanderzunehmen und auf einmal mehrere Liter $^n/_{10}$-Lauge darstellen.

Darstellung von Normalsäuren.

Bereitung der $^n/_{10}$-Oxalsäure.

Man bereitet die $^n/_{10}$-Oxalsäure, indem man 6,3024 g reinste Oxalsäure pro analysi (Kahlbaum oder Merck) mit 2 Mol. Krystallwasser ohne vorhergehende Trocknung auf der chemischen Wage genau einwägt und in einen Meßkolben hineinspült und mit Wasser zu einem Liter auffüllt.

Da die als Ausgangssäure bereitete $^n/_{10}$-Oxalsäure wenig haltbar ist, stellt man für die im folgenden zu beschreibenden analytischen Zwecke mittels der $^n/_{10}$-Natronlauge Normalschwefelsäure und $^n/_{10}$-Schwefelsäure her, ebenso Normalsalzsäure und $^n/_{10}$-Salzsäure.

Man geht hierbei folgendermaßen vor. Auf einer Tarawage werden für jeden Liter Normalschwefelsäure 49 g konz. reine Schwefelsäure eingewogen, für jeden Liter $^n/_{10}$-Schwefelsäure 4,9 g konz. Schwefelsäure. Für die Bereitung der Salzsäure geht man von der konz. Salzsäure (spez. Gew. 1,19) aus, welche ca. 36% HCl enthält. Man verdünnt diese so lange mit Wasser, bis sie das spez. Gew. 1,020 zeigt, dann ist die Salzsäure etwas stärker als eine normale. Zu diesem Zwecke verdünnt man die konz. Salzsäure mit etwas weniger als dem neunfachen Volumen destillierten Wassers und setzt je nach dem gefundenen spezifischen Gewicht noch Wasser oder wenige Tropfen der konz. Salzsäure zu. Für die Bereitung der $^n/_{10}$-Salzsäure nimmt man entsprechend etwa das 90fache Volumen Wasser zur Verdünnung der konz. Salzsäure.

Nun entnimmt man der sorgfältig durchgemischten Säure mittels einer genauen Pipette 10 ccm und titriert mittels der $^n/_{10}$-Lauge und Phenolphthalein als Indicator unter ständigem Schütteln bis zum Auftreten und Beständigbleiben der roten Umschlagsfarbe.

(Phenolphthalein wird als Indicator in 1proz. alkoholischer Lösung benützt, man setze nur wenige Tropfen zu. Es ist der empfindlichste Indicator für freie Basen, aber für die Titration von Ammoniak nicht zu verwenden.)

Bei der Herstellung der Normalsäuren mittels der $^n/_{10}$-Lauge halte man sich nun an folgendes Beispiel.

Von der mittels Verdünnung konzentrierter Säure hergestellten verdünnten Säure pipettiert man genau 10 ccm ab und titriert mit Phenolphthalein als Indicator mit der $^n/_{10}$-Lauge.

Man titriere mindestens zweimal, jedenfalls bis man genau übereinstimmende Resultate erhält.

Hat man z. B. für die verwendeten 10 ccm Säure 11,2 ccm Lauge verbraucht, so hat man für je 10 ccm Säure 1,2 ccm destilliertes Wasser zuzusetzen. Man mißt nun das gesamte Volumen der Säure ab, berechnet den Wasserzusatz, setzt das Wasser zu und schüttelt sehr gut durch. Man entnimmt der Säure wieder 10 ccm und titriert wiederholt mit der Lauge. Es müssen genau 10 ccm Säure durch 10 ccm Lauge neutralisiert werden. Ist dieses nicht der Fall, so kann man mit kleinen Mengen Wasser oder Säure, die man wieder berechnet, die Säure so einstellen, daß sie ideal auf die Lauge stimmt.

Man stelle gleich größere Mengen (mehrere Liter) dieser Normalsäuren her und bewahre sie in großen Vorratsgefäßen, welche mit Büretten mit kontinuierlichem Zufluß zusammenmontiert sind, auf. Am besten verwendet man tubulierte Flaschen.

Die Normalschwefelsäure ändert ihren Titer äußerst wenig, die Salzsäure hingegen ändert den Titer nach einiger Zeit, da sie, wenn auch wenig, Alkalien aus dem Glase herauslöst und dadurch schwächer wird. Man muß sie daher von Zeit zu Zeit gegen die Lauge nachstellen.

Man bedient sich für die meisten im folgenden zu beschreibenden Analysen der Normal- und $^n/_{10}$-Schwefelsäure.

Indicatoren.

Methylorange, Lackmoid sind Säuren, ebenso sind Lackmus und Phenolphthalein Säuren von sehr schwachem Charakter. Beim Übergang in die Salze tritt der Farbenumschlag ein.

Man wende bei allen Indicatoren möglichst wenig von dem Indicator für die Titration an.

Methylorange. Man verwende eine 2⁰/₀₀ige Lösung in destilliertem Wasser. Mit diesem Indicator kann man nur starke Mineralsäuren titrieren, die schwachen Mineralsäuren und die organischen Säuren reagieren mit diesem Farbstoff nicht. Hingegen reagieren sowohl starke als schwache Basen und auch die kohlensauren Salze; auch die organischen Basen reagieren. Nur die ganz schwachen Basen, wie Anilin und Pyridin, reagieren nicht. Da die schwachen anorganischen Säuren, wie z. B. Kohlensäure oder Schwefelwasserstoff, mit Methylorange nicht reagieren, so kann man die Alkalisalze dieser Säuren in der Kälte mit Methylorange als Indicator titrieren. Methylorange schlägt durch Säuren von Gelb in Rotorange um und wird durch Alkalien wieder gelb.

Lackmoid. Man verwendet eine 2⁰/₀₀ige alkoholische Lösung. Diese Lösung wird durch Säuren zwiebelrot, durch Alkalien rein blau; man kann es zur Titration von Säuren, Basen und von Ammoniak verwenden, nicht aber zur Titration von schwachen Säuren.

Nencki und Zaleski schlagen Lackmoid mit Malachitgrün vor. Man löst 10 g Lackmoid in 150 ccm Alkohol, filtriert und setzt zu dem Filtrate 10—15 ccm einer Lösung von 1 g Malachitgrün in 50 ccm Alkohol.

Phenolphthalein. Man verwendet eine 1proz. alkoholische Lösung, sie ist im neutralen Zustand farblos, jede Spur von einem Alkalihydroxyd färbt es rot. Es ist der beste Indicator bei der Titration aller Säuren, auch der organischen, und der freien anorganischen Basen, ist jedoch für Ammoniaktitration nicht zu brauchen.

Lackmustinktur. Man bereitet diese am besten nach Mays. Lackmuskörner werden mit siedendem Wasser ausgekocht, man dekantiert vom Ungelösten heiß, säuert deutlich mit verd. Schwefelsäure an, kocht wieder auf, läßt erkalten, filtriert nach 1—2 Tagen und dialysiert das Filtrat gegen stets zu wechselndes dest. Wasser, bis in das Diffusat keine Schwefelsäure mehr übergeht. Um die Empfindlichkeit der Tinktur zu erhöhen, setzt man ihr ein wenig Smaragdgrün zu.

Lackmuslösung nach A. Püschel.[1]) Durch Zusatz von 4proz. Schwefelsäure zu einer wässerigen Lackmuslösung wird ein dunkelbraunroter Niederschlag ausgeschieden, der den violetten Farbstoff enthält; dieser wird abfiltriert, mit kaltem Wasser gewaschen, in heißem Wasser gelöst und mit Kalilauge neutralisiert. Die Lösung soll unbegrenzt haltbar sein.

Cochenilletinktur. Man bereitet sie aus 3 g Cochenille mit 250 ccm einer Mischung von 1 Teil Alkohol auf 3—4 Teile Wasser. Man übergießt die gepulverten Cochenilleläuse kalt mit dem verdünnten Alkohol. Nach einigen Tagen gießt man klar ab. Zur Titration nimmt man 20 Tropfen. Die Endreaktion ist das Auftreten der Rosafärbung, ohne jede Spur von gelber Nuance.

Es wird auch **Kongorot** als Indicator empfohlen, welches in saurer Lösung tiefblau, in alkalischer feuerrot erscheint; doch darf man das Kongorot nicht früher zur Säure zusetzen, da es sich bei Eintreten der Erwärmung zu Flocken ballen kann.

In jüngster Zeit wird **Luteol** sehr empfohlen, es ist bei der Ammoniaktitration dem Alizarin gleichwertig. Man verwendet es in 0,2proz. alkalischer Lösung. Zu 50 ccm Flüssigkeit setzt man 4—5 Tropfen. Bei der Endreaktion erscheint die Lösung gelb.

Alizarin schlägt mit Alkalien in Rot um. Man verwendet 1proz. Lösungen. Man soll bis zur Rotfärbung und nicht bis zur Violettfärbung titrieren.

---

[1]) A. Püschel, Österr. Chem.-Ztg. **13**, 185 [1910].

Herstellung von $n/_{10}$-Kaliumpermanganatlösung.

Die Permanganatlösung stellt man folgendermaßen am einfachsten dar. Man wägt auf der Tarawage 3,2—3,3 g krystallisiertes Kaliumpermanganat ab, füllt in der Meßflasche mit Wasser zu 1 l auf und läßt die Lösung ca. 8 Tage stehen. Die Flasche ist wohlverschlossen aufzubewahren. Dann kann man die Permanganatlösung austitrieren. Am besten geschieht das und am einfachsten gegen eine reine $n/_{10}$-Oxalsäure, welche man in der Weise darstellt, daß man auf der chemischen Wage reinste krystallisierte Oxalsäure pro analysi Merck oder Kahlbaum abwägt, und zwar 6,3024 g, und diese mit ausgekochtem, destilliertem Wasser zu genau einem Liter löst. Die Oxalsäurelösungen sind nicht unbegrenzt haltbar. Um sie haltbar zu machen, werden vor dem Zusatz des gesamten Wassers 50 ccm konz. Schwefelsäure nach dem Vorschlag von E. Riegler zugesetzt und dann zum Liter aufgefüllt. Dann hält sie sich etwa 8 Monate lang, nachher ist sie freilich nicht zu verwenden. Die Permanganatlösung muß vor dem Gebrauch mit der Oxalsäure frisch gestellt resp. kontrolliert werden. Zu diesem Zwecke pipettiert man 25 ccm derselben in ein Becherglas oder in einen Kolben, fügt 10 ccm Schwefelsäure (1:4) hinzu, verdünnt mit Wasser von 70° auf ca. 200 ccm und läßt die Permanganatlösung aus einer Bürette mit Glashahn unter beständigem Umrühren zufließen. Anfangs bleibt die Lösung mehrere Sekunden rot, dann wird sie farblos, und von nun an wird jeder Tropfen Permanganat rasch entfärbt. Sobald die Lösung beständig schwach rosa bleibt, ist alle Oxalsäure oxydiert und die Titration ist beendigt. Die gestellte Permanganatlösung ist fast unbegrenzt haltbar. Nur für sehr feine Bestimmungen, wie in unserem Falle, kontrolliere man den Titer nach 2—3 Monaten wieder.

Bereitung der $n/_{10}$-Natriumthiosulfatlösung. Man löst 125 g reines krystallisiertes Natriumthiosulfat ($Na_2S_2O_3 + 5 H_2O$) in 5 l Wasser und bestimmt erst nach 8—14 tägigem Stehen den Titer mittels reinem Jod, denn durch die Kohlensäure im destilierten Wasser wird schweflige Säure freigemacht. Nachdem aber die Kohlensäure verbraucht ist, hält sich die Lösung monatelang. Es ist sehr praktisch, das Natriumthiosulfat in frisch ausgekochtem und erkaltetem destillierten Wasser zu lösen.

Zur Titerstellung benötigt man ganz reines Jod. Man verreibt zu diesem Zwecke käufliches reines Jod in der Reibschale mit Jodkalium, und zwar mit einem Drittel seines Gewichtes, bringt die Mischung auf ein Uhrglas, welches mit einem passenden oben geschlossenen Trichter bedeckt ist und sublimiert mit allerkleinster Flamme (Mikrobrenner) das Jod in den reinen trockenen Trichter. Das Sublimat wird dann nochmals aus einem frischen Uhrglas in einen frischen Trichter umsublimiert.

Man wägt nun frisch das in ein geschliffenes Wägegläschen eingefüllte Jod ab, schüttet es in einen Erlenmeyerkolben und wägt zurück. In den Kolben bringt man zuvor mehr als das doppelte Gewicht des eingewogenen reinen Jods an ganz reinem, sicher jodatfreiem Jodkalium und füllt mit Wasser auf.

Die so bereitete Jodlösung mit genau bekanntem Jodgehalt wird hierauf mit der, wie oben beschrieben, hergestellten Natriumthiosulfatlösung aus der Bürette unter ständigem Umschwenken so lange titriert, bis sie nur noch ganz schwachgelb ist, dann setzt man 1 ccm Stärkelösung zu und titriert vorsichtig, bis die Lösung farblos wird.

Zur Herstellung der Stärkelösung wird am besten Arrowrootstärke verwendet, die man in einer Reibschale auf das feinste verreibt, dann mit kaltem destillierten Wasser in einer Reibschale aufschlämmt und in die 100fache Menge siedenden Wassers eingießt. Man kocht einige Minuten, bis klare Lösung erfolgt, läßt erkalten und filtriert nach einem Tage (während welcher Zeit man die Stärkelösung im Eisschrank gehalten) in kleine, vorher wohlgereinigte Kölbchen, verschließt diese mit Wattebäuschen und sterilisiert durch Kochen im Wasserbade oder im strömenden Wasserdampf. Man kann auch die käufliche lösliche Stärke verwenden, welche man jeweilig vor dem Gebrauche in wenig Wasser löst.

Man berechnet nun folgendermaßen den Titer der Natriumthiosulfatlösung: Eine wirkliche $^n/_{10}$-Jodlösung enthält 0,012697 g Jod im Kubikzentimeter.

Hat man nun z. B. 0,5023 g Jod eingewogen, so entspricht diese Menge 39,56 ccm $^n/_{10}$-Jodlösung; hat man durch Titration festgestellt, daß von der bereiteten Jodlösung 38,2 ccm zur Entfärbung verbraucht wurden, so muß man für je 38,3 ccm Thiosulfatlösung 1,36 ccm ausgekochtes Wasser zusetzen oder für je 100 ccm der Lösung 3,29 ccm Wasser, um zu einer genauen $^n/_{10}$-Thiosulfatlösung zu kommen.

Bereitung der $^n/_{10}$-Jodlösung.

Man kann mit einer so gestellten Thiosulfatlösung $^n/_{10}$-Jodlösung bereiten, indem man ca. 12,8 g gewöhnliches Jod in einem Literkolben mit 25 g Jodkalium und wenig Wasser versetzt, hierauf bis zur Marke auffüllt. Aus der gut durchgeschüttelten Flüssigkeit entnimmt man 20 ccm und titriert sie, wie oben beschrieben, mit der Thiosulfatlösung und bestimmt die darin enthaltene Jodmenge. Durch entsprechende Verdünnung erhält man die gewünschte, genaue $^n/_{10}$-Jodlösung.

N-haltige anorganische Bestandteile.

Die Dumassche Stickstoffbestimmung. Diese Methode ist die genaueste und für alle Substanzen verwendbare Stickstoffbestimmung; für Massenbestimmungen ist sie aber ungeeignet, da selten mehrere Apparaturen zugleich zur Verfügung stehen und auch die Kosten einer Bestimmung bei den vielen Analysen, die Stoffwechselversuche erfordern, zu sehr in die Wage fallen. Die Bestimmung wird folgendermaßen ausgeführt, wenn es sich um eine feste, rein dargestellte Substanz handelt. Die Substanz wird bis zur Gewichtskonstanz im Vakuum über Schwefelsäure oder, wenn es zulässig ist, bei 110° getrocknet. Man richtet ein 1 m langes Rohr von 10 mm lichter Weite, eventuell auch nur 8 mm lichter Weite, aus Jenaer Verbrennungsglas her, indem man dieses an einem Ende rund abschmilzt, dann sorgfältig mit Säure, Lauge und destilliertem Wasser auswäscht und mit Alkohol und Äther trocknet. In das Rohr füllt man dann durch einen Fülltrichter aus Kupfer entweder 1. kohlensaures Mangan, dieses hält man in größeren Mengen in einem Vakuumexsiccator über Schwefelsäure bereit. Es hat den Vorteil, daß es beim Erhitzen, wenn es die Kohlensäure abspaltet, seine Farbe ändert und man jederzeit während der Analyse weiß, über wieviel Kohlensäure man noch verfügt, oder 2. Magnesit, welchen man vorher durch schwaches Erhitzen bis zur Entwicklung von Kohlensäure, von Wasser und teerigen Bestandteilen befreit, oder 3. Natriumbicarbonat. Von diesem Kohlensäureentwickler werden durch einen kupfernen Fülltrichter 10 cm hoch in das Rohr gefüllt, nun wird mit lockerem, vorher ausgeglühtem Asbest der Kohlensäureentwickler abgeschlossen, grobes Kupferoxyd oder gehackter Kupferdraht 3—4 cm hoch aufgefüllt. Das grobe Kupferoxyd und das feine Kupferoxyd wird vor der Verbrennung und Füllung etwa eine Stunde lang in kupfernen Tiegeln mit starken Tecluflammen ausgeglüht. Nun mischt man in einer glatten Porzellanschale mit glattem Pistill die zu analysierende Substanz mit feinem Kupferoxyd und füllt durch den kupfernen Trichter in das senkrecht stehende, in einem Stativ eingespannte Rohr ein, dann spült man die Schale dreimal mit kleinen Mengen von feinem Kupferoxyd nach, setzt dann grobes Kupferoxyd so lange zu, bis die Rohrfüllung insgesamt $^2/_3$ des Rohres ausmacht, setzt wieder einen Asbestpfropfen auf und gibt nun eine blanke, reduzierte, ca. 15 cm lange Kupferdrahtspirale in das Rohr, legt dieses in den Verbrennungsofen und verbindet es mittels eines gut passenden Kautschukstopfens mit einem

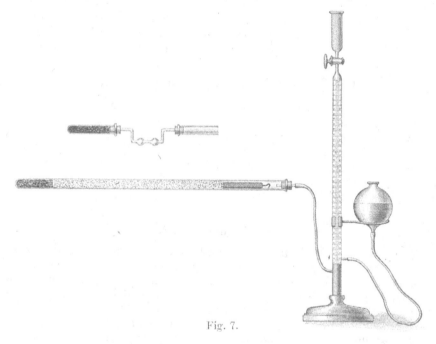

Fig. 7.

Azotometer (Fig. 7). Die reduzierte Spirale erhält man, wenn man eine Kupferdrahtspirale in der Gebläseflamme heiß macht und sie dann in eine Eprouvette fallen läßt, die man im Reagensglashalter hält und in welcher einige Tropfen Methylalkohol eingefüllt sind. Die Spirale reduziert sich sofort, man verschließt die Eprouvette und läßt erkalten.

Wird aber Harn oder eine Gewebsflüssigkeit oder eine andere flüssige Substanz zur Analyse verwendet, so arbeitet man besser im beiderseits offenen Rohr. Die zu analysierende Substanz wird in einem kupfernen Schiffchen zur Trockne gebracht, das Rohr wie ein Verbrennungsrohr für C- und H-Bestimmungen hergerichtet, indem man es zu $^2/_3$ mit grobem Kupferoxyd oder gehacktem Kupferdraht füllt und die reduzierte Spirale vorlegt; dann schiebt man das Schiffchen ein, welches man vorher mit feingepulvertem Kupferoxyd vollfüllt. Das andere Ende des Rohrs verbindet man mit einem separaten Kohlensäureentwickler (siehe Fig. 7), zu welchem Zwecke man ein auf einer Seite zugeschmolzenes, 15 cm langes Stück Verbrennungsrohr mit einem der obenerwähnten Kohlensäureentwickler füllt und mit einem Glas-verbindungsstück mit dem Verbrennungsrohr verbindet. Das Kohlensäure-entwicklungsrohr umwickelt man mit einem Drahtnetze. Bevor man die Verbrennung beginnt, stellt man den Verbrennungsofen schief, indem man ihn auf der Seite des Kohlensäureentwicklers durch Unterschieben von Holz-stücken erhöht, damit das gebildete Wasser sich am unteren Teile des Rohres ansammeln kann und nicht das heiße Rohr zum Zerspringen bringt. Das Azotometer füllt man mit Quecksilber als Sperrflüssigkeit und mit einer konzentrierten Kalilauge 1 : 1 als Absorptionsflüssigkeit. Für jede Bestim-mung muß man frische Kalilauge verwenden. Es muß nun vor der Bestim-mung die gesamte Luft aus dem System verdrängt werden. Wir bedienen uns häufig mit Vorteil der Evakuierung des Rohres, indem wir zwischen das Rohr und das Azotometer einen Glashahn schalten und nach der Evakuierung im Rohr Kohlensäure entwickeln, bis positiver Druck entsteht, dann wird der Hahn geöffnet und Kohlensäure so lange bei gesenkter Birne des Azotometers durchgeleitet, bis die restliche Luft völlig durch den Kohlensäurestrom aus dem gesamten System verdrängt ist. Um sich davon zu überzeugen, hebt man die Birne des Azotometers hoch, so daß die Lauge höher steht als die Hahn-bohrung, schließt den Hahn, nachdem alle Luft entwichen, senkt die Birne wieder, wartet 2—3 Minuten und beobachtet, ob das aus dem Rohr kommende Gas von der Lauge völlig absorbiert wird oder nicht.

Ist die Absorption nicht vollständig, so öffnet man wieder den Hahn und untersucht nach 3 Minuten wieder in gleicher Weise, bis man sich überzeugt hat, daß aus dem Rohre nur mehr reine Kohlensäure kommt, dann wird das Azotometer durch Hochheben der Birne mit Lauge gefüllt, der Hahn gesperrt, die Birne gesenkt und mit der Verbrennung in der Weise begonnen, daß man die Flammen vorerst unter der Spirale und unter dem groben Kupferoxyd anzündet. Die Flamme unter dem Kohlensäureentwickler reduziert man sehr stark, so daß nur ein ganz schwacher Strom von Kohlensäure durch das Rohr streicht. Sobald das Kupferoxyd im Glühen ist, nähert man sich immer mehr durch An-zünden von neuen Flammen der zu verbrennenden Substanz, wobei sich der elementare Stickstoff entwickelt und im Eudiometerrohr ansammelt. So-bald alle Flammen unter dem Kupferoxyd brennen und das Stickstoffvolumen im Eudiometer nicht zunimmt, erhitzt man den Kohlensäureentwickler stärker, etwa 10 Minuten lang, um allen sich im Rohr befindlichen Stickstoff ins Eudiometer mittels Kohlensäure überzutreiben. Sobald das Stickstoffvolumen nicht mehr zunimmt, schaltet man das Eudiometer vom Rohre durch Heraus-nehmen des Kautschukstopfens ab, löscht den Verbrennungsofen ab, bringt die Birne des Azotometers so hoch, daß das Niveau der Lauge in der Birne und im Eudiometerrohr gleich sind, trägt den Apparat in einen Raum mit konstanter Temperatur, liest nach einer halben Stunde das Volumen des Stickstoffes, Barometer und Temperatur ab und kontrolliert nach zwei weiteren Stunden diese drei Ablesungen. Steht Schaum über dem Stickstoff und er-schwert die Ablesung, so kann man ihn in folgender Weise wegwaschen. Man macht für alle Fälle eine Ablesung, senkt die Kugel, füllt das Rohr über dem Hahn mit frischer konz. Kalilauge, macht den Hahn auf; dabei fließt die Lauge in das Eudiometer, ohne daß Gas entweicht. Noch während des Einfließens schließt man den Hahn.

Vielfach wird empfohlen, den Stickstoff aus dem Eudiometer in ein über Wasser befindliches Eudiometerrohr überzufüllen. Zu diesem Zwecke füllt man ein Meßrohr mit Wasser, verschließt es mit dem Daumen, kehrt

6*

Tabelle zur Berechnung von S

1 ccm wiegt mg:

t	b 726	728	730	732	734	736	738	740	742	744	746	748	750
11°	1,133	1,136	1,139	1,142	1,145	1,149	1,152	1,155	1,158	1,161	1,164	1,168	1,171
12°	1,128	1,131	1,134	1,137	1,140	1,144	1,147	1,150	1,153	1,156	1,159	1,162	1,166
13°	1,123	1,126	1,129	1,132	1,135	1,138	1,142	1,145	1,148	1,151	1,154	1,157	1,160
14°	1,118	1,121	1,124	1,127	1,130	1,133	1,136	1,140	1,143	1,146	1,149	1,152	1,155
15°	1,112	1,116	1,119	1,122	1,125	1,128	1,131	1,134	1,137	1,141	1,144	1,147	1,150
16°	1,107	1,111	1,114	1,117	1,120	1,123	1,126	1,129	1,132	1,135	1,138	1,142	1,145
17°	1,102	1,105	1,108	1,111	1,115	1,118	1,121	1,124	1,127	1,130	1,133	1,136	1,139
18°	1,097	1,100	1,103	1,106	1,109	1,112	1,115	1,119	1,122	1,125	1,128	1,131	1,134
19°	1,092	1,095	1,098	1,101	1,104	1,107	1,110	1,113	1,116	1,119	1,122	1,125	1,129
20°	1,086	1,089	1,092	1,095	1,099	1,102	1,105	1,108	1,111	1,114	1,117	1,120	1,123
21°	1,081	1,084	1,087	1,090	1,093	1,096	1,099	1,102	1,105	1,108	1,111	1,114	1,118
22°	1,076	1,079	1,082	1,085	1,088	1,091	1,094	1,097	1,100	1,103	1,106	1,109	1,112
23°	1,070	1,073	1,076	1,079	1,082	1,085	1,088	1,091	1,094	1,097	1,100	1,103	1,106
24°	1,064	1,067	1,070	1,073	1,076	1,079	1,082	1,086	1,089	1,092	1,095	1,098	1,101
25°	1,059	1,062	1,065	1,068	1,071	1,074	1,077	1,080	1,083	1,086	1,089	1,092	1,095
26°	1,053	1,056	1,059	1,062	1,065	1,068	1,071	1,074	1,077	1,080	1,083	1,086	1,089
27°	1,047	1,050	1,053	1,056	1,059	1,062	1,065	1,068	1,071	1,074	1,077	1,080	1,083
28°	1,041	1,044	1,047	1,050	1,053	1,056	1,059	1,062	1,065	1,068	1,071	1,074	1,077
29°	1,036	1,038	1,041	1,044	1,048	1,050	1,053	1,056	1,059	1,062	1,065	1,068	1,071
30°	1,029	1,032	1,035	1,038	1,042	1,044	1,047	1,050	1,053	1,056	1,059	1,062	1,065

Mißt man den Stickstoff über konz.

Gewicht eines Kubikzentimeter trockenen N in mg:

b	10°	11°	12°	13°	14°	15°	16°	1
720	1,13380	1,12881	1,12376	1,11875	1,11369	1,10859	1,10346	1,0
722	1,13699	1,13199	1,12693	1,12191	1,11684	1,11172	1,10658	1,1
724	1,14018	1,13517	1,13010	1,12506	1,11999	1,11486	1,10971	1,1
726	1,14337	1,13835	1,13326	1,12822	1,12313	1,11799	1,11283	1,1
728	1,14656	1,14153	1,13643	1,13138	1,12628	1,12113	1,11596	1,1
730	1,14975	1,14471	1,13960	1,13454	1,12942	1,12426	1,11908	1,1
732	1,15294	1,14789	1,14277	1,13769	1,13257	1,12739	1,12220	1,1
734	1,15613	1,15107	1,14593	1,14085	1,13572	1,13053	1,12533	1,1
736	1,15932	1,15424	1,14910	1,14401	1,13886	1,13366	1,12845	1,1
740	1,16570	1,16060	1,15543	1,15032	1,14515	1,13993	,13470	1,1
742	1,16889	1,16378	1,15860	1,15348	1,14830	1,14306	1,13782	1,1
744	1,17208	1,16696	1,16177	1,15663	1,15145	1,14620	1,14095	1,1
746	1,17527	1,17014	1,16493	1,15979	1,15459	1,14933	1,14407	1,1
748	1,17846	1,17332	1,16810	1,16295	1,15774	1,15247	1,14720	1,1
750	1,18165	1,17650	1,17127	1,16611	1,16088	1,15560	1,15032	1,1
752	1,18484	1,17968	1,17444	1,16926	1,16403	1,15873	1,15344	1,1
754	1,18803	1,18286	1,17760	1,17242	1,16718	1,16187	1,15657	1,1
756	1,19122	1,18603	1,18077	1,17558	1,17032	1,16500	1,15969	1,1
758	1,19441	1,18921	1,18394	1,17873	1,17347	1,16814	1,16282	1,1
760	1,19760	1,19239	1,18710	1,18189	1,17661	1,17127	1,16594	1,1
762	1,20079	1,19557	1,19027	1,18505	1,17976	1,17440	1,16906	1,1
764	1,20398	1,19875	1,19344	1,18820	1,18291	1,17754	1,17219	1,1
766	1,20717	1,20193	1,19660	1,19136	1,18605	1,18067	1,17531	1,1
768	1,21036	1,20511	1,19977	1,19452	1,18920	1,18381	1,17844	1,1
770	1,21355	1,20829	1,20294	1,19768	1,19234	1,18694	1,18156	1,1

)ff (über Wasser gemessen).

1 ccm wiegt mg:

4	756	758	760	762	764	766	768	770	772	774	776	778	780 mm
77	1,180	1,183	1,187	1,190	1,193	1,196	1,199	1,202	1,205	1,209	1,212	1,215	1,218
72	1,175	1,178	1,181	1,185	1,188	1,191	1,194	1,197	1,200	1,203	1,207	1,210	1,213
67	1,170	1,173	1,176	1,179	1,182	1,186	1,189	1,192	1,195	1,198	1,201	1,204	1,208
61	1,165	1,168	1,171	1,174	1,177	1,180	1,183	1,186	1,190	1,193	1,196	1,199	1,202
56	1,159	1,162	1,165	1,169	1,172	1,175	1,178	1,181	1,184	1,187	1,190	1,194	1,197
51	1,154	1,157	1,160	1,163	1,166	1,170	1,173	1,176	1,179	1,182	1,185	1,188	1,191
46	1,149	1,152	1,155	1,158	1,161	1,164	1,167	1,170	1,173	1,176	1,180	1,183	1,186
40	1,143	1,146	1,149	1,153	1,156	1,159	1,162	1,165	1,168	1,171	1,174	1,177	1,180
35	1,138	1,141	1,144	1,147	1,150	1,153	1,156	1,159	1,162	1,165	1,169	1,172	1,175
29	1,132	1,135	1,138	1,141	1,144	1,148	1,151	1,154	1,157	1,160	1,163	1,166	1,169
27	1,127	1,130	1,133	1,136	1,139	1,142	1,145	1,148	1,151	1,154	1,157	1,160	1,163
18	1,121	1,124	1,127	1,130	1,133	1,136	1,139	1,142	1,146	1,149	1,152	1,155	1,158
12	1,115	1,118	1,121	1,125	1,128	1,131	1,134	1,137	1,140	1,143	1,146	1,149	1,152
07	1,110	1,113	1,116	1,119	1,122	1,125	1,128	1,131	1,134	1,137	1,140	1,143	1,146
01	1,104	1,107	1,110	1,113	1,116	1,119	1,122	1,125	1,128	1,131	1,134	1,137	1,140
05	1,098	1,101	1,104	1,107	1,110	1,113	1,116	1,119	1,122	1,125	1,128	1,131	1,134
39	1,092	1,095	1,098	1,101	1,104	1,107	1,110	1,113	1,116	1,119	1,122	1,125	1,128
33	1,086	1,089	1,092	1,095	1,098	1,101	1,104	1,107	1,110	1,113	1,116	1,119	1,122
77	1,080	1,083	1,086	1,089	1,092	1,095	1,098	1,101	1,104	1,107	1,110	1,113	1,116
71	1,074	1,077	1,080	1,083	1,086	1,089	1,092	1,095	1,098	1,101	1,104	1,106	1,109

ge, so ist er praktisch als trocken anzusehen.

Gewicht eines Kubikzentimeter trockenen N in mg:

18°	19°	20°	21°	22°	23°	24°	25°
09304	1,08774	1,08246	1,07708	1,07166	1,06616	1,06061	1,05499
09614	1,09083	1,08554	1,08015	1,07472	1,06921	1,06365	1,05801
09924	1,09392	1,08862	1,08322	1,07778	1,07226	1,06669	1,06194
10234	1,09702	1,09170	1,08629	1,08084	1,07531	1,06973	1,06407
10544	1,10011	1,09478	1,08936	1,08390	1,07836	1,07277	1,06710
10854	1,10320	1,09786	1,09243	1,08696	1,08141	1,07581	1,07013
11165	1,10629	1,10094	1,09550	1,09002	1,08446	1,07885	1,07316
11475	1,10938	1,10402	1,09857	1,09308	1,08751	1,08189	1,07619
11785	1,11248	1,10710	1,10165	1,09614	1,09056	1,08493	1,07922
12405	1,11866	1,11327	1,10779	1,10227	1,09666	1,09106	1,08528
12715	1,12175	1,11635	1,11086	1,10533	1,09971	1,09404	1,08831
13025	1,12484	1,11943	1,11993	1,10839	1,10276	1,09708	1,09134
13335	1,12794	1,12251	1,11700	1,11145	1,10581	1,10012	1,09437
13645	1,13103	1,12559	1,12007	1,11451	1,10886	1,10316	1,09740
13955	1,13412	1,12867	1,12314	1,11757	1,11191	1,10620	1,10043
14266	1,13721	1,13175	1,12624	1,12063	1,11496	1,10924	1,10346
14576	1,14030	1,13483	1,12928	1,12369	1,11801	1,11228	1,10649
14886	1,14340	1,13791	1,13236	1,12675	1,12106	1,11532	1,10952
15196	1,14649	1,13999	1,13543	1,12982	1,12411	1,11835	1,11255
15506	1,14958	1,14408	1,13850	1,13288	1,12716	1,12139	1,11558
15816	1,15267	1,14716	1,14157	1,13594	1,13021	1,12443	1,11861
16126	1,15576	1,15024	1,14464	1,13900	1,13326	1,12747	1,12164
16436	1,15886	1,15332	1,14771	1,14296	1,13631	1,13051	1,12467
16746	1,16195	1,15640	1,15078	1,14512	1,13936	1,13355	1,12770
17056	1,16504	1,15948	1,15385	1,14818	1,14241	1,13659	1,13073

es um und taucht es in einen mit Wasser gefüllten Kropfzylinder und klemmt das Rohr schräg ein; auf das Eudiometerrohr bringt man ein mit Wasser völlig gefülltes Überleitungsrohr an und überzeugt sich, daß das ganze System völlig luftfrei ist, dann hebt man die Birne möglichst hoch und öffnet den Glashahn allmählich, dabei wird der Stickstoff in das Meßgefäß gedrückt. Man entfernt nun den Absorptionsapparat, taucht das Meßrohr ganz ins Wasser und steckt daneben ein Thermometer in das Wasser; dann zieht man mit einer Klemme nach 10 Minuten das Meßrohr so weit aus dem Wasser, bis das Niveau der Flüssigkeit in der Röhre und im Zylinder gleich hoch steht.

Man kann das Stickstoffvolumen entweder über der Kalilauge oder über Wasser ablesen. Zur Berechnung des Gewichtes dieses Stickstoffes dienen die Tabellen auf S. 84 und 85.

Die Kjeldahlsche Stickstoffbestimmung ist in diesem Handbuch ausführlich von S. 528—545 beschrieben.

Salpetersäure.

Die Salpetersäure wurde im Harn zuerst von C. F. Schönbein beobachtet [1]).

Bei Fleischnahrung scheidet der Mensch Salpetersäure aus und vermag eingeführten Salpeter nicht zu verändern. Bei derselben Nahrung ist der Harn des Hundes frei von Nitrat, weil der Hund zugeführten Salpeter in andere Produkte verwandelt. Der Harn des hungernden Tieres ist frei von Nitraten, während ein spärlich genährter Mensch Nitrate ausscheidet. Im Mittel soll der Harn 42,5 mg im Liter enthalten [2]).

Es hat den Anschein, als ob ein Teil der Nitrate des Harns im Organismus selbst und zwar aus Ammoniak entsteht. Der Harn des Diabetikers enthält nur geringe Mengen Salpetersäure [3]).

Salpetrige Säure dürfte im normalen frischen Harne nicht vorkommen, und wenn sie vorhanden ist, so ist sie durch bakterielle Reduktion von Salpetersäure entstanden.

Nachweis und Bestimmung der Salpetersäure.

Jeder normale Harn enthält kleine Mengen von Salpetersäure.

Qualitativ weist man die Salpetersäure im Harn nach, indem man diesen mit Eisenchlorid und Salzsäure kocht, wobei sich Stickoxyd entwickelt. Dasselbe Verfahren wird auch zur quantitativen Bestimmung benützt. Die übrigen Nachweise der Salpetersäure beruhen auf der Reduktion zu salpetriger Säure und dem Nachweis dieser. Es ist selbstverständlich, daß man sich vorher überzeugen muß, ob der Harn nicht von Haus aus salpetrige Säure enthält. Zum Nachweis der Salpetersäure versetzt man den Harn, und zwar etwa 250 ccm, möglichst frisch mit 25 ccm reiner konz. Schwefel- oder Salzsäure, welche man beide vorerst auf das Freisein von Salpetersäure und salpetriger Säure untersuchen muß. Man destilliert nun den Harn über freier Flamme durch einen gewöhnlichen Kühler in eine reine Vorlage zu $1/3$ ab und stellt im Destillat die Reaktionen für salpetrige Säure an.

Aus löslichen Metalljodiden, z. B. Jodkalium, scheidet salpetrige Säure insbesondere bei Gegenwart von verdünnter Schwefelsäure Jod ab, welches

---

[1]) C. F. Schönbein, Journ. f. prakt. Chemie **92**, 152 [1864].
[2]) Th. Weyl, Virchows Archiv **96**, 462 [1884].
[3]).Th. Weyl u. Citron, Virchows Archiv **101**, 175 [1885].

man mittels Chloroform oder Schwefelkohlenstoff ausschütteln oder direkt in der Flüssigkeit durch Bläuung einer Stärkelösung nachweisen kann.

Wässeriges Pyrogallol wird von salpetriger Säure rasch gebräunt.

Nachweis von Salpetersäure nach Julius Schmidt und Hermann Lumpp.[1) Bei gewöhnlicher Temperatur bereitet man eine Lösung von 0,1 g reinem Di-(9, 10)-monoxyphenanthrylamin in 1 l konzentrierter reiner Schwefelsäure und hält diese blaue Lösung als Reagens vorrätig. Zur Prüfung der Salpetersäure trägt man ein Körnchen oder die mit konzentrierter Schwefelsäure versetzte, auf Salpetersäure zu prüfende Lösung in 2—3 ccm der blauen konzentriert schwefelsauren Lösung ein, worauf alsbald ein Farbenumschlag in Weinrot sich vollzieht.

Anilinreaktion. Man löst 2 ccm Anilin in 40 ccm Eisessig und verdünnt mit Wasser auf 100. 5 ccm dieser Lösung werden mit der Untersuchungsflüssigkeit gekocht. Auftreten von Gelbfärbung zeigt Gegenwart eines Nitrites an[2).

Grießsche Reaktion.[3) Die wässerige Lösung der schwefelsauren Diaminobenzoesäure wird durch salpetrige Säure gelb bis tief orangerot gefärbt und scheidet bei mehr salpetriger Säure einen braunroten, amorphen Niederschlag ab.

Reaktion mit Metaphenylendiamin. Dieses wird in wässeriger Lösung von sehr verdünnter salpetriger Säurelösung intensiv gelb gefärbt. Man löst 0,5 g in 100 Wasser und versetzt mit wenig Schwefelsäure oder Essigsäure. Ganz ähnlich geht die Reaktion mit 1,3 Toluylendiamin[4).

Reaktion mit Diphenylamin. Man verwendet eine Auflösung von 0,1 g Diphenylamin im Liter konz. Schwefelsäure als Reagens. Eine kleine Menge des Reagens wird von Nitritlösung gebläut[5).

G. Lunge schlägt vor, diese Probe in der Weise auszuführen, daß man einige Kubikzentimeter einer Diphenylaminlösung mit dem zu prüfenden Harn überschichtet. Das Reagens bereitet man durch Auflösen von 0,5 g Diphenylamin in 100 ccm konz. Schwefelsäure (frei von Nitrit und Nitrat) und 20 ccm Wasser. An der Berührungsstelle entsteht ein Ring von blauer Farbe. Man muß häufig einige Minuten warten. G. Goldschmidt[6) führt die Reaktion in der Weise aus, daß er einige Tropfen einer alkoholischen Diphenylaminlösung zum Harn zusetzt und das Gemisch über konz. Schwefelsäure schichtet.

Sowohl Salpetersäure, als auch salpetrige Säure verraten ihre Anwesenheit bei Zusatz eines Tropfens einer alkoholischen α-Naphthollösung und Unterschichten von konz. Schwefelsäure durch eine grüne Färbung.

E. Riegler hat vorgeschlagen, dem Harn eine Messerspitze einer Mischung von 2 Gewichtsteilen Natriumnaphthionat und 1 Gewichtsteil β-Naphthol und 2 Tropfen konz. Salzsäure hinzuzufügen und nach dem Schütteln 20 Tropfen Ammoniak zuzusetzen. Es tritt eine rote Färbung auf.

R. Inada[7) verwendet Indol als Reagens, welches in Nitrosoindol übergeht und beim Unterschichten von konz. Schwefelsäure sich rot färbt.

[1) J. Schmidt u. H. Lumpp, Berichte d. Deutsch. chem. Gesellschaft **43**, 794 [1910].

[2) Zeitschr. f. analyt. Chemie **36**, 310 [1897].

[3) P. Grieß, Liebigs Annalen **154**, 333 [1870].

[4) P. Grieß, Berichte d. Deutsch. chem. Gesellschaft **11**, 624 [1878]; **12**, 426 [1879].
— C. Preuße u. F. Tiemann, Berichte d. Deutsch. chem. Gesellschaft **11**, 627 [1878].

[5) E. Kopp, Berichte d. Deutsch. chem. Gesellschaft **5**, 284 [1872].

[6) G. Goldschmidt, Zeitschr. f. physiol Chemie **67**, 194 [1910].

[7) R. Inada, Beiträge z. chem. Physiol. u. Pathol. **7**, 473 [1906].

Reaktion mit Sulfanilsäure und Naphthylamin. Bei sukzessivem Zusatz von je 1 Tropfen wässeriger Sulfanilsäure, Salzsäure und chlorwasserstoffsaurem Naphthylamin zur schwachsauren Lösung eines Nitrits entsteht noch bei sehr starker Verdünnung tiefe Rotfärbung durch Bildung von Azobenzolnaphthylaminsulfosäure. Setzt man statt des Naphthylamins 1-Amino-8-naphthol-4,6-disulfosäure als saures Alkalisalz gemischt mit Glaubersalz zu, so entstehen leuchtende Bordeauxrotfärbungen. Statt Sulfanilsäure kann man auch p-Aminobenzoesäure benützen.

Reaktion mit Fuchsin. Fuchsin in essigsaurer Lösung wird durch Spuren von salpetriger Säure violett, dann blau, grün und schließlich gelb gefärbt. Wasserzusatz stellt dann die ursprüngliche Färbung wieder her.

Die salpetrige Säure kann man direkt mit einer der obengenannten Proben im Harne nachweisen. Sehr bequem ist die Probe mit Ferrocyankalium. Man tropft direkt in den Harn Ferrocyankaliumlösung ein, solange keine Färbung eintritt, dann setzt man wenig Essigsäure zu. Ist salpetrige Säure vorhanden, so tritt Gelbfärbung auf.

Eine direkte Probe für Salpetersäure ist nur das folgende:

Wässerige Nitratlösungen mit wässerigen Brucinlösungen gemischt und über konz. Schwefelsäure geschichtet geben bei Anwesenheit von Salpetersäure an der Berührungsstelle eine rosenrote, am unteren Rand gelbe Zone.

Bestimmung der Nitrate im Harn nach T. Weyl und A. Meyer.[1]) Der Harn muß frei sein von salpetriger Säure. 300 ccm frischer Harn werden mit 30—40 ccm einer Lösung von basisch essigsaurem Blei versetzt und tüchtig durchgeschüttelt. Nach 24 Stunden wird filtriert. Das Filter wird ein paarmal mit kaltem Wasser ausgewaschen und auf dem Wasserbade unter Zusatz einiger Krystalle von Glaubersalz bis auf ca. 50 ccm eingedampft. Sollte das Filtrat nicht basisch reagieren, so gibt man etwas Natronlauge bis zur alkalischen Reaktion zu. Nach dem Erkalten wird durch ein kleines Faltenfilter direkt in den Zersetzungskolben filtriert. Schale und Filter sind zweimal mit je 5 ccm kalten Wassers nachzuwaschen. Der so vorbereitete Harn läßt sich im Kolben, ohne zu schäumen, eindampfen. Nun werden die Nitrate nach der Methode von Schulze bestimmt.

Modifikation von Roehmann.[2]) Man nimmt die Bestimmung der Nitrate im Alkoholextrakt des eingedampften Harnes vor. Den Harn neutralisiert man vorher mit Natronlauge und sorgt dafür, daß während des Eindampfens die Reaktion alkalisch bleibt. Der bis zum dünnen Sirup eingedampfte Harn wird noch warm mit ca. $^3/_4$ seines Volumens 96 proz. Alkohols vermischt. Man läßt die Flüssigkeit durch 24 Stunden stehen und filtriert sie durch ein kleines Faltenfilter. Den alkoholischen Extrakt verdampft man und spült ihn mit ca. 90 ccm Wasser in den Zersetzungskolben. Die Flüssigkeit wird in dem Kolben auf einem einfachen Drahtnetz auf ca. 15 ccm eingedampft. Man kann die Alkoholmethode umgehen, wenn man den Harn mit Bleiacetat ausfällt, die saure Mischung mit Natronlauge neutralisiert, nach einigem Stehen filtriert und dann auf 50 ccm eindampft. Der noch warme Rückstand wird durch ein kleines Faltenfilter direkt in den Zersetzungskolben filtriert, das Filter wird zweimal mit kaltem Wasser ausgewaschen. Jetzt läßt sich der Harn, ohne zu schäumen, im Zersetzungskolben weiter eindampfen und für die Schulzesche Bestimmung gebrauchen.

---

[1]) T. Weyl u. A. Meyer, Archiv f. d. ges. Physiol. **36**, 456 [1881].
[2]) F. Roehmann, Zeitschr. f. physiol. Chemie **5**, 234 [1881].

Das hierzu notwendige Eisenchlorür stellt man dar, indem man möglichst dünne Drahtstifte mit konz. Salzsäure beizt und dann mit 25 proz. Salzsäure in einen Kolben übergießt und bei mäßiger Temperatur digeriert. Der Kolben enthält dann einen größeren Überschuß von ungelöstem Eisen; man verschließt ihn durch einen Stopfen mit fein ausgezogener, offener Glasröhre. Die gesättigte grüne Lösung läßt man über dem Eisen stehen. Man filtriert von ihr nur so viel ab, als man jeweils für den Versuch braucht.

Der Apparat (Fig. 8) besteht aus einem 150 ccm fassenden Zersetzungskolben, der mittels eines doppelt durchbohrten Gummipfropfens verschlossen ist. Durch die eine Bohrung geht ein Rohr, welches genau an der unteren Fläche des Pfropfens abgeschnitten ist. Durch die andere Bohrung geht ein Rohr, das $1\frac{1}{2}$ cm unterhalb des Pfropfens in eine etwa 1 mm weite Spitze endet. Das erste Rohr ist mittels eines 5 cm langen Gummischlauches und Drahtligaturen mit einem zweiten Rohr verbunden, dessen unteres Ende 5 cm weit in ein

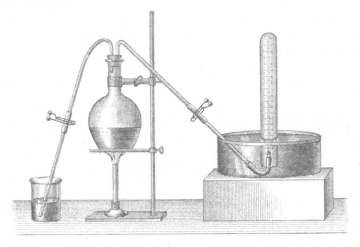

Fig. 8.

Eudiometerrohr emporragt und mit einem Kautschukschlauch überzogen ist. Das zweite Rohr steht ebenfalls mittels eines Schlauches mit einem geraden Rohr in Verbindung.

Man kocht aus dem Kolben die Luft aus und gießt 30 ccm von der Eisenchlorürlösung in ein Becherglas, markiert den Stand mittels eines Farbstiftes, gießt dann weitere 20 ccm Eisenchlorürlösung ein und markiert wiederum den Stand. Man taucht das Ende des einen Rohres in die Eisenchlorürlösung ein, macht den Quetschhahn auf, so daß das Vakuum die Eisenchlorürlösung in den Kolben übersaugt, und zwar läßt man 20 ccm in den Kolben fließen. Hierauf ersetzt man das Glas mit Eisenchlorür durch ein bereitgehaltenes Glas mit ausgekochtem Wasser. Das Rohrende läßt man nicht senkrecht in das Wasser hängen, sondern so schief wie möglich, so daß die spezifisch schwerere Eisenchlorürlösung aus der Röhre in das Wasser fließt und reines Wasser in das Rohr steigt. Dann taucht man das Rohr in ein mit Salzsäure (spez. Gew. 1,1) gefülltes Becherglas und läßt ca. 20 ccm davon in den Kolben eintreten und zuletzt noch 3—4 ccm Wasser, um die Salzsäure aus A zu verdrängen. Nun füllt man ein Eudiometerrohr von 50 ccm mit ausgekochtem Wasser, stülpt es in einer pneumatischen Wanne oder in einer großen Schale mit ausgekochtem

Wasser über das Ableitungsrohr und erhitzt den Inhalt des Kolbens von neuem. Sobald die zusammengepreßten Schläuche sich aufzublähen beginnen, öffnet man den Quetschhahn des Ableitungsrohres und läßt das sich entwickelnde NO in das Meßgefäß eintreten. Nachdem zirka die Hälfte der Flüssigkeit verdampft ist, findet keine merkliche Gasentwicklung mehr statt und doch zeigt die braune Farbe der Lösung, daß sich noch Stickoxyd in derselben befindet. Um dieses zu gewinnen, entfernt man die Flamme, schließt den Quetschhahn und läßt abkühlen. Es entsteht nun ein Vakuum, und der letzte Rest Stickoxyd geht leicht aus der Flüssigkeit. Man erhitzt wieder zum Sieden, öffnet den Quetschhahn, sobald der Schlauch sich zu blähen beginnt und setzt das Kochen fort, bis die Flüssigkeit im Kolben auf 10 ccm eingedampft ist. Nun entfernt man die Flamme, schließt den Quetschhahn und bringt das Meßgefäß mit dem Stickoxyd in einen Zylinder mit destilliertem Wasser. Am obersten Ende befestigt man einen großen Kork, so daß das Rohr im Wasser schwimmt, nach $^1/_4$ Stunde zieht man die Röhre mittels des Korkes so weit in die Höhe, daß das innere und äußere Niveau den gleichen Stand einnimmt und liest das Volumen ab. Man notiert die Temperatur des Wassers im Zylinder und den Barometerstand.

Das reduzierte Volumen V_0' ist

$$V_0' = \frac{V'(B' - w')\,273}{760\,(273 + t')},$$

wenn $V' = $ das abgelesene Volumen NO, w' die Wassertension bei t', t' die abgelesene Temperatur bedeuten. Man erfährt die vorhandenen g NO_3 nach folgender Formel:

g NO_3 in der gemessenen Harnmenge =

$$X = \frac{V_0' \cdot 0{,}06201}{V_0}.$$

wobei V_0 die aus 50 ccm einer empirisch normalen Kaliumnitratlösung (0,10116 g KNO_3) entwickelten Kubikzentimeter NO sind.

Methode von Th. Pfeiffer und H. Thurmann.[1] Th. Pfeiffer und H. Thurmann gehen viel einfacher vor. Es werden 50 ccm Harn mit 10 g Ätznatron in einem Druckfläschchen mit Patentverschluß im Trockenschrank 8 Stunden auf 120—130° erhitzt, um den Harnstoff in kohlensaures Ammon zu verwandeln, die Flüssigkeit in einen Destillierkolben gespült; der an der Flaschenwand haftende Beschlag wird auf ein Filter gespült, gut ausgewaschen und getrocknet. Die Flüssigkeit und das Waschwasser kocht man so lange, bis die Dämpfe nicht mehr alkalisch reagieren, also alles Ammoniak entwichen ist, dann bringt man den Inhalt des Filters zu der Flüssigkeit und reduziert mit Zink und Eisenfeile und erhöht noch den Gehalt der Flüssigkeit an Lauge. Dabei verwandelt sich die Salpetersäure in Ammoniak, dieses destilliert man ab, fängt es in vorgelegter Säure auf und titriert mit Lauge zurück. Aus dem Ammoniak berechnet man die Salpetersäure. Dieses Verfahren soll sehr gute Werte geben.

Ein Gewichtsteil Ammoniak entspricht 3,117 Gewichtsteilen Salpetersäure.

J. Tillmanns[2] bestimmt quantitativ Salpetersäure in Wasser und Milch mittels Diphenylaminschwefelsäure. Das Reagens wird so dargestellt: 0,085 g Diphenylamin werden im 500 ccm-Meßkolben mit 190 ccm verdünnter Schwefelsäure (1 : 3) übergossen, konz. Schwefelsäure bis zur Lösung zugegeben und

[1] Th. Pfeiffer u. H. Thurmann, Landw. Versuchsstation **46**, 6 [1895].
[2] J. Tillmanns, Zeitschr. f. Unters. d. Nahr.- u. Genußm. **20**, 676 [1910].

dann mit konz. Schwefelsäure aufgefüllt. Das Reagens ist unbegrenzt haltbar. Die Reaktion kann im Reagensrohr unter Durchschüttelung vorgenommen werden. In chlorfreiem Wasser tritt die Reaktion nicht auf. Im Milchserum kann man die Reaktion ausführen, wenn man das Chlorcalciumserum mit reinem Äther und Kalkhydrat vorerst reinigt. In Wasser kann man noch sehr deutlich einen Nitratgehalt von 0,1 mg N_2O_5 in einem Liter und in Milch von 0,25 mg in einem Liter nachweisen. Nitrite reagieren ebenso wie Nitrate, nur tritt die Reaktion schneller auf; außerdem sind für die Nitritreaktion die Chloride überflüssig. Man führt die Reaktion aus, indem man 2 ccm Reagens in der Eprouvette mit 0,5 ccm Serum mischt und sofort kühlt; man läßt ruhig stehen, wobei der blaue Farbstoff allmählich entsteht. Nach einer Stunde ist die stärkste Reaktion vorhanden. Quantitativ kann man in der Milch die Salpetersäure nachweisen, indem man aus reiner Milch Chlorcalciumserum macht, mit Äther und Kalkhydrat reinigt und Vergleichssera mit verschiedenem Nitratgehalt herstellt, in dem zu untersuchenden Serum wie in den Vergleichslösungen die Reaktion anstellt und die entstehenden Farbentöne vergleicht.

Ammoniak.

Ammoniak ist ein normaler Harnbestandteil und fehlt nie im Harne. Seine Menge im frisch zur Untersuchung gelangten Harne, welcher keiner bakteriellen Zersetzung unterlegen, schwankt mit der Menge der Fleischnahrung oder Eiweißkost überhaupt, andererseits auch mit der Menge unzersetzlicher, zu neutralisierender Säuren, welche entweder im Organismus entstehen oder diesem in der Nahrung zugeführt werden. Im Durchschnitt findet man beim Menschen in der Tagesmenge 0,7 g NH_3 oder 4—5% des Gesamtstickstoffes in Form von Ammoniak. Durchschnittlich enthalten neutrale und saure Harne 0,5—0,8% Ammoniak, alkalische 0,4—0,3%[1]). Die Angaben über den Prozentgehalt des Gesamtstickstoffes, welcher im Harn in Form von Ammoniak enthalten ist, schwanken in der Norm von 4—5%. Beim schweren Diabetes, sowie bei Cholera wurden sehr hohe Werte beobachtet. Bei Cholera asiatica 15—30%. Bei Diabetes 10—25%. v. Noorden teilt einen Fall mit 63—67% N in Form von Ammoniak mit. Bei vegetabilischer Kost ist beim Menschen die Ammoniakausscheidung geringer als bei gemischter Kost.

Im Blute (Mensch) sind im Durchschnitt 0,9 mg in 100 ccm Blut[2]).

Qualitativ weist man Ammoniak einfach nach durch Versetzen von Harn oder Sekreten mit Kalkmilch, Ausgießen in eine flache Schale und Darüberhalten eines feuchten, sauren Lackmuspapiers, welches gebläut wird.

Man untersuche nie einen Harn oder eine andere Körperflüssigkeit auf Ammoniak qualitativ oder quantitativ, wenn man nicht ganz sicher ist, daß der Harn ganz frisch und auch in der Blase keine Zersetzung vor sich gegangen ist, denn durch bakterielle Einwirkung wird recht rasch Harnstoff in kohlensaures Ammon unter Wasseraufnahme verwandelt. Man findet dann Ammoniakwerte, welche viel höher sind, als es der Wirklichkeit entspricht.

Ammoniakbestimmung im Harn nach Schlösing. Diese alte Methode gibt etwas zu niedrige Werte, ihre Ausführung ist zwar mühelos, aber dauert etwa 48 Stunden. Unter eine Glocke, die auf einer Glasplatte aufgeschliffen ist, stellt man eine Krystallisierschale, in welche man 50 ccm Harn und 10 ccm Kalkmilch gibt. Über diese Schale stellt man auf ein Triangel eine zweite, welche

---

[1]) C. Wurster, Centralbl. f. Physiol. **1**, 485.
[2]) S. Salaskin, Zeitschr. f. physiol. Chemie **25**, 449 [1898].

5 ccm Normalschwefelsäure enthält (Fig. 9). Nach 24—48 Stunden titriert man die Normalsäure mit $^n/_{10}$-Lauge zurück, die Differenz gibt den Ammoniakgehalt des Harns an.

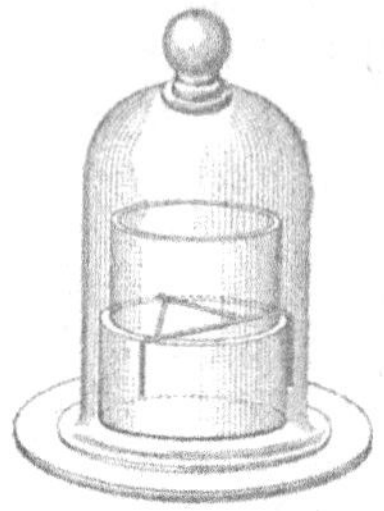

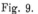

Die Schlösingsche Ammoniakbestimmung gibt fast immer unrichtige, d. h. zu niedrige, Resultate.

Für klinische Zwecke modifizierte sie Philipp Shaffer[1] in der Weise, daß er zum filtrierten Harn Soda gibt und ihn neben $^n/_{10}$-Säure in einem Exsiccator oder unter einer Glocke stehen läßt. In 3 oder 4 Tagen ist die Absorption des Ammoniaks aus 25 ccm Harn, $^1/_2$ g Natriumcarbonat und einem Überschuß von Natriumchlorid in einer Schale mit einem Durchmesser von 15—17 cm bei 20° oder höher fast vollständig. Steht der Apparat bei 38°, so ist die Operation in 48 Stunden beendigt. Die Schale soll einen flachen Boden haben.

Fig. 9.

Eine vereinfachte Methodik für Massenuntersuchungen hat A. Durig[2] angegeben.

Ammoniakbestimmung nach C. Wurster.[3] Ein starkwandiger Rundkolben, der mit 20 ccm Harn und mit 5 ccm Barytwasser oder trockener Magnesia beschickt ist, wird so über das 50° warme Wasserbad gestellt, daß dessen Boden eben das Wasser berührt. Mit diesem Kolben steht durch ein Glasrohr das Übersteiggefäß in Verbindung; dieses taucht ganz in das Wasser, damit der etwa übersteigende Schaum sofort verdampft. Der zweite Kolben besitzt einen dreifach durchbohrten Kautschukpfropfen, um nach beendigter Operation durch Öffnen eines Quetschhahnes Luft in den Apparat zu lassen. Aus dem zweiten Kolben wird der ammoniakalische Wasserdampf in einen starkwandigen Kugelabsorptionsapparat geleitet, dessen Schenkel zweckmäßig 40 cm lang sind und in welchen sich titrierte Schwefelsäure befindet. Die Kugelabsorptionsröhre steht in kaltem Wasser und ist mit der Wasserstrahlpumpe in Verbindung. Setzt man die Luftpumpe in Gang, so findet bei einer Temperatur des Wasserbades von 50° ein lebhaftes Sieden statt. Nachdem etwa $^2/_3$ der Flüssigkeit abgedampft sind, kann man sicher sein, daß alles vorhandene Ammoniak in die vorgelegte Schwefelsäure übergegangen ist, und man läßt nun Luft in den Apparat, ehe man denselben auseinandernimmt.

Ammoniakbestimmung nach Nencki und Zaleski[4] (s. Fig. 10). Zur Destillation dient das konische, dickwandige Gefäß A von $1^1/_2$—2 l Inhalt, die obere und untere Öffnung haben 4 cm im Durchmesser und sind zwecks luftdichten Verschlusses nachgeschliffen. Die untere Öffnung hat bei den Analysen zwar keine Bedeutung, erleichtert aber sehr die Reinigung des Gefäßes nach dem Gebrauch und wird mit einem Kautschukstopfen geschlossen. Nachdem das Gefäß A in dem Wasserbade M passend befestigt worden ist, wird die obere Öffnung mit einem doppelt durchbohrten Kautschukpfropfen geschlossen. Durch die eine Bohrung geht das Rohr des Scheidetrichters D hindurch, durch die andere das dreikugelige Ableitungsrohr S, das mittels dickwandigen Kautschukschlauches mit dem Röhrchen c verbunden ist. Das Gefäß B von 17 mm Durchmesser und 42 cm Länge mit drei kugeligen Ausbuchtungen ist der Rezipient für die titrierte Schwefelsäure. Der Rezipient B wird ebenfalls mit einem doppelt durchbohrten Pfropfen geschlossen, worin das Zuleitungsröhrchen c mit dem Hahn b und das Ableitungsröhrchen d, das durch dickwandigen Kautschukschlauch mit der Flasche C verbunden ist, stecken. Die Waschflasche C ist sodann mit einem Kühler L und dieser mit der Reservoirflasche F verbunden; m ist das Manometer. Mittels des seitlichen Rohres k und des Hahnes f ist die Flasche F und damit das ganze System mit einer Wasserstrahlvakuumpumpe p verbunden. Die zu untersuchende Substanz, Blut oder Gewebe, wird bis auf $^1/_{10}$ g genau abgewogen, in das Gefäß A gebracht. Bei Analysen des Blutes, das nur wenig Ammoniak enthält, nehme man nicht weniger als 100 g. Erheblich größere Mengen zu nehmen, ist wegen des Schäumens im Vakuum unpraktisch. Von Organen nehme man 40—50 g und zerreibe sie mit gereinigtem Meersand. Vom Harn nehme man 20—30 ccm, oft reicht man auch mit weniger aus. In das Gefäß B werden mittels einer genau kalibrierten Pipette bei der Destillation von Blut 10 ccm, bei der von Gewebe 20 ccm $^n/_{10}$-Schwefelsäure gebracht, die nach Beendigung der Destillation mit $^n/_{20}$-Kali-

[1] Ph. Shaffer, Amer. Chem. Journ. **8**, 330.

[2] A. Durig, Biochem. Zeitschr. **4**, 69 [1907].

[3] C. Wurster, Centralbl. f. Physiol. **1**, 485.

[4] M. v. Nencki u. J. Zaleski, Zeitschr. f. physiol. Chemie **33**, 193 [1901].

lauge zurücktitriert werden. Für Harn, sowie für ammoniakreichere Flüssigkeiten muß die Schwefelsäure und die Lauge entsprechend konzentrierter sein. Nachdem die einzelnen Teile des Apparates miteinander verbunden sind, evakuiere man zuerst die Luft. Der Hahn a wird geschlossen, der Hahn b anfangs halb geöffnet, damit die rasch aufsteigenden Luftblasen in den Rezipienten B nicht hinübergerissen werden. Später wird er ganz geöffnet. Während des Evakuierens werden die Gummistöpsel in den Gefäßen A und B, sowie eventuell die Kautschukverbindungen mit geschmolzenem Paraffin luftdicht gemacht. Man läßt Wasser durch den Kühler fließen und bespült auch das Reservoir F mit Eis oder kaltem Wasser. Bei einem Druck von 10—15 mm und bei langsam passierenden Gasblasen durch den Rezipienten B wird der Hahn b geschlossen und durch den Scheidetrichter D 50 ccm einer 2 proz. Magnesiaemulsion hinzugegossen. Jetzt wird der Hahn b von neuem geöffnet und wenn die Gasentwicklung nachgelassen hat, beginne man mit dem Erwärmen des Wasserbades M. Die Temperatursteigerung muß namentlich bei der Destillation des Blutes sehr langsam geschehen, 2—4 Stunden andauern, bis sie 35° erreicht hat und die ganze

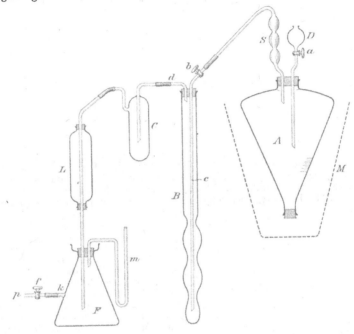

Fig. 10.

Zeit auf 35—37° gehalten werden. Ist ca. $^2/_3$ der Flüssigkeit aus dem Gefäße A überdestilliert, was im ganzen 5—6 Stunden beansprucht, so bricht man die Destillation ab. Zuerst wird die Kautschukverbindung durch den im Gehäuse C befindlichen Kühler L mit der Klemmschraube geschlossen, ebenso der Hahn b, und durch den Hahn a wird in das Gefäß A Luft hineingelassen. Hierauf wird die Kautschukverbindung zwischen g und c losgelöst und durch vorsichtiges Öffnen des Hahnes b die Luft in B und C hineingelassen. Sind B und C mit Luft gefüllt, so wird der Inhalt dieser beiden Gefäße in ein Becherglas gegossen, die Wände sorgfältig mit Wasser nachgespült und die Säure zurücktitriert. Als Indicator verwenden Nencki und Zaleski Lackmoid mit Malachitgrün. (Man löst 10 g Lackmoid in 150 ccm Alkohol, filtriert und setzt zu dem Filtrate 10—15 ccm einer Lösung von 1 g Malachitgrün in 50 ccm Alkohol.)

Ammoniakbestimmung nach A. Steyrer.[1] Diese Methode ist eine Modifikation der eben beschriebenen von Nencki und Zaleski. 20—30 ccm Harn, je nach der Konzentration desselben, werden in den Kolben A gebracht. Bis zum Boden desselben reicht eine am unteren Ende ausgezogene Glasröhre C, welche mittels eines Druckschlauches mit einer Schwefelsäurewaschflasche verbunden ist. Ein Hahn R dient zur Regulierung des durchzusaugenden Luftstromes. Durch einen Tropftrichter T, der gleichfalls luftdicht

---

[1] A. Steyrer, Beiträge z. chem. Physiol. u. Pathol. **2**, 312 [1902].

in den Kolben eingepaßt ist, kann man Kalkmilch zufließen lassen. Die Vorlage B, in welche ein hinreichender Überschuß von $^n/_4$-Säure gebracht worden ist, wird gut gekühlt. Das Rohr E ist so gebogen, daß es bis an den Boden der Vorlage reicht. Bei D stößt es mit abgeschliffenen Rändern an das Ableitungsrohr von A und ist dort mit dem Schlauch gut gedichtet. Die Kugel S soll einen Verlust an Säure, der durch etwaiges Spritzen entstehen könnte, vermeiden. Übrigens kann auch eine Woulfsche Flasche hinter diese Kugel

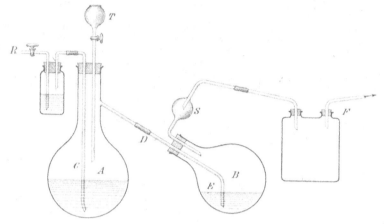

Fig. 11.

geschaltet werden, welche Vorsicht aber überflüssig ist. Das Endstück F wird mit einer Wasserstrahlluftpumpe in Verbindung gebracht. Man setzt den Apparat so in Gang, daß man zuerst etwa 50 ccm Kalkmilch nimmt und zu dem in A befindlichen Harn zufließen läßt. Dann wird der Hahn bei T natürlich sofort geschlossen und nun die Wasserstrahlpumpe in Gang gesetzt. Die Luftzufuhr ist durch den Hahn R so zu regulieren, daß das Vakuum nicht allzusehr beeinträchtigt wird. Der Kolben A wird nun in ein Wasserbad von ungefähr 36° gehängt. Bei einem Druck von 18—25 mm beginnt die Flüssigkeit bald zu sieden und ein Stoßen derselben ist durch die regelmäßig durchstreichende Luft ausgeschlossen. Nach einer Stunde ist alles Ammoniak überdestilliert. Die Kugel S wird nun vorsichtig in die Vorlage hinein abgespült, ebenso das Rohr E und die Säure zurücktitriert. Bei eiweißhaltigen Harnen empfiehlt es sich, der Kalkmilch etwas Alkohol zuzusetzen, damit das Schäumen der Flüssigkeit hintangehalten wird.

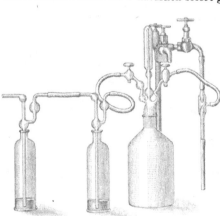

Fig. 12.

Ammoniakbestimmung nach O. Folin.[1]) Man versetzt in einer 45 cm hohen, 5 cm breiten, geschliffenen Waschflasche 25—50 ccm Harn mit 1—2 g Soda und 8—16 g Chlornatrium und etwas Petroleum, um das Schäumen zu verhüten und leitet durch diese Waschflasche durch Ansaugen mit einer Wasserstrahlpumpe einen Luftstrom durch, welcher dann eine zweite Waschflasche mit $^n/_{10}$-Säure passiert. Nach $1^1/_2$ Stunden ist das Ammoniak völlig übergegangen, worauf man den Inhalt der Waschflasche mit Lauge zurücktitriert. In den abziehenden Schenkel der ersten Waschflasche schiebt man einen Wattepfropfen ein, um mechanisch mitgerissene Harnteilchen zurückzuhalten (Fig. 12).

[1]) O. Folin, Zeitschr. f. physiol. Chemie **37**, 162 [1903].

Die Methode von Folin gibt gute Resultate. Er verwendet Alizarinrot als Indicator (2 Tropfen einer 1proz. Lösung in 200—300 ccm Flüssigkeit). Man soll bis zur Rotfärbung und nicht bis zur Violettfärbung titrieren. Alizarinrot hat den Vorzug, daß mäßige Mengen Kohlensäure, Ammonsalze oder organische Lösungsmittel die Titration nicht stören.

Folin verwendet für die Bestimmung einen eigenen Apparat (Fig. 13). A ist ein Glasrohr (8 mm Durchmesser), das bei a in eine kleine Kugel ausgeblasen ist, in welche mittels eines erhitzten Platindrahtes 5 oder 6 kleine Öffnungen (etwa 1 mm Durchmesser) gestoßen werden. C ist ein Gummistopfen, der in die zweite Röhre B paßt. B ist ein etwa 7,5 cm vom oberen Ende abgeschnittenes Reagensglas (2,5 cm Durchmesser), in welchem sich bei b etwa 6 oder 7 Öffnungen in einer Entfernung von 3 cm vom oberen Ende des Reagensglases befinden (von derselben Größe oder besser etwas größer wie die Öffnungen in Röhre A).

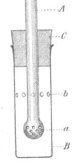

Fig. 13.

Wenn die Röhren A und B durch den Gummistopfen C zusammengefügt und in die Vorlage eingetaucht sind, so kommt die Ammoniak enthaltende Luft zuerst bei a und später auch bei b mit der Säure der Vorlage in Berührung. Jede Spur von Ammoniak wird dadurch in der Säure enthaltenden Vorlage zurückgehalten, auch wenn nur ein verhältnismäßig kleiner Überschuß, 5—10 ccm, an $n/10$-Säure in der Vorlage vorhanden ist.

Die alte Methode von **Boussingault** modifizierte **Ph. Shaffer**[1]) in folgender Weise. In einem Rundkolben von 1 l ist ein doppelt gebohrter Gummistopfen eingepaßt. Durch die eine Bohrung ist ein Glasrohr eingeführt, an dem ein kleines Stück Gummischlauch mit einem Quetschhahn oben befestigt ist. Das Rohr soll nicht in die Flüssigkeit, sondern nur in den Hals hineinragen. Dieser Kolben ist durch ein Glasrohr mit zwei hintereinander geschalteten kleinen Areometerzylindern oder Waschflaschen, beide mit doppelt gebohrten Gummistopfen oder mit Glasschliffen versehen, verbunden. Diese enthalten die Säure, welche das Ammoniak absorbiert. An die zwei Waschflaschen ist eine gewöhnliche dickwandige Saugflasche anmontiert, welche mit der Vakuumpumpe in Verbindung steht. Der Rundkolben ist in einem Wasserbad versenkt, das auf 50° erwärmt wird. Zu 50 ccm Harn gibt man 20 g Kochsalz und ungefähr 50 ccm Methylalkohol. In die erste Waschflasche gibt man 25 oder 50 ccm $n/10$-Säure, in die zweite 10 ccm $n/10$-Säure und verdünnt die Säure mit wenig Wasser. Wenn der Apparat fertig ist, gibt man 1 g trockene Soda in den Destillationskolben, verschließt schnell mit dem Gummistopfen und evakuiert. Man kocht 15 Minuten, ohne daß das Wasserbad die Temperatur von 50° übersteigt, dann läßt man in den Apparat, nach Abstellung der Pumpe, durch den Quetschhahn Luft hinein, vereinigt die vorgelegten Säuren und titriert mit Lauge.

Ammoniakbestimmungsmethode nach Krüger, Reich und Schittenhelm.[2]) Der hierzu notwendige Apparat (Fig. 14) besteht aus einem Destillationskolben und einer Vorlage. Letztere ist verbunden mit einem Manometer, dieses mit einer Wasserstrahlpumpe. Der Destillationskolben K, ein Literrundkolben aus Jenaer Glas, ist mit einem doppelt durchbohrten Kautschukstopfen versehen. Durch die eine Bohrung geht eine nach unten verengte rechtwinklige Röhre a, welche am äußeren Ende mit einem dickwandigen Kautschukschlauch und

1) Ph. Shaffer, Amer. Journ. of Physiol. **8**, 330 [1908].
2) M. Krüger, O. Reich u. A. Schittenhelm, Zeitschr. f. physiol. Chemie **39**, 164 [1903].

Klemme 9 versehen ist. Die andere Bohrung nimmt die zur Vorlage A führende Überleitungsröhre b auf. Als Vorlage wurde nach dem Vorgange von Wurster eine Peligotsche Röhre, nur in bedeutend kleineren Dimensionen gewählt. Die Höhe derselben beträgt 24,5 cm, der Inhalt der drei Kugeln mißt 340 ccm.

Der erste Schenkel ist durch einen Kautschukstopfen verschlossen, durch dessen Bohrung die Überleitungsröhre b geht. Der zweite Schenkel ist ebenfalls mit einem Kautschukstopfen verschlossen, durch dessen Bohrung ein kugel- oder birnförmiger Destillieraufsatz geht. Das freie Ende des Aufsatzes ist durch einen dickwandigen Gummischlauch, der durch einen Quetschhahn q^2 verschlossen werden kann, mit einer Woulfschen Flasche verbunden, deren zwei weitere Tuben einerseits mit einem Manometer M, andererseits mit der Wasserstrahlpumpe in Verbindung stehen. Die Kugel des Destillationskolbens taucht bis zu etwa ein Drittel in ein Wasserbad ein, die Peligotsche Röhre aber in ein Gefäß, welches während des Versuches mit Eiswasser gefüllt wird.

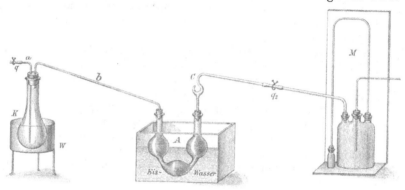

Fig. 14.

25—30 ccm Harn werden in dem Destillationskolben mit 10 g Chlornatrium versetzt und 1 g Natriumcarbonat hinzugefügt. Hierauf wird der Rundkolben in ein Wasserbad gesenkt, oben mit einem Quetschhahn verschlossen, durch den man während des Verfahrens Alkohol zufügen kann. An den Destillationskolben wird ein Peligotrohr angeschlossen, in welches vorher 10—20 ccm $n/_{10}$-Säure, mit Rosolsäure gefärbt, gefüllt werden. Man evakuiert nun das ganze System mit einer Wasserstrahlpumpe, setzt in den Kolben durch den Quetschhahn 20 ccm Alkohol zu und erwärmt das Wasserbad auf 43°. Man destilliert dann und setzt während der Destillation mehrmals 20 ccm Alkohol zu. Nach Beendigung des Verfahrens wird die vorgelegte Säure mit Normalalkali zurücktitriert. Die Temperatur von 43° soll nicht wesentlich überschritten werden, da sich sonst Harnstoff zersetzt.

Matthew Steel[1] beobachtete, daß bei der Folinschen Methode ein Teil des Ammoniaks, welcher in Form von phosphorsaurer Ammoniakmagnesia gebunden scheint, der Bestimmung entgeht. Er setzt 1 g Ätznatron und 15 g Kochsalz auf 25 ccm Harn zu, um die Dissoziation der Natronlauge herabzusetzen.

Steel gegenüber macht O. Folin den Vorschlag, bei sehr tripelphosphatreichen Harnen letztere vorerst in Säure zu lösen und dann mit Soda das Ammoniak zu bestimmen. Indem man 7—10 g Kaliumoxalat auf 25 ccm Harn zusetzt, verhindert man die Wiederbildung der Phosphate.

[1] M. Steel, Journ. of biol. Chemistry **8**, 365 [1910].

Bestimmung des Ammoniaks im Harn mittels Formaldehyds. Nach A. Ronchèse sowie Hans Malfatti[1]). Diese Methode beruht auf der Umsetzung von Formaldehyd mit Ammoniak bei Gegenwart von Lauge unter Bildung von Hexamethylentetramin. 10 ccm Harn werden mit Wasser auf das Fünf- bis Sechsfache verdünnt und nach Zusatz stets gleicher Mengen von Phenolphthalein mit $n/_{10}$-Lauge titriert, bis eben ein wahrnehmbarer Farbenumschlag auftritt. Nach der so festgestellten Harnacidität gibt man 3 ccm käufliches Formalin zu, das aber vorher durch Phenolphthalein und einige Tropfen Lauge eben neutralisiert wurde. Die Färbung verschwindet; man titriert weiter, bis derselbe Farbenwechsel eingetreten ist. Die nach dem Formalinzusatz verbrauchte

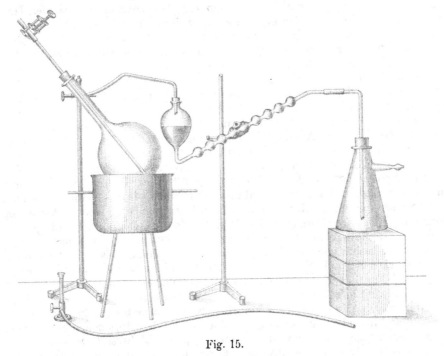

Fig. 15.

Lauge ergibt unmittelbar das vorhandene Ammoniak in Kubikzentimetern $1/_{10}$ n-Ammoniak. Wird bei neuerlichem Formalinzusatz die Flüssigkeit wieder farblos, so muß weiter titriert werden. Als Lauge empfiehlt Malfatti eine 0,07143 Normale, von der 1 ccm 1 mg Ammoniak entspricht. In Gegenwart von Aminosäuren und substituierten Ammoniaken versagt diese Methode.

Nach den Angaben von L. Hugounenq und A. Morel[2]) gibt das Verfahren von Ronchèse falsche Zahlen, denn die im Harne vorhandenen Aminosäuren verbinden sich mit Formol (vgl. S. 545).

Ammoniakbestimmung nach H. Björn-Andersen und Marius Lauritzen.[3]) I. Genaueres Verfahren. Der Apparat besteht aus einem Fraktionierkolben von 1 l, dessen Seitenrohr durch Erwärmen an einer Bunsenflamme abgebogen wird und einem gewöhnlichen Kugelabsorptionsrohr (Fig. 15). Der Kolben ist

[1]) H. Malfatti, Zeitschr. f. analyt. Chemie **47**, 273.
[2]) L. Hugounenq u. A. Morel, Bulletin de la Soc. chim. de France [4] **5**, 130 [1909].
[3]) H. Björn-Andersen u. Marius Lauritzen, Zeitschr. f. physiol. Chemie **64**, 21 [1910].

durch einen Gummipfropfen geschlossen, durch den ein Glasrohr geht, das mit einem Gummischlauch und Klemmhahn schließbar und mit einem Kugelrohr durch einen Gummipfropfen verbunden ist; endlich wird das andere Ende des Kugelrohrs direkt mit einer Wasserstrahlpumpe verbunden. In den Kolben werden 20 ccm Harn pipettiert und 20 ccm Barytwasser hinzugesetzt. Der Pfropfen wird rasch aufgesetzt und der Klemmhahn geschlossen. In das Kugelrohr füllt man 20 ccm $n/_{10}$-Schwefelsäure. Man schließt den Apparat und evakuiert ihn. Den Kolben gibt man auf ein Wasserbad, das auf 50° erwärmt wird. Nach viertelstündigem oder 20 Minuten langem Kochen ist $3/_4$ der Flüssigkeit und damit alles Ammoniak überdestilliert. Es besteht dabei große Neigung zur Bildung von Blasen, die den ganzen Kolben erfüllen, die aber platzen, wenn sie den Hals erreichen. In seltenen Fällen gehen sie zum Seitenrohr ab, weshalb sein erster Abschnitt eine schwache Neigung nach rückwärts hat, damit die wenige Flüssigkeit, die beim Platzen der Blasen manchmal in das Seitenrohr gelangt, nicht in die Vorlage abläuft, sondern in den Kolben zurückkommt. Die Rücktitration findet am leichtesten im Kugelrohr selbst statt. Man entgeht dabei der Unbequemlichkeit, die mit dem Umgießen verbunden ist und vermeidet die Verdünnung der Flüssigkeit mit dem Spülwasser.

II. **Bestimmung mittels Formaldehyd.** Etwas weniger genau als die oben beschriebene Ammoniakbestimmungsmethode ist eine zweite dieser beiden Verfasser, aber leichter auszuführen. Sie ist wenig verschieden von der Methode von A. Ronchèse und H. Malfatti (s. o.). 20 ccm Harn werden abpipettiert und dazu 5 Tropfen einer $1/_2$ proz. Phenolphthaleinlösung und 20 g feines, pulverisiertes Kaliumoxalat hinzugefügt. Dann setzt man tropfenweise bis zum Farbenübergang $1/_{10}$ n-Natronlauge zu und weiter 5 ccm Formalin. (Da das Formalin des Handels freie Ameisensäure enthält, so muß man deshalb eine größere Portion, 30—50 ccm, im voraus neutralisieren durch Zusatz von Phenolphthalein und Natronlauge bis zum Rotwerden. In der starken Formalinflüssigkeit ist aber die schwache rote Farbe schwer zu erkennen. Wenn aber das Ganze mit 1—2 Vol. Wasser verdünnt wird, wird sie hinreichend deutlich. Die so neutralisierte Formalinlösung kann einige Tage säurefrei bleiben. Man kann auch zum Harn 5 ccm Formalin, genau abgemessen, zusetzen und in anderen genau abgemessenen 5 ccm die Säuremenge bestimmen. Diese Säuremenge zieht man zur Korrektion des Schlußresultates ab.)

Durch Zusatz des neutralisierten Formalins wird die Flüssigkeit wieder sauer, und dann wird wieder bis zum Rotwerden titriert. Die für die letzte Titration verbrauchte Natronmenge oder die ganze Natronmenge weniger der erstverbrauchten Natronmenge gibt die Säuremenge an, die an Ammoniak gebunden war.

Ammoniakbestimmung im Blute.

Das Blut wird durch heftiges Schlagen defibriniert, dann durch Glaswolle und schließlich durch ein Leinentuch filtriert. Zu 100 ccm dieses Blutes setzt man 50 ccm gesättigte Chlornatriumlösung und dann unter dauerndem Rühren 250 ccm Methylalkohol. Zum Schluß hat man einen körnigen roten Niederschlag. Die Flüssigkeit filtriert man durch einen Drucktrichter. 100 ccm des Filtrates werden in einen 500 ccm Kjeldahlkolben gebracht, der einen modifizierten Hempelschen Aufsatz trägt. Nach Zusatz von 10 ccm 2-n-Sodalösung wird der Kolben in ein Wasserbad gesetzt. Vor dem Evakuieren setzt man einige Bimssteinstückchen zu. Das Destillat fängt man in zwei Drechselschen Flaschen auf, die zusammen 25 ccm $n/_{50}$-Schwefelsäure enthalten und mit kaltem Wasser gekühlt werden. Eine dritte Drechselsche Waschflasche wird zur Sicherheit zwischengeschaltet und an diese schließt man die Wasserstrahlpumpe an. Man destilliert bei 40—50° 40 Minuten. Der größte Teil des Alkohols destilliert ab. Der Inhalt beider Vorlagen wird vereinigt, zur Austreibung der Kohlensäure einige Minuten im Sieden erhalten und mit Natronlauge mit alizarinsulfosaurem Natrium als Indicator titriert[1]).

Kohlensäurebestimmung.

Den gleichen Apparat, wie ihn H. Björn-Andersen und Marius Lauritzen für die Ammoniakbestimmung verwenden (s. S. 97), kann man zur Kohlensäurebestimmung des Harns gebrauchen. Der Urin wird mit wenig Säure im Vakuum destilliert und die Kohlensäure wird im Kugelrohr im titrierten Baryt aufgefangen. Der Basenüberschuß wird mit Phenolphthalein als Indicator zurücktitriert (s. auch S. 111).

Bestimmung des gesamten Kohlenstoffes.

Die von den Brüdern Rogers und von Brunner[2]) empfohlene Methode war, den Kohlenstoff in organischen Substanzen mittels Schwefelsäure und Kaliumbichromat zu verbrennen. Ullgren[3]) hat diese Methode etwas modifiziert. Diese Methode wurde vielfach in ihren Resultaten angezweifelt, aber J. Messinger[4]) hat mit ihr in allen organischen Substanzen gute Resultate erhalten; J. Kjeldahl[5]) erhielt aber zu wenig Kohlensäure und hat deshalb das Verfahren in der Weise verändert, daß er zwischen dem Kolben, in dem oxydiert, und dem Absorptionsapparat eine Röhre mit Quecksilberoxyd einschaltete, die auf 400° C erwärmt ist. Dann gab die Methode genaue, konstante Resultate.

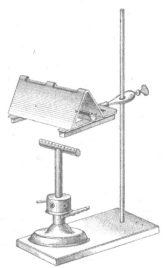

Das vielfach modifizierte Messingersche Verfahren wird in folgender Weise durchgeführt: Die zu untersuchende Substanz wird in einem 24 mm langen, breiten Röhrchen abgewogen. Sie wird in das 200 ccm fassende Zersetzungskölbchen, in welchem sich bereits 6—8 g Chromsäure befinden, vorsichtig hineingelassen, so daß die Substanz mit der Chromsäure nicht in Berührung kommt. Das Zersetzungskölbchen wird, nachdem das Trichterrohr mittels Kautschukstopfens mit ihm verbunden, an dem schiefstehenden Kühler befestigt, welcher mit dem bereits erwähnten Rohr in Verbindung steht. Das Verbrennungsrohr soll etwa 36 cm lang

Fig. 16.

sein und zwischen 2 Rollen von Kupferdrahtnetz eine etwa 20 cm-Schicht eines Gemisches von gekörntem Kupferoxyd und Bleichromat enthalten. Das Rohr ruht in der durchbrochenen Rinne eines gabelförmigen, eisernen Trägers, welcher an ein Stativ angeschraubt ist. Zum Schutze des Rohres wird die Rinne mit einem passend geschnittenen Asbestpapier ausgekleidet, und damit das Rohr von den Flammengasen umspielt werden kann, wird

[1]) C. G. L. Wolf u. Mc Kim Marriot, Biochem. Zeitschr. **26**, 165 [1910].

[2]) Rogers u. Brunner, Poggendorfs Annalen **1875**, 45, 379; Jahresber. von Liebig und Kopp **1875**, 773.

[3]) Ullgren, Liebigs Annalen **124**, 59; Zeitschr. f. analyt. Chemie **2**, 430.

[4]) J. Messinger, Berichte d. Deutsch. chem. Gesellschaft **21**, 2910 [1888]; **23**, 2756 [1890].

[5]) J. Kjeldahl, Zeitschr. f. d. ges. Brauwesen **1891**, 477; Zeitschr. f. analyt. Chemie **31**, 214 [1892].

auf dem gabelförmigen Träger ein innen mit Asbestpappe ausgekleidetes Schutzdach aufgesetzt (Fig. 16). Jetzt werden die gewogenen Apparate mit dem vorgeschalteten U-förmigen Trockenrohr verbunden, 50 ccm konz. Schwefelsäure zur Chromsäure fließen gelassen und während der ganzen Operation ein langsamer, kohlensäurefreier Luftstrom durch den Apparat geleitet (Fig. 17).

Hierauf erwärmt man den Asbestteller, der sich unter dem Zersetzungskölbchen befindet, mit ihm aber nicht in direkter Berührung steht, so daß nur strahlende Wärme die Temperatur so weit erhöht, daß sich die Chromsäure löst und die Schwefelsäure eine dunkle Färbung annimmt. Man verwende nicht reine, krystallisierte Chromsäure, sondern käufliche Chromsäure, besser aber noch Kaliumbichromat. Die reine Schwefelsäure des Handels muß vorher, da sie immer Spuren von Kohlensäure entwickelt, mit Pyrochromat gekocht werden. Hat die Schwefelsäure eine dunkle Farbe angenommen, so wird die Flamme ganz entfernt, da jetzt die Zersetzung der organischen Substanz beginnt. Nach etwa 20 Minuten kann das Erwärmen in oben angeführter

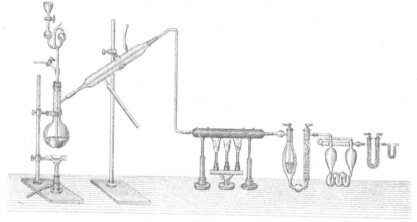

Fig. 17.

Weise fortgesetzt werden, nur am Schlusse der Operation, nach etwa $2^{1}/_{2}$ Stunden, wird der Asbestteller direkt unter das Zersetzungskölbchen gebracht und mit einer größeren Flamme erwärmt.

Das Verfahren ist von F. W. Küster und A. Stallberg[1]) bedeutend vereinfacht worden. Statt des Aufsatzes auf dem Verbrennungskölbchen nehmen sie einen gewöhnlichen Tropftrichter von 50 ccm Inhalt. Den Rückflußkühler ersetzen sie durch eine mit Glaswolle gefüllte Röhre. Statt der komplizierten Trockenröhre des Messingerschen Apparates verwenden sie nur ein U-förmiges Chlorcalciumrohr, und sie leiten die Verbrennung in der Regel so, daß sie in etwa 20—30 Minuten beendet war. Sie beenden das Erhitzen immer erst dann, wenn sich aus der Flüssigkeit, für die 50 ccm reiner Schwefelsäure und 10 g Kaliumpyrochromat angewendet waren, ein hellgrüner, pulveriger Niederschlag abzuscheiden beginnt. Das Zersetzungskölbchen entleere man noch ziemlich heiß.

Die Methode von Messinger zur Bestimmung von Kohlenstoff modifizierte Ernst Friedmann[2]) in der Weise, daß er 5 ccm Harn nimmt und die Ver-

---

[1]) F. W. Küster u. A. Stallberg, Liebigs Annalen **278**, 214 [1893].
[2]) E. Friedmann, Beiträge z. chem. Physiol. u. Pathol. **11**, 151 [1908].

brennung im Sauerstoffstrom ausführt. Die entweichenden Gase werden nach dem Trocknen mit Schwefelsäure und Chlorcalcium durch ein 52 cm langes, mäßig erhitztes Rohr geleitet, das eine 27 cm lange Schicht von grobem Kupferoxyd enthält, dem sich zwei mit Bleisuperoxyd gefüllte anschließen.

Anton Steyrer[1]) bestimmt den Kohlenstoffgehalt des Harnes folgendermaßen:

5 ccm Harn werden bei Zimmertemperatur in einem langen Porzellanschiffchen über Schwefelsäure im Vakuum getrocknet; das Verdunsten des Harnes geht so in wenigen Stunden vor sich, so daß die Gefahr einer Zersetzung, wodurch Verluste an Kohlenstoff entstehen könnten, meist ausgeschlossen sein dürfte. Bei sehr konzentrierten Harnen kommt es jedoch vor, daß sich beim Verdunsten auf der Oberfläche eine Krystallhaut bildet, die einerseits das weitere Eindampfen stark beeinträchtigt und die andererseits auch häufig springt, wodurch sowohl feste als auch flüssige Teilchen aus dem Schiffchen geschleudert werden können. In solchen Fällen füllt man das Schiffchen mit ausgeglühten Bimssteinstücken. Das Verdunsten des Harnes geht dann sehr rasch vor sich. Die Verbrennung des auf diese Weise eingetrockneten Harnes führt Steyrer im Kopferofen in einem mit Kupferoxydasbest gefüllten Verbrennungsrohr durch. Im vordersten Teil desselben befindet sich eine 15 cm lange Schicht von Bleisuperoxyd, welche bei einer Temperatur von 160—180° gehalten wurde. Für die Wasserabsorption diente ein Chlorcalciumrohr, die Kohlensäure wurde in einem Geißlerschen Apparat aufgefangen, die Verbrennung selbst geschah zuerst im gereinigten Luft-, dann im Sauerstoffstrome und wurde schließlich wieder im Luftstrome beendigt.

K. Spiro[2]) führte die Kohlenstoffbestimmung im offenen Rohr auf dem Dennstedtschen Apparat im Sauerstoffstrome aus:

5 oder 10 ccm Harn wurden in großen Schiffchen aus Nickelblech oder Hartglas gebracht. Vorgelegt wurden Kupferoxyd und Bleisuperoxyd. zur Aufnahme des Wassers war vor dem Chlorcalciumrohr ein kleines mit Eis gefülltes U-Rohr angebracht. Die geringe Absorption von Kohlensäure in Wasser kann, wie viele besondere Versuche in gereinigten Substanzen zeigten, vollkommen vernachlässigt werden.

Die Methode von K. Okada[3]) zur Bestimmung des Kohlenstoffgehaltes organischer Substanzen ist eine Modifikation des Messingerschen Verfahrens. Ein Kjeldahlscher Erhitzungskolben wird mittels einer eingeschliffenen und passend gebogenen Glasröhre mit einer Waschflasche verbunden. An diese schließt sich eine zweite Waschflasche, an welche nun eine Pettenkofersche Röhre angefügt ist, und zwar in der Weise, daß das die Verbindung herstellende Glasrohr noch durch einen Gummischlauch verlängert ist. Die sich entwickelnden Gase werden so gezwungen, ehe sie in das Barytwasser gelangen, die beiden Waschflaschen, von denen die erstere mit Wasser, die zweite mit Kaliumpermanganat gefüllt ist, zu passieren. Um ein gleichmäßiges Durchstreichen der Blasen während der Bestimmung und ein Auswaschen der mit Kohlensäure gefüllten Waschflaschen nach Beendigung des Versuches zu ermöglichen, wird das Ende der Pettenkoferschen Röhre mit einer Wasserstrahlpumpe in Verbindung gesetzt und durch einen dritten Tubus in der ersten Waschflasche ein bis auf den Boden reichendes Glasrohr eingefügt, welches mit einer mit Barytwasser gefüllten Waschflasche in Verbindung steht. Während des ganzen Versuches und einige Zeit nach Beendigung desselben wird mittels dieser Vorrichtung kohlensäurefreie Luft in langsamem Strom durch den Apparat geleitet.

In den Kjeldahlschen Erhitzungskolben gibt man 20 ccm einer Mischung, die zu gleichen Teilen aus konzentrierter und rauchender Schwefelsäure besteht, einige Tropfen Quecksilber und die zu untersuchende Substanz in abgewogener

[1]) A. Steyrer. Beiträge z. chem. Physiol. u. Pathol. **2**, 315 [1902].
[2]) K. Spiro, Beiträge z. chem. Physiol. u. Pathol. **10**, 277 [1907].
[3]) K. Okada, Archiv f. Hyg. **14**, 366 [1892].

resp. abgemessener Menge. Die Quantität darf nicht groß sein, da sonst die Zersetzung durch Schwefelsäure zu viel Zeit erfordert und bei kohlenstofffreien Substanzen zu viel Barytwasser vorgelegt werden muß. Die erste Waschflasche füllt man mit etwa 100 ccm Wasser, die zweite mit 300 ccm einer kaltgesättigten Permanganatlösung; in die Pettenkofersche Röhre, welche man etwas nach hinten steigend aufstellt, bringt man titriertes Barytwasser, und zwar 300 ccm. (Man bereitet dieses durch Auflösen von 37 g Ätzbaryt und 3,7 g Chlorbarium in 1000 g Wasser). Den Kolben erwärmt man mit kleiner Flamme und läßt mittels der Pumpe einen langsamen Luftstrom durch den Apparat streichen. Allmählich bringt man die Flüssigkeit durch Vergrößern der Flamme zum Sieden und läßt sie so lange kochen, bis vollständige Wasserklarheit erreicht ist. Dann läßt man Luft durchstreichen, um sicher zu sein, daß die in den Waschflaschen enthaltene Kohlensäure übergetrieben ist, öffnet dann den Apparat, löscht die Flamme, gießt den Inhalt der Pettenkoferschen Röhre in einen luftdicht verschließbaren Zylinder von etwa 300 ccm und wartet, bis der Niederschlag von kohlensaurem Barium sich vollständig zu Boden gesenkt hat und die überstehende Flüssigkeit ganz klar geworden ist. Jetzt nimmt man mit einer Pipette eine bestimmte Menge heraus, titriert sie mit Normalsäure und berechnet die Menge des unverbrauchten Barytwassers und daraus die Menge Kohlensäure.

Scholz[1]) modifiziert ebenfalls die Verfahren von Messinger und Okada in der Weise, daß er die zu analysierende Verbindung mittels Kaliumbichromat und konz. Schwefelsäure oxydiert, das Oxydationsprodukt über ein Gemisch stetig oxydierender Substanzen leitet und die Gase in Barytwasser auffängt.

Die Methode von Richardson.[2]) Diese Methode beruht genau auf dem Messingerschen Verfahren bis auf die Art der Kohlensäurebestimmung. Zur Bestimmung des Kohlenstoffes im Harn werden 5 ccm Harn in einem Kolben mit Schwefelsäure und Chromsäure 1 Stunde gekocht, die entweichende Kohlensäure in Ammoniak aufgefangen, aus der ammoniakalischen Lösung mit Bariumchlorid gefällt, der Niederschlag abfiltriert, in Normalsalpetersäure gelöst und mit $1/_2$ n-Natronlauge der Überschuß der Salpetersäure zurücktitriert. Die in den Kolben eintretende Luft passiert vorher eine Flasche mit Natronlauge. Zwischen dem Kolben und der zur Aufnahme der Kohlensäure dienenden Ammoniakflasche werden zunächst eine leere Flasche zur Aufnahme von Wasser, dann Flaschen mit Jodsäure, mit saurer Silbernitratlösung, mit Kaliumjodat in salzsaurer Lösung (erwärmbar zu Oxydationen von etwa vorhandenem Kohlenoxyd) und mit konz. Schwefelsäure eingeschaltet. Die Ammoniakflasche trägt ein Hempelsches Rohr zur Aufnahme von etwa entweichendem Ammoniumcarbonat. Schließlich passiert der Luftstrom, welcher durch eine Wasserstrahlpumpe angesaugt wird, eine Flasche mit Bariumhydratlösung zur Kontrolle der Absorption im Ammoniak. Diese Methode liefert gute Werte.

K. Spiro [siehe bei E. Magnus-Alsleben[3])] führt die Verbrennung des Harnes in einem 500 ccm fassenden Glaskölbchen durch, dessen eingeschliffener Glasstopfen einen Tropftrichter, ein kurzes und ein langes bis auf den Boden reichendes Glasrohr trägt. Das letztere dient der Durchleitung von Luft bzw. Sauerstoff. Das kürzere Glasrohr wird mit 5 U-Röhren verbunden. Die erste ist mit Glasperlen, die zweite mit Chlorcalcium, die dritte und vierte mit Natronkalk und die fünfte mit Chlorcalcium und Natronkalk gefüllt. Das dritte und vierte Rohr wird vor der Bestimmung gewogen, nach genauer Prüfung der Schlüsse auf Dichtigkeit bringt man 15 g Kaliumbichromat, 1 Tropfen Queck-

---

[1]) W. Scholz, Archiv f. Hyg. **14**, 364 [1897].
[2]) Richardson, Bulletin Mount Hope Retreat **19**, 50.
[3]) E. Magnus-Alsleben, Zeitschr. f. klin. Medizin **68** [1909].

silber in die gemessene Menge Harn, und zwar in 5 oder 10 ccm, und dann tropfenweise 100 ccm Schwefelsäure in den Oxydationskolben und erhitzt dauernd. Die Oxydation dauert meistens sehr lange, und nach ihrer Beendigung leitet man noch $1/2$ Stunde kohlensäurefreie Luft durch den Apparat und wägt die beiden Natronkalkrohre[1]).

Methode zur Bestimmung des Kohlenstoffes von Desgrez.[2]) Diese Methode ist im wesentlichen identisch mit der von Messinger und Scholz publizierten. In einen Kolben von 100 ccm Inhalt mit weitem Hals bringt man 10 ccm Harn. Der Hals muß ein wenig um den Glasschliff erhöht sein; man füllt, um sicher zu gehen, den Zwischenraum mit Quecksilber aus. Durch den Glasschliff ist der Kolben einerseits mit einem Rückflußkühler verbunden, andererseits mit einer rechtwinklig abgebogenen Röhre, durch die man gegen Ende der Operation Luft eintreten läßt, um die noch im Apparat vorhandene Kohlensäure abzusaugen, ferner mit einem Zuflußkölbchen, durch welches man langsam durch einen Hahn 8 g Chromsäure, in möglichst wenig Wasser gelöst, und Tropfen für Tropfen 30 ccm konz. Schwefelsäure zufließen läßt. Man erhitzt den Kolben sehr wenig mit einer kleinen leuchtenden Bunsenflamme, so daß man die Gasblasen zählen kann, und erhöht die Temperatur erst dann zum Sieden, bis die Gasentwicklung aufhört. Dann läßt man mit einem Aspirator oder einer Luftpumpe langsam bis 20 Minuten einen Luftstrom durch den Apparat. Die entwickelten Gase steigen zuerst durch eine Waschflasche mit konz. Schwefelsäure, dann durch ein Natronkalkrohr und ein U-Rohr mit konz. Kalilauge. Zwischen die Schwefelsäure- und die Kohlensäure-Absorptionsgefäße schaltet man noch trockenes Ferrocyankalium und trockenen Borax, um Chlor und Salzsäure abzufangen. Durch die Wägung des Natronkalkrohres und des Liebigschen oder Geißlerschen Apparates erhält man die Menge der Kohlensäure.

Die Kohlenstoffbestimmung mit der calorimetrischen Methode von Berthelot. 0,3—0,8 g der getrockneten und mittels der Pastillenpresse zu einer Pastille gepreßten Substanz, welche um einen Eisendraht von bestimmtem Caloriengehalt zusammengepreßt sind, werden in den Platintiegel der Bombe eingebracht. Bei sehr stickstoffreichen Substanzen gießt man in die Bombe 1—2 ccm Wasser, damit die Salpetersäure und schweflige Säure von diesen absorbiert wird. Man schließt die Bombe und füllt sie mittelst des beigegebenen Manometers aus einer Sauerstoffbombe mit Sauerstoff unter 25 Atmosphären Druck. Wenn man zugleich die Calorien bestimmen will, arbeitet man mit dem Calorimeter, ist dieses nicht der Fall, so bringt man die Bombe außerhalb desselben zur Zündung, läßt nach der Verbrennung 1—2 Stunden stehen, damit die Salpeter- und Schwefelsäure vom Wasser aufgenommen werden. Die Verbrennungsgase läßt man langsam entweichen, indem das eine den Absorptionsapparaten zugekehrte Ventil eine Spur geöffnet wird; die Gase passieren erst ein mit Chlorcalcium gefülltes U-Rohr, das vorher mit Kohlensäure gesättigt und mit kohlensäurefreier Luft durchgeblasen war. An das Chlorcalciumrohr schaltet man zwei Geißlersche Kaliapparate, die mit 50proz. Kalilauge gefüllt sind, an jeden Geißlerapparat ist ein kurzes Chlorcalciumrohr angebracht, dann schließt man mit einem U-Rohr ab, welches mit Chlorcalcium und Natronkalk gefüllt ist, um zu verhindern, daß von rückwärts her Kohlensäure oder Wasserdampf an die Absorptionsgefäße herankommt. Das Ventil an der calorimetrischen Bombe reguliert man in der Weise, daß die Luftblasen wie bei der

---

[1]) Genaue und einfache Vorschriften zur Kohlenstoffbestimmung auf nassem Wege geben jüngst F. Tangl u. G. v. Kereszky (Biochem. Zeitschr. **32**, 266 [1911]) an.

[2]) Desgrez, Compt. rend. de la Soc. de Biol. **49**, 1077 [1897].

Elementaranalyse langsam durch die Kalilauge hindurchperlen. Man braucht die Bestimmung dann nicht dauernd zu beaufsichtigen, sondern dreht alle $1/2$ bis 1 Stunde das Ventil etwas weiter auf. Ist nach frühestens drei Stunden selbst bei weitester Stellung des Ventils kein Überdruck in der Bombe mehr zu bemerken, so muß der Rest von Verbrennungsgasen noch aus der Bombe herausgespült werden. Es geschieht dies durch einen Luftstrom, den man mit dem Zweiflaschenapparat (siehe S. 109) durch die absorbierenden Vorlagen durchdrückt. Zu diesem Zwecke verbindet man das zweite Ventil der Bombe mit dem Apparate und läßt etwa 2—3 l Luft langsam durchlaufen. Dann wägt man die Kaliapparate und berechnet daraus durch Umrechnung der Kohlensäure auf Kohlenstoff den Kohlenstoffgehalt der verbrannten Substanz. Dieses Verfahren haben zuerst Z u n t z und F r e n t z e l[1]), sowie H e m p e l[2]) und K r ö k e r[3]) beschrieben und angewendet. Es ist von E. G r a f e[4]) neu beschrieben worden.

In gleicher Weise kann man gleichzeitig mit der Kohlensäurebestimmung auch eine Wasserbestimmung durchführen. Voraussetzung ist dabei nur, daß die Bombe vor dem Versuch absolut lufttrocken ist und daß man den Wassergehalt des verwendeten Sauerstoffes kennt; um die letzten Reste des Wassers aus der Bombe zu vertreiben, muß diese in einem eigenen aus Blech konstruierten Topf auf 110° erwärmt werden.

Bestimmung des Restkohlenstoffes im Blut.

S t e f a n o M a n c i n i[5]) bestimmt den Restkohlenstoff des Blutes, indem er ein abgemessenes Volumen defibrinierten oder mit Natriumfluorid ungerinnbar gemachten Blutes mit 4 Vol. destillierten Wassers verdünnt, mit 2 ccm konz. Schwefelsäure auf je 100 ccm Flüssigkeit versetzt und mit 10proz. reiner Phosphorwolframsäurelösung völlig ausfällt. Vom Filtrat wird ein aliquoter Teil in den 500 ccm fassenden Oxydationskolben mit 1 Tropfen Quecksilber, 15 g Kaliumbichromat und 100 ccm konz. Schwefelsäure zusammengebracht. Der Zersetzungskolben ist durch eingeschliffene Verbindungen auf einer Seite zum Durchleiten kohlensäurefreier Luft eingerichtet, auf der anderen mit 5 U-Röhren, die zum Trocknen und Absorbieren der Kohlensäure dienen, verbunden. Das erste U-Rohr ist mit Glasperlen, das zweite mit Chlorcalcium gefüllt, das dritte und vierte enthalten Natronkalk und dienen zur Absorption und Wägung der Kohlensäure, und ein fünftes, mit Chlorcalcium und Natronkalk gefüllt, schützt die Absorptionsröhren vor Wasser- und Kohlensäurezutritt aus der Luft. Nach Prüfung der Verschlüsse wird zunächst die Reaktionsflüssigkeit andauernd erhitzt, zum Schluß, wenn die Oxydation zu Ende ist, nach Entfernen der Flamme die Kohlensäure durch einen Luftstrom in die Absorptionsröhren getrieben.

Die Oxydation erfolgt anscheinend wegen der Anwesenheit von Phosphorwolframsäure recht langsam. Man kann sie nicht vor 7 Stunden als sicher beendet ansehen, zum Luftdurchleiten am Schlusse genügt $1/2$ Stunde. Die Befürchtung, daß die im Blute enthaltende präformierte Kohlensäure die Resultate beeinflußt, erwies sich als unbegründet.

Gleichzeitige Bestimmung des Kohlenstoffes und Stickstoffes.

F r i t s c h hat ein Verfahren angegeben, welches gestattet, mittels einer Kombination des M e s s i n g e r schen mit dem K j e l d a h l schen Stickstoffverfahren Kohlenstoff und Stickstoff gleichzeitig zu bestimmen[6]). Vor der Vornahme der Wägung wird das bereits im Sauerstoffstrom ausgeglühte Verbrennungsrohr angeheizt. Feste Stoffe wägt man in einer 20 cm langen und 1 cm weiten, an einem Ende zugeschmolzenen Glasröhre ein, führt dann das Rohr wagrecht in das Kölbchen bis etwa zur Mitte der Kugel ein, stellt das Kölbchen nun senkrecht und bewirkt durch Klopfen an dem Rohr das Hinabgleiten der Substanz

1) N. Z u n t z u. J. F r e n t z e l, Berichte d. Deutsch. chem. Gesellschaft **30**, I, 380 [1897].
2) W. H e m p e l, Berichte d. Deutsch. chem. Gesellschaft **30**, I, 202 [1897].
3) K. K r ö k e r, Berichte d. Deutsch. chem. Gesellschaft **30**, I, 605 [1897].
4) E. G r a f e, Biochem. Zeitschr. **24**, 277 [1910].
5) St. M a n c i n i, Biochem. Zeitschr. **26**, 149 [1910].
6) Fritsch, Liebigs Annalen **294**, 79.

und wägt das Rohr zurück. Flüssige, nicht leicht flüchtige Stoffe werden wohl am besten in einer 2 cm langen und 1 cm weiten Glasröhre eingewogen, welche man vorsichtig in das Kölbchen hinabgleiten läßt. Zu der im Kölbchen befindlichen Substanz gießt man durch einen Trichter mit genügend langem Ansatzrohr 20 ccm konz. kohlenstofffreie Schwefelsäure mit der Vorsicht, daß das Rohr ganz wenig in die Kugel hineinragt, das Spritzen möglichst vermieden wird und daß beim Herausnehmen des Trichters die Wandung des Kölbchenhalses nicht mit Schwefelsäure benetzt wird. Nunmehr wird das zur Zuleitung der Luft bestimmte Rohr eingesetzt und an seinem Stutzen mit Hilfe eines glatten Gummischlauches das Rohr, welches das fein gepulverte Pyrochromat enthält, angefügt.

Fritsch nimmt 0,2—0,3 g Substanz und 5 g Pyrochromat, welches er vorher dreimal umkrystallisiert, um es chlorfrei zu bekommen.

M. Krüger empfiehlt 0,5 g mehr abzuwägen, als zur vollständigen Oxydation sich berechnet[1]).

Das in erwähnter Weise beschickte Kölbchen wird sodann mittels einer Klammer an ein Stativ befestigt und durch einen Gummischlauch mit dem U-Rohr, welches die mit Schwefelsäure getränkte Glaswolle enthält, verbunden. Schließlich wird der Kaliapparat an das Chlorcalciumrohr angesetzt und gleichzeitig das Verbrennungsrohr stärker erhitzt. Es ist nicht nötig, vor dem Anbringen des Kaliapparates einen kohlensäurefreien Luftstrom durch den Apparat zu leiten.

Man beginnt nun mit der Oxydation; unter Durchleiten eines langsamen Luftstromes bewirkt man durch Klopfen an dem Lufteinleitungsrohre ein allmähliches Hinabgleiten des Kaliumpyrochromats in das Kölbchen, so daß nach etwa 5 Minuten $1/_4$—$1/_3$ der Menge desselben eingeschüttet ist, nach welchem Zeitraume dann unter Selbsterhitzung und Schäumen die Kohlensäureentwicklung lebhaft zu werden beginnt.

Im Laufe der folgenden 10 Minuten wird der Rest des Bichromats so eingeschüttet, daß die Gasentwicklung eine ziemlich lebhafte und gleichmäßige bleibt. Läßt diese nun nach, so wird ein Bunsenbrenner mit einer kleinen leuchtenden Flamme unter das Kölbchen gestellt. Der Boden des Kölbchens soll von der Brenneröffnung 10 cm entfernt sein. Allmählich vergrößert man die Flamme, erhitzt so lange, bis die Flüssigkeit grün geworden und ein Niederschlag von Chromikaliumsulfat sich abzuscheiden beginnt. Die Flamme wird entfernt und noch 10 Minuten lang ein Luftstrom durchgeleitet, dann wird der Kaliapparat gewogen.

Um den Stickstoff zu bestimmen, wird der Oxydationsrückstand in den Destillationskolben eines Kjeldahl-Apparates gespült. Mitunter haftet am Boden des Kölbchens eine geringe Menge des grünen Niederschlages so fest, daß man sie mit Wasser nicht abspülen kann, aber alles Ammonsulfat ist nach 2—3maligem Ausziehen mit heißem Wasser sicher ausgewaschen und man kann das Gefäß durch Erhitzen mit verdünntem Alkali, Ausspülen mit Wasser und erneutes Erhitzen mit verdünnter Salzsäure wieder reinigen und gebrauchsfähig machen. Mit der Flüssigkeit im Destillationskolben geht man nun genau so vor wie bei der Ammoniakdestillation bei der gewöhnlichen Kjeldahl-Bestimmung (s. diese). Nach Zusatz der notwendigen Reagenzien destilliert man das Ammoniak in vorgelegte Schwefelsäure, titriert zurück und berechnet den Stickstoff.

---

[1]) M. Krüger, Berichte d. Deutsch. chem. Gesellschaft **27**, 609 [1894].

Bestimmung von Kohlenstoff und Wasserstoff mittels der Elementaranalyse.

Die zu analysierende Substanz wird in einem Porzellanschiffchen oder noch besser in einem Platinschiffchen zur Gewichtskonstanz getrocknet.

Zum Trocknen verwendet man, wenn die Substanz einen Schmelzpunkt von über 120° hat und nicht sublimiert und ein Erhitzen auf 105°, ohne sich zu verändern, verträgt, Luft- oder Wasserdampfthermostaten. Empfindliche Substanzen trocknet man im Vakuumexsiccator über Schwefelsäure oder über Phosphorpentoxyd. Sehr zweckmäßig ist das Trocknen im Hans Meyerschen Trockenapparat, welcher gestattet, eine Substanz bei 100° in absolutem Vakuum über Schwefelsäure oder Phosphorpentoxyd zu trocknen.

Herrichtung des Verbrennungsrohres. Das Verbrennungsrohr aus böhmischem Kaliglas sei 11—12 dm lang und habe 12—14 mm lichte Weite. Sehr gut sind die Rohre aus Jenaer Barytglas. Als Regel kann man nehmen, daß das Rohr 1 dm länger sei als der Ofen, und wenn man mit dem Bleisuperoxydkästchen (siehe dieses weiter unten) verbrennt, 2 dm länger als der eigentliche Verbrennungsofen. Für den elektrischen Verbrennungsofen von Heräus braucht man noch längere Röhren. Das Rohr wird vorerst mit Lauge und Säure gut ausgewaschen, mit Alkohol und Äther getrocknet, dann wird 50 cm lang grobes Kupferoxyd oder gehackter Kupferoxyddraht eingefüllt oder Bleichromat. Diese Kontaktmasse wird an beiden Enden mit kleinen Kupferspiralen abgegrenzt. Hinter die Kontaktmasse bringt man Silberdrahtspiralen, um eventuell Halogen abzufangen, hierauf wird eine Schicht von 6—8 cm Bleisuperoxyd, welches man vorher preßt oder granuliert, eingebracht behufs Abfangen der salpetrigen Säure. Das Bleisuperoxyd steht außerhalb des Verbrennungsofens in einem Kästchen aus Kupfer oder Asbest, durch welches das Rohr durchzieht, in diesem Kästchen ist ein Thermometer befestigt, um die Temperatur konstant auf 170° einstellen zu können. Das Kästchen wird mit einem kleinen Bunsenbrenner auf 170° konstant erwärmt.

Vor das Schiffchen kommt noch eine Spirale aus oxydiertem Kupfer, in welche ein starker Draht gewickelt ist, der zu einem Haken umgebogen ist. An beiden Enden wird das Rohr mit einfach gebohrten Paragummistopfen verschlossen. Weiter benötigt man folgende Apparaturen: einen Gasometer für Luft und einen Gasometer für Sauerstoff. Bequemer ist es, ohne Gasometer zu arbeiten, auch erspart man viel an Raum. Man benützt dann für das Durchpressen der Luft ein System aus 2 Flaschen, die beide unten tubuliert und so miteinander verbunden sind, daß die eine höher steht als die andere; der Verbindungsschlauch ist durch einen Hahn verschließbar. Als Sauerstoffquelle bedient man sich am besten des komprimierten Sauerstoffes in Bomben, welchen man völlig rein vom Wasserstoff im Handel erhält. Durch ein Reduzierventil mit doppeltem Manometer kann man den Sauerstoffstrom aus der Bombe auf das genaueste regulieren; damit das Wasser in dem Zweiflaschenapparat nicht durch Pilzgärung Wasserstoff entwickelt, setzt man ihm Kupfersulfat hinzu. Sowohl Sauerstoff, als auch Luft werden durch Trockenapparate geführt, die durch konzentrierte Schwefelsäure, konzentrierte Lauge, Natronkalk, Kalistücke und Chlorcalcium, die beiden Gase völlig von Feuchtigkeit und Kohlensäure befreien. Sehr zweckmäßig sind die im Berliner chemischen Institut verwendeten Trockenapparate, sie sind zugleich sehr kompendiös und ihre Füllung ist sehr einfach. Ist der Sauerstoff, welchen man verwendet nicht ganz verläßlich, so leitet man ihn durch eine Kupferspirale aus gezogenem Kupferrohr, die man mit einem Bunsenbrenner erhitzt. Jede Spur Wasserstoff verbrennt dort im Sauerstoffstrome zu Wasser und wird von dem Trockenapparate abgefangen. Ist das Verbrennungsrohr frisch gefüllt, so verschließt man es an dem einen Ende mit einem geraden Chlorcalciumrohr, welches offen bleibt; durch den Gummistopfen am anderen Ende steckt man einen Glashahn; nun leitet man aus der Sauerstoffbombe durch das Reduzierventil, sowie durch die Trockenvorlagen und durch einen Habermannschen Hahn, welcher es erlaubt, entweder Luft oder Sauerstoff durch das System zu leiten, langsam einen Sauerstoffstrom durch das Rohr und glüht dieses bei fortwährendem Durchgehen von Sauerstoffstrom eine Stunde lang aus. Am Rohrende sich ansammelndes Wasser wird durch Fächeln mit einer Flamme in das vorgelegte Chlorcalciumrohr übergetrieben. Wenn kein Wasser mehr aus dem Rohre kommt, so stellt man den Sauerstoff ab und läßt aus dem Zweiflaschenapparat Luft durch das Rohr laufen, dreht die Gashähne des Verbrennungsofens ab und läßt das Rohr im Luftstrome erkalten. Hat man diese Vorbereitungen getroffen oder bereits ein hergerichtetes benütztes Rohr, so schreitet man zur Verbrennung.

Chlorcalcium- und Kaliapparat. Als Vorlage für die Verbrennung und Auffangen der Verbrennungsprodukte sind ein Chlorcalcium- und ein Kaliapparat notwendig. Es werden Apparate verschiedenster Art für diese Zwecke verwendet, die in ihrer Wirkung wohl kaum differieren; am bequemsten sind natürlich Apparate, welche man auf die Wage stellen kann und nicht aufhängen muß.

Der Chlorcalciumapparat wird mit granuliertem, ausgesiebtem Chlorcalcium gefüllt, verschlossen und eine Stunde lang aus einem Kippapparat oder aus der Bombe Kohlensäure durchgeleitet, die man vorher in konzentrierter Schwefelsäure getrocknet hat. Hierauf saugt man, um die Kohlensäure wieder zu entfernen, eine halbe Stunde lang mit konzentrierter Schwefelsäure getrocknete Luft durch das Chlorcalciumrohr; nachdem diese Operation beendigt, wird das Chlorcalciumrohr an beiden Enden entweder mit aufgeschliffenen Kappen oder mit kurzen dickwandigen Kautschukschläuchen abgeschlossen, die an den anderen Enden mit kurzen Glasklötzchen verschlossen sind. Den Chlorcalciumapparat kann man 30 oder 40 mal benützen.

Der Kaliapparat wird zur Hälfte mit einer konzentrierten Kalilauge 1:1 gefüllt. Das am Kaliapparat angeschliffene Röhrchen füllt man mit granuliertem Natronkalk, man verschließt den Kaliapparat und das Natronkalkrohr ebenfalls mit dickwandigem Gummischlauch und kurzen Glasklötzchen. Der Kaliapparat wird nach jeder Verbrennung mit frischer Lauge gefüllt, das Natronkalkrohr füllt man nur nach etwa 30 Verbrennungen wieder frisch.

Die Verbrennung. Die Verbrennung wird folgendermaßen ausgeführt: Wird Kupferoxyd als Kontaktmasse benützt, so erhitze man mit vollen Flammen; bei Bleichromat verwende man aber nicht so hohe Temperaturen, da das Bleichromat sonst leicht zusammenschmilzt und das Rohr verstopft. Man glüht vor jeder Verbrennung das Rohr $\frac{1}{2}$ Stunde lang im Sauerstoffstrome aus, dreht dann alle Flammen im vorderen Teile des Ofens ab, so daß nur die Flammen unterhalb der Kontaktmasse brennen. Nach einiger Zeit deckt man auch die Kacheln über dem Teil des Rohres ab, welches keine Kontaktmassen enthält, um das Auskühlen des Rohres zu beschleunigen; sobald dieses noch handwarm ist, wird der Kautschukstopfen am Ende des Rohres mitsamt dem Chlorcalciumrohr entfernt und ein frischer, genau passender Gummistopfen, welchen man im Exsiccator vorher trocknen ließ, auf den gewogenen Chlorcalciumapparat gesteckt, so daß der zuführende Schenkel dieses Apparates etwa 1 mm über die Bohrung hinausragt, steckt den Chlorcalciumapparat nun rasch an das Rohr an, verbindet den Kaliapparat mittels eines kurzen, dicken Gummischlauches mit enger Lichtung (Vakuumschlauch) in der Weise mit dem Chlorcalciumapparat, daß der abführende Schenkel des Chlorcalcium- apparates und der zuführende Schenkel des Kaliapparates Glas an Glas inner- halb des Kautschuckverbindungsstückes aneinander stoßen. An das Natron- kalkrohr des Kaliapparates befestigt man nun für alle Fälle mittels eines dünnwandigen Gummischlauches ein Chlorcalciumrohr. Nun wird am vor- deren Ende des Rohres der Gummistopfen abgenommen, mit einem aus- geglühten Draht die Kupferspirale herausgeholt, in eine ganz trockne Schale gelegt, das Schiffchen mit der zu verbrennenden Substanz aus dem Exsiccator und Wägeröhrchen genommen, mit dem Kupferdraht rasch in das Verbrennungs- rohr bis in die Nähe der Kontaktmasse geschoben, hierauf schiebt man rasch die Kupferspirale nach, verschließt mit dem Kautschukstopfen und reguliert den Sauerstoff in der Weise, daß 2 kleine Gasblasen in der Sekunde auf dem zwischen dem Habermannschen Hahn und das Verbrennungsrohr geschal- teten, mit konzentrierter Schwefelsäure in kleiner Menge beschickten Blasen- zähler zu zählen sind.

Nun beginnt die eigentliche Verbrennung. Man zündet unterhalb der Kupferspirale eine Flamme an und nähert sich dann sehr langsam und vor- sichtig von der Kontaktmasse aus gegen die Substanz zu mit neuen Flammen und verbrennt äußerst langsam und vorsichtig die im Schiffchen befindliche Substanz. Das am Ende des Rohrs sich jeweilig ansammelnde Wasser wird durch Fächeln mit der Flamme in den Chlorcalciumapparat übergetrieben; damit die Kautschukstopfen an den beiden Enden des Rohres nicht leiden, setzt man vor diese an die Enden des Verbrennungsofens große Blendscheiben von Asbest. Man verbrennt so lange, zum Schluß unter Glühen des Schiff- chens, bis am Ende des Verbrennungsrohres kein Wasser mehr erscheint und im Schiffchen keine Kohle mehr zu sehen ist. Dann schaltet man den Sauerstoff ab und läßt im gleichen Tempo Luft durch den Verbrennungs- apparat durchstreichen. Die Feuerung wird abgestellt, sobald nur mehr Luft bei dem letzten Chlorcalciumapparat austritt, wovon man sich in der Weise überzeugt, daß ein glimmender Fichtenspan nicht mehr aufflackert. Nun werden der Chlorcalciumapparat und der Kaliapparat abgenommen und ge- wogen. Das Verbrennungsrohr selbst schließt man mit dem geraden Chlor- calciumrohr und läßt es im Luftstrome auskühlen.

Hat man flüssige Substanzen zu verbrennen, so bläst man sich kleine Kügelchen mit Capillaren. Indem man den Boden dieser vorher getrock- neten und gewogenen Kügelchen an der Gasflamme anwärmt und sie in die Flüssigkeit taucht, saugt sich die Flüssigkeit in das Kügelchen; dann schmilzt man die Capillare des Kügelchens zu und wägt das Kügelchen mitsamt der Substanz. Zur Verbrennung gibt man das Kügelchen in das Schiffchen und vor dem Einschieben in das Verbrennungsrohr bricht man die Spitze der Capillare ab und wirft sie mit ins Schiffchen.

Statt des Verfahrens mit dem Bleisuperoxyd bei der Verbrennung stickstoffhaltiger Substanzen verwenden viele Chemiker reduzierte Kupfer- spiralen, welche in das Verbrennungsrohr, und zwar in den Teil, der sich im Ofen befindet, hineingeschoben werden. Man stellt sie durch Reduktion von Kupferspiralen im Wasserstoffstrom bei Rotglut (oder mit Methylalkohol) her und hält sie bis zur Verbrennung im Exsiccator.

Es werden verschiedene Systeme von Verbrennungsöfen empfohlen, welche alle ziemlich das gleiche leisten. In letzter Zeit führt sich der elektrische Ofen von Heraeus sehr ein, welcher den Vorteil hat, daß der Experimentator weder von der Hitze noch von den Verbrennungsgasen belästigt wird. Da dieser Ofen aber die Röhren stark erhitzt, darf man nicht mit dem leicht schmelzenden Bleichromat, sondern nur mit Kupferoxyd verbrennen. Das Rohr wickle man ganz in Asbestpapier und befestige letzteres mit Messingdraht, um es vor der Einwirkung der starken Hitze zu schützen.

Das M. Dennstedtsche Verfahren. Der Verbrennungsofen (Fig. 18) für dieses Verfahren (zu beziehen bei der Firma Dittmar & Vierth in Hamburg) besteht aus zwei etwa 20 cm hohen und etwa 14 cm breiten Stützen, aus $1\frac{1}{2}$ mm starkem Eisenblech, dadurch hergestellt, daß man das ursprünglich 24 cm hohe Blech unten nach der einen Seite rechtwinklig umgebogen und einen 4 cm breiten Streifen desselben Blechs nach der anderen Seite rechtwinklig angenietet hat. So wird ein Fuß gebildet, mit dem die Stütze fest auf dem Tische steht. Die beiden Stützen werden in eine Entfernung von 65 cm voneinander aufgestellt. Das große mittlere Winkeleisen dient zur Aufnahme des 86 cm langen Verbrennungsrohres aus Jenaer Glas, das auf jeder Seite der Schiene 2 cm übersteht. Die Vergasung und Verbrennung der Substanz geschieht mit gewöhnlichen Bunsenbrennern mit einem etwa 5 cm langen Schlitzaufsatz. Das Schlauchansatzstück dieser Brenner ist bis auf 15 cm verlängert, damit der Schlauch nicht unnötig der nach unten strahlenden Wärme ausgesetzt ist und dadurch beschädigt wird. Für jede Verbrennung sind nur zwei solche Verbrenner nötig, außerdem noch ein 14 cm hoher, ebenfalls mit aufsetzbarem Schlitz versehener Mikrobrenner zur Erhitzung des vorderen Teils des Verbrennungsrohres und der dort aufgestellten Absorptionsschiffchen. Diese drei Brenner genügen bei richtiger Handhabung vollständig. Als Kontaktsubstanz benützt man platinierten Quarz. Etwa in die Mitte des Verbrennungsrohres, aber so locker, daß sie sich leicht nach rechts oder links verschieben lassen, werden einige Stücke des Platinquarzes gebracht, so daß sie etwa 4—5 cm

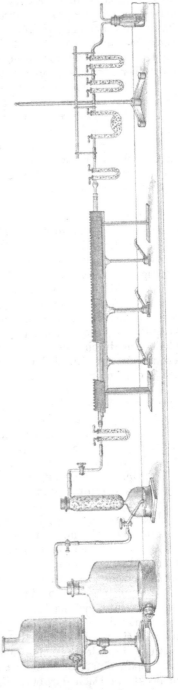

des Rohres einnehmen, rechts und links davon empfiehlt es sich, einige Zentimeter mit reinem, ungetränkten Quarz zu versehen. Der Raum hinter dem
Platinquarz dient zum Einbringen der in Porzellanschiffchen befindlichen Substanz, der Raum vor dem Platinquarz zum Aufstellen der Porzellanschiffchen
mit den Absorptionssubstanzen, d. h. Bleisuperoxyd für die Stickoxyde Schwefel
und Silber für Chlor, Brom und Jod.

Für die Absorption des Wassers verwendet M. Dennstedt ein Chlorcalciumrohr, dessen Schenkel mit eingeriebenen Glasstöpseln verschließbar sind.

Die Kohlensäure wird in einem Natronkalkapparat abgefangen (siehe
Fig. 18). In jeden von den drei Apparaten gibt man 20 g Natronkalk,
was für 40 Verbrennungen ausreicht. Der letzte Teil des Apparates, etwa $1/10$
des Ganzen, wird dort, wo das Gas austritt, mit Chlorcalcium gefüllt, welches
das bei der Absorption der Kohlensäure gebildete, unter dem Gasstrom mit-
genommene Wasser aufnehmen soll.

An einen dieser größeren Natronkalkbehälter schließt sich ein ebenfalls
mit Natronkalk und etwas Chlorcalcium gefülltes, mit eingeriebenen Stöpseln
versehenes U-Rohr, das für sich allein vor und nach jeder Verbrennung gewogen wird. Eine wenige Milligramm überschreitende Gewichtszunahme
dieses Rohres zeigt an, daß der größere Natronkalkapparat mit Kohlensäure
gesättigt und daher neu zu füllen ist.

Diesem U-Rohr folgt noch ein mit Chlorcalcium gefülltes, gleichgestaltetes,
das die Aufnahme der Feuchtigkeit von der anderen Seite verhindern soll.
Den Schluß macht eine kleine, mit verd. Palladiumchlorürlösung gefüllte
Waschflasche, die den Gang des Gasstroms zu erkennen gestattet und deren
Inhalt sich durch Abscheidung von metallischem Palladium trübt, wenn unverbrannte Gase durch das Rohr passieren, d. h. wenn die Verbrennung
nicht vollständig war.

Da die Absorptionsapparate sämtlich durch eingeriebene Glasstopfen luftdicht abgeschlossen werden und da sie ohne Neufüllung für 40—50 Verbrennungen ausreichen, so füllt man sie schon vor der ersten Wägung mit
Sauerstoff; man hat dann nicht nötig, nach der Verbrennung den Sauerstoff
mit Luft zu verdrängen. Vor jeder Verbrennung ist das Verbrennungsrohr
zu trocknen, indem man das Rohr wie bei der Verbrennung mit dem Sauerstoff verbindet und mit den drei ganz niedrig brennenden Brennern eine
Viertelstunde erhitzt, dann läßt man erkalten, fügt die Absorptionsapparate
an und beginnt die Verbrennung.

Das Verfahren besteht darin, daß die Dämpfe der allmählich vergasten
Substanz gemischt mit dem zur völligen Verbrennung mehr als ausreichenden
Sauerstoff über den glühenden Platinquarz geleitet werden. Niemals darf
Sauerstoffmangel eintreten, weil sonst unverbrannte Substanz den Platinquarz überschreitet. In diesem Falle schwärzt sich die folgende Palladiumchlorürlösung und die Verbrennung ist verloren. Die Art des Erhitzens der
Substanz richtet sich nach ihren Eigenschaften. Substanzen, die beim Erhitzen
unter Verkohlung sich allmählich zersetzen, werden in der Weise verbrannt,
daß man sie rasch in das Rohr einbringt, den Sauerstoffstrom so reguliert,
daß etwa in jeder Sekunde eine Gasblase durch die Flüssigkeit tritt, dann
zündet man einen Brenner mit Spalt an, schiebt ihn unter den Platinquarz
und deckt ein Dach darüber. Das Rohr hält man in schwacher Rotglut, ein
zweiter Brenner wird anfangs mit kleiner Flamme unter den hinteren Teil
des Rohrs gestellt. Solange die Verbrennung noch nicht begonnen hat, ist
der Gasstrom vorn und hinten gleich stark, beginnt die Verbrennung der Sub-

stanz, so wird Sauerstoff verbraucht und Kohlensäure und Wasserdampf gebildet und der austretende Gasstrom langsamer, dann läßt man den Gasstrom
rascher laufen. Nun zersetzt man und verbrennt die Substanz allmählich,
und etwaige abgeschiedene Kohle verbrennt man in der Weise, daß man den
hinteren Teil des Rohres vollständig mit den Dächern zudeckt, auch auf den
zweiten Brenner den Spalt aufsetzt und nun den ganzen hinteren Teil des
Rohres durchglüht. Zum Schluß muß der hinter dem Platinquarz liegende
weiße Quarz, der sich während der Verbrennung gewöhnlich schwärzt oder
bräunt, wieder ganz weiß erscheinen. Bei Verbrennung von stickstoffhaltigen
Substanzen schiebt man in drei gewöhnlichen Porzellanschiffchen je 1—2 g
Bleisuperoxyd in den vorderen Teil des Rohres, das Bleisuperoxyd des der
Substanz nächsten Schiffchens muß nach jeder Verbrennung erneuert werden.

Substanzen, die schon bei niedriger Temperatur unzersetzt flüchtig sind,
müssen vorsichtiger verbrannt werden, indem man sie äußerst langsam vergast.
Man läßt das Schiffchen möglichst entfernt vom Platinquarz und läßt die Vergasung durch eine kleine Flamme möglichst nahe dem Stopfen vor sich gehen.
Substanzen, die bei hoher Temperatur unzersetzt flüchtig sind, verbrennt
man folgendermaßen: Die Substanz wird von vornherein etwas näher zum
Platinquarz aufgestellt als sonst, und die Flamme, die zur Vergasung dient,
sehr bald vergrößert und der Substanz genähert. Man rückt die Flamme in
kurzen Pausen millimeterweise vor, bis sich am vorderen kalt gehaltenen Teil
des Rohres in der Nähe des Stopfens ein Anflug von Wasser zeigt. Bemerkt
man nun, daß sich trotz Fortschreitens der Verbrennung zwischen Schiffchen
und Platinquarz Substanz wieder kondensiert, so muß man mit dem den Platinquarz bedeckenden Dach eventuell auch mit dem darunter stehenden Brenner
etwas rückwärts gehen.

Berechnung der Elementaranalysen.

Die Berechnung des Kohlenstoffes aus der gefundenen Menge Kohlensäure geschieht durch Multiplikation mit dem Faktor 0,2727, die Berechnung
des Wasserstoffes aus der gefundenen Menge Wasser geschieht durch Multiplikation mit dem Faktor 0,1119.

Bestimmung der Kohlensäure im Harn.

Für die Bestimmung der Kohlensäure, welche im Harn gelöst ist, genügt es,
mittels der Saugpumpe Luft durch den gemessenen Harn durchzusaugen, welche
man vorher durch Kalilauge, die man am besten in einen Geißlerschen Apparat
füllt, von Kohlensäure befreit hat. Hinter den Harn schaltet man Barytwasser
in einem Pettenkoferschen Rohr und titriert den Barytüberschuß zurück.
Man muß etwa 1 Stunde lang durchsaugen. Die gebundene Kohlensäure bestimmt man, indem man zu dem Harn, nachdem die ganze Apparatur hergerichtet ist, aus einem Hahntrichter Schwefelsäure zufließen läßt, um die
Kohlensäure freizumachen (s. auch S. 99).

Die Halogene.

Chlor.

Das Chlor ist im Harn hauptsächlich in Form von Chlornatrium enthalten
und wird auch als Kochsalz berechnet. Ein Teil ist auch an andere Basen gebunden, wenn man dies in einem solchen Salzgemenge behaupten darf. Im

Hunger, bei der Bildung großer Exsudate, insbesondere bei croupöser Pneumonie, kann die Chlorausscheidung auf ein Minimum herabgemindert werden. Im allgemeinen schwankt die Menge der Chloride hauptsächlich mit der mit der Nahrung zugeführten Menge Chlornatrium. Daß Chlor zum Teil auch in organischer Bindung unter normalen Bedingungen, ohne Einverleibung organischer, chlorsubstituierter Substanzen im Harne ausgeschieden wird, haben mehrere französische Autoren [Berlioz und Lepinois[1]) usw.] behauptet, die meisten Nachuntersucher[2]) aber bestritten. O. Baumgarten[3]) hat pro die 4—20 cg organisch gebundenes Chlor im Harn gefunden.

Reichliche Wasserzufuhr steigert die Chlorausscheidung. Während der Arbeit soll sie angeblich größer sein als während nächtlicher Ruhe. Zufuhr bestimmter chlorsubstituierter, organischer Verbindungen wie Chloroform usw. steigert die Ausscheidung anorganischer Chloride[4]).

Qualitativ weist man die Chloride im Harn, sowie alle Halogene überhaupt, durch Ansäuern des Harns mit verdünnter Salpetersäure und Fällen mit Silbernitrat nach.

Will man in einem Harn, welcher Jodide und Bromide enthält, Chlor bestimmen, so muß man ihn vorerst vom Jod oder Brom befreien. Dieses geschieht am besten durch Ansäuern mit Schwefelsäure und Zusatz von Kaliumnitrit und Ausschütteln des abgeschiedenen Jods oder Broms mit Schwefelkohlenstoff; in der mehrfach ausgeschüttelten Lösung bestimmt man dann die Chloride.

Die gewichtsanalytische Chlorbestimmung s. S. 67 und 68.

Quantitative Chlorbestimmung im Harne.

Titrimetrisch.

Stark eiweißhaltige Harne sind vorerst durch Koagulation in der Siedehitze zu enteiweißen.

Titration der Chloride nach Fr. Mohr. Diese Methode beruht auf der Titration der Chloride in neutraler Lösung mit Silbernitrat bei Gegenwart von neutralem Natriumchromat als Indicator. Die Chromsäure reagiert nach der Salzsäure, aber vor der Phosphorsäure und Schwefelsäure mit der Silberlösung und gibt mit Silber ein rotes Salz. Die direkte Bestimmung der Chloride nach diesem Verfahren im Harn ist nicht angängig. Man muß zu diesem Zwecke den Harn veraschen, was das Verfahren umständlicher macht.

Man geht am besten so vor, daß man 10 ccm Harn in einer kleinen Nickelschale mit 1 g reiner Soda und 1 g reinem Salpeter auf dem Wasserbade verdampft und dann auf kleiner Flamme die Schmelze weiß glüht. Hierauf löst man in Wasser und spült die Schale quantitativ mit Wasser in einen Kolben hinein, säuert vorsichtig mit Salpetersäure an, setzt dann, um neutrale Reaktion zu erhalten, etwas reines Calciumcarbonat hinzu. Hierauf gibt man von einer 20 proz. Natriumchromatlösung einige Tropfen als Indicator und titriert unter starkem Schütteln mit der Silberlösung (die Bereitung dieser, s. weiter unten bei der Volhardbestimmung), bis der entstehende Niederschlag trotz starken Schüttelns eine schwache Rötung zeigt.

[1]) Berlioz u. Lepinois, Journ. de Pharm. et de Chim. [5] **29**, 288 [1894].
[2]) J. Ville u. J. Moitessier, Compt. rend. de la Soc. de Biol. **53**, 673 [1901]. — G. Meillière, Compt. rend. de la Soc. de Biol. **53**, 1174 [1901].
[3]) O. Baumgarten, Zeitschr. f. experim. Pathol. u. Ther. **5**, 540 [1908].
[4]) A. Zeller, Zeitschr. f. physiol. Chemie **8**, 70 [1884]. — A. Kast, Zeitschr. f. physiol. Chemie **11**, 277 [1887].

Diese Methode hat gegenüber dem Verfahren von Volhard-Arnold nur die Nachteile der Umständlichkeit. Die verschiedenen Modifikationen[1]) haben keine wesentliche Verbesserung dieses Verfahrens gebracht.

Berechnung: Da jeder Kubikzentimeter der Silberlösung 0,01 g Chlornatrium oder 0,006 g Cl entspricht, so ist nur notwendig die Anzahl der Kubikzentimeter verbrauchter Silberlösung mit einem dieser Werte zu multiplizieren und den gefundenen Wert auf die Gesamttagesmenge umzurechnen.

Bestimmung der Chloride nach Volhard, modifiziert nach Arnold.[2]) In einem 100 ccm-Kölbchen mit Marke und eingeriebenem Glasstopfen werden 10 ccm Harn mit 1 ccm Salpetersäure (spez. Gew. 1,2) versetzt. Hierauf fügt man 2 ccm einer konz. Eisenoxydammonsulfatlösung (Volhardsches Reagens) und 15 Tropfen einer 10 proz. Kaliumpermanganatlösung hinzu. In einigen Minuten verschwindet die dunkle Färbung, sonst erwärmt man ein wenig bis zum Verschwinden der Färbung. Dann läßt man so lange aus einer Bürette die weiter unten beschriebene Silberlösung zufließen, bis ein einfallender Tropfen keinerlei Fällung oder Trübung mehr gibt. Während des Einfließens schüttle man das Kölbchen sehr gut durch, um das Absetzen des Chlorsilbers zu befördern. Hierauf füllt man mit der Spritzflasche das Kölbchen bis zur Marke genau mit destilliertem Wasser auf und filtriert durch ein trockenes Filter und einen trockenen Trichter in ein trockenes Bechergläschen. Sollte die Flüssigkeit trübe durchgehen, so gießt man sie noch einmal durch das Filter. Von dem Filtrate mißt man mittels einer genauen trockenen Pipette 50 ccm in ein Erlenmeyerkölbchen ab und titriert mit der Rhodanammonlösung (s. unten) unter starkem Schütteln bis zur ersten wahrnehmbaren Rötung. Hierauf multipliziert man die verbrauchten Kubikzentimeter der Rhodanammonlösung mit 2, subtrahiert das Produkt von der Anzahl Kubikzentimeter der zugesetzten Silberlösung und berechnet aus der Differenz den Gehalt an NaCl oder Cl.

Diese Methode kann man in allen normalen und pathologischen Tierharnen direkt verwenden. Eiweiß und Zuckergehalt der Harne stört nicht und auch im Speichel ist dieses Verfahren direkt verwendbar. Nur bei sehr eiweißreichen Flüssigkeiten sind 10 ccm derselben vorher auf 100 ccm zu verdünnen.

Die Lösungen für die Chlortitration. Die Silberlösung bereitet man durch Auflösen von 29,042 g chemisch reinen Silbernitrats, welche man auf der analytischen Wage genauestens einwägt, in 1 l Wasser, zu welchem Zwecke man das Silbersalz durch einen Trichter in eine Meßflasche von 1000 ccm bringt und mit Wasser nachspült, bis das Volumen bei der Marke genau erreicht ist. Die Flüssigkeit wird sehr gut durchgeschüttelt und in einer dunklen Flasche aufbewahrt. 1 ccm dieser Silberlösung zeigt 0,01 g Chlornatrium an oder 0,006 g Cl. Die Analysen werden gewöhnlich nicht auf Chlor oder Salzsäure, sondern auf Chlornatrium berechnet. Das Silbernitrat schmelze man ohne Überhitzung vor dem Einwägen.

Die zum Zurücktitrieren verwendete Rhodanammonlösung soll 12,984 g Rhodanammon enthalten. Das Rhodanammon ist aber ein hygroskopisches Salz, welches sich nicht wägen läßt. Um nun die entsprechende Rhodanammonlösung zu bekommen, wägt man auf der Tarawage 14 g Rhodanammon

---

[1]) Chem. Centralbl. **1894** I, 1164; Zeitschr. f. physiol. Chemie **3**, 161 [1879]; Zeitschr. f. analyt. Chemie **19**, 122; Centralbl. f. klin. Medizin **1892**, 801; Zeitschr. f. physiol. Chemie **20**, 193 [1895]; Zeitschr. f. analyt. Chemie **9**, 428; **28**, 127.

[2]) Volhard, Liebigs Annalen **190**, 1 [1877]; Silbertitrierung mit Schwefelcyanammon. Leipzig b. Winkler **1878**. — F. A. Falk, Berichte d. Deutsch. chem. Gesellschaft **8**, 12 [1875]. — C. Arnold, Zeitschr. f. physiol. Chemie **5**, 81 [1881]; Archiv f. d. ges. Physiol. **35**, 541.

8

ab und löst sie in einer Meßflasche in Wasser und füllt genau auf 1 l auf. Diese Rhodanammonlösung wird gegen die gestellte Silberlösung bei Gegenwart von Eisenoxydammonalaun (dem Volhardschen Reagens) als Indicator titriert, nachdem man mit Salpetersäure angesäuert. Man titriert zweimal, bis gerade bei starkem Schütteln die Rotfärbung beständig bleibt. Auf diese Weise ermittelt man den Gehalt der Rhodanammonlösung, und durch Verdünnung nach der Berechnung erhält man die gewünschte genaue Lösung. Wenn z. B. 10 ccm der bereiteten Rhodanammonlösung 11,2 ccm der Silbernitratlösung verbrauchen, so müssen auf je 10 ccm der Rhodanammonlösung 1,2 ccm destilliertes Wasser zugesetzt werden.

Modifikation der Volhardschen Methode von Dehn. [1]) Diese Modifikation beruht auf der vorausgehenden Verbrennung der organischen Substanz mit Natriumsuperoxyd. In ein Becherglas oder in eine kleine Kasserolle von 50—100 ccm Inhalt pipettiert man 10 ccm Harn, gibt einen entsprechenden Glasstab hinein und setzt einen kleinen Löffel Natriumperoxyd zu (dieses muß chlorfrei sein und wohl verschlossen gehalten werden, an der Luft wird es schnell schlecht. Man bewahrt es am besten in einem Pulverglas mit unten ausgehöhltem Glasstopfen, an letzterem befestigt man einen kurzen Porzellanlöffel, welcher zum Herausnehmen des Natriumperoxyds dient). Man rührt gut um, verdampft auf dem Wasserbade, entfernt das Gefäß vom Wasserbad, gibt ungefähr 10 ccm Wasser und verdünnte Salpetersäure bis zur deutlich sauren Reaktion zu. Nun spült man die Innenwand des Gefäßes rein, setzt ein wenig Eisennitrat als Indicator zu und titriert das Chlor nach der Volhardschen Methode.

W. Zülzer [2]) schlägt vor, die Chlorbestimmung in der Weise durchzuführen, daß ein bestimmtes Harnvolumen, 10—15 ccm, mit Salpetersäure angesäuert und das Chlor mit Silbernitrat ausgefällt wird. Das Chlorsilber wird abfiltriert, in Ammoniak gelöst und die Lösung in eine Meßflasche von 300 ccm gebracht. Durch Zusatz von Schwefelammon (frische Lösung) oder besser durch Schwefelkalium wird das Silber gefällt, alsdann der überschüssig zugesetzte Schwefel mit Cadmiumnitrat niedergeschlagen und bis zur Marke mit Wasser gefüllt. Aus der gut umgeschüttelten Flüssigkeit wird ein aliquoter Teil abfiltriert, das Filtrat mit Salpetersäure angesäuert und mit Calciumcarbonat neutralisiert. In dieser Lösung kann Chlor nach Mohr direkt titriert werden. Dieses Verfahren ist sicherlich komplizierter und wegen der zahlreichen Filtrationen ungenauer als die üblichen.

Bestimmung der Chloride nach R. Corvi. [3]) 10 ccm Harn werden mit einigen Tropfen Salpetersäure und 50 ccm $^n/_{10}$-Silberlösung versetzt, das Volumen der Mischung neuerlich bestimmt, dieselbe sodann filtriert und in einem aliquoten Teil des Filtrats nach Zusatz von 1 Tropfen Ferrisulfat mit $^n/_{10}$-Ferrocyankaliumlösung bis zur bleibenden Blaufärbung zurücktitriert. Diese tritt erst beim Überschuß von Ferrocyankalium auf.

Chlorbestimmung nach der Säuregemischveraschung von A. Neumann. In den Tubus einer 500 ccm-Retorte schließe man einen Tropftrichter luftdicht ein. Die Retorte soll einen langen Hals haben oder ein langes Rohr tragen. Das Rohr gehe in einen 500 ccm-Kolben hinein, der mit Wasser gekühlt wird.

Die zu untersuchende Flüssigkeit mache man vorher mit kohlensaurem Natron alkalisch und konzentriere sie möglichst stark, während feste Substanzen direkt in die Retorte gebracht werden. Die Vorlage beschickt man mit einer gemessenen Menge Silberlösung, von der 1 ccm 0,002 g Chlornatrium entspricht. Diese Silberlösung verdünnt man mit Wasser so stark, daß $^1/_4$ des Kolbens gefüllt ist und schiebt das Retortenrohr 1 cm hoch über die Flüssigkeit. Durch den Tropftrichter läßt man nun ein Gemisch aus gleichen Volumteilen konz. Salpetersäure vom spez. Gewicht 1,4 und konz. Schwefelsäure langsam und unter Erwärmen zufließen. Nach $^1/_2$ Stunde prüft man, ob noch Salzsäure übergeht. Zu diesem Zwecke läßt man in einen abgemessenen Kubikzentimeter der Silberlösung das Destillat tropfen. Erzeugt es keine Fällung, so ist die Destillation beendigt. Die zu der

---

[1]) W. M. Dehn, Zeitschr. f. physiol. Chemie **44**, 11 [1905].
[2]) W. Zülzer, Berichte d. Deutsch. chem. Gesellschaft **18**, 320 [1885].
[3]) R. Corvi, Zeitschr. f. physiol. Chemie **8**, 229 [1884].

Probe benutzten Silbermengen vereinigt man quantitativ mit der Hauptmenge in der Vorlage. Hierauf kocht man den Kolbeninhalt, um die salpetrige Säure zu entfernen, 5—10 Minuten lang, bei Eiweißkörpern wegen der Blausäure $\frac{1}{2}$ Stunde lang, fügt dann Kaliumpermanganat hinzu, um den Rest der salpetrigen Säure zu zerstören und entfärbt den Überschuß an Permanganat durch Ferroammonsulfat. Nach völligem Erkalten wird unter Hinzufügen von 5 ccm Eisenoxydammoniakalaun mit einer gegen die Silberlösung eingestellten Rhodanammonlösung zurücktitriert, bis gerade eine rötlichbraune Färbung eintritt. Durch Subtraktion der verbrauchten Rhodanammonmenge von der Gesamtsilbermenge erhält man die für Chlorsilber verbrauchte Silbermenge, woraus man die Salzsäure resp. Chlor berechnet.

Gasometrische Bestimmungsmethode der Chloride im Harn.

E. Riegler[1]) empfiehlt folgende, sehr rasch ausführbare Bestimmung der Chloride; sie beruht auf der Umsetzung von Chlorsilber mit Hydrazinsulfat und Lauge, wobei metallisches Silber und Stickstoff frei wird. 1 mg Stickstoff entspricht dabei 8,23 mg Chlornatrium. Man bringt in ein Becherglas von 300 ccm Inhalt mittels Pipette genau 20 ccm oder bei sehr geringem spez. Gewicht 50 ccm Harn und 10 ccm reine Salpetersäure, spez. Gew. 1,2. Man erhitzt auf einem Drahtnetze zum Sieden und wirft von Zeit zu Zeit in die siedende Mischung ein ganz kleines Kryställchen von Kaliumpermanganat unter Umschwenken des Becherglases, bis die Flüssigkeit fast farblos wird. Ist ein Überschuß von Permanganat vorhanden, so setzt man zur kochenden Flüssigkeit tropfenweise 2 proz. Hydrazinsulfatlösung hinzu, bis Entfärbung eintritt, dann entfernt man das Becherglas von der Flamme, fügt zur heißen Lösung 1 ccm Silbernitratlösung, schwenkt um und läßt den Chlorsilberniederschlag absitzen. Dann filtriert man den Niederschlag auf einem Filter von 9 cm Durchmesser und wäscht ihn mit etwa 50—60 ccm destilliertem Wasser,

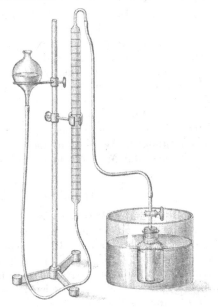

Fig. 19.

bis die zuletzt ablaufenden Tropfen des Filtrates mit Salzsäure keine Trübung mehr geben. Man nimmt nun das Filterchen samt Niederschlag vom Trichter, rollt es ein wenig zusammen und bringt es in den äußeren Raum des Entwicklungsgefäßes des Apparates (s. Fig. 19). Dieses Entwicklungsgefäß besteht aus einem etwa 200 ccm fassenden Glasgefäß, auf dessen Boden in der Mitte ein 20 ccm fassendes Zylinderchen festgeschmolzen ist.

In denselben Raum bringt man auch 50 ccm einer 2 proz. Hydrazinsulfatlösung, welche man erhält, wenn man 10 g Hydrazinsulfat in einem Becherglas mit 200 ccm Wasser bis zur Auflösung kocht und mit Wasser auf 500 ccm auffüllt. In das innere Gefäßchen läßt man vorsichtig mittels Pipette 10 ccm 10 proz. Natronlauge einfließen. Nun wird das Entwicklungsgefäß mit einem gut passenden Kautschukstopfen luftdicht verschlossen und in

---

[1]) E. Riegler, Zeitschr. f. analyt. Chemie **40**; Wiener Medizinische Blätter **1901**, Nr. 30; ebenda **1903**, S. 57.

das Kühlgefäß, welches etwa 3 l Wasser faßt, so tief eingesenkt, daß der Kautschukstopfen gerade noch mit Wasser bedeckt wird. Durch den Kautschukstopfen geht ein Glasrohr, welches mit einem Glashahn versehen ist und welches durch einen Kautschukschlauch mit dem Gasmeßrohr in Verbindung steht. Dieses Gasmeßrohr besteht aus einem 50 ccm fassenden, in $1/10$ ccm geteilten Meßrohr, dasselbe ist am unteren Ende durch einen Kautschukschlauch mit einer Niveaukugel, die an einem Stativ verstell- und fixierbar befestigt ist, verbunden. In diese Niveaukugel bringt man ungefähr zur Hälfte ihres Volumens mit etwas Salzsäure angesäuertes Wasser, das obere Ende des Meßrohrs wird ebenfalls durch einen Kautschukschlauch mit dem Entwicklungsgefäß in Verbindung gebracht. Der Glashahn wird von seiner Stelle entfernt und die Niveaukugel so eingestellt, daß das Wasserniveau in dieser und in der Gasmeßröhre mit dem Teilstriche 0 sich in gleicher Höhe befindet. Der Glashahn wird nach etwa 5 Minuten an seiner Stelle fest eingesetzt, und zwar so, daß das Entwicklungsgefäß mit der Gasmeßröhre kommuniziert, dann nimmt man das Entwicklungsgefäß aus dem Kühlgefäß heraus, schüttelt es etwa eine Minute kräftig durch und stellt es wieder in das Kühlgefäß. Man senkt die Niveaukugel, bis das Wasserniveau in derselben mit dem Gasmeßrohre gleich hoch zu stehen kommt, wartet 20 Minuten, nach welcher Zeit das Wasserniveau abermals gleich hoch gestellt wird und gleichzeitig die Anzahl der entwickelten Kubikzentimenter Stickstoff wie auch die Temperatur und Barometerstand abgelesen werden. Man berechnet nun den Stickstoff, wie bei der Dumasschen Stickstoffbestimmung (s. diese S. 84 u. 85), und multipliziert den gefundenen Wert, den man in Milligramm erhalten hat, mit 8,23, dann erhält man die Milligramm Chlornatrium in 20 ccm Harn.

Titration von Chlor in Tierharnen.

Max Gruber[1]) schlägt bei **Tierharnen** vor, bei denen bei der Volhard-Bestimmung schwefelhaltige Körper mit dem Silberniederschlag ausfallen, so vorzugehen, daß man auf 10 ccm Harn, der mit der 2—3fachen Menge Wasser verdünnt wird, 5 ccm verdünnte Schwefelsäure (1 : 20) zusetzt, einige Stückchen granuliertes Zink einwirft und eine halbe Stunde unter öfterem Schütteln auf 40—50° erwärmt. Nunmehr ist der schwefelhaltige Körper zerstört. Man gießt die von ausgeschiedenem Schwefel getrübte Flüssigkeit, ohne zu filtrieren, vom überschüssigen Zink ins Meßkölbchen ab, spült mit Wasser nach und verfährt sonst wie beim Menschenharn.

E. Salkowski schlägt vor, Hundeharn, bei dem sich der Silberniederschlag infolge Zersetzung des ihm eigentümlichen schwefelhaltigen Körpers unter Ausscheidung von Schwefelsilber alsbald schwärzt, mit ziemlich konz. Salpetersäure so lange zu kochen, bis er völlig weiß geworden[2]).

Im Hundeharn empfiehlt J. von Mering die Chloride in folgender Weise zu bestimmen. 20 ccm Harn werden mit 60 ccm Wasser verdünnt und nach Zusatz von 5—8 g chlorfreiem Zinkstaub und 10—15 ccm verdünnter Schwefelsäure (1 : 5) auf dem Wasserbade zirka eine Stunde lang erwärmt. Nun filtriert man heiß, wäscht den Niederschlag wiederholt mit kochendem Wasser, säuert das Filtrat mit Salpetersäure an und bestimmt in demselben die Chloride entweder nach Volhard oder gewichtsanalytisch,

[1]) M. Gruber, Zeitschr. f. Biol. **19**, 569.
[2]) E. Salkowski, Zeitschr. f. physiol. Chemie **5**, 285 [1881].

dabei werden die schwefelhaltigen Körper unter Abgabe von Schwefelwasserstoff reduziert.

Chlorbestimmung in bluthaltigen Harnen. Es empfiehlt sich in solchen Harnen zu 10 ccm Harn so lange saures Wasserstoffsuperoxyd unter stetigem Umschütteln zuzusetzen, bis die Blutfarbe völlig verschwunden. Das Wasserstoffsuperoxyd darf natürlich kein Chlor enthalten; die in ihm enthaltene Säure neutralisiert man mit kohlensaurem Kalk und titriert dann nach Mohr.

Halogenbestimmung in festen Substanzen.

Methode von Hans Pringsheim.[1]) In einem Eisentiegel[2]) mit passendem Deckel, welch letzterer mit einem Loch versehen ist, mischt man die eingedampfte Substanz mit Natriumsuperoxyd, und zwar mit der 16—18fachen Menge. Man faßt dann einen Eisennagel in eine Zange und bringt ihn in glühendem Zustande durch das im Deckel des Tiegels befindliche Loch mit der Reaktionsmasse in Berührung, nachdem man den Tiegel in eine Berliner Porzellanschale gestellt und ihn bis zu $^3/_4$ seiner Höhe mit kaltem Wasser von außen bedeckt hat. Nachdem man den Tiegel wenige Minuten hat erkalten lassen, stürzt man ihn in das in der Schale befindliche Wasser und bedeckt diese schnell mit einem Uhrglas. Unter Entweichen des überschüssigen Sauerstoffs geht das Reaktionsprodukt in Lösung, welche nach dem Entfernen des Tiegels und Nagels unter Waschen durch das aus dem Tiegel stammende Eisenoxydhydrat getrübt ist. Bei der Oxydation bildet sich außer Halogenwasserstoff auch Halogensäure, die zuerst zu Halogenwasserstoff reduziert werden muß. Zu diesem Zwecke gibt man zur alkalischen Lösung 3 ccm einer gesättigten Natriumbisulfitlösung und so viel verdünnte Schwefelsäure, bis der Eisenniederschlag verschwunden ist. Dann erwärmt man im bedeckten Becherglas bis zum Verschwinden der schwefligen Säure, gibt noch 3 ccm konz. Salpetersäure hinzu und fällt mit Silbernitrat. Das Halogensilber bringt man auf einem Goochtiegel zur Wägung (s. dieses S. 68).

Salzsäure im Magensaft.

Die freie Salzsäure im Magensaft kann man mit verschiedenen Indicatoren nachweisen. Das Mohrsche Reagens ist ein Gemenge von Ferriacetat und Rhodankalium. Ferner kann man verwenden Methylanilinviolett, Tropäolin 00, Kongorot, Malachitgrün und Dimethylamidoazobenzol.

Die Probe mit Tropäolin führt man nach dem Vorschlag von Boas am besten in der Wärme aus. Die empfindlichste Probe soll die mit Dimethylamidoazobenzol sein. Sehr beliebt und zuverlässig ist die Probe mit dem Günsburgschen Reagens.

Dieses besteht aus einer alkoholischen Lösung von Phloroglucin und Vanillin, und zwar 2 g Phloroglucin, 1 g Vanillin in 30 g absol. Alkohol. Wenige Tropfen des filtrierten Magensaftes werden mit der gleichen Menge des Günsburgschen Reagens auf dem Wasserbade oder über kleiner Flamme vorsichtig abgedampft. Der Abdampfrückstand färbt sich sehr schön hellrot, wenn auch nur 0,005% Salzsäure frei vorhanden sind. Ist keine Salzsäure vorhanden, so ist die Reaktionsfarbe gelblichbraun. Die organischen Säuren geben diese Reaktion nicht. Das Reagens darf nicht zu alt sein, weil es sich nicht sehr lange unverändert hält.

---

[1]) H. Pringsheim, Berichte d. Deutsch. chem. Gesellschaft **41**, 4267 [1908].
[2]) Der bei der Firma F. Köhler in Leipzig zu erhalten ist.

Bestimmung der Salzsäure im Magensaft nach Sjöquist und Mörner. Man benützt 10 ccm des filtrierten Magensaftes und dampft diese unter Zusatz von $^1/_2$ g reinem, chlorfreiem Bariumcarbonat unter innigem Mischen in einer Nickelschale auf dem Wasserbade ab. Den Rückstand verkohlt man langsam und glüht ihn einige Minuten gelinde. Die Asche wird mit siedendem Wasser extrahiert, bis die Chlorreaktion im Filtrate ausbleibt. Hierauf fällt man die Flüssigkeit mit verdünnter Schwefelsäure in der Siedehitze und geht, wie bei der Schwefelsäurebestimmung (siehe diese S. 71) vor. Die Menge der Gesamtsalzsäure berechnet man, indem man den für Bariumsulfat gefundenen Wert mit 0,3123 multipliziert. 1 Mol. Bariumsulfat entspricht 2 Mol. Salzsäure, d. h. 233 Gewichtsteile Bariumsulfat entsprechen 73 Gewichtsteilen Salzsäure.

Die Bestimmung kann auch mittels Titration zu Ende geführt werden. Das Filtrat von der Kohle, also eine wässerige Chlorbariumlösung, fällt man mit Ammoniak und Ammoncarbonat. Das ausgefallene Bariumcarbonat wäscht man mit Wasser aus, beseitigt die Waschwässer und löst am Filter das Bariumcarbonat in verdünnter warmer Salzsäure. Die Lösung dampft man in einer Schale auf dem Wasserbade zur Trockne ein und begießt sie mehrmals mit Wasser und dampft wieder zur Trockne ab. Den Rückstand löst man auf und bestimmt den Chlorgehalt titrimetrisch (siehe dieses nach Mohr oder Volhard).

Die freie Salzsäure im Magensaft titriert Töpfer mit Dimethylaminoazobenzol als Indicator unter Benützung von 4 Tropfen einer 0,5 proz. Lösung. Die ursprüngliche rote Farbe schlägt bei dem Endpunkt der Titration in rein Gelb um. Man titriert 5 ccm Magensaft mit $^1/_{10}$ n-Lauge und gibt die Acidität der Salzsäure in Grammen Salzsäure für je 100 ccm Magensaft an.

Chemische Bestimmung der Ionenkonzentration im Magensafte.

Da es sich bei der Eiweißverdauung durch Pepsin in erster Linie um die Acidität, d. i. um die Wasserstoffionenkonzentration handelt, so schlägt Albert Müller[1] vor, durch Farbindicatoren die Wasserstoffionenkonzentration zu messen. Das Prinzip ist, daß, wenn man gleiche Mengen Tropäolin 00 zu Säurelösungen von steigender Konzentration zusetzt, die gelbe Farbe der wässerigen Indicatorlösung durch Gelbbraun, Braun, Rot in Violett übergeht. Diese Farbenskala enthält alle beim Magensaft in Betracht kommenden Säurestufen, dem gleichen Farbenton entspricht ein gleicher Wasserstoffionengehalt. Die Bestimmung wird in der Weise ausgeführt, daß man 5 ccm Magensaft mit 0,1 : 10 einer kalt gesättigten alkoholischen Tropäolin-00-Lösung versetzt. Die entstehende Farbe wird mit einer Skala verglichen, deren Glieder Säurelösungen bekannter Wasserstoffionenkonzentration sind. Als solche dienen am besten verdünnte Salzsäuren. Man nimmt 5 ccm Säure in 2 Tropfen der Tropäolinlösung, $1^0/_{00}$ Salzsäure gibt rotviolette Farbe, $0,75^0/_{00}$ rote, $0,5^0/_{00}$ rotbraune, $0,25^0/_{00}$ braune, $0,12^0/_{00}$ braungelbe, $0,06^0/_{00}$ weingelbe und Wasser gelbe Farbe. Die Farbennuance wird mit der Skala verglichen und gibt direkt an, welcher Salzsäurekonzentration die Acidität des zu bestimmenden Magensaftes gleichkommt. Dem normalen Magensafte des Menschen kommen nach Albert Müller die braunen Töne zu, entsprechend einer Salzsäure von $0,4—0,12^0/_{00}$. Die rote Farbe, die über $0,5^0/_{00}$ entspricht, ist nach ihm sicher als hyperazid zu bezeichnen, während Gelb der Hypoacidität angehört.

---

[1] A. Müller, Deutsches Archiv f. klin. Medizin **88**, 522; **94**, 27; Wiener klin. Wochenschr. **1908**, Nr. 14; Med. Klin. **1909**, Nr. 38.

Zur Bestimmung der Magensaftacidität empfehlen Leonor Michaelis und Heinrich Davidson[1]) die Indicatorenmethode.

Es werden 4 Reagensgläser mit je 1 ccm filtrierten Magensaftes versetzt und als Indicator Methylviolett, Tropäolin, Kongorot und Methylorange zugegeben. Durch Vergleich der auftretenden Färbungen, welche dieselben Indicatoren mit 0,1, 0,033, 0,01 und 0,0033 n-Salzsäure zeigen, läßt sich die Acidität des Magensaftes abschätzen.

Bestimmung der Chloride im Blut nach Berthold Oppler.[2]) Etwa 10 ccm Blut fängt man in einem verschließbaren, mit der erforderlichen Menge Ammonoxalat beschickten und dann gewogenen Wägeglas auf. Nach sorgfältiger Reinigung wird das Blutgewicht festgestellt, sobald die Ausgangstemperatur wieder erreicht ist. Mit genau gemessenen Mengen Wasser wird das Blut in einer verschließbaren Flasche auf das 10 bis 20fache verdünnt, nach halbstündiger Auslaugung fügt man von einer höchstens einige Tage alten, ca. 1 proz. Metaphorsäurelösung (Acid. phosphor. glaciale Merck) unter stetem Schütteln genau abgemessene Mengen hinzu, bis die Lösung gegen Lackmus eben erkennbar sauer reagiert. Beim Schütteln nimmt der Eiweißniederschlag eine scharlachrote Färbung an, welche bei weiterem Zusatz von Säure bald in Rotbraun übergeht. Nun läßt man die Säure tropfenweise die Wand entlang in die Lösung gleiten, bis kein Niederschlag mehr erfolgt. Das Volumen wird angemerkt. Nach 4stündigem ruhigen Stehen filtriere man durch ein trockenes Filter. Das klare Filtrat ist farblos oder höchstens ganz schwach gelb gefärbt.

In einem genau gemessenen aliquoten Teil des Filtrates, welcher womöglich nicht weniger als 9 g Blut enthält, erfolgt die Bestimmung der Chloride, am besten elektrolytisch. Das eiweißfreie Filtrat wird in einem Jenaer Becherglas von 500 ccm Inhalt auf etwa 400 ccm verdünnt, mit einem möglichst geringen Überschuß annähernd ⁿ/₂₀-Lösung von salpetersaurem Silber ausgefällt, bei Anwesenheit von etwa 1,5% freier Salpetersäure. Das bedeckte Glas wird auf lebhaft siedendem Wasserbade so lange erhitzt, bis vollständige Klärung eingetreten ist und das Chlorsilber eine fest zusammenhängende Masse bildet.

Krümmelige Beschaffenheit des Chlorsilbers, die fast stets eintritt, wenn die Enteiweißung mangelhaft war, erschwert die gravimetrische Bestimmung, bildet aber für die elektrolytische Bestimmung kein Hindernis. Man läßt auf Zimmertemperatur abkühlen und dekantiert vorsichtig durch ein bei 110° bis zur Gewichtskonstanz getrocknetes Goochfilter, welchem zum Schluß durch Fließpapier von unten her die letzten Flüssigkeitsteilchen entzogen werden. Die Hauptmasse des Niederschlages wird als ammoniakalische Lösung mit einem möglichst geringen Überschuß von Salpetersäure aus etwa 400 ccm Gesamtflüssigkeit nochmals gefällt und nach Abkühlung auf Zimmertemperatur durch den gleichen Tiegel filtriert; dabei ist Sorge zu tragen, daß möglichst der gesamte Niederschlag mit den letzten Anteilen der Flüssigkeit in den Tiegel gebracht wird. Mit etwa 50 ccm salpetersäurehaltigem Wasser wird ausgewaschen.

Für die elektrolytische Bestimmung gilt bezüglich der Fällung das gleiche; will man auf die gravimetrische Bestimmung verzichten, so wird nach der ersten Fällung der Inhalt des mitgewogenen Goochtiegels quantitativ in das Becherglas zurückgebracht und nach der zweiten Fällung durch ein neues Goochfilter filtriert. Die Anwesenheit des Asbestes führt zu schnellerem Zusammenballen und kürzt, da völlige Klärung nicht erforderlich ist, die Dauer der Bestimmung ab. Die Hauptmenge des Tiegelinhaltes wird in das als Kathode dienende Gefäß gebracht, eventuell auf dem Wasserbade der Rest von Salpetersäure verjagt, in 4 proz. Cyankalilösung gelöst (Kahlbaum pro Analysi) und der Tiegel mit Cyankaliumlösung quantitativ nachgespült und in üblicher Weise elektrolysiert. Das abgeschiedene Silber wird, da es stets Asbest einschließt, am bequemsten nach Volhard mit einer nur wenig freie Salpetersäure enthaltenden, von Stickoxyden sorgfältig befreiten Lösung bestimmt.

Bestimmung von Chloraten.

Will man chlorsaure Salze neben Chloriden bestimmen, so versetzt man eine Portion Harn mit Silberlösung im Überschuß und dann mit wenig Salpetersäure. Der Niederschlag wird mit Soda und Salpeter geschmolzen, und in der wässerigen Lösung der Schmelze wird nach dem Ansäuern mit Salpetersäure das Chlor bestimmt. Statt den Niederschlag mit Soda und Salpeter zu schmelzen, kann man ihn auch mit Zinkstaub und verdünnter Essigsäure er-

---

[1]) L. Michaelis u. H. Davidson, Zeitschr. f. experim. Pathol. u. Ther. **8**, 398 [1910].
[2]) B. Oppler, Zeitschr. f. physiol. Chemie **70**, 198 [1910].

wärmen und die Filtratchloride mit Silber bestimmen. Eine andere gleiche
Portion Harn kocht man, um das chlorsaure Salz zu zersetzen, mit Zinkstaub
und verdünnter Schwefelsäure und bestimmt im Filtrat die Chloride. Aus der
Differenz zwischen der Menge des Chlors bei der ersten Bestimmung und der
Menge des Chlors bei der zweiten Bestimmung läßt sich die Menge der
Chlorsäure resp. des chlorsauren Kali leicht berechnen[1]).

**Nachweis und Bestimmung von Chloraten im Harn nach M. Scholtz[2]) und
Hermann Hildebrandt[3]).** Eine abgemessene Menge Harn wird nach dem Ansäuern mit Salpetersäure so lange mit Silberlösung versetzt, bis man ein klares
Filtrat erhält, darauf setzt man dem Filtrate die zur Reduktion der Chlorsäure
zur Salzsäure notwendigen, natürlich chlorfreien Reagenzien und zwar eine
10 proz. Natriumnitritlösung, Salpetersäure sowie salpetersaures Silber so lange
zu, bis kein Niederschlag mehr erfolgt. Aus der bei der Reduktion gebildeten
zweiten Chlorsilbermenge, die man quantitativ bestimmt, kann man die Menge
des vorhandenen Chlorates berechnen.

Nachweis von Chlorsäure im Harn nach Edlefsen. Der Harn wird mit
$1/_4$ seines Volumens konz. Salzsäure versetzt. Durch Zersetzung des Indicans
färbt sich hierbei der Harn bläulichrot. Erwärmt man nun, so werden die
gebildeten Farbstoffe durch Oxydation völlig entfärbt. Der Harn wird ganz hell.

Kaliumchlorat im Harn weist J u a n F a g è s V i r g i l i[4]) nach, indem er zu
1 ccm Harn 4 ccm eines Reagens zusetzt, welches aus 50 g Anilinchlorhydrat
in 1 l Salzsäure von 0,12 resp. 0,145 spez. Gewicht besteht. Man erhält bei
Anwesenheit von Chlorat sofort eine Purpurfärbung; sind mehr als 1 g Chlorat
im Liter vorhanden, so tritt anfangs auch die Purpurfärbung auf, später aber
durch die Einwirkung der Chlorate auf das Anilin eine hellblaue oder purpur-
blaue Farbe.

Nachweis von Brom.

In den meisten Organen konnte J. J u s t u s[5]) angeblich Brom nachweisen, indem er je
100 g Organ mit 10 g Ätzkali erhitzte, bis eine braune Flüssigkeit entstand; hierauf wurde
eingeengt, verkohlt und geglüht. Man gießt etwas Wasserstoffsuperoxyd über den Rückstand,
erhitzt nach Aufhören der Gasentwicklung und filtriert, engt Filtrate und Waschwasser
auf 25—30 ccm ein, säuert bis zur schwachsauren Reaktion mit Schwefelsäure an und macht
mit einigen Tropfen Kalilauge wieder alkalisch. Vom ausgeschiedenen Kaliumsulfat filtriert man ab, versetzt das Filtrat mit der 3—5fachen Menge konz. Schwefelsäure und
fügt 25—200 ccm Chloroform, je nach der Menge des Broms, und einige Tropfen einer
20 proz. Natriumnitritlösung hinzu. Man schüttelt längere Zeit durch und vergleicht
colorimetrisch die Lösung mit einer Standardlösung. Im Blut wurden so 11,2 mg, in der
Nebenniere 45,52 mg in 100 g gefunden.

Brom läßt sich im Gegensatze zu Jod direkt im Harn mit Nitrit oder mit
Chlorwasser nur schwer nachweisen, außer wenn größere Mengen vorhanden
sind. Man macht daher den Harn, wie beim Jodnachweis, mit wenig Soda
alkalisch, verdampft ihn in einer Nickelschale, verkohlt ihn vorsichtig über
freier Flamme, laugt die Kohle mit wenig siedendem Wasser aus, säuert die
Lösung (Filtrat) mit Salzsäure schwach an, setzt tropfenweise frisches Chlorwasser oder eine schwache Lösung von unterchlorigsaurem Natron zu und
schüttelt mit Chloroform oder Schwefelkohlenstoff, welche sich gelb bis braun
färben.

[1]) R. C o r v i, Zeitschr. f. analyt. Chemie **30**, 107.
[2]) M. S c h o l t z, Archiv d. Pharmazie **243**, 353.
[3]) H. H i l d e b r a n d t, Vierteljahrsschr. f. gerichtl. Medizin **32**, 80.
[4]) J. F. V i r g i l i, Annales de Chim. analyt. appl. **1909**, 1470.
[5]) J. J u s t u s, Virchows Archiv **190**, 524.

Wenn man Brom im Harn oder Speichel sucht, so muß man mit dem Zusatz von Chlor vorsichtig sein, da ein Überschuß von Chlorwasser die Bildung von Bromsäure bewirkt, wodurch wieder eine Entfärbun gdes Chloroforms zustande kommt. Bei kleinen Mengen von Brom mißlingt der Bromnachweis direkt im Harn fast immer, und die Gelbfärbung allein kann sehr täuschen. Sind Brom und Jod gleichzeitig anwesend, so verdeckt das Jod eventuell Brom.

Nachweis von Brom im Harn nach E. Salkowski.[1]) 10 ccm Harn werden mit 1 Tropfen Soda alkalisch gemacht und in einer Platinschale auf dem Wasserbade ganz verdampft und dann über einer kleinen Flamme verkohlt. Die rückständige Kohle wird mit einigen Kubikzentimetern Wasser extrahiert. Setzt man nun Chlorwasser und Salzsäure zu und schüttelt mit Chloroform oder Schwefelkohlenstoff aus, so erhält man eine gelblichbraune Färbung, wenn Brom vorhanden ist. Will man den Nachweis noch feiner gestalten, so wäscht man den Schwefelkohlenstoff mehrmals mit Wasser aus und versetzt die ausgewaschene Chloroformlösung mit einer wässerigen Jodkaliumlösung. Das Brom macht dann Jod frei, und das Chloroform färbt sich rot oder rotviolett.

Nachweis von Brom neben Jod nach Carnet. Bei den gewöhnlichen Verfahren kann nach den Angaben von Sticker Rhodankalium Brom vortäuschen, wo es nicht vorhanden ist, und in vielen Fällen Brom verdecken, wo es vorkommt. Sticker[2]) empfiehlt sehr das Verfahren von Carnet[3]). Dieses Verfahren gestattet den Nachweis von Brom bei Gegenwart aller Halogene. Wenn Jod vorhanden ist, kann dieses, aber muß nicht notwendig zuerst entfernt werden. Das Jod wird durch Schwefelsäure, welche mit Salpetersäuredämpfen, die man durch Einwirkung von konz. Salpetersäure auf Stärke unter Erwärmen gewinnt, gesättigt ist, entbunden und mit einigen Tropfen Schwefelkohlenstoff ausgeschüttelt. Nach Ausscheidung des Jods gießt man die Flüssigkeit in einen kleinen Kolben, fügt ein wenig Chromsäure und Schwefelsäure hinzu, erwärmt bis zur Trockne und hält über die Öffnung ein mit Fluoresceinlösung gelb gefärbtes Filtrierpapier; dasselbe wird durch Spuren von Brom gerötet.

A. Jolles[4]) schlägt folgendes Verfahren vor: 10 ccm Harn werden in einem enghalsigen Kölbchen mit Schwefelsäure angesäuert und Permanganat im Überschuß, also bis zur Rotfärbung, zugesetzt; in den Hals des Kölbchens wird ein angefeuchteter Streifen von p-Dimethylphenylendiaminpapier eingeschoben und das Kölbchen auf dem Wasserbad erwärmt. Bei Anwesenheit selbst von Spuren von Brom entsteht auf dem Papier die charakteristische Färbung. Die entsprechende Jodreaktion unterscheidet sich von der Bromreaktion, da sie weit schwächer auftritt und einen gelbbraunen Ring hervorruft, so daß selbst Spuren von Brom neben größeren Mengen von Jod deutlich nachgewiesen werden können. Die Reaktion zeigt noch 0,001 g Bromnatrium in 100 ccm Harn an.

Baubigny[5]) empfiehlt für den gleichen Zweck und bei gleichem Vorgang Fluoresceinpapier.

Nach Cathcart[6]) ist die von Jolles vorgeschlagene Probe aber bei sehr kleinen Mengen von Brom unsicher. Dasselbe gilt von der Fluoresceinprobe.

---

[1]) E. Salkowski, Zeitschr. f. physiol. Chemie **38**, 157 [1903].
[2]) Sticker, Zeitschr. f. klin. Medizin **45**, Heft 5.
[3]) Carnet, Compt. rend. de l'Acad. des Sc. **26**, No. 3 [1898].
[4]) A. Jolles, Zeitschr. f. analyt. Chemie **37**, 439.
[5]) Baubigny, Chem.-Ztg. **1897**, 963.
[6]) P. Cathcart, Zeitschr. f. physiol. Chemie **38**, 165 [1903].

Die letztere Probe ist sehr bequem, aber bei geringem Gehalt zweideutig. Man versetzt den im Kolben befindlichen Harn mit ein wenig Chromsäure, säuert mit Schwefelsäure an und erhitzt, nachdem man einen Streifen Fluoresceinpapier (Fluorescein in 50 proz. Essigsäure gelöst, damit Streifen Filtrierpapier getränkt und an der Luft leicht getrocknet) in den Hals des Kolbens eingeschoben; bei Gegenwart von Brom tritt unter Bildung von Eosin Rotfärbung ein, aber eine leichte Rosafärbung gibt auch normaler Harn, und nur eine ausgesprochene Farbe erscheint daher beweisend.

Quantitative Brombestimmung.

Brom muß natürlich in allen tierischen Sekreten und Exkreten neben Chlor bestimmt werden.

Die Methode von Emil Berglund.[1]) Das Prinzip dieser Methode ist, daß eine Mischung von saurem Kaliumsulfat und Kaliumpermanganat, einer Lösung von Bromid beigemischt, alles Brom frei macht, während dieselbe Mischung auf Chloride keinen Einfluß hat. Man kann dann das freie Brom mittels eines Luftstromes leicht und vollständig aus einer Lösung austreiben. Dazu ist ein Apparat nach folgender Zeichnung notwendig (Fig. 20). Bei *a* wird die Luft eingeführt, *b c* ist ein mit Baumwolle gefülltes Rohr zur Reinigung derselben, *d* ist eine hohe und schmale Flasche zur Aufnahme der Permanganatlösung, das lange Rohr *e* kann in dem Kork auf und nieder geschoben werden, wodurch man die Menge Permanganatlösung leicht ab-

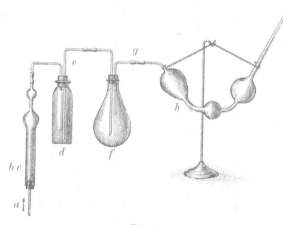

Fig. 20.

messen kann, welche der Luftstrom aus *d* nach *f* überführen soll. In *f*, welches ein gewöhnlicher kleiner Rundkolben ist (ein höheres und schmäleres Gefäß wäre ohne Zweifel dienlicher), wird die Probelösung gebracht, *h* ist ein Absorptionsrohr, enthaltend Natronlauge zur Aufnahme von Brom. Ist die Lösung hinreichend verdünnt, 1 T. Ätznatron auf 50 T. Wasser, so geht das Brom ausschließlich in Bromnatrium und unterbromigsaures Natron über. Aber es bildet sich kein Bromat. Um nun zu bestimmen, wie weit die Absorption von Brom vollständig ist, verbindet man mit der Spitze des Absorptionsrohres ein gebogenes Glasrohr, welches in eine Silberlösung ausmündet, so entsteht sofort eine weiße Trübung, wenn Brom durch das Absorptionsrohr durchläuft. Reagenzien: Man benötigt eine wässerige Lösung von Kaliumpermanganat 1 : 50 und eine Lösung von vorher umgeschmolzenem saurem Kaliumsulfat 1 : 10.

Ausführung der Analyse. Die abgewogene oder gemessene Substanz, etwa 50 ccm, wird in den Kolben *f* gebracht. Dann setzt man einen Überschuß von saurem Kaliumsulfat zu 15—25 ccm der Lösung, bringt die Natronlauge

---

[1]) E. Berglund, Zeitschr. f. analyt. Chemie **24**, 184 [1885].

in das Absorptionsrohr und die Permanganatlösung in die Flasche *d*, das lange Rohr *e* stellt man nach der Menge der Permanganatlösung, welche man nach *f* übergeführt haben will, sodann wird der Luftstrom aus einem Gasometer oder mit einem Zweiflaschenapparat oder einer Wasserstrahlpumpe hinzugelassen, den man so stark macht, wie es mit einer vollständigen Absorption des Broms vereinbar ist. Ungefähr 300 ccm Luft in der Minute reichen völlig aus. Die Mischung in *f* muß einen Permanganatüberschuß enthalten. Sollte die Farbe angeben, daß dieses nicht der Fall ist, so schiebe man das Rohr *e* tiefer, wodurch natürlicherweise mehr Permanganatlösung übergeführt wird. Ein allzu großer Überschuß ist zu vermeiden.

Wenn der Luftstrom 1 Stunde in Wirksamkeit gewesen, wird er unterbrochen, die Kautschukverbindung bei *g* wird geöffnet und ein paar Tropfen Ammoniak vermittels einer kleinen Pipette in das Absorptionsrohr eingeführt. Danach wird der Apparat aufs neue zusammengesetzt, der Luftstrom wieder hindurchgeleitet, anfangs langsam, später stärker. Durch das Ammoniak wird das unterbromigsaure Salz zum Bromid reduziert, der Inhalt des Absorptionsrohres wird in ein Becherglas gefüllt und das Brom, welches vollständig in Form von Bromiden enthalten ist, in üblicher Weise durch Titration oder Wägung bestimmt. Durch Wägung wird es nach dem S. 67 u. 68 beschriebenen Verfahren bestimmt. Die gefundene Bromsilbermenge mit dem Faktor 0,4526 gibt die gesuchte Menge Brom an.

Durch Titration bestimmt man Bromide, wie die Chloride nach Volhard. Jeder Kubikzentimeter der dort beschriebenen Silberlösung, welcher 0,01 g ClNa entspricht, entspricht 0,01366 g Br.

(Will man Chlor in derselben Flüssigkeit bestimmen, so versetzt man die Flüssigkeit im Kolben *f* mit etwas Alkohol, erwärmt gelinde, bis das Permanganat zerstört ist, wonach man filtriert und das Chlor im Filtrat mit Silber gewichtsanalytisch bestimmt (siehe S. 67 u. 68). Will man aber das Chlor titrimetrisch bestimmen, so empfiehlt es sich, ehe das Mangansuperoxyd abfiltriert wird, behufs Neutralisierung reines Calciumcarbonat in geringem Überschuß zuzusetzen.)

Ist Chlor im Überschuß vorhanden, so geht man in folgender Weise vor. Man führt das ganze oben beschriebene Verfahren durch, leert den Kolben *f*, nachdem der Versuch 4 Stunden im Gang war, aus, bringt in den gewaschenen Kolben die Flüssigkeit aus dem Absorptionsrohre, gibt einige Tropfen Ammoniak hinzu, kocht den Überschuß von Ammoniak weg, läßt auskühlen, neutralisiert mit verdünnter Schwefelsäure und wiederholt den ganzen Prozeß. Während beim ersten Vorgang noch Chlor mitgegangen ist, verflüchtigt sich bei der Wiederholung des Prozesses nur Brom, welches nach Reduktion des Hypobromits mit Ammoniak in gewöhnlicher Weise bestimmt wird.

Den Chlorgehalt erfährt man aus dem Unterschiede zwischen dem Brom und der Summe von Chlor und Brom, welche in einer besonderen Probe bestimmt wird.

M. v. Nencki und E. O. Schoumow-Simanovsky[1]) modifizieren das Berglundsche Verfahren, indem sie statt Luft Kohlensäure durchleiten, das Brom nicht in Lauge, sondern in einer 10 proz. Jodkaliumlösung auffangen und die der frei gewordenen Brommenge äquivalente Menge Jod mit $n/_{10}$-Natriumthiosulfat lösungtitrieren. Jeder Kubikzentimeter der verbrauchten $n/_{10}$-Thiosulfatlösung zeigt 7,996 mg Brom an.

---

[1]) M. v. Nencki u. E. O. Schoumow-Simanovsky, Archiv f. experim. Pathol. u. Pharmakol. **34**, 318 [1894].

Nachweis von Jod im Harn.

Wenn es sich nicht um zu kleine Mengen handelt, kann man Jod direkt im Harne nachweisen, indem man dem Harn Chloroform oder Schwefelkohlenstoff zusetzt, dann einige Tropfen einer verdünnten Kalium- oder Natriumnitritlösung und einige Tropfen verdünnter Schwefelsäure. Statt der salpetrigen Säure, die sich hierbei entwickelt, kann man auch etwas Bromwasser benützen. Schüttelt man nun rasch durch, so färbt sich das Lösungsmittel mit dem frei gewordenen Jod rot bis rotviolett. Die salpetrige Säure oder Brom macht durch Oxydation aus dem Jodwasserstoff Jod frei, und dieses kann mit Chloroform ausgeschüttelt werden. Statt mit einem Lösungsmittel auszuschütteln, kann man zum Nachweis des Jods nach Zusatz des Oxydationsmittels (salpetrige Säure oder Bromwasser) dem Harn einige Tropfen einer Stärkelösung beifügen, welch letztere beim Vorhandensein von Jod blau wird.

Man kann auch für den direkten Jodnachweis sehr praktisch das F. Obermeyersche Reagens, eine konz. mit wenig Eisenchlorid versetzte Salzsäure (dieses Reagens enthält im Liter rauchender konz. Salzsäure 4 g Eisenchlorid), verwenden. Man mischt den mit Chloroform versetzten Harn mit dem gleichen Volumen des Obermeyerschen Reagens und schüttelt aus. Rotviolettfärbung zeigt Jod an. Das Eisenchlorid dient hierbei als Oxydationsmittel.

Für den Nachweis von Jod darf man Chlorwasser nicht benützen, da sich farbloses Jodtrichlorid bilden kann.

Da die organischen Substanzen im Harne Jod zu binden vermögen, so können unter Umständen kleine Mengen von Jod diesen sehr einfachen und praktischen Nachweisen entgehen. In diesem Falle macht man ein größeres Harnquantum mit wenig Soda alkalisch und dampft es in einer Nickelschale auf dem Wasserbade zur Trockne ab. Nun wird vorsichtig in derselben Schale der Harn verkohlt, und zwar über kleiner, freier Flamme und die Kohle mit wenig warmem Wasser extrahiert und filtriert. Das Filtrat säuert man mit jodfreier, rauchender Salpetersäure an und schüttelt mit Chloroform oder Schwefelkohlenstoff. Bei Vorhandensein von Jod tritt die bekannte rotviolette Färbung auf.

Marsaille Guerbet[1]) macht darauf aufmerksam, daß man kleine Mengen organisch gebundenes Jod übersehen kann, wenn man bloß den Harn mit Kali einengt, da sich etwas Cyankalium bildet und beim Ansäuern Blausäure und Jodwasserstoffsäure sich entwickeln, die Jodcyan bilden. Zur Vermeidung dieser Fehler genügt es, die angesäuerte Lösung zur Vertreibung der Blausäure aufzukochen, während bei genügender Verdünnung Jodwasserstoff nicht flüchtig ist.

Nachweis von Jod neben Brom.

Will man qualitativ Jod neben Brom nachweisen, so prüft man zuerst auf Jod und setzt dann so viel Eisenchlorid zu, um sicher alles Jod frei zu machen, verdampft auf dem Wasserbade zur Trockne und erhitzt den Rückstand noch 1—2 Stunden, wobei sich das in Freiheit gesetzte Jod verflüchtigt, während die Bromwasserstoffsäure unverändert zurückbleibt. Man nimmt mit wenig Wasser auf, scheidet das Eisen durch Versetzen mit Soda ab und prüft das Filtrat nach dem Übersättigen mit Salzsäure auf Brom, indem man die Lösung in einem Probierzylinder tropfenweise mit Chlorwasser versetzt und mit Schwefelkohlenstoff schüttelt.

---

[1]) M. Guerbet, Journ. de Pharm. et de Chim. [6] **17**, 313.

Forbes schlägt vor, die zu prüfende Lösung, in welcher Jod und Brom nachzuweisen sind, in einem Reagensglas mit Mangansuperoxyd und Essigsäure zu versetzen, bei gelindem Erwärmen wird hierbei Jod frei, welches man ausschüttelt. Nach vollständiger Entfernung des Jods wird das vorhandene Brom durch gelindes Erwärmen mit Salpetersäure nachgewiesen.

Quantitative Bestimmung von Jod.

Colorimetrisch. Sind nur kleine Mengen Jod vorhanden, so bedient man sich eines colorimetrischen Verfahrens, indem man das Jod nach Einäscherung des alkalischen Harns mit salpetriger Säure in Freiheit setzt und die wässerige Lösung mit Chloroform oder Schwefelkohlenstoff ausschüttelt und die Intensität der Färbung mit derjenigen einer Lösung von bekanntem Jodgehalt vergleicht. Bei Benützung eines Colorimeters von Dubosq kann man brauchbare Zahlen erzielen.

Methode der Bestimmung mit Thiosulfatlösungen.

E. Winterstein und E. Herzfeld[1]) gehen bei größeren Mengen folgendermaßen vor. 50 ccm der Lösung werden in einen 250 ccm fassenden Rundkolben gebracht und mit 5 ccm reiner Phosphorsäure und 10—20 ccm gewöhnlicher Wasserstoffsuperoxydlösung versetzt. Der oben verjüngte Kolben wird mit einem eingeschliffenen, bis auf den Boden des Kolbens reichenden Glasrohr, ähnlich den gewöhnlichen Waschflaschen, abgeschlossen; das oben umgebogene Rohr des Schliffes besitzt am Ende einen zweiten, in einen kurzen Kühler passenden Schliff. Der Kühler steht in Verbindung mit zwei Waschflaschen, welche zur Hälfte mit 10 proz. Jodkaliumlösung angefüllt sind. Nachdem die Reagenzien zusammengebracht worden sind, saugt man einen Luftstrom hindurch und erhitzt allmählich zum Sieden. Das Jod ist gewöhnlich innerhalb 20 Minuten ausgetrieben. Man kann nach diesem Verfahren das Jod im Harn direkt bestimmen, doch ist es besser, wegen des starken Schäumens, den Harn zunächst nach Zusatz von Natronlauge auf ca. $1/10$ seines Volumens einzuengen oder den alkalisch gemachten Harn nach dem Eindunsten zu veraschen und dann die Jodbestimmung auszuführen. Das Einäschern des Harns ist bei weitem vorzuziehen, da es höhere und bessere Werte gibt.

Wenn das Jod völlig in die Jodkaliumlösung übergetrieben ist, so wird es mit $n/10$-Thiosulfatlösung titriert (siehe S. 80).

Bestimmung von Jod nach der Methode von Duflos. Man geht am besten so vor, daß man eine mit doppelt durchbohrtem Stopfen versehene Kochflasche, welche als Destillationsgefäß dient, durch ein zweimal rechtwinkelig gebogenes Glasrohr mit einem als Vorlage dienenden Kolben nach Art einer Waschflasche verbindet und an diesen noch ein zweites in gleicher Weise anschließt. Die Vorlagen enthalten eine gemessene Menge $n/10$-Natriumthiosulfatlösung. Durch die zweite Bohrung des Stopfens des Destillationsgefäßes ist eine gerade Röhre bis nahe zum Boden der Kochflasche geführt und dieselbe oben durch ein Stückchen Kautschukschlauch mit Quetschhahn verschlossen. Nach Beendigung des Versuches wird der Quetschhahn geöffnet, um ein Zurücksteigen der Thiosulfatlösung zu verhindern. Man zersetzt die jodhaltige Flüssigkeit mit Eisenchlorid und destilliert das frei gewordene Jod in die Thiosulfatlösung. Durch Rücktitration der Thiosulfatlösung mit $n/10$-Jodlösung erfährt man die vom destillierten Jod verbrauchte Menge Thiosulfat und daraus die Jodmenge

---

[1]) E. Winterstein u. E. Herzfeld, Zeitschr. f. physiol. Chemie **63**, 49 [1909].

selbst. Die Methode gibt auch bei Gegenwart von Chloriden und Bromiden sehr genaue Resultate, nur muß man die Korke paraffinieren oder eingeschliffene Glasstöpsel verwenden[1]).

Modifikation der Duflos-Methode von Villiers und Fayolle. Man bringt die zu prüfende Flüssigkeit, welche keine Salpetersäure enthalten darf[2]), in einen mit Glashahn versehenen Kugeltrichter (Scheidetrichter), in welchen man zuvor Schwefelkohlenstoff gegeben hat. Man fügt eine Lösung von Eisenchlorid in geringem Überschusse hinzu, etwa 5 ccm einer $\frac{1}{2}$-Normallösung für 0,1 g Jod, schüttelt das Ganze durch und läßt den Schwefelkohlenstoff durch Öffnen des Glashahnes abfließen. Nachdem man die Flüssigkeit durch wiederholtes Ausschütteln mit erneuten Mengen von Schwefelkohlenstoff vollständig vom Jod befreit hat, wird der in einem zweiten Kugeltrichter gesammelte Schwefelkohlenstoff mit etwas Wasser gewaschen und alsdann in eine Flasche mit Glasstopfen gebracht, wobei man den Kugeltrichter mit etwas Schwefelkohlenstoff nachspült. Das Waschen des Schwefelkohlenstoffs kann übrigens unterbleiben, wenn keine allzu große Genauigkeit verlangt wird und die Dekantation des Schwefelkohlenstoffs mit einer gewissen Vorsicht erfolgt ist. Das ausgeschiedene Jod bestimmt man sofort durch Titration mit Natriumthiosulfatlösung.

Vorhandene Bromide und Chloride beeinträchtigen die Bestimmung nicht.

Quantitative Jodbestimmung im Harn nach R. Rösler.[3]) Diese Methode beruht auf dem Duflosschen Verfahren der Destillation mit Eisenchlorid. 50 ccm Harn werden mit kohlensaurem Ammon in geringem Überschuß versetzt, auf dem Wasserbad zur Trockne eingedampft und über freier Flamme verascht. Die kohlige Masse wird in eine tubulierte Retorte gespült und mit einer 10 proz. Eisenchloridlösung vorsichtig auf dem Sandbad destilliert. Das Destillat fängt man in vorgelegter Jodkaliumlösung auf[4]). Nach ca. $\frac{1}{2}$ Stunde ist die Destillation beendigt und das erhaltene Jod-Jodkalium wird mit $\frac{1}{10}$ n-Natriumthiosulfatlösung, wobei man wie üblich lösliche Stärke als Indicator benützt, titriert. Berechnung s. o.

R. Tammbach[5]) empfiehlt, den Harn zu veraschen, mittels Schwefelkohlenstoff das freigemachte Jod aus der Asche auszuschütteln und mit $\frac{1}{10}$ n-Natriumthiosulfatlösung zu titrieren.

H. Singer[6]) schlägt für Bestimmung von Jod im Harn folgendes Verfahren vor. Zu einer abgemessenen Menge Harn setzt man $\frac{1}{10}$ Vol. 3 proz. Eisenchloridlösung zu, schüttelt im Scheidetrichter mit Schwefelkohlenstoff aus, nachdem man vorher 2—3% verdünnte Schwefelsäure und vorsichtig 10—15 Tropfen einer Lösung von salpetriger Säure in konz. Schwefelsäure zugesetzt hat. Setzt sich die Jod-Schwefelkohlenstofflösung nicht sofort klar ab, so wärmt man ein wenig auf dem Wasserbade an, gießt dann die Harnflüssigkeit ab, wäscht mit Wasser und schüttelt die Flüssigkeit nochmals mit Schwefelkohlenstoff aus unter ev. Zusatz von salpetriger Säure, solange der Schwefelkohlenstoff noch Jod aufnimmt. Die Schwefelkohlenstoffportionen

---

[1]) Duflos, Fresenius' quantitative Analyse. — E. Reichhardt, Archiv d. Pharmazie **16**, 642.

[2]) Villiers u. Fayolle, Compt. rend. de l'Acad. des Sc. **118**, 1332.

[3]) R. Rösler, Archiv f. d. ges. Physiol. **77**, 22.

[4]) Auf einen, durch Gedankenlosigkeit oft begangenen Fehler macht C. Neuberg, Biochem. Zeitschr. **27**, 269 [1910], aufmerksam: man darf nicht mit Salpetermischung veraschen, da bei der nachfolgenden Destillation mit $FeCl_3$ sonst Stickoxyde oder Chlor übergehen, die aus dem vorgelegten KJ dann Jod in Freiheit setzen.

[5]) R. Tammbach, Zeitschr. f. Biol. **36**, 553.

[6]) H. Singer, Zeitschr. f. klin. Medizin **48**, 161.

werden auf einem feuchten, vorher mit heißem Wasser behandelten Filter gesammelt und mit Wasser bis zum Verschwinden der sauren Reaktion gewaschen.
Dann wird das Filter durchgestoßen, der Schwefelkohlenstoff wieder in die
Flasche gebracht und die auf dem Filter restierende Schwefelkohlenstoffmenge
mit 30 ccm einer Lösung von 5 g Natriumbicarbonat, 1 g Salzsäure und destilliertem Wasser zu 1000 nachgespült. Man titriert mit $^{1}/_{10}$ n-Natriumthiosulfatlösung (s. Bereitung dieser S. 80) mit löslicher Stärke als Indicator das
Jod. 1 ccm der $^{1}/_{10}$ n-Thiosulfatlösung entspricht 12,697 mg Jod. Diese Methode zeigt natürlich nur das anorganische Jod im Harne an.

Jodbestimmung mittels jodsaurem Kalium.

Andrew Hunter[1]) empfiehlt für Jodbestimmungen 1 g des getrockneten
Materials, in einem Nickeltiegel, mit 15—20 g einer Mischung von je einem
Molekül kohlensaurem Kali und kohlensaurem Natron und $^{3}/_{4}$ Molekülen salpetersaurem Kali zu mischen. Dann streut man 3—5 g von dem Oxydations-
gemisch auf die Oberfläche und bedeckt mit dem Deckel und verbrennt. Man
löst den Tiegelinhalt in Wasser, filtriert nur, wenn es nötig ist, und bringt
die Lösung in eine Erlenmeyerflasche von 500 ccm. Das Flüssigkeitsquantum
soll 150—200 ccm betragen. Zu dieser Lösung setzt man 30—45 ccm einer
frischen Lösung von unterchlorigsaurem Natron, welche 0,8—1 g Chlor enthalten sollen. Man hält nun die Flasche schief, am besten unter der Wasserleitung und setzt 40—60 ccm Phosphorsäure zu. Man setzt einen kurzen
Trichter auf den Flaschenhals und kocht die Flüssigkeit; um Stoßen zu verhindern, setzt man sehr wenig Talkum zu. Den entweichenden Dampf prüft
man mit Jodkaliumstärkepapier, bis die blaue Reaktion verschwindet, was
in 5—10 Minuten stattfinden soll. Dann kocht man noch 15—20 Minuten
länger, hierbei konzentriert sich die Flüssigkeit auf ungefähr 150 ccm, man
kühlt die Meßflasche mit Wasser ab und gibt 10 ccm einer 1proz. Jodkaliumlösung zu; das freigewordene Jod wird sofort mit Natriumthiosulfat zurücktitriert. Da nun aber Jodsäure mit Jodkalium gemischt sechsmal soviel an Jod
freimacht, als ihr entspricht, so hat man sechsmal soviel Jod zurückzutitrieren,
als in der Substanz vorhanden war. Das Verfahren beruht darauf, daß nach Verbrennung der Substanz das vorhandene Jod durch Oxydation mit Chlor in Jodsäure übergeführt wird und daß die Jodsäure beim Vermischen mit Jodkaliumlösung sowohl ihr eigenes Jod als auch das von 5 Molekülen Jodkalium freimacht.

*   *   *

Die folgenden Methoden beruhen auf der Bildung von unlöslichem
Palladiumjodid aus löslichem Palladiumchlorür.

Methode von Lassaigne-Hilger zur quantitativen Bestimmung von Jod im Harn.
Diese liefert genaue Resultate[2]) und der zu prüfende Harn kann direkt nach
vorherigem Ansäuern mit Salzsäure benützt werden. Die Entfernung von verschiedenen Harnbestandteilen vor Ausführung der Probe ist nicht erforderlich.
10—20 ccm Palladiumchlorürlösung (von denen 10 ccm 0,0119 g Jod entsprechen) je nach den Jodmengen des zu prüfenden Harns, die sich leicht durch
eine qualitative Probe auf Jod annähernd feststellen lassen, werden in einem
Glaskolben mit eingeschliffenem Glastöpsel im Wasserbade erhitzt und von dem

---

[1]) Andrew Hunter, Journ. of biol. Chemistry **7**, 321 [1910].
[2]) Hilger, Liebigs Annalen **171**, 212.

jodhaltigen Harn, der zuvor mit Salzsäure angesäuert und auf ein bestimmtes Volumen gebracht wird, so viel zugesetzt, bis sämtliches Palladium als Jodür abgeschieden ist. Heftiges Umschütteln der Mischung beschleunigt die Abscheidung sehr. Kleine Proben von Zeit zu Zeit abfiltriert, mit einigen Tropfen Harn versetzt, zeigen beim Erhitzen, ob eine neue Trübung stattfindet oder durch Klarbleiben, ob die Reaktion beendigt ist oder nicht.

Diese Methode liefert nach Hilger sowie nach Eugen Baumann sehr gute Resultate.

Quantitative Jodbestimmung im Harn nach Erich Harnack.[1]) Eine abgemessene Menge Harn wird mit Soda stark alkalisch gemacht und zur Trockne verdampft. Der Rückstand wird in derselben Platin- oder Porzellanschale verbrannt und die Kohle mit heißem Wasser ausgelaugt und filtriert. Der Rückstand wird zusammen mit dem Filter unter Zusatz von Soda weiter verbrannt und nochmals extrahiert. Die vereinigten Filtrate säuert man vorsichtig bei bedecktem Becherglas mit Salzsäure an und versetzt reichlich mit Palladiumchlorürlösung. Man läßt 24 Stunden stehen, bis sich der Niederschlag völlig absetzt, filtriert dann durch ein gewogenes Filter, wäscht mit heißem Wasser völlig aus, trocknet und wägt. Das Gewicht von Palladiumjodid, PdJ_2, mit dem Faktor 0,7046 multipliziert gibt das Gewicht Jod an.

Man kann das Jod auch indirekt bestimmen. Der leicht mit Salzsäure angesäuerte Harn wird reichlich mit Palladiumchlorürlösung versetzt. Man läßt das Gemisch 1—2 Tage stehen, filtriert dann den Niederschlag ab, wäscht ihn ein wenig, bestreut ihn in feuchtem Zustand auf dem Filter mit wasserfreier, gepulverter Soda, bringt das zusammengefaltete Filter in einen Tiegel, setzt noch etwas Soda hinzu, trocknet, verbrennt und glüht. Den Tiegelrückstand laugt man mit heißem Wasser gründlich aus, filtriert die Lösung, wäscht sehr gut nach, übersättigt das Filtrat unter den nötigen Kautelen mit Salzsäure und fällt wiederum mit Palladiumchlorür. Nachdem der Niederschlag sich gehörig abgesetzt, wird er auf einem gewogenen Filter gesammelt, ausgewaschen, getrocknet und gewogen. Diese Methode gibt nicht genaue quantitative Resultate, der Fehler beträgt etwa 3—5%.

Jodbestimmung nach F. Pecirka.[2]) Diese Methode ist im wesentlichen nur eine Ausarbeitung des Hilgerschen und Harnackschen Verfahrens. 50 ccm Harn werden mit 0,5 g Salpeter (5 ccm einer 10 proz. Lösung und 5 ccm einer Normalsodalösung) in einer Platinschale verdunstet. Man erwärmt dabei die Flüssigkeit gegen Ende bis nahe zum Sieden, wodurch man erreicht, daß sich der eingedickte Rückstand aufbläht, auf der Wand der Schale verdickt und so leicht völlig austrocknet. Der trockene Rückstand wird sofort weiß gebrannt, mit 5 ccm einer 10 proz. Natronlauge versetzt und in der nötigen Menge Wasser gelöst. In die Lösung legt man Zinkstäbchen von einigen Zentimetern Länge, hält die Flüssigkeit warm, gießt sie nach 1 Stunde in ein 100 ccm-Meßkölbchen und spült Schale und Zinkstab nach. Man versetzt darauf die Flüssigkeit mit etwas Stärkelösung und säuert sie mit verdünnter Schwefelsäure (1 : 4) an. Wird die Flüssigkeit dabei nur schwach blau, so kann man sie sofort zum Titrieren verwenden, ist sie dagegen stark blau oder grün oder braun, so muß die überschüssig vorhandene salpetrige Säure entfernt, das Jod wieder in Jodwasserstoff übergeführt werden. Zu diesem Zwecke setzt man der Flüssigkeit tropfenweise eine Lösung von Natriumbisulfit zu und leitet in die Flüssigkeit einen lebhaften Strom von Kohlensäure. Letzteres ist nötig,

[1]) E. Harnack, Zeitschr. f. physiol. Chemie **8**, 158 [1884].
[2]) F. Pecirka, Zeitschr. f. physiol. Chemie **7**, 491 [1883].

weil die salpetrige Säure durch die schweflige Säure zu Stickoxyd reduziert wird, dieses in der Flüssigkeit gelöst bleibt und sich, sobald die Flüssigkeit wieder mit Luft in Berührung kommt, wieder zu salpetriger Säure oxydiert. Hat man einen Überschuß an schwefliger Säure hinzugefügt, so entfernt man diesen unter Einleiten von Kohlensäure wieder durch tropfenweisen Zusatz einer verdünnten Lösung von salpetrigsaurem Natron. Man ist sicher, weder schweflige Säure in der Flüssigkeit zu haben, durch welche das Palladiumchlorür reduziert werden würde, noch salpetrige Säure, wenn die Flüssigkeit schwach blau ist. Das Filtrat verwendet man nun zur Titrierung. Man titriert mit der Palladiumchlorürlösung, indem man den Harn mit der Palladiumchlorürlösung in offenem Kölbchen kocht. Pecirka empfiehlt, die von Hilger angegebene Palladiumchlorürlösung auf das Dreifache zu verdünnen.

Titration mit Bromlösung.

Methode von Lebaud. Nach Lebaud[1]) kann man Jod in Gegenwart von Brom und Chlor durch Titration mit Bromwasser bestimmen. Man bringt in eine etwa 200 ccm fassende Flasche 30—40 ccm Schwefelkohlenstoff und ebensoviel Wasser, worauf man eine abgemessene Menge der zu untersuchenden Lösung des Jodids hinzufügt. Nachdem man einige Tropfen einer schwefelsauren Indigolösung zugegeben hat, läßt man aus einer Glashahnbürette titriertes Bromwasser zufließen und schüttelt heftig um. Das in Freiheit gesetzte Jod löst sich in dem Schwefelkohlenstoff, welcher sich violett färbt, während die überstehende Flüssigkeit blau bleibt, bis der erste Tropfen überschüssiger Bromlösung das Indigo entfärbt. Die Endreaktion tritt sehr scharf ein.

Damit die zu verwendende Bromlösung während der Versuche ihren Titer nicht ändert, ist jede Berührung derselben mit Kautschuk möglichst zu vermeiden und eine Vorrichtung zu treffen, daß dieselbe direkt aus dem Vorratsgefäß in die Bürette eintreten kann. Vor jeder Versuchsreihe ist der Titer der Bromlösung mit Hilfe einer Jodkaliumlösung genau festzustellen. Um diesen Titer festzustellen, läßt man ein gemessenes Volumen des Bromwassers zu einer Lösung von überschüssigem Jodkalium zufließen, hält dabei die Spitze der Pipette dicht oberhalb der Oberfläche der Jodkaliumlösung, die sich in einer Flasche mit eingeriebenem Stöpsel befindet, verschließt hierauf die Flasche, schüttelt kräftig durch und titriert erst dann das ausgeschiedene Jod mit Thiosulfatlösung und löslicher Stärke als Indicator. 1 ccm der $^1/_{10}$ n-Thiosulfatlösung entspricht 0,007996 g Br.

Bestimmung von Jod neben Chlor nach Ernest H. Cook.[2]) Das Verfahren beruht auf dem Prinzip, daß aus einer Lösung, welche Jod-, Brom- und Chloralkalien enthält, durch Zusatz von überschüssiger Essigsäure und Wasserstoffsuperoxyd nur Jod, nicht aber Brom und Chlor frei wird.

Zur quantitativen Bestimmung läßt man die Mischung etwa 1 Stunde stehen, bis alles Jod ausgeschieden, extrahiert das Jod vollkommen mit Chloroform, hebt die Chloroformschicht sorgfältig ab, wäscht die Chloroformlösung mit wenig Wasser völlig frei von Wasserstoffsuperoxyd und titriert das Jod mit $^1/_{10}$ n-Natriumthiosulfatlösung. In einer anderen Portion werden Jod und Chlor zusammen titrimetrisch mit Silberlösung (s. bei Chlorbestimmung nach Volhard S. 113) bestimmt und nach Abzug des gefundenen Jods aus der Differenz der Chlorgehalt berechnet.

1) Lebaud, Compt. rend. de l'Acad. des Sc. **110**, 520.
2) E. H. Cook, Berichte d. Deutsch. chem. Gesellschaft **1885**, Ref. 579.

Man kann auch in der wässerigen Lösung nach Entfernung des Jods das Chlor durch Fällung mit Silbernitrat bestimmen. Zu diesem Zwecke muß man aber chlorfreies Wasserstoffsuperoxyd nehmen, oder man benützt das völlig chlorfreie Natriumsuperoxyd.

Trennung von Brom, Jod und Chlor.

Sehr langdauernd, aber sehr sicher ist das **Verfahren von C. R. Fresenius, Brom oder Jod neben Chlor** zu bestimmen. Man fällt die Halogene in gewöhnlicher Weise mit Silbernitrat bei Zusatz von nitritfreier, verdünnter Salpetersäure, filtriert und trocknet samt dem Filter und erwärmt mit dem Filter im zugeschmolzenen Rohr anfangs 3 Stunden auf dem Wasserbad und nach Herauslassen der Gase noch 5 Stunden auf 200°. Das so erhaltene reine Halogensilbergemenge wird nach dem Trocknen gewogen, in einem Kugelrohr im Chlorstrom geschmolzen, wobei sich alles Halogensilber in Chlorsilber verwandelt, nach dem Erkalten zurückgewogen und aus dem Gewichtsverlust durch Überführung in Chlorsilber Brom resp. Jod berechnet.

Wenn g die Gramme Substanz, h die Gramme Halogensilbergemisch sind und dieses Gemisch durch Behandeln mit Chlor in c Gramme Chlorsilber verwandelt wurde, so sind in der Substanz die Prozente Brom gleich $179{,}65 \cdot \dfrac{h-c}{g}$, die Prozente Chlor gleich $\dfrac{100}{g}\,(1{,}04375\,c - 0{,}7965\,h)$, wenn Chlor und Brom vorhanden waren.

Waren Chlor und Jod vorhanden, so sind die Prozente Jod gleich $138{,}79 \cdot \dfrac{h-c}{g}$, die Prozente Chlor gleich $\dfrac{100}{g}\,(0{,}6351\,c - 0{,}3879\,h)$.

Methode von Dehn. Will man quantitativ zwei Halogenwasserstoffsäuren nebeneinander bestimmen, so kann man nach W. M. Deh n[1]) eine volumetrische und eine gravimetrische Bestimmung anwenden. Man fügt einen Überschuß von Silbernitrat hinzu und titriert den Überschuß mit Sulfocyanat nach Volhard zurück, nachdem das Halogensilber abfiltriert und gewogen ist. Dann sei a das Gewicht des zur Fällung notwendigen Silbernitrats und b das Gewicht des gefällten Halogensilbers. Wenn Brom und Chlor anwesend sind, ergeben sich zwei Gleichungen

$$\frac{169{,}89}{35{,}46}\,\text{Cl} + \frac{169{,}89}{79{,}92}\,\text{Br} = a\,, \qquad \frac{143{,}34}{35{,}46}\,\text{Cl} + \frac{187{,}80}{79{,}92}\,\text{Br} = b\,.$$

Durch Elimination von Br ergibt sich als Endgleichung:

$$\text{Cl} = 0{,}8817\,a - 0{,}7976\,b\,.$$

In gleicher Weise ergibt sich für

$$\text{Br} = 1{,}7976\,b - 1{,}5166\,a\,.$$

Sind Chlor und Jod oder Brom und Jod anwesend, so erhält man die vier folgenden Gleichungen:

$$\text{Cl} = 0{,}5358\,a - 0{,}3877\,b\,,$$
$$\text{J} = 1{,}3877\,b - 1{,}1706\,a\,,$$
$$\text{Br} = 2{,}3501\,a - 1{,}700\,b\,,$$
$$\text{J} = 2{,}7007\,b - 2{,}9851\,a\,.$$

---

[1]) W. M. Dehn, Journ. Americ. Chem. Soc. **31**, 1273 [1909].

Auch wenn alle drei Halogene anwesend sind, kann man diese Methode anwenden; hier muß jedoch außerdem noch ein Halogen für sich bestimmt werden. Es ergeben sich die zwei Gleichungen:

$$\frac{169{,}89}{126{,}92}\, J + \frac{169{,}89}{79{,}92}\, Br + \frac{169{,}89}{35{,}46}\, Cl = a\,,$$

$$\frac{234{,}80}{126{,}92}\, J + \frac{187{,}80}{79{,}92}\, Br + \frac{143{,}34}{35{,}46}\, Cl = b\,.$$

Als Endgleichung erhält man, je nachdem man J, Cl oder Br für sich bestimmt hat:

$$Cl = 0{,}8817\,a - 0{,}7976\,b + 0{,}2954\,J\,,$$

$$Br = 1{,}7976\,b - 1{,}5166\,a - 1{,}2951\,J\,,$$

$$Br = 2{,}3501\,a - 1{,}7004\,b - 0{,}4386\,Cl\,,$$

$$J = 2{,}7007\,b - 2{,}9851\,a + 3{,}3857\,Cl\,,$$

$$Cl = 0{,}5358\,a - 0{,}3877\,b - 0{,}2280\,Br\,,$$

$$J = 1{,}3877\,b - 1{,}1706\,a - 0{,}7720\,Br\,.$$

Fluor.

Fluor wurde im Harn von Berzelius und später von Nicklès[1] beobachtet. Der Nachweis bei diesen Untersuchungen geschah durch Fällen von Harn mit Ammoniak, Verbrennen der Fällung, Vermischen des Glührückstandes mit konz. Schwefelsäure und Erhitzen mit der Mischung bei mäßiger Glut in einem Platintiegel, über den man eine Glasplatte gelegt hatte. Die Glasplatte wird von der Flußsäure angeätzt.

Bei dieser Probe kann man besser so vorgehen, daß man die auf Fluor zu prüfende Substanz in einem Platintiegel mit konz. Schwefelsäure vermischt und auf das Uhrglas, dessen konvexe Seite man dann auf den Tiegel legt, vorher eine dünne Wachsschicht bringt, in die man mit Glas- oder Holzstäbchen etwas hineinschreibt, so daß an der beschriebenen Stelle das Glas blank zutage liegt. In das aufgelegte Uhrglas bringt man dann etwas Wasser, damit das Wachs nicht abschmilzt und erhitzt den Tiegel ein wenig. Bei Spuren von Fluor kann man besser 12 Stunden den Tiegel mit dem Uhrglas bedeckt kalt stehen lassen und dann erst einige Minuten erwärmen. Auf diese Weise lassen sich noch 0,0003 g Fluorcalcium durch Ätzung des Glases nachweisen.

Die Tagnensche Siliciumtetrafluoridprobe. Die auf Fluor zu prüfende Substanz mischt man mit ungefähr der dreifachen Menge ausgeglühten Quarzpulvers (SiO_2) und rührt sie in einem Röhrchen von nur $\frac{1}{2}$ cm Durchmesser mit konz. Schwefelsäure zu einem Brei an, dann verschließt man das Reagensglas mit einem einfach durchbohrten Kork mit seitlichem Ausschnitt. Durch die Bohrung des Korkes geht ein unten verdickter, mit schwarzem Asphaltlack bestrichener Glasstab, an dessen unterem Ende ein Tropfen Wasser hängt. Man schiebt den Glasstab so weit in die Röhre hinein, daß das untere Ende etwa 8—10 mm von dem Reaktionsgemisch entfernt ist. Nun erwärmt man gelinde über einem kleinen Flämmchen, es bildet sich fast momentan ein Kranz von $Si(OH)_4$ am Wassertropfen, der sich gegen den schwarzen Asphaltlack scharf abhebt.

---

[1] Nicklès, Compt. rend. de l'Acad. des Sc. **43**, 885.

Man kann auf diese Weise noch sicher 0,1 mg Fluorcalcium nachweisen. Wenn man sehr enge Röhrchen verwendet, so fülle man, um eine Benetzung der Rohrwandung zu vermeiden, die Schwefelsäure mittels kleiner Capillarpipetten ein.

Nachweis von Fluor nach G. Tammann.[1]) Man bringt die zu untersuchende trockne Substanz innig mit Quarzpulver gemengt in einen Ballon mit dreifach durchbohrtem Stopfen, fügt mittels eines Scheidetrichters Schwefelsäure in den Ballon und erhitzt diesen. Ein Strom trockener Luft führt das etwa gebildete Fluorsilicium durch eine enge Röhre in ein Gefäß mit Wasser, dicht über dem benetzten Teile der Röhre wird das Fluorsilicium durch den Wasserdampf zersetzt und die gebildete Kieselsäure schlägt sich an der Röhrenwand nieder. 0,0001 g Fluor genügt, um den Kieselsäurering deutlich sichtbar zu machen.

Für den Nachweis von Fluorwasserstoff neben Fluorsalzen schlägt W. Cronheim[2]) vor, die betreffende Lösung mit 95 proz. Alkohol in reichem Überschusse zu fällen unter Hinzufügung von viel Äther, dabei werden die Fluorsalze quantitativ gefällt, die Flußsäure bleibt in Lösung. Man läßt den Niederschlag in der Kälte absitzen, filtriert nach einem Tage und macht das Filtrat mit Kalkwasser alkalisch. Nach mehrstündigem Absitzen sammelt man dann den gebildeten Niederschlag auf einem Filter, verascht und prüft mittels der Ätzmethode (s. o.). Verbindungen, die Fluor organisch gebunden enthalten, gehen freilich auch in den Alkoholäther über, und von diesen ist der Fluorwasserstoff nicht zu unterscheiden.

Die quantitative Bestimmung führt man nach dem Verfahren von G. Tammann in der Weise durch, daß man die Vorlage mit Kalilauge ausspült, die Lösung zur Trockne bringt, den Rückstand in Salzsäure löst, das Kieselfluorkalium mit Alkohol ausfällt und schließlich das Kieselfluorkalium mit Kalilauge titriert.

Beim Einäschern organischer Stoffe entweicht Fluor und selbst bei Zusatz der 60 fachen Menge von kohlensaurem Natron ist ein Verlust von 10% der vorhandenen Fluormenge zu erwarten.

Emil Zdarek[3]) trocknet die zerkleinerten Organe auf dem Wasserbade, erwärmt sie dann auf dem Wasserbade mit Wasser unter Zusatz von so viel Ätznatron e Natrio, daß in der berechneten Asche sicher alle Phosphorsäure als tertiäres Phosphat und immer auch ein bedeutender Überschuß von Ätznatron vorhanden sein muß. Die zerkleinerten Organe quellen auf und gehen in Lösung. Man bringt die Flüssigkeit in Porzellanschalen zur Trockne und verkohlt den Trockenrückstand ohne übermäßig zu erhitzen auf Wiesnegg-Öfen; die kohlige Masse zieht man mit Wasser aus, verbrennt die rückständige Kohle bei mäßiger Hitze. Die nun zurückbleibende Asche wird mit Wasser ausgezogen und mit der ersten Portion vereinigt. Den unlöslichen Rückstand behandelt man längere Zeit mit ganz verdünnter Salzsäure, filtriert, wäscht das Ungelöste auf dem Filter gut aus und verascht das Filter. Den Glührückstand vermengt man innig mit kohlensaurem Natronkali und schließt bei eben ausreichender Hitze auf. Die erkaltete Schmelze löst man in Wasser, filtriert die Lösung und führt im Filtrate die Fluorbestimmung gewichtsanalytisch durch. Im wasserlöslichen Anteil der Asche muß man zu

---

[1]) G. Tammann, Zeitschr. f. physiol. Chemie **12**, 322 [1888].
[2]) W. Cronheim, Biochem. Zeitschr. **23**, 143 [1910].
[3]) E. Zdarek, Zeitschr. f. physiol. Chemie **69**, 130 [1910].

diesem Zwecke die Phosphorsäure entfernen. Es wird hierbei das überschüssige Natriumcarbonat mit Salzsäure bis zur schwach alkalischen Reaktion abgestumpft, hierauf mit Eisenchlorid in der Wärme gefällt, der sehr voluminöse Niederschlag gut absetzen gelassen und auf einem Saugfilter gut abgesaugt und gewaschen, eventuell wird der Niederschlag nochmals gelöst und neuerdings gefällt. Beim Eindampfen der großen Flüssigkeitsmengen scheidet sich manchmal noch eine kleine Menge von Eisenphosphat aus, die man durch Filtration entfernt.

Hat man nun alles Fluor in Lösung und die Phosphorsäure entfernt, so kann man nach F. P. Treadwell am besten so vorgehen, daß man Natriumcarbonatlösung bis zur alkalischen Reaktion und hierauf noch überschüssiges Natriumcarbonat zusetzt, weil man nur bei alkalischer Reaktion einen leicht filtrierbaren Niederschlag, bestehend aus Calciumcarbonat und Calciumfluorid, erhält, sonst verstopft der Niederschlag die Poren und verhindert die Filtration.

Die alkalische Flüssigkeit erhitzt man zum Sieden, fällt mit überschüssiger Chlorcalciumlösung, filtriert und wäscht vollständig mit heißem Wasser aus. Den Niederschlag trocknet man, äschert das Filter im Platintiegel ein und glüht. Nach dem Glühen übergießt man mit verdünnter Essigsäure im geringen Überschuß im erkalteten Tiegel, wodurch der Kalk in Acetat verwandelt wird, ohne daß das Fluorcalcium angegriffen wird und verdampft auf dem Wasserbade zur Trockne. Die trockene Masse nimmt man mit Wasser auf, filtriert, wäscht und überzeugt sich in der Waschflüssigkeit, ob aller Gips herausgewaschen ist. Dann äschert man das Filter ein, setzt den Filterinhalt dann erst der Filterasche im Platintiegel zu und erhitzt schwach und wägt. Zur Kontrolle raucht man das gewogene Calciumfluorid nach dem Wägen mit möglichst wenig überschüssiger konz. Schwefelsäure ab, glüht schwach und wägt das Calciumsulfat. 1 Gewichtseinheit Calciumfluorid soll 1,7434 Gewichtseinheiten Calciumsulfat liefern. Die Fällung des Calciumfluorids ist wegen seiner Löslichkeit in Wasser nie ganz quantitativ.

Schwefel.

Schwefelwasserstoff, H_2S, kommt in den allermeisten Fällen im Harne nur durch eine Schwefelwasserstoffgärung zustande, die durch bestimmte Mikroorganismen verursacht ist. Sehr selten kommt eine Ausscheidung vor, bei der Schwefelwasserstoff aus anderen Körperhöhlen durch Diffusion in die Blase kommt, und zwar nur dann, wenn die Menge des Schwefelwasserstoffs so groß ist, daß allgemeine Vergiftungen resultieren. Man darf diesen Vorgang nur dann annehmen, wenn der Harn unmittelbar nach der Entleerung aus der Blase zur Untersuchung kommt, und wenn derselbe klar ist und keine Spur von Zersetzungserscheinungen zeigt. Der Schwefelwasserstoff entsteht weder aus Eiweiß, noch aus Cystin $(COOH—CH \cdot NH_2—CH_2 \cdot S-)_2$, noch aus Rhodanwasserstoff $CSNH$, noch durch Reduktion von Schwefelsäure. Die unbekannte Muttersubstanz ist im sog. neutralen Schwefel enthalten[1]), vielleicht ist diese die Thioschwefelsäure $H_2S_2O_3$ oder ein verwandter Körper. Thioschwefelsäure hat A. v. Strümpell bei Typhus im menschlichen Harn gefunden[2]).

Durch die Schwefelwasserstoffgärung wird nicht aller neutraler Schwefel

[1]) Fr. Müller, Berl. klin. Wochenschr. **1887**, Nr. 23 u. 24.
[2]) A. v. Strümpell, Archiv f. Heilk. **1876**. — Rosenheim u. Gutsmann, Deutsche med. Wochenschr. **1888**, 181.

des Harns in Schwefelwasserstoff übergeführt, sondern immer nur ein Teil.
Die Resultate von Friedrich Müller bestätigte E. Salkowski[1]).

Als mittlere tägliche Neutral-S-Ausscheidung ergibt sich nach M. Weiß[2])
für die Norm bei gemischter Kost beim Erwachsenen 0,1557 g S, was 16,5%
des Gesamtschwefels entspricht.

Bestimmung des Sulfhydrylschwefels (-SH).

Leicht abspaltbaren Schwefel kann man nach Friedrich N. Schulz[3])
in der Weise bestimmen, daß man die zu untersuchende Substanz mit ca. 1 g fein-
geraspeltem Zink und ungefähr 50 ccm 30 proz. Natronlauge, der einige Tropfen
einer konz. Bleiacetatlösung oder frisch gefälltes Wismutoxyd zugesetzt waren,
am Rückflußkühler oder Steigrohr kocht. Man verwende keine Gummistopfen,
sondern versehe einen Korkstopfen mit der entsprechenden Bohrung, schneide
ihn dann der Länge nach in zwei gleiche Hälften, die man getrennt voneinander
mit mehrfacher Lage von Stanniolpapier überzieht. Dann befestige man die
beiden Hälften mit einer Drahtschlinge an dem Kühler und kann nun durch
Eindrücken in den Flaschenhals einen völlig genügenden Verschluß erzielen,
der beim Kochen nicht angegriffen wird. Es empfiehlt sich, alle 1—2 Stunden
der kochenden Flüssigkeit etwas frisches Bleiacetat hinzuzufügen. Der als
Schwefelmetall abgeschiedene Schwefel wurde nun in der Weise bestimmt, daß
man mit Essigsäure übersäuert, filtriert und auswäscht. Das Filter und der
Rückstand werden mit Soda und Salpeter im Verhältnis 3 : 2 geschmolzen,
die Schmelze in Wasser gelöst und die Lösung nach Durchleiten von Kohlensäure filtriert. Das Filtrat wird zum Verjagen der Salpetersäure mehrmals
mit starker Salzsäure auf dem Wasserbade zur Trockne verdampft. Der salpetersäurefreie Rückstand wird in Wasser gelöst und in üblicher Weise die
Schwefelsäure als Bariumsulfat bestimmt (s. d. S. 71).

Die gefundene Menge Bariumsulfat multipliziere man mit dem Faktor
0,1373; das Produkt gibt die Menge S an, welche in Form von Sulfhydryl
in der Substanz enthalten ist.

Die Thioschwefelsäure $H_2S_2O_3$. (Unterschweflige Säure.)

Untersuchung auf unterschweflige Säure nach E. Salkowski.[4]) 100 ccm Harn
werden mit 10 ccm Salzsäure von 1,12 spez. Gewicht durch einen glatten
Kühler auf $1/3$ bis auf $1/4$ abdestilliert, dabei spaltet sich die unterschweflige Säure
vollständig in Schwefel und schweflige Säure. Der Schwefel setzt sich in Form
eines gelblichweißen Beschlags von etwa Fingerbreite an dem oberen Teil des
Kühlrohres ab. Bei größerem Gehalt an unterschwefligsaurem Salz gelangt er
auch in Pulverform in das Destillat. Bei minimalen Quanten erhält man nur
einen bläulichweißen Hauch im Kühlrohr, der namentlich gegen einen schwarzen Hintergrund gut sichtbar ist.

Man kann den Nachweis verfeinern, wenn man den Harn bei stark alkalischer Reaktion verdampft, einen alkoholischen Auszug herstellt, den Alkohol
abdunstet, in Wasser aufnimmt und nach Zusatz von Salzsäure destilliert.
0,01 g krystallisiertes unterschwefligsaures Natron waren so in 250 ccm Harn mit
Leichtigkeit nachzuweisen.

---

[1]) E. Salkowski, Berl. klin. Wochenschr. **1888**, 722.
[2]) M. Weiß, Biochem. Zeitschr. **27**, 175 [1910].
[3]) Fr. N. Schulz, Zeitschr. f. physiol. Chemie **25**, 20 [1898].
[4]) E. Salkowski, Archiv f. d. ges. Physiol. **39**, 213.

Im Destillat kann man die schweflige Säure erkennen durch Reduktion von Sublimatlösung zu Kalomel, Eisenchlorid zu Chlorür, von saurer Permanganatlösung zu Manganosalz. Am feinsten ist der Nachweis durch die Bildung von Schwefelwasserstoff bei der Behandlung des Destillates mit Zink und Salzsäure. Man verfährt am besten so, daß man zuerst ein Zinkstäbchen in einem Schälchen mit Salzsäure übergießt, um etwaige Spuren von Schwefelzink zu entfernen, die sich bei der Aufbewahrung des Zinks leicht bilden können. Nun wechselt man die Salzsäure, gießt neue Salzsäure auf und prüft mit Bleipapier, ob sich aus dem Zink Schwefelwasserstoff entwickelt. Ist dieses nicht der Fall, so setzt man das Destillat zu, erwärmt gelinde und läßt eine halbe Stunde ruhig stehen, indem man über das Kölbchen Bleipapier legt. Bräunung oder Schwärzung beweist die Gegenwart von schwefliger Säure. Die Voraussetzung ist, daß das Destillat nicht schon präformierten Schwefelwasserstoff enthält. Nun entsteht in minimalen Mengen Schwefelwasserstoff schon bei der Destillation von reinem Natriumthiosulfat mit Säure.

Aus Hundeharn erhält man in der Regel Schwefelwasserstoff, doch sind alle diese Mengen sehr gering. Noch kleinere Mengen kann man nachweisen, indem man den Harn zuerst mit Bleiessig ausfällt und den abgesetzten Niederschlag mit Salzsäure destilliert. Um Stoßen zu verhindern, kann man, sobald die Flüssigkeit zu kochen beginnt, den gesamten Kolbeninhalt durchseihen und dann die Flüssigkeit weiter destillieren[1]).

Im Menschenharn ist unterschweflige Säure nicht zu finden, wenigstens nicht in einer Menge, welche 0,01 g auf 1 l ausmacht.

Bestimmung des Gesamtschwefels im Harn.

Die sämtlichen zu beschreibenden Verfahren beruhen auf der Oxydation der gesamten S-haltigen Substanzen zu Schwefelsäure und Bestimmung dieser als Bariumsulfat.

Oxydation mit konz. Salpetersäure.

Nach P. Mohr.[2]) Man dampft je 10 ccm Harn in einer Porzellanschale auf dem Wasserbade ein und versetzt den konz. Harn mit 10 bis 15 ccm rauchender Salpetersäure, welche einige Stunden in der Kälte einwirkt. Über die Schale gibt man einen Glastrichter, dann erhitzt man auf dem Wasserbade mit überstülptem Trichter, den man später entfernt, nachdem man ihn abgespritzt, und verjagt die Salpetersäure vollständig. Den Rückstand raucht man einigemal auf dem Wasserbad mit konz. Salzsäure ab, um die Kieselsäure unlöslich zu machen, filtriert dann und bestimmt im Filtrate in üblicher Weise die Schwefelsäure.

Diese Bestimmung liefert aber zu niedrige Werte. Sie wurde von H. Schulz[3]) modifiziert: 5—10 ccm Harn werden mit dem gleichen Quantum roter rauchender Salpetersäure in einen Kjeldahlkolben von 300 ccm Inhalt gefüllt. Der Kolben wird sodann in schräger Stellung über einer starken Flamme erhitzt. Man erhitzt so lange, bis sich am Halse des Kolbens keine Flüssigkeitstropfen mehr zeigen. Der ganze Vorgang dauert etwa $^1/_4$ Stunde. Nachdem der Kolben hinlänglich abgekühlt ist, füllt man etwas Salzsäure ein und destilliert das Wasser in demselben, erhitzt nochmals bis zum Kochen und spült dann

---

[1]) W. Presch, Virchows Archiv **119**, 148.
[2]) P. Mohr, Zeitschr. f. physiol. Chemie **20**, 556 [1895].
[3]) H. Schulz, Archiv f. d. ges. Physiol. **57**, 57; **121**, 114.

die völlig klare und farblose Lösung in ein Becherglas. Der Kolben wird mehrmals mit kaltem Wasser ausgespült und das Ganze mit Chlorbarium in üblicher Weise gefällt und das Bariumsulfat gewogen.

Artur Konschegg[1]) modifiziert die Methode von H. Schulz zur Bestimmung des Gesamtschwefels im Harn, indem er neben Salpetersäure noch Kaliumnitrat zusetzt.

Aber auch diese modifizierte Methode von H. Schulz zur Bestimmung des Gesamtschwefels nach Oxydation mit konz. Salpetersäure im Harn ergibt nach Oesterberg und Wolf[2]) zu niedrige Werte. Dasselbe fand auch Shermann[3]). S. R. Benedict[4]) findet ebenfalls, daß die Schulzsche Methode zur Bestimmung des Gesamtschwefels mit Salpetersäure falsch ist. Auch die Methode von A. Konschegg[1]) gibt keine richtigen Werte.

Oxydation mit Chloraten und Nitraten.

S. R. Benedict[4]) geht folgendermaßen vor: 10 ccm Harn mißt man in eine kleine Porzellanschale von 7—8 cm Durchmesser und setzt 5 ccm eines Reagens zu, welches aus 200 g Kupfernitrat und 50 g Natrium- oder Kaliumchlorat besteht. Man fülle auf 1000 ccm mit Wasser auf. Das Kupfernitrat prüfe man vorher auf Schwefelsäure. Man verdampft nun den Inhalt der Porzellanschale über freiem Feuer mit so kleiner Flamme, daß die Flüssigkeit gerade nicht siedet. Wenn die Schale trocken wird, vergrößert man die Flamme, bis der Rückstand sich schwärzt. Dann erhitzt man mit dem Bunsenbrenner mit voller Flamme 10 Minuten lang bis zur Rotglut, hierauf entfernt man die Flamme, läßt abkühlen und gibt 10—20 ccm einer verdünnten Salzsäure (1 : 4) in die Porzellanschale, erwärmt diese leicht, bis der Inhalt sich völlig gelöst hat, was etwa 2 Minuten dauert. Mit Hilfe eines Glasstabes spült man die Lösung durch ein kleines Faltenfilter in ein kleines Erlenmeyer-Kölbchen, verdünnt mit destilliertem Wasser auf 100—150 ccm, setzt Tropfen für Tropfen 10 ccm einer 10 proz. Bariumchloridlösung zu und läßt 1 Stunde stehen. Man schüttelt dann um und filtriert durch einen gewogenen Porzellan-Goochtiegel (siehe über die Herrichtung und. Behandlung S. 68). Aus dem gefundenen $BaSO_4$ berechnet man S nach den Angaben auf S. 71.

W. Denis[5]) modifiziert das Benedictsche Verfahren wegen des starken Spritzens bei der Oxydation dahin, daß er 25 ccm Harn in einer Porzellanschale mit 5 ccm Lösung, welche 25 g krystallisiertem Kupfernitrat, 25 g Kochsalz und 10 g Ammoniumnitrat in 1000 ccm Wasser enthält, versetzt.

Er bringt auf dem Dampfbade oder über einer kleinen Flamme zur Trockne, dann erhitzt er langsam zuerst mit kleiner Flamme, dann mit einer größeren, bis die Schale rot wird und setzt dann das Erhitzen 10—15 Minuten fort. Man läßt auskühlen und setzt 10—20 ccm 10 proz. Salzsäure zu. Erwärmt man nun einige Minuten, so erhält man eine klare Lösung. Man übergießt diese in eine Erlenmeyerflasche, spült mit Wasser bis zu 100 oder 150 ccm nach, erhitzt zum Kochen und gibt Tropfen für Tropfen 25 ccm einer 10 proz. Bariumchloridlösung zu. Man läßt 1 Stunde stehen und filtriert durch einen gewogenen Goochtiegel.

Man untersuche das verwendete Kupfernitrat vorher, da es häufig etwas Schwefelsäure enthält.

In eiweißhaltigen Harnen ist die Benedictsche Methode nicht zu empfehlen. Sonst aber gibt sie gute Resultate[6]).

[1]) A. Konschegg, Archiv f. d. ges. Physiol. **123**, 274.
[2]) E. Oesterberg u. C. G. L. Wolf, Biochem. Zeitschr. **9**, 307 [1908].
[3]) Shermann, Journ. Amer. Chem. Soc. **24**, 1100.
[4]) S. R. Benedict, Journ. of biol. Chemistry **6**, 363 [1909].
[5]) W. Denis, Journ. of biol. Chemistry **8**, 402 [1910].
[6]) C. L. A. Schmidt, Journ. of biol. Chemistry **8**, 423 [1910].

Oxydation mit Natriumsuperoxyd.

G. Modrakowski[1]) hat zuerst das Verfahren der Oxydation mit Natriumsuperoxyd für die Gesamtschwefelbestimmung im Harn angegeben. In eine entsprechend große Nickelschale setzt er zunächst 1—2 g Natriumsuperoxyd und läßt 50 ccm Harn aus der Pipette langsam darauf tropfen. Dabei findet nur mäßiges Schäumen, kein Verspritzen statt. Hierauf dampft man die Flüssigkeit auf dem Wasserbade bis zur Sirupkonsistenz ein und setzt dann vorsichtig weitere 2—3 g Natriumperoxyd in kleinen Mengen unter Umrühren zu. Wenn die Reaktion ruhiger wird, entfernt man die Schale vom Wasserbade und erwärmt mit einem kleinen Spiritusbrenner, bis die sichtbare Entwicklung von Wasserdämpfen aufhört. Dann erhitzt man über einer stärkeren Spiritusflamme, nötigenfalls unter nochmaligem Zusatz von 1—3 g Natriumperoxyd. Die Masse bildet jetzt braune Tropfen und wird schließlich dickflüssig. Man läßt sie erkalten, löst die Schmelze in heißem Wasser, filtriert und säuert schwach mit Salzsäure an, dann nimmt man die Fällung·mit Chlorbarium, wie gewöhnlich, vor. Das Filtrat muß wasserklar sein. Die Nickelschalen werden immer dabei angegriffen, Porzellanschalen sind unbrauchbar.

Methode von O. Folin.[2]) 25 ccm Harn oder, wenn er sehr verdünnt ist, 50 ccm, werden in einen großen Nickeltiegel von 200 ccm Inhalt gemessen und 3 g Natriumsuperoxyd zugesetzt. Die Mischung verdampft man bis zur Sirupkonsistenz und erhitzt sie sorgfältig, bis sie fest wird. Das Erhitzen führt man langsam aus, so daß es etwa 15 Minuten andauert. Nun nimmt man den Tiegel aus der Flamme und läßt ihn auskühlen, setzt 1—2 ccm Wasser zu und streut 7 g Natriumperoxyd in den Tiegel und erhitzt 10 Minuten lang bis zum völligen Schmelzen. Nach dem Auskühlen füllt man Wasser in den Tiegel und erhitzt wenigstens $1/_2$ Stunde mit ungefähr 100 ccm Wasser, um das Alkali zu lösen und das Natriumperoxyd zu zersetzen. Die Mischung gießt man in eine Erlenmeyer-Flasche von 400 ccm Inhalt und verdünnt mit heißem Wasser auf ungefähr 250 ccm. Nun setzt man konz. Salzsäure langsam zu der fast siedenden Lösung, bis das Nickeloxyd sich gerade löst (ungefähr 18 ccm der Säure auf 8 g Peroxyd). Nachdem man einige Minuten gekocht, soll die Lösung völlig klar sein. Wenn sie nicht klar ist, so hat man bei der letzten Schmelze zu viel Wasser oder zu wenig Peroxyd genommen. Den unlöslichen Rückstand filtriere man nach dem Kühlen, wenn ein solcher vorhanden. Zu der klaren, sauren Lösung setze man 5 ccm eines sehr verdünnten Alkohols, 1 T. Alkohol zu 4 T. Wasser, und koche noch einige Minuten. Der Alkohol entfernt die letzten Spuren von Chlor, welche beim Ansäuren der Lösung sich bilden. Nun bestimme man in der Lösung die Schwefelsäure in üblicher Weise mittels Chlorbarium.

Methode von Pringsheim-Abderhalden-Funk. E. Abderhalden und C. Funk[3]) verdampfen auf dem Wasserbade 10 ccm Harn mit wenig Soda und 0,4 g reinem Milchzucker in einem Nickeltiegel zur Trockne. Der Rückstand wird mit 6,4 g Natriumsuperoxyd mit Hilfe eines Platinspatels gut gemischt. Nachdem der Tiegel in einer Porzellanschale in kaltes Wasser eingetaucht worden ist, wobei das Wasser den Tiegel bis zu $3/_4$ seiner Höhe bedecken soll, wird sein Inhalt mit einem durch das im Deckel des Tiegels befindliche Loch eingeführten glühenden Eisennagel entzündet. [Solche Nickeltiegel, welche ebenfalls für die quantitative Halogenbestimmung nach Pringsheim zu benützen sind (für die Halogen-

1) G. Modrakowski, Zeitschr. f. physiol. Chemie **38**, 564 [1903].
2) O. Folin, Journ. of biol. Chemistry **1**, 131 [1906].
3) E. Abderhalden u. C. Funk, Zeitschr. f. physiol. Chemie **58**, 332 [1908/09].

bestimmung sind Eisentiegel zweckmäßiger), erhält man bei der Firma F. Köhler in Leipzig.] Nach dem Erkalten wird der Tiegel umgestürzt, die Porzellanschale rasch mit einem Uhrglas bedeckt und nunmehr der Inhalt der Schale und des Tiegels quantitativ in ein Becherglas übergeführt. Die Flüssigkeit wird mit Salzsäure angesäuert und die Schwefelsäure in üblicher Weise bestimmt.

Bestimmung des Gesamtschwefels und Gesamtphosphors im Harn und Organen in einem Verfahren.

Man kann Schwefel und Phosphor nach C. G. L. Wolf und E. Oesterberg[1]) am besten folgendermaßen bestimmen:

Man bringt die zu analysierende Substanz in einen birnenförmigen, 300 ccm fassenden Kolben mit einem langen Hals. Dazu fügt man 20 ccm rauchende Salpetersäure, erhitzt zuerst auf kleiner Flamme und läßt dann schließlich so lange sieden, bis die Flüssigkeit frei von festen Bestandteilen ist. Das Kochen wird so lange fortgesetzt, bis keine Salpetersäuredämpfe mehr aufsteigen. Manchmal wird man noch mehr rauchende Salpetersäure hinzufügen müssen, um eine vollständige Auflösung der Substanz zu erreichen. Die so zersetzte Substanz spült man dann quantitativ mit destilliertem Wasser in eine 150 ccm große Porzellanschale und setzt 20 ccm der Benedictschen Lösung hinzu, welche aus 200 g Kupfernitrat (krystallisiert), 50 g Kaliumchlorat und 1000 g Wasser besteht. Man läßt die Mischung in einem Sandbade verdampfen, bis sie ganz trocken ist, darauf wird die Schale auf offener Flamme erhitzt und die Hitze allmählich gesteigert, bis der Boden des Gefäßes rot glühend wird. Auf dieser Temperatur wird sie 20 Minuten gehalten. Dann läßt man die Schale abkühlen, fügt 25 ccm 10proz. Salzsäure hinzu und erwärmt den Inhalt der Schale, bis der ganze schwarze Bodensatz in derselben aufgelöst ist. Die Lösung wird dann in einen 500 ccm großen Erlenmeyerkolben übertragen, ungefähr 150 ccm Wasser dazu getan und die Lösung 15 Minuten lang gekocht, dann läßt man sie abkühlen und ein paar Stunden stehen; zum Schluß filtriert man sie durch einen kleinen Trichter. Alsdann wird Bariumchlorid so lange tropfenweise zugesetzt, bis kein Niederschlag mehr entsteht, einige Stunden stehen gelassen und durch einen Goochtiegel filtriert. Das schwefelsaure Barium wird mit heißem Wasser gewaschen, bis die Spülflüssigkeit bariumfrei ist, dann wird geglüht und gewogen. Durch die erste Filtration nach dem Stehenlassen vermeidet man die Beimischung von Kieselsäure zur endgültigen Lösung, die von der leichten Zersetzung der Porzellanschale infolge des Erhitzens herrühren kann. Man wird daher finden, daß das Stehenlassen exaktere Resultate gibt als die sofort filtrierte Lösung. Wenn eine Substanz, die viel Fett enthält, oxydiert, so findet man, daß der Bodensatz bei der Verdampfung die Neigung zum Schäumen zeigt. Das kann man durch Hinzufügen von 5 ccm 5fach normaler Salpetersäure verhindern, wenn die Lösung nur bis zur Trockenheit verdampft ist. Die Substanz wird nun eine glatte Schicht auf dem Boden der Schale bilden, und die nachfolgende Erhitzung wird ohne Schwierigkeit vor sich gehen.

Das Filtrat des Niederschlages und die Spülflüssigkeit engt man bis auf 250 ccm ein, fügt 10 ccm konz. Schwefelsäure hinzu und filtriert den entstandenen Niederschlag ab. Nun benutzt man dieses Filtrat zur Bestimmung von Phosphor mit der Neumannschen Methode. Man fügt 60 ccm 50proz. Ammonnitratlösung hinzu, erhitzt auf 60—70° und versetzt mit einem Überschuß von molybdänsaurem Ammon. Nach dem Abkühlen wird die Fällung durch ein mit 15proz. Ammonnitrat befeuchtetes Filter filtriert und mit eiskaltem Wasser gewaschen, bis das Waschwasser gegen Lackmuspapier neutral reagiert. Der Niederschlag wird in einer gemessenen Menge $n/_2$-Natronlauge aufgelöst, indem man einen Überschuß von etwa 2 ccm benutzt, dann wird die Lösung gekocht, bis sie frei von Ammoniak ist und mit $1/_{10}$n-Salzsäure titriert. 1 ccm $1/_{10}$n-Natronlauge zeigt 0,2536 P_2O_5 an oder 0,11075 P. Diese Methode ergibt dieselben Werte wie die direkte A. Neumannsche Methode.

Schwefelsäure H_2SO_4.

Schwefelsäure. In der 24stündigen Harnmenge des Menschen findet man in präformierter und gepaarter Form 1,5—2 g SO_3, wovon gewöhnlich 10% in Form von Ätherschwefelsäuren vorkommen. Die Schwefelsäure stammt ihrer Hauptmasse nach aus dem Schwefel der Eiweißkörper, und ihre Menge ist daher von der Menge des umgesetzten Eiweißes abhängig.

---

[1]) C. G. L. Wolf u. E. Oesterberg, Biochem. Zeitschr. **29**, 429 [1910].

Man bezeichnet die Schwefelsäure der Sulfate als präformierte oder A-Schwefelsäure, die gepaarte oder Ätherschwefelsäure als B-Schwefelsäure, die Schwefelsäure, welche man bei der Oxydation des „neutralen Schwefels" erhält, als C-Schwefelsäure.

Qualitativ weist man die Schwefelsäure, und zwar nur die präformierte, direkt im Harn durch Ansäuern mit Essigsäure und Zusatz von Chlorbarium nach.

Bei der Untersuchung auf das Vorkommen von Ätherschwefelsäuren muß man vorerst nach den später beschriebenen Methoden die präformierte Schwefelsäure quantitativ entfernen. Ein Teil des Schwefels ist aber im Harne in anderer Form, als in dem der höchsten Oxydationsstufe, der Schwefelsäure, enthalten. Man nennt diesen Teil nach dem Vorgang von E. Salkowski „neutralen Schwefel", obwohl er auch zum Teil in Form von Säuren vorkommt. Ein Teil dieses Schwefels ist in organischen Verbindungen enthalten. Solche schwefelhaltige Verbindungen, die den neutralen Schwefel ausmachen, sind die unterschweflige Säure, ev. der Schwefelwasserstoff, der Rhodanwasserstoff, die cystinähnliche Substanz, unter Umständen auch das Cystin selbst und wahrscheinlich Derivate des Taurins. Die Unterscheidung des neutralen Schwefels in leichter und schwerer oxydierbaren erscheint uns als nicht sehr stichhaltig. Vom gesamten Schwefel im Harne sind 14—25% als sog. neutraler Schwefel vorhanden. Die Menge hängt sehr von der zugeführten Nahrung ab, und bei mehrtägigem Hunger ist der „neutrale Schwefel" sowohl absolut, als auch relativ sehr stark vermehrt. Beim Hund macht der neutrale Schwefel 17—46% des Gesamtschwefels aus, der hungernde Hund kann sogar bis 72% Neutralschwefel ausscheiden[1]). Starke Muskelarbeit, sowie Sauerstoffmangel vermehren ebenfalls die Menge des neutralen Schwefels.

Quantitative Bestimmung des neutralen Schwefels.

Für die quantitative Bestimmung des neutralen Schwefels geht man in der Weise vor, daß man nach einer der beschriebenen Methoden den Gesamtschwefel bestimmt und nach Kochen des Harnes mit Salzsäure die Summe der präformierten und Ätherschwefelsäuren feststellt, den Wert auf Schwefel umrechnet und vom Gesamtschwefel subtrahiert. Die Differenz ist der Wert für den neutralen Schwefel.

Man verfährt praktisch auch in der Weise, daß man den mit Salzsäure gekochten Harn mit Chlorbarium fällt und wie bei der Bestimmung der Ätherschwefelsäuren vorgeht (s. d.). Das Filtrat und die Waschwässer des Bariumsulfats engt man völlig ein und schmilzt im Porzellan- oder Silbertiegel mit einem Gemisch von 1 Gewichtsteil calcinierter Soda und 4 Gewichtsteilen Natronsalpeter in üblicher Weise. Man säuert dann an, und zwar mit Salzsäure, vertreibt durch mehrmaliges Eindampfen mit Salzsäure die salpetrige Säure und die Salpetersäure völlig und behandelt den gefällten Bariumsulfatniederschlag in üblicher Weise. Man überzeugt sich, daß neu zugesetztes Bariumchlorid keinen Niederschlag mehr erzeugt, es ist aber immer ein Barytüberschuß von der Fällung der Schwefelsäure vorhanden, so daß man sofort beim Lösen schon den Bariumsulfatniederschlag gebildet vorfindet.

E. Salkowski bestimmt neutralen Schwefel, wenn der Harn keine unterschweflige Säure enthält, im Filtrate von 50 ccm Harn nach Ausfällung der

---

[1]) E. Salkowski, Archiv f. d. ges. Physiol. **60**, 233.

präformierten und der Ätherschwefelsäure, indem er das Filtrat und die Waschwässer auf dem Wasserbade zur Trockne verdampft, den Rückstand wieder
auflöst, die Salpetermischung zusetzt und nun in einer Platinschale am
Wasserbade eintrocknet und dann bei gelinder Temperatur verbrennt. Hierauf
löst er in Wasser, filtriert vom Bariumcarbonat, wäscht dieses mit heißem
Wasser aus und bestimmt im Filtrate in üblicher Weise die Schwefelsäure.
Das kohlensaure Barium am Filter muß in verdünnter Salzsäure völlig löslich
sein. Ist dieses nicht der Fall, so enthält es noch Bariumsulfat, welches man
durch Schmelzen mit Soda umsetzen muß; nach dem abermaligen Aufschließen bestimmt man im Filtrat die Schwefelsäure.

Bestimmung des neutralen Schwefels nach Leo Heß.[1]) 500 ccm Harn werden
behufs Ausfällung der gesamten Schwefelsäure mit reiner Salzsäure angesäuert,
so daß etwa 5—10 ccm Salzsäure auf 100 ccm Harn kommen, mit einem geringen
Überschuß Chlorbarium versetzt und durch mindestens 6 Stunden auf dem
Wasserbade erhitzt. Erst nach 24 Stunden filtriert man vom Bariumsulfat.
Um die Oxydation von neutralem Schwefel zu vermeiden wird das Aufkochen
und Digerieren auf dem Wasserbade in einem Kolben vorgenommen, der einen
mit Pyrogallol und Lauge beschickten Kugelapparat, ähnlich dem Peligotschen, eingeschliffen trägt. Das wasserklare Filtrat, das den neutralen Schwefel
enthält, wird mit reiner Natronlauge stark alkalisch gemacht und in die Lösung
Chlorgas bis zur Sättigung eingeleitet. Während der Einleitung des Chlors
bleibt das Gefäß mit einem Uhrglas bedeckt. Nach einigen Stunden wird mit
reiner Salzsäure angesäuert, das Chlor durch Erhitzen verjagt, der sich ausscheidende feine Niederschlag gut absitzen gelassen und schließlich auf einem
Filter gesammelt. Der Niederschlag, der den neutralen Schwefel als Bariumsulfat enthält, wird gewogen.

Als Normalwert beim Menschen werden pro die 0,0044 bis 0,0128 g Neutralschwefel angegeben. In pathologischen Fällen wurden Werte bis 0,0811 g gefunden.

**Bestimmung der Sulfatschwefelsäure und der gepaarten Schwefelsäure
nebeneinander nach E. Baumann.**[2]) 50 ccm Harn werden mit dem gleichen
Volumen Wasser verdünnt, mit Essigsäure angesäuert und mit Chlorbarium
im Überschuß versetzt und auf dem Wasserbad erwärmt, bis sich der Niederschlag klar abgesetzt hat, was etwa $^3/_4$ Stunden dauert[3]). Dann dekantiert
man mit essigsaurem Wasser, filtriert den Niederschlag ab und wäscht
ihn mit heißem, essigsaurem Wasser aus. Die Waschwässer und das Filtrat
engt man ein und gibt auf je 100 ccm Flüssigkeit 10 ccm Salzsäure und erhitzt
zum Sieden. Da gewöhnlich ein Chlorbariumüberschuß vorhanden ist, ist
genügend Barium zur Fällung der nun durch Abspaltung der Ätherschwefelsäuren frei werdenden Schwefelsäure vorhanden. Man versucht aber sicherheits-
halber, ob Chlorbarium noch eine Fällung erzeugt, dann läßt man die Flüssigkeit noch einige Stunden auf dem Wasserbade stehen, dekantiert sie sorgfältig
nach mehreren Stunden, spült den Niederschlag auf das Filter und wäscht
ihn mit heißem Wasser chlorfrei, hierauf wäscht man mit Alkohol, und zwar
mit heißem Alkohol, die braunen, harzigen Substanzen, welche dem Nieder-

---

[1]) L. Heß, Berl. klin. Wochenschr. **45**, 1452.

[2]) E. Baumann, Zeitschr. f. physiol. Chemie **1**, 70 [1877].

[3]) Längeres Erwärmen ist zu vermeiden, da sonst die Ätherschwefelsäuren auch in
essigsaurer Lösung gespalten werden können (vgl. C. Adrian, Zeitschr. f. physiol.
Chemie **19**, 123 [1894]). Namentlich Indoxylschwefelsäuren und gepaarte Schwefelsäuren
der aromatischen Oxysäuren sind leicht zersetzlich.

schlag beigemengt sind, aus und schließlich mit Äther. Da dem Bariumsulfat organische Substanzen, die reduzierend wirken könnten, beigemengt sind,
empfiehlt es sich, nach dem Verbrennen des Niederschlages mit dem Filter im
Platintiegel, dann noch den Niederschlag mit 1 Tropfen konz. Schwefelsäure
abzurauchen. Aus dem gefundenen $BaSO_4$ berechnet man H_2SO_4 durch
Multiplikation mit dem Faktor 0,42006.

Bestimmung der Gesamtschwefelsäure nach E. Salkowski.[1]) 100 ccm unverdünnter oder nach Bedürfnis verdünnter filtrierter Harn werden mit 10 ccm
Salzsäure (spez. Gew. 1,12) 15 Minuten auf dem Drahtnetz erhitzt, vom beginnenden Sieden an gerechnet, hierauf wird Chlorbariumlösung im Überschuß zugesetzt, auf dem Wasserbad bis zum völligen Absetzen erwärmt, dann
wird sofort filtriert und in üblicher Weise weiter behandelt.

Folinsches Verfahren. Von manchen Autoren wird das Otto Folinsche
Verfahren empfohlen[2]):

Bestimmung der präformierten Sulfate nach Folin. 100 ccm Wasser, 10 ccm
verdünnte Salzsäure (1 T. konz. Säure in 4 Vol. Wasser) und 25 ccm Harn
werden in eine Erlenmeyer-Flasche von 250 ccm gemessen. Dann setzt man
10 ccm einer 5 proz. Bariumchloridlösung zu, Tropfen nach Tropfen, ohne umzurühren oder zu schütteln; nach einer Stunde oder später schüttelt man die
Mischung um und filtriert durch einen Goochtiegel. Man wäscht das Präcipitat
mit ungefähr 250 ccm kaltem Wasser, trocknet und verbrennt. Man verwende
Porzellan-Goochtiegel.

Die Porzellan-Goochtiegel werden in der Weise hergerichtet, daß man
langfaserigen Asbest in Stücke von 5—7 cm schneidet. Dann gibt man einige
Gramm auf einmal in einen Zylinder mit 300 ccm 5 proz. Salzsäure und läßt
einen Luftstrom einige Minuten stark durchperlen. Man wäscht dann die Salzsäure mit Wasser heraus und bewahrt den gewaschenen Asbest in verdünnter
Salzsäure auf. $1/2$ bis 1 g Asbest braucht man für eine Füllung. Nun gießt man
die Asbestaufschwemmung auf den Tiegel und wäscht mit Hilfe der Pumpe den
Asbest mit Wasser so durch, daß sich eine dünne, starke Lage von Asbest auf
dem Tiegelboden bildet. Man trocknet dann, erhitzt auf der Flamme und wägt.
Man kann den Tiegel so lange benützen, bis ungefähr 1 g Bariumsulfat darauf
liegt, dann filtriert er zu langsam und ist neu herzurichten. Die Flamme soll
man nicht direkt auf den perforierten Boden der Tiegel wirken lassen. Man
stellt den Goochtiegel auf einen Platindeckel und läßt die Flamme auf den
Platindeckel einwirken. 10 Minuten langes Erhitzen genügt (s. auch S. 68 u. 71).
Auf die beschriebene Weise werden die anorganischen (präformierten)
Sulfate des Harns bestimmt.

Will man die Summe der Sulfate, also der anorganischen und
Ätherschwefelsäuren bestimmen, so kann man nach einem der beiden
folgenden Verfahren nach O. Folin vorgehen:

a) Fällung in der Kälte: 25 ccm Harn und 20 ccm verdünnte Salzsäure
(1 T. Salzsäure, spez. Gew. 1,20 zu 4 T. Wasser) oder 50 ccm Harn und 4 ccm
konz. Salzsäure) werden in eine Erlenmeyer-Flasche von 200 ccm durch 20 bis
30 Minuten zum schwachen Sieden erhitzt. Die Flasche bedeckt man mit einem
Uhrglas. Dann kühlt man sie 2—3 Minuten in fließendem Wasser und verdünnt
mit kaltem Wasser auf 150 ccm. Zu der kalten Lösung gibt man dann, ohne
zu rühren, 10 ccm 5 proz. Bariumchloridlösung und geht so vor, wie oben bei
der Bestimmung der anorganischen Sulfate beschrieben ist.

---

[1]) E. Salkowski, Zeitschr. f. physiol. Chemie **10**, 359 [1886].
[2]) O. Folin, Journ. of biol. Chemistry **1**, 131 [1906].

b) **Fällung in der Hitze:** Das Kochen des Harnes mit Salzsäure wird genau so wie bei der vorhergehenden Bestimmung durchgeführt. Nach 20 bis 30 Minuten verdünnt man auf etwa 150 ccm mit heißem Wasser, dann kocht man die Mischung auf, nimmt sie vom Feuer und fällt sie auf einmal mit 5 ccm 10 proz. Bariumchloridlösung. Diese setzt man immer Tropfen um Tropfen zu. Nach 2 Stunden filtriert man und geht so vor, wie oben beschrieben.

Die Differenz beider Bestimmungen, der Summe der Sulfate und der präformierten Sulfate, gibt den Wert für die gepaarte Schwefelsäure.

Bestimmung der Schwefelsäure in Ätherschwefelsäuren (gepaarten Schwefelsäuren).

125 ccm Harn versetzt man mit 75 ccm Wasser und 30 ccm verdünnter Salzsäure 1 : 4. Diese Lösung fällt man in der Kälte durch Zusatz von 20 ccm einer 5 proz. Bariumchloridlösung, welche man mit einem Tropfglas zusetzt. Nach 1 Stunde filtriert man durch ein trockenes Filter und kocht 125 ccm des Filtrates bei schwacher Siedehitze nicht weniger als 30 Minuten, läßt abkühlen, filtriert, verbrennt und bestimmt das Bariumsulfat wie gewöhnlich. Aus dem Gewicht des zweiten Niederschlags berechnet man die Menge der gepaarten Schwefelsäure[1]). Etwas anders verfahren E. Baumann (l. c.) und E. Salkowski[2]).

Bestimmung der Schwefelsäure im Harn als Strontiumsulfat.

R. von Lengyel[3]) hat die Methode von R. Silberberger[4]) zur Bestimmung der Schwefelsäure mittels alkoholischer Strontiumchloridlösung für den Harn ausgearbeitet.

In ein Becherglas werden 25 ccm filtrierter Harn gegeben, mit 50 ccm Wasser verdünnt und mit 5 ccm verdünnter Salzsäure angesäuert, bis nahe zum Sieden erhitzt und mit 50 ccm einer alkoholischen Chlorstrontiumlösung tropfenweise ausgefällt. Eine solche Lösung enthält in 100 g 0,817 g wasserfreies Chlorstrontium aufgelöst in absol. Alkohol. Man gibt zu der Flüssigkeit nach dem Ausfällen noch 150 ccm 95 proz. Alkohol, bezeichnet mit einem Fettstift am Glas das Niveau der Flüssigkeit, bedeckt mit einem Uhrglas und läßt es einige Stunden auf dem Wasserbade. Nachdem noch warm bis zur Marke aufgefüllt wurde, läßt man den Niederschlag in der Kälte sich absetzen. Nach vollständigem Erkalten wird die überstehende Lösung durch ein Filter gegossen, der Niederschlag nach dreimaligem Dekantieren mit Alkohol auf das Filter gespritzt und mit wässerigem Alkohol bis zum Verschwinden der Chlorreaktion gewaschen. Man äschert dann das Filter und den Niederschlag in einem Platintiegel bei niederer Temperatur ein und glüht das Strontiumsulfat schwach. Nach dem Erkalten muß man jedesmal 4 bis 5 Tropfen verdünnter Schwefelsäure dem mit einem Glasstab zerriebenen Strontiumsulfat zufügen und mit aufgesetztem Deckel anfangs vorsichtig erwärmen und dann abermals schwach glühen. Die Methode soll sehr gute Resultate liefern.

---

[1]) Bei dieser Ausführungsform fallen die von A. Kossel (Zeitschr. f. physiol. Chemie **7**, 292, 424 [1883]) geäußerten Bedenken fort, die durch die ev. Anwesenheit bestimmter gepaarter Glucuronsäuren hervorgerufen werden.

[2]) E. Salkowski, Virchows Archiv **79**, 551 [1880].

[3]) R. von Lengyel, Archiv f. d. ges. Physiol. **104**, 514 [1909].

[4]) R. Silberberger, Berichte d. Deutsch. chem. Gesellschaft **36**, 2755 [1903].

Titrimetrische Schwefelsäurebestimmung nach Ernst Freund.[1])

25—50 ccm Harn werden mit 8 resp. 16 Tropfen alizarinsulfonsaurem Natron (1% wässerige Lösung) versetzt, dann $1/_4$ n-Salzsäure zutitriert, bis eben Orange-färbung entsteht, dann $1/_{10}$ des Volumens 5 proz. Essigsäure zugegeben, worauf Gelbfärbung auftritt. Nun titriert man von einer Lösung von essigsaurem Baryt so lange zu, bis wieder Rotfärbung auftritt. Dann gießt man von der Flüssigkeit je 5 ccm in zwei Eprouvetten und läßt in eine der beiden noch essig-sauren Baryt zufließen und beobachtet, ob noch eine Zunahme der Rotfärbung auftritt. Ist dies der Fall, so gießt man den Inhalt der Eprouvetten wieder zurück und vermischt. Man wiederholt dies so oft, bis keine weitere Zunahme der Rotfärbung mehr stattfindet. Dann liest man ab. Die Lösung von essig-saurem Baryt ist so gestellt, daß 1 ccm 0,004 g SO_3 entspricht. Man kann und soll sich von der Richtigkeit des Resultates überzeugen, und zwar in folgender Weise: von der Flüssigkeit werden 5 ccm abfiltriert und nach dem Augenmaß halbiert; zur einen Hälfte gibt man ein paar Tropfen essigsauren Baryt, zur anderen einige Tropfen einer 0,1 proz. Natriumsulfatlösung. Wären noch nicht alle Sulfate gefällt, so würde in der ersten Hälfte ein Niederschlag entstehen, war aber ein Überschuß von Baryt zugegeben, so wird in der zweiten Hälfte ein Niederschlag entstehen. Hierauf kann man an einer neuen Urinprobe den gefundenen Wert bei einmaligem Zusatz kontrollieren.

A + B-Schwefelsäure. Man versetzt 50—100 ccm Harn mit 5 resp. 10 ccm verdünnter Salzsäure (20%), dampft auf $1/_5$ ein. Es entsteht eine dunkel-braunschwarze Färbung, welche die Farbenreaktion stören würde; man muß daher entfärben. Man setzt 8 Tropfen 10 proz. Gerbsäure zu, neutralisiert mit schwefelsäurefreier Kalilauge, filtriert und wäscht in einen Meßzylinder bis auf 60—100 ccm nach. Die letzten Tropfen des Waschwassers dürfen mit Chlorbarium keinen Niederschlag geben. Man nimmt vom Filtrat die Hälfte, gibt 8 Tropfen alizarinsulfonsaures Natrium zu und titriert wie bei der A-Schwefelsäure.

A + B + C-Schwefelsäure. 50 resp. 100 ccm Harn werden in einer Por-zellanschale mit 10, resp. 20 ccm schwefelsäurefreiem 20 proz. kohlensauren Natron und 10 ccm salpetersaurem Ammon versetzt und verascht. Der Rück-stand wird mit verdünnter Salzsäure und Wasser gelöst, in einem Becherglas mit 16 resp. 32 Tropfen alizarinsulfonsaurem Natron versetzt, mit kohlensaurem Natron neutralisiert, auf ein bestimmtes Volumen gebracht und die Hälfte mit essigsaurem Baryt titriert, wie oben beschrieben wurde.

Phosphor.

Phosphorsäure. Beim Erwachsenen sind im Durchschnitt im Harn 3,5 g P_2O_5 enthalten. Die Phosphorsäure kommt in Form der zweifach sauren und einfach sauren Phosphate vor. Im normalen sauren Harne sind etwa 60% der Phosphorsäure in Form der zweifach sauren Phosphate vorhanden.

M. Zuelzer[2]), Lepine, Emonyet und Aubert[3]) fanden, daß ein Teil des Phosphors im Harne nicht als anorganische Phosphorsäure vorhanden ist und daß man nach Ausfällung der Phosphorsäure mit Magnesiamixtur nach dem Verschmelzen des Filtrates mit Salpeter wieder Phosphorsäure erhält. Der nicht oxydierte Phosphor oder der wenig oxydierte oder wahrscheinlich

---

[1]) Privatmitteilung.

[2]) M. Zuelzer, Untersuchungn über die Semiologie des Harns. 1884.

[3]) Lepine, Emonyet u. Aubert, Compt. rend. de l'Acad. des Sc. **1884**, 238.

an eine organische Substanz gebundene (Glyzerinphosphorsäure oder Kohlehydratphosphorsäure?) macht unter normalen Umständen nur 1% des Gesamtphosphors aus. Bei schweren nervösen Erkrankungen und unter anderen Einflüssen steigt die Menge des wenig oxydierten Phosphors an.

Nach Oertel sind im Harne 1,6—4,8% des Gesamtphosphors in organischer Verbindung. Artur Keller verwendet für die gleichen Untersuchungen die Methode von A. Neumann[1]).

Für den Hundeharn geben Zuelzer im Mittel 3,3% Phosphor als organisch gebunden an; Marcuse 2,5, Yoshimoto 2,1, K. Kondo 2,7% (vgl. S. 281). Das Fruchtwasser beim Menschen enthält nur 0,003% P. Im Harn der ersten 8 Stunden wurden nur 0,0004 g P gefunden. In den ersten 24 Stunden insgesamt wurden 0,0009 g P gefunden. Das Mekonium enthält ebenfalls nur äußerst geringe Mengen von Phosphor; in ca. 10 g fand W. Heubner[2]) 0,0017 g P.

Nach Maillard[3]) war bei gesunden Soldaten P : N = 1 : 37,9.

Titrimetrische Bestimmung der Phosphorsäure im Harn mit Uran. Man kann die Phosphorsäure bequem titrimetrisch bestimmen. Man titriert den Harn mit einer Urannitrat- oder Acetatlösung und verwendet Ferrocyankalium oder Cochenilletinktur als Indicator. Man erhält so den Wert für die gesamte Phosphorsäure. Will man wissen, wieviel Phosphorsäure in Form von Alkaliphosphat und wieviel in Form von Erdalkaliphosphat enthalten ist, so fällt man 50 ccm Harn mit Ammoniak. Zur völligen Abscheidung der Erdphosphate lasse man etwa 12 Stunden stehen, bevor man filtriert. Man filtriert die Fällung quantitativ, wäscht mit verdünntem $2\frac{1}{2}$ proz. Ammoniak aus und löst den Niederschlag vom Filter mit verdünnter Essigsäure. Die essigsaure Lösung titriert man mit Uranlösung und erhält so den Wert für die an Erdalkalien gebundene Phosphorsäure.

Für die Phosphorsäuretitration sind folgende Reagenzien notwendig. 1. Eine Uranlösung, welche im Liter 35,461 g Urannitrat enthält; da die Uranlösungen häufig einen Bodensatz absetzen, empfiehlt es sich, diese von Zeit zu Zeit gegen eine Natriumphosphatlösung titrimetrisch einzustellen.

Eine solche Natriumphosphatlösung bereitet man folgendermaßen: ca. 11 g von käuflichem Natriumphosphat Na_2HPO_4 werden in 1 l Wasser gelöst. Nun titriert man 20 ccm dieser Lösung mit $\frac{1}{10}$ n - Salzsäure und Alizarinrot als Indicator so lange, bis die Braunfärbung in Citronengelb umschlägt, dadurch wird einfach saures Phosphat in zweifach saures übergeführt. Man verdünnt dann diese Lösung so lange, bis 20 ccm der Phosphatlösung bis zum Auftreten des Farbenumschlages 5,67 ccm $^n/_{10}$-Salzsäure brauchen.

E. Salkowski empfiehlt ca. 12 g Natriumphosphat in 1100 ccm Wasser zu lösen und 50 ccm der gut durchgeschüttelten Lösung in einem gewogenen Porzellanschälchen oder Porzellantiegel einzudampfen, zu trocknen und zu glühen, der Glührückstand ist pyrophosphorsaures Natron $Na_4P_2O_7$. Er soll 0,1873 g betragen. Hat man mehr gefunden, so wird die ursprüngliche Lösung entsprechend verdünnt. Wenn die Lösung richtig ist, so muß man zu 50 ccm der Lösung von Natriumphosphat 20 ccm einer richtig eingestellten Uranlösung verbrauchen.

Ferner benötigt man eine Lösung von 30 g Essigsäure (Eisessig) und 100 g Natriumacetat, die man mit Wasser zum Liter auffüllt.

---

[1]) A. Keller, Zeitschr. f. physiol. Chemie **29**, 146 [1900].
[2]) W. Heubner, Archiv f. experim. Pathol. u. Pharmakol. **62**, 253 [1910].
[3]) Maillard, Journ. de Physiol. **1908**, 985, 1017.

Als Indicator kann man Cochenilletinktur oder Ferrocyankalium verwenden. Erstere bereitet man durch Übergießen von gepulverten Cochenilleläusen mit 25 proz. Alkohol und Filtrieren der Tinktur nach 2 Tagen. Die rote Farbe der Tinktur schlägt durch Uran in Grün um. Man kann auch Ferrocyankalium als Indicator benützen, doch darf man diesen Indicator nicht dem Harne zusetzen, sondern man verteilt in einem Porzellanschälchen eine Anzahl von Tropfen einer 10 proz. Ferrocyankaliumlösung und nimmt während der Titration je 1 Tropfen des mit Uran versetzten Harns heraus. Die Endreaktion ist erreicht, sobald man beim Tüpfeln nach einigen Sekunden eine leichte Braunfärbung erhält (Ferrocyanuran).

Die Bestimmung wird in der Weise ausgeführt, daß man zu 50 ccm Harn (wenn ein Phosphatsediment vorhanden ist, muß dieses vorerst mit Essigsäure in Lösung gebracht werden) 10 ccm der Natriumacetatessigsäurelösung zusetzt, aufkocht und nun in die heiße Flüssigkeit so lange Uranlösung zufließen läßt, bis die zufließende Lösung keine sichtbare Fällung mehr erzeugt. Dann erst setzt man Cochenilletinktur hinzu oder beginnt gegen Ferrocyankalium zu tüpfeln. Bei Verwendung von Cochenilletinktur läßt man nun so lange in die heiße Lösung Uranlösung zufließen, bis die rote Farbe in Grün umschlägt. Die Endreaktion ist nicht sehr fein.

Ebenso geht man auch beim Einstellen der Reagenzien vor, indem man zu 50 ccm der Phosphatlösung, der man 5—10 ccm der Natriumacetatlösung zugesetzt, in der Siedehitze die Uranlösung zufließen läßt, dann, wenn kein Niederschlag mehr entsteht, den Indicator zufügt und bis zum Farbenumschlag titriert. 50 ccm der Phosphatlösung sollen genau 20. ccm der Uranlösung verbrauchen. Sonst wird die Uranlösung verdünnt, resp. noch etwas Urannitrat zugesetzt. 1 ccm der Uranlösung entspricht 5 mg P_2O_5. Cochenille läßt man erst zufließen, wenn kein Niederschlag mehr erfolgt; setzt man sie früher zu, so reißt das ausfallende, schleimige Uranphosphat den Indicator mit.

Bestimmung der Phosphorsäure im Harn nach A. Neumann.[1]) Man trocknet den zu bestimmenden Harn in einem Kjeldahlkölbchen ein, oder man erhitzt ihn zunächst mit konz. Schwefelsäure bis zum starken Schäumen. In die so entwässerte oder mit konz. Schwefelsäure versetzte Trockensubstanz gibt man 2—3 Portionen Ammonnitrat, und zwar im ganzen so viel Gramme, als Kubikzentimeter konz. Schwefelsäure verwendet wurden. Man fügt das salpetersaure Ammon jedesmal erst nach vorangegangener Abkühlung hinzu, da sonst die Reaktion zu heftig ist und erwärmt dann, bis die roten, nitrosen Dämpfe verschwunden sind und starker Rückfluß an den Wänden des Kölbchens sichtbar wird (5—10 Minuten). Wenn man die letzte Portion Ammonnitrat hinzugegeben hat und die roten Dämpfe verschwunden sind, erhitzt man mittels starken Brenners, bis die Flüssigkeit im Kolben hellgelb und klar geworden. Die ganze Operation dauert 30—40 Minuten. Man muß beständig beobachten, da im Anfang leicht starkes Schäumen stattfindet. Ist diese zu heftig, so setzt man noch 5 ccm konz. Schwefelsäure hinzu. Zur Zerstörung der organischen Substanz von 25 ccm Harn sind 10 ccm Schwefelsäure und 2—5 g Ammonnitrat notwendig. In den meisten Fällen kann man mit Uran titrieren. Zu diesem Zwecke wird das erhaltene Veraschungsprodukt im Kölbchen mit Wasser und Ammoniak versetzt, bis zur schwach alkalischen Reaktion. Die Flüssigkeit spült man in ein Becherglas über und füllt auf 100 ccm auf, säuert mit Essigsäure schwach an und titriert mit Uranlösung.

---

[1]) A. Neumann, Dubois' Archiv **1897**, 552.

Bei Gegenwart von Eisen in größeren Mengen, z. B. im Kot, kann man nicht titrieren, sondern muß nach Woy bestimmen (s. dieses S. 70).

Quantitative Bestimmung der Phosphorsäure im Harn nach P. v. Liebermann.[1]) 20 ccm des filtrierten Harns mißt man in einem 200 ccm fassenden Becherglas, setzt $^1/_{10}$ des Volumens einer 10 proz. Ammoncarbonatlösung hinzu und fällt mit 7—8 ccm Magnesiamixtur. Man fügt $^1/_3$ des Volumens Ammoniak vom spez. Gewicht 0,96 hinzu und läßt 12 Stunden oder auch länger stehen. Die überstehende Flüssigkeit gießt man durch ein Filter und wäscht den Niederschlag mit $2^1/_2$ proz. Ammoniak, dem man auf 200 ccm etwa 5 ccm der Ammoncarbonatlösung zugefügt hat, bis zum Verschwinden der Chlorreaktion, erst durch 4 malige Dekantation, dann auf dem Filter. Dabei ist es nicht nötig, den Niederschlag völlig aufs Filter zu bringen, da die Lösung des Niederschlages im selben Becherglas geschieht. Der Niederschlag wird auf dem Filter mit 50 ccm einer $2^1/_2$ n-Salpetersäure aufgelöst. Man fängt im selben Becherglase auf, in dem man gefällt hat. Zu dieser Lösung fügt man genau 5 ccm einer normalen Silberlösung. Es darf nur eine geringe Opalescenz auftreten. Die Lösung wird nun mit 10 proz. Ammoniak bis zur gleichmäßig amphoteren Reaktion neutralisiert, wobei man zuerst 20 ccm Ammoniak zusetzt und dann langsam kleine Mengen hinzufügt, bis etwas vom gelben Niederschlag nach dem Umrühren bestehen bleibt. Dann beginnt man die Reaktion durch Tüpfeln auf Lackmus zu kontrollieren. Man überträgt nun die ganze Flüssigkeit in einen 200 ccm-Meßkolben, indem man mit destilliertem Wasser nachspült, wobei man so viel als möglich mitnimmt. Man füllt zur Marke auf, mischt gut durch und filtriert durch ein schwedisches Filter, wobei man möglichst viel Niederschlag auf das Filter bringt, um ein klares Filtrat zu bekommen. Dem klaren Filtrat entnimmt man mit der Pipette 100 ccm, säuert mit Salpetersäure (etwa 5 ccm normaler Säure) an, fügt 2 ccm einer Eisenoxydammonsulfatlösung (Volhardsches Reagens) zu und titriert mit $^n/_{10}$-Rhodankaliumlösung bis zur eben deutlichen Rosafärbung. Hat man a ccm Rhodanlösung verbraucht, so ist $2,367 (50 - 2a) = P_2O_5$ in Milligramm. Diese Formel gibt genaue Werte, wenn die analysierte Harnmenge 10 bis 80 mg P_2O_5 enthält, bei einem Gehalte von 90 mg ist der gefundene Wert um $^1/_2$ mg zu vergrößern.

Bestimmung von anorganischer Phosphorsäure und organisch gebundener Phosphorsäure nebeneinander. In einer Portion Harn wird gewichtsanalytisch die Phosphorsäure nach Verbrennen mit Kali und Salpeter bestimmt. In einer zweiten Quantität Harn wird zunächst mit ammoniakalischer Chlorcalciumlösung alles Phosphat niedergeschlagen, der Niederschlag abfiltriert und gut gewaschen. Die vereinigten Waschwässer dampft man ein, verbrennt sie mit Kali und Salpeter und bestimmt gewichtsanalytisch die Phosphorsäure. Das Ergebnis der zweiten Analyse spricht man als organisch gebundene Phosphorsäure an[2]).

Phosphorsäurebestimmung nach der Säuregemischveraschung nach A. Neumann (mit Ausschluß des Harns verwendbar). Man führt, wie S. 66 beschrieben, die Säuregemischveraschung durch und setzt, wenn man 40 ccm Säuregemisch verbraucht hat, 140 ccm Wasser hinzu, so daß man 150—160 ccm Flüssigkeit hat. Man muß die Menge des verbrauchten Säuregemisches kennen und verwende nicht mehr als 40 ccm des Gemisches, so daß man 150—160 ccm Flüssigkeit zum Schluß hat. Man fügt 50 ccm 50 proz. Ammonnitratlösung hinzu und erhitzt

---

[1]) P. v. Liebermann, Biochem. Zeitschr. **18**, 45 [1909].
[2]) H. Oertel, Zeitschr. f. physiol. Chemie **26**, 123 [1898/99].

auf 70—80°. Hierauf gibt man 40 ccm einer 10proz., in der Kälte gelösten und filtrierten Ammoniummolybdatlösung hinzu, schüttelt gut durch und läßt 15 Minuten stehen. Hat man mehr Flüssigkeit, als oben angegeben, so muß man entsprechend mehr von den beiden Reagenzien nehmen. Man filtriert und wäscht den Niederschlag durch Dekantieren mit eiskaltem Wasser, bis das Waschwasser auf Lackmus nicht mehr sauer reagiert. Das ausgewaschene Filter gibt man nun zu der Hauptmenge der Fällung, setzt 150 ccm Wasser hinzu und löst den Niederschlag in gemessenen Mengen $n/_2$-Natronlauge unter Schütteln, bis eine farblose Flüssigkeit resultiert. Dann setzt man einen Überschuß von 5—6 ccm $n/_2$-Natronlauge hinzu und kocht 15 Minuten, bis kein Ammoniak mehr entweicht. Nach völligem Abkühlen unter Ergänzen der Flüssigkeit auf etwa 150 ccm wird die Flüssigkeit mit 6—8 Tropfen Phenolphthalein gefärbt und der Überschuß an Alkali durch $n/_2$-Säure zurücktitriert. Die Anzahl der zugefügten Kubikzentimeter $n/_2$-Natronlauge, abzüglich der verbrauchten Kubikzentimeter $n/_2$-Säure ergeben, mit 1,268 multipliziert, die Menge P_2O_5 in Milligrammen.

Bei der Phosphorsäurebestimmung nach A. Neumann empfiehlt J. P. Gregersen[1]) folgende Modifikationen. Bei der Veraschung werden sogleich 20 ccm der Neumannschen Säuremischung zugesetzt, und während des weiteren Verlaufes der Veraschung tröpfelt man nur konz. Salpetersäure hinzu. Die Fällung geschieht in 250 ccm Flüssigkeit, die 15% Ammonnitrat enthält, mittels eines nicht gar zu großen Überschusses an Ammonmolybdat. Zu Analysen, die 10—25 mg P enthalten, verwendet man ca. 4 g, zu solchen, die mutmaßlich weniger als 10 mg P enthalten, ca. 2 g Ammonmolybdat. Beim Titrieren wird ein kleiner Überschuß von 0,5—1 ccm $n/_2$-Säure zugesetzt, die Kohlensäure fortgekocht und dann mit $n/_2$-Natronlauge zurücktitriert. Handelt es sich darum, Mengen von ein paar Milligramm und darunter zu bestimmen, so verwendet man zur Veraschung nur ca. 10 ccm Säuremischung und unternimmt die Fällung in einem Volumen Flüssigkeit von 50 ccm (die 15% Ammonnitrat enthalten).

Die Methode von Albert Neumann für Phosphorsäurebestimmung hat H. Schaumann[2]) folgendermaßen modifiziert:

Die abgewogene, grobgepulverte Substanz, nicht mehr als 0,01 g P_2O_5 entsprechend, bringt man in einen Rundkolben mit langem Halse von 250—500 ccm Inhalt, übergießt mit 10—15 ccm eines Gemisches von gleichen Teilen konz. Schwefelsäure und Salpetersäure von 1,4 spez. Gewicht und erwärmt anfangs gelinde, später, wenn die Haupteinwirkung vorüber ist, stärker und entfernt eine Dunkelfärbung durch tropfenweisen Zusatz von konz. Salpetersäure. Ist diese Flüssigkeit nun klar und farblos, so läßt man erkalten und setzt vorsichtig 20—30 ccm Wasser zu. Ist die Lösung trübe, so wird sie noch mit 20—30 ccm Wasser verdünnt, durch ein gehärtetes Filter filtriert und der Rückstand ausgewaschen, wozu samt dem Verdünnen nicht mehr als 100 ccm verwendet werden dürfen. Man bringt das Filtrat in einen 500 ccm-Kolben und versetzt mit 25—50 ccm einer 50proz. Ammonnitratlösung. In die fast zum Sieden erhitzte Mischung bringt man 40 ccm einer 10proz. Ammoniummolybdatlösung und läßt 18 Stunden bei 50—60° stehen. Der ausgefallene Niederschlag wird auf einem mit Watte, Asbest oder Verbandgaze beschickten Rohr abfiltriert und nach dem Auswaschen in 10 ccm $n/_2$-Natronlauge gelöst. Die Lösung wird bis zur Vertreibung des Ammoniaks zum Sieden erhitzt und nach Zusatz von Phenolphthalein zuerst bis zur Entfärbung mit $n/_2$-Salzsäure, sodann mit $n/_2$-Natronlauge auf Rotfärbung titriert. Hierauf wird wieder zum Sieden erhitzt, 2 Minuten lang darin erhalten und mit $n/_2$-Salzsäure bis zur Entfärbung zurücktitriert.

Die Differenz der Lauge und Säure gibt die Menge P_2O_5, indem 1 ccm Lauge 0,001268 g P_2O_5 resp. 0,000553 g P entspricht.

1) J. P. Gregersen, Zeitschr. f. physiol. Chemie 53, 461 [1907].
2) H. Schaumann, Zeitschr. f. analyt. Chemie 48, 612 [1910].

Phosphorsäurebestimmung nach N. von Lorenz.[1]) Diese Methode kann angewendet werden, wenn nicht mehr als 50 mg P_2O_5 zur Fällung gelangen, wenn ferner je 1 ccm der zu fällenden Lösung nicht mehr als 1 mg P_2O_5 enthält.

Notwendige Reagenzien:

1. Sulfatmolybdänreagens. Man übergießt in einem reichlich 2 l fassenden Glaszylinder 100 g reines trockenes Ammoniumsulfat mit 1 l Salpetersäure (spez. Gew. 1,20) bei 15° und rührt um, bis das Sulfat gelöst ist. Ferner löst man 300 g reinstes trockenes Ammoniummolybdat in einem Literkolben mit heißem Wasser, füllt bis gegen die Marke auf, mischt, kühlt bis auf ca. 20°, füllt bis zur Marke und gießt die Lösung in dünnem Strahle durch Umrühren zur sulfathaltigen Salpetersäure. Man läßt nun mindestens 48 Stunden bei Zimmertemperatur stehen, filtriert dann durch ein säurefestes dickes Filter und verwahrt das fertige Reagens wohlverschlossen im Kühlen und Dunkeln.

2. Salpetersäure vom spez. Gewicht 1,20.

3. Schwefelsäurehaltige Salpetersäure. Man gießt 30 ccm Schwefelsäure (spez. Gew. 1,84) zu 1 l Salpetersäure (spez. Gew. 1,20) und mischt.

4. 2proz. wässerige Lösung von reinem Ammoniumnitrat. Wenn die Lösung nicht schon schwach sauer reagiert, ist sie mit wenigen Tropfen reiner Salpetersäure pro Liter anzusäuern.

5. Reiner 95proz. Alkohol. Der Rückstand darf nicht alkalisch reagieren.

6. Äther, welcher keinen Rückstand hinterlassen darf, nicht alkalisch reagiert, alkoholfrei ist und nicht zu wasserhaltig sein soll. Es sollen vielmehr 150 ccm Äther imstande sein, 1 ccm Wasser bei 15° noch vollständig und klar zu lösen. Man mißt das notwendige Volumen der Phosphorsäurelösung 10—50 ccm mit einer entsprechend genauen, nicht zu rasch fließenden Pipette in ein Becherglas von 200 ccm; enthält die Lösung Schwefelsäure, so wird das abgemessene Volumen der Phosphorsäurelösung mit der schwefelsäurefreien Salpetersäure mit Hilfe eines Meßzylinders auf 50 ccm gebracht, sonst wird das abgemessene Volumen mit der schwefelsäurehaltigen Salpetersäure auf 50 ccm gebracht. Man erhitzt nun die 50 ccm Phosphorsäurelösung über einem Drahtnetz, ohne einen Glasstab zu benutzen, bis die ersten Blasen erscheinen, entfernt vom Feuer, schwenkt einige Sekunden leicht um, so daß die Wände des Gefäßes nicht überhitzt sind, gießt sofort aus einem annähernd genauen Meßzylinder 50 ccm Sulfatmolybdänreagens in die Mitte der Lösung und stellt sie bedeckt hin. Nach 5 Minuten rührt man mit einem Glasstabe $\frac{1}{2}$ Minute lang heftig um. Nach 2—18 Stunden filtriert man durch einen Goochtiegel aus Platin, derselbe wird aber nicht mit Asbest beschickt, sondern man bringt auf den Boden ein kreisrundes Scheibchen aus glattem, lufttrockenem, nicht zu dichtem, aber asche- und fettfreiem Filtrierpapier. Das Papier soll die Seitenwand des Tiegels nicht berühren, aber die Sieblöcher hinreichend bedecken. Man setzt den Tiegel in üblicher Weise auf die Saugvorrichtung, läßt das Scheibchen trocken durch die Pumpe anziehen, gießt etwas Wasser darauf und filtriert dann die Molybdänfällung durch den Tiegel. Je kräftiger die Pumpe zieht, desto besser. Man wäscht unverzüglich etwa 4 mal mit der 2proz. Ammoniumnitratlösung, indem man Sorge trägt, daß dabei an dem Fällungsglase anhaftende Teilchen des gelben Niederschlages mit Hilfe einer Gummifahne in den Tiegel gebracht werden. Man füllt nun sofort den Tiegel einmal voll und zweimal halb voll mit Alkohol, indem man jedesmal fast ganz absaugen läßt. Dann füllt man ebenso einmal voll, zweimal etwa halb voll mit Äther, auch hier läßt man nach jedem Aufgusse fast ganz absaugen, man darf aber nicht länger warten, als notwendig ist, weil sonst infolge der aufgehobenen Adhäsion eine geringe Menge des rasch trocknenden Niederschlages in Staubform durch den Tiegel gerissen wird. Man schließt nun den Glashahn des Filtrierkolbens und kann nach einigen Sekunden den Tiegel leicht abheben; man wischt ihn trocken ab und bringt ihn in einen luftverdünnten Raum, in welchem 100—200 mm Luftdruck herrscht. Diesen Raum stellt man sich leicht aus einem nicht zu großen Dosenexsiccator ohne Trockenmittel mit einigen Glashähnen und angeschlossenem Quecksilbermanometer her. Man beläßt den Tiegel darin 30 Minuten und wägt dann sofort. Das Ammoniumphosphormolybdat enthält in diesem Zustande 3,295% P_2O_5, also gibt sein Gewicht, multipliziert mit der Zahl 0,03295, die vorhandene Phosphorsäuremenge an.

Colorimetrische Bestimmung der Phosphorsäure nach J. Pouget und D. Chouchak.[2])

Die nur 1—5 mg P_2O_5 enthaltende Lösung der untersuchten Substanz in Salpetersäure wurde auf dem Wasserbade zur Trockne verdampft, der kalte Rückstand mit

---

[1]) Diese Methode nennt Lorenz (Österr. Chem.-Ztg. **14**, 1 [1911]) die Methode der Äthertrocknung. Die Methode soll sehr gute Resultate liefern.

[2]) J. Pouget u. D. Chouchak, Bulletin de la Soc. chim. de France [4] **5**, 104 [1910].

10 ccm 35 proz. Salpetersäure während 20 Minuten unter zeitweiligem Schütteln in Berührung gelassen, die Flüssigkeit dann in einen geeichten Kolben von 50 ccm gebracht, so daß sie nebst den Waschwässern ungefähr 47 ccm beträgt. Man fügt unter Schütteln 2 ccm eines aus 10 ccm einer 15 proz. Natriummolybdatlösung, $2\frac{1}{2}$ ccm Salpetersäure und 1 ccm einer kalt gesättigten Strychninsulfatlösung bestehenden Reagens hinzu und bringt darauf mittels Wasser die Flüssigkeit auf 50 ccm Gesamtvolumen. Als Kontrolllösung fügt man zu 3 ccm einer 10 mg P_2O_5 pro Liter enthaltenden Lösung 10 ccm 35 proz. Salpetersäure, versetzt dann unter Schütteln mit 2 ccm das Reagens, vermischt und bringt mittels Wasser auf 50 ccm Gesamtvolumen. Nach 20 Minuten Stehen vergleicht man colorimetrisch die geprüfte Flüssigkeit und die Kontrollösung, und aus den am Colorimeter abgelesenen Zahlen berechnet man den Phosphorsäuregehalt der untersuchten Substanz.

Der Aufschluß von eingedampftem Harn mit Natriumsuperoxyd nach H. Pringsheim[1]) eignet sich zur Phosphorsäurebestimmung nicht; bei der Analyse von P-haltigen Substanzen gibt das Verfahren keine guten Resultate[2]).

Phosphornachweis.

Im menschlichen Harn ist es noch nicht gelungen, elementaren Phosphor nachzuweisen. Bei Tierexperimenten, wenn sehr große Dosen Phosphor verabreicht werden, mag es möglich sein, Phosphor als solchen zu finden.

Im Kot findet man den Phosphor hauptsächlich in den untersten Partien, in den Organen des Menschen äußerst wenig. Man tut gut, vorerst die Skybala zu untersuchen, um nicht sonst alles zu verdünnen.

Man kann den Phosphor höchstens noch nach 4 Tagen im Kot finden.

In Organen und im Blut hat E. Ludwig beim Menschen trotz sehr reicher Erfahrungen auf diesem Gebiete Phosphor nicht nachweisen können, bisweilen, aber sehr selten, phosphorige Säure. Im Tierversuch liegen die Verhältnisse natürlich ganz anders, da man Tieren bei weitem größere Dosen beibringen kann. In einer exhumierten Kindesleiche hat E. Ludwig noch nach 6 Wochen Phosphor, aber keine phosphorige Säure gefunden, und zwar einige Milligramm[3]).

Nachweis von Phosphor. Zum Verständnisse des Nachweises von Phosphor erinnere man sich an folgende Eigenschaften dieser Substanz. Phosphor ist in Wasser fast unlöslich und kann unter Wasser gut aufbewahrt werden. Er verflüchtigt sich schon bei gewöhnlicher Temperatur in Spuren, beim Kochen geht der Phosphordampf mit Wasserdämpfen über. In organischen Solvenzien und in Ölen, Fetten löst sich Phosphor, besonders leicht in Schwefelkohlenstoff. Im Finstern leuchtet Phosphor und die Dämpfe riechen knoblauchartig. Enthält aber die Luft, in welcher Phosphor verdampft, Alkohol, Äther, Terpentinöl, Phenol, Schwefelwasserstoff, so leuchtet Phosphor darin nicht. Bei langsamer Oxydation entsteht phosphorige Säure H_3PO_3, insbesondere beim Lagern von Phosphor. Erwärmt man Phosphor über seinen Schmelzpunkt, so verbrennt er zu Phosphorsäureanhydrid P_2O_5. Die Phosphordämpfe vermögen Metallsalzlösungen zu reduzieren; so wird aus Silberlösung metallisches Silber und Phosphorsilber ausgefällt. Die beiden Modifikationen des giftigen, gelben Phosphors, der hellrote und der amorphe Phosphor, sind ungiftig. An der Luft kann Phosphor in feiner Verteilung sich rasch oxydieren, über die Zwischenstufe der phosphorigen Säure entsteht Phosphorsäure H_3PO_4. Für den Nachweis des Phosphors muß man entweder Phosphor als solchen oder phosphorige Säure nachweisen. Alle Nachweise beruhen auf den Eigenschaften der leichten Verdampfbarkeit, des Leuchtens und der Fällung von Phosphorsilber aus neutralem Silbernitrat.

---

[1]) H. Pringsheim, Berichte d. Deutsch. chem. Gesellschaft **36**, 4244 [1903]; Amer. Chem. Journ. **31**, 386 [1904].
[2]) A. v. Lebedeff, Biochem. Zeitschr. **28**, 215 [1910].
[3]) Privatmitteilung.

Vorprobe. Man untersucht vor allem das zu prüfende Objekt auf den Geruch, ob es nach Phosphor riecht oder ob beim Umrühren Leuchten im Dunkeln zu beobachten ist. Weitere Vorprobe (Scherersche Reaktion): In einen kleinen Kolben bringt man ein wenig von dem Untersuchungsobjekt und spannt über den Hals des Kolbens einen Streifen Filtrierpapier, den man mit salpetersaurem Silber getränkt hat. Der Kolben wird nun auf 40° erwärmt, schwärzt sich das Papier, so kann Phosphor vorhanden sein, muß aber nicht vorhanden sein; schwärzt es sich nicht, so ist kaum unveränderter Phosphor vorhanden und man muß auf phosphorige Säure prüfen. Ist aber eine Schwärzung erfolgt, so kann auch außer Phosphor Schwefelwasserstoff vorhanden sein, welcher Schwefelsilber liefert oder Ameisensäure, die die Silberlösung zu Silber reduziert. Schwefelwasserstoff erkennt man natürlich sofort, wenn man im positiven Falle statt des Silberpapiers ein mit Bleiacetat getränktes Papier auf den Kolben auflegt; wenn Schwefelwasserstoff vorhanden war, wird das Papier schwarz oder braun.

Nachweis von Phosphor nach E. Mitscherlich. Das Untersuchungsobjekt wird mit Wasser verrieben, mit Schwefelsäure oder Weinsäure angesäuert und in einem finstern Raume mit verdecktem Gasbrenner aus einem Kolben durch einen langen Kühler destilliert. Selbst wenn wenige Milligramme Phosphor vorhanden sind, dauert das Leuchten etwa eine Viertelstunde; ist reichlich Phosphor vorhanden, so ist im Destillat freier Phosphor oder phosphorige Säure zu finden. Wird das Destillat mit Chlorwasser versetzt und damit stehen gelassen, so oxydieren sich Phosphor und phosphorige Säure zu Phosphorsäure, welche man mit molybdänsaurem Ammon und Salpetersäure, sowie mit Magnesiamixtur und Ammoniak nachweisen kann. Bei der Probe mit molybdänsaurem Ammon wird eine 10proz. Lösung mit konz. Salpetersäure tropfenweise versetzt, bis eine anfangs auftretende Fällung sich wieder gelöst, dann erwärmt man das Reagens und setzt es zu der warmen zu prüfenden Flüssigkeit. Bei Gegenwart von Phosphorsäure tritt ein gelber krystallinischer Niederschlag auf.

Prüft man mit Magnesiamixtur und Ammoniak auf Phosphorsäure, so fällt, wenn diese anwesend, ein weißer Niederschlag aus, der aus Krystallen von phosphorsaurer Ammoniakmagnesia besteht. (Sargdeckelförmige charakteristische Krystalle.)

Die sehr empfindliche Methode von E. Mitscherlich wird aber durch die Gegenwart zahlreicher Substanzen, wie Alkohol, Äther, Terpentinöl, Phenol, Schwefelwasserstoff usw., vorübergehend oder dauernd verhindert. In diesem Falle verwendet man mit Vorteil die

Methode von Dusard und Blondlot. In eine Woulfsche Flasche wird die zu untersuchende, mit Wasser dünnflüssig gemachte Substanz gebracht und phosphorfreies Zink zugesetzt. Durch einen Scheidetrichter läßt man auf den Boden der Flasche verdünnte Schwefelsäure zulaufen und legt einen Peligot-Apparat vor, welcher mit verdünntem salpetersauren Silber beschickt ist [frische, neutrale Lösung (Fig. 21)]. Der sich entwickelnde Wasserstoff treibt sowohl Phosphor über, der als solcher vorhanden ist, als auch Phosphor, der durch Reduktion von phosphoriger Säure sich entwickelt. Das Gasgemenge streicht durch die Silberlösung und erzeugt dort Phosphorsilber. Man läßt den Apparat 12 Stunden unter kontinuierlichem Zufluß von verdünnter Schwefelsäure Wasserstoff entwickeln, dann leert man den Peligot-Apparat in ein Becherglas um und wäscht den Niederschlag durch Dekantation im Becherglase. Nun prüft man in einem zweiten Apparat den Niederschlag auf Phosphor. Dieser zweite Apparat besteht aus einer Wulfschen Flasche, an welcher ein Scheidetrichter anmontiert

ist. Mit der Woulfschen Flasche ist ein U-Rohr verbunden, das man mit Bimssteinstücken füllt. Diese werden mit konz. Kalilauge getränkt. Auf das andere
Ende des U-Rohres montiert man ein kleines Porzellanröhrchen mit enger Öffnung (Fig. 22). In die Woulfsche Flasche bringt man phosphorfreies Zink und
verdünnte Schwefelsäure. Es entwickelt sich Wasserstoff, und wenn der Apparat
eine Zeitlang im Gange ist und man annehmen kann, daß die Luft verdrängt
ist, so zündet man den beim Porzellanrohr entweichenden Wasserstoff an. Dieser
muß mit farbloser Flamme brennen. Wäre aber Phosphor im Zink enthalten,
so würde man den Wasserstoff mit grüner Flamme brennen sehen. Hat man
sich nun überzeugt, daß die Reagenzien rein sind, so spült man den gewaschenen
Silberniederschlag durch den Scheidetrichter in die Wulfsche Flasche, und die
früher farblose Flamme zeigt bei Gegenwart von Phosphor bei Beobachtung

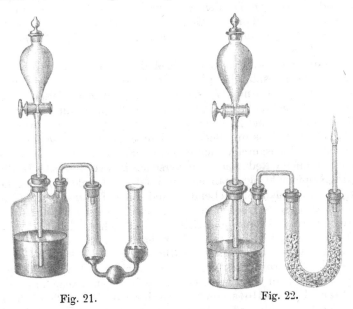

Fig. 21. Fig. 22.

in finsterem Zimmer einen grünen Kegel; eventuell sich entwickelnder Schwefelwasserstoff wird von der Kalilauge im U-Rohr absorbiert. Man muß Porzellan-
rohre nehmen, da der Natriumgehalt des Glases sonst eine gelbe Flammen-
färbung verursachen würde.

Die ursprüngliche Methode von Dusard und Blondlot zeigt Phosphor
an, welcher in Form von Phosphor selbst oder phosphoriger Säure vorhanden ist.
Die Modifikation dieses Dusard-Blondlot-Verfahrens von C. R. Fresenius
und Neubauer, sowie die Methode von Mitscherlich zeigen aber an, ob
noch Phosphor selbst vorhanden war.

F. Pregl hat vorgeschlagen, den Niederschlag von Phosphorsilber beim
Verfahren von Dusard und Blondlot zu zentrifugieren.

Modifikation von E. Ludwig. Ernst Ludwig umgeht den zweiten
Apparat beim Dusard-Blondlot-Verfahren. Er filtriert den Niederschlag
von Phosphorsilber auf einem Asbestrohre, indem er ihn einfach absaugt
und dann rasch Alkohol und Äther nachsaugt. Nun wird reiner Wasserstoff durch das Rohr geblasen, welches man aus hartem Glas verfertigt.
Auf das Rohr setzt man einen Gummistopfen, in den ein nicht glasiertes

kleines Porzellanrohr montiert ist. Man zündet die Wasserstoffflamme an, erhitzt nun mit einem Brenner den Phosphorniederschlag auf dem Asbest, und sobald Phosphorsilber anwesend war, brennt die Flamme grün.

Man muß bei diesen Operationen sehr rasch arbeiten und die ganze Apparatur schon vorher sorgfältig hergerichtet haben, denn der Niederschlag soll nicht lange behandelt werden.

R. Ehrenfeld und W. Kulka[1]) weisen unterphosphorige und phosphorige Säure in den Organen nach, indem sie diese Säuren resp. ihre Salze in der Hitze in Phosphorwasserstoff verwandeln, welcher, in eine Wasserstoffflamme eingeleitet, an der Bildung des grünen Kegels erkannt wird. Die zerkleinerten Organe werden zu diesem Zwecke mit Wasser 21—24 Stunden stehen gelassen, sodann filtriert, das Filtrat im Kohlensäurestrome am Wasserbade eingedampft, der Rückstand mit einigen Tropfen Salzsäure angefeuchtet, wieder im Kohlensäurestrome erhitzt und dann die Gase in das Innenrohr eines Knallgashahnes geleitet, wobei bei Gegenwart von Phosphorwasserstoff die Flamme sich grün resp. grünviolett färbt.

Modifikation von C. R. Fresenius. Die Modifikation von Fresenius besteht darin, daß man die Phosphordämpfe im Kohlensäurestrom überdestilliert. Das Untersuchungsobjekt wird mit Wasser verdünnt, mit Schwefelsäure angesäuert und in einen Kolben gebracht, den man mit einem doppelt durchbohrten Stopfen verschließt. Durch die eine Bohrung bringt man ein Rohr ein, welches rechtwinkelig abgebogen und bis zum Boden des Kolbens reicht. Dieses Zuleitungsrohr wird mit einem Kohlensäureentwicklungsapparat oder mit einer Kohlensäurebombe, die mit einem Reduzierventil versehen ist, verbunden. In die andere Bohrung des Stopfens bringt man ein zweimal rechtwinkelig gebogenes Rohr, welches knapp unter dem Stöpsel endigt und auf der anderen Seite mit einem Peligotschen Apparat verbunden ist, in den man eine neutrale Silbernitratlösung bringt. Wenn die Kohlensäure eine Zeitlang hindurchgestrichen ist, so erwärmt man den Kolben unter fortwährendem Durchströmen von Kohlensäure mehrere Stunden auf dem Wasserbade. Ist freier Phosphor vorhanden, so kommt er unverändert in die Silbernitratlösung, und es scheidet sich dort Phosphorsilber aus. Dieses wäscht man und überzeugt sich von seinem Phosphorgehalt in dem zweiten Dusard-Blondlotschen Apparat durch die Grünfärbung der Flamme.

Ernst Ludwig hält es für das sicherste, wenn man zuerst die Vorprobe nach Scherer macht, dann die Methode von Mitscherlich anwendet, und wenn diese kein positives Resultat ergibt, einen weiteren Teil nach Fresenius und Neubauer prüft, und wenn Phosphor nach diesen Methoden als solcher nicht nachzuweisen, so prüfe man nun nach der oben beschriebenen Methode von Dusard und Blondlot auf phosphorige Säure.

Quantitative Bestimmung des Phosphors nach E. Mitscherlich und Scherer. Man destilliert aus einem Kolben mit doppelt durchbohrtem Stopfen im Kohlensäurestrom die mit Wasser angeriebene und mit Schwefelsäure angesäuerte Substanz durch einen Kühler, an dem ein Peligotscher Apparat und ein Kolben in der Weise befestigt sind, daß man den Kolben mit doppelt durchbohrtem Stopfen versieht. Durch die eine Bohrung bringt man das Ende des Kühlers in den Kolben und befestigt in der anderen Bohrung den Peligotschen Apparat. In letzteren gibt man etwas neutrale Silberlösung. In dem vorgelegten Kolben sammeln sich die Kügelchen des ausgeschmolzenen Phosphors und die Silberlösung fängt den Phosphordampf auf, welcher im Kühler nicht kondensiert

---

[1]) R. Ehrenfeld u. W. Kulka. Zeitschr. f. physiol. Chemie **59**, 43 [1909]; **63**, 315 [1909].

worden ist. Wenn die Destillation beendigt ist, erwärmt man die Vorlage ein wenig, um die Phosphorkügelchen zusammenzuschmelzen, gießt die Flüssigkeit dekantierend ab, nimmt die Phosphorkugel vorsichtig mit einer Pinzette aus dem Destillat, spült sie mit Wasser und Alkohol ab, trocknet sie zwischen Filtrierpapier und wägt sie in einem mit Wasser gefüllten und austarierten Becherglässchen oder Wägeglas, welches mit einem Glasstopfen verschlossen ist. Ist aber nur wenig Phosphor vorhanden, so wird die Vorlage vom Destillationsapparat nicht abgenommen, sondern weiter im Kohlensäurestrom bearbeitet und die Flüssigkeit in der Vorlage zum Sieden erhitzt, um so den Phosphor in das Peligot-Rohr überzudestillieren. Dann spült man quantitativ den Peligotschen Apparat in ein Becherglas über, versetzt ihn mit starker Salpetersäure und verdampft auf ein kleines Volumen. Die rückständige kleine Flüssigkeitsmenge löst man in Wasser, und durch vorsichtiges Ausfällen mit Salzsäure entfernt man das Silber, welches man als Chlorsilber abfiltriert. Im Filtrate bestimmt man mit Ammoniak und Magnesiamixtur in üblicher Weise die Phosphorsäure (siehe S. 69). 222 T. pyrophosphorsaure Magnesia $Mg_2P_2O_7$ entsprechen 62 T. Phosphor (P).

Kalium, Natrium.

Im Durchschnitt scheidet der Mensch in 24 Stunden bei gemischter Kost 3,2 g K_2O und 5,23 g Na_2O resp. 2,66 g K und 3,88 g Na aus. Es wird daher 1,5 mal soviel Na_2O, als K_2O ausgeschieden. Diese Werte differieren aber ziemlich stark mit der Zufuhr von Kochsalz und mit den Veränderungen bei Zufuhr kalireicher Nahrung.

Säuglingsharn ist reicher an Kalium als an Natrium, weil die Milch reicher ist an Kalium, als an Natrium.

Bei Anämien tritt ein Verlust in der Kaliumbilanz auf (G. Padois).

Qualitativer Nachweis von Kalium. D. Koninck[1]) und C. O. Curtman[2]) haben Natriumkobaltnitrit $Co(NO_2)_6Na_3$ als Reagens auf Kalium empfohlen. Das Reagens zeigt Kalium durch einen gelben Niederschlag an, ohne daß die anderen in tierischen Geweben vorhandenen Metalle mitreagieren würden, nur Jod stört die Erkennung des gelben Niederschlages, sowie die Reaktion überhaupt. Die Reaktion ist ungemein empfindlich.

Quantitative Bestimmung von Kalium und Natrium im Harne.

Methode von R. Přibram und Gregor zur Bestimmung von Kalium und Natrium im Harn. 50 ccm Harn werden in einem Becherglase von 300 ccm Inhalt mit 10—20 ccm 10 proz. Bariumpermanganatlösung und unter Zusatz von 10 ccm 10 proz. Schwefelsäure unter Umrühren bis zum Sieden erhitzt. Sollte die Rotfärbung der Flüssigkeit rasch verschwunden sein, so wird noch kubikzentimeterweise so lange Bariumpermanganatlösung zugegeben, bis die rote Farbe nach 10—15 Minuten währendem Sieden nur langsam verschwindet. Ein etwaiger Überschuß von Permanganat wird durch einige Tropfen verdünnter Oxalsäurelösung entfernt. Hierauf versetzt man, ohne zu filtrieren, die noch heiße Flüssigkeit mit Chlorbariumlösung, macht ammoniakalisch und fällt das überschüssige Chlorbarium durch Ammoncarbonat. Wieviel Chlorbarium und Ammoncarbonat man verwenden muß, ist sehr leicht zu sehen, da die Nieder-

---

[1]) D. Koninck, Zeitschr. f. analyt. Chemie **20**, 390.
[2]) C. O. Curtman, Berichte d. Deutsch. chem. Gesellschaft **14**, 1951 [1881].

schläge sich sehr schön und rasch absetzen und man in der überstehenden Flüssigkeit leicht beobachten kann, ob noch eine Fällung bewirkt wird. Nach dem Absetzen des Niederschlages gießt man die überstehende wasserhelle Flüssigkeit durch ein Filter, bringt schließlich den Niederschlag mit heißem Wasser auch auf dasselbe, wäscht bis zum Verschwinden der Chlorreaktion mit heißem Wasser nach und dampft das Filtrat in einer vorher gewogenen Platinschale ab. Nach schwachem Glühen des Rückstandes zur Verflüchtigung des Salmiaks bringt man die Gesamtalkalichloride zur Wägung. Diese werden dann nach der Platinmethode getrennt[1]) (s. d. S. 72).

Methode von Th. Lehmann.[2]) Je nach dem spezifischen Gewicht des Harns werden 50—100 ccm nach Zusatz von 3—4 g Ammonsulfat in einer Platinschale zur Trockne gebracht und hierauf verarbeitet. Man kann stärker erhitzen, da man die Sulfate der Alkalien erhält. Přibram empfiehlt bei diesem Verfahren Schwefelsäure statt Ammonsulfat zu nehmen. Ist die Asche grau, so raucht man sie noch mit konz. Schwefelsäure ab und glüht wiederum. Die Asche löst man in heißer, verdünnter Salzsäure, filtriert, wäscht das Filter chlorfrei, fällt die Lösung in der Siedehitze mit reinstem Barytwasser bis zur alkalischen Reaktion oder mit Bariumchlorid und versetzt schließlich mit Ammoniak und Ammoncarbonat. Die Alkalien bleiben als Chloride in der Lösung, man filtriert, wäscht den Niederschlag gut aus und bringt das Filtrat in einer gewogenen Platinschale zur Trockne. Nun glüht man zum Verjagen des Salmiaks und wägt.

Kretzschmar modifizierte diese Methode, indem er die mit Chlorbarium und nachher mit Ammoniak und Ammoncarbonat gefällte Lösung samt dem Niederschlage zur Trockne bringt und bei 110° trocknet. Der trockene Rückstand wird unter Zusatz von einigen Tropfen Ammoniak in heißem Wasser gelöst, filtriert und nach dem Nachwaschen des Filters wie früher zur Trockne gebracht.

Modifikation von Hurtley und Orton. Die Th. Lehmannsche Methode der Kalium- und Natriumbestimmung haben Hurtley und Orton[3]) in der Weise modifiziert, daß sie 50—100 ccm Harn auf dem Wasserbade in einer Platinschale völlig verdampfen und dann 5—10 ccm Nordhäuser Vitriolöl zusetzen. Man bedeckt die Platinschale mit einem Uhrglas und erhitzt die Schale leicht, dann, wenn die Gasentwicklung vorbei ist, erhitzt man mit einer ganz kleinen Flamme, bis die Flüssigkeit ganz farblos wird. Nun entfernt man das Uhrglas und verdampft den Überschuß der Schwefelsäure, erhöht die Temperatur so, daß die Pyrosulfate in Sulfate verwandelt werden und die Ammonsalze sich völlig verflüchtigen.

Nun kann man nach zwei Verfahren vorgehen, beim ersteren Verfahren wird das Magnesium entfernt, beim zweiten Verfahren bleibt eine minimale Menge von Chlormagnesium bei den Alkalichloriden.

Erstes Verfahren: Man löst den Rückstand in der Platinschale in verdünnter Salzsäure und gießt die Lösung in etwa 10 ccm einer heißen, gesättigten Lösung von Ammonoxalat und setzt dann Ammoniak zu. Nach einigen Stunden filtriert man von der Fällung und wäscht mit verdünntem Ammoniak. Nun verdampft man das Filtrat in einer Platinschale und verbrennt. Indem man den Rückstand in einer Porzellanschale mit Salpetersäure abraucht, verwandelt man das Metaphosphat in Orthophosphat. Zu der Lösung, welche einen kleinen Überschuß von Salpetersäure enthält, gießt man 25—40 ccm einer 10proz.

---

[1]) R. Přibram u. Gregor, Zeitschr. f. analyt. Chemie **38**, 401.
[2]) Th. Lehmann, Zeitschr. f. physiol. Chemie **8**, 508 [1884].
[3]) Hurtley u. Orton, Journ. of Physiol. **30**, 10.

Lösung von salpetersaurem Silber und .versetzt sie mit Bariumsulfat, bis die Lösung neutral ist. Hierauf filtriert man und entfernt das überschüssige Silber aus dem Filtrat mit Salzsäure. Bevor man das Barium nun entfernt, ist es notwendig, die Lösung durch Eindampfen und Verbrennen in einer Platinschale von Ammonsalzen zu befreien. Der Rückstand wird in Wasser gelöst, wenn notwendig, filtriert und das Barium mit kohlensaurem Ammon und Ammoniak gefällt. Die Fällung wird mit heißem Wasser, welches eine Spur Ammoniak enthält, ausgewaschen. Das Filtrat, welches Kalium und Natrium als Nitrat enthält, wird mehrere Male in einer Porzellanschale mit Salzsäure abgedampft und dann zur Vertreibung der Ammonsalze verbrannt. Den Rückstand löst man in Wasser; die filtrierte Lösung wird in einem gewogenen Platintiegel oder einer Platinschale eingedampft und das Gewicht von Chlorkalium und Chlornatrium bestimmt. Diese Salze löst man dann in Wasser und füllt in einem Meßfläschchen auf genau 100 ccm auf. In 50 ccm der Lösung titriert man mit Silberlösung und Natriumchromat als Indicator das Chlor. Wenn x die Menge von Chlorkalium und y die Menge von Chlornatrium ist, dann ist $x + y = A$ das Gewicht der beiden Alkalichloride und $\dfrac{35,5\,x}{74,5} + \dfrac{35,5\,y}{58,5} = B \cdot 0{,}003555$, wobei B die Anzahl von Kubikzentimeter $^1/_{10}$ n-Silberlösung ist, daraus ergibt sich $x = 0{,}027239 \cdot B - 3{,}656 \cdot A$.

Zweites Verfahren: Zu der Lösung des festen Rückstandes in verdünnter Salzsäure gibt man 3 g Bariumcarbonat für je 50 ccm Harn. Dann läßt man 1—2 ccm einer gesättigten Ätzbarytlösung oder Bariumchloridlösung einfließen, filtriert das sich rasch absetzende Präcipitat und wäscht es. Das Filtrat erhitzt man und läßt nacheinander Ammoniak und kohlensaures Ammon zufließen. Wenn die Mischung erkaltet ist, filtriert man sie, verdampft das Filtrat in einer Platinschale oder einem Platintiegel, verbrennt es und bestimmt Kalium und Natrium wie bei der ersten Methode.

Methode von Garrat. Garrat[1]) bestimmt Kalium und Natrium folgendermaßen: In einen Jenaerkolben von 300 ccm mißt man 100 ccm Harn und 50 ccm Wasser, gibt 2 g trockenes Calciumsulfat hinzu, schüttelt gut, setzt einen Tropfen Phenolphthalein hinzu und trockenes Calciumhydrat unter Umschütteln so lange, bis die rote Farbe permanent ist. Dann gibt man noch $^1/_2$ g Kalkhydrat hinzu, schüttelt wieder, erwärmt im Wasserbad auf 55°, verschließt nachher mit einem Gummistopfen und läßt den Kolben noch 15 Minuten auf dem Bade. Dann nimmt man ihn vom Bade und läßt ihn über Nacht in der Kälte stehen. Hierauf dekantiert man die Flüssigkeit durch ein trockenes Filtrierpapier in eine Meßflasche, welche eine Marke bei 100 und eine zweite bei 102,1 hat, filtriert 100 ccm ab, gibt 1 g gepulvertes kohlensaures Ammon hinzu und bis zur zweiten Marke starkes Ammoniak, schüttelt gut um, und filtriert nach kurzer Zeit durch trockenes Filtrierpapier. Nun nimmt man 76,5 ccm, entsprechend 50 ccm Harn, und verdampft sie in einer Platinschale mit 3 g Ammonsulfat zur Trockne, verbrennt vorsichtig bis zur grauen Asche, feuchtet mit konz. Schwefelsäure an und verbrennt bis zum konstanten Gewicht über einer blasenden Bunsenflamme. Dann wägt man die Sulfate, setzt ungefähr 1 ccm Salzsäure hinzu und spült mit heißem Wasser in ein großes Becherglas. Wenn man ungefähr 250 ccm Filtrat hat, so fällt man fast siedend mit doppeltnormaler Bariumchloridlösung, und zwar je 1 ccm dieser Lösung für jede 0,14 g des Rückstandes. Man bedeckt über Nacht,

---

1) Garrat, Journ. of Physiol. **27**, 507.

dekantiert durch aschefreies Filtrierpapier, wäscht durch Dekantation mit Wasser und bestimmt das Bariumsulfat in üblicher Weise. Von dem Gesamtsulfat subtrahiere man 0,001 für Calciumsulfat und 0,0005 für Magnesiumsulfat. Dann ist X der Rückstand. Vom Bariumsulfat subtrahiere man 0,0025 g und Y ist der Rückstand. Dann ist $(Y \cdot 0{,}7476) - X \cdot 4{,}4174 =$ Natriumsulfat und $X -$ Natriumsulfat $=$ Kaliumsulfat.

Daraus berechnet man K und Na. Der Wert für Kaliumsulfat (K_2SO_4) mit dem Faktor 0,4491 multipliziert, gibt das Gewicht K, mit dem Faktor 0,5408 multipliziert, das Gewicht K_2O.

Der Wert für Natriumsulfat (Na_2SO_4) mit dem Faktor 0,3243 multipliziert, gibt das Gewicht Na, mit dem Faktor 0,4386 multipliziert, das Gewicht Na_2O.

Bestimmung des Kaliums im Harn nach W. Autenrieth und R. Bernheim [1]) als Kobaltikaliumnitrit bzw. Kaliumperchlorat. Man versetzt 50 ccm des filtrierten Harns mit 6—10 ccm Kobaltreagens.

Dieses Reagens wird dargestellt, indem man 30 g krystallisiertes Kobaltnitrat in 60 ccm Wasser löst, mit 100 ccm einer Natriumnitritlösung, welche 50 g Natriumnitrit enthält, mischt und 10 ccm Eisessig zusetzt; nach einigen Sekunden beginnt eine lebhafte Entwicklung von farblosem Stickoxydgas, und das Kobalt geht in die dreiwertige Form über, was sich an der Farbenänderung der Lösung erkennen läßt. Da das käufliche Natriumnitrit meist eine Spur Kali enthält, setzt das Reagens beim Stehen über Nacht gewöhnlich ein wenig eines gelben Niederschlages ab, von dem dann abfiltriert wird. Diese Lösung läßt sich ungefähr 3 Wochen unverändert aufbewahren.

Der mit dem Kobaltreagens versetzte Harn wird gut durchgeschüttelt; dann läßt man etwa 8 Stunden, am besten über Nacht, absitzen, bringt den entstandenen Niederschlag von Kobaltgelb auf ein nicht zu kleines, aschenfreies Filter, spült ihn mit 40—60 ccm kalten Wassers, das mit einigen Kubikzentimetern Kobaltreagens versetzt ist, aus und trocknet ihn bei 110 bis 120°. Ein vollständiges Auswaschen des gelben Niederschlages ist unnötig, da er nicht zur Wägung gelangt. Den trockenen Niederschlag löst man durch Aneinanderreiben der Filterflächen oder mit Hilfe einer Federfahne vom Papier und bringt ihn in eine flache Porzellanschale, verascht das Filter im Platintiegel, zieht die Asche mit heißem Wasser aus und bringt die filtrierte Lösung zum Niederschlag in die Porzellanschale. Nun läßt man tropfenweise 10 ccm einer 25 proz. Salzsäure in die Porzellanschale zufließen und erhitzt diese gelinde auf dem Wasserbade. Der Niederschlag löst sich mit tiefblauer Farbe. Man setze die Salzsäure nur langsam zu und erwärme nur gelinde, weil beim Lösen meist ein starkes Aufschäumen auftritt und sonst durch Herausspritzen ein Verlust eintreten könnte. Am besten bedeckt man das Porzellanschälchen bei der Zersetzung des Nitrits mit einem Uhrglas. Die erhaltene blaue salzsaure Lösung dampft man auf dem Wasserbade zur Trockne ein und übergießt den Rückstand mit etwas Wasser, setzt dann 10 ccm einer 18 proz. Überchlorsäure zu (spez. Gew. 1,12 E. Merck, Darmstadt), rührt gut durch, dampft wieder ein, bis weiße Nebel von Überchlorsäure auftreten und der Rückstand staubtrocken ist. Das trockene Gemenge der Perchlorate wird mit etwa 10 ccm eines 90 proz. Alkohols, der 0,2% Überchlorsäure enthält, gut durchgerührt, die Perchlorate von Natrium und Kobalt gehen hierbei in Lösung, während das Kaliumperchlorat $KClO_4$ ungelöst bleibt. Dieses wird auf einem Goochtiegel mit dichtem Asbestpolster gesammelt, erst mit einigen Kubikzentimetern

---

[1]) W. Autenrieth u. R. Bernheim, Zeitschr. f. physiol. Chemie **37**, 29 [1903].

überchlorsäurehaltigem Alkohol, dann aber mit einer Mischung aus gleichen Teilen Alkohol und Äther so lange ausgewaschen, bis eine Probe des Filtrates beim Eindunsten im Uhrschälchen kaum einen Rückstand mehr zurückläßt. Der Goochtiegel mit dem Kaliumperchlorat wird bei 120—130° zur Konstanz getrocknet. Die dem Kaliumperchlorat entsprechende Menge Kalium erfährt man, wenn man das Gewicht des erhaltenen Perchlorates mit 0,28247 multipliziert.

Schnellbestimmung von Kalium und Natrium im Harn nach Léon Garnier.[1]) Diese Methode ist eine Kombination der Garratschen mit der Autenrieth-Bernheimschen Methode. In einen 300 ccm fassenden Erlenmeyer-Kolben gibt man 100 ccm filtrierten Harn resp. 150 ccm Harn, wenn das spezifische Gewicht niedriger als 1,010 ist, 50 ccm Wasser, 2 g Calciumsulfat, 1 Tropfen Phenolphthalein, setzt trockenen gelöschten Kalk bis zur roten Reaktion und dann weitere 5 g Kalk zu, bringt den Kolben in ein Wasserbad von 55°, schließt ihn dann gleich mit einem Gummistopfen, läßt ihn 15 Minuten darin, läßt erkalten, filtriert am nächsten Tage in einen Kolben mit Marken 100 und 102,1 ccm, füllt bis zur Marke 100 auf, gibt dazu 1 g Ammoncarbonat, füllt mit starkem Ammoniak bis 102,1 auf, und verschließt gut. Nach dem Absetzen filtriert man, gibt vom Filtrat 76½ ccm entsprechend 50 resp. 75 ccm Harn in eine Platinschale, verdampft zur Trockne, verglüht vorsichtig zur Kohle und feuchtet mit 3 ccm Schwefelsäure an und glüht die Asche weiß. Das Anfeuchten mit Schwefelsäure wiederholt man, bis die Asche weiß ist. Das Gewicht des Rückstandes in der Schale minus 0,0015 g (Korrektur für Calciumsulfat) entspricht der Summe von Kalium und Natrium in Form von Sulfaten. Zur Bestimmung des Kaliums läßt man 50 ccm Harn mit 12—20 ccm Natriumkobaltnitritlösung über Nacht stehen, filtriert durch ein aschefreies Filter, wäscht den entstandenen Niederschlag von Kobaltgelb durch Dekantieren mit 50 ccm Wasser, dem 5 ccm Kobaltreagens zugesetzt wurden, behandelt denselben mit 10 ccm halb verdünnter Salzsäure in der Wärme bei bedecktem Glase, so daß eine klare blaue Lösung entsteht. Man fügt zu derselben die wässerige Lösung der Filterasche, verdampft auf dem Wasserbad zur Trockene, löst den Rückstand in einigen Kubikzentimetern Wasser unter Zusatz von 10 ccm 18 proz. Perchlorsäure, dampft von neuem bis zur Abscheidung von Krystallen ein, wäscht den Rückstand mit 15—20 ccm Alkohol, dem man etwas Überchlorsäure zusetzt, sammelt das Kaliumperchlorat in einem Goochtiegel, dessen Asbestlage vorher mit Schwefelsäure gewaschen wurde, wäscht mit Alkohol und trocknet bei 130°. Um aus dem Kaliumperchlorat das Sulfat zu berechnen, multipliziert man mit 0,6284; subtrahiert man das berechnete Kaliumsulfat von der Summe der Sulfate, so erhält man das Gewicht des Natriumsulfates.

Bestimmung von Kalium und Natrium nach der A. Neumannschen Säuregemischveraschungsmethode. Man muß die freie Schwefelsäure nach Beendigung der Operation möglichst verdampfen, zu welchem Zwecke man sie quantitativ mit wenig Wasser in eine Platinschale überspült und diese über freiem Feuer zur Trockne bringt. Da die Alkalien als Sulfate vorhanden sind, so sind sie hier nicht flüchtig. Dann entfernt man die Schwefelsäure durch Zusatz von Chlorbarium und Alkalischmachen mit reinstem, alkalifreiem Ätzbaryt, den man bis zur alkalischen Reaktion hinzusetzt. Man filtriert, wäscht den Niederschlag gut aus und fällt im Filtrate mit Ammoniak und kohlensaurem Ammon den

---

[1]) L. Garnier, Compt. rend. de la Soc. de Biol. **58**, 549, 551.

überschüssigen Baryt, filtriert nach 12 Stunden, dampft das Filtrat ein und glüht schwach zur Entfernung der Ammonsalze. Dann setzt man eine kleine Messerspitze chlorfreies Quecksilberoxyd, das man in einem Reagensglas mit Wasser fest durchgeschüttelt hat, samt dem Wasser zu, verdampft wieder auf dem Wasserbade und erhitzt wieder sehr vorsichtig unter dem Abzuge eine Stunde lang, nimmt dann mit Wasser auf und filtriert in einen gewogenen Platintiegel. Man verdampft die Lösung, glüht den Tiegel ganz schwach und wägt. Die erhaltene Zahl gibt die Summe von Chlorkalium und Chlornatrium.

Um Kalium und Natrium zu bestimmen, trennt man diese beiden Metalle am besten mit Platinchlorid. Man fällt das Kaliumplatinchlorid und berechnet das Natrium aus der Gewichtsdifferenz. Man löst die gewogenen Chloride in möglichst wenig Wasser auf und setzt die berechnete Menge Platinchloridlösung von bekanntem Gehalt dazu, welche alles Kalium und Natrium in das Platindoppelsalz zu verwandeln vermag. Man verdampft nun die Lösung bis zur schwachen Sirupdicke, denn Kaliumplatinchlorid ist in einer gesättigten Lösung von Natriumplatinchlorid so gut wie unlöslich. Man dampfe nicht zu stark ein, weil sonst das Auswaschen des Natriumplatinchlorids mit Alkohol sich sehr schwierig gestaltet. Man wäscht nun durch ein E. Ludwigsches Glaswollfilter (Fig. 4, S. 72) mit absol. Alkohol dekantierend das Natriumplatinchlorid aus. Hierauf wäscht man mit einer Mischung von gleichen Teilen absol. Alkohol und Äther und schwemmt dann das zurückgebliebene helle Kaliumplatinchlorid auf ein getrocknetes und gewogenes Glaswollfilter auf, trocknet bei 110° und wägt.

Die Menge Kalium (K) erhält man durch Multiplikation des gefundenen Wertes für Kaliumplatinchlorid mit dem Faktor 0,1612, die Menge K_2O durch Multiplikation des Wertes für Kaliumplatinchlorid mit dem Faktor 0,1941. Die Menge von Chlorkalium erfährt man, wenn man den Wert für Kaliumplatinchlorid mit dem Faktor 0,307122 multipliziert. Durch Subtraktion des berechneten Wertes für Chlorkalium, von dem gefundenen Werte für die Summe der Chloralkalien erfährt man die Menge von Chlornatrium. Aus dem berechneten Werte für Chlornatrium ermittelt man den Gehalt an Natrium durch Multiplikation mit dem Faktor 0,3940, den Wert für Na_2O durch Multiplikation des Wertes für Chlornatrium mit dem Faktor 0,5308.

Zur Berechnung der notwendigen Menge Platinchlorid für die Trennung nach der Platinmethode nimmt man an, daß die Summe p der Chloride ganz aus Chlornatrium besteht und nimmt eine 10 proz. Platinchloridlösung in Wasser und erhält dann x (Kubikzentimeter Platinchlorid) $= \dfrac{194,8 \cdot 10}{2 \cdot 58 \cdot 45} \cdot p = 16,66 \cdot p$.

Eisen.

Das Eisen wird hauptsächlich durch den Kot ausgeschieden, so daß im Harn meistens nur Spuren vorhanden sind. Eine Katze scheidet im Hunger täglich 0,0014—0,0017 g Eisen aus (Bidder und Schmidt). Ein großer hungernder Hund nach J. Forster 0,0013—0,0049 g.

Das Eisen ist in zwei Formen im Harne enthalten, als locker gebundenes und als fest gebundenes. Ersteres läßt sich mit Schwefelammon fällen und beträgt beim normalen Hunde 16,6% des Gesamteisens. Das gesamte Eisen beim gleichen Hunde betrug ca. 1 mg Fe in 24 Stunden. Der Hund war 17 kg schwer. Im Kaninchenharn bei einem 2 kg schweren Kaninchen wurden in 24 Stunden 0,907 mg locker gebundenes Eisen gefunden. Im Ziegenharn 1,8 mg, im Hammel-

harn 0,16 mg, im Ochsenharn 43,8 mg locker gebunden. Im normalen Menschenharn hingegen finden sich im Gegensatz zu diesen Befunden niemals meßbare
Mengen locker gebundenen Eisens. Unter pathologischen Bedingungen findet
man aber auch im Menschenharn locker gebundenes Eisen.

Bei einigen Krankheiten ist das Gesamteisen im Harn gesteigert, und
zwar bei Blutkrankheiten hauptsächlich durch Auftreten von locker gebundenem
Eisen. Man kann durch arzneiliche Eisengaben beim eisenarm ernährten Hund
und beim Menschen eine Steigerung der Ausfuhr erzielen[1]).

Das Eisen ist im Harn in kolloidaler Form vorhanden und geht bei der
Dialyse nicht heraus. Die Gesamteisenausscheidung im normalen Menschenharn beträgt 0,41—1,87 mg, im Durchschnitt also 1 mg täglich.

Der Mittelwert von R. Gottlieb ist 2,59 mg pro Tag. Verfüttert man Eisen
an Menschen, so fällt in der ersten Zeit der Eisengehalt im Harn fast auf 0,
dann findet eine Zunahme statt, aber nur bis zu den normalen Eisenwerten,
steigt aber nicht über dieselben hinaus.

Im Harn, in der Milch und im Magensaft befinden sich die Eisensalze als
Ferroverbindungen, nicht aber im Blutserum.

A. Richaud und Bidot[2]) geben eine Reaktion zur Unterscheidung von
Ferro- und Ferrisalzen an, welche darin besteht, daß man zur Lösung eines
Ferrosalzes einige Tropfen einer Lösung von 25 g Natriumphosphorwolframat,
5 ccm Salzsäure und 250 ccm destillierten Wassers gibt; alkalisiert man nachher mittels Natronlauge, so entsteht eine blaue Farbe, welche durch Ansäuern
verschwindet. Die Ferrisalze geben diese Reaktion nicht. Im Harn scheint
diese Reaktion nicht eindeutig zu sein.

Eisenbestimmung im Harne nach E. W. Hamburger.[3]) Man verdampft die
Flüssigkeit zur Trockne, verkohlt in einer Platinschale vollständig, übergießt
die Kohle mit rauchender Salzsäure und erwärmt auf dem Wasserbad, bringt die
Kohle auf ein aschefreies schwedisches Filter, wäscht mit heißem Wasser bis
zum Verschwinden der sauren Reaktion, spült dann vom Filter wieder in die
Platinschale, übergießt mit einer kleinen Menge verdünnter Schwefelsäure,
konzentriert auf dem Wasserbade und verbrennt die Kohle vollständig. Zu
der Asche wird das früher erhaltene Filtrat hinzugefügt und nach Zusatz von
Schwefelsäure auf dem Wasserbade möglichst eingeengt, dann die Schwefelsäure durch vorsichtiges Erhitzen verjagt und der Rückstand nochmals geglüht.
Das gebildete, schwer lösliche Eisenoxyd löst man in einer Lösung von 8 Gewichtsteilen konz. Schwefelsäure und 3 Gewichtsteilen Wasser. Das Eisenoxyd
löst sich vollständig, wenn man zum Sieden erhitzt.

Bei Kotanalysen bildet sich so viel Kalksulfat, daß man von diesem
vorher abfiltrieren muß.

Die Lösung wird nun in einen Kolben gebracht, und zwar in einen doppelt
tubulierten, mit eingeschliffenen Gasleitungsröhren. Das eine Rohr, durch welches
die Kohlensäure eingeleitet wird, befindet sich im oberen Quadranten des Kolbens
und ist so kurz, daß es nicht in die Flüssigkeit eintaucht, sondern nur bis an
die Oberfläche der Flüssigkeit reicht. Das andere Rohr, durch welches die Gase
entweichen, ist im Halse des Kolbens eingeschnitten und ist 6 mm weit und geht
25 cm senkrecht in die Höhe, dort ist es wieder senkrecht nach unten gebogen und
taucht mit der unteren Mündung in die vorgelegte Flüssigkeit, so daß keine Luft

[1]) O. Wolter, Biochem. Zeitschr. **24**, 108, 125 [1910].
[2]) A. Richaud u. Bidot, Journ. de Pharm. et de Chim. [6] **29**, 230 [1909].
[3]) E. W. Hamburger, Zeitschr. f. physiol. Chemie **2**, 191 [1879]; **4**, 249 [1880];
s. auch H. Huppert, Zeitschr. f. physiol. Chemie **17**, 87 [1893].

in den Kolben dringen kann. Der Kolben faßt 500 ccm (s. Fig. 23). Man spült die Lösung in den Kolben, setzt eine reichliche Menge schwefliger Säure als Reduktionsmittel zu, setzt die Rohre ein und läßt, während die Flüssigkeit fast bis zum Sieden erhitzt wird, einen lebhaften Kohlensäurestrom durch den Kolben gehen. Die Kohlensäure wäscht man mit schwefelsaurem Kupfer und dann mit Soda. Das Austreiben der schwefligen Säure dauert mehrere Stunden, schließlich prüft man das entweichende Gas mit einer stark verdünnten Permanganatlösung. Wenn sich diese nach 20 Minuten nicht ändert, so ist die schweflige Säure völlig entfernt. Man läßt die Flüssigkeit im Kohlensäurestrom erkalten, spritzt die in den Kolben reichenden Rohrstifte mit ausgekochtem Wasser ab und titriert mit Permanganat in der Kälte bis zum Auftreten der Rotfärbung. 1 ccm der $n/_{10}$-Kaliumpermanganatlösung entspricht 5,59 mg Fe, 7,19 mg FeO, 7,99 mg Fe_2O_3. Sowohl Schwefelsäure als Salzsäure müssen eisenfrei sein, wovon man sich besonders überzeugen muß.

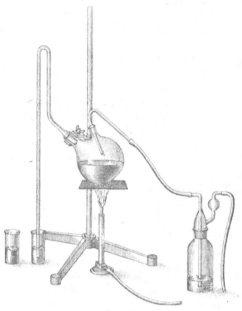

Fig. 23.

Bestimmung des Eisens im Harn nach R. Gottlieb.[1]) Man dampft die ganze Tagesmenge ein und verbrennt den Rückstand in einer irdenen Muffel. Die vollkommen weiße Harnasche wird mit Wasser extrahiert und das darin Unlösliche in wenig Salzsäure gelöst. Die salzsaure Lösung dient zur Bestimmung des Eisens. Man vermeide sorgfältig jede Verunreinigung mit Eisen. Zur salzsauren Lösung des Eisens und der Phosphate setzt man einige Tropfen einer 1 proz. Chlorzinklösung, dann fällt man mit Ferrocyankalium unter Vermeidung eines größeren Überschusses aus. Der flockig ausfallende Niederschlag setzt sich gut ab. (Das Eisen wird bei diesem Verfahren aus saurer Lösung als Berlinerblau abgeschieden. Der ungemein fein verteilte Niederschlag kann aber als solcher nicht gut filtriert werden, wird aber durch den Zusatz einer geringen Menge von dem grobflockigen Niederschlag von Ferrocyanzink leicht und gut filtrierbar.) Der unter allen Umständen vorhandene geringe Überschuß von Ferrocyankalium muß durch Chlorzinkzusatz wieder abgeschieden werden, und wenn in der klaren Flüssigkeit ein Tropfen Chlorzinklösung keinen Niederschlag mehr erzeugt, dieses also im Überschuß vorhanden ist, nach beliebig langem Absetzen filtriert. Nachdem man, um die Phosphate wegzubringen, mit saurem Wasser nachgewaschen, schreitet man zur Zerlegung des Niederschlags auf dem Filter in 2 proz. heißer Kalilauge. Nach vollständiger Zersetzung des Niederschlags wäscht man zuerst mit heißem, dann mit kaltem Wasser alles aus der Zersetzung stammende gelbe Blutlaugensalz sehr gut

---

[1]) R. Gottlieb, Archiv f. experim. Pathol. u. Pharmakol. **26**, 140.

aus. Nach gründlichem Auswaschen wird der Niederschlag mit verdünnter Salzsäure gelöst und das Eisen im Filtrat mit Ammoniak gefällt. Dieser nach einmaligem Lösen mit Ammoniak gefällte Niederschlag von Eisenoxydhydrat enthält noch mitgerissenes Zink und würde etwas zu große Zahlen ergeben. Durch mehrmaliges Lösen des Niederschlags und Wiederausfällen läßt er sich aber ganz gut vom mitgerissenen Zink befreien. Man glüht nun den Niederschlag im Porzellantiegel und wägt ihn als Fe_2O_3. Man berechnet daraus Fe durch Multiplikation des gefundenen Wertes mit den Faktor 0,6996.

Methode von C. A. Socin. Socin verdampft die organische Substanz, nachdem er sie in einer Platinschale mit Sodalösung deutlich alkalisch gemacht und mit dem gleichen Quantum Sodalösung, wie er es zum Alkalischmachen verbraucht, versetzt hat, auf dem Wasserbade. Ist der Stoff von Anfang an alkalisch, so werden auf 100 g $^1/_2$—1 g Soda zugesetzt. Die verdampfte Substanz wird im Trockenschrank bei 120° getrocknet, nur Harn bleibt dickflüssig. Die trockene Substanz wird bei beginnender Rotglut verkohlt, die Kohle mit heißem Wasser ausgelaugt, durch ein aschefreies Filter filtriert, ausgewaschen, Filter und Kohle in das Platingefäß zurückgegeben, auf dem Wasserbade eingedampft und im Trockenkasten völlig getrocknet. Der Wasserauszug wird in zwei Teile geteilt. In der einen Hälfte wird durch Zusatz von Ammoniak und Schwefelammon auf anorganisches Eisen, in der anderen durch Übersättigen mit Salzsäure und Zugeben von Eisenchlorid auf etwa entstandene Ferrocyansalze geprüft. Socin fand nie anorganisches Eisen im Auszug und auch nie Ferrocyankalium.

Die vollständig trockene Kohle, welche das Eisen enthält, mit dem Filter wird nun vollends eingeäschert, die Asche wird mit heißem Wasser und verdünnter Salzsäure aufgenommen, wieder eingedampft und bei aufgelegtem Deckel vorsichtig auf ca. 110° erwärmt. Die allenfalls gelöste Kieselsäure fällt bei diesem Verfahren aus und wird unlöslich. Die Asche wird zum zweiten Male in möglichst wenig Wasser und etwas Salzsäure gelöst, durch ein aschefreies Filter filtriert und dieses ausgewaschen; das Filtrat wird mit ein wenig Ammoniak abgestumpft und nach dem Erkalten das Eisen mit essigsaurem Ammon als phosphorsaures Eisen gefällt. Der flockige Niederschlag wird in bedecktem Glase ca. 12 Stunden zum Absetzen hingestellt, durch ein aschefreies Filter filtriert, mit kaltem Wasser ausgewaschen, bis das Wasser rein abläuft, im Trockenschrank bei 120° getrocknet, der Niederschlag vom Filter möglichst entfernt, das Filter in einem Porzellantiegel verbrannt, der Niederschlag dazugegeben, geglüht und dann gewogen. Nach dem Wägen wird mit verdünnter Salzsäure gelöst, auf dem Dampfbade eingeengt, bis die Hauptmasse der Salzsäure verflüchtigt ist, mit Schwefelsäure aufgenommen, mit granuliertem Zink im Ventilkolben auf dem Wasserbade reduziert, bis eine mit der Capillarpipette entnommene Probe Rhodankaliumpapier sich nicht mehr rot färbt, und mit Permanganatlösung titriert[1]). Umrechnung s. o.

Reduktion des Eisenoxyds zu Eisenoxydul.[2])

O. Krummacher[3]) geht bei der Reduktion des Eisens folgendermaßen vor. Die erhaltene schwefelsaure Eisenlösung, welche 3 ccm konzentrierte Schwefelsäure in 60 ccm Gesamtflüssigkeit enthält, wird mit einem Gramm

---

[1]) C. A. Socin, Zeitschr. f. physiol. Chemie **15**, 93 [1891].
[2]) S. auch S. 75.
[3]) O. Krummacher, Zeitschr. f. Biol. **40**, 266 [1910].

reinem Zink nach Zusatz von 3 Tropfen Platinchlorid (1 : 20) unter Anwen
dung von Wärme im Kohlensäurestrom reduziert. Das Platinchlorid is
wegen seiner katalytischen Wirkung notwendig, weil sich reines Zink i
Schwefelsäure der genannten Konzentration äußerst schwer löst. Die Reduktio
geschieht in einem 200 ccm fassenden Kölbchen, welches mit einem doppel
durchbohrten Gummipfropfen versehen ist. In der einen Öffnung desselbe
steckt eine knieförmig gebogene Glasröhre, welche mittels eines Schlauches mi
einem Kohlensäureapparat verbunden ist. Durch die andere Öffnung führt ei
gerades, mit einem Bunsenventil versehenes Glasrohr. Das Bunsenventil mach
man, indem man in ein etwa 4 cm langes Stück Kautschukschlauch einen 1 cm
langen Längsspalt mit dem Messer einschneidet. Das eine Ende des Schlauche
wird über die Glasröhre gezogen, das andere mit einem Glasstopfen verschlossen
so daß der Längsspalt frei bleibt, dem Kölbchen wird durch Festklemmen ein
schräge Lage gegeben, so daß nur die Wand des kugligen Teiles von verspritzte
Flüssigkeit getroffen werden kann. Zunächst wird zur Verdrängung der Luf
im Kölbchen einige Minuten Kohlensäure bei geöffnetem Ventil hindurch
geleitet, hierauf das Ventil geschlossen und nunmehr die Flüssigkeit bis nah
zum Sieden erwärmt, vorher aber die Verbindung mit dem Kohlensäureapparat
durch einen Quetschhahn abgesperrt. Beim Erwärmen entweicht anfang
etwas Gas durch das Bunsenventil. Ist alles Zink gelöst, so wird die Flamm
entfernt und durch Öffnung des Quetschhahnes die Verbindung mit dem Kohlen
säureapparat wiederhergestellt. Es strömt dann so viel Kohlensäure nach
bis der Druck im Kölbchen gleich demjenigen im Apparat ist. Durch den ge
ringen Überdruck des Apparates wird das Ventil nicht getrennt.

Bei **Kotanalysen** empfiehlt es sich bei der Eisenbestimmung, die be
Rotglut erhaltene graue Asche mit konzentrierter Salzsäure zu übergießen
etwas Wasser hinzuzufügen und auf dem Wasserbade zu erwärmen, dann fil
triert man die Flüssigkeit und wäscht die Asche bis zur neutralen Reaktio
aus. Den Rückstand glüht man wieder, bis er vollkommen weiß wird. Au
neuerlichen Zusatz von Salzsäure wird wieder Eisen extrahiert, daher mu
man, um alles Eisen aus der Asche zu ziehen, 3—4 mal mit Salzsäure extra
hieren. Man setzt nun Schwefelsäure hinzu, nachdem man alle Filtrate ve
einigt hat, dampft ein, glüht gelinde, um die Salzsäure zu entfernen, weil dies
die Titration mit Permanganat beeinträchtigt. Das direkte Extrahieren mi
Schwefelsäure ist untunlich, weil das Eisenoxyd nur sehr schwer in Schwefe
säure löslich ist. Wenn man den nach der obigen Vorschrift erhaltenen Rück
stand mit Schwefelsäure in der Wärme behandelt, so bekommt man beim Ko
keine klare Lösung, man tut dann am besten, die ganze Masse mit Wasse
und Schwefelsäure auf 100 ccm in einem Meßkölbchen aufzufüllen, durch ei
trocknes Filtrierpapier 80 ccm abzufiltrieren und zur Analyse zu verwende
und auf 100 ccm umzurechnen.

Methode der Eisenbestimmung von Ripper und Schwarzer.[1]   Die voll
ständig weiß gebrannte, eisenhaltige Asche wird im Veraschungsgefäß mit konz
Salzsäure in der Wärme gelöst und in eine kleine Porzellanschale mit weni
Wasser überspült. Zu dieser Lösung setzt man 3—4 ccm Wasserstoffsuperoxy
und verdampft auf dem Wasserbade zur Trockne. Die erhaltene Krystallmasse
welche alles Eisen als Eisenchlorid enthält, wird mit 0,3 ccm Salzsäure vo
ca. 33% durchtränkt und in ein ca. 150 ccm fassendes Becherglas überspült
Man darf hierzu nicht mehr als 20 ccm Wasser verbrauchen. In diese Lösun

[1] Ripper u. Schwarzer, Journ. f. prakt. Chemie **1871**, 339; Chem.-Ztg. **18**, 3

werden 1,5—5 g festes Jodkalium eingebracht, das Bechergläschen wird mit einem Uhrgläschen bedeckt und 5—10 Minuten auf 60° erwärmt. Innerhalb dieser Zeit ist alles Eisenchlorid reduziert. Das ausgeschiedene Jod wird nach Zusatz von Stärkekleister und 100 ccm kaltem destilliertem Wasser mit $1/100$ n-Thiosulfatlösung titriert. Zeiterfordernis der ganzen Bestimmung 2 Stunden. Bei Gegenwart von Mangan kann man dieses Verfahren nicht ausführen.

Diese Methode beruht auf der Reaktion

$$2\,FeCl_3 + 2\,HJ \rightarrow 2\,HCl + 2\,FeCl_2 + J_2\,.$$

Da die Reaktion umkehrbar, muß stets ein großer Überschuß von Jodwasserstoff vorhanden sein, damit sie im Sinne von links nach rechts quantitativ verläuft. Empfehlenswerter ist es, den größten Teil der Salzsäure mit Natronlauge zu neutralisieren und die Luft durch Kohlensäure zu verdrängen; hierauf setzt man Jodkalium zu, verschließt die Flasche, schüttelt und läßt sie dann 20 Minuten in der Kälte stehen. Hierauf titriert man mit Thiosulfatlösung.

Eisenbestimmung nach der Säuregemischveraschung. Für diese benötigt man eine Eisenchloridlösung, welche 2 mg Fe im Kubikzentimeter enthält. Man erhält sie, wenn man genau 20 ccm der Freseniusschen Eisenchloridlösung, welche 10 g Fe im Liter enthält, in einen Litermeßkolben fließen läßt, mit etwa 2 ccm konz. Salzsäure (spez. Gew. 1,19) versetzt und dann genau zum Liter auffüllt. Man bewahrt diese Lösung in einer braunen Flasche auf.

Die dazu notwendige Freseniussche Lösung stellt man dar, indem man 10,04 g blank geputzten, dünnen, weichen Eisendraht (Blumendraht), entsprechend 10 g reinem Eisen, in einem schiefliegenden, langhalsigen Kolben in Salzsäure löst und die Lösung mit chlorsaurem Kali oxydiert, den Chlorüberschuß durch längeres, gelindes Kochen vollständig entfernt und die Lösung schließlich genau auf 1 l verdünnt. Man kann noch besser die salzsaure Lösung nach Zugabe des chlorsauren Kali bis auf ein sehr kleines Volumen abdampfen und dann erst in Wasser lösen und auf 1 l verdünnen.

Ferner braucht man ein Zinkreagens. Dieses bereitet man durch Auflösen von 25 g Zinksulfat und etwa 100 g Natriumphosphat, wobei jedes Reagens für sich gelöst wird, in Wasser, Zusammengießen der Lösung in einem Litermeßkolben, Auflösen des Zinkphosphatniederschlages mittels verdünnter Schwefelsäure und Auffüllen auf 1 l.

Es wird nun die mit Wasser verdünnte und etwa 10 Minuten gekochte Aschenlösung nach dem Abkühlen, und wenn wenig Eisen vorhanden, nach Zugabe von genau 10 ccm der oben beschriebenen Eisenchloridlösung mit 20 ccm Zinkreagens und dann mit Ammoniak unter Abkühlung so lange versetzt, bis der weiße Zinkniederschlag gerade bestehen bleibt. Nun setzt man einen geringen Überschuß von Ammoniak hinzu bis zum Verschwinden des Niederschlages und erhitzt zum Sieden. Sind in der Lösung aber viel Erdalkaliphosphate, so bleibt der weiße Niederschlag bestehen. Man muß dann gegen Lackmus gerade schwach alkalisch machen, dann scheidet sich ein krystallinischer Niederschlag ab. Man dekantiert von diesem durch ein Filter. (Das Filtrat darf mit Salzsäure und Rhodankalium sich nicht rot färben, sonst muß man alles nochmals erhitzen.) Den Niederschlag im Rundkolben wäscht man dreimal durch Dekantieren mit heißem Wasser. Das letzte Waschwasser darf mit Jodkalium, Stärkekleister und Salzsäure keine oder nur eine äußerst schwache Blaufärbung geben. Nun wäscht man den Trichter mit verdünnter heißer Salzsäure und dann mit heißem Wasser mehrfach in dem Kolben aus. Es ist dann das gesamte Eisen in Salzsäure gelöst im Rundkolben. Man neutralisiert mit verdünntem Ammoniak, bis gerade der Zinkniederschlag aufgetreten ist, und setzt 10 Tropfen verdünnter Salzsäure in der Siedehitze hinzu, so daß alles klar gelöst ist. Dann fügt man einige Kubikzentimeter Stärkelösung und ca. 1 g Jodkalium hinzu, erwärmt auf 50—60° und titriert das aus dem Jodkalium durch das Eisenoxydsalz äquivalent freigemachte Jod mittels Thiosulfatlösung, bis die blaue Farbe über Rotviolett gerade verschwindet.

Die hierzu notwendige, etwa $^1/_{250}$ n-Thiosulfatlösung erhält man auf folgende Weise. Man löst 40 g Natriumthiosulfat in 1 l Wasser und bewahrt die Lösung in einer braunen Flasche auf. Vor der Benützung verdünnt man 5 ccm auf 200 ccm. Oder: Man löst 1 g Natriumthiosulfat und 1 g Ammoncarbonat, beides annähernd genau abgewogen, zu 1 l Wasser und bewahrt in brauner Flasche auf. Die Titerstellung geschieht durch Einstellen auf 10 ccm der Eisenchloridlösung; die Titration wird folgendermaßen durchgeführt: 10 ccm der Eisenchloridlösung werden in einem Kolben mit etwas Wasser, einigen Kubikzentimetern Stärkelösung und etwa 1 g (nach dem Augenmaß) Jodkalium versetzt, auf etwa 50—60° erwärmt und mittels der Thiosulfatlösung titriert, bis die blaue Farbe über rotviolett gerade verschwindet. Die verbrauchten Kubikzentimeter Thiosulfatlösung entsprechen dann gerade 2 mg Fe. Die Lösung muß mindestens 5 Minuten farblos bleiben.

Berechnung: Ergab die Titerstellung z. B., daß 10 ccm der Eisenchloridlösung entsprechend 2 mg Fe 9,2 ccm Thiosulfatlösung erforderten und wurden bei der Titration 12,5 ccm Thiosulfat verbraucht, so berechnet sich aus der Proportion 9,2 : 2 = 12,5 : x der Wert für x = 2,72 mg Fe.

Bei etwa 500 ccm Harn muß man 10 ccm Eisenchloridlösung zufügen und dann die entsprechende Eisenmenge (2 mg) vom Endresultate subtrahieren.

20 ccm Zinkreagens sind ausreichend für 5—6 mg Fe. Man wählt die Substanzmenge für eine Bestimmung zweckmäßig so, daß darin 2—3 mg Fe vorhanden sind, z. B. bei Blut 5—10 g, bei getrockneten Faeces 3—5 g.

0. Woltersche Modifikation der A. Neumannschen Methode.[1]) Der Harn von 2 Tagen wird auf dem Wasserbade auf ein kleines Volumen eingedampft, dann mit 60 ccm starker eisenfreier Salpetersäure versetzt und so lange auf dem Wasserbade erhitzt, bis das Ganze fast ein gelber, starrer Brei wird. Dieser wird auf einem Sandbade in einer kleinen Porzellanschale zur Trockne gebracht und verkohlt. Nach dem Abkühlen wird die schwarze Masse mittels Glasspatels auf ein eisenfreies Filter gebracht und mit heißem Wasser gewaschen. Das Filtrat wird eingeengt, der Filterrückstand geglüht und in eisenfreier, verdünnter Salpetersäure oder Salzsäure gelöst, filtriert und die beiden vereinigten Filtrate mit Ammoniak neutralisiert. Hierauf wird das in Lösung befindliche Eisen mit Schwefelammon gefällt; den schwarzgrünen Schwefeleisenniederschlag, der stets etwas Calciumphosphat einschließt, sammelt man auf einem eisenfreien Filter, wäscht ihn mit kochendem Wasser und löst noch feucht mit 5proz. eisenfreier Salzsäure. Das so erhaltene, völlig klare Filtrat wird mit 2 ccm Wasserstoffsuperoxyd $^1/_2$—$^3/_4$ Stunden gekocht, um das Eisenchlorür zu Eisenchlorid zu oxydieren. Nach dem Abkühlen werden dann 2 g Jodkalium zugesetzt und das abgespaltene Jod mit $^1/_{100}$ n-Thiosulfatlösung und Stärke als Indicator zurücktitriert.

Dieses Verfahren vereinfachte Wolter, indem er eine Tagesportion Harn mit 30 ccm konz. eisenfreier Salpetersäure versetzt und in einer großen Porzellanschale auf dem Wasserbade einengt, dann wird die Flüssigkeit in einer kleinen Porzellanschale auf dem Sandbade bei großer Flamme getrocknet und bei kleiner Flamme verkohlt. Die Kohle wird mit Hilfe eines Glasspatels in einen Tiegel gebracht, die der Schale noch anhaftende Kohle wird mit heißem Wasser aufgenommen und mit Hilfe eines Gummiwischers in einen Glühtiegel

---

[1]) O. Wolter, Biochem. Zeitschr. **24**. 108 [1910].

gebracht. Dieser kommt bis zur Trockne aufs Wasserbad, dann werden beide Tiegel geglüht, der Glührückstand wird mit ca. 30 ccm 10 proz. eisenfreier Salzsäure gelöst und im Erlenmeyerkolben mit 2 ccm Wasserstoffsuperoxyd $^3/_4$ Stunden gekocht. Nach dem Erkalten werden 2 g Jodkalium und einige Tropfen frischer Stärkelösung hinzugesetzt, dann erfolgt die Titration mit $^1/_{100}$ n-Thiosulfatlösung. Eine Analyse dauert etwa 8—12 Stunden.

Zickgraf[1]) bestimmt Eisen im Harn, indem er zu 500 ccm 70 ccm einer verdünnten Eiweißlösung zufügt, mit verdünnter Essigsäure ansäuert und das Eiweiß $^1/_2$ Stunde lang im Wasserbade koaguliert. Die Eiweißlösung stellt er sich her, indem er frisches Eiklar mit 2 T. Wasser mischt und filtriert. Das koagulierte Eiweiß wird abfiltriert, gewaschen, getrocknet, im Porzellantiegel verbrannt, mit saurem schwefelsauren Kalium aufgeschlossen und nach der Reduktion mit Permanganat titriert. Für jedes Gramm verwendetes Zink zieht Zickgraf 0,24 mg Eisen ab. Es liegen keine Erfahrungen über diese Methodik vor. Über eine colorimetrische Methode zur Bestimmung kleiner Eisenmengen siehe H. Lachs und H. Friedenthal[2]).

Calcium und Magnesium.

Neubauer fand beim Menschen in der Tagesmenge Harn im Mittel 0,3098 g Calciumphosphat und 0,6343 g Magnesiumphosphat. O. Hammarsten schätzt die Erdphosphate auf täglich mehr als 1 g, wovon $^2/_3$ Magnesium-phosphat, $^1/_3$ Calciumphosphat sind. Unter normalen Verhältnissen scheidet ein Mann in mittleren Jahren 0,3909 g CaO und 0,1859 g MgO aus[3]).

Bei gemischter Kost fand Beckmann[4]) 0,49 g CaO und 0,29 g MgO beim Menschen. Bei Fleischkost fand Bunge 0,33 g CaO und 0,29 g MgO, bei vegetabilischer Diät 0,34 g CaO und 0,14 g MgO. Chatelig[5]) fand 0,353 bis 0,513 g CaO bei einem Selbstversuch und Tenbaum[6]) 0,42—0,694 g CaO.

G. Renvall[7]) fand hingegen große Mengen von Calcium im Harn, und zwar im Mittel 0,507—0,595 g, während im Kot 0,325 g und 0,331 g vor-handen waren. Im Harn waren also in den beiden Versuchsperioden 60,9 und 64,3% des Calciums, während Herxheimer nur 7% Calcium im Harn fand, ebenso bei einer Reihe anderer Beobachtungen.

Verfüttert man aber Calciumcarbonat, so ändert sich das Verhältnis ein wenig zugunsten des Kotes. Renvall fand ferner, daß die Calciumabgabe im Harn reicher ist als die Magnesiumabgabe, entgegen den früheren Be-obachtungen. Die größte Menge des eingeführten Ca und Mg wird nicht durch den Harn, sondern durch den Kot ausgeschieden, und zwar etwa zwei-mal soviel als durch den Harn. Bei Säuglingen und bei einzelnen Tierarten (Hund, Ziege und Hammel) wird sogar nur der zehnte Teil dieser Basen durch den Harn ausgeschieden.

Die im Kot enthaltene Kalkmenge kann bei gleicher Diät beim Menschen von 14—90 mg pro Kilo und Tag betragen, bei verschiedener Diät von 6 bis 150 mg. Beim Kaninchen werden während des Wachstums 80 mg Ca pro Kilo täglich durch den Kot ausgeschieden, nach der Wachstumsperiode 140 mg. Beim Greis nimmt die Kalkausscheidung durch den Harn ab. Der Calcium-gehalt des Kaninchenblutes ist ungefähr 0,05 g pro Liter[8]).

1) Zickgraf, Zeitschr. f. analyt. Chemie 41, 488 [1902].
2) H. Lachs u. H. Friedenthal, Biochem. Zeitschr. 32. 130 [1911].
3) Siegfried Neumann u. Bernhard Vas, Ung. Archiv f. Medizin 1894, 3. Jg.
4) Beckmann, Diss. Dorpat 1889.
5) Chatelig, Virchows Archiv 82, 437.
6) Tenbaum, Zeitschr. f. Biol. 33, 379.
7) G. Renvall, Skand. Archiv f. Physiol. 16, 112 [1904].
8) A. Fritsch, Thése de Nancy 1909.

Dicalciumphosphat (zweibasisches, neutrales oder einfachsaures Calciumphosphat) tritt manchmal als Sediment im Harn auf. Man kann es aus frischem, nicht alkalischem Harn darstellen, wenn man 100 ccm Harn mit 3 ccm Anilin umschüttelt und 20 ccm 90 proz. Alkohol zusetzt. Nach einem Tage erhält man es sehr schön krystallisiert[1]). Bei Pferden wird manchmal Gips (Calciumsulfat) im Harnsediment beobachtet.

Entfernung der Phosphorsäure vor der Calcium- und Magnesiumbestimmung. Da bei unrichtigem Arbeiten bei Gegenwart von Phosphorsäure bei der Calciumbestimmung Phosphat mitgefällt werden kann, entfernen viele Analytiker vorher die Phosphorsäure mit Eisen. Vor der Bestimmung von Calcium und Magnesium kann man die salzsaure Aschelösung vorsichtig mit Ammoniak versetzen, bis die Reaktion nur noch eine ganz schwachsaure ist, dann fügt man zur Entfernung der Phosphorsäure 5—10 ccm einer 10 proz. Eisenchloridlösung hinzu und Ammoniumacetatlösung, wobei ein rotbrauner Niederschlag von basisch-phosphorsaurem und basisch-essigsaurem Eisenoxyd in schwach essigsaurer Lösung entsteht, man setzt noch einige Tropfen Essigsäure hinzu und filtriert möglichst rasch ab. Den Niederschlag wäscht man mit einer sehr verdünnten heißen Ammonium-Acetatlösung, macht das Filtrat ammoniakalisch und bestimmt in der Lösung Kalk und Magnesia.

Bestimmung von Calcium und Magnesium im Harn.

Calcium und Magnesium kann man im Harn direkt bestimmen, ohne ihn zu veraschen. Selbstverständlich muß ein ev. Sediment, welches diese Metalle enthält, vorerst durch Säure in Lösung gebracht werden. Man versetzt 200 ccm Harn mit reichlich Ammoniak; hierbei fallen die Phosphate des Calciums und Magnesiums aus. Es ist immer im Harn genügend Phosphorsäure vorhanden, um beide Metalle als Phosphate zur Fällung zu bringen. Man läßt über Nacht stehen, filtriert und wäscht den Niederschlag auf dem Filter mit $2^{1}/_{2}$ proz. ammoniakalischem Wasser. Die auf dem Filter gebliebenen Salze löst man in möglichst wenig warmer, verdünnter Salzsäure, wäscht das Filter noch mehrmals mit warmem, salzsaurem Wasser aus. Die Lösung versetzt man mit viel Ammonacetat und einigen Tropfen Eisessig, erwärmt die essigsaure Lösung fast bis zum Kochen und setzt tropfenweise Ammonoxalat zu. Bei diesem Verfahren fällt kein Calciumphosphat aus. Nach 6 Stunden filtriert man ab und wäscht das krystallinisch gefällte Calciumoxalat mit heißem Wasser durch ein quantitatives Filter in ein reines bedecktes Becherglas, spült nun mit ammoniakalischem, ammonoxalathaltigem Wasser den oxalsauren Kalk auf das Filter, wäscht ihn noch auf dem Filter mehrfach mit kleinen Mengen ammoniakalischem Wasser, trocknet im Trockenschrank, gibt das Filter mitsamt Niederschlag in einen vorher ausgeglühten und gewogenen Platintiegel, verbrennt den Niederschlag und erhitzt ihn dann entweder im Gebläse oder im elektrischen Ofen oder über einem stark blasenden Teclubrenner bis zur Gewichtskonstanz. Der gefundene Wert ist CaO, aus dem man das Calcium berechnet, indem man mit dem Faktor 0,7149 multipliziert.

Titrimetrisch. Man kann auch, statt den Kalk zu glühen, das noch feuchte oxalsaure Calcium auf dem Filter in verdünnter Schwefelsäure lösen und die heiße trübe Lösung mit $^{1}/_{10}$ n-Kaliumpermanganatlösung titrieren. Durch die so durchgeführte Bestimmung der Oxalsäure im Niederschlag erfährt man die Menge des Calciums. 1 ccm der $^{1}/_{10}$ n-Kaliumpermanganatlösung entspricht 0,002005 g Ca.

Das Filtrat von der Calciumfällung verwendet man für die **Bestimmung des Magnesiums.** Man kann keine Magnesiumbestimmung durchführen, wenn

---

[1]) C. T. v. Mörner, Zeitschr. f. physiol. Chemie **58**, 440 [1908/09].

man nicht vorher das Calcium quantitativ entfernt hat. Man engt am besten die Flüssigkeit stark ein und versetzt sie heiß mit Ammoniak, da im Harne genügende Mengen Phosphorsäure für die Fällung vorhanden sind. Dann läßt man abkühlen und setzt $^1/_5$ des Volumens konz. Ammoniak zu. Man kann dann nach $^1/_4$ Stunde die krystallinische phosphorsaure Ammoniakmagnesia filtrieren. Man dekantiert dreimal mit ammoniakhaltigem Wasser, bringt den Niederschlag mit ammoniakalischem Wasser auf das Filter, trocknet das Filter und schüttelt aus dem Filter das Magnesiumsalz in einen vorher geglühten und gewogenen Porzellantiegel, stülpt das Filter locker in den Tiegel, so daß die Spitze nach oben kommt, zündet das Filter oben an, verbrennt vorsichtig, glüht schließlich stark und wägt die im Tiegel befindliche Substanz, die Magnesiumpyrophosphat $Mg_2P_2O_7$ ist. Wird der Niederschlag nicht weiß, so läßt man ihn abkühlen und gibt 1—2 Tropfen konz. Salpetersäure hinzu, beim weiteren Erhitzen bekommt man den Niederschlag schön weiß.

Der gefundene Wert für Magnesiumpyrophosphat mit dem Faktor 0,2188 multipliziert, gibt den Wert für Mg, mit dem Faktor 0,3625 multipliziert, den Wert für MgO.

Viel bequemer ist es, die phosphorsaure Ammoniakmagnesia auf einem Goochtiegel aus Platiniridium zu filtrieren (s. d. S. 70). Man nimmt zu diesem Zwecke das unter dem Goochtiegel montierte Platinschälchen ab, ebenso den Deckel, setzt den Goochtiegel auf die Saugvorrichtung und saugt die phosphorsaure Ammoniakmagnesia ab. Nachdem man sie auf dem Goochtiegel mit $2^1/_2$ proz. Ammoniak gewaschen und trocken gesaugt hat, nimmt man den Goochtiegel von der Saugvorrichtung ab, stellt ihn in das Platinschälchen, bedeckt mit dem Deckel und glüht konstant im elektrischen Ofen oder in der Bunsenflamme. Ein solcher Tiegel kann zu sehr vielen Phosphorsäure- und Magnesiumbestimmungen, ohne ihn zu entleeren, fortlaufend benützt werden. Wenn man ihn immer im Exsiccator hält und das letzte Gewicht notiert hat, erspart man auch eine Wägung.

Trennung von Calcium und Magnesium in Aschen. Man verdünnt die Lösung nach vorhergehender Entfernung der Phosphorsäure mittels Eisenchlorid (s. S. 166) stark mit heißem Wasser, damit das Magnesium in keiner höheren Konzentration als höchstens $^1/_{50}$-normal vorhanden ist, und setzt dann reichlich Chlorammonlösung zu. Zu der siedenden Lösung setzt man Oxalsäure, und zwar eine siedende gesättigte Lösung hinzu und Salzsäure, um die Dissoziation der Oxalsäure zu vermindern. Zu der kochenden, mit Methylorange als Indicator gefärbten Lösung setzt man unter fortwährendem Rühren verdünntes Ammoniak bis zur Gelbfärbung zu, und zwar sehr langsam. Zu der neutralisierten Lösung setzt man einen großen Überschuß von heißer Ammonoxalatlösung, läßt 4 Stunden stehen, filtriert dann und wäscht mit warmer 1 proz. Ammonoxalatlösung aus, bis das mit Salpetersäure angesäuerte Filtrat mit Silber keine Chlorreaktion mehr zeigt. Das oxalsaure Calcium wird, wie oben beschrieben, weiter behandelt und berechnet.

Hat man nicht allzuviel Ammonsalze in der Lösung, so kann man das Magnesium im Filtrate direkt mit phosphorsaurem Natron und Ammoniak heiß ausfällen und nach 2—3 Stunden filtrieren. Sind aber viel Ammonsalze zugegen, so verdampfe man die Lösung in einer Porzellanschale, vertreibe die Ammonsalze durch Glühen, nehme den Rückstand mit wenig Salzsäure auf, filtriere vom ausgeschiedenen Kohlenstoff und bestimme das Magnesium durch Fällen mit Natriumphosphat in der Siedehitze und Versetzen der heißen Lösung mit $^1/_3$ ihres Volumens 10 proz. Ammoniak, dann läßt man erkalten, setzt $1/_5$ des Volumens konz. Ammoniak hinzu, filtriert nach einiger Zeit auf Filtrierpapier oder noch besser durch eine Platin-Iridium-Goochtigel und wäscht mit $2^1/_2$ proz. Ammoniak aus, glüht und wägt das Magnesiumpyrophosphat. Berechnung wie oben.

Bestimmung von Calcium und Magnesium nach Francis Mc Crudden[1]) (ohne vorhergehende Entfernung der Phosphorsäure). Notwendig sind eine 3 proz. Ammoniumoxalatlösung, $2^1/_2$ proz. Oxalsäurelösung, $n/_2$-Salzsäure, diese muß aber nicht genau halbnormal sein, eine 2 proz. saure Natriumphosphatlösung, eine 20 proz. Natriumacetatlösung (20 g des krystallisierten und Krystallwasser enthaltenden Natriumacetats werden aufgelöst und auf 100 ccm aufgefüllt), verdünntes wässeriges Ammoniak (spez. Gew. 0,96), konz. Salzsäure, konz. Salpetersäure, 5 proz. Natriumsulfatlösung, verdünnte Alizarinlösung als Indicator.

Zu der Calcium- und Magnesiumlösung, welche Phosphorsäure und Eisen enthält, setzt man 2 Tropfen der Alizarinlösung hinzu, und dann Tropfen für Tropfen Ammoniak, bis die Lösung gerade alkalisch ist, dann setzt man verdünnte Salzsäure hinzu, Tropfen für Tropfen, bis die Lösung gerade sauer ist. Wenn die Lösung durch die Neutralisation warm geworden, soll man noch einige Tropfen Säure im Überschusse zusetzen, um eine komplette Lösung des Calciumphosphats durchzuführen, dann kühlt man die Lösung und wiederholt die Neutralisation. Wenn die Lösung kalt ist und dem Alizarin gegenüber sauer, so ist alles Calciumphosphat in Lösung. Eine kleine Menge phosphorsaures Eisen kann ungelöst bleiben, aber sie geht dann in Lösung, wenn man die halbnormale Salzsäure hinzufügt. Wenn die Lösung gerade für Alizarin sauer ist, setzt man 10 ccm der halbnormalen Salzsäure und 10 ccm der $2^1/_2$ proz. Oxalsäure zu, kocht auf und läßt sie gelinde sieden, bis das oxalsaure Calcium sich gut krystallisiert abscheidet. Man arbeitet am besten in einem Becherglaskolben, den man, um das Verspritzen zu vermeiden, mit einem Uhrglas zugedeckt hält. Von dem 3 proz. Ammoniumoxalat setzt man nun einige Tropfen auf einmal zu der siedenden Lösung und wartet, bis die Fällung gut krystallinisch wird. Wenn man zweimal die Menge von Ammoniumoxalat zugesetzt hat, welche notwendig ist, um alles Calcium in der Lösung zu binden, so ist der Zusatz genügend. Wenn das Calciumoxalat krystallinisch geworden ist und sich zu Boden gesetzt hat, soll häufig in der Flüssigkeit umgerührt werden. Dann setzt man 6—10 ccm der Natriumacetatlösung zu, welche die Fällung von Calciumphosphat verhindert, man setze sie sehr langsam und unter ständigem Umrühren hinzu. Hierauf läßt man in der Kälte 4—18 Stunden stehen, filtriert kalt und wäscht mit einer kalten 1 proz. Ammonoxalatlösung chlorfrei. Man trocknet den Niederschlag und verbrennt ihn mit dem Filter in einem Platintiegel und erhitzt ihn schließlich im Gebläse zu konstantem Gewichte. Das Filtrat, welches das Magnesium enthält, verdampft man fast zur Trockne, nachdem man 20 ccm konz. Salpetersäure zugesetzt hat. Wenn es fast trocken ist und keine nitrosen Dämpfe mehr aufsteigen, setzt man 10 ccm konz. Salzsäure zu und verdampft die Lösung wieder fast zur Trockne. Die Lösung wird dann auf 80 ccm verdünnt, fast mit Ammoniak neutralisiert und dann gekühlt. Wenn kein Eisen vorhanden ist, setzt man genügend Natriumphosphat zu, um das Magnesium zu fällen; wenn nicht genügend Phosphorsäure vorhanden ist, so setzt man dann noch einen kleinen Überschuß hinzu. Dann setzt man Tropfen für Tropfen unter fortwährendem Rühren Ammoniak hinzu, bis die Lösung alkalisch wird, und hierauf langsam unter fortwährendem Rühren so viel zu, bis die Lösung $1/_4$ ihres Volumens ver-

---

dünntes Ammoniak vom spez. Gew. 0,96 zugesetzt erhielt. Man läßt die Lösung über Nacht stehen, filtriert sie am nächsten Tag und wäscht sie mit alkoholischem Ammoniak (1 T. Alkohol, 1 T. verdünntes Ammoniak, 3 T. Wasser) chlorfrei. Der Niederschlag auf dem Filtrierpapier wird in üblicher Weise langsam und sorgfältig verbrannt.

Wenn aber Eisen vorhanden ist, setzt man 0,5—1 ccm der 5 proz. Natriumcitratlösung zu, bevor man das Magnesium ausfällt. Dann erst fällt man das Magnesium und filtriert es eisenfrei. Den Niederschlag wäscht man einige Male durch Dekantation; hierauf löst man ihn vom Papier in ein Becherglas mit verdünnter Salzsäure, füllt das Filtrat auf 80 ccm mit destilliertem Wasser auf, fällt wieder wie vorher, nachdem man zuvor $1/_2$—1 ccm der 5 proz. Lösung von Natriumcitrat zugesetzt hat. Dann filtriert man, wäscht und verbrennt den Niederschlag, wie in Abwesenheit von Eisen.

Bestimmung von Calcium und Magnesium nach der Säuregemischveraschung.

Nach Zerstörung der organischen Substanzen mit dem Säuregemisch (wie S. 66 beschrieben) wird die Aschenlösung mit der 3 fachen Menge Wasser verdünnt und über freiem Feuer 10 Minuten lang gekocht; hierauf übersättigt man mit Ammoniak, setzt der Lösung oxalsaures Ammonium hinzu und erwärmt noch 1 Stunde lang am Wasserbade. Man dekantiert vom ausgeschiedenen Calciumoxalat durch ein ganz kleines Filter, ohne den Niederschlag mit abzuschwemmen und wäscht das Calciumoxalat mit warmem Wasser aus, bis das Filtrat in der Wärme Permanganatlösung nicht mehr entfärbt. Man löst mit heißer nitritfreier Salpetersäure das Calciumoxalat auf dem Filter und läßt es mit der Hauptmenge des Calciumoxalats im Entwicklungskolben zufließen. Hierauf titriert man in salpetersaurer Lösung die an den Kalk gebundene Oxalsäure bei 70—80° mit Kaliumpermanganat. 1 ccm der $1/_{10}$ n-Kaliumpermanganatlösung entspricht 0,002005 g Ca.

Bestimmung des Calciums nach H. Aron.[1]) Bei Kalkbestimmungen im Harn werden 500—1000 ccm bis auf etwa 150 ccm eingeengt und dann erst in einen Kjeldahlkolben übergespült. Sonst nimmt man eine bekannte Menge Substanz, welche ca. 0,01—0,1 g CaO enthält, und übergießt sie im Kjeldahlkolben aus Jenaer Glas mit dem Gemisch gleicher Teile Salpetersäure und Schwefelsäure. Nach Ablauf der ersten stürmischen Reaktion erwärmt man mit kleiner Flamme auf einem Baboblech und setzt aus einem Tropftrichter, wie bei der Neumannschen Säuregemischveraschung, so lange Säuregemisch zu, bis die Flüssigkeit sich beim Erhitzen nicht mehr dunkel färbt. Man kommt mit 100—150% Säuregemisch aus; hat man mehr verbraucht, so verjagt man einen Teil der Schwefelsäure durch Erhitzen auf dem Drahtnetz. Von sehr kalkarmem Analysenmaterial, wie z. B. Blut, verbrennt man nie mehr als 10—15 g auf einmal, und die zur Analyse erforderliche Menge verascht man in einzelnen Portionen hintereinander in demselben Kolben. Es genügt hierbei, um die Menge der Schwefelsäure nicht zu groß werden zu lassen, im späteren Verlauf der Operation nur Salpetersäure zur Oxydation zuzutropfen. Nachdem die fertig aufgeschlossene Lösung erkaltet ist, verdünnt man mit etwas Wasser, verjagt die Salpetersäure durch kurzes Aufkochen, spült die Lösung in ein passendes Becherglas über, indem man den Kolben das erstemal

---

[1]) H. Aron, Biochem. Zeitschr. 4, 268 [1907].

noch mit Wasser, nachher mit Alkohol nachspült, gibt alsdann unter Umrühren das 4—5fache Volumen Alkohol zu der Flüssigkeit und erwärmt auf dem Wasserbade, bis sich der Niederschlag flockig abgesetzt hat. Nach 6—12 Stunden filtriert man den Niederschlag durch ein gewöhnliches Filter ab, wäscht ihn mit 80—90% Alkohol aus, verascht im Platintiegel und wägt als $CaSO_4$; noch besser sammelt man den Niederschlag in einem Goochtiegel und trocknet bei 105°. Im Filtrat von Kalk kann man Kalium und Natrium bestimmen. Um aus $CaSO_4$, CaO zu berechnen, multipliziere man den Wert mit dem Faktor 0,4121, will man Ca berechnen, so multipliziere man mit dem Faktor 0,2947.

Magnus-Levy[1]) gibt an, daß, wenn man nach Aron das Calciumsulfat direkt aus der durch Verbrennung mit Schwefelsäure erhaltenen Lösung der Asche mit Alkohol fällt, bei größerem Eisengehalt etwas Eisen in den Gipsniederschlag eingeht.

Magnesiumbestimmung ohne vorherige Kalkabscheidung.

Will man Magnesia, ohne den Kalk vorher zu entfernen, bestimmen, so kann man dazu ein Verfahren von Stolba[2]) benützen. Dieses Verfahren, phosphorsaure Ammoniakmagnesia mit Hilfe von Cochenilletinktur acidimetrisch zu bestimmen, beruht darauf, daß die Cochenilletinktur durch Säuren und ebenso auch durch sog. saure Phosphate rotgelb, durch die neutralen und basischen Phosphate dagegen, und zwar auch in Gegenwart von saurem Phosphat, rotviolett gefärbt wird. Trägt man also in eine mit Cochenilletinktur versetzte Lösung eines Gemisches von saurem und neutralem oder basischem Phosphat Säure ein, so erscheint sie so lange rotviolett, als sie neutrales Phosphat enthält und wird erst dann gelbrot, wenn alles neutrale Phosphat geradeauf in saures übergeführt wird.

Eine gemessene Probe des filtrierten Harnes wird mit oxalsaurem Ammon und Ammoniak bei Gegenwart von Chlorammon gefällt und der Niederschlag, welcher aus Calciumoxalat und Magnesiumammoniumphosphat besteht, auf einem Filter mit ammoniakalischem Wasser und dann bis zur Entfernung des Ammoniaks mit verdünntem Alkohol gewaschen. Nun wird das Filter mit wenig heißem Wasser aufgeschwemmt und darauf so lange $^n/_{10}$-Salzsäure aus einer Bürette zufließen gelassen, bis die schon vorher mit Cochenilletinktur versetzte Lösung rotgelb erscheint. Den Säureüberschuß titriert man mit $^n/_{10}$-Natronlauge bis zur neuerlichen Rotviolettfärbung. Die Differenz beider Werte entspricht dem Werte für P_2O_5 resp. MgO. Jeder Kubikzentimeter verbrauchter $^n/_{10}$-Säure entspricht 0,00355 g P_2O_5 resp. 0,0020 g MgO. Man titriert auf die erste Nuance von Violettrot.

Nachweis von Arsen und Antimon sowie von Metallen der ersten Gruppe.

Das zu diesem Nachweis verwendete chlorsaure Kali muß sehr häufig und gut umkrystallisiert werden. Den notwendigen Schwefelwasserstoff erzeuge man nicht aus Schwefeleisen, sondern aus käuflichem Schwefelcalcium und Salzsäure.

Man geht in der Weise vor, daß man die zu untersuchende Flüssigkeit, welche zweckmäßig vorher eingeengt wird, oder das Organ mit starker Salzsäure im Kolben mit eingeschliffenem Rückflußkühlrohr erwärmt, wobei Hydrolyse stattfindet. Dann setzt man so lange in kleinen Portionen chlorsaures

---

[1]) A. Magnus-Levy, Biochem. Zeitschr. **24**, 366 [1910].
[2]) Stolba, Zeitschr. f. analyt. Chemie **16**, 110; nach F. Kraus, Zeitschr. f. physiol. Chemie **5**, 422 [1881].

Kali zu, bis grünes Gas (Chlor) über der warmen Flüssigkeit steht. Dann erwärmt man, nachdem man den Kühler abgenommen und die Flüssigkeit filtriert und mit salzsaurem Wasser nachgewaschen hat, so lange, bis der Chlorgeruch verschwunden.

In die warme Flüssigkeit leitet man langsam einen Tag lang Schwefelwasserstoff ein, insbesondere wenn es sich um Spuren handelt. Den Niederschlag von Sulfiden filtriert man ab und prüft im Filtrat, ob frisches Schwefelwasserstoffwasser noch eine Trübung erzeugt. Da aber die mit Schwefelwasserstoff gesättigten Filtrate sich schnell vom ausgeschiedenen Schwefel trüben, so muß man das frische Filtrat sofort wieder zum Durchleiten nehmen, um zu sehen, ob alle durch Schwefelwasserstoff fällbaren Substanzen völlig abgeschieden sind. Ist dieses der Fall, so wird der Niederschlag der Schwefelverbindungen auf einem Hahntrichter mit Schwefelwasserstoffwasser ausgewaschen, dann sperrt man den Hahn und übergießt das Filter mit Schwefelammon und läßt eine Stunde stehen. Im Schwefelammon lösen sich Arsen, Antimon, Zinn, häufig geht aber eine kleine Menge Schwefelkupfer mit in Lösung, wenn solches vorhanden ist. Nun läßt man die Schwefelammonlösung, indem man den Hahn öffnet, abfließen und gibt, nachdem man den Hahn geschlossen, ein zweites Mal, nunmehr aber verdünntes Schwefelammon auf das Filter. Man läßt wieder eine Stunde stehen, läßt die Lösung wieder ab und wäscht schließlich das Filter mit Wasser, dem man etwas Schwefelammon zugesetzt. Der ungelöste Niederschlag kann auf Quecksilber, Kupfer, Wismut, Blei, Silber geprüft werden. In der Schwefelammonlösung können sich nur (außer Spuren von Kupfer) Arsen, Antimon und Zinn befinden.

Man dampft die Lösung zur Trockne ab und oxydiert sie zuerst kalt mit konz. Salpetersäure. Dann erwärmt man die Lösung auf dem Wasserbade und bringt sie wieder auf dem Wasserbade zur Trockne. Hierauf wird der Rückstand in Wasser gelöst und vorsichtig mit reiner Soda alkalisch gemacht und auf dem Wasserbade eingetrocknet. In der Porzellanschale, in der man arbeitet, verreibt man die Substanz mit reinem Natriumnitrat, gibt in einen geräumigen Porzellantiegel ebenfalls Natriumnitrat, bringt dieses zum Schmelzen und trägt in das geschmolzene Nitrat aus dem Porzellantiegel in kleinen Portionen die Mischung ein. Man benützt zum Eintragen einen Glaslöffel und rührt die Schmelze nicht um. Die Schale wird einigemal mit wenig festem Salpeter quantitativ nachgespült. Wenn nur Arsen, Antimon und Zinn vorhanden ist, so ist die Schmelze rein weiß; ist aber Kupfer vorhanden, so ist sie bräunlich. Löst man die Schmelze in Wasser, so bleibt Kupfer und antimonsaures Natron ungelöst zurück. Die Lösung filtriert man in eine Meßflasche mit eingeschliffenem Stöpsel und wäscht so lange mit Wasser nach, und zwar in kleinen Portionen, bis man die Lösung auf ein bestimmtes Volumen gebracht. Jetzt schließt man die Flasche, schüttelt sehr gut um und entnimmt mit der Pipette einen genau gemessenen Teil. Diese Probe wird zuerst mit Salpetersäure angesäuert und mit salpetersaurem Silber versetzt. Immer bildet sich ein geringer Niederschlag von Chlorsilber. Man schüttelt sehr gut, damit sich das Chlorsilber ballt, filtriert die Lösung und setzt vorsichtig, tropfenweise am Rande, zum Filtrate Ammoniak hinzu. Ist Arsen vorhanden, so bildet sich eine rote Zone.

Quantitative, gravimetrische Bestimmung von Arsen.

Ist diese Reaktion positiv ausgefallen, so nimmt man 50 ccm der Lösung, säuert sie mit Schwefelsäure an und fällt sie mit ammoniakalischer Magnesiamixtur aus.

Man bereitet diese folgendermaßen: Eine Lösung von Chlormagnesium oder schwefelsaurem Magnesium wird mit Ammoniak im Überschuß versetzt, worauf man so viel Chlorammonlösung zugibt, daß der Niederschlag von Magnesiumhydroxyd sich wieder löst. Die filtrierte Flüssigkeit kann sofort verwendet werden.

Man setzt zweckmäßig dann $1/_3$ Vol. der Flüssigkeit an starkem Ammoniak zu, der Niederschlag von arsensaurer Ammoniakmagnesia wird nach 12 Stunden auf einem vorher gewogenen, gut gestopften und bei 110° nach Auswaschen mit Alkohol und Äther getrockneten Glaswollfilter oder Asbest-Porzellan-Goochtiegel filtriert, mit $2^1/_2$ proz. Ammoniak als $NH_4 \cdot Mg \cdot AsO_4$ chlorfrei gewaschen und bei 110° getrocknet und gewogen.

Sehr gute Resultate erhält man, wenn man den Goochtiegel in ein Luftbad (Porzellantiegel) mittels eines Asbestringes hängt, so daß der Boden des Goochtiegels nur 2—3 mm vom Boden des äußeren Porzellantiegels entfernt ist. Man bedeckt den Niederschlag mit einer dünnen Schicht Ammonnitratpulver, erhitzt zuerst gelinde, steigert die Hitze bis zur hellen Rotglut und wägt als $Mg_2As_2O_7$. Man wendet noch besser den Platin-Iridium-Goochtiegel an (siehe S. 70).

Der Niederschlag von arsensaurer Magnesia wird dann in heißer, verdünnter Schwefelsäure gelöst und in den Marshschen Apparat, welcher vorher auf seine Arsenfreiheit geprüft worden ist, eingetragen.

Weitere qualitative Prüfung auf Arsen.

Hat die Silberreaktion (s. S. 171) aber versagt, so übersättigt man die ganze Flüssigkeit mit Schwefelsäure und dampft sie ein, und zwar in einer Porzellanschale, bis Nebel von Schwefelsäure wegzugehen beginnen. Dann bringt man den Rückstand wieder in Lösung und trägt ihn langsam in einen Marshschen Apparat ein.

Der Marshsche Apparat.

Dieser Apparat besteht aus einer Erlenmeyer-Flasche von 200—500 ccm, auf diese ist ein doppelt durchbohrter Kautschukpfropfen anmontiert, den man vor der Verwendung in warmer konz. Sodalösung und dann mit Wasser wäscht; in die eine Bohrung bringt man ein Tropfkölbchen, in die zweite ein senkrecht abgebogenes Chlorcalciumrohr, welches mit reiner Baumwolle gefüllt ist. Für den Marshschen Apparat verwende man kein Chlorcalciumrohr, sondern befreie die Gase von den mitgerissenen Wassertröpfchen durch Watte, die man in einem 8—10 cm langen Rohr vorschaltet. An das weitere Ende des Chlorcalciumrohrs bringt man ein Rohr an, das aus sehr schwer schmelzbarem Kaliglas gemacht ist und einen inneren Durchmesser von 6—8 mm und eine Wandstärke von 2 mm besitzt. Dieses Rohr ist an mehreren Stellen in Distanzen von etwa 6—7 cm stark verengt. In die Flasche bringt man reinstes arsenfreies Zink und in den Tropfkolben 25 proz. Schwefelsäure, nachdem man die Flasche zu $1/_4$ mit Wasser gefüllt hat. Da bei sehr reinem Zink die Gasentwicklung sehr langsam vor sich geht, setzt man mit Vorteil 1 Tropfen Platinchloridlösung zu. Man läßt nun eine Zeitlang den

Apparat in Gang, um die Luft aus dem Rohr zu verdrängen und überzeugt sich dann nach etwa 15 Minuten durch Anzünden des beim Rohrende austretenden Gases davon, daß keine Luft im Apparat vorhanden ist.

Um das entwickelte Gas auf Arsenwasserstoff zu prüfen, wird eine Flamme vor eine verengte Stelle gebracht, wobei etwa vorhandener Arsenwasserstoff in Wasserstoff und Arsen zerlegt wird. Dieses lagert sich dann an einer kälteren Stelle des Rohres als Spiegel ab. Man läßt nun den Apparat eine Zeitlang in Gang, und wenn sich die verwendeten Reagenzien bei dieser Untersuchung als arsenfrei erwiesen, so wird die zu prüfende Flüssigkeit mit dem Tropftrichter zugegossen. Sobald Arsen vorhanden ist, zeigt sich neben der erhitzten Stelle im Glührohr ein Metallspiegel. Die zu prüfende Flüssigkeit setze man nur langsam zu. Ist viel Arsen vorhanden, so entweicht unzersetzter Arsenwasserstoff, und man erhält dann beim Anzünden am Ende

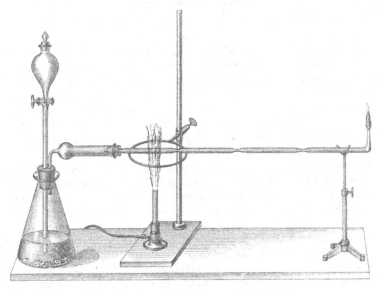

Fig. 24.

der Glasröhre eine bläulichweiße, fahle Flamme. Läßt man diese Flamme glasiertes Porzellan bestreichen, indem man die Flamme mit dem Porzellan ein wenig niederdrückt, so beschlägt sich das Porzellan mit Flecken, die an der Peripherie spiegeln, in der Mitte aber matt sind. Ist viel Arsen vorhanden und hat man sowohl den Nachweis durch den Arsenspiegel als auch durch die Probe auf dem Porzellanscherben geführt, so löscht man die Flamme am Ende ab, ebenso die Flammen, welche das Rohr erhitzen, dreht das Rohrende nach unten und läßt das Gas (welches aus Arsenwasserstoff und Wasserstoff besteht) durch eine verdünnte Lösung von Silbernitrat streichen, hierbei scheidet sich durch Reduktion metallisches Silber als schwarzgrauer Niederschlag aus und arsenige Säure bleibt in Lösung; filtriert man vom ausgeschiedenen Silber ab und neutralisiert sehr vorsichtig mit Ammoniak, so tritt ein gelber Niederschlag von arsenigsaurem Silber auf, welcher sich im Überschuß von Ammoniak wieder löst. In gleicher Weise geht man beim Antimonnachweis vor. Die erhaltenen Spiegel prüft man in folgender Weise.

Ist der Arsennachweis positiv, d. h. sind Spiegel entstanden, so empfiehlt es sich, insbesondere in gerichtlichen Fällen, drei Spiegel herzustellen.

Da Antimonverbindungen ebenfalls solche Spiegel bilden, so muß man die bei der Marshschen Probe gewonnenen Spiegel noch weiter untersuchen. Die Arsenspiegel sind sehr leicht flüchtig, braun bis schwarz, je nach der Dicke der Dichte und sehr stark glänzend. Die Antimonspiegel sind ebenfalls stark glänzend, dunkelgrau, fast schwarz, aber schwer flüchtig. Da der Antimonwasserstoff viel leichter zersetzlich ist als der Arsenwasserstoff, so scheidet sich Antimon im Gegensatz zum Arsen zu beiden Seiten der geglühten Stelle ab.

Den einen Spiegel schmilzt man für Kontrolluntersuchungen ein, mit dem zweiten macht man

die Pettenkofersche Probe.

Man leitet über den Arsenspiegel reines Schwefelwasserstoffgas (aus Schwefelcalcium und reiner verdünnter Salzsäure), welches das Arsen in hellgelbes Schwefelarsen verwandelt. Zu diesem Zwecke wird das eine Röhrenstück mit einem Kautschukrohr mit dem Schwefelwasserstoffapparat in Verbindung gebracht, Schwefelwasserstoff durchgeleitet und sobald die Luft verdrängt ist, das zweite Ende des Rohres mit einem kleinen passenden Kork verschlossen. Nun wird mit einer ganz kleinen Flamme (Mikrobrenner) der Spiegel angewärmt, wobei sich in 1—2 Minuten das Arsen in das Sulfid verwandelt. Man prüft nun das Sulfid mit reinem Salzsäuregas. Zu diesem Zwecke läßt man es erkalten und leitet Salzsäuregas durch das Rohr.

Dieses entwickelt man in einem kleinen Kölbchen oder einer Eprouvette aus einigen Stücken Steinsalz (nicht gepulvertes Kochsalz) und einigen Kubikzentimetern konz. Schwefelsäure und leitet, nachdem man den Kolben mit einem einfach gebohrten Pfropfen geschlossen und ein kleines Rohr durchgeführt hat, das entstehende Salzsäuregas durch das Rohr mit Schwefelarsen. Schwefelarsen ist der Salzsäure gegenüber beständig, während Schwefelantimon, welches rotgelb ist, bei gewöhnlicher Temperatur durch Salzsäuregas zum Verschwinden gebracht wird, da sich Schwefelwasserstoff und Chlorantimon bilden.

Mit dem dritten Stück macht man die Geruchsprobe. Man erwärmt es, wobei man das nach Knoblauch riechende Arsen bemerkt. Mit einem Stück des Spiegels macht man die Probe mit unterchlorigsaurem Natron, welches Arsen löst, nicht aber Antimon.

Prüfung auf Antimon. Zu dieser verwendet man den unlöslichen Rückstand der oben (S. 171) beschriebenen Schmelze. Man filtriert die Schmelze auf einem Hahntrichter und wäscht sie dann mit Wasser, dem man 10% Alkohol zusetzt, aus. Der Alkohol bewirkt, daß das antimonsaure Natron sich schwerer löst. Dann trocknet man das Filter (das Trocknen dient dazu, den Alkohol zu vertreiben) und übergießt es mit einer erwärmten Lösung von Weinsäure und Schwefelsäure. Die Lösung wird auf dem Hahntrichter filtriert und dann in den Marshschen Apparat gebracht. Nun geht man genau so vor wie beim Arsennachweis (s. o.).

Charakteristisch für Antimon ist die Spiegelbildung wie beim Arsen, aber sie zeigt einen auffallenden Unterschied gegenüber dem Arsen, weil charakteristischer Weise vor der Glühstelle und nach der Glühstelle Spiegelbildung erfolgt, wegen der leichten Zersetzlichkeit des Antimonwasserstoffes, während der Arsenwasserstoff schwerer zersetzlich ist und erst hinter der Glühstelle einen Spiegel gibt. Sind Spiegel aufgetreten, so untersucht man folgendermaßen.

Unterschied von Arsen. 1. Man wärmt einen Spiegel an, es tritt kein Knoblauchgeruch auf.

2. In unterchlorigsaurem Natron erfolgt keine Lösung.

3. Man wäscht mit Wasser aus und verwendet denselben Spiegel zur Prüfung mit Schwefelwasserstoff und Salzsäuregas. Man führt diese Pettenkofersche Reaktion genau so aus wie bei der Untersuchung des Arsenspiegels, die oben beschrieben wurde. Wenn Antimon vorhanden ist, bildet sich beim Durchleiten des Schwefelwasserstoffes ein wunderschöner orangeroter Ring (Arsensulfid ist gelb), welcher mit Salzsäuregas behandelt vollständig verschwindet, während Arsen beständig bleibt.

Bei dem Arsennachweis in kleinsten Mengen hat G. Bertrand[1]) darauf hingewiesen, daß man es vermeiden muß, daß Sauerstoff in den Marshapparat eintreten kann. Armand Gautier[1]) bedient sich deshalb eines dreifach tubulierten Fläschchens von 150 ccm Inhalt.

Der eine Tubus ist mit einem gebogenen Glasrohr versehen, welches bis auf den Boden reicht und an dessen horizontalem Endteil ein entschwefelter Kautschukschlauch angebracht ist, den man mit dem Quetschhahn versieht. Dieses Rohr mündet in ein leeres Gefäß, durch die mittlere Bohrung der Flasche geht ein Kugelrohr, welches mit einem Glashahn versehen ist; es ist dazu bestimmt, die saure Flüssigkeit, die auf Arsen geprüft werden soll, in den Apparat eintreten zu lassen, und zwar ohne daß bei sukzessiver Zugabe der sauren Flüssigkeit Luft mitgerissen werden kann. Die Gase verlassen die Flasche durch ein Rohr, welches unten schräg abgeschnitten und mit einer Kugel versehen ist, und gelangen so durch ein Wattefilter in das horizontale, bis zur schwachen dunklen Rotglut erhitzte Rohr, in welchem sich der Arsenspiegel bilden soll. Dieses halbcapillare Rohr, welches in einer Länge von 10—12 ccm erhitzt wird, ist durch einen entschwefelten Kautschukschlauch, ebenfalls mit Quetschhahn versehen, mit einem vertikalen Rohr verbunden, das 1 cm tief in Schwefelsäure eintaucht. Man gibt zunächst in die Flasche, welche mit kaltem Wasser umgeben ist, 25 g reines Zink und füllt dieselbe darauf vollständig mit destilliertem Wasser, dann schließt man den Quetschhahn und gießt allmählich durch das Kugelrohr 10proz. Schwefelsäure, die 1 Tropfen Platinchloridlösung enthält. Das Wasserstoffgas verjagt das Wasser durch das seitliche Rohr. Befindet sich in der Flasche fast kein Wasser mehr, so schließt man den Quetschhahn, öffnet den anderen Quetschhahn und beginnt mit der Zugabe der sauren, auf Arsen zu prüfenden Flüssigkeit durch das mittlere Kugelrohr. Man ist auf diese Weise sicher, in der Flasche nur reinen Wasserstoff zu haben und im Verlauf der Operation den Zutritt der Luft vollkommen zu verhindern. Wenn man Spuren von Arsen sucht, so muß das Rohr vollständig trocken sein, in welchem sich der Spiegel bilden soll. Der Versuch soll nicht unter 5 Stunden dauern.

M. Dennstedt[2]) empfiehlt beim Arsennachweis, daß das Entwicklungsgefäß nicht zu große Abmessungen habe, das völlig luftfreie Gas sei peinlichst zu trocknen. Die verdünnte Arsenlösung gebe man allmählich zu und das schwer schmelzbare Glasrohr ziehe man zu einer dünnen, recht gleichmäßigen Capillare aus. Göhlich hat empfohlen, das Rohr der ganzen Länge nach auf einen schmalen Streifen dicker Asbestpappe zu lagern, die nur für die Flamme ein rundes Loch von etwa 2 cm Durchmesser und ein kleineres, etwa halb so weites für den Kühlfaden hat. Außerdem wird über die beiden äußeren Enden des Rohres — in die Asbestpappe sind die entsprechenden Schlitze eingeschnitten — je ein schmales, rund gebogenes, mit Asbestpapier gefüttertes und mit Bleigewichten beschwertes Eisenband gehängt, was ein Verziehen des Rohres unmöglich macht. Das Kühlen der Capillare mit einem dicken Baumwollfaden, der, die Capillare in einigen Windungen umschlingend, kaltes Wasser aus einem höher stehenden flachen Gefäß tropfenweise abhebert, ist für den sicheren Nachweis der kleinsten Arsenmengen unerläßlich. Diese Einführung stammt

---

[1]) A. Gautier, Zeitschr. f. physiol. Chemie **36**, 396 [1902].

[2]) M. Dennstedt, Berichte d. Deutsch. chem. Gesellschaft **44**, 5 [1911].

von W. Lenz[1]). Man bewirkt dadurch, daß das abgeschiedene Arsen nicht verzettelt wird, sondern sich auf der kurzen gekühlten Strecke der Capillare zu einem deutlich sichtbaren Spiegel zusammendrängt. Es gelingt so, wenige Tausendstel Milligramm Arsen als deutlichen, metallisch glänzenden, scharf begrenzten Arsenspiegel zu erhalten. $^5/_{10\,000}$ mg Arsen werden noch als eben wahrnehmbarer weißlicher Anflug kenntlich gemacht.

Die quantitative Bestimmung kleinster Arsenmengen mit Hilfe des unter Kühlung gewonnenen Arsenspiegels von $^5/_{1000}$ mg beruht darauf, daß man nötigenfalls nach Verdünnung von der abgemessenen zu prüfenden Lösung so viel allmählich in den Marshchen Apparat bringt, bis gerade der Standardspiegel erreicht ist und dann auf die ganze Menge umrechnet.

Bestimmung von Arsen nach der Methode von Gutzeit, Sanger und Black.[2]) Man benützt hierzu den abgebildeten Apparat (Fig. 25) für die Reduktion. Sind Arsenate anwesend, so wird mittels schwefliger Säure, die man aus reinem Kupfer und reiner Schwefelsäure herstellt, zu Arsenik reduziert. Der Überschuß von Schwefeldioxyd wird dann ausgetrieben. Für den Nachweis bedient man sich eines empfindlichen Sublimatpapiers. Dieses stellt man aus kalt gepreßtem Zeichenpapier her, welches man durch eine 5proz. Lösung von umkrystallisiertem Sublimat durchzieht, auf Glas trocknen läßt und über Chlorcalcium aufbewahrt. Der Reduktionsapparat besteht aus einer Glasflasche von 30 ccm Inhalt, die mit einem reinen Gummistopfen mit zwei Bohrungen verschlossen ist. Durch die eine der Bohrungen geht ein kleines Trichterrohr von etwa 14 cm Länge, welches am unteren Ende bis auf etwa 1 mm eingezogen ist, auf den Boden der Flasche. In der anderen Bohrung sitzt ein zuerst im rechten Winkel und dann in derselben Ebene zurückgebogenes Rohr von der Form eines U. Hieran ist mit Hilfe eines Gummistopfens ein kurzes Kugelrohr von ungefähr 12 mm Durchmesser befestigt, das in einem längeren Rohr endigt, dessen Durchmesser etwas über 4 mm beträgt. Die Kugel dieses Rohres ist mit trockener Baumwolle gefüllt. Als Wasserstoffentwickler werden Zink und Salzsäure benutzt.

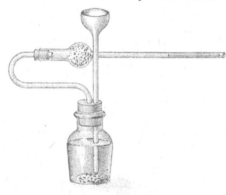

Fig. 25.

3 g sorgfältig granuliertes Zink werden in den Kolben gebracht und ein Streifen des empfindlichen Papiers in das Niederschlagsrohr bis zu einer bestimmten Lage hineingeschoben, so daß sich das Papier ganz im Rohr befindet. Hierauf werden 50 ccm verdünnte Säure (1 T. Säure auf 6 T. Wasser) durch das Trichterrohr hinzugegeben und die Wasserstoffentwicklung wenigstens 10 Minuten lang fortgesetzt. Nach dieser Zeit ist die Gasentwicklung so regelmäßig wie möglich geworden. Die zu prüfende Lösung wird dann entweder ganz oder in aliquoten Teilen, die gewogen oder gemessen werden können, eingeführt. Das Volumen der zugefügten Lösung soll nicht über 15 ccm betragen. Nach Einführung der Lösung erscheint die Farbe auf dem Papier in

---

[1]) W. Lenz, Zeitschr. f. angew. Chemie **18**, 146.
[2]) Gutzeit, Sanger u. Black, Zeitschr. f. anorgan. Chemie **58**, 121.

wenigen Minuten und die Abscheidung erreicht ihr Maximum nach etwa 30 Minuten. Das so erhaltene farbige Band wird dann mit einer Reihe von Normalbändern verglichen. Aus der so bestimmten Arsenmenge und der Flüssigkeitsmenge, aus der die Färbung erhalten war, ist dann die Berechnung des Arsens in der ganzen Lösung leicht möglich.

Die Normalfarbbänder stellt man folgendermaßen her: Man löst 1 g umsublimiertes Arsentrioxyd in einer kleinen Menge arsenfreiem Natriumhydroxyd, säuert dann die Lösung mit Schwefelsäure an und verdünnt mit frisch ausgekochtem Wasser auf 1 l. 10 ccm dieser Lösung werden mit frisch ausgekochtem Wasser auf 1 l verdünnt und geben nun eine Lösung, welche 0,01 mg Arsentrioxyd im Kubikzentimeter enthält. Mit bestimmten Mengen dieser Lösung, die man aus einer Bürette abmißt, werden eine Reihe von Farbbändern nach dem oben angegebenen Verfahren hergestellt, wobei für jede Probe eine neue Beschickung mit Zink und Säure erfolgt. Die niedrigsten Werte geben citronengelbe Farbbänder, welche sich bei größeren Mengen über orangegelb bis rotbraun tönen. Um die Normalfarbbänder vor dem Verderben zu schützen, werden sie folgendermaßen aufbewahrt: Ein trockenes, sauberes Glasrohr von 5 mm Durchmesser wird an einem Ende zugeschmolzen und am Boden mit einer geringen Menge Phosphorpentoxyd beschickt, das mit etwas trockener Baumwolle bedeckt ist. Der Streifen wird dann mit dem gefärbten Ende nach unten in das Glas hineingebracht, mit einem Tropfen Canadabalsam befestigt, worauf man das Rohr zuschmilzt. Die Sätze der so hergestellten Normalfarbbänder können mehrere Monate benutzt werden, obwohl der Glanz der Farbe nach einigen Wochen verloren geht.

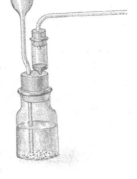

Fig. 26.

Die absolute Grenze der Empfindlichkeit dieses Verfahrens ist 0,05—0,08 mg. Die Methode ist daher empfindlicher als die Marshsche, bei der die Grenze 1 mg Arsentrioxyd ist.

Nachweis von Antimon nach Sanger und Riegel.[1]
Diese Methode ist ganz analog der Arsenmethode von Gutzeit, Sanger und Black (s. o.). In dem nebenstehend abgebildeten Apparat (Fig. 26) wird der Antimonwasserstoff mit Hilfe von Salzsäure entwickelt. Er passiert das geradwandige Trichterrohr, in das zur Regulierung der Feuchtigkeit sowie um etwa gebildeten Schwefelwasserstoff zurückzuhalten, eine feuchte mit Bleiacetat getränkte Papierscheibe eingelegt ist. In dem horizontalen Glasrohr wirkt er auf den dort befindlichen Quecksilberchloridpapierstreifen. Dieser wird dann durch Einlegen in Normalammoniak entwickelt, d. h. wenn Antimonwasserstoff eingewirkt hatte, durch Ammoniak geschwärzt. Durch Vergleichen mit durch bekannte Antimonmengen gefärbte Streifen wird die Antimonmenge festgestellt. Die praktische Empfindlichkeit der Probe liegt bei 0,001 mg, die absolute Empfindlichkeitsgrenze bei 0,0005 mg Antimontrioxyd.

Biologischer Arsennachweis. Für den Arsennachweis hat Gosio vorgeschlagen, Penicilium brevicaule auf den auf Arsen zu prüfenden Substanzen wachsen zu lassen, wobei sich ein eigentümlich riechendes Gas entwickelt[2]. Der Geruch ist lauchartig.

---

[1] Sanger u. Riegel, Zeitschr. f. anorgan. Chemie **65**, 16 [1909].
[2] B. Gosio, Berichte d. Deutsch. chem. Gesellschaft **30**, 1024 [1897]; Riv. d'igiene e sanita publica **3**, No. 8/9; Arch. ital. de Biol. **18**, 2.

Für den Nachweis von **Arsen im Harn** hält E. Salkowski[1]) folgendes Verfahren für das beste: Harn wird eingedampft und mit Alkohol extrahiert, der alkoholische Extrakt so lange abgedampft, bis er nicht mehr nach Alkohol riecht und hierauf 15 ccm Salpetersäure (spez. Gew. 1,48) in 2—3 Portionen hinzugefügt. Sobald die stürmische Reaktion vorüber, gießt man die·Lösung rasch in einen Kjeldahlkolben und setzt vorsichtig 10 ccm Schwefelsäure hinzu. Im allgemeinen empfiehlt es sich nicht, die Schale mit Wasser nachzuspülen, besser ist mit der konz. Schwefelsäure nachzuwaschen. Nun erhitzt man den Kjeldahlkolben sehr vorsichtig; sobald er in 6—8 Minuten braun geworden, setzt man mit einer langen Pipette 10 Tropfen der konz. Salpetersäure hinzu und wiederholt dieses, sobald wieder leichte Bräunung auftritt. Nach einer halben Stunde ist die Oxydation beendigt, man setzt aber das Erhitzen noch etwa 1$^1/_2$ Stunden fort. Es empfiehlt sich, die verdünnte Schwefelsäurelösung vor dem Eingießen teilweise abzustumpfen. Vor E. Salkowski haben schon Armand Gautier, C. Hödlmoser, sowie Croner und Seligmann die Salpeterschwefelsäure-Oxydation empfohlen.

Bestimmung von Arsen im Harn. 200 ccm Harn werden auf 35 ccm eingedampft und mit 100 ccm starker Salzsäure destilliert. Das Destillat fängt man in 25 ccm starker Salpetersäure auf; Dauer 30—40 Minuten. Nun wird noch etwas frische Salpetersäure hinzugefügt und alles eingedampft, bis alle Salpetersäure verjagt ist, dann bestimmt man das Arsen nach Marsh oder Gutzeit[2]).

Quantitative Bestimmung von Arsen im Harn. Der Harn wird im Wasserbad bis auf einen kleinen Rest eingedampft und mit 5 g wasserfreier Soda vermischt und zur Trockne verdampft. 10 g arsenfreies Natriumnitrat werden in einem 100 ccm fassenden Platintiegel geschmolzen. Man entfernt die Flamme und setzt eine Messerspitze der eingetrockneten Mischung hinzu, dann wärmt man wieder an und setzt langsam das ganze Sodagemisch zu, bis alles Organische verbrannt ist. Zum Schluß erhält man eine weiße Masse. Das Schmelzprodukt wird in 10proz. Schwefelsäure gelöst und zur Vertreibung der salpetrigen Säure erhitzt, bis Jodkaliumstärkelösung von einem herausgenommenen Tropfen nicht mehr gefärbt wird. Darauf setzt man 10 ccm 25proz. Salzsäure sowie das dreifache Volumen gesättigten Schwefelwasserstoffwassers hinzu. Nach 48 Stunden wird der Niederschlag auf einem kleinen Filter gesammelt, gewaschen und in einigen Kubikzentimetern 0,5proz. Kalilösung gelöst. Diese Lösung wird nach der Mörnerschen Methode[3]) mit Kaliumpermanganat titriert. Bei diesem Verfahren wurden 80% Arsen wiedergefunden[4]).

Quantitative Bestimmung von Arsen nach C. T. Mörner.[5]) Man verwandelt vorerst alles Arsen durch Thioessigsäure in Arsentrisulfid, dann löst man das Arsentrisulfid in 0,5proz. Kalilauge und läßt diese Lösung in einen kleinen, mit 25 ccm $^n/_{100}$-Permanganatlösung beschickten Kolben einfließen. Nach Mischen des Inhaltes mittels einfachen Umschwenkens und Zusatz von 5 ccm 5proz. Schwefelsäure, sowie von der durch besondere Kontrolltitrierung als erforderlich erkannten Quantität $^n/_{100}$-Oxalsäurelösung wird die Flüssigkeit bis zur Entfärbung erwärmt und mit $^n/_{100}$-Permanganatlösung endgültig titriert. Die bei der Schlußtitrierung verbrauchte Anzahl Kubikzentimeter

[1]) E. Salkowski, Zeitschr. f. physiol. Chemie **56**, 95 [1908].
[2]) Sanger u. Black, Journ. Soc. Chem. Ind. **26**, 1123 [1907].
[3]) C. T. Mörner, Upsala Läkareförenings Förhandl. **6**, Heft 8 [1901].
[4]) C. E. Carlson, Zeitschr. f. physiol. Chemie **49**, 429 [1906].
[5]) C. T. Mörner, Zeitschr. f. analyt. Chemie **41**, 397.

$1/100$ n-Permanganatlösung wird mit dem Faktor 0,0536 multipliziert, wodurch man die Arsenmenge in Milligrammen ausgedrückt erhält.

Zum Zweck der Kontrolltitrierung werden 25 ccm von der $n/100$-Permanganatlösung mit derselben Quantität 0,5 proz. Kalilauge, die zur Auflösung von Arsentrisulfid verwendet worden ist, sowie mit 5 ccm von der 5 proz. Schwefelsäure versetzt. Die Mischung wird bis zum Kochen erhitzt, mit der Oxalsäurelösung in geringem Überschuß versetzt, so daß die Mischung bei weiterer Erwärmung farblos wird. Nachdem dies geschehen ist, erfolgt Rücktitrierung mit $n/100$-Permanganatlösung. Diese Kontrolltitrierung gibt Auskunft darüber, wieviel von der Oxalsäurelösung bei der Haupttitrierung zugesetzt werden soll, damit genau 25 ccm $n/100$-Permanganatlösung durch die Oxalsäure sowie durch die in der Kalilauge oder der Schwefelsäure etwa anwesenden Spuren von reduzierenden Substanzen reduziert werden.

Beispiel: Von der Oxalsäurelösung wurden 25,5 ccm zugesetzt, wodurch beim Erhitzen eine farblose Flüssigkeit resultierte. Zur Rücktitrierung waren 0,3 ccm $n/100$-Permanganatlösung erforderlich, also $25 + 0,3$ ccm $n/100$-Permanganatlösung $= 25,5$ ccm Oxalsäurelösung und 25 ccm Permanganatlösung $= 25,2$ ccm Oxalsäurelösung. Bei der Haupttitrierung sollen also in diesem Falle 25,2 ccm von der Oxalsäurelösung zugesetzt werden.

Um das reine Arsentrisulfid zu gewinnen, welches für die Titration notwendig ist, geht Mörner in der Weise vor, daß er die auf Arsen zu untersuchende Substanz nach dem Schneiderschen Verfahren mit konz. Salzsäure destilliert, die Destillationsdämpfe entweder in verdünnter Salpetersäure auffängt und die Mischung bis zur Trockne abdampft, oder die Destillationsdämpfe in Wasser einführt, mit Schwefelwasserstoff fällt, den arsentrisulfidhaltigen Niederschlag abfiltriert, denselben in Ammoniak löst und die ammoniakalische Lösung bis zur Trockne abdampft. Den auf die eine oder andere Weise in einer Porzellanschale erzeugten Abdampfrückstand bringt man zur Zerstörung der permanganatreduzierenden Substanzen auf ein Wasserbad und setzt nacheinander zu: 2 ccm Kalilauge (0,5 proz., Erwärmung etwa 1 Minute), 2 ccm 5 proz. Permanganatlösung (Erwärmung etwa 3 Minuten), 2 ccm 6 proz. Schwefelsäure (Erwärmung etwa 3 Minuten), 1 ccm 20 proz. Weinsäure (Erwärmung bis zur Entfärbung der Flüssigkeit). Der Inhalt wird durch ein kleines Filter in eine andere Porzellanschale filtriert. Die erste Schale wird mit 2 ccm destilliertem Wasser ausgespült, welches man dann durch das Filter durchlaufen läßt, die Schale wird auf das Wasserbad gestellt; nach etwa 1 Minute setzt man 1 ccm 5 proz. Thioessigsäure zu, erwärmt etwa 3 Minuten, wobei eventuell anwesendes Arsen in Form von Arsentrisulfid ausfällt, worauf man die Schale für ca. 5 Minuten zum Erkalten hinstellt. Es wird nun der Niederschlag auf ein kleines Filter gebracht, wobei man die Schale mit der erforderlichen Menge $1/2$ proz. Schwefelsäure nachspült, dann wird der Niederschlag auf dem Filter ausgewaschen, und zwar 5 mal mit je 2 ccm $1/2$ proz. Schwefelsäure und darauf mit 3 mal 2 ccm destilliertem Wasser. Unter die Trichterröhre wird ein mit $n/100$-Permanganatlösung beschickter Kolben gestellt und das Filtrat wird 3 mal mit 2 ccm $1/2$ proz. Kalilauge übergossen, wobei man die alkalische Lösung direkt in die Permanganatlösung hinabträufeln läßt. Darauf wird in der oben beschriebenen Weise titriert, mit der Einschränkung, daß von dem gefundenen Permanganatverbrauch ein Abzug von 0,3 ccm gemacht wird für die Spuren organischer Substanz, welche aus dem Filtrierpapier stammen.

Qualitativer Nachweis von Arsen nach C. E. Carlson.[1]
Dieser Nachweis beruht auf dem differenten Verhalten des Schwefelarsens gegen Äther. Wird arsenige Säure in 10 proz. Salzsäure mit Schwefelwasserstoffwasser versetzt und das gleiche Volum Äther hinzugefügt, hierauf das Ganze kräftig durchgeschüttelt, so scheidet sich an der Grenzfläche beider Flüssigkeiten Schwefelarsen augenblicklich ab. Setzt man dem Äther noch Alkohol zu, so rollt sich das Schwefelarsen zusammen und schlägt sich in leicht kenntlichen Flocken nieder.

Hat man es mit Arsensäure zu tun, so setzt man statt Schwefelwasserstoffwasser Thioessigsäure zu und dann Äther. Während aber bei arseniger Säure der Niederschlag sich fast augenblicklich ausscheidet, muß man bei Arsensäure wenigstens 20 Minuten warten.

Für die quantitative Bestimmung werden ca. 100 g 10 proz. Salzsäure mit der Lösung von arseniger Säure versetzt (in 5 ccm). Hierzu setzt man 10 ccm

---

[1] C. E. Carlson, Zeitschr. f. physiol. Chemie **68**, 243 [1910].

Schwefelwasserstoffwasser. Die Mischung besteht aus den gleichen Volumina Äther und Chloroform und hat das spez. Gew. 1,35. Nach einigen Minuten Ruhe werden 10 ccm Äther-Chloroform hinzugefügt und die Mischung wird etwa eine oder zwei Minuten lang stark geschüttelt. Nach einigen Minuten Ruhe haben sich zwei Flüssigkeitsschichten gebildet und in der unteren findet sich das Schwefelarsen. Man läßt die untere Schicht in ein Becherglas ab, versetzt sie mit 2—3 ccm 25 proz. Salpetersäure und verdampft auf einem kochenden Wasserbade; den Scheidetrichter spült man noch mehrmals mit 10 ccm, dann mit 5 ccm Chloroform-Äther aus. Man dunstet nun im Becherglas zur Trockne ab und findet dort das Arsen als Arsensäure. Diese wird nun titrimetrisch bestimmt.

Man setzt dem eingetrockneten Rückstand im Becherglas 2 ccm 5 proz. Kaliumpermanganatlösung nebst 1 ccm 30 proz. Schwefelsäure hinzu. Man erhitzt mit aufgelegtem Uhrglas auf dem Wasserbade 10—15 Minuten. Sollte die Permanganatfarbe verschwinden, so wird die Oxydation wiederholt. Hierauf werden etwa 10 ccm einer starken schwefligen Säurelösung (welche einen Gehalt von mindestens 7% SO_2 hat) hinzugesetzt und in dem Wasserbade auf ca. 50—70° erwärmt, bis die schweflige Säure bis auf Spuren verschwunden ist (etwa eine halbe Stunde lang). Hierauf steigert man die Temperatur bis auf 100° und verdunstet fast zur Trockne. Nun setzt man aufs neue 5 ccm schweflige Säure in Lösung hinzu, erhitzt wie zuvor und verdunstet, bis beinahe Trockenheit eintritt. Den Rückstand löst man in 15 ccm Wasser, versetzt mit 2 g Natriumbicarbonat und titriert mit $^1/_{500}$ n-Jodlösung (1 ccm = 0,075 mg arsenige Säure) mit Stärke als Indicator. Die Titrierung muß sofort vorgenommen werden. Den Schlußpunkt beurteilt man danach, daß die ganze Flüssigkeit sich durch und durch blau färbt. Diese Färbung hat nur für wenige Sekunden Bestand.

Beim Arsennachweis im Harn wird dieser (500 ccm) im Wasserbade eingeengt und der Rückstand in 60—70 ccm HCl (spez. Gew. 1,19) aufgelöst. Durch den Zusatz der Säure in Portionen von 20—25 ccm kann man den gesamten Rückstand in einen 700 ccm-Destillationskolben bringen. Man setzt 10 g Eisenchlorid und 5 g Eisensulfat ($FeSO_4$) hinzu, letzteres zum Zwecke der Reduktion von zufällig vorhandener Arsensäure. Den Kolben versieht man mit einem im Winkel gebogenen Glasröhrchen, das mit einer Ligatur, mit einer Pipette von 30 ccm Inhalt verbunden ist, deren Spitze in 50 ccm eisgekühltes Wasser ausläuft. Nun destilliert man, bis der weitere Teil der Pipette so warm wird, daß er mit der Hand kaum berührt werden kann. Das farblose Destillat füllt man in einen Scheidetrichter und versetzt es mit 15 ccm Schwefelwasserstoffwasser. Nach 15 Minuten setzt man 15 ccm Äther hinzu und schüttelt 2 Minuten und dann gibt man noch etwas Alkohol hinzu. Ist Schwefelarsen vorhanden, so fällt es in schönen gelben Flocken heraus. War dieses nicht der Fall, so setzt man so viel Chloroform zu, daß Äther und Chloroform zu Boden fallen; man läßt diese Lösung ab und spült den Scheidetrichter noch zweimal mit je 10 ccm Chloroformäther aus. Die chloroformätherische Lösung wird in einem Becherglas auf dem Wasserbade zur Trockne verdunstet. Nach Zusatz von 1 ccm 3 proz. Schwefelsäure samt 2 ccm 5 proz. Kaliumpermanganatlösung wird das Ganze 10—15 Minuten lang auf dem Wasserbade erhitzt. Dann werden 10 ccm starke schweflige Säurelösung beigefügt und nach Erwärmung wird diese Mischung fast bis zur Trockenheit verdunstet. Im Rückstand kann man das Arsen mittels irgendeiner Probe (z. B. der Marshschen Probe) nachweisen.

Für die quantitative Bestimmung wird der Becherglasinhalt in ein Reagensglas übergeleitet und bis zum Sieden erhitzt, damit die schweflige Säure völlig verjagt wird. Nach dem Abkühlen setzt man 10 Tropfen Schwefelwasserstoffwasser hinzu und nach einigen Minuten 1—2 ccm Äther. Die Mischung schüttelt man kräftig. Nach Zusatz von einigen ccm Alkohol zeigt sich das Arsensulfid in gewöhnlicher Weise.

Nicht alle organische Verbindungen geben das Arsen auf diese Weise ab. Kakodylverbindungen geben Arsen nicht als Arsentrichlorid ab.

Quecksilber.

Alle Methoden des Nachweises und der Bestimmung von Quecksilber im Harn beruhen auf der Darstellung eines Quecksilberamalgams und Trennung des Quecksilbers aus dem Amalgam durch Erhitzen. Zur Darstellung des Amalgams verwendet man Zinkstaub, Kupfer, Messing, Gold, Platin.

Bestimmung des Quecksilbers nach E. Ludwig und Zillner.[1]) Gelinde erwärmten Harn säuert man mit Salzsäure stark an und versetzt ihn mit Zinkstaub, rührt sehr gut um und läßt einige Stunden stehen. Man dekantiert die über dem Zinkstaub stehende Flüssigkeit, wäscht durch Dekantieren mehrere Male mit Wasser, dann mit sehr schwacher Natronlauge und schließlich wieder mit Wasser und spült das Zinkamalgam mit Wasser auf einen mit Glaswolle verstopften Trichter quantitativ auf, indem man an der Saugpumpe saugt, wäscht schließlich mit Alkohol aus und trocknet, indem man einen Luftstrom durchsaugt. Aus dem Amalgam destilliert man das Quecksilber in folgender Weise heraus. Ein Verbrennungsrohr wird an einem Ende offen gelassen und am anderen Ende im Gebläse zu einem dünnen U-Röhrchen ausgezogen. Dann verstopft man das Rohr an der dem U-Rohr zugewendeten Seite mit ausgeglühtem Asbest, füllt eine Schicht von hanfkorngroßen Stücken von Calciumoxyd, ferner ausgeglühtes Kupferoxyd (gekörnt) und wieder einen Asbestpropf ein. Dann gibt man quantitativ durch einen Fülltrichter den Zinkstaub hinein und schließt wieder mit einem Asbestpropf. Das andere Ende des Rohres wird dann mit einem einfach durchbohrten Gummistopfen versehen, durch den ein Glasröhrchen führt; durch dieses wird aus einem Gasometer oder aus einem Zweiflaschenapparate oder mittels eines Wasserstrahlgebläses ein langsamer Strom vorher getrockneter Luft geführt, wobei das Rohr im Verbrennungsofen liegt, das U-Rohr herausragt und in einem kleinen Porzellanschälchen mit kaltem Wasser gekühlt wird. Man beginnt mit dem Erhitzen beim Kalk, schreitet zum Kupferoxyd vor und erhitzt dann schwach den Zinkstaub. Nach einer Stunde ist das Erhitzen und die Destillation des metallischen Quecksilbers völlig beendet, man schneidet mittels einer Glasfeile das U-Röhrchen vom Verbrennungsrohr ab, trocknet das U-Röhrchen im Luftstrome und wägt es. Hierauf vertreibt man durch Erhitzen und Ausblasen das Quecksilber aus dem Röhrchen, läßt erkalten und wägt es wieder.

Bestimmung des Quecksilbers im Harn nach J. Mauthner. 500 ccm Harn säuert man mit 5 ccm konz. Salzsäure an und erwärmt das Becherglas auf 50—60°. Dann gibt man in das Becherglas 2—3 frisch ausgeglühte dünne Messingblechstreifen, welche ungefähr 20 cm lang, 2 cm breit und $^1/_{20}$ mm dick sind und rührt ungefähr 2 Stunden auf dem Wasserbade öfters um. Man läßt erkalten, gießt die Flüssigkeit ab, wäscht die Blechstreifen mit Wasser ab, läßt sie

---

[1]) E. Ludwig u. Zillner, Zeitschr. f. analyt. Chemie **30**, 258; Wiener klin. Wochenschr. **1889**, 1890.

dann in sehr verdünnter Kalilauge liegen und spült sie wieder mit Wasser gut ab. Nun entfernt man die anhaftende Feuchtigkeit vorsichtig mit Filtrierpapier und läßt an der Luft trocknen. Man rollt die Streifen zusammen und bringt sie in ein zugeschmolzenes Rohr aus schwer schmelzbarem Glas von ca. 8 mm lichter Weite, das man vorher mit einigen Körnchen von scharf getrocknetem Magnesit beschickt hat. Dann füllt man ungefähr doppelt so hoch als das Messingblech frisch ausgeglühtes und erkaltetes grobes Kupferoxyd in das Rohr und verstopft mit einem kleinen, ausgeglühten Asbestpfropf. Hierauf zieht man

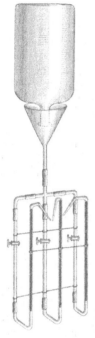

das Rohr am offenen Ende in eine Capillare aus, die an einer Stelle erweitert ist. Die Capillare läßt man offen. Man erhitzt das Kupferoxyd zur schwachen Rotglut entweder in einem Verbrennungsofen für Elementaranalysen (s. d.), oder in Ermangelung eines solchen in Drahtnetz gewickelt über gewöhnlichen Bunsenflammen, am besten mit Schlitzaufsätzen. Dann wird die Messingrolle und schließlich der Magnesit erhitzt, aus welchem sich Kohlensäure entwickelt, die das metallische Quecksilber vor sich hertreibt. Das metallische Quecksilber verdampft nun und setzt sich in der kalten Capillare ab.

Man untersucht die Capillare mit der Lupe auf das Vorhandensein von Quecksilberkügelchen, dann schneidet man sie mit der Glasfeile vom Rohre ab, bringt ein Körnchen Jod in die Capillare, erhitzt es und bläst den Joddampf durch das Rohr. Bei sehr vorsichtigem Sublimieren des Jods bildet sich rotes und gelbes Quecksilberjodid. Sehr charakteristisch ist für den positiven Quecksilberbefund die Umwandlung des gelben Quecksilberjodids in rotes, bei Berührung mit einem eingeführten Platindraht oder Glasfaden, ferner die Flüchtigkeit des Quecksilberjodids und seine krystallinische Beschaffenheit unter der Lupe.

Bestimmung von Quecksilber nach R. Winternitz.[1]) Man versetzt den Harn mit $^1/_{10}$ seines Volumens Salzsäure und

Fig. 27.

läßt ihn über Rollen aus schwachem Kupferdrahtnetz, welche sich in 6 mm weiten Glasröhren befinden, aufsteigend, sehr langsam, etwa 50 Tropfen in der Minute, vorbeilaufen (Fig. 27). Es genügt eine Rollenlänge von 30 cm. Man läßt den Harn zweimal durchlaufen; dann wäscht man die Rollen mit Wasser, Alkohol und Äther und trocknet sie in einem Luftstrom; hierauf werden sie in einem Rohr, welches körniges Kupferoxyd zur Zerstörung flüchtiger organischer Substanzen und eine Silberspirale zur Aufnahme von ev. vorhandenem Jod enthält, so erhitzt, daß das Quecksilber in einer Capillare sich sammelt. Am äußersten Ende ist die Capillare mit einem Pfropfen von echtem Blattgold lose verschlossen, um entweichende Spuren von Quecksilber aufzufangen. Man führt das Glühen in einem Bajonettrohr aus, und zwar im Verbrennungsofen und leitet zuerst $^1/_4$ Stunde lang trockene Kohlensäure durch, dann bringt man das Kupferoxyd und das Silber zum Glühen und erhitzt das Drahtnetz schließlich von rückwärts nach der Capillare zu, bei gleichzeitigem Durchleiten von einem schwachen Kohlensäurestrom $^1/_2$—$^3/_4$ Stunden lang. Zum Schluß schneidet man die Capillare mit dem Glasmesser ab, trocknet in einem Strom trockener Luft zur Konstanz, glüht die

---

[1]) R. Winternitz, Archiv f. experim. Pathol. u. Pharmakol. **25**, 229.

Capillare in einem Strom trockener Kohlensäure nach vorheriger Wägung aus und wägt wieder.

Wenn man Hundeharn verwendet, muß dieser vor dem Überleiten über die Kupferdrahtnetze mit chlorsaurem Kali und Salzsäure behandelt werden.

Almènsche Methode zum Nachweis von Quecksilber. Man nimmt vom Harn 300 ccm in Arbeit, setzt ein wenig Natronlauge und Traubenzucker hinzu und erhitzt zum Sieden. Das reduzierte, metallische Quecksilber wird von den Erdphosphaten niedergerissen, und nachdem der Niederschlag sich ganz vollständig abgesetzt hat, wird die Flüssigkeit mit Vorsicht abgegossen, der Niederschlag aber in Salzsäure gelöst. Die zu prüfende Flüssigkeit wird mit 8—10% Salzsäure versetzt, darauf legt man einen sehr feinen eben ausgeglühten Draht aus blankem Kupfer oder Messing hinein und hält die Flüssigkeit während $1^1/_2$ Stunden in nicht zu starkem Sieden. Der Draht wird dann herausgenommen, in stark alkalischem Wasser gekocht und dann auf Fließpapier getrocknet. Der gereinigte und getrocknete Draht wird in ein fein ausgezogenes, möglichst enges Glasrohr eingetragen, dieses wird nun einige Millimeter von dem Drahte abgebrochen, zugeschmolzen und dann über einer sehr kleinen Flamme vorsichtig erhitzt. Das Quecksilber sublimiert aus dem Kupferamalgam und setzt sich als mikroskopisch kleine Kügelchen, die mit der Lupe leicht erkennbar sind, in dem Rohre ab. Die Methode ist außerordentlich empfindlich[1]).

Quecksilbernachweis nach Mergte.[2]) Man kocht die zu untersuchende Probe mit Salpetersäure, stumpft dann mit kohlensaurem Ammon so weit ab, daß an einem eingetauchten Kupferstück keine Gasblasen aufsteigen, bringt die Flüssigkeit in einen enghalsigen Kolben mit 1 mm dicken Kupferfäden. Nach 36 Stunden wäscht man das Kupfer mit Wasser, trocknet es mit Papier und schlägt es in ein Blatt ein, welches mit ammoniakalischer Silberlösung getränkt und im Dunkeln getrocknet wurde, und unterwirft das Papier mit den Kupferfäden einem gelinden Druck. Bei stärkerer Amalgamierung tritt sofort, sonst nach einigen Minuten Reaktion in Form von dunklen Flecken auf dem Silberpapier ein. Der Nachweis gelingt noch bei einem Gehalt von 0,01 mg Quecksilber in 100 ccm.

Quecksilbernachweis nach E. Brugnatelli.[3]) 100 ccm Harn werden mit Salzsäure angesäuert und in eine Flasche mit gepulvertem und im Wasserstoffstrom reduziertem Kupfer gebracht. Man erwärmt im Wasserbade auf 50—60° und schüttelt durch 5 Minuten, wäscht das Kupfer mit Wasser gut aus und bringt es in eine kleine Glasschale. Neben das Kupfer legt man in die Schale einen Porzellanscherben mit einem Tropfen Goldchlorid (1 proz.), man bedeckt das Ganze mit einem Uhrglas und erwärmt im Wasserbade. Durch die Wärme entweicht das Quecksilber und reduziert das Goldchlorid, so daß auf dem Porzellanscherben violettblaue oder rosenrote Flecken erscheinen. Ist viel Quecksilber vorhanden, so sieht man glänzendes krystallinisches Gold. Die Probe soll noch 0,1 mg pro Liter anzeigen.

Quecksilberbestimmung nach A. Jolles. Für Quecksilberbestimmung im Harn empfiehlt Adolf Jolles[4]) für den qualitativen Nachweis: 100—150 ccm Harn werden mit 5—10 ccm konz. Salzsäure versetzt, hierauf erwärmt und portionenweise chlorsaures Kali bis ca. 2 g hinzugefügt und so lange schwach gekocht, bis der Chlorgeruch verschwunden ist. Hierauf füllt man das Gefäß mit heißem destillierten Wasser bis zum ursprünglichen Volumen auf und senkt dann ein galvanisch vergoldetes Platinwellblech vermittels eines Platindrahtes, welcher durch zwei in die Platte angebrachte Ösen durchgezogen ist, ein, erwärmt das Gefäß mäßig, setzt 30 ccm Zinnchlorürlösung hinzu und erwärmt noch $^1/_4$ Stunde. Nun nimmt man die Platinplatte heraus, wäscht sie sehr gut mit destilliertem Wasser, spritzt sie über einer Schale mit warmer, verdünnter Salpetersäure ab, legt sie dann in die Salpetersäure und erwärmt noch einige Minuten auf dem Wasserbade. Hierauf spritzt man die Platte noch mit destilliertem Wasser ab und verdampft die salpetersaure

[1]) Almèn, Malys Jahresber. d. Tierchemie **1886**, 221.
[2]) Mergte, Journ. de Pharm. et de Chim. [5] **19**, 444.
[3]) E. Brugnatelli, Riforma Medica 13. Juni 1889, p. 825.
[4]) A. Jolles, Monatshefte f. Chemie **21**, 352 [1900].

Lösung auf ein Volumen von 2—3 ccm. Zu der Lösung setzt man 2—3 ccm frisch hergestelltes Schwefelwasserstoffwasser; bei Gegenwart von Quecksilber, selbst in Spuren, sieht man eine deutlich wahrnehmbare braungelbe Färbung. Das Verfahren zeigt noch 0,000066 g in 100 ccm Wasser an.

Jolles[1]) selbst gibt zu, daß seine Methode für quantitative Bestimmungen deshalb kompliziert ist, weil man die Platte mehrmals einsenken muß und empfiehlt seine Methode besonders für qualitative Reaktionen.

M. Oppenheim[2]) verteidigt den qualitativen Nachweis des Quecksilbers nach Jolles gegen Schumacher und Jung. Er führt den Nachweis in der Weise aus, daß er 200 ccm Harn mit 10 ccm konz. Salzsäure versetzt und nur bei eiweißhaltigem Harn chlorsaures Kali zusetzt. Hat man chlorsaures Kali zugesetzt, so erhält man die Flüssigkeit längere Zeit in gelindem Kochen, bis kein freies Chlor mehr mit Jodzink-Stärkelösung nachweisbar ist. Jetzt wird das galvanisch vergoldete Platinblech in die Flüssigkeit eingesenkt. Vor der Untersuchung ist die ausgeglühte Platte in einer flachen Schale mit verdünnter Salpetersäure auf dem Wasserbade $1/_4$ Stunde zu erwärmen und die auf etwa 4 ccm eingedampfte Lösung in einer Eprouvette als Kontrollflüssigkeit zu benützen. Nach dem Einsenken des Platinbleches in das Becherglas setzt man 2—3 g Zinnchlorür und 30—40 ccm konz. Salzsäure hinzu, bis die Flüssigkeit klar wird und kocht dann $1/_4$ Stunde gelinde. Hierauf nimmt man die Platinplatte heraus, spült sie in Wasser ab und legt sie in eine Schale. In diese gießt man verdünnte Salpetersäure 1 : 4, bis die Platte ganz bedeckt ist und erwärmt auf einem Wasserbade, bis die Salpetersäure auf 4 ccm eingedampft ist. Diese Flüssigkeit gießt man in ein Reagensglas, und zu der erkalteten Lösung gibt man 3—4 ccm frisch bereitetes Schwefelwasserstoffwasser. Ebensoviel setzt man zu der Kontrollflüssigkeit. Ist Quecksilber vorhanden, so entsteht eine gelbbraune Färbung.

Quantitative colorimetrische Bestimmung im Harne nach Eschbaum. 200 bis 2000 ccm Harn dampft man auf $1/_4$ des Volumens ein, neutralisiert mit Natronlauge, setzt 3—6 g reines Cyankalium zu und digeriert $1/_2$ Stunde bei 60—70°. Dann filtriert man die Flüssigkeit in ein Zylindergefäß (großes Reagensglas), führt in dasselbe ein vorher ausgeglühtes und in üblicher Weise reduziertes Kupferdrahtnetz ein, welches ungefähr die Länge der Flüssigkeitssäule besitzt und digeriert 24—48 Stunden bei 50° unter Luftabschluß mit einem Gummischlauchventil. Hierauf gießt man die Flüssigkeit ab, wäscht das Kupferdrahtnetz mehrere Male mit Wasser, dann mit Alkohol und Äther und trocknet es $1/_2$ Stunde an der Luft. Dann bringt man es vorsichtig in ein Reagensglas, drückt es mit einem Glasstab fest zusammen, setzt einen Korkstöpsel lose auf, erhitzt den unteren, das Drahtnetz enthaltenden Teil des Reagensglases, bis das Glas anfängt heiß zu werden und trennt dann mit Hilfe einer inzwischen an dem Boden des Reagensglases angeschmolzenen Glasröhre den unteren Teil samt Drahtnetz ab. In das auf diese Weise verkürzte Reagensglas gibt man 1—2 ccm Chlorwasser, spült mit diesem die Wandung des Glases, welches man in heißes Wasser taucht, ab, gibt die Quecksilberlösung in eine Porzellanschale, wiederholt das Ausspülen mit Chlorwasser noch zweimal und dampft die vereinigten Lösungen auf $1/_2$ ccm ab. Diesen Rückstand filtriert man durch ein Faltenfilter von 3 ccm Durchmesser in ein enges Reagensglas, welches bei 1 ccm eine Marke trägt, wäscht Schale und Filter mit einigen Tropfen nach, bis das Filtrat genau 1 ccm beträgt, setzt diesem 1 Tropfen Zinnchlorürlösung zu und vergleicht die entstehende Trübung mit Testlösungen, ev. unter Benützung eines Colorimeters. Die Testlösungen werden durch Mischen von 1—14 Tropfen Sublimatlösung, entsprechend 1—14 mg Quecksilber mit 13—20 Tropfen Wasser und je 1 Tropfen Zinnchlorürlösung hergestellt. Die Sublimatlösung wird durch Auflösen von 0,186 g Sublimat in 100 ccm Wasser bereitet.

Zwecks Darstellung der Zinnchlorürlösung erhitzt man 5 g Stanniol mit 10 g Salzsäure in Gegenwart eines Stückchens Platindrahtes, setzt 10 ccm

---

[1]) A. Jolles, Zeitschr. f. analyt. Chemie **42**, 716.
[2]) M. Oppenheim, Zeitschr. f. analyt. Chemie **42**, 431.

Wasser zu und filtriert in ein Tropfglas, in dem sich ein Stück granuliertes Zinn befindet. Diese Methodik eignet sich für sehr quecksilberarme Harne[1]).

Methode von Ehno. Karl Ehno[2]) bestimmt Quecksilber, indem er 500 ccm Harn mit Lauge versetzt und über freiem Feuer zur Abscheidung der Phosphate kocht. Der das Quecksilber enthaltende Niederschlag wird auf einem Filter gesammelt, ausgewaschen und in 5 ccm konz. Salpetersäure auf 100 ccm Wasser gelöst. Man filtriert, wäscht aus, bringt das Filtrat durch Salpetersäure auf 150 ccm, verkupfert eine Winklersche Drahtnetzzylinderelektrode aus Platin in einer salpetersäurehaltigen Kupfersulfatlösung durch einen schwachen Strom von $1/2$ Ampere in 20 Minuten, bringt sie in die Phosphatlösung und verbindet mit dem negativen Pol. Als positiver Pol wird eine Platinelektrode in die Achse der Spirale eingetaucht. Zur quantitativen Bestimmung muß die Elektrode vorher gewogen werden, auch darf die Flüssigkeit nur wenig Quecksilber, etwa 0,02 g in 100 ccm, enthalten. Nach 2 Stunden wird abgespült, mit Filtrierpapier abgetrocknet, in den Vakuumexsiccator gebracht und gewogen. Diese Methode wird infolge ihrer Umständlichkeit keine Vorzüge vor den üblichen haben.

Gravimetrische Methode von Schumacher und W. L. Jung.[3]) 1 l Harn wird in einem 2 l fassenden Kaliglaskolben auf dem Dampfbade unter Zusatz von 20 g Kaliumchlorat und 100 ccm starker Salzsäure erwärmt. Wenn die Flüssigkeit hell geworden, nimmt man den Kolben vom Dampfbade und läßt ihn 12 Stunden ruhig stehen. Darauf wird wieder gelinde erwärmt und 100 ccm klare Zinnchlorürlösung zugesetzt. Nach einigem Abkühlen wird an der Saugpumpe durch ein Asbestfilter filtriert und ein wenig nachgespült. Das Asbestfilter wird bereitet durch Aufschwemmen von gereinigtem Asbest auf einer Porzellanfilterplatte, die sich in einem gewöhnlichen Glastrichter von mittlerer Größe befindet. Was sich auf der Wandung des Trichters absetzt, spritzt man mit der Spritzflasche und warmem Wasser herunter. Der Niederschlag, der neben organischen Substanzen das vorhandene Quecksilber enthält, wird mit wenig Wasser und Ätzkali in einen ungefähr 300 ccm-Kolben, in den er quantitativ hinübergebracht wird, unter Nachspülen des Trichters mit etwas warmer Kalilauge, auf dem Wasserbade mit aufgesetztem kurzen Kühler stark erwärmt. Nach dem Abkühlen setzt man einige Körnchen Kaliumchlorat hinzu und säuert mit konz. Salzsäure stark an. Darauf wird, am besten auf der Saugpumpe, durch einen kleinen Trichter filtriert und ein kleines Filterplättchen mit Papier, möglichst wenig nachgewaschen und die noch warme Lösung mit Zinnchlorür (10—20 ccm) versetzt. Dann wird dieselbe durch ein Filtrieramalgamierröhrchen filtriert, das mit Goldasbest gefüllt ist, worin feine Goldkörnchen verteilt sind. Auch die kleinsten Spuren von Quecksilber werden zurückgehalten. Man wäscht dann mit verdünnter Salzsäure und Wasser, darauf dreimal mit Alkohol und dreimal mit Äther, trocknet das Röhrchen gut im trockenen Luftstrom, wobei es im Anfang ganz wenig angewärmt wird und wägt bis zur Gewichtskonstanz, darauf wird das Quecksilber wieder im Luftstrom weggeglüht. Es muß stark geglüht werden, dann wägt man wieder zur Konstanz. Der Unterschied bei der Wägung ergibt das vorhandene Quecksilber.

Den Goldasbest stellt man dar, indem man chemisch reines Gold in Königswasser löst und die Goldchloridlösung so lange eindampft, bis nur noch wenig freie Säure vorhanden ist. In diese Lösung gibt man gereinigte feine Asbestfäden und läßt diese, nachdem sie genügend mit der Goldlösung durchtränkt sind, abtropfen. Dann werden sie in einem Porzellantiegel auf dem Sandbade getrocknet. Nun wird der Tiegel über freier Flamme allmählich stark erhitzt,

1) Fr. Eschbaum, Pharmaz. Ztg. **47**, 260.
2) K. Ehno, Zeitschr. f. öffentl. Chemie **13**, 307.
3) Schumacher u. W. L. Jung, Archiv f. experim. Pathol. u. Pharmakol. **42**, 147 [1899].

während von oben mit dem Porzellanröhrchen ein Strom von Wasserstoff, der durch Kaliumpermanganat und Lauge gereinigt und mit konz. Schwefelsäure getrocknet ist, eingeleitet wird. Nach 15 Minuten ist die Reduktion des Gold-chlorids beendigt und der Asbest ist mit hellglänzendem, fein verteiltem Gold bedeckt. Er wird mit verdünnter Salzsäure und heißem Wasser gereinigt und dann getrocknet. In ein Röhrchen aus hartem Glas, das wie ein Ludwigsches Filter (s. d. S. 72) aussieht, bringt man einen dichten Asbestpfropfen, darüber eine Schicht Goldasbest, dann eine Lage körnig schwammiges Gold und darüber eine zweite Schicht Goldasbest.

Colorimetrische Methode der Quecksilberbestimmung von Schumacher und W. L. Jung.[1]) Man nimmt 500 ccm Harn in Arbeit, bei sehr quecksilberarmen Harnen etwas mehr und bis zu 1 l, den man mit einigen Gramm Kochsalz, welches die Verflüchtigung von Sublimat fast unmöglich machen soll, einengt. Zu dem Harn setzt man 50 ccm konz. Salz-säure und 5 g Kaliumchlorat und erhitzt in einem Erlenmeyerkolben von ca. 1 l Inhalt, bis die Flüssigkeit kocht. Man läßt auf 80° abkühlen und setzt zu der heißen Flüssigkeit reinstes, geraspeltes Zink. Wenn die erste stürmische Einwirkung vorüber ist, setzt man noch weitere 3 g zu, wobei die helle Farbe wieder dunkel wird. Nun läßt man 2 Stunden stehen und gießt dann die überstehende Flüssigkeit ab. Befinden sich noch Zinkteilchen an der Oberfläche, so schüttelt man vor dem Abgießen um, wodurch dieselben von dem anhaftenden Wasserstoff befreit werden und sich auf den Boden des Kolbens absetzen. Man wäscht zweimal durch Dekantieren mit Wasser, setzt dann etwas verdünnte Kali-lauge zu, läßt damit einige Minuten stehen, verdünnt mit Wasser, gießt ab und wäscht noch zweimal mit Wasser nach. Das zurückbleibende Zinkamalgam übergießt man nun mit 50 ccm verdünnter Salzsäure, setzt Kaliumchlorat zu (wenig), achtet darauf, daß die Reaktion nicht zu heftig wird und überläßt den Kolben, den man mit einer ganz kleinen Flamme erwärmt, bis zur völligen Lösung sich selbst. Von Zeit zu Zeit fügt man ein wenig Kaliumchlorat zu, um sicher immer Chlor im Überschuß zu haben. Zum Schluß erhitzt man stärker, setzt einige Siedesteinchen hinzu, kocht auf und prüft mit ein wenig Salz-säure, ob alles Kaliumchlorat zerstört ist. Dann läßt man auf 80° abkühlen, setzt 5 cm Alkohol zu, kocht wieder auf, kühlt unter der Wasserleitung ab und füllt die entfärbte Lösung in ein 100 ccm-Kölbchen. Man setzt Wasser zu, dann einige Kubikzentimeter Schwefelwasserstoffwasser bis zur Marke, schüttelt um und bekommt bei Anwesenheit von Quecksilber eine deutlich gelbe bis gelbbraune Färbung. Zur quantitativen Bestimmung fügt man 10 ccm der Lösung in eine Colorimeterröhre und vergleicht die Intensität mit entsprechender, frisch bereiteter Sublimatvergleichslösung und berechnet daraus den Quecksilbergehalt. Statt der Sublimatvergleichslösung kann man auch eine Mischung der drei Farbstoffe Janusschwarz, Janusbraun und Janusgelb benützen, die man in gleichen Mengen mischt, mit Wasser verdünnt und gegen Sublimatlösung von bestimmtem Ge-halte, die man mit Schwefelwasserstoffwasser versetzt, colorimetrisch einstellt.

Eine anscheinend sehr feine **Methode zur Quecksilberbestimmung mittels der Nernstwage** beschreibt A. Jaeneke[2]). Er oxydiert Harn mit Salzsäure und chlorsaurem Kali und erhitzt einige Stunden auf dem Wasserbade, läßt dann bis zum nächsten Tage stehen und bringt in die Lösung einen dicken, 50 cm langen, zu einer steilen Spirale aufgewundenen Kupferdraht, so daß dieser von der Lösung bedeckt ist; der Draht ist vorher ausgeglüht und ist ein-fach in Salpetersäure von Oxyd befreit. Die Lösung erwärmt man einige Stunden auf dem Wasserbade, bis sie schwach grünlich wird, man holt dann die Spirale heraus, spült sie mit heißem Wasser ab, trocknet an der Luft und schiebt sie in ein trockenes Reagensrohr, welches man an dem offenen Ende noch ober-halb der Spirale, unter Vermeidung starker Wärme, zu einer 1—2 mm starken Capillare auszieht. Unten an das Reagensrohr schmilzt man einen kleinen Glasstab an und erhitzt die Spirale stark vor dem Gebläse, bis sie in das Glas einschmilzt und das Quecksilber in die Capillare überdestilliert, dann zieht man das Glas von der Capillare ab und taucht die Capillare in ein Reagensglas, welches 5 ccm eines Gemisches von 25 ccm verdünnter Salpetersäure von 1,32

---

[1]) Schumacher u. W. L. Jung, Zeitschr. f. analyt. Chemie **41**, 482.
[2]) A. Jaeneke, Zeitschr. f. analyt. Chemie **43**, 547.

spez. Gew. und 25 ccm verdünnter Schwefelsäure (1,1 spez. Gew.) auf 1 l Wasser enthält. Die Capillare verkleinert man mit einem Glasstab, erwärmt das Reagensglas 1 Stunde auf dem Wasserbade, wobei sich alles Quecksilber löst. Nun füllt man die Flüssigkeit durch Zerstoßen des Bodens des Reagensglases mit einem spitzen Glasstab in ein kleines 10 ccm fassendes Wägeglas und spült mit 5 proz. Kaliumsulfatlösung auf etwa 10 ccm nach. Das kleine Wägeglas wird als ein elektrolytischer Trog benützt, die Kathode bildet ein Golddraht, derselbe wiegt 25 mg und hat eine Länge von 18—20 cm und eine Dicke von 0,1 mm. Er wird vierfach zusammengelegt und eine kleine Öse gebildet, mittels welcher er an einem Platindraht angehängt wird. Dieser ist mit dem negativen Pole einer Batterie von zwei Akkumulatoren verbunden. Die Anode bildet ein anderer Platindraht; um die Berührung der Elektroden während der Elektrolyse unmöglich zu machen, hat man den Anodendraht um ein kleines, an beiden Seiten offenes Glasröhrchen gewickelt. Die Kathode befindet sich während der Elektrolyse innerhalb des Röhrchens. Die Elektrolyse wird 24 Stunden in Gang gelassen, der Golddraht wird vorher in einem kleinen Porzellantiegel ausgeglüht und auf einer Nernstwage gewogen, indem man den Draht an Stelle des kleinen Schälchens an den Wagebalken anhängt. Nach der Elektrolyse wird der Golddraht mit Wasser abgespült, auf Filtrierpapier im Exsiccator getrocknet und auf der Nernstwage gewogen. Eventuell kann man den Golddraht auch auf einer genauen analytischen Wage wägen. Diese Methode weist noch 0,01 mg in 2 l nach. Sie wird wohl für die gewöhnlichen Bestimmungen viel zu umständlich sein.

Methode von Glaser und Isenburg. Glaser und Isenburg schlagen vor, Quecksilber statt mit Eiweiß mit Tonerde quantitativ zu fällen. Man versetzt 250 ccm Harn mit 5 g schwefelsaurem Aluminium und fällt in der Wärme mit Ammoniak. Der abgesaugte Niederschlag wird in Gegenwart einer Kupferspirale mit konz. Salzsäure $3/_4$ Stunden behandelt und das Quecksilber als Jodquecksilber nachgewiesen[1]).

Eine **mikrochemische Quecksilberbestimmungsmethode** hat P. E. Raschou[2]) angegeben. Diese beruht auf der Messung des Durchmessers einer Quecksilberkugel; dazu gestaltet sich das Verfahren so, daß man unter Zusatz einer kleinen Menge Kupferlösung mit Schwefelwasserstoff fällt, den Sulfidniederschlag mit einem Zersetzungsmittel destilliert und die Quecksilberkugel wägt oder mikroskopisch mißt.

250 ccm Harn werden mit 1,5—2 g Kaliumchlorat und 20 ccm konz. Salzsäure $^1/_2$ Stunde lang gekocht und nach dem Abkühlen filtriert. Ein aliquoter Teil des Filtrats wird mit 0,05 g Kupfersulfat versetzt und 40 Minuten lang kalt mit Schwefelwasserstoff gefällt. Man läßt den Niederschlag absetzen und filtriert durch ein Asbestfilter in einem Porzellansiebtrichter, wäscht viermal mit Schwefelwasserstoffwasser, je dreimal mit Alkohol und Äther aus und saugt mit der Saugpumpe lufttrocken. Während des Auswaschens hält man den Trichter bedeckt. Zur Destillation des Sulfidniederschlages benützt man Doppelröhrchen, und zwar ein 5 ccm fassendes Wägerohr, das in ein 16 cm langes Präparatrohr hineinpaßt. In das kleine Rohr werden ca. 0,15 g Magnesit gebracht und etwas Asbest darauf festgestopft. Hierauf kommt eine ca. 8 mm hohe Schicht von gepulvertem Bleichromat. Der ganze Asbestkuchen wird in das kleine Rohr gebracht, der Trichter mit etwas Asbest sauber gerieben und dieser gleichfalls in das Röhrchen gegeben, nun

[1]) Glaser u. Isenburg, Chem.-Ztg. **33**, 1258.
[2]) P. E. Raschou, Zeitschr. f. analyt. Chemie **49**, 172 [1910].

drückt man das Ganze im Röhrchen zusammen. Dieses wird mit Bleichromat bis ca. 1,4 cm vor der Öffnung gefüllt, etwas Asbest und eine ca. 1 cm hohe Schicht getrockneter Soda und zum Schluß wieder etwas Asbest darauf gegeben. In das große Rohr bringt man zuerst einige Milligramm Kreide und dann das so gefüllte kleine Rohr.

Mit Hilfe eines besonderen Apparates (siehe Fig. 28), wird sodann die Destillation durchgeführt. Beim Beginn der Destillation wird die Hälfte der Flamme mit einer Asbestplatte bedeckt, so daß die erste Kugel und das reine Bleichromat ca. 5 Minuten zuerst erhitzt werden, dann werden nur die hinteren zwei Zentimeter vom Aufsatz bedeckt und zuletzt die Platte ganz abgenommen und die Substanz so lange erwärmt, bis einige Zeit keine Gasentwicklung zu sehen ist. Um die Quecksilberdämpfe in die Kugelcapillare

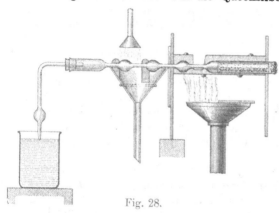

hineinzutreiben, wird wieder der Aufsatz teilweise bedeckt, die volle Erhitzung behält man endlich so lange bei, bis der Magnesit ca. 3 bis 4 ccm Kohlensäure entwickelt hat. Dann wird mit einer Stichflamme die Capillare zugeschmolzen, mit Salzsäure gefüllt und die unterste Kugel vorsichtig in 80—90° heißes Wasser getaucht und so bewegt, daß das grauschwarze Pulver sich möglichst in einer Kugel sammelt. Dann bricht man die Capillare so durch,

Fig. 28.

daß eine gerade Bruchfläche entsteht, das abgebrochene Rohrende wird nun umgewendet, so daß die Öffnung in einem Tropfen Wasser zu stehen kommt, welcher in ein Uhr- oder Objektglas mit Vertiefung getropft worden ist. Die Quecksilberkugel wird mit Filtrierpapier getrocknet und der horizontale Hauptdurchmesser unter dem Mikroskop mit Meßokular gemessen. Dieser Wert, multipliziert mit dem Vergrößerungsfaktor, gibt den Durchmesser d in Tausendstel Millimeter ausgedrückt an. Aus folgender Formel ergibt sich dann das berechnete Gewicht:

$$\frac{P}{6} \cdot 13{,}551 \; (d : 10003 \text{ mg Hg}) .$$

Methode von Conrad Siebert.[1] In einer sorgfältig gereinigten Abdampfschale werden der abgemessenen Menge Harn 15% des Volumens rauchende Salpetersäure vorsichtig zugesetzt. Unter behutsamem Umrühren läßt man, zunächst ohne zu erwärmen, die zum Teil etwas stürmische Reaktion sich vollziehen. Hierauf erwärmt man das Gemisch bei kleineren Mengen auf dem Wasserbade, bei größeren über freier Flamme, bis es auf $^1/_3$ eingeengt ist. Sorgfältig ist durch öfteres Umrühren zu verhüten, daß sich nicht an der Wand der Schale salpetersaure Salze ansetzen, die beim trocknen Erhitzen derselben zu Quecksilberverlusten führen könnten. Nach dem Einengen gießt man die Flüssigkeit unter wiederholtem Nachspülen der Abdampfschale in einen langhalsigen, etwa 1—1,5 l fassenden Kolben, dessen

[1] C. Siebert, Biochem. Zeitschr. **25**, 328 [1910].

Hals man zweckmäßig mit dicker Asbestpappe umgibt, engt dann die Flüssigkeit über freier Flamme noch weiter, bis auf 100 ccm, ein. In den Kolben, der schräg in ein Stativ eingeschraubt ist, läßt man dann aus einem Schütteltrichter unter vorsichtigem Erhitzen von Zeit zu Zeit etwas von dem Gemisch aus $1/3$ rauchender Salpetersäure und $2/3$ konz. Schwefelsäure zufließen. Der Zusatz der Säuremischung erfolgt so lange, bis auch bei weiterem Erhitzen die Flüssigkeit farblos bleibt und sich nicht mehr braun färbt. Die Oxydation der organischen Substanzen ist jetzt vollendet, und wir müssen uns nun des in der Mischung vorhandenen Säureüberschusses nach Möglichkeit zu entledigen suchen. Wir erhitzen daher die Mischung noch weiter über freier Flamme, um die überschüssige Schwefel- und Salpetersäure zu verjagen. Als Brenner benutzt man beim Erhitzen am besten einen mittleren Teclubrenner mit Pilzaufsatz. Durchaus zu vermeiden ist es, daß die Flamme in direkte Berührung mit der Glaswand kommt, da sonst leicht durch Überhitzen der Ränder Quecksilberverluste eintreten können. Nachdem die Schwefelsäure zum größten Teil abgeraucht ist, wird der Rückstand unter Abkühlen vorsichtig mit destilliertem Wasser verdünnt und noch eine Zeitlang gekocht, um die letzten Reste der Salpeter- und salpetrigen Säure zu verjagen. Jetzt wird vorsichtig unter Wasserkühlung starke Ammoniaklösung (Ammon. caustic. triplex) hinzugefügt, so lange, bis ein Tropfen des Gemisches blaues Lackmoidpapier nicht mehr rötet. Hierauf säuert man die Lösung wieder vorsichtig mit konz. Salzsäure an (Rötung von blauem Lackmoidpapier).

Um die Silicate, die durch das Kochen mit den starken Säuren aus den benutzten Gläsern in Freiheit gesetzt wurden und sich in Ammoniak lösen, zur vollständigen Ausscheidung zu bringen, hält man die salzsaure Lösung noch etwa 20 Minuten im Kochen und läßt sie dann 24 Stunden stehen. Nach dieser Zeit wird die Flüssigkeit in einen Erlenmeyerkolben filtriert und das Filter sorgfältig mit heißem Wasser ausgewaschen.

Durch das mäßig angewärmte Filtrat leitet man dann etwa 20 Minuten einen Schwefelwasserstoffstrom. Die klare Flüssigkeit färbt sich nun zunächst gelb, dann fällt das Schwefelquecksilber in feinen Flocken aus. Ist sehr wenig Quecksilber in der Flüssigkeit, so kommt es gar nicht zur Ausscheidung von Schwefelquecksilber, sondern die kleine Menge bleibt kolloidal gelöst, was sich durch die Gelbfärbung zu erkennen gibt. In jedem Falle wird die Flüssigkeit nach Einleiten des Schwefelwasserstoffes weiter erwärmt, wobei auch das kolloidale Schwefelquecksilber zum Ausfallen gebracht wird, denn die Färbung der Lösung verschwindet. Man setzt das Erwärmen bis zur vollständigen Vertreibung des Schwefelwasserstoffes fort, d. h. bis ein über den Kolben gehaltenes, angefeuchtetes Bleiacetatpapier sich nicht mehr bräunt.

Nachdem man den Niederschlag gut hat absetzen lassen, filtriert man die Flüssigkeit mittels einer Saugpumpe durch einen gewogenen Goochtiegel, auf dessen Boden sich eine Schicht gut gereinigten und gut gezupften Asbestes befindet. Man wäscht mit kaltem, dann mit heißem destillierten Wasser und schließlich mit 96 proz. Alkohol gut nach.

Der in dem Goochtiegel befindliche Niederschlag ist mehr oder minder mit ausgefallenem Schwefel verunreinigt. Durch Extraktion des Niederschlages mit Schwefelkohlenstoff entfernt man denselben. Nach beendeter Extraktion wird der überschüssige Schwefelkohlenstoff mit der Wasserstrahlpumpe abgesaugt und der Tiegel mit Alkohol und dann mit Äther nachgewaschen. Der Tiegel wird dann bei einer Temperatur von 100—110° getrocknet und nach völligem Erkalten im Exsiccator gewogen.

Bestimmung des Quecksilbers in den Faeces.

Die gewonnenen Faeces werden zunächst mit Alkohol verrieben, der Alkohol dann auf dem Wasserbade verjagt. Diese Prozedur wird so oft wiederholt, bis die Faeces nach dem Verdampfen des Alkohols als vollständig trockenes Pulver zurückbleiben. Es hat dies wesentlich den Zweck, die Faeces für etwaige notwendige Kontrollversuche in eine bequeme haltbare Form überzuführen. Eine gewogene Menge des trockenen Pulvers wird dann ungefähr mit dem doppelten Gewichtsvolumen destillierten Wassers übergossen und so lange vorsichtig rauchende Salpetersäure zugesetzt, bis sich alles aufgelöst hat. Diese Lösung wird dann genau so weiter behandelt, wie dies bei der Bestimmung im Harn ausführlich angegeben ist, d. h. die organischen Substanzen zunächst durch die Schwefelsäure-Salpetersäuremischung zerstört usw. (s. o.).

Die Bestimmungen, bei denen Quecksilber den Faeces zugesetzt wurde, haben, ähnlich wie bei den Harnbestimmungen, auch nur Fehler, die sich innerhalb der $^1/_{10}$ mg bewegen, ergeben.

Nachweis von Blei.

Methode zum Nachweis von Blei von Zanardi.[1]) Man nimmt 500 ccm Harn, verdampft ihn bis zum Sirup, setzt 30 ccm konz. Salpetersäure zu, erwärmt auf dem Wasserbade und kocht, bis die Salpetersäure völlig verdunstet ist, läßt erkalten und setzt wieder 30 ccm Salpetersäure zu und kocht wieder. Diese Operation wiederholt man drei- bis viermal, bis man einen ganz weißen Niederschlag hat; den Rest behandelt man mit ca. 30 ccm einer Lösung von alkalischem, weinsaurem Ammon (man löst 2 T. käufliches, bleifreies Ammontartarat in Wasser und fügt 10 ccm Ammoniak hinzu) und erwärmt es gelinde, läßt abkühlen und filtriert. Das Filtrat dampft man auf ein kleines Volumen ein, säuert leicht mit Salzsäure an und fällt die angewärmte Lösung mit Schwefelwasserstoff.

Dieser Niederschlag, der sich bei Gegenwart von Blei schwarz abscheidet, muß folgende Reaktionen zeigen. Wenn man ihn in Salpetersäure löst, so muß Schwefelwasserstoff eine schwarze Fällung geben, welche in Schwefelammon sich nicht löst. Durch Ammoniak muß in der salpetersauren Lösung ein weißer Niederschlag entstehen, ebenso durch Natriumcarbonat. Mit verdünnter Schwefelsäure muß unlösliches Bleisulfat sich abscheiden, mit Kaliumchromat fällt ein gelber Niederschlag. Die Bleinitratlösung muß, vor dem Lötrohr geglüht, kleine Bleikügelchen geben.

Die Methode von C. R. Fresenius und Babo ist nicht so sicher wie die Methode von Zanardi. Nach dieser wird der Harn auf ein kleines Volumen eingedampft, den Rückstand oxydiert man mit Salzsäure und chlorsaurem Kali, dann wird wieder mit Wasser aufgenommen, mit Schwefelwasserstoff gefällt, der Niederschlag in Salpetersäure gelöst, eingedampft und vor dem Lötrohr geglüht, bis sich kleine Bleikügelchen bilden. Das Blei ist bei Vergiftungen im Harn in einer derartigen Verbindung, daß es mit Schwefelwasserstoff nicht fällt. Die organische Substanz muß vorher zerstört werden. Unter 1 mg Blei kann man nicht mehr durch Wägung bestimmen, jedoch kolorimetrisch, indem man das Schwefelblei in natronalkalischer Suspension mit der Färbung vergleicht, welche auf Zusatz einer Bleilösung von bekanntem Gehalt zu Natronlauge und Schwefelwasserstoffwasser entsteht.

---

[1]) Zanardi, Boll. Farmac. Mai/Juni **1896**; s. auch Benjamin, Charité-Annalen **1898**, 312.

Wismut.

Wismut bestimmt man im Harn nach Oxydation mit chlorsaurem Kalium und Salzsäure oder nach der Veraschung nach A. Neumann. Aus der Lösung wird das Wismut auf verschiedene Weise abgeschieden. Am besten ist es bei Harn, das Wismut als Sulfid mit Schwefelwasserstoff in schwach saurer Lösung zu fällen, auf einem Goochtiegel oder einem bei 100° gewogenen und getrockneten Filter zu filtrieren. Hierauf wäscht man mit Schwefelwasserstoffwasser gut aus, dann mit Alkohol, um das Wasser zu entfernen, und schließlich zur Entfernung des Schwefels mit frisch destilliertem Schwefelkohlenstoff. Zur Entfernung des Schwefelkohlenstoffes wäscht man mit abs. Alkohol, dann mit Äther, trocknet bei 100° und wägt das Schwefelwismut Bi_2S_3.

Silber.

Verabreichtes Silber wird meist nicht durch den Harn ausgeschieden, sondern der Darm ist das wesentliche Ausscheidungsorgan [M. Gerschun[1])]. Der Harn muß vorerst mit Soda und Salpeter verascht werden. Dann wird die Schmelze mit Wasser ausgezogen und der Rückstand in warmer Salpetersäure gelöst und mit verd. Salzsäure Chlorsilber gefällt. Man kann etwa 80% Silber wiederfinden.

Nachweis von Chrom im Harn.[2])

Man dampft 1 l Harn mit einigen Tropfen Soda zur Trockne ab, verascht unter Salpeterzusatz, pulverisiert den Rückstand und schmilzt ihn mit Soda und Salpeter. Die Schmelze wird in Wasser gelöst und mit Essigsäure angesäuert. Die Lösung wird mit essigsaurem Blei gefällt. Der Niederschlag wird gewaschen, in Salpetersäure gelöst und zur Lösung metallisches Zinn zugesetzt. Die abfiltrierte Lösung wird unter Schwefelsäurezusatz eingedampft, das ausgeschiedene Bleisulfat abfiltriert, das Filtrat mit Soda und Salpeter zur Trockne eingedampft und der Rückstand abermals mit Soda und Salpeter geschmolzen. Die Schmelze ist gelblich gefärbt, sie wird in Wasser gelöst, mit Ammoniak versetzt und gekocht. Der geringe Niederschlag wird abfiltriert und durch die Phosphorsalzperle als Chrom erkannt. Sowohl die Phosphorsalz- als auch die Boraxperle lösen in der Lötrohrflamme Chromoxyd auf und nehmen dadurch nach dem Erkalten eine smaragdgrüne Farbe an. Diese Farbe ändert sich nicht, wenn man die Perle nach Zusatz von Zinn oder Zinnoxyd in der Reduktionsflamme behandelt (Unterschied von der Kupferoxydperle).

Nachweis von Bor.

Es genügt in den meisten Fällen, die Substanz zu trocknen und im Muffelofen zu veraschen; nur wo saure Aschen entstehen, muß man die Substanz vor der Veraschung mit borsäurefreier Natronlauge befeuchten. Die Asche bringt man in einen Kolben von 125 ccm, setzt für jedes Gramm Asche 2 ccm konz. Schwefelsäure und 20 ccm Methylalkohol hinzu und destilliert in eine 4 Tropfen Normallauge enthaltende Platinschale ab, gibt zum Rückstand nochmals 5 ccm Methylalkohol und treibt auch diesen in die gleiche Platinschale über. Das gesamte Bor ist nunmehr in Form von Borsäuremethyläther überdestilliert. Man dampft den alkalisch reagierenden Inhalt der Platinschale auf dem Wasserbade zur Trockne ab, wobei der Borsäureäther verseift wird. Sämtliches Bor befindet sich jetzt als Borat im Rückstand der Platinschale, nun kann

---

[1]) M. Gerschun, Koberts Arbeiten des pharmakol. Instituts zu Dorpat 10, 154, Stuttgart 1894.
[2]) Güntz, Pharmaz. Monatshefte 1890.

man das Bor mit der Curcumaprobe oder mit der Flammenprobe nachweisen. Sämtliche Reagenzien sind vorher auf Bor zu prüfen.

Curcumaprobe: Man neutralisiert den Rückstand in der Platinschale mit Salzsäure, setzt noch einen Tropfen Salzsäure dazu, bringt die Flüssigkeit in eine flache Porzellanschale von 3 cm äußerem Durchmesser und hängt in die Flüssigkeit, welche nicht mehr als 1 ccm betragen darf, einen Streifen Curcumapapier in der Weise ein, daß er nur teilweise in der Flüssigkeit ist und ein Teil des Papiers der Luft ausgesetzt bleibt. Man bedeckt die Schale mit einem Uhrglas und läßt das Ganze an der Luft stehen. Je nach der Menge der vorhandenen Borsäure färbt sich der nicht eingetauchte Teil des Streifens nach einigen Minuten oder mehreren Stunden orangerot. Man taucht ihn sodann in 10 proz. Ammoniak, worauf er blauschwarz wird.

Curcumapapier bereitet man durch Maceration von Curcumapulver bis 24 Stunden mit der 10fachen Menge 60 proz. Alkohols. Man filtriert, tränkt Papierstreifen mit dieser Tinktur, befreit sie vom Überschuß an letzterer durch rasches Hindurchführen zwischen kleinen Glaswalzen, gibt 90 proz. Alkohol zu und trocknet an der Luft.

Flammenprobe: Zur Vornahme dieser Probe bereitet man aus dem Verseifungsprodukt des Borsäuremethyläthers mit Hilfe von 2 Tropfen konz. Schwefelsäure und sehr fein gepulvertem Calciumfluorid einen Brei und bringt Teilchen davon auf einen Platindraht an den Rand einer Wasserstoffflamme, der sich alsdann grün färbt; im Spektrum erscheinen 3 grüne Linien.

Den Wasserstoff entwickelt man aus einem Kippschen Apparat aus Zink und Schwefelsäure, wäscht ihn durch Permanganatlösung und konz. Schwefelsäure, leitet ihn durch den mit Watte gefüllten Körper einer Pravazschen Spritze hindurch und läßt ihn aus einer Platinnadel mit abgeschnittener Spitze austreten. Die Flamme soll höchstens 1 cm hoch sein. Ein Schornstein aus Glas von 7 cm Länge und 18 mm Weite, 1—2 mm oberhalb der Platinspitze beginnend, verschärft die Probe so, daß sie den Nachweis von 0,0005 mg Bor ermöglicht. Man muß die Probe in einem dunklen Raume vornehmen, wobei man zuerst die Flamme durch das Spektroskop beobachtet und dann den Platindraht mit dem Borfluorid dem unteren Rande der Flamme nähert[1]).

Quantitative Bestimmung der Borsäure. Man bringt etwa 5 g der betreffenden Asche, welche nicht völlig kohlefrei zu sein braucht, in einen 200-ccm-Kolben, verschließt denselben mit einem doppelt durchbohrten Gummistopfen, welcher einen Tropftrichter und ein Destillationsrohr trägt, verbindet letzteres mit einem Kühler und diesen durch einen Vorstoß mit einer durch Wasser gekühlten Vorlage, an die wiederum eine mit etwas Methylalkohol beschickte Waschflasche angeschlossen ist. Durch diesen Tropftrichter läßt man nacheinander 50 ccm Methylalkohol und 10—15 ccm konz. Schwefelsäure in den Kolben fließen, erhitzt zur Unterstützung der sogleich beginnenden Destillation den Kolben im Sandbade unter zeitweiligem Schütteln des Apparates bis zum Auftreten weißer Dämpfe, läßt dann kurze Zeit abkühlen, gießt 20 ccm Methylalkohol nach und treibt auch diesen in die Vorlage über. Nach beendigter Destillation vereinigt man den Inhalt der Waschflasche mit demjenigen der Vorlage, setzt einige Tropfen Phenolphthaleinlösung hinzu, neutralisiert mit kalt gesättigtem Barytwasser, gibt darauf einen Überschuß an letzterem, mindestens 20 ccm, hinzu und destilliert den Methylalkohol im Wasserbade ab. Man sättigt hier auf den Barytüberschuß mit $n/10$-Salzsäure ab (die Entfärbung wird durch die sich entwickelnde Kohlensäure bewirkt),

---

[1]) G. Bertrand u. H. Aguillon, Ann. Chim. analyt. appl. **15**, 45.

gibt einen Tropfen Helianthinlösung und von neuem $n/_{10}$-Salzsäure hinzu und kocht die Flüssigkeit zur Entfernung der Kohlensäure 10 Minuten an einem Rückflußkühler, worauf man die Borsäure titrieren kann.

Titration der Borsäure. Zur Titration dürfen nur völlig kohlensäurefreie Flüssigkeiten verwendet werden. Man versetzt die zu titrierende Flüssigkeit tropfenweise mit einer Lösung von 10% Jodkalium und 4% jodsaurem Kalium, nimmt die durch die Gegenwart einer geringen Menge Salzsäure bedingte Jodfärbung in dem Maße, wie sie entsteht, durch etwas pulverisiertes Natriumthiosulfat wieder weg [die Flüssigkeit zeigt jetzt die Neutralfarbe des Helianthins[1])] und läßt dann zuvor gegen reine, trockene Borsäure eingestelltes Barytwasser zufließen. Das in der Flüssigkeit enthaltene Phenolphthalein färbt sich sofort rot, man setzt hierauf abwechselnd kleine Mengen von reinem Mannit und eingestelltem Barytwasser zu, bis die rosa Färbung auch bei weiterem Zusatz von Mannit bestehen bleibt und berechnet aus der verbrauchten Menge Barytwasser die in der Asche enthaltene Borsäuremenge[2]).

Borsäurebestimmung im Harn.[3])

Die gemessene Menge Harn wird mit Natronlauge alkalisch gemacht, eingedampft, getrocknet und vollständig verascht. Die Asche erschöpft man mit heißem Wasser und versetzt die Lösung nach dem Ansäuern mittels Salzsäure mit Eisenchlorid im Überschuß, dann wird bis zum Sieden erhitzt, mit Natronlauge neutralisiert, schnell abgekühlt und auf ein bestimmtes Volumen, bei größeren Harnmengen $1/_2$—1 l, bei kleineren Mengen 200 ccm, aufgefüllt. Die Flüssigkeit wird sofort durch ein Faltenfilter abfiltriert; ist sie phosphorsäurefrei, was jedesmal durch Ammoniummolybdatlösung geprüft wird, so können aliquote Teile erforderlichenfalls nach Eindampfen auf geringeres Volumen zur Borsäurebestimmung benutzt werden. Enthält die Flüssigkeit auch nur Spuren von Phosphorsäure, so wird ein aliquoter Teil (von 500 ccm 450 ccm, von einem Liter 900 ccm) wieder alkalisch gemacht, bis auf etwa 100 ccm eingedampft, mit Salzsäure angesäuert, mit Eisenchlorid versetzt, neutralisiert, aufgekocht und nach dem Erkalten auf 200 oder 250 ccm aufgefüllt. Von der filtrierten phosphorsauren Flüssigkeit werden dann für die Borsäurebestimmung 25 oder 50 ccm in einem Erlenmeyerkolben mit Salzsäure angesäuert, zur Vertreibung der Kohlensäure 10 Minuten lang am Steigrohr gekocht und mit Methylorange als Indicator neutralisiert. Nach dem Auflösen von 4—5 mg Mannit wird die Flüssigkeit mit Phenolphthalein versetzt und mit einer durch Baryt von Kohlensäure freigemachten Natronlauge bis zur deutlich gelben Färbung filtriert. Die Titration werde stets doppelt ausgeführt; den Wirkungswert der Natronlauge bestimmt man mittels einer durch Auflösen von reiner mehrfach umkrystallisierter Borsäure unter Zusatz von Natriumcarbonat hergestellten Lösung in gleicher Weise. Die Bestimmung erfordert bei 1 l Harn etwa 10—12 Stunden.

Titration der Borsäure bei Gegenwart von Glycerin.

Bei der Titration der Borsäure mit Phenolphthalein als Indicator setze man der Lösung Glycerin zu, welches anscheinend mit der Borsäure die komplexe Glycerinborsäure liefert. Bei Zusatz von Natronlauge findet dann mit

---

[1]) Helianthin ist Methylorange (Benzolazodimethylanilinsulfosäure bzw. deren Salze).
[2]) G. Bertrand u. H. Aguillon, Bull. Soc. Chim. de France [4] **7**, 125—130.
[3]) G. Sonntag, Arbeiten aus dem Kaiserl. Gesundheitsamte **19**, 10 [1903].

Phenolphthalein ein Umschlag statt, sobald 1 Mol. $B(OH)_3$ und 1 Mol. NaOH einander abgesättigt haben.

Man löse das borsaure Salz in kohlensäurefreiem Wasser oder verwende die mit Natronlauge (siehe oben) verseifte Borsäuremethylesterlösung nach Abdampfen des Methylalkohols und bestimme in einem gemessenen Teil der Lösung das Gesamtalkali, indem man mit $1/2$ n-Salzsäure und Methylorange als Indicator titriert. Zu einer neuen gemessenen Probe gibt man die durch Titration der ersten Probe gefundene Menge Salzsäure, kocht auf, setzt ferner einige Tropfen Phenolphthalein und für je 1,5 g Borat 50 ccm Glycerin zu, dessen Säuregehalt man in einer Probe bestimmt und das man mit der bestimmten Menge Natronlauge neutralisiert hat, titriert mit $1/10$ n-Natronlauge, bis der Farbenumschlag nach Rot erfolgt, setzt noch einige Kubikzentimeter neutrales Glycerin zu; verschwindet die rote Farbe, so titriert man weiter, bis auf neuerlichen Glycerinzusatz keine Entfärbung eintritt.

Hydroperoxyd (Wasserstoffsuperoxyd) H_2O_2.

Im Jahre 1864 hat Schönbein[1]) angegeben, daß Hydroperoxyd im Urin vorkommt. Diese Beobachtung ist seither kaum verfolgt.

Nachweis. a) Man säuert die Wasserstoffsuperoxyd enthaltende Lösung mit verdünnter H_2SO_4 an, überschichtet mit Äther und fügt nun ein Körnchen Kaliumbichromat hinzu. Beim Umschütteln färbt sich der Äther, der alkoholfrei sein muß, vorübergehend tief blau. Die Bläuung wird durch die unbeständige, in Äther lösliche Überchromsäure ($HCrO_5$) hervorgerufen.

b) Eine stark verdünnte Lösung von Titansäure (TiO_2) in H_2SO_4 wird noch durch Spuren H_2O_2 orangegelb gefärbt. Es bildet sich Übertitansäure (TiO_3).

c) Im Harn sind die Proben a) und b) nicht direkt anwendbar. Man verfährt, M. Traube[2]) folgend, derart, daß 200 ccm ganz frischer Harn mit so viel einer Lösung von indigosulfosaurem Natrium versetzt werden, daß gerade deutliche Hellgrünfärbung bestehen bleibt. Man teilt nun die Mischung. Die eine Hälfte bewahrt eine Zeitlang ihre Farbe, während diese in der zweiten alsbald einer mißfarbenen Nuance Platz macht, sobald man etwa 20 Tropfen ganz dünner Ferrosulfatlösung hinzufügt. Denn bei Gegenwart von $FeSO_4$ wirkt H_2O_2 fast augenblicklich oxydierend.

Emanation (radioaktive Substanzen).

Bei der Prüfung auf Emanation, insbesondere beim Nachweis geringerer Mengen von Emanation, wie z. B. im Harn, ist es absolut notwendig, vollkommen ungebrauchte Meßgefäße zu verwenden und möglichst mit einem emanationsfreien Elektroskop zu arbeiten. Die Arbeitsräume, sowie die untersuchenden Personen müssen emanationsfrei erkannt sein. Von besonderer Wichtigkeit ist es, daß die Kapazität der Meßgefäße ungeändert bleibt, daß beispielsweise das Schäumen visköser Flüssigkeiten unterdrückt wird, weil der Zusammenfall des Schaumes eine Veränderung der Kapazität herbeiführt. Harnmessungen ohne Zusatz von Olivenöl sind sehr bedenklich. F. Nagelschmidt und F. L. Kohlrausch[3]) konnten im Harn, selbst wenn der Patient sehr erhebliche Mengen Emanationswasser bekommen hat, während der nächsten Stunden keine Emanation nachweisen, selbst wenn 50 000 Einheiten aufgenommen wurden. Hingegen kann man in den Faeces die Emanation zum Teil nachweisen, wenngleich der bei weitem größte Teil der Emanation zur Resorption gelangt. Die Hauptmenge der Emanation verläßt den Körper in relativ kurzer Zeit durch die Ausatmungsluft.

[1]) Schönbein, Journ. f. prakt. Chemie **92**, 168 [1864].
[2]) M. Traube, Berichte d. Deutsch. chem. Gesellschaft **17**, 1062 [1884].
[3]) F. Nagelschmidt u. F. L. Kohlrausch, Biochem. Zeitschr. **15**, 123 [1909].

Für die Messung benützten F. L. Kohlrausch und E. Plate[1]) das Elektrometer für radioaktive Messungen nach H. W. Schmidt, welches etwa 10 mal so empfindlich ist, als das Elektroskop von Elster und Geitel. Das Schmidtsche Elektrometer U (Fig. 29) besteht aus zwei Teilen, dem eigentlichen Elektrometer E und dem Zerstreuungsgefäß Z, der Mantel m des Zerstreuungsgefäßes Z ist ein Messingzylinder, der unter Zwischenschaltung eines Lederringes luftdicht auf die obere Wand i des Elektrometergehäuses aufgeschraubt werden kann. Die innere Elektrode ist ein dünner Draht k, der mit seinem unteren Ende in einen Messingstift E hineinpaßt. Dieser Stift ragt durch den isolierenden Bernstein b hindurch, von oben in das Innere des Elektrometergehäuses hinein und stellt die Verbindung zwischen der inneren Elektrode k und dem Aluminiumplättchen a her. a ist an dem Blättchenträger s angefügt, der Blättchenträger selbst wird an den durch den Bernstein b hindurchgehenden Metallstift E angeschraubt. Das Blättchen kann beim Transport des Instrumentes durch die verschiebbare Backe o geschützt werden. Die Ablesung der Blättchenstellung wird durch einen am Blättchen befestigten Quarzfaden erleichtert und geschieht mit Hilfe eines Ablesemikroskops durch zwei sich gegenüberstehende Glasfenster f hindurch. Beobachtet wird der Schnittpunkt des Quarzfadens bzw. dessen einer Kante mit einer durch die Okularskala laufenden horizontalen Linie. Der Faden soll am Anfang (0) und Ende (10) der Skala scharf im Gesichtsfeld erscheinen. Ist das nicht der Fall, so muß das Mikroskop verstellt oder der Blättchenträger s etwas gedreht werden (nach Abschrauben des rückseitigen Gehäusedeckels).

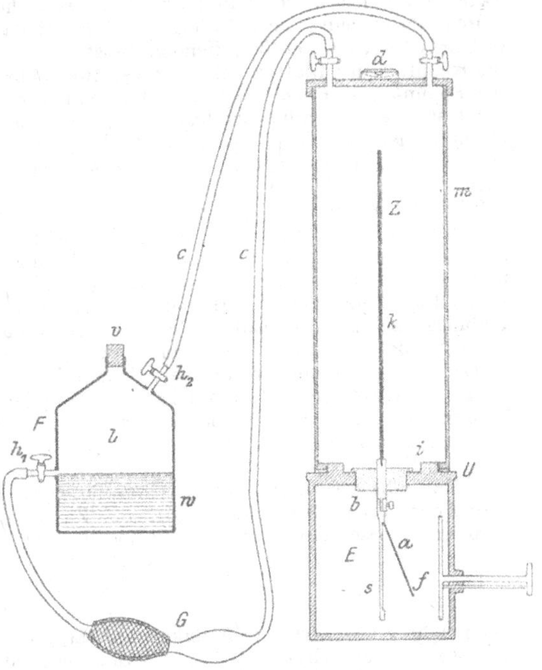

Fig. 29.

Ablesemikroskop M (Fig. 30) und Untersuchungsgefäß sind fest miteinander verbunden und auf einem Dreifuß D montiert. Die Justierung des Instrumentes geschieht mit Hilfe einer auf den Deckel des Zerstreuungsgefäßes Z aufgeschraubten Libelle L und durch Stellschrauben am Dreifuß. Die Ladung der inneren Elektrode wird mit einem durch die Rückwand des Elektrometergehäuses isoliert hindurchgehenden, geeignet gebogenen Messingdraht ausgeführt. Beim Laden liegt der Draht am Streifen a, beim Gebrauch am Gehäuse an. Das Laden geschieht am einfachsten in der Weise, daß man in das Mikroskop hineinsieht, mit der linken Hand den Ladehebel umlegt, mit der rechten Hand dem Metalldraht eine geriebene Siegellack- oder Hartgummistange nähert und den Ladehebel zurückdreht, wenn das Blättchen am Anfang der Skala (0) oder noch etwas weiter links (im Gesichtsfelde) steht. Bei einiger Übung ist es nicht schwer, das Elektrometer genau bis zu der gewünschten Spannung aufzuladen. Für viele Zwecke genügt es, wenn die Skala des Okularmikrometers in relativem Maße geeicht ist. Man bestimmt zu diesem Zwecke die Geschwindigkeit des Blättchenwanderns an verschiedenen Stellen der

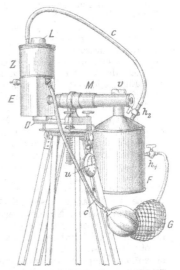

Fig. 30.

1) F. L. Kohlrausch u. E. Plate, Biochem. Zeitschr. **20**, 22 [1909].

Skala, wenn sich ein Radiumpräparat in der Nähe des Apparates befindet. Die Zeit zum Durchwandern eines bestimmten Teiles der Skala ist dann ein Maß für die Spannungsdifferenz zwischen den betreffenden Teilstrichen. Um die Skala in Volt zu eichen, ist noch die Kenntnis der Blättchenstellung bei zwei bekannten an der inneren Elektrode gelegenen Spannungen nötig. Auch bei Abwesenheit radioaktiver Substanzen zeigt das Instrument stets einen Ladungsverlust an. Dieser Ladungsverlust, der sog. natürlichen Zerstreuung, ist bei allen Messungen in Abzug zu bringen.

H. W. Schmidt[1]) geht bei der Feststellung von Emanation von Quellwasser folgendermaßen vor. Die zu untersuchende Wassermenge w wird vorsichtig in die Flasche f gefüllt und mit der Luftmenge l nach Abschluß der Flasche zirka $1^1/_2$ Minuten lang geschüttelt, so daß der größte Teil der Emanation in die Luft entweicht. Dann wird die mit Emanation angereicherte Luft nach Öffnung der beiden an F befindlichen Hähne h_1 und h_2 durch ein Zirkulationsgummigebläse G mit der im Zerstreuungsgefäß Z befindlichen Luft vermischt, die Hähne am Elektrometer geschlossen und aus der zeitlichen Ladungsabnahme des geladenen Systems die Emanationsmenge bestimmt.

Da die zeitliche Ladungsabnahme (Zerstreuung) nach Einführen der Emanation zuerst infolge Bildung des aktiven Niederschlages ziemlich stark zu-, später infolge Abklingens der Emanation langsam abnimmt, so macht man praktischerweise die Ablesungen 3—5 Stunden nach Einführung der Emanation. Die während dieser Zeit gemessene Zerstreuung ist annähernd konstant und kann am besten zur Feststellung des Emanationsgehaltes dienen.

Hat man bei dieser Versuchsanordnung im Elektrometer die Zerstreuung V (nach Abzug der vorher ermittelten natürlichen Zerstreuung) festgestellt, so würde die ganze in 1000 ccm Wasser enthaltene Emanation die Zerstreuung bewirken:

$$\frac{l_1 + l_2 + l_3}{l_3} (l + a) \frac{w}{l_1} V = a V \text{ Volt/Sek.,}$$

wenn w die Wassermenge in Kubikzentimetern, $l_1\, l_2\, l_3$ die Luftmenge in Kubikzentimetern, gemessen in der Schüttelflasche, den Gebläseteilen und dem Zerstreuungsgefäß bedeutet und a ein Maß für die im Wasser zurückgebliebene Emanation ist (bei Zimmertemperatur $= 0,25$). Zu Vergleichsmessungen berechnet man den elektrischen Strom, der von der in 1 l Wasser enthaltenen „Emanation mit ihren Zerfallprodukten" im Elektrometer unterhalten wird: $i = C\,a\,V/300 \times$ ESE; wo C die Kapazität des Elektrometers bedeutet und V in „Volt pro Sekunde" ausgedrückt sein muß, wenn der Strom i in elektrostatischen Einheiten (ESE) gemessen wird. (Multipliziert man den im elektrostatischen Maßsystem ESE gemessenen Strom i mit 1000, so kommt man zu den sog. „Macheeinheiten", die bei Radioaktivitätsangaben von Quellen vielfach benutzt werden.)

Oder man gibt die Radiummenge an, die im Zustande des radioaktiven Gleichgewichtes eine der gemessenen gleiche Emanationsmenge enthält. Zu diesem Zwecke macht man denselben Versuch mit Wasser von bekanntem Radiumgehalt (etwa im ganzen ca. 3×10^{-9} Ra).

Da der elektrische Strom abhängig ist von den Gefäßdimensionen, hat die Angabe von Emanationseinheiten vielleicht die meiste Berechtigung. Als Emanationseinheit bezeichnet man die Emanationsmenge, die von 1 mg metallischem Radium in 1 Sekunde entwickelt wird, also die Menge, die mit $1/_{470\,000} = 2,13 \times 10^{-6}$ mg Radium-Metall in radioaktivem Gleichgewicht steht. Man erhält genauere Resultate als nach der hier beschriebenen Schüttelmethode, wenn man die Emanation durch Kochen aus der Flüssigkeit austreibt, sie unter Wasser auffängt und dann mit Luft zusammen in das vorher mit einer Wasserstrahlpumpe leergepumpte Elektrometer einführt. Auf diese Weise kann man minimale Radiummengen nachweisen.

Nach Beendigung eines Versuches muß man durch Abschrauben des Zerstreuungsgefäßes vom Elektrometer oder durch mehrmaliges Auspumpen desselben mit der Luftpumpe die Emanation sorgfältig entfernen. Infolge des auf den Gefäßwänden zurückbleibenden aktiven Niederschlages wird die im Elektrometer gemessene Zerstreuung anfänglich viel geringer sein als die natürliche Zerstreuung, jedoch in ca. 3 Stunden auf den normalen Wert herabgehen. Da das Instrument gegen Temperaturschwankungen äußerst empfindlich ist, darf man nur in konstant temperierten Räumen mit dem Instrument arbeiten. Temperaturschwankungen von 2° machen jede Messung unmöglich. Jede Berührung des eigentlichen Elektroskops ist zu vermeiden. Die zu untersuchende Flüssigkeit ist auf die Raumtemperatur zu bringen.

---

[1]) H. W. Schmidt, Physikal. Zeitschr. **6**, 561 [1905]; **7**, 157 [1906].

Die Untersuchung der organischen, stickstofffreien Substanzen des Harns.

Von

C. Neuberg-Berlin.

Der Kohlenstoff im Harn.

Der im Urin zur Ausscheidung gelangende Kohlenstoff gehört zwei Gruppen von Substanzen an, den stickstofffreien und stickstoffhaltigen. Wie sich der Kohlenstoff auf beide Körperklassen verteilt, ist nicht direkt bestimmbar[1]). Wohl aber ist leicht das Verhältnis von Gesamtkohlenstoff zu Gesamtstickstoff, C : N, zu ermitteln[2]).

Im Hungerzustande ist der Quotient C : N für den Harn aller Säugetiere ziemlich gleich; es kommt nämlich 1 T. Stickstoff auf rund 0,76 T. Kohlenstoff.

Dieses Verhältnis ist zuerst von M. Rubner[3]) für das Kaninchen festgestellt; für den hungernden Menschen ergab sich[4]) C : N = 0,82 gegen 0,80 in der Norm.

Nach Benedict[5]) ändert sich der Quotient C : N während einer längeren Hungerperiode; bei einem 7 tägigen Fastversuch fand er ein kontinuierliches Ansteigen von 0,67 auf 1,12.

Auf keine Weise ist es möglich (C. v. Voit), das Verhältnis C : N auf den niedrigen Wert herabzudrücken, den dieses Verhältnis im Harnstoff besitzt, nämlich C : N = 0,429.

Mit der Ernährung ändert sich der Quotient erheblich[6]). Beträgt er z. B. beim Hunde im Hunger 0,75, so ist er bei ausschließlicher Fleischfaserfütterung 0,61, bei Kohlenhydratfettkost 0,72. Weitere Angaben s. bei Brugsch[7]).

Für den Menschen ermittelte F. Tangl[8]) bei Kohlenhydratkost C : N durchschnittlich zu 0,96, bei Fettnahrung zu 0,75.

Für ein normal ernährtes Pferd stellten Zuntz und Hagemann C : N = 1,53 fest[9]).

Beim Schwein fand E. Meissl[10]) im Hungerzustande 0,77; je größer in

---

[1]) Auf den Harnstoff, die in größter Menge im Urin vorhandene stickstoffhaltige Verbindung, entfällt weniger als die Hälfte vom Gesamtkohlenstoffgehalt des Harns.

[2]) Über die Methoden der Gesamtkohlenstoffbestimmung siehe S. 99—111, über die der Gesamtstickstoffbestimmung siehe S. 81—86 u. 528—546.

[3]) M. Rubner, Zeitschr. f. Biol. **17**, 228 [1881].

[4]) C. Lehmann, Fr. Müller, J. Munk, H. Senator, N. Zuntz, Virchows Archiv **131**, Suppl. 1 [1893]; vgl. auch J. Frentzel u. M. Schreuer, His-Engelmanns Archiv, physiol. Abt. **1903**, 460.

[5]) Benedict, zit. nach Zuntz-Loewy, Physiologie d. Menschen. Leipzig 1909, S. 664.

[6]) M. Rubner, Die Gesetze des Energieverbrauchs bei der Ernährung. Wien **1902**.

[7]) Th. Brugsch, im Handb. d. Biochemie **4**, I, 285 [1908].

[8]) F. Tangl, Archiv f. (Anat. u.) Physiol. **1899**, Suppl. 241.

[9]) N. Zuntz, O. Hagemann, C. Lehmann u. J. Frentzel, Thiels Landw. Jahrbücher **27**, Ergänzungsh. III, 239.

[10]) E. Meissl, Zeitschr. f. Biol. **22**, 63 [1896].

der Nahrung das Verhältnis N-freier zu N-haltigen Futterstoffen war, um so höher stieg auch der Quotient C : N, und zwar von 0,57 auf 0,97.

Für das Rind beobachtete O. Kellner[1]) bei reiner Heufütterung das Verhältnis C : N = 2,49; dasselbe stieg nach Stärkezulage im Mittel auf 3,20.

Den niedrigsten bekannten Wert fanden Frank und Trommsdorf[2]) beim Hunde nach Fütterung von viel ausgelaugtem Fleisch, nämlich C : N = 0,48, eine Zahl, die sich von allen beobachteten Daten am meisten dem Harnstoffquotienten 0,43 nähert.

Der nicht in Form von Harnstoff im Urin ausgeschiedene Kohlenstoff gehört hauptsächlich Purinen, Kreatinin, den Oxyproteinsäuren und wohl auch gepaarten Glucuronsäuren an. Da er auf solche Körper entfällt, die der Organismus nicht maximal oxydiert, hat Spiro[3]) für diese Kohlenstoffform den Namen „dysoxydabler Kohlenstoff" vorgeschlagen. Spiro weist darauf hin, daß nach Versuchen am Fleischfresser (Hund) bezüglich des Quotienten C : N die größten Unterschiede bestehen, je nachdem das Tier gewöhnt ist, von reiner Fleischnahrung oder gemischter Kost zu leben.

Bei der beträchtlichen Konstanz des Verhältnisses C : N bei gleichbleibender Nahrung kann man von einem Kohlenstoffgleichgewicht genau wie vom Stickstoffgleichgewicht sprechen.

Von diesem Kohlenstoffgleichgewicht geht man zweckmäßig bei Untersuchungen über das Schicksal bestimmter Kohlenstoffverbindungen im Organismus aus [Spiro[3]). Friedmann[4])]. Zu beachten ist, daß nach Spiro Temperaturänderungen, namentlich Abkühlung, unübersehbare Schwankungen im Werte von C : N veranlassen können.

Höhenklima[5]) bewirkt im allgemeinen ein Steigen des Quotienten C : N, da unvollständig oxydierte Kohlenstoffverbindungen durch den Harn ausgeschieden werden.

Der im Harn enthaltene Kohlenstoff gehört Substanzen der aliphatischen, aromatischen und hydroaromatischen Reihe, ferner heterozyklischen Gebilden an.

I. Aliphatische Reihe.

A. Aliphatische Kohlenwasserstoffe.

Abgesehen vom Anfangsgliede der Reihe, vom Methan[6]) CH_4, treten weder Grenzkohlenwasserstoffe noch ungesättigte Kohlenwasserstoffe, soweit bisher bekannt, im Harn des Menschen oder der Tiere auf.

Werden künstlich Kohlenwasserstoffe einverleibt, so verhalten sie sich ihrem chemischen Charakter gemäß verschieden.

Die Paraffine, die Grenzkohlenwasserstoffe der Reihe C_nH_{2n+2}, werden im Organismus nicht angegriffen. Die niederen, flüchtigen Glieder rufen Anästhesie, Schlaf, eventuell den Tod hervor und verlassen den Körper zum Teil auf dem Wege der Atmung. Die höheren Glieder können bei subcutaner Einverleibung lange im Organismus verweilen (Paraffineinspritzung zu chirurgischen Zwecken).

v. Sobieranski[7]) hat jedoch angegeben, daß selbst in die Haut von Hunden und

---

1) O. Kellner, Landw. Versuchsstationen **45**, 257 [1894].
2) O. Frank u. R. Trommsdorff, Zeitschr. f. Biol. **43**, 258 [1902].
3) K. Spiro, Beiträge z. chem. Physiol. u. Pathol. **10**, 277 [1907]; **11**, 144 [1908].
4) E. Friedmann, Beiträge z. chem. Physiol. u. Pathol. **11**, 151, 158, 177, 194 [1908].
5) N. Zuntz, A. Loewy, Fr. Müller, W. Caspari, Höhenklima und Bergwanderungen. Berlin (Bong & Co.) 1906, S. 270.
6) Über das gasförmige Methan siehe das Kapitel „Gase des Organismus" S. 1287.
7) W. v. Sobieranski, Archiv f. experim. Pathol. u. Pharmakol. **31**, 329 [1893].

Kaninchen eingeriebenes Vaselin aufgenommen und wahrscheinlich im Körper zerstört wird; dabei entfalten diese hochmolekularen Kohlenwasserstoffe starke Giftwirkungen.

Eine gelegentliche Bildung bestimmter Umwandlungsprodukte von gesättigten Kohlenwasserstoffen und deren Übertritt in den Harn ist immerhin in Betracht zu ziehen, da O. Rahn[1]) Bakterien, speziell eine Penicilliumart, mit kräftigem Paraffin-zersetzungsvermögen aufgefunden hat.

Die ungesättigten Kohlenwasserstoffe der Formel C_nH_{2n}, die Alkylene, können im Tierkörper eine Hydration erfahren, die zu sekundären oder tertiären Alkoholen führt. Diese werden alsdann in Form gepaarter Glucuronsäuren ausgeschieden. Für das Caprylen (Octylen), $CH_2 : C_7H_{14}$, sowie in geringerem Umfange für ein Amylen, das Trimethyläthylen [2-Methyl-buten-(2)], $(CH_3)_2C : CH(CH_3)$, hat O. Neubauer[2]) solches festgestellt.

Bezüglich des Nachweises dieser nach Verabfolgung von Kohlenwasserstoffen auftretenden Stoffwechselprodukte sei auf den Abschnitt „Gepaarte Glucuronsäuren" verwiesen (siehe S. 437—460).

B. Alkohole.

Weder in der Norm noch unter pathologischen Bedingungen treten die einwertigen aliphatischen Alkohole der Reihe $C_nH_{2n+1}OH$ im Harn auf. Wohl aber können diese nach Zufuhr größerer Mengen die Nieren passieren.

Der gewöhnliche Äthylalkohol $C_2H_5 \cdot OH$ besitzt eine solch hohe Verbrennungsfähigkeit im Tierkörper (Zuntz und Geppert, Atwater und Benedict, Rosemann), daß nach Straßmann[3]) ad maximum 10%, nach Atwater und Benedict[4]) jedoch höchstens 2% den Organismus des Menschen unverändert verlassen. Nach Völtz und Baudrexel[5]) erscheinen im Urin des Menschen unter Umständen nur 0,23% wieder; dabei ist zu beachten, daß sich diese Menge bei Gewöhnung noch verringern kann. Bei einmaligen hohen Dosen „eliminiert" der Hund 10—12% Alkohol. Von der Gesamtausscheidung entfällt jedoch nur ein Teil auf den Harn, da die Hauptmenge durch Lunge und Haut abdunstet (50% und mehr der Gesamtausscheidung).

Die übrigen Alkohole gelangen als Bestandteile von Medikamenten (teils frei, teils als Ester, Äther, Glucoside, Acetale u. dgl.) öfter in den Tierkörper. Dabei wird der Methylalkohol $CH_3 \cdot OH$ zum Teil zu Ameisensäure oxydiert[6]). Die höheren Glieder fallen zu einem wechselnden Prozentsatz gleichfalls der Oxydation anheim; ein merklicher Anteil geht jedoch eine Paarung mit der Glucuronsäure ein. Für die tertiären Alkohole ist dieses von Thierfelder und v. Mehring[7]) festgestellt, für die sekundären und primären ist es von Neubauer[2]) wenigstens qualitativ ermittelt (s. Anhang S. 204—205).

Pringsheim[8]) konnte für den Menschen beim Äthylalkohol keine Glucuronsäurepaarung feststellen; auch beim Kaninchen fand er sie im Gegensatz zu O. Neubauer[2]) nicht. Dagegen scheint ein kleiner Teil an Schwefelsäure gebunden zu werden [J. Pringsheim[8]), R. Hunt[9])].

1) O. Rahn, Centralbl. f. Bakt. u. Parasitenkde. II. Abt. 16, 382 [1906].
2) O. Neubauer, Archiv f. experim. Pathol. u. Pharmakol. 46, 133 [1901].
3) F. Straßmann, Archiv f. d. ges. Physiol. 49, 315 [1891].
4) W. O. Atwater u. F. G. Benedict, Bulletin U. S. Dep. of Agriculture Washington 69 [1899]; Mem. of the nat. acad. sciences, Washington 8, 6 [1902].
5) W. Völtz u. A. Baudrexel, Archiv f. d. ges. Physiol. 138, 85 [1911].
6) J. Pohl, Archiv f. experim. Pathol. u. Pharmakol. 31, 281 [1893].
7) H. Thierfelder u. J. v. Mehring, Zeitschr. f. physiol. Chemie 9, 511 [1885].
8) J. Pringsheim, Biochem. Zeitschr. 12, 143 [1908].
9) R. Hunt, Public. Health for Marine Service of the U. St. Bulletin Washington 33 [1907].

Der Nachweis mit Glucuronsäure gepaarter Alkohole gelingt nach voraufgehender Spaltung der Doppelverbindungen (siehe bei den gepaarten Glucuronsäuren S. 438).

Aliphatische Aldehyde und Ketone können im Organismus zu Alkoholen reduziert werden. Die so gebildeten Alkohole werden dann gleichfalls in gebundener Form, hauptsächlich mit Glucuronsäure gepaart, ausgeschieden.

Zu bemerken ist, daß diese gepaarten Glucuronsäuren durch Säuren, Enzyme, Bakterien, manchmal auch spontan, gespalten werden und daher zum Auftreten von Alkoholen im Harn Anlaß zu geben vermögen.

Äthylalkohol kann in diabetischem Harn beim Stehen infolge Vergärung auftreten.

Zum **Nachweis von freien Alkoholen** (und gebundenen nach voraufgegangenem Kochen mit Mineralsäuren [s. S. 449]) muß der Harn zunächst destilliert werden. Das kann bei der nativen Reaktion des Urins geschehen bzw. in neutraler Lösung. Bei den höheren Gliedern empfiehlt sich die Destillation unter vermindertem Druck oder auch die Destillation mit Wasserdampf.

Durch erneutes Übertreiben des ersten Destillates kann man die Lösung an Alkohol anreichern. Die höheren Glieder der Alkoholreihe können eventuell nach Sättigung des Destillates mit NaCl oder $(NH_4)_2SO_4$ mit einem indifferenten Lösungsmittel, wie alkoholfreiem(!) Äther oder dem leichter rein erhältlichen Petroläther bzw. Ligroin, mit Benzol, mit alkoholfreiem[1]) Chloroform oder Kohlenstofftetrachlorid, ausgeschüttelt und durch Abdunsten des Lösungsmittels dann isoliert werden.

Bei kleinen Mengen der niederen Alkohole ist eine Reindarstellung häufig unmöglich.

Für die Analyse der Destillate ist zu beachten, daß flüchtige fette und aromatische Säuren, Phenole sowie Aceton ins Destillat übergehen können. Nach vorheriger Säurespaltung können Furfurol (aus der Glucuronsäure), ferner andere aldehydartige flüchtige Körper[2]), die aus den eigentlichen Kohlenhydraten bei der Einwirkung von Säuren sekundär entstehen, ebenfalls überdestillieren.

Flüchtige Fettsäuren sowie eventuell anorganische Säuren (insbesondere HNO_3 und HNO_2), ferner Phenole kann man von Alkoholen durch erneute Destillation unter Zugabe von etwas Lauge oder festem kohlensauren Natrium oder Calciumcarbonat trennen, am besten nach voraufgegangenem kräftigen Umschütteln und einigem Stehen mit dem säurebindenden Mittel.

Die Entfernung von Aldehyden und Ketonen aus ihrem Gemisch mit Alkoholen gelingt, wenn man den Petroläther- oder Chloroformauszug oder die Lösung in einem anderen indifferenten Solvens mit einer wässerigen Lösung von saurem Natriumsulfit ($NaHSO_3$) mehrfach ausschüttelt. Unter Bildung der in Wasser löslichen Natriumsalze von Schwefligsäureestern der Aldehyd-bzw. Ketonorthohydrate werden die Carbonylverbindungen abgetrennt.

Bei den im Harn meistens nur vorkommenden geringen Alkoholmengen sind diese Reinigungsverfahren jedoch in der Regel nicht ausführbar. Man muß sich hier mit einer Charakterisierung der Alkohole auf anderem Wege helfen.

---

[1]) Manche Sorten technischen Chloroforms sowie auch von solchen pro narcosi enthalten Äthylalkohol. Amylalkohol wird vorteilhaft mit Chloroform ausgeschüttelt. Siehe hierüber J. Traube (Berichte d. Deutsch. chem. Gesellschaft **19**, 892 [1886]; **20**, 2644 [1887]) sowie E. Beckmann u. G. Lüken (Zeitschr. f. Unters. d. Nahr.- u. Genußm. **10**, 143 [1905]).

[2]) E. Salkowski, Archiv f. d. ges. Physiol. **56**, 339 [1894]. — C. Neuberg, Zeitschr. f. physiol. Chemie **27**, 123 [1899].

Außer Geruch und Brennbarkeit kommen hier in erster Reihe die Verfahren in Betracht, welche die Alkohole in krystallisierte Verbindungen überführen. Hierzu geeignet ist:

1. die Behandlung mit Benzoylchlorid und Lauge:

$$C_6H_5 \cdot COCl + HOR + NaOH = NaCl + H_2O + C_6H_5 \cdot COOR,$$

bei der Benzoesäureester der betreffenden Alkohole entstehen;

2. die Reaktion mit α-Naphthylisocyanat:

$$C_{10}H_7 \cdot NCO + HOR = C_{10}H_7 \cdot NH \cdot COOR,$$

die α-Naphthylurethane ergibt.

Die Benzoylierung kann in wässeriger Lösung vorgenommen werden. Bezüglich der Ausführung siehe den Abschnitt „Zuckerarten" (S. 347—351).

Die Überführung in die α-Naphthylurethane[1])[2]) kann nur bei Ausschluß von Wasser erfolgen. Hierzu müssen die mit einem geeigneten Lösungsmittel (Petroläther, Toluol) ausgeschüttelten Alkohole zuvor getrocknet werden. Das geschieht, indem man z. B. die Petrolätherlösung über Stücken von frisch geglühtem Kaliumcarbonat oder Natriumsulfat einige Zeit stehen läßt oder damit am Rückflußkühler kocht. Dann filtriert man ab und wäscht mit trockenem Petroläther nach. Handelt es sich um relativ hochsiedende Alkohole, so kann man nach Trocknung das Lösungsmittel abdestillieren und den Rückstand mit dem Naphthylisocyanat behandeln. Bei niedrig siedenden Alkoholen wird die Toluollösung direkt mit α-Naphthylisocyanat versetzt und am Rückflußkühler erwärmt.

Der Vorteil, den dieses Reagens bietet, besteht darin, daß es durch sein großes Molekulargewicht die Menge der abzuscheidenden Substanz erhöht und der Verbindung ein gutes Krystallisationsvermögen verleiht. Das α-Naphthylisocyanat reagiert mit den Alkoholen, indem durch direkte Addition α-Naphthylurethane entstehen:

$$C_{10}H_7N: CO + HO \cdot R = C_{10}H_7 \cdot NH \cdot COOR.$$

Dieselben bilden sich beim gelinden Erwärmen der Komponenten öfter quantitativ, wenigstens bei manchen primären Alkoholen; bei den sekundären und tertiären Alkoholen sind die Ausbeuten meist etwas schlechter. Stets ist für völligen Ausschluß von Wasser Sorge zu tragen.

Bei dem hohen Siedepunkte des α-Naphthylisocyanats kann die Reaktion im offenen, eventuell mit kurzem Steigrohr versehenen Reagensglase vorgenommen werden. In der Regel genügt kurzes Erwärmen, höchstens bis zum beginnenden Sieden, worauf die Reaktion unter Wärmeentwicklung von selbst weiter verläuft.

Das Urethan fällt vielfach nach kurzem Stehen krystallinisch aus, in anderen Fällen erfordert die Abscheidung mehrere Stunden bis zu einem Tage; die Krystallisation kann durch Reiben mit einem Glasstabe sehr beschleunigt werden, doch tritt sie in den meisten Fällen ohne weiteres ein.

Das Reaktionsprodukt, das sich aus je einem Molekül Alkohol und α-Naphthylisocyanat bildet, wird mit heißem Ligroin ausgekocht. Hierbei bleibt eine kleine Menge Dinaphthylharnstoff, dessen Entstehen aus α-Naphthylisocyanat schwer zu vermeiden ist, quantitativ zurück, und aus der heißen, bis zu passender Konzentration eventuell eingeengten Ligroinlösung scheidet sich die α-Naphthylcyanatverbindung des Alkohols oft in prächtigen Krystallen aus. Folgendes Beispiel erläutert die Gewinnung:

n-Propyl-α-naphthylurethan.

$$C_{10}H_7 \cdot NH \cdot COO—CH_2 \cdot CH_2 \cdot CH_3 = C_{14}H_{15}O_2N.$$

1,4 g Propylalkohol werden mit 3,4 g α-Naphthylisocyanat in einem langen, vollkommen trockenen Reagensglase zusammengebracht und auf freier Flamme bis zum beginnenden Sieden erwärmt. Das krystallinisch erstarrte Reaktionsprodukt wird in kochendem Ligroin gelöst und von dem bei der Reaktion in kleiner Menge gebildeten Dinaphthylharnstoff abfiltriert. Beim Erkalten scheiden sich schön ausgeprägte lange Tafeln ab, die von der

---

[1]) C. Neuberg u. E. Kansky, Biochem. Zeitschr. **20**, 445 [1909].
[2]) C. Neuberg u. E. Hirschberg, Biochem. Zeitschr. **27**, 339 [1910].

Mutterlauge abgesaugt, mit wenig kaltem Ligroin nachgewaschen und im Vakuum über Schwefelsäure getrocknet werden. Ausbeute 3,7 g, Schmelzp. 80°. Zur Analyse wird die Verbindung nochmals aus heißem Ligroin umkrystallisiert.

Durch Aufarbeiten der Mutterlauge erhält man hier wie in analogen Fällen noch weitere Mengen des Urethans.

Im folgenden sind die Daten für die wichtigsten α-Naphthylurethane tabellarisch zusammengestellt:

		Zusammensetzung	Form	Schmelzpun
α-Naphthylisocyanat-n-Propylalkohol . .		$C_{10}H_7 \cdot NH \cdot COO - CH_2 \cdot CH_2 \cdot CH_3$	Tafeln	80°
,,	Isopropylalkohol. .	$C_{10}H_7 \cdot NH \cdot COO - CH(CH_3)_2$	,,	105—106
,,	n-Butylalkohol . .	$C_{10}H_7 \cdot NH \cdot COO - (CH_2)_3 \cdot CH_3$	,,	71—72°
,,	Isobutylalkohol . .	$C_{10}H_7 \cdot NH \cdot COO - CH_2 \cdot C_3H_7$	Nadeln	103—105
,,	sek. Butylalkohol .	$C_{10}H_7 \cdot NH \cdot COO - CH{<}^{CH_3}_{C_2H_5}$	Tafeln	97—98°
,,	tert. Butylalkohol .	$C_{10}H_7 \cdot NH \cdot COO - C(CH_3)_3$	,,	100—101
,,	Isoamylalkohol . .	$C_{10}H_7 \cdot NH \cdot COO - (CH_2)_2 \cdot CH(CH_3)_2$	,,	67—68°
,,	sek. Amylalkohol .	$C_{10}H_7 \cdot NH \cdot COO - CH(C_2H_5)_2$	Nadeln	76—79°
,,	tert. Amylalkohol .	$C_{10}H_7 \cdot NH \cdot COO - C(CH_3)_2(C_2H_5)$	Spieße	71—72°
,,	opt. akt. Amylalkohol	$C_{10}H_7 \cdot NH \cdot COO - CH_2 \cdot CH{<}^{CH_3}_{C_2H_5}$	Nadeln	82°
,,	n-Heptylalkohol . .	$C_{10}H_7 \cdot NH \cdot COO - (CH_2)_6 \cdot CH_3$	,,	62°
,,	n-Octylalkohol . .	$C_{10}H_7 \cdot NH \cdot COO - (CH_2)_7 \cdot CH_3$	Spieße	66°
,,	Cetylalkohol . . .	$C_{10}H_7 \cdot NH \cdot COO - (CH_2)_{15} \cdot CH_3$	Nadeln	81—82°
,,	Allylalkohol. . . .	$C_{10}H_7 \cdot NH \cdot COO - CH_2 \cdot CH : CH_2$	Tafeln	109°

Auch auf die Verwandlung der Alkohole in die entsprechenden Alkyljodide läßt sich eine qualitative und quantitative Bestimmung gründen. Zu diesem Zweck werden sie mit starker Jodwasserstoffsäure bei Gegenwart von Phosphorjodid behandelt. Das von Krell[1]) zuerst auf den Methylalkohol angewandte Verfahren ist dann namentlich für quantitative Zwecke von Zeisel[2]) in hoher Vollendung ausgebaut. Über die Anwendung siehe die quantitative Ermittlung des Äthylalkohols S. 204 und des Glycerins S. 209.

Spezieller Nachweis des Äthylalkohols.

a) Qualitativer Nachweis des Äthylalkohols.

α) **Jodoformprobe nach Lieben.**[3]) Zu der zu untersuchenden Flüssigkeit gibt man etwas festes oder in Kaliumjodid gelöstes Jod (jedoch keine offizinelle Jodtinktur!!) und so viel verdünnte Alkalilauge, daß gerade Entfärbung erfolgt. Bei gelindem Erwärmen tritt der charakteristische Geruch nach Jodoform, CHJ_3, auf, und es bilden sich je nach der Menge sofort oder beim Stehen bis zum nächsten Tage die aus sechsseitigen Tafeln oder Sternen bestehenden gelbweißen Jodoformkrystalle:

$$CH_3 \cdot CH_2 \cdot OH + 8 J + 6 KOH = 5 H_2O + 5 KJ + H \cdot COOK + CHJ_3.$$

Mit dieser Reaktion kann man 1 T. Alkohol in 2000 T. Wasser erkennen. Dabei ist zu beachten, daß von flüchtigen Körpern auch Aceton (dieses viel schneller als Äthylalkohol), Acetaldehyd sowie Isopropylalkohol die Reaktion geben, von nicht oder schwer flüchtigen, auch Milchsäure[4]) sowie Zucker. Holzgeist und Essigsäure sind dagegen keine Jodoformbildner.

[1]) G. Krell, Berichte d. Deutsch. chem. Gesellschaft **6**, 1310 [1873].
[2]) S. Zeisel, Wiener Monatshefte **6**, 989 [1885]; **7**, 406 [1886].
[3]) A. Lieben, Annalen d. Chemie u. Pharmazie Suppl. **7**, 218, 377 [1870].
[4]) W. Croner u. W. Crohnheim, Berl. klin. Wochenschr. **42**, 1080 [1905].

β) **Oxydationsprobe.** Alkoholhaltige Flüssigkeiten geben beim Erwärmen mit verdünnter Schwefelsäure und Kaliumbichromat **Acetaldehyd**.

Der flüchtige Acetaldehyd kann überdestilliert werden und wird im Destillat durch folgende Proben erkannt:
1. Geruch.
2. Reduktionsfähigkeit gegenüber ammoniakalisch-alkalischer Silberlösung.
3. Rötung von fuchsinschwefliger Säure.
4. Windisch[1]) empfiehlt folgende Probe auf Acetaldehyd. Man gibt tropfenweise von einer 10proz., frisch bereiteten Lösung von reinem m-Phenylendiamin zu der in einer weißen Porzellanschale befindlichen Aldehydlösung. Von der Berührungsstelle her erfolgt Rotgelbfärbung. Die Reaktion ist nur beweisend, wenn sie innerhalb 2—4 Min. auftritt.
5. Reaktion von Rimini[2]). Man fügt zu der Aldehydlösung einige Tropfen frisch und kalt bereiteter Nitroprussidnatriumlösung; auf Zusatz eines sekundären Amins, z. B. von Diäthylamin, tritt schnell intensive Bläuung ein. — Eine Modifikation hat L. Lewin[3]), der Nitroprussidnatrium und Piperidin verwendet, vorgenommen. Hierbei erfolgt enzianblaue Färbung. Empfindlichkeit 1 : 12000. Formaldehyd, Trichloracetaldehyd, Isobutylaldehyd, Benzaldehyd, Salicylaldehyd, Phenylacetaldehyd, Önanthol und Furfurol geben keine Färbung, wohl aber Acrolein.

γ) Beim gelinden Erwärmen mit etwas Benzoylchlorid verbreitet sich der Geruch von Benzoesäure-äthylester. Hat man zuviel Benzoylchlorid genommen, so muß man dieses durch Zusatz von Sodalösung zerstören, worauf der Geruch deutlich hervortritt.

δ) Zu krystallisierten Produkten gelangt man bei Anwendung von substituierten Benzoesäurederivaten. So empfiehlt Muliken Überführung in den 3,5-Dinitrobenzoesäureester. Sehr geeignet ist nach E. Buchner und J. Meisenheimer[4]) zum Nachweise von Äthylalkohol p-Nitrobenzoesäurechlorid $C_6H_4(NO_2) \cdot COCl$, das ihn quantitativ in den p-Nitrobenzoesäureäthylester. $C_6H_4(NO_2) \cdot COOC_2H_5 = C_9H_9O_4N$, umwandelt. Der erst aus Gasolin, dann aus Methylalkohol umkrystallisierte Ester schmilzt bei 57°.

b) Quantitative Bestimmung des Äthylalkohols.

α) **Nach M. Nicloux[5]) und G. Landsberg.**[6]) 5,0 ccm der zu untersuchenden und Alkohol in erheblicher Verdünnung enthaltenden Flüssigkeit werden in einem Reagensglase mit starker H_2SO_4 angesäuert, zum Sieden erhitzt und aus einer Bürette so lange mit einer verdünnten Kaliumbichromatlösung ($16,97$ $K_2Cr_2O_7$ in 1 l H_2O) versetzt, bis die anfängliche Grünblaufärbung in Gelbgrün umschlägt. Die Endreaktion ist nicht übermäßig scharf. Deshalb stellt man zweckmäßig zwei „tubes témoins" her, von denen in einer bereits ein minimaler Überschuß (2 Tropfen der gelben $K_2Cr_2O_7$) vorhanden ist, in der anderen aber gerade noch die grüne Farbe des durch Reduktion entstandenen $Cr_2(SO_4)_3$ besteht. Für die Farbenteströhrchen wählt man Verdünnungen: 1 Alkohol auf 500—3000 Wasser. Der Alkohol wird zu Essigsäure oxydiert, die Fehler der Methode betragen 5%. 1 ccm der obigen Bichromatlösung entspricht 0,005 ccm abs. Alkohol.

Landsberg[6]) empfiehlt, mit einer etwa viermal schwächeren $K_2Cr_2O_7$-Lösung (4,75 g in 1000 ccm H_2O) zu arbeiten; 1,64 ccm der letzteren entsprechen 1 ccm abs. Alkohol in 2000 ccm H_2O.

[1]) Windisch, Zeitschr. f. Spiritusind. **1896**, 19.
[2]) E. Rimini, Chem. Centralbl. **1898**, II, 277.
[3]) L. Lewin, Berichte d. Deutsch. chem. Gesellschaft **32**, 3388 [1899].
[4]) E. Buchner u. J. Meisenheimer, Berichte d. Deutsch. chem. Gesellschaft **38**, 625 [1905].
[5]) M. Nicloux, Compt. rend. de la Soc. de Biol. [10] **3**, 841 [1896]; Monogr. Paris 1900 bei O. Doin; Zeitschr. f. physiol. Chemie **43**, 476 [1905].
[6]) G. Landsberg, Zeitschr. f. physiol. Chemie **41**, 505 [1904].

Nach der orientierenden ersten Bestimmung ist eine zweite vorzunehmen und festzustellen, ob bei sofortiger Zugabe der ermittelten Bichromatmenge schon der gewöhnliche Farbenumschlag eintritt, eventuell ist die Bichromatmenge zu erhöhen.

β) **Nach Zeisel, Fanto und Stritar.**[1]) Sind mindestens 0,05 g Äthylalkohol zugegen, so wird dieser durch mehrfache Rektifikation angereichert, indem wiederholt zwei Fünftel der Flüssigkeit abdestilliert werden. Dabei tritt kein Alkoholverlust ein. Wenn schließlich das Gesamtflüssigkeitsvolumen 25 ccm beträgt, so destilliert man hiervon 10 ccm direkt in das Siedekölbchen (siehe S. 210 bei Glycerin), das nach Zeisel und Fanto zur Überführung in Äthyljodid durch Kochen mit Jodwasserstoffsäure dient. Die Dämpfe des letzteren streichen dann durch ein mit feuchtem roten Phosphor beschicktes Rohr, wo freies Jod und HJ zurückgehalten werden, und gelangen schließlich in eine alkoholische Silbernitratlösung. Hier entsteht aus dem flüchtigen Äthyljodid die äquivalente Menge Jodsilber, die gewogen wird. 1 Mol. AgJ entspricht 1 Mol. Äthylalkohol; man erhält durch Multiplikation der gefundenen Jodsilbermenge mit dem Faktor 0,196 die vorhandene Quantität Alkohol.

Der Fehler beträgt 0,5—1,0%. Störend wirkt nur ein erheblicherer Gehalt an flüchtigen Schwefelverbindungen; durch Bildung von Äthylmercaptan bedingen sie einen Verlust von Jodäthyl und damit an Silberjodid. Acetaldehyd soll unschädlich sein, Formaldehyd kann als nicht flüchtiges Hexamethylentetramin zurückgehalten werden, wenn man den zu bestimmenden Äthylalkohol aus stark ammoniakalischer Lösung abdestilliert.

Anhang.

Folgende, an sich nicht im Harn vorkommenden einwertigen Alkohole gehen bei Verabfolgung im Organismus des Hundes, oder öfter reichlicher in dem des Kaninchens, eine Paarung mit Glucuronsäure ein und erscheinen als entsprechende Alkoholglucoside der Glucuronsäure im Harn[2]):

I. Primäre Alkohole.

Äthylalkohol . . . . $CH_3—CH_2 \cdot OH$

n-Propylalkohol . . . . $CH_3—CH_2—CH_2 \cdot OH$

n-Butylalkohol . . . . $CH_3—CH_2—CH_2—CH_2 \cdot OH$

Isobutylalkohol . . . . $\begin{matrix} CH_3 \\ CH_3 \end{matrix}\!\!>\!\!CH—CH_2 \cdot OH$

Isobutylcarbinol . . . . $\begin{matrix} CH_3 \\ CH_3 \end{matrix}\!\!>\!\!CH—CH_2—CH_2 \cdot OH$

(linksdrehender) d-Amylalkohol (Sekundärbutylcarbinol) . . . . $\begin{matrix} CH_3 \\ C_2H_5 \end{matrix}\!\!>\!\!CH—CH_2 \cdot OH$

(racemisches) Sekundärbutylcarbinol . . . $\begin{matrix} CH_3 \\ C_2H_5 \end{matrix}\!\!>\!\!CH—CH_2 \cdot OH$

n-Amylalkohol[3]) . . . . $CH_3—(CH_2)_3—CH_2 \cdot OH$

Octylalkohol . . . . $CH_3—(CH_2)_6—CH_2 \cdot OH$

Geraniol . . . . $(CH_3)_2C : CH \cdot (CH_2)_2 \cdot C(CH_3) : CH \cdot CH_2OH$
und sein Stereoisomeres, das Nerol[4]).

---

[1]) M. J. Stritar, Zeitschr. f. physiol. Chemie **50**, 22 [1906]. Weitere Angaben über die Ausführung des Verfahrens siehe bei F. Tangl und St. Weiser, Archiv f. d. ges. Physiol. **115**, 156 [1906], ferner bei F. Reach, Biochem. Zeitschr. **3**, 326 [1907].
[2]) O. Neubauer, Archiv f. experim. Pathol. u. Pharmakol. **46**, 133 [1901].
[3]) P. Höckendorf, Biochem. Zeitschr. **23**, 298 [1910].
[4]) H. Hildebrandt, Beiträge z. chem. Physiol. u. Pathol. **4**, 251 [1904].

II. Sekundäre Alkohole[1]).

Isopropylalkohol . . . . $CH_3—CH \cdot OH—CH_3$
Methylpropylcarbinol . . . . $CH_3—CH \cdot OH—C_3H_7$
Methylhexylcarbinol (sekundärer Caprylalkohol) $CH_3—CH \cdot OH—C_6H_{13}$

Isopropylalkohol $(CH_3)_2—CH \cdot OH$ wird nach Albertoni[2]) im Organismus zum Teil zu Aceton oxydiert (siehe S. 286ff.).

Tertiäre Alkohole.

Tertiärer Butylalkohol = Trimethylcarbinol[3]) . . . . . $(CH_3)_3 \vdots COH$
Tertiärer Amylalkohol = Di-
methyläthylcarbinol[3]) . . . $(CH_3)_2 : C(OH)C_2H_5$

Linalool[4]) . . . . $(CH_3)_2 : C : CH—(CH_2)_2—C {<}^{OH}_{CH_3} CH = CH_2$

Tertiärer Butyl- und Amylalkohol erzeugen nur beim Kaninchen eine gepaarte Glucuronsäure. Beim Menschen tritt mit tertiärem Amylalkohol keine Paarung ein, beim Hund kann er Glucosurie, jedoch keine Glucuronsäureausscheidung verursachen. Tertiärer Butylalkohol gibt beim Hund zu keiner Paarung Anlaß. Ätherschwefelsäurensynthesen gehen beide Alkohole niemals ein [Thierfelder und v. Mehring (l. c.)].

Beachtenswert ist, daß das Anfangsglied der Reihe, der Methylalkohol $CH_3 \cdot OH$, und die höheren, auch in der Natur vorkommenden gesättigten Alkohole, wie der Cetylalkohol $C_{16}H_{34}O$, sich nicht im Tierkörper mit Glucuronsäure paaren [Neubauer (l. c.)]. Der Methylalkohol wird zum Teil als Ameisensäure ausgeschieden[5]).

Bei bestehendem Phlorizindiabetes des Hundes haben nach P. Höckendorf[6]) die Alkohole eine eigentümliche Wirkung. Diejenigen mit einer ungeraden Anzahl von Kohlenstoffatomen (Methylalkohol, n-Propylalkohol, n-Amylalkohol) steigern die Zuckerausscheidung; diese Eigenschaft geht den Alkoholen, die C-Atome in gerader Zahl enthalten, ab (so dem Äthylalkohol und n-Butylalkohol).

In Alkohole gehen im Organismus noch eine ganze Reihe von Substanzen über, die dann als Verbindungen von Alkoholen mit d-Glucuronsäure ausgeschieden werden. Es handelt sich namentlich um Carbonylverbindungen, Aldehyde und Ketone, die eine Reduktion zu Alkoholen im Tierkörper erfahren. Siehe hierüber den Abschnitt „Gepaarte Glucuronsäuren" S. 442.

Äthylenglykol, Glykol (1, 2-Äthandiol).

$$CH_2OH—CH_2OH = C_2H_6O_2.$$

Glykol ist bisher nicht im Harn gefunden, steht aber in naher Beziehung zu dem im Tierkörper und Pflanzen weit verbreiteten Cholin, ferner zum Taurin

---

[1]) O. Neubauer, Archiv f. experim. Pathol. u. Pathol. 46, 133 [1901].
[2]) P. Albertoni, Archiv f. experim. Pathol. u. Pharmakol. 18, 218 [1884].
[3]) H. Thierfelder u. J. v. Mehring, Zeitschr. f. physiol. Chemie 9, 511 [1885].
[4]) H. Hildebrandt, Archiv f. experim. Pathol. u. Pharmakol. 45, 110 [1901]; 46, 621 [1901].
[5]) J. Pohl, Archiv f. experim. Pathol. u. Pharmakol. 31, 281 [1893].
[6]) P. Höckendorf, Biochem. Zeitschr. 23, 281 [1910].

und zur Isäthionsäure. Aus Cholin entsteht es bei längerem Kochen mit Wasser[1]) (neben Trimethylamin):

$$CH_2OH—CH_2 \cdot N(CH_3)_3 \cdot OH = N(CH_3)_3 + CH_2 \cdot OH—CH_2 \cdot OH.$$

Verfüttertes Äthylenglykol wird nach J. Pohl[2]) in kleinen Gaben beim Hunde verbrannt, zum Teil zu Oxalsäure oxydiert; beim Kaninchen geht es, wie P. Mayer[3]) fand, teilweise in Glykolsäure (siehe S. 270) über.

Orale Glykoldarreichung hat beim phlorizindiabetischen Hund keinen Einfluß auf die Höhe der Zuckerausscheidung[4]).

α-Propylenglykol (Propandiol-1, 2)

$$CH_3—CHOH--CH_2OH = C_3H_8O_2$$

paart sich nach O. Neubauer[5]) bei Verabfolgung an Kaninchen mit Glucuronsäure zu einer nicht näher bekannten Verbindung.

Pinakon (Tetramethyl-äthylenglykol)

$$(CH_3)_2C(OH) — C(OH)(CH_3)_2$$

besitzt tierphysiologisches Interesse wegen seiner Beziehungen zum Aceton, aus dem es durch eine Reihe von Reduktionsprozessen hervorgeht.

Bei Verabfolgung an Kaninchen geht es eine Paarung mit Glucuronsäure ein, nicht aber im Organismus des Hundes[6]).

Glycerin (Propantriol).

$$CH_2 \cdot OH—CH \cdot OH--CH_2 \cdot OH = C_3H_8O_3 .$$

Mit Sicherheit ist Glycerin nicht als konstanter Bestandteil des Harns nachgewiesen. Wegen seiner weiten Verbreitung in Fetten und Lipoiden muß jedoch bei Störungen des Fettstoffwechsels an seinen gelegentlichen Übertritt in den Urin gedacht werden, zumal es nach F. Tangl und St. Weiser[7]) im freien Zustande im Blutplasma vorhanden ist. Außerdem ist es ein Bestandteil zahlreicher Medikamente. Bei der Zersetzlichkeit im Harne vielleicht (siehe S. 281) vorhandener Glycerinphosphorsäure[8]) [eventuell schon in der Blase[9])] käme auch diese als eine Quelle für Glycerin in Betracht.

Eigenschaften. Wasserfreies Glycerin bildet ein dickflüssiges, intensiv süß schmeckendes Liquidum vom spez. Gew. 1,265 bei 15°. Bei Temperaturen unter 0° kann es zur Krystallisation gebracht werden und schmilzt dann bei +17°. Es siedet ohne erhebliche Zersetzung bei 290°, im Vakuum von 12 mm aber schon bei 170°. Mit Wasserdämpfen ist es langsam flüchtig. Es ist mit Wasser und Äthylalkohol in jedem Verhältnis mischbar, löslich in der dreifachen Menge etwas Wasser enthaltenden Acetons, unlöslich in reinem Zustande in Äther und Chloroform.

Der absolut alkoholische Auszug eines eingedampften Urins, der Glycerin enthält, schmeckt nach Reinigung mit Äther, der einen Teil der Beimengungen

---

[1]) A. Wurtz, Annalen d. Chemie u. Pharmazie, Suppl. **6**, 200 [1868].
[2]) J. Pohl, Archiv f. experim. Pathol. u. Pharmakol. **37**, 419 [1896].
[3]) P. Mayer, Zeitschr. f. physiol. Chemie **38**, 135 [1903].
[4]) P. Höckendorf, Biochem. Zeitschr. **23**, 281 [1910].
[5]) O. Neubauer, Archiv f. experim. Pathol. u. Pharmakol. **46**, 142 [1901].
[6]) H. Thierfelder u. J. v. Mehring, Zeitschr. f. physiol. Chemie **9**, 511 [1885].
[7]) F. Tangl u. St. Weiser, Archiv f. d. ges. Physiol. **115**, 152 [1906].
[8]) Sotnitschewsky, Zeitschr. f. physiol. Chemie **4**, 214 [1880].
[9]) Zülzer, Semiologie des Harns. Berlin **1884**, S. 20.

fällt, nach dem Einengen und Lösen in Wasser süß, nimmt Kupferhydroxyd auf und gibt die im folgenden angeführten weiteren Reaktionen.

Verhalten. Glycerin löst Alkalien, Erdalkalien und eine Reihe von Metalloxyden, indem es mit ihnen Alkoholate bildet. Durch Bleiessig und Ammoniak wird ein unlösliches Bleiglycerat gefällt. Charakteristisch ist die Fähigkeit des Glycerins, bei Gegenwart von Natronlauge (oder KOH) Kupferhydroxyd (verdünntes Kupfersulfat) unter Bildung von Natriumkupferglycerat $C_3H_5O_3NaCu$ [1]) zu lösen. Beim Erwärmen ist eine solche alkalische Glycerinkupferlösung beständig, zum Unterschiede von den entsprechenden blauen Zuckerlösungen, aus denen sich durch Reduktion Kupferoxydul ausscheidet (siehe Trommersche Probe S. 321).

Beim Erhitzen mit Kaliumbisulfat entwickelt Glycerin Acrolein:

$$CH_2OH—CH \cdot OH—CH_2OH = 2\,H_2O + CH_2 : CH \cdot CHO.$$

Nimmt man die Prozedur in einem kleinen Destillationskolben vor und leitet man die Dämpfe in eine eisgekühlte, mit wenig Wasser gefüllte Vorlage, so kann man das kondensierte Acrolein durch sein Reduktionsvermögen gegen alkalische Silberlösung oder nach L. Lewin[2]) durch die Enzianblaufärbung nachweisen, die auf Zusatz von etwas Nitroprussidnatrium und einem Tropfen Piperidin entsteht. — Bei dieser Ausführungsform der Probe entwickelt sich aus dem $KHSO_4$ stets schweflige Säure, die bei kleinen Mengen schwer zu entfernen ist und die Reaktionen beeinträchtigt. Darum ist es empfehlenswerter, nach Wohl und Neuberg[3]) das Glycerin mit geschmolzener Borsäure (B_2O_3) oder mit wasserfreier Borsäure zu destillieren, die keine die Silber- und Farbenreaktion störenden Nebenprodukte ins Destillat liefern.

Beim trocknen Erhitzen für sich liefert Glycerin gleichfalls Acrolein, daneben Acetol:

$$CH_2OH—CH \cdot OH—CH_2OH = H_2O + CH_2 : C(OH) \cdot CH_2OH,$$

$$\text{d. i. } CH_3 \cdot CO \cdot CH_2OH.$$

Analytisch wichtig ist, daß Glycerin bei Behandlung mit Soda und Bromwasser nach E. Fischer und J. Tafel[4]) die Fehlingsche Lösung stark reduzierende Glycerose (Gemisch von Glycerinaldehyd und Dioxyaceton) liefert. Das gleiche Produkt erhält man bei Behandlung mit Wasserstoffsuperoxyd und Ferrosulfat[5]). Dieser Übergang des Glycerins in Fehlingsche Lösung schon in der Kälte reduzierende Glycerose ist sehr charakteristisch, doch nur als qualitative Reaktion gut brauchbar, wenn Äthylenglykol ausgeschlossen werden kann.

Bei starkem Kochen mit konz. Jodwasserstoffsäure wird Glycerin zu Isopropyljodid reduziert (siehe die quantitative Bestimmung S. 209—211):

$$CH_2OH—CH \cdot OH—CH_2OH + 5\,HJ = 4\,J + 3\,H_2O + CH_3—CHJ—CH_3.$$

Benzoylverbindung. Aus verdünntem Glycerin entsteht beim Schütteln mit überschüssiger 10proz. Natronlauge und überschüssigem Benzoylchlorid fast reines Tribenzoylglycerin[6]) $C_3H_5(O \cdot COC_6H_5)_3$, das bei 74° schmelzende Nadeln gibt. Unlöslich in Wasser, löslich in Alkohol und Äther. Zum Umkrystallisieren dient letzterer oder 60proz. Alkohol, auch Petroläther ist geeignet.

---

[1]) F. Bullnheimer, Berichte d. Deutsch. chem. Gesellschaft **31**, 1453 [1898].

[2]) L. Lewin, Berichte d. Deutsch. chem. Gesellschaft **32**, 3388 [1899].

[3]) A. Wohl u. C. Neuberg, Berichte d. Deutsch. chem. Gesellschaft **32**, 1352 [1899].

[4]) E. Fischer u. J. Tafel, Berichte d. Deutsch. chem. Gesellschaft **20**, 3384 [1887].

[5]) H. J. Fenton u. H. Jackson, Chem. News **78**, 187 [1898].

[6]) R. Diez, Zeitschr. f. physiol. Chemie **11**, 472 [1887]; für quantitative Bestimmung unbrauchbar nach R. Benedict u. M. Cantor, Zeitschr. f. angew. Chemie **1888**, 460.

Glycerin-tri-α-naphthylurethan. [1])

$$
\begin{array}{l}
C_{10}H_7 \cdot NH \cdot COO \cdot H_2C \\
C_{10}H_7 \cdot NH \cdot COO \cdot HC \quad = C_{36}H_{29}O_6N_3 \ . \\
C_{10}H_7 \cdot NH \cdot COO \cdot H_2C
\end{array}
$$

1 g zuvor sorgfältig entwässertes Glycerin wird mit 5,1 g α-Naphthylisocyanat einen Augenblick über freier Flamme erhitzt. Unter heftiger Reaktion vollzieht sich die Vereinigung, und nach kurzer Zeit entsteht ein harter Kuchen. Der Körper wird aus heißem Pyridin umkrystallisiert und im Vakuum über Schwefelsäure getrocknet. Er ist in den meisten organischen Lösungsmitteln schwer löslich und bildet gut ausgebildete lange Nadeln.

Das Urethan stellt ein charakteristisches Derivat des Glycerins dar. Es beginnt bei 264° sich gelb zu färben und schmilzt bei 279 bis 280°. Ausbeute 3,5 g.

Farbenreaktionen. a) Bringt man einen Tropfen Glycerin auf eine Boraxperle und hält diese in die Bunsenflamme, so färbt sich diese smaragdgrün[2]). (Glycerinborsäureester.)

b) Man erhitzt 2 Tropfen Glycerin mit 2 Tropfen verflüssigtem Phenol und 3 ccm konz. Schwefelsäure vorsichtig in einem Reagensgläschen auf etwa 125°. Es bildet sich eine harzartig braune Masse, die sich nach dem Erkalten mit prächtig karmoisinroter Farbe in Ammoniak löst [Reichl[3])].

c) Nach G. Denigès[4]). Man versetzt Glycerin in 1 proz. Lösung mit $1/20$ Vol. H_2SO_4, erhitzt zum Sieden, nimmt aus der Flamme und gibt $1/2$ Vol. 2proz. Permanganatlösung hinzu. Nach einer Minute entfärbt man mit Oxalsäurelösung. Diese Flüssigkeit gibt folgende Reaktionen mit den verschiedenen Reagenzien in 5 proz. alkoholischer Lösung:

α) Mit Resorcinlösung + H_2SO_4 (konz.) entsteht in der Kälte allmählich eine granatrote bis gelbe Färbung, hervorgerufen im wesentlichen durch Methylglyoxal und Formol, die durch die $KMnO_4$-Oxydation des Glycerins entstehen sollen. Bei Wasserbadtemperatur tritt eine starke johannisbeerrote Färbung ein mit einem kräftigen Absorptionsband im Grüngelb (infolge Bildung von Glycerinaldehyd).

β) Thymollösung gibt unter denselben Bedingungen eine blutrote, in der Hitze sich intensiver färbende Flüssigkeit mit einem breiten Absorptionsband im Grün.

γ) Kodeinlösung liefert schon in der Kälte eine violette Lösung, die in der Wärme in Tiefblau umschlägt, wobei das durch Methylglyoxal (?) hervorgerufene Absorptionsband im Rot sichtbar wird.

Quantitative Bestimmung des Glycerins im Harn.

1. Nach M. Rubner[5]) ist eine schnelle und angenähert richtige Werte liefernde Ermittlung des Glyceringehaltes im Harn möglich durch Verwertung des Umstandes, daß ein Urin die seiner Glycerinmenge proportionale Quantität Kupferoxyd in alkalischer Lösung aufzunehmen vermag. Es lösen sich 0,4066 g CuO in 100 ccm Harn, der 5,0 g wasserfreies Glycerin und überschüssige Natronlauge enthält, und 0,8214 g CuO bei 10% Glyceringehalt. Diese Proportion dient zum Vergleich.

2. Nach H. Leo.[6]) Gemäß der Partheil-Törringschen Methode wird der Harn auf dem Wasserbade eingeengt und der Rückstand mit Alkohol

[1]) C. Neuberg u. E. Hirschberg, Biochem. Zeitschr. **27**, 339 [1910].
[2]) A. Senier u. A. J. G. Lowe, Journ. Chem. Soc. **33**, 438 [1878].
[3]) Reichl, zit. bei N. Tschirwinsky nach Benedict-Ulzer, 5. Aufl., **1908**, 455.
[4]) G. Denigès, Chem. Centralbl. **1909**, II, 1898.
[5]) M. Rubner, Zeitschr. f. Biol. **15**, 258 [1879]; siehe auch Muter, Zeitschr. f. analyt. Chemie **21**, 130 [1896].
[6]) H. Leo, Archiv f. d. ges. Physiol. **93**, 269 [1903]; Berl. klin. Wochenschr. **39**, 1141 [1902].

extrahiert. Zu dem Alkoholauszuge setzt man das gleiche Volumen Äther und filtriert von dem Niederschlage ab. Die alkoholisch-ätherische Mutterlauge wird abgedampft, der Rückstand in Wasser aufgenommen und zur Entfernung des Harnstoffs mit Mercurinitrat und Natriumbicarbonat versetzt. Die vom Harnstoff befreite und filtrierte Lösung wird abermals eingeengt, mit Alkohol-Äther aufgenommen, wobei Natriumsalze zurückbleiben. Der Abdampfrückstand des Alkohol-Äthers wird in wenig Wasser gelöst, mit geglühtem Sand gemischt und im Vakuum bei 180° destilliert. Das übergegangene Glycerin wird dann nach Benedict und Zsigmondi (siehe sub 3) mit Permanganat titriert. Bei Anwendung auf Harn sind Verluste bei diesem Verfahren unvermeidlich.

3. **Nach Benedict und Zsigmondi**[1]) wird Glycerin durch Kaliumpermanganat in alkalischer Lösung bei Zimmertemperatur glatt zu Kohlendioxyd und Oxalsäure oxydiert:

$$C_3H_8O_3 + 6\,O = 3\,H_2O + CO_2 + COOH \cdot COOH.$$

Durch Ermittelung der letzteren kann also das Glycerin bestimmt werden. Bedingung ist, daß keine anderen, mit alkalischem Permanganat Oxalsäure liefernden Stoffe zugegen sind. Als solche kommen z. B. Buttersäure[2]) und auch Äthylalkohol in Betracht. Deshalb empfiehlt sich in solchen Fällen, Methylalkohol zur Glycerinextraktion aus Harn zu verwenden.

Zur Ausführung der Oxydation benutzt man eine Glycerinlösung, die in 500 ccm H_2O etwa 0,2—0,4 g Glycerin enthält. Man fügt 10 g festes Ätzkali und so viel Permanganatlösung oder fein gepulvertes Kaliumpermanganat bei gewöhnlicher Temperatur hinzu, daß die Flüssigkeit nicht mehr grün, sondern deutlich blauschwarz ist. Erst dann erhitzt man zum Kochen, wobei Braunstein, MnO_2, ausfällt und die Lösung rot wird. Man fügt dann wässerige schweflige Säure oder konz. Natriumbisulfitlösung hinzu, so daß gerade Entfärbung erfolgt; die Reaktion muß jedoch noch stark alkalisch bleiben. Hierauf füllt man auf ein rundes Volumen, etwa 600—700 ccm, auf und filtriert durch ein glattes Filter, säuert einen aliquoten Teil des Filtrates, etwa 300—350 ccm, mit Essigsäure an, wobei völlige Klärung erfolgen muß, und fällt in der Siedehitze mit 10 ccm 12proz. Chlorcalciumlösung. Da der Niederschlag von Calciumoxalat, der nach 12 Stunden abfiltriert und ausgewaschen wird, Verunreinigungen wie Gips und Kieselsäure enthalten kann, so glüht man ihn und kontrolliert seine Reinheit alkalimetrisch, indem man das erhaltene CaO in $^n/_{10}$-HCl löst und mit $^n/_{10}$-NaOH und Methylorange oder Lacmoid als Indicator zurücktitriert. Die Resultate nach dieser Methode sind sehr genau.

4. **Glycerinbestimmung nach S. Zeisel und Fanto.**[3]) Das Verfahren beruht auf der Umwandlung des Alkohols Glycerin in das Jodid des Isopropylalkohols (vgl. S. 204 und 207): $C_3H_5(OH)_3 + 5\,HJ = 4\,J + 3\,H_2O + C_3H_7J$. Diese Überführung erfolgt beim Kochen mit starker Jodwasserstoffsäure. Das Gebilde Isopropyljodid wird in AgJ übergeführt und letzteres gewogen. Die Bestimmung wird im beifolgend abgebildeten, von Stritar vereinfachten Apparat[4]) ausgeführt.

---

[1]) R. Benedict u. R. Zsigmondy, Chem.-Ztg. 9, 975 [1885].

[2]) W. Johnstone, Chem. News 63, 11 [1892].

[3]) S. Zeisel u. Fanto, Monatshefte f. Chemie 6, 989 [1885]; 7, 406 [1886]. — Ferner F. Tangel u. St. Weiser, Archiv f. d. ges. Physiol. 115, 155 [1906]. — M. J. Stritar, Zeitschr. f. physiol. Chemie 50, 22 [1906].

[4]) M. J. Stritar, Zeitschr. f. analyt. Chemie 42, 579 [1903]. Der Apparat ist käuflich bei P. Haack, Wien IX/3, Garelligasse 4.

Notwendige Reagenzien:

a) Reine, schwefelwasserstofffreie Jodwasserstoffsäure; spez. Gew. 1,9.

b) Silbernitratlösung. Man löst 40 g festes $AgNO_3$ in 100 ccm Wasser und füllt mit Alkohol auf 1000 ccm auf. Die Lösung ist vor jedesmaligem Gebrauch zu filtrieren.

c) Amorpher roter Phosphor. Er ist mit CS_2, Äther, Alkohol und Wasser auszuwaschen. 0,5 g werden in 5 ccm 10proz. Natriumarsenitlösung aufgeschwemmt.

Ausführung der Bestimmung. Zunächst füllt man in das Waschgefäß am Steigrohr B 5 ccm der Phosphorarsenitaufschwemmung, dann in die jenseits des Vorstoßes C befindliche Vorlage D 45,0 ccm Silberlösung, in Vorlage E 5,0 ccm Silberlösung. Darauf füllt man in den Siedekolben A 5,0 ccm der höchstens 5proz. Glycerinlösung und gibt 15 ccm der erwähnten HJ-Säure sowie einige kleine Stückchen gebrannten Ton hinzu. Dann dichtet man

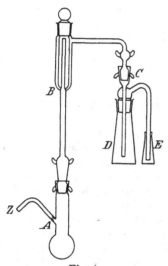

alle gut schließenden Schliffe des Glasapparates noch mit Wasser und leitet durch das seitliche, capillar eingezogene Zuführrohr Z des Siedekolbens A einen mäßigen Strom von Kohlensäure — 3 Blasen in der Sekunde —, die zuvor durch eine Natriumbicarbonatlösung gewaschen ist. Nunmehr erhitzt man den Kolben A auf einem Drahtnetz zum Sieden, derart, daß die siedende Flüssigkeit höchstens bis zur halben Kolbenhöhe steigt. Das gebildete Isopropyljodid bringt in der Vorlage D alsbald eine Trübung hervor und der Niederschlag vermehrt sich langsam. Er besteht aus der Doppelverbindung $AgJ \cdot 2 AgNO_3$ bzw. aus AgJ. Bei richtig geleiteter Operation, die $1^1/_2$—3 Stunden zur Vollendung erfordert, tritt in der Regel nur in Vorlage D, nicht in der Vorlage E eine Fällung ein. Schließlich führt man den Inhalt der Vorlagen in ein großes Becherglas über, verdünnt mit Wasser auf ca. $^1/_2$ l, setzt 2 ccm verdünnte Salpetersäure hinzu und digeriert $^1/_2$—1 Stunde auf dem Dampfbad. Der Niederschlag besteht jetzt aus reinem Jodsilber, das gravimetrisch bestimmt wird. (Man kann auch den Silberüberschuß titrimetrisch nach Volhard, siehe S. 113, ermitteln.) 1 Mol. AgJ entspricht 1 Mol. Glycerin.

Fig. 1.

Dieses Jodidverfahren ist nach A. Herrmann[1]) direkt auf den Harn anwendbar, ohne daß das Glycerin vorher isoliert zu werden braucht. Hierbei macht sich als Übelstand bemerkbar, daß auch nach der unbedingt nötigen Ausfällung der Sulfate mit $BaCl_2$ Schwefelwasserstoff auftritt. Letzterer entsteht aus verschiedenen Schwefelverbindungen des Urins und führt zur Abscheidung von Ag_2S neben AgJ in der Vorlage. Schaltet man zwischen diese (D) und dem Steigrohr (B) eine mit Glasschliffen versehene und mit 5 ccm Natriumarsenitlösung von 5% beschickte Péligotröhre ein, so kann man allen Schwefelwasserstoff zurückhalten, ohne Verluste an Isopropyljodiddampf zu erleiden. Herrmann (l. c.) fand in der Tagesmenge Harn eine 0,1—1,5 g Glycerin entsprechende AgJ-Quantität. Doch ist es zweifelhaft, ob sie allein auf freies oder gebundenes Glycerin (Glycerinphosphorsäure) zu beziehen ist. Will man die nach Glycerinzufuhr in den Urin übergehende Menge bestimmen, so empfiehlt es sich, an dem vorangehenden Tage eine Jodidbestimmung vorzunehmen und den Zuwachs festzustellen. Allein auch so bleiben die Resultate ungenau, da nach v. Hoesslin[2]) noch andere Harnbestandteile bei der Behandlung mit starker HJ flüchtige Alkyljodide liefern.

5. Acetinverfahren nach Lewkowitsch,[3]) Benedict und Cantor.[4]) Man wiegt etwa 1,5 g des durch Alkohol-Äther[5]) isolierten Glycerins in ein Rundkölbchen

[1]) A. Herrmann, Beiträge z. chem. Physiol. u. Pathol. **5**, 422 [1904].

[2]) H. v. Hoesslin, Beiträge z. chem. Physiol. u. Pathol. **8**, 35 [1906].

[3]) J. Lewkowitsch, Chem.-Ztg. **13**, 659 [1889].

[4]) R. Benedict u. M. Cantor, Wiener Monatshefte f. Chemie **9**, 522 [1888].

[5]) Nach eigenen Erfahrungen kann man eine weitere Reinigung des Alkohol- bzw. Alkohol-Äther-Extraktes durch Aceton erreichen, in dem wasserhaltiges Glycerin löslich

von ca. 100 ccm Inhalt, gibt 7—8 g Essigsäureanhydrid und 3 g frisch geschmolzenes Natriumacetat hinzu. Dann wird 1½ Stunden am Rückflußkühler gekocht. Zu dem erkalteten Gemisch gibt man 50 ccm Wasser und erwärmt gelinde, ohne daß es zum Sieden und damit zu einer Verflüchtigung von Triacetin kommt.

Nach völliger Lösung des öligen Kolbeninhalts wird in einen weithalsigen Halbliter-Stehkolben filtriert, das Filter gut ausgewaschen, und nunmehr das Filtrat in der Kälte gegen Phenolphthalein mit etwa $n/5$-NaOH neutralisiert (stärkere Laugen können Triacetin verseifen). Jetzt setzt man 25,0 ccm 10proz. (2,5 n-) Natronlauge hinzu, deren Titer genau bekannt sein muß, kocht ¼ Stunde lebhaft und titriert nunmehr mit $n/2$-HCl (eventuell nach Zusatz von noch etwas Phenolphthalein) zurück.

Bei dem Molekulargewicht des Glycerins von 92,06 entspricht 1 Liter n-HCl $= \dfrac{92,06}{3} = 30,69$g Glycerin, und je 1 ccm verbrauchter $n/2$-HCl ist $= 0,015345$ g Glycerin.

Wie leicht ersichtlich, beruht das Verfahren:

1. auf Überführung des vorhandenen Glycerins durch Kochen mit Acetanhydrid in das neutrale Triacetin:

$$2\,C_3H_5(OH)_3 + 3\,(CH_3 \cdot CO)_2O = 3\,H_2O + 2\,C_3H_5(OCOCH_3)_3$$

und vorsichtiger Neutralisation des noch vorhandenen Essigsäureanhydrids;

2. auf der Verseifung dieses Triacetins durch Natronlauge von bestimmtem Gehalt (etwa 2,5 n- NaOH) und Rücktitration der nicht zur Bildung von essigsaurem Natrium verbrauchten Alkalimenge, die mit $n/2$-HCl gemessen wird:

$$C_3H_5(O \cdot COCH_3)_3 + 3\,NaOH = 3\,CH_3 \cdot COONa + C_3H_5(OH)_3.$$

6. Über die Bestimmung des Glycerins mittels Kaliumbichromat und Schwefelsäure siehe O. Hehner[1]) und M. Nicloux[2]).

7. Ein jodometrisches Verfahren hat Chaumeille[3]) angegeben.

Im ersten Falle kocht man Glycerin mit überschüssigem Kaliumbichromat und Schwefelsäure; dabei wird es zu CO_2 oxydiert:

$$3\,C_3H_8O_3 + 7\,K_2Cr_2O_7 + 28\,H_2SO_4 = 40\,H_2O + 9\,CO_2 + 7\,K_2SO_4 + 7\,Cr_2(SO_4)_3 .$$

Der unverbrauchte Anteil $K_2Cr_2O_7$ wird zurückgemessen, oder man titriert direkt wie bei der Äthylalkoholbestimmung (siehe S. 203) bis zum Farbenumschlag von Blaugrün in Gelbgrün (Nicloux).

Im zweiten Falle wird das Glycerin durch Jodsäure zu CO_2 verbrannt, wobei sich freies Jod abscheidet, das mit Thiosulfat titriert wird:

$$5\,C_3H_8O_3 + 14\,HJO_3 = 27\,H_2O + 15\,CO_2 + 14\,J.$$

Beim Menschen, der 20 g Glycerin völlig verbrennt, treten nach Genuß von 27 g (in einmaliger Dosis) 0,5—1,0 g in den Urin über[4]). Beim Hund erscheinen von 7,0—10,0 g 20—40% wieder im Harn [L. Arnschink[5])].

Verabfolgtes Glycerin kann zum Teil in den Harn übertreten. Ob der angeblich dabei auftretende reduzierende, aber gärungsunfähige Körper[6]) Glycerinaldehyd (?) war, ist zweifelhaft; später ist er überhaupt nicht wieder gefunden worden[5]). Eine Paarung mit Glucuronsäure geht Glycerin im Organismus des

ist. Man kann auch den eingedampften Harn sogleich mit Aceton ausziehen. Der so gereinigte Urinauszug schmeckt schon bei relativ kleinen Glycerinmengen deutlich süß.

[1]) O. Hehner, Journ. Chem. Soc. **8**, 4 [1889].
[2]) M. Nicloux, Journ. de Physiol. et de Pathol. génér. **25**, 803 u. 828 [1903].
[3]) Chaumeille, Chem.-Ztg. **26**. 453 [1902].
[4]) J. Munk, Verhandl. d. Physiol. Gesellschaft **1878**, 36; Archiv f. d. ges. Physiol. **46**, 303 [1890]. — H. Leo, Archiv f. d. ges. Physiol. **93**, 269 [1903].
[5]) L. Arnschink, Zeitschr. f. Biol. **23**, 413 [1887].
[6]) P. Plósz, Archiv f. d. ges. Physiol. **16**, 153 [1878]. — Ustimowitsch, zit. bei Arnschink.

Kaninchens nicht ein[1]). Beim Diabetiker führt Glycerin zu einer vermehrten Zuckerausscheidung[2]); auch bei Phloridzin-[3]) und Pankreasdiabetes[4]) steigert Glycerin die Menge des Harnzuckers. Die Zuckerausscheidung bei Phloridzindiabetes des Hundes wird durch Glycerinverabfolgung per os erhöht[5]).

Eine Steigerung der Glycerinphosphorsäure im Urin hat Glycerindarreichung nicht zur Folge[6]).

Meso-Erythrit.

$$\overset{\text{H}\ \text{H}}{\underset{\text{OH OH}}{\text{CH}_2\text{OH}-\text{C}-\text{C}-\text{CH}_2\text{OH}}} = C_4H_{10}O_4.$$

Der gewöhnliche inaktive, im Pflanzenreich vorkommende **Erythrit** geht bei oraler Verabfolgung an Kaninchen nach J. v. Mehring[7]) und J. Pohl[8]) in den Urin über.

Der Nachweis geschah durch direkte Krystallisation aus dem eingeengten Urin. Nach Verfütterung von 4—5 g Erythrit konnte Ausgangsmaterial aus dem Harn wiedergewonnen werden.

Oxydation des verabfolgten m-Erythrits zu **Weinsäure** tritt nicht ein [J. Pohl (l. c.)]; er hat auch keinen Einfluß auf die Höhe der Zuckerausscheidung beim phloridzindiabetischen Hund[5]).

Erythrit läßt sich noch in einer Verdünnung von 1 : 10 000 mit folgenden **Farbenproben von Denigès**[9]) nachweisen:

α) Eine mit 2 prozentigem $KMnO_4$ (siehe bei Glycerin, S. 208) oxydierte Erythritlösung gibt mit 5% alkoholischem Kodein + konz. H_2SO_4 in der Kälte eine rosarote Färbung, die beim Erhitzen langsam in Violett übergeht.

β) Man erwärmt 0,1 g Erythrit mit 10 ccm Bromwasser 20 Minuten im Wasserbade, kocht eventuell noch vorhandenes Brom auf freier Flamme fort. Diese Flüssigkeit liefert mit 5% alkoholischer Thymollösung + konz. H_2SO_4 eine gelbrote, bald in Braun umschlagende Färbung.

l-Arabit.

$$\overset{\text{OH H H}}{\underset{\text{H OH OH}}{\text{CH}_2\text{OH}-\text{C}-\text{C}-\text{C}-\text{CH}_2\text{OH}}} = C_5H_{12}O_5.$$

Bei subcutaner Verabfolgung von 10 g l-Arabit an Kaninchen geht nach **Neuberg** und **Wohlgemuth**[10]) ein Teil unverändert in den Harn über. Der wieder ausgeschiedene Anteil kann nach Oxydation mit Soda und Brom durch Überführung in Pentose nach **E. Fischer** und **J. Tafel**[11]) nachgewiesen werden.

---

[1]) O. Neubauer, Archiv f. experim. Pathol. u. Pharmakol. **46**, 142 [1901].

[2]) Kußmaul, Archiv f. klin. Medizin **14**, 1 [1874]. — v. Mehring, Malys Jahresber. d. Tierchemie **1877**, 351.

[3]) M. Cremer, Malys Jahresber. d. Tierchemie **33**, 604 [1903].

[4]) H. Lüthje, Deutsches Archiv f. klin. Medizin **80**, 98 [1904].

[5]) P. Höckendorf, Biochem. Zeitschr. **23**, 281 [1910].

[6]) M. v. Nencki, Opera omnia I, 839. Braunschweig **1904**.

[7]) J. v. Mehring, Archiv f. d. ges. Physiol. **14**, 277 [1877].

[8]) J. Pohl, Archiv f. experim. Pathol. u. Pharmakol. **37**, 424 [1896].

[9]) G. Denigès, Chem. Centralbl. **1909**, II, 1899.

[10]) C. Neuberg u. J. Wohlgemuth, Zeitschr. f. physiol. Chemie **35**, 62 [1902].

[11]) E. Fischer u. J. Tafel, Berichte d. Deutsch. chem. Gesellschaft **20**, 3390 [1887].

d-Arabit

$$\begin{matrix} & \text{H} & \text{OH} & \text{OH} & \\ CH_2OH - & C - & C - & C - & CH_2OH = C_5H_{12}O_5 \\ & \text{OH} & \text{H} & \text{H} & \end{matrix}$$

geht nach subcutaner Verabfolgung beim Kaninchen zum Teil unverändert in den Harn über. Daneben wird Pentose ausgeschieden[1].

d, l-Arabit

erscheint nach subcutaner Verabfolgung an Kaninchen zum Teil im Harn, daneben tritt Pentose auf [Neuberg und Wohlgemuth (l. c.)]. Ob ein asymmetrischer Angriff im Tierkörper erfolgt, steht nicht fest.

d-Mannit

$$\begin{matrix} & \text{H} & \text{H} & \text{OH} & \text{OH} & \\ CH_2OH - & C - & C - & C - & C - & CH_2OH = C_6H_{14}O_6 \\ & \text{OH} & \text{OH} & \text{H} & \text{H} & \end{matrix}$$

findet sich gelegentlich nach M. Jaffé[2]) und S. Dombrowski[3]) im Harn. Er entstammt der vegetabilischen Nahrung (Brot), die zum Teil größere Mengen d-Mannit enthält.

Jaffé isolierte d-Mannit aus dem Urin mit Roggenbrot gefütterter Hunde. Der Urin wird eingedampft und mit heißem Alkohol extrahiert. Aus den verdunsteten Alkohol-auszügen wird der d-Mannit durch Bleiessig bzw. Bleisubacetat + Ammoniak gefällt. Nach Zerlegung der Bleiniederschläge durch H_2S, Entfernung des Chlors durch Silber-oxyd usw. erhält man eine Lösung, die nach hinreichender Konzentrierung und Zusatz von Alkohol den Mannit ausfallen läßt. Schmelzp. 163—166°. Eine heiß gesättigte Lösung von Mannit in Amylalkohol erstarrt beim Erkalten breiartig.

Reiner d-Mannit wird vom gesunden Menschen zum Teil wieder mit dem Harn ausgeschieden, von 20 g nach G. Rosenfeld[4]) 3 g = 15%. Beim Diabetiker geht ein Teil in Zucker über[4]). E. Külz[5]) sah beim Zuckerkranken keine Beeinflussung der Harnglucose durch Mannitverabfolgung.

Bei einem 20 kg schweren Hunde fand G. Rosenfeld[4]) nach oraler Zu-fuhr von 40 g d-Mannit 22,6 (im Durchschnitt 40—45%) im Harn wieder. Ähnlich liegen die Verhältnisse bei subcutaner Mannitdarreichung; geschieht diese nach längerer Hungerpause, so tritt im Harn des Hundes auch etwas Hexose [d-Glucose?, sicher keine d-Mannose (siehe S. 402)] auf.

Eingespritzter d-Mannit bleibt relativ lange im Unterhautgewebe liegen; per os verabfolgter findet sich auch in den Faeces.

Das öfter zu beobachtende Lösungsvermögen normalen Harnes für Kupferoxyd ist nach reichlichem Brotgenuß vielleicht auf übergegangenen d-Mannit zu beziehen[6]).

d-Sorbit.

$$\begin{matrix} & \text{OH} & \text{H} & \text{OH} & \text{OH} & \\ CH_2OH - & C - & C - & C - & C - & CH_2OH = C_6H_{14}O_6. \\ & \text{H} & \text{OH} & \text{H} & \text{H} & \end{matrix}$$

Nach G. Rosenfeld[4]) erscheinen nach Verfütterung von 20 g d-Sorbit an einen 4,5 kg schweren Hund 1,1 g = ca. 5,5% unverändert im Harn. Zucker-arten sind dabei nicht beobachtet.

[1]) C. Neuberg u. J. Wohlgemuth, Zeitschr. f. physiol. Chemie 35, 62 [1902].
[2]) M. Jaffé, Zeitschr. f. physiol. Chemie 7, 297 [1883].
[3]) S. Dombrowski, Compt. rend. de l'Acad. des Sc. 135, 244 [1902].
[4]) G. Rosenfeld, Centralbl. f. inn. Medizin 21, 177 [1900].
[5]) F. Külz, Diabetes, T. I, 1874, 127; dort auch die ältere Literatur.
[6]) In einem solchen Falle konnte nach eigener Erfahrung einmal der d-Mannit sicher nachgewiesen werden.

Die Isolierung geschah durch Alkoholextraktion des eingedampften Harns, einfaches Krystallisierenlassen des Alkoholauszuges und Reinigung der erhaltenen Substanz durch Umlösen aus heißem Wasser. Quantitativ dürfte das Verfahren nicht sein.

Dulcit

$$CH_2OH - \overset{OH}{\underset{H}{C}} - \overset{H}{\underset{OH}{C}} - \overset{H}{\underset{OH}{C}} - \overset{OH}{\underset{H}{C}} - CH_2OH = C_6H_{14}O_6$$

wird nach G. Rosenfeld[1]) nach Verfütterung an Hunde in noch höherem Maße als die übrigen Hexite unverändert ausgeschieden; nach Gaben von 20 g krystallisieren aus dem etwa auf ein Drittel eingeengten Urin spontan 62% der verabfolgten Menge wieder aus.

C. Thioalkohole oder Mercaptane.

Mercaptane sind als Bestandteil tierischer Sekrete gefunden, so neben Amylmercaptan das normale Butylmercaptan $CH_3 \cdot CH_2 \cdot CH_2 \cdot CH_2 \cdot SH$ in der Drüsenflüssigkeit des Stinkdachses[2]). Im gasförmigen Inhalt des Darmkanals kommt fast regelmäßig Methylmercaptan $CH_3 \cdot SH$ vor[3]).

Methylmercaptan (Methylsulfhydrat, Methanthiol).

$$CH_3 \cdot SH = CH_4S.$$

Vorkommen. Findet sich im menschlichen Harn nach Genuß von Spargeln und Kohlarten[4])[5]), kann hier jedoch auch durch Bakterien nach Karplus[6]) sekundär entstehen.

Im Darminhalt ist unzweifelhaft das Eiweiß die Muttersubstanz des Methylsulfhydrates[6]), speziell der Proteinbaustein Cystin. Aus letzterem entsteht auf rein chemischem Wege[7]) (Erhitzen unter Druck) sowie durch Fäulniserreger[8]) Methylmercaptan (neben H_2S und Äthylsulfid).

Das nach Spargelgenuß mit dem Harn entleerte Mercaptan stammt nach E. Winterstein und P. Huber[9]) sowie E. Winterstein[10]) aus einer noch nicht rein erhaltenen labilen N- und S-haltigen Substanz, die kein Cystin oder Thiopepton ist.

Beim Hund geht verabfolgtes Natriummercaptid zum Teil in Schwefelsäure über[11]).

Eigenschaften. Methylsulfhydrat ist eine nach P. Klason[12]) bei $+6°$, nach G. Carrara und A. Coppadore[13]) bei $+20°$ siedende Flüssigkeit von höchst unangenehmem Geruch. In flüssiger Luft erstarrt sie krystallinisch bei $-130,5°$.

---

[1]) G. Rosenfeld, Centralbl. f. inn. Medizin **21**, 177 [1900].

[2]) E. Beckmann, Pharmaz. Centralhalle **37**, 557 [1896].

[3]) L. Nencki, Wiener Monatshefte **10**, 862 [1889]. — C. A. Herter, Journ. of biol. Chemistry **1**, 421 [1906].

[4]) M. v. Nencki, Archiv f. experim. Pathol. u. Pharmakol. **28**, 206 [1891].

[5]) M. Rubner, Archiv f. Hyg. **19**, 136 [1893]. — F. Niemann, Archiv f. Hyg. **19**, 126 [1893].

[6]) J. P. Karplus, Virchows Archiv **131**, 221 [1893].

[7]) C. Neuberg u. P. Mayer, Zeitschr. f. physiol. Chemie **44**, 498 [1905].

[8]) J. Wohlgemuth, Zeitschr. f. physiol. Chemie **43**, 469 [1905].

[9]) E. Winterstein u. P. Huber, Zeitschr. f. Unters. d. Nahr.- u. Genußm. **7**, 721 [1904].

[10]) E. Winterstein, Zeitschr. f. Unters. d. Nahr.- u. Genußm. **9**, 411 [1905].

[11]) W. J. Smith, Archiv f. d. ges. Physiol. **55**, 542 [1894]; **57**, 418 [1894].

[12]) P. Klason, Berichte d. Deutsch. chem. Gesellschaft **20**, 3408 [1887].

[13]) G. Carrara u. A. Coppadore, Gazzetta chimica ital. **33**, I, 329 [1903].

Methylmercaptan löst sich kaum in Wasser, leicht in Alkohol und Äther; es löst sich auch in wässerigen Alkalien unter Bildung relativ beständiger Alkalisalze. Es verbindet sich ferner, und zwar besonders leicht, mit Schwermetallsalzen zu Mercaptiden. [Die charakteristische Verbindungsfähigkeit mit Quecksilber hat der ganzen Körperklasse den Namen Mercaptane (Mercurio captans, nach anderen Mercurio aptum) eingetragen.] Durch gelinde Oxydationsmittel, z. B. Jod, wird Methylmercaptan quantitativ in Methyldisulfid verwandelt [M. Rubner[1])]:

$$2\ CH_3 \cdot SH + 2\ J = 2\ HJ + CH_3 \cdot S \cdot S \cdot CH_3.$$

Diese Eigenschaften dienen zum Nachweise.

Analytisch wichtig sind die Schwermetallsalze. Die Mercuriverbindung ist weiß, das Bleisalz gelb.

Das normale Quecksilbersalz $(CH_3 \cdot S)_2Hg$ entsteht beim Durchleiten des gasförmigen Methylmercaptans durch eine Lösung von Mercuricyanid. Dieses Quecksilbermercaptid ist schwer löslich in Wasser sowie Alkohol und Äther. Es besteht aus mikroskopischen vierseitigen Prismen (Klason, l. c.), die in reinem Zustande völlig farblos sind und bei 175° schmelzen.

Mit Sublimat bildet sich die Doppelverbindung $(CH_3 \cdot S)_2Hg \cdot HgCl_2$, das auch als gemischtes Salz $CH_3 \cdot S\ HgCl$ aufgefaßt werden kann. Das normale Quecksilbermercaptid geht mit kalter Salzsäure in dieses Doppelsalz über. Ein lösliches Doppelsalz bildet sich nach A. Bertram[2]) beim Digerieren des unlöslichen normalen Mercaptids mit starker Quecksilberacetatlösung; hieraus fällt Sublimat dann das gemischte Salz. Letzteres kann auch direkt beim Mengen von Mercaptan mit alkoholischer Sublimatlösung erhalten werden.

Beim trockenen Erhitzen zerfällt Mercurimercaptid in Metall und Disulfid:

$$(CH_3 \cdot S)_2Hg = Hg + CH_3 \cdot S \cdot S \cdot CH_3.$$

Das Bleimercaptid hat die normale Zusammensetzung $(CH_3 \cdot S)_2Pb$. Es entsteht als gelbe Fällung (mikroskopische Prismen und Tafeln) bei der Zugabe von Bleisalzen zu den löslichen Alkalimercaptiden, oder bei Einleiten des gasförmigen Methylsulfhydrates in eine nach Rubner (l. c.) am besten 3 proz. Bleiacetatlösung; es ist in konzentrierteren Bleisalzlösungen ziemlich löslich, unlöslich in Alkohol und Äther. Beim Waschen mit letzterem werden die anfangs häufig braunen Krystalle des Bleimercaptids citronengelb und bewahren in reinem Zustande diese Farbe. Bei Anwesenheit von Schwefelwasserstoff fällt das Bleimethylmercaptid zunächst gelbgrün bis rötlichbraun infolge Beimischung von PbS aus. Beim Erhitzen zersetzt sich das trockene Bleimercaptid in Bleisulfid und Methylsulfid:

$$(CH_3 \cdot S)_2Pb = PbS + (CH_3)_2S.$$

Von den übrigen Metallverbindungen haben die mit den Edelmetallen Interesse, da sie besonders leicht, auch in Gegenwart freier Säure (HCl oder HNO_3), entstehen. Die Reaktion ist jedoch etwas komplizierter, da gleichzeitig Disulfid gebildet wird[3]):

$$AuCl_3 + 3\ R \cdot SH = 3\ HCl + R \cdot S \cdot Au + (R \cdot S)_2.$$

Es entstehen also Goldoxydulverbindungen. Das Auromercaptid löst sich in Toluol, die Palladiumverbindung ist hellrot, die Platinverbindung löst sich in Alkohol und Äther. Die Reaktion mit den Edelmetallsalzen ist außerordentlich fein (Rubner).

Sämtliche Salze werden durch viel Wasser schon in der Kälte, in erheblicher Menge jedoch beim Kochen zerlegt.

Reaktion mit Nitroprussidnatrium.[4]) Gleich dem Schwefelwasserstoff färben alle Mercaptane eine alkalische Lösung von Nitroprussidnatrium violett. Die Farbe verschwindet beim Ansäuern und kehrt bei sofortiger Alkalisierung zurück. Die Alkylsulfide geben nach Denigès[4]) die Probe nicht, nach Béla

---

[1]) M. Rubner, Archiv f. Hyg. **19**, 136 [1893].
[2]) A. Bertram, Berichte d. Deutsch. chem. Gesellschaft **25**, 64 [1892].
[3]) F. Herrmann, Berichte d. Deutsch. chem. Gesellschaft **38**, 2813 [1905].
[4]) G. Denigès, Compt. rend. de l'Acad. des Sc. **108**, 350 [1889].

von Bittó[1]) erzeugt jedoch Äthylsulfid eine sehr ähnliche Rötung. G. Denigès[2]) fand, daß Schwefelwasserstoff die Anstellung der Reaktion nicht stört, wenn man der Nitroprussidnatriumlösung eine alkalische Bleilösung zugibt (Bleiacetat oder -nitrat mit KOH oder NaOH bis zur klaren Auflösung versetzt). Letztere entfernt dann allen Schwefelwasserstoff als unlösliches Bleisulfid:

$$Pb(ONa)_2 + H_2S = PbS + 2\,NaOH.$$

Reaktion mit Isatin. Die gelbrote Lösung eines Körnchens festen Isatins in wasserfreier Schwefelsäure nimmt nach G. Denigès durch Mercaptane Grünfärbung an. Sulfide sowie H_2S stören nicht, wohl aber Wasser, Alkohole und Ketone (Aceton!).

Fügt man zu einer Lösung von Mercurimethylmercaptid in wasserfreiem Äther Nitrosylchlorid (NOCl), so nimmt die farblose Lösung tiefbraune Farbe[3]) an unter gleichzeitiger Bildung von Sublimat:

$$(CH_3 \cdot S)_2Hg + 2\,NOCl = HgCl_2 + 2\,CH_3S \cdot NO.$$

Die Lösung des Thionitrites ist unbeständig und entfärbt sich bald unter NO-Entwicklung. Die braune Lösung zeigt zwei Absorptionsstreifen, ein scharfes und breites Band im Gelbgrün und ein schmales im Dunkelgrün.

Geruchsprobe. Der über alle Vorstellungen intensive Geruch nach faulem Kohl sowie nach Lauch gibt leicht zu Täuschungen über die tatsächlich vorhandenen Quantitäten Veranlassung. Nach Emil Fischer und Penzoldt[4]) ist z. B. vom Äthylmercaptan noch $\frac{1}{460\,000\,000}$ mg deutlich wahrnehmbar.

Qualitative und quantitative Bestimmung.

M. v. Nencki[5]) empfiehlt die Destillation des Harnes nach Zusatz von fester Oxalsäure bis zur stark sauren Reaktion. Das Methylmercaptan geht gasförmig über und wird in eine 3proz. Mercuricyanidlösung geleitet. Bei der hohen Flüchtigkeit des Methylmercaptans genügt es nach Nencki, 50 ccm Harn abzudestillieren. Dabei ist es nach M. Rubner[6]) zweckmäßig, gleichzeitig Luft durchzusaugen und die Absorption des flüchtigen Mercaptans durch Vergrößerung der Oberfläche zu erhöhen, indem man eine Quecksilbercyanidlösung in ein Peligotrohr oder in einen Kugelapparat (Glasperlen!) füllt. Der gesammelte Niederschlag wird mit Wasser gewaschen und mit etwas HCl von 5% abermals destilliert, wobei etwa gebildetes Mercurisulfid unzersetzt bleibt und lediglich das Quecksilbermercaptid zerlegt wird. Durch Auffangen in wenig 3proz. Bleiacetatlösung kann man dann die charakteristischen citronengelben Krystalle des Bleimercaptids (siehe vorher) erhalten.

Man kann (nach Rubner) das Harndestillat mittels eines Kühlers zunächst in einer eisgekühlten Vorlage (Wulffsche Flasche) verdichten und dann Methylmercaptan lediglich durch einen Luftstrom in eine Quecksilberbzw. Bleisalzlösung übertreiben.

Die gewaschenen und im Exsiccator getrockneten Blei- bzw. Quecksilberniederschläge können gewogen werden. Bequemer ist es, das daraus durch Säuredestillation entwickelte Mercaptan in eine $^n/_{100}$-Jodlösung zu leiten und

---

[1]) Béla v. Bittó, Annalen d. Chemie u. Pharmazie **267**, 372 [1892].
[2]) G. Denigès, Compt. rend. de l'Acad. des Sc. **108**, 350 [1889].
[3]) H. S. Tasker u. H. O. Jones, Journ. Chem. Soc. London **95**, 1910 [1909].
[4]) E. Fischer u. F. Penzoldt, Annalen d. Chemie u. Pharmazie **239**, 131 [1887].
[5]) M. v. Nencki, Archiv f. experim. Pathol. u. Pharmakol. **28**, 206 [1891].
[6]) M. Rubner, Archiv f. Hyg. **19**, 136 [1893].

das nicht verbrauchte Jod zurückzutitrieren. 1 Atom verbrauchtes Jod entspricht 1 Mol. Methylmercaptan.

Bezüglich des Nachweises mit alkalischem, Alkaliplumbat enthaltendem Nitroprussidnatrium siehe vorher.

Zur Erzielung der grasgrünen Färbung durch Isatin + konz. H_2SO_4 muß der das Mercaptan fortführende Luftstrom zuvor durch ein Chlorcalciumrohr zwecks Trocknung geleitet werden [M. Rubner (l. c.), R. Bauer[1])].

D. Thioäther oder Alkylsulfide.

Nur aus Harn des Hundes, und auch hieraus nur in wechselnden Mengen, läßt sich ein Vertreter der Alkylsulfide gewinnen, das Äthylsulfid[2]).

Äthylsulfid (Thioäther).

$$(C_2H_5)_2S = C_4H_{10}S.$$

Es findet sich im Hundeharn nicht frei, sondern in Form einer Vorstufe, aus der es beim Erwärmen mit Ätz- oder Erdalkalien in Freiheit gesetzt wird[3]). Die so erhältliche Menge schwankt stark mit der Ernährung. Da Fleischfütterung am meisten ergibt, liegt es nahe, Beziehung zum Eiweißstoffwechsel anzunehmen, insbesondere zu dem schwefelhaltigen Baustein Cystin.

Auf rein chemischem Wege sowie durch Fäulniserreger kann es hieraus neben Methylmercaptan (siehe S. 214) erhalten werden (C. Neuberg und P. Mayer; J. Wohlgemuth).

Auch aus Eiweiß selbst erhielt E. Drechsel[4]) bei der Hydrolyse kleine Mengen einer dem Äthylsulfid ähnlichen Verbindung, die offenbar sekundär entsteht. Die Muttersubstanz des Äthylsulfids im Hundeharn ist als Sulfoniumbase (siehe S. 220) aufzufassen.

Verabfolgung von Äthylsulfid kann zur Bildung von Sulfoniumbasen (siehe S. 221) führen (Neuberg und Grosser). In Übereinstimmung hiermit haben Gaben von Äthylsulfid beim Hunde nach W. J. Smith[5]) eine Vermehrung allein des neutralen Schwefels zur Folge.

Eigenschaften. Äthylsulfid $C_2H_5 \cdot S \cdot C_2H_5$ ist eine widerlich riechende Flüssigkeit, die bei 91° siedet, bei 21° das spez. Gew. 0,8364 besitzt und bei —99,5° krystallinisch erstarrt[6]). Unlöslich in Wasser, leicht löslich in organischen Solvenzien, z. B. Alkohol und Äther.

Nach mehrstündigem Erhitzen mit Kupferpulver[7]) auf 260—280° büßt das Äthylsulfid seinen widerlichen Geruch ein, der allem Anschein — ähnlich wie beim Schwefelkohlenstoff — einem Begleiter zukommt. Reines Äthylsulfid riecht nach J. Finckh[7]) wie gewöhnlicher Äthyläther. Gleich letzterem hat es völlig neutralen Charakter, d. h. es löst sich weder in Laugen noch verdünnten Mineralsäuren.

---

[1]) R. Bauer, Zeitschr. f. physiol. Chemie **35**, 343 [1902].
[2]) In der Exspirationsluft (J. Pohl) kommt es nach Verfütterung bestimmter Substanzen vor. Über gelegentliches Auftreten im Wein vgl. E. O. v. Lippmann, Chemie der Zuckerarten I, S. 382. 3. Aufl.
[3]) J. J. Abel, Zeitschr. f. physiol. Chemie **20**, 253 [1895].
[4]) E. Drechsel, Centralbl. f. Physiol. **10**, 529 [1896].
[5]) W. J. Smith, Archiv f. d. ges. Physiol. **55**, 542 [1894]; **57**, 418 [1894].
[6]) G. Carrara u. A. Coppadoro, Gazzetta chimica ital. **33**, I, 329 [1903].
[7]) J. Finckh, Berichte d. Deutsch. chem. Gesellschaft **27**, 1239 [1894].

Das Äthylsulfid ist ausgezeichnet durch die Leichtigkeit, mit der es additionelle Verbindungen liefert.

Diese Eigenschaft beruht auf der Fähigkeit des S-Atoms, eine höhere Valenz, insbesondere Vierwertigkeit, anzunehmen.

Reaktionen. Äthylsulfid wird leicht von konz. H_2SO_4 gelöst[1]). Die Tatsache, daß die Verbindung in der Kälte stets geruchlos ist, spricht vielleicht dafür, daß eine Verbindung vorliegt. Man kann an ein den Oxoniumsalzen entsprechendes Sulfiniumsulfat $(C_2H_5)_2S{<}{^H_{SO_4H}}$ denken. Bei Zugabe von Eiswasser oder von eisgekühlter, wässeriger H_2SO_4 von 4% zerfällt die Verbindung jedoch sofort, und es entwickelt sich freies Äthylsulfid, das dann beispielsweise mit Äther ausgeschüttelt werden kann.

Mit **Jod und Brom** entstehen nach Cahours[2]) durch direkte Vereinigung krystallinische Verbindungen wie $(C_2H_5)_2SJ_2$ und $(C_2H_5)_2SBr_2$. Auch die Lösung des Äthylsulfids in konz. Schwefelsäure liefert mit Bromwasser oder Jodjodkalilösung die Additionsprodukte. Das Jodderivat bildet sich noch in großer Verdünnung und ist in Gegenwart von Wasser[3]) ein Öl von tiefdunkler Farbe, das sich nur sehr allmählich zu Boden setzt und lange in Form einer wolkigen Trübung suspendiert bleibt (charakteristische Probe). Verdünnte Laugen oder metallisches Zink spalten unter Rückbildung des Sulfids das Halogen wieder ab.

Verdünnte Salpetersäure $(D = 1,2)$ oxydiert Äthylsulfid zu **Äthylsulfoxyd** $(C_2H_5)_2SO$, der den Halogenadditionsprodukten entsprechenden Sauerstoffverbindung. Das Äthylsulfoxyd ist eine schwache Base und stellt ein dickes Öl dar, das ein Nitrat zu bilden vermag. Nascierender Wasserstoff (Zink + verdünnte H_2SO_4) reduziert wieder zum Äthylsulfid.

Konz. Salpetersäure erzeugt das **Diäthylsulfon** $(C_2H_5)_2SO_2$, Tafeln vom Schmelzp. 70°; die verflüssigte Verbindung siedet bei 248°; sie wird durch nascierenden Wasserstoff **nicht** wieder in Äthylsulfid zurückgeführt.

Permanganat oxydiert ebenfalls zu Diäthylsulfon, beim Erhitzen auch zu Essigsäure und Schwefelsäure.

Mit **Jodalkylen** vereinigt sich Diäthylsulfid zu den in Wasser leicht löslichen jodwasserstoffsauren Salzen von **Sulfoniumbasen**[4]). So entsteht mit Jodäthyl **Trimethylsulfoniumjodid**:

$$(C_2H_5)_2S + C_2H_5J = (C_2H_5)_3SJ,$$

dem die basisch reagierende Substanz $(C_2H_5)_3S \cdot OH$, das **Triäthylsulfoniumhydroxyd**, zugrunde liegt.

Den Alkyljodiden analog reagiert auch die **Bromessigsäure**[5]):

$$(C_2H_5)_2S + BrCH_2 \cdot COOH = (C_2H_5)_2S{<}{^{Br}_{CH_2 \cdot COOH}}.$$

Es entsteht **Diäthylsulfinessigsäurebromid**, ein Vertreter der **Thetine.** Die Vereinigung vollzieht sich nach E. Drechsel[6]) bemerkenswerterweise auch, wenn Äthylsulfid durch eine wässerige Lösung von Bromessigsäure geleitet wird.

  ¹) J. J. Abel, Zeitschr. f. physiol. Chemie 20, 253 [1894]. — C. F. Mabery, Amer. Chem. Journ. 13, 232 [1891]. — C. F. Mabery u. A. W. Smith, Amer. Chem. Journ. 16, 83 [1894].
  ²) Cahours, Annales de Chim. et de Phys. 135, 355 [1865].
  ³) B. Rathke, Annalen d. Chemie u. Pharmazie 152, 214 [1869].
  ⁴) v. Oefele, Annalen d. Chemie u. Pharmazie 132, 82 [1864].
  ⁵) E. A. Letts, Jahresber. f. Chemie 1878, 683.
  ⁶) E. Drechsel, Centralbl. f. Physiol. 10, 529 [1896].

Die Thetine und Alkylsulfoniumverbindungen verhalten sich wie Alkaloidsalze.

Alle die genannten Additions- bzw. Oxydationsprodukte sind in reinem Zustande geruchlos.

Mit Halogenmetallen[1]), insbesondere mit Mercurichlorid und -jodid oder Platintetrachlorid, tritt Äthylsulfid zu gut krystallisierenden Doppelverbindungen von je 1 Mol. der Komponenten zusammen. Die Vereinigung erfolgt in alkoholischer und ätherischer Lösung, aber auch in wässeriger Suspension.

Die Sublimatverbindung hat nach Loir[2]) die Formel $(C_2H_5)_2S \cdot HgCl_2$ $= (C_2H_5)_2S {<} {}^{Cl}_{HgCl}$ [vgl. jedoch dazu F. C. Philipps[1]), der den Typus $2\,(R)_2S \cdot 3\,HgCl_2$ fand]. Sie schmilzt nach Loir bei 90°, nach Abel (l. c.) bei 119°. Aus Alkohol erhält man glitzernde Krystallnadeln (monokline Prismen), aus Äther diamantglänzende, schief abgeschnittene Rhomben. Beim mehrwöchentlichen Aufbewahren über konz. H_2SO_4 im Exsiccator verliert die feingepulverte Substanz Äthylsulfid unter gleichzeitigem Ansteigen des Schmelzpunktes.

Farbenreaktionen. a) Ähnlich dem Thiophen gibt Äthylsulfid mit Nitrososchwefelsäure[3]) (HNO_2 enthaltender H_2SO_4) eine Grünfärbung. Man verwendet nach C. Liebermann[4]) am besten eine Schwefelsäure, die auf 100 ccm 8 g $NaNO_2$ und 6—7 g H_2O enthält.

Die Reaktion fällt nur dann sicher positiv aus, wenn man zu 2 ccm der angegebenen Nitrososchwefelsäure gut getrocknetes Äthylsulfid in Substanz oder Gasform bringt oder dessen Lösung in konz. H_2SO_4 verwendet. Überschüssiges Nitrit entfärbt, wobei das Äthylsulfid zum Äthylsulfoxyd oxydiert wird. Die grüne Lösung gibt beim Verdünnen mit Wasser den Geruch nach Äthylsulfid, die entfärbte erst nach Reduktion mit Zink.

Mercaptane geben die Nitrososchwefelsäureprobe nicht; vor Verwechslung mit Thiophen schützt die Farbenänderung, die beim Thiophen alsbald über Blau zu Purpurrot führt.

b) Nach B. Holmberg[5]) färbt sich eine Lösung von Äthylsulfid in der zehnfachen Menge abs. Alkohols bei Gegenwart von Schwefelblumen beim Durchleiten von trockenem Ammoniakgas gelb, rotbraun und schließlich braun. Beim Verdunsten des NH_3 aus der filtrierten Lösung tritt Entfärbung ein.

Nachweis im Harn. Durch den mit überschüssiger Kalkmilch versetzten Harn saugt man nach Abel Luft; der dadurch mit Äthylsulfid beladene Luftstrom streicht durch ein System von Waschflaschen, wo er der Reihe nach mit 10 proz. HCl, mit 40 proz. NaOH gewaschen und dann in Röhren mit festem Ätzkali und Chlorcalcium getrocknet wird. Er tritt dann in einen Geislerschen, mit reiner konz. H_2SO_4 gefüllten Apparat.

Aus der Lösung in H_2SO_4 wird das Äthylsulfid mit Eiswasser in Freiheit gesetzt; es schwimmt dann als Ölschicht obenauf, sobald 20% Wasser zugegeben sind, und kann ausgeäthert werden. Durch Oxydation mit Kaliumpermanganat, durch Überführung in die feste Mercurichloriddoppelverbindung, durch die Reaktion mit Jod-Jodkali und die Farbenprobe mit Nitrososchwefelsäure wird das Äthylsulfid charakterisiert.

---

[1]) S. Smiles, Proc. Chem. Soc. **15**, 240 [1900]. — F. C. Philipps, Journ. Amer. Chem. Soc. **23**, 250 [1901].

[2]) A. Loir, Annalen d. Chemie u. Pharmazie **107**, 234 [1858].

[3]) J. J. Abel, Zeitschr. f. physiol. Chemie **20**, 253 [1894].

[4]) C. Liebermann, Berichte d. Deutsch. chem. Gesellschaft **20**, 3232 [1887].

[5]) B. Holmberg, Berichte d. Deutsch. chem. Gesellschaft **43**, 220 [1910].

Über die Menge des aus Hundeharn erhältlichen Äthylsulfids hat Abel keine Angaben gemacht. Es sei auch erwähnt, daß keine Analyse eines Derivates vorliegt, und daß der Schmelzpunkt des Mercurichloriddoppelsalzes mehr als 26° zu hoch befunden wurde (im Vergleich mit dem synthetischen Produkt; doch siehe dazu S. 219). Abel selbst macht darauf aufmerksam, daß möglicherweise das Methyläthylsulfid $CH_3-S-C_2H_5$ vorliegen könnte. Das von Abel zugunsten des Äthylsulfids angeführte Argument des Geruches muß nach den Befunden von J. Finckh (l. c.) als hinfällig gelten.

Der direkte Nachweis im nativen Harn, etwa mit Jodlösung, ist nicht zu erbringen, da auch primäre Amine (und fast alle Alkaloide) nach J. Schiffer[1]) hiermit wolkige Trübungen ergeben; speziell der Hundeharn enthält nach demselben Autor[1]) Methylamin.

Sulfoniumbase. Das Äthylsulfid ist im Hundeharn nicht als solches enthalten, sondern wird nach Abel (l. c.) erst nach Zusatz von Natronlauge oder Kalkmilch aus einer in Wasser leicht löslichen Vorstufe frei. Die Beobachtung, daß bei Ausfällung von Hundeharn mit Phosphorwolframsäure die äthylsulfidliefernde Substanz hauptsächlich in den Niederschlag geht, führte Neuberg und Grosser[2]) zu einer weiteren Charakterisierung dieser Vorstufe.

Der Hundeharn wird bei schwach schwefelsaurer Reaktion mit konz. Phosphorwolframsäure ausgefällt und der Niederschlag auf der Nutsche gut mit kaltem Wasser ausgewaschen. Er wird dann mit Wasser zu einem feinen Schlamm zerrieben, in einen geräumigen Scheidetrichter übergeführt, mit Äther überschichtet und nunmehr nach Zugabe von Salzsäure gründlich durchgeschüttelt. Nach mehrstündigem Stehen zergeht die Emulsion. Am Boden liegt eine dickflüssige Masse, die im wesentlichen aus ätherhaltiger Phosphorwolframsäure besteht. Die darüber lagernde, mit einer Ätherschicht bedeckte wässerige Flüssigkeit gießt man durch die obere Öffnung des Scheidetrichters ab. Der ölige Rückstand wird nochmals mit verdünnter Salzsäure und Äther längere Zeit kräftig durchgeschüttelt. Man gewinnt dann abermals eine aufschwimmende, ätherhaltige wässerige Schicht, die oben abgegossen und mit der ersten Portion vereinigt wird. Die ölige Phosphorwolframsäureschicht wird verworfen, die Abgüsse werden jedoch unter Zugabe von Äther abermals in einem Schütteltrichter behandelt. Nunmehr gelingt meist, jedoch nicht immer, die vollkommene Scheidung in eine Ätherschicht und wässerige Lösung. Letztere wird im Vakuum bei 35° eingeengt, der hinterbleibende Sirup im Vakuum über Ätzkalk von überschüssiger Salzsäure befreit. Der von einigen Krystallen durchsetzte, firnisartige Rückstand wird dann wiederholt mit Alkohol von 98% verrieben, die filtrierten Alkoholauszüge werden abermals im Vakuum eingeengt. Den Rückstand löst man in wenig Wasser und fällt unter Zugabe weniger Tropfen farbloser Jodwasserstoffsäure mit einer konz. Lösung von Wismutkaliumjodid. Es entsteht eine ziegelrote Fällung, die nach 12 Stunden abgesaugt, erst mit verdünntem, dann mit starkem Alkohol ausgewaschen und im Vakuum über konz. H_2SO_4 mehrere Tage getrocknet wird.

Die Analysen des Wismutjodiddoppelsalzes stimmten am besten zu der Formel $C_{10}H_{26}S_2Bi_3J_{11}$. Diese ist wohl in $\left(\begin{matrix}C_2H_5\\C_2H_5\end{matrix}\right>S\left<\begin{matrix}CH_3\\J\end{matrix}\right)_2 \cdot 3\ BiJ_3$[3]) aufzulösen. Dem gleichen Typus gehören auch andere bekannte Jodwismutdoppeljodide von Sulfoniumbasen an. Beim Erwärmen mit starker Kali-

---

[1]) J. Schiffer, Zeitschr. f. physiol. Chemie **4**, 237 [1880].
[2]) C. Neuberg u. P. Grosser, Centralbl. f. Physiol. **19**, 316 [1905].
[3]) D. h. es läge ein Derivat des Methyl-diäthyl-sulfoniums vor.

lauge oder beim trockenen Erhitzen entwickelte die Substanz den Geruch nach Äthylsulfid.

Die Bildung einer solchen Sulfoniumverbindung ist wohl so zu deuten, daß bei der Darmfäulnis entstehendes Äthylsulfid resorbiert und methyliert wird. Gerade in der Schwefelreihe ist ein solcher Vorgang öfter beobachtet worden, so beim Selen und Tellur[1]) (F. Hofmeister), beim Thioharnstoff, Dimethylthioharnstoff und Thiosinamin [J. Pohl[2])]. Der Übergang von Pyridin in Methylpyridiniumhydroxyd [W. His[3])], Beobachtungen von H. Hildebrandt[4]) am Thymotinpiperidid und von G. Salomon und C. Neuberg[5]) über die Bildung von 7-Methylxanthin (Heteroxanthin) aus methylfreien Purinen beim Hunde gehören hierher. [Bei Salomon und Neuberg[5]) siehe auch die Literatur über zahlreiche Alkylierungen durch Pflanzen und niedere Lebewesen.]

Verfütterung von Äthylsulfid, das in Olivenöl gelöst ist, an Hunde hat manchmal, aber keineswegs regelmäßig, eine Steigerung der Sulfoniumbasenmenge im Harn zur Folge.

Jedenfalls gehört die Sulfoniumsubstanz zu den Verbindungen, welche die Fraktion des sog. neutralen (nicht oxydierten) Schwefels bilden.

Anhang.
Wismutjodidjodwasserstoffsäure als Reagens.

Darstellung nach Neuberg.[6]) Ein recht brauchbares Fällungsmittel nicht nur für Sulfoniumsalze, sondern für eine ganze Reihe basischer Substanzen ist das sog. Dragendorff - Krautsche[7]) Reagens, das Wismutkaliumjodid, das aus einer Lösung von Wismutsubnitrat in Salpetersäure durch Zusatz von Jodkalium hergestellt wird. Wenn dieses Reagens bisher nicht häufiger angewandt worden ist, so liegt das daran, daß einerseits die erhaltenen Jodwismutdoppeljodide öfter durch anhaftende Nitrationen[6])[8]) verunreinigt sind, andererseits aus dem Filtrat der Niederschläge das Fällungsmittel wegen seines Nitratgehaltes in praxi nicht zu entfernen ist.

Zu einer von beiden Mängeln freien Form des Wismutjodidjodwasserstoffreagens kommt man nach Neuberg[6]) leicht in folgender Weise:

a) **Wismutjodidjodbarium.** Man löst 118 g käufliches Wismuttrijodid in einer konzentrierten wässerigen Lösung von 65 g käuflichem Jodbarium (BaJ$_2$ · 2 H$_2$O). Die Lösung wird, eventuell unter Zusatz einiger Tropfen HJ oder HCl, mit Wasser auf 500 ccm verdünnt; sie ist gelbrot und entspricht der Zusammensetzung 4 BiJ$_3$ · 3 BaJ$_2$.

b) **Wismutjodidjodammonium.** Man trägt in eine Lösung von 43,5 g Ammoniumjodid in 200 ccm Wasser 118 g Wismutjodid ein und verdünnt, im Bedarfsfalle unter Zusatz von ein wenig HJ oder HCl, mit Wasser auf 500 ccm.

Die Flüssigkeit, die gelbrot gefärbt sein muß, entspricht der Zusammensetzung 2 BiJ$_3$ · 3 NH$_4$J.

Statt von fertigem Wismuttrijodid auszugehen, kann man auch Wismuthydroxyd oder Wismutcarbonat in der gerade nötigen Menge Salzsäure — die Quantität schwankt

1) F. Hofmeister, Archiv f. experim. Pathol. u. Pharmakol. 33, 198 [1894].
2) J. Pohl, Archiv f. experim. Pathol. u. Pharmakol. 51, 341 [1904].
3) W. His, Archiv f. experim. Pathol. u. Pharmakol. 22, 253 [1887].
4) H. Hildebrandt, Archiv f. experim. Pathol. u. Pharmakol. 44, 278 [1900]; Berichte d. Deutsch. chem. Gesellschaft 37, 4456 [1904]; Zeitschr. f. physiol. Chemie 43, 249 [1904].
5) G. Salomon u. C. Neuberg, Festschr. f. E. Salkowski. Berlin 1904, S. 37.
6) C. Neuberg, Biochem. Zeitschr. 24, 434 [1910].
7) Dragendorff, Zeitschr. f. Chemie 1866, 478. — K. Kraut, Annalen d. Chemie u. Pharmazie 210, 310 [1881].
8) W. Skworzow, Zeitschr. f. physiol. Chemie 68, 31 [1910].

bei den käuflichen trockenen Wismutpräparaten — lösen und dann, dem (in einer kleinen Probe) titrimetrisch ermittelten Chlorgehalte entsprechend, mehr BaJ_2 bzw. NH_4J zufügen.

Die angegebene Zusammensetzung der Lösungen ist gewählt, um Jod zu sparen; denn die Wismutdoppeljodide der Basen haben meist die Formel $(Base)_3 \cdot 3\,HJ \cdot 2\,BiJ_3$, d. h. sie enthalten auf 3 Mol. einsäurige Base 2 Atome Wismut und 9 Atome Jod.

Aus der Mutterlauge der Basenwismutjodide können in jedem Falle die zugesetzten Elemente restlos entfernt werden (Halogen durch Blei- und Silberoxyd, wobei auch der größte Teil des Wismuts ausfällt, Barium durch Schwefelsäure, Ammoniak durch Baryt oder Bleihydroxyd, gelöstes Wismut durch Schwefelwasserstoff); die Basendoppeljodide selbst können je nach Bedarf durch H_2S oder Ag_2O bzw. $PbCO_3$ zerlegt werden.

E. Säuren.

Flüchtige Fettsäuren.

In der Norm enthält der Harn kleine Mengen flüchtiger Fettsäuren. Ihre Quantität ist recht verschieden gefunden, ist im ganzen aber gering. E. Salkowski[1]) vermochte aus 35 l normalem Harn (durch Destillation mit Weinsäure) nur 0,2230 g fettsaure Bariumsalze zu isolieren. Im menschlichen Urin werden nach R. v. Jaksch[2]) 0,008—0,009 g pro Tag, nach P. v. Rokitansky[3]) 0,054 und nach A. Magnus-Levy[4]) 0,060 g innerhalb 24 Stunden ausgeschieden. Die genaue Aufteilung ist angesichts der kleinen Mengen nicht möglich; den vorhandenen Angaben liegt meist die Berechnung als Essigsäure zugrunde.

Unter pathologischen Verhältnissen kann die Fettsäuremenge sowohl vermehrt (Lipacidurie) wie vermindert sein [v. Jaksch[2]), H. Strauß und H. Philippsohn[5]), F. Rosenfeld[6])]. Einen gewissen Einfluß scheint auch die Nahrung auszuüben; denn nach v. Rokitansky[3]) und M. Rubner[7]) kann bei vorwiegender Mehlnahrung die täglich ausgeschiedene Menge flüchtiger Fettsäuren steigen (auf 0,406—0,417 g). Es entstehen hier wahrscheinlich intermediär mehr niedrigere Fettsäuren, die nach C. Schotten[8]) im Organismus viel beständiger als die höheren sein sollen. Doch wird nach N. Zuntz und Ussow[9]) die Buttersäure weitgehend verbrannt.

In Tierharnen kommen dieselben Fettsäuren vor. Es existieren Angaben für den Kuhharn [Buliginsky[10])], für den Pferdeharn [Städeler[11]), Schotten (l. c.)], den Ziegenurin [Wilsing[12])] und Hundeharn [Schotten (l. c.)].

Bemerkenswert ist, daß in Tier- und Menschenharnen auch höhere Fettsäuren nachgewiesen sind, so von K. A. H. v. Mörner (siehe bei Lipurie S. 242)

[1]) E. Salkowski, Archiv f. d. ges. Physiol. 2, 240, 363 [1866].
[2]) R. v. Jaksch, Zeitschr. f. physiol. Chemie 10, 536 [1886]; hier die frühere Literatur.
[3]) P. v. Rokitansky, Wiener med. Jahrb. [2] 2, 206 [1887].
[4]) A. Magnus-Levy, Festschr. f. E. Salkowski. Berlin 1904, S. 253; Archiv f. experim. Pathol. u. Pharmakol. 45, 389 [1901].
[5]) H. Strauß u. H. Philippsohn, Zeitschr. f. klin. Medizin 40, 369 [1900].
[6]) F. Rosenfeld, Deutsche med. Wochenschr. 29, 224 [1903].
[7]) M. Rubner, Zeitschr. f. Biol. 19, 45 [1883].
[8]) C. Schotten, Zeitschr. f. physiol. Chemie 7, 375 [1883].
[9]) N. Zuntz u. Ussow, Archiv f. Anat. u. Physiol. 1900, 382; Malys Jahresber. d. Tierchemie 1900, 274.
[10]) Buliginsky in Hoppe-Seylers med.-chem. Unters. 1866, 240.
[11]) G. Städeler, Annalen d. Chemie u. Pharmazie 77, 17 [1851].
[12]) H. Wilsing, Zeitschr. f. Biol. 21, 625 [1885].

und Hybbinette[1]) sowie von C. Schotten (l. c.), der z. B. im Pferdeharn Capryl- oder Caprinsäure fand. Aus diesen höheren Fettsäuren besteht nach Schotten[2]) die sog. Damolsäure Städelers.

Zersetzter oder gefaulter Harn enthält sehr viel mehr flüchtige Fettsäuren als normaler Urin. Diese schon J. v. Liebig[3]) bekannte Zunahme beruht nach E. Salkowski[4]) auf einer sekundären Bildung flüchtiger Säuren aus Kohlenhydraten des Harns. Die Steigerung kann sich bis auf das 6—15fache des normalen Wertes belaufen.

Man muß jedoch nach neueren Erfahrungen beachten, daß außer Zuckern auch Eiweißkörper[5]) und speziell Aminosäuren eine sehr ergiebige Quelle für Fettsäurebildung darstellen. Denn durch Fäulnis aliphatischer Monoaminosäuren[6]) entstehen alle Fettsäuren von der Ameisensäure bis zur Capronsäure, durch die Fäulnis der Aminodicarbonsäuren[7])[8]) und Oxyaminosäuren[9]) ebenfalls.

Für beide Auffassungen liegen in der Literatur zahlreiche Anhaltspunkte vor.

Nach F. Blumenthal[10]) ist das vermehrte Auftreten der flüchtigen Fettsäuren im frischen Harn auf eine Kohlenhydratgärung im Darm zu beziehen. Bei Zusatz von Milchzucker oder viel Milch zur gewöhnlichen Kost ist nämlich die Ausscheidung der flüchtigen Fettsäuren deutlich vermehrt. Im Fieber fand er sie stark vermindert. Nur bei starken Fäulnisprozessen im Organismus (jauchiger Peritonitis, abscedierender Angina) oder bei Stauungen im Darm (Ikterus) waren sie vermehrt, bei Inanitionszuständen (Tuberkulose) meist vermindert. Ausgeschieden werden meist Fettsäuren von niedrigem Molekulargewicht, nur in zwei Fällen (Darmperforation bei Typhus und Erysipel) waren solche von hohem Molekulargewicht vorhanden.

H. Strauß und H. Philippsohn[11]) stellten bei Personen mit normaler Verdauung als Mittelwert für die flüchtigen Fettsäuren die Destillationszahl 59 fest (d. h. die gesamten, aus der Tagesmenge abdestillierten Säuren sättigen 59 ccm $n/_{10}$-NaOH). Große Abweichungen sind im normalen Zustande selten. Werte, die unter 40 liegen, betrachten Strauß und Philippsohn als abnorm niedrige und bezeichnen Zahlen, die über 80 liegen, als ungewöhnlich hohe. Bei Diarrhöe fanden sie für die flüchtigen Fettsäuren einen normalen Befund, dagegen bei Obstipation eine starke Vermehrung. Abnorm hohe Werte fanden sie bei Bleikolik (die Destillationszahl 178). Werte über 120 beobachteten sie auch bei 2 Fällen von Delirium potatorum, bei einem Fall von fieberndem akuten Gelenkrheumatismus, bei Mitralinsuffizienz, die mit 5tägiger Stuhlverhaltung verbunden war, bei einem hochgradig obstipierten, an Ulcus ventriculi leidenden Patienten und bei einem solchen mit motorischer Insuffizienz des Magens, bei einem Diabetiker und bei zwei Bronchitikern.

Nach F. Rosenfeld[12]) lassen sich aus dem frischen, angesäuerten Tagesharn normaler Menschen Säuremengen abdestillieren, die 50—80 ccm $n/_{10}$-H_2SO_4 entsprechen. Durch reichliche Zufuhr von Fett oder Traubenzucker wird keine Steigerung erzielt. Er erklärt das Auftreten der flüchtigen Fettsäuren für eine Folge der Bakterientätigkeit im Organismus, und zwar hauptsächlich der Eiweißzersetzung im Darm. Er fand die flüchtigen Fettsäuren vermindert, und zwar zum Teil stark verringert, bei Erysipel mit hohem Fieber, bei Scharlach immer zwischen 30—50 (auf $n/_{10}$-Säure bezogen), bei Masern, bei Diphtherie, bei Pneumonie zwischen 20—40 usw.; vermehrt: bei allen fieberhaften Krankheiten, bei denen es sich um eine Resorption aus Zersetzungsherden handelt, z. B. bei abscedierender

1) S. Hybbinette, Skand. Archiv f. Physiol. 7, 380 [1897].

2) C. Schotten, Zeitschr. f. physiol. Chemie 7, 375 [1883].

3) J. v. Liebig, Annalen d. Chemie u. Pharmazie 50, 161 [1844].

4) E. Salkowski, Zeitschr. f. physiol. Chemie 13, 264 [1889].

5) C. Neuberg u. E. Rosenberg, Biochem. Zeitschr. 7, 178 [1908].

6) C. Neuberg u. L. Karczag, Biochem. Zeitschr. 18, 435 [1909].

7) W. Brasch u. C. Neuberg, Biochem. Zeitschr. 13, 299 [1908].

8) C. Neuberg, Biochem. Zeitschr. 18, 431 [1909]; Archivio di Fisiologia 7, 87 [1909]. — C. Neuberg u. C. Cappezuoli, Biochem. Zeitschr. 18, 424 [1909]. — L. Borchardt, Zeitschr. f. physiol. Chemie 59, 96 [1909].

9) W. Brasch, Biochem. Zeitschr. 22, 403 [1909].

10) F. Blumenthal, Berl. klin. Wochenschr. 36, 844 [1899].

11) H. Strauß u. H. Philippsohn, Zeitschr. f. klin. Medizin 40, 378 [1900].

12) F. Rosenfeld, Deutsche med. Wochenschr. 29, 224 [1903].

Angina, bei Tonsillenabsceß, bei septischer Diphtherie und bei Blutergüssen im Körper, wie bei Darm- und Magenblutungen, und bei Bronchitis foetida. Besonders stark vermehrt in der Rekonvaleszenz bei Pneumonie in den ersten Tagen nach der Krise (bis 240 ccm $n/_{10}$-Säure). Bei Carcinom fand er für die flüchtigen Fettsäuren einen Wert, der an der oberen Grenze der Norm liegt.

Über das Auftreten der flüchtigen Fettsäuren bei Magenkrankheiten gibt Rosenfeld folgendes an:

1. Bei Ulcus ventriculi und Gastrektasien, die mit Hyperacidität oder normaler Acidität einhergehen, findet man bedeutend erhöhte Werte für die flüchtigen Fettsäuren.

2. Bei Stauungszuständen des Magens, die auf einer alten Pylorusnarbe oder auf einer Gastroptose beruhen, und die mit Sub- oder Anacidität einhergehen, ist die Menge der flüchtigen Fettsäuren bedeutend vermindert.

3. Bei Stauungszuständen des Magens, die durch Carcinom bedingt sind, und die mit Sub- resp. Anacidität einhergehen, hat man teils hohe, teils erhöhte Werte für die flüchtigen Fettsäuren.

Zu demselben Resultat kam auch F. Blumenthal[1]).

Molnár[2]) fand bei fortgesetzter Wasserdampfdestillation des mit Phosphorsäure angesäuerten Harnes viel größere Mengen flüchtiger Fettsäuren bei Gesunden und Kranken, als bisher gefunden waren. Er führt die früheren niederen Werte auf zu kurze Destillationsdauer zurück. Bei normaler Kost schwankte beim Gesunden die Menge der Fettsäuren in 24 Stunden zwischen 91,76 und 316,96 ccm $n/_{10}$-NaOH. Die Gesamtmenge geht nach seinen Angaben im großen und ganzen der Harnmenge parallel, so daß im allgemeinen der prozentuale Fettsäuregehalt des Harnes keine so großen Schwankungen aufweist. Ausgesprochen hohe prozentuale Werte wurden nur beim extremen Hunger (bei Hungerkünstlern) gefunden.

Sehr hohe Werte fanden im Diabetesharn C. A. Herter und Wakeman[3]), bis 325 ccm $n/_{10}$-NaOH; hier kann man von einer wirklichen „Lipacidurie" sprechen, doch enthalten nicht alle Zuckerharne abnorme Mengen Fettsäuren[4]).

Eine eigentümliche Wirkung verfütterter Fettsäuren im Organismus ist in den letzten Jahren durch die Arbeiten von L. Schwarz[5]), J. Baer und L. Blum[6]), G. Embden[7]), L. Borchardt und F. Lange[8]) bekannt geworden, nämlich ihr Einfluß auf die Bildung der Acetonkörper.

Es erwiesen sich die Säuren mit gerader Kohlenstoffkette und C-Anzahl von der Buttersäure (C_4) bis zur Stearinsäure (C_{18}) als Bildner von β-Oxybuttersäure (siehe S. 254), während die Fettsäuren mit ungerader Kohlenstoffzahl (C_3—C_9) ohne Wirkung auf die Acetonkörperbildung sind.

Fettsäuren mit verzweigter Kette und dann auch mit ungerader Kohlenstoffanzahl können ebenfalls als β-Oxybuttersäure ausgeschieden werden, z. B. die Isovaleriansäure und Methyläthylessigsäure:

$$\begin{array}{c} CH_3 \\ | \\ CH_3-CH-CH_2-COOH \\ \\ CH_3-CH_2-CH-COOH \\ | \\ CH_3 \end{array} \quad \searrow \atop \nearrow \quad CH_3-CH \cdot OH-CH_2-COOH .$$

Hier wird der Substituent in α- oder β-Stellung fortoxydiert; wie ersichtlich, bleibt dann eine Säure mit gerader Kette und paariger Anzahl von C-Atomen übrig.

---

[1]) F. Blumenthal, Monographie, Wiesbaden **1906**, S. 34.
[2]) B. Molnár, Zeitschr. f. experim. Pathol. u. Ther. **7**, 343 [1910].
[3]) Zit. nach C. v. Noorden, in v. Noordens Handb. d. Pathol. d. Stoffwechsels **2**, 96 [1907].
[4]) Th. Rumpf, Berl. klin. Wochenschr. **1895**, Nr. 31.
[5]) L. Schwarz, Kongr. f. inn. Medizin **1900**, 480.
[6]) J. Baer u. L. Blum, Archiv f. experim. Pathol. u. Pharmakol. **55**, 89 [1906]; **56**, 92 [1907]; ferner Beiträge z. chem. Physiol. u. Pathol. **10**, 80 [1907]; **11**, 101 [1908].
[7]) M. Almagia u. G. Embden, Beiträge z. chem. Physiol. u. Pathol. **6**, 59 [1904]. — G. Embden u. F. Kalberlah, Beiträge z. chem. Physiol. u. Pathol. **8**, 121 [1906].
[8]) L. Borchardt u. F. Lange, Beiträge z. chem. Physiol. u. Pathol. **9**, 116 [1907].

Die Isolierung der flüchtigen Fettsäuren ist im nativen Harn unmöglich. Sie müssen zuvor durch Destillation, am vorteilhaftesten unter Hindurchleiten von Wasserdampf bei saurer Reaktion, abgetrennt werden. Letztere wird durch Schwefelsäure oder Phosphorsäure hergestellt; deren Menge ist so zu bemessen, daß alles durch Spaltung des Harnstoffs frei werdende Ammoniak von der Mineralsäure neutralisiert werden kann, d. h. daß stets freie Mineralsäure im Überschuß vorhanden ist.

In der Regel sind ausreichend:

für 100 ccm Harn . . . . 5 ccm konz. H_2SO_4,
„ 100 „ „ . . . . . . 10 „ „ HCl,
„ 100 „ „ . . . . . . 15 „ 40 proz. H_3PO_4.

Außer den flüchtigen organischen Säuren destilliert auch Salzsäure über. Wo diese für die folgenden Analysen störend wirkt, kann man nach E. Salkowski[1] überschüssige Weinsäure anwenden.

Bei klinischen Arbeiten wird vielfach 'direkt das erste Destillat titriert; hierbei kann die Salzsäure Fehler bedingen, die jedoch durch eine besondere Chlortitration leicht in Rechnung zu setzen sind.

Da die Destillation in verdünnten Lösungen tagelang dauern kann, empfiehlt es sich, den Harn zuvor — nach Zusatz von fester Soda (Na_2CO_3) bis zur deutlich alkalischen Reaktion — zu konzentrieren. Bei der nachfolgenden Destillation ist der Säurezusatz dann natürlich entsprechend zu erhöhen. Die Destillation ist so lange fortzusetzen, als das Destillat noch sauer reagiert.

Eine wesentliche Beschleunigung erzielt man, wenn man die flüchtigen Fettsäuren im Vakuum unter gleichzeitiger Wasserdampfdestillation nach E. Welde[2] vornimmt. Man arbeitet bei 10—15 mm Druck und bei einer Wasserbadtemperatur von nicht über 60°, da sonst auch Milchsäure übergeht. In einer Stunde sollen 600—900 ccm Destillat übergehen. Die Destillation ist in 2—4 Stunden vollendet. Zum Freimachen der flüchtigen Fettsäuren im Harn können Phosphorsäure, Bernsteinsäure oder Citronensäure dienen.

Für den Harn liegen noch keine Erfahrungen mit dem Weldeschen Verfahren vor.

Das Destillat enthält (außer HCl) neben den Fettsäuren stets Phenole und Benzoesäure.

Zur Trennung neutralisiert man zunächst mit Natriumcarbonat, dampft ein und zieht den Rückstand mehrfach mit heißem absoluten Alkohol aus. Bis auf Kochsalz (und eventuell überschüssige Soda) geht alles in Lösung. Man verdampft die vereinigten Alkoholauszüge, löst den Rückstand in möglichst wenig Wasser und säuert mit 25 proz. H_2SO_4 an. Beim Stehen im Eisschranke scheidet sich innerhalb 12 Stunden die Benzoesäure fast vollständig aus. Man saugt gut ab, wäscht mit eiskaltem Wasser nach, macht in der Kälte mit Soda schwach alkalisch und entfernt durch Ausschütteln mit Äther im Scheidetrichter die Phenole bei sodaalkalischer Reaktion.

Die wässerige Schicht wird dann wieder angesäuert und nochmals im Dampfstrom destilliert, solange die übergehenden Tropfen sauer reagieren.

Man erhält dann im Destillat die Gesamtheit der flüchtigen Säuren; durch Titration eines aliquoten Teils mit $n/100$-Lauge kann man sich über die Quantität orientieren. Die Menge reicht wohl höchst selten aus, die Fettsäuren als solche rein abzuscheiden und durch fraktionierte Destillation nach ihren

---

[1] E. Salkowski, Archiv f. d. ges. Physiol. **2**, 351 [1869].
[2] E. Welde, Biochem. Zeitschr. **28**, 504 [1910].

Neuberg.

Siedepunkten zu trennen. Man versucht daher, auf folgende Weise zu reinen Salzen zu kommen:

Man neutralisiert das Destillat genau mit Natronlauge oder Natriumcarbonat und engt vorsichtig[1]) auf dem Wasserbade ein. Sind größere Mengen Essigsäure zugegen, so krystallisiert beim Stehen Natriumacetat aus. Es wird abgesaugt und durch Umkrystallisieren gereinigt. Die Mutterlauge vom Natriumacetat wird abermals mit verdünnter H_2SO_4 destilliert, das Destillat mit Barytwasser alkalisch gemacht und nach Einleiten von Kohlensäuregas erst in der Kälte, dann in der Siedehitze vom überschüssigen Baryt befreit. Aus der filtrierten Lösung scheidet sich am ehesten buttersaures Barium aus, während Bariumpropionat leichter löslich ist. Auch durch fraktionierte Fällung des fettsauren Natriumsalzgemisches mit starker Silbernitratlösung (20%) kann man eine Trennung bewerkstelligen, doch sind die Ergebnisse nur bei größeren Mengen befriedigend. Die erhaltenen Silbersalze sind an sich trefflich zur Analyse geeignet.

Bei der Aufteilung der Fettsäuren ist die Abwesenheit von Ameisensäure Bedingung. Auf letztere prüft man daher das Destillat mit Silbernitratlösung, die sich beim Erwärmen nicht schwärzen darf. Tritt Reduktion zu Silber ein, so zerstört man die Ameisensäure durch Kochen mit Quecksilberoxyd oder Mercurisalzen.

Zugleich mit einer indirekten Bestimmung der Ameisensäure kann man nach W. Brasch und C. Neuberg[2]) folgende Art ihrer Entfernung verbinden:

Die Lösung der durch Destillation und nachfolgende Neutralisation mit Na_2CO_3 erhaltenen fettsauren Natriumsalze wird in einen Rundkolben übergespült, mit 20,0 ccm Doppeltnormalschwefelsäure angesäuert, zur Zerstörung der Ameisensäure mit 4 g festem Mercurisulfat versetzt und eine halbe Stunde am Rückflußkühler in gelindem Sieden belassen. Unter Kohlensäureentwicklung scheidet sich schwer lösliches Quecksilberoxydulsalz aus, das nach dem Erkalten abfiltriert wird. Das in der Flüssigkeit befindliche Quecksilber wird dann mit Schwefelwasserstoff ausgefällt, der absorbierte Anteil des letzteren durch einen kräftigen Luftstrom ausgetrieben, die Schwefelsäure darauf mit warmem Barytwasser und dessen Überschuß durch Einleiten von Kohlensäure entfernt. Die klare Lösung wird nunmehr auf etwa 25 ccm eingeengt, wobei sich etwas Bariumcarbonat abscheiden kann. Unter Zugabe einiger Tropfen verdünnter Silbernitratlösung, die Spuren von Chloriden niederschlägt, wird aufgekocht und filtriert und dann mit konzentrierter Silbernitratlösung, eventuell fraktioniert, ausgefällt, wodurch nunmehr die vorhandenen Fettsäuren als Silbersalze zur Abscheidung gebracht werden.

Hat man die Gesamtmenge der flüchtigen Säuren vor der Behandlung mit Mercurisulfat und Schwefelsäure durch Titration mit $n/100$-NaOH oder $n/100$-Barytwasser ermittelt, so kann man die Quantität der vorhandenen Ameisensäure indirekt dadurch feststellen, daß man die vom Quecksilber befreite, schwefelsaure Lösung nochmals im Dampfstrom destilliert und das Destillat abermals titriert. Die Differenz entspricht bei sauberem Arbeiten der Ameisensäure.

Nach Magnus-Levy[3]) kann man auch in der bei den aromatischen Oxysäuren beschriebenen Art verfahren (s. S. 503). Man unterwirft dann den

---

[1]) Unnötiges Erwärmen ist hier wie in allen übrigen Fällen zu vermeiden, da die fettsauren Salze in der Hitze infolge Dissoziation leicht freie Säure abgeben.

[2]) W. Brasch u. C. Neuberg, Biochem. Zeitschr. **13**, 299 [1908].

[3]) A. Magnus-Levy, Festschrift f. E. Salkowski **1904**, 253.

Ätherabdampfrückstand des extrahierten Harns der Destillation. Dabei gehen die flüchtigen Fettsäuren über, die in die Natriumsalze verwandelt und durch fraktionierte Krystallisation aus Alkohol getrennt werden.

Die Bestimmung der Fettsäuren liefert nur mit frischen Harnen richtige Werte, da beim Stehen infolge Zersetzung, wie S. 223 angegeben, die Menge der flüchtigen Säuren zunimmt. Die in der alten Literatur enthaltenen Angaben sind bezüglich der Individualität der einzelnen Säuren sehr skeptisch zu beurteilen. Es ist das Vorkommen von der Ameisensäure bis zur Caprinsäure beschrieben.

Ameisensäure (Methansäure).

$$H \cdot COOH = CH_2O_2.$$

Eigenschaften. Das Anfangsglied in der Reihe der flüchtigen Fettsäuren ist eine farblose, stechend riechende, stark saure und ätzende Flüssigkeit. Sie erstarrt bei niederer Temperatur, schmilzt dann bei $+8,3°$ und siedet im wasserfreien Zustande bei $100,8°$; sie hat bei $15°$ das spez. Gew. 1,226. In Wasser und zahlreichen organischen Solvenzien ist sie leicht löslich, beim Erwärmen mit diesen flüchtig. Die Dämpfe der Ameisensäure sind brennbar. Die ameisensauren Salze (Formiate) sind fast alle in Wasser löslich.

Verhalten. Die Ameisensäure ist durch ihre Unbeständigkeit ausgezeichnet, die in ihrer leichten Oxydierbarkeit und in der Neigung zum Zerfall zum Ausdrucke kommt.

Die Oxydierbarkeit beruht auf der Konstitution der Ameisensäure, nach welcher sie als Oxyformaldehyd $HO \cdot COH$ erscheint, der durch Sauerstoffaufnahme leicht in $HO \cdot CO \cdot OH$, d. h. in Kohlensäurehydrat übergehen kann. Demgemäß oxydieren Permanganat, Quecksilber- und Silberoxyd die Ameisensäure leicht zu Kohlensäure, und Silber- sowie Mercuriformiat sind unbeständig.

Durch Erhitzen mit konz. Schwefelsäure werden Ameisensäure und ihre Salze in Wasser- und Kohlenoxyd zerlegt:

$$H \cdot COOH = H_2O + CO.$$

Beim Erwärmen für sich zerfällt die freie Ameisensäure gegen $160°$ in Wasserstoff und Kohlensäure:

$$H \cdot COOH = H_2 + CO_2.$$

Die gleiche Zersetzung bewirken feinverteiltes Rhodium oder Ruthenium und Iridium, aber nicht Platin oder Palladium.

Die Alkaliformiate werden dagegen durch Erhitzen auf etwa $400°$ unter Wasserstoffentwicklung in Oxalsäure verwandelt:

$$2\,H \cdot COOK = H_2 + COOK \cdot COOK;$$

beim Glühen mit Ätzalkalien liefern sie Carbonat und Wasserstoff:

$$H \cdot COOK + KOH = H_2 + K_2CO_3.$$

Zu beachten sind die Beziehungen des ameisensauren Ammoniums zum Formamid und zur Blausäure, die das Nitril der Ameisensäure darstellt:

$$H \cdot COONH_4 \rightarrow H \cdot CO \cdot NH_2 \rightarrow H \cdot C : N.$$

Der Übergang des Ammoniumformiates in Formamid und Cyanwasserstoff findet bereits beim Erhitzen über den Schmelzpunkt (114—$116°$) statt.

Von den ameisensauren Salzen (Formiaten) sind das Silber-, sowie Quecksilbersalz schwer löslich, aber beide, wie erwähnt, beim Erwärmen auf 60—$70°$ zersetzlich. Das Bleiformiat, das normal zusammengesetzt $(H \cdot COO)_2Pb$ ist, krystallisiert in glänzenden Nadeln und erfordert 63 T. Wasser von 16° und 5,5 T. von 100° zur Lösung. Das Zinkformiat[1]) ist zum Unterschiede von den Zinksalzen der homologen flüchtigen Fettsäuren (Essigsäure, Buttersäure usw.) in Alkohol unlöslich. Ba- und Ca-Salz krystallisieren wasserfrei. Die Lösungen neutraler Formiate geben mit Ferrisalzen eine rote Flüssigkeit, aus der sich beim Kochen ein fleischfarbenes basisches Eisensalz (leicht mit dem entsprechenden Acetat zu verwechseln!) abscheidet.

Beim Erwärmen von Ameisensäure und ihren Salzen mit Äthylalkohol und Schwefelsäure entsteht Ameisensäureäthylester; er verrät sich durch seinen charakteristischen, angenehmen Pfirsichkerngeruch und siedet im reinen Zustande bei 54,4°.

Über die 24stündige Menge der Ameisensäure im Harn liegen keine genauen Angaben vor. Sie kommt nach Bugliginsky (siehe S. 222) in jedem normalen menschlichen Harn, nach J. Pohl[2]) auch in jedem Hundeurin vor. Bei Leukämie scheint sie nach E. Salkowski (l. c.) kaum vermehrt zu sein; im diabetischen Harn[3]) fehlt sie nicht. Bemerkenswert ist bei der jetzt viel geübten Lecithintherapie, daß nach Lecithinzufuhr die Menge der Ameisensäure im Harn ansteigt [v. Hoesslin[4]), Franchini[5])]. Auch nach Verabfolgung von Formaldehydpräparaten (Urotropin usw.) können bedeutende Mengen Ameisensäure im Urin auftreten, ebenso nach Zufuhr von Holzgeist [Pohl (l. c.)].

Zu beachten ist, daß durch Fäulnis aus Kohlenhydraten und Eiweißstoffen, bzw. aus Aminosäuren, Ameisensäure entstehen kann, ebenso durch Hefegärung, Organpreßsäfte oder mit Hilfe von Bakterienreinkulturen. Auch bei der Destillation kohlenhydrathaltiger Flüssigkeiten mit verdünnten Mineralsäuren kann Ameisensäure gebildet werden (Diabetesharn!). Andererseits vermögen zahlreiche Mikroorganismen die Ameisensäure (z. B. unter Bildung von CO_2 und H_2) zu zersetzen, auch Organextrakte können sie namentlich bei Gegenwart von Wasserstoffsuperoxyd wieder zerlegen. Auf diese Faktoren ist bei der Bestimmung der Ameisensäure Rücksicht zu nehmen.

Der **Nachweis der Ameisensäure** gründet sich auf ihr Verhalten zu Silber- und Quecksilbersalzen. Ameisensäure und ihre Salze reduzieren noch in großer Verdünnung beim Erwärmen Silbernitrat zu metallischem Silber, wobei das primär entstehende Silbersalz unter Kohlensäureentwicklung zerfällt:

$$2 \, H \cdot COOAg = HCOOH + CO_2 + 2 \, Ag.$$

Beim Erwärmen von Formiaten mit Mercurisalzen oder von Ameisensäure mit Quecksilberoxyd entsteht zunächst Mercuriformiat $(H \cdot COO)_2Hg$, das dann alsbald in schwerlösliches Mercuroformiat[6]) übergeht:

$$2 \, (H \cdot COO)_2Hg = H \cdot COOH + CO_2 + 2 \, H \cdot COOHg.$$

Letzteres wird bei längerem Erwärmen weiter zu metallischem Quecksilber reduziert.

Freie Ameisensäure reduziert Sublimat und Mercuriacetat zu den entsprechenden Oxydulsalzen; Mercurisulfat wird auch in schwach schwefelsaurer Lösung von Ameisensäure in schwerlösliches Oxydulsalz verwandelt (siehe S. 226).

Zum Nachweis kann auch die Bildung von Kohlenoxydgas dienen, die beim Erwärmen der Ameisensäure und ihrer Salze mit Schwefelsäure erfolgt.

---

[1]) K. R. Haberland, Zeitschr. f. analyt. Chemie **38**, 217 [1899].
[2]) J. Pohl, Archiv f. experim. Pathol. u. Pharmakol. **31**, 286 [1893].
[3]) C. le Nobel, Centralbl. f. d. med. Wissensch. **1886**, 641.
[4]) H. v. Hoesslin, Beiträge z. chem. Physiol. u. Pathol. **8**, 27 [1906].
[5]) G. Franchini, Biochem. Zeitschr. **6**, 210 [1907].
[6]) R. Varet, Compt. rend. de l'Acad. des Sc. **140**, 1641 [1905].

Das Kohlenoxyd kann durch die Abscheidung von metallischem Palladium erkannt werden, die es in einer verdünnten Palladiumchloridlösung bewirkt, ferner durch Einleiten in eine verdünnte Blutlösung, die dann das charakteristische Spektrum des Kohlenoxydhämoglobins (siehe dieses) zeigt.

Bemerkenswerterweise reduziert Ameisensäure ammoniakalische Silberlösung sowie Fehlingsche Mischung nicht[1]), wohl aber $AgNO_3$.

Farbenreaktion. Erwärmt man Ameisensäure mit 15 Tropfen konz. Natriumbisulfitlösung, so tritt eine gelbrote Färbung auf[2]). Die Probe fällt auch bei Gegenwart von Formalin, Methylalkohol, Essigsäure und Glycerin positiv aus.

Quantitative Bestimmung der Ameisensäure.

A. Gewichtsanalytisch. Die Bestimmung kann nach A. Scala[3]) und A. Lieben[4]) durch Ermittlung der Menge Kalomel geschehen, welche aus überschüssigem Sublimat bei mehrstündigem Erwärmen mit der zuvor durch KOH neutralisierten Ameisensäurelösung ausgeschieden wird [vgl. auch H. v. Hoesslin (l. c.)].

Genauer und auch in Gegenwart anderer oxydabler organischer Substanzen anwendbar ist folgendes Verfahren von A. Leys[5]):

10,0 ccm einer genügend verdünnten Lösung (bei Gegenwart von viel Essigsäure und wenig Ameisensäure muß auf einen Gehalt von 20—30% Säure verdünnt werden, bei stärkerem Gehalt an Ameisensäure auf etwa 2%) werden mit 20—30 ccm 20 proz. Mercuriacetatlösung + 70 ccm Wasser gekocht. Das nach völligem Erkalten abgeschiedene Quecksilberoxydulacetat wird abfiltriert, mit 2% Essigsäure enthaltendem Alkohol, dann mit Äther ausgewaschen, getrocknet und vorsichtig in kalter Salpetersäure gelöst; durch Zugabe von Kochsalz wird nun Kalomel (HgCl) gefällt, das abfiltriert, ausgewaschen, auf einem gewogenen Filter gesammelt, getrocknet und gravimetrisch ermittelt wird. (Benutzt man zur Oxydation der Ameisensäure eine Lösung, die im Liter 27,5 g Natriumacetat und 50 g Mercurichlorid enthält, so bekommt man direkt Kalomel.) Das Gewicht des Mercurochlorids multipliziert mit 0,0976 gibt die Menge der vorhandenen Ameisensäure an.

B. Titrimetrisch. 1. Man übersättigt die Ameisensäurelösung mit Kaliumcarbonat und titriert mit einer Permanganatlösung. Nach Lieben[6]) vollzieht sich die Oxydation zu Kohlensäure nach der Gleichung:

$$3 \, H \cdot COOK + 2 \, KMnO_4 = H_2O + 2 \, MnO_2 + KHCO_3 + 2 \, K_2CO_3.$$

Es entsprechen also 2 Mol. Permanganat 3 Mol. Ameisensäure.

2. Auch in saurer Lösung kann man Ameisensäure und Formiate mit Permanganat titrieren. Nach H. Großmann und A. Aufrecht[7]) läßt man die ameisensäurehaltige Flüssigkeit mit überschüssiger $n/10$-$KMnO_4$-Lösung bei Gegenwart von 20% H_2SO_4 6½ Stunden in der Kälte oder 4½ Stunden im siedenden Wasserbade in einer verschlossenen Druckflasche stehen. Der Überschuß von Permanganat wird mit $n/10$-Oxalsäure zurücktitriert und dann mit

[1]) B. Tollens u. R. Weber, Zeitschr. f. Chemie [2] **4**, 443 [1868].
[2]) E. Comanducci, Chem. Centralbl. **1904**, II, 1168.
[3]) A. Scala, Gazzetta chimica ital. **20**, 394 [1890].
[4]) Ad. Lieben, Monatshefte f. Chemie **14**, 753 [1893].
[5]) A. Leys, Bulletin de la Soc. chim. [3] **19**, 472 [1898].
[6]) Ad. Lieben, Monatshefte f. Chemie **14**, 747 [1893].
[7]) H. Grossmann u. A. Aufrecht, Berichte d. Deutsch. chem. Gesellschaft **39**, 2455 [1906].

$^n/_{10}$-KMnO$_4$ gerade bis zur Rötung versetzt. Die Reaktion, deren Prinzip schon J. Klein[1]) angegeben hat, vollzieht sich nach der Gleichung:

$$2\ KMnO_4 + 5\ H \cdot COOH + 3\ H_2SO_4 = 8\ H_2O + 5\ CO_2 + 2\ MnSO_4 + K_2SO_4.$$

Es entspricht bei der Titration in saurer Lösung 1 Mol. Permanganat $^5/_2$ Mol. Ameisensäure.

3. Ameisensäure und Formiate lassen sich nach E. Rupp[2]) bequem auch mittels Bromlauge oxydimetrisch bestimmen. Erforderliche Lösung: Eine Lösung von 15 g (= 5 ccm) Brom in Natronlauge (15 g festes NaOH), aufgefüllt auf 500 ccm; ihr Oxydationswert wird jodometrisch ermittelt.

In eine gut schließende Glasstöpselflasche bringt man Bromlauge, verdünnt auf ca. das Dreifache mit Wasser und gibt aus einer Bürette so viel der zu bestimmenden Ameisensäurelösung hinzu, daß etwa die Hälfte der Bromlauge im Überschusse verbleibt. Man läßt dann langsam aus einer Pipette verdünnte HCl bis zur beginnenden Färbung von freiem Brom an der Einfallsstelle einfließen, läßt $^1/_2$ Stunde im Dunkeln stehen, fügt 1 g Jodkalium und noch 20 ccm verdünnte HCl hinzu. Das ausgeschiedene Jod titriert man mit $^n/_{10}$-Thiosulfat zurück. 1 ccm $^n/_{10}$-Na$_2$S$_2$O$_3$-Lösung = 0,0023 g Ameisensäure. Durch Kombination dieses Verfahrens mit einer acidimetrischen Analyse kann man freie Ameisensäure und Formiate zusammen bestimmen.

4. Mit Chromsäure kann Ameisensäure nach F. Freyer[3]) in saurer Lösung bestimmt werden.

5. Eine gasvolumetrische Bestimmung, die auf der Messung des durch starke Schwefelsäure entwickelten Kohlenoxyds beruht, hat M. Wegner[4]) angegeben, doch ist diese bei kleinen Mengen von Ameisensäure nicht anwendbar.

C. Indirekte Bestimmung der Ameisensäure siehe S. 226.

Die Erkennung und Bestimmung der Ameisensäure kann im Urin nicht direkt erfolgen, sie muß im Destillat vorgenommen werden, das man durch Behandlung des Harns mit Wasserdampf, ev. durch Destillation bei vermindertem Druck, erhält. (Siehe die Abscheidung der flüchtigen Fettsäuren S. 225.)

Essigsäure (Äthansäure).

$$CH_3 \cdot COOH = C_2H_4O_2.$$

Eigenschaften. Diese im Harn in der relativ größten Menge vorkommende Fettsäure ist wasserfrei bei niedriger Temperatur eine blättrig-krystallinische Masse (Eisessig), welche bei 16,7° zu einer stechend riechenden, stark sauren und ätzenden Flüssigkeit schmilzt und bei 118° siedet. Ihr spez. Gewicht bei 20° beträgt 1,05. Sie ist mit Wasser, Alkohol und Äther in jedem Verhältnis mischbar. Beim Zusammenbringen mit Wasser findet Erwärmung und Volumkontraktion statt, die wahrscheinlich auf Bildung der Verbindung C$_2$H$_4$O$_2$ + H$_2$O (77 T. Eisessig und 23 T. Wasser) beruht. (Es läßt sich aus dem spez. Gewicht allein der Gehalt der Lösung an Essigsäure nicht feststellen.)

Der Dampf des Eisessigs läßt sich entzünden und brennt mit blauer Flamme.

---

[1]) J. Klein, Archiv d. Pharmazie **225**, 522 [1887]; Berichte d. Deutsch. chem. Gesellschaft **39**, 2640 [1906].

[2]) E. Rupp, Archiv d. Pharmazie **243**, 69 [1905].

[3]) F. Freyer, Chem.-Ztg. **19**, 1184 [1895].

[4]) M. Wegner, Zeitschr. f. analyt. Chemie **42**, 427 [1903].

Beim Stehen im Sonnenlicht[1]) bei Gegenwart eines Schwermetallsalzes entsteht aus Essigsäure etwas Glyoxylsäure:

$$CH_3 \cdot COOH \rightarrow CHO \cdot COOH.$$

Die gleiche Umwandlung bewirkt Hydroperoxyd[2]). Auf einem kleinen Gehalt des käuflichen Eisessigs an Glyoxylsäure beruht seine Verwendbarkeit zu der sog. Adamkiewiczschen Eiweißreaktion[2]).

Mit Ausnahme des Quecksilberoxydul- und des Silbersalzes, welche in der Kälte schwer löslich sind, sind die neutralen Salze der Essigsäure (Acetate) in Wasser sämtlich leicht löslich; einige basische Salze, wie die des Eisens, Aluminiums, Kupfers und Urans, sind dagegen schwer oder gar nicht löslich, namentlich bei Gegenwart anderer Salze in der Lösung.

Verhalten. Im Gegensatz zur Ameisensäure ist die Essigsäure eine außerordentlich beständige Verbindung. Man kann sie, ohne sie zu zerstören, starken Oxydationsmitteln (Chromsäure) und hohen Temperaturen (im rotglühenden Rohr) aussetzen. Sie entsteht sogar aus vielen organischen Verbindungen durch Oxydation, welche dann bei der Essigsäure haltmacht.

Gegen verdünntes Kaliumpermanganat ist Essigsäure im Gegensatz zur Ameisensäure völlig beständig.

Silberacetat schwärzt sich beim Erhitzen mit Wasser nicht.

Läßt man die Essigsäure in Form ihres Calciumsalzes unter Einwirkung von Spaltpilzen des Flußschlammes gären, so wird sie recht glatt in Methan und Kohlensäure gespalten:

$$CH_3 \cdot COOH = CH_4 + CO_2 \,{}^3).$$

Essigsaure Salze (Acetate). Die Alkaliacetate können sich mit einem zweiten Molekül Essigsäure zu sauren Salzen (z. B. $CH_3COOK + CH_3 \cdot COOH$) vereinigen. Auch zweifach saure Salze, wie $CH_3 \cdot COOK + 2\,CH_3 \cdot COOH$, sind bekannt.

Das Natriumacetat, $CH_3 \cdot COONa$, krystallisiert aus H_2O mit 3 Mol. Wasser, welche es beim Erhitzen verliert. Hierbei scheidet sich das wasserfreie Salz ab, das erst gegen 320° zersetzt wird. Bei Zimmertemperatur erfordert es ca. 1 T. H_2O zur Lösung, die schwach alkalisch reagiert. Das wasserfreie Na-Acetat enthält 28,05% Na.

Neutrales Bleiacetat $(CH_3 \cdot COO)_2Pb + 3\,H_2O$ (Bleizucker) krystallisiert in glänzenden monoklinen Prismen, besitzt einen süßlichen Geschmack und ist giftig. Es löst sich bei gewöhnlicher Temperatur in 1,5, bei 100° in 0,5 T. Wasser mit schwach saurer Reaktion. Die wässerige Lösung mit Bleiglätte gekocht liefert basische Bleiacetate von wechselndem Bleigehalt; ihre wässerige Lösung (Bleiessig) reagiert alkalisch.

Mercuroacetat $CH_3 \cdot COOHg$ erfordert zu seiner Lösung 133 T. Wasser von 12°.

Silberacetat $CH_3 \cdot COOAg$ läßt sich aus konz. Lösungen essigsaurer Salze durch Silbernitrat ausfällen. Es krystallisiert aus kochendem Wasser unzersetzt in glänzenden Nadeln und erfordert zu seiner Lösung 98 T. Wasser von 14°; bei 80° lösen sich 2,5 T. in 100 T. Wasser. Silberacetat enthält 64,66% Ag.

Das normale Kalksalz $(CH_3 \cdot COO)_2Ca$ krystallisiert mit 2 Mol. H_2O.

Das Bariumacetat $(CH_3 \cdot COO)_2Ba$ enthält 3 Mol. H_2O, wenn es sich unter 10° aus seinen Lösungen abscheidet; bei 25° erhält man das Salz mit 1 Mol. H_2O, oberhalb 41° wasserfrei. Wasserfreies Ba-Acetat enthält 53,80% Ba.

Zinkacetat $(CH_3 \cdot COO)_2Zn$ enthält 3 Mol. H_2O; unter vermindertem Druck ist es unzersetzt sublimierbar.

Nachweis der Essigsäure.

1. Man kann die Essigsäure, namentlich in etwas konz. Lösung, bereits an ihrem außerordentlich charakteristischen Geruch erkennen.

---

[1]) C. Neuberg, Biochem. Zeitschr. **13**, 305 [1908].
[2]) G. F. Hopkins u. W. Cole, Proc. Roy. Soc. London **68**, 21 [1901].
[3]) F. Hoppe-Seyler, Zeitschr. f. physiol. Chemie **11**, 561 [1887]. — W. Omelianski, Centralbl. f. Bakt. u. Parasitenkde. **15**, II, 673 [1906].

2. Erwärmt man irgendein Acetat unter Zusatz von Alkohol und Schwefelsäure oder mit Kaliumäthylsulfat[1]), so tritt der charakteristische ange-
nehme Geruch des Essigsäureäthylesters (Essigäthers) auf. (Auf entsprechende Art läßt sich auch die Ameisensäure, Buttersäure und Valeriansäure nachweisen.)

3. Versetzt man eine konz. Lösung eines Acetats mit Silbernitrat, so fällt
das schwer lösliche, aus heißem Wasser umkrystallisierbare Silberacetat aus,
das 64,65% Silber enthält.

4. In den Lösungen eines Alkaliacetates ruft ein Zusatz von Eisenchlorid
eine blutrote Färbung hervor. (Diese Reaktion ist nicht eindeutig, da sie
auch mit Ameisensäure positiv ausfällt.)

5. Kakodylprobe. Erhitzt man ein trockenes Acetat unter Zusatz von
Arsenigsäureanhydrid, so tritt der widerwärtige Geruch des Kakodyloxyds
(Dimethylarsenoxyds) auf:

$$As_2O_3 + 4\,CH_3 \cdot CO_2K = (CH_3)_2As—O—As(CH_3)_2 + 2\,K_2CO_3 + 2\,CO_2.$$

Die an sich scharfe Probe verliert an Eindeutigkeit, da auch andere Fettsäuren ähnlich riechende Produkte liefern.

6. Die charakteristische Fähigkeit des Lanthan-acetats, ähnlich wie Stärke,
Cholesterin und Euxanthinsäure, mit Jod eine blaue Absorptionsverbindung zu bilden[2]),
ist bisher zum Zwecke des Nachweises von Essigsäure noch nicht ausprobiert.

Quantitative Bestimmung.

a) Bestimmung von freier Essigsäure.

1. Titrimetrisch kann man die freie Säure bestimmen, indem man sie
mit Normalalkali unter Zusatz von Phenolphthalein titriert[3]).

2. V. Delfino und M. Miranda[4]) geben zur Bestimmung der Essigsäure folgende
Methode an:

Man versetzt die Acetatlösung mit einem Überschuß von Eisenchlorid und erhitzt. Das entstandene Ferriacetat zerfällt dabei in Essigsäure und Eisenhydroxyd, letzteres geht in Anhydrid über und setzt sich dabei fest an den Gefäßwänden an. Man löst
es mit warmer konz. Schwefelsäure, verdünnt, reduziert das Eisenoxydsulfat heiß mit
Hilfe eines Silberstreifens, fällt das Silber mit Salzsäure, filtriert und bestimmt im Filtrat
das Eisen nach bekannten Methoden, am einfachsten volumetrisch (S. 75).

b) Bestimmung von essigsauren Salzen.

1. Liegt ein beliebiges Acetat vor, so bestimmt man den Essigsäure-
gehalt, indem man durch Destillation mit Phosphorsäure (5 g Acetat, 50 ccm
Wasser, 50 ccm salpetersäurefreie Phosphorsäure vom spez. Gew. 1,2) im
Dampfstrom destilliert und das Destillat titriert[5]).

2. Handelt es sich um essigsauren Kalk, so läßt sich folgende, von
R. Fresenius[6]) angegebene Methode anwenden: Man fällt mit einem Überschuß von n-Oxalsäure das Calcium, bestimmt im Filtrat durch Titration mit
n-Natronlauge den Gesamtsäuregehalt und durch Fällung als Calciumsalz oder
oxydimetrisch die überschüssige Oxalsäure.

---

[1]) V. Castellana, Gazzetta chimica ital. **36**, I, 106 [1906].
[2]) W. Biltz, Berichte d. Deutsch. chem. Gesellschaft **37**, 719 [1904].
[3]) Thomson, Zeitschr. f. analyt. Chemie **24**, 234 [1885]; **27**, 59 [1888].
[4]) V. Delfino und M. Miranda, Mon. scient. [4] **14**, II, 696 [1900]; Chem. Centralbl.
1900, II, 1038.
[5]) R. Fresenius, Zeitschr. f. analyt. Chemie **5**, 315 [1866]; **14**, 172 [1875].
[6]) R. Fresenius, Zeitschr. f. analyt. Chemie **13**, 159 [1874].

Wie die Ameisensäure (siehe oben S. 230) kann man auch die Essigsäure, sowie alle anderen Fettsäuren im Harn nicht direkt erkennen und bestimmen, sondern erst nach vorheriger Destillation mit Schwefelsäure.

Zum **Nachweis der Essigsäure neben Ameisensäure** resp. zur Trennung der Säuren gibt D. S. Macnair[1]) folgendes Verfahren an. Man prüft das Destillat zunächst mit Silbernitrat oder Quecksilberchlorid auf Ameisensäure, die auch auf die letzte Weise bestimmt wird (siehe oben bei Ameisensäure). Nun kocht man die Lösung 10 Minuten am Rückflußkühler mit dem gleichen Volumen einer Lösung von chromsaurem Kali in verdünnter Schwefelsäure (12 g Kaliumbichromat werden in einer Mischung von 30 ccm konz. Schwefelsäure und 100 ccm Wasser gelöst). Hierdurch wird die Ameisensäure völlig zu Kohlendioxyd und Wasser oxydiert, während die Essigsäure unverändert bleibt.

Wird nun von neuem destilliert, so kann man im Destillat die Essigsäure mit Eisenchlorid nachweisen und titrimetrisch bestimmen.

Über die Trennung der Ameisensäure, Essigsäure, Propionsäure und Buttersäure siehe S. 239.

Propionsäure (Propansäure).

$$CH_3 \cdot CH_2 \cdot COOH = C_3H_6O_2.$$

Eigenschaften. Die Propionsäure ist eine stechend, sonst ähnlich wie Essigsäure riechende Flüssigkeit, die mit Wasser in jedem Verhältnis mischbar ist. Wasserfrei schmilzt sie bei $-36°$ und siedet bei $140,7°$. Ihr spez. Gewicht beträgt bei $0° = 1,013$, bei $18° = 0,9920$. Durch Chlorcalcium oder andere leichtlösliche Salze wird sie aus ihrer wässerigen Lösung als eine Ölschicht abgeschieden.

Bemerkenswert ist die reichliche Bildung von Propionsäure bei der Fäulnis von Asparaginsäure und Asparagin (Neuberg und Cappezzuoli), sowie bei der Gärung von Milchsäure und Äpfelsäure (Strecker, Fitz).

Verhalten. Durch besonders charakteristische Eigenschaften ist die Propionsäure nicht ausgezeichnet, deshalb ist sie auch im Gemenge mit Ameisensäure und Essigsäure öfter mit der Buttersäure verwechselt worden.

Fast alle Salze der Propionsäure (Propionate) sind in Wasser löslich. Schwer löslich ist das Silbersalz, $C_2H_5 \cdot COOAg$, von welchem 100 T. Wasser bei 20° 0,848 T. und bei 80° 2,03 T. lösen. Ag-Propionat enthält 59,67% Ag.

Das Bariumsalz hat die Zusammensetzung $(C_2H_5 \cdot COO)_2Ba + H_2O$ und krystallisiert in Oktaedern oder rechtwinkligen Prismen mit schiefen Endflächen. 54,1 g lösen sich in 100 T. Wasser von 12°. Wasserfreies Ba-Propionat enthält 48,41% Ba.

Es existiert ein eigentümliches Doppelsalz von Bariumacetat und -propionat $(C_2H_5 \cdot COO)_2Ba + 5 (CH_3 \cdot COO)_2Ba$, das monokline Krystalle[2]) bildet.

Für die Trennung der Propionsäure von den anderen Fettsäuren wichtig ist das basische propionsaure Blei $3(C_2H_5 \cdot COO)_2Pb \cdot 4 PbO$, das entsteht, wenn man eine wässerige Propionsäurelösung mit überschüssigem Bleioxyd auf dem Wasserbade eindampft. Da es in heißem Wasser bedeutend weniger löslich ist als in kaltem, so kann man es aus dem Rückstande durch kaltes Wasser ausziehen und aus der Lösung durch Eindampfen und Filtration in der Hitze ausfällen[3]). (Siehe Trennung der Fettsäuren S. 239.)

Der sichere **Nachweis** der Propionsäure, sowie die quantitative Bestimmung erfolgt durch die Analyse eines ihrer Salze. Das Silbersalz enthält 59,65% Ag, das Bariumsalz 48,40% Ba.

Über die Trennung der Propionsäure von den anderen Fettsäuren siehe unten (S. 226 u. 239).

---

[1]) D. S. Macnair, Chem. News **55**, 229 [1887].

[2]) A. Fitz, Berichte d. Deutsch. chem. Gesellschaft **11**, 1897 [1878]. — P. Friedländer, Jahresber. üb. d. Fortschr. d. Chemie **1879**, 604.

[3]) E. Linnemann, Annalen d. Chemie u. Pharmazie **160**, 223 [1871].

Buttersäuren.

a) Normale oder Gärungsbuttersäure (Butansäure).

$$CH_3 \cdot CH_2 \cdot CH_2 \cdot COOH = C_4H_8O_2 .$$

Die normale Buttersäure ist eine ranzig riechende Flüssigkeit, die wasserfrei bei $-8°$ erstarrt, bei $-4°$ bis $-2°$ schmilzt und bei $162°$ siedet. Ihr spez. Gewicht beträgt bei $0°$ 0,978, bei $20°$ 0,9587. Sie ist mit Wasser in jedem Verhältnis mischbar und läßt sich aus ihren Lösungen durch Chlorcalcium aussalzen.

Bis 5% Buttersäure kommen in der Kuhbutter als Glycerid vor.

Größere Mengen Buttersäure entstehen bei der Fäulnis von Glutaminsäure (Neuberg und Brasch), ferner bei Spaltpilzgärungen von Zucker, Milchsäure, Stärke und Glycerin (Fitz, Emmerling, E. Buchner und J. Meisenheimer).

Verhalten. Die Buttersäure ist gegen Oxydationsmittel weniger beständig als die Essigsäure und die Propionsäure. Beim anhaltenden Kochen mit konz. Salpetersäure bildet sich Bernsteinsäure. Durch ein konz. Chromsäuregemisch wird sie zu CO_2 und Essigsäure oxydiert.

Durch Hydroperoxyd wird Buttersäure zum Teil zu β-Oxybuttersäure[1]:

$$CH_3 \cdot CH_2 \cdot CH_2 \cdot COOH + O = CH_3 \cdot CH \cdot (OH) \cdot CH_2 \cdot COOH$$

bzw. weiter zu Acetessigsäure und Aceton oxydiert.

Von den Salzen der normalen Buttersäure, den Butyraten, ist besonders das Calciumsalz $(C_3H_7 \cdot COO)_2Ca + H_2O$ wichtig, welches dadurch charakterisiert ist, daß seine Löslichkeit in Wasser bei steigender Temperatur bis zu $70°$ sinkt, um dann wieder zuzunehmen. 100 T. Wasser lösen bei $0°$ 20,06 T., bei $60°$ 15,01 T., bei $100°$ 16,13 T. des wasserfreien Salzes. Beim Erhitzen der kalt gesättigten Lösung scheidet sich das Salz daher ab. Es krystallisiert bei freiwilligem Verdunsten seiner Lösung in rhombischen Blättchen, aus kochender Lösung in rhombischen Prismen, beide Male mit 1 Mol. Krystallwasser.

Nach den Angaben von E. Erlenmeyer[2] wandelt sich das normale Calciumbutyrat bei längerem Kochen in wässeriger Lösung in das Isobutyrat um; doch ist diese Angabe nach V. Meyer und Hutzler[3] zweifelhaft.

Das Bariumbutyrat $(C_4H_7O_2)_2Ba + 4H_2O$ krystallisiert ähnlich dem Calciumsalz. Beide lösen sich im Wasser mit schwach alkalischer Reaktion. Ba-Butyrat enthält wasserfrei 44,10% Ba.

Silberbutyrat $C_4H_7O_2Ag$ krystallisiert beim Erkalten der wässerigen Lösung in Nadeln, bei freiwilligem Verdunsten in monoklinen Prismen. 100 T. Wasser lösen bei $20°$ 0,48 T., bei $80°$ 1,14 T. Es enthält 55,38% Ag.

Der **Nachweis** der Buttersäure und ihre **quantitative Bestimmung** erfolgt durch die Analyse eines ihrer Salze.

Die Trennung der Buttersäure von der Essigsäure geschieht nach K. R. Haberland[4] am besten in der Weise, daß man ihre Silbersalze durch $^3/_4$stündiges Kochen mit (96proz. Alkohol und) Amylchlorid in ihre Amylester überführt und diese der fraktionierten Destillation unterwirft.

Über die Trennung der Buttersäure von den übrigen Fettsäuren, siehe Seite 226 und 239 und über den Nachweis der normalen Buttersäure neben der Isobuttersäure siehe unten bei der Isobuttersäure.

---

[1] H. D. Dakin, Journ. of biol. Chemistry **4**, 227 [1908].
[2] E. Erlenmeyer, Annalen d. Chemie u. Pharmazie **180**, 209 [1876].
[3] V. Meyer u. R. Hutzler, Berichte d. Deutsch. chem. Gesellschaft **30**, 2519 [1897].
[4] K. R. Haberland, Zeitschr. f. analyt. Chemie **38**, 223 [1899].

b) Isobuttersäure (Dimethylessigsäure, Methylpropansäure).

$$\begin{matrix} CH_3 \\ CH_3 \end{matrix}\!\!>\!\! CH \cdot COOH = C_4H_8O_2.$$

Eigenschaften. Sie ist eine der Buttersäure ähnlich, aber weniger unangenehm riechende Flüssigkeit, die bei $-79°$ schmilzt, bei $155°$ siedet und bei $0°$ das spez. Gew. 0,965 hat. Während die n-Buttersäure sich in jedem Verhältnis mit Wasser mischt, braucht die Isobuttersäure zu ihrer Lösung 5 T. Wasser von $20°$. Auch sie läßt sich wie die n-Buttersäure aus ihren Lösungen aussalzen.

Verhalten. Infolge der Anwesenheit eines tertiären Kohlenstoffatomes im Molekül ist die Isobuttersäure durch ihr Verhalten gegen alkalische Permanganatlösung ausgezeichnet. Durch dieses Oxydationsmittel nämlich wird sie hydroxyliert und in die α-Oxyisobuttersäure

$$(CH_3)_2C(OH) \cdot COOH .$$

übergeführt.

Durch stärkere Oxydation (mit Chromsäure) liefert sie Kohlensäure, Essigsäure und Aceton.

Die Salze der Isobuttersäure sind in Wasser leichter löslich als die der normalen Säure.

Die Löslichkeit des Calciumisobutyrats $(C_4H_7O_2)Ca$ nimmt im Gegensatz zu der des n-Butyrats mit steigender Temperatur bis zu 62,5 stetig zu, von diesem Punkte an ab. Es krystallisiert bei niederer Temperatur mit 5 Mol., oberhalb $80°$ mit 1 Mol. Wasser. 100 T. Wasser lösen bei $0°$ 20,1 T., bei $62°$ 28,7 T., bei $100°$ 26,1 T. des wasserfreien Salzes.

Charakteristisch ist das Silberisobutyrat $C_4H_7O_2Ag$, das aus heißem Wasser in tafelförmigen Blättchen krystallisiert. 100 T. Wasser lösen bei $10°$ 0,87 T., bei $20°$ 0,96 T. und bei $80°$ 1,90 T. des Salzes. Das Ag-Salz enthält 53,38% Ag.

Nachweis und quantitative Bestimmung der Isobuttersäure beruht auf der Analyse eines ihrer Salze.

Der Nachweis der Isobuttersäure neben der normalen Buttersäure resp. die Trennung beider voneinander beruht auf dem verschiedenen Verhalten der Verbindungen gegen alkalische Permanganatlösung. Während die normale Säure hiervon völlig verbrannt wird, liefert die Isosäure bei dieser Behandlung, wie oben angegeben, die ätherlösliche, bei $78,5°$ schmelzende und durch ihren Geruch nach Kräuterkäse wie durch ihr schwerlösliches Zinksalz charakterisierte α-Oxyisobuttersäure[1] [Acetonsäure[2]].

Valeriansäuren.

Welche von den isomeren Valeriansäuren — und das gleiche gilt für die Befunde von Capronsäure, z. B. den von Frerichs[3] — im Harn bei akuter gelber Leberatrophie, bei Typhus usw. angetroffen ist, entzieht sich der Beurteilung, da keinerlei sichere Angaben über die Konstitution der beobachteten Säuren vorliegen.

In erster Linie wird man an die normale Valeriansäure, die Isovaleriansäure und die optisch aktive Valeriansäure zu denken haben, da diese drei Valeriansäuren (fünf sind möglich) auch sonst in der Natur vorkommen.

[1] R. Meyer, Annalen d. Chemie u. Pharmazie **219**, 240 [1883].
[2] R. Hutzler u. V. Meyer, Berichte d. Deutsch. chem. Gesellschaft **30**, 2525 [1897]; ferner E. Erlenmeyer, Berichte d. Deutsch. chem. Gesellschaft **30**, 2960 [1897].
[3] Frerichs, Wiener med. Wochenschr. **34**, 465 [1854].

a) Normale Valeriansäure (Pentansäure).

$$CH_3 \cdot CH_2 \cdot CH_2 \cdot CH_2 \cdot COOH = C_5H_{10}O_2.$$

Eigenschaften. Die normale Valeriansäure ist eine der Buttersäure ähnlich riechende Flüssigkeit, die bei $-58,5°$ schmilzt, bei 185—$186°$ siedet und bei $0°$ das spez. Gew. $0,956$ besitzt.

Normale Valeriansäure entsteht allem Anschein gemäß nach Weinland[1]) durch Einwirkung von Eingeweidewürmern auf Kohlenhydrate, speziell durch ein in den Askariden enthaltenes Enzym. Auch bei der Spaltpilzgärung von milchsaurem Kalk tritt normale Valeriansäure auf [Fitz[2])]. — Verabfolgung von normaler Valeriansäure an phlorhizindiabetische Hunde bewirkt nach P. Höckendorf[3]) keine Steigerung der Zuckerausscheidung.

Ihr Calciumsalz $(C_5H_9O_2)_2Ca + H_2O$ zeigt insofern eine Ähnlichkeit mit dem normalen Calciumbutyrat, als auch seine Löslichkeit in Wasser bis zu einer bestimmten Temperatur ($57°$) abnimmt. Das Salz scheidet sich daher beim Erwärmen aus einer kaltgesättigten Lösung aus. 100 T. Wasser lösen bei $0°$ $9,82$ T., bei $57°$ $7,75$ T., bei 100 T. $8,78$ T. des Salzes.

Das in Wasser sehr schwer lösliche Silbersalz $C_5H_9O_2Ag$ krystallisiert in kleinen Blättchen. Bei $20°$ lösen sich $0,30$ T. in 100 ccm Wasser; es enthält $51,67\%$ Ag.

Nachweis und quantitative Bestimmung erfolgt durch Analyse des Silbersalzes.

b) Isovaleriansäure [Isopropylessigsäure, 2-Methylbutansäure (-4)].

$$\begin{matrix} CH_3 \\ CH_3 \end{matrix}\!\!>\!CH \cdot CH_2 \cdot COOH = C_5H_{10}O_2.$$

Eigenschaften. Sie ist eine nach Baldrian und faulem Käse riechende Flüssigkeit, die bei $-51°$ schmilzt, bei $174°$ siedet und bei $0°$ das spez. Gew. $0,947$ besitzt. Sie löst sich bei $20°$ in $23,6$ T. Wasser und läßt sich wie die Buttersäure aus dieser Lösung durch Chlorcalcium aussalzen.

Verhalten. Das tertiäre Kohlenstoffatom der Isovaleriansäure gibt sich in ihrem Verhalten gegen alkalische Permanganatlösung zu erkennen, durch welche sie in die β-Oxyisovaleriansäure übergeführt wird.

Überhaupt ist die Säure gegen Oxydationsmittel unbeständig. Bei längerem Kochen mit verdünnter Salpetersäure oder bei Einwirkung von konz. Salpetersäure bei gewöhnlicher Temperatur bildet sich u. a. Methyloxybernsteinsäure[4]) (Methyläpfelsäure) $\begin{matrix} COOH \\ CH_3 \end{matrix}\!\!>\!C(OH)—CH_2—COOH$. Durch Chromsäuregemisch wird sie zu CO_2 und Essigsäure oxydiert.

Das Calciumsalz $(C_5H_9O_2)_2Ca$ krystallisiert entweder mit 3 Mol. Wasser in dicken Nadeln oder mit 1 Mol. H_2O in Platten, wenn es sich oberhalb $+46°$ ausscheidet. Seine Löslichkeit nimmt mit steigender Temperatur ab. 100 T. Wasser lösen bei $0°$ $26,05$ T., bei $100°$ $16,55$ T. des wasserfreien Salzes.

Das Bariumsalz $(C_5H_9O_2)_2Ba$ bildet trikline Blättchen; es ist krystallwasserfrei und enthält $40,41\%$ Ba.

Das Silbersalz $C_5H_9O_2Ag$ krystallisiert in glänzenden Blättchen. Bei $20°$ lösen 100 T. Wasser $0,25$ T., bei $80°$ $0,49$ T. Ag-Gehalt $51,67\%$.

Das Zinkisovalerianat $(C_5H_9O_2)_2Zn + 2 H_2O$ löst sich in kaltem Wasser klar auf; beim Kochen fällt ein basisches Salz nieder.

---

[1]) E. Weinland, Zeitschr. f. Biol. **42**, 55 [1901]; **43**, 86 [1902].
[2]) A. Fitz, Berichte d. Deutsch. chem. Gesellschaft **13**, 1309 [1880]; **14**, 1084 [1881].
[3]) P. Höckendorf, Biochem. Zeitschr. **23**, 298 [1910].
[4]) J. Bredt, Berichte d. Deutsch. chem. Gesellschaft **14**, 1782 [1881]; **15**, 2318 [1882].

Isovaleriansäure kommt (neben wenig optisch aktiver Valeriansäure) als Ester in der Baldrianwurzel vor. Tierphysiologisch wichtiger ist ihre Entstehung bei der Eiweißfäulnis[1]) und bei der bakteriellen Zersetzung der α-Aminoisovaleriansäure [Valin[2])] (siehe S. 589).

Der **Nachweis** der Isovaleriansäure erfolgt durch die Analyse des Silbersalzes.

Eine Unterscheidung von der normalen Säure ist auf Grund ihres verschiedenen Verhaltens gegen alkalische Permanganatlösung möglich, gegen die die erstere beständig ist.

Eine q u a n t i t a t i v e Tr e n n u n g der Isovaleriansäure von der Essigsäure hat A. C. Chapman[3]) darauf gegründet, daß isovaleriansaures Natrium in einem Gemisch von 99,5% Aceton und 0,5% Wasser leicht löslich ist, Natriumacetat dagegen unlöslich.

Zur Ausführung der Bestimmung wird das Gemisch der Säuren genau mit NaOH neutralisiert und im Vakuum eingeengt. Den Rückstand kocht man am Rückflußkühler mehrere Minuten mit 99,5 prozentigem Aceton aus. Man filtriert vom Natriumacetat ab, verdunstet das Aceton und findet durch Wägung des Rückstandes die Menge der Isovaleriansäure. Durch Abrauchen mit H_2SO_4 kann man auch das Natriumacetat wie das Na-Isovalerianat in Na_2SO_4 überführen und so bestimmen. Die Methode gibt gute Resultate; in der Regel findet man etwas Essigsäure zu viel und Isovaleriansäure zu wenig.

c) d-Methyläthylessigsäure (d-2-Methylbutansäure).

$$\begin{array}{c}CH_3\\C_2H_5\end{array}\!\!\Big\rangle CH \cdot COOH = C_5H_{10}O_2.$$

Eigenschaften. Die optisch aktive Valeriansäure ist eine Flüssigkeit, die bei 174° siedet und bei 21° das spez. Gew. 0,941 besitzt. Ihr spez. Drehungsvermögen in reinem Zustande beträgt $[\alpha]_D = +17,85°$. Sie entsteht bei der Eiweißfäulnis[1]), bei der Hydrolyse des Glucosids Convolvulin[4]) und bei der Oxydation von l-Amylalkohol[5]); künstlich ist sie durch Spaltung der synthetischen d, l-Methyläthylessigsäure[6]) gewonnen. Ihr Vorkommen neben der Isovaleriansäure in Baldrianwurzelpräparaten (sowie in der Angelicawurzel) ist schon erwähnt; sie findet sich auch im Kaffeeöl[7]).

Das C a l c i u m s a l z $(C_5H_9O_2)_2Ca$ krystallisiert mit 5 Mol. H_2O in dicken Nadeln und unterscheidet sich von den oben besprochenen Isomeren dadurch, daß seine Löslichkeit in Wasser mit steigender Temperatur abnimmt.

Das S i l b e r s a l z $C_5H_9O_2Ag$ der aktiven Säure fällt aus konz. Lösung als voluminöser Niederschlag aus. Bei 20° lösen 100 T. Wasser 0,724—0,735 g des d-Valeriansilbers, während vom d, l-Salz 0,87—0,88 gelöst werden; es enthält 51,67% Ag.

Capronsäuren.

Bezüglich der Sicherheit, die über die Natur der bisher als Stoffwechselprodukte beobachteten Capronsäuren herrscht, gilt das für die Valeriansäure (siehe S. 235) Ausgeführte.

Von den zahlreich möglichen Isomeren sei nur auf die n-Capronsäure, die Isobutylessigsäure und die d-Methyläthylpropionsäure Rücksicht genommen.

[1]) C. Neuberg u. E. Rosenberg, Biochem. Zeitschr. **7**, 178 [1908].
[2]) C. Neuberg u. L. Karczag, Biochem. Zeitschr. **18**, 435 [1909].
[3]) A. C. Chapman, The Analyst **24**, 114 [1899].
[4]) H. J. Taverne, Recueil des travaux chim. des Pays-Bas. **13**, 187 [1894].
[5]) W. Marckwald, Berichte d. Deutsch. chem. Gesellschaft **35**, 1599 [1902].
[6]) W. Marckwald, Berichte d. Deutsch. chem. Gesellschaft **32**, 1093 [1899]; **37**, 1045 [1904].
[7]) E. Erdmann, Berichte d. Deutsch. chem. Gesellschaft **35**, 1846 [1902].

a) Normale Capronsäure (Hexansäure).

$$CH_3 \cdot (CH_2)_4 \cdot COOH = C_6H_{12}O_2.$$

Eigenschaften. Die normale Capronsäure ist eine ölige Flüssigkeit von schwachem unangenehmen Geruch. Sie schmilzt bei $-1,5°$, siedet bei $205°$ und besitzt bei $0°$ das spez. Gew. 0,945. Mit Wasser ist sie nicht mischbar.

Sie kommt als Glycerinester in der Kuhbutter vor und entsteht reichlich bei der Buttersäuregärung von Zuckerarten, Milchsäure und Glycerin neben der normalen Buttersäure.

Verhalten. Beim Kochen mit starker Salpetersäure liefert die normale Capronsäure Essigsäure und Bernsteinsäure.

Das **Calciumsalz** $(C_6H_{11}O_2)_2Ca + H_2O$ krystallisiert mit 1 Mol. Wasser in Blättchen. 100 T. Wasser lösen bei $11-12°$ 2,36 T. wasserfreies Salz.

Das **Zinksalz** $(C_6H_{11}O_2)_2Zn + H_2O$ wird beim Vermischen von n-Capronsäure mit einer Lösung von Zinkacetat krystallinisch gefällt. (Unterschied von Butter- und Valeriansäure, deren Zinksalze löslich sind.) 100 T. Wasser lösen bei $24°$ 1,03 T. wasserfreies Zinksalz.

Das **Silbersalz** $C_6H_{11}O_2Ag$ bildet voluminöse Flocken, es enthält 48,43% Ag. Es setzt sich mit 1 Atom Jod schon bei $100°$ zu AgJ, CO_2 und n-Amylcapronat um.

$$2\,CH_3(CH_2)_4-COOAg + 2\,J = 2\,AgJ + CO_2 + CH_3(CH_2)_4-COOC_5H_{11}.$$

b) Isobutylessigsäure (4-Methylpentansäure).

$$\begin{matrix} CH_3 \\ CH_3 \end{matrix}\!\!>\!\!CH \cdot CH_2 \cdot CH_2 \cdot COOH = C_6H_{12}O_2.$$

Sie findet sich in der Kuhbutter und im Cocosnußfett, ferner unter den bei der Eiweißfäulnis entstehenden flüchtigen Fettsäuren [Neuberg und Rosenberg (l. c.)].

Eigenschaften. Die Isobutylessigsäure ist eine schweißähnlich riechende Flüssigkeit, die bei $207,7°$ siedet. Ihr spez. Gewicht beträgt bei $20°$ 0,925.

Verhalten. Bei der Oxydation mit $KMnO_4$ liefert die Isobutylessigsäure das Anhydrid der γ-Oxycapronsäure und bei längerem Kochen mit verdünnter Salpetersäure das Anhydrid der Methyloxyglutarsäure (Unterschied von der normalen Capronsäure).

Die **Salze** der Isobutylessigsäure gleichen im Aussehen ganz denen der normalen Capronsäure.

Das **Calciumsalz** $(C_6H_{11}O_2)_2Ca + H_2O$ krystallisiert mit 1 Mol. Wasser in Prismen; 100 T. lösen bei $21°$ 5,48 T. wasserfreies Salz.

c) d-Capronsäure (d-3-Methylpentansäure, d-β,β_1-Methyläthylpropionsäure).

$$\begin{matrix} CH_3 \\ C_2H_5 \end{matrix}\!\!>\!\!CH \cdot CH_2 \cdot COOH = C_6H_{12}O_2.$$

Sie ist bisher nur unter den Produkten der Eiweißfäulnis neben der Isobutylessigsäure gefunden, kommt hier aber in relativ reichlichen Mengen vor [Neuberg und Rosenberg (l. c.)].

Die aktive Capronsäure ist eine bei $195-196°$ siedende Flüssigkeit mit dem spez. Gew. 0,930 (bei $15°$).

Sie ist rechtsdrehend. Ihre spez. Drehung beträgt $[\alpha]_D = +8,98°$.

Diesen Wert ermittelten Neuberg und Rewald[1] für die durch künstliche Zerlegung der Racemform mittels Brucin gewonnene aktive Säure. In Übereinstimmung

---

[1] C. Neuberg u. B. Rewald, Biochem. Zeitschr. **9**, 403 [1908].

hiermit, aber im Gegensatz zu Hardin und Sikorsky[1]), fanden W. Marckwald und
E. Nolda[2]) bei der Synthese der d-Capronsäure vom d-Amylalkohol aus den Wert
$[\alpha]_D = +8,86°$. Die Zahl $[\alpha]_D = +6,97°$ von Hardin und Sikorsky ist unrichtig.

Das Calciumsalz $(C_6H_{11}O_2)_2Ca + 3 H_2O$ krystallisiert in Nadeln mit 3 Mol. H_2O,
die es im Exsiccator verliert.

Das Silbersalz $C_6H_{12}O_2Ag$ bildet feine weiße Nadeln; es enthält 48,43% Ag.

Über die Konstitution der höheren im Harne gelegentlich beobachteten,
noch flüchtigen Fettsäuren ist nichts bekannt. Im Hinblick auf den von
C. Schotten (siehe S. 223) erwähnten Befund von Caprinsäure ($C_{10}H_{20}O_2$)
im Pferdeharn sei erwähnt, daß eine verzweigte und optisch aktive (rechtsdrehende) Säure der 10-Kohlenstoffreihe auch bei der Eiweißfäulnis gebildet
wird[3]).

Trennung der Fettsäuren.

Zur Trennung der Ameisensäure, Essigsäure, Propionsäure,
Buttersäure gibt E. Luck[4]) eine einfache Methode an, deren Genauigkeit
für viele Zwecke ausreicht. Sie beruht auf der verschiedenen Löslichkeit
der Barytsalze dieser Säuren in abs. Alkohol. Nach seinen Angaben lösen
100 g abs. Alkohol 0,0055 g Bariumformiat, 0,0284 g Bariumacetat, 0,2610 g
Bariumpropionat und 1,1717 g Bariumbutyrat, so daß die Säuren durch fraktionierte Krystallisation getrennt werden können. Nach den Untersuchungen
Haberlands[5]) ist diese Methode für feinere Untersuchungen zu verwerfen, da
nach seinen Angaben der Unterschied der Löslichkeit geringer ist; dafür schlägt
er die folgende Methode zur Trennung vor: Man setzt die vier Säuren mit
Phosphorsäure in Freiheit, treibt sie mit Wasserdampf ab und dampft das
Destillat mit Bleioxyd ein. Der Rückstand wird in kaltem Wasser gelöst und
zum Kochen erhitzt. Das ausgeschiedene basisch propionsaure Blei
wird abfiltriert, und im Filtrat das überschüssige Blei mit Schwefelsäure entfernt. Die Lösung dampft man mit Zinkoxyd zur Trockne ein und behandelt
den Rückstand mit abs. Alkohol. Ungelöst bleiben zurück ameisensaures
Zink und Zinksulfat, welche man durch Destillation mit Phosphorsäure trennt.
Die alkoholische Lösung des essigsauren und buttersauren Zinks wird zur
Trockne verdampft. Die Säuren werden durch Phosphorsäure freigemacht,
überdestilliert und durch kohlensaures Silber in ihre Silbersalze übergeführt,
deren Trennung schließlich auf Grund ihrer verschiedenen Löslichkeit durchgeführt wird (vgl. S. 226).

Nach den Angaben von J. Schütz[6]) ist jedoch auch diese Methode nicht
quantitativ, da, wie er gefunden hat, beim Eindampfen der alkoholischen Lösung
des essigsauren und buttersauren Zinks diese Salze zum Teil gespalten werden
und ein Teil der freien Säuren sich mit den Alkoholdämpfen verflüchtigt.

Eine andere Methode zur Trennung der Säuren, die auf der verschiedenen Löslichkeit ihrer Natriumsalze in abs. Alkohol beruht, stammt von
M. Muspratt[7]). Nach seiner Angabe löst sich das Natriumsalz der Essigsäure

---

[1]) D. Hardin u. S. Sikorsky, Journ. de Chim. et de Phys. 6, 179 [1908]; Chem.
Centralbl. 1908, I, 2142.

[2]) W. Marckwald u. E. Nolda, Berichte d. Deutsch. chem. Gesellschaft 42, 1583
[1909].

[3]) C. Neuberg u. E. Rosenberg, Biochem. Zeitschr. 7, 188 [1908].

[4]) E. Luck, Zeitschr. f. analyt. Chemie 10, 184 [1871].

[5]) K. R. Haberland, Zeitschr. f. analyt. Chemie 38, 225 [1899].

[6]) J. Schütz, Zeitschr. f. analyt. Chemie 39, 17 [1900].

[7]) M. Muspratt, Chem. Centralbl. 1900, I, 1039.

zu 1,8 g in 100 ccm abs. Alkohol, der Propionsäure zu 2,9 g, der normalen Buttersäure zu 4,0 g und der Isobuttersäure zu 17,8 g.

Zur Trennung der Buttersäure von der Valeriansäure bzw. zur Trennung beider von der Essigsäure bringt J. v. Liebig[1]) das Verfahren der partiellen Sättigung und darauffolgenden Destillation in Anwendung.

Man teilt zu diesem Zwecke die Lösung der Säuren in zwei gleiche Teile, neutralisiert den einen mit Kalilauge, fügt den anderen hinzu und unterwirft das Ganze der Destillation.

Das Kali wird hauptsächlich von der höher siedenden Säure gebunden, so daß die bei niedrigerer Temperatur flüchtige abdestilliert. Überwiegt die höher siedende, so bleibt sie in Form ihres Kalisalzes rein im Rückstande zurück, während die niedriger siedende, vermengt mit Bestandteilen der höher siedenden, abdestilliert und von neuem derselben Behandlung unterworfen wird. Überwiegt die niedriger siedende, so erhält man diese rein im Destillat, während der Rückstand ein Gemisch beider Kalisalze bildet. Bei diesem Verfahren bleibt die Essigsäure stets als saures Kaliumsalz zurück.

Nach den Untersuchungen O. Veiels[2]) können Buttersäure und Isovaleriansäure auf diese Weise nicht getrennt werden.

Im Gegensatz zu dieser Arbeit Liebigs ist bezüglich der Trennung flüchtiger Fettsäuren von Lieben die allgemeine Regel aufgestellt worden, daß bei teilweiser Neutralisation immer die relativ niedrigsten Säuren sich zuerst binden und als Salz im Destillationsrückstande bleiben, während die relativ höchsten Säuren als freie Säuren abdestillieren. M. Wechsler[3]), der hierüber eine große Anzahl von Versuchen, angestellt hat, findet diese Regel immer bestätigt, mit Ausnahme der Kombination Buttersäure-Isovaleriansäure. Eine Methode zur Trennung der Fettsäuren, die er hierauf gründet, und mit welcher er gute Resultate gefunden hat, ist von A. W. Croßley[4]) einer Nachprüfung unterzogen worden. Seine Resultate stimmen jedoch mit denen Wechslers so wenig überein, daß nach seinen Angaben diese Methode nur mit großer Vorsicht zu gebrauchen ist.

Eine Methode zur Trennung der flüchtigen Fettsäuren durch Destillation ohne Zusatz von Alkali ist von A. Fitz[5]) entworfen und von O. Hecht[6]) verbessert. Sie beruht darauf, daß bei der Destillation wässeriger Lösungen der Säuren diejenige mit dem höchsten Molekulargewicht zuerst mit den Wasserdämpfen destilliert, die mit dem niedrigsten zuletzt. Hält man während der Destillation durch Nachgießen von Wasser das Volumen der Flüssigkeit stets konstant, so sind nach den Angaben Hechts gute Resultate zu erreichen.

Eine Methode, die geeignet ist, die Glieder der Gruppe C_4 bis C_6 zu trennen, bei den niedrigeren Gliedern jedoch versagt, stammt von S. Holzmann[7]). Sie gründet sich darauf, daß beim Versetzen eines Gemisches von Salzen dieser flüchtigen Fettsäuren mit nur wenig Schwefelsäure die Säure mit dem höchsten Molekulargewicht zuerst, und darauffolgend bei weiterem Schwefelsäurezusatz die nächstniederen von ihrer Base getrennt werden. Man neutralisiert die Säure durch n-KOH unter Zusatz von Phenolphthalein als Indicator, fügt

---

[1]) J. v. Liebig, Annalen d. Chemie u. Pharmazie 71, 355 [1849].
[2]) O. Veiel, Annalen d. Chemie u. Pharmazie 148, 164 [1868].
[3]) M. Wechsler, Monatshefte f. Chemie 14, 464 [1893].
[4]) A. W. Croßley, Journ. Chem. Soc. London 71, 580 [1897].
[5]) A. Fitz, Berichte d. Deutsch. chem. Gesellschaft 11, 46 [1878].
[6]) O. Hecht, Annalen d. Chemie u. Pharmazie 209, 319 [1881].
[7]) S. Holzmann, Archiv d. Pharmazie 236, 426 [1898].

etwas n-H_2SO_4 hinzu und treibt das hierdurch freiwerdende Säurequantum mittels Wasserdampf bis zur neutralen Reaktion, des Übergehenden ab. Dann wird von neuem H_2SO_4 zugesetzt, abermals destilliert usw., solange noch Fettsäure vorhanden ist, und zwar wird der Zusatz von n-H_2SO_4 so geregelt, daß eine möglichst große Anzahl (ca. 10) Fraktionen entstehen. Die Fraktionen werden mit NaOH neutralisiert, die Lösungen zunächst in einer Porzellan-, dann in einer Platinschale eingedampft und gewogen.

Eine Trennung der Fettsäuren durch fraktionierte Sättigung mit Silbercarbonat ist von E. Erlenmeyer und C. Hell[1]) vorgeschlagen. Man erhält hierbei zuerst das Salz der Säure mit der höchsten Kohlenstoffanzahl.

Barré[2]) führte behufs Trennung die Säuren in ihre Äthylester über und trennte diese durch fraktionierte Destillation. Das Verfahren ist bei größeren Mengen seither öfters angewendet worden.

Charakterisierung der Fettsäuren als Guanamine.

Nach M. v. Nencki[3]) bilden die Fettsäuren beim Erhitzen mit Guanidincarbonat auf 200—230° sehr schwer lösliche Basen, Guanamine genannt, die als Derivate des Cyanurwasserstoffs $N\langle{}^{CH=N}_{CH-N}\rangle CH$ aufzufassen sind.

Die Reaktion vollzieht sich z. B. für die Essigsäure nach der Gleichung:

$$3\,CH_3 \cdot COOH + 3\,HN:C(NH_2)_2$$

$$= 2\,CH_3 \cdot COONH_4 + CO_2 + 2\,NH_3 + N\langle{}^{C(NH_2)=N}_{C(NH_2)-N}\rangle C \cdot CH_3.$$

Die Probe wird so angestellt, daß man die Säure mit reinem Guanidincarbonat neutralisiert, die Lösung des fettsauren Guanidins zum Sirup eindampft und diesen im Sandbad bis auf 230° erhitzt. Bei 200° tritt reichliche Gasentwicklung ein, und die Schmelze erstarrt allmählich. Nach etwa 15 minutigem Erwärmen läßt man abkühlen und verrührt die Schmelze mit kaltem Wasser, das fettsaure Ammonsalz löst. Die schwerlösliche freie Base wird aus heißem Wasser (unter Zusatz von Lauge) umkrystallisiert. Die Guanamine unterscheiden sich sehr deutlich durch die Krystallform und Löslichkeit[4]). Beispielsweise ist Butyroguanamin viel leichter löslich als das Isobutyroguanamin. Diese Eigenschaft hat L. Brieger[5]) zum Nachweise der Isobuttersäure in den Faeces benutzt. Näheres siehe bei M. v. Nencki[3])[4]).

Eine allgemein anwendbare

Farbenreaktion auf Fettsäuren

hat L. Rosenthaler[6]) angegeben. Durch trockene Destillation der Kalksalze gewinnt man eine Ketone enthaltende Flüssigkeit. Diese (1—2 Tropfen) liefert mit einigen Kubikzentimetern einer Lösung von Vanillin in Salzsäure (1 : 100) eine vergängliche Rosafärbung, wenn man das Gemisch $1/4$ Stunde bei Zimmertemperatur beläßt und dann zum Sieden erhitzt.

1) E. Erlenmeyer u. C. Hell, Annalen d. Chemie u. Pharmazie **160**, 296 [1871].
2) Barré, Compt. rend. de l'Acad. des Sc. **68**, 1222 [1869].
3) M. v. Nencki, Berichte d. Deutsch. chem. Gesellschaft **7**, 1584 [1874]; **9**, 228 [1876].
4) M. v. Nencki, Opera omnia, 2. Bd. Braunschweig **1904**.
5) L. Brieger, Berichte d. Deutsch. chem. Gesellschaft **10**, 1027 [1877].
6) L. Rosenthaler, Zeitschr. f. analyt. Chemie **44**, 292 [1905].

F. Fett.

Chylurie, Lipurie.

Der Urin des Menschen ist in der Norm praktisch frei von Fett.

Nach Reale, Giuranna und Lucibelli[1]) sollen jedoch in der 24stündigen Menge 0,44 g vorhanden sein, die man durch Schütteln des Urins mit entfetteter Tierkohle und Erschöpfung der letzteren mit Äther im Soxhletapparat gewinnen kann. Diese physiologische Lipurie soll bei Malaria und Tuberkulose gesteigert, bei Empyem und Lebercirrhose vermindert sein. Bei Hämatoporphyrinurie sowie Phosphorvergiftung fand K. A. H. v. Mörner[2]) kleine Mengen fester Fettsäuren (vgl. S. 222) im Harn, ebenso, wenn auch in noch geringerer Quantität, in den aus dialysierten Urinen erhältlichen eiweißfällenden Substanzen haftend. Nach Hybbinette[3]) kann man aus 100 l normalem Harn 0,165 bis 0,25 g rohe, nicht flüchtige Fettsäuren gewinnen, die aus Ölsäure, Palmitin- und Stearinsäure bestehen. Ähnliche Zahlen (0,24 g pro 100 l) erhielt Kakiuchi (s. S. 243).

Eigentliches Fett (Glyceride) kann im Harn in viererlei Form vorkommen:

1. in Gestalt von Fettaugen oder Talgpartikelchen, die an der Oberfläche schwimmen;
2. in Form einer milchähnlichen Emulsion (Chylurie);
3. in Form von Fettkonkrementen und Krystallnadeln;
4. als Bestandteil fettreicher Zellen.

Die mikroskopische Betrachtung läßt fast ausnahmslos den Charakter der Fettsubstanz erkennen.

Durch Extraktionsmittel, wie Äther, Ligroin, Benzol, Chloroform usw., kann das Fett leicht ausgeschüttelt bzw. in kontinuierlich wirkenden Extraktionsapparaten (siehe S. 265—268), wie dem von Zelmanowitz[4]), ausgezogen werden. Durch Waschen des Äther- bzw. Ligroinextraktes mit verdünnter Sodalösung, verdünnter Schwefelsäure und Wasser werden beigemengte saure, basische und neutrale Stoffe dem eigentlichen Fett entzogen und dieses nach Verdunsten des Lösungsmittels und Trocknung des Rückstandes bei 100° zur Wägung gebracht.

Durch die Entwicklung des äußerst stechenden Geruchs nach Acrolein beim trockenen Erhitzen, namentlich nach Zusatz von Kaliumbisulfat[5]) oder Borsäure[6]), wird das Vorliegen von Fett kontrolliert. Auch die Bildung eines dauernd durchscheinend bleibenden Fleckes auf Papier dient zur Kennzeichnung.

Eine genauere Analyse des in den Harn übertretenden Fettes bietet in der Regel kein Interesse. Die Charakterisierung kann nach den üblichen Methoden (siehe S. 1154 ff.) erfolgen. Die quantitative Bestimmung durch Verseifung geschieht nach der als ausgezeichnet erprobten Methode von M. Kumagawa und K. Sutō[7]). Bezüglich der Einzelheiten sei auf die Vorschriften S. 1160, ferner auf die Analyse der Fette und Wachsarten von Benedict-Ulzer[8]) und auf die Angaben bei F. Roehmann[9]) hingewiesen.

[1]) E. Reale, Giuranna u. Lucibelli, zit. nach Malys Jahresber. d. Tierchemie **1897**, 43.

[2]) K. A. H. v. Mörner, Skand. Archiv f. Physiol. **6**, 396 [1896].

[3]) S. Hybbinette, Skand. Archiv f. Physiol. **7**, 380 [1897].

[4]) C. Zelmanowitz, Biochem. Zeitschr. **1**, 253 [1906].

[5]) J. Redtenbacher, Annalen d. Chemie u. Pharmazie **47**, 113 [1843].

[6]) A. Wohl u. C. Neuberg, Berichte d. Deutsch. chem. Gesellschaft **32**, 1352 [1899].

[7]) M. Kumagawa u. K. Sutō, Biochem. Zeitschr. **8**, 212 [1908]; weitere Einzelheiten siehe bei R. Inaba, Biochem. Zeitschr. **8**, 348 [1908] und Y. Shimidzu, Biochem. Zeitschr. **28**, 237 [1910].

[8]) Benedict-Ulzer, Analyse der Fette und Wachse. Berlin **1908**.

[9]) F. Roehmann, Biochemie, S. 61—75. Berlin 1908.

Da man bei der einfachen Bestimmung der Harnätherextrakte oder — nach voraufgegangener Verseifung — des sauren Urinauszuges erhebliche Fehler begeht, hat S. Kakiuchi[1]) folgendes exakte Verfahren zur Bestimmung des Fettes im Chylurieharn und im Urin überhaupt angegeben:

50 ccm Harn[2]) werden in ein etwa 200 ccm fassendes Becherglas gebracht, mit 14 ccm gesättigter Natronlauge (1,5 D) versetzt und auf kochendem Wasserbad, mit einer Glasglocke bedeckt, 2 Stunden erhitzt. Die weitere Verarbeitung geschieht genau nach der Vorschrift von Kumagawa-Sutō (siehe S. 1160). So wird der Inhalt nach dem Erkalten in einen 500 ccm fassenden Scheidetrichter hineingebracht, 30 ccm konz. Salzsäure vorsichtig hinzugefügt und abgekühlt. Nachdem der Inhalt Zimmertemperatur angenommen hat, wird derselbe mit 70 ccm Äther versetzt, geschüttelt, die Wasserschicht abgezogen und die ätherische Schicht in ein Becherglas abgegossen. Der Scheidetrichter wird mit ein wenig Äther nachgespült und der Waschäther zur Hauptmasse zugefügt. Die wässerige Lösung wird noch einmal mit etwa 50 ccm Äther geschüttelt, derselbe mit dem vorigen vereinigt. Die ganzen Ätherauszüge werden schließlich abgedampft. Alsdann wird der Rückstand 2 Stunden lang bei 50° C getrocknet und noch warm mit Petroläther übergossen. Nach etwa 1 Stunde wird der Petrolätherauszug durch Asbest in eine 80—100 ccm fassende Platinschale oder in einen Porzellantiegel von etwa demselben Rauminhalt abfiltriert und abgedampft. Platinschale oder Porzellantiegel werden nun in einen Vakuumapparat[3]) hineingebracht und im kochenden Wasserbade 3 Stunden lang bei 30—40 mm Druck belassen. Danach werden Schale oder Tiegel in den Vakuumexsiccator über Chlorcalcium gebracht und nach dem Erkalten gewogen.

Die Chylurie[4]) (Galakturie) kann eine parasitäre und nicht infektiöse Veranlassung haben [R. Waldvogel und A. Bickel[5])]. Sie ist bei Tropenkrankheiten, bei Infektion mit Filaria sanguinis, mit Distomum haematobium usw., bei Affektionen des Pankreas, bei Phthise, Pyämie, bei Vergiftungen mit Phosphor, Kohlenoxyd, Terpentin, bei Knochenbrüchen[6]) u. a. beobachtet. Gelegentlich besteht gleichzeitig Lipämie[7]). In den letztgenannten Fällen spricht man von eigentlicher Lipurie[8]).

Alimentäre Lipurie kann nach abnorm hohem Fettgenuß sowie subcutaner Fettzufuhr (zu therapeutischen Zwecken) auftreten[9]).

In welcher Weise die Kommunikation der Chylusgefäße mit den Abflußwegen des Urins zustande kommt, ist unbekannt. Mit Veränderungen dieser Verbindung hängt es zusammen, daß bei Wechsel in der Körperlage die Chylurie schwinden kann. Bei Bettruhe ist sie öfter nicht mehr nachzuweisen (Morgenharn), um bei aufrechter Haltung alsbald zurückzukehren. Doch ist auch gerade der umgekehrte Turnus beobachtet.

Die Menge des im Harn auftretenden Fettes beträgt 0,1—1,2% [Siegmund[10])].

Eine Analyse des Chylusfettes selbst teilten A. Slosse[10]) und F. Erben[11]) mit. Letzterer fand: 95,99% Neutralfett, 1,68% freie Fettsäuren, 0,56% Lecithin und 1,72% Cholesterin. Das Fett enthielt Palmitin-, Stearin- und Ölsäure, daneben kleine Mengen Myristin- und Caprylsäure. Neben dem flüssigen Fett war eine krystallisierte Substanz von der Zusammensetzung einer Mono-oxystearinsäure [Stearolacton (?)] zugegen. Slosse beobachtete auch Lecithin und Ölsäurecholesterinester.

Cholesterin ist auch schon früher von A. Langgaard[12]), später auch von

1) S. Kakiuchi, Biochem. Zeitschr. 32, 136 [1911].
2) Derselbe braucht nicht enteiweißt zu werden.
3) Ein besonderer Apparat ist bei Kakiuchi (l. c.) beschrieben worden, doch ist jeder Vakuumtrockenapparat brauchbar. Die Erhitzung im Vakuum hat den Zweck, die beigemengten Phenole, aromatischen Oxysäuren sowie Benzoesäure zu verflüchtigen.
4) Die vollständige Literatur siehe bei A. Magnus-Levy, Zeitschr. f. klin. Medizin 66, 482 [1908].
5) R. Waldvogel u. A. Bickel, Deutsches Archiv f. klin. Medizin 74, 511 [1902].
6) F. A. Southam, Malys Jahresber. d. Tierchemie 1902, 792.
7) H. Senator, Charité-Annalen 10; Nothnagels Handb. 19, 41 [1896].
8) Literatur bei R. Kobert, Schmidts Jahrb. d. ges. Medizin 1881, 1.
9) B. Schöndorff, Archiv f. d. ges. Physiol. 117, 291 [1907].
10) G. Siegmund, Berl. klin. Wochenschr. 21, 150 [1884, Nr. 10]. — A. Slosse, La Policlinique 11, 361 [1902]; Malys Jahresber. d. Tierchemie 1902, 822.
11) F. Erben, Zeitschr. f. physiol. Chemie 30, 436 [1900].
12) A. Langgaard, Virchows Archiv 76, 545 [1879].

E. Salkowski[1]) in dem bei Chylurie entleerten Fette gefunden, Lecithin neben Cholesterin bereits von Egell[2]).

Der echte Chylurieharn enthält außerdem Eiweiß[3]), entsprechend seiner Beimischung von wirklichem Chylus. Zucker ist öfter beobachtet worden[4]). Reichliche Fettnahrung hat nach A. Huber[5]) eine vermehrte Lipurie, Fettentziehung eine Verminderung zur Folge, L. Brieger[6]) sah jedoch keine Beeinflussung. Ein Übertritt körperfremder Lipoide [Jodfett (Winternitz, Feuerstein und Panek), Rüböl, Walrat (Frantz und v. Stejskal) Lebertran (Salkowski, Huber)] in das Chylusfett ist öfter angegeben worden[7]).

Als besondere Eigenschaft des Chylusharns erwähnt A. Huber[5]) seine große Resistenz gegen Fäulnis, die nach 6 Wochen noch nicht eingetreten war.

Es sind mehrere Fälle bekannt geworden, wo von Hysterischen oder zwecks Irreführungen eine Chylurie dadurch vorzutäuschen versucht wurde, daß Milch in den Harn gegossen wurde [E. Salkowski[7])]. Da bei echter Chylurie höchstens Glucose vorkommt, so gibt der Gehalt an Milchzucker ein Mittel der Entlarvung an die Hand.

Die Prüfung auf Milchzucker (siehe S. 419) geschieht nach Enteiweißung am einfachsten mit Mercuriacetat (S. 49) oder mit kolloidalem Eisenhydroxyd (S. 1005), wobei auch das Fett mit niedergerissen wird. Das entquecksilberte bzw. klare Filtrat ist dann auf dem Wasserbade (besser im Vakuum) vorsichtig zu konzentrieren, da ja meist eine starke Verdünnung der Milch eingetreten ist.

Zu groben Täuschungen wurden selbst Injektionen von Milch in die Blase vorgenommen, um vor den Augen des Arztes direkt einen ,,Chylusharn" zu entleeren.

Bemerkt sei noch, daß durch cystoskopische Untersuchung [J. Israel[8])] oft die einseitige Entleerung des chylösen Harns festgestellt werden kann; nur aus einem der beiden Uretheren wird hier Fetturin sezerniert [A. Magnus-Levy (l. c.), F. Nagelschmidt und V. Salle[9]), E. R. W. Frank (zitiert bei Magnus-Levy)].

Seltener werden Fettkrystalle gefunden. Knoll[10]) beobachtete sie bei Urämie und Nephritiden zum Teil abgelagert in den Harnwegen, vgl. auch W. Ebstein[11]).

Auch Harnsteine, die hauptsächlich aus Fett bestehen, sog. Urosthealite, sind bekannt. J. Horbaczewski[12]) beschrieb solche; sie enthielten außerdem Eiweiß, sowie Magnesia- und Kalkseifen hoher Fettsäuren

[1]) E. Salkowski, Berl. klin. Wochenschr. 44, 51 [1907].
[2]) Egell, Centralbl. f. med. Wissensch. 1870, 121. — Vgl. Sotnitschewsky, Zeitschr. f. physiol. Chemie 4, 216 [1880].
[3]) L. Goetze, Monogr. Jena 1887.
[4]) Siehe hierüber bei A. Magnus-Levy, Zeitschr. f. klin. Medizin 67, Heft 5 u. 6 [1909].
[5]) A. Huber, Virchows Archiv 106, 126 [1886].
[6]) L. Brieger, Charité-Annalen 7, 257 [1880]; Zeitschr. f. physiol. Chemie 4, 407 [1880].
[7]) F. Grimm, Archiv f. klin. Chir. 32, 511 [1885]. — L. Feuerstein u. K. Panek, zit. nach Malys Jahresber. d. Tierchemie 33, 989 [1903]. — K. Frantz u. K. v. Stejskal, Zeitschr. f. Heilk. 23, 411 [1902]. — H. Winternitz, Verhandl. d. deutsch. Kongr. f. inn. Medizin 1904, 465. — E. Salkowski, Berl. klin. Wochenschr. 44, 51 [1907]. — A. Huber, Virchows Archiv 106, 126 [1886].
[8]) J. Israel, Mitt. a. d. Grenzgeb. d. Med. u. Chir. 11, 171, 217 [1903].
[9]) V. Salle, Deutsche med. Wochenschr. 35, 142 [1909].
[10]) Ph. Knoll, Malys Jahresber. d. Tierchemie 1882, 225; ferner Prager Zeitschr. f. Heilk. 3, 148.
[11]) W. Ebstein u. A. Nicolaier, Monogr. Wiesbaden (J. F. Bergmann) 1891.
[12]) J. Horbaczewski, Zeitschr. f. physiol. Chemie 18, 335 [1894].

und Spuren Cholesterin. Von der organischen Substanz waren 85% in Äther löslich; sie bestand zu 33,5% aus Neutralfett und 51,5% Fettsäuren (Palmitin-, Stearin- und wahrscheinlich Myristinsäure), vgl. auch L. Güterbock[1]).

G. Oxysäuren.

Glykolsäure (Oxyessigsäure, Äthanolsäure).

$$CH_2 \cdot OH — COOH = C_2H_4O_3.$$

Sie findet sich im Zuckerrohr, in unreifen Weintrauben und manchen anderen grünen Pflanzenteilen. Auf diesem Wege kann sie in den Organismus gelangen. Normalerweise tritt sie nicht im Harn auf, wohl aber nach Paul Mayer[2]) bei Verfütterung von Äthylenglykol $CH_2 \cdot OH — CH_2 \cdot OH$ [siehe hierüber auch J. Pohl[3])]. Sie ist in größeren Dosen nicht ungiftig.

Die Glykolsäure bildet bei 80° schmelzende Krystalle; sie ist leicht löslich in Wasser, Äther und Alkohol, schwerer in Aceton, aus dem sie sich sehr schön krystallisiert ausscheidet. Sie entsteht durch Oxydation von Alkohol, Äthylenglykol, Glycerin und Zuckerarten, durch Reduktion von Oxalsäure.

Das Calciumsalz hat die Zusammensetzung $(CH_2 \cdot OH — COO)_2Ca + 3 H_2O$ und verliert über konz. H_2SO_4 1 Mol. H_2O. Das wasserfreie Salz löst sich bei 10° in 82 T. Wasser, bei 100° in 19 T.

Das Kupfersalz $(CH_2 \cdot OH — COO)_2Cu$ ist im Gegensatz zu den Kupfersalzen der meisten übrigen Oxysäuren in Wasser sehr schwer löslich (in 134 T. bei Zimmertemperatur).

Bleiessig fällt Glykolate, Bleiessig und NH_3 auch die freie Säure.

Das Phenylhydrazid[2]) $CH_2 \cdot OH — CO \cdot NH \cdot NHC_6H_5$ zersetzt sich bei 115—120° und krystallisiert aus wasserfreiem Essigester, namentlich auf Ligroinzusatz, in schneeweißen, lichtbrechenden, prismatischen Nadeln.

Der Äthylester $CH_2 \cdot OH — COOC_2H_5$ siedet bei 160°.

Beim Erhitzen mit konz. H_2SO_4 zerfällt Glykolsäure in polymeren Formaldehyd (Trioxymethylen), CO und H_2O.

$$CH_2OH — COOH = CO + H_2O + CH_2O.$$

Durch gelinde Oxydationsmittel (Sonnenlicht und Hydroperoxyd) liefert Glykolsäure Formaldehyd, CH_2O, und dessen Carbonsäure, die Glyoxalsäure $CHO — COOH$. Derivate der Glykolsäure sind Glykokoll und Betain.

d-Milchsäure (Fleisch- oder Paramilchsäure, d-α-Oxypropionsäure).

$$CH_3 — CH \cdot OH — COOH = C_3H_6O_3.$$

Während J. v. Liebig[4]), sowie E. Heuß[5]) selbst in großen Mengen normalen Urins vergeblich auf Milchsäure fahndeten, sollen nach Angaben von E. Jerusalem[6]) Spuren im Harn zugegen sein[7]).

Gewisse Erkrankungen der Leber, sowie zahlreiche Vorgänge, bei denen die Sauerstoffversorgung der Gewebe vermindert oder gestört ist (Dyspnoe), haben dagegen un-

---

[1]) L. Güterbock, Virchows Archiv 66, 273 [1876].
[2]) P. Mayer, Zeitschr. f. physiol. Chemie 38, 135 [1903].
[3]) J. Pohl, Archiv f. experim. Pathol. u. Pharmakol. 37, 415 [1896].
[4]) J. v. Liebig, Annalen d. Chemie u. Pharmazie 50, 166 [1844].
[5]) E. Heuß, Archiv f. experim. Pathol. u. Pharmakol. 26, 150 [1890].
[6]) E. Jerusalem, Biochem. Zeitschr. 12, 379 [1908].
[7]) Das von Jerusalem angewandte Verfahren ist jedoch nach O. v. Fürth (Biochem. Zeitschr. 24, 266 [1910]) unzuverlässig; danach ist auch obige Angabe von Jerusalem über Vorkommen im normalen Urin unsicher.

zweifelhaft eine Ausscheidung von Milchsäure im Harn zur Folge. Dabei handelt es sich wohl stets — oft fehlen die genaueren Angaben über die optischen Verhältnisse — um die im freien Zustande rechtsdrehende Form, die d-Milchsäure.

So fand sie T. Araki[1]) im Urin nach Vergiftungen mit Curare, Kohlenoxyd, Amylnitrit und verschiedenen Alkaloiden, wie Cocain, Morphin, Strychnin, Veratrin, bei starker Abkühlung (Temperaturerniedrigung), oder auch infolge Sauerstoffmangels, Angaben, die von H. Zillessen[2]) (Vergiftung mit Blausäure) sowie von P. v. Terray[3]) für das Tier und von E. Münzer und Palma[4]) für den Menschen bestätigt worden sind. Beim Menschen ist d-Milchsäure ferner bei gelber Leberatrophie und Phosphorvergiftung[5]) gefunden worden, wiederholt auch nach andauernder Muskelarbeit[6]).

Künstlich bewirkte Eingriffe in die Leberfunktionen können ebenfalls Milchsäureausscheidung im Gefolge haben; so tritt sie nach O. Minkowski[7]) nach totaler (aber nicht nach partieller) Entfernung der Leber bei Gänsen auf, nach E. Nebelthau[8]) bei entleberten Fröschen, nach H. Zilessen[9]) bei Kaninchen und Hunden nach Unterbindung der großen artiellen, zur Leber führenden Blutgefäße.

S. Saito und R. Katsuyama[10]) sahen erhebliche Mengen d-Milchsäure im Harn von Hühnern, die sie behufs Erzielung eines Sauerstoffmangels 2½—7½ Stunden der Einwirkung des CO-Gases ausgesetzt hatten. K. Inouye und T. Saiki[11]) fanden d-Milchsäure in dem nach epileptischen Anfällen gelassenen menschlichen Harne. A. R. Mandel[12]) konstatierte sie im Harn eines Hungerhundes, der mit Phosphor vergiftet war. Sie verschwand, wenn mittels Phlorhizin Diabetes erzeugt wurde; sie entstammt wohl dem Abbau von Zucker; weitere Beobachtungen hierüber rühren von A. R. Mandel und G. Lusk[13]). In wichtigen Untersuchungen wies P. Zweifel[14]) auf die Bedeutung der Milchsäure für die Entstehung der Eklampsie hin; er sowie G. Lockemann[15]) beobachteten d-Milchsäure im Harn eklamptischer Frauen, ebenso A. ten Doesschate[16]).

Frank P. Underhill[17]) berichtet über das Vorkommen von Milchsäure im Harn einer Schwangeren nach heftigem Erbrechen, M. Kauffmann[18]) bei myasthenischer Paralyse, C. v. Noorden[19]) bei Krebs, K. B. Hofmann[20]) bei Osteomalacie, T. Araki[21]) bei Epilepsie.

Nach Verfütterung von großen Mengen milchsauren Natriums, von 80 g innerhalb 4 Tagen, sahen M. v. Nencki und N. Sieber[22]) keine Milchsäure in den Harn übertreten; sie erscheint dort nach F. Hoppe-Seyler und T. Araki[23]) jedoch, und zwar als Gemisch von l- und überwiegend d-Form, wenn man einem mit Kohlenoxyd vergifteten Kaninchen d, l-Milchsäure (Gärungsmilchsäure) subcutan verabfolgt. Zu dieser Angabe ist jedoch zu bemerken, daß nach Befunden von A. Mc Kenzie[24]) die Gärungsmilchsäure überhaupt nicht optisch inaktiv ist, sondern stets im Überschuß eine drehende Form enthält.

---

[1]) T. Araki, Zeitschr. f. physiol. Chemie **15**, 335 [1891]; **16**, 453 [1892].

[2]) H. Zillessen, Zeitschr. f. physiol. Chemie **15**, 387 [1891].

[3]) P. v. Terray, Archiv f. d. ges. Physiol. **65**, 393 [1897].

[4]) E. Münzer u. Palma, Prager Zeitschr. f. Heilk. **15**, 185 [1894].

[5]) O. Schultzen u. Rieß, Chem. Centralbl. **1869**, 681; ferner Th. Rosenheim, Zeitschr. f. klin. Medizin **15**, 441 [1889].

[6]) P. Spiro, Zeitschr. f. physiol. Chemie **1**, 111 [1877]. — G. Colosanti u. R. Moscatelli, Chem. Centralbl. **1888**, 758. — E. Jerusalem, Biochem. Zeitschr. **12**, 379 [1908].

[7]) O. Minkowski, Archiv f. experim. Pathol. u. Therap. **21**, 67 [1886]; **31**, 214 [1893].

[8]) E. Nebelthau, Zeitschr. f. Biol. **25**, 123 [1889].

[9]) H. Zillessen, Zeitschr. f. physiol. Chemie **15**, 393 [1891].

[10]) S. Saito u. R. Katsuyama, Zeitschr. f. physiol. Chemie **32**, 214 [1901].

[11]) K. Inouye u. T. Saiki, Zeitschr. f. physiol. Chemie **37**, 203 [1903].

[12]) A. R. Mandel, Amer. Journ. of Physiol. **13**, XVI [1905].

[13]) A. R. Mandel u. G. Lusk, Amer. Journ. of Physiol. **16**, 129 [1906].

[14]) P. Zweifel, Münch. med. Wochenschr. **53**, 297 [1906].

[15]) G. Lockemann, Münch. med. Wochenschr. **53**, 299 [1906].

[16]) A. ten Doesschate, Zeitschr. f. physiol. Chemie **54**, 153 [1908].

[17]) Fr. P. Underhill, Journ. of biol. Chemistry **2**, 485 [1907].

[18]) M. Kauffmann, Monatsschr. f. Psych. u. Neurol. **20**, 299 [1906].

[19]) C. v. Noorden, Lehrb. d. Pathol. d. Stoffw., Berlin 1893, 461.

[20]) K. B. Hofmann, Centralbl. f. inn. Medizin **18**, 329 [1897].

[21]) T. Araki, Zeitschr. f. physiol. Chemie **15**, 335 [1891]; **16**, 453 [1892].

[22]) M. v. Nencki u. N. Sieber, Journ. f. prakt. Chemie [2] **26**, 35 [1882].

[23]) F. Hoppe-Seyler u. T. Araki, Zeitschr. f. physiol. Chemie **20**, 374 [1895].

[24]) A. Mc Kenzie, Journ. Chem. Soc. **87**, 1373 [1905].

Bei Diabetikern kann nach Stadelmann[1]) das Oxydationsvermögen für Milchsäure verringert sein, so daß ein Teil oral verabfolgter Substanz wieder ausgeschieden wird.

Im Organismus können schließlich noch verschiedene Substanzen in Milchsäure übergehen; festgestellt ist dieses für Alanin[2]) und Inosit[3]).

An die nahen Beziehungen von Zucker und Milchsäure — im Tierexperiment wie im Reagensglase — sei hier erinnert, und aus jüngerer Zeit sei auf die Befunde von G. Embden und H. Salomon[4]) einerseits und die von K. Katsuyama[5]) (Pentosen) sowie von J. Meisenheimer[6]) andererseits verwiesen.

Eigenschaften. Die Rechtsmilchsäure ist gewöhnlich ein farb- und geruchloser Sirup, der bei −24° nicht erstarrt; er ist in Wasser, Alkohol und schwerer in Äther löslich.

An sich nicht flüchtig, geht Milchsäure in geringer Menge mit Wasserdämpfen über; namentlich bei Dampfdestillation in vacuo[7]) bei 100°. In höchst konz. Zustande besitzt sie das spez. Gew. 1,2485 (bei 15°).

Jungfleisch und Godchot[8]) haben d-Milchsäure in krystallisierter Form erhalten. Sie bildet abgeplattete, harte, strahlig gruppierte Prismen, deren Schmelzpunkt bei 25—26° liegt; doch macht die außerordentliche Zerfließlichkeit der Säure diesen Wert etwas unsicher.

Das spez. Drehungsvermögen der Säure beträgt +3,5°, sie bildet aber, über Schwefelsäure sowie überhaupt in einer trockenen Atmosphäre aufbewahrt, ein Anhydrid, welches schon bei gewöhnlicher Temperatur stark nach links dreht. Ebenso sind ihre Salze und Ester linksdrehend. F. Hoppe-Seyler und T. Araki[9]) haben gezeigt, daß die spez. Drehung der freien Säure mit der Konzentration wächst, diejenige ihrer Salze dagegen abnimmt. Eine Ausnahme von dieser Regel macht nach T. Purdie und J. W. Walker[10]) nur das Silbersalz. Dieselben Autoren geben an, daß die Salze der Alkalimetalle, des Silbers, Bariums und Strontiums ein gemeinsames Maximum der spezifischen Drehung von −14,5° haben.

Nach E. Jungfleisch und M. Godchot[8])[11]) nimmt das Drehungsvermögen der wässerigen Lösung von freier Säure mit wachsender Verdünnung ab. So zeigen Lösungen, welche in 100 ccm 10,458, 5,022, 2,511 g d-Milchsäure enthielten, $[\alpha]_D^{15} = +3,82, +3,33$ bzw. $+2,67°$. Eine Lösung von 1,527 g krystallisierter Säure in 100 ccm Wasser besaß das Drehungsvermögen $[\alpha]_D^{15} = +2,61°$.

Die Abweichungen in den vorhandenen Angaben sind zum Teil dadurch zu erklären, daß die früheren Autoren mit nichtkrystallisierten und Milchsäureanhydride (Lactide bzw. Lactylmilchsäure) enthaltenden Produkten gearbeitet haben. Letztere haben ein nach Richtung und Größe von dem der Milchsäure verschiedenes Drehungsvermögen, z. B. die Lactide ±280° (!).

F. Krafft und W. A. Dyes[12]) ist es gelungen, die Gärungsmilchsäure unter einem Druck von 0,5—1 mm unzersetzt zu destillieren. Sie ging ohne Anhydrid-

---

[1]) E. Stadelmann, Archiv f. experim. Pathol. u. Pharmakol. **17**, 419 [1883].

[2]) C. Neuberg u. L. Langstein, Berichte d. Berl. physiol. Gesellschaft **1902/03**, 114. — G. Embden u. Salomon, Beiträge z. chem. Physiol. u. Pathol. **5**, 507 [1904].

[3]) P. Mayer, Biochem. Zeitschr. **9**, 533 [1908]; hier handelt es sich freilich um die optisch inaktive Säure.

[4]) G. Embden u. H. Salomon, Beiträge z. chem. Physiol. u. Pathol. **6**, 63 [1905].

[5]) K. Katsuyama, Berichte d. Deutsch. chem. Gesellschaft **35**, 669 [1902].

[6]) J. Meisenheimer, Berichte d. Deutsch. chem. Gesellschaft **41**, 1009 [1908].

[7]) E. Welde, Biochem. Zeitschr. **28**, 508 [1910].

[8]) E. Jungfleisch u. M. Godchot, Compt. rend. de l'Acad. des Sc. **140**, 719 [1905].

[9]) F. Hoppe-Seyler u. T. Araki, Zeitschr. f. physiol. Chemie **20**, 365ff. [1895].

[10]) T. Purdie u. J. W. Walker, Chem. Centralbl. **1895**, II, 157.

[11]) E. Jungfleisch u. M. Godchot, Compt. rend. de l'Acad. des Sc. **142**, 515 [1906]. Hier auch Angaben über das Drehungsvermögen reiner Lactate.

[12]) F. Krafft u. W. A. Dyes, Berichte d. Deutsch. chem. Gesellschaft **28**, 2590 [1895].

oder Lactidbildung zwischen 82 und 85° über. Dieselben Autoren haben die Milchsäure durch völliges Trocknen krystallinisch erhalten. Sie ist jedoch äußerst hygroskopisch und zerfließt schon bei Anwesenheit minimaler Wassermengen. **Verhalten.** Beim Erhitzen mit verdünnter Schwefelsäure zerfällt die Milchsäure in Ameisensäure und Acetaldehyd, beim Kochen mit Schwefelsäure und Mangan- oder Bleisuperoxyd in Acetaldehyd und Kohlensäure; von Chromsäure wird sie zu CO_2 und Essigsäure oxydiert. Salpetersäure oxydiert sie zu Oxalsäure, mit $KMnO_4$ oder Hydroperoxyd + Ferrosulfat[1]) entsteht Brenztraubensäure. Von HJ wird Milchsäure zur Propionsäure reduziert. Milchsäure wird von Kali bei 215—220° wenig zersetzt, oberhalb 220° entsteht Oxalsäure. An der Sonne und bei Luftzutritt zersetzt sich Calciumlactat unter Bildung von Alkohol und Calciumacetat, bei Gegenwart von Quecksilbersalzen soll Butyrat entstehen.

Durch Einwirkung von Spaltpilzen kann der milchsaure Kalk in Gärung versetzt werden, hierbei entstehen Propionsäure, Essigsäure und zuweilen normale Valeriansäure. Bei Vergärung durch das Pasteursche Buttersäureferment erhält man Buttersäure, Propionsäure, normale Valeriansäure und etwas Äthylalkohol.

Die d-Milchsäure ist eine einbasische Säure. Ihre Salze, Lactate, sind fast alle löslich und linksdrehend.

Das Calcium-d-lactat $(C_3H_5O_3)_2Ca + 4 H_2O$ bildet Doppelbüschel von sehr feinen, zu blumenkohlähnlichen Massen zusammengefügten Nadeln und krystallisiert aus Wasser zunächst mit 5 H_2O. Diese Krystalle gehen aber beim Umkrystallisieren in das Salz mit 4 H_2O über. Es löst sich in 12,4 T. kaltem Wasser. In kochendem Wasser oder Alkohol ist es löslich.

Das Lithium-d-lactat[2]) $C_3H_5O_3Li$ krystallisiert wasserfrei. In Wasser ist es leicht löslich, weniger in Alkohol. Beim Eindampfen der wässerigen oder alkoholischen Lösung krystallisiert das Salz unter eigentümlichem Spritzen der Krystalle aus. Beim langsamen Erkalten bildet es derbe Krystalltafeln, die wie Cholesterin aussehen können.

Das Zinksalz $(C_3H_5O_3)_2Zn + 2 H_2O$ krystallisiert in Drusen mikroskopischer Prismen. 1 T. wasserhaltiges Salz löst sich in 17,5 T. Wasser von 14,5°, in 1110 T. abs. Alkohol von 14—15° und in 964 T. siedendem Alkohol von 98%. Die wässerige Lösung gibt mit Alkohol einen Niederschlag von der Formel $(C_3H_5O_3)_2Zn + 3 H_2O$. Durch Umkrystallisieren aus Wasser geht dieses Salz wieder in die ursprüngliche Form mit 2 Mol. Krystallwasser über. Deshalb darf man mit Alkohol ausgefälltes d-Zinklactat nicht ohne weiteres, sondern erst nach Krystallisation aus Wasser analysieren; anderenfalls läuft man Gefahr, es mit gärungsmilchsaurem Zink zu verwechseln, das 3 Mol. H_2O enthält (siehe S. 254). Bei 100—110° gibt das Salz sein Krystallwasser nur langsam ab [H. Schwiening[3])]. Wie alle Salze der d-Milchsäure ist das Zinklactat linksdrehend, und zwar nimmt seine Drehung mit wachsender Verdünnung stark zu. Nach E. Jungfleisch u. M. Godchot[4]) zeigen Lösungen, welche in 100 ccm 5,0, 2,5, 1,25 bzw. 0,512 g wasserfreies Zinklactat enthielten, ein $[\alpha]_D^{15}$ von — 6,0°, — 8,0°, — 11,1° und — 13,35°.

Das Zink-d-lactat enthält 12,86% Wasser, während das gärungsmilchsaure Salz $(C_3H_5O_3)_2Zn + 3 H_2O$ einen Wassergehalt von 18,18% aufweist[5]) [6]).

Von anderen Salzen hat noch das Zink-Ammonium-d-lactat Interesse; es bildet luftbeständige Prismen von der Zusammensetzung $(C_3H_5O_3)_3Zn \cdot NH_4 + 2 H_2O$.

Schwerlöslich ist von allen Lactaten nur das Stannosalz $(C_3H_5O_3)_2Sn$, das aus Alkalilactat mit Zinnchlorür- oder alkalischer Zinnoxydullösung gefällt wird.

Durch Bleisalze, auch Bleiessig, wird d-Milchsäure nicht gefällt. Bleisubacetat + alkohol. Ammoniak fällen (nach Palm) das basische Salz $2 C_3H_6O_3 \cdot 3 PbO$. Schwer lösliche

---

1) H. J. Fenton u. H. O. Jones, Journ. Chem. Soc. **77**, 71 [1900].
2) F. Hoppe-Seyler u. T. Araki, Zeitschr. f. physiol. Chemie **20**, 366 [1895].
3) H. Schwiening, Virchows Archiv **136**, 444 [1894].
4) E. Jungfleisch u. M. Godchot, Compt. rend. de l'Acad. des Sc. **140**, 719 [1905].
5) Diese Zahlen sind in mehreren neuen Handbüchern falsch angegeben.
6) Das Trocknen darf nur an der Luft, nicht über H_2SO_4 erfolgen, da sonst wechselnde Mengen Krystallwasser entweichen.

Krystallkrusten eines Bleisalzes können sich beim Kochen von löslichen Lactaten mit PbO oder PbCO₃ abscheiden.

Molybdän- und Wolframtrioxyd, aber auch Bor- und arsenige Säure lösen sich in Alkalilactaten unter Bildung komplexer Salze, die ein gesteigertes Drehungsvermögen aufweisen[1]), die Molybdänverbindungen z. B. $[\alpha]_D^{20} = -22,7°$.

Darstellung der Milchsäure aus Harn.

Der mit Schwefelsäure oder Phosphorsäure stark angesäuerte Urin wird mehrere Male mit reichlichen Mengen Äther im Schütteltrichter oder besser in einem Extraktionsapparat erschöpfend ausgezogen. Der Ätherextrakt hinterläßt ein Gemisch von Oxalsäure, Hippursäure, aromatischen und aliphatischen Substanzen mit Milchsäure. Einen großen Teil der Verunreinigungen, sowie der färbenden Beimengungen entfernt man nach E. Salkowski[2]) durch Kochen mit Bleihydroxyd; statt dessen kann auch das Bleicarbonat Verwendung finden. Dabei wird zugleich die in den Ätherextrakt übergegangene Salzsäure größtenteils fortgeschafft. Man filtriert siedend heiß, dampft zur Trockne und extrahiert mit siedendem Alkohol, der Bleilactat löst, Beimengungen aber größtenteils zurückläßt. Der Alkoholauszug wird verdunstet und die wässerige Lösung des Rückstandes in gelinder Wärme mit Schwefelwasserstoff behandelt. Das Filtrat vom Bleisulfid befreit man durch Erwärmen vom gelösten H₂S und kocht dann mit reinem Zinkcarbonat. Die filtrierte Lösung wird auf dem Wasserbade eingeengt und der Krystallisation überlassen. Die nach 24—48 Stunden ausgefallenen Krystalle werden an der Luftpumpe abgesaugt und mit wenig Alkohol nachgewaschen. Zur Reinigung empfiehlt es sich meist, das d-Zinklactat aus Wasser umzukrystallisieren (siehe S. 248).

Zur Identifizierung bestimmt man den Gehalt an Wasser sowie an Zink, letzteren am besten als Zinkoxyd durch Abrauchen mit starker HNO₃ und vorsichtiges Glühen in einem ganz kleinen Glaskölbchen nach Willstätter und Pfannenstiel (Annal. d. Chemie u. Pharmazie **358**, 250 [1908]). Das entwässerte Salz enthält 33,29% ZnO.

Nach eigenen Erfahrungen ist es ratsam, vor der Ätherextraktion pro 1000 ccm Harn etwa 300 g gepulvertes Ammonsulfat zuzufügen. Langstein und Neuberg (l. c.) dampften den Urin auf dem Wasserbade ein und trugen in den sirupösen Rückstand feingepulvertes, frischgeglühtes Kupfersulfat oder Natriumsulfat, sowie zur Erzielung saurer Reaktion Kaliumbisulfat ein. Die ganze Masse wurde dann fein zerrieben und im Soxhletapparat erschöpfend extrahiert.

G. Lockemann[3]) zieht die Milchsäure zunächst mit Alkohol aus Harn aus und gibt zu ihrer Gewinnung die folgende Vorschrift: Eventuell vorhandenes Eiweiß wird durch Kochen mit verdünnter H₂SO₄ und etwas Tierkohle gefällt und die H₂SO₄ durch Erhitzen mit BaCO₃ entfernt. Das eingedampfte Filtrat wird mit Alkohol extrahiert, der alkoholische Extrakt durch Kochen mit Tierkohle gereinigt, eingedampft, mit Wasser aufgenommen und wieder mit Tierkohle gekocht. Das Filtrat wird zur Entfernung fettiger Stoffe zunächst bei alkalischer Reaktion ausgeäthert, dann mit Phosphorsäure angesäuert und wiederholt mit viel Äther ausgeschüttelt. Der Abdampfrückstand der mit Na₂SO₄ getrockneten ätherischen Lösung wird mit Wasser und PbCO₃ erhitzt, kalt filtriert und mit Schwefelwasserstoff entbleit. Das von

---
[1]) G. G. Henderson u. J. Prentice, Proc. Chem. Soc. **19**, 12 [1903].
[2]) Salkowski-Leube, Die Lehre vom Harn. **1882**.
[3]) G. Lockemann, Münch. med. Wochenschr. **53**, 299 [1906].

H$_2$S befreite Filtrat wird mit ZnO oder ZnCO$_3$ gekocht und heiß filtriert. Beim Verdunsten der wässerigen Lösung scheiden sich die charakteristischen nadelförmigen Krystalle des Zink-d-lactats ab. Bisweilen entsteht nach dem Erwärmen mit PbCO$_3$ beim Einleiten von H$_2$S kein PbS-Niederschlag, und trotzdem bilden sich nachher die charakteristischen Krystalle von Zinklactat.

Mit dem Zinksalz bzw. der aus ihm dargestellten freien Milchsäure lassen sich zur Bestätigung eine Reihe von

Reaktionen und Farbproben

vornehmen.

a) So zeigten R. O. Herzog und R. Leiser[1]), daß bei der *Einwirkung von Jod auf das Silbersalz der Milchsäure* folgende Reaktion vor sich geht:

$$2\,CH_3 \cdot CHOH \cdot COOAg + J_2 = CH_3 \cdot CHOH \cdot COOH + CH_3 \cdot CHO + CO_2 + 2\,AgJ,$$

d. h. es wird aus 2 Mol. des Silbersalzes neben 1 Mol. der freien Säure 1 Mol. Aldehyd gebildet, der sich dann nachweisen läßt. Sie führen die Reaktion so aus, daß sie milchsaures Ag am Rückflußkühler mit der entsprechenden Menge alkoholischer Jodlösung allmählich auf ca. 60° erwärmen, bis Entfärbung eingetreten ist. Der Kühler ist durch ein Gasleitungsrohr mit einem mit trockenem Äther und einem mit klarem Kalkwasser gefüllten Absorptionsgefäß verbunden. Nach Beendigung der Reaktion läßt sich in dem Äther Aldehyd, im Kolben freie Milchsäure nachweisen, während sich in dem mit Kalkwasser gefüllten Gefäße CaCO$_3$ niedergeschlagen hat. Nach R. O. Herzog[2]) lassen sich auf diesem Wege durch den entwickelten Acetaldehyd schon kleine Mengen Milchsäure erkennen. Die Reaktion läßt man am besten in einem Kölbchen oder Reagensglase vor sich gehen und leitet durch ein Knierohr die Reaktionsprodukte, CO$_2$ und Acetaldehyd, in Wasser. Der Aldehyd wird dann durch Nitroprussidnatrium und Piperidin identifiziert (vgl. S. 203).

b) Eine sehr empfindliche Probe, die ebenfalls auf *Überführung in Acetaldehyd* beruht, stammt von G. Denigès[3]). Milchsäure zerfällt beim Erhitzen mit konz. H$_2$SO$_4$ auf dem Wasserbade in Acetaldehyd, Kohlenoxyd und Wasser (CH$_3 \cdot$ CHOH $\cdot$ COOH $=$ CH$_3 \cdot$ CHO $+$ CO $+$ H$_2$O). Der gebildete Acetaldehyd läßt sich mit Hilfe von Guajacol oder Kodein leicht nachweisen. Man erhitzt 0,2 g der Milchsäurelösung, welche nicht mehr als 2% dieser Säure enthalten darf, mit 2 ccm konz. H$_2$SO$_4$ (D $=$ 1,84) 2 Minuten im siedenden Wasserbade, läßt erkalten und setzt 1—2 Tropfen einer 5proz. Guajacol- oder Kodeinsalzlösung hinzu. Im ersten Falle erhält man eine rosa- bis fuchsinrote, im letzteren Falle eine gelbe bis dichromatrote Färbung. Die Empfindlichkeitsgrenze beträgt etwa 0,01 mg Milchsäure.

c) A. Ch. Vournasos[4]) benutzt zum Nachweis der Milchsäure deren *Umsetzung mit Jod und KOH zu Jodoform* (CH$_3 \cdot$ CHOH $\cdot$ COOH $+$ 11 KOH $+$ 10 J $=$ 8 H$_2$O $+$ 7 KJ $+$ 2 K$_2$CO$_3$ $+$ CHJ$_3$) und Überführung des letzteren durch Methylamin in das entsprechende *Isonitril*.

5 ccm der zu untersuchenden Flüssigkeit (Vournasos benützt die Methode zum Milchsäurenachweis im Magensaft) werden, falls nötig, filtriert. Das Filtrat wird mit dem gleichen Vol. Wasser verdünnt, in einem breiten Reagensglase mit 10proz. Kalilauge stark alkalisch gemacht, einige Minuten gekocht, 1—2 ccm des (unten angegebenen) Reagens zugesetzt und wieder

[1]) R. O. Herzog u. R. Leiser, Monatshefte f. Chemie 22, 357 [1901].
[2]) R. O. Herzog, Annalen d. Chemie u. Pharmazie, Festschr. f. Adolf Lieben 1907, 440.
[3]) G. Denigès, Bulletin de la Soc. chim. [4] 5, 647 [1909].
[4]) A. Ch. Vournasos, Zeitschr. f. angew. Chemie 15, 172 [1902].

aufgekocht. Bei einem Gehalt bis 0,005% Milchsäure tritt bald der widerliche Isonitrilgeruch auf. (Das Reagens wird bereitet durch Lösen von 1 g Jod und 0,5 g KJ in 50 ccm Wasser, Filtration und Zugabe von 5 g Methylamin. Es ist in einer dunklen Flasche aufzubewahren.) Bei einem geringeren Gehalte an Milchsäure als 0,005% wird die zu prüfende Lösung mit Äther ausgezogen und der Extraktionsrückstand untersucht.

Diese Probe ist natürlich nur bei Abwesenheit anderer jodoformbildender Körper anwendbar. Diese müssen ev. vorher entfernt werden, Acetonkörper z. B. durch Abdampfen bei schwach saurer Reaktion.

d) Eine *Vereinfachung der Isonitrilmethode* stammt von W. Croner und W. Cronheim[1]). Sie besteht darin, daß statt des Methylamins Anilin angewendet und so Isocyanphenyl gebildet wird, welches schon in den geringsten Spuren an seinem widerlichen Geruche erkannt werden kann. (Zur Darstellung des Reagens werden 2 g KJ in höchstens 5 ccm Wasser aufgelöst, 1 g sublimiertes und gepulvertes Jod eingetragen, die Lösung über Asbest oder Glaswolle filtriert und auf 50 ccm aufgefüllt. Der Flüssigkeit setzt man 5 ccm Anilin zu und bewahrt das Reagens in einer dunklen Flasche auf.) Die Anstellung der Probe erfolgt wie nach Vournasos. Noch bei 0,0025 g Milchsäure in 100 ccm Flüssigkeit fällt die Probe deutlich positiv aus.

e) W. Thomas[2]) hält die Isonitrilproben nicht für empfehlenswert, dagegen schlägt er die folgende vor: Versetzt man ca. 6 ccm der auf dem Wasserbade möglichst konz. Lösung (Thomas beschreibt die Methode für den Magensaft) *mit Chromsäure* bis zu hellgelblicher Färbung (gewöhnlich genügen 3—4 Tropfen einer 30 proz. Lösung) und erwärmt ca. 10 Minuten auf dem Wasserbade, so tritt eine *rotbraune Färbung* der Flüssigkeit ein, wenn sie eine Spur (auch nur 1 cg) Milchsäure enthält. Bei Zusatz von H_2O_2 verläuft die Reaktion (unter vorübergehender Bildung von Überchromsäure) rascher und intensiver.

f) *Reaktion von W. M. Fletscher und F. G. Hopkins.*[3]) In einem Reagensglase werden 5 ccm konz. Schwefelsäure, 1 Tropfen konz. Kupfersulfatlösung und einige Tropfen der zu untersuchenden Flüssigkeit kräftig umgeschüttelt, 1—2 Minuten im siedenden Wasserbade erwärmt und gut abgekühlt; dazu setzt man aus einer Pipette 2—3 Tropfen Thiophenlösung (10—20 Tropfen Thiophen in 100 ccm Alkohol). Beim Erhitzen im siedenden Wasserbade entsteht bei Gegenwart von Milchsäure eine intensiv kirschrote Färbung.

g) Nach G. Denigès[4]) kann man zum Nachweise der Milchsäure den Umstand benutzen, daß sie durch Bromwasser in Brenztraubensäure übergeführt wird, welche nach Zugabe von Nitroprussidnatrium und Ansäuern mit Essigsäure eine rötlichviolette Färbung gibt. Erfahrungen mit dieser Reaktion liegen nicht vor.

h) *Die Uffelmannsche Probe.*[5]) Man versetzt einige Kubikzentimeter ca. 3 proz. Phenollösung mit 1 Tropfen 10 proz. Eisenchloridlösung und verdünnt die blaue Flüssigkeit mit dem gleichen Volumen Wasser. Auf Zugabe einer Milchsäurelösung tritt kanariengelbe Färbung ein. Auch die Alkalilactate und das Zinksalz geben dieselbe Reaktion.

Fr. Müller hat bereits darauf hingewiesen, daß Eiweiß, Kohlenhydrate, Alkohole, sowie organische und anorganische Säuren die Probe stören können.

[1]) W. Croner u. W. Cronheim, Berl. klin. Wochenschr. **42**, 1080 [1905].
[2]) W. Thomas, Zeitschr. f. physiol. Chemie **50**, 540 [1907].
[3]) W. M. Fletscher u. F. G. Hopkins, Journ. of Physiol. **35**, 247 [1907].
[4]) G. Denigès, Annales de Chim. et de Phys. **18**, 149 [1909].
[5]) J. Uffelmann, Zeitschr. f. klin. Medizin **8**, 392 [1884].

Daß sie besonders mit Oxalsäure, Weinsäure, Citronensäure und Äpfelsäure positiv ausfällt, hat neuerdings H. Kühl[1]) betont. Gelbfärbung tritt nach
ten Doesschate (l. c.) auch mit Ameisensäure, Benzoesäure und Hippursäure ein. Die durch flüchtige Fettsäuren (Ameisensäure, Essigsäure, Buttersäure) hervorgerufene ähnliche Gelbfärbung verschwindet nach Füth und
Lockemann[2]) auf Zusatz verdünnter HCl, während die durch Milchsäure
bedingte Reaktion dabei zwar abgeschwächt wird, aber positiv bleibt. Nach
Kühl ist die Reaktion um so empfindlicher, je verdünnter die Lösungen der
Reagenzien sind. An Stelle des Phenols, bei dem eine stärkere Verdünnung als
2% kaum möglich ist (da die Blaufärbung dann nicht mehr wahrgenommen
wird), verwendet Kühl die Salicylsäure.

Die Reagenzien sind dann: α) eine kalt bereitete wässerige Lösung der
Salicylsäure (400 Teile Wasser von 15° lösen 1 Teil Säure) wird mit Wasser
im Verhältnis 1 : 100 verdünnt. Die letztgenannte Lösung enthält dann
in 1 ccm 0,000025 g Salicylsäure. β) Lösung von 5 g Eisenchlorid in 100 ccm
Wasser. γ) Die Milchsäure wird in einer Konzentration 1 : 5000 verwendet. Es
werden 5 ccm der Salicylsäurelösung 1 : 100 mit einem Tropfen der Eisenlösung versetzt und nur wenige Tropfen der zu prüfenden Lösung zugefügt.

Phenol oder Salicylsäure sind an sich unnötig für das Zustandekommen der Gelbfärbung, sie werden lediglich des Kontrastes wegen verwendet. Nach Kelling[3]) kann man
auch sehr verdünntes Ferrichlorid direkt benutzen.

Quantitative Bestimmung der d-Milchsäure.

Für die quantitative Ermittlung der Milchsäure in Harn (und anderen
Körperflüssigkeiten) ist kein exaktes Verfahren bekannt. Alle bisher angegebenen sind Näherungsmethoden. Ihre Nachprüfung zeigt, daß die Resultate
auch untereinander nicht unerheblich differieren.

Alle Verfahren zur Bestimmung im Harn setzen die vorherige Abtrennung
der Milchsäure voraus, die durch sorgfältige Ätherextraktion bei saurer Reaktion vor sich zu gehen hat.

a) A. Ch. Vournasos[4]) hat zur Bestimmung der Milchsäure das folgende
Jodoformverfahren angegeben: 30 ccm der zu prüfenden Flüssigkeit werden
auf $1/3$ eingedampft, in einer Retorte mit 15 ccm wässeriger KOH und 0,5 g Jod
vermischt und unter ganz allmählicher Erwärmung $7/10$ des Volumens abdestilliert. Das übergegangene Jodoform wird unter guter Kühlung aufgefangen und dann maßanalytisch bestimmt. Man verdünnt hierzu das Destillat mit 50 ccm Wasser, fügt ebensoviel 10 proz. alkoholische Kalilauge hinzu und
titriert nach völliger Lösung und einigem Stehen nach dem Ansäuern mit
verdünnter HNO$_3$ mit Silberlösung. 1 ccm $^n/_{10}$-AgNO$_3$-Lösung entspricht
0,0029 g Milchsäure.

b) Nach J. Paeßler[5]). Das Verfahren beruht auf einer *Oxydation in saurer
Lösung durch Kaliumbichromat* und ist in allen den Fällen anwendbar, in
denen andere reduzierende Substanzen nicht vorhanden sind. Es wird ein
bestimmter Teil der Lösung in einem Erlenmeyerkolben mit 10 ccm verdünnter
H$_2$SO$_4$ und 25 ccm $^n/_2$-K$_2$Cr$_2$O$_7$-Lösung versetzt und unter Benutzung

[1]) H. Kühl, Milchwirtschaftl. Centralbl. **6**, 61 [1910].
[2]) H. Füth u. G. Lockemann, Centralbl. f. Gynäkol. **1906**, 41.
[3]) G. Kelling, Zeitschr. f. physiol. Chemie **18**, 397 [1893].
[4]) A. Ch. Vournasos, Zeitschr. f. angew. Chemie **1902**, 172. — Vgl. L. von
Stubenrauch, Zeitschr. f. Unters. d. Nahrungs- u. Genußmittel **1898**, 737.
[5]) J. Paeßler, Deutsche Gerberzeitung **1907**, Nr. 232 u. 234.

eines Steigrohres 1 Stunde lang im schwachen Sieden erhalten. Hierauf wird das überschüssige $K_2Cr_2O_7$ (in bekannter Art jodometrisch) zurücktitriert. 1 ccm $^n/_2$ n-$K_2Cr_2O_7$ entspricht 0,01127 g Milchsäure, da diese nach folgender Gleichung durch die Chromsäure oxydiert wird:

$$3\,CH_3—CHOH—COOH + 2\,K_2Cr_2O_7 + 8\,H_2SO_4$$
$$= 11\,H_2O + 2\,K_2SO_4 + 2\,Cr_2(SO_4)_3 + 3\,CH_3—COOH + 3\,CO_2.$$

c) Das bisher gebräuchlichste Verfahren ist die Extraktion der Milchsäure mit Äther und darauffolgende Bestimmung als Zink- resp. Lithiumsalz.

Für die *Bestimmung als Zinksalz* extrahiert man den Harn in der zuvor (S. 249) angegebenen Weise erschöpfend mit Äther und nimmt die Behandlung des Ätherextraktes mit Bleihydroxyd, Schwefelwasserstoff und dann mit Zinkcarbonat in gehöriger Verdünnung und unter quantitativen Kautelen vor. Versetzt man die Mutterlauge des ersten Krystallanschusses vorsichtig mit Alkohol, so gelingt es häufig, eine nochmalige Abscheidung von Zinklactat zu erhalten [E. Buchner und J. Meisenheimer[1]]. Nach den Angaben dieser Autoren[1]) muß man die Ausschüttelung wässeriger, Milchsäure enthaltender Lösungen mit dem doppelten Volumen Äther etwa 8 mal im Scheidetrichter wiederholen, wenn man nicht eine mechanische Extraktion anwendet.

d) Auch die *titrimetrische Ermittelung der Milchsäure* ist vielfach versucht worden.

α) Das von E. Jerusalem[2]) als quantitativ empfohlene Verfahren, die Milchsäure mit Kaliumpermanganat in schwefelsaurer Lösung zu Acetaldehyd zu oxydieren und diesen maßanalytisch (mit Bisulfit) zu bestimmen, ist von O. v. Fürth[3]) widerrufen worden.

β) Am meisten bewährt hat sich (für die ähnliche Bestimmung der Milchsäure im Mageninhalt) das Oxydationsverfahren von J. Boas[4]).

Hier wird die Milchsäure mit Mangandioxyd (Braunstein) und verdünnter Schwefelsäure zu Acetaldehyd oxydiert:

$$CH_3—CHOH—COOH + MnO_2 + H_2SO_4 = 2\,H_2O + MnSO_4 + CO_2 + CH_3—CHO$$

und dieser jodometrisch ermittelt.

Die beim Verdunsten des Ätherextraktes erhaltene rohe Milchsäure wird mit Wasser in ein Destillationskölbchen überführt und mit hinreichend Braunstein, sowie verdünnter Schwefelsäure (von 20%) versetzt. Man verbindet den Kolben sofort mit einem Kühlrohr, dessen Ende in einen Glaszylinder mit 5—10 ccm alkalischer Jodlösung (oder Neßlerscher Flüssigkeit) taucht. Erhitzt man nun den Kolbeninhalt, so geht schon beim ersten Aufkochen der Aldehyd über, und es tritt sofort die Jodoformbildung (oder mit Neßlers Reagens die Bildung von gelblichrotem, sog. Aldehydquecksilber $(HgOH)_3C—CHO$) auf.

Bei der *quantitativen Bestimmung nach Boas* verschließt man den Destillationskolben mit einem doppelt durchbohrten Stopfen, ein Rohr geht zum Kühler, das andere mit einem Quetschhahn verschlossene dient dazu, am Ende der Destillation Luft durch den Kolben saugen zu können. Man destilliert etwa $^4/_5$ ab. (Zur Titration benötigt man: 1. $^n/_{10}$-Jodlösung, 2. $^n/_{10}$-Natrium-

[1]) E. Buchner u. J. Meisenheimer, Berichte d. Deutsch. chem. Gesellschaft 37, 417 [1904].
[2]) E. Jerusalem, Biochem. Zeitschr. 12, 361 [1908].
[3]) O. v. Fürth, Biochem. Zeitschr. 24, 266 [1910].
[4]) J. Boas, Deutsche med. Wochenschr. 19, 940 [1893].

arsenitlösung, 3. Salzsäure vom spez. Gew. 1,018, 4. Kalilauge (56 g KOH im Liter), 5. eine dünne Stärkelösung.) Zum Destillate werden 20 ccm Jodlösung und 20 ccm der Lauge gefügt, kräftig geschüttelt und einige Minuten verschlossen stehen gelassen; sodann werden 20 ccm Salzsäure zugesetzt und mit der Natriumarsenitlösung das überschüssige Jod titriert. 1 ccm $^n/_{10}$ n-Jodlösung entspricht 0,003388 g Milchsäure.

e) Über Versuche zur quantitativen Bestimmung der Milchsäure durch Titration der nach Oxydation mit schwefelsaurer Permanganatlösung erhaltenen Acetaldehydmenge mittels Pyrrollösungen siehe bei W. Sobolewa und J. Zaleski[1].

d, l-Milchsäure (Gärungsmilchsäure, d, l-α-Oxypropionsäure).

$$CH_3—CH \cdot OH—COOH = C_3H_6O_3.$$

Wie bereits hervorgehoben, ist im Harn mit Sicherheit als pathologisches Stoffwechselprodukt nur die optisch-aktive d-Milchsäure gefunden. Allein nach Verfütterung bestimmter Substanzen, z. B. von d, l-Lactaten oder Inosit (S. 246 und 518), kommt allem Anscheine nach auch die Racemform im Urin vor. Auch findet sie sich in alten Fleischextraktpräparaten[2].

Eigenschaften und Reaktion der inaktiven Milchsäure sind denen der d-Säure sehr ähnlich.

Als analytisch wesentliche Differenzen sind folgende beachtenswert: Die reine racemische Säure und ihre Salze sind optisch inaktiv. Die wasserfreie Säure schmilzt bei 18° und ist sehr zerfließlich.

Das Calciumsalz krystallisiert stets mit 5 Mol. Wasser = $(C_3H_5O_3)_2Ca + 5 H_2O$; es enthält 29,22% H_2O. Das Zinksalz, $(C_3H_5O_3)_2Zn + 3 H_2O$, enthält 3 Mol. Wasser (= 18,18%) und ist schwerer löslich als das Zink-d-lactat, nämlich bei 15° in 53 T H_2O, bei 100° in 6 T, und fast gar nicht in Alkohol.

Der Nachweis von d, l-Milchsäure geschieht wie bei der aktiven Form.

l-β-Oxybuttersäure (Butanol(3)säure).

$$CH_3—CHOH—CH_2—COOH = C_4H_8O_3.$$

Die β-Oxybuttersäure wurde 1883 von O. Minkowski[3] und E. Külz[4] entdeckt, nachdem kurz vorher Stadelmann[5] die aus ihr sekundär hervorgehende α-Crotonsäure ($CH_3 \cdot CH : CH \cdot COOH$) aufgefunden hatte.

Zusammen mit der Acetessigsäure und dem Aceton bildet die β-Oxybuttersäure die Gruppe der Acetonkörper; sie tritt im Harn mit diesen bei schweren Diabetesfällen, ferner bei Infektionskrankheiten und Skorbut auf. Bez. der Literatur sei auf die Angaben bei Acetessigsäure und die zusammenfassende Übersicht von A. Magnus-Levy[6] verwiesen.

Die β-Oxybuttersäure kommt von den drei Acetonkörpern bei schwerem Diabetes am reichlichsten vor; A. Magnus-Levy[7] fand in der Tagesmenge bis 119 g (!) neben 23,6 g Acetessigsäure. Bei größeren Mengen von Aceton im Harn fehlt β-Oxybuttersäure niemals. Das ist wichtig für die polarime-

---

[1] W. Sobolewa u. J. Zaleski, Zeitschr. f. physiol. Chemie 69, 441 [1910].

[2] E. Salkowski, Zeitschr. f. physiol. Chemie 69, 471 [1910].

[3] O. Minkowski, Archiv f. experim. Pathol. u. Pharmakol. 18, 35 [1884].

[4] E. Külz, Zeitschr. f. Biol. 20, 165 [1884]; 23, 329 [1887].

[5] E. Stadelmann, Archiv f. experim. Pathol. u. Pharmakol. 17, 419 [1883]; Archiv f. klin. Medizin 37, 580 [1885].

[6] A. Magnus-Levy, Ergebnisse d. inn. Med. u. Kinderheilk. 1, 352 [1908].

[7] A. Magnus-Levy, Archiv f. experim. Pathol. u. Pharmakol. 42, 149 [1899]; 45, 389 [1901]; ferner sub 1, 411.

trische Untersuchung von Zuckerharnen, da die *β*-Oxybuttersäure stark **links-drehend** ist. Jedoch entbindet die Abwesenheit von Aceton nicht von der Notwendigkeit, auf die Gegenwart von *β*-Oxybuttersäure Bedacht zu nehmen, da nach E. Stadelmann[1]), wenn auch selten, enorme Mengen *β*-Oxybutter-säure bei völligem Fehlen von Aceton und Acetessigsäure im Urin auftreten können. Zu beachten ist ferner, daß in den genannten Fällen von gewaltiger Säureanhäufung (Acidosis) eine große Menge Ammoniak (gebunden an *β*-Oxy-buttersäure) im Urin vorhanden ist[2]).

Im normalen Harn findet sich *β*-Oxybuttersäure nach H. Chr. Geel-muyden[3]), A. Magnus-Levy[4]) und P. Bergell[5]) höchstens in Spuren, nach Ph. A. Shaffer[6]) jedoch in deutlicher Menge. Außer bei eigentlichen Krankheiten tritt *β*-Oxybuttersäureausscheidung bei Kohlenhydratkarenz und beim Hungern auf; nach C. v. Noorden auch bei unvermitteltem Über-gange von einer Kohlenhydrat-(Stärke-)Kost zu einer Fett-Fleischernährung. Es bestehen jedoch große individuelle[7]) Schwankungen und physiologische **Unterschiede**.

Mensch, Affe und Schwein gehören zur Gruppe der leicht Acetonkörper bildenden Lebewesen, Kaninchen und Ziege zeigen eine Acidosis bei Kohlen-hydratentziehung nicht regelmäßig, beim Hunde müssen Hunger und Phlorhizin zusammenwirken[8]).

Ungleich ist auch das Verhalten der verschiedenen Tierarten bei **künst-licher Zufuhr** von *β*-Oxybuttersäure in Substanz.

Der gesunde Mensch verbrennt 20 g *β*-Oxybuttersäure[9]) anstandslos. Ein Hund von 3 kg oxydierte 8 g nicht mehr völlig, von 12 g gingen 2,1 g in den Harn über. Ein 3 kg schweres Kaninchen verbrennt 7 g vollkommen.

In manchen Fällen tritt dann statt der *β*-Oxybuttersäure ihr Oxydations-produkt Acetessigsäure bzw. Aceton im Urin auf[10]). Daß umgekehrt auch l-*β*-Oxybuttersäure durch assymmetrische Reduktion von Acetessigsäure im Tier-körper entstehen kann, haben L. Blum[11]) sowie E. Friedmann und C. Maase[12]) gezeigt.

———

[1]) E. Stadelmann, Archiv f. experim. Pathol. u. Pharmakol. **17**, 419 [1883]; Archiv f. klin. Medizin **37**, 580 [1885].

[2]) Vgl. hierzu L. J. Henderson u. K. Spiro, Biochem. Zeitschr. **15**, 105 [1909].

[3]) H. Chr. Geelmuyden, Skand. Archiv f. Physiol. **11**, 97 [1901].

[4]) A. Magnus-Levy, Archiv f. experim. Pathol. u. Pharmakol. **42**, 149 [1899]; **45**, 389 [1901]; ferner sub **1**, 411.

[5]) P. Bergell, Zeitschr. f. physiol. Chemie **33**, 310 [1901].

[6]) Ph. A. Shaffer, Journ. of biol. Chemistry **5**, 211 [1908].

[7]) In dieser Hinsicht verdient ein Fall von Weintraud (Archiv f. experim. Pathol. u. Pharmakol. **34**, 174 [1894]) besonders hervorgehoben zu werden. Hier schied ein Diabe-tiker bei geregelter Diät jahrelang keinen Zucker, wohl aber reichlich *β*-Oxybuttersäure aus.

[8]) J. Baer, Archiv f. experim. Pathol. u. Pharmakol. **51**, 271 [1904]; **54**, 153 [1906]. — J. v. Mehring, Zeitschr. f. klin. Medizin **16**, 436 [1889]. — O. Minkowski, Archiv f. experim. Pathol. u. Pharmakol. **31**, 181 [1893]. — H. Chr. Geelmuyden, Zeitschr. f. physiol. Chemie **26**, 381 [1898].

[9]) Zwischen der racemischen und l-Form ist bisher kein wesentlicher Unterschied im physiologischen Verhalten zu konstatieren gewesen; vgl. jedoch W. Sternberg, Virchows Archiv **152**, 207 [1898].

[10]) O. Minkowski, Archiv f. experim. Pathol. u. Pharmakol. **31**, 182 [1893]. — T. Araki, Zeitschr. f. physiol. Chemie **18**, 1 [1894]. — H. Zeehuysen, Malys Jahresber. d. Tierchemie **1899**, 825. — H. Chr. Geelmuyden, Skand. Archiv f. Physiol. **11**, 97 [1901]. — R. Waldvogel, Centralbl. f. inn. Medizin **19**, 845 [1898]. — L. Schwarz, Archiv f. experim. Pathol. u. Pharmakol. **40**, 184 [1898].

[11]) L. Blum, Münch. med. Wochenschr. **57**, 683 [1910].

[12]) E. Friedmann u. C. Maase, Biochem. Zeitschr. **27**, 474 [1910].

Nach H. D. Dakin[1]) hat Verfütterung von d, l-β-Oxybuttersäure an Hunde und Kaninchen Ausscheidung der l-Modifikation im Harn zur Folge; möglicherweise entsteht diese durch asymmetrische Reduktion intermediär auftretender Acetessigsäure.

Bei Diabetes oder im Kohlenhydrathunger wird die β-Oxybuttersäure unvollkommen verbrannt[2]). Wie für die übrigen Acetonkörper ist für die β-Oxybuttersäure eine viergliedrige Kette die direkte Vorstufe; eine solche kann aus Fettsäuren und aus Aminosäuren hervorgehen (siehe S. 224). Über die Mengen orientiert folgendes Beispiel von J. Baer und L. Blum[3]).

Beim Diabetiker stieg nach Eingabe von 26 g d, l-Leucin die Oxybuttersäure um 10,4 g, d. h. 50% der theoretisch möglichen Menge. 26 g d-Leucin bewirkten eine unbedeutende Steigerung, 26 g l-Leucin eine Steigerung von 17 g. 33 g Phenylalanin verursachten eine Mehrausscheidung von 8,4 g.

Bezüglich der Entstehung von β-Oxybuttersäure aus Kohlenhydraten auf dem Wege über Milchsäure, Acetaldehyd und dessen Aldol, dem β-Oxybuttersäurealdehyd:

$$CH_3—CH \cdot OH—COOH \rightarrow CH_3—CHO \rightarrow CH_3—CH \cdot OH—CH_2—COH$$
$$\rightarrow CH_3—CH \cdot OH—CH_2—COOH$$

sei auf die Erörterungen von K. Spiro, Magnus - Levy (l. c.), Neuberg und Blumenthal[4]), sowie auf die Versuche von E. Friedmann[5]) verwiesen.

In äußerlicher Beziehung zur β-Oxybuttersäure stehen noch die Citronensäure, die als β-γ-Dicarboxy-β-oxybuttersäure

$$(COOH)CH_2—COH—CH_2—COOH$$
$$\overset{|}{(COOH)}$$

aufgefaßt werden kann, sowie vielleicht (?) die Muskelextraktbase Carnitin, das Trimethyloxybutyrobetain[6]):

$$OH(CH_3)_3N \cdot CH_2—CH_2—CHOH—COOH \quad \text{(vgl. S. 554).}$$

E. Allard[7]) stellte Versuche an über den zeitlichen Ablauf der β-Oxybuttersäureausscheidung bei Diabetes. Nach seinen Angaben zeigte sich am Tage ein Abfall der Gesamtacetonkörper-Ausscheidung von morgens bis nachmittags 3 Uhr, nur um 9 und um 11 Uhr wird er durch einmalige Steigerung unterbrochen. An einem Hungertage sieht man einen bedeutenden Abfall, an dem β-Oxybuttersäure und Aceton beteiligt sind. Fettzufuhr steigerte die Ausscheidung der Gesamtacetonkörper beträchtlich, besonders in der 10.—11. Stunde nach der Aufnahme. Eiweißzufuhr bewirkt dagegen keine Zunahme. Für die

Gewinnung größerer Mengen reiner l-β-Oxybuttersäure aus Harn empfehlen E. Fischer und H. Scheibler[8]) folgendes Verfahren.

---

[1]) H. D. Dakin, Journ. of biol. Chemistry 8, 97 [1910]. — Vgl. auch A. J. Wakeman u. H. D. Dakin, Journ. of biol. Chemistry 8, 105 [1910].
[2]) A. Magnus - Levy, Archiv f. experim. Pathol. u. Pharmakol. 42, 149 [1899]; 45, 389 [1901]. — L. Schwarz, Deutsches Archiv f. klin. Medizin 76, 267 [1903].
[3]) J. Baer u. L. Blum, Archiv f. experim. Pathol. u. Pharmakol. 62, 129 [1910].
[4]) C. Neuberg u. F. Blumenthal, Beiträge z. chem. Physiol. u. Pathol. 2, 238 [1902].
[5]) E. Friedmann, Beiträge z. chem. Physiol. u. Pathol. 11, 202 [1908].
[6]) E. Krimberg, Berichte d. Deutsch. chem. Gesellschaft 42, 3878 [1909].
[7]) E. Allard, Archiv f. experim. Pathol. u. Pharmakol. 57, 1 [1907].
[8]) E. Fischer u. H. Scheibler, Berichte d. Deutsch. chem. Gesellschaft 42, 1221 [1909].

Zunächst wird der frische Urin mit je 300—400 g Ammonsulfat und je 100—150 ccm H_2SO_4 von 20% pro Liter versetzt und erschöpfend in einem Extraktor mit Äther ausgezogen. Je nach der Menge ist die β-Oxybuttersäure in 24—72 Stunden extrahiert. Der Ätherauszug wird filtriert und verdunstet.

Je 25 g der bis hierher nach den Angaben von Magnus - Levy (l. c.) erhaltenen rohen β-Oxybuttersäure werden mit 125 ccm Methylalkohol gemischt und unter Eiskühlung mit HCl-Gas gesättigt. Nach 24 Stunden wird die Mischung bei 15—20 mm und bei guter Kühlung der Vorlage aus einem Bade von 20—25° verdampft. Den Rückstand verdünnt man mit dem doppelten Volumen Äther, trennt vom ungelösten Teil, trocknet nun die Ätherlösung 12 Stunden über geglühtem Glaubersalz, filtriert und verdampft den Äther unter vermindertem Druck. Der Rückstand wird aus einem bis auf 85° geheizten Bade destilliert. Unter 13 mm Druck geht der l-β-Oxybuttersäuremethylester zwischen 66 und 70° als zunächst schwach grünliche Flüssigkeit über. Zur völligen Reinigung wird er wiederum mit geglühtem Na_2SO_4 und ein wenig trockenem Silbercarbonat geschüttelt. Durch nochmalige Destillation erhält man dann reinen Methylester, der unter 13 mm bei 67—68,5° siedet und die spez. Drehung $[\alpha]_D^{20} = -21,09°$ zeigt.

Zur Darstellung von reinem l-β-oxybuttersaurem Natrium verfährt man so, daß man für je 1 g Methylester nach Zugabe von wenig abs. Alkohol 25,5 ccm alkoholische $^n/_2$-NaOH zusetzt und 12 Stunden stehen läßt. Dann gibt man 4,25 ccm n-H_2SO_4 hinzu, filtriert vom ausgeschiedenen Na_2SO_4 ab und verdampft die Mutterlauge. Den Rückstand dampft man zur Entfernung vorhandenen Wassers mehrfach auf dem Wasserbade mit abs. Alkohol ab, löst die trockene Salzmasse in heißem Alkohol, konzentriert auf 5 ccm und versetzt mit 20 ccm trockenem Äther. Dabei fällt das reine Natriumsalz als gallertige Masse aus, die abgesaugt wird.

Aus dem Natriumsalz kann die freie Säure durch Zerlegen mit verdünnter H_2SO_4 und Ausäthern hergestellt werden.

Auch ohne den Weg über den Methylester kann man nach A. Magnus-Levy (l. c.) das Natriumsalz aus der rohen Säure nach Entfernung von Fettsäuren, Hippursäure und Verunreinigungen usw. in krystallisierter Form erhalten; doch kommt man nach E. Fischer und H. Scheibler (l. c.) über den Ester leichter und mit geringeren Verlusten zum Ziele.

Eigenschaften. Die reine l-β-Oxybuttersäure krystallisiert in glashellen, plattenförmigen Krystallen, die bei 47,5—48° sintern und bei 49—50° schmelzen. Für gewöhnlich erhält man die Säure als hygroskopische, dicke, geruchlose Flüssigkeit, die sich leicht in Wasser und Alkohol, Holzgeist, Aceton, Äther und Essigester, aber nicht in Benzol und Ligroin löst. Durch Impfkrystalle kann die wasserfreie sirupöse β-Oxybuttersäure leicht zur Krystallisation gebracht werden.

Die aus Harn gewonnene Säure wie ihre Salze sind optisch aktiv, und zwar lävogyr; die Linksdrehung der freien Säure ist größer als die ihrer meisten Salze, sie beträgt $[\alpha]_D^{17-22} = -24,12°$ für Konzentrationen bis 12% und Temperaturen von 17—22°. Multirotation zeigt sie nicht.

Die synthetisch von J. Wislicenus[1]) aus Acetessigester durch Reduktion erhaltene d, l-β-Oxybuttersäure ist von A. McKenzie[2]) mittels der Strychninsalze in die optischen Antipoden gespalten; er fand für die l-Säure einen etwas höheren Drehungswert: $[\alpha]_D^{20} = -24,8°$.

Bei 1 mm Druck destilliert die reine l-β-Oxybuttersäure bei 112°, wird dabei aber durch anhydridartige Produkte[3]) (Lactone?) verunreinigt, die sich auch beim Erhitzen auf 100° bilden[2]). Mit Wasserdämpfen ist die freie Säure, wenn auch sehr wenig, flüchtig.

Salze. Das β-oxybuttersaure Natrium hat die spez. Drehung $[\alpha]_D^{17-22} = -14,35°$ (bei Konzentrationen unter 12%) [Magnus-Levy]. Durch Neutralisation der freien Säure mit den betreffenden Metallcarbonaten oder Hydroxyden sind die Salze von Barium, Magnesium, Kupfer, Zink, Cadmium und Silber erhalten. Die des Zinks und Cadmiums krystallisieren schwieriger, das Silbersalz $C_4H_7O_3Ag$ bildet feine Nadeln, die aus heißem Wasser

---

[1]) J. Wislicenus, Annalen d. Chemie u. Pharmazie. **149**, 205 [1869].

[2]) A. McKenzie, Journ. Chem. Soc. **81**, 1402 [1902].

[3]) E. Fischer u. H. Scheibler, Berichte d. Deutsch. chem. Gesellschaft **42**, 1221 [1909].

17

bei schneller Abkühlung ohne Schwärzung umkrystallisiert werden können[1]). Die (älteren) Angaben über seine Drehung schwanken, da wohl nicht ganz reines Salz vorlag.

Die Alkali- und Erdalkalisalze der l-β-Oxybuttersäure sind bemerkenswerterweise alle in heißem Alkohol löslich. Über den Methylester siehe S. 257.

Analytisch von Wichtigkeit ist, daß weder β - o x y b u t t e r s a u r e Salze noch die freie Säure durch Bleisalze, auch nicht durch Bleiessig und Ammoniak, gefällt werden. Diese Eigenschaft kann dazu dienen, die Gegenwart der linksdrehenden β-Oxybuttersäure in Harnen zu entdecken, da die häufigsten anderen optisch aktiven Stoffe, wie Zucker und gepaarte Glucuronsäuren, durch Bleisubacetat plus Ammoniak niedergeschlagen werden. Unerläßlich ist es aber, die zu polarisierende Lösung von Bleisalzen und Alkali zu befreien. Denn beide Faktoren beeinflussen stark das Drehungsvermögen. Wie schon erwähnt, drehen die Alkalisalze s c h w ä c h e r als die freie Säure; andererseits s t e i g e r t[2]) neutrales Bleiacetat das Drehungsvermögen bis aufs Doppelte, Bleiacetat plus Alkali v e r m i n d e r n[3]) es dagegen, unter Umständen bis zur völligen Inaktivität.

Nach M a g n u s - L e v y[2]) ist die β-Oxybuttersäure gelegentlich von einer u n b e k a n n t e n S ä u r e (bis zu 10%) begleitet, die bei den üblichen Bestimmungsmethoden (siehe unten) mit ihr zusammen in den Ätherextrakt des Harnes übergeht und gleichfalls optisch aktiv zu sein scheint.

Verhalten. Beim Erhitzen mjt starker Schwefelsäure spaltet die β-Oxybuttersäure 1 Mol. Wasser ab und geht in die flüchtige, bei 72° schmelzende α-Crotonsäure (siehe S. 254, 259) über:

$$CH_3-CH \cdot OH-CH_2-COOH = H_2O + CH_3-CH = CH-COOH .$$

T. A r a k i[4]) hat gezeigt, daß schon wässerige β-Oxybuttersäurelösungen ohne Zusatz von H_2SO_4 beim Destillieren Crotonsäure liefern. Der Zerfall wird jedoch erst bei einer Konzentration von 10% H_2SO_4 reichlich.

Bei O x y d a t i o n m i t H y d r o p e r o x y d und E i s e n s a l z[5]) liefert β-Oxybuttersäure zunächst Acetessigsäure und Aceton, daneben auch Ameisensäure, Essigsäure und Acetaldehyd.

Diese Reaktionen, speziell die Überführung in Acetessigsäure, dienen zur Erkennung der β-Oxybuttersäure (siehe S. 259).

Auch bei der Oxydation mit C h r o m s ä u r e[6]) ergibt die β-Oxybuttersäure Aceton, unter bestimmten Bedingungen ziemlich quantitativ (siehe unten, Methode von Ph. A. S h a f f e r).

Versetzt man eine β-Oxybuttersäurelösung mit Ammoniak und dampft ein, so entwickelt der Rückstand beim Glühen mit Zinkstaub fichtenspanrötende Dämpfe[7]); diese Fähigkeit, eine positive Pyrrolreaktion zu geben, teilt die β-Oxybuttersäure mit vielen Substanzen.

---

[1]) Nach O. M i n k o w s k i (Archiv f. experim. Pathol. u. Pharmakol. 18, 35 [1884]) u. T. A r a k i (Zeitschr. f. physiol. Chemie 18, 1 [1894]) entsteht es auch bei der Fällung einer 15 proz. Natrium-β-oxybutyratlösung mit starkem $AgNO_3$; milchsaure Salze erschweren diese Fällung des Silbersalzes.

[2]) A. M a g n u s - L e v y, Archiv f. experim. Pathol. u. Pharmakol. 45, 389 [1901].

[3]) H. G r o ß m a n n, Biochem. Zeitschr. 1, 339 [1906].

[4]) T. A r a k i, Zeitschr. f. physiol. Chemie 18, 1 [1894].

[5]) H. D. D a k i n, Journ. of biol. Chemistry 4, 91 [1908]. — O. F. B l a c k, Journ. of biol. Chemistry 5, 207 [1908].

[6]) O. M i n k o w s k i, Archiv f. experim. Pathol. u. Pharmakol. 31, 182 [1893]. — E. K ü l z, Zeitschr. f. Biol. 20, 165 [1884]; 23, 329 [1887]. — Ferner A. D e i c h m ü l l e r, F. S z y m a n s k i u. B. T o l l e n s, Annalen d. Chemie u. Pharmazie 228, 92 [1885].

[7]) C. N e u b e r g, Festschr. f. E. Salkowski. Berlin 1904, S. 271.

Erkennung der l-β-Oxybuttersäure.

1. Die optische Untersuchung des mit Bleiessig und Ammoniak ausgefällten Harns nach E. Külz (l. c.) ist neuerdings als unzuverlässig erkannt. Da nach H. Großmann (l. c.) die Drehung der β-Oxybuttersäure durch Bleisalze und Alkali aufgehoben werden kann, ist es zum mindesten nötig, das Ammoniak fortzudampfen und das Blei bei saurer Reaktion mittels Schwefelwasserstoff auszufällen.

2. Die früher viel geübte polarimetrische Prüfung des vergorenen Urins gibt gleichfalls nur unsichere Resultate. Abgesehen von einer durch gepaarte Glucuronsäuren bedingten Linksdrehung können nach der Vergärung von Zuckerlösungen nach Neuberg[1]) an sich optisch-aktive Flüssigkeiten resultieren, und zwar ziemlich regellos lävogyre und dextrogyre. Erstere können l-β-Oxybuttersäure vortäuschen, letztere vorhandene verdecken.

3. Probe von O. F. Black[2]). Sie beruht auf der Beobachtung von H. D. Dakin (l. c.), daß β-Oxybuttersäure mit Wasserstoffsuperoxyd und Eisensalz u. a. Acetessigsäure liefert.

Man engt 10—20 ccm Harn bei nativer Reaktion auf 2—4 ccm ein; präformierte Acetessigsäure zerfällt hierbei vollständig in CO_2 und Aceton, welches verdampft. Der Rückstand wird darauf mit konz. HCl deutlich angesäuert und mit Gips zu einem dünnen Brei verrührt. Die erhärtete, trockene und dann gepulverte Masse wird zweimal mit Äther extrahiert, letzterer verdampft, der Rückstand in Wasser gelöst, mit $BaCO_3$ neutralisiert und mit 2—3 Tropfen Wasserstoffsuperoxyd von 3% versetzt. Bringt man nun einige Tropfen einer 5proz. Ferrichloridlösung, die eine Spur Oxydulsalz ($FeSO_4$) enthält, hinzu, so tritt nach kurzer Zeit eine dunkelrote Färbung ein, die bei längerem Stehen verblaßt. Vorbedingungen für das Gelingen der Probe sind beinahe neutrale Reaktion und Ausführung in der Kälte. Ein großer Überschuß von Eisenchlorid oder H_2O_2 ist zu vermeiden. Die Reaktion tritt noch bei einer Verdünnung 1 : 10 000 ein.

Die Probe ist z. B. neben der Crotonsäurereaktion (siehe unten) die einfachste und bei kleinen Mengen die sicherste für einen schnellen qualitativen Nachweis von β-Oxybuttersäure. Ihr Gelingen hängt jedoch in hohem Maße von der genauen Einhaltung obiger Vorschrift ab.

Nach eigenen Erfahrungen kann sie trotz unzweifelhafter Anwesenheit der β-Oxybuttersäure mißlingen, vielleicht weil andere Stoffe in den Ätherauszug übergehen, welche das Hydroperoxyd abfangen. Bei einem verdächtigen (Aceton bzw. Acetessigsäure enthaltenden) Harn empfiehlt es sich, bei negativem Ausfall der Blackschen Probe zur Kontrolle 20 ccm desselben Harns mit einigen Tropfen der käuflichen und billigen d, l-β-Oxybuttersäure[3]) zu versetzen und nochmals wie oben zu verfahren. Fällt auch jetzt die Reaktion negativ aus, so sind störende Substanzen zugegen und man muß 100 ccm Harn in Arbeit nehmen, um sicherer einen positiven Ausfall zu erhalten.

4. Überführung in α-Crotonsäure. Der von E. Stadelmann (l. c.) entdeckte leichte Übergang der β-Oxybuttersäure in α-Crotonsäure läßt sich zu einem Nachweise der letzteren im Ätherextrakt des angesäuerten Harnes sowie im Urin selbst verwerten.

---

1) C. Neuberg, Biochem. Zeitschr. **24**, 430 [1910]; vgl. dieses Handbuch S. 329 u. 364.
2) O. F. Black, Journ. of biol. Chemistry **5**, 207 [1908].
3) Das Kahlbaumsche Präparat ist synthetische racemische Säure; die Farbenreaktion gibt sie genau wie die aktive Form.

Im letzten Falle engt man den Harn zuvor zweckmäßig ein, da nur aus starken β-Oxybuttersäurelösungen die Crotonsäure in solcher Konzentration übergeht, daß sie leicht im Destillat auskrystallisiert.

Die Menge der zur wasserabspaltenden Destillation erforderlichen Schwefelsäure ist so zu bemessen, daß ihre Konzentration 50—55% H_2SO_4 beträgt, d. h. man mischt unter Kühlung mit etwas mehr als der gleichen Quantität konz. Schwefelsäure. Während der Destillation sorgt man durch kontinuierliches Zutröpfeln von Wasser für angenäherte Einhaltung dieser Konzentration. Die Hauptmenge der α-Crotonsäure geht mit dem ersten Kubikzentimeter über und scheidet sich beim Abkühlen in Eis-Kochsalzmischung und beim Reiben mit einem Glasstabe oft direkt krystallinisch ab.

Geschieht dieses nicht, so muß man das Destillat mehrfach ausäthern und die Ätherauszüge verdunsten lassen, wobei die Crotonsäure in Krystallen ausfällt.

Eine Täuschung ist an sich dadurch möglich, daß freigewordene Benzoesäure mit übergeht und im Destillat oder aus dem Ätherauszuge auskrystallisiert. Der Schmelzpunkt der abgesaugten oder auf Papier bzw. Ton abgepreßten Substanz gibt Klarheit. Benzoesäure schmilzt bei 121°, α-Crotonsäure um 50° niedriger, bei 71—72°, und bildet große Tafeln oder wollige Nadeln, die sich bei 20° in 12 T. Wasser lösen. Der Crotonsäure anhaftende Harnphenole und Benzoesäure lassen sich durch Waschen mit Wasser und Petroleumpentan entfernen. Eine wässerige Lösung der α-Crotonsäure entfärbt auch in kurzer Zeit Bromwasser unter Bildung von α-β-Dibrombuttersäure:

$$CH_3 \cdot CH : CH \cdot COOH + 2\,Br = CH_3 \cdot CHBr \cdot CHBr \cdot COOH \,.$$

Ferner reduziert sie zum Unterschied von Benzoesäure alkal.-ammoniak. Silberlösung in der Wärme unter Spiegelbildung.

5. Indirekter Hinweis auf β-Oxybuttersäureausscheidung. Jede eigentliche Acidosis hat beim Menschen eine gesteigerte Ausfuhr von Ammoniak zur Folge. Beträgt der NH_3-Gehalt des Urins mehr als 1,2 g in der 24stündigen Menge, so ist eine erhöhte Ausscheidung von Säuren vorhanden, unter denen die l-β-Oxybuttersäure den ersten Platz einnimmt. Medikamentöse Verabfolgung von Alkalien verändert natürlich das Bild, und nach therapeutischen Maßnahmen gibt die Menge des Harnammoniaks keinen Anhalt mehr.

Quantitative Bestimmung der l-β-Oxybuttersäure.

Die zur genauen Ermittlung des β-Oxybuttersäuregehaltes vom Harn angegebenen Verfahren beruhen im wesentlichen auf folgenden drei Prinzipien:

a) Polarimetrische Bestimmung.

b) Bestimmung durch Oxydation zu Aceton.

c) Bestimmung durch Überführung in α-Crotonsäure.

a) Polarimetrische Bestimmung.

α) Nach A. Magnus-Levy[1]). Am schnellsten und sichersten ermittelt man nach Magnus-Levy die l-β-Oxybuttersäure in folgender Weise:

Der frische Harn wird ohne weiteres mit 30—40 g feingepulvertem Ammoniumsulfat und 10—15 ccm Schwefelsäure von 20% für jede 100 ccm versetzt und in einem Ätherextraktionsapparat (z. B. dem von Zelmanowitz

---

[1] A. Magnus-Levy, Archiv f. experim. Pathol. u. Pharmakol. 45, 389 [1901]; Ergebn. d. inn. Medizin u. Kinderheilk. 1, 352 [1908].

siehe S. 265) oder einem anderen Perkolator erschöpfend mit Äther ausgezogen. Je nach der vorhandenen β-Oxybuttersäurequantität sowie nach der Stärke des Ätherstromes im Apparat dauert die Extraktion 24—72 Stunden. Man muß ihre Vollständigkeit auf alle Fälle kontrollieren. Zu diesem Zwecke gießt man nach jedesmal 24 Stunden den Äther aus dem Kölbchen[1]) durch ein trockenes Filter in eine jeweils neue Porzellanschale oder ein Becherglas ab und überläßt den Äther der freiwilligen Verdunstung. Ein Erhitzen auf dem Wasserbad, wie es H. Chr. Geelmuyden (siehe unten) angibt, ist besser zu unterlassen. Der Ätherrückstand besteht aus einem Sirup, der meistens Krystalle von Hippursäure enthält. Man setzt 8—16 ccm Wasser hinzu, wodurch eine Trübung oder eine ölige Fällung entsteht, die sich in 12—24 Stunden zum Teil krystallinisch absetzt. Davon wird in einen kleinen Maßzylinder abgegossen, mit möglichst wenig Wasser quantitativ nachgespült und auf 10, höchstens 20 ccm genau aufgefüllt. Zur Klärung wird eine kleine Messerspitze Kieselgur zugegeben und durch ein dichtes Filter — ev. unter Zurückgießen der ersten trübe durchlaufenden Portionen — filtriert und daran die polarimetrische Bestimmung angeschlossen. — Wenn der Ätherauszug der 2. oder 3. Extraktion nur noch einen ganz geringen Rückstand hinterläßt und keine wesentliche Linksdrehung mehr zeigt, wird die Extraktion abgebrochen. Das ist meist nach zweimal, seltener nach dreimal 24 Stunden, in den seltensten Fällen auch dann noch nicht erreicht. Unter allen Umständen muß die Vollständigkeit der Extraktion auf diese Art jedesmal kontrolliert werden.

Die auf diese schonende Weise gewonnenen wässerigen Lösungen der ätherlöslichen Säuren sind vollständig klar und infolge des Unterlassens jeder Erwärmung trotz des geringen Volumens meist so wenig gefärbt, daß sie sofort im 2-Dezimeterrohr polarisiert werden können. Man erhält verhältnismäßig bedeutende Ausschläge und kann selbst kleine Mengen mit ziemlicher Sicherheit bestimmen. Enthält z. B. ein Tagesurin von 1500 ccm nur 0,6 g Oxybuttersäure und werden 1000 ccm Urin verarbeitet, so ergeben die darin enthaltenen 0,4 g in 10 ccm Wasser gelöst eine 4 proz. Lösung (in 20 ccm eine 2 proz.), die im 2-Dezimeterrohr des Traubenzuckerapparates ca. 1,8° (0,9°) nach links drehen. Bei Urinen von größerem Gehalt nimmt man entsprechend weniger zur Bestimmung, oder man muß den Ätherrückstand mit mehr Wasser aufnehmen und erhält so deutliche Linksdrehungen.

Es ist für gewisse Zwecke angegeben worden, die zuletzt erhaltene wässerige Lösung mit basisch essigsaurem Blei zu versetzen und sie nach der Filtration zu entbleien und dann erst zu polarisieren. Soweit dabei eine Aufhellung, eine Entfärbung, beabsichtigt wird, ist jener Zweck bei diesem schonenden Verfahren kaum je nötig[2]). Soweit beabsichtigt ist, andere Säuren (namentlich etwaige linksdrehende) zu entfernen, hat dies Vorgehen den Nachteil, daß man große Mengen Essigsäure hineinbringt, die die spätere Reindarstellung der Oxybuttersäure durch Krystallisation unmöglich machen und selbst die Darstellung der Crotonsäure sehr erschweren. Folgendes Verfahren ist dann

---

[1]) Sammelt sich, was namentlich bei Verarbeitung großer Urinmengen der Fall ist, in dem Ätherkölbchen eine braune Schmiere unter dem Äther an, so wird der Äther davon abgegossen. Der braune Sirup enthält Hippursäure und andere Stoffe, die in dem relativ geringen Äthervolumen nicht gelöst bleiben. Da etwas Oxybuttersäure eingeschlossen werden kann, so löst man den Sirup in wenig Wasser und gibt dieses in das Extraktionsgefäß zum Urin zurück.

[2]) Wo sie doch erwünscht ist, schüttle man die wässerige Lösung mit einigen Körnchen Bleicarbonat, leite dann H_2S und schließlich einen Luftstrom ein. Man bringt damit nichts Neues in die Lösung hinein und kann gut entfärben.

vorzuziehen: Nach erfolgter polarimetrischer Bestimmung wird die wässerige Lösung der Säuren mit kohlensaurem Kalk und etwas Kalkwasser oder aber mit Baryt genau neutralisiert, wenn nötig wieder auf ein kleines Volum eingedampft (ev. mit etwas Kalk- oder Barytwasser alkalisch gemacht), mit der 3—4fachen Menge Alkohol versetzt und 12—24 Stunden stehen gelassen. Dabei fallen die Kalksalze der meisten im Extrakt enthaltenen Säuren aus (auch das der Milchsäure, was für den Urin nur selten in Betracht kommt). Die abzufiltrierenden Kalksalze können dann für sich weiter untersucht werden. Der β-oxybuttersaure Kalk ist in Alkohol von 60—80% und von noch höherer Konzentration vollständig löslich. Das Filtrat, das ihn enthält, wird unter Einhaltung oder Wiederherstellung der neutralen Reaktion durch vorsichtiges Erwärmen vom Alkohol befreit, mit Schwefelsäure versetzt und dann nach Filtration direkt polarisiert oder von neuem in einem kleinen Extraktionsapparat (siehe S. 267) mit Äther ausgezogen.

Die l-β-Oxybuttersäure wird auf diese Weise so rein gewonnen, daß sie nach dem Eingengen zum ganz dicken Sirup (durch Eindunsten im Exsiccator) mittels eines Impfkrystalles zum Erstarren gebracht werden kann.

Die von H. Chr. Geelmuyden[1]) sowie von L. Mohr und A. Loeb[2]) vorgeschlagenen Arbeitsweisen für Extraktion und polarimetrische Bestimmung sind nach A. Magnus-Levy[3]) Modifikationen seiner genau ausgearbeiteten Vorschrift und sollen keine Vorteile vor dieser bieten.

Zur optischen Untersuchung des l-β-Oxybuttersäureextraktes benutzt man am besten die lichtstarken, mit einem Auerbrenner erhellbaren Traubenzucker-apparate. Da die Drehung der reinsten β-Oxybuttersäure $\dfrac{52,5}{24,8} = 2,12$ mal geringer als die der d-Glucose ist, sind die als Prozente Traubenzucker abgelesenen Werte mit dem Faktor 2,12 zu multiplizieren.

β) Nach P. Bergell[4]). 100—300 ccm Harn werden — bei starkem Zuckergehalt nach vorangegangener Vergärung mit Bierhefe — mit Natriumcarbonat schwach alkalisiert und auf dem Wasserbade zum Sirup eingeengt. Zu letzterem fügt man nach dem Erkalten zunächst bis zur deutlich sauren Reaktion sirupdicke Phosphorsäure unter Kühlung, dann verreibt man mit 20—30 g feingepulvertem, geglühtem Kupfersulfat und 20—25 g sehr feinem Sande, wodurch ein trockenes Pulver entsteht. Das so vorbehandelte Material wird quantitativ auf ein Soxhletfilter gebracht und mit gleichfalls durch Kupfersulfat gänzlich getrocknetem Äther vollständig erschöpft, was bereits nach einer Stunde erreicht ist. (Nach S. Shindo[5]) sind jedoch zur vollkommenen Extraktion 1—2 Tage erforderlich.) Das Kupfersulfat wird mit trockenem Äther ausgewaschen, der Äther abdestilliert, der Rückstand mit 20 ccm Wasser aufgenommen, die Lösung mit sehr wenig Tierkohle geklärt und die Linksdrehung wie oben bestimmt.

S. Shindo[5]) sowie A. Magnus-Levy[3]) fanden die Bergellsche Vorschrift unausführbar, da ihnen die Herstellung des extrahierbaren Pulvers nicht oder kaum gelang; außerdem fand Shindo, daß die Extraktionsdauer von Bergell viel zu kurz angegeben ist.

---

[1]) H. Chr. Geelmuyden, Upsala Läkaref. 11, Suppl., Nr. 10 [1906]; Malys Jahresber. d. Tierchemie 1906, 350.
[2]) L. Mohr u. A. Loeb, Centralbl. f. Stoffwechsel 3, 193 [1902].
[3]) A. Magnus-Levy, Ergebn. d. inn. Medizin u. Kinderheilk. 1, 418 [1908].
[4]) P. Bergell, Zeitschr. f. physiol. Chemie 33, 310 [1901].
[5]) S. Shindo, Über die quantitative Bestimmung der β-Oxybuttersäure im Harn. Inaug.-Diss. München 1907.

γ) Vorschrift von Sozo Shindo[1]). Statt Kupfersulfat und Sand, die sich nicht bewähren, verwendet man nach Shindo Kieselgur und verfährt wie folgt: 100—300 ccm Harn (zuckerhaltiger nach dem Vergären) werden mit Natriumcarbonat schwach alkalisch gemacht und auf dem Wasserbade in einer Porzellanschale zum dünnen Sirup eingedampft, jedoch nicht zu weit, weil sonst der Rückstand zu fest am Porzellan haftet. Der Schaleninhalt wird nach dem Erkalten mit Phosphorsäuresirup oder mit krystallisierter Phosphorsäure versetzt, in der Porzellanschale mittels eines Pistills so lange gleichmäßig verrührt, bis ein homogener, nirgends mehr fest an der Schale haftender Sirup resultiert; dann wird Kieselgur portionsweise eingetragen, immer wieder mit dem Pistill verrieben und mit dem Zusatz so lange fortgefahren, bis man ein ganz gleichmäßiges, trockenes Pulver erhalten hat. Dies wird quantitativ in eine Soxhlethülse gebracht und zwei Tage (nachts unterbrochen) mit trockenem Äther extrahiert. Der Äther wird abdestilliert, der Rückstand mit 20 ccm Wasser aufgenommen, mit Tierkohle geschüttelt, filtriert und im Filtrat die Linksdrehung bestimmt. 1° Linksdrehung im 1 dm-Rohr entspricht 4,14% Oxybuttersäure der polarisierten Lösung; daraus wird die Menge im Harn berechnet.

Um sicher zu sein, daß durch die Extraktion die gesamte Oxybuttersäure ausgezogen ist, muß man das bereits extrahierte Pulver nochmals einen Tag mit frischem Äther erschöpfen. Zeigt der Ätherauszug, wie oben behandelt, noch eine Linksdrehung, so muß der gefundene Wert zu dem ersten hinzuaddiert und mit der Extraktion bis zur Erschöpfung fortgefahren werden.

Die Methode liefert sehr gute Resultate (der Fehler beträgt weniger als 1%).

δ) Nach O. F. Black[2]) ist der von ihm angewandte Modus, ein für den qualitativen Nachweis der β-Oxybuttersäure in geeigneter Weise extrahierbares Pulver (s. S. 259) aus eingeengtem Urin mit gebranntem Gips herzustellen, auch für die quantitative Analyse brauchbar. Die Extraktion mit Äther geschieht dann im Soxhlet-Apparat wie nach S. Shindo[1]) und die polarimetrische Bestimmung schließlich nach Magnus-Levy[3]).

b) Bestimmung durch Oxydation.

Verfahren von Ph. A. Shaffer[4]). Zur Bestimmung der β-Oxybuttersäure dient die Oxydation der Säure mit $K_2Cr_2O_7$ zu Aceton und CO_2.

25—250 ccm Harn, je nach seinem mutmaßlichen β-Oxybuttersäuregehalt, werden in einer 500 ccm-Meßflasche mit überschüssigem Bleiessig und 10 ccm konz. NH_3 versetzt, mit Wasser bis zur Marke aufgefüllt, umgeschüttelt und filtriert. 200 ccm des Filtrats werden auf 500 ccm verdünnt und unter Zusatz von 15 ccm konz. H_2SO_4 und etwas Talkum (zur Vermeidung von Siedeverzug und Stoßen) destilliert (250 ccm Destillat A). Bei der Destillation ersetzt man zweckmäßig aus einem Tropftrichter das verdampfte Wasser. Das Destillat A enthält das präformierte und das aus der Acetessigsäure gebildete Aceton nebst flüchtigen Fettsäuren. Der Rückstand wird mit 400—600 ccm einer 0,1—0,5 proz. Kaliumdichromatlösung destilliert, welche man ebenfalls aus einem Tropftrichter vorsichtig nachfließen läßt. Es werden ungefähr

[1]) S. Shindo, Über die quantitative Bestimmung der β-Oxybuttersäure im Harn. Inaug.-Diss. München **1907**.
[2]) O. F. Black, Journ. of biol. Chemistry 5, 207 [1908].
[3]) Siehe S. 260.
[4]) Ph. A. Shaffer, Journ. of biol. Chemistry 5, 211 [1908].

500 ccm Destillat B aufgefangen. Letzteres wird unter Zusatz von 20 ccm einer 3 proz. H_2O_2-Lösung nochmals destilliert und in diesem Destillat (ca. 300 ccm) das Aceton in üblicher Weise mit Jod und Thiosulfat titriert.

Bedingung für das Gelingen dieser Oxydation von β-Oxybuttersäure zu Aceton:

$$CH_3—CHOH—CH_2—COOH + O = H_2O + CO_2 + CH_3—CO—CH_3$$

ist, daß ganz verdünnte Bichromatlösung und schwache Schwefelsäure zur Anwendung kommen. Bei stärkerer Konzentration der letzteren entweicht Crotonsäure, die von Chromsäure nicht mehr zu Aceton umgewandelt wird.

Bei größerem Gehalt des Harns an Traubenzucker sind ev. mehr als 600 ccm der obigen Kaliumdichromatlösung und dann auch entsprechend mehr Schwefelsäure nötig.

Die letzte Destillation mit H_2O_2 bei alkalischer Reaktion soll die aus der Glucose entstehenden jodbindenden Körper zerstören. Unter letzteren befinden sich jedoch auch Ketone, und es ist nicht abzusehen, wieso diese angegriffen werden sollen unter Bedingungen, wo das Aceton intakt bleibt.

Es liegen keine Erfahrungen darüber vor, ob nach voraufgehender Vergärung des Traubenzuckers das Shaffersche Verfahren anwendbar ist, speziell ob nicht nach Entfernung des Alkohols störende Nebenprodukte der Gärung (Milchsäure z. B.) vorhanden sind.

c) Bestimmung durch Überführung in α-Crotonsäure.

α) Verfahren von E. Darmstädter[1]). 100 ccm des zu untersuchenden Harnes werden mit Natriumcarbonat schwach alkalisch gemacht und auf dem Wasserbade bis fast zur Trockne eingedampft. Der Rückstand wird mit 150 bis 200 ccm Schwefelsäure (50—55%) in einem Destillierkolben gespült. Man erhitzt nun anfangs vorsichtig mit kleiner Flamme, dann kräftig und läßt in dem Maße Wasser zutropfen, als dieses abdestilliert. Das setzt man so lange fort, bis etwa 300—350 ccm Flüssigkeit übergegangen sind, was in 2—2$\frac{1}{2}$ Stunden geschehen ist. Das Destillat wird 2—3 mal mit Äther ausgeschüttelt und der Äther abdestilliert. Man erhitzt nun den Ätherrückstand zur Entfernung der flüchtigen Fettsäuren einige Minuten auf dem Sandbade auf 150°—160°, löst nach dem Erkalten in 50 ccm Wasser auf, filtriert die ungelöste Substanz ab und wäscht mit etwas Wasser nach. Dann titriert man die wässerige Lösung der Crotonsäure mit $n/_{10}$-NaOH und Phenolphthalein als Indicator. 100 ccm $n/_{10}$-NaOH entsprechen 0,86 g Crotonsäure, die, mit 1,21 multipliziert, die entsprechende Menge β-Oxybuttersäure ergibt.

S. Shindo[2]) sowie A. Magnus-Levy[3]) konnten keine auch nur angenähert quantitativen Resultate mit dem Darmstädterschen Verfahren erzielen.

β) Vorschrift von S. Shindo[2]). Die großen Verluste bei dem Verfahren von Darmstädter führt Shindo auf Grund seiner Versuche darauf zurück, daß bei der Erwärmung auf 160° nicht nur die Fettsäuren, sondern auch Anteile der Crotonsäure selbst sich verflüchtigten. Shindo umgeht diesen Fehler, indem er statt der Titration mit NaOH die Additionsfähigkeit der Crotonsäure für Brom zur Bestimmung benutzt, was eine vorherige Entfernung der Fettsäure überflüssig macht, und indem er die Phenole, die ebenfalls Brom zu binden imstande wären und also eine erneute Fehlerquelle liefern würden, durch Eindampfen mit $BaCO_3$ entfernt.

Shindo gibt folgende Arbeitsweise an[2]): Es werden 150—200 ccm Harn (unvergoren) mit Natriumcarbonat schwach alkalisch gemacht und auf dem

---

[1]) E. Darmstädter, Zeitschr. f. physiol. Chemie **37**, 355 [1903].
[2]) S. Shindo, Über die quantitative Bestimmung der β-Oxybuttersäure im Harn. Inaug.-Diss. München **1907**, S. 17.
[3]) A. Magnus-Levy, Ergebn. d. inn. Medizin u. Kinderheilk. **1**, 418 [1908].

Wasserbade bis fast zur Trockne eingeengt. Der Rückstand wird mit 150 bis 200 ccm 50—55 proz. H_2SO_4 in einem Kolben so lange destilliert, bis 400 ccm Flüssigkeit ins Destillat übergegangen sind. Man destilliert ganz vorsichtig mit kleiner Flamme ab und läßt ebensoviel Wasser zutropfen, als übergeht. Das Filtrat wird mit $BaCO_3$ (ca. 3—4 g) neutralisiert und in einer Porzellanschale auf dem Wasserbade eingedampft. Den Rückstand nimmt man mit Wasser auf; dann wird filtriert und noch mehrere Male mit Wasser nachgewaschen. Das Filtrat wird mit Salzsäure angesäuert, dann mit einer abgemessenen Menge von Bromwasser, dessen Titer mit Jodkalium und Thiosulfat gestellt ist, versetzt und 10 Minuten stehen gelassen. Dabei muß die Flüssigkeit gelb bleiben; verschwindet die Färbung, so fügt man noch einmal Bromwasser hinzu. Hierauf wird das überschüssige Brom mit Jodkalium und Thiosulfat zurücktitriert. Da 1 Mol. Crotonsäure 2 Atome Br addiert, also 86 g Crotonsäure so viel Br, wie 2 Liter n-$Na_2S_2O_3$-Lösung entspricht, so zeigt 1 ccm verbrauchter $^n/_{10}$-$Na_2S_2O_3$-Lösung $\dfrac{86}{20\,000} = 0{,}0043$ g Crotonsäure $= 0{,}0052$ g Oxybuttersäure an.

Nach allen vorliegenden Erfahrungen ist die polarimetrische Bestimmung der l-β-Oxybuttersäure die bequemste.

Anhang.

Zur quantitativen Bestimmung der β-Oxybuttersäure und anderer Stoffe, die in ähnlicher Weise schwer in Äther und leicht in Wasser löslich sind, genügt die manuelle Ausschüttelung im Scheidetrichter nicht. Man bedarf hier einer mechanischen Extraktion. Für diesen Zweck eignen sich die beiden im folgenden beschriebenen Apparate.

Der Zelmanowitzsche wird zweckmäßig zur Extraktion größerer Flüssigkeitsmengen, 500—2000 ccm, angewendet, der v. d. Heidesche ist mehr für kleine Flüssigkeitsquanten bestimmt.

a) Großer Apparat von Zelmanowitz zur Extraktion wässeriger Flüssigkeiten mittels Äther, Ligroin usw.[1])

Der Ätherextraktionsapparat besteht, wie ihn die Zeichnung (Fig. 2) wiedergibt, aus einer mit mehreren Tuben versehenen Glasflasche G, welche zur Aufnahme der zu extrahierenden Flüssigkeit bestimmt ist; sie wird mittels eines eisernen Ringes H, der an einem Stativ befestigt ist, gehalten. Die auf den oberen Teil der Flasche angebrachten 4 Tuben dienen zur Aufnahme von 4 Glasröhren, durch welche der kondensierte Äther aus dem 4 teiligen Aufsatzstück („Verteiler") V in die wässerige Flüssigkeit F geleitet wird. Das Aufsatzstück trägt an einer Seite ein im rechten Winkel gebogenes Rohr a; es ist einerseits zur Aufnahme des aus dem Ätherdampfleitungsrohr ae steigenden Ätherdampfes und Weiterführung desselben bis in den Kühler K bestimmt, andrerseits, wie bereits bemerkt, zur Ableitung des kondensierten Äthers in die 4 Röhren und durch sie in die zu extrahierende Flüssigkeit F. In etwa $^2/_3$ der Höhe ist an der Flasche G ein weiterer Tubus T angebracht, durch welchen ein Glasrohr t bis in den zur Erzeugung des Ätherdampfes und Aufnahme der schon extrahierten Substanz bestimmten Kolben D hineinragt. Durch dieses Rohr fließt der mit der Flüssigkeit bereits in Berührung gekommene extrakthaltige Äther in den Kolben D ab. Am Boden der Flasche sitzt noch ein Tubus E, durch dessen mit Quetsch- oder Glashahn versehenen Stopfen die bereits mit Äther erschöpfte Lösung abgelassen werden kann. Dieser Tubus E bietet besondere Vorteile, einerseits beim Reinigen des Gefäßes, andrerseits bei Bildung einer starken Emulsion. Für den ersten Zweck ist man nicht

---

[1]) C. Zelmanowitz, Biochem. Zeitschr. **1**, 253 [1906]; der Apparat ist käuflich bei den Vereinigten Fabriken für Laboratoriumsbedarf, Berlin.

darauf angewiesen, den ganzen Apparat auseinander zu nehmen, sondern verfährt folgendermaßen. Nach dem Ablassen der ausgeätherten Flüssigkeit schließe man bei E, entferne
den in der kleinen Öffnung L am oberen Teil des tubulierten Gefäßes befindlichen Korken
und gieße durch diese Öffnung mittels eines kleinen Trichters Wasser hinein. Dasselbe
fließt aus dem seitlichen Rohr wieder ab. Auf diese Weise wird die Flasche für eine neue
Extraktion gebrauchsfähig gemacht. Man kann auch einen an die Wasserleitung ange-
schlossenen kleinen Schlauch in die Öffnung einführen und so die Flasche reinigen. Der
andere Vorteil, der durch den am Boden des Gefäßes angebrachten Tubus geboten wird,
ist folgender: Es ist eine nur zu bekannte Tatsache, daß stark eingeengte Flüssigkeiten,
z. B. besonders Harn usw., sehr zur Bildung von Emulsionen neigen. In diesem Falle ist
es zweckmäßig, in folgender Weise zu verfahren. Man lasse die zu extrahierende wässerige
Flüssigkeit F bis zu der unteren Emulsionsschicht durch den Tubus ablaufen. Dann stelle
man den im Gefäß G angebrachten Schlangen- oder Wittschen Rührer R so ein, daß eine

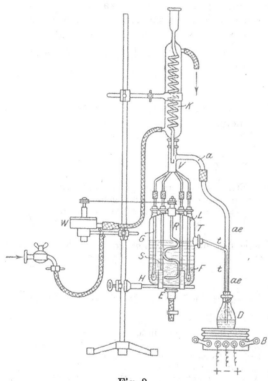

Fig. 2.

Windung resp. die Löcher desselben
knapp die obere Fläche der Emulsionsschicht berühren und lasse ihn nun
ziemlich stark arbeiten. Nach kurzer
Zeit schon wird man meist beobachten
können, daß die Emulsion mehr und
mehr verschwindet. Nun gieße man
durch L mit dem kleinen Trichter die
kurz vorher abgelassene Flüssigkeit
wieder in die Flasche zurück und
fahre mit der Extraktion fort. Sollte
nach einmaligem Ablassen der wässerigen Flüssigkeit und Auffüllen derselben nach kurzer Zeit die Emulsion
sich wieder zeigen, so verfahre man
in derselben Weise noch einmal, achte
aber bei Einstellen des Rührers genau
darauf, daß dieser zuerst nicht die
unteren Schichten der Flüssigkeit,
sondern mehr die oberen berührt.
Es ist nicht notwendig, neuen Äther
zu verwenden.

Der schon erwähnte Rührer R,
der von der Wasserturbine W ange-
trieben wird, dient noch einem weiteren Zwecke, einer Beschleunigung
der Extraktion. Mittels dieser Rühr-
vorrichtung wird nämlich die wässerige
Flüssigkeit in ständiger Bewegung
gehalten, wodurch der durch die
4 Röhren gedrückte Äther immer
wieder mit neuen Flüssigkeitsteilchen
in Berührung gebracht wird. Auf
diese Weise geht, im Gegensatz zu
anderen Apparaten, bei denen die zu

extrahierende Flüssigkeit ruhig lagert, die Erschöpfung gründlicher und schneller vonstatten. Aber noch ein anderer Faktor
bedingt die vollständige und rasche Extraktion. Die Ätherteilchen, welche durch die
4 Glasröhren in die Flüssigkeit geleitet werden, steigen nicht wie bei anderen Apparaten
gleich wieder in die Höhe, sondern werden infolge der drehenden Bewegung der wässerigen
Flüssigkeit zu äußerst feinen Teilchen zerstäubt, die dann mehrmals die Bewegungen der
Flüssigkeit mitmachen, ehe sie sich mit dem überstehenden Äther S mischen. Dieser Äther
fließt dann (über T durch t) stark gesättigt in das zur Aufnahme des Extraktes bzw.
Entwicklung der Ätherdämpfe dienende Kölbchen D. Zur Erzeugung des Ätherdampfes
kann man zweckmäßig einen elektrischen Heizkörper (B) verwenden, der eine
Feuersgefahr durch eventuelles Entweichen von Ätherdämpfen vollständig ausschließt.
Da im ganzen Gefäß G kein Druck und kein dampfförmiger Äther vorhanden ist,
besonders da die Ätherschicht S völlig kalt ist, hält die Dichtung durch den eingesetzten
Rührer R so vollkommen, daß keine merklichen Mengen Äther entweichen. Deshalb
kann unbedenklich auch jede andere Heizquelle (Dampf- oder Wasserbad) verwendet
werden.

Das zum Antrieb der Turbine verwendete Wasser läßt man (siehe Abbildung) der Ersparnis halber gleich durch den Kühler gehen[1]). Der Gang der Extraktion sowie die Handhabung des Apparates ist äußerst einfach. Zuerst gießt man in das Gefäß G durch die kleine Öffnung L die zu extrahierende Flüssigkeit F und schichtet über sie Äther (S) bis nicht ganz zur Höhe von G; dann wird L durch einen Kork geschlossen. Nun wird das Kölbchen D, das mit der großen Flasche F durch t in Verbindung steht, erhitzt. Die dadurch erzeugten Ätherdämpfe steigen durch das Ätherdampfleitungsrohr ae hinauf in den Kühler K, werden hier kondensiert und fallen in flüssiger Form in den Verteiler V. Von hier aus wird der Äther durch die 4 Röhren, die am unteren Ende zu einer kleinen, mit mehreren Löchern versehenen Kugel auslaufen, in die wässerige Flüssigkeit F geleitet, nimmt hier die zu extrahierende Substanz auf und mischt sich mit der über der Flüssigkeit stehenden Ätherschicht S, welche durch den fortwährend nachströmenden Äther vermehrt wird und, den seitlichen Tubus T als Überlauf benutzend, durch t ins Kölbchen D fließen muß. Auf diese Weise arbeitet die Vorrichtung völlig selbsttätig.

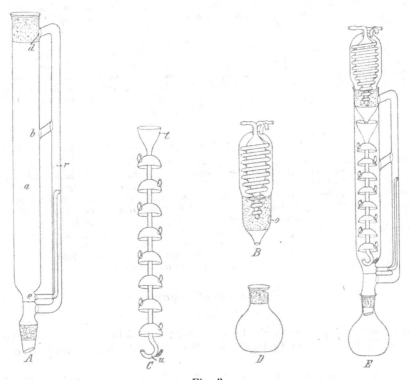

Fig. 3.

b) Kleiner Apparat zur Extraktion mit Äther oder mit Chloroform bzw. mit Flüssigkeiten, die spezifisch leichter oder schwerer sind als die zu erschöpfende Flüssigkeit.[2])

Dieser Apparat (Fig. 3) besteht aus vier Teilen:
1. Der Hauptteil A ist ein zylindrisches Rohr a, das bis zum Ansatzrohr b etwa 100 ccm faßt. Unten bei e befindet sich ein zweites, engeres Ansatzrohr, das in das Rohr r mündet und in diesem eine angemessene Strecke emporgeführt ist.

---

[1]) Später hat es sich bewährt, die umgekehrte Anordnung zu wählen, d. h. das Wasser erst durch den Kühler und von dort durch die Turbine laufen zu lassen.
[2]) C. von der Heide, Zeitschr. f. d. Unters. d. Nahrungs- u. Genußmittel **17**, 318 [1909]; käuflich bei C. Gerhardt in Bonn a. Rh.

Das oben bei d vorhandene Ansatzrohr ist ebenso wie das Ansatzrohr b mit dem Rohre r verbunden. Die Öffnung in dem Schliffe d korrespondiert mit einer entsprechenden Öffnung o des Kühlers B.

2. Der Kühler B selbst ist ein weites Glasrohr von etwa 10 cm Länge, das von einem engen Glasrohr umwunden und von einem Glasmantel umschlossen ist. Sein unterer Teil ist in den Hauptteil A eingeschliffen. An diesem Schliffe hat er eine seitliche Öffnung o.

3. Ein wesentlicher Teil des Apparates ist der Einsatz C. Er besteht aus einer unten umgebogenen (u), oben zu einem Trichter (t) erweiterten Glasröhre, an der eine Anzahl Tellerchen angeschmolzen sind. Die Tellerchen tragen hakenförmig gekrümmte kleine Ansätze zur Führung der Extraktionsflüssigkeiten.

4. Das Siedegefäß D wird an den unteren Schliff des Hauptteiles angesetzt.

a) Zusammenstellung des Apparates für die Ätherextraktionen.

Zunächst werden in den Hauptteil A 3—4 ccm Quecksilber gefüllt, um das Ansatzrohr e zu versperren. Hierauf füllt man in a die zu erschöpfende Flüssigkeit und setzt den Einsatz so ein, daß das Trichterchen t sich oben befindet (wie in Fig. 3 E). Hierauf wird der Kühler so auf den Schliff des Hauptteiles A gesetzt, daß dessen Öffnung d mit der Kühleröffnung o korrespondiert. Nachdem nun noch das mit Äther gefüllte Siedegefäß unten an den Hauptteil A gesetzt worden ist, beginnt man mit dem Erhitzen. Der Ätherdampf steigt in r in die Höhe, gelangt durch die Öffnung d in den Kühler, wird dort kondensiert, fällt in das Trichterchen des Einsatzes und gelangt an dem umgebogenen Ende des Einsatzes in die zu extrahierende Flüssigkeit. Durch die Tellerchen, die dem Äther in den Weg gestellt sind, wird er zu langsamem Aufsteigen gezwungen. Endlich läuft der Äther durch das Ansatzrohr b in den Extraktionskolben zurück, so daß der Kreislauf von neuem beginnen kann.

b) Zusammenstellung des Apparates für die Chloroformextraktionen.

In den Hauptteil des Apparates A gießt man zunächst etwa 30—50 ccm Chloroform und setzt dann erst den Einsatz ein, jedoch so, daß das Trichterchen t sich unten befindet, also in das Chloroform eintaucht. Hierauf gießt man vorsichtig auf das Chloroform die zu extrahierende Flüssigkeit, setzt den Kühler in entsprechender Weise ein und beginnt das mit Chloroform teilweise gefüllte Kölbchen zu erhitzen. Der Chloroformdampf steigt in dem Röhrchen r in die Höhe, gelangt bei d in den Kühler, wird hier kondensiert und fällt auf die Tellerchen des Einsatzes, wodurch ein langsames Durchrieseln der zu erschöpfenden Flüssigkeit gewährleistet wird. Unten sammelt sich das Chloroform und wird schließlich nach dem Gesetz der kommunizierenden Röhren durch das Ansatzrohr e in das Rohr r befördert, von wo es in das Siedegefäß zurückfließt.

Monooxystearinsäuren.

$$C_{18}H_{36}O_3.$$

Ein Gemisch von isomeren Säuren, darunter vielleicht Stearolacton, $C_{14}H_{29}$—$\overset{\underset{\lfloor}{}}{CH}\cdot(CH_2)_2$—$\overset{\underset{\rfloor}{}}{CO}, C_{18}H_{34}O_2$, vom Schmelzpunkt 51,2°, fand F. Erben[1]
in kleiner Menge in freiem Zustande bei Chylurie im rohen Harnfett. Das Gemisch blieb beim Schmelzen des Harnfettes auf dem Wasserbade krystallinisch zurück. Durch Lösen in Lauge und Ausfällen mit Säure kann man die Substanzen von beigemischtem Fett befreien.

Glycerinsäure.

$$CH_2\cdot OH—CH\cdot OH—COOH = C_3H_6O_4.$$

Nach subcutaner Verabfolgung des Chlorhydrates von α, β-Diaminopropionsäure $CH_2\cdot NH_2$—$CH\cdot NH_2$—$COOH$ tritt nach P. Mayer[2] im Harn der Versuchskaninchen Glycerinsäure auf.

[1] F. Erben, Zeitschr. f. physiol. Chemie **30**, 436 [1900].
[2] P. Mayer, Zeitschr. f. physiol. Chemie **42**, 59 [1904].

Die Isolierung geschieht aus dem zuerst mit Phosphorwolframsäure, dann mit Bleiessig ausgefällten Urin durch Herstellung der Bleiessig-Ammoniakfällung. Diese liefert nach Zerlegung mittels H_2S und Neutralisation mit Brucin das von Neuberg und Silbermann[1]) beschriebene glycerinsaure Brucin $C_{26}H_{32}O_8N_2$.

Fertige Glycerinsäure wird nach J. Pohl[2]) im Organismus vollkommen oxydiert; bemerkenswert ist die „Gärfähigkeit" der glycerinsauren Salze (siehe S. 362).

l-Arabonsäure.

$$COOH - \overset{\overset{\displaystyle OH}{|}}{\underset{\underset{\displaystyle H}{|}}{C}} - \overset{\overset{\displaystyle H}{|}}{\underset{\underset{\displaystyle OH}{|}}{C}} - \overset{\overset{\displaystyle H}{|}}{\underset{\underset{\displaystyle OH}{|}}{C}} - CH_2OH = C_5H_{10}O_6.$$

Nach C. Neuberg und J. Wohlgemuth[3]) geht l-Arabonsäure, die als Natriumsalz Kaninchen per os oder subcutan beigebracht wurde, zum Teil unverändert in den Urin über.

Der Nachweis läßt sich durch das bei 212—214° schmelzende Phenylhydrazid $CH_2OH — (CH \cdot OH)_3 — CO \cdot NH \cdot NHC_6H_5$ führen, ferner durch das polarimetrische Verhalten des Harns. Auf Zusatz von Salzsäure steigt nämlich die zunächst sehr schwache Linksdrehung; es beruht dieses auf dem Umstande, daß, wenn im Urin arabonsaure Salze sind, die durch Mineralsäure in Freiheit gesetzte l-Arabonsäure selbst viel stärker lävogyr ist.

d-Arabonsäure

$$COOH - \overset{\overset{\displaystyle H}{|}}{\underset{\underset{\displaystyle OH}{|}}{C}} - \overset{\overset{\displaystyle OH}{|}}{\underset{\underset{\displaystyle H}{|}}{C}} - \overset{\overset{\displaystyle OH}{|}}{\underset{\underset{\displaystyle H}{|}}{C}} - CH_2OH = C_5H_{10}O_6$$

verhält sich nach Neuberg und Wohlgemuth (l. c.) beim Kaninchen entsprechend ihrem Antipoden. (Auf Säurezusatz wird hier der Harn wegen seines Gehaltes an der d-Säure natürlich rechtsdrehend.) Allem Anscheine nach wird die d-Arabonsäure im Kaninchenleibe stärker als ihr Antipode zerstört.

d-Gluconsäure.

$$COOH - \overset{\overset{\displaystyle OH}{|}}{\underset{\underset{\displaystyle H}{|}}{C}} - \overset{\overset{\displaystyle H}{|}}{\underset{\underset{\displaystyle OH}{|}}{C}} - \overset{\overset{\displaystyle OH}{|}}{\underset{\underset{\displaystyle H}{|}}{C}} - \overset{\overset{\displaystyle OH}{|}}{\underset{\underset{\displaystyle H}{|}}{C}} - CH_2OH = C_6H_{12}O_7.$$

Kleinere Mengen, bis zu 7,0 g, werden nach E. Salkowski[4]) bei oraler Zufuhr vom Kaninchen völlig verbrannt. Ebenso verhält sich nach O. Baumgarten[5]) der diabetische Mensch. Von größeren Mengen, 12—15 g, wird nach P. Mayer[6]) ein Teil beim Kaninchen zu d-Zuckersäure oxydiert und als solche ausgeschieden (siehe die d-Zuckersäure S. 281).

Nach L. Schwarz[7]) sowie L. Mohr und A. Loeb[8]) setzt d-Gluconsäure die Ausscheidung von Acetonkörpern bei Diabetes herab.

---

[1]) C. Neuberg u. M. Silbermann, Berichte d. Deutsch. chem. Gesellschaft **37**, 339 [1904].
[2]) J. Pohl, Archiv f. experim. Pathol. u. Pharmakol. **37**, 421 [1896].
[3]) C. Neuberg u. J. Wohlgemuth, Zeitschr. f. physiol. Chemie **35**, 57 [1902].
[4]) E. Salkowski, Zeitschr. f. physiol. Chemie **27**, 507 [1899].
[5]) O. Baumgarten, Centralbl. f. Physiol. **20**, 24 [1906]; Zeitschr. f. experim. Pathol. u. Ther. **2**, 53 [1905].
[6]) P. Mayer, Berichte d. Deutsch. chem. Gesellschaft **34**, 492 [1901].
[7]) L. Schwarz, Archiv f. experim. Pathol. u. Pharmakol. **40**, 168 [1898].
[8]) L. Mohr u. A. Loeb, Centralbl. f. Stoffwechsel **3**, 193 [1902].

H. Dicarbonsäuren.

Oxalsäure (Äthandisäure).

$$COOH — COOH = C_2H_2O_4.$$

Oxalsaure Salze bilden allem Anscheine nach einen steten Bestandteil des Urins. Unter Bedingungen, die nicht einheitlich sind und denen auch keine nachweisbare Störungen im Stoffwechsel zugrunde zu liegen brauchen, können Veränderungen der Oxalsäureausscheidung eintreten, die unter dem Namen Oxalurie zusammengefaßt werden.

Mit Recht hat O. Minkowski[1]) darauf hingewiesen, daß der klinisch recht belanglosen Oxalurie ein ganz unverdientes Interesse entgegengebracht worden ist. Die Hochflut zum Teil ganz bedeutungsloser Oxalsäurearbeiten findet ihre Erklärung in der Leichtigkeit, mit der chemisch und mikroskopisch (bekannte Briefkuvertform des Calciumoxalates!) Oxalsäure zu erkennen ist. Die Betätigung auf diesem Gebiet setzt nur ein Minimum von Beobachtungsgabe und technischem Können voraus.

Die nahezu unübersehbare Literatur ist kritisch von C. Neuberg[2]) behandelt. Hier genüge der Hinweis auf einige der wichtigsten Arbeiten aus den letzten Jahren von O. Minkowski[1]), H. Lüthje[3]), E. Salkowski[4]), A. Cipollina[5]), G. Pierallini[6]), N. Stradomsky[7]), A. Luzzatto[8]), G. Klemperer und F. Tritschler[9]), H. Rosin[10]), L. Mohr und H. Salomon[11]), A. Mayer[12]), P. Mayer[13]), H. Hildebrandt[14]) und aus neuester Zeit H. Jastrowitz[15]), J. Pohl[16]), sowie S. Serkowski und Mozdzenski[17]). Zu diesen Arbeiten, die in theoretischer und klinischer Hinsicht von Bedeutung sind, kommen noch solche von analytischer Wichtigkeit, und zwar außer denen von G. Klemperer und F. Tritschler[9]), die von E. Salkowski und die von W. Autenrieth und H. Barth (siehe unten).

Über die nach Verfütterung von Glykol und Glyoxalsäure auftretende Oxalsäureausscheidung siehe unter den betreffenden Substanzen.

Vorkommen. Im Urin ist die Oxalsäure hauptsächlich an Calcium und Magnesium gebunden, doch kommen nach Buchheim und Piorkowski[18]) auch Alkalioxalate vor.

Bei der Schwerlöslichkeit des Calciumoxalates kann ein Teil als Sediment im Harn vorliegen. Das ausgefallene Calciumoxalat kann nach Dunlop[19])

---

[1]) O. Minkowski, v. Leydens Handb. d. Ernährungstherap. u. Diätet., Leipzig **1904**, 307.
[2]) C. Neuberg, v. Noordens Handb. d. Pathol. d. Stoffwechs. **2**, 490 [1907]. Hier auch Angaben über die Oxalsäurebildner unter den üblichen Nahrungsstoffen.
[3]) H. Lüthje, Zeitschr. f. klin. Medizin **35**, 271 [1898].
[4]) E. Salkowski, Berl. klin. Wochenschr. **1900**, 434.
[5]) A. Cipollina, Berl. klin. Wochenschr. **1901**, 544.
[6]) G. Pierallini, Virchows Archiv **160**, 173 [1900].
[7]) N. Stradomsky, Virchows Archiv **163**, 404 [1901].
[8]) A. M. Luzzatto, Zeitschr. f. physiol. Chemie **37**, 225 [1903]; **38**, 537 [1903]. Festschrift f. E. Salkowski **1904**, 239.
[9]) G. Klemperer u. F. Tritschler, Zeitschr. f. klin. Medizin **44**, 337 [1902]; Deutsches Archiv f. klin. Medizin **75**, 487 [1903].
[10]) H. Rosin, Therapie d. Gegenw. **1902**, 303, Juliheft.
[11]) L. Mohr u. H. Salomon, Deutsches Archiv f. klin. Medizin **70**, 486 [1901].
[12]) A. Mayer, Deutsches Archiv f. klin. Medizin **90**, 425 [1907].
[13]) P. Mayer, Deutsche med. Wochenschr. **1901**, Nr. 16 u. 17; Zeitschr. f. klin. Medizin **47**, 68 [1902].
[14]) H. Hildebrandt, Zeitschr. f. physiol. Chemie **35**, 141 [1902].
[15]) H. Jastrowitz, Biochem. Zeitschr. **28**, 34 [1910].
[16]) J. Pohl, Zeitschr. f. experim. Pathol. u. Ther. **8** [1910].
[17]) S. Serkowski u. Mozdzenski, Zeitschr. f. physiol. Chemie **70**, 264 [1911].
[18]) Buchheim u. Piorkowski, Archiv f. physikal. Heilk. **1**, 124 [1857].
[19]) J. Dunlop, Journ. of Pathol. and Bacter. **1896**.

gelegentlich Calciumcarbonat einschließen; im übrigen ist es dimorph und krystallisiert einmal als Monohydrat, $C_2O_4Ca + H_2O$, in Plättchen des monoklinen Systems, dann als Trihydrat, $C_2O_4Ca + 3 H_2O$, in Oktaedern des tetragonalen Systems.

P. Fürbringer[1]) sowie G. Klemperer und F. Tritschler (l. c.) haben gezeigt, daß die als Sediment vorhandene Oxalsäure durchaus kein Maß für den wirklichen Gehalt des Harnes an Oxalsäure darstellt. Denn das Ausfallen hängt von zufälligen physikalisch-chemischen Faktoren, namentlich aber von der Harnacidität und besonders auch von dem Verhältnis der Oxalsäure bindenden Basen Kalk und Magnesia zueinander ab. Daß Urin trotz der gleichzeitigen Anwesenheit von Oxalsäure- und Calciumionen überhaupt Oxalsäure in gelöstem Zustande enthalten kann, beruht nach C. Neubauer[2]) auf der Wirkung des sauren Natriumphosphates, das saure Reaktion herstellt, dann aber auch nach Klemperer und Tritschler auf der relativen Menge vorhandenen Calcium- und Magnesiumoxyds. Bei einem Verhältnis beider Basen MgO : CaO = 0,8 : 1 bis 1,2 : 1 und bei einer absoluten Magnesiamenge von 0,02% bleibt das Calciumoxalat im Harn gelöst.

Die in der Norm mit dem Harn ausgeschiedene Menge Oxalsäure scheint ziemlich konstant zu sein. Fürbringer (l. c.) gibt 0,020 g, Dunlop (l. c.) 0,017 g, Autenrieth und Barth führen (siehe unten) 0,015 g pro die bei gemischter Kost an.

Eigenschaften. Oxalsäure krystallisiert mit 2 Mol. Wasser als $(COOH)_2 + 2 H_2O$ [vielleicht $C(OH)_3 — C(OH)_3$] in monoklinen Prismen vom spez. Gew. 1,65 bei 18°, die leicht in Wasser und Alkohol (in abs. Alkohol etwa 1 : 4 bei 20°), aber schwerer in Äther löslich sind; 100 Teile des letzteren nehmen bei 15° 1,266 T. Oxalsäure auf[3]). Beim raschen Erhitzen schmilzt die Oxalsäure bei 101°; an der Luft verwittert sie. Durch längeres Erhitzen wird sie wasserfrei und schmilzt dann bei 189°; bei 150° läßt sie sich bei vorsichtigem Erwärmen sublimieren.

Die große Stärke der Acidität äußert sich bei der Oxalsäure in ihrem Verhalten zu Chlornatrium. Beim Einengen mit Kochsalzlösung fällt Natriumoxalat aus, und beim trocknen Erwärmen beider entwickelt sich Chlorwasserstoffgas. Aus starker Salpetersäure läßt sich Oxalsäure umkrystallisieren.

Beim Erhitzen mit konz. Schwefelsäure zersetzt sich Oxalsäure in Wasser, Kohlenoxyd und Kohlensäure $(COOH)_2 = H_2O + CO + CO_2$.

Den gleichen Zerfall erleidet sie beim schnellen Erhitzen für sich, daneben entsteht hier Ameisensäure $(COOH)_2 = CO_2 + H \cdot COOH$.

Die letzte Reaktion wird zum Hauptprozeß beim Erhitzen von Oxalsäure mit Glycerin.

Von verdünnter Salpetersäure wird Oxalsäure kaum angegriffen, durch Kaliumpermanganat wird sie in schwefelsaurer Lösung bei 40° fast momentan zu CO_2 oxydiert; unterhalb 25° erfolgt die Oxydation nur sehr langsam (wichtig für die titrimetrische Bestimmung!). Eine wässerige Oxalsäurelösung wird durch Natriumamalgam partiell zu Glyoxylsäure reduziert:

$$\begin{matrix} COOH \\ | \\ COOH \end{matrix} + H_2 = H_2O + \begin{matrix} COH \\ | \\ COOH \end{matrix}.$$

1) P. Fürbringer, Deutsches Archiv f. klin. Medizin 16, 499 [1875].
2) C. Neubauer, Zeitschr. f. analyt. Chemie 7, 225 [1868].
3) R. Gottlieb, Archiv f. experim. Pathol. u. Pharmakol. 42, 242 [1899]; Authenrieth u. Barth (siehe unten) geben die Löslichkeit in Äther zu 2,5% an.

Auf die Beziehung der Oxalsäure zum Cyan, das ihr Dinitril ist, sei hier kurz hingewiesen:

$$\begin{matrix} CO \cdot OH \\ | \\ CO \cdot OH \end{matrix} \rightleftarrows \begin{matrix} CN \\ | \\ CN, \end{matrix}$$

ebenso auf ihre **Giftigkeit** und **Schwerverbrennlichkeit** im Tierkörper, die sie außer mit Cyan mit der Blausäure (CNH), dem Kohlenoxyd (CO) und dem Phosphor (P) teilt, d. h. mit lauter Verbindungen, deren physiologische Oxydation infolge Mangel an Wasserstoffatomen an dem in Betracht kommenden Element erschwert ist.

Salze. Das **saure Kaliumoxalat** COOH—COOK ist schwer löslich, es bedarf bei 8° 26 T. H_2O zur Lösung.

Das **neutrale Kaliumoxalat** COOK—COOK + H_2O ist etwas leichter löslich, in 3 T. H_2O bei 16°.

Das **übersaure Kaliumoxalat** verdankt seine Existenz der Fähigkeit des Monokaliumoxalats, noch 1 Mol. freie Säure aufzunehmen (analog dem Kaliumacetat); es hat die Zusammensetzung COOK · COOH + COOH · COOH + 2 H_2O.

Silberoxalat COOAg · COOAg, fällt durch Zusatz von Silbernitrat zu löslichen Oxalaten aus; schwärzt sich leicht und explodiert beim Erhitzen.

Das **Calciumsalz** ist für den Nachweis das wichtigste Oxalat; in Essigsäure ist es auch beim Erwärmen nahezu unlöslich. Dadurch kann Oxalsäure von H_3PO_4 und vielen anderen Säuren getrennt werden. Calciumoxalat ist dimorph (siehe S. 271) und kann 1 und 3 Mol. H_2O enthalten. Beim Erhitzen geht es ohne Schwärzung zunächst in Calciumcarbonat, beim Glühen in Ätzkalk über (Wägungsform):

a) $\begin{matrix} COO \\ | \\ COO \end{matrix}>Ca \rightarrow CO + CaCO_3$;   b) $CaCO_3 \rightarrow CO_2 + CaO$.

Früher hat man auf die Krystallform des aus Harn ausgefallenen Calciumoxalates übertriebenen Wert gelegt. Aus konz. Lösungen scheidet es sich leicht amorph ab. Überschichtet man die Lösungen eines Alkalioxalates und Calciumsalzes, so daß allmähliche Mischung durch Diffusion eintritt, dann erhält man neben rhombischen Täfelchen hantelbzw. sanduhrartige Formen, wie sie auch in Sedimenten auftreten. Die Oktaeder- (Briefkuvert-) Form gewinnt man künstlich, wenn man eine mineralsaure Lösung von wenig Calciumoxalat in großer Verdünnung in der Wärme erst mit Ammoniak, dann mit Essigsäure übersättigt und langsam abkühlen läßt.

In besonderen Fällen können noch folgende

Reaktionen der Oxalsäure

von Wert sein:

a) L. Rosenthaler[1]) benutzt als Reagens auf Oxalsäure (allerdings nur in sehr verdünnten Lösungen, 0,1—1,0%) das Eisenchlorid. Fügt man zu einer kochenden, 0,1proz. Kaliumoxalatlösung 1—2 Tropfen Eisenchlorid, so erhält man einen Niederschlag vom Aussehen des Eisenhydroxyds, der in Essigsäure kaum löslich ist, aber leicht von NH_3, NaOH und Sodalösung aufgenommen wird, von letzterer ohne CO_2-Entwicklung. — Gibt man 4 Tropfen einer 5proz. Eisenchloridlösung zu 2 g einer 25proz. Oxalsäurelösung, so zeigt diese eine hellgrüne Färbung. Verwendet man statt der freien Säure neutrales Oxalat, so wird die Farbe grün.

Folgende weitere Farbenreaktionen führt Rosenthaler an:
Die Mischung von Eisenchlorid + Oxalsäure gibt mit:

Rhodanammonium	Braunrotfärbung (nach Zusatz von HCl Rotfärbung).
Ferrocyankalium	Schwache Blaufärbung.
Jodzinkstärke	Keine Reaktion, doch tritt nach Zusatz von HCl allmählich Blaufärbung auf.

Die Mischung von Eisenchlorid + Oxalaten gibt mit:

Rhodanammonium	Keine Reaktion, jedoch nach Zusatz von HCl schwache Rötung.
Ferrocyankalium	Grünfärbung, nach Salzsäurezusatz tritt Berlinerblaubildung auf.
Jodzinkstärke	Keine Reaktion, nach Zusatz von HCl Grünlichblaufärbung.

---

[1]) L. Rosenthaler, Archiv d. Pharmazie **241**, 479 [1903].

Zu den Versuchen mit der freien Säure verwendete Rosenthaler 0,5 g Säure mit 5 Tropfen einer 5proz. Eisenchloridlösung, bei den Versuchen mit den Neutralsalzen 25proz. Lösungen, denen ebenfalls 5 Tropfen Eisenchlorid zugefügt worden waren.

b) Nach V. Castellana[1]) kann man die Oxalsäure nachweisen, indem man die freie Säure oder besser eines ihrer Salze, vorsichtig mit Kaliumäthylsulfat erhitzt. Hierbei tritt der charakteristische Geruch ihres Äthylesters auf.

c) Ein von Tarak Nath Das[2]) angegebener Nachweis beruht darauf, daß Oxalsäure in saurer Lösung durch chlorsaures Kalium (KClO$_3$) zu CO$_2$ oxidiert wird. Zum Nachweis der Oxalsäure, z. B. bei Gegenwart von Carbonaten oder Sulfiten, wird die Mischung (resp. der oxalsäurehaltige Niederschlag) mit verdünnter HNO$_3$ gekocht, bis die entweichenden Gase Kalkwasser nicht mehr trüben. Alsdann setzt man Kaliumchlorat hinzu und kocht wiederum. Wird das Kalkwasser abermals getrübt, so ist Oxalsäure anwesend.

Quantitative Bestimmung der Oxalsäure.

1. Nach E. Salkowski[3]). Die alte Methode von C. Neubauer fand Salkowski unzuverlässig und unbequem. Er empfiehlt folgendes Verfahren: 500 ccm frischer menschlicher Harn werden auf etwa $^1/_3$ eingedampft und ohne Filtration nach dem Erkalten mit 20 ccm HCl (D = 1,12) angesäuert. Dann schüttelt man in einem Scheidetrichter mindestens dreimal mit je 200 ccm eines Gemisches von 9—10 Vol. Äther und 1 Vol. Alkohol aus. Die abgetrennten Ätherauszüge werden durch ein trockenes Filter filtriert und unter Zusatz von etwas Wasser abdestilliert. Die zurückbleibende, noch alkoholhaltige Flüssigkeit wird dann in einer Schale auf dem Wasserbade nach nochmaligem Wasserzusatz, der einer Bildung von flüchtigem Oxalsäureester vorbeugt, eingedampft. Beim Einengen klärt sich die Flüssigkeit unter Abscheidung harziger Massen. Nach dem Abkühlen filtriert man die Lösung, deren Volumen etwa 20 ccm betragen soll, durch ein kleines Filter und wäscht zweimal mit wenig Wasser nach. Das Filtrat wird mit Ammoniak leicht alkalisch gemacht, mit 2—3 ccm 10proz. Chlorcalcium versetzt und mit Essigsäure deutlich angesäuert. Es muß so viel Essigsäure vorhanden sein, daß ev. anwesende Phosphorsäure nicht als Calciumphosphat in den Niederschlag eingeht.

Das ausgefallene Calciumoxalat wird nach 12—24 Stunden abfiltriert, durch Glühen in Ätzkalk verwandelt und als solcher gewogen. (Kontrollen haben gelehrt, daß eine vierte Ätherextraktion des Harnes unnötig ist und daß die sich beim Einengen des Ätherauszuges abscheidenden Harzmassen frei von Oxalsäure sind.)

Konzentriert entleerten Hundeharn braucht man nicht erst einzuengen.

E. Schreiber und W. Hüne[4]) empfehlen die folgende Modifikation der Salkowskischen Methode:

Man nimmt 200—400 ccm Harn in Arbeit, versetzt sie, ev. nach vorherigem Eindampfen, mit 5 ccm Chlorcalciumlösung von 10% und Ammoniak und darauf wieder bis zur neutralen oder nur ganz schwach sauren Reaktion mit Essigsäure. Ein Überschuß von Essigsäure ist zu vermeiden, da sonst Oxalsäure wieder in Lösung gehen soll. Es macht dagegen nichts aus, wenn noch ein Teil des Calciumphosphatniederschlages erhalten bleibt, da später die Phosphorsäure kaum in den Äther übergeht. Man fügt dann aber noch etwas alkoholische Thymollösung hinzu, wie das Fürbringer empfohlen hat, um ein Wachsen von Bakterien zu verhindern. Nach 24stündigem Stehen wird der Niederschlag auf einem Filter gesammelt und dann samt Filter in einem Schütteltrichter unter Zusatz von 3 ccm konz. Salzsäure zweimal je 10 Minuten lang mit je 100 ccm Äther ausgeschüttelt, der 5—10% Alkohol enthalten soll. Die Ätherauszüge werden abgetrennt,

---

1) V. Castellana, Gazzetta chimica ital. **36**, I, 106 [1906]; Atti della R. Accad. dei Lincei Roma **14**, I, 465 [1905].

2) Tarak Nath Das, Chem. News. **99**, 302 [1909].

3) E. Salkowski, Zeitschr. f. physiol. Chemie **29**, 437 [1900].

4) E. Schreiber u. W. Hüne, bei Hüne, Über die quantitative Bestimmung der Oxalsäure im Harn. Inaug.-Diss. Göttingen **1901**, S. 19.

durch ein trockenes Filter filtriert und genau nach der Salkowskischen Vorschrift weiter-
behandelt. Die Vorteile dieser Arbeitsweise sollen in einem geringen Verbrauch an Äther-
Alkohol, sowie in einer Vermeidung der lästigen Emulsionierungen des Schüttelgutes
bestehen.

2. Nach W. Autenrieth und H. Barth[1]). Man versetzt die ganze un-
filtrierte Tagesmenge Harn mit CaCl$_2$ im Überschuß und fügt NH$_3$ bis zur stark
alkalischen Reaktion hinzu. Nach 18—20 Stunden saugt man auf einer kleinen
Nutsche mit Doppelfilter ab und wäscht mit wenig kaltem Wasser aus; das
Filtrat muß absolut klar sein. Den gut abgesaugten Niederschlag löst man
in möglichst wenig heißer Salzsäure auf, wozu 30 ccm 15proz. HCl meist
ausreichen. Die erhaltene Lösung schüttelt man 4—5mal mit 150—200 ccm
Äther aus, der 3% abs. Alkohol enthält. Die vereinigten Ätherauszüge werden
nach einstündigem ruhigen Stehen durch ein trockenes Filter gegossen; man
wäscht dieses mit Äther nach, gibt zum Filtrat 5 ccm Wasser, destilliert Alkohol
und Äther ab, schüttelt, wenn nötig (bei starker Färbung), den wässerigen
Rückstand mit etwas Blutkohle, filtriert, engt auf etwa 3 ccm ein und versetzt
dann mit CaCl$_2$, NH$_3$ und Essigsäure. Am nächsten Tage wird das nunmehr
reine oxalsaure Calcium auf einem aschefreien Filter gesammelt und nach dem
Glühen als CaO gewogen.

H. Mac Lean[2]) hat das Verfahren von Autenrieth und Barth nachgeprüft und nicht bewährt befunden. Er widerrät seine Anwendung hauptsächlich deshalb, weil die Fällung des Calciumoxalates in dem nicht eingeengten Harn nicht quantitativ erfolgt.

3. Albahary[3]) hat zur Bestimmung der Oxalsäure im Harn das folgende Verfahren
vorgeschlagen: Den Harn von 24 Stunden dampft man zusammen mit 50 ccm einer 10proz.
Sodalösung auf dem Wasserbade auf ⅓ seines Volumens ein, setzt dann 20 ccm einer
Lösung, die auf 100 T. 10 T. MgCl$_2$ und 20 T. NH$_4$Cl enthält, und mit Säure gewaschene
Tierkohle zu und filtriert nach etwa einer Stunde, wenn die Flüssigkeit auf etwa ¼ des
ursprünglichen Volumens konzentriert ist, letztere ohne abzukühlen an der Saugpumpe ab.
Nachdem man das Filtrat mit NH$_3$ stark alkalisch gemacht hat, läßt man es 12 Stunden
stehen, filtriert dann von neuem und versetzt das Filtrat mit einem geringen Überschuß
von CaCl$_2$ und mit Essigsäure bis zur schwach sauren Reaktion. Nach 12stündigem Stehen
an einem warmen Orte soll sich sämtliche Oxalsäure als Ca-Salz abgeschieden haben, das
dann auf übliche Weise bestimmt wird.

Empirisch ist es zwar richtig, daß Magnesiumsalze das Ausfallen von Calciumoxalat
im nativen Harn verhüten. Die Nachprüfung des Albaharyschen Verfahrens hat jedoch ergeben, daß Verluste unvermeidlich und die Resultate unzuverlässig sind.

Es ist wiederholt empfohlen worden, das Calciumoxalat, statt gravimetrisch nach dem Glühen als CaO zu wägen, titrimetrisch zu bestimmen.

Zu diesem Zwecke löst man das oxalsaure Calcium in überschüssiger verdünnter Schwefelsäure, verdünnt in einem Kolben auf etwa 300 ccm und
titriert mit $^n/_{10}$-KMnO$_4$ die auf ca. 50° angewärmte Flüssigkeit bis zur gerade beginnenden Rötung.

Die durch H$_2$SO$_4$ freigemachte Oxalsäure wird dabei nach folgender
Gleichung zu Kohlendioxyd oxydiert:

$$5\,H_2C_2O_4 + 2\,KMnO_4 + 3\,H_2SO_4 = K_2SO_4 + 8\,H_2O + 2\,MnSO_4 + 10\,CO_2\,.$$

Genauer ist an sich die Glühmethode, da dem Calciumoxalat unter Umständen noch organische Substanz anhaften könnte, die Permanganat ver-

---

[1]) W. Autenrieth u. H. Barth, Zeitschr. f. physiol. Chemie **35**, 327 [1902].
[2]) H. Mac Lean, Zeitschr. f. physiol. Chemie **60**, 20 [1909].
[3]) Albahary, Compt. rend. de l'Acad. des Sc. **136**, 1681 [1903].

braucht. So können gelegentlich schwerlösliche pflanzensaure Kalksalze dem Calciumoxalat beigemischt sein (Pflanzenfresserharne).

Auf einen Punkt, der für die Bestimmung der Oxalsäure im Harn von großer Wichtigkeit ist, hat E. Salkowski[1]) die Aufmerksamkeit gelenkt, nämlich auf die Tatsache, daß sich bei starkem Eindampfen des Urins ein Teil der Oxalsäure dem Nachweise entzieht, indem er nicht mehr durch Äther extrahierbar wird. Es handelt sich aller Wahrscheinlichkeit nach um eine Reaktion der Oxalsäure mit dem Harnstoff, die zur Oxalursäure (siehe S. 643) führt:

$$COOH—COOH + H_2N \cdot CO \cdot NH_2 = H_2O + COOH—CO—NH \cdot CO \cdot NH_2.$$

Die gleiche Umwandlung der Oxalsäure tritt nach A. M. Luzzatto[2]) bei mehrmonatlicher Aufbewahrung des Harns (unter Chloroformzugabe) ein. Daraus ergibt sich die Forderung, den Harn möglichst frisch zu Oxalsäurebestimmungen zu verwenden.

Die auf den genannten Wegen entstandene Oxalursäure ist eines von den Kunstprodukten[3]), deren sekundäre Bildung aus Urinbestandteilen öfter beobachtet ist.

Durch Kochen mit Salzsäure sowie Ammoniak[4]) kann die mit Harnstoff gepaarte Oxalsäure wieder in Freiheit gesetzt werden; hierbei zerfällt aber auch präformierte Oxalursäure, deren Vorkommen im normalen Harn nach den Ermittlungen von Salkowski und Luzzatto nicht mehr zweifelhaft ist.

Nach J. Pohl[4]) geht die der Oxalursäure nahestehende Parabansäure

$$(= Oxalursäureanhydrid) \ CO \begin{cases} NH—CO \\ | \\ NH—CO \end{cases}$$ nach subcutaner Injektion beim

Hunde zum Teil in Oxalsäure über, der Rest bleibt unverändert; beide erscheinen im Harn.

Bernsteinsäure (1,4-Butandisäure, Äthandicarbonsäure).

$$COOH—CH_2—CH_2—COOH = C_4H_6O_4.$$

Nach Angaben von G. Meißner und F. Jolly[5]), R. Koch[6]), G. Meißner und C. U. Shephard[7]) findet sich Bernsteinsäure normalerweise im Harn

---

[1]) E. Salkowski, Zeitschr. f. physiol. Chemie **29**, 437 [1900].

[2]) A. M. Luzzatto, Zeitschr. f. physiol. Chemie **37**, 225 [1903].

[3]) Durch die Reaktion von Harnbestandteilen mit zugesetzten Reagenzien können alle möglichen Kunstprodukte entstehen; die bekanntesten sind folgende:

    a) Diformaldehydharnstoff, aus Harnstoff und Formalin (M. Jaffé, Therapie der Gegenwart **1902**, Aprilheft; Malys Jahresber. d. Tierchemie **1902**, 369).

    b) Oxymethylenharnsäure, aus Harnsäure und Formalin (M. Jaffé, l. c.).

    c) Dioxymethylenkreatin, aus Kreatin oder Kreatinin und Formalin (M. Jaffé, Berichte d. Deutsch. chem. Gesellschaft **35**, 2896 [1902]).

    d) Phenylsemicarbazid, aus Harnstoff und Phenylhydrazin (M. Jaffé, Zeitschr. f. physiol. Chemie **22**, 532 [1986]. — H. Milrath, Zeitschr. f. physiol. Chemie **56**, 126 [1908]).

    e) Urethan, aus Harnstoff und Äthylalkohol (M. Jaffé, Zeitschr. f. physiol. Chemie **14**, 395 [1890]).

    f) Oxalursäure, siehe oben.

    g) Uraminosäuren, speziell Tyrosinhydantoin.

[4]) J. Pohl, Zeitschr. f. experim. Pathol. u. Ther. **8**, 308 [1910].

[5]) G. Meißner u. F. Jolly, Zeitschr. f. ration. Medizin [3] **24**, 97 [1865].

[6]) R. Koch, Zeitschr. f. ration. Medizin [3] **24**, 264 [1865].

[7]) G. Meißner u. C. U. Shephard, Monographie. Hannover **1866**. .

der Menschen und der Tiere [Kaninchen[1]), Ochse, Pferd und Ziege]; nach Hilger[2]) besonders nach Spargelgenuß und nach Rudzki[3]) bei Asparaginzufuhr. E. Salkowski[4]) konnte sie jedoch niemals auffinden.

Meißners Annahme, daß die Bernsteinsäure im Darmkanal durch Fäulnisbakterien entstehe, ist zwar durch die Tatsachen insofern gestützt, als sie bekanntlich bei der Gärung von äpfelsauren und weinsauren Salzen reichlich gebildet wird; ebenso tritt sie bei der bakteriellen Zersetzung des Milchzuckers[5]) und bei der Fäulnis von Glutaminsäure[6]), Asparaginsäure und Asparagin[7]) auf. Aber die Bernsteinsäure ist bei oraler Verabfolgung im Tierkörper nach v. Longo[8]), J. Pohl[9]) und H. Wiener[10]) leicht verbrennlich, auch beim Diabetiker[11]).

Eigenschaften. Die Bernsteinsäure krystallisiert in monoklinen Prismen, schmilzt bei 183—185° und siedet unter Anhydridbildung bei 235°, wobei sich hustenreizende Dämpfe entwickeln:

$$
\begin{array}{c} CH_2-COOH \\ | \\ CH_2-COOH \end{array} = H_2O + \begin{array}{c} CH_2-CO \\ | \quad\quad >O \\ CH_2-CO \end{array} .
$$

Ebenso verhält sich ein Gemisch von bernsteinsauren Salzen plus Kaliumbisulfat. Zu sublimieren beginnt Bernsteinsäure bereits unter ihrem Schmelzpunkt.

100 T. Wasser lösen bei 0° 2,88 T., bei 15° 4,9 T., bei 20° 5,8 T., bei 35° 16,6 T., bei 50° 18,0 T. und bei 65° 28,1 T. Bernsteinsäure.

Die Löslichkeit der Bernsteinsäure in Alkohol ist beträchtlich. Bei 15° lösen 100 T. Alkohol (96%) 9,986 T. Bernsteinsäure. Bei derselben Temperatur lösen 100 T. wasserfreier Äther 1,193 T., 100 T. Methylalkohol 15,73 T., 100 T. Aceton 5,5444 T.

Verhalten. Bei 5—6stündigem Kochen von Bernsteinsäure wird neben Bernsteinsäureanhydrid etwas Anhydrid der Acetondiessigsäure $C_7H_{10}O_5$,

$$
\begin{array}{c} CH_2-CH_2-C-CH_2-CH_2 \\ | \quad\quad\quad\quad\quad\quad | \\ CO-O \quad\wedge\quad O-CO \end{array} , \text{gebildet.}
$$

Bernsteinsaures Calcium liefert bei der Gärung mit Mikroorganismen CO_2 und Propionsäure. Beim Erhitzen von Bernsteinsäure mit Kalkhydrat erfolgt Spaltung in $CaCO_3$ und Äthan; daneben entsteht etwas Propionsäure nebst Furan, Ketopentamethylen sowie Diketocyclohexamethylen. — Beim Schmelzen mit Ätzkali entstehen Oxalsäure und Essigsäure.

In saurer Lösung ist die Bernsteinsäure gegen $KMnO_4$ zunächst beständig. Bei längerer Einwirkung aber wird sie völlig zu CO_2 oxydiert.

Unterwirft man Bernsteinsäure (bzw. deren Kaliumsalz) der Einwirkung von H_2O_2, so soll sie nach der Gleichung $C_4H_6O_4 + 2 H_2O_2 = C_4H_6O_6 + 2 H_2O$ zu d, l-Weinsäure oxydiert werden [Sylvestro Zinno[12])].

---

[1]) Namentlich im Harn von Kaninchen, die eine an Äpfelsäure reiche Nahrung (Mohrrübenfütterung) erhalten hatten.

[2]) A. Hilger, Annalen d. Chemie u. Pharmazie **171**, 208 [1874].

[3]) R. Rudzki, Malys Jahresber. d. Tierchemie **1876**, 37.

[4]) E. Salkowski, Archiv f. d. ges. Physiol. **2**, 367 [1869]; **4**, 95 [1871].

[5]) F. Blumenthal, Virchows Archiv **137**, 539 [1894].

[6]) W. Brasch u. C. Neuberg, Biochem. Zeitschr. **13**, 299 [1908].

[7]) C. Neuberg u. C. Cappezzuoli, Biochem. Zeitschr. **18**, 424 [1909].

[8]) B. v. Longo, Zeitschr. f. physiol. Chemie **1**, 213 [1877].

[9]) J. Pohl, Archiv f. experim. Pathol. u. Pharmakol. **37**, 413 [1896].

[10]) H. Wiener, Beiträge z. chem. Physiol. u. Pathol. **2**, 42 [1902].

[11]) O. Baumgarten, Zeitschr. f. experim. Pathol. u. Ther. **2**, 53 [1905].

[12]) S. Zinno, Chem. Centralbl. **1902**, II, 343.

Salze der Bernsteinsäure (Succinate). Von der Bernsteinsäure sind die Alkalisalze leicht löslich in Wasser, unlöslich in kaltem Alkohol, die der Erdalkali- und Schwermetalle — mit Ausnahme des Mg- und Mn-Salzes — in Wasser schwer- resp. unlöslich.

Das neutrale Natriumsalz $C_4H_4O_4Na_2 + 6 H_2O$ krystallisiert in den verschiedensten Formen (Plättchen, Büscheln, Kugeln, Lanzetten).

Das saure Ammoniumsalz $C_4H_5O_4NH_4$ entsteht beim Eindampfen des neutralen Salzes. Es krystallisiert in langen triklinen Säulen.

Das Kaliumsalz $C_4H_4O_4K_2 + 3 H_2O$ bildet zerfließliche Täfelchen oder trimetrische Krystalle, es gibt erst bei 150° sein Wasser vollständig ab.

Das Calciumsalz $C_4H_4O_4Ca$ bildet Nadeln. Es scheidet sich in der Wärme oberhalb 30° mit 1 H_2O, in der Kälte mit 3 H_2O aus. In Wasser ist es schwer löslich. 100 T. Wasser lösen an wasserfreiem Salz: bei 0° 1,1269, 10° 1,2201, 20° 1,2755, 40° 1,1766, 50° 1,0294, 60° 0,8937, 70° 0,7696, 80° 0,6572 T.; die Löslichkeit steigt bis 24°, um dann zu sinken.

Das Bariumsuccinat $C_4H_4O_4Ba$ fällt sofort als sandiges Krystallpulver beim Vermischen löslicher bernsteinsaurer Salze mit starker $BaCl_2$-Lösung in der Siedehitze aus. In verdünnten Lösungen und in der Kälte scheidet sich das Bariumsalz nur langsam aus. Freie Bernsteinsäure wird selbst bei Alkoholzusatz nicht völlig von Bariumsalzen gefällt[1]); auch Neutralisation mit Barytwasser ändert hieran nicht viel, da nach M. Siegfried[2]) Bernsteinsäure von überschüssigem warmen Barytwasser gelöst wird. Aus der barytalkalischen Flüssigkeit fällt das Bariumsuccinat oft erst nach andauerndem, mehrtägigem Erhitzen aus.

Das einmal ausgeschiedene reine Bariumsuccinat ist sehr schwer löslich in Wasser, unlöslich in NH_3 und in Alkohol. 100 T. Wasser lösen von dem wasserfreien Salze: bei 0° 0,4212, 20° 0,4182, 40° 0,3661, 60° 0,3059, 80° 0,2374 T.

Von den übrigen bernsteinsauren Salzen haben noch folgende analytisches Interesse:

Silbersuccinat $C_4H_4O_4Ag_2$ fällt aus löslichen Succinaten auf Zusatz von starkem Silbernitrat; löslich in Ammoniak und Salpetersäure.

Bleisuccinat $C_4H_4O_4Pb$ entsteht bei genauer Fällung von löslichen bernsteinsauren Salzen mit Bleiacetat; in überschüssigem Bleiacetat löst sich die Fällung wieder auf, um beim Kochen und lebhaften Schütteln als schwerer krystallinischer Niederschlag wieder zu erscheinen. Dieses Verhalten ist nach E. Salkowski (l. c.) charakteristisch.

Ferrisuccinat, und zwar ein basisches Salz, scheidet sich als rostbraune flockige Masse beim Zusammenbringen von Succinaten mit Ferrisalzen aus. Wendet man lösliche bernsteinsaure Salze im Überschuß an, so ist die Fällung vollständig (Bestimmung von Ferrieisen).

Das Eisensalz ist auch zur Abscheidung der Bernsteinsäure recht geeignet. Die sich ähnlich verhaltenden flüchtigen Säuren, insbesondere Ameisensäure und Essigsäure, können durch Wasserdampfdestillation zuvor abgetrennt werden. Aus dem unlöslichen basischen Ferrisuccinat erhält man beim Erwärmen mit Ammoniak oder Ammoniumcarbonat unlösliches Ferrihydroxyd und lösliches bernsteinsaures Ammonium.

A. Partheil und W. Hübner[3]) haben die Löslichkeit einiger Salze der Bernsteinsäure in Wasser und Alkohol bestimmt.

Es lösen sich von	in Wasser bei		in Alkohol bei	
	18°	25°	18°	25°
Bleisuccinat	0,0253	0,0285	0,00275	0,0030
Calciumsuccinat	1,424	1,4358	0,00136	0,0014
Bariumsuccinat	0,3961	0,4103	0,00150	0,0016
Silbersuccinat	0,0176	0,0199	—	—

g Substanz in 100 g Lösungsmittel.

Sämtliche bernsteinsauren Salze liefern beim Erhitzen mit Kaliumbisulfat in trockenem Zustande die zum Husten reizenden Nebel von Bernsteinsäureanhydrid.

Farbenreaktion. Eine Farbenreaktion auf Bernsteinsäure ist von Neuberg[4]) angegeben. Sie beruht auf der Tatsache, daß Bernsteinsäure nach dem

[1]) F. Blumenthal, Virchows Archiv **137**, 539 [1894].
[2]) M. Siegfried, Zeitschr. f. physiol. Chemie **21**, 360 [1896].
[3]) A. Partheil u. W. Hübner, Archiv d. Pharmazie **241**, 412 [1903].
[4]) C. Neuberg, Zeitschr. f. physiol. Chemie **31**, 574 [1901].

Abdampfen mit überschüssigem Ammoniak durch Glühen mit Zinkstaub nach der Gleichung:

$$\begin{array}{c} CH_2-COONH_4 \\ | \\ CH_2-COONH_4 \end{array} \rightarrow \begin{array}{c} CH_2-CO \\ | \qquad\qquad >NH + 2\,Zn = 2\,ZnO + \\ CH_2-CO \end{array} \begin{array}{c} CH=CH \\ | \qquad >NH \\ CH=CH \end{array}$$

über Succinimid in Pyrrol übergeht.

Das gebildete Pyrrol gibt sich in minimalster Menge durch eine allmählich sich vertiefende Rotfärbung zu erkennen, die es einem mit Salzsäure benetzten Fichtenspane erteilt.

Die Reaktion wird folgendermaßen ausgeführt: Man engt die auf Bernsteinsäure zu untersuchende Flüssigkeit nach Zusatz von einigen Kubikzentimetern Ammoniaklösung im Reagensglase auf etwa 1 ccm ein, fügt dann 1 g käuflichen Zinkstaub hinzu, der die Flüssigkeit aufsaugt, und glüht. Die entweichenden Dämpfe färben dann bei Anwesenheit von Bernsteinsäure, entsprechend deren Menge, Fichtenspäne (Streichhölzer) hell oder dunkelrot, wenn diese, mit starker Salzsäure befeuchtet, in die Reagensglasöffnung gehängt werden. Dabei ist die selbstverständliche Vorsicht zu gebrauchen, die Fichtenspäne erst nach Vertreibung des überschüssigen Ammoniaks in die Dämpfe einzuführen, um eine Neutralisation der Salzsäure (durch NH_3-Dämpfe) zu vermeiden.

Befindet sich die Bernsteinsäure in der zu untersuchenden Flüssigkeit nicht als freie Säure, sondern an Metall gebunden, so verwendet man statt des Ammoniaks Ammoniumcarbonat; oder noch besser verfährt man, indem man zu der mit Ammoniak auf ein kleines Volumen eingedampften Flüssigkeit einige Krystalle von phosphorsaurem Ammonium fügt. Die Empfindlichkeit dieser Probe ist sehr groß, da 1 ccm einer $^n/_{100}$-Bernsteinsäure = 0,0006 g Bernsteinsäure noch die Färbung mehrerer Fichtenspäne gestattet. Doch ist die Reaktion nicht eindeutig, da, wie Neuberg[1]) angibt, eine große Anzahl von Verbindungen die Pyrrolreaktion liefern. Immerhin ist sie neben der Bestimmung des Schmelzpunktes und der „Hustenreaktion" ein einfaches Mittel zur Identifizierung, und nimmt man die Probe mit der aus trockenem Äther erhaltenen und über die basische Eisenverbindung gereinigten Substanz vor, so hat die Reaktion auch in der Regel ziemliche Beweiskraft.

Abscheidung und quantitative Bestimmung der Bernsteinsäure im Harn.

Bei der Unsicherheit, die hinsichtlich des Vorkommens von Bernsteinsäure im Urin besteht, sind die Methoden zum quantitativen Nachweis im Harn nicht besonders durchgebildet.

Am meisten empfiehlt sich folgendes Verfahren nach E. Salkowski[2]):

Der Harn wird ohne vorherige Einengung mit Barytwasser ausgefällt, der Barytüberschuß mit H_2SO_4 entfernt und nunmehr konzentriert. Die eingeengte Lösung wird dann bei stark schwefelsaurer Reaktion am besten in einem Extraktionsapparat mit Äther ausgezogen. Der Ätherrückstand wird zur Reinigung mehrfach aus trockenem Äther umkrystallisiert. Zur Abtrennung von Oxalsäure kann das Verhalten zu schwefelsaurer Permanganatlösung dienen, die in der zur Fortoxydation von Oxalsäure nötigen Zeit Bernsteinsäure nicht angreift (siehe S. 274).

[1]) C. Neuberg, Festschr. f. Ernst Salkowski. Berlin 1904, S. 271.
[2]) E. Salkowski, Archiv f. d. ges. Physiol. 2, 367 [1869]; 4, 95 [1871]; Virchows Archiv 168, 223 [1902].

Zum Unterschied von Benzoesäure soll eine wässerige Bernsteinsäurelösung durch ein klares Gemisch von $BaCl_2$, NH_3 und Alkohol gefällt werden[1]). Die in den Ätherextrakt mit übergegangene Hippursäure wird durch Aufnehmen mit kaltem Wasser bereits so weit abgetrennt, daß die filtrierte wässerige Lösung nach dem Eindampfen und Umkrystallisieren aus trockenem Äther unschwer reine Bernsteinsäure ergibt, die nach dem Trocknen über H_2SO_4 zur Gewichtskonstanz gewogen wird.

Die reinen Bernsteinsäurekrystalle können elementaranalytisch, alkalimetrisch oder auch nach K. Ulsch[2]) gasvolumetrisch identifiziert werden. Die Bestimmung des Schmelzpunktes, die Hustenreizprobe sowie die Überführung mit Ammoniak plus Zinkstaub in Pyrrol vervollständigen den Nachweis.

Für den Nachweis der Bernsteinsäure neben anderen Dicarbonsäuren, namentlich neben Äpfel- und Weinsäure, hat R. Kunz[3]) ein Verfahren angegeben. Für die Harnchemie kommt diese Kombination von Pflanzensäuren in der Norm kaum vor.

Zur Trennung von der Milchsäure kann man die Bernsteinsäure nach Salkowski (l. c.) mit Ferriammonsulfat ausfällen. ($FeCl_3$ ist wegen seiner Ätherlöslichkeit und Untrennbarkeit von Milchsäure nicht brauchbar.)

Von höheren normalen Dicarbonsäuren, z. B. von Glutarsäure, kann Bernsteinsäure durch Destillation unter vermindertem Druck bei 135° abgetrennt werden, wobei sie als Anhydrid übergeht[4]).

Verschiedene Di- und Polycarbonsäuren.

Folgende Säuren[5]) werden im Tierkörper völlig verbrannt, ohne daß andere Produkte als kohlensaure Salze bisher im Harn gefunden worden sind:

Bernsteinsäure (siehe diese) $COOH—CH_2—CH_2—COOH$.

Äpfelsäure[6]) $COOH—CH \cdot OH—CH_2—COOH$.

Tartronsäure $COOH—CH \cdot OH—COOH$.

Citronensäure[7]) $COOH—CH_2—C {<}^{OH}_{COOH}—CH_2 \cdot COOH$.

Zu einem bestimmten Teil aber unverändert erscheinen im Harn:

Oxalsäure[8]) (siehe diese).

Malonsäure $COOH—CH_2—COOH$.

Glutarsäure $COOH—(CH_2)_3—COOH$.

Muconsäure

$$\left. \begin{array}{l} CH=CH—COOH \\ CH=CH—COOH \end{array} \right| = C_6H_6O_4$$

findet sich nach M. Jaffé[9]) im Harn von Hunden oder Kaninchen, die längere Zeit mit Benzol gefüttert worden sind.

Zur Isolierung dampft man den gesammelten Harn auf dem Wasserbade ein, zieht mit heißem Alkohol aus, löst den Rückstand des Alkoholextraktes in Wasser, säuert stark mit Schwefelsäure an und erschöpft mit Äther. Nach dem Einengen der Ätherauszüge auf

[1]) G. Meißner u. C. U. Shepard, Monographie. Hannover 1866.

[2]) K. Ulsch, Chem.-Ztg. 23, 624 [1899].

[3]) R. Kunz, Zeitschr. f. Unters. d. Nahr.- u. Genußm. 6, 721 [1903].

[4]) L. Bouveault, Bulletin de la Soc. chim. [3] 19, 562 [1898].

[5]) J. Pohl, Archiv f. experim. Pathol. u. Pharmakol. 37, 421 [1896].

[6]) Methoden zur quantitativen Bestimmung der Äpfelsäure siehe A. Hilger, Zeitschr. f. Unters. d. Nahr.- u. Genußm. 4, 49 [1901]. — G. Jörgensen, Zeitschr. f. Unters. d. Nahr.- u. Genußm. 13, 241 [1907].

[7]) Verfahren zur Bestimmung von Citronensäure: G. Denigès, Annales de Chim. et de Phys. [7] 18, 382 [1899]. — O. v. Spindler, Chem.-Ztg. 27, 1263 [1903].

[8]) P. Marfori, Annali di Chim. e Farmacol. 1896, 193.

[9]) M. Jaffé, Zeitschr. f. physiol. Chemie 62, 58 [1909].

$^{1}/_{4}$ des Volumens scheiden sich harzige Massen ab; das klare Filtrat ergibt beim Verdunsten Krystallkrusten von Muconsäure. Diese wird zur Reinigung in der gerade notwendigen Menge verdünnten Ammoniaks gelöst und mit HCl nach Entfärbung ausgefällt. Ausbeute etwa 0,3% des verfütterten Benzols.

Die Muconsäure bildet schmale, schräg abgeschnittene Prismen vom Schmelzpunkt 292°. Schwer löslich in Wasser und Äther, leicht in Alkohol.

Silbersalz $C_6H_4O_4Ag_2$. Aus dem Ammonsalz durch $AgNO_3$; farbloser, amorpher Niederschlag, der lichtbeständig ist[1]); nach Döbner[2]) ist es krystallinisch.

Methylester $C_6H_4O_4(CH_3)_2$. Aus der Säure, Phosphorpentachlorid und Methylalkohol. Nadeln oder Blättchen vom Schmelz. 158°.

Die Muconsäure addiert Brom und entfärbt in alkalischer Lösung Permanganat augenblicklich.

Die Entstehung der Muconsäure aus Benzol erklärt sich durch oxydative Aufspaltung:

$$\begin{array}{ccc} & CH & CH \\ HC & CH & HC\diagup\;COOH \\ HC & CH & HC\diagdown\;COOH \\ & CH & CH \end{array} \rightarrow$$

Von oral verfütterter Muconsäure scheidet das Kaninchen nur ca. 1% wieder aus.

d-Weinsäure.

$$\begin{array}{c} OH\;\;H \\ COOH-C-C-COOH = C_4H_6O_6. \\ H\;\;OH \end{array}$$

Nach J. Pohl[3]) wird d-Weinsäure im Tierkörper schwer verbrannt.

Nach A. Brion[4]) erscheinen nach Verfütterung von ca. 5 g d-weinsaurem Kalium-Natrium an einen 8 kg schweren Hund 26—29% der eingeführten d-Weinsäure wieder im Harn.

Die Abscheidung kann bei der großen Schwerlöslichkeit der Calciumsalze aller stereoisomeren Weinsäuren einfach in der Weise erfolgen, daß der Urin direkt mit $CaCl_2$ ausgefällt und das Kalksalz mit verdünnter Essigsäure von Verunreinigungen befreit wird.

Der Diabetiker zerstört d-Weinsäure in demselben Umfang wie der Gesunde, d. h. von 50 g ungefähr 96—99%. Auch der pankreasdiabetische Hund verbrennt die d-Weinsäure weitgehend[5]).

l-Weinsäure

$$\begin{array}{c} H\;\;OH \\ COOH-C-C-COOH = C_4H_6O_6 \\ OH\;\;H \end{array}$$

wird nach A. Brion[4]) unter gleichen Bedingungen nur zu 2,7—6,4% vom Hunde wieder ausgeschieden.

d,l-Weinsäure, Traubensäure

$$C_4H_6O_6$$

passiert den Organismus des Hundes nach Brion[1]) ohne asymmetrische Spaltung bis zu 42%.

---

[1]) M. Jaffé, Zeitschr. f. physiol. Chemie **62**, 58 [1909].

[2]) O. Döbner, Berichte d. Deutsch. chem. Gesellschaft **35**, 1147 [1902].

[3]) J. Pohl, Archiv f. experim. Pathol. u. Pharmakol. **37**, 413 [1896].

[4]) A. Brion, Zeitschr. f. physiol. Chemie **25**, 283 [1898].

[5]) O. Baumgarten, Zeitschr. f. experim. Pathol. u. Ther. **2**, 53 [1905].

Mesoweinsäure

$$\text{COOH} - \overset{\text{OH}}{\underset{\text{H}}{C}} - \overset{\text{OH}}{\underset{\text{H}}{C}} - \text{COOH} = C_4H_6O_6$$

wird nach A. Brion[1]) im Organismus des Hundes weit stärker als die Racem-verbindung zerstört; es erscheinen im Urin (unter analogen Verhältnissen) nur 2,4—6,7% wieder.

d-Zuckersäure.

$$\text{COOH} - \overset{\text{OH}}{\underset{\text{H}}{C}} - \overset{\text{H}}{\underset{\text{OH}}{C}} - \overset{\text{OH}}{\underset{\text{H}}{C}} - \overset{\text{OH}}{\underset{\text{H}}{C}} - \text{COOH} = C_6H_{12}O_8.$$

Nach Verabfolgung größerer Mengen d-Gluconsäure (siehe S. 269) findet sich im Kaninchenharn d-Zuckersäure[2]).

Die Charakterisierung erfolgt durch $1\frac{1}{2}$stündiges Erwärmen des Urins mit Phenyl-hydrazin und Essigsäure, wobei das Doppelhydrazid der d-Zuckersäure $C_6H_5HN \cdot NH - CO - (CH \cdot OH)_4 - CO - NH \cdot NHC_6H_5$ vom Schmelzp. 211° ausfällt. Außer deut-licher Rechtsdrehung zeigt der Harn starkes Reduktionsvermögen gegen ammoniakalisch-alkalische Silberlösung, aber nicht gegen Fehlingsche Mischung.

Subcutan verabfolgte d-Zuckersäure selbst[3]) wird beim Kaninchen bis zu 20 g vollkommen verbrannt; erst bei dieser Quantität gehen Spuren in den Harn über, gleichzeitig steigt die Oxalsäuremenge; vgl. J. Pohl[4]). Beim Dia-betiker wird die d-Zuckersäure fast ebenso wie vom Normalen oxydiert, d. h. 20—50 g [O. Baumgarten[5])].

Schleimsäure.

$$\text{COOH} - \overset{\text{OH}}{\underset{\text{H}}{C}} - \overset{\text{H}}{\underset{\text{OH}}{C}} - \overset{\text{H}}{\underset{\text{OH}}{C}} - \overset{\text{OH}}{\underset{\text{H}}{C}} - \text{COOH} = C_6H_{12}O_8.$$

Die zur d-Galaktose gehörige Dicarbonsäure wird in Mengen von 20 g von einem mittelschweren Hund, in Mengen von 50 g vom normalen und zucker-kranken Menschen verbrannt [O. Baumgarten[5])].

Keine der Dicarbonsäuren hat sich bisher, abweichend von den Fettsäuren[6]), als Bildner von Acetonkörpern erwiesen; eher wirken sie als „antiketogene" Substanzen, so die d-Zuckersäure [L. Schwarz (l. c.)], die d-Weinsäure sowie Citronen-säure, wenn auch nur in geringem Umfange [G. Satta[7])].

J. Organisch gebundene Phosphorsäure (Glycerinphosphorsäure).

Ronalds[8]) hat im Jahre 1846 zuerst die Anwesenheit kleiner Mengen organisch gebundenen Phosphors im Harn bemerkt; seither sind von ver-schiedener Seite Angaben über Natur und Menge dieser Phosphorverbindung gemacht worden; die Resultate sind jedoch so widersprechend, daß von ein-zelnen Autoren bis in die letzten Jahre die normale Ausscheidung von orga-nisch gebundenem Phosphor im Harn überhaupt bestritten worden ist.

---

[1]) A. Brion, Zeitschr. f. physiol. Chemie 25, 283 [1898].
[2]) P. Mayer, Berichte d. Deutsch. chem. Gesellschaft 34, 492 [1901].
[3]) P. Mayer, Zeitschr. f. klin. Medizin 47. 68 [1902].
[4]) J. Pohl, Archiv f. experim. Pathol. u. Pharmakol. 37, 413 [1896].
[5]) O. Baumgarten, Zeitschr. f. experim. Pathol. u. Ther. 2, 53 [1905].
[6]) Siehe S. 224, dort auch die Literatur.
[7]) G. Satta, Beiträge z. chem. Physiol. u. Pathol. 6, 1 u. 376 [1905].
[8]) Ronalds, Philosophical transactions 1846, 463.

K. Kondo[1]) hat jüngst den Nachweis geliefert, daß am Vorkommen einer organischen gepaarten Phosphorsäure im Harn kein Zweifel bestehen kann. Dagegen ist die früher allgemein geltende Anschauung, daß es sich um Glycerinphosphorsäure handle, durchaus unsicher. Diese Annahme stützte sich im wesentlichen auf qualitative Versuche von Sotnitschewsky[2]) (siehe unten).

Die von Kondo angeführte Tatsache, daß Glycerinphosphorsäure im Organismus leicht oxydiert wird, kann an sich nicht als Gegengrund gelten, da ja auch von anderen verbrennlichen Substanzen ein Teil in den Urin übertritt, namentlich wenn sie im Tierkörper entstehen. Außerdem sind von den Verfütterungsversuchen sicher etliche mit den Isomeren der natürlichen Glycerinphosphorsäure angestellt.

Ein Teil der organischen P-enthaltenden Harnbestandteile gehört aber zu den Nucleinsäuren sowie zu mucin- und histonähnlichen Körpern (siehe diese), so daß es sich bei der Fraktion des sog. organischen Harnphosphors wohl um Gemische handelt.

Die Quelle des organisch gebundenen Harnphosphors kann, wie leicht ersichtlich, eine doppelte sein. Entweder kann er der Nahrung entstammen (exogener Anteil) oder zerfallenden Bestandteilen des Organismus (endogener Anteil).

Die wesentlichsten der bisherigen Kenntnisse sind durch die im folgenden erwähnten Untersuchungen gewonnen.

R. Lépine und Eymonnet[3]) fällten die anorganische Phosphorsäure im Harn mit Magnesiamixtur und bestimmten im Filtrat den organisch gebundenen Phosphor als Phosphormolybdat durch Wägung. Sie fanden so in einem Liter Menschenharn 0,0062 g P_2O_5, ca. 15 mg Glycerinphosphorsäure entsprechend; im Hundeharn wurden absolut und relativ höhere Zahlen ermittelt.

Zuelzer[4]) bestimmte die Phosphorsäure vor und nach dem Kochen mit Salpetersäure. Bei einem gesunden jungen Mann betrug in einer Reihe von Versuchen den der organisch gebundenen Phosphorsäure 0 bis 5% der Gesamtphosphorsäure, im Mittel 2,4%. Beim Hund wurde das Prozentverhältnis von organischer zu anorganischer P_2O_5 bei verschiedener Fütterung zu 0,18—7,2, im Mittel zu 3,3% gefunden.

K. Bülow[5]) fand im Tagesharn eines großen Hundes nach Entfernung aller durch Magnesiamixtur fällbaren Phosphorsäure noch 0,0061 g durch Säure abspaltbare Phosphorsäure. Die Menge wurde durch Darreichung von Salol nicht erhöht, das also keine gepaarte Phosphorsäure liefert.

G. Pasqualis[6]) hingegen vermochte im Menschenharn bei Anwendung verschiedener Methoden, namentlich nach Ausfällung der gewöhnlichen Phosphate mittels Uranylacetat, keine oder nur zweifelhafte Spuren organisch gebundenen Phosphors aufzufinden. Ebenso gelangte Marcuse[7]) zu dem Schluß, daß im Hundeharn organisch gebundene Phosphorsäure nicht in wesentlicher Menge vorkommt.

H. Oertel[8]) bestimmte die Phosphorsäure im Harn von sieben gesunden Individuen nach Schmelzen mit Ätzkali und Salpeter einerseits vor und andererseits nach Ausfällung mit Chlorcalcium und Ammoniak. Die Menge der organisch gebundenen Phosphorsäure ergab sich dabei, als P_2O_5 berechnet, zu 0,030—0,1200 g pro Tag und betrug 1,6—4,8, im Mittel 2,5% der Gesamtphosphorsäure.

A. Keller[9]) untersuchte den Harn von kranken und gesunden Säuglingen. Er bestimmte die Phosphorsäure vor und nach Veraschung mit Neumanns Säuregemisch und fand in 12 Versuchen 0,0022—0,0167 g organisch gebundenes P_2O_5 in der Tagesmenge. Das Prozentverhältnis war 0,51—9,9%, im Mittel 4,25%.

---

[1]) K. Kondo, Biochem. Zeitschr. **28**, 200 [1910]; hier die ältere Literatur.
[2]) Sotnitschewsky, Zeitschr. f. physiol. Chemie **4**, 214 [1880].
[3]) R. Lépine u. Eymonnet, Compt. rend. de la Soc. de Biol. **1882**, 622.
[4]) Zuelzer, Untersuchungen zur Semiologie des Harns. Berlin **1884**.
[5]) K. Bülow, Archiv f. d. ges. Physiol. **57**, 89 [1894].
[6]) G. Pasqualis, Annali di Chim. e Farmacol. **20**, Agosto 1894; Malys Jahresber. d. Tierchemie **1894**, 283.
[7]) G. Marcuse, Archiv f. d. ges. Physiol. **67**, 373 [1897].
[8]) H. Oertel, Zeitschr. f. physiol. Chemie **26**, 123 [1898].
[9]) A. Keller, Zeitschr. f. physiol. Chemie **29**, 146 [1900].

J. A. Mandel und H. Oertel[1]) fanden in Versuchen mit sehr ungleicher Nahrung, daß die Ausscheidung des organisch gebundenen Phosphors nur wenig schwankt. Die täglich ausgeschiedene Menge betrug z. B. bei Reiszufuhr 0,011—0,018 g, bei Verabfolgung von Heringsrogen 0,010—0,019. Das mittlere Prozentverhältnis war in beiden Versuchsreihen 1,48%.

Le Clerk und Cook[2]) konnten im Harne von Kaninchen und Hunden weder bei phosphorarmer noch bei phosphorreicher Kost organisch gebundenen Phosphor nachweisen.

Weiter hat S. Yoshimoto[3]) beim Hund Bestimmungen einerseits der präformierten Phosphorsäure durch Fällung mit Magnesiamixtur und Urantitrierung, andererseits der organisch gebundenen Phosphorsäure im Filtrat vom Magnesianiederschlag nach Schmelzen mit Salpetermischung ausgeführt. Die Menge der organisch gebundenen Phosphorsäure ergab sich (bei bestimmter Versuchskost) zu 0,0221—0,0239 g P_2O_5, das Verhältnis zur Gesamtphosphorsäure zu 1,2—3,0%, im Mittel zu 2,1%.

In einer größeren Reihe von Versuchen an Hunden stellte K. Kondo (l. c.) fest, daß stets organisch gebundener Phosphor ausgeschieden wird, und zwar mit großer Regelmäßigkeit in einer Menge von etwa 2,7% des Gesamtphosphors.

Nahezu das gleiche Prozentverhältnis fanden Yoshimoto (2,1%), Marcuse (2,5%) und Zuelzer (3,3%).

Eine Abhängigkeit von dem Abbau der Phosphorverbindungen des Organismus zeigt sich in den von Keller an sich selbst und an einem Säugling durchgeführten Hungerversuchen hervor.

In dem Selbstversuch wurde eine tägliche Ausscheidung an organisch gebundenem Phosphor von 0,017—0,0573 g P_2O_5, entsprechend 0,9—2,3% des Gesamtphosphors gefunden, also nicht erheblich weniger, als sonst für normale Individuen bei mittlerer Nahrungszufuhr gefunden worden ist. Andererseits lehren die Beobachtungen von Keller, sowie besonders die von Oertel und Mandel, daß ein Parallelismus zwischen Ausscheidung des organisch gebundenen Phosphors im Harn und des Gesamtstickstoffs nicht besteht.

Im einzelnen zeigte sich folgendes: Lecithinzusatz steigerte beim Kaninchen deutlich [Franchini[4])], dagegen nicht beim Hunde die Menge des organisch gebundenen Phosphors (Yoshimoto), ebenso war nach Politis[5]), ferner nach Mandel und Oertel ein Einfluß von phosphorreicher Kost (Kalbshirn, Heringsrogen, Fleisch) ohne Einfluß; Zuelzer kam hingegen beim Hunde nach Darreichung von nucleinreicher Kost und Gehirn zu etwas höheren Zahlen für organisch gebundenen Phosphor, und auch Keller fand bei Ernährung der Säuglinge mit Kuhmilch im allgemeinen einen etwas höheren Gehalt daran als bei Ernährung mit Frauenmilch. Gumlich[6]) beobachtete am Hund, daß nach Verfütterung von Thymonucleinsäure keine organische P-Verbindung im Harne auftrat.

In Übereinstimmung hiermit ergaben Kondos Versuche, daß die Menge des organisch gebundenen Phosphors der Hauptsache nach von dem Abbau phosphorhaltiger Verbindungen im intermediären Stoffwechsel abhängt. Ferner lehren sie, gleich Kellers Erfahrungen, daß ein, wenngleich geringfügiger, Einfluß der phosphorreichen Verbindungen der Nahrung besteht. Der nach Zufuhr von Gehirn (Lipoiden) und Thymus (echten Nucleinsäuren) auftretende Zuwachs liegt außerhalb der Fehlergrenzen.

Mit Casein sind bisher schwankende Resultate erzielt.

Bemerkenswert ist, daß in allen Fällen, wo phosphorreiche Kost verabfolgt wurde, die absolute Menge des organisch gebundenen Phosphors zunahm, jedoch das relative Verhältnis zum Gesamtphosphor nicht bloß nicht stieg, sondern geradezu sank.

So war bei Kondo das Prozentverhältnis an den Fleischtagen 2,1—3,5, im Mittel 3,3, nach Kalbsgehirn- und nach Kalbsthymus-Gaben 1,6, 1,6 und 1,2%, im Mittel 1,5.

Nach Zufuhr von Phosphatiden nimmt nach Yoshimoto und Kondo die Gesamtphosphorsäure stärker zu als der organisch gebundene Anteil.

Weiter liegen Versuche mit phosphorsauren und glycerinphosphorsauren Salzen vor. Durch Darreichung von Phosphaten (KH_2PO_4) in der Nahrung wurde die Menge des organisch gebundenen Anteils nicht erhöht (Zuelzer). Nach Darreichung von Glycerinphosphaten beobachtete zwar Bülow zweimal eine geringe Vermehrung des organisch

[1]) J. A. Mandel u. H. Oertel, N. Y. Univ. Bull. Med. Sciences, [1] **4**, 165 [1901].
[2]) J. A. Le Clerk u. F. C. Cook, Journ. of biol. Chemistry **2**, 203 [1906].
[3]) S. Yoshimoto, Zeitschr. f. physiol. Chemie **64**, 464 [1910].
[4]) G. Franchini, Biochem. Zeitschr. **6**, 210 [1907].
[5]) G. Politis, Zeitschr. f. Biol. **20**, 193 [1884].
[6]) Gumlich, Zeitschr. f. physiol. Chemie **18**, 510 [1893].

gebundenen Phosphors im Harn; sie wurde jedoch von anderen Autoren [Pasqualis[1]), Bergmann[2]), Marfori[3]), Bardet[4]), de Stella[5])] vermißt. Schließlich liegen auffallende Angaben von D. Symmers[6]) vor, der bei Nervenkrankheiten mit degenerativem Charakter und bei lymphatischer Leukämie bis 80% des Gesamtphosphors in organischer Bindung gefunden haben will; bei diesen Zuständen haben dagegen R. Lépine, Eymonnet und Aubert[7]) durchaus normale Werte (1,8—2,3% für den Gesamtphosphor) beobachtet.

Eine Ausscheidung etwa synthetisch gebildeter Glycerinphosphorsäure mit dem Harn läßt sich selbst durch Verfütterung größerer Glycerinmengen nicht erzwingen [J. Munk, M. v. Nencki[8])].

Abgesehen von der Isolierung der phosphorhaltigen Harnglobuline (siehe S. 770) haben nur Sosnitschewsky und Bülow (l. c.) die Darstellung der gepaarten Phosphorsäure versucht.

Darstellung. 10 l Harn wurden mit $CaCl_2$ + Ätzkalk ausgefällt, filtriert und eingeengt. Der Rückstand wurde mehrfach mit heißem Alkohol ausgezogen und der alkoholunlösliche Teil abermals in Wasser gelöst und von neuem von anorganischen Phosphaten durch Magnesiamixtur befreit. Die Mutterlauge spaltete bei der Hydrolyse mit siedender Schwefelsäure anorganische Phosphorsäure ab, die mit ammoniakalischer Magnesiamischung fällbar war. Aus dem eingedampften Filtrat dieses Ammoniummagnesiumphosphatniederschlages konnte mit Alkohol ein Sirup ausgezogen werden, der die Acrolein- und Borsäureperlenreaktion auf Glycerin gab.

Durch eine sekundäre Spaltung des Lecithins entsteht nach F. Hoppe-Seyler[9]) die gepaarte Phosphorsäure des Harnes nicht. Denn außer bei Chylurie kommen keine Phosphatide (Lecithin) im Urin vor. Dadurch wäre die gegenteilige Behauptung von Robin[10]) widerlegt (vgl. jedoch K. A. H. v. Mörner[11]).

Nachweis. Zur Bestimmung des organischen Harnphosphors kann man so verfahren, daß man in einer Urinprobe mit Magnesiamixtur die anorganische Phosphorsäure und in einer anderen die Gesamtphosphorsäure nach der Soda-Salpeterschmelze oder nach der Neumannschen Säureveraschung ermittelt. Die Differenz zeigt die (indirekt gefundene) Menge des in organischer Form anwesenden Phosphors an.

Kondo[12]) und Yoshimoto (l. c.) empfehlen die direkte Bestimmung. Man fällt den Harn mit Magnesiamixtur, filtriert nach 12—24 Stunden vom Ammoniummagnesiumphosphat ab, wäscht mit 3 proz. Ammoniak aus und verascht das Filtrat. Die Ausfällung der Phosphorsäure mit Magnesiamischung ist auch im Harn so vollständig, daß im Filtrat die Molybdänsäurereaktion keine Gelbfärbung, geschweige denn einen Niederschlag ergibt. Ausfällung mit Uranacetat in der Wärme, nicht aber in der Kälte, leistet dasselbe; Ausfällung mit Barytwasser ist dagegen unzureichend.

Wie im voraufgehenden dargelegt ist, kann der organische Harnphosphor keineswegs mit Sicherheit auf Glycerinphosphorsäure bezogen werden.

---

[1]) G. Pasqualis, a. a. O.
[2]) W. Bergmann, Archiv f. experim. Pathol. u. Pharmakol. **47**, 77 [1901].
[3]) P. Marfori, Arch. di Fisiol. **2**, 217 [1905]; **5**, 207 [1908].
[4]) G. Bardet, Compt. rend. de l'Acad. des Sc. **130**, 956 [1900].
[5]) de Stella, Arch. intern. de Pharmacodyn. **3**, 351 [1897].
[6]) D. Symmers, Journ. of Pathol. and Bacteriol. **10**, 159 [1906].
[7]) R. Lépine, Eymonnet u. Aubert, Compt. rend. de la Soc. de Biol. **1884**, 499.
[8]) J. Munk, Verhdl. d. physiol. Gesellschaft Berlin **1878**, Nr. 4 u. 5. — M. v. Nencki, Opera omnia 1, 839.
[9]) F. Hoppe-Seyler, mitgeteilt bei Sosnitschewsky (l. c.).
[10]) A. Robin, Arch. de Pharmacie **2**, 532 [1888]; Chem. Centralbl. **1888**, 186.
[11]) K. A. H. v. Mörner, Skand. Archiv f. Physiol. **6**, 372 [1895].
[12]) K. Kondo, Biochem. Zeitschr. **28**, 200 [1910]; hier die ältere Literatur.

Es sei an dieser Stelle darauf hingewiesen, daß die natürlich (als Spaltungsprodukt des Lecithins) auftretende Glycerinphosphorsäure von dem synthetischen und zu Fütterungsversuchen meist benutzten Präparat scharf zu unterscheiden ist.

Die natürliche Verbindung[1]) hat die Konstitution

$$CH_2 \cdot OH—CH \cdot OH—CH_2 \cdot O—PO_3H_2,$$

während die seit langem synthetisch dargestellte[2])[3]) symmetrisch gebaut ist:

$$(CH_2OH)_2—CH \cdot O—PO_3H_2 .$$

Ihre Salze unterscheiden sich durch Löslichkeit, Krystallwassergehalt und Krystallisierbarkeit; die natürliche Säure ist überdies optisch aktiv, und zwar in ihren Erdalkalisalzen linksdrehend. Neuerdings ist auch die Racemform[4]) der asymmetrischen Glycerinphosphorsäure künstlich dargestellt worden, doch soll sie und die natürliche, optisch-aktive Verbindung nach F. Tutin und A. C. O. Hann[4]) mit der symmetrischen Form verunreinigt sein.

Bezüglich der Eigenschaften der verschiedenen Glycerinphosphorsäuren sei auf die Arbeiten von E. Schulze und A. Likiernik[5]), R. Willstätter und K. Lüdecke[1]), P. Carré[2]), J. Cavalier und Pouget[3]) sowie F. Tutin und A. C. O. Hann[4]) verwiesen.

K. Aldehyde.

Abgesehen von den Aldehydzuckern, den Aldosen (siehe S. 319), sind Aldehyde nicht als normale Stoffwechselprodukte aufgefunden worden.

Bei künstlicher Zufuhr erfahren die Aldehyde im Tierkörper Veränderungen.

Von folgenden Aldehyden ist Genaueres über ihr Schicksal bekannt:

Trichloraldehyd[6]) $CCl_3—CHO$ (Chloralhydrat),

Bromal[7]) $CBr_3—CHO$,

Trichlorbutylaldehyd[6]) $CH_3—CHCl—CCl_2—COH$ (Butylchloral),

Citral[8])[9]) $\begin{matrix} CH_3 \\ CH_3 \end{matrix} \Big\rangle C = CH \cdot CH_2—CH_2—C \overset{CH_3}{=} CH \cdot CHO$ (Geranial).

Sie werden im Organismus mit Glucuronsäure gepaart, und zwar nach voraufgegangener Reduktion zu den entsprechenden Alkoholen (Trichloräthyl-, Trichlorbutylalkohol usw.).

Bei anderen Aldehyden, wie Isovaleraldehyd, Isobutylaldehyd und Önanthol[8]), ist die Fähigkeit zur biologischen Glucuronsäuresynthese zweifelhaft. Auch Citral wird zum großen Teil einfach zu Säuren oxydiert, für die Hildebrandt[9])[10]) folgende Formeln annimmt:

α-Säure:

$$\begin{matrix} CH_3 \\ CH_3 \end{matrix} \Big\rangle C = CH—CH_2—CH_2—C = CH—COOH.$$
$$\underset{\overset{|}{COOH}}{}$$

β-Säure:

$$\begin{matrix} CH_3 \\ COOH \end{matrix} \Big\rangle C = CH—CH_2—CH_2—C = CH—COOH.$$
$$\underset{\overset{|}{CH_3}}{}$$

---

[1]) R. Willstätter u. K. Lüdecke, Berichte d. Deutsch. chem. Gesellschaft **37**, 3757 [1904].

[2]) P. Carré, Compt. rend. de l'Acad. des Sc. **137**, 1070 [1904]; **138**, 47 [1904].

[3]) J. Cavalier u. Pouget, Bulletin de la Soc. chim. [3] **21**, 364 [1899].

[4]) F. Tutin u. A. C. O. Hann, Journ. Chem. Soc. **87**, 249 [1905]; **89**, 1749 [1906].

[5]) E. Schulze u. A. Likiernik, Zeitschr. f. physiol. Chemie **15**, 412 [1891].

[6]) J. v. Mehring, Zeitschr. f. physiol. Chemie **6**, 480 [1882].

[7]) G. Maraldi, Boll. chim. farm. **42**, 81 [1903].

[8]) O. Neubauer, Archiv f. experim. Pathol. u. Pharmakol. **46**, 133 [1901].

[9]) H. Hildebrandt, Archiv f. experim. Pathol. u. Pharmakol. **45**, 110 [1901]; **46**, 261 [1901].

[10]) H. Hildebrandt, Beiträge z. chem. Physiol. u. Pathol. **4**, 251 [1904].

Die Säuren können aus der Bleiessigfällung des Harns gewonnen werden. Nach Zerlegung durch H_2S in der Wärme krystallisieren sie direkt beim Erkalten des Filtrates. Über das Verhalten des Furfurols siehe S. 460 u. 527.

Formaldehyd

$$H \cdot CHO = CH_2O$$

besitzt für die Harnchemie insofern Interesse, als er den normalen Ablauf einer ganzen Reihe von Reaktionen wichtiger Urinbestandteile stört oder gänzlich vereitelt[1]).

Die Indicanprobe, die Pentosenreaktionen mit Orcin- und Phloroglucin, ebenso die entsprechenden Reaktionen der Glucuronsäure, die Acetessigsäureprobe mit $FeCl_3$, die Pettenkofersche Gallensäurereaktion und Gärprobe fallen bei Formaldehydzusatz völlig negativ aus. Formaldehyd kann auch als Aldehyd Reduktionsproben der Kohlenhydrate geben und so Zucker vortäuschen.

Urat- und Oxalatsedimente werden von Formaldehyd verändert.

Deshalb ist eine Konservierung des Harns mit Formaldehyd durchaus ungeeignet. Ein zufälliger Gehalt des Harns nach Medikamentengebrauch [Urotropin[2]) und nach zahlreichen Oxymethylenpräparaten] ist in Betracht zu ziehen.

Über die **Oxyaldehyde** siehe bei den Zuckern S. 319—460.

L. Ketone.

Von reinen Ketonen kommen nur Ketozucker (Ketosen) und das Anfangsglied der eigentlichen Ketonreihe, das Aceton, im Harn vor.

Aceton (Dimethylketon, Propanon).

$$CH_3 - CO - CH_3 = C_3H_6O.$$

Aceton wurde im Jahre 1857 von Petters[3]) im diabetischen Harn aufgefunden. Hieraus und aus größeren Mengen normalen Urins von Menschen, Katzen und Kaninchen ist es 1882 von R. v. Jaksch[4]) in Substanz dargestellt[5]). Es ist in den letzten Jahren sehr wahrscheinlich geworden, daß die Hauptmenge des Acetons, wenn nicht alles, im Harn als Acetessigsäure zugegen ist, die außerordentlich leicht in CO_2 und Aceton zerfällt (siehe Acetessigsäure S. 312). Demnach würde es überhaupt keine Acetonurie, sondern nur eine Diaceturie (Acetessigsäureausscheidung) geben.

Die in jüngster Zeit bekannt gewordenen Methoden zum Nachweis von Aceton und Acetessigsäure nebeneinander sind bei letzterer (S. 317—318) beschrieben.

Analytisch und auch physiologisch stehen die sog. Acetonkörper in engster Beziehung. Es sind dieses: die β-Oxybuttersäure, die Acetessigsäure

---

[1]) M. Jaffé, Therapie der Gegenwart **1902**, Aprilheft; Malys Jahresber. d. Tierchemie **1902**, 369.

[2]) Nach Urotropingebrauch ist im sauren Harn Formaldehyd nachweisbar, nicht aber in alkalisch reagierenden (A. Citron, Monatsber. über die Krankh. d. Harn- u. Sexualorgane **3**, 70 [1898]).

[3]) W. Petters, Prager Vierteljahrschr. **55**, 81 [1857].

[4]) R. v. Jaksch, Zeitschr. f. klin. Medizin **5**, 346 [1882]; Zeitschr. f. physiol. Chemie **6**, 541 [1882].

[5]) In der Tagesmenge normalen Harns sollen nach S. Cotton (Journ. de Pharm. et de Chim. **10**, 193 [1899]) 0,01 g Aceton vorhanden sein.

und das Aceton. Die Verwandtschaft zwischen ihnen kommt durch folgendes Schema zum Ausdruck:

$$CH_3—CHOH—CH_2—COOH \quad (\beta\text{-Oxybuttersäure})$$

Oxydation $\downarrow$ $\uparrow$ Reduktion

$$CH_3—CO——CH_2—COOH \quad (\text{Acetessigsäure})$$

$CO_2 =$ $\downarrow$ Abspaltung

$$CH_3—CO—CH_3 \quad (\text{Aceton})$$

Bei nicht gesonderter Bestimmung fand v. Jaksch (l. c.) 0,01 g Aceton in der Tagesmenge normalen Harns. Mengen über 0,015 g sind nach G. Rosenfeld[1]) nicht mehr als normal zu betrachten. Der höchste Acetongehalt ist im Coma diabeticum beobachtet, 56,8 g in der Tagesmenge; gewöhnlich handelt es sich jedoch um geringere Werte[2]).

Muttersubstanzen des Acetons sind erwiesenermaßen die Fette (Fettsäuren) sowie Proteine (Aminosäuren). Bezüglich unserer Kenntnisse über die Art und Weise, wie die Acetonbildung vor sich geht, sei auf die zusammenfassende Darstellung von A. Magnus - Levy[3]) verwiesen.

Auch außerhalb des Organismus kann aus Fettsäuren, Eiweiß und Kohlenhydraten Aceton entstehen. So erhielt H. D. Dakin[4]) Acetonkörper durch Oxydation von Buttersäure durch Hydroperoxyd, C. Neuberg und F. Blumenthal[5]) sowie A. Orgler[6]) isolierten Aceton aus den Produkten der Eiweißspaltung mit Eisensalz und Hydroperoxyd. Aus Glucuronsäure erhielt es M. Flückiger[7]) bei Oxydation mittels Chromsäure. Auch eine Entstehung von Aceton aus der Mischung Pepton + Zucker durch Mikroorganismen ist bekannt[8]).

Die Zustände und Krankheiten, bei denen Aceton (und Acetonkörper) ausgeschieden werden können, sind sehr verschieden. Die Zahl der vorliegenden Angaben ist Legion. Die ältere Literatur findet man bei R. von Jaksch[9]), A. Albu[10]), B. Naunyn[11]), C. v. Noorden[12]) und R. Waldvogel[13]). Aus neuerer Zeit sind die im folgenden angeführten Arbeiten zu erwähnen.

Die Anschauung, daß Aceton durch erhöhten Eiweißzerfall im Körper gebildet wird, ist heute größtenteils verlassen, vielmehr neigt man, wie erwähnt, der Ansicht zu, daß Fette die Hauptquelle der Acetonbildung sind.

Schumann - Leclercq[14]) hat auf Grund einer langen Reihe von Versuchen festgestellt, daß der Umsatz von Fett im Körper wahrscheinlich die wesentlichste, vielleicht die einzige Ursache der Acetonausscheidung ist, wobei es gleichgültig ist, ob Körperfett oder Nahrungsfett zerstört wird. Hierbei wirken die Kohlenhydrate herabsetzend oder hindernd auf die Acetonbildung, indem dieselben das Fett vor dem Zerfall schützen.

---

[1]) G. Rosenfeld, Centralbl. f. inn. Medizin 1895, 1233.
[2]) E. P. Joslin, Journ. of med. research 6, 306 [1901].
[3]) A. Magnus - Levy, Ergebnisse d. inn. Medizin u. Kinderheilk. 1, 352 [1909].
[4]) H. D. Dakin, Journ. of biol. Chemistry 4, 227 [1908].
[5]) C. Neuberg u. F. Blumenthal, Deutsche med. Wochenschr. 27, 6 [1901]; Beiträge z. chem. Physiol. u. Pathol. 2, 238 [1902].
[6]) A. Orgler, Beiträge z. chem. Physiol. u. Pathol. 1, 583 [1901].
[7]) M. Flückiger, Zeitschr. f. physiol. Chemie 9, 323 [1885].
[8]) L. Bréaudat, Compt. rend. de l'Acad. des Sc. 142, 1280 [1906].
[9]) R. v. Jaksch, Acetonurie. Monographie, 1885.
[10]) A. Albu, Die Autointoxikationen des Darmtraktus. Berlin 1895.
[11]) B. Naunyn, Diabetes mellitus.
[12]) C. v. Noorden, Handb. d. Pathol. d. Stoffw., 2. Aufl., 1907.
[13]) R. Waldvogel, Die Acetonkörper. 1903.
[14]) Schumann - Leclercq, Wiener klin. Wochenschr. 14, 237 [1901].

Der hemmende Einfluß, den die Kohlenhydrate auf die Acetonausscheidung ausüben, ist auch von anderen Autoren festgestellt; so von J. Müller[1]), Paderi[2]), Offer[3]). Nach Jorns[4]) ist die acetonvermindernde Kraft (antiketogene Wirkung) der einzelnen Kohlenhydrate verschieden. Nach den Angaben von G. Satta[5]) bewirken auch einfacher gebaute Stoffe, wie Milchsäure, Glycerin, Citronensäure, Weinsäure, eine Verminderung der Acetonausscheidung. Die Wirkung scheint an die Gegenwart der Hydroxylgruppen gebunden zu sein. Malonsäure, der solche fehlen, ist ohne Einfluß. Nach A. Jorns[4]) können Narkotica, wie Morphin, die Acetonausscheidung mäßig vermehren, was er auf einen toxischen Fettzerfall zurückführt. Auch Alkali kann acetonerhöhend wirken (Weintraud, Gerhard, Schlesinger, Magnus - Levy, Mohr und Loeb). Nach F. Rosenthal[6]) läßt sich die durch Kohlenhydratentziehung erfolgende Acetonurie durch starke Eiweißzufuhr verhüten.

G. Forßner[7]) wies an einer Reihe von Versuchen nach, daß die Muskelarbeit diejenigen Kohlenhydratvorräte vermindert, die für die Acetonkörperbildung von Bedeutung sind. Die Verkleinerung nimmt mit der Vermehrung der Arbeit zu, aber nur bis zu einer gewissen Grenze. Die maximale Einwirkung wird schon durch forcierte Märsche innerhalb 2 mal 36 Stunden erreicht.

Fettreiche Kost bewirkt eine Vermehrung der Acetonausscheidung.

R. Waldvogel u. J. Hagenberg[8]) haben gezeigt, daß Butter (50—150 g) oder Olivenöl (150 g) als Zulage zu einer fettreichen Kost beim gesunden Menschen die Acetonausscheidung um 8 cg (höchstens) vermehrt.

Schwarz[9]) gibt an, daß aus $2^1/_2$ kg Butter beim Diabetiker ca. 45 g Aceton entstehen können.

K. Grube[10]) fand, daß vermehrter Fettgehalt der Nahrung die Acetonausscheidung nur dann erhöht, wenn das Fett, wie die Butter, niedere Fettsäuren enthält, dagegen nicht, wenn es, wie Schweinefett, nur aus Glyceriden hoher Fettsäuren besteht. Derselben Ansicht ist L. Schwarz[11]). Nach seiner Angabe ist die Ölsäure fast ohne Einfluß auf die Acetonausscheidung. Eine quantitative Abhängigkeit der Acetonkörper von der Menge des aufgenommenen Fettes vermochte er nicht zu erkennen.

L. Fejes[12]) konstatierte, daß bei Diabetikern durch Darreichung von Butter die Acetonurie nie gesteigert wird, während Genuß von Kohlenhydraten die Entstehung des Acetons hindert.

C. Stäubli[13]) fand, daß vermehrte Fettzufuhr bei einem gutartigen Diabetesfalle starke Steigerung des Acetons hervorrief.

R. Waldvogel[14]) bemerkte, daß bei Hungernden Fettzufuhr eine Acetonvermehrung herbeiführt.

Bei Untersuchungen über die Einwirkung des Nahrungsfettes auf die Acetonurie sah G. Forßner[15]), daß auf die Mahlzeiten regelmäßig eine Vermehrung der Acetonkörperausscheidung folgt. Bei hochgradig vermindertem Glykogenvorrat kann die Zufuhr von Nahrungsfett schon in mäßigen Mengen im gesunden Organismus eine Acidosis verursachen, welche derjenigen bei schwerem Diabetes gleichkommt.

Im Gegensatz hierzu fand Lenné[16]) eine Verminderung bestehender Acetonurie trotz Genusses großer Buttermengen.

H. Benedict und B. Török[17]) beobachteten, daß bei Diabetikern die Ausscheidung von Aceton durch Alkoholgenuß um durchschnittlich 28,3% vermindert wird.

[1]) J. Müller, Verhandl. d. Kongr. f. inn. Medizin 16, 448 [1898].

[2]) Paderi, Acc. di farmacoter. e chim. biol. 1900, Nr. 12; ref. Malys Jahresber. d. Tierchemie 1901, 819.

[3]) Offer, Deutsche med. Wochenschr. 1903, Vereinsbeilage No. 17, 136.

[4]) A. Jorns, Zentralbl. f. Stoffw. u. Verdauungskrankh. 6, 175 [1905].

[5]) G. Satta, Beiträge z. chem. Physiol. u. Pathol. 6, 376 [1905].

[6]) F. Rosenthal, Centralbl. f. inn. Medizin 29, 185 [1908].

[7]) G. Forßner, Skand. Archiv f. Physiol. 22, 393 [1909].

[8]) R. Waldvogel u. J. Hagenberg, Zeitschr. f. klin. Medizin 42, 443 [1901].

[9]) L. Schwarz, Centralbl. f. Stoffw. u. Verdauungskrankh. 1, 1—4 [1900].

[10]) K. Grube, Zeitschr. f. diäthet. u. physikal. Therapie 6, 75 [1902].

[11]) L. Schwarz, Deutsches Archiv f. klin. Medizin 76, 233 [1903].

[12]) L. Fejes, Magyar Orvosi Archivum 8, 334 [1907]; ref. Malys Jahresber. d. Tierchemie 1907, 857.

[13]) C. Stäubli, Schweizer Korrespondenzblatt 38, 137 [1908].

[14]) R. Waldvogel, Centralbl. f. inn. Medizin 20, 729 [1899].

[15]) G. Forßner, Skand. Archiv f. Physiol. 22, 349 [1909].

[16]) Lenné, Zeitschr. f. diäthet. u. physikal. Therapie 8, 253 [1904].

[17]) H. Benedict u. B. Török, Zeitschr. f. klin. Medizin 60, 329 [1906].

Eine gesteigerte Acetonausscheidung ohne vorhandenen Diabetes ist von vielen Autoren beim Hunger oder bei Unterernährung beobachtet worden.

A. Nebelthau[1]) führt einen Fall an, in dem eine Patientin bei viertägiger, fast völliger Abstinenz 0,24—0,35 g Aceton ausschied.

J. Hoppe[2]) fand Acetonurie zumeist bei solchen Geistes- und Nervenkranken, deren Nahrungszufuhr stark darniederlag.

Die Unterernährung konnte auch Offer[3]) als einen der wichtigsten Faktoren für das Zustandekommen der Acetonurie erweisen.

H. Mauban[4]) konstatierte, daß sich während des Fastens oder bei einer unzureichenden Diät stets Acetonurie einstellt. Hauptursache derselben ist eine durch Aufzehrung der Reservestoffe des Körpers (Kohlenhydrate, Fett, Eiweiß) hervorgerufene Autophagie.

Walko[5]) stellte fest, daß bei akuter Phosphorvergiftung vorübergehend oder dauernd Acetonurie auftritt, ohne Zusammenhang mit der Schwere des Falles.

Arnheim[6]) konstatierte Acetonurie nach längerer Narkose. Er führt sie auf eine Störung des Kohlenhydratstoffwechsels, speziell auf eine akute Verarmung des Organismus an Kohlenhydraten zurück.

H. Baldwin[7]) sah nach Chloroform- und Äthernarkosen in 70% der Fälle während der ersten 24 Stunden Acetonurie auftreten.

Häufiger als bei Erwachsenen tritt die Acetonurie bei Kindern auf.

C. Nicolas[8]) fand Aceton bei Kindern in 9 Fällen von Typhus und 3 Fällen von Magenbeschwerden. In 1 Fall von Typhus war kein Aceton vorhanden.

Nach P. Vergely[9]) tritt Aceton im Harn bei den Magendarmkrankheiten der Kinder ziemlich häufig auf.

L. F. Meyer[10]) fand Aceton bei Kindern bei Diphtherie, Scharlach und Masern. Die Acetonurie hängt nicht von der Höhe des Fiebers ab, sondern sie ist eine Folge des Hungerzustandes und konnte durch Aufnahme größerer Mengen Kohlenhydrate beseitigt werden.

L. Langstein und L. F. Meyer[11]) stellen fest, daß die Acetonausscheidung bei Kindern infolge Kohlenhydratentziehung größer als bei Erwachsenen im Verhältnis zum Körpergewichte ist.

M. Stolz[12]) konstatierte Acetonurie bei der Schwangerschaft. Leichte Acetonurie besteht nach seinen Angaben bei der schwangeren, kreißenden und entbundenen Frau. Sie ist schwankend und geht meist bald vorüber. Vermehrte Acetonurie fand er oft im Verlaufe eines, zweier oder dreier Tage nach der Niederkunft ohne jedes Symptom und ohne pathologische Ursache. Während der Geburt tritt meistens vermehrte Acetonurie auf. Je länger der Geburtsakt dauert, desto häufiger und reichlicher ist die Acetonausscheidung, und zwar ist sie bei Erst- und Zweitgebärenden anhaltender und höher als bei Mehrgebärenden. Im Wochenbett ist der Acetongehalt des Harns während der ersten 3 Tage (manchmal 4 Tage, selten auch an späteren Tagen) erhöht. Die vermehrte Acetonurie vor und nach der Geburt ist eine durchaus physiologische Erscheinung ohne jede pathologische Bedeutung und Ursache.

H. Baldwin[13]) beobachtete eine starke Acetonurie bei einem Fall von schwerem Erbrechen während der Schwangerschaft.

L. Friedmann[14]) fand Acetonurie bei einer Frau, bei welcher sich im dritten Monat der Schwangerschaft Erbrechen eingestellt hatte. Daß die reichliche Ausscheidung von

1) A. Nebelthau, Centralbl. f. inn. Medizin 18, 977 [1897].
2) J. Hoppe, Archiv f. Psychol. 39, 1175 [1905].
3) Offer, Deutsche med. Wochenschr. 1903, Vereinsbeilage Nr. 17, 136.
4) H. Mauban, Thèse de Paris 1905; ref. Malys Jahresber. d. Tierchemie 1905, 826.
5) K. Walko, Zeitschr. f. Heilkunde 22 (Neue Folge 2), 339 [1901].
6) J. Arnheim, Wiener klin.-therap. Wochenschr. 1905, Nr. 43.
7) H. Baldwin, Journ. of biol. Chemistry 1, 239 [1905]; ref. Malys Jahresber. d. Tierchemie 1907, 828.
8) C. Nicolas, Thèse de Paris 1903; ref. Malys Jahresber. d. Tierchemie 1903, 943.
9) P. Vergely, Centralbl. f. inn. Medizin 20, 84 [1899].
10) L. F. Meyer, Jahrb. f. Kinderheilk. 61, 438 [1905].
11) L. Langstein u. L. F. Meyer, Jahrb. f. Kinderheilk. 61, 454 [1905].
12) M. Stolz, Archiv f. Gynäkol. 65, 531 [1902].
13) H. Baldwin, Amer. Journ. med. Sc. 130, 649 [1905]; Malys Jahresber. d. Tierchemie 1905, 826.
14) L. Friedmann, Przeglad lekarski 47, 467 [1908]; ref. Malys Jahresber. d. Tierchemie 1908, 788.

Aceton und Acetessigsäure nicht als Folge einer nach lange dauernder Inanition eingetretenen Kachexie, sondern vielmehr als Erscheinung einer Intoxicatio gravidarum
aufzufassen war, ist daraus zu schließen, daß die Acetonurie verschwand, sobald eine
Frühgeburt eingeleitet worden war.

Bernert[1]) bemerkt, daß bei Typhus abdominalis die Acetonurie auch nach dem
Schwinden des Fiebers fortbestehen kann. Sie ist abhängig von der Nahrungsmittelzufuhr.

A. Beauvy[2]) hält für die drei hauptsächlichsten Ursachen der Acetonurie die durch
Fieber verursachte Temperaturerhöhung, Verdauungsstörungen und besonders die Inanition.
Die akute Acetonurie soll gewöhnlich 3 Tage nach der sie hervorrufenden Krankheit er-
scheinen.

Bei experimentellem Pankreasdiabetes [Minkowski[3])] sowie nach Ver-
fütterung von β-Oxybuttersäure an mit Kohlenoxyd vergiftete Hunde [Araki[4])] tritt
Aceton bzw. Acetessigsäure im Harn auf. Beim Pankreasdiabetes des Hundes ist nach
Brugsch und Bamberg[5]) die Acetonurie mäßig und inkonstant.

Eigenschaften. Das Aceton ist eine dünnflüssige, angenehm obstartig
riechende Flüssigkeit, die bei 56,5° siedet und leicht entzündlich ist. Das spez.
Gewicht bei 0° beträgt 0,8144, bei 20° 0,7920. Mit Wasser, Alkohol, Holzgeist
und Äther ist das Aceton in jedem Verhältnis mischbar. Aus der wässerigen
Lösung wird es durch $CaCl_2$ ausgeschieden; wasserfrei bildet es eine Chlor-
calciumdoppelverbindung, die durch H_2O zerlegt wird.

Verhalten. Aceton wird von Chromsäure zu Essigsäure und Ameisensäure
oxydiert; bei mehrmonatlichem Stehen mit verdünnter Salpetersäure entstehen
Oxyisobuttersäure, Oxalsäure, Kohlensäure, Blausäure und Essigsäure. Gegen
kaltes Permanganat ist Aceton eine Zeitlang beständig. $KMnO_4$ löst sich sogar in wasserfreiem Aceton[6]) zunächst unverändert. Bei der Destillation von
Aceton mit Chlorkalk entsteht Chloroform, mit Brom und Kalilauge Bromoform, mit Jod und Kalilauge Jodoform. Ganz reines Aceton reduziert ammoniakalische Silberlösung nicht, wenn sie kein fixes Alkali enthält.

Versetzt man eine mit Wasser verdünnte Lösung von Orthonitrobenzaldehyd mit Aceton und Natronlauge, so wird Indigo gebildet[7]):

$$2 \cdot C_6H_4(NO_2) \cdot CHO + 2\,CH_3 \cdot CO \cdot CH_3 = C_{16}H_{10}N_2O_2 + 2\,CH_3 \cdot COOH + 2\,H_2O.$$

Acetonquecksilberoxyd, $2\,CH_3 \cdot CO \cdot CH_3 \cdot 3\,HgO$, bildet sich nach J. E.
Reynolds[8]), wenn man Aceton mit Sublimat und schwacher Kalilösung ver-
setzt, filtriert, dialysiert und schließlich die im Dialysator zurückbleibende
Lösung entweder eine Zeitlang stehen läßt oder mit Essigsäure fällt. Dieselbe
Verbindung entsteht nach M. Kutscheroff[9]) beim Auflösen von HgO in Aceton.
Der Körper bildet einen gelatinösen Niederschlag, der beim Trocknen harzig
wird. Er wird durch HCl in Aceton und Sublimat zerlegt, mit $HgCl_2$ gibt er
einen Niederschlag der Zusammensetzung $2 \cdot C_3H_6O \cdot 3\,HgO \cdot HgCl_2$. Dem
Acetonquecksilberoxyd selbst ist nach Hantzsch und S. M. Auld[10]) die Formel

$$\begin{array}{ccc}
OH \cdot Hg \cdot CH & Hg \!-\!-\! CH \cdot Hg \cdot OH \\
\quad\quad | & | \\
CH_3 \cdot C(OH)\!-\!O\!-\!(OH)C \cdot CH_3
\end{array}$$

zuzuschreiben.

---

[1]) R. Bernert, Zeitschr. f. Heilk. **23**, 113 [1902].
[2]) A. Beauvy, Thèse de Paris **1904**; ref. Malys Jahresber. d. Tierchemie **1904**, 885.
[3]) O. Minkowski, Archiv f. experim. Pathol. u. Pharmakol. **31**, 85 [1893].
[4]) T. Araki, Zeitschr. f. physiol. Chemie **18**, 1 [1893].
[5]) Th. Brugsch u. K. Bamberg, Centralbl. f. d. ges. Physiol. u. Pathol. d. Stoffw.
(N. F.) **3**, 1 [1908].
[6]) F. Sachs, Berichte d. Deutsch. chem. Gesellschaft **34**, 497 [1901].
[7]) A. v. Baye u. V. Drewsen, Berichte d. Deutsch. chem. Gesellschaft **15**, 2860 [1882].
[8]) J. E. Reynolds, Zeitschr. f. Chemie **1871**, 254.
[9]) M. Kutscheroff, Berichte d. Deutsch. chem. Gesellschaft **17**, 20 [1884].
[10]) A. Hantzsch u. S. M. Auld, Berichte d. Deutsch. chem. Gesellschaft **38**, 2677 [1905].

Nach K. A. Hofmann[1]) gibt das Aceton mit gelbem Quecksilberoxyd nach längerem Stehen schon bei gewöhnlicher Temperatur einen weißlichen Körper, der mit Salpetersäure ein krystallinisches Nitrat der Formel $C_3Hg_3H_5$ —$O(NO_3)_2$ liefert. Aus diesem entsteht mit reiner Natronlauge ein explosives gelbes Pulver von der Zusammensetzung $C_3Hg_3H_7O_3$[1]). Nach demselben Autor ist dieser Körper mit dem von Reynolds und Kutscheroff dargestellten nicht identisch.

Eine Verbindung des Acetons mit Quecksilbersulfat $(HgSO_4)_2 \cdot 3\,HgO \cdot C_3H_6O$ entsteht nach Denigès[2]) beim Kochen von 1 ccm Aceton mit 250 ccm einer Lösung von 5 g HgO in 20 g H_2SO_4 und 100 ccm Wasser. Es ist eine weiße krystallinische Verbindung, die in Salzsäure löslich ist, und aus der durch H_2S das Aceton regeneriert wird. Sie kann nach C. Oppenheimer[3]) zur quantitativen Bestimmung des Acetons dienen, doch schwankt die Zusammensetzung (siehe S. 304).

Wie alle Ketone liefert das Aceton Verbindungen mit Natriumbisulfit, Hydroxylamin und Phenylhydrazin.

Das Acetonnatriumbisulfit $(CH_3)_2 : C \diagup^{OH}_{SO_3Na}$ entsteht unter Erwärmung, wenn man Aceton mit einer konz. Lösung von Natriumbisulfit schüttelt. Es bildet perlmutterglänzende Blättchen, die in Wasser ziemlich leicht, in Alkohol schwer löslich sind.

Das Acetoxim $(CH_3)_2C : NOH$ entsteht beim Mischen einer wässerigen Hydroxylaminlösung mit Aceton. Es bildet farblose Prismen vom Schmelzpunkt 59° und Siedepunkt 135°. Es ist äußerst leicht flüchtig, so daß es schon beim Stehen an der Luft rasch verdunstet, in seinem Geruche erinnert es an das Chloral. In Wasser, Alkohol, Äther und Ligroin ist es sehr leicht löslich. Beim kurzen Kochen mit konz. Salzsäure zerfällt es in Aceton und Hydroxylamin[4]). Mit Bromwasser entsteht Bromnitrosopropan $\begin{smallmatrix} CH_3 \diagdown \\ CH_3 \diagup \end{smallmatrix} C \begin{smallmatrix} \diagup NO \\ \diagdown Br \end{smallmatrix}$, dessen Ätherlösung schön blau ist und zum Nachweis des Acetons dienen kann (siehe S. 300).

Das Acetonphenylhydrazon $(CH_3)_2C = N \cdot NHC_6H_5$ entsteht durch Einwirkung von Phenylhydrazin auf Aceton. Es ist ein Öl, das in Kältemischung erstarrt, dann bei +42° schmilzt und unter 91 mm Druck bei 165° unzersetzt siedet. Von heißer Fehlingscher Lösung wird es nicht verändert. In kalten, verdünnten Mineralsäuren ist es ohne Zersetzung löslich. Beim Erwärmen damit erfolgt Spaltung in Aceton und Phenylhydrazin.

Gut charakterisierte Verbindungen bildet das Aceton mit dem p-Nitro- und mit dem Chlor- resp. Bromphenylhydrazin.

Das Aceton-p-nitrophenylhydrazon, $(CH_3)_2 \cdot C = N \cdot NHC_6H_4(NO_2)$, stellt gelbe Nadeln vom Schmelzpunkt 148—148,5° dar. Es kann auch zur quantitativen Bestimmung des Acetons dienen (siehe S. 305). Charakteristisch ist, daß sich die Verbindung mit alkoholischer Kalilauge rotviolett färbt (Bambergersche Reaktion).

---

[1]) K. A. Hofmann, Berichte d. Deutsch. chem. Gesellschaft **31**, 1908 [1898].
[2]) G. Denigès, Compt. rend. de l'Acad. des Sc. **126**, 1870 [1898]; **127**, 963 [1898].
[3]) C. Oppenheimer, Berichte d. Deutsch. chem. Gesellschaft **32**, 986 [1899].
[4]) Acetoxim wird vom Hunde nicht unverändert wieder ausgeschieden (L. Schwarz, Archiv f. experim. Pathol. u. Pharmakol. **40**, 184 [1898]).

Nachweis des Acetons.

Zum Nachweise des Acetons sind eine große Menge von Methoden bekannt, die zum Teil eine hohe Empfindlichkeit besitzen. Da jedoch viele nicht absolut eindeutig sind, so begnügt man sich am besten nicht mit einer Probe, sondern stellt mehrere nebeneinander an. Ein kritischer Vergleich der am meisten angewendeten Methoden stammt von Bohrisch[1]). Hier seien die folgenden Methoden angeführt:

1. Die Jodoformprobe von Lieben.
2. Die Jodoformprobe von Gunning.
3. Die Jodjodkalium-Methylaminprobe von Vournasos.
4. Die Quecksilberoxydprobe von Reynolds.
5. Die Mercurisulfatprobe von Denigès.
6. Die Kupfersulfat-Jodmethode von Sternberg.
7. Die Nitroprussidnatriumprobe von Legal.
8. Die Indigoprobe von Penzoldt.
9. Die Meta-dinitrobenzolprobe von Béla.
10. Die Salicylaldehydprobe von Frommer.
11. Die Vanillinsalzsäureprobe von Rosenthaler.
12. Die Furfurolprobe von Ellram.
13. Die Rhamnoseprobe von Fritzsch.
14. Die Hydroxylaminprobe.
15. Die Peptonprobe von Bardach.

1. Die *Jodoformprobe von Lieben*[2]) beruht darauf, daß Aceton durch alkalische Jodlösung in Jodoform verwandelt wird:

α) $2 \, KOH + 2 \, J = H_2O + KJ + KOJ$.

β) $CH_3 \cdot CO \cdot CH_3 + 3 \, KOJ = CH_3 \cdot CO \cdot CJ_3 + 3 \, KOH$.
$$\text{Trijodaceton}$$

γ) $CH_3 \cdot CO \cdot CJ_3 + KOH = CH_3 \cdot COOK + CHJ_3$.

Die Liebensche Probe läßt sich im Harne selbst nicht ausführen, sondern nur im Harndestillat. Zu diesem Zwecke destilliert man nach Willen[3]) 300—500 ccm Harn unter Zusatz von etwa 30—50 ccm verdünnter H_2SO_4 am gut wirkenden Kühler ab[4]). Die Hauptmenge des Acetons ist in den ersten 10—20 ccm Destillat enthalten. Die zu untersuchende Flüssigkeit wird alkalisch gemacht und mit Jodjodkalium versetzt. Das bei Gegenwart von Aceton entstehende Jodoform bildet sechsseitige gelbe Täfelchen von charakteristischem Geruche und ist mit den Wasserdämpfen flüchtig. An den kalten Teilen des Reagensglases setzt es sich wieder ab. Diese Probe besitzt eine außerordentliche Empfindlichkeit. Nach v. Jaksch[5]) erhält man den Niederschlag mit nur 0,01 mg Aceton noch in 2—3 Minuten, mit 0,0001 mg in 24 Stunden ev. nach kurzem Erwärmen auf 70°. Der Nachteil der Methode besteht darin, daß Alkohol und Aldehyd [sowie Milchsäure und selbst Eiweißkörper[6]), von denen Aceton aber durch Destillation leicht abtrennbar ist] die gleiche Reaktion liefern. Aus diesem Grunde meint Jolles[7]), daß

---

[1]) P. Bohrisch, Pharmaz. Centralhalle **48**, 181-184, 206-210, 220-226, 245-252 [1907].
[2]) A. Lieben, Annalen d. Chemie u. Pharmazie **7**, Supplement, 236 [1870].
[3]) L. Willen, Schweizer Wochenschr. f. Chemie u. Pharmazie **34**, 433—436 [1896]; Chem. Centralbl. **1897**, I, 134.
[4]) Über die zweckmäßigen Säuremengen siehe S. 302.
[5]) R. v. Jaksch, Zeitschr. f. klin. Medizin **8**, 115 [1884].
[6]) C. H. S. Schmidt, Zeitschr. f. physiol. Chemie **36**, 360 [1902].
[7]) A. Jolles, Wiener klin. Wochenschr. **1892**, Nr. 17 u. 18.

die Liebensche Probe für Harn nicht die erwünschte Zuverlässigkeit besitzt, und Raymond van Melckebete[1]) verwirft sie vollkommen. Doch ist sie nach Bohrisch (siehe oben) sehr wohl anwendbar. Man muß jedoch, falls sie positiv ausfällt, noch eine andere Reaktion zu Rate ziehen. Fällt sie negativ aus, so ist die Anwesenheit von Aceton ausgeschlossen.

Eine Modifikation der Liebenschen Methode stammt von Weitbrecht[2]). Dieser Autor schüttelt den fraglichen Jodoformniederschlag des Harndestillats mit Äther aus und verdunstet die ätherische Lösung ohne Anwendung von Wärme in einer flachen Schale, in welcher sich ein Filtrierpapierstreifen mit nicht abgeschnittenen, sondern abgerissenen, je ca. 1 cm über den Rand der Schale hinausragenden Enden befindet. Das CHJ_3 bleibt so nach völligem Verdunsten des Äthers an den Papierfäserchen haften und läßt sich als solches sowohl durch den Geruch als auch durch die Lupe identifizieren.

2. Die *Probe von Gunning*[3]) hat vor der Liebenschen den Vorzug, daß sie eine Verwechslung mit Aldehyd und Alkohol ohne weiteres ausschließt. Man führt sie nicht wie die Liebensche mit alkalischer Jodlösung aus, sondern mit alkoholischer Jodlösung und Ammoniak oder nach dem Vorschlage von C. le Nobel[4]) mit einer Auflösung von Jod in Jodammonium. Es bildet sich hierbei neben Jodoform ein schwarzer Niederschlag von Jodstickstoff, der bei nur geringer Menge des vorhandenen Acetons die gelbe Farbe des Jodoforms zunächst vollkommen verdeckt, aber beim Stehen der Probe allmählich verschwindet, wobei das Jodoform zum Vorschein kommt. Nach Neubauer und Vogel[5]) soll die Empfindlichkeit dieser Probe geringer als die der Liebenschen sein. Bohrisch[6]) verneint dies und gibt zur Ausführung der Gunningschen Probe folgende Vorschrift:

„Bei Verwendung von Jodjodammonium werden 5 ccm Harndestillat mit einigen Tropfen 10proz. Ammoniak versetzt und hierauf Jod-jodammoniumlösung (1 : 2 : 100) bis zur schwachen Gelbfärbung hinzugefügt. Ist viel Aceton vorhanden, so entsteht sofort eine weiße Trübung, die bald gelblich wird und nach 10—30 Minuten einen gelben Niederschlag absetzt. Bei Gegenwart von wenig Aceton zeigt sich zunächst eine schwarze Trübung, von gebildetem Jodstickstoff herrührend, welche je nach der Menge des vorhandenen Acetons in kürzerer oder längerer Zeit weißlich bzw. gelblich wird. Nach einigen Stunden hat sich ein goldgelber Bodensatz abgeschieden, die darüberstehende Flüssigkeit ist wasserklar geworden. Will man die Gunningsche Probe bei sehr geringen Acetonmengen anwenden, so ist es von Vorteil, der zu untersuchenden Flüssigkeit mindestens 10proz. offizinelle Ammoniakflüssigkeit zuzusetzen. Das Jodoform sinkt hierbei schneller zu Boden. — Anstatt die Gunningsche Probe mit Jodjodammonium auszuführen, ist es ebensogut angängig, Jodtinktur zu benutzen. In diesem Falle versetzt man 5 ccm Destillat mit 5—10 Tropfen Ammoniak und hierauf mit etwa 5 Tropfen Jodtinktur (die offizinelle Tinktur wird auf das Doppelte mit Alkohol[7]) verdünnt). Es entsteht auch bei viel Aceton zunächst eine schwärzliche Trübung, welche jedoch bald gelb wird. Nach einigen Stunden hat sich der Jodoformniederschlag schön abgesetzt."

Das auf dem einen oder anderen Weg erhaltene Jodoform kann man, abgesehen von der charakteristischen Krystallform, nach D. Vitali[8]) durch folgende Farbenreaktion identifizieren.

---

[1]) R. van Melckebete, Annalen d. Pharmazie 5, 49 [1899].

[2]) W. Weitbrecht, Schweizer Wochenschr. f. Chemie u. Pharmazie 47, 23—24 [1909].

[3]) Gunning, bei Bardy, Journ. de Pharm. et de Chim. 4, 30 [1881].

[4]) C. le Nobel, Archiv f. experim. Pathol. u. Pharmakol. 18, 9 [1884].

[5]) Neubauer u. Vogel, Anleitung zur qualitativen und quantitativen Analyse des Harns. Wiesbaden 1898, S. 60.

[6]) P. Bohrisch, Pharmaz. Centralhalle 48, 183 [1907].

[7]) Mit Jod und Ammoniak bildet Alkohol kein Jodoform, wohl aber mit Jod und Kalilauge.

[8]) D. Vitali, Malys Jahresber. d. Tierchemie 1883, 72.

Erhitzt man Jodoform mit einem Körnchen festem KOH und einigen Krystallen Thymol, so färbt sich die Schmelze schön violett. Sie löst sich ebenfalls mit violetter Farbe in Alkohol; Zusatz von konz. H_2SO_4 zu dieser Flüssigkeit bewirkt Farbenumschlag in Scharlachrot.

Die Empfindlichkeit der ursprünglichen Liebenschen Jodoformprobe ist, wie bemerkt, recht groß. Mit 0,0001 mg Aceton erhält man noch in 24 Stunden, mit 0,01 mg in 2—3 Minuten und mit 0,02 mg sofort den charakteristischen Jodoformniederschlag.

3. Die *Probe von Vournasos*[1]) beruht darauf, daß das Aceton zunächst wie bei den Proben von Lieben und Gunning in *Jodoform* übergeführt, dieses aber nicht als solches nachgewiesen, sondern nach Verwandlung in *Methyl-isonitril* (durch Methylamin) am Geruch erkannt wird.

Der hierbei vor sich gehende Vorgang wird durch die Gleichung:

$$CHJ_3 + 3\,KOH + CH_3 \cdot NH_2 = CH_3 : NC + 3\,KJ + 3\,H_2O$$

wiedergegeben.

Das erforderliche Reagens besteht aus: 1 g Jod, 0,5 g KJ und 5 g Methylamin[2]) in 50 g Wasser oder 5 g Jod in 50 g reinem Anilin[2]). Die Empfindlichkeit der Endreaktion (Bildung des Isonitrils) ist 1 : 100 000. Ist der Harn frei von Milchsäure, Alkohol und Chloroform, d. h. frei von Substanzen, welche die gleiche Reaktion liefern, so versetzt man 10 ccm filtrierten Harns mit 1 ccm 10 proz. Natronlauge und 1 ccm des Reagens und kocht. Die Gegenwart des Acetons gibt sich am Auftreten des Isonitrilgeruches zu erkennen. Enthält der Harn außer Aceton noch einen anderen Jodoform bzw. Isonitril liefernden, sauren Bestandteil, so macht man 50 ccm Harn alkalisch, unterwirft diese der Destillation und prüft das Destillat, wie oben angegeben.

4. Die *Probe von Reynolds-Gunning*[3]) verwertet die Fähigkeit des Acetons, mit frischgefälltem Quecksilberoxyd eine lösliche Verbindung einzugehen. Zwecks Anstellung dieser Probe werden 5 ccm alkoholische $^n/_2$-KOH mit 5—6 Tropfen einer wässerigen Quecksilberchloridlösung (1 : 20) vermischt und nach Zusatz von 3—5 ccm Harndestillat tüchtig umgeschüttelt. Nach sorgfältiger Filtration wird das Filtrat mit verdünnter HCl versetzt[4]) und mit einigen Kubikzentimetern Schwefelammonium' vorsichtig überschichtet. Bei Gegenwart von Aceton entsteht an der Berührungsstelle ein schwarzer Saum von Quecksilbersulfid. Die Probe gleicht in ihrer Empfindlichkeit ungefähr der Gunningschen. Ed. Späth[5]) verwirft sie, da erstens auch Aldehyd[6]) Quecksilberoxyd auflöst und zweitens immer Spuren des Quecksilberoxyds durch das Filter gehen sollen, die dann natürlich Aceton vortäuschen. Fällt man das Quecksilberoxyd aber aus alkoholischer Lösung, so ist es gut abfiltrierbar [E. Salkowski[6])]; selbstverständlich muß der Alkohol acetonfrei sein. Bohrisch[7]), der die Probe nachgeprüft hat, erklärt dagegen, zufrieden-

[1]) A. Vournasos, Bulletin de la Soc. chim. [3] **31**, 137 [1904]; Chem. Centralbl. **1904**, I, 761.

[2]) Statt des Methylamins ist auch das billigere Anilin anwendbar (W. Croner u. W. Crohnheim, Berl. klin. Wochenschr. **1905**, 1080; siehe S. 251 bei Milchsäure).

[3]) J. E. Reynolds, Zeitschr. f. Chemie **1871**, 254. — Gunning siehe S. 293.

[4]) Die Zugabe von Salzsäure hat den Zweck, die Kalilauge zu neutralisieren. Denn bei dem folgenden Zusatz von Ammoniumsulfid würde sonst Schwefelkalium entstehen, das Mercurisulfid in Lösung hält und so kleine, durch Aceton in Lösung gebrachte Quecksilbermengen verdeckt [siehe E. Salkowski, sub[6])].

[5]) Ed. Späth, Die chemische und mikroskopische Untersuchung des Harns. 2. Aufl., S. 81.

[6]) E. Salkowski, Archiv f. d. ges. Physiol. **56**, 346 [1894].

[7]) P. Bohrisch, Pharmaz. Centralhalle **48**, 183 [1907].

stellende Resultate erzielt zu haben, wenn man sie genau nach der obigen Vorschrift anstellt, den Niederschlag durch ein doppeltes Filter filtriert und das Filtrieren so oft wiederholt, bis das Filtrat wasserklar ist (3—4 mal).

5. Die *Methode von G. Denigès*[1]) und C. Oppenheimer[2]) beruht auf der
Bildung einer Verbindung von Aceton mit Mercurisulfat (siehe oben S. 291). Für
den Nachweis des Acetons im Harn ist sie zuerst von C. Oppenheimer[2]) verwendet worden. Das Reagens bereitet man in der Weise, daß man 50 g gelbes
Quecksilberoxyd in 200 g konz. Schwefelsäure und 1 l Wasser löst und die Flüssigkeit nach 24stündigem Stehen filtriert. 3 ccm des zu untersuchenden Harns
werden tropfenweise mit dem Reagens versetzt. Bei eiweißhaltigen Harnen entsteht sofort eine Trübung, bei normalen erst nach Zusatz einer größeren Menge;
bei weiterem Zutropfen aber tritt auf jeden Fall ein Niederschlag auf, der Harnsäure, Kreatinin usw. enthält. Bleibt der Niederschlag beim Umschütteln bestehen, so setzt man noch einige Tropfen überschüssiges Reagens zu und wartet
2—3 Minuten, bis der erst schmierige Niederschlag sich abgesetzt hat. Dann
filtriert man so lange, bis das Filtrat klar ist. Nun fügt man noch ungefähr
2 ccm Reagens hinzu, ferner 3—4 ccm 30proz. Schwefelsäure und erhitzt
1—2 Minuten über der Flamme oder bequemer in siedendem Wasser. Tritt nunmehr nach 2—3 Minuten eine starke weiße Fällung ein, so ist Aceton reichlich
vorhanden. Sind die Mengen gering (1 : 50 000), so kann ev. erst nach 3—4
Minuten eine Trübung entstehen. Der Niederschlag löst sich in überschüssiger
Salzsäure fast ganz auf. Zu beachten ist, daß der Niederschlag nur in sehr
verdünnten Lösungen durch einen großen Überschuß des Reagens fällt, und
daß auch in acetonfreien Harnen beim Erwärmen nach dem Filtrieren wieder
eine Trübung entstehen kann, die mit einer partiellen Reduktion des Mercuri-
salzes zu Mercurosalz einhergeht. Diese Trübung läßt sich sicher vermeiden,
wenn man nochmals mit 30 prozentiger Schwefelsäure ansäuert. Diese Methode ist nach Oppenheimer, bei der Ausführung nach der obigen Vorschrift, völlig einwandfrei. Ferner ist sie eindeutig; denn nur Acetessigsäure,
welche bei Behandlung mit Säuren Aceton abspaltet, liefert die gleiche
Reaktion.

6. Das *Verfahren von M. Sternberg*[3]) ist folgendes: Man säuert eine
wässerige Lösung von Aceton mit einigen Tropfen Phosphorsäure an und
fügt kleine Mengen einer Kupfersulfatlösung und einer Lösung von Jod in
Jodkalium hinzu. Es entsteht dabei eine bräunliche, wolkige Trübung.
Erwärmt man nun die Mischung, so entfärbt sich die Flüssigkeit, und es
scheidet sich ein reichlicher grauweißer Niederschlag ab. Der Körper, der
bei dieser Reaktion entsteht, ist feinpulverig und soll Jod und Kupfer in
organischer Bindung enthalten. Die beschriebene Probe ist weniger empfindlich als die Liebensche. Alkohol gibt eine ähnliche Reaktion, jedoch
erst nach längerem Kochen und mit spärlicherem Niederschlag.

Nach den Angaben von Bohrisch läßt die Reaktion auch bei mehr
als 0,1 prozentigem Acetonharn viel zu wünschen übrig.

Da normaler, acetonfreier Harn eine der Sternbergschen sehr ähnliche Reaktion liefert, so ist diese nur bei Harndestillat anwendbar.

7. Die *Probe von Legal*[4]) beruht darauf, daß Aceton eine frisch be-

[1]) G. Denigès, Compt. rend. de l'Acad. des Sc. **126**, 1868 [1898]; **127**, 963 [1898].
[2]) C. Oppenheimer, Berl. klin. Wochenschr. **36**, 828 [1899].
[3]) M. Sternberg, Centralbl. f. Physiol. **15**, 69 [1901].
[4]) E. Legal, Breslauer ärztl. Ztg. **1883**, 3 u. 4; Malys Jahresber. d. Tierchemie
1883, 71.

reitete alkalische Nitroprussidnatriumlösung[1]) rubinrot färbt; diese Farbe wird nach dem Übersättigen mit Essigsäure carminrot, bei Gegenwart von viel Aceton purpurrot.

Man verfährt nach Bohrisch am besten so, daß man zu 5 ccm der acetonhaltigen Flüssigkeit 5 Tropfen 10 proz. frisch bereitete Nitroprussidnatriumlösung und hierauf 1 ccm Natronlauge von 15% fügt. Stellt sich eine rote oder rotgelbe Färbung ein, so wird sofort vorsichtig mit Essigsäure neutralisiert, worauf bei Gegenwart von viel Aceton eine rotviolette bis rosaviolette Färbung eintritt.

Die Legalsche Probe läßt sich allenfalls im Harn direkt ausführen und fällt bei 0,004 g Aceton in 100 ccm Urin noch deutlich positiv aus. Gegen diese Form der Anstellung läßt sich hauptsächlich einwenden, daß sie nicht eindeutig ist, und daß Aldehyd und namentlich Kreatinin, das stets im Harn vorkommt, dieselbe Reaktion liefern. Die mit Kreatinin durch Nitroprussidnatrium hervorgerufene Färbung ist allerdings auf Zusatz von Essigsäure nicht beständig, sondern wird zunächst gelb, später grün und dann blau (siehe S. 619). Wendet man Harndestillat an, so kommt Kreatinin überhaupt nicht in Frage, da es nicht flüchtig ist. Eine Verwechslung mit Aldehyd wird ausgeschlossen, wenn man nach C. le Nobel[2]) statt Alkali Ammoniak anwendet.

Eine Modifikation der Legalschen Methode, welche eine Verwechslung mit Kreatinin ebenfalls ausschließen soll und die Empfindlichkeit der Methode so erhöht, daß das Aceton noch in einer Verdünnung 1 : 20 000 wahrgenommen werden kann, stammt von A. C. H. Rothera[3]). Man versetzt die zu prüfende Lösung (5—10 ccm) mit einem festen NH_4-Salz (nicht Oxalat oder Nitrat), einigen Tropfen 5 proz. Nitroprussidnatriumlösung und 1—2 ccm NH_3. Die Farbenwirkung wird durch den Zusatz von festem Ammoniumsalz in gleicher Weise beeinflußt wie durch Zusatz von Säure, d. h. die Kreatininfärbung verschwindet, und die Farbintensität des Acetons wird bis zu charakteristischem Permanganatrot verstärkt. Die Rotfärbung tritt bei positiver Reaktion im Laufe einer halben Stunde ein und verblaßt nach einiger Zeit.

Eine weitere Abänderung der Legalschen Methode, in der statt des Alkalis eine 10 proz. Lösung von Äthylendiamin angewendet wird, stammt von E. Rimini[4]). Er gibt an, daß Aceton mit primären Aminen[5]) in Gegenwart von Nitroprussidnatrium eine rotviolette Färbung liefert, die sich von der Farbe der Legalschen Probe unterscheidet. Da alle anderen Aldehyde und Ketone diese Reaktion nicht geben, so soll sie nach Rimini zum direkten Nachweis von Aceton im Harne dienen können, auch neben Acetessigsäure.

Kraft[6]) schlägt unter Benutzung dieser Reaktion als Ringprobe folgende Arbeitsweise vor: „Der Harn wird mit einer frisch bereiteten Nitroprussidnatriumlösung versetzt; dann werden auf die Oberfläche der Flüssigkeit einige

[1]) Alle Nitroprussidnatriumproben müssen mit frischen, am besten kalt hergestellten Lösungen vorgenommen werden. Schon nach wenigen Stunden beginnt die Zersetzung.
[2]) C. le Nobel, Archiv f. experim. Pathol. u. Pharmakol. 18, 9 [1884].
[3]) A. C. H. Rothera, Journ. of Physiol. 37, 491 [1908]; Chem. Centralbl. 1909, I, 402.
[4]) E. Rimini, Annali di Farmacoterapia e Chim. 1898, 193—196; Chem. Centralbl. 1898, 2, 132.
[5]) Das verwendete primäre Amin muß frei von sekundärem sein, da mit diesem auch Aldehyd (siehe S. 203) sich blauviolett färbt.
[6]) E. Kraft, Apoth.-Ztg. 1905, 39.

Tropfen einer 10 proz. Äthylendiaminlösung gebracht, die man langsam an der
Glaswandung hinablaufen läßt. Bei Anwesenheit von Aceton entsteht an der
berührten Fläche ein charakteristischer hell- bis tiefroter Ring, der um so rascher
sich bildet und um so dicker erscheint, je reicher der betr. Harn an Aceton ist."
Bohrisch, der die Methode nachgeprüft hat, kann sie nicht empfehlen, da die
Reaktion bereits bei Urinen mit 0,1 proz. Aceton ziemlich undeutlich eintritt.

Bei allen Acetonproben, die mit Nitroprussidnatrium ausgeführt werden,
ist auf Kreatinin, p-Kresol (Phenole), Indol, auf unbekannte Stoffe nach Fleisch-
und Fleischbrühegenuß[1]) und auch auf H_2S sowie Mercaptan Rücksicht zu
nehmen. Schon erwähnt ist, daß in schwach saurem Harndestillat kein
Kreatinin vorhanden ist, während einzelne der genannten anderen Körper
übergehen können. Auf alle Fälle ist es sicherer, die Nitroprussidnatriumproben mit Harndestillat anzustellen.

Die mit alkalischem Nitroprussidnatrium eintretende Rotgelbfärbung des p-Kresols
schlägt mit Essigsäure in Hellrosa um (v. Jaksch), während Aceton dabei blauviolett wird.
Die durch Indol hervorgerufene rote Lösung zeigt im Gegensatz zur Acetonreaktion ein
breites Absorptionsband[2]). Die mit H_2S oder $CH_3 \cdot SH$ eintretende Violettfärbung geht
durch Säuren bekanntlich in Gelblich über (siehe S. 215). Die Substanzen nach Fleischgenuß geben eine schnell verschwindende Reaktion und sind nicht destillierbar[1]).

8. Die *Probe von F. Penzoldt*[3]) beruht auf der zuerst von A. Bayer
und V. Drewsen[4]) erwähnten Tatsache, daß, wenn man eine verdünnte Lösung von Orthonitrobenzaldehyd in Aceton mit Natronlauge versetzt,
Indigo gebildet wird. Wenige Krystalle des Orthonitrobenzaldehyds werden
in etwas heißem Wasser gelöst, und nach dem Abkühlen setzt man die zu prüfende Flüssigkeit und ein wenig Natronlauge hinzu. Bei Gegenwart von Aceton
färbt sich die Mischung erst gelb, dann grün und schließlich fällt Indigo direkt
krystallinisch aus. Man identifiziert ihn durch die Krystallform oder schüttelt
ihn mit Chloroform aus. Diese Vorschrift ist von Bohrisch dahin verbessert
worden, daß beim Lösen des Orthonitrobenzaldehyds das Sieden zu vermeiden
ist, da er sich hierbei zum Teil zersetzt, und daß man denselben, um eine
zu starke Verdünnung zu umgehen, am besten direkt in der zu untersuchenden Flüssigkeit löst. Man löst, nach seinen Angaben, einige Krystalle o-Nitrobenzaldehyd in etwa 5 ccm der zu untersuchenden Flüssigkeit, was durch
Einstellen des Reagensglases in 50° warmes Wasser und kräftiges Umschütteln bewirkt wird, und fügt nach dem Erkalten etwa 1 ccm Natronlauge von
15% hinzu. Ist wenig Aceton vorhanden, so erfordert die Entstehung der Blaufärbung lange Zeit, bei sehr geringen Acetonmengen tritt sie überhaupt nicht
ein. In diesem Falle ist das Ausschütteln mit Chloroform unbedingt erforderlich.

Die Penzoldtsche Probe ist im Harne direkt anwendbar, doch läßt
dann ihre Empfindlichkeit zu wünschen übrig, da nur 0,1% Aceton sicher
erkannt werden können.

Die Reaktion verläuft in folgenden Zwischenphasen:

α) Es kondensieren sich o-Nitrobenzaldehyd und Aceton zum o-Nitro-
phenylmilchsäureketon.

β) Beim Erwärmen treten 2 Mol. des letzteren unter Abgabe von 2 Mol.
H_2O und 2 Mol. Essigsäure zu Indigo zusammen:

[1]) V. Arnold, Zeitschr. f. physiol. Chemie **49**, 397 [1906]. — T. Holobut, Zeitschr.
f. physiol. Chemie **56**, 117 [1908].
[2]) R. Hemala, Malys Jahresber. d. Tierchemie **1889**, 89.
[3]) F. Penzoldt, Archiv f. klin. Medizin **34**, 132 [1883].
[4]) A. Bayer u. V. Drewsen, Berichte d. Deutsch. chem. Gesellschaft **15**, 2860 [1882].

α) $\quad$ (o-Nitrobenzaldehyd) $+ \; CH_3-CO-CH_3 =$ (Additionsprodukt)

$$\alpha)\quad \begin{array}{c} CH \\ HC \diagup \; \diagdown C-CHO \\ HC \diagdown \; \diagup C-NO_2 \\ CH \end{array} + CH_3-CO-CH_3 = \begin{array}{c} CH \\ HC \diagup \; \diagdown C-CH\cdot OH-CH_2-CO-CH_3 \\ HC \diagdown \; \diagup C\cdot NO_2 \\ CH \end{array}$$

$$\beta)\quad 2\; \begin{array}{c} CH \\ HC \diagup \; \diagdown C-CH\cdot OH \\ \qquad\qquad | \\ HC \diagdown \; \diagup C\quad CH_2-CO-CH_3 \\ CH \quad NO_2 \end{array} = 2\,H_2O + 2\,CH_3-COOH + \begin{array}{c} CH \qquad\qquad CH \\ HC \diagup \diagdown C\text{-}\; CO\quad OC\text{-}C\diagup\diagdown CH \\ HC \diagdown \diagup C\; C\text{-}\text{-}\; C\; C\diagdown\diagup CH \\ CH\;\; NH \qquad NH\;\; CH \end{array}$$

Wie A. Bayer u. V. Drewsen (l. c.) gezeigt haben, liefert Acetaldehyd bei Behandlung mit Lauge und o-Nitrobenzaldehyd gleichfalls Indigo.

9. Die **Probe von Béla v. Bitto**[1]) beruht auf einer Färbung von Aceton mit m - Dinitrobenzollösung. Die ursprüngliche Angabe hierüber stammt von J. V. Janovsky[2]). Er gibt an, daß ,,Metadinitrobenzol in Aceton gelöst und mit Kalilauge versetzt eine rotviolette Färbung liefert; nach und nach wird die Flüssigkeit dunkel wie eine Permanganatlösung und ändert sich während mehrerer Stunden nicht merklich. Mit Essigsäure wird dieselbe dunkelrot, mit Salzsäure gelb; Kalilauge restauriert die Probe nicht vollkommen, sondern gibt eine dunkelrote Lösung''. Nach Béla v. Bitto wird zur Anstellung der Reaktion ein Krystall der Nitroverbindung in reinem abs. Alkohol gelöst und dann der Lösung einige Tropfen Kalilauge (D = 1,14) hinzugefügt. Bohrisch[3]) führt die Reaktion folgendermaßen aus: ,,3 ccm 1—2 proz. Metadinitrobenzollösung in abs. Alkohol werden schwach erwärmt; dann werden einige Tropfen Kalilauge zugesetzt und nun etwa 10 Tropfen Harndestillat zugegeben. Bei Anwesenheit von Aceton tritt eine rosarote bis kirschrote Färbung ein, welche bei vorsichtigem Zusatz von Essigsäure rosaviolett bis rotviolett wird.'' Die Béla v. Bittosche Probe ist nach Bohrisch nicht besonders zuverlässig, da auch acetonfreies Harndestillat eine Rosafärbung gibt; ferner ist sie nicht sehr empfindlich, da bei Destillat von 0,1 prozentigem Acetonharn auf Zusatz von Essigsäure keine violettrote Färbung, sondern Entfärbung eintritt.

Die Probe läßt sich im Harn direkt nicht ausführen.

10. Die **Probe von V. Frommer**[4]) ist eine Farbenreaktion des Acetons mit Salicylaldehyd und Alkali, die auf der Bildung von Biso-oxydibenzalaceton bzw. ihrer roten Alkalisalze (Tiemann-Kees) beruht:

$$CO(CH_3)_2 + 2\,OHC\cdot C_6H_4\cdot OH = 2\,H_2O + CO(CH = HC\cdot C_6H_4\cdot OH)_2\,.$$

,,10 ccm Harn werden mit 1 g festem Ätzkali versetzt und, ohne dessen Auflösung abzuwarten, mit etwa 10 Tropfen Salicylaldehyd auf 70° erwärmt. Beim Vorhandensein von Aceton bildet sich an der Berührungsstelle beider Schichten ein ausgesprochen purpurroter Ring. Wird die Probe mit Salicylaldehyd versetzt, nachdem bereits das Kaliumhydrat völlig in Lösung gegangen ist, so nimmt die Flüssigkeit erst gelbe, dann rötliche, später purpurrote, bei längerem Stehen eine dunkelkarmoisinartige Farbe an.''

Der wesentliche Vorteil dieser Methode ist nicht nur ihre außerordentlich große Empfindlichkeit (Frommer gibt an, daß noch 0,001 mg Aceton in 8 ccm Harn damit erkannt werden können, und Bohrisch fand bei 0,001 proz. Acetonharn noch eine sehr deutliche Reaktion), sondern vor allem der, daß

---

[1]) Béla v. Bitto, Annalen d. Chemie u. Pharmazie **269**, 377 [1892].
[2]) J. V. Janovsky, Berichte d. Deutsch. chem. Gesellschaft **24**, 972 [1891].
[3]) P. Bohrisch, Pharmaz. Centralhalle **48**, 207 [1907].
[4]) V. Frommer, Berl. klin. Wochenschr. **42**, 1005 [1905].

sie absolut eindeutig ist und von keinem anderen im Harn vorkommenden
Bestandteil, auch nicht von der Acetessigsäure, geliefert wird. Bohrisch
nennt diese Probe „unzweifelhaft die schönste und schärfste auf Aceton."

Die Frommersche Probe läßt sich sehr gut mit Harn selbst anstellen,
ist aber bei direkter Ausführung nur dann absolut beweisend, wenn dabei ein
tiefroter Ring entsteht, da auch bei erwiesenermaßen acetonfreien Harnen
mit der Frommerschen Reaktion bisweilen ein schwach rosagefärbter Ring
entsteht. In diesem Falle ist die Verwendung des Harndestillats jedenfalls vorzuziehen.

11. Die *Vanillin-Salzsäureprobe* von Rosenthaler[1]) besteht in einer
Farbreaktion, die viele aliphatische Ketone mit diesem Reagens geben, und
die namentlich bei Aceton farbenprächtig ist.

Fügt man zu einer 1 proz. Lösung von Vanillin in Salzsäure einige Tropfen
Aceton, so färbt sich das Gemenge sofort schwach hellgrün; wird es nach
einer Viertelstunde zum Sieden erhitzt, so wird die Flüssigkeit zunächst grünlich,
dann im auffallenden Lichte grün, im durchfallenden Lichte rot, zuletzt violett.
Diese Reaktion, die noch mit einer 0,01 proz. Acetonlösung positiv ausfällt,
wird nach Rosenthaler am besten so ausgeführt, daß man das Reagens
mit etwa gleichen Teilen konz. Schwefelsäure mischt, dann 1—2 Tropfen
der 0,01 proz. Acetonlösung hinzufügt und auf dem Dampfbade erwärmt.
Die dann allmählich eintretende Violettfärbung ist recht wohl von der rötlichen Färbung zu unterscheiden, welche das Reagens allein unter diesen Umständen zeigt. Mit Bohrisch kann man die Rosenthalersche Probe zwar
als gut und empfindlich anerkennen, sie besitzt aber vor den anderen bewährten Methoden keinen Vorzug. Die Probe läßt sich noch verschärfen, „wenn
man das Schwefelsäure-Vanillin-Salzsäuregemisch nach dem Erhitzen und
Wiedererkaltenlassen direkt in dem Reagensglas mit 10—20 ccm Wasser
überschichtet. Bei Gegenwart von viel Aceton ist die wässerige Schicht nach
einigen Stunden indigoblau gefärbt; ist wenig Aceton vorhanden, so zeigt sich
an der Berührungsfläche beider Schichten ein violetter Saum, während die
wässerige Schicht farblos bleibt" (Bohrisch). Im Harn selbst läßt sich das
Aceton nach der Rosenthalerschen Methode bereits bei einem Gehalt von
0,1% nicht mehr sicher nachweisen.

12. Die *Furfurolprobe* von Ellram[2]) gründet sich auf die Eigenschaft
des Acetons, mit Furfurol bei Gegenwart von konz. Schwefelsäure eine rote
Färbung zu geben. 2—3 ccm des Destillats werden mit 1 Tropfen wässeriger
Furfurollösung (1 : 19) versetzt und 2 ccm konz. Schwefelsäure so zugegeben,
daß sich zwei Schichten bilden. Wird die Schwefelsäure leicht erwärmt, so
tritt sofort eine rosa bis rote Färbung von der Berührungsfläche her ein,
sonst erst nach 1—3 Min. Mehr Furfurol darf nicht zugegeben werden, da
andernfalls die Flüssigkeit nußfarben (braun) werden kann.

Es können noch 0,05% Aceton erkannt werden. Nach den Angaben von
Bohrisch ist die Ellramsche Methode nicht empfehlenswert, da sie schon bei
einer 0,1 prozentigen wässerigen Acetonlösung ziemlich schwach eintritt, und
sich im Harndestillat außerdem der störende Umstand geltend macht, daß
selbst völlig acetonfreies Harndestillat durch die konz. Schwefelsäure schwach
rosagelb gefärbt wird.

Im Harn selbst läßt sich das Ellramsche Verfahren nicht anwenden.

---

[1]) L. Rosenthaler, Zeitschr. f. analyt. Chemie **44**, 292 [1905].
[2]) W. Ellram, Chem.-Ztg. **23**, Rep. S. 171 [1899].

13. Eine weitere **Reaktion** zum Nachweise des Acetons stammt von **Fritzsch**[1]). Sie beruht auf einer bereits von **Rosenthaler**[2]) beobachteten *Farbenreaktion von Aceton mit Rhamnose und Salzsäure*. **Fritzsch** gibt an, daß Acetonlösungen mit einigen Tropfen 5proz. Rhamnoselösung und konz. Salzsäure (etwa mit einem gleichen Volumen der zu prüfenden Lösung) versetzt, beim Erhitzen eine wunderschöne, fuchsinrote Färbung geben, die sehr beständig ist. Selbst nach 6tägigem Stehenlassen bei Zimmertemperatur in zerstreutem Tageslicht konnte weder eine Abnahme in der Intensität der Färbung noch irgendein Farbenumschlag beobachtet werden. Je höher der Acetongehalt ist, um so intensiver ist die Nuance; aber auch sehr verdünnte Acetonlösungen zeigen dieses Verhalten. Eine Acetonlösung, die pro Kubikzentimeter 0,01 g Aceton enthält, gibt noch eine sehr deutliche und anhaltende Färbung.

14. Die *Bromnitrosopropanreaktion* beruht auf Angaben von O. **Piloty** und A. **Stock**[3]) und ist von F. **Blumenthal** und C. **Neuberg**[4]) in die physiologische Praxis eingeführt.

Die zu prüfende Lösung, die zuvor neutralisiert wird, ist mit je 1 Tropfen Hydroxylaminchlorhydratlösung und verdünnter Natronlauge zu versetzen. Man gibt dann 2 Tropfen reines (acetonfreies!) Pyridin hinzu, überschichtet dünn mit Äther und fügt so lange tropfenweise Bromwasser hinzu, bis sich die Ätherschicht gelb bzw. grün färbt. Mit 1 ccm gewöhnlichem Wasserstoffsuperoxyd zerstört man die gelbe Farbe, die von Pyridin-Bromderivaten herrührt; nunmehr tritt die reine blaue Farbe der Ätherschicht hervor, die diese dem entstandenen Bromnitrosopropan verdankt.

Letzteres bildet sich in folgender Weise:

α) $(CH_3)_2 : CO + H_2N \cdot OH = H_2O + (CH_3)_2 : C : NOH$,

β) $(CH_3)_2 : C : NOH + 2 Br = HBr + (CH_3)_2 : C : NOBr$ (farblos)

γ) $(CH_3)_2 : C : NOBr$ (farblos) umgelagert durch Pyridin $\rightarrow \begin{matrix} CH_3 \\ CH_3 \end{matrix}\!\!>\!\!C\!\!<\!\!\begin{matrix} NO \\ Br \end{matrix}$ (blau).

Eine vereinfachte Vorschrift hat **Fröhner**[5]) angegeben. Sie lautet: „500 ccm Harn werden mit Essigsäure angesäuert und ungefähr 5 ccm davon abdestilliert. Im Destillat wird ein Krystall Hydroxylaminhydrochlorid gelöst, die Lösung mit Chlorkalklösung versetzt und mit wenig Äther ausgeschüttelt. Der letztere zeigt noch erkennbare schwache Blaufärbung, wenn zum — vorher negativ auf Aceton untersuchten — Harn 0,001 g Aceton in wässeriger Lösung zugefügt wurden." Bei einem 1proz. Acetonharn ist die **Fröhner**sche Probe im Harn direkt ausführbar, bei 0,1proz. ist sie jedoch im Harn selbst sehr undeutlich.

Nach eigenen Erfahrungen empfiehlt sich die Anstellung der Probe mit Harn direkt nicht. Auch sind die Resultate mit Bromwasser entschieden schärfer als mit Chlorkalklösung. Allerdings muß man sich durch einen blinden Versuch (mit Leitungswasser) von der Reinheit des Pyridins überzeugen; es darf keine Blaufärbung der Ätherschicht erfolgen. Die Empfindlichkeit der Reaktion mit Bromwasser ist: 1 Teil Aceton auf 5000 Teile Wasser; Alko-

---

[1]) R. Fritzsch, Zeitschr. f. analyt. Chemie **49**, 96 [1910].
[2]) L. Rosenthaler, Zeitschr. f. analyt. Chemie **48**, 165 [1909].
[3]) O. Piloty u. A. Stock, Berichte d. Deutsch. chem. Gesellschaft **35**, 3093 [1902].
[4]) F. Blumenthal u. C. Neuberg, Deutsche med. Wochenschr. **27**, 6 [1901].
[5]) Fröhner, Deutsche med. Wochenschr. **27**, 79 [1901]; Pharmaz. Centralhalle **42**, 567 [1901].

hol stört nicht. Die Angabe von Zickler[1]), daß die Probe für klinische Zwecke zu wenig empfindlich sei, trifft nach Bohrisch nicht zu.

15. Die *Reaktion auf Aceton von Bardach*[2]) gründet sich darauf, daß, wenn man zu einer acetonhaltigen Lösung in Gegenwart von Eiweiß oder dessen höheren Abbauprodukten Jodjodkalium und überschüssiges Ammoniak hinzufügt, an Stelle der bei alkalischer Reaktion sich aus Aceton und Jod bildenden sechseckigen Jodoformplättchen und -sterne allmählich ein aus feinen Nadeln bzw. Fäden bestehender Niederschlag auftritt. Dabei bildet sich zunächst eine schwarze, Jodstickstoffverbindungen enthaltende Fällung, welche sich je nach dem Verhältnis des Jods zum Eiweiß verschieden rasch und in verschiedenem Grade in eine voluminöse, flockige, anfangs graugrüne, schließlich gelbwerdende Krystallmasse verwandelt. Für den Nachweis des Acetons im Harn[3]) werden zu etwa 3 ccm klarem (filtriertem) Harn 1 ccm einer 3 proz. Peptonlösung (Pepton. depur.), dann Lugolsche Jodlösung (4 g Jod, 6 g Jodkalium, 100 Wasser) bis zur intensiv rotbraunen Färbung gesetzt, wozu je nach dem spez. Gewicht des Harns 1—2 ccm erforderlich sind, und schließlich etwa 2 ccm Ammoniak gefügt. Hierbei soll ein wenigstens 10 Minuten andauernder schwarzbrauner Ton auftreten. Schwindet auf Ammoniakzusatz die Färbung sofort oder nach wenigen Minuten, so kann man versuchen, das fehlende Jod durch tropfenweisen neuen Zusatz zu ergänzen. Gelingt es nicht, die Schwarzfärbung wieder hervorzurufen, so muß eine neue Probe mit größeren Jodmengen angestellt werden. Nach etwa $1^1/_2$ Stunden hat sich meist ein Niederschlag abgesetzt. Die darüberstehende Flüssigkeit kann abgegossen werden. Der zurückbleibende Niederschlag wird mit verdünnter Salzsäure angesäuert, wodurch vorhandene Phosphate in Lösung gehen. Wird die Flüssigkeit hierbei ganz klar, so ist kein Aceton vorhanden. Ein nach dem Salzsäurezusatz verbleibender Niederschlag wird mikroskopisch untersucht. (Ist er durch überschüssiges Jod braun gefärbt, so kann er durch wenige Tropfen Natriumthiosulfat entfärbt werden.) Bei positiv ausfallender Reaktion findet man reichliche Krystalle von feiner Nadel- und Fadenform, zum Teil zu Büscheln angeordnet. Bei sehr geringer Acetonmenge kann das Absetzen des Niederschlages bis zu $1^1/_2$ Stunden erfordern. Bei zuckerhaltigen Harnen ist, da Zucker reichlich Jod aufnimmt, die erforderliche Jodmenge wesentlich größer und abhängig von der Kohlenhydratmenge. Auf 3 ccm Harn benötigt man dann bei geringem Gehalt, bis zu 1% Zucker, ca. 2—3 ccm Jod-jodkaliumlösung, bei höherem Zuckergehalt, bis zu 4% Zucker, etwa 5 ccm obiger Jodlösung usw. Die Empfindlichkeit der Reaktion ist groß. Bereits 0,01 prozentige Acetonharne geben, nach $1^1/_2$ stündigem Stehen angesäuert, einen oft $^1/_2$ cm hohen Niederschlag. — Die Reaktion soll bei allen die Gruppe CH_3—CO—C enthaltenden Verbindungen auftreten. (Nicht dagegen bei Alkohol, wodurch sie sich von der Liebenschen unterscheidet.) Sie kann direkt im Harn ausgeführt werden. Allgemeine Erfahrungen über die Probe liegen noch nicht vor.

In praxi wird man bei höherem Acetongehalt des Harns häufig durch den obstartigen und zugleich süßlichen Geruch auf die Anwesenheit von Aceton aufmerksam gemacht. Für die erste Orientierung empfiehlt sich die Anwendung der Nitroprussidnatriumreaktion (S. 296) direkt mit dem

---

[1]) H. Zickler, Prager med. Wochenschr. **27**, 112 [1902].
[2]) B. Bardach, Chem.-Ztg. **33**, 570 [1909].
[3]) B. Bardach, Zeitschr. f. analyt. Chemie **49**, 103 [1910].

Urin. Zur sicheren Erkennung ist stets **Harndestillat** zu verwenden, mit dem man die **Bromnitrosopropanprobe** (S. 300) und die **Salicylaldehydreaktion** (S. 298) vornimmt. Diese sind an Schnelligkeit der Ausführung der im übrigen vortrefflichen **Gunning**schen Probe (S. 293) überlegen. (Über den Nachweis gleichzeitig vorhandener Acetessigsäure s. S. 312 ff.)

Infolge der Besonderheit, daß die Acetonprüfung am häufigsten im Harn Diabetischer, also in Zuckerurinen, erfolgt, ist bei mehreren der erwähnten Reaktionen auf die **Gegenwart von Zucker Bedacht zu nehmen.** In Betracht kommt namentlich, daß bei der Destillation mit Mineralsäuren aus allen möglichen Kohlenhydraten flüchtige Produkte entstehen, die Aldehyd- bzw. Ketoncharakter haben. Pentosen und Glucuronsäure ergeben Furfurol, die Hexosen niedere Aldehyde bzw. Ketone[1]), die überdestillieren. Deshalb empfiehlt es sich, beim Abdestillieren des Acetons aus Harn möglichst überhaupt keine Säure zu benutzen oder ihre Menge so gering zu bemessen, daß sie gerade zur Bindung des frei werdenden Ammoniaks ausreicht. Denn an sich destilliert Aceton sogar bei alkalischer Reaktion ab. Selbst wenn man auch das in Form von Acetessigsäure vorhandene Aceton gewinnen, die Acetessigsäure also durch Mineralsäure spalten will, genügt bei der Leichtigkeit ihres Zerfalles auch der Zusatz von ganz verdünnter Schwefelsäure oder Phosphorsäure, bzw. Oxal- oder Weinsäure bis zur gerade deutlich sauren Reaktion.

Für die quantitativen Bestimmungsverfahren gilt das gleiche, um so mehr als auch Phenole und Indol[2]) bei saurer Reaktion in Freiheit gesetzt werden können und dann überdestillieren.

Dem Aceton beigemengte Aldehyde kann man im Prinzip durch mehrstündiges Schütteln mit Silberoxyd zerstören, wobei sie zu den zugehörigen Säuren oxydiert werden. Allein auch Aceton wird von Ag_2O angegriffen[3]).

Quantitative Bestimmung des Acetons.

a) *Jodometrisches Verfahren.*

Für die quantitative Bestimmung des **Acetons**[4]) hat **Messinger**[5]) der **Lieben**schen Jodoformprobe (s. S. 202 u. 250) etwa folgende Form der Ausführung[6]) gegeben: 30—100 ccm Harn, je nach der Acetonkonzentration, werden mit 2 g feingepulverter Oxalsäure oder 3 g Weinsäure und 100 ccm destillierten Wassers versetzt und aus einem mit absteigendem Kühler versehenen Destillationskolben von 250—500 ccm Inhalt destilliert. Als Vorlage dient ein zweiter Destillationskolben von gleicher Größe, der mit 100 ccm eiskaltem Wasser beschickt ist. Einstellen in Kältemischung ist nützlich, aber nicht notwendig, wenn das Wasser im Kühler lebhaft zirkuliert. Man destilliert etwa die Hälfte

---

[1]) E. Salkowski, Archiv f. d. ges. Physiol. **56**, 339 [1894]. — E. Salkowski u. K. Tanigutti, Zeitschr. f. physiol. Chemie **14**, 471 [1890]. — C. Neuberg, Zeitschr. f. physiol. Chemie **27**, 123 [1899]. — L. Borchardt, Beiträge z. chem. Physiol. u. Pathol. **8**, 62 [1906].

[2]) M. Jaffé, Archiv f. experim. Pathol. u. Pharmakol. **1908**, Supplementband, 299.

[3]) E. Friedmann, Beiträge z. chem. Physiol. u. Pathol. **11**, 202 [1908].

[4]) Bei der Destillation geht das präformierte, sowie das durch Zerfall der Acetessigsäure entstehende Aceton über; die getrennte Bestimmung beider Substanzen ist S. 317—318 beschrieben.

[5]) J. Messinger, Berichte d. Deutsch. chem. Gesellschaft **21**, 3366 [1888].

[6]) Sie ist nach eigenen Erfahrungen modifiziert; vgl. auch L. Schliep, Centralbl. f. Stoffw. **8**, 250 u. 290 [1907]; Malys Jahresber. d. Tierchemie **1907**, 356.

über, wozu 20—30 Minuten erforderlich sind. Wenn das Kühlrohr nicht in die Vorlage eingetaucht hat, ist ein Ausspülen desselben unnötig.

Den übergegangenen Teil versetzt man mit etwa 3 g reinem (gefälltem) Calcium- oder Magnesiumcarbonat, schüttelt vorsichtig um und läßt $1/_4$ Stunde in kaltem Wasser stehen. Dann bringt man den Kolben an den inzwischen durchgespülten Kühler und destilliert langsam und unter sorgfältiger Kühlung abermals die Hälfte über[1]). Bei dieser zweiten Destillation dient als Vorlage eine Stöpselflasche von etwa 300 ccm Inhalt, die mit 60 ccm Eiswasser beschickt ist. Nach vollendeter Destillation fügt man zum Destillat 30 ccm konz. Kalilauge[2]) (von 33%) und ein erhebliches Übermaß von $^n/_{10}$-Jodlösung (in KJ) hinzu. [Den nötigen Jodüberschuß erkennt man daran, daß beim Einfallen eines Tropfens verdünnter Salzsäure an der Berührungsstelle Gelbbraunfärbung erscheint.] Man schüttelt dann die verschlossene Flasche mehrmals heftig durch und läßt 10 Minuten stehen. Darauf spritzt man den Glasstopfen ab, säuert vorsichtig mit Salzsäure (D = 1,124) an[3]) und titriert mit $^n/_{10}$-Natriumthiosulfatlösung, zuletzt unter Zugabe von etwas Stärkelösung, zurück.

1 ccm verbrauchtes $^n/_{10}$-Jod entspricht 0,000967 g Aceton, da 6 l $^n/_{10}$-Jod nach der S. 292 angeführten Gleichung = 58 g Aceton sind.

Bei dem vorgeschriebenen Quantum Oxal- bzw. Weinsäure geht kein Ammoniak über, das ja durch Verbrauch von Jod unter Bildung von Jodstickstoff das Resultat entstellen würde. Phenol, das Trijodphenol bilden würde, wird bei dem vorgeschriebenen Säuregehalt (aus seinen gepaarten Verbindungen) nicht in Freiheit gesetzt, dagegen sind häufiger Ameisensäure und salpetrige Säure zugegen, zu deren Abtrennung die erneute Destillation über Erdalkalicarbonat dient.

In dieser Form genügt die Methode in bezug auf Genauigkeit allen Anforderungen; selbstverständlich muß der Titer der verwendeten $^n/_{10}$-J und $^n/_{10}$-Na$_2$S$_2$O$_3$-Lösung genau kontrolliert werden, ferner die angewandte KOH frei von Nitrit sein. Nach Zusatz der Jodlösung muß man mindestens 10 Minuten bei alkalischer Reaktion belassen, da man bei kürzerem Stehen[4]) oft keine übereinstimmenden Resultate erhält.

Bei traubenzuckerreichen Harnen ist aus den S. 302 angegebenen Gründen auf die Entstehung jodbindender Produkte Rücksicht zu nehmen. Nach L. Borchardt (l. c.) verfährt man hier am sichersten so, daß man durch einen Tropftrichter in dem Maße, wie Flüssigkeit überdestilliert, reines Wasser zutröpfelt und so einer zu starken Konzentration an Zucker vorbeugt. Übrigens entstehen aus d-Glucose und verdünnter Oxal- oder Weinsäure viel geringere Mengen jodbindender Substanz, als Borchardt für Essigsäure angibt; bei den oben angegebenen Konzentrationsverhältnissen können dieselben bei Harnen bis 2% Glucose ohne weiteres vernachlässigt werden.

---

[1]) Zur Sicherheit prüft man bei den beiden Destillationen nach Übertreiben etwa des halben Volumens die nächsten Tropfen mit einer der Farbenreaktionen (mit Nitroprussidnatrium oder mit der Bromnitrosopropanprobe nach S. 296 oder 300), ob noch Aceton übergeht.

[2]) Sie ist meist reiner als die käufliche Natronlauge, jedoch stets auf einen etwaigen Gehalt an Nitrit besonders zu untersuchen. (Nach dem Ansäuern darf Jodkaliumstärke nicht gebläut werden.)

[3]) Die Angabe von F. Zetsche (Pharmaz. Centralhalle 44, 505 [1903]), daß man nur bei gerade genauer Neutralisation richtige Werte erhält, ist nicht zutreffend; im Gegenteil muß zur Zerstörung stets gebildeten Kaliumjodats (KJO$_3$) saure Reaktion bestehen, da nur bei dieser das als Jodat gebundene Jod wieder frei wird: KJO$_3$ + 5 KJ + 6 HCl = 6 KCl + 3 H$_2$O + 6 J. Das Jodat selbst entsteht während der Jodoformbildung nach der Reaktion: 6 J + 6 KOH = 3 H$_2$O + 5 KJ + KJO$_3$.

[4]) Diese Erfahrung hat jüngst auch L. Krauß (Apoth.-Ztg. 25, 22 [1910]) mitgeteilt.

Auf ein Minimum wird der durch Anwesenheit von Kohlenhydraten ermöglichte Fehler herabgesetzt, wenn man den Harn 5 Minuten unter Zusatz einiger Tropfen verdünnter Oxalsäure am Rückflußkühler kocht und dann das Gesamtaceton durch Übertreiben im Luftstrom bei Zimmertemperatur nach O. Folin und T. S. Hart[1]) ermittelt.

b) Fällung des Acetons als Mercurikomplexverbindung.

Die von G. Denigès[2]) angegebene qualitative Acetonprobe (siehe S. 295) ist zu folgendem quantitativen Verfahren ausgebaut worden, zu dem als Reagens eine in der Siedehitze herstellbare Lösung von 5 g gelbem oder rotem Mercurioxyd in 20 g konz. H_2SO_4 und 100 ccm Wasser benötigt wird.

Nach eigenen Erfahrungen verwendet man bequemer die ohne Kochen durch einfaches Verreiben von 7 g Mercurisulfat im Mörser mit 100 ccm 20proz. H_2SO_4 herstellbare Lösung.

Erwärmt man eine acetonhaltige Lösung mit diesem Gemisch, so fällt ein weißer krystallinischer Körper aus, der nach den Angaben von Denigès die Zusammensetzung $(HgSO_4)_2 \cdot 3\,HgO \cdot CO(CH_3)_2$ und nach dem Abfiltrieren und Trocknen bei 110° die Formel $[(HgSO_4)_2 \cdot 3\,HgO]_3 \cdot (COC_2H_6)_4$ besitzt. Die quantitative Bestimmung des Acetons führt nun Denigès folgendermaßen aus: 25 ccm Acetonlösung, welche höchstens 50 mg Aceton enthalten dürfen, werden mit 25 ccm Quecksilberreagens vermischt. Die Mischung wird in einer gut verschlossenen Flasche 10 Minuten auf 100° (im siedenden Wasserbade) erhitzt. Nach dem Abkühlen wird der Niederschlag durch ein gewogenes Filter filtriert, mit kaltem Wasser gewaschen und getrocknet. Durch Multiplikation des Gewichtes des Niederschlages mit 0,06 (theoretischer Koeffizient 0,0584) wird das Gewicht des in den 25 ccm der Lösung enthaltenen Acetons erhalten. (Statt eines gewogenen Filters kann man auch einen Goochtiegel verwenden.)

Bei einer Nachprüfung dieser Angaben fand C. Oppenheimer[3]), daß der Körper bei 110° selbst im Laufe mehrerer Tage keinen Gewichtsverlust erleidet, und daß man angenähert der vorhandenen Acetonmenge entsprechende Zahlen erhält, wenn man das Gewicht des bei 100° getrockneten Niederschlages mit 0,052 statt nach Denigès mit 0,06 multipliziert.

Ebenfalls von C. Oppenheimer[4]) stammt auch eine Angabe über die Bestimmung des Acetons direkt im Harn. Man wendet, je nach dem Ausfall der qualitativen Reaktion, 5—25 ccm Harn an, fällt mit dem Quecksilberreagens, säuert das Filtrat mit H_2SO_4 an und setzt einen großen Überschuß von schwefelsaurer Mercurisulfatlösung — bei geringen Mengen Aceton ca. 25, bei größeren Mengen ca. 30 ccm — und 25 bis 30 ccm Wasser hinzu. Das Ganze bringt man in eine starkwandige Medizinflasche, verkorkt und verschnürt sie fest und erhitzt ½ Stunde im siedenden Wasserbade. Den abgeschiedenen Niederschlag sammelt man dann auf gewogenem Filter, das in einem Wägegläschen getrocknet wird, oder besser in einem bei 110° getrockneten Goochtiegel auf Asbest an der Pumpe, wäscht sehr gründlich mit kaltem Wasser aus, bis das ablaufende Wasser nicht mehr sauer reagiert, dann mit Alkohol und Äther und trocknet bei 105—115° bis zur Konstanz. So dargestellt hat

---

1) Siehe S. 317—318.
2) G. Denigès, Compt. rend. de l'Acad. des Sc. **127**, 963 [1899].
3) C. Oppenheimer, Berichte d. Deutsch. chem. Gesellschaft **32**, 986 [1899].
4) C. Oppenheimer, Berl. klin. Wochenschr. **36**, 828 [1899].

der Körper nach den Angaben Oppenheimers die Zusammensetzung 5 HgSO$_4$ · 7 HgO · 3 CO(CH$_3$)$_2$, sein Gewicht muß man also entsprechend dieser Formel mit 0,055 multiplizieren, um die gesuchte Acetonmenge zu finden. (Nach Reiche[1]) liefert der Multiplikationsfaktor 0,048 genauere Resultate.)

c) Bestimmung als p-Nitrophenylhydrazon.

E. Bamberger und H. Sternitzki[2]) haben 1893 angegeben, daß sich festes p-Nitrophenylhydrazin in wasserfreiem Aceton löst und damit Aceton-p-nitrophenylhydrazon (CH$_3$)$_2$C : N · NHC$_6$H$_4$(NO$_2$) bildet. Dann fanden C. Neuberg und F. Blumenthal[3]) 1901, daß auch ganz verdünnte wässerige Acetonlösungen mit essigsaurer Nitrophenylhydrazinlösung in guter Ausbeute das p-Nitrophenylhydrazon liefern, und daß diese bis dahin gar nicht beachtete Verbindung sich vortrefflich zum sicheren Nachweise wie zur Abscheidung des Acetons in wägbarer Form eignet (vgl. S. 291).

W. Alberda van Ekenstein und J. J. Blanksma[4]) schlugen dann das p-Nitrophenylhydrazon zu einer quantitativen Bestimmung des Acetons vor und gaben folgende Vorschrift.

Man versetzt die acetonhaltige Flüssigkeit mit einer Lösung von je 0,4 g p-Nitrophenylhydrazin in 5 ccm 30 proz. Essigsäure. Das alsbald ausfallende Hydrazon wird nach einer halben Stunde abgesaugt, mit 20 proz. Alkohol nachgewaschen, bei 105—110° getrocknet und gewogen. Etwa vorhandener Aldehyd wird vor Ausführung der Bestimmung durch Zusatz einiger Tropfen Alkali zersetzt.

Zur Anwendung dieser Bestimmung für den Harn gibt W. C. de Graaf[5]) folgende Vorschrift: Ist viel Aceton anwesend, was man durch eine der gebräuchlichen Reaktionen ermittelt, so verwendet man 100 ccm Urin, sonst 200 ccm zur Untersuchung, destilliert vorsichtig auf ungefähr 10 ccm ab und fängt das gut gekühlte Destillat in 50 ccm destilliertem Wasser auf, fällt das übergegangene Aceton mit einer filtrierten Lösung von 0,4—0,5 g p-Nitrophenylhydrazin in 10 ccm 30 proz. Essigsäure in zusammenhängenden, schweren Flocken, die man auf einem gewogenen Filter sammelt, mehrmals mit destilliertem Wasser wäscht, bei 105—110° trocknet und wägt. 193 mg Aceton-p-nitrophenylhydrazon entsprechen 58 mg Aceton.

Ähnlich ist das Verfahren von S. Möller[6]). Nach ihm destilliert man von 200 ccm Harn nach Zusatz von 5 ccm 33 proz. H$_2$SO$_4$ reichlich die Hälfte ab, versetzt mit einer klaren Lösung von ½—1 g p-Nitrophenylhydrazin in 33 proz. Essigsäure, filtriert nach 30 Minuten den Niederschlag auf einem getrockneten, gehärteten Filter ab, das vorher gewogen ist, und trocknet bei höchstens 80° zur Gewichtskonstanz. Da das Aceton-p-nitrophenylhydrazon nicht ganz unlöslich ist, muß man zur Korrektur für je 100 ccm ausgefällte Acetonlösung 0,006 g Hydrazon hinzuzählen. 1 g Aceton-p-nitrophenylhydrazon entspricht dann rund 0,3 g Aceton.

[1]) P. Reiche, Diss. Leipzig **1904**.

[2]) E. Bamberger u. H. Sternitzki, Berichte d. Deutsch. chem. Gesellschaft **26**, 1306 [1893].

[3]) C. Neuberg u. F. Blumenthal, Deutsche med. Wochenschr. **27**, 6 [1901]; Beiträge z. chem. Physiol. u. Pathol. **2**, 238 [1902].

[4]) W. A. van Ekenstein u. J. J. Blanksma, Recueil des travaux chim. des Pays-Bas **22**, 434 [1903]; **24**, 33 [1905].

[5]) W. C. de Graaf, Pharmaceutisch Weekblad **44**, 555 [1907].

[6]) S. Möller, Zeitschr. f. klin. Medizin **64**, 207 [1907].

d) Ein Verfahren zur Bestimmung des Acetons im Harn aus dem spezifischen Gewicht

hat L. Willen[1]) angegeben.

Man destilliert nämlich 300—500 ccm Harn unter Zusatz von 30—50 ccm verdünnter H_2SO_4 (von 20%) und fängt die ersten 60 ccm des Destillats (welche alles Aceton enthalten) gesondert auf; bestimmt man ihre Dichte bei 15° genau (Aceton $= D^{15} \cdot 0,8008$), so kann nach folgender Tabelle der Acetongehalt quantitativ ermittelt werden:

D^{15}	Acetongehalt im wässerigen Destillat	D^{15}	Acetongehalt im wässerigen Destillat
0,9999	0,25%	0,9976	2,00%
0,9996	0,50%	0,9969	2,50%
0,9993	0,75%	0,9961	3,00%
0,9988	1,00%	0,9949	4,00%
0,9983	1,50%	0,9936	5,00%

e) Eine einfache

gasvolumetrische Bestimmung des Acetons

im Harn stammt von E. Riegler[2]). Das Prinzip ist das folgende:

Bringt man Phenylhydrazin mit heißer Fehlingscher Lösung zusammen, so wird sämtlicher Stickstoff frei, wobei gleichzeitig Benzol und Phenol entstehen ($C_6H_5 \cdot H \cdot N - NH_2 + 2 CuO = Cu_2O + H_2O + 2 N + C_6H_6$ und $2 C_6H_5 \cdot HN - NH_2 + 6 CuO = 3 Cu_2O + H_2O + 4 N + 2 C_6H_5 \cdot OH$, d. h. aus 1 Mol. Phenylhydrazin entstehen stets 2 Atome Stickstoff). Ist aber Aceton vorhanden, so verbindet sich dieser Körper mit dem Phenylhydrazin zu Acetonphenylhydrazon [$C_6H_5 \cdot HN - NH_2 + OC(CH_3)_2 = H_2O + C_6H_5HN \cdot N : C(CH_3)_2$], welches durch Fehlingsche Lösung nicht mehr zersetzt wird. Wird demnach eine Phenylhydrazinlösung von bekanntem Gehalt mit einer unbekannten Menge Aceton und hierauf mit Fehlingscher Lösung behandelt, so wird eine dem gebildeten Acetonhydrazon entsprechende Menge Phenylhydrazin unzersetzt bleiben und mithin eine Verminderung des Stickstoffvolumens stattfinden.

Riegler verwendet zur Oxydation statt heißer Fehlingscher Lösung eine mit Alkali versetzte Kupfersulfatlösung bei Zimmertemperatur. Der Apparat, den er benutzt, ist das Azotometer von Knoop-Wagner. Folgende Lösungen sind erforderlich:

1. Eine Lösung von 1 g salzsaurem Phenylhydrazin in 50 ccm destilliertem Wasser. Falls die Lösung trübe ist, muß sie filtriert werden.
2. Eine Lösung von 15 g Kupfersulfat in 100 ccm destilliertem Wasser.
3. Eine Lösung von 15 g Natriumhydroxyd in 100 ccm destilliertem Wasser.

Man bringt mit einer Pipette genau 10 ccm der Phenylhydrazinlösung in das äußere Entwicklungsgefäß des Azotometers, fügt 40 ccm destilliertes Wasser und mittels Pipette 10 ccm der 15 proz. Natronlauge hinzu.

In das innere Gefäß läßt man 10 ccm von der 15 proz. Kupfersulfatlösung mittels Pipette einfließen. Das Entwicklungsgefäß wird in das Kühlgefäß gebracht und der Wasserspiegel in der Bürette auf 0 eingestellt. Nach Verlauf von 10 Minuten wird das Entwicklungsgefäß $\frac{1}{2}$ Minute kräftig geschüttelt

---

[1]) L. Willen, Schweiz. Wochenschr. f. Pharmazie **34**, 433 [1897].
[2]) E. Riegler, Zeitschr. f. analyt. Chemie **40**, 94 [1901].

und in das Kühlgefäß zurückgesetzt. Nach 5 Minuten wird, nachdem das Wasserniveau in beiden kommunizierenden Röhren gleichhoch gestellt ist, die Anzahl der entwickelten Kubikzentimeter Stickstoff abgelesen und gleichzeitig Temperatur und Barometerstand notiert. Um nun den Acetongehalt des Harns zu bestimmen, destilliert man 50 ccm Harn nach Zusatz von 1 ccm Essigsäure in ein Kölbchen ab, in das man genau 10 ccm der Phenylhydrazinlösung und ungefähr 1 g krystallisiertes Natriumacetat gebracht hat, läßt 40—45 ccm Destillat aus dem Harn übergehen, erwärmt dann das Kölbchen $1/_4$ Stunde auf dem Wasserbade, spült in das äußere Entwicklungsgefäß des Azotometers über und verfährt wie oben. Die differierenden Kubikzentimeter Stickstoff, mit 2,6 multipliziert, ergeben die vorhandene Acetonmenge. (28 g N entsprechen 58 g Aceton.)

f) Ad. Jolles[1]) hat zur Bestimmung des Acetons eine der Aldehydbestimmung von M. Ripper[2]) nachgebildete Methode vorgeschlagen, die auf der bekannten *Addition von Natriumbisulfit an Aceton* beruht:

$$CH_3 \cdot CO \cdot CH_3 + NaHSO_3 = CH_3 \cdot C(OH)(SO_3Na) \cdot CH_3.$$

Man versetzt die zu bestimmende Acetonlösung mit 3—4fachem Überschuß an $^n/_5$-Bisulfit und titriert nach 30stündigem Stehen mit $^n/_{10}$-Jodlösung zurück. Je 1 Mol. verbrauchtem Bisulfit entspricht 1 Mol. Aceton.

Da man nach Jolles das Bisulfit 30 Stunden einwirken lassen muß, bevor man zurücktitrieren kann, so hat das an sich genaue Verfahren keinen Eingang in die Harnanalyse gefunden.

Zu der oft erwünschten

Abscheidung von Aceton in Form krystallisierter Derivate

kann außer dem eingehend (S. 291 u. 305) beschriebenen p-Nitrophenylhydrazon das Dibenzalaceton und namentlich das Di-p-chlorbenzylidenaceton dienen.

Zur Gewinnung von *Dibenzalaceton* [3]) versetzt man die acetonhaltige, wässerige Flüssigkeit mit 2—3 Tropfen frischem Benzaldehyd und 1 ccm 30proz. Natronlauge. Nach wiederholtem kräftigen Umschütteln läßt man das verkorkte Gefäß (Reagensglas) 24 Stunden ruhig stehen. Die vorhandenen Öltropfen haben sich dann zu Krystallaggregaten verdichtet. Man saugt scharf ab, wäscht mit kaltem Wasser bis zum Verschwinden der alkalischen Reaktion und krystallisiert aus heißem Alkohol unter vorsichtiger Zugabe von heißem Wasser um. Das nach der Gleichung

$$CO{<}^{CH_3}_{CH_3} + 2\,OHC \cdot C_6H_5 = 2\,H_2O + CO{<}^{CH\,=\,CH \cdot C_6H_5}_{CH\,=\,CH \cdot C_6H_5}$$

entstandene Dibenzalaceton schmilzt bei 112° und bildet sich z. B. nach Vorländer und Hobohm auch bei großem Überschuß von Alkoholen neben wenig Aceton.

Viel schneller als diese Verbindung krystallisiert das *Di-p-chlorbenzylidenaceton* [4]),

$$CO{<}^{CH\,=\,CH \cdot C_6H_4Cl}_{CH\,=\,CH \cdot C_6H_4Cl}$$

[1]) Ad. Jolles, Berichte d. Deutsch. chem. Gesellschaft **39**, 1306 [1906].
[2]) M. Ripper, Monatsh. f. Chemie **21**, 1079 [1900/1901].
[3]) D. Vorländer u. K. Hobohm, Berichte d. Deutsch. chem. Gesellschaft **29**. 1836 [1896].
[4]) F. Strauß u. O. Ecker, Berichte d. Deutsch. chem. Gesellschaft **39**, 2997 [1906]. — Ferner A. Windaus, Berichte d. Deutsch. chem. Gesellschaft **42**, 3770 [1909].

das aus der Lösung der Komponenten in wässerigem Alkohol auf Zusatz
von Natronlauge nach kurzer Zeit in gelblichen Blättchen ausfällt. Zur
Reinigung wird es aus Essigester umkrystallisiert. Schmelzpunkt 193°.

Die Lösung des Dichlorbenzylidenacetons in konz. H_2SO_4 ist orangerot mit rötlicher Fluorescenz; die Eisessiglösung wird durch konz. H_2SO_4 tiefgelb gefärbt.

Andere Ketone.

Abgesehen vom gewöhnlichen Aceton und den Ketozuckern (Ketosen,
siehe diese), kommen andere aliphatische Ketone nicht im Harn vor. Nach
Versuchen von L. Schwarz[1]) verbrennen künstlich zugeführte höhere Ketone
im Tierkörper mehr oder minder vollständig.

O. Neubauer[2]) zeigte wenigstens qualitativ für eine größere Reihe derselben, daß sie — offenbar nach vorheriger Reduktion zu sekundären Alkoholen — sich im Organismus des Kaninchens, und in geringerem Umfange
auch in dem des Hundes, mit Glucuronsäure paaren. Er hat folgende Ketone
nach dieser Richtung untersucht.

Aceton	$CH_3—CO—CH_3$
Methyläthylketon	$CH_3—CO—CH_2—CH_3$
Methylpropylketon	$CH_3—CO—CH_2—CH_2—CH_3$
Methylisopropylketon	$CH_3—CO—CH(CH_3)_2$
Diäthylketon	$CH_3—CH_2—CO—CH_2—CH_3$
Methylbutylketon	$CH_3—CO—CH_2—CH_2—CH_2—CH_3$
Pinakolin	$CH_3—CO—C(CH_3)_3$
Äthylpropylketon	$CH_3—CH_2—CO—CH_2—CH_2—CH_3$
Äthylisopropylketon	$CH_3—CH_2—CO—CH(CH_3)_2$
Methylhexylketon	$CH_3—CO—C_6H_{13}$
Mesityloxyd	$CH_3—CO—CH = C(CH_3)_2$
Acetylaceton	$CH_3—CO—CH_2—CO—CH_3$

Eine merkwürdige Umwandlung zu geschwefelten Substanzen erfahren nach L. Lewin[3]) im Organismus des Kaninchens Mesityloxyd
$(CH_3)_2C = CH—CO—CH_3$ und Phoron $(CH_3)_2C = CH—CO—CH = C(CH_3)_2$
bei subcutaner Zufuhr.

Diese schwefelhaltigen Stoffwechselprodukte sind noch nicht rein erhalten,
wahrscheinlich liegen Thioketone vor.

Über die **Oxyketone** siehe bei den Zuckern.

M. Carbonylsäuren oder Säuren von Aldehyden und Ketonen.

Glyoxylsäure (Glyoxalsäure, Äthanalsäure).

$$CHO—COOH + H_2O \text{ bzw. } CH(OH)_2—COOH = C_2H_2O_3 + H_2O.$$

Die Säure wird oft in grünen Pflanzenteilen angetroffen und gelangt so
leicht in den Tierkörper. Ihr Vorkommen im normalen Harn ist mehrfach
behauptet [E. Schloß[4]), H. Eppinger[5]), R. Inada[6]), M. Almagia[7])],

[1]) L. Schwarz, Archiv f. experim. Pathol. u. Pharmakol. **40**, 190 [1898].
[2]) O. Neubauer, Archiv f. experim. Pathol. u. Pharmakol. **46**, 133 [1901].
[3]) L. Lewin, Archiv f. experim. Pathol. u. Pharmakol. **56**, 346 [1907].
[4]) E. Schloß, Beiträge z. chem. Physiol. u. Pathol. **8**, 445 [1906].
[5]) H. Eppinger, Beiträge z. chem. Physiol. u. Pathol. **6**, 492 [1905].
[6]) R. Inada, Beiträge z. chem. Physiol. u. Pathol. **7**, 473 [1905].
[7]) M. Almagia, Beiträge z. chem. Physiol. u. Pathol. **7**, 459 [1905].

jedoch wieder zweifelhaft geworden [E. Granström[1])]. Auch J. Hofbauers[2]) Befunde während der Gravidität und des Puerperiums sind unsicher.

Die positiven Angaben stützten sich auf Farbenreaktionen mit Indol und dessen Derivaten; dabei sind Verwechslungen mit Nitriten, Jodalkali und Formaldehyd (Harne nach Urotropingebrauch) vorgekommen, die auch Färbungen mit Körpern der Indolreihe liefern.

Oral, subcutan[3]) und intravenös[4]) verabfolgte Glyoxylsäure geht nicht unverändert in den Harn über, sie wird zum Teil zu Oxalsäure [O. Adler, E. Starkenstein[4])].

Ein Derivat der Glyoxylsäure, das Allantoin, ist im Harn vorhanden. Allantoin ist Glyoxylsäurediureid (s. S. 645)

$$\begin{array}{ccc} NH & -CH- & NH \\ | & | & | \\ CO & | & CO \\ | & | & | \\ NH_2 & CO- & NH \end{array}$$

Glyoxylsäure entsteht u. a. in folgender Weise:
Durch Reduktion von Oxalsäure mit Natriumamalgam[5]) oder mittels des elektrischen Stromes, durch Oxydation von Glykokoll und Kreatinin[6]), aus Glykokoll und Glykolsäure durch Sonnenlicht[7]) und den elektrischen Strom[8]).

Eigenschaften. Reine Glyoxylsäure ist eine sirupöse Flüssigkeit, die, über konz. H_2SO_4 stehend, krystallisiert. Die feste Säure bildet rhombische Prismen und hat die Formel:

$$CHO-COOH + H_2O = CH(OH)_2-COOH .$$

Mit Wasserdämpfen ist Glyoxylsäure unzersetzt flüchtig, jedoch nicht aus sehr verdünnter wässeriger Lösung [Adler (l. c.)]. Sie reduziert ammoniakalische Silberlösung unter Spiegelbildung und addiert $NaHSO_4$.

Verhalten. Beim Erwärmen mit Alkalilauge entsteht aus je 2 Mol. Glyoxalsäure 1 Mol. Glykolsäure und 1 Mol. Oxalsäure:

$$2 \begin{array}{c} COH \\ | \\ COOH \end{array} + H_2O = \begin{array}{c} COOH \\ | \\ COOH \end{array} + \begin{array}{c} CH_2OH \\ | \\ COOH \end{array}$$

Beim Erhitzen mit Harnstoff auf 100° bildet sich **Allantoin.**

$$2\, NH_2-CO-NH_2 + OHC-COOH = 2\, H_2O + C_4H_6N_4O_3 .$$

Erwärmt man eine mit NH_3 neutralisierte Glyoxylsäurelösung mit der gleichen Menge Ammoniak, so entsteht Formylglykokoll[9]):

$$\begin{array}{c} CHO \\ | \\ COOH \end{array} + NH_3 + \begin{array}{c} CHO \\ | \\ COOH \end{array} \rightarrow \begin{array}{ccc} OH & & OH \\ | & & | \\ CH-NH-CH \\ | & & | \\ COOH & & COOH \end{array}$$

$$\rightarrow CO_2 + \begin{array}{ccc} OH & & OH \\ | & & | \\ CH-NH-CH_2 \\ | \\ COOH \end{array} \rightarrow H_2O + \begin{array}{c} CH_2 \cdot NH \cdot CHO \\ | \\ COOH \end{array}$$

---

1) E. Granström, Beiträge z. chem. Physiol. u. Pathol. **11**, 132 [1908].
2) J. Hofbauer, Zeitschr. f. physiol. Chemie **52**, 425 [1907].
3) J. Pohl, Archiv f. experim. Pathol. u. Pharmakol. **37**, 413 [1896].
4) O. Adler, Archiv f. experim. Pathol. u. Pharmakol. **56**, 207 [1907]. — E. Starkenstein, Zeitschr. f. experim. Pathol. u. Ther. **4**, 681 [1907].
5) F. G. Hopkins u. S. W. Cole, Journ. of Physiol. **27**, 418 [1901].
6) H. D. Dakin, Journ. of biol. Chemistry **1**, 271 [1905].
7) C. Neuberg, Biochem. Zeitschr. **13**, 305 [1908].
8) C. Neuberg, Biochem. Zeitschr. **17**, 270 [1909].
9) E. Erlenmeyer jun. u. J. Kunlin, Berichte d. Deutsch. chem. Gesellschaft **35**, 2438 [1902].

und durch dessen Hydrolyse mit HCl von 20% im Rohr bei 120° Ameisensäure und Glykokoll.

Verbindung der Glyoxylsäure.

Das normale Calciumsalz $(CHO—COO)_2Ca + 2 H_2O$ ist schwer löslich; mit überschüssigem Kalkwasser entsteht das ganz unlösliche basische Salz:

$$2 (CHO—COO)_2Ca + CaO + 3 H_2O = 2 [CH(OH)_2 \cdot COO]_2Ca + Ca(OH)_2 = (C_4H_5O_8)_2Ca_3 .$$

Phenylhydrazon $C_6H_5 \cdot NH \cdot N = CH \cdot COOH$, gelbe feine Nadeln vom Schmelzp. 143—145°, fällt beim Versetzen einer wässerigen Glyoxylsäurelösung mit essigsaurem Phenylhydrazin aus[1]). Leicht löslich in Alkalien und durch Säuren wieder fällbar; hierdurch kann Glyoxylsäure von begleitenden, osazongebenden Körpern getrennt werden, die keine Carboxylgruppe enthalten und daher nicht in Alkalien löslich sind.

Farbenreaktion. 1. Beim Erwärmen mit etwas Naphthoresorcin und konz. Salzsäure entsteht ein nach dem Abkühlen in Äther mit violettroter Farbe löslicher Farbstoff. Allgemeine Reaktion der Carbonylsäuren[2]); über ihre Ausführung siehe S. 434—436 bei Glucuronsäure.

2. Vermischt man eine verdünnte Glyoxylsäurelösung mit einer etwa 1 prozentigen alkoholisch-wässerigen Indollösung und unterschichtet mit konz. Schwefelsäure, so entsteht an der Berührungsfläche ein violetter Ring, und beim Umschütteln färbt sich die ganze Flüssigkeit rotviolett. Nach Granström[3]) beruht die Färbung wahrscheinlich auf Bildung eines Kondensationsproduktes von Indol mit der Glyoxylsäure:

$$2 C_8H_7N + OHC—COOH = H_2O + (C_8H_6N)_2 : CH—COOH .$$

Ähnliche Färbungen gibt die Glyoxylsäure auch mit Skatol, Tryptophan und Methylketol (α-Methylindol), Witte-Pepton, Casein. Über die Unterschiede der Färbungen, die andere Aldehyde[4]) mit den genannten Indolderivaten liefern, siehe bei Granström. Sehr ähnliche Färbungen liefert häufig Formaldehyd. Es ist zu beachten, daß Glyoxylsäure die Monocarbonsäure des Formaldehyds darstellt: $CHO \cdot (CO_2)H$.

Statt mit konz. Schwefelsäure kann die Probe auch mit starker Phosphorsäure ($D = 1,7$) ausgeführt werden [Lindet[5]), G. W. Heimrod und P. A. Levene[6])], eventuell unter Zusatz von 1 Tropfen 5proz. Eisenchlorid ($FeCl_3$).

Die Adamkiewiczsche Eiweißreaktion beruht auf einem Gehalt des käuflichen Eisessigs an Spuren von Glyoxylsäure (siehe S. 754).

Anhang.

Darstellung einer Glyoxylsäurelösung für Farbenreaktionen, speziell des Eiweißes.

In einem hohen Standgefäß (Meßzylinder von 1 l) versetzt man allmählich 500 ccm gesättigte Oxalsäurelösung mit 30 g Natriumamalgam von 3%. Nach Beendigung der Wasserstoffentwicklung wird vom Quecksilber abgegossen, filtriert und aufs Doppelte verdünnt. Nach Hopkins und Cole (l. c.) ist diese Glyoxylsäurelösung für alle Farbenproben rein genug. Eine weitere Herstellungsweise ist S. 754 angegeben.

---

[1]) E. Fischer, Berichte d. Deutsch. chem. Gesellschaft **17**, 577 [1884].

[2]) J. A. Mandel u. C. Neuberg, Biochem. Zeitschr. **13**, 148 [1908]; **24**, 436 [1910].

[3]) E. Granström, Beiträge z. chem. Physiol. u. Pathol. **11**, 132 [1908].

[4]) K. Konto, Zeitschr. f. physiol. Chemie **48**, 185 [1906]. — O. Rosenheim, Biochemical Journal **1**, 233 [1903]. — H. D. Dakin, Journ. of biol. Chemistry **2**, 289 [1907].

[5]) L. Lindet, Chem. Centralbl. **1905**, I, 469.

[6]) G. W. Heimrod u. P. A. Levene, Biochem. Zeitschr. **25**, 18 [1910].

Die der Glyoxylsäure homologe

d-Glucuronsäure

$$C_6H_{10}O_7$$

$$\begin{array}{c} \text{OH H OH OH} \\ \text{CHO—C—C—C—C—COOH} \\ \text{H OH H H} \end{array}$$

ist den Zuckern nahe verwandt und wird wegen zahlreicher analytischer Beziehungen zu den Kohlenhydraten bei diesen behandelt (siehe S. 429—460).

Brenztraubensäure (Propanonsäure)

$$CH_3—CO—COOH = C_3H_4O_3 ,$$

die durch trockene Destillation aus Weinsäure und sekundär aus Proteinen[1]), besonders aus dem Eiweißspaltungsprodukt Cystin hervorgeht, wird im Organismus völlig verbrannt[2]). — Phenylhydrazon $C_9H_{10}N_2O_2$. Schwachgelbe Nadeln vom Schmelzp. 192° [3]). Über ihr Verhalten zu Hefe siehe S. 362.

Lävulinsäure (β-Acetylpropionsäure, 4-Pentanonsäure).

$$CH_3—CO—CH_2—CH_2—COOH = C_5H_8O_3.$$

Als charakteristisches Produkt der Einwirkung von siedenden Mineralsäuren auf Hexosen, namentlich auf die Ketosen, ferner auf Glucoproteide entsteht Lävulinsäure (neben Ameisensäure), $C_6H_{12}O_6 = H_2O + H \cdot COOH + C_5H_8O_3$. Im Tierkörper ist sie schwer verbrennlich, nach W. Weintraud[4]) geht sie zum Teil unverändert (neben einem Acetonkörper) in den Harn über. Kleinere Mengen, 5—6 g, werden beim Menschen vollständig verbrannt.

Eigenschaften. Die Lävulinsäure bildet große, in Wasser, Alkohol und Äther leicht lösliche Krystalle vom Schmelzpunkt 32,5°. Die flüssige Lävulinsäure siedet unzersetzt im Vakuum, bei gewöhnlichem Druck gegen 239° unter geringer Zersetzung.

Silbersalz $C_5H_7O_3Ag$ fällt aus der mit NH_3 neutralisierten Lösung der freien Säure oder der des Zinksalzes auf Zusatz starker $AgNO_3$-Lösung aus; es ist ein weißes, krystallinisches Pulver, schwerlöslich in Wasser. Es dient zum Nachweise der Lävulinsäure[5]); charakteristische Krystallform: sechsseitige Täfelchen.

Lävulinsäurephenylhydrazon
$$\begin{array}{c} CH_3—C—CH_2—CH_2—COOH \\ \| \\ N \cdot NHC_6H_5 \end{array}$$

scheidet sich nach E. Fischer und F. Jourdain[6]) schon beim Zusammenbringen von verdünnter Lävulinsäure und Phenylhydrazinacetat aus. Das Phenylhydrazon bildet farblose Tafeln vom Schmelzp. 108° und ist in kaltem Wasser wenig löslich, reichlich in heißem, ferner in Alkohol, Äther, Benzol und Chloroform.

---

1) K. A. H. v. Mörner, Zeitschr. f. physiol. Chemie **42**, 121 [1904].
2) J. Pohl, Archiv f. experim. Pathol. u. Pharmakol. **37**, 422 [1896].
3) E. Fischer, Berichte d. Deutsch. chem. Gesellschaft **17**, 578 [1884]; **41**, 76 [1908].
4) W. Weintraud, Archiv f. experim. Pathol. u. Pharmakol. **34**, 367 [1894].
5) R. H. Smith u. B. Tollens, Berichte d. Deutsch. chem. Gesellschaft **33**, 1285 [1900].
6) E. Fischer u. F. Jourdain, Berichte d. Deutsch. chem. Gesellschaft **16**, 2242 [1883]; **18**, Ref. 887 [1886].

Das Lävulinsäure-p-nitrophenylhydrazon[1])

$$CH_3 - C - CH_2 - CH_2 - COOH = C_{11}H_{13}N_3O_4$$
$$N \cdot NH \cdot C_6H_4(NO_2)$$

entsteht beim Zusammenbringen der Komponenten als hellgelber Krystallniederschlag. Aus Alkohol erhält man es in glänzenden Nädelchen vom Schmelzp. 174—175°. Das p-Nitrophenylhydrazon ist in Laugen mit feurig almandinroter Farbe löslich.

Jodoformprobe. Mit Jod und Natronlauge gibt Lävulinsäure beim Erwärmen reichlich Jodoform.

Farbenreaktion nach A. Kossel und A. Neumann[2]). Lävulinsäure färbt sich auf Zusatz einiger Tropfen verdünnter Natronlauge und von etwas Nitroprussidnatrium dunkelkirschrot; Ansäuern mit Essigsäure erzeugt dann eine Himbeerfärbung.

Mesoxalsäure (Oxomalonsäure)

$$COOH - CO - COOH$$

kommt nicht im Harn vor. Ihr Ureid, das Alloxan $\begin{array}{c} CO - CO - CO \\ | \quad\quad\quad | \\ NH - CO - NH \end{array}$, wird im Organismus des Kaninchens bis zur Oxalsäure abgebaut [H. Wiener[3])].

Acetondicarbonsäure (β-Oxoglutarsäure)

$$COOH - CH_2 - CO - CH_2 - COOH$$

scheint im Organismus das Schicksal des Acetons zu erfahren[4]).

Acetessigsäure (Acetonmonocarbonsäure, Diacetsäure, β-Ketobuttersäure).

$$CH_3 - CO - CH_2 - COOH = C_4H_6O_3.$$

V. Arnold[5]) hat zuerst betont, daß die Hauptmenge des im Harn gefundenen Acetons ursprünglich als Acetessigsäure vorhanden ist, die äußerst leicht unter CO_2-Verlust in Aceton übergeht. Nach A. Magnus-Levy[6]) trifft diese Annahme wahrscheinlich für alles Harnaceton zu.

Deshalb kann bezüglich der Bedingungen für das Auftreten von Acetessigsäure (Diaceturie) auf die beim Aceton gemachten Angaben (S. 286—290) verwiesen werden.

Daß die Acetessigsäure freilich auch intra corpus gespalten werden kann, lehrt das Auftreten von Aceton in der Atemluft und die Beschleunigung ihres Zerfalls durch Organauszüge[7]). Von Wichtigkeit ist auch, daß sie im Tierkörper zu l-β-Oxybuttersäure reduziert werden kann[8]) (s. S. 255).

Die Acetessigsäure ist von C. Gerhardt[9]) 1865 im Harn entdeckt und zunächst für Acetessigester gehalten worden. B. Tollens[10]) und Deichmüller[11]) erkannten, daß freie Acetessigsäure vorliegt.

---

[1]) F. Feist, Berichte d. Deutsch. chem. Gesellschaft **33**, 2099 [1900].

[2]) A. Kossel u. A. Neumann, Berichte d. Deutsch. chem. Gesellschaft **27**, 2220 [1894].

[3]) H. Wiener, Archiv f. experim. Pathol. u. Pharmakol. **42**, 379 [1899].

[4]) L. Schwarz, Archiv f. experim. Pathol. u. Pharmakol. **40**, 168 [1897].

[5]) V. Arnold, Wiener klin. Wochenschr. **1899**, 541.

[6]) A. Magnus-Levy, Ergebnisse d. inn. Medizin **1**, 252 [1909].

[7]) L. Pollak, Beiträge z. chem. Physiol. u. Pathol. **10**, 232 [1907]. — G. Embden u. L. Michaud, Beiträge z. chem. Physiol. u. Pathol. **11**, 332 [1908]. — A. J. Wakeman u. H. D. Dakin, Journ. of biol. Chemistry **6**, 373 [1909].

[8]) E. Friedmann u. C. Maase, Biochem. Zeitschr. **27**, 474 [1910]. — L. Blum, Münch. med. Wochenschr. **57**, 683 [1910].

[9]) C. Gerhardt, Wiener med. Presse **1865**, 28.

[10]) B. Tollens bei W. Ebstein, Deutsch. Archiv f. klin. Medizin **28**, 193 [1881]; Annalen d. Chemie u. Pharmazie **209**, 30 [1881].

[11]) A. Deichmüller, Annalen d. Chemie u. Pharmazie **209**, 22 [1881].

Eigenschaften. Die Acetessigsäure ist eine dickliche, höchst unbeständige, mit Wasser in jedem Verhältnis mischbare Flüssigkeit, die stark sauer reagiert. (Ihre Lösung macht aus Carbonaten die Kohlensäure frei.) In Chloroform ist die Säure unlöslich. Wegen ihres leichten Zerfalls ist es recht schwierig, sie in freiem Zustande darzustellen. Schon unter 100° zersetzt sie sich stürmisch in Aceton und Kohlensäure, die gleiche Zerlegung erfolgt langsam auch schon bei Zimmertemperatur; auf Zusatz von salpetriger Säure zerfällt sie sofort in Kohlendioxyd und Isonitrosoaceton [$CH_3-CO-CH_2-COOH + HNO_2 = H_2O + CO_2 + CH_3-CO-CH:NOH$], beim Einleiten von Chlor oder Zugabe von Brom liefert sie CO_2 und Chlor- resp. Bromaceton [$CH_3-CO-CH_2-COOH + 2\,Br = CO_2 + HBr + CH_3-CO-CH_2Br$].

Ebenso wie die Säure, so sind auch ihre Salze in freiem Zustande und in konz. Lösung unbeständig. Sie zersetzen sich bei gewöhnlicher Temperatur langsam, beim Erwärmen stürmisch in Aceton und das entsprechende Carbonat. In verdünnten Lösungen sind sie haltbarer[1]).

Das Bariumsalz ($C_4H_5O_3$)$_2$Ba + H_2O (?) ist amorph, in Wasser äußerst leicht löslich und hygroskopisch. Mit Silbernitrat gibt es keinen Niederschlag, mit Eisenchlorid eine violette Färbung. Das Zinksalz soll ganz ähnliche Eigenschaften zeigen (Ceresole).

Eine zum Studium und zu Demonstrationen geeignete Lösung von acetessigsaurem Natrium erhält man in Anlehnung an eine Vorschrift von Ceresole (l. c.) in nachstehender einfacher Weise.

13 ccm reiner Acetessigester werden mit 485 ccm Wasser übergossen und mit 15 ccm konz. Natronlauge (D = 1,34) versetzt. Beim Umschütteln erfolgt alsbald homogene Mischung. Nach 24 stündigem Stehen sättigt man mit CO_2, schüttelt die alkalische Lösung mehrfach in einem Scheidetrichter mit Äther aus, der unverseiften Acetessigester aufnimmt. Nach dem Abheben der Ätherschicht neutralisiert man die alkalische Flüssigkeit genau mit verdünnter Schwefelsäure. Diese Lösung von acetessigsaurem Natrium kann zu allen Reaktionen der Säure dienen.

Nachweis. Zum Nachweis der Acetessigsäure sind folgende Methoden in Gebrauch:

1. Die Eisenchloridprobe von Gerhardt.
2. Die Diazoacetophenonprobe von Arnold.
3. Die modifizierte Diazoacetophenonprobe von Lipliawski.
4. Die Jodmethode von Mörner.
5. Die Jodmethode von Riegler bzw. Lindemann.

1. Die *Probe von Gerhardt*[2]), die älteste Methode zur Erkennung der Acetessigsäure, gründet sich darauf, daß sich die Acetessigsäure wie ihre Salze mit Eisenchloridlösung (1 : 10) violettrot, bei einem mäßigen Überschuß von Eisenchlorid bordeauxrot färbt. Man versetzt den Harn so lange mit Eisenchlorid, als noch eine Fällung (Ferriphosphat) eintritt, filtriert wenn nötig ab und fügt noch etwas Eisenchlorid hinzu. Bei Gegenwart von Acetessigsäure zeigt das Filtrat Rotfärbung. Die Probe von Gerhardt kann nach O. Mayer[3]) als Ringprobe angestellt werden. Zum Nachweise der Acetessigsäure über- oder unterschichtet man einige Kubikzentimeter einer Mischung von 5 ccm Eisenchloridlösung und 95 ccm 30 prozentiger NaCl-Lösung mit etwa dem gleichen Vol. Harn. Bei Anwesenheit der Säure entsteht ein bordeauxroter Ring, über dem sich eine Schicht von gelblichweißem Ferriphosphat bildet. Ein rötlicher Ring tritt noch bei einem Gehalte von 0,01% Acetessigsäure auf. Nach Wasserthal[4]) kann

---

[1]) M. Ceresole, Berichte d. Deutsch. chem. Gesellschaft **15**, 1326 u. 1871 [1882].
[2]) C. Gerhardt, Wiener med. Presse **6**, Nr. 28, 673 [1865].
[3]) O. Mayer, Pharmaz. Ztg. **50**, 1001 [1905].
[4]) Wasserthal, Centralbl. f. Physiol. u. Pathol. d. Stoffw. [N. F.] **3**, 369 [1908].

man auch den offiziellen Liquor ferri-sesquichlor. benutzen; verdünnt man
den Urin so lange, bis die Reaktion negativ wird, so hat man einen Anhalt
für die vorhandene Acetessigsäurequantität.

Bei Anstellung der Gerhardtschen Probe muß ein großer Überschuß
von Ferrichlorid vermieden werden. Denn dessen gelbbraune Eigenfarbe
schwächt den Farbenton der Acetessigsäurereaktion. Bei sehr geringem
Gehalt verwendet man besser nur 1 proz. Eisenchloridlösungen.

Die Gerhardtsche Probe ist an sich nicht ganz eindeutig, da
sie auch von anderen Körpern, so von ameisensauren und essigsauren
Salzen, Rhodaniden, Phenolen, Salicylsäure, Pyrazolonen usw. geliefert wird. Zur Vermeidung hierdurch möglicher Täuschungen beseitigt man nach O. Mayer[1]) in einer Harnprobe die Acetessigsäure
durch 5 Minuten langes Kochen. Tritt nun mit Eisenchlorid keine Färbung mehr auf, so war Acetessigsäure zugegen. Einen weiteren Teil des Harns
versetzt man mit verdünnter H_2SO_4, extrahiert etwaige Acetessigsäure mit
Äther und prüft den ätherischen Auszug wie oben oder nach E. Salkowski
(Practicum, III. Aufl., 1906, S. 186—187), indem man den Ätherauszug
direkt mit verdünnter wässeriger $FeCl_3$ - Lösung schüttelt; dabei färbt sich
die wässerige Schicht rotviolett. Salicylsäure wird nach Mayer dem angesäuerten Harn durch Chloroform oder Benzol entzogen, worin Acetessigsäure unlöslich ist.

Diese Verhältnisse sind stets zu beachten, da Salicylsäure und
die anderen genannten Substanzen bzw. Derivate derselben,
z. B. Acetylsalicylsäure (= Aspirin), zu den beliebtesten Medikamenten
zählen.

Komplikationen können dadurch eintreten, daß Acetessigsäure und die
ähnliche Farbentöne liefernden Verbindungen nebeneinander vorkommen.
Da Acetessigsäure und Aceton aber klinisch die gleiche Bedeutung haben,
hilft man sich in allen zweifelhaften Fällen mit der Überführung in
Aceton, die beim Destillieren vor sich geht. Mit dem Destillat stellt
man dann die Acetonproben an.

An sich ist die Schärfe der Gerhardtschen Reaktion keine übermäßige;
für die klinische Anwendung ist das im Gegensatz zu den außerordentlich
feinen übrigen Proben oft ein Vorteil.

2. Die *Probe von Arnold*[2]) beruht auf einer Färbung, die Acetessigsäure mit diazotiertem Paraaminoacetophenon liefert. Zu dieser Reaktion
benötigt man zwei, in getrenntem Zustande einige Zeit haltbare Lösungen:

a) eine 1 proz. p-Aminoacetophenonlösung; 1,0 g p-Aminoacetophenon
wird in 100 ccm destilliertem Wasser unter Zusatz von 2 ccm konz. HCl
unter starkem Schütteln gelöst. Die Lösung soll wasserklar sein; sie ist sorgfältig vor der Einwirkung des direkten Sonnenlichtes zu bewahren;

b) eine 1 proz. Natriumnitritlösung.

Aus diesen beiden Lösungen bereitet man das Reagens, indem man zwei
Teile von a auf einen Teil von b anwendet. Ein Überschuß von freier salpetriger Säure ist durchaus zu vermeiden. Zu dem so dargestellten Reagens
fügt man nun die gleiche oder wenig größere Menge des auf Acetessigsäure zu
untersuchenden Harns und setzt unter Umschwenken einige Tropfen starkes
Ammoniak hinzu. Es entsteht bei allen Harnen eine mehr oder minder inten-

---

[1]) O. Mayer, Pharmaz. Ztg. **50**, 1001 [1905].
[2]) V. Arnold, Wiener klin. Wochenschr. **12**, 541 [1899]; Centralbl. f. inn. Medizin **21**,
417 [1900].

sive braunrote Färbung. Nur bei sehr bedeutendem Acetessigsäuregehalt scheidet sich nach Zusatz von NH₃ eine amorphe braune Substanz ab. Etwas von der braunen Lösung wird nun mit einem starken Überschuß von konz. HCl versetzt. Ist Acetessigsäure im Harn vorhanden, so färbt sich die Mischung prachtvoll purpurviolett, und zwar um so intensiver, je mehr Acetessigsäure zugegen ist. Bei nur geringem Gehalt nähert sich die Farbe dem Rot. Ist keine Acetessigsäure vorhanden, so erhält man auf Zusatz der konz. HCl lediglich eine reingelbe Färbung ohne eine Spur von Rot resp. Purpurviolett.

Die Arnoldsche Reaktion beruht auf der Bildung von p-Diazoacetophenonacetessigsäure

$$CH_3 \cdot CO$$
$$CH_3 \cdot CO \cdot C_6H_4N : NCl + CH_2 \cdot COOH = HCl$$
$$CH_3 \cdot CO$$
$$+ CH_3 \cdot CO \cdot C_6H_4 \cdot N : N—CH \cdot COOH.$$

(Das p-Diazoacetophenonchlorid entsteht bei der Mischung der erwähnten Lösungen a und b.)

Zur Anstellung dieser Reaktion empfiehlt es sich, stark gefärbte Harne vorher durch Tierkohle in der Kälte zu entfärben. Was die Reaktion vor anderen auszeichnet, ist nicht nur ihre Schärfe[1]), sondern auch ihre absolute Eindeutigkeit, da sie, wie Arnold angibt, mit keiner andern im Harne vorkommenden Substanz, auch nicht mit Aceton und β-Oxybuttersäure, positiv ausfällt.

Die *Arnoldsche Methode* wurde *von Riegler*[2]) in der Weise *modifiziert*, daß er 20 ccm des auf Acetessigsäure zu untersuchenden Harns mit 4—5 ccm konz. HCl ansäuert und mit 10 ccm Äther im Scheidetrichter extrahiert. Der ätherische Rückstand wird mit 10 ccm Petroläther (der die Empfindlichkeit beträchtlich erhöht) gut durchgeschüttelt; zu dieser Lösung wird 1 ccm Paraamidoacetophenonlösung (dargestellt wie oben) und 1 ccm Natriumnitrit (0,5 : 100) und nach kräftigem Schütteln 10 Tropfen 10 proz. Ammoniaklösung hinzugefügt und abermals geschüttelt. Man läßt die untere ziegelrote Schicht ablaufen und von der zurückgebliebenen Ätherlösung 4—5 ccm in einem Schälchen freiwillig verdampfen. Fügt man zu dem Verdunstungsrückstande 5—6 Tropfen konz. HCl, so entsteht eine schöne blauviolette Lösung. Schüttelt man andererseits die im Scheidetrichter zurückgebliebene Ätherlösung mit dem halben Volumen konz. HCl, so erscheint die sich absetzende Salzsäure prachtvoll blauviolett gefärbt.

3. Die *Probe von Lipliawski*[3]) ist ebenfalls eine Modifikation der Probe von Arnold. Ihr Vorzug vor dieser besteht in einer außerordentlich erhöhten Empfindlichkeit, die noch bei einer Verdünnung von 1 : 40 000 den deutlichen Nachweis der Acetessigsäure gestatten soll. Die erforderlichen Lösungen sind

    a) eine 1 proz. Lösung von p-Aminoacetophenon (dargestellt wie oben);

    b) eine 1 proz. Kaliumnitritlösung.

6 ccm der ersten und 3 ccm der zweiten Lösung werden mit dem gleichen Volumen Harn versetzt, ein Tropfen Ammoniak wird hinzugefügt und das Ganze energisch durchgeschüttelt, wobei eine ziegelrote Färbung entsteht.

---

[1]) R. Kobert, Chem. Centralbl. **1900**, II, 919.
[2]) E. Riegler, Münch. med. Wochenschr. **53**, 448 [1906].
[3]) S. Lipliawski, Deutsche med. Wochenschr. **27**, 151 [1901].

Von dieser Mischung nimmt man je nach Gehalt des Harns an Acetessigsäure 10 Tropfen bis 2 ccm und setzt etwa 15—20 ccm konz. Salzsäure, 3 ccm Chloroform und 2—4 Tropfen verdünnter Eisenchloridlösung hinzu. Nach vorsichtigem, jede Emulsionierung vermeidendem Mischen sieht man nach $\frac{1}{2}$ bis 1 Minute selbst bei sehr geringen Spuren von Acetessigsäure das Chloroform einen charakteristischen violetten Farbenton annehmen, während es sich bei Abwesenheit von Acetessigsäure gelblich oder schwach rötlich färbt. Die erwähnte violette Farbe zeichnet sich durch eine wochenlange Lichtbeständigkeit aus.

Wie die Arnoldsche Probe ist auch die von Lipliawski vollkommen eindeutig, insbesondere stören Phenole und Salicylsäure die letztere nicht.

4. Die *Probe von Mörner*[1]) beruht auf der Bildung von Jodaceton aus Acetessigsäure und Jod.

Wenn man einen Harn, der Acetessigsäure enthält, mit ein wenig Jodkalium und Eisenchlorid im Überschuß versetzt und dann aufkocht, so werden Dämpfe entwickelt, welche auf die Augen und die Nase stark reizend wirken. Bei Gegenwart einer großen Menge von Acetessigsäure ist die aggressive Eigenschaft der Dämpfe auch nach dem Erkalten sehr deutlich. Die Dämpfe sind von denen des Jods, welche bei Zusatz eines Überschusses von Jodkalium entwickelt werden, deutlich zu unterscheiden. An Empfindlichkeit gleicht, wie Mörner angibt, diese Reaktion ungefähr der Gerhardtschen, doch ist sie nach v. Jaksch[2]) insofern nicht eindeutig, als acetonhaltige, aber acetessigsäurefreie Harne sie ebenfalls liefern.

5. Ebenfalls auf dem Jodbindungsvermögen der Acetessigsäure beruht die *Methode* ihres Nachweises *von Riegler*[3]) *und deren Modifikation von Lindemann*[4]).

Riegler hat seine Methode darauf gegründet, daß, wenn man zum Harn Jodsäure hinzufügt, diese durch die Harnsäure zu Jod reduziert wird, und das freigewordene Jod von der Acetessigsäure aufgenommen wird. Fügt man also zu einem solchen Harne Chloroform, so wird es bei Abwesenheit von Acetessigsäure durch das ausgeschiedene Jod gefärbt werden, während es bei Anwesenheit von Acetessigsäure farblos bleibt. Da manche Harne so verdünnt sind, daß die Reduktion der Jodsäure nicht mehr stattfinden kann und demgemäß zugefügtes Chloroform nicht mehr gefärbt wird, so gibt Riegler zur Vermeidung dieser Fehlerquelle folgende Arbeitsweise an: 1—2 ccm normaler Harn werden mit 2 ccm 10 proz. Jodsäurelösung und 3 ccm Chloroform versetzt und durchgeschüttelt, wodurch das Chloroform violett gefärbt wird. Nun fügt man zu obiger Mischung etwa 10 ccm von dem zu untersuchenden Urin und schüttelt gut durch. Ist Acetessigsäure anwesend, so wird die violette Chloroformschicht entfärbt, ist keine Acetessigsäure anwesend, so wird das Chloroform noch tiefer gefärbt.

Lindemann[5]) machte darauf aufmerksam, daß bei der Rieglerschen Methode die Bindung von freiem Jod nur dann beweisend für die Gegenwart von Acetessigsäure sein kann, wenn sie bei saurer Reaktion der Lösung erfolgt, da eine große Anzahl organischer Stoffe mit Jod in alkalischer oder neutraler

[1]) K. A. H. v. Mörner, Skand. Archiv f. Physiol. 5, 276 [1895].
[2]) R. v. Jaksch, Klinische Diagnostik. 4. Aufl., 1896, 423.
[3]) E. Riegler, Wiener med. Blätter 25, 227 [1902]; 26, 267 [1903]; Zeitschr. f. klin. Medizin 54, 350 [1904]; Münch. med. Wochenschrift 53, 448 [1906].
[4]) L. Lindemann, Münch. med. Wochenschr. 52, 1386 [1905].
[5]) L. Lindemann, Münch. med. Wochenschr. 52, 1386 [1905]; 53, 1019 [1906].

Lösung reagieren. Reicht also die Menge der zugesetzten Jodsäure nicht aus, um die eventuelle alkalische Reaktion des Harns zu neutralisieren, so ist der positive Ausfall der Rieglerschen Reaktion nicht beweiskräftig. Zur Vermeidung dieser Fehlerquelle gibt er folgende Modifikation an: Man säuert 10 ccm des zu untersuchenden Harns mit 5 Tropfen verdünnter Essigsäure (ca. 30%) an, und setzt dann 5 Tropfen Lugolscher Jodlösung (1,0 T. Jod, 3,0 T. Jodkalium in 100 T. Wasser) zu, schüttelt gut durch und setzt dann 2 ccm Chloroform hinzu. Bei Gegenwart von Acetessigsäure wird der Chloroformauszug nicht gefärbt.

6. Eine *Kombination der Mörnerschen und Riegler-Lindemannschen Methode* ist *von Bondi und Schwarz* [1]) darum ausgearbeitet worden, weil sie behaupten, daß absolut beweisend für die Anwesenheit der Acetessigsäure nur die Bildung von Jodaceton ist. Sie schreiben vor, zu 5 ccm Harn etwa 1 ccm Lugolsche Lösung zu setzen und aufzukochen. Der beißende Geruch verrät selbst Spuren von Acetessigsäure. Er ist charakteristisch und von etwa entstehenden Joddämpfen zu unterscheiden. (Die riechende Verbindung ist Jodaceton, das durch Abspaltung von CO_2 aus Jodacetessigsäure hervorgeht.) Um jede zu einem Irrtum führende Verwechslung zu umgehen, kann man folgendermaßen verfahren: Zu 5 ccm Harn läßt man aus einer Pipette oder einem Tropfröhrchen die Jodlösung tropfenweise zufließen. Die ersten Tropfen werden prompt entfärbt, und man setzt so lange Jodlösung zu, bis die Flüssigkeit orangerot wird; bei ganz gelindem Erwärmen verschwindet die Färbung und man fährt mit dem Eintropfen fort, bis der Harn auch in der Wärme deutlich rot bleibt. Kocht man dann einmal auf, so spürt man bald den stechenden Geruch. Ist der Harn alkalisch, so muß er vor Ausführung dieser Reaktion mit Essigsäure schwach angesäuert werden.

Quantitative Bestimmung der Acetessigsäure.

Bei allen den zur Ermittlung des Acetons angegebenen Verfahren (S. 302ff.), bei denen das Aceton unter Erwärmen abdestilliert wird, hat ein Zerfall der Acetessigsäure in Kohlendioxyd und Aceton stattgefunden. Die Bestimmung erstreckt sich also auf das *Gesamtaceton,* das aus präformiertem und abgespaltenem Aceton besteht.

Zur gesonderten direkten Ermittlung der Acetessigsäure sind keine sicheren Verfahren bekannt. Man kommt aber so zum Ziele, daß man einmal das Gesamtaceton, dann das präformierte bestimmt und aus der Differenz die Acetessigsäuremenge berechnet.

Auf dieses Prinzip gründet sich folgendes

Verfahren zur getrennten Bestimmung des Acetons und der Acetessigsäure,

das nach voraufgegangenen Versuchen von Schwarz[2]) und Waldvogel[3]) *von O. Folin*[4]) angegeben und später von P. Stuart Hart[5]) verbessert worden ist. Es beruht auf der leichteren Flüchtigkeit des Acetons bei niederer Temperatur, wo die Acetessigsäure nicht zerfällt. Folin benutzt eine von ihm an-

---

[1]) S. Bondi u. O. Schwarz, Wiener klin. Wochenschr. **19,** 37 [1906].
[2]) L. Schwarz, Archiv f. experim. Pathol. u. Pharmakol. **40,** 168 [1897].
[3]) R. Waldvogel, Die Acetonkörper. Stuttgart **1903**.
[4]) O. Folin, Journ. of biol. Chemistry **3,** 177 [1907].
[5]) P. Stuart Hart, Journ. of biol. Chemistry **4,** 473 u. 477 [1908]; Chem. Centralbl. **1908**, II, 985.

gegebene Apparatur (vgl. Folin, Bestimmung des Ammoniaks im Harn, Zeitschr. f. physiol. Chemie **37**, 169. 1902); doch ist auch jede andere brauchbar. Zur Verwendung gelangen 20—25 ccm Acetonharn, der in das Verdampfungsgefäß gefüllt und mit 0,2—0,3 g Oxalsäure oder einigen Tropfen einer 10 proz. Phosphorsäurelösung angesäuert wird. Darauf fügt man 8—10 g NaCl und eine Spur Petroleum hinzu und verbindet alsdann das Verdampfungsgefäß mit der Vorlage. In diese sind zuvor ca. 10 ccm 40 proz. Kalilauge, etwas Wasser und ein Überschuß einer titrierten $n/_{10}$-Jodlösung gebracht. Sodann wird 20—25 Minuten mit einer Wasserstrahlpumpe ein kräftiger Luftstrom hindurchgesaugt. Nach Verlauf dieser Zeit ist alles freie Aceton übergegangen und in Jodoform verwandelt. Nun wird der Inhalt der Vorlage mit HCl stark angesäuert und der Überschuß von Jod mit Hilfe von Thiosulfat und Stärke zurücktitriert. — Der zurückgebliebene Harn kann mit einigen Tropfen Phosphorsäure zum Sieden erhitzt und das dabei neu entstehende Aceton in der üblichen Weise bestimmt werden. Hat man mit einer anderen Probe des Urins eine Gesamtacetonbestimmung ausgeführt, so hat man durch die Acetonermittlung im zurückgebliebenen Harn eine gute Kontrolle.

Auf dem gleichen Prinzip beruht die von G. Embden und L. Schliep[1]) angegebene *Trennung des Acetons von der Acetessigsäure.* Nach ihren Angaben stellt man e r s t e n s an einem gemessenen aliquoten Teil des zu untersuchenden Harns nach der Messinger-Huppertschen Methode den Gesamtacetongehalt fest: präformiertes Aceton und Aceton aus Acetessigsäure (Best. A).

Aus einer z w e i t e n, gleichgroßen Harnportion wird zunächst das präformierte Aceton durch Destillation im Vakuum entfernt. Mit dem Destillationsrückstande wird wie mit der Harnportion A eine vollständige Bestimmung des Acetons vorgenommen (Best. B). Man findet so die Menge der Acetessigsäure; die Differenz gibt die Menge des präformierten Acetons an.

Zur Ausführung jeder der beiden Bestimmungen werden 20 ccm Harn verwendet (bei sehr hohem Acetongehalt genügen 10 ccm, bei niedrigem benutzt man eine entsprechend größere Menge).

Zur Ausführung der V a k u u m d e s t i l l a t i o n wird der Harn in einen Rundkolben von 2 l gebracht und 130—150 ccm Wasser hinzugefügt. Die Flüssigkeit wird im möglichst hohen Vakuum der Wasserstrahlpumpe aus einem Wasserbade bei nicht höherer Temperatur als 34—35° während 30—35 Minuten destilliert, bis mindestens 55—60 ccm übergegangen sind. Der Destillationskolben ist mit der Vorlage durch einen langen Liebigkühler verbunden, und die Vorlage selbst wird durch Eis kühl gehalten; während der Destillation wird mittels einer Capillare ein langsamer Luftstrom hindurchgesaugt.

Bei allen Acetessigsäurebestimmungen ist möglichst frischer Harn zu verwenden, auch ein längeres Verweilen in der Blase ist tunlichst zu vermeiden, weil alle diese Momente den Zerfall der Acetessigsäure begünstigen. Bei richtig gelungenen Ausführungen findet man die Menge des präformierten Acetons meist zu $^{1}/_{10}$—$^{1}/_{5}$ der Totalquantität.

---

[1]) G. Embden u. L. Schliep, Centralbl. f. d. ges. Physiol. u. Pathol. d. Stoffw. [N. F.] **2**, 250 u. 289 [1907].

N. Kohlenhydrate[1]) (Oxyaldehyde und Oxyketone).

Trotz der durch Konstitution und Konfiguration verursachten Verschiedenheiten besitzen die Kohlenhydrate eine Reihe gemeinsamer Eigenschaften; letztere bedingen, daß eine Anzahl von Reaktionen zur Erkennung und Charakterisierung dieselben bzw. ähnliche sind.

Deshalb sollen zur Vermeidung von Wiederholungen zunächst die allgemeinen und speziellen Kohlenhydratreaktionen besprochen werden, die für die Harnchemie von Bedeutung sind.

Gemeinsame Reaktionen von Zuckerarten.

I. Monosaccharide.

A. Reduktionsvermögen.

Alle einfachen Zucker mit fortlaufender Kohlenstoffkette (Monosaccharide) wirken auf alkalische Metallsalze und andere leicht sauerstoffabgebende Verbindungen (bestimmte Farbstoffe) stark reduzierend. Dieses Verhalten zeigen in gleicher Weise die Aldehydzucker (Aldosen) und Ketozucker (Ketosen). Die Leichtigkeit, mit der die Reduktion erfolgt, hängt im großen und ganzen von der Länge der Kohlenstoffkette ab. Die sog. niederen Zucker, Glykolaldehyd, $C_2H_4O_2$, und die Triosen (Glycerinaldehyd sowie Dioxyaceton), $C_3H_6O_3$, scheiden z. B. aus gewöhnlicher Fehlingscher Lösung schon in der Kälte Kupferoxydul ab; hierzu ist bei den Tetrosen, $C_4H_8O_4$, gelindes und bei den höheren Zuckern von den Pentosen, $C_5H_{10}O_5$, ab stärkeres Erwärmen nötig. Jedoch gewisse Säuren der Kohlenhydratreihe, wie Glucuronsäure und deren Isomere und Homologe, kurz die Carbonylsäuren der Zuckerarten, reduzieren gleichfalls schon bei Zimmertemperatur.

Auf die Farbe des durch Reduktion abgeschiedenen Kupferoxyduls ist kein besonderes Gewicht zu legen. Cipollina[2]) zeigte, daß alle möglichen Stoffe die Entstehung der gelben Form begünstigen. Zu diesen zählen Alkohol, Purine, Milchsäure, Glykocyamin, Allantoin, Asparagin, Benzoesäure und Thymol. In der Kälte fällt im allgemeinen gelbes Kupferoxydulhydrat aus.

B. Farbenreaktionen.

a) Allgemeine Proben.

1. α-Naphthol-Probe (Molisch-Udránszkysche Reaktion).
2. Naphthoresorcinprobe von B. Tollens.

b) Besondere Gruppenreaktionen.

1. Reaktionen mit Orcin und Phloroglucin, namentlich auf Pentosen.
2. Farbenproben der Methylpentosen.
3. Resorcinreaktion auf Ketosen.
4. Anilin- und Xylidinacetatprobe von Schiff für die beim Erhitzen „Furfurol" liefernden Zucker.

---

[1]) Bezüglich Einteilung, Nomenklatur und Konfiguration der physiologisch wichtigen Kohlenhydrate sei auf die Darstellung von C. Neuberg, „Kohlenhydrate" im Handbuch der Biochemie 1, 159—225 [1908] verwiesen. Die dort gewählte Disposition ist auch hier angewendet. — Ausführliches findet man in E. v. Lippmanns Chemie der Zuckerarten (Braunschweig bei Vieweg 1904), bei E. Fischer, Untersuchungen über Kohlenhydrate und Fermente (Berlin bei Julius Springer 1909) und bei C. Neuberg u. B. Rewald im Biochem. Handlexikon 2, 255—526 [1911].

[2]) A. Cipollina, Deutsche med. Wochenschr. 1901, 440.

C. Fällbarkeit durch Metallsalze.

D. Benzoylierbarkeit.

II. Di- und Polysaccharide.

A′ Reduktionsvermögen. Während die Monosaccharide ausnahmslos mit Reduktionsvermögen begabt sind, besteht bei den Di- und Polysacchariden verschiedenes Verhalten. Nur diejenigen, welche eine freie Carbonylgruppe enthalten, wirken reduzierend, die übrigen nicht. Letztere erlangen aber Reduktionsvermögen nach voraufgegangener Einwirkung von Mineralsäuren oder Behandlung mit bestimmten Enzymen, d. h. nach Hydrolyse zu echten Aldosen oder Ketosen.

B′ Farbenreaktionen. Da bei der Ausführung der meisten Farbenproben eine mehr oder weniger weitgehende Hydrolyse eintritt, zeigen die Di- und Polysaccharide die Farbenreaktionen der sie zusammensetzenden Monosaccharide.

C′ Durch **Metallsalze** und durch

D′ Benzoylchlorid sind die Di- und Polysaccharide fällbar.

Spezielle Reaktionen und besonderes Verhalten der einzelnen Zuckerarten.

E. Das optische Drehungsvermögen. Bei den konfigurativ dazu befähigten Zuckern bietet die Bestimmung der Größe und Richtung des optischen Drehungsvermögens ein wertvolles Erkennungsmittel, dem jedoch nur mit anderen Reaktionen zusammen Beweiskraft zukommt.

Ein vergleichbares Maß der optischen Aktivität hat man in dem sog. spezifischen Drehungsvermögen.

Für die Ausführung der Polarisation findet man die allgemeinen Vorschriften S. 28—35. Über die sog. spezifische Rotation selbst sind Angaben bei den einzelnen Kohlenhydraten gemacht.

Über die quantitative Ermittlung der Zucker durch Polarisation siehe die Anleitung beim Traubenzucker S. 392.

Bemerkt sei, daß beginnend mit den Triosen (Glycerinaldehyd) optische Aktivität bei allen übrigen Reihen vorhanden sein kann.

F. Hydrazonbildung.

G. Osazonbildung.

Alle Aldosen und Ketosen vermögen mit Hydrazinen zu reagieren.

H. Mercaptalbildung. Mercaptale sind in reinem Zustande bisher nur von den Monosacchariden erhalten. Ketosen scheinen keine krystallisierten Mercaptale zu liefern.

J. Gärung mit Hefe. Nur Dioxyaceton[1]), Traubenzucker, d-Mannose, d-Fructose, d-Lävulose, d-Mannononose[2]), Rohrzucker, Maltose, Milchzucker, Melibiose, Raffinose, Stacchyose und einzelne Dextrine sind durch Bierhefe oder bestimmte Reinzuchthefen vergärbar, ev. nach Zusatz bestimmter Enzyme. (Näheres siehe S. 360—364.)

---

[1] E. Fischer u. J. Tafel, Berichte d. Deutsch. chem. Gesellschaft **22**, 106 [1889]. — E. Fischer, Berichte d. Deutsch. chem. Gesellschaft **23**, 2114 [1890]. — G. Bertrand, Annales de Chim. et de Phys. [8] **3**, 256 [1904]. — P. Boysen-Jensen, Berichte d. Deutsch. botan. Gesellschaft **26a**, 666 [1908]. — E. Buchner u. J. Meisenheimer, Berichte d. Deutsch. chem. Gesellschaft **43**, 1773 [1910].

[2] E. Fischer u. F. Paßmore, Berichte d. Deutsch. chem. Gesellschaft **23**, 2238 [1890].

K. Verhalten zu Alkalien. a) Übergang in Isomere; b) Säurebildung; c) Saccharinumlagerung; d) Beeinflussung des Drehungsvermögens.

L. Veränderungen durch Säuren. a) Bildung von Abbauprodukten; b) Entstehung von Anhydriden; c) Übergang in Huminstoffe.

Die Ausführung der angegebenen Proben hat sich vielfach den besonderen Bedingungen anzupassen, die der Harn bei seiner schwankenden Zusammensetzung in wechselvoller Weise bietet.

A. Die Reduktionsproben.

I. Kupferreagenzien.

a) Die Trommersche Probe.[1]) Allen echten Kohlenhydraten kommt die Fähigkeit zu, in Gegenwart von Alkalilauge (NaOH oder KOH) Kupferhydroxyd in der Kälte zu einer lazurblauen Flüssigkeit zu lösen. Nur die Zucker mit einer freien Carbonylgruppe, die Aldosen und Ketosen, sind jedoch imstande, beim Erwärmen dann **Kupferoxydul** abzuscheiden. Letzteres fällt als gelber (**Kupferoxydulhydrat**) oder als roter (**wasserfreies Kupferoxydul**) Niederschlag aus.

Im allgemeinen entsteht der gelbe Niederschlag in schwach, der rote in stärker alkalischer Flüssigkeit. Die niederen, schon in der Kälte reduzierenden Zucker und Glucuronsäure (siehe vorher S. 319) liefern jedoch bei Zimmertemperatur fast stets gelbes Kupferoxydulhydrat, ziemlich unabhängig von der Alkalikonzentration. In der Siedehitze soll durch konzentrierte Zuckerlösung auch metallisches Kupfer (Monnet) entstehen.

Kupferhydroxyd wird nicht in fertigem Zustande angewandt, sondern man läßt es aus Kupfersulfatlösung und Lauge entstehen.

Die Quantität des von einem Zucker gelösten Kupferhydroxyds hängt von der Anzahl der freien Hydroxylgruppen, namentlich aber auch von der Konzentration ab, in welcher Zucker, Lauge und $Cu(OH)_2$ zusammentreffen. (Näheres hierüber siehe bei der quantitativen Zuckerbestimmung nach Fehling S. 394.) Auch die Reihenfolge, in welcher die Mischung bereitet wird, ist von Bedeutung, da sie die Menge des gelösten $Cu(OH)_2$ beeinflußt. Die Verhältnisse sind von Worm - Müller und J. Hagen[2]) untersucht.

Mit überschüssiger 1 proz. NaOH kann man z. B. auf 1 Mol. Glucose 3 Mol. $Cu(OH)_2$, mit 2 proz. 3,5 Mol., mit 15 proz. ca. 7 Mol. $Cu(OH)_2$ in Lösung bringen. Da an sich Traubenzucker nach E. Salkowskis[3]) Befunden höchstens ein Pentakupferglucosat $C_6H_{12}O_6 \cdot 5\,Cu(OH)_2$ bilden kann, dürfen bei 7 gelösten Mol. 2 auf Rechnung der Löslichkeit von $Cu(OH)_2$ in Lauge allein zu setzen sein. Diese Zahlen beziehen sich auf die Reihenfolge: Zuckerlösung + $CuSO_4$ und nunmehrige Zugabe von Lauge. Mischt man erst Zucker und Lauge (NaOH von 15—30%) und gibt dann $CuSO_4$ hinzu, so werden nur 3 Mol. $Cu(OH)_2$ aufgenommen.

Die Empfindlichkeit der Trommerschen Probe ist bei reinen Zuckerlösungen sehr groß; nach Worm - Müller und Hagen[2]) sind noch 0,000025 g Traubenzucker in 1 ccm Wasser nachweisbar. Mit Harn ist die Schärfe der Reaktion erheblich geringer. Hier sind im wesentlichen zwei Faktoren zu beachten, welche den Ausfall der Trommerschen Probe beeinträchtigen können.

1. Hat man von Kupfersulfat zuviel zugegeben oder auch nur maximal in Lösung gebracht, so kann beim Erhitzen aus dem überschüssigen, von Zucker

---

[1]) Trommer, Annalen d. Chemie u. Pharmazie **39**, 360 [1841]; vgl. A. C. Becquerel, Annales de Chim. et de Phys. [2] **47**, 15 [1831].

[2]) Worm - Müller u. J. Hagen, Archiv f. d. ges. Physiol. **17**, 601 [1878]; **22**, 325 [1880].

[3]) E. Salkowski, Archiv f. d. ges. Physiol. **6**, 220 [1872]; Zeitschr. f. physiol. Chemie **3**, 79 [1879]; ferner S. Yoshimoto, Zeitschr. f. physiol. Chemie **56**, 425 [1908].

nicht reduzierten Kupferhydroxyd wasserfreies schwarzes Kupferoxyd, CuO, entstehen und kleine Mengen Kupferoxydul, Cu_2O, völlig verdecken.

2. Hat man zu wenig $Cu(OH)_2$ in Lösung gebracht, d. h. ist mehr Zucker als reduktionsfähiges Kupferhydroxyd zugegeben, so macht sich beim Kochen die zerstörende Wirkung des Alkalis auf den Zucker, Dunkelbraunfärbung der Moore-Hellerschen Probe (siehe S. 366, 400) geltend. In einer solchen mißfarbenen Flüssigkeit kann die Erkennung des gelben oder roten Kupferoxyduls Schwierigkeiten bereiten.

Diese Übelstände machen sich weniger bemerkbar, wenn man eine der vielen Kupfermischungen verwendet, die überschüssiges Kupferhydroxyd durch Komplexbildung in Lösung halten, wie die Fehlingsche Mischung, die alkalischen Glycerin- oder Mannit-Kupferreagenzien, die alkalischen Kupfercitrate oder auch die Ostsche Lösung.

b) Reduktion mit Fehlingscher Lösung.

Für qualitative Zwecke benötigt man folgende zwei Flüssigkeiten:

α) 35 g Kupfersulfat ($CuSO_4 + 5 H_2O$) werden in 500 ccm Wasser gelöst.

β) 175 g Kaliumnatriumtartrat (Seignettesalz) werden zusammen mit 55 g Stangennatron in 500 ccm Wasser gelöst.

Die Kupferlösung und die alkalische Seignettesalzmischung sind getrennt in Glasstöpselflaschen aufzubewahren. Unmittelbar vor dem Gebrauche werden je 1—3 ccm beider Lösungen gemischt. Da die Seignettesalzlösung sich allmählich am Licht zersetzt, namentlich wenn sie nicht ganz rein ist, so prüfe man die Probe der Fehlingschen Mischung, indem man sie 2—3 Minuten zunächst für sich sieden läßt. Sie darf dabei ihre dunkelblaue Färbung nicht verändern und auch nicht Spuren von Kupferoxydul ausscheiden.

Die günstigsten Bedingungen hat man dann getroffen, wenn nach dem Kochen mit der Zuckerlösung die blaue Farbe gerade verschwunden ist. Wenn es sich nicht um Spuren Zucker handelt, so ist allerdings auch in der blauen Flüssigkeit das Oxydul gut zu sehen, namentlich wenn es sich nach einigen Minuten am Boden des Reagensglases angesammelt hat.

Mit Fehlingscher Lösung sind 0,000008 g d-Glucose in 1 ccm reinem Wasser nachweisbar.

Bei Anstellung der Fehlingschen Probe muß die Mischung deutlich alkalisch sein, weil bei schwach alkalischer Lösung die Weinsäure Autoreduktion bedingen kann [1]. Ein Zusatz von etwas Kochsalz fördert oft die Abscheidung des Kupferoxyduls, ohne daß man einen sicheren Grund dafür angeben kann.

Modifikation nach Worm-Müller [2]. Bei 60—70° sollen die im Harn außer Zucker vorhandenen reduzierenden Stoffe aus Fehlingscher Lösung kein oder kaum Kupferoxydul abscheiden.

Man erhitzt 5 ccm filtrierten und eventuell enteiweißten Harn und ebensoviel frische Fehlingsche Mischung getrennt zum Sieden, wartet 25 Sekunden und gießt dann erst zusammen. Die Temperatur ist dann die gewünschte. Bei positivem Ausfall muß das Kupferoxydul in 5—10 Minuten abgeschieden sein.

Im Gegensatz zu Pflüger [3], der die Worm-Müllersche Modifikation sehr lobt, erhielten O. Hammarsten [4], Lavesson [5] sowie Hasselbalch und

---

[1] M. Z. Jovitschitsch, Berichte d. Deutsch. chem. Gesellschaft **30**, 2431 [1897]. — M. Siegfried, Berichte d. Deutsch. chem. Gesellschaft **30**, 3133 [1897].

[2] Worm-Müller, Archiv f. d. ges. Physiol. **27**, 112 [1882].

[3] E. Pflüger, Archiv f. d. ges. Physiol. **105**, 121 [1904]; **116**, 265, 533 [1907].

[4] O. Hammarsten, Archiv f. d. ges. Physiol. **116**, 517 [1907]; Zeitschr. f. physiol. Chemie **50**, 36 [1907].

[5] H. Lavesson, Biochem. Zeitschr. **4**, 40 [1907].

Lindhard[1]) mit ihr wenig befriedigende, oft sogar völlig falsche Resultate. Nach eigenen Erfahrungen bietet sie keine Vorteile.

c) Reduktion mit alkalischer Glycerin-Kupfersulfat-Mischung. [2])

Erforderliche Lösungen:

α) 35 g $CuSO_4 + 2 H_2O$ in 500 ccm H_2O.

β) 150 g wasserklares reinstes Glycerin (D = 1,25) und 150 g KOH (fest) in 500 ccm Wasser.

Vor dem Gebrauch werden 2—3 ccm beider Lösungen gemischt und wie die Fehlingsche Flüssigkeit durch Sieden auf Brauchbarkeit geprüft.

Anwendung wie Fehlingsche Lösung.

Eine Modifikation ist die Heinesche Lösung, welche 15 ccm Glycerin, 150 ccm 5proz. KOH und 2 g $CuSO_4 + 5 H_2O$ in 15 ccm Wasser enthält. Man soll 4 ccm dieses Reagens zum Sieden erhitzen, dann Harn zugeben und wieder kochen. Die Reduktion vollzieht sich in üblicher Weise. Daß Blut, Eiter, Eiweiß, Gallenfarbstoff sowie die normalen reduzierenden Substanzen des Harnes — wie angegeben ist[3]) — nicht stören, kann nach eigenen Erfahrungen nicht zugegeben werden. Die Probe leistet nicht mehr als die anderen bekannten. Die Schätzungen aus der Tropfenzahl (Schwarz), d. h. wenn 1 Tropfen Harn Reduktion bewirkt 2% Zucker, 2—3 Tropfen 1—2%, 3—5 Tropfen 1—0,5% usw., sind sehr bedenklich.

d) Reduktion mit alkalischer Kupfersulfat-Mannitmischung. [4])

Erforderlich sind:

α) 4,15 g $CuSO_4 + 5 H_2O$ in 500 ccm Wasser.

β) 10 g reinster, umkrystallisierter Mannit und 20,4 g reinstes NaOH in 500 ccm Wasser.

Prüfung und Anwendung wie b.

e) Reduktion mit alkalischer Kupfersulfat-Citronensäuremischung. [5])

Erforderliche Lösungen:

α) 17,3 g $CuSO_4 + 5 H_2O$ in 500 ccm Wasser.

β) 173 g neutrales Natriumcitrat + 100 g calcinierte Soda in 500 ccm Wasser.

Prüfung ist vor Anstellung der Versuche unumgänglich.

Alle die sub b—e erwähnten Lösungen enthalten eine organische Substanz, die dem Verderben ausgesetzt ist, namentlich unter dem Einflusse des Lichtes. Gehören doch gerade Glycerin, Mannit, Citronen- und Weinsäure zu den Körpern, die bei Gegenwart von Spuren von Metallsalzen außerordentlich photosensibel sind und bei Belichtung intensiv Kupferhydroxyd reduzierende Verbindungen ergeben[6]). Alle Lösungen (mit Ausnahme der Ostschen) sind daher unbedingt getrennt aufzubewahren.

Es ist deshalb von Wert, eine Lösung zu besitzen, die ohne eine organische Substanz hergestellt ist und daher eine hohe, monatelange Beständigkeit aufweist; es ist diese das Reagens von Ost.

f) Reduktion mit Ostscher Lösung. [7])

Man löst 250 g reines Kaliumcarbonat (entwässert) und 100 g Kaliumbicarbonat ·in Wasser und läßt langsam zur möglichsten Vermeidung einer Kohlensäureentwicklung eine

---

[1]) K. A. Hasselbalch u. J. Lindhard, Biochem. Zeitschr. **27**, 273 [1910].

[2]) Nach J. Löwe, Zeitschr. f. analyt. Chemie **9**, 20 [1870] und Rossel, Zeitschr. f. analyt. Chemie **33**, 239 [1894].

[3]) J. Straßburger, Med. Klinik **1905**, 134. — K. Simrock, Münch. med. Wochenschrift **53**, 865 [1906]. — E. Szánto, Pester mediz.-chirurg. Presse **43**, 319, 347 [1907]. — R. Schwarz, Münch. med. Wochenschr. **54**, 1184 [1907].

[4]) Nach O. Schmiedeberg, Archiv f. experim. Pathol. u. Pharmakol. **28**, 385 [1891] und Purdy, Chem. Centralbl. **1890**, I, 1031.

[5]) Nach G. Luff, Chem. Centralbl. **1898**, II, 683 und St. R. Benedict, Journ. of biol. Chemistry **5**, 485 [1908].

[6]) C. Neuberg, Biochem. Zeitschr. **13**, 305 [1908]; **29**, 279 [1910].

[7]) H. Ost, Berichte d. Deutsch. chem. Gesellschaft **23**, 1035, 3003 [1890]; Chem.-Ztg. **19**, 1784, 1829 [1895].

Lösung von 3,6 g $CuSO_4 + 5 H_2O$ [1]) hinzufließen; die Mischung wird auf 1000 ccm aufgefüllt.

Mit diesem Reagens von Ost reagiert von den natürlich vorkommenden Aldopentosen, Aldohexosen und Aldodisacchariden kein Zucker in der Kälte[2]); nur Lävulose (und nach eigenen Erfahrungen auch Sorbose und glucuronsaure Salze) liefern bei 17° (Zimmertemperatur) innerhalb $1^1/_2$—3 Stunden deutlich Kupferoxydul.

Das Reagens ist in verschlossenen braunen Flaschen monatelang haltbar, trübt sich nicht und scheidet beim Erwärmen kein CuO ab.

Der einzige Nachteil dieses Reagens ist, daß es aus Flüssigkeiten, die Erdalkalien[3]) enthalten, die entsprechenden Carbonate fällt. Mit Harn erzeugt es einen Niederschlag (von Erdalkalicarbonaten, Phosphaten), der bei kleinen Zuckermengen stören kann und dann abzufiltrieren ist. Bei größeren Zuckermengen braucht man vor dem Erhitzen nicht zu filtrieren.

g) Reduktion mit ammoniakalischer Kupfersulfatlösung nach Pavy-Kumagawa-Suto-Kinoshita.[4])

Sie kommt für notorisch zuckerhaltige Flüssigkeiten weniger als Erkennungsmittel denn als ganz hervorragend brauchbare quantitative Methode (siehe S. 393) in Betracht.

h) Reduktion mit Barfoeds Reagens (Kupriacetat)[5]).

3—4 g Kupferacetat werden mit Wasser unter Zusatz von 1 g Eisessig zu 100 ccm gelöst.

Beim Kochen mit Traubenzucker fällt Kupferoxydul aus. Milchzucker und andere Disaccharide sollen nach E. Voit[6]) beim Erhitzen nicht reduzieren.

Statt Cupriacetatlösung kann man auch ein Gemisch von Kupfersulfat und Natriumacetat anwenden[7]).

Mit Harn gibt das Reagens nach F. Hofmeister[8]) erst bei 0,5% Traubenzucker einen deutlichen Ausschlag.

i) Glykokollkupferlösung.[9])

12 g Glykokoll, 6 g frisch gefälltes Kupferhydroxyd, 50 g K_2CO_3 werden zum Liter aufgefüllt.

Dieses Reagens hat Bedeutung, da von den natürlichen Pentosen, Hexosen und Disacchariden nur Lävulose innerhalb 12 Stunden bei Zimmertemperatur eine Reduktion hervorbringt. (Glucuronsäure sowie Sorbose bewirken jedoch gleichfalls baldige Reduktion.)

k) Kupferlactatlösung, die im Liter 225 g milchsaures Natrium, 34,65 g $CuSO_4$ enthält und unbegrenzt haltbar ist, empfiehlt C. Carrez[10]). Vor dem Gebrauch wird sie mit Natronlauge gemischt.

——   —   ——

Der Verlauf der verschiedenen Kupferproben ist hinsichtlich der aus dem Zucker entstehenden Produkte sehr viel komplizierter, als man früher[11]) annahm. Aus der Glucose gehen z. B. nach Nef[12]) bei der Behandlung mit Kupferhydroxyd und NaOH folgende Produkte hervor: CO_2, Ameisensäure,

[1]) Für Untersuchung starker Zuckerlösungen verwendet man 17,5 g krystallisiertes Kupfersulfat auf dieselbe Menge der Carbonatlösung.

[2]) J. Pieraerts, Bulletin de l'Assoc. des Chim. du Sucre 25, 830 [1908].

[3]) Dieselben lassen sich jedoch zuvor mit Na_2SO_4 oder Kaliumoxalat großenteils entfernen.

[4]) F. W. Pavy, Physiologie der Kohlenhydrate 1895, S. 76. — M. Kumagawa u. K. Suto, Festschr. f. E. Salkowski 1904, S. 211. — T. Kinoshita, Biochem. Zeitschr. 9, 208 [1908].

[5]) C. Barfoed, Zeitschr. f. analyt. Chemie 12, 27 [1873]. — P. A. Mathews u. Hugh McGuigan, Amer. Journ. of Physiol. 19, 199 [1907].

[6]) E. Voit, Malys Jahresber. d. Tierchemie 1890, 186.

[7]) Worm-Müller, Archiv f. d. ges. Physiol. 16, 551 [1878].

[8]) F. Hofmeister, Zeitschr. f. physiol. Chemie 1, 101 [1877].

[9]) J. Pieraerts, Chem. Centralbl. 1908, I, 1855.

[10]) C. Carrez, Chem. Centralbl. 1909, II, 1699.

[11]) F. Gaud, Compt. rend. de l'Acad. des Sc. 119, 604 [1894]; Chem. Centralbl. 1894, II, 776.

[12]) J. U. Nef, Annalen d. Chemie u. Pharmazie 357, 294 [1907]; 376, 1 [1910].

Glykolsäure, d, l-Glycerinsäure, d, l-Erythronsäure, d, l-Threonsäure, d-Gluconsäure, d-Mannonsäure, d, l-Milchsäure, d, l-α-Oxybuttersäure, α- und β-d-Dextrometasaccharin, α- und β-d-Dextroisosaccharin. Einen ganz ähnlich komplizierten Verlauf nimmt die Oxydation der anderen Hexosen sowie der Pentosen mit Kupferoxyd und anderen Metalloxyden.

II. Quecksilberproben.

a) Quecksilber - Kaliumjodid (Sachssesche Lösung).[1]) Eine Lösung von Mercurijodid in Jodkalium oder auch eine mit überschüssigem Kaliumjodid versetzte Sublimatlösung wird durch KOH oder NaOH nicht gefällt (vgl. S. 399). Zuckerarten mit freier Aldehyd- oder Ketogruppe reduzieren in der Hitze eine solche mit Ätzkali versetzte Mercurisalzlösung zu grauem, metallischem Quecksilber.

b) Alkalische Mercuricyanidlösung nach Knapp.[2]) Eine mit Lauge versetzte Mercuricyanidlösung (s. S. 399) wird beim Kochen von Aldosen und Ketosen zu schwarzgrauem Metall reduziert.

Alkohol und Glycerin sowie viele Derivate der eigentlichen Zucker reduzieren die alkalischen Mercurisalzlösungen gleichfalls.

c) Mercuriacetat.[3])

Klare Lösungen von Mercuriacetat werden durch Aldosen und Ketosen in der Wärme zu Oxydulsalz reduziert; nimmt man die Probe bei Gegenwart von NaCl vor, so scheidet sich das unlösliche Kalomel, HgCl, ab. Die Reaktion vollzieht sich jedoch nur langsam.

III. Wismutproben.

a) Reaktion von Almén-Nylander.[4])

Erforderliche Lösung:

Man löst 4 g Kaliumnatriumtartrat, 2 g Wismutnitrat zusammen in 100 ccm 10proz. Natronlauge.

Beim Erwärmen mit reduzierendem Zucker erfolgt Bildung eines schwarzbraunen Niederschlages, der aus Wismutoxydul bzw. metallischem Wismut besteht.

Fügt man das Reagens zu Harn in dem Verhältnis von 1 : 10, so bekommt man nach O. Hammarsten[5]) bei einem Zuckergehalt des Urins von 0,1% stets einen deutlich positiven Ausfall; auch 0,05% Traubenzucker sind meistens noch nachzuweisen. Man muß 2—5 Minuten vorsichtig über freier Flamme kochen und dann 5 Minuten abwarten.

Der Zusatz von 2 Tropfen verdünnter Platinchloridlösung (5%) erhöht nach Rusting[6]) die Empfindlichkeit der Nylander - Alménschen Probe; sie tritt dann mit jedem normalen Harn ein. Diese Modifikation bietet jedoch keinen Vorteil, denn Hasselbalch und Lindhard[7]) konstatierten auch ohne PtCl$_4$-Zugabe einen positiven Ausfall bei Harnen mit einer Eigenreduktion, die nur 0,038% entspricht.

b) Loewesche Wismutprobe.[8])

Der Verlauf ist wie bei a), nur wird als Reagens eine filtrierte, heiß bereitete Mischung von 15 g salpetersaurem Wismut, 30 g Glycerin, 70 ccm 30proz. Natronlauge (D = 1,34) und 150 ccm Wasser benutzt.

[1]) R. Sachsse, Chem. Centralbl. **1876**, 520; **1877**, 471. — Heinrich, Chem. Centralbl. **1878**, 409. — B. Haas, Zeitschr. f. analyt. Chemie **22**, 215 [1883].

[2]) K. Knapp, Chem. Centralbl. **1870**, 451.

[3]) H. Hager, Zeitschr. f. analyt. Chemie **17**, 380 [1878].

[4]) E. Nylander, Zeitschr. f. physiol. Chemie **8**, 175 [1883]. — A. Almén, Jahresber. von Virchow-Hirsch **1869**, 1, 109. — O. Hammarsten, Archiv f. d. ges. Physiol. **116**, 517 [1907].

[5]) O. Hammarsten, Zeitschr. f. physiol. Chemie **50**, 36 [1906].

[6]) N. Rusting, Geneesk. Tijdschr. v. Nederl. Ind. **47**, 527 [1907].

[7]) K. A. Hasselbalch u. J. Lindhard, Biochem. Zeitschr. **27**, 273 [1910].

[8]) J. Loewe, Zeitschr. f. analyt. Chemie **22**, 498 [1883].

c) Böttgersche Probe.[1])

Eine Zuckerlösung gibt auf Zusatz von Sodalösung oder Natronlauge und einer Spur festen oder gelösten Wismutsalzes eine braunschwarze Lösung bzw. Fällung. (Sie ist die einfachste Ausführungsform der Wismutproben, der Trommerschen Reaktion vergleichbar.) Ein Überschuß von Wismutsalz hat die Ausscheidung von weißem Wismuthydroxyd bzw. -carbonat zur Folge, die beide die schwarze Fällung verdecken können. Fast jeder normale Harn gibt positiven Ausfall bei dieser Wismutprobe.

IV. Reduktionsproben mit anderen organischen Stoffen.

a) Die Tollenssche ammoniakalische Silberlösung[2]) wird von den meisten Zuckerarten schon in der Kälte reduziert.

b) Siedende Goldchloridlösung[3]), namentlich alkalische Goldlösungen (Aurate) werden energisch von Aldosen und Ketosen reduziert; dabei bleibt das Gold z. B. bei Goldlösung von 1 : 1000 in kolloidaler Lösung, die violettrot ist.

c) Wolframate[4]) werden von den höheren Zuckern nicht reduziert.

d) Lösliche molybdänsaure Salze[5]) geben mit reduzierenden Zuckerlösungen bei 100° eine blaue Färbung. Dieselbe entwickelt sich namentlich gut, wenn man 15—20 Minuten nach dem Sieden verkorkt (unter Luftabschluß) stehen läßt.

e) Eine alkalische Nickeltartratlösung[6]) (25 ccm 20 proz. Nickelsulfatlösung, 3 g Weinsäure, 25 ccm 30 proz. Natronlauge und 50 ccm Wasser), die hellgrün und haltbar ist, gibt beim Erhitzen mit Aldosen und Ketosen sehr schnell einen rotbraunen bis schwarzen Niederschlag von Nickeloxydul.

f) Alkalische Permanganatlösung wird von Carbonylzuckern momentan[7]), von nicht reduzierenden Di- und Polysacchariden nach kurzer Zeit reduziert.

g) Ferricyankalium wird in alkalischer Lösung von Zuckern zu Ferrocyankalium reduziert, das nach dem Ansäuern mit Ferrisalz nachgewiesen werden kann[8]).

h) Meißner-Babosche Probe. Ist das beim Erwärmen mit einer alkalischen Kupferlösung gebildete Kupferoxydul wegen eines Gehaltes an NH_3 oder organischen Aminoderivaten nicht ausgefallen, so kann man es durch Zusatz von HCl + KCNS zur erkalteten Lösung nachweisen. Es scheidet sich dann sofort weißes Cuprorhodanid ab.

V. Reduktion von organischen Substanzen, insbesondere von Farbstoffen.

Eine große Reihe organischer Stoffe, die leicht reduzierbar sind, werden von den Aldosen und Ketosen, namentlich in alkalischer Lösung, leicht angegriffen. Es sind dieses in erster Reihe Nitrokörper und solche Farbstoffe, die unschwer in ihre Leukoverbindung übergehen.

a) **Orthonitrophenylpropiolsäureprobe.** o-Nitrophenylpropiolsäure wird in heißer alkalischer Lösung durch Zuckerarten (Aldosen und Ketosen) zu Indigoblau reduziert[9]):

$$2 C_6H_4(NO_2) \cdot C : C \cdot COOH + 4 H = 2 H_2O + 2 CO_2 + C_{16}H_{10}N_2O_2 .$$

Überschüssiger Zucker reduziert das Indigoblau zu Indigoweiß; beim Schütteln mit Luft erfolgt dann von der Oberfläche her wieder Bläuung.

Zum Zuckernachweis im Harn verwendet man nach G. Hoppe-Seyler[10]) eine Lösung von 5,76 g o-Nitrophenylpropiolsäure in 100 ccm NaOH von 10%. 5 ccm der aufs 10 fache verdünnten Lösung werden mit 10 Tropfen Harn ¼ Minute gekocht. Tritt

---

[1]) Böttger, Journal f. prakt. Chemie **70**, 432 [1857].
[2]) B. Tollens, Berichte d. Deutsch. chem. Gesellschaft **15**, 1635, 1828 [1882].
[3]) C. Agostini, Journ. de Pharm. et de Chim. [5] **14**, 464.
[4]) O. Maschke, Zeitschr. f. analyt. Chemie **16**, 428 [1877].
[5]) O. Maschke, Zeitschr. f. analyt. Chemie **12**, 384 [1873].
[6]) Duyk, Bulletin de l'Assoc. belg. de Chim. **15**, 267.
[7]) A. v. Bayer, Annalen d. Chemie u. Pharmazie **245**, 149 [1888].
[8]) J. G. Gentele, Chem. Centralbl. **1859**, 504.
[9]) A. v. Bayer, Berichte d. Deutsch. chem. Gesellschaft **14**, 1745 [1881].
[10]) G. Hoppe-Seyler, Zeitschr. f. physiol. Chemie **17**, 83 [1893].

Bläuung ein, so ist mindestens $^1/_2$% Zucker vorhanden. 0,1% Glucose liefern noch Grünfärbung. Nach K. Arnold und M. Behrens[1]) ist der Ausfall der Probe bei dünnen Zuckerurinen unsicher, da auch normale Harnbestandteile reagieren. Die im Handel befindlichen Tabletten, bestehend aus fester o-Nitrophenylpropiolsäure + Na$_2$CO$_3$, sollen nach Weitbrecht[2]) unzuverlässige Resultate liefern. Da Indoxylverbindungen nach v. Bayer[3]) o-Nitrophenylpropiolsäure zu Indigo reduzieren, könnten indicanhaltige Harne besonders zu Täuschungen Anlaß geben[4]). Nach E. Zunz[4]) ist die Probe überhaupt vieldeutig, da auch gepaarte Glucuronsäuren Indigobildung veranlassen.

b) Erwärmt man Traubenzucker mit Lauge bis zur Gelbfärbung und setzt verdünnte Pikrinsäurelösung hinzu, so tritt eine tiefe Rotfärbung auf; letztere beruht auf Bildung von Pikraminsäure[5]) C$_6$H$_3$(NO$_2$)$_3$OH → C$_6$H$_3$(NO$_2$)$_2$(NH$_2$) · OH.

c) Muldersche Reaktion. Erhitzt man eine Lösung von indigosulfosaurem Salz mit etwas reduzierendem Zucker und übersättigt in der Hitze mit Natriumcarbonat, so geht die tiefblaue Flüssigkeit über Grün, Orange in Hellgelb über. (Leukoverbindung.) Beim Schütteln mit Luft tritt in umgekehrter Farbenfolge wieder die Indigofarbe auf (Reoxydation).

d) Methylenblaureaktion. Eine wässerige Lösung von Methylenblau (1 : 1000) wird nach Ihl[6]) und Herzfeld[7]) in ätz- oder sodaalkalischer Lösung durch Aldosen, Ketosen und Dextrine beim Erhitzen entfärbt (Leukomethylenblau).

e) Safraninprobe.[8]) Carbonylzucker, aber auch Saccharose[9]) entfärben eine alkalische Safraninlösung (1 : 1000) beim Erwärmen; dabei kann eine milchige Trübung auftreten. Hasselbalch und Lindhard[10]) verwenden reine wässerige Safraninlösung 1 : 10 000 und KOH 1 : 100. Das Verschwinden der rötlichen Farbe ist sehr scharf. Bleiacetat stört die Probe und darf nicht zugegen sein.

Auch andere Farbstoffe, wie Eosin, Erythrosin, Rose bengale, Fuchsin, Thionin, Indigocarmin, Pyronin, dichloranthracendisulfosaures Natrium, Lackmus werden in alkalischer Lösung durch Zucker reduziert[10]). In fast allen Fällen kehrt die Farbe beim Schütteln an der Luft zurück, indem die Leukoverbindung sich wieder oxydiert. Es ist deshalb wiederholt vorgeschlagen [Rosin[11])], unter Luftabschluß durch Paraffin liq., Petroleum od. dgl. zu arbeiten. Für qualitative Zwecke dürfte diese Maßregel meist entbehrlich sein.

Außer den mitgeteilten Reduktionsproben, die der Erkennung von Zuckern dienen, sind noch zahlreiche andere bekannt, die keine Vorzüge besitzen und deshalb keinen Eingang in die Praxis der Harnanalyse gefunden haben. Auch die beschriebenen Proben haben recht ungleichen Wert; bestimmt wird derselbe durch ihr Verhalten bei normalen Urinen, die an sich verschieden reduzierende Körper enthalten.

Reduktionswirkungen des normalen Harns.

Außer allem Anscheine nachhäufig vorhandenen Spuren von wirklichen Kohlenhydraten bedingen im normalen Urin Harnsäure und andere Purine,

[1]) K. Arnold u. M. Behrens, Pharmaz. Zeitung **47**, 459 [1902].
[2]) W. Weitbrecht, Schweizer Wochenschr. f. Chemie u. Pharmazie **46**, 766 [1908].
[3]) A. v. Bayer, Berichte d. Deutsch. chem. Gesellschaft **14**, 1745 [1881].
[4]) E. Zunz, Malys Jahresber. d. Tierchemie **1901**, 402.
[5]) C. D. Braun, Journ. f. prakt. Chemie **96**, 412 [1865].
[6]) A. Ihl, Zeitschr. f. analyt. Chemie **29**, 368 [1890]; Chem.-Ztg. **12**, 25 [1888].
[7]) A. Herzfeld, Zeitschr. d. Vereins d. deutsch. Zuckerind. **13**, 234.
[8]) L. Crismer, Zeitschr. f. analyt. Chemie **28**, 756 [1889]; Malys Jahresber. d. Tierchemie **1888**, 118. — Neumann-Wender, Anleitung zur Untersuchung des Harns, Wien 1890, S. 33; Biochem. Zeitschr. **28**, 523 [1910].
[9]) H. Mc Lean, Biochem. Journ. **2**, 431 [1907].
[10]) K. A. Hasselbalch u. J. Lindhard, Biochem. Zeitschr. **27**, 273 [1910]; **29**, 416 [1910].
[11]) H. Rosin, Münch. med. Wochenschr. **1899**, 1456; **1900**, 294.

Kreatinin[1]), gewisse Harnfarbstoffe [z. B. Indican (Indoxyl) nach Sahli und Urochrom[2])] sowie Glucuronsäurederivate einen positiven Ausfall der verschiedenen auf Reduktion begründeten Proben; je nach der Art des angewandten Reagens machen sich diese „Nichtzuckerstoffe" in ungleicher Weise geltend. Umgekehrt sind im Harn auch Verbindungen zugegen, die den positiven Ausfall bestimmter Reduktionsproben erschweren oder vereiteln können. Ist z. B. der Harn an sich oder infolge sekundärer Zersetzung reich an Ammoniumsalzen, so löst das durch die angewandten Alkalien in Freiheit gesetzte Ammoniak bei den Kupferproben das gebildete Kupferoxydul mehr oder weniger vollständig auf. Solche Urine entfärben sich beim Kochen mit einem der Kupferreagenzien, es kommt aber nicht zu einer Abscheidung von charakteristischem gelben oder roten Cu_2O. Bei solchen ammonsalzhaltigen Harnen führt dann einfache Verdünnung oder vorherige Behandlung mit Mercuriacetat[3]) und Entquecksilberung (mit Zink oder H_2S und Entfernung des gelösten Schwefelwasserstoffes), sowie namentlich Fortkochen des NH_3 zum Ziele.

Es soll nach Johnson[4]) gelingen, durch Vorbehandlung des Urins mit Mercurinitrat alle störenden reduzierenden Substanzen zu entfernen, so daß die reine Zuckerreduktion im Filtrate der Quecksilberfällung übrigbleibt. Für diese Vorbehandlung haben sich auch Schoendorff[5]) sowie Ch. Porcher[6]) und namentlich G. Denigès[7]) ausgesprochen.

Einfacher und empfehlenswerter als die Handhabung des umständlich zu bereitenden Mercurinitratreagenzes ist nach Neuberg[3]) die Anwendung von Mercuriacetat. Die Vorzüge des Acetates bestehen darin, daß es bei einer durch einen Tropfen Eisessig herzustellenden, schwach essigsauren Reaktion in feingepulverter Form direkt angewandt werden kann, daß es also zu keiner Verdünnung des Urins führt und daß es aus Harn mehr Stoffe ausfällt als das saure Nitrat, ohne Zucker mit niederzureißen.

Natürlich muß vor Anwendung von alkalischen Kupferreagenzien das in Lösung befindliche Quecksilber mit Schwefelwasserstoff, Fortkochen des H_2S oder mit etwas Zinkstaub bzw. Zinkgranalien und 1 Tropfen HCl entfernt werden; die Entquecksilberung mit Zink dauert nach Denigès (l. c.) 1 Stunde, nach A. C. Andersen[8]) soll sie jedoch in 10 Minuten zu erreichen sein. Sicherer gelingt sie mit Zinkkupfer (siehe S. 333).

In den mit Quecksilberacetat behandelten und dann entquecksilberten Lösungen fallen die Kupferproben dann außerordentlich schön aus.

Für gewöhnlich reicht jedoch selbst bei starkgefärbten Urinen die einfache Klärung mit normalem Bleiacetat aus[3]), um so mehr als nach H. Zeehuisen[9]) die Fällung des Urins mit Bleizucker die reduzierenden Nichtzuckerstoffe beseitigt.

Obgleich normales Bleiacetat an sich Zucker nicht fällt, kann es im Harn zu Zuckerverlusten führen, wenn alkalische Reaktion besteht. Dann wirkt Bleiacetat wie Bleiessig. Man muß es sich daher zur Regel machen, vor

---

[1]) Kreatinin bildet nach J. Eury (Bulletin de la Soc. chim. [3] **23**, 41 [1900]) mit Kupferoxydul eine lösliche Verbindung, die große Neigung zeigt, an der Luft Kupferoxyd zurückzubilden. Die dadurch verursachten Störungen kann man bei hohem Gehalt an Kreatinin nur durch Ausfällung desselben mit Mercurisalz vermeiden.

[2]) G. Bohmansson, Biochem. Zeitschr. **19**, 281 [1909]. — C. Funk, Zeitschr. f. physiol. Chemie **69**, 72 [1910].

[3]) C. Neuberg, Biochem. Zeitschr. **24**, 424 [1910].

[4]) S. Johnson, Chem. News **55**, 304 [1887].

[5]) B. Schoendorff, Archiv f. d. ges. Physiol. **121**, 572 [1908].

[6]) Ch. Porcher, Bericht d. V. internat. Kongr. f. angew. Chemie **4**, 145 [1903].

[7]) G. Denigès, Bericht d. V. internat. Kongr. f. angew. Chemie **4**, 130 [1903].

[8]) A. C. Andersen, Biochem. Zeitschr. **26**, 157 [1910].

[9]) H. Zeehuisen, Malys Jahresber. d. Tierchemie **1891**, 194.

Zusatz des gepulverten Bleiacetats durch tropfenweise Zugabe von Eisessig schwach saure Reaktion herzustellen.

Die Anwendung des normalen Bleiacetates bietet noch den Vorzug, daß gelöstes Blei nicht entfernt zu werden braucht, wenn man das Filtrat der Bleifällung mit Fehlingscher Lösung[1]) prüft. Es genügt nämlich, die Fehlingsche Mischung und nachher so viel Lauge zuzufügen, daß der weiße Niederschlag (als Alkaliplumbat) in Lösung geht. Handelt es sich nicht um minimalste Zuckerspuren, so stört das vorhandene Alkaliplumbat nicht. (Bei Anwesenheit von H_2S oder S abspaltenden Verbindungen im Urin siehe die Arbeitsweise S. 333.)

Wie die Kupferproben fallen auch die Quecksilber- und Wismutproben mit normalen Harnbestandteilen positiv aus, und zwar stören im ganzen dieselben Substanzen, die auch Kupferoxydverbindungen reduzieren. Aus der sehr großen hierüber vorliegenden Literatur geht so viel hervor, daß nicht ein spezieller Nichtzuckerstoff im Urin, auf den man früher vielfach gefahndet hat, dafür verantwortlich zu machen ist, sondern jene oben angeführten Körperklassen.

Als durchaus verfehlt müssen die vielen Versuchsanordnungen gelten, wo man nach Vergärung etwa vorhandenen Zuckers etwas über die Natur der reduzierenden Nichtzuckerstoffe des normalen Harnes zu eruieren bemüht war. Denn die arbeitende oder sich (bei Zuckermangel) zersetzende Hefe liefert Purine[2]) und optisch aktive Stoffe, darunter Kohlenhydrate wie Hefengummi[3]), in Lösung, die demnach mehr verunreinigt als von störenden Stoffen befreit wird.

Ganz ähnlich liegen die Verhältnisse bei Anwendung der organischen Zuckerreagenzien, der o-Nitrophenylpropiolsäure und des Methylenblaus sowie Safranins; d. h. auch sie werden von Nichtzuckerstoffen reduziert. Safranin ist nach Hasselbalch und Lindhard[4]) allerdings unempfindlich gegen Harnsäure und Kreatinin. Bisher liegen jedoch über die Anwendung dieses Safraninreagens noch wenig Erfahrungen vor; jedenfalls scheint die von ihm angezeigte Eigenreduktion des normalen Harns die geringste zu sein. Für quantitative Bestimmungen bietet es aussichtsvolle Eigenschaften.

Nach neuen Ermittlungen von C. Funk[5]) beträgt die Eigenreduktion des menschlichen Harns bei jeglichem Geschlecht und Alter nur 0,002—0,042%, als Traubenzucker berechnet. Nach diesen Zahlen wären die durch die Eigenreduktion des Urins (wenigstens beim Menschen) bedingten Fehler minimal. Bei den qualitativen Zuckerproben ist es mehr Sache der Erfahrung als einer wortreichen Beschreibung, zu entscheiden, ob wirklich ein abnormes Reduktionsvermögen vorliegt.

Quantitative Ermittlungen des Reduktionswertes von normalen Harnen sind mannigfach mit den verschiedensten Bestimmungsmethoden ausgeführt und die dabei gefundenen Zahlen zumeist als Prozente Traubenzucker berechnet worden.

So fand Flückiger[6]) die Reduktion des normalen Urins entsprechend einer 0,15 bis

---

[1]) Hat man Harne oder Zuckerlösungen mit Ba-(Sr- oder Ca-)Salzen behandelt, so stören in Lösung befindliche größere Mengen von Erdalkaliionen die Fehlingsche Probe, indem Erdalkalisulfat ausfallen kann. Man benutzt dann zweckmäßig eine mit Cupriacetat statt mit $CuSO_4$ bereitete Fehlingsche Mischung.

[2]) C. Neuberg, Biochem. Zeitschr. 24, 530 [1910].

[3]) E. Salkowski, Zeitschr. f. physiol. Chemie 69, 466 [1910].

[4]) K. A. Hasselbalch u. J. Lindhard, Biochem. Zeitschr. 27, 273 [1910]; 29, 416 [1910].

[5]) C. Funk, Zeitschr. f. physiol. Chemie 69, 72 [1910].

[6]) M. Flückiger (Zeitschr. f. physiol. Chemie 9, 323 [1885]) wandte folgendes sinnreiche Verfahren zuerst an. Er eruierte die Quantität Glucoselösung von bekanntem

0,25 proz. Glucoselösung (nach Fehling), Salkowski[1]) gleich 0,25—0,60% (nach Fehling), J. Munk[2]) zu 0,16—0,47% (als Rhodanür), Moritz[3]) entsprechend 0,11—0,36% (mit ammoniakalischer Kupferlösung), Gregor[4]) 0,08—0,35% (ammoniakalische Kupferlösung), Long[5]) (nach Pavys Methode) 0,15%, Schoendorff[6]) (nach vorheriger Behandlung mit Mercurinitrat) 0,011—0,027%, nach Genuß von Kohlenhydraten im Übermaß aber 0,1%. Lawerenz[7]) fand bei Kindern 0,19%, H. Lavesson[8]) (nach J. Bang) bei Männern durchschnittlich 0,238%, bei Frauen 0,211% und bei Kindern 0,194%.

Worm-Müller[9]) fand (mit Knappscher Lösung) Eigenreduktion entsprechend 0,05—0,4% Glucose. Zahlreiche Untersuchungen sind noch über die Resultate der Titrationen nach der Vergärung angestellt, die aber nicht hinreichend den Einfluß der Hefenstoffwechselprodukte (siehe S. 259, 329 u. 364) berücksichtigt haben und demnach als unsicher zu bezeichnen sind.

Mit Farbstofflösungen haben H. Rosin[10]) und Le Goff[11]) (beide mit Methylenblau) gearbeitet, doch L. Spiegel und G. Peritz[12]) haben Bedenken gegen diese Methoden in ihrer bisherigen Form geäußert. Geeignet scheint das Safranin zu sein, mit dem Hasselbalch und Lindhard[13]) die Eigenreduktion zu 0,10% bei Harnen von größerem spez. Gewicht als 1,020, sonst zu 0,05% ermittelten.

Für Tierurine liegen folgende Angaben vor.

Rinderharn zeigt nach Klimmer[14]) Eigenreduktion entsprechend 0,005 bis 0,062%, Schweineurin gleich 0,004—0,06%. Pferdeharn reduziert nach O. Hagemann[15]) im allgemeinen schwächer, Hundeharn (Flückiger, J. Munk, l. c.) stärker als menschlicher Urin.

Beim Einengen des Urins findet eine Verminderung der Eigenreduktion statt. Nach Flückiger verliert der Harn beim Einengen an der Luft ca. $^5/_6$ seiner normalen Reduktionskraft, beim Eindampfen im Vakuum nur $^1/_3$.

Behandelt man den Harn mit Phosphorwolframsäure, so vermindert sich das Reduktionsvermögen, da Purine und Kreatinin gefällt werden; ähnlich wirkt Bleiacetat. Mit Bleiessig und Bleisubacetat + Ammoniak wird viel (ca. die Hälfte) der reduzierenden Substanzen niedergeschlagen. Alkohol zieht aus dem eingeengten Urin etwas reduzierende Substanz aus (Zucker, gepaarte Glucuronsäuren?). Fällung mit Mercurisalzen vermindert hauptsächlich die Reduktion durch Fällung von reduzierenden N-haltigen Substanzen. Kürzeres Kochen des Urins mit verdünnter Salzsäure hat eine Steigerung des Reduktionsvermögens zur Folge [Hydrolyse von gepaarten Glucuronsäuren, Mucin, Chondroitinschwefelsäure usw., d. h. von gepaarten Kohlenhydraten(?)]; fortgesetztes Kochen mit stärkerer Salzsäure hebt das Reduktionsvermögen fast auf[16]). Einengen bei schwach essigsaurer Reaktion ist nach voraufgegangener Behandlung mit Mercurisalzen ohne Einfluß auf das dann vorhandene Reduktionsvermögen[8]).

Methoden, das Oxydationsvermögen des Harns in saurer oder alkalischer Lösung zu bestimmen, sind mehrfach angegeben[17]), haben jedoch bisher keine Bedeutung erlangt (vgl. S. 37).

Gehalt, die einem abgemessenen Harnvolumen zugefügt werden muß, um ein bestimmtes Volumen Fehlingscher Mischung gerade zu reduzieren. Die Differenz zwischen der hierzu theoretisch erforderlichen Glucosemenge und der tatsächlich verbrauchten entspricht der Eigenreduktion des Urins.

[1]) E. Salkowski, Zeitschr. f. physiol. Chemie 17, 229 [1893].

[2]) J. Munk, Virchows Archiv 105, 70 [1886].

[3]) F. Moritz, Archiv f. klin. Medizin 46, 217 [1890].

[4]) A. Gregor, Centralbl. f. Krankh. d. Harn- u. Sexualorg. 10, 240 [1899].

[5]) J. H. Long, Journ. Amer. Chem. Soc. 22, 309 [1900].

[6]) B. Schoendorff, Archiv f. d. ges. Physiol. 121, 572 [1908].

[7]) G. Lawerenz, Diss. Kiel 1901.

[8]) H. Lavesson, Biochem. Zeitschr. 4, 40 [1907].

[9]) Worm-Müller, Archiv f. d. ges. Physiol. 33, 211 [1884].

[10]) H. Rosin, Münch. med. Wochenschr. 1899, 1456; 1900, 294.

[11]) Le Goff, Bulletin de la Soc. biol. 58, 448 [1905].

[12]) L. Spiegel u. G. Peritz, Münch. med. Wochenschr. 1900, 225.

[13]) K. A. Hasselbalch u. J. Lindhard, Biochem. Zeitschr. 27, 293 [1910].

[14]) M. Klimmer, Zeitschr. f. Tiermed. [N. F.] 2, 95 [1898].

[15]) O. Hagemann, Archiv f. d. ges. Physiol. 43, 501 [1888].

[16]) L. v. Udránsky, Zeitschr. f. physiol. Chemie 12, 36 [1888].

[17]) L. Niemilowicz, Zeitschr. f. physiol. Chemie 35, 264 [1902]. — L. Niemilowicz u. Gittelmacher-Willenko, Zeitschr. f. physiol. Chemie 36, 165 [1902].

Die Reduktionswirkungen abnormer Urine.

Außer eigentlichen Zuckern kommen in pathologischen Urinen folgende reduzierende Substanzen vor:

Homogentisinsäure, gepaarte Glucuronsäuren [Urochloralsäure, Indoxyl-[1])[2]) und Benzoeglucuronsäure[3]) [4]) [5])], Brenzcatechin, Gallussäure, Hydrochinon, Urochrom, Aceton, Acetessigsäure.

Ferner kann der Harn stärker reduzieren nach Verabfolgung z. B. von Chloroform[6]), Glycerin, bei Säure-, Alkali- und Arsenvergiftungen[7]), nach Darreichung von Benzoesäure[3])[5]), Salicylsäure[8]), Chrysophansäure [Rheum[3])[9])], Terpentinöl[10]), Eucalyptustinktur[11]), Copaivabalsam[12]), Benzosol[13]), Sulfonal, Trional[2]), Antipyrin[14]), Salol[2]), Kairin[11]), Chinin[11]), Acetphenetidin[15]), Senna[14]), Dimethylaminobenzaldehyd[16]). Auch nach Acetylsalicylsäuregaben entleerter Urin reduziert direkt; ein Teil der Reduktion beruht auf Bildung von Di- oder Polyoxybenzolderivaten, die — wie Brenzcatechin und Hydrochinon aus Phenol — aus der Salicylsäure entstehen, ein anderer Teil ist auf Rechnung der Salicylglucuronsäure zu setzen.

Harnfarbstoffe, z. B. Uroerythrin und Hämatoporphyrin, können z. B. bei den Wismutproben eine Reduktion vortäuschen, da sie von den Phosphatniederschlägen bzw. Wismuthydroxyd adsorbiert werden und diesen eine dunkle Farbe verleihen[17]). Ebenso stören Schwefelwasserstoff, Thiosulfate, Cystin und Eiweiß. Eine Reihe dieser Substanzen kann man in zweifelhaften Fällen am besten mit Mercuriacetat beseitigen und die Reduktionsproben dann im entquecksilberten Filtrat vornehmen (siehe S. 333).

Es ist auch auf bestimmte Substanzen Rücksicht zu nehmen, die den positiven Ausfall von Reduktionsproben hemmen oder verhindern. Außer Ammoniak und Ammonsalzen gehört hierhin das gerade von Diabetikern viel gebrauchte Saccharin, das nach Torsellini[18]) in höherer Konzentration den positiven Ausfall der Kupfer- und Wismutproben vereitelt. Die in praxi in den Harn übergehenden Mengen scheinen jedoch ohne Einfluß zu sein[19]).

Nach Bechhold[20]) hemmen Quecksilberverbindungen im Urin stark den Ausfall der Nylanderschen Reaktion; die Richtigkeit der für Syphilitikerharn

---

[1]) A. Daiber, Malys Jahresber. d. Tierchemie 1894, 261; Chem. Centralbl. 1895, II, 309.

[2]) R. Glan, Chem. Centralbl. 1895, II, 694.

[3]) E. Salkowski, Zeitschr. f. physiol. Chemie 1, 25 [1878]; 4, 135 [1880]; Centralbl. f. d. med. Wissensch. 1885, 433.

[4]) K. A. H. v. Mörner, Centralbl. f. d. med. Wissensch. 1888, 546.

[5]) A. Magnus - Levy, Biochem. Zeitschr. 6, 502 [1907].

[6]) A. Kast, Berl. klin. Wochenschr. 1888, 377.

[7]) R. v. Jaksch, Zeitschr. f. klin. Medizin 11, 22 [1886].

[8]) H. Byasson, Malys Jahresber. d. Tierchemie 1877, 237. — C. Neuberg, Berl. klin. Wochenschr. 1911, Nr. 18.

[9]) G. Grigge, Chem. Centralbl. 1895, II, 322.

[10]) A. Almén, Zeitschr. f. analyt. Chemie 10, 125 [1871]. — O. Schmiedeberg, Archiv f. experim. Pathol. u. Pharmakol. 14, 308 [1881]. — H. J. Vetlesen, Archiv f. d. ges. Physiol. 28, 478 [1882]. — E. Külz, Zeitschr. f. Biol. 27, 254 [1890].

[11]) C. Le Nobel, Centralbl. f. d. med. Wissensch. 1884, 17; 1887, 678.

[12]) H. Quincke, Archiv f. experim. Pathol. u. Pharmakol. 17, 277 [1883].

[13]) Süß, Chem. Centralbl. 1895, II, 844.

[14]) Nagler, Diss. München 1886.

[15]) F. Müller, Therapeut. Monatshefte 1888, 355.

[16]) M. Jaffé, Zeitschr. f. physiol. Chemie 43, 374 [1905].

[17]) G. Buchner, Zeitschr. f. analyt. Chemie 35, 119 [1896].

[18]) D. Torsellini, Malys Jahresber. d. Tierchemie 1889. 226.

[19]) H. Körtke, Diss. München 1899.

[20]) H. Bechhold, Zeitschr. f. physiol. Chemie 46, 371 [1905].

und Urin nach anderen Quecksilberkuren wichtigen Angabe wird jedoch von Zeidlitz[1]) sowie Willen[2]) bestritten, die keinen Einfluß von Quecksilber auf die Wismutreduktion sahen. Bechhold[3]) sah eine Abschwächung der Nylanderschen Probe auch durch Chloroform.

Umgekehrt kann Chloroform eine Ausscheidung von Kupferoxydul bei Anstellung der Kupferproben veranlassen; daher sind mit $CHCl_3$ konservierte Urine stets zuvor durch einen Luftstrom oder gelindes Erwärmen von gelöstem Chloroform zu befreien.

Aminosäuren und peptidähnliche Eiweißabbauprodukte können den normalen Ausfall der Kupferproben stören. Hier kann man durch eine Mercuriacetatfällung, der man ev. noch eine Behandlung mit Phosphorwolframsäure (und deren Entfernung mit Bleiacetat) folgen läßt, eine Reinigung erzielen.

Die Entfernung der Phosphorwolframsäure gelingt mit Bleiacetat; die Ausfällung derselben ist nötig, da Phosphorwolframsäuren im Handel vorkommen, die aus Kupferlösungen einen flockigen, störenden Niederschlag fällen.

Praktische Ausführung der qualitativen Prüfung auf Zucker.

Nach den voraufgegangenen Darlegungen ist es klar, daß eine für alle Fälle sichere Vorschrift zum qualitativen Nachweis von Zucker nicht gegeben werden kann.

In praxi kommt man zunächst mit folgenden Reaktionen aus.

Vor deren Anstellung ist etwa zu Konservierungszwecken zugesetztes Chloroform, das reduzierend wirkt, durch einen Luftstrom oder gelindes Erwärmen auszutreiben. Am besten vermeidet man die Vornahme der Proben mit Urinen, die Chloroform enthalten.

α) **Prüfung mit Fehlingscher Lösung.**[4]) Scheidet sich hierbei direkt rotes oder gelbes Kupferoxydul aus, so ist in der Regel Zucker zugegen. Kontrolle durch Polarisation und Gärungsvermögen gibt bei den natürlich vorkommenden Hexosen und Disacchariden eine weitere Bestätigung. Die Farbenproben mit Orcin und Phloroglucin gestatten die Erkennung von Pentosen (siehe diese).

β) Ist die Prüfung mit Fehlingscher Mischung zweifelhaft oder negativ verlaufen, so stellt man die **Nylander-Alménsche Wismutprobe** an und nimmt im übrigen die weiteren Kontrollen wie sub α) vor.

γ) Bei unsicheren Ergebnissen der Fehlingschen und Wismutprobe schlägt man folgendes Verfahren ein:

10—20 ccm Urin (im Notfalle weniger) werden in ein Reagensglas gefüllt, mit Eisessig angesäuert; in der Regel genügt 1 Tropfen. Diese schwach essigsaure Harnmenge versetzt man mit 2—3 g feingepulvertem **normalen Bleiacetat** und schüttelt, das Reagensglas mit dem Daumen verschließend, mehr-

---

[1]) P. Zeidlitz, Malys Jahresber. d. Tierchemie **36**, 347 [1906].
[2]) L. Willen, Schweizer Wochenschr. f. Pharmazie **44**, 394.
[3]) H. Bechhold, Zeitschr. f. physiol. Chemie **46**, 371 [1905].
[4]) Bei harnsäurereichen und manchmal auch bei dunklen (ferner bei vergorenen Flüssigkeiten) Harnen empfiehlt es sich, erst Kupfersulfat allein (ca. 0,5 ccm) hinzuzusetzen und aufzukochen. Dabei fällt manchmal, aber nicht immer, ein Niederschlag von Cupriphosphat und Kupferpurinverbindung aus. Man filtriert ab und stellt mit dem Filtrat die Reduktionsprobe mit Fehlingscher Mischung an. Nur neutrale oder saure Harne dürfen so behandelt werden. Daß manchmal aus unbekannten Gründen ein Zusatz von etwas NaCl die Abscheidung des Kupferoxyduls bei der Fehlingschen Probe fördert, ist schon S. 322 erwähnt worden. — Bei den Reduktionsproben ist jede Überhitzung oder gar Anbrennen der zu prüfenden Flüssigkeit sorgfältig zu vermeiden. Denn dabei entstehen aus der Fehlingschen Lösung allein und aus vielen organischen Stoffen reduzierende Stoffe. Anfänger übersehen oft, daß Anwesenheit von Zinkstaub, Ferrosalzen, Zinnoxydulverbindungen, Sulfiten, Tierkohle u. a. m. in der Lösung Reduktion bewirken kann.

fach kräftig durch. Dann filtriert man in ein trockenes Reagensglas durch ein trockenes Filter. Das wasserklare Filtrat wird mit Fehlingscher Lösung unter Zugabe von so viel Kali- oder Natronlauge geprüft, daß der zuerst entstandene Niederschlag wieder völlig gelöst ist. Die mit Bleiacetat geklärte Lösung kann auch direkt zur Polarisation dienen. Für die Gärung muß der native Harn verwendet werden; der bleiacetathaltige ist unbrauchbar.

δ) Es gibt Fälle, wo die Behandlung mit essigsaurem Blei nicht ausreicht. Es sind dieses z. B. Harne, die Eiweißabbauprodukte (viel Aminosäuren, Peptone u. dgl.) enthalten. Man benützt dann **Mercuriacetat** zur voraufgehenden Reinigung. Die Behandlung geschieht genau wie sub γ). Man schüttelt 10—20 ccm Urin nach Ansäuerung mit 1—3 Tropfen Eisessig mit 2—3 g festem, feingepulvertem Mercuriacetat bzw. verreibt damit in einem Porzellanmörser, was noch wirksamer ist. Nach 10 minutigem Stehen (nicht früher) filtriert man durch ein trockenes Filter. Das farblose, wasserklare Filtrat, das gleichzeitig zur Polarisation dienen kann, muß nun zur Anstellung der Reduktionsproben entquecksilbert werden. Zu diesem Zwecke schüttelt man es mit 3—4 g Zinkstaub unter Zugabe von 1 Tropfen rauchender Salzsäure und eines halbstecknadelkopfgroßen Stückchens Kupfersulfat.

Das sich bildende Zink-Kupfer fällt das Quecksilber schneller als Zink allein. Kommt es nicht auf eine Verdünnung an, so kann man auch den Harn mit gesättigter Quecksilberacetatlösung gerade ausfällen. Die filtrierte Lösung wird dann mit Zinkgranalien, die vorher einige Augenblicke in Kupfersulfat gelegt und wieder abgespült worden sind, in etwa 15 Minuten entquecksilbert.

Nach 20 Minuten wird durch ein trockenes Filter gegossen. Das Filtrat muß wasserklar sein und darf bei Prüfung mit Zinnchlorür kein Quecksilber mehr enthalten. Nunmehr wird (eventuell nach Wiederholung der Entquecksilberung) die Prüfung mit Fehlingscher Mischung vorgenommen.

Da Mercuriacetat von den zurzeit bekannten Reinigungsmitteln am meisten störende Stoffe entfernt, so kann eine mit essigsaurem Quecksilber vorbehandelte Urinmenge als sicher zuckerfrei gelten, wenn sie kein Kupferoxydul liefert.

Für die praktische Handhabung ist zu beachten, daß Spuren von Eiweiß nicht stören. Größere Mengen beeinträchtigen die Schärfe der Probe einmal durch ihr Lösungsvermögen für Kupferoxydul, zweitens durch die Erzeugung einer Biuretfärbung. Man enteiweißt dann nach einer der bekannten Methoden (siehe S. 45). Mercuriacetat fällt auch Eiweiß und entfernt gleichfalls Cystin, H_2S, Thiosulfate oder andere schwefelhaltige Verbindungen.

B. Die Farbenreaktionen.

Es ist eine ziemliche Reihe von Farbenreaktionen auf Kohlenhydrate bekannt, die alle die Vorzüge und Mängel solcher Proben besitzen. Früher namentlich wurde ihnen eine übertriebene Bedeutung beigemessen, während die Erfahrung gelehrt hat, daß ihnen nur ein orientierender Wert zukommt.

a) Allgemeine Kohlenhydratfarbenreaktionen.

1. Die α-Naphtholprobe[1] nach Molisch-Udránszky.[2]

Erforderliche Reagenzien:

α) Absolut von Salpeter- und Salpetrigsäure freie konz. Schwefelsäure.

β) Eine gesättigte oder 15 proz. Lösung von reinem, eventuell zu destilierendem α-Naphthol in absolutem Methyl- oder Äthylalkohol oder auch in Chloroform.

[1] Sie ist zuerst von C. Reichl (Dinglers Polytechn. Journ. **235**, 232 [1880]) und A. Ihl (Chem.-Ztg. **1885**, 231; **1887**, 2) angegeben.

[2] H. Molisch, Wiener Monatshefte **7**, 198 [1886]. — L. v. Udránszky, Zeitschr. f. physiol. Chemie **12**, 358 [1888]. — Vgl. auch F. Steensma, Biochem. Zeitschr. **8**, 203 [1908].

γ) Reines Wasser, das weder HNO_3 noch HNO_2 enthält; es muß nötigenfalls über Permanganat destilliert werden.

Ein blinder Versuch mit den Reagenzien darf weder Grün- noch Violettfärbung geben; es darf nur eine gelbe Nuance auftreten.

$1/2$ ccm der verdünnten wässerigen Zuckerlösung wird mit 1—2 Tropfen der α-Naphthollösung (nicht mehr!) gemischt und vorsichtig mit 1 ccm der reinen Schwefelsäure unterschichtet. An der Berührungsstelle beider Schichten entsteht alsbald ein violetter Ring. Bewirkt man dann durch Schütteln eine gleichmäßige Durchmischung beider Flüssigkeiten, wobei man durch Eintauchen in kaltes Wasser oder durch Halten unter die Wasserleitung zu starker Erhitzung vorbeugt, so nimmt die Flüssigkeit einen roten bis blauvioletten Farbenton an. Im Spektroskop nimmt man eine Totalabsorption des blauen und violetten Teils und einen vergänglichen schmalen Streifen zwischen D und E wahr.

Die Reaktion tritt nach Neuberg[1]) mit allen darauf geprüften Kohlenhydraten ein, mit den Zuckern der C_2—C_6-Reihe, ferner mit Glucuronsäure und analogen Carbonylsäuren (vgl. S. 434 und 436), mit Di- und Polysacchariden sowie allen gepaarten Verbindungen der genannten Substanzen.

Die Empfindlichkeit der Reaktion ist eine bedeutende. v. Udránszky (l. c.) konnte sie mit 0,06% Glucose noch sicher erhalten. Begnügt man sich mit der Unterschichtung (ohne Durchmischung), so erhält man nach Luther[2]), Treupel[3]), Roos[4]) und Binet[5]) noch mit 0,01—0,02% Traubenzucker einen positiven Ausfall.

Noch größere Empfindlichkeit erreicht man nach Reinbold[6]), wenn man die Zuckerlösung unter Kühlung erst mit ihrem doppelten Volumen konz. H_2SO_4 mischt und dann erst einige Tropfen 1proz. α-Naphtholnatriumlösung (0,86 g α-Naphthol werden in 100 ccm NaOH von 0,234% gelöst) oder ein Kryställchen festes α-Naphthol zugibt und auf 60—90° erhitzt. Vorsichtige Steigerung der Temperatur auf 130—150° vertieft den Farbenton.

Ist HNO_3 oder HNO_2 bzw. ein Nitrat oder Nitrit zugegen, so entsteht eine Grünfärbung, die bei höherem Gehalt an Oxyden des Stickstoffes den eigentlichen violetten Farbenton völlig verdecken kann. Deshalb ist völlige Reinheit der Reagenzien erforderlich.

Die Auffassung der Probe als eine Furfurolreaktion ist, wie zuerst Neuberg (l. c.) betont hat, unzutreffend. Reines Furfurol gibt zwar eine prächtige Reaktion mit α-Naphthol (Reinbold konnte mit seiner Modifikation noch 0,0000001 g erkennen!), aber dessen Entstehung aus den niederen Zuckern ließe sich nur gezwungen deuten. Ferner liegt der mit reinem Furfurol erhaltene Absorptionsstreifen nach Reinbold (l. c.) bei 552—542 $\mu\mu$, der mit Glucose entstehende bei 594—582 $\mu\mu$. Dementsprechend schwankt die Nuance von rotviolett bis blauviolett. Nimmt man nach Pinoff[7]) die Reaktion statt in wässeriger Lösung in Alkohol vor (der zu prüfende Zucker wird in 10 ccm einer Mischung von 750 ccm konz. H_2SO_4 + 200 ccm Alkohol von 95% gelöst und dann mit 2 Tropfen 5proz. alkoholischer α-Naphthollösung gemischt), so liefern die Ketohexosen und die sie enthaltenden Saccharide (Fructose, Sorbose, Saccharose, Raffinose) bereits in 1 Minute beim Erwärmen im siedenden Wasserbade einen positiven Ausfall, während die anderen Zucker erst nach 20—25 Minuten in Reaktion getreten sind. Die Ketosengruppe zeigt 2 Streifen und zwar bei 508,8 $\mu\mu$ und 573,6 $\mu\mu$. Letzterer ist beim Verdünnen vergänglich und tritt mit schwächerem H_2SO_4 erst gar nicht auf. Die Aldosengruppe (Glucose, Mannose, Galaktose, Maltose und Lactose) weist einen Streifen bei 532,5 $\mu\mu$ auf, Rhamnose (Methylpentose) bei 562,5 $\mu\mu$.

---

1) C. Neuberg, Zeitschr. f. physiol. Chemie **31**, 564 [1901].
2) E. Luther, Diss. Berlin **1890**; Malys Jahresber. der Tierchemie **1890**, 185.
3) G. Treupel, Zeitschr. f. physiol. Chemie **16**, 47 [1892].
4) E. Roos, Zeitschr. f. physiol. Chemie **15**, 519 [1891].
5) P. Binet, Malys Jahresber. d. Tierchemie **1892**, 506.
6) B. Reinbold, Archiv f. d. ges. Physiol. **103**, 581 [1904].
7) E. Pinoff, Berichte d. Deutsch. chem. Gesellschaft **38**, 3308 [1905].

Zu einer Differenzierung der einzelnen Zucker reichen die vorhandenen Unterschiede nach Schoorl und Kalmthout[1]) jedoch nicht aus.

Offenbar spielt das ω-Oxymethylfurfurol, auf dessen Bedeutung für die Naphtholreaktion zuerst Neuberg[2]) die Aufmerksamkeit gelenkt hat, hier eine wichtige Rolle. Es entsteht nach neuen Untersuchungen von Alberda van Ekenstein und Blanksma, sowie Ville und Derrien[3]) aus allen Hexosen, aber aus den Ketosen viel leichter (vgl. S. 344).

$$\begin{array}{ccc}
\text{OH} \cdot \text{CH} - \text{CH} \cdot \text{OH} & \text{CH} - \text{CH} & \text{OH} \cdot \text{CH} - \text{CH} \cdot \text{OH} \\
\text{OH} \cdot \text{H}_2\text{C} \cdot \text{CH} \quad \text{CH} - \text{COH} \xrightarrow{-3\,\text{H}_2\text{O}} \text{OH} \cdot \text{H}_2\text{C} \cdot \text{C} \quad \text{C} - \text{CHO} \xleftarrow{-3\,\text{H}_2\text{O}} \text{OH} \cdot \text{H}_2\text{C} \cdot \text{CH} \quad \text{CO} - \text{CH}_2\text{OH} \\
\text{OH} \quad \text{OH} & \text{O} & \text{OH}
\end{array}$$

Der normale Harn gibt stets eine α-Naphtholreaktion und zwar etwa in der Stärke einer 0,25 proz. Glucoselösung. Bei der gewöhnlichen Art der Anstellung liegt die Grenze der Reaktion, wie erwähnt, bei etwa 0,02% Traubenzucker. Gibt ein aufs 20 fache verdünnter Urin die Probe noch, so läßt das auf einen pathologischen Zuckergehalt schließen[4]).

Außer eigentlichem Zucker geben die normalen Glucuronsäureverbindungen des Harns, ferner Chondroitinschwefelsäure[5]) und Nucleinsäure[5]), eventuell vorhandene Pentosen, tierisches Gummi, die Salkowskischen N-haltigen Kohlenhydrate (siehe S. 427) und bestimmte Eiweißkörper im Urin gleichfalls positive α-Naphtholreaktion.

Daß Filtrierpapier und Watte die Probe auch geben, ist bei Tierversuchen ebenso zu beachten wie eine Verunreinigung durch Pentosane, Furoide und Cellulosen der Nahrung und des Kotes.

Nitrite und Nitrate sind im Urin meist nur in solchen Mengen zugegen, daß sie nicht stören. Bei abnormem Gehalt des Harns an diesen Stickstoffsäuren kann man an Stelle des α-Naphthols gewöhnlichen Campher benützen; die Farbenreaktionen hiermit sollen nach Neitzel[6]) durch NO_2 in mäßiger Konzentration nicht beeinträchtigt werden.

Thymol, das von Molisch[7]) empfohlen ist, bietet nach v. Udránszky[8]) für den Harn eher Nachteile; ebenso die von Fleig[9]) angegebenen Proben mit Indol, Carbazol und anderen Stoffen.

2. Die allgemeine Naphthoresorcinprobe von B. Tollens und F. Rorive.[10])
Beim Erwärmen mit etwas Naphthoresorcin (1, 3-Dioxynaphthalin), fest oder in alkoholischer Lösung, plus dem gleichen Volumen Salzsäure (D = 1,19), geben fast alle Zuckerlösungen gefärbte Flüssigkeiten bzw. dunkle Niederschläge, die sich nach dem Absetzen in Alkohol mit etwas verschiedener Färbung lösen.

Mit Galaktose erhält man mehr lilafarbige, mit den Ketosen Fruchtzucker und Sorbose purpurrote Färbungen.

Die mit Glucose und Mannose erhaltenen alkoholischen Lösungen zeigen ein Band im grünen Teil des Spektrums, die mit Galaktose außer dem Streifen im Grün ein Band im Gelb bei der D-Linie; ist Fruchtzucker zugegen, so erscheint das Galaktoseband im Gelb nicht und wird erst sichtbar, wenn man durch starkes, halbstündiges Kochen

---

1) N. Schoorl u. P. C. J. Kalmthout, Berichte d. Deutsch. chem. Gesellschaft **39**, 280 [1906].

2) C. Neuberg, Zeitschr. f. physiol. Chemie **31**, 572 [1901].

3) Alb. van Ekenstein u. J. J. Blanksma, Berichte d. Deutsch. chem. Gesellschaft **43**, 2355 [1910]; Chem. Centralbl. **1909**, I, 1509; **1910**, I, 539; **1910**, II, 292. — J. Ville u. E. Derrien, Chem. Centralbl. **1907**, II, 1712; **1909**, II, 1699.

4) C. Posner u. H. Epenstein, Berl. klin. Wochenschr. **1891**, 200, 649, 942.

5) Wenigstens nach eigenen Erfahrungen die Chondroitinschwefelsäure aus Knorpel sowie Hefenuclein- und Guanylsäure.

6) Neitzel, Zeitschr. f. analyt. Chemie **35**, 589 [1896].

7) H. Molisch, Wiener Monatshefte **7**, 198 [1886].

8) v. Udránszky, Zeitschr. f. physiol. Chemie **12**, 358 [1888].

9) C. Fleig, Chem. Centralbl. **1908**, II, 1954; **1909**, I, 47.

10) B. Tollens u. F. Rorive, Berichte d. Deutsch. chem. Gesellschaft **41**, 1783 [1908].

mit HCl im Wasserbade zuvor die Fructose zerstört und die Flüssigkeit mit Knochenkohle geklärt und filtriert hat.

Die Pentosen (Arabinose und Xylose) geben starke grünliche Fluorescenz und ein verwaschenes Band im Grün.

Die Methylpentosen (Fucose und Rhamnose) liefern violettblaue Alkohollösungen mit außerordentlich starker Fluorescenz, ferner einen Streifen im Grün und einen bei D.

Glucuronsäure gibt eine prächtig blaue Alkohollösung und einen dunklen Streifen im Gelb bei D. Zum Unterschied von den Färbungen der Zucker ist der durch Glucuronsäure erzeugte Niederschlag auch in Äther mit blauvioletter Farbe löslich (siehe S. 434).

Di- und Polysaccharide, Glucoside und gepaarte Glucuronsäuren zeigen das Verhalten der zugrunde liegenden einfachen Zucker bzw. der freien Glucuronsäure; bei den gemischten Sacchariden superponieren sich die Erscheinungen der einzelnen Monosaccharide (Formaldehyd liefert eine bald dunkel werdende Fällung, Milchsäure, Lävulinsäure, Zuckersäure geben keine charakteristische Färbung).

b) Gruppenreaktionen.

1. Phloroglucinprobe auf Pentosen. Pentosen und deren Polysaccharide liefern beim Erwärmen mit starker Salzsäure und etwas Phloroglucin (= 1, 3, 5-Trioxybenzol) nach H. J. Wheeler und B. Tollens[1]) eine kirschrote Lösung, die nach E. W. Allen und B. Tollens[2]) einen charakteristischen Absorptionsstreifen im Grün zwischen *D* und *E* zeigt. Bei größeren Mengen von Pentose trübt sich die Lösung bald, und es setzt sich ein in Wasser nahezu unlöslicher dunkler Niederschlag ab. Derselbe läßt sich leicht abfiltrieren, in Alkohol lösen und dann in reiner alkoholischer Lösung untersuchen (Absatzmethode von Tollens)[3]) oder mit Amylalkohol, der glatt löst, ausschütteln (Salkowski)[4]).

Glucuronsäure gibt nach B. Tollens die identische Reaktion, mit Triosen und Tetrosen erhält man nach Neuberg[5]) sehr ähnliche Färbungen, nach Wohlgemuth[6]) auch mit Heptose. Praktisch wichtig aber ist, daß die Hexosen die Phloroglucinreaktion nicht geben. Mit d-Galaktose und den sie enthaltenden höheren Zuckern (Milchzucker, Melibiose, Raffinose, Stacchyose) entsteht auch eine rote Färbung, jedoch fehlt der Absorptionsstreifen. Methylpentosen zeigen die Phloroglucinprobe nicht.

Die Färbung allein ist nicht beweisend, sondern nur im Zusammenhang mit dem spektralen Bilde.

Nimmt man die Reaktion statt in wässeriger Lösung in alkoholischer vor, so erhält man nach Pinoff[7]) je nach der Menge des vorhandenen Phloroglucins 1, 2 oder 3 Streifen, d. h. außer dem Band im Grün eines im Rot und Blau. Kocht man mit viel Phloroglucin und wässeriger Salzsäure auf, so bleibt nur der typische Absorptionsstreifen im Grün übrig. Die in alkoholischer Lösung angestellten Proben bleiben auf Ätherzusatz lange Zeit beständig.

Für die praktische Handhabung sind folgende Punkte zu beachten:

1. Es muß stets ein blinder Versuch mit den Reagenzien allein angestellt werden, da Phloroglucin infolge Zersetzung beim Erhitzen mit HCl eine Rötung geben kann, namentlich wenn Nitrite oder Nitrate zugegen sind. Ferner kommen Äthyl- und Amylalkohole im Handel mit Furanabkömmlingen verunreinigt vor, die dann auch Absorptionsstreifen geben können.

Der blinde Versuch darf nur eine gelbe Mischung bzw. gelblichen Amylalkoholauszug ohne jeden Streifen liefern.

[1]) H. J. Wheeler u. B. Tollens, Annalen d. Chemie u. Pharmazie **254**, 329 [1889]; Berichte d. Deutsch. chem. Gesellschaft **22**, 1046 [1889].
[2]) E. W. Allen u. B. Tollens, Annalen d. Chemie u. Pharmazie **260**, 304 [1890].
[3]) B. Tollens, Berichte d. Deutsch. chem. Gesellschaft **29**, 1202 [1896].
[4]) E. Salkowski u. M. Jastrowitz, Centralbl. f. d. med. Wissensch. **1892**, 337. — E. Salkowski, Zeitschr. f. physiol. Chemie **27**, 515 [1899].
[5]) C. Neuberg, Zeitschr. d. Vereins d. d. Zuckerind. **51**, 272 [1901].
[6]) J. Wohlgemuth, Zeitschr. f. physiol. Chemie **35**, 568 [1902].
[7]) E. Pinoff, Berichte d. Deutsch. chem. Gesellschaft **38**, 766 [1905].

2. **Filtrierpapier** darf nicht mit der zu prüfenden Flüssigkeit in Berührung kommen; denn Fr. Umber[1]) hat darauf aufmerksam gemacht, daß alkalische oder saure Flüssigkeiten „Furoide" aus der Cellulose auslaugen, die einen positiven Ausfall der Pentosenreaktionen veranlassen. Ist eine Filtration erforderlich, so muß sie durch Glaswolle, Seide oder Asbest vorgenommen werden.

3. Trotz öfterer Empfehlung von verschiedenen Seiten ist von einer vorherigen **Behandlung** der zu prüfenden Zuckerlösung mit **Hefe** (zwecks Entfernung gärbarer Kohlenhydrate) dringend **abzuraten**. Denn Hefenpartikelchen selbst wie auch beim Gärungsvorgange aus Hefe entstehende lösliche Substanzen geben exquisit die Pentosenproben. (Es sei an die stark pentosenhaltige Hefenucleinsäure erinnert.)

Die Anwendung auf den Harn gestaltet sich folgendermaßen:
Man setzt zu 3—4 ccm Urin mehrere Körnchen Phloroglucin und dann das gleiche Volumen rauchender Salzsäure. Beim Erwärmen achtet man auf die kräftige Entwicklung der Rotfärbung und prüft rechtzeitig im Spektroskop, noch bevor zu starke Dunkelfärbung oder Niederschlagsbildung auftritt. Denn nach Tollens[2]) ist die Diagnose der Pentosen völlig gesichert, wenn der Streifen auch nur vorübergehend sichtbar ist. Durch fremde Farbstoffe kann er sich später der Wahrnehmung entziehen[3]).

Ist die direkte spektroskopische Erkennung nicht gelungen, so wartet man bis zur Abkühlung und schüttelt nun mit Amylalkohol aus. Die obenauf schwimmende Amylalkoholschicht muß dann spektroskopisch geprüft werden. Die Farbe des Amylalkoholauszuges ist bei Harn oft bräunlich, trotzdem kann der allein beweisende Absorptionsstreifen recht deutlich sein, namentlich bei hinreichender Verdünnung mit Amylalkohol. Oft kommt es vor, daß sich die Amylalkoholschicht nicht gut abhebt oder trübe und undurchsichtig bleibt. Durch Zusatz von etwas Wasser sowie durch gelindes Erwärmen über der Flamme kann man die Störungen leicht beheben.

Ist der Urin so pentosenreich, daß es zu einer Niederschlagsbildung kommt, so kann man die Fällung nach 5 minutigem Warten abfiltrieren, mehrmals mit kaltem Wasser auswaschen und nun den Filterinhalt durch Aufgießen von Alkohol lösen. Die alkoholische Lösung wird alsdann spektroskopisch geprüft. Die mit dieser Absatzmethode erhaltenen Lösungen zeigen meist reinere Färbung als die Amylalkoholextrakte. Aber im Harn ist diese Salkowskische Arbeitsweise oft deshalb die einzig mögliche, weil es zu keinem „Absatz" kommt.

Kleine Mengen Eiweiß stören nicht und brauchen deshalb nicht entfernt zu werden[4]). Dagegen können Harnfärbungen die Empfindlichkeit der Phloroglucinprobe erheblich herabsetzen. Durch Vorbehandlung mit Knochenkohle in schwach salzsaurer Lösung sowie durch Fällung mit Bleiacetat kann man störende Substanzen beseitigen; besonders wirksam ist auch hier die Klärung mit Mercuriacetat[5]). (Eine Entquecksilberung ist unnötig; salpetersaures Quecksilber ist unbrauchbar, da die Nitrationen bei der nachfolgenden Erhitzung mit Salzsäure Chlor und Chloride der Stickoxyde liefern, die den Farbstoff bleichen.)

Die Grenze, bei der Pentosen im Urin mit Phloroglucin sicher entdeckt werden können, liegt nach B. Tollens[2]) bei 0,1—0,05 g in 100 ccm, unter günstigen Bedingungen andernorts jedoch weit niedriger.

Nach W. Ebstein (l. c.) und M. Cremer[6]) gibt fast jeder normale Harn positive Phloroglucinreaktion. Külz und Vogel[7]) kamen zu dem gleichen Ergebnis. Ebstein (l. c.) konnte schon nach Genuß von 0,05 g Xylose diese im Harn nachweisen. Da auch die normalen Glucuronsäureverbindungen die Probe geben, verfährt man nach E. Salkowski[3]) zwecks möglichst sicherer, allerdings auch nicht beweisender Diagnose von Pentosen folgendermaßen:

[1]) Fr. Umber, Berl. klin. Wochenschr. **1901**, 87.
[2]) B. Tollens, Berichte d. Deutsch. chem. Gesellschaft **29**, 1203 [1896].
[3]) E. Salkowski, Zeitschr. f. physiol. Chemie **27**, 513 [1899].
[4]) W. Ebstein, Virchows Archiv **129**, 405 [1892]; **134**, 361 [1893].
[5]) Siehe S. 49 u. 333.
[6]) M. Cremer, Zeitschr. f. Biol. **29**, 541 [1892].
[7]) E. Külz u. J. Vogel, Zeitschr. f. Biol. **32**, 185 [1895].

Man löst eine kleine Messerspitze Phloroglucin in 7—8 ccm Salzsäure vom spez. Gewicht 1,12 und teilt die erkaltete Lösung in 2 Hälften. Zur einen fügt man nur $^1/_2$ ccm des zu untersuchenden Harns, zur anderen $^1/_2$ ccm normalen Urin. Beide in Reagensgläsern befindliche Proben stellt man in ein Becherglas mit siedendem Wasser. Nach wenigen Augenblicken färbt sich Pentosenharn rot, normaler Urin höchstens gelblich. Die gerötete Probe wird direkt oder später nach der Ausschüttelung mit Amylalkohol spektroskopisch geprüft.

2. Die Orcinreaktion auf Pentosen.

Die beim Erwärmen von pentosenhaltigen Materialien mit Orcin (= 1-Methyl-3, 5-dioxybenzol, Dioxytoluol) und Salzsäure auftretende Färbung [Reichl, Reinitzer, Bertrand[1])] ist von E. W. Allen und B. Tollens[2]) als charakteristische Reaktion der Fünfkohlenstoffzucker (wie der Glucuronsäure) erkannt und näher untersucht worden.

Wenn man eine Pentosenlösung mit etwas Orcin und dem gleichen Volumen rauchender Salzsäure (D = 1,19) zum Sieden erhitzt, so erhält man eine sich schnell in der Nuance vertiefende blauviolette bis grünliche Flüssigkeit. Bevor sich diese unter Abscheidung blauschwarzer Flocken trübt, gewahrt man bei spektroskopischer Betrachtung eine scharfe Absorptionslinie zwischen C und D im Gelb, fast auf der Na-Linie.

Der flockig ausgefallene Farbstoff kann nach dem Ausschütteln mit Amylalkohol oder nach der Absatzmethode (siehe S. 336) spektroskopisch geprüft werden und zeigt dann das Absorptionsband etwas mehr nach Rot[3]).

Außer mit Glucuronsäure tritt eine im Farbenton und spektralen Bilde sehr ähnliche Orcinreaktion mit Triosen[4]) und Heptosen[5]) (wie die Phloroglucinprobe) ein[6]), und alle dort erwähnten Vorsichtsmaßregeln bezüglich Filtrierpapier, Hefe und Prüfung der Reagenzien in einem blinden Versuch sind auch hier zu beobachten. Die Orcinreaktion wird ceteris paribus mit Urin wie die Phloroglucinprobe angestellt. In praxi reagiert hier die Pentose schneller als die normalerweise vorhandenen gepaarten Glucuronsäuren, so daß die Orcinprobe in der Regel eindeutiger als die Phloroglucinreaktion ist [E. Salkowski, Blumenthal, Neuberg, Sachs[7])].

Bei Anstellung der Probe mit Urin kommt die violettblaue Nuance nicht immer zur Entfaltung; zumeist erhält man eine gras- oder smaragdgrüne Färbung, gelegentlich auch einen blauen oder bräunlichen Farbenton. Genau die gleichen Farbenschattierungen kann der Amylalkoholauszug aufweisen. Beweisend ist allein das Spektralbild.

Außer dem typischen Streifen haben H. Rosin und L. Laband[8]) bei anderen relativen Verhältnissen zwischen Pentose, Orcin und Salzsäure noch drei andere beobachtet. Bei der üblichen Ausführungsform erhält man jedoch nur die eine scharfe Absorptionslinie im Gelb.

Die Empfindlichkeit der Orcinreaktion ist sehr groß. Nach Fr. Umber[9])

[1]) C. Reichl, Zeitschr. f. analyt. Chemie 19, 357 [1880]. — F. Reinitzer, Zeitschr. f. physiol. Chemie 14, 453 [1890]. — G. Bertrand, Bulletin de la Soc. chim. [3] 5, 932; 6, 259.

[2]) E. W. Allen u. B. Tollens, Annalen d. Chemie u. Pharmazie 260, 305 [1890].

[3]) Die genauere Lage der Linie haben P. Bergell und R. Pschorr (Zeitschr. f. physiol. Chemie 38, 19 [1903]) gemessen.

[4]) C. Neuberg, Zeitschr. f. physiol. Chemie 31, 564 [1900].

[5]) J. Wohlgemuth, Zeitschr. f. physiol. Chemie 35, 568 [1902]. — G. Bertrand, Chem. Centralbl. 1909, II, 188.

[6]) Die Rhamnose gibt nach Blumenthal (Zeitschr. f. klin. Medizin 37, 415 [1899]) mit Orcin + HCl eine prächtige Orange- bis Himbeerfärbung; der Amylalkoholauszug zeigt einen Streifen im Gelbgrün.

[7]) E. Salkowski, Zeitschr. f. physiol. Chemie 27, 514 [1899]. — F. Blumenthal, Zeitschrift f. klin. Medizin 37, 420 [1899]. — C. Neuberg, Zeitschr. f. physiol. Chemie 31, 571 [1901]; Ergebnisse d. Physiol. 3, 393 [1904]. — Fritz Sachs, Biochem. Zeitschr. 1, 383 [1906].

[8]) H. Rosin u. H. Laband, Allgem. med. Central-Ztg. 71, 73, 217 [1902].

[9]) Fr. Umber, Zeitschr. f. klin. Medizin 43, 282 [1901].

kann man mit ihr nach Ausschüttelung mit Amylalkohol noch 0,00005 g Pentose (oder Glucuronsäurelacton) in 1—2 ccm Wasser erkennen, d. h. wenn 0,05 g im Liter vorhanden sind.

Fruchtzucker kann die Orcinreaktion erheblich stören, ja sogar völlig verdecken [1]).

Kupfersalze dürfen nicht in der Lösung zugegen sein; denn bei ihrer Gegenwart liefern nach Levene und Alsberg[2]) alle Kohlenhydrate eine typische Orcinprobe.

Für eine noch weitere *Verschärfung der Orcinprobe* sind folgende Vorschriften angegeben:

α) **Nach H. Brat.**[3]) Stellt man die Orcinreaktion unter Zusatz von NaCl an und nimmt die ganze Prozedur bei 90—95° (im siedenden Wasserbade) vor, so unterbleibt nach H. Brat[5]) bei Anstellung mit Harn die Bildung anderer störender Produkte.

β) **Nach M. Bial**[4]) **(Orcin-Eisenchlorid-Probe).** Als Reagens dient eine Lösung von 1,5 g Orcin in 500 ccm rauchender HCl, der 25—30 Tropfen 10 proz. FeCl$_3$-Lösung zugefügt werden. Erwärmt man 4 ccm dieser Mischung mit 2 ccm Pentosenharn bis zum eintretenden Aufsieden, so fällt alsbald ein grüner Farbstoff in Flocken aus. Die Lösung direkt wie ihr amylalkoholischer Auszug zeigen einen intensiven Streifen im beginnenden Rot, einen schwächeren zwischen Rot und Grün.

Um möglichst nur mit freien Pentosen, nicht aber mit gepaarten Glucuronsäuren einen positiven Ausfall zu erhalten, hat Bial später empfohlen[5]), die Menge der Salzsäure und des Urins zu vermindern. Er benutzt hierzu eine Lösung von 1 g Orcin in 500 ccm 30 proz. Salzsäure und gibt 25 Tropfen offizin. Liquor Ferri sesquichlor. (FeCl$_3$) hinzu. 4 ccm dieser Mischung bringt man zum Sieden und gibt nun höchstens 1,0 ccm Harn hinzu, ohne weiter zu kochen.

γ) **Modifikation der Orcinprobe nach A. Neumann.**[6]) Man mischt 10 Tropfen der zu untersuchenden Lösung in einem Reagensglase mit 5 ccm Eisessig und einigen Tropfen 5 proz. alkoholischer Orcinlösung. Dann erhitzt man zum Sieden und gibt aus einem Tropfglase unter lebhaftem Umschütteln tropfenweise konz. H$_2$SO$_4$ hinzu. Mit dem Zusatz der letzteren hört man auf, sobald ein deutlicher Farbenumschlag eingetreten ist. Ein Schwefelsäureüberschuß führt Mißfärbung infolge Zersetzungen herbei; mehr als 50 Tropfen der konz. H$_2$SO$_4$ dürfen nie angewendet werden. In dieser Modifikation liefert l-Arabinose eine tief violette Lösung, deren Spektrum einen Streifen aufweist, und zwar im Gelbgrün (hinter D). l-Xylose ergibt eine blaustichige Nuance und zwei Absorptionsstreifen, nämlich außer einem mit dem von l-Arabinose identischen einen zweiten schwächeren im Rotgelb (hinter C). Glucuronsäure bedingt Blaugrünfärbung oder Smaragdnuance mit einem Band im Rot (vor C). Von den Hexosen sind der Traubenzucker und Fructose untersucht. Glucose ergibt eine rotbraune Flüssigkeit mit einem Streifen im Grün (hinter b); Fruchtzucker liefert eine braune Lösung mit einem Absorptionsstreifen im Rot, links von c neben Allgemeinverdunklung. Nachträglicher Wasserzusatz ändert den Farbenton der Pentosen und des Traubenzuckers nicht, der von Glucuronsäure schlägt in Rötlich um, Alkohol bewirkt im Falle der Glucuronsäure dieselbe Nuancenänderung. Alkohol und Wasser ändern den braunen Farbenton bei Fruchtzucker in Grüngelb.

δ) **Modifikation nach J. Pieraerts.**[1]) Zu 5 ccm der Pentosenlösung gibt man 3 Tropfen frisch bereitete 0,5 proz. alkoholische Orcinlösung und 5 ccm rauchende HCl. Man erwärmt dann 30 Minuten im Wasserbade. Der Amylalkohol ist himmelblau. Glucose, Galaktose und Lävulose geben eine braune Färbung; Fruchtzucker kann die Pentosenreaktion völlig verdecken. 0,01 proz. Xyloselösungen geben deutlich positiven Ausfall. Die Salzsäure kann bei dieser Ausführungsform durch Phosphorsäure ersetzt werden.

[1]) J. Pieraerts, Chem. Centralbl. **1908**, II, 1209.

[2]) P. A. Levene u. C. L. Alsberg, Berichte d. Deutsch. chem. Gesellschaft **41**, 1907 [1908].

[3]) H. Brat, Zeitschr. f. klin. Medizin **47**, 499 [1902].

[4]) M. Bial, Deutsche med. Wochenschr. **28**, 253 [1902].

[5]) M. Bial, Deutsche med. Wochenschr. **29**, 477 [1903]; Biochem. Zeitschr. **3**, 323 [1907].

[6]) A. Neumann, Berl. klin. Wochenschr. **1904**, 1073; vgl. auch G. Mann, Berl. klin. Wochenschr. **1905**, 231.

340   Modifikationen der Orcinreaktion.

ε) **Modifikation nach v. Alfthan.**[1]) v. Alfthan konzentriert die Pentose aus Harn durch voraufgehende Benzoylierung (siehe S. 347). Mit anderen Kohlenhydraten des Urins werden die Pentosen und gepaarten Glucuronsäuren abgeschieden. Bei der Verseifung der Benzoylester mittels Na-Äthylat sollen die Natriumsalze der gepaarten Glucuronsäuren als alkoholunlösliche Körper zurückbleiben und nur die eigentlichen Kohlenhydrate in Lösung gehen. Gibt die letztere positiven Ausfall der Orcin- und Phloroglucinreaktion, so soll das für Pentose beweisend sein. Da keineswegs alle gepaarten Glucuronsäuren in Alkohol unlösliche Natriumsalze bilden, ist die generelle Anwendung der v. Alfthanschen Modifikation ausgeschlossen, abgesehen davon, daß ihre Ausführung sehr erhebliche Zeit erfordert.

ζ) **Orcinprobe mit zuvor abgeschiedenen Phenylosazonen.** Blumenthal und P. Mayer[2]) fanden, daß die Orcin- (und auch Phloroglucin-) Reaktion mit den Phenylpentosazonen (und Phenylhydrazinverbindungen der Glucuronsäure) angestellt werden kann. Da der Phenylhydrazinrest eine neue chromophore Gruppe liefert, erhält man mit den Osazonen außer dem typischen Absorptionsband einen Nebenstreifen (die Hexosazone und Rhamnosazon liefern auch zwei sehr ähnliche Streifen).

Nach Jolles[3]) genügt es, aus 10—20 ccm Urin mit ca. 1 g Phenylhydrazin und der nötigen Menge Essigsäure das Osazon abzuscheiden, dieses auf Asbest abzusaugen, mit kaltem Wasser auszuwaschen und Asbest nebst Niederschlag aus einem Destillationskölbchen mit 5 ccm rauchender HCl + 20 ccm Wasser zu destillieren. Das Übergehende soll mit Bials Reagens eine Grünfärbung liefern, so daß noch 0,01 g Xylose oder Arabinose in 20 ccm Urin so erkannt werden können.

Seitens der verschiedenen Forscher haben diese Pentosenproben, insbesondere ihre Modifikationen, sehr verschiedene Beurteilung erfahren. Während Bendix[4]), E. Kraft[5]), Blum[6]) und Blumenthal[2]) die differentialdiagnostische Brauchbarkeit der Bialschen Probe zur Unterscheidung von Pentosen und Glucuronsäure im Harn anerkennen, haben P. Mayer[7]), Beer[8]), van Leersum[9]), Neuberg und Wohlgemuth[10]) u. a. ihnen von jeher nur einen „orientierenden" Wert beigemessen. Detaillierte Nachprüfungen seitens Sachs sowie Tollens und dessen Mitarbeitern haben denn auch die Berechtigung des skeptischen Standpunktes erwiesen.

Fr. Sachs fand die Bialsche Modifikation unsicher und ohne besondere Schärfe. Sie versagte bei Lösungen, die weniger als 0,2% Pentose enthielten. Nachträgliches Erwärmen macht die Modifikation wertlos, da dann normaler Harn und namentlich Glucuronsäureharne ebenfalls reagieren.

Bei aromatischen Glucuronsäurepaarlingen (z. B. bei Lysolharn) erzeugt das FeCl$_3$ mit den Phenolgruppen besondere und störende Farbenreaktionen.

Für die Ausführungsform nach Alb. Neumann (S. 339) fand Sachs die Unterschiede zwischen Arabinose und Xylose nicht sehr deutlich, so daß eine sichere Unterscheidung ihm nicht möglich war. Der Hauptwert ist nach Sachs auf den starken Absorptionsstreifen kurz hinter D zu legen. Freie Glucuronsäure, die gegen das Reagens sehr wenig empfindlich ist, liefert nach Sachs denselben Absorptionsstreifen wie Arabinose, ist aber oft durch den charakteristischen Farbenumschlag auf Wasserzusatz in rötlich zu diagnostizieren, allerdings nicht mehr bei 0,18 proz. Lösungen. Glucoselösungen können sich wie Arabinose violett färben, zeigen aber ein ganz abweichendes Spektrum (Streifen im Grün bei völlig freiem Gelb). (Bemerkenswert ist, daß nach Sachs nativer Pentosurieharn sich wie eine Furfurollösung verhalten kann, d. h. einen Streifen in der Mitte des Rots aufweist; allerdings war die Herkunft des Pentoseurins nicht zu ermitteln.) Bei Lysolvergiftung

[1]) K. v. Alfthan, Archiv f. experim. Pathol. u. Pharmakol. **47**, 417 [1902]; Berl. klin. Wochenschr. **1902**, 162; Diss. Helsingfors **1904**.

[2]) F. Blumenthal u. P. Mayer, Zeitschr. f. klin. Medizin **37**, 420 [1899]; Mediz. Klinik **1910**, 550.

[3]) A. Jolles, Centralbl. f. inn. Medizin **26**, 1049 [1905]; **28**, 415 [1907]; Biochem. Zeitschr. **2**, 243 [1907]; Berichte d. Deutsch. pharmaz. Gesellschaft **19**, 487 [1909].

[4]) E. Bendix, Münch. med. Wochenschr. **1903**, 1551.

[5]) E. Kraft, Pharmaz. Ztg. **47**, 522 [1902]; Apoth.-Ztg. **21**, 611 [1906].

[6]) F. Blum, Zeitschr. f. klin. Medizin **59**, 244 [1906].

[7]) P. Mayer, Zeitschr. f. klin. Medizin **47**, 68 [1902]; Berl. klin. Wochenschr. **1903**, 292, 514.

[8]) Beer, Deutsche med. Wochenschr. **1902**, 547.

[9]) E. C. van Leersum, Beiträge z. chem. Physiol. u. Pathol. **5**, 510 [1904].

[10]) C. Neuberg u. J. Wohlgemuth, Zeitschr. f. physiol. Chemie **35**, 41 [1902].

mit viel Glucuronsäureverbindungen im Harn fiel auch die Neumannsche Probe positiv aus. Im ganzen ist aber nach Sachs die Neumannsche Modifikation die sicherste Art des Pentosennachweises mit Orcin.

Die Ausführungsform von Jolles lehnt Sachs[1]) in jeder Form ab, da sie wenig scharf sei, schon bei 0,2% Pentose meist versagt und entgegen den Angaben von Jolles auch mit Glucuronsäureverbindungen (Lysolharn) positiv ausfällt.

Nach K. U. Lefèvre und B. Tollens[2]) klären sich alle die bestehenden Widersprüche zum großen Teil einfach dadurch auf, daß lediglich die Zeiten ein wenig verschieden sind, innerhalb deren die einzelnen Pentosen wie die Glucuronsäure und ihre gepaarten Verbindungen mit Orcin unter den verschiedenen Bedingungen reagieren, so daß z. B. nach den genannten Autoren das Bialsche Reagens kein brauchbares Unterscheidungsmittel darstellt.

Bei pathologischen Harnen, ferner bei solchen nach Einverleibung von Medikamenten, namentlich aber bei Tier- (Herbivoren-) Urinen, ist eine absolut sichere Unterscheidung von Pentosen und Glucuronsäure mit der Phloroglucin- oder Orcinreaktion unmöglich; insbesondere deshalb, weil die gepaarten Glucuronsäuren sehr verschieden leicht gespalten werden. Vom spontanen Zerfall (Benzoeglucuronsäure) bis zur relativen Beständigkeit gegen verdünnte siedende Mineralsäuren (Dichlorthymolglucuronsäure) kommen hier alle Übergänge vor.

Außer freien Pentosen sind namentlich in Herbivorenharnen noch die Pentosane[3]) (Xylan, Araban) in Betracht zu ziehen, die zum Teil unverändert in den Urin übergehen und eine schöne Orcin- und Phloroglucinreaktion liefern. Mit dem Vorkommen dieser Pentosane hängen vielleicht die folgenden, wenig beachteten Erscheinungen zusammen.

Während eine Klärung des Harns mit Bleiacetat und namentlich mit Mercuriacetat[4]) bei schwach essigsaurer Reaktion die Proben der Pentosen und der gewöhnlichen gepaarten Glucuronsäuren insofern beeinflußt, als sie fast stets schöner und mit ungleich reineren Farbentönen eintreten, kann es bei der Vorbehandlung mit kolloidalem Ferrihydroxyd vorkommen, daß eine zuvor positive Orcinreaktion im Filtrat des Eisenniederschlages negativ ausfällt. Vielleicht handelt es sich hier um eine Ausfällung der kolloidalen Pentosane durch das Ferrihydrosol (Kolloidausfällung).

Andererseits beobachtet man namentlich an Amylalkoholauszügen, daß zunächst der Absorptionsstreifen undeutlich ist oder ganz fehlt, beim Stehen aber durchaus scharf wird. Ob es sich hier um eine Zerstörung hindernder Farbstoffe oder um nachträgliche Entwicklung der Reaktion aus vorher nicht oder träge sich umsetzenden Verbindungen[5]) handelt, ist unentschieden.

Bei Urinen, die Traubenzucker oder andere mit Orcin bzw. Phloroglucin reagierende Stoffe enthalten (z. B. Formaldehyd[6]), muß man einen Überschuß der Polyphenole anwenden, denn es kann vorkommen, daß diese anderweitig abgefangen werden und nicht zur Reaktion mit den Pentosen bzw. der Glucuronsäure gelangen[7]).

Es sei noch hervorgehoben, daß die noch öfter angewandte Bezeichnung der Orcin- und Phloroglucinprobe sowie der α-Naphtholprobe als „Furfurolreaktion" nicht gerechtfertigt ist. Neuberg[8]) hat darauf hingewiesen, daß Furfurol mit Orcin und Phloroglucin unter Bildung schwarzgrüner Farbstoffe reagiert (siehe S. 379), während die typische Phloroglucinprobe ja kirsch-

---

[1]) F. Sachs, Biochem. Zeitschr. **1**, 391 [1906]; **2**, 245 [1907].

[2]) K. U. Lefèvre u. B. Tollens, Berichte d. Deutsch. chem. Gesellschaft **40**, 4513[1907].

[3]) Götze u. Pfeifer, Landw. Versuchsstationen **47**, 59. — B. Slowtzoff, Zeitschr. f. physiol. Chemie **34**, 181 [1901]. — C. Neuberg u. J. Wohlgemuth, Zeitschr. f. physiol. Chemie **35**, 45 [1902].

[4]) Der Überschuß braucht bei Anstellung der Orcinprobe nicht entfernt zu werden; im Gegensatz zur Entfärbung mit Bleiacetat erhält man klare Lösungen, während mit HCl entstehendes Chlorblei den Farbstoff teilweise adsorbieren kann.

[5]) Man muß auch in Erwägung ziehen, daß eventuell Nucleinsäuren oder deren pentosenhaltige Abkömmlinge im Urin unter pathologischen Bedingungen auftreten könnten.

[6]) Größere Mengen Formaldehyd vereiteln fast alle Farbenreaktionen der Zuckerarten.

[7]) C. Neuberg, Biochem. Zeitschr. **24**, 439 [1910].

[8]) C. Neuberg, Zeitschr. f. physiol. Chemie **31**, 564 [1901].

rot ist. Wahrscheinlich handelt es sich um eine Kondensation der Polyphenole Orcin und Phloroglucin mit den aus den Pentosen und der Glucuronsäure hervorgehenden humusähnlichen Stoffen.

So gibt es auch Furoide (Oxycellulosen), die beim Destillieren mit HCl reichlich Furfurol liefern, aber keine Farbenreaktionen eingehen[1]. Im Tierkörper finden sich ebenfalls Stoffe, die nur eine der beiden Proben geben, z. B. die Thymusnucleinsäure[2]), und Cominotti[3]) hat über Pflanzenfresserharne berichtet, die keine Farbenreaktionen der Pentosen, aber bei der HCl-Destillation reichlich Furfurol gaben. Ein solches Verhalten ist ganz unvereinbar mit der Annahme, daß es sich um Reaktionen des Furfurols handle. Hiergegen spricht deutlich ferner die Tatsache, daß die Tollenssche Reaktion mit HCl + Naphthoresorcin bei den Pentosen, der Glucuronsäure und dem Furfurol[4]) zu total verschiedenen Stoffen führt. Die amylalkoholische Lösung des „Furfurolorcids" zeigt keinen Absorptionsstreifen. Nimmt man die Orcinprobe mit sehr verdünntem Furfurol bei Anwesenheit von FeCl₃ vor, so erhält man nach Fritz Sachs[5]) im Amylalkoholauszug 2 Streifen, von denen der eine mit dem Pentosenstreifen zusammenfällt. Offenbar führt erst FeCl₃ Furfurol in einen Stoff über, der dem sich kondensierenden Produkt aus Pentosen nahesteht. Worauf die positive Orcinreaktion mit dem Destillat normaler oder diabetischer Harne[6]) beruht, ist unaufgeklärt. Furfurol, an das man zunächst denken könnte, gibt, wie erwähnt, keinen Absorptionsstreifen im Amylalkoholauszug.

Nicht überflüssig ist der Hinweis, daß aus Hexosen, insbesondere Glucose, und aus Disacchariden bei allen möglichen Eingriffen, wie Elektrolyse, Einwirkung von Licht oder Oxydation mit HNO₃ u. dgl. vielfach Substanzen auftreten, die positive Pentosenreaktionen liefern[7]), aber auch bei Oxydation von Stoffen wie Pyridin[8]), die scheinbar den Fünfkohlenstoffzuckern fernstehen. Aus Glycerin entstehende Oxydationsprodukte geben gleichfalls die Orcinprobe.

3. *Farbenreaktionen der Methylpentosen.* Die Methylpentosen und Methylpentosane geben mit Orcin oder Phloroglucin und Salzsäure keine besonderen Farbenproben. Das bei der Destillation mit H₂SO₄ oder HCl daraus entstehende δ-Methylfurfurol

$$CH_3 \cdot \underset{\underset{OH}{|}}{CH} \quad \underset{\underset{OH}{|}}{\overset{\overset{OH \cdot CH - CH \cdot OH}{|}}{CH}} \cdot CHO = 3H_2O + CH_3 \cdot \overset{CH - CH}{\underset{O}{C \quad C}} \cdot CHO$$

weist aber einige charakteristische Reaktionen auf.

a) Nach Maquenne[9]). Zu 5 ccm eines Gemisches von 3 Vol. Alkohol von 95% und 1 Vol. konz. H₂SO₄ fügt man 1—2 Tropfen Methylfurfurollösung. Bei gelindem Erwärmen färbt sich die Flüssigkeit tief grün und zeigt einen dunklen Absorptionsstreifen zwischen Grün und Blau. (Statt Äthylalkohol können auch Holzgeist, Amylalkohol und Aceton verwendet werden.)

b) Tollens und Widtsoe[10]) ziehen vor, statt H₂SO₄ Salzsäure anzuwenden. Man kann dann direkt das aus Naturprodukten mit HCl vom spez. Gew. 1,06 erhaltene Destillat benutzen. Man erhitzt 3—5 ccm dieses Destillates mit dem gleichen Volumen konz. HCl (D = 1,19) langsam auf 100° und beläßt bei dieser Temperatur, bis sich eine deutliche Gelbfärbung ausgebildet hat. Im Spektrum gewahrt man nun den starken Absorptionsstreifen im Grünblau. Furfurol, das Pentosen oder Glucuronsäure entstammt, stört diese Reaktion nicht. Setzt man eine Spur Phloroglucin hinzu und filtriert nach 5 minutigem Stehen, so wird die Spektralerscheinung noch deutlicher[11]).

---

[1]) B. Tollens, Günther u. Chalmot, Zeitschr. f. angew. Chemie **1896**, 33.
[2]) J. Bang, Beiträge z. chem. Physiol. u. Pathol. **4**, 341 [1904].
[3]) L. Cominotti, Biochem. Zeitschr. **22**, 106 [1909].
[4]) J. A. Mandel u. C. Neuberg, Biochem. Zeitschr. **13**, 148 [1908].
[5]) Fr. Sachs, Biochem. Zeitschr. **1**, 392 [1906].
[6]) F. Blumenthal, Zeitschr. f. klin. Medizin **37**, 420 [1899].
[7]) C. Neuberg, Biochem. Zeitschr. **13**, 305 [1908]; **17**, 270 [1909]; **28**, 355 [1910]; **29**, 279 [1910].
[8]) C. Neuberg, Biochem. Zeitschr. **20**, 526 [1909].
[9]) L. Maquenne, Compt. rend. de l'Acad. des Sc. **109**, 573 [1889].
[10]) J. A. Widtsoe u. B. Tollens, Berichte d. Deutsch. chem. Gesellschaft **33**, 143 [1900].
[11]) K. Oshima u. B. Tollens, Berichte d. Deutsch. chem. Gesellschaft **34**, 1425 [1901].

c) Versetzt man das Destillat, das man aus Methylpentosen oder Methylpentosanen mit HCl vom spez. Gew. 1,06 erhält, mit etwas Resorcin, so fällt carminrotes **Methylfurfurolresorcid** aus, dessen Farbe von der grauen des eventuell gleichzeitig vorhandenen Furfurolresorcides nicht verdeckt wird[1]).

d) Bei Gegenwart von konz. H_2SO_4 färbt sich Methylfurfurol mit α-Naphthol carminviolett, mit Carbazol scharlachrot[2]).

e) Methylfurfurollösungen geben nach Votoček[2]) mit Phloroglucin und HCl ein zinnoberrotes Kondensationsprodukt, das dann eine braunrote Nuance annimmt und beim Auswaschen mit Wasser schließlich ockergelb wird. Die Farbenänderung beruht auf Abspaltung von HCl aus dem Phloroglucinkondensationsprodukt; dementsprechend stellt sich nach Zugabe von konz. HCl die braunrote Farbe wieder ein.

f) Mit Cholesterin (in alkoholischer Lösung) färben sich Methylpentosen und Methylfurfurol himbeerfarben (siehe S. 524).

g) Mit Anilinacetat liefert Methylfurfurol eine gelbe Färbung, die weniger stark als die entsprechende rote Farbe bei Furfurol ist und von dieser völlig verdeckt werden kann (Widtsoe und Tollens, l. c.).

h) Beim Erwärmen von Methylpentose mit 10 ccm konz. HCl und 1—2 ccm reinem Aceton[3]) während 10 Minuten im Wasserbade färbt sich die Flüssigkeit fuchsin- bis himbeerrot und zeigt ein scharfes Absorptionsband bei der D-Linie. (Pentosen geben bei dieser Acetonreaktion braune Lösungen ohne Absorptionsspektrum.) Der Methylpentosenfarbstoff kann auch mit salzsauren Methylpentosendestillaten, also mit Methylfurfurol, erhalten werden. Er läßt sich mit flüssigen Phenolen (Kreosot, Guajacol) ausschütteln und mit Eisessig eventuell verdünnen. 0,00015 g Rhamnose sind mit der Probe nachweisbar.

i) Zum Nachweis von Methylpentosen neben Pentosen kann die Reaktion mit Resorcin + HCl dienen[3]).
Man versetzt das mit Salzsäure erhaltene Destillat, in dem Methylfurfurol und Furfurol enthalten sind, mit der gleichen Menge rauchender HCl und etwas festem Resorcin. Es tritt allmählich Dunkelfärbung ein und gleichzeitig erscheint bei spektroskopischer Betrachtung ein Absorptionsstreifen im Rot. Ist völlige Verdunkelung und Niederschlagsbildung erfolgt, so filtriert man die Fällung ab und löst in Eisessig. Dann erscheint der Absorptionsstreifen im Rot (zwischen C und D) wieder deutlich, die Flüssigkeit selbst ist blauviolett. Das Methylfurfurol liefert dabei manchmal, aber nicht regelmäßig, einen zweiten Streifen im Gelb. 0,00005 g Methylfurfurol sind aber sicher zu erkennen. (Pyrogallol verhält sich bei dieser Probe wie Resorcin.)
Ähnlich wie bei der Orcinprobe mit Osazonen kann man die Phloroglucinreaktion und alle anderen Methylfurfurolproben auch mit dem durch 12 proz. HCl erhaltenen Destillat von Methylpentosenhydrazonen vornehmen[1]).
Besondere Ausführungsformen aller dieser Reaktionen für Harn sind nicht bekannt geworden. Man verwendet am einfachsten das Destillat, wobei man der zu destillierenden Urinmenge am besten einen Gehalt von 12% HCl erteilt.

4. Die Resorcinprobe auf Ketosen (Seliwanoffsche Reaktion). Beim Erwärmen von Fruchtzucker mit verdünnter HCl und etwas Resorcin (= 1, 3-Dioxybenzol) tritt schnell eine Rotfärbung ein; alsbald fällt ein dunkler Niederschlag aus, der sich in Alkohol mit dunkelroter Nuance löst. Empfindlichkeit bei reiner Fructose 1 : 100 000.

Die Raektion ist von Ihl und Pechmann[4]) aufgefunden und von Th. Seliwanoff[5]) näher untersucht. Nach letzterem wird sie häufig benannt. Zu dem reinen, die Reaktion bedingenden Farbstoff gelangt man nach E. Fischer und W. L. Jennings[6]), wenn man 1 T. Fruchtzucker in 4 T. H_2O löst, 2 Mol Resorcin hinzugibt und HCl-Gas unter Kühlung einleitet. Nach vorangegangener Rotfärbung des Gemisches fällt der Farbstoff in dunkelroten, wasserunlöslichen Flocken aus.

Glucose, Galaktose, Mannose, Milchzucker, Maltose sowie die Aldopentosen geben die Reaktion nicht[7]), dagegen alle Fructose enthaltenden Di- und

1) E. Votoček, Chem. Centralbl. **1903**, II, 792.
2) E. Votoček, Berichte d. Deutsch. chem. Gesellschaft **30**, 1195 [1897].
3) L. Rosenthaler, Zeitschr. f. analyt. Chemic **48**, 165 [1909]. Siehe auch bei Aceton S. 300.
4) Ihl u. Pechmann, Chem. Centralbl. **1885**, 761.
5) Th. Seliwanoff, Berichte d. Deutsch. chem. Gesellschaft **20**, 181 [1887].
6) E. Fischer u. W. L. Jennings, Berichte d. Deutsch. chem. Gesellschaft **27**, 1355 [1894].
7) B. Tollens, Landw. Versuchsstationen **39**, 421.

Polysaccharide, wie Rohzucker, Raffinose und Stacchyose; außerdem die Ketosen der verschiedenen Kohlenstoffreihen (C_3—C_7) und Oxyketosäuren [z. B. Oxygluconsäure][1]), ferner schwach auch Glucosamin[2]). Bei zu starkem oder zu langem Erhitzen liefern auch die Aldosen, namentlich d-Mannose und Maltose, eine positive Resorcinprobe[3]).

Die verschiedenen Resultate erklären sich durch den Befund von A. v. Ekenstein und Blanksma, sowie J. Ville und E. Derrien[4]), daß der Seliwanoffschen Probe (wie der α-Naphtholreaktion) das ω-Oxymethylfurfurol zugrunde liegt. Letzteres entsteht aus den Aldosen ca. zu 1% in der gleichen Zeit, in der es aus Lävulose zu 20% gebildet wird.

Schon vor diesen Feststellungen der holländischen Forscher hat man sich empirisch bemüht, die Seliwanoffsche Probe so auszuführen, daß die Aldosen nicht in Reaktion treten[5]). Ganz sicher läßt sich dieses jedoch, namentlich bei den Bedingungen, die der Urin bietet, nicht immer erreichen.

Am sichersten führt die Arbeitsweise von R. und O. Adler[6]) zum Ziele, wenn man 2 T. Urin mit 1 T. rauchender HCl versetzt und 20 Sekunden zum Sieden erhitzt. Dann teilt man die Lösung, setzt zu einer Hälfte etwas Resorcin und kocht beide nochmals einen Moment auf. Der Vergleich beider schützt vor einer Verwechslung, die infolge Rötung des Urins allein durch HCl verursacht werden kann.

Eine andere Vorschrift von R. und O. Adler[6]) empfiehlt, die zu prüfende Flüssigkeit mit dem doppelten Volumen Eisessig, einem Körnchen Resorcin und einer Spur $^n/_{10}$-HCl zu versetzen usw.

Ganz gute Resultate mit Harn liefert auch die Vorschrift nach E. Pinoff[7]).

Man verwendet ein Gemisch von 750 ccm Alkohol von 96% mit 200 g konz. H_2SO_4. Von diesem Gemisch nimmt man 5 ccm, gibt 1—2 ccm Urin, 6 ccm abs. Alkohol und 0,5 ccm 5proz. alkoholische Resorcinlösung hinzu. Beim Einstellen in ein siedendes Wasserbad liefern nur Fruchtzucker und dessen Derivate, nicht aber Aldosen, Zwiebelrotfärbung; letztere tritt mit Glucose z. B. erst nach $^1/_2$ Stunde ein. Freilich sind nach Schoorl und Kalmthout[8]) die Unterschiede nicht so deutlich, wie Pinoff angibt.

Eine *Verschärfung* oder besser *Verdeutlichung der gewöhnlichen Resorcinprobe* erreicht man nach H. Rosin[9]) folgendermaßen:

Die erkaltete rote und eventuell durch flockig ausgeschiedenen Farbstoff getrübte Lösung wird mit festem Na_2CO_3 oder gesättigter Sodalösung schwach alkalisch gemacht; sie wird dabei orange. Man schüttelt dann mit Amylalkohol aus. Der Auszug ist gelbstichig, fluoresziert grünlich und wird auf Zusatz von Alkohol rosarot. Im Spektrum ist dann ein scharfer Streifen im Grün zwischen E und b zu sehen, bei starker Konzentration erscheint noch eine schwächere Linie im Blau bei F.

Nach Rosin soll diese Form der Anstellung Täuschungen ausschließen, die andere mit Resorcin sich färbende Harnbestandteile bedingen können, wie z. B. Nitrite. Letztere können nach R. u. O. Adler[10]) in kleiner Menge eine Rötung wie Fructose hervorrufen. Die Störungen durch salpetrige Säure fallen fort, wenn man den Harn zuvor bei essigsaurer Reaktion aufkocht oder das Resorcin nach R. u. O. Adler (l. c.) erst dem mit Säure erhitzten Urin (siehe vorher) zufügt. Nitrite bilden sich häufig beim Stehen von

[1]) C. Neuberg, Zeitschr. d. Vereins d. deutsch. Zuckerind. **51**, 271 [1901]. — G. Bertrand, Chem. Centralbl. **1909**, II, 188.

[2]) Friedr. Müller, Zeitschr. f. Biol. **42**, 468 [1901].

[3]) R. Ofner, Monatshefte f. Chemie **25**, 611 [1904].

[4]) Alb. v. Ekenstein u. J. J. Blanksma, Chem. Centralbl. **1909**, I, 1509. — J. Ville u. E. Derrien, Chem. Centralbl. **1909**, II, 1699; Formeln und weitere Literatur siehe S. 335.

[5]) B. Tollens, Zeitschr. f. analyt. Chemie **40**, 559 [1901].

[6]) R. u. O. Adler, Archiv f. d. ges. Physiol. **106**, 323 [1905].

[7]) E. Pinoff, Berichte d. Deutsch. chem. Gesellschaft **38**, 3314 [1905].

[8]) N. Schoorl u. P. C. J. van Kalmthout, Berichte d. Deutsch. chem. Gesellschaft **39**, 284 [1906].

[9]) H. Rosin, Zeitschr. f. physiol. Chemie **38**, 555 [1903]; **41**, 549 [1904].

[10]) R. u. O. Adler, Zeitschr. f. physiol. Chemie **41**, 206 [1904]; Archiv f. d. ges. Physiol. **139**, 102 [1911].

Harn durch Reduktion aus Nitraten. Praktisch wichtig ist, daß bei Vergärung mit Hefe die salpetrige Säure wieder verschwindet. Ein positiver und nach der Vergärung negativer Ausfall der Seliwanoffschen Reaktion ist also nur dann für Fruchtzucker beweiskräftig, falls Nitrite ausgeschlossen oder vorher zerstört sind.

Borchardt[1]) verfährt im Prinzip ebenso; er verwendet HCl von 12% und erhitzt genau 20 Sekunden, dann benutzt er aber Essigester zur Ausschüttelung. Der Vorzug dieses Lösungsmittels soll darin bestehen, daß aus Urin weniger fremde störende Farbstoffe mit ausgeschüttelt werden. W. Voit[2]) kam jedoch bei Anstellung der Probe nach Borchardt zu wenig befriedigenden Ergebnissen. Ritzema[3]) sowie Jolles[4]) verwerfen auch die Rosinsche Arbeitsweise. H. Malfatti[5]) gibt an, daß jeder normale Harn bei Anstellung der Probe nach Borchardt an Essigester gelbrote bis bläuliche Farbstoffe abgibt. Kurze Vorbehandlung des Urins mit HCl und so viel $KMnO_4$, daß die Rötung nur noch langsam verschwindet, vernichtet die störenden Farbstoffe. Erfahrungen mit so oxydierten nativen Lävuloseharnen liegen jedoch noch nicht vor. Malfatti rät weiter, die HCl-Konzentration des Gemisches möglichst auf 12,5% HCl zu bemessen und 1 Minute im siedenden Wasserbade zu erhitzen.

Nach allem muß man zu dem Schlusse kommen, daß nur ein intensiver, nach ganz kurzer Erwärmung eintretender positiver Ausfall der Resorcinprobe auf Ketosen hindeutet. Der Harn muß sauer entleert sein, da bei alkalischer Reaktion aus Traubenzucker sekundär Fructose entstehen kann (siehe S. 365); ferner muß HNO_2 ausgeschlossen werden. Unbedingte Beweiskraft kann aber der Probe nicht zugebilligt werden (vgl. auch die Bildung von Fructose aus Traubenzucker durch Mineralsäuren S. 367). Eiweiß stört. Bei der Adlerschen Ausführungsform (2 T. Urin, 1 T. rauchendes HCl) sind 0,05% Fruchtzucker gerade im Harn zu erkennen.

5. Anilin- und Xylidinacetatproben.

Die Mehrzahl der Kohlenhydrate gibt beim Kochen mit Salz- oder Schwefelsäure direkt oder unter Druck[6]) und noch einfacher beim trockenen Erhitzen im Probierröhrchen Dämpfe, die einen mit essigsaurem Anilin $C_6H_5 \cdot NH_2$, Xylidin $C_6H_3(CH_3)_2 \cdot NH_2$ oder Benzidin $NH_2 \cdot C_6H_4 \cdot C_6H_4 \cdot NH_2$ getränkten Papierstreifen intensiv röten. Befeuchtet man das Reagenspapier mit Alkohol, so erreicht man häufig eine Vertiefung des Farbentons.

Die Reaktion fällt positiv bei den Kohlenhydraten der verschiedensten Reihen aus[7]), aber in sehr ungleicher Stärke, von den Tetrosen beginnend abwärts überhaupt nicht. Quercit und Inosit, ferner zahlreiche Oxydations- und Reduktionsprodukte der Zucker (Glucoheptonsäure, Sorbit, Mannit, Dulcit, Gluconsäure, Glucuronsäure, Zuckersäure, Arabit, Adonit) geben gleichfalls die Reaktion; sie fällt aber negativ aus mit Erythrose, Erythrit, Erythronsäure, Weinsäure, Äpfelsäure, Citronensäure, Glycerinsäure, Methylglyoxal, Milchsäure und Glykolsäure.

Meistens nimmt man mit H. Schiff[8]) an, daß die Rotfärbung auf Entstehung des Kondensationsproduktes aus Anilin und Furfurol: $C_4H_3O \cdot CHO + 2 H_2N \cdot C_6H_5 = H_2O + C_4H_3O \cdot CH(NH \cdot C_6H_5)_2$ beruhe; allein es ist durchaus fraglich, ob stets typisches Furfurol bei der komplexen Reaktion gebildet wird[7]).

Nicht auf Furfurolabspaltung ist die rotbraune, bald in intensives Grün umschlagende Färbung zurückzuführen, die beim Erhitzen von allen Hexosen mit einem Gemisch gleicher Teile Eisessig und Anilin auftritt[9]). Der grüne Farbstoff geht in Äther über und zeigt ein breites, nicht ganz scharfes Band im Rot. Di- und Polysaccharide geben die Reaktion erst nach voraufgegangener Hydrolyse. Die Probe kann zur Erkennung von Hexosen dienen[10]).

1) L. Borchardt, Zeitschr. f. physiol. Chemie 55, 241 [1908]; 60, 411 [1909].
2) W. Voit, Zeitschr. f. physiol. Chemie 58, 122 [1908]; 61, 92 [1909].
3) Ritzema, Diss. Groningen 1905.
4) A. Jolles, Archiv f. Pharmazie 244, 542 [1906]. Nach Jolles (l. c.) kann auch ein starker Urobilingehalt einen positiven Ausfall der Probe bedingen.
5) H. Malfatti, Zeitschr. f. physiol. Chemie 58, 544 [1909].
6) E. Fischer, Annalen d. Chemie u. Pharmazie 270, 75 [1892].
7) C. Neuberg, Biochem. Zeitschr. 9, 551 [1908].
8) H. Schiff, Berichte d. Deutsch. chem. Gesellschaft 20, 540 [1887].
9) R. u. O. Adler, Archiv f. d. ges. Physiol. 106, 323 [1905]; 139, 109 [1911].
10) O. Sittig, Biochem. Zeitschr. 21, 14 [1909].

C. Fällbarkeit durch Metallsalze.

Die Häufung der Hydroxylgruppen verleiht den Zuckerarten schwach sauren Charakter und· befähigt sie so zur Bildung von Salzen, die wohl als Alkoholate (Saccharate) aufzufassen sind. Fast sämtliche Metalle können so mit den Zuckerarten verknüpft werden; allgemeines analytisches Interesse haben jedoch nur die Blei-, Kupfer- und Erdalkaliverbindungen.

a) **Bleiverfahren.** Mono- und Disaccharide sowie viele Polysaccharide werden durch Bleiessig und Ammoniak aus ihren Lösungen niedergeschlagen. Die meist voluminösen Bleiverbindungen können ausgewaschen und durch Schwefelwasserstoff oder Kohlensäure zerlegt werden, wobei wieder die freien Kohlenhydrate entstehen.

Diese Methode bietet den Vorteil, daß man vor der Kohlenhydratfällung durch Bleiessig + NH_3 andere begleitende Substanzen durch Bleiacetat oder Bleiessig entfernen kann, es ist jedoch zu beachten, daß manche Zucker schon durch Bleiessig allein niederfallen, wie die Mannose[1]), oder — wie die Fructose, Glucose und Arabinose — in unreinen Lösungen namentlich biologischer Provenienz [O. und R. Adler[2])[3])] niedergeschlagen werden. Bei Zerlegung der Bleifällung erhält man immer freie Essigsäure, die aus mitgerissenen basischen Acetaten stammt; war die Fällung aus einer Flüssigkeit wie Harn erfolgt, die Mineralsalze enthält, so findet man häufig auch HCl, H_2SO_4 und H_3PO_4 nach der Zersetzung der Bleiniederschläge.

Die meisten Oxydations- und Reduktionsprodukte der eigentlichen Zucker sind in Form von Bleiverbindungen ebenfalls fällbar, ein Verhalten, das vielfach mit Nutzen zu ihrer Isolierung dient. Ferner ist auch eine Trennung bis zum gewissen Grade mit Hilfe fraktionierter Bleifällungen möglich, die im Grunde auf der ungleichen Acidität dieser Kohlenhydratderivate beruht. So werden im allgemeinen niedergeschlagen:

Dicarbonsäuren	(Typus Zuckersäure)	durch	Bleiacetat (Bleizucker),
Carbonylsäuren	(„ Glucuronsäure)	„	Bleisubacetat (Bleiessig),
Monocarbonsäuren	(„ Gluconsäure)	„	Bleisubacetat + Ammoniak,
Polyalkohole	(„ Glycerin		
	oder Mannit)	„	Kochen mit reinem Bleioxydhydrat und nachherige Fällung mit Alkohol, außerdem aber auch durch Bleiessig + Ammoniak.

Allerdings sind diese Unterschiede nicht ganz scharf, namentlich verschieben sich die Grenzen bei Gemischen und in unreinen Lösungen.

Zu beachten ist ferner, daß das Fällungsvermögen des käuflichen Bleiessigs häufig viel zu wünschen übrig läßt. Ein wirksames Bleisubacetat erhält man nach E. Fischer und J. Meyer[4]) durch Auflösen von 2 T. neutralem Bleiacetat und 1 T. Bleihydroxyd in 3 T. heißem Wasser. Das beim Erkalten auskrystallisierende Bleisubacetat wird dann in reinem heißem Wasser gelöst.

b) **Kupferverfahren.** Nach Salkowski[5]) werden die Zucker, namentlich Glucose, durch Kupfersulfat und Alkali gefällt; es entstehen schwer bzw. nicht lösliche blaue bis grüne Kupferhydroxyddoppelverbindungen, z. B.

$$C_6H_{12}O_6 + 5\,CuSO_4 + 10\,NaOH = 5\,Na_2SO_4 + C_6H_{12}O_6 \cdot 5\,Cu(OH)_2 \,.$$

[1]) E. Fischer u. J. Hirschberger, Berichte d. Deutsch. chem. Gesellschaft **22**, 1155 [1889]. — R. Reiß, Landw. Jahrbücher von Thiel **1889**, 711.
[2]) R. u. O. Adler, Berichte d. Deutsch. chem. Gesellschaft **38**, 1164 [1905].
[3]) R. u. O. Adler, Archiv f. d. ges. Physiol. **110**, 99 [1905].
[4]) E. Fischer u. J. Meyer, Berichte d. Deutsch. chem. Gesellschaft **22**, 362 [1889].
[5]) E. Salkowski, Archiv f. d. ges. Physiol. **6**, 220 [1872]; Zeitschr. f. physiol. Chemie **3**, 79 [1879].

Dieselben sind zur Abscheidung und Isolierung verschiedener Zucker, nicht aber zu einer Trennung derselben brauchbar [Worm-Müller und Hagen[1]), Külz[2]), Yoshimoto[3])]. [Genaue Angaben siehe bei E. Salkowski (l. c.) und bei Yoshimoto[3]).] Auch durch Kupferoxydammoniak werden nach Guignet[4]) ähnliche Niederschläge hervorgerufen.

Das Guignetsche Reagens muß frei von überschüssigem Ammoniak sein. Man erhält es rein, wenn man Ammoniak allmählich mit Cupriacetat (oder auch $CuSO_4$) sättigt, kurze Zeit kocht und dann abkühlt. Das in reinem Wasser gelöste Fällungsmittel soll nach Guignet Glucose, Galaktose (ferner Dulcit und Mannit), aber nicht Fruchtzucker, Invertzucker [?], Lactose und Saccharose sofort niederschlagen.

Beim Erwärmen werden diese Kupferverbindungen der reduzierenden Zucker zersetzt. Die Lösung des d-Glucosekupfers in Ammoniak soll dabei d-Gluconsäure liefern.

Des öfteren werden die Kupferverbindungen mit Vorteil zur Abtrennung der komplizierten Kohlenhydrate von Proteinstoffen benutzt. Hierzu können Kupferacetat oder Chlorid dienen; die eventuell erst auf Alkalizusatz entstandene Fällung wird mit alkoholischer Lauge so lange digeriert, als noch die Biuretfärbung besteht. Der ausgewaschene Rückstand wird dann entweder mit Schwefelwasserstoff, der CuS fällt, oder mit Alkohol und Salzsäure behandelt, die Kupfer als $CuCl_2$ lösen und das in Alkohol schwerlösliche Kohlenhydrat zurücklassen. Nach diesem Prinzip sind die Chondroitinschwefelsäure von O. Schmiedeberg[5]) und ihre Abbauprodukte von S. Fränkel[6]) dargestellt worden.

c) **Erdalkaliverfahren.** Die alkoholischen Hydroxylgruppen der Zuckerarten binden auch Erdalkalioxyde. Der Fruchtzucker bildet z. B. ein charakteristisches Calciumfructosat (siehe S. 408), die Glucose in methylalkoholischer Lösung eine Barytverbindung usw. Diese Erdalkalisalze fallen vielfach erst durch Alkohol aus. Da manche reduzierende Zucker gegen die Erdalkalihydroxyde fast ebenso empfindlich wie gegen Ätzalkalien sind, ist es geboten, die Zeit der Berührung mit den alkalisch reagierenden Substanzen möglichst abzukürzen und die Verbindungen alsbald durch H_2SO_4, CO_2 oder Oxalsäure wieder zu zerlegen.

Bei den nicht reduzierenden Di- und Polysacchariden fallen diese Bedenken fort, und hier ist die Abscheidung als Erdalkalisaccharate recht empfehlenswert. (Zur industriellen Gewinnung des Rohrzuckers dient ja im Großen die Fällung als Strontiumsaccharat.)

Auch zu Trennungen von Zuckern kann das Erdalkalisaccharatverfahren dienen. So ist z. B. Xylosebarium oder -strontium in 96 proz. Alkohol viel schwerer löslich als die entsprechende Arabinoseverbindung. Rhamnosebarium und -strontium werden durch Alkohol von 96% überhaupt nicht gefällt[7]).

D. Benzoylierbarkeit.

Die alkoholischen Hydroxylgruppen befähigen die Zuckerarten auch zur Esterbildung. Beim Schütteln mit Benzoylchlorid in alkalischer Lösung liefern die Kohlenhydrate Benzoesäureester, die in Wasser schwer oder unlöslich sind und sich daher direkt abscheiden.

Diese Methode, auf die früher ein übertriebener Wert gelegt wurde, ist jetzt mehr und mehr durch andere Verfahren, namentlich durch die Hydrazon-

---

[1]) Worm-Müller u. J. Hagen, Archiv f. d. ges. Physiol. **17**, 568 [1878]; **22**, 339 [1880].

[2]) E. Külz, Zeitschr. f. Biol. **27**, 233 [1890].

[3]) S. Yoshimoto, Zeitschr. f. physiol. Chemie **56**, 425 [1908].

[4]) Ch. E. Guignet, Compt. rend. de l'Acad. des Sc. **109**, 528 [1889].

[5]) O. Schmiedeberg, Archiv f. experim. Pathol. u. Pharmakol. **28**, 354 [1891].

[6]) S. Fränkel, Festschrift für A. Lieben; Annalen d. Chemie u. Pharmazie **351**, 344 [1907].

[7]) Suleimann Bey, Zeitschr. f. klin. Medizin **39**, 305 [1900]. — P. Bergell u. F. Blumenthal, His-Engelmanns Archiv f. Physiol., physiol. Abt. **1900**, 155.

und Osazonmethoden, ersetzt, die quantitativer arbeiten und eindeutigere Resultate liefern.

Behandelt man nämlich den Harn nach der ursprünglichen Vorschrift von Baum[1]) bzw. Schotten-Baumann[2]) oder nach einer der vielen anderen mit Benzoylchlorid und Lauge, so erhält man meist unerfreuliche Gemische von vollständig oder partiell benzoylierten Zuckern. Glucose kann beispielsweise ein Pentabenzoat liefern, es entstehen aber zumeist Di-, Tetra- und Pentabenzoylderivate nebeneinander. Die gleiche Komplikation bieten die anderen Zucker, so daß bei Harn oft auf Pentosen, Milchzucker, die sog. Isomaltose und tierisches Gummi, ferner aber auch auf Glucuronsäureverbindungen Rücksicht zu nehmen ist.

Die beste Ausbeute an Benzoesäureestern erzielt man nach Reinbold[3]), wenn man den Harn mit Lauge (ca. 20 ccm) deutlich alkalisch macht, von dem entstandenen Niederschlage von Erdalkaliphosphaten abfiltriert und dann je 100 ccm Urin mit 120 ccm NaOH von 10% und 10 ccm Benzoylchlorid schüttelt, bis der charakteristische Geruch nach dem Chlorid verschwunden ist.

Nach Wedenski[4]) und v. Fodor[5]) reichen auch 8 ccm Benzoylchlorid und 80 ccm 10 proz. NaOH aus; doch ist nach Baisch[6]) die Fällung dann klebrig und schwer filtrierbar.

Um eine Verseifung der Benzoesäureester durch die überschüssige Lauge möglichst zu vermeiden, kann man vor der Filtration mit Essigsäure abstumpfen, jedoch nicht so weit, daß bereits Benzoesäure aus dem entstandenen Natriumbenzoat ausfällt.

Die entstandene Ausscheidung wird abfiltriert (Absaugen ist meist nicht empfehlenswert) und auf dem Filter bis zur neutralen Reaktion ausgewaschen.

Aus normalem Harn erhält man stets Benzoylester, und zwar nach Wedenski[4]) 0,138—1,309 g, nach Salkowski[7]) 1,01—3,66 g, nach Baisch[6]) 0,742—3,37 g, nach Lemaire[8]) ca. 2,5 g, nach Reinbold bis 4,0 g pro Liter. Unter pathologischen Verhältnissen kann die Menge erheblich vermehrt sein[9]).

Normale Tierurine scheinen weniger Benzoylester zu liefern. Für je 100 ccm fand Roos[10]) beim Pferd Spuren bis 0,522 g, beim Hund 0,460 bis 1,22 g, beim Kaninchen Spuren bis 0,185 g.

Bei Kohlenhydratkost kann nach Spaethe[11]) die Benzoatausbeute aus Hundeharn auf 3,13 g pro die steigen.

Die erhaltenen Benzoylfällungen bilden gelbliche, krümlige, oft auch etwas klebrige Massen; sie stellen aber keineswegs allein Derivate von Kohlenhydraten dar. Sie enthalten beträchtliche Mengen Asche, 0,7—46,6%; letztere besteht aus Na, Ca, Mg, Fe, P und Si[12]) [Baisch, Reinbold (l. c.)]. Ferner schließen sie N-haltige Substanzen ein; v. Alfthan[13]) fand 0,37% N, Salkowski 1,4% N, Baisch (l. c.) bis 2,3% N.

[1]) J. Baum, Zeitschr. f. physiol. Chemie 9, 465 [1885].
[2]) E. Baumann, Berichte d. Deutsch. chem. Gesellschaft 19, 3220 [1886].
[3]) B. Reinbold, Archiv f. d. ges. Physiol. 91, 54 [1902].
[4]) N. Wedenski, Zeitschr. f. physiol. Chemie 13, 122 [1889].
[5]) G. v. Fodor, Malys Jahresber. d. Tierchemie 1891, 202.
[6]) K. Baisch, Zeitschr. f. physiol. Chemie 18, 193 [1894]; 19, 339 [1894].
[7]) E. Salkowski, Zeitschr. f. physiol. Chemie 17, 243 [1893].
[8]) F. A. Lemaire, Zeitschr. f. physiol. Chemie 21, 442 [1896].
[9]) M. Stadthagen u. L. Brieger, Berl. klin. Wochenschr. 1889, 346.
[10]) E. Roos, Zeitschr. f. physiol. Chemie 15, 513 [1891].
[11]) A. Spaethe, Diss. Leipzig 1901.
[12]) Nach V. Meyer (Berichte d. Deutsch. chem. Gesellschaft 24, 4251 [1891]; 25, 209 [1892]) weisen die Benzoylverbindungen oft organisch gebundenes Chlor auf, da das käufliche Benzoylchlorid oft neben Benzaldehyd Chlorbenzoylchlorid enthält.
[13]) K. v. Alfthan, Archiv f. experim. Pathol. u. Pharmakol. 47, 417 [1902]; Diss. Helsingfors 1900 u. 1904; Berl. klin. Wochenschr. 1902, 162.

Außer den genannten Substanzen der Kohlenhydratreihe können in den Benzoylniederschlag unter pathologischen Verhältnissen Eiweiß[1]), Albumosen und Peptone[2]), Diamine[3]), Cystin[4]) u. a. m. als Benzoylderivate hineingehen.

Ihrer Unreinheit entsprechend schmelzen die Benzoylester zwischen 50 und 125° (Wedenski, Baisch, Reinbold). Sie sind meist amorph und fallen ebenso wieder aus der Lösung in heißem Alkohol aus. In Eisessig lösen sie sich gleichfalls, wenig in kaltem Äther. Doch schwankt mit der Zusammensetzung das Verhalten zu Äther sehr. Dieser entzieht dem Produkt oft Benzamid $C_6H_5 \cdot CONH_2$, das aus ammonsalzreichen oder zersetzten Harnen in relativ reichlicher Menge entsteht; ebenso erhält man es fast immer aus Hundeharn. Gelegentlich führt die Benzoylierung mit Harn auch zu Tribenzamid $N(COC_6H_5)_3$ [5]).

Durch Auskochen mit Wasser, das Salze und Benzamid entfernt, sowie durch Verreiben mit Salzsäure von 2%, die gleichfalls anorganische Substanzen auszieht, und durch Umlösen aus Alkohol kann man das Benzoesäureestergemisch etwas reinigen. Für eine so aschefrei erhaltene Substanz fand Baisch (l. c.) $C = 67,72\%$, $H = 5,57\%$ und $N = 2,30\%$ N.

Nach Reinbold steigt die Benzoatausbeute durch voraufgehende Ausfällung des Harns mit der gerade erforderlichen Menge Bleiacetat und darauffolgende Entbleiung durch Schwefelwasserstoff. In den Bleiacetatniederschlag geht praktisch keine benzoylierbare Substanz hinein. Fraktioniert man weiter mit Bleiessig und Bleisubacetat $+ NH_3$, so enthalten diese Fällungen viel benzoylierungsfähige Verbindungen. Nach Baisch (l. c.) liefert die Vorbehandlung des Urins mit Bleiacetat jedoch kein reineres Produkt.

Nach übereinstimmenden Ergebnissen von Versuchen Wedenskis, Spaethes, Reinbolds, v. Alfthans (l. c.) sowie Labands[6]) und Treupels[7]) steigt die Benzoatausbeute, wenn die Benzoylierung nicht mit der ganzen Masse des Benzoylierungsgemisches auf einmal (100 ccm Harn mit 120 ccm 10proz. NaOH und 10 ccm Benzoylchlorid) ausgeführt wird, sondern portionsweise. Man schüttelt z. B. 100 ccm Harn mit 24 ccm NaOH von 10% plus 2 ccm Benzoylchlorid, filtriert dann und behandelt das Filtrat mit weiteren 24 ccm Lauge und 2 ccm Benzoylchlorid usw. Der günstigere Verlauf beruht offenbar zum größten Teil darauf, daß die gebildeten Ester nicht der Verseifung durch überschüssige Lauge ausgesetzt werden, dann aber auch darauf, daß die zerstörende Wirkung der Lauge auf unveresterte Kohlenhydrate eingeschränkt wird. Noch günstiger wirkt der Ersatz der Lauge durch kohlensaures Natrium analog der von E. Fischer[8]) für die Benzoylierung der Aminosäuren gegebenen Vorschrift (vgl. auch v. Alfthan, l. c.).

Über die Anwendung des vielleicht noch besser geeigneten Natriumbicarbonats oder Pyridins liegen mit Harn keine Erfahrungen vor.

Mit der fraktionierten Schüttelung fand Laband (l. c.) für den Menschen bei animalischer Kost 3,4—6,8 g Benzoatgemisch pro Tag und bei vegetabilischer 4,1—8,5 g. v. Alfthan (l. c.) fand 1,5—5,1 g Ester in der Tagesmenge normalen Menschenharns.

[1]) E. Salkowski, Zeitschr. f. physiol. Chemie 17, 243 [1893].
[2]) H. Schroetter, Berichte d. Deutsch. chem. Gesellschaft 22, 1950 [1889].
[3]) L. v. Udránszky u. E. Baumann, Zeitschr. f. physiol. Chemie 13, 562 [1889].
[4]) E. Goldmann u. E. Baumann, Zeitschr. f. physiol. Chemie 12, 254 [1888].
[5]) A. Ellinger u. O. Riesser, Zeitschr. f. physiol. Chemie 62, 271 [1909].
[6]) L. Laband, Diss. Kiel 1903.
[7]) G. Treupel, Zeitschr. f. physiol. Chemie 16, 47 [1892].
[8]) E. Fischer, Berichte d. Deutsch. chem. Gesellschaft 32, 2451 [1899].

Bei Kohlenhydraturien steigt natürlich die Esterausbeute. Bei Diabetes findet man auch im vergorenen Harn mehr Benzoesäureester als im mit Hefe vorbehandelten normalen Urin (vgl. jedoch hierzu die S. 329 geäußerten Bedenken, insbesondere die Rolle des Hefengummis usw.).

Die Benzoesäureester geben direkt die Farbenreaktionen der zugrunde liegenden Kohlenhydrate (α-Naphthol-, Orcin- und Phloroglucinprobe). Bei positiver Resorcinreaktion wäre auf die umlagernde Wirkung der angewandten Lauge, d. h. auf eine eventuell sekundäre Ketosenbildung Rücksicht zu nehmen. Das gleiche gilt für die durch Verseifung zurückgewonnenen Kohlenhydrate.

Siedende Mineralsäuren spalten nach Kueny[1]) die Benzoesäure nur unvollkommen ab, bzw. zerstören die Zucker[2]). Kochen mit wässerigen Laugen bewirkt zwar Hydrolyse, aber unter Zersetzung der reduzierenden Aldosen und Ketosen. Die Verseifung gelingt aber nach Kueny und Baisch[3]) durch Natriumäthylat in der Kälte, ohne daß Zucker angegriffen wird. Nach eigenen Erfahrungen ist auch Natriummethylat oder methylalkoholisches Bariumoxyd[4]) recht brauchbar.

Nach Baisch[5]) löst man 7,5 g metallisches Natrium in 300 ccm abs. Alkohol, kühlt auf —5° ab und trägt unter dauernder Einhaltung dieser Temperatur und unter lebhaftem Schütteln allmählich 10 g aufs feinste gepulverte Benzoylester ein. Die Verseifung ist nach 20—40 Minuten beendet; man erkennt dieses daran, daß eine Probe mit dem 3—4fachen Volumen H_2O keine Trübung von unverändertem Benzoat mehr gibt. (Bei mehr Wasser fällt zunächst Benzoesäureäthylester ölig aus, der sich in viel H_2O jedoch wieder löst.)

Nun gibt man, eventuell nach Filtration, so viel Schwefelsäure in 300 ccm H_2O hinzu, daß alles vorhandene Natrium als primäres Sulfat, $NaHSO_4$, gebunden ist. Dann schüttelt man die so in Freiheit gesetzte Benzoesäure mehrmals mit ca. je 600 ccm Äther aus und sorgt durch Zusatz von kleinen Mengen Wasser bzw. Alkohol für Beseitigung der Emulsion. Die Ätherauszüge werden, um den in alkoholisch-ätherischen Lösungen befindlichen Zucker nicht zu verlieren, jeder mit 100 ccm Wasser ausgeschüttelt. Die wässerigen und alkoholisch-wässerigen Lösungen werden vereinigt, mit NaOH nahezu und fester Soda vollends neutralisiert. Man gibt dann zwecks Abscheidung des Natriumsulfats das 3fache Volumen abs. Alkohol hinzu und läßt über Nacht stehen. Nach dem Absaugen und Abdampfen des Alkohols erhält man eine wässerige Lösung der Kohlenhydrate. Durch geeignete Fällung mit Alkohol, Phenylhydrazin oder mittels Bleisalzen sind so Glucose, Isomaltose, Harndextrin[6]) (tierisches Gummi) und an den Farbenreaktionen auch Pentosen mit größerer oder geringerer Sicherheit nach Regeneration aus den Benzoylestern erkannt. (Ein Teil der Isomaltose soll nach v. Alfthan synthetisch aus dem reinen Traubenzuckerbenzoylester hervorgehen.)

Bei N-haltigen Kohlenhydraten, die wie Glucosamin gegen Alkali überaus empfindlich sind, empfiehlt sich die Verseifung mit rauchender oder 15- bis 20proz. Salzsäure unter Druck[6]).

Die aus Harn erhältlichen Benzoatausbeuten gehen nicht mit der Menge der reduzierenden oder die α-Naphtholprobe gebenden Substanzen parallel (Reinbold). Ja, mit reinem Ausgangsmaterial gelangt man nur schwer zu konstant zusammengesetzten Produkten. So liefert nach Baumann[7]) die Benzoylierung von 5 g reinem Traubenzucker in 15 ccm H_2O mit 210 ccm 10proz. Natronlauge + 30 ccm Benzoylchlorid (d. i. 1 Mol. Glucose, 9 Mol. $C_6H_5 \cdot COCl$, 18 Mol. NaOH) in einer Ausbeute von 13 g eine Tetrabenzoyl-

---

[1]) L. Kueny, Zeitschr. f. physiol. Chemie 14, 330 [1890].

[2]) C. Neuberg u. F. Heymann, Beiträge z. chem. Physiol. u. Pathol. 2, 201 [1902].

[3]) K. Baisch, Zeitschr. f. physiol. Chemie 19, 339 [1894].

[4]) C. Neuberg u. E. Neimann, Biochem. Zeitschr. 1, 166 [1906].

[5]) Das Harndextrin fällt nach Lemaire (l. c.) schon während der Verseifung teilweise aus der alkoholischen Flüssigkeit aus.

[6]) Fried. Müller, Zeitschr. f. Biol. 42, 468 [1901]. — Vgl. auch Zängerle, Münch. med. Wochenschr. 1900, 414.

[7]) E. Baumann, Berichte d. Deutsch. chem. Gesellschaft 19, 3218 [1886].

glucose, aber nicht einmal in reiner Form. Die Verbindung soll nach Baumann bei 60 bis 64°, nach Kueny zwischen 120—170° schmelzen. Durch 6stündiges Erhitzen dieser Substanz mit Essigsäureanhydrid auf 112° [Kueny[1])] oder 17maliges Umkrystallisieren aus heißem Alkohol gelangt man erst zu kleinen Mengen reinem Pentabenzoyltraubenzucker vom Schmelzp. 179° [Skraup[2])]. — Dieses Beispiel lehrt, wie schwierig sich die Reindarstellung der Zuckerbenzoate in praxi gestaltet. Als qualitative Reaktion hat die Benzoylierung jedoch ihre Bedeutung, da nach Baumann[3]) noch 1—2 mg Glucose, gelöst in 100 ccm H_2O bei Behandlung mit Natronlauge + 2 ccm Benzoylchlorid einen bemerkbaren flockigen Niederschlag liefern.

E. Das optische Drehungsvermögen.

Die Gegenwart asymmetrischer Kohlenstoffatome im Molekül der Zuckerarten bringt, wie schon früher (S. 320) erwähnt, es mit sich, daß von den Triosen an optische Aktivität auftreten kann. Diese ist nun — im Verein mit anderen Eigenschaften — ein sehr charakteristisches Erkennungsmittel der Zuckerarten.

Die stereoisomeren Antipoden haben ein gleich großes, aber entgegengesetztes Drehungsvermögen, die einzelnen Zucker ein verschiedenes Drehungsvermögen.

Ein vergleichbares Maß der optischen Aktivität ist das sog. spezifische Drehungsvermögen, das nach den Formel

$$[\alpha]_D = \frac{100 \cdot \alpha}{l\,c} \quad \text{oder} \quad \frac{100 \cdot \alpha}{l\,p\,d}$$

berechnet wird; in ihnen bedeutet:

α = den beobachteten Drehungswinkel einer Lösung,

l = Länge des Polarisationsrohres in Dezimetern,

c = Konzentration, d. h. die Anzahl in 100 ccm Lösung enthaltener Gramme Substanz.

p = Prozentgehalt, d. h. die in 100 g Lösung vorhandenen Gramme Substanz.

d = sepz. Gewicht der polarisierten Flüssigkeit (vgl. auch S. 23—25 u. 392).

Bei der großen Schärfe der neueren Polarisationsapparate dient das Drehungsvermögen vielfach auch zur quantitativen Bestimmung optisch aktiver Zuckerarten. Dabei ist jedoch zu bemerken, daß das Drehungsvermögen etwas von der Konzentration und Temperatur abhängt, ferner ist die sog. Multirotation zu beachten. Diese Erscheinung besteht in der Tatsache, daß frisch hergestellte Zuckerlösungen sofort oder 5 Minuten nach Bereitung der Lösung häufig einen höheren Drehungswert als nach einiger Zeit aufweisen; vermutlich beruht dieses Verhalten darauf, daß sich zunächst größere Molekülkomplexe in Lösung befinden, die erst allmählich zerfallen, doch sind auch andere Erklärungen für die Multirotation gegeben. Praktisch ist von Wichtigkeit, daß man nach dem Aufkochen wie auf Zusatz einer sehr kleinen Menge Ammoniak nach Tollens und Schulze[4]) in kürzester Zeit den richtigen Drehungswert erhält.

Von Bedeutung ist ferner, daß an sich optisch unwirksame Stoffe das Drehungsvermögen wirklich optisch aktiver Zuckerarten erheblich beeinflussen können, so Gegenwart von Alkohol und anderen organischen Solvenzien; Borate, Komplexverbindungen des Urans, Kupfers, Wolframs, Bleis usw. steigern oft das Drehungsvermögen erheblich [vgl. aus neuerer Zeit die Untersuchungen von Byk[5]), Großmann[6])]. Von dieser Eigenschaft

[1]) L. Kueny, Zeitschr. f. physiol. Chemie **14**, 330 [1890].

[2]) Zd. H. Skraup, Wiener Monatshefte **10**, 389 [1889].

[3]) E. Baumann, Berichte d. Deutsch. chem. Gesellschaft **19**, 3218 [1886].

[4]) B. Tollens u. C. Schulze, Annalen d. Chemie u. Pharmazie **271**, 49 [1892].

[5]) A. Byk, Berichte d. Deutsch. chem. Gesellschaft **39**, 1243 [1906].

[6]) H. Großmann, Biochem. Zeitschr. **1**, 339 [1906].

macht man gelegentlich beabsichtigten Gebrauch, um kleine Drehungswerte zu verstärken. In der physiologischen Praxis, bei Untersuchungen von Naturprodukten, sind die Fälle häufiger, wo ungewollt eine Beeinflussung stattfindet, besonders ist die Einwirkung der Bleisalze auf den Drehungswert der Zuckerarten [Svoboda[1]), Großmann[2])] nicht zu vernachlässigen. Es können, namentlich in schwach alkalischen Lösungen, durch Bleisalzgegenwart derartige Fehler entstehen, daß man die vielfach nötige Klärung am besten bei saurer Reaktion mit Blei- oder Mercuriacetat (siehe S. 328—329 u. 333) vornimmt.

Außer diesen und den S. 47—50 ausführlich erwähnten Klärungsmitteln finden noch folgende Benützung:

α) Tonerdebrei. Man bereitet ihn durch Fällung von Ammonium-Aluminiumsulfat (Ammoniakalaun) mit überschüssigem Ammoniak, durch gründliches Auswaschen und Aufbewahren unter Wasser. Dieses seit Jahrzehnten in der Zuckerindustrie gebrauchte Verfahren ist von Wiesler[3]) für Harn angewendet.

β) Weißer Ton (Bolus) findet seit langem, z. B. in der Weinanalyse eine ähnliche Anwendung, wie sie Michaelis und Rona (S. 49) für Kaolin angegeben haben.

γ) Sägespäne. Sie eignen sich mehr für qualitative Arbeiten im großen.

δ) Aufgefasertes Filtrierpapier, das man durch heftiges Schütteln von weichem Filtrierpapier mit Wasser in einer verschlossenen Flasche erhält, ist ein oft sehr brauchbares Klärungsmittel.

ε) Statt fertigen Tonerdebrei anzuwenden, kann man ihn auch durch Aluminiumsulfat und der berechneten Menge Baryt in der zu entfärbenden Lösung selbst entstehen lassen.

ζ) Auch Kupferhydroxyd, d. i. $CuSO_4 + NaOH$, nach Stutzer, ist sehr zu Klärungen geeignet, bei Zuckerarten allerdings nicht zu empfehlen.

η) Ferrocyanzink[4]) (Gemisch von essigsaurem Zink und Ferrocyankalium), ferner Zinkstaub, Zinkcarbonat und Magnesiumcarbonat sind brauchbar.

ϑ) Bei Verwendung von Knochen-, Blut- oder Holzkohle sind Zuckerverluste unvermeidlich, wenn man nicht nach Michaelis und Rona[5]) Aceton oder 10proz. Essigsäure oder nach Bohmansson[6]) verdünnte HCl zusetzt, und zwar für 20 ccm Urin 5 ccm 25proz. HCl und 2 g (1 Teelöffel) Blutkohle. Man schüttelt 5 Minuten und filtriert dann[7]).

In allen Fällen, wo man eine Verdünnung vermeiden will, bleibt aber die Klärung mit festem Blei- oder Mercuriacetat und 1 Tropfen Eisessig die souveräne Methode.

Die polarimetrische Untersuchung ist eines der wichtigsten Hilfsmittel bei physiologisch-chemischen Untersuchungen über Kohlenhydrate; sie gestattet, die Gegenwart vieler Zuckerarten zu erkennen und ihr Schicksal zu verfolgen. Letzteres ist namentlich bei den Di- und Polysacchariden der Fall, deren Drehungsvermögen sich nach völliger oder teilweiser Spaltung in einfachere Zucker häufig auf charakteristische Art ändert.

Daß bei der zurzeit geläufigen Nomenklatur der Zuckerarten nicht die wahren Drehungsrichtungen, sondern konfigurative Beziehungen zum Ausdruck gelangen, sei betont; z. B. heißt der natürliche Fruchtzucker d-Fructose trotz seiner Linksdrehung, da er von der d-Glucose deriviert, und die natürliche Arabinose heißt, obgleich sie dextrogyr ist, l-Arabinose, da sie in genetischem Zusammenhange mit dem optischen Antipoden des Traubenzuckers, der l-Glucose, steht.

Außer den eigentlichen Zuckerarten kann der Harn noch andere optisch-aktive Stoffe enthalten, unter denen d-Milchsäure, die lävogyren gepaarten Glucuronsäuren, l-β-Oxybuttersäure, Eiweiß und seine Spaltungsprodukte die wichtigsten sind. Durch Polarisation vor und nach der Vergärung kann man sich ungefähr über die Menge gärungsfähigen Zuckers orientieren, doch ist zu beachten, daß bei der Gärung selbst optisch-aktive Verbindungen, z. T. Nichtzuckerstoffe in Lösung gehen können (siehe S. 259, 329 u. 364). Gleichzeitige Feststellung des Reduktionsvermögens ist in solchen Fällen unerläßlich.

[1]) H. Svoboda, Zeitschr. d. Vereins d. deutsch. Zuckerind. 46, 107 [1896].

[2]) H. Großmann, Biochem. Zeitschr. 1, 339 [1906].

[3]) A. Wiesler, Zeitschr. f. angew. Chemie 19, 1547 [1906].

[4]) C. Carrez, Annales de Chim. analyt. appl. 13, 17 [1908]; Chem. Centralbl. 1908, I, 896; Chem. Centralbl. 1909, II, 477. — P. Maillard, Chem. Centralbl. 1909, II, 1822.

[5]) L. Michaelis u. P. Rona, Biochem. Zeitschr. 16, 489 [1909].

[6]) G. Bohmansson, Biochem. Zeitschr. 19, 281 [1909].

[7]) J. Bang u. G. Bohmansson, Zeitschr. f. physiol. Chemie 63, 454 [1909]. — Theoretisches hierzu siehe bei F. Glassner u. W. Suida, Annalen d. Chemie u. Pharmazie 357, 95 [1907]; 361, 353 [1908]. — R. O. Herzog u. J. Adler, Zeitschr. f. physiol. Chemie 60, 79 [1909].

F. Hydrazonbildung.

Als Aldehyde und Ketone reagieren die Monosaccharide mit Phenylhydrazin und bilden damit die von Emil Fischer[1]) entdeckten Hydrazone. Die Vereinigung erreicht man am besten in wässerig-alkoholischer Lösung; bei Gegenwart von Essigsäure geht die Reaktion leicht weiter bis zur Bildung von Osazonen (siehe diese).

Der Zusammentritt erfolgt nach dem Schema

α) für Aldosen:

$$\ldots\text{CH}\cdot\text{OH}-\text{CHO} + \text{H}_2\text{N}-\text{NHC}_6\text{H}_5 = \text{H}_2\text{O} + \ldots\text{CH}\cdot\text{OH}-\text{CH}:\text{N}-\text{NHC}_6\text{H}_5,$$

β) für Ketosen:

$$\ldots-\text{CH}\cdot\text{OH}-\text{CO}-\text{CH}_2\text{OH} + \text{H}_2\text{N}-\text{NHC}_6\text{H}_5 = \text{H}_2\text{O} + \ldots-\text{CH}\cdot\text{OH}-\underset{\underset{\text{N}-\text{NHC}_6\text{H}_5.}{\|}}{\text{C}}-\text{CH}_2\text{OH}$$

Gleich den Monosacchariden liefern auch die reduzierenden Di- und Polysaccharide Hydrazone.

Diese mit gewöhnlichem Phenylhydrazin hergestellten Hydrazone sind nicht in allen Fällen leicht zu fassen, und man hat mit Vorteil an Stelle des Phenylhydrazins Substitutionsprodukte desselben angewendet, wie p-Bromphenylhydrazin, $\text{C}_6\text{H}_4\text{Br}\cdot\text{NH}-\text{NH}_2$, p-Nitrophenylhydrazin $\text{C}_6\text{H}_4(\text{NO}_2)\text{NH}-\text{NH}_2$, Methylphenylhydrazin $\overset{\text{C}_6\text{H}_5}{\underset{\text{CH}_3}{>}}\text{N}-\text{NH}_2$, Diphenylhydrazin $(\text{C}_6\text{H}_5)_2\text{N}-\text{NH}_2$, Benzylphenylhydrazin $\overset{\text{C}_6\text{H}_5\cdot\text{CH}_2}{\underset{\text{C}_6\text{H}_5}{>}}\text{N}-\text{NH}_2$, β-Naphthylhydrazin $\text{C}_{10}\text{H}_7\text{NH}-\text{NH}_2$ u. a. m. In allen diesen Fällen wird das Prinzip befolgt, durch Vergrößerung des Molekulargewichts die Schwerlöslichkeit der Hydrazone zu erhöhen.

Diese Hydrazone, die sich aus der wässerig-alkoholischen Lösung der Komponenten direkt oder nach dem Einengen manchmal in nahezu quantitativer Ausbeute ausscheiden, haben für die Physiologie und Chemie der Zuckerarten besondere Wichtigkeit. Denn sie können auch aus unreinen Flüssigkeiten in reiner Form erhalten und wieder in die entsprechenden Kohlenhydrate zurückverwandelt werden. Dies geschieht durch Salzsäure [E. Fischer[1]) sowie Fischer und Hirschberger[2])] und in besonders bequemer Weise durch Benzaldehyd [A. Herzfeld[3])] oder Formaldehyd [Ruff und Ollendorff[4])], wobei man nach Tollens und Browne[5]) zweckmäßig so viel Alkohol zusetzt, daß eine klare Mischung erfolgt. Im ersteren Fall handelt es sich um eine Hydrolyse:

$$\alpha)\ \text{CH}_2\text{OH}\cdot(\text{CH}\cdot\text{OH})_n\cdot\text{CH}:\text{N}\cdot\text{NHC}_6\text{H}_5 + \text{H}_2\text{O} + \text{HCl}$$
$$= \text{CH}_2\text{OH}\cdot(\text{CH}\cdot\text{OH})_n\cdot\text{CHO} + \text{NH}_2\cdot\text{NHC}_6\text{H}_5\cdot\text{HCl},$$

---

[1]) E. Fischer, Berichte d. Deutsch. chem. Gesellschaft 17, 579 [1884]; 20, 821 [1887]; 23, 2118 [1890].

[2]) E. Fischer u. J. Hirschberger, Berichte d. Deutsch. chem. Gesellschaft 21, 1805 [1888].

[3]) A. Herzfeld, Berichte d. Deutsch. chem. Gesellschaft 28, 440 [1895].

[4]) O. Ruff u. G. Ollendorff, Berichte d. Deutsch. chem. Gesellschaft 32, 3234 [1899].

[5]) C. A. Browne u. B. Tollens, Berichte d. Deutsch. chem. Gesellschaft 35, 1462 [1902].

bei der salzsaure Hydrazinbase und Zucker entstehen; im zweiten Fall um einen Austausch des Kohlenhydrates gegen den einfacheren Aldehyd (Benzaldehyd oder Formaldehyd):

$$\beta) \quad CH_2OH \cdot (CH \cdot OH)_n \cdot CH : N \cdot NHC_6H_5 + C_6H_5 \cdot CHO$$

$$= CH_2OH \cdot (CH \cdot OH)_n \cdot CHO + C_6H_5 \cdot CH : N \cdot NHC_6H_5.$$

Überschüssiger Formaldehyd kann fortgedampft, Benzaldehyd und sein Hydrazon können ausgeäthert werden, so daß die Lösungen der reinen Zucker hinterbleiben.

Die Hydrazone der verschiedenen Zucker unterscheiden sich durch die Bruttozusammensetzung, Schmelzpunkt, Löslichkeit und optisches Verhalten; zu beachten ist auch, daß stereoisomere Formen vorzukommen scheinen [A. Hilger und S. Rothenfusser[1]), sowie Alb. van Ekenstein und Lobry de Bruyn[2])].

Eine Tabelle, die über die Schmelzpunkte der meisten Hydrazone, Osazone und Hydrazide Auskunft gibt, hat A. Müther (Diss. Göttingen 1903) zusammengestellt; sie ist bei E. A. Huth, Göttingen, käuflich. Die wichtigsten Daten finden sich S. 356 und bei den einzelnen Zuckern.

G. Osazonbildung.

Für die physiologisch-chemische Praxis fast noch bedeutungsvoller als die Hydrazone sind die sog. Osazone, die auch Verbindungen der Zuckerarten mit den Hydrazinbasen darstellen, aber 2 Mol. des Hydrazins im Molekül enthalten. Diese gleichfalls von Emil Fischer[3]) entdeckte Reaktion ist nicht nur für den synthetischen Ausbau der Zuckergruppe grundlegend gewesen, sondern bildet für sie auch die analytisch am häufigsten benutzte Probe. Sie wird am besten unter Erwärmung in schwach essigsaurer Lösung ausgeführt und vollzieht sich nach folgender Gleichung:

α) für eine *Aldose*:

$$CH_2OH \cdot (CH \cdot OH)_n \cdot CH \cdot OH \cdot CHO + 2 C_6H_5 \cdot NH \cdot NH_2$$

$$= 2 H_2O + 2 H + CH_2OH \cdot (CH \cdot OH)_n \cdot C \cdot CH : N \cdot NHC_6H_5,$$
$$\qquad\qquad\qquad\qquad\qquad\qquad \underset{N-NHC_6H_5}{\overset{\|}{}}$$

β) für eine *Ketose*:

$$CH_2OH \cdot (CH \cdot OH)_n \cdot CO \cdot CH_2OH + 2 C_6H_5 \cdot NH \cdot NH_2$$

$$= 2 H_2O + 2 H + CH_2OH \cdot (CH \cdot OH)_n \cdot C \cdot CH : N \cdot NHC_6H_5$$
$$\qquad\qquad\qquad\qquad\qquad\qquad \underset{N \cdot NHC_6H_5}{\overset{\|}{}}$$

Die beiden Wasserstoffatome treten dabei nicht frei auf, sondern wirken auf ein drittes Molekül Phenylhydrazin ein, das dabei in Ammoniak und Anilin[4]) zerfällt:

$$C_6H_5 \cdot NH - NH_2 + 2 H = NH_3 + C_6H_5 \cdot NH_2.$$

In der ersten Phase der Reaktion geht der Osazonbildung die intermediäre Entstehung von Hydrazonen vorauf, die durch die überschüssige Hydrazin-

---

[1]) A. Hilger u. S. Rothenfusser, Berichte d. Deutsch. chem. Gesellschaft 35, 1841 [1902].

[2]) Alb. van Ekenstein u. C. Lobry de Bruyn, Berichte d. Deutsch. chem. Gesellschaft 35, 3082 [1902].

[3]) E. Fischer, Berichte d. Deutsch. chem. Gesellschaft 17, 579 [1884] 20, 821 [1887].

[4]) Beide bleiben in der überschüssigen Essigsäure gelöst.

base dann in Osazone umgewandelt werden. **Es ist daher in praxi notwendig, auf 1 Mol. Zucker mindestens 3 Mol. Phenylhydrazin,
gelöst in verdünnter Essigsäure, anzuwenden**[1]).

Die große Bedeutung der Osazone ist darin gelegen, daß sie in kaltem
Wasser schwer oder unlöslich sind und sich schon aus verdünnten und Verunreinigungen aller Art enthaltenden Lösungen ausscheiden. Allerdings vermeidet man zweckmäßig einen unnötigen Überschuß an Hydrazin, da hierin
wie in zahlreichen anderen stickstoffhaltigen Substanzen nach Neuberg[2])
die Osazone (und auch die Hydrazone) leichter als in reinem Wasser löslich sind.
Man kommt meist mit den gewöhnlichen, schön gelb gefärbten Phenylosazonen
aus, seltener werden die Brom- (gelb, oft grünstichig) und Nitrophenylosazone
(scharlachrot bis rotbraun), gelegentlich die Methylphenylosazone (orangefarben) gebraucht. Die zugrunde liegenden Zucker können aus den Osazonen
nicht in einfacher Weise wiedergewonnen werden; die Spaltung mit Salzsäure[3]) oder Benzaldehyd[4]) führen zu einer neuen Körperklasse, den Osonen:
$CH_2OH — (CH \cdot OH)_n — CO — COH$.

Diese Ketoaldehyde sind theoretisch von erheblicher Wichtigkeit, aber
in der Natur bisher nicht aufgefunden.

Abgesehen davon, daß die Osazone auch aus reinen Ausgangsmaterialien
nach Maquenne[5]) bei weitem nicht in quantitativer Ausbeute entstehen,
kommt als ein weiteres beachtenswertes Moment die Vieldeutigkeit der
Osazone in Betracht.

Während jeder Zucker ein eigenes Hydrazon liefert, liegen die Verhältnisse bei der Osazonbildung anders; das obige schematische Beispiel zeigt
bereits, daß eine Aldose und Ketose das gleiche Osazon ergeben; da sich die
Osazonbildung der Aldosen an der endständigen Aldehydgruppe und dem ihr
benachbarten Kohlenstoffatom vollzieht, wird dabei ein vorher asymmetrisches Kohlenstoffatom symmetrisch; daher kommt es, daß sogar stets zwei
Aldosen das identische Osazon bilden. Die Aminozucker verhalten sich bei
der Osazonreaktion wie die entsprechenden Hydroxylverbindungen, so daß auch
aus ihnen das gleiche Osazon hervorgeht. Demnach geben die Kombinationen

CHO	CHO	CH₂OH	CHO	CH₂·NH₂
HCOH	OHCH	CO	CH·NH₂	CO

dasselbe Osazon, ein Fall, der z. B. in der Hexosenreihe bei den vier
wichtigen natürlich vorkommenden Kohlenhydraten Glucose, Mannose,
Fruchtzucker, Glucosamin (und Isoglucosamin) eintritt.

Das asymmetrische Methylphenylhydrazin $\frac{C_6H_5}{CH_3}{>}N—NH_2$ reagiert

[1]) Ein Zusatz von etwas Kochsalz befördert nach E. Fischers (Berichte d. Deutsch.
chem. Gesellschaft **41**, 73 [1908]) jüngst mitgeteilten Erfahrungen die Abscheidung der
Osazone in manchen Fällen. Obgleich die Hydrazinbasen jetzt recht rein im Handel sind,
kann des öfteren (E. Fischer, Berichte d. Deutsch. chem. Gesellschaft **41**, 73 [1908]). —
C. Neuberg, Berichte d. Deutsch. chem. Gesellschaft **32**, 2395 [1899]) die alte Fischersche Vorschrift der Osazonbereitung mit Hydrazinchlorhydrat und Natriumacetat mit
Vorteil angewendet werden.
[2]) C. Neuberg, Zeitschr. f. physiol. Chemie **29**, 274 [1900].
[3]) E. Fischer, Berichte d. Deutsch. chem. Gesellschaft **21**, 2631 [1888]; **22**, 87
[1889].
[4]) E. Fischer u. E. F. Armstrong, Berichte d. Deutsch. chem. Gesellschaft **35**,
3141 [1902].
[5]) A. Maquenne, Compt. rend. de l'Acad. des Sc. **112**, 799 [1891].

nach E. Fischer[1]), R. S. Morrel und J. M. Crofts[2]) nicht mit Aldosen, wohl aber nach Neuberg[3]) mit den Ketosen unter Osazonbildung. Bei sehr langer Dauer der Einwirkung können jedoch auch aus den Aldosen (infolge sekundärer Umlagerung zu Ketosen, vgl. S. 365) Methylphenylosazone entstehen, doch ist der Unterschied in der Reaktionsgeschwindigkeit zwischen Aldehyd- und Ketozuckern so beträchtlich, daß die Methylphenylosazonbildung bei bestimmter Handhabung zum Nachweis von Ketosen dienen kann [Neuberg[4]), Ofner[5]), H. Ost[6]), V. Grafe[7]), S. Strakosch[8]), A. Jolles[9])].

Die reduzierenden Di- und Polysaccharide, ferner die Aldehydsäuren ergeben ebenfalls Osazone, die für diese Substanzen charakteristisch sind und ihre Erkennung öfter neben den Monosacchariden gestatten [E. Fischer[10])].

Die verschiedenen Osazone zeigen außer in der elementaren Zusammensetzung[11]) Differenzen in der Löslichkeit, dem Schmelzpunkt, der Krystallform und dem optischen Verhalten, die zu ihrer Charakterisierung dienen.

Z. B. ist der Schmelzpunkt und das Drehungsvermögen einiger Osazone wie folgt:

	Schmelz-punkt	Drehung[12])
l-Arabinosephenylosazon	160°	+ 1° 10'
l-Arabinose-p-bromphenylosazon	196—200°	+ 0° 28'
l-Xylosephenylosazon	158°	— 0° 15'
l-Xylose-p-bromphenylosazon	208°	+ 0°
Rhamnosephenylosazon	180°	+ 1° 24'
d-Glucosephenylosazon	205°	— 1° 30'
d-Glucose-p-bromphenylosazon	222°	— 0° 31'
d-Galaktosephenylosazon	188—193°	+ 0° 48'
d-Fructosemethylphenylosazon	153°	+ 1° 40'
d-Sorbinosazon	164°	— 0° 15'
Maltosephenylosazon	205°	+ 1° 30'
Milchzuckerphenylosazon	210°	± 0°
d-Glucuronsäure-p-bromphenylhydrazinverbindung	216°	— 7° 25'.

Die Krystallformen der einzelnen Osazone sind zwar ungleich (siehe die Fig. 4, 5 und 6), allein die Unterschiede sind — namentlich bei Abscheidungen aus Flüssigkeiten physiologischer Herkunft — nicht so groß, daß die ihnen vielfach zugemessene Bedeutung gerechtfertigt wäre.

Für die Ermittlung der physikalischen Daten ist absolute Reinheit erforderlich. Es kommt häufiger vor, daß Schmelzpunkt und Analyse stimmen, trotzdem aber ein Osazon eine solch dunkel gefärbte Lösung ergibt, daß die

[1]) E. Fischer, Berichte d. Deutsch. chem. Gesellsch. **21**, 2631 [1888]; **22**, 87 [1889].
[2]) R. S. Morrell u. J. M. Crofts, Journ. Chem. Soc. **75**, 786 [1899].
[3]) C. Neuberg, Berichte d. Deutsch. chem. Gesellschaft **35**, 959, 2626 [1902].
[4]) C. Neuberg, Berichte d. Deutsch. chem. Gesellschaft **37**, 4616 [1904].
[5]) B. Ofner, Berichte d. Deutsch. chem. Gesellschaft **37**, 3362, 4399 [1904].
[6]) H. Ost, Zeitschr. f. angew. Chemie **18**, 1170 [1905].
[7]) V. Grafe, Sitzungsber. d. Wiener Akad. **114**, Märzh. 1905.
[8]) S. Strakosch, Zeitschr. d. Vereins d. deutsch. Zuckerind. **57**, 1057 [1907].
[9]) A. Jolles, Berichte d. Deutsch. pharmaz. Gesellschaft **19**, 484 [1909].
[10]) E. Fischer, Zeitschr. f. physiol. Chemie **26**, 60 [1898].
[11]) Die **Pentosazone** $C_{17}H_{20}N_4O_3$ haben die **Zusammensetzung** 62,19% C, 6,09% H, 17,07% N;
    die **Hexosazone** $C_{18}H_{22}N_4O_4$: 60,33% C, 6,14% H, 15,64% N;
    die **Disaccharidosazone** $C_{24}H_{32}N_4O_9$: 55,33% C, 6,16% H, 10,73% N.
[12]) Im Pyridin-Alkoholgemisch (C. Neuberg, Berichte d. Deutsch. chem. Gesellschaft **32**, 3384 [1899]) (0,20 g Osazon gelöst in 4,0 ccm reinstem Pyridin + 6,0 ccm abs. Alkohol).

polarimetrische Prüfung unmöglich ist. In diesen Fällen leistet oft die Reinigung der Osazone mittels Pyridin[1]) gute Dienste.

Pyridin erhöht die Löslichkeit der Osazone in allen zum Umkrystallisieren verwendbaren Lösungsmitteln, wie Wasser, Alkohol, Aceton, Essigäther, Chloroform, Ligroin, Benzol, Toluol usw. Wenn an sich ein Osazon von diesen Solvenzien zu schwierig auf-

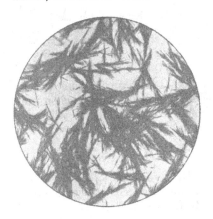

Fig. 4.

d-Glucose-phenylosazon.

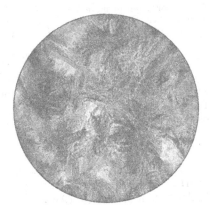

Fig. 5.

Maltose-phenylosazon.

genommen wird, so kann man es durch einen geringen Pyridinzusatz in Lösung bringen. Die Löslichkeit beruht offenbar auf einer Art Salz- oder Komplexbildung. Es hat sich als zweckmäßig erwiesen, bei der Wiedergewinnung der Osazone aus Pyridinlösungen zwecks völliger Aufhebung der lockeren Bindung von Pyridin-Osazon je nach den Umständen verdünnte oder konz. Essigsäure (Eisessig) zuzugeben.

Die Ausbeute an Osazon und dessen Reinheit hängt stark von der Qualität der Hydrazinbasen ab. Das Phenylhydrazin selbst ist jetzt in völliger Reinheit im Handel. Es muß hellgelb, fast weiß (nicht braun) sein und muß sich nach E. Fischer[2]) in der 10fachen Menge eines Gemisches von 10 ccm 50 prozentiger Essigsäure und 90 ccm H_2O klar lösen. Verharzte Proben, die dunkelbraune Farbe zeigen, sind zu verwerfen, gelbbraun gewordene können durch fraktionierte Destillation im Vakuum gereinigt werden. In einer Kältemischung erstarrt reines Phenyl-

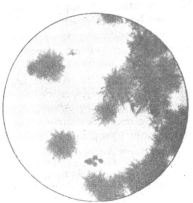

Fig. 6.

Milchzucker-phenylosazon.

hydrazin leicht, und zweimalige Umkrystallisation der reinen Base aus abs. Äther bildet auch eine treffliche Methode zur Reinigung. Der Schmelzpunkt der Osazone schwankt mit der Art des Erhitzens [E. Fischer[3])].

Die Darstellung der Osazone wird erschwert, wenn in der Lösung Substanzen vorhanden sind, die das Phenylhydrazinacetat zersetzen. Als solche kommen Nitrite in

[1]) C. Neuberg, Berichte d. Deutsch. chem. Gesellschaft **32**, 3384 [1899].
[2]) E. Fischer, Berichte d. Deutsch. chem. Gesellschaft **28**, 1437 [1895].
[3]) E. Fischer, Berichte d. Deutsch. chem. Gesellschaft **41**, 73 [1908].

Betracht, die mit Essigsäure freie HNO_2 liefern. Letztere ergibt mit Phenylhydrazin Nitrosophenylhydrazin und Diazobenzolimid bzw. deren Zersetzungsprodukte:

$$\alpha)\ C_6H_5 \cdot HN \cdot NH_2 + HNO_2 = H_2O + C_6H_5(NO)N\!\!-\!\!NH_2$$

$$\beta)\ C_6H_5 \cdot HN \cdot NH_2 + HNO_2 = 2\,H_2O + C_6H_5\!\!-\!\!N\!\!\begin{array}{c} N \\ \| \\ N \end{array}$$

Ferner zerstören größere Mengen von Eisen-, Quecksilber- und Kupfersalzen das Phenylhydrazin (vgl. S. 400). Auch durch Einwirkung des Luftsauerstoffes soll nach Berthelot[1] aus dem Phenylhydrazinacetat während der Osazonbereitung stets etwas Diphenylhydrazin

$$2\,C_6H_5H \cdot N\!\!-\!\!NH_2 + 2\,O = 2\,H_2O + 2\,N + (C_6H_5HN)_2$$

als braunes, öliges Zersetzungsprodukt entstehen und das Osazon verunreinigen.

Die in Wasser aufgeschwemmten oder gelösten Osazone reduzieren Metallsalze kräftig. Gegen siedende Alkalien sind sie empfindlich; beim Kochen mit Lauge entsteht unter Abspaltung der N-freien Kohlenstoffkette Glyoxalosazon[2]:

$$\begin{array}{ccc} CH_2OH \cdot (CH \cdot OH)_n\!\!-\!\!C\!\!-\!\!CH\!:\!N \cdot NHC_6H_5 & & CH\!:\!N \cdot NHC_6H_5 \\ \qquad\qquad\qquad \| & \rightarrow & | \\ \qquad\qquad\quad N \cdot NHC_6H_5 & & CH\!:\!N \cdot NHC_6H_5. \end{array}$$

Ein unnötiger Überschuß von Phenylhydrazin ist bei der Darstellung der Osazone zu vermeiden, da das Reagens wie eine große Reihe N-haltiger Stoffe (Amine, Amide, Harnstoff, Nitrile, Aminosäuren usw.) in mehr oder minder starker Weise Osazone lösen[3][4]).

Anstellung der Osazonprobe mit Harn. v. Jaksch[5] hat zuerst systematische Untersuchungen über den Nachweis von Zucker als Osazon im Harn angestellt. Die zahlreich gesammelten Erfahrungen haben gelehrt, daß die Darstellung der Osazone aus Urin gut gelingt, abgesehen von einer etwas geringeren Ausbeute nicht sehr viel schlechter als aus reinen Zuckerlösungen entsprechender Konzentration. Komplikationen werden freilich herbeigeführt, wenn mehrere verschiedene osazonliefernde Substanzen in dem Harn vorhanden sind. Bei kleinen Zuckermengen sind die aus Harn ausfallenden Osazone meist durch amorphe Partikelchen verunreinigt, die durch vorsichtiges Waschen der abgesaugten und eventuell getrockneten Osazone mit Holzgeist, Alkohol, Aceton, Chloroform, Äther, Ligroin, Toluol usw. entfernt werden können.

Es sind eine große Reihe von Ausführungsformen der Osazondarstellung aus Urin angegeben. Allein ein wesentlicher Vorteil vor den für Zuckerlösungen ganz allgemein bewährten Vorschriften E. Fischers (l. c.) kann ihnen — wenn nicht exzeptionelle Fälle vorliegen — nicht zuerkannt werden.

Besondere Angaben haben Lamanna[6]), Laves[7]), A. Neumann[8]), Margulies[9]), Cipollina[10]), Grünewald[11]) und Schmidt[12] gemacht und zum Teil auch spezielle Gefäße empfohlen[13]). Es handelt sich hierbei meist um qualitative Proben, und die Mengen Osazon, die man nach diesen Modifikationen der genannten Autoren erhält, reichen in keiner Weise zu einer sicheren Diagnose der Zuckerarten aus. Traubenzucker, Galaktose einerseits, Pentosen, Maltose und Milchzucker andererseits geben Osazone, die durch

[1]) M. Berthelot, Bulletin de la Soc. chim. [3] **11**, 898 [1894].
[2]) C. J. Lintner, Chem.-Ztg. **20**, 763 [1896].
[3]) C. Neuberg, Zeitschr. f. physiol. Chemie **29**, 274 [1900].
[4]) C. Böttinger, Annalen d. Chemie u. Pharmazie **259**, 125 [1890].
[5]) v. Jaksch, Zeitschr. f. klin. Medizin **11**, 20 [1886].
[6]) P. A. Lamanna, Chem. Centralbl. **1897**, I, 440.
[7]) E. Laves, Zeitschr. f. analyt. Chemie **33**, 117, 227 [1894].
[8]) A. Neumann, Berl. klin. Wochenschr. **1900**, 1241.
[9]) Margulies, Berl. klin. Wochenschr. **1900**, 881.
[10]) A. Cipollina, Deutsche med. Wochenschr. **1901**, 334.
[11]) R. Grünewald, Münch. med. Wochenschr. **54**, 730 [1907].
[12]) A. Schmidt, Apoth.-Ztg. **22**, 533 [1907].
[13]) Gewöhnliche breite Reagensgläser leisten dieselben Dienste.

die mikroskopische Krystallform, Schmelzpunkt und die Löslichkeit (die ersteren sind auch in heißem Wasser sehr schwer löslich) nicht sicher unterschieden werden können. Hinzu tritt noch die Glucuronsäure, die je nach dem Verhältnis von Phenylhydrazin zu eben dieser Säure bald Osazone vom Typus der Pentosen, bald des Traubenzuckers mit nahezu identischen Krystallformen, Schmelzpunkten und Löslichkeitsverhältnissen liefert[1]).

Zur sicheren Erkennung bedarf es außerdem der Analyse[2]) und polarimetrischen Bestimmung der umkrystallisierten, reinen Verbindung. Die hierzu erforderlichen Osazonmengen lassen sich aber nicht nach jenen Modifikationen gewinnen, die meist nur auf kleine Quantitäten zugeschnitten sind.

Eine Entfärbung des Urins bzw. Vorbehandlung mit Fällungsmitteln ist für die Osazonprobe meist entbehrlich; größere Eiweißmengen müssen jedoch entfernt werden, während kleine ohne Belang sind.

Bei Anstellung der Osazonprobe mit Harn ist noch folgendes zu beachten. Der Schmelzpunkt der direkt abgeschiedenen rohen Osazone liegt oft weit niedriger als der von reinen Osazonen, z. B. der von Glucosazon nach Salkowski[3]) bei 173° statt bei 205°; außerdem zeigen die unreinen Osazone oft größere Löslichkeit und können dadurch zu Täuschungen Anlaß geben.

Aceton und Acetessigsäure, die ölige Phenylhydrazone liefern, können verschmierend auf die Phenylhydrazinverbindung der Kohlenhydrate wirken und so einen wirklichen Zuckergehalt verdecken, falls man sich allein auf die Osazonprobe verlassen wollte.

Bei zu starkem Eindampfen, namentlich bei Anwendung des vielfach empfohlenen, aber ungeeigneten Eisessigs zum Lösen des Phenylhydrazins (statt 30—50 proz. Essigsäure) erhält man Krystalle von Acetylphenylhydrazin (Essigsäurephenylhydrazid), $C_6H_5HN \cdot NH \cdot CO \cdot CH_3$, die schon zu mancher Verwechslung Anlaß gegeben haben.

Eine Umsetzung des Phenylhydrazins mit Harnstoff (S. 275) oder Ausfallen von schwer löslichem Phenylhydrazinoxalat ist kaum zu befürchten, wenn die Probe nicht ganz unvorschriftsmäßig vorgenommen wird.

In vielen Fällen erhält man aus normalen, im gewöhnlichen Sinne zuckerfreien Urinen bei Anstellung der Osazonprobe mehr oder weniger schön ausgebildete Krystalle. Moritz[4]), Roos[5]), Geyer[6]), Holmgreen[7]), Hirschl[8]), Luther[9]), Salkowski[10]), Binet[11]), P. Mayer[12]), Willcox[13]), Mc Even[14]) haben für Menschenharn, Porcher und Nicolas[15]) für Hundeurin diesbezügliche Angaben gemacht.

Über die Bedeutung dieser Krystalle und ihre chemische Natur ist nichts Sicheres bekannt; ebenso unaufgeklärt ist der Charakter der in etwas größerer Menge von Blumenthal sowie F. Landolph[16]) aus normalem Harn erhaltenen und auf noch unbekannte Kohlenhydrate bezogenen Osazone.

———— [1]) P. Mayer, Berl. klin. Wochenschr. **1899**, 591, 617; **1900**, 5; Zeitschr. f. physiol. Chemie **29**, 59 [1900]. — D. Naidus, Malys Jahresber. d. Tierchemie **1903**, 103.

[2]) Über die N-Bestimmung in Osazonen siehe S. 545.

[3]) E. Salkowski, Berl. klin. Wochenschr. **1895**, 364.

[4]) F. Moritz, Münch. med. Wochenschr. **36**, 281 [1889].

[5]) E. Roos, Zeitschr. f. physiol. Chemie **15**, 513 [1891].

[6]) J. Geyer, Wiener med. Presse **1889**, 1688.

[7]) E. Holmgreen, Malys Jahresber. d. Tierchemie **1897**, 342.

[8]) J. A. Hirschl, Zeitschr. f. physiol. Chemie **14**, 377 [1890].

[9]) E. Luther, Diss. Berlin **1890**; Zeitschr. f. analyt. Chemie **29**, 732 [1890].

[10]) E. Salkowski, Zeitschr. f. physiol. Chemie **17**, 229 [1893].

[11]) P. Binet, Malys Jahresber. d. Tierchemie **1892**, 506.

[12]) P. Mayer, Berl. klin. Wochenschr. **1900**, 5.

[13]) W. H. Willcox, The Lancet **1904**, II, 211.

[14]) E. L. Mc Even, Amer. Journ. med. Sc. **1905**, Juni.

[15]) Ch. Porcher u. E. Nicolas, Journ. de Physiol. **3**, 756 [1901].

[16]) F. Blumenthal, Charité-Annalen **23**, 181 [1896]. — F. Landolph, Biochem. Zeitschr. **21**, 108 [1909].

Auf die Phenylhydrazinverbindungen bei der sogenannten Reaktion von Cammidge (S. 463) sei in diesem Zusammenhange hingewiesen.

Die Empfindlichkeit der Osazonprobe schwankt natürlich bei den einzelnen Kohlenhydraten[1]).

Bei eigentlichen Zuckeruiinen ist nach G. Rosenfeld[2]) ein Gehalt von 0,03% Glucose im Harn die unterste Grenze, bei der mit Sicherheit das Phenylglucosazon nach der üblichen Methode erhalten wird.

Für den Nachweis zweifelhafter Zuckermengen ($^1/_{10}$—$^1/_{20}$%) empfiehlt E. Salkowski[3]) folgende Arbeitsweise: 5,0 ccm Harn werden erst mit 0,5 ccm Eisessig und dann mit 20 Tropfen Phenylhydrazin versetzt und genau nach der Uhr 1 Minute gekocht. Alsdann fügt man 5 Tropfen 15proz. NaOH hinzu, erwärmt nochmals und läßt nun abkühlen. Am nächsten Tage findet man dann ein schwefelgelbes, stets krystallinisches Sediment. Milchzucker und Maltose geben keinen krystallinischen Niederschlag, Pentosen stören nicht, höchstens Glucuronsäure.

H. Mercaptalbildung.

Die Mercaptale haben keine Bedeutung für die direkte Abscheidung der Zucker aus Harn. Wegen ihrer schönen Eigenschaften können sie aber zur Erkennung und Differenzierung bestimmter Zuckerarten dienen, die schon in reinem oder fast reinem Zustande vorliegen und sonst keine charakteristischen Derivate liefern[4]).

Ketosen liefern keine festen Mercaptale, die Disaccharide erfahren bei der Darstellung der Mercaptanverbindungen leicht eine hydrolytische Spaltung zu Monosacchariden. Praktisch am brauchbarsten sind die Derivate des Amyl- und Benzylmercaptans. Die Reaktion vollzieht sich nach E. Fischer[5]) nach der Gleichung

$$CH_2OH—(CH \cdot OH)_n—CHO + 2 H \cdot SR = H_2O + CH_2OH—(CH \cdot OH)_n—CH(SR)_2.$$

Man löst den Zucker kalt in der gleichen bis 4fachen Gewichtsmenge kalter Salzsäure (D = 1,19) und schüttelt mit 2 Mol. des Mercaptans. Nach $^1/_2$—2 Stunden ist die Reaktion beendet, und das Mercaptal fällt direkt oder auf Wasserzusatz aus und kann durch Krystallisation aus verdünntem Alkohol rein erhalten werden.

Statt der rauchenden HCl können auch 50proz. H_2SO_4 oder konz. HBr (D = 1,49) oder 50proz. $ZnCl_2$-Lösung zur Kondensation dienen[3]). Von den für Harn in Betracht kommenden Zuckern sind krystallisierte Mercaptale der d-Glucose, der d-Mannose, der d-Galaktose, der l-Arabinose, der Rhamnose, der α-Glucoheptose [E. Fischer, Lawrence[5])] bekannt; das Amylmercaptal der d, l-Arabinose aus Harn ist auch dargestellt[6]); Xylose und Glucuronsäuremercaptale[7]) sind bisher nur als Öle erhalten.

J. Hefengärung.

Zum qualitativen und quantitativen Nachweis bestimmter Kohlenhydrate kann ihre Vergärung mittels Hefe dienen.

Von den vielen hundert in Reinzucht bekannten Hefenrassen kommt in erster Reihe die gewöhnliche Bierhefe (Saccharomyces cerevisiae) in Betracht. Von Nebenreaktionen abgesehen, verläuft die Zerlegung der gärenden Hexosen durch Hefe bzw. durch das in ihr enthaltene Ferment Zymase nach der Gleichung

$$C_6H_{12}O_6 = 2 CO_2 + 2 C_2H_5 \cdot OH.$$

---

[1]) L. Maquenne, Compt. rend. de l'Acad. des Sc. **112**, 799 [1891].

[2]) G. Rosenfeld, Deutsche med. Wochenschr. **1888**, 451, 470.

[3]) E. Salkowski, Arbeiten a. d. pathol. Inst. **1906**, 587, herausgegeben von J. Orth.

[4]) E. Fischer, Kohlenhydrate und Fermente. Berlin **1909**. S. 89.

[5]) E. Fischer, Berichte d. Deutsch. chem. Gesellschaft **27**, 673 [1894]. — W. T. Lawrence, Berichte d. Deutsch. chem. Gesellschaft **29**, 547 [1896].

[6]) C. Neuberg, Berichte d. Deutsch. chem. Gesellschaft **33**, 2251 [1900].

[7]) C. Neuberg, Berichte d. Deutsch. chem. Gesellschaft **33**, 3317 [1900].

Das hierbei entwickelte Kohlendioxyd kann auf verschiedene Weise aufgefangen werden und als ein Maßstab für die durch Gärung verschwundene Zuckermenge dienen.

Theoretisch liefern 180 g Hexose 88 g Kohlensäuregas. In praxi entstehen aber statt dieser möglichen 48,89% bestenfalls nur 46,54% CO_2, da ein Teil des Zuckers zur Bildung der erwähnten Nebenprodukte [Milchsäure, Glycerin, Essigsäure (?)] verbraucht wird[1]).

Aus den zahlreich vorliegenden Untersuchungen kann für die Verhältnisse im Harn folgendes abgeleitet werden.

Ein Zusatz von mineralischen und organischen Nährstoffen, welche die Hefe zum Wachstum und zum Leben benötigt, erübrigt sich, da der Urin diese Materialien enthält. Die Gärzeit und Hefenmenge richtet sich nach der Zuckerquantität. In praxi genügt es wohl für alle Fälle, auf 10 ccm Harn 1 g frische Preßhefe anzuwenden. Das Gärungsoptimum liegt bei 24—28°, nach anderen bei 30—34°, doch findet auch bei Zimmertemperatur langsam Vergärung statt. Nach 48 Stunden ist die Gärung stets, häufig schon nach 36 und 24 Stunden, bei kleineren Mengen bereits in kürzerer Zeit beendet[2]).

Für qualitative Proben auf gärfähigen Zucker verwendet man das Schröttersche Gärungsröhrchen (siehe Fig. 7). Unmittelbar vorher stellt man in einem Reagensgläschen durch Schütteln oder in einem kleinen Mörser durch Verreiben eine möglichst gleichmäßige Suspension von 2 g Hefe in 20 ccm Urin her. Durch geeignetes Neigen des Gärungsröhrchens wird dieses gefüllt. Im zugeschmolzenen Schenkel dürfen keine Gasblasen zu Beginn des Versuches zugegen sein; sie sind durch Umkehren der Eprouvette in den offenen Schenkel zu treiben.

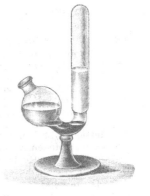

Fig. 7.

Da durch den offenen Schenkel CO_2 entweichen kann, muß man bei kleinen Zuckermengen stets einen Quecksilberverschluß (Zugabe von 1—2 ccm metallischem Hg je nach dem Kaliber des Gärröhrchens) anwenden. Bei größeren Zuckermengen ist Absperrung durch Quecksilber nicht so dringend erforderlich, da hier ja die Flüssigkeitssäule im langen Schenkel hinreichend CO_2 entwickelt[3]).

Um sicher zu gehen, sind folgende gleichzeitig anzusetzende Kontrollen unerläßlich:

α) Dieselbe Menge Hefe wird in 0,5 prozentiger Zuckerlösung verteilt und diese Mischung in eine ebenso große Gaseprouvette gefüllt.

β) Die gleiche Quantität Hefe wird in Wasser allein aufgeschwemmt und ebenso in ein Gärröhrchen gebracht.

Diese Kontrollen beugen Täuschungen vor, die einmal durch eine gärungsuntüchtige Hefe, dann durch eine Selbstgärung der Hefe (größtenteils auf Kosten des in ihr enthaltenen Glykogens) eintreten kann.

Der Harn wird zu Gärungsproben ohne jede Vorbehandlung genommen, Schwermetallsalze verhindern die Hefeeinwirkung. Ob Zufuhr von Medikamenten den Übertritt gärungshemmender Stoffe in den Harn zur Folge haben kann, ist zu wenig untersucht, um ein abschließendes Urteil zu gestatten. Salicylsäure und Derivate sollen nach Jasienski[4]) nicht stören[5]).

1) M. Jodlbauer, Zeitschr. d. Vereins d. deutsch. Zuckerind. 1888, 309.
2) C. Victorow, Archiv f. d. ges. Physiol. 118, 583 [1907].
3) E. Salkowski, Berl. klin. Wochenschr. 1905, Nr. 44a, S. 48.
4) T. Jasienski, Malys Jahresber. d. Tierchemie 1894, 299. — Vgl. auch S. G. Hedin, Malys Jahresber. d. Tierchemie 1891, 37.
5) Größere Mengen Aceton sind vorher, ev. im Vakuum, abzudestillieren.

In zweifelhaften Fällen dieser Art kann man sich durch Zusatz von etwas Zucker zu dem verdächtigen Harn über seine eventuell gärungshemmenden Eigenschaften Aufschluß verschaffen.

Irrtümer können durch Verwendung bakteriell infizierten Urins erwachsen. Diese Mikroorganismen können aus anderen Harnbestandteilen, namentlich aus Harnstoff, Kohlendioxyd entwickeln. Alkalischen Harn neutralisiert man daher zuvor mit verdünnter Schwefelsäure und sterilisiert ihn durch mehrfaches Aufkochen.

Von ihrem Wert dürfte die Gärprobe auf Zucker durch Neuberg und Hildesheimers[1] Befunde der „zuckerfreien Hefegärungen" eingebüßt haben. Sie fanden, daß käufliche Hefe und eine Reihe von Hefereinkulturen ohne Gegenwart von Zucker mit einer ganzen Anzahl von natürlich vorkommenden Stoffen genau wie Kohlenhydrate reichlich CO_2 entwickeln, so mit den Salzen von Glycerinsäure, Oxalessigsäure, Brenztraubensäure, Milchsäure, Citronensäure, Weinsäure, ja selbst mit Buttersäure, Lecithin, Glycerinphosphorsäure, Cystin u. a.

Es ist klar, daß diese Substanzen sich keineswegs immer im Harn ausschließen lassen und daher eine vorsichtige Beurteilung der Gärprobe geboten ist.

Da eventuell durch fremde Gärungserreger andere Gase als Kohlendioxyd gebildet werden können, so überzeugt man sich von der Natur des angesammelten Gases. Am einfachsten geschieht dieses dadurch, daß man in den offenen Schenkel des Gärungsröhrchens etwas starke Ätzlauge bringt, dann Wasser bis zum Überlaufen darüber schichtet und nun die Eprouvette mit einem kleinen Gummistopfen oder mit dem Finger verschließt. Ist das Gas CO_2, so entsteht beim Umschütteln dann im Gefäß ein Minderdruck, der deutlich fühlbar ist und beim Öffnen des Stopfens oder Fortnahme des Fingers ein Aufsteigen der Flüssigkeit im langen Schenkel bis zur Kuppe zur Folge hat. Auch kann man die CO_2 durch Lauge binden, wenn man diese mit einer hakenförmigen Pipette direkt in das lange Rohr der Eprouvette bringt. Völlige Absorption tritt manchmal nicht ein, da Hefe wie Harn Luft eingeschlossen oder gelöst enthalten.

Bei normal verlaufener Gärung ist die Reaktion des Gärgutes am Ende meist sauer (infolge Bildung von etwas Milchsäure usw.).

Alkalisch reagierende Proben sind zu verwerfen. Denn hier könnte durch gleichzeitigen oder aufeinanderfolgenden Ablauf einer ammoniakalischen und sauren Harngärung aus Harnstoff Ammoniumcarbonat und aus letzterem CO_2 entstehen[2]. Tatsächlich scheinen, wenn auch selten, solche Pseudozuckerharne mit positiver Gärungsprobe vorzukommen[3]. Vielleicht handelt es sich hier aber um die Gegenwart von gärenden Nichtzuckerstoffen (siehe oben Neuberg und Hildesheimer).

Die Grenze des Zuckernachweises mit der Gärprobe liegt bei ausgekochtem, von Luft befreitem und gleichzeitig sterilisiertem Harn bei 0,05%, bei nativem Harn bei 0,1%[4] [5].

Pflügers theoretische Ableitung[3], daß erst mit 0,3% Glucose bei 30° gasförmiges CO_2 auftrete, stimmt nicht mit den tatsächlichen Verhältnissen; offenbar ist die Kohlensäure im Harn weit weniger löslich als in Wasser. Bei Mengen von 0,1% Zucker und weniger empfiehlt es sich, die von Salkowski (l. c.) oder Schumm[6] vorgeschlagene verfeinerte Apparatur zu benützen. Diese besteht im wesentlichen in der Anwendung von Gärungseprouvetten, deren oberer Teil engkalibrig ist und deshalb kleinere Volumina zu erkennen gestattet. Zweckmäßig ist es nach einem Vorschlage von Einhorn[7], das Gasvolumen durch nachträgliche Erwärmung des Gärröhrchens noch auszudehnen. Sehr einfach gelingt dieses durch Eintauchen der Gärröhrchen in ein Becherglas mit Wasser, dessen Temperatur man allmählich auf 70—75° steigert. Dabei wird alles in der Flüssigkeit gelöste Kohlen-

[1] C. Neuberg u. A. Hildesheimer, Biochem. Zeitschr. **31**, 170 [1911].
[2] E. Salkowski, Berl. klin. Wochenschr. **1905**, Nr. 44a, S. 48.
[3] E. Pflüger, B. Schöndorff u. Fr. Wenzel, Archiv f. d. ges. Physiol. **105**, 121 [1904]. — E. Pflüger, Archiv f. d. ges. Physiol. **111**, 241 [1906].
[4] G. Kobrak, Diss. Breslau **1887**.
[5] F. Moritz, Archiv f. klin. Medizin **46**, 258 [1890].
[6] O. Schumm, Münch. med. Wochenschr. **54**, 1235 [1907].
[7] M. Einhorn, Deutsche med. Wochenschr. **1891**, 463; Virchows Archiv **102**, 263 [1885].

dioxyd frei und das Gasvolumen maximal. Selbstverständlich sind bei solch kleinen Kohlensäuremengen Kontrollversuche über die Selbstgärung der Hefe unerläßlich.

Der alkoholischen Gärung durch Hefe sind von den im Harn nachgewiesenen Kohlenhydraten d-Glucose, Fruchtzucker, d-Mannose, d-Galaktose, Rohrzucker, Maltose, Milchzucker und bestimmte Dextrine fähig.

Auch zur Feststellung der Konfiguration einer vorliegenden Zuckerart kann das Verhalten zu Hefe dienen. Während die gewöhnliche Bierhefe (Preßhefe) Trauben-, Frucht-, Rohr- und Malzzucker, ferner d-Mannose und d-Galaktose angreift, wird z. B. Rohrzucker von Saccharomyces apiculatus nicht vergoren, Maltose wird von Saccharomyces marianus nicht gespalten, Milchzucker wird von den meisten im Handel befindlichen Preßhefen nicht angegriffen, wohl aber von Milchzuckerhefe [E. Fischer und Thierfelder[1]), E. Fischer und Lindner[2])]. Saccharomyces apiculatus vergärt d-Glucose, d-Fructose und d-Mannose [Cremer[3])], ist aber ohne Einwirkung auf d-Galaktose [Voit[4])] und verschmäht auch Maltose sowie Milch- und Rohrzucker [Hansen[5]), Amthor[6])].

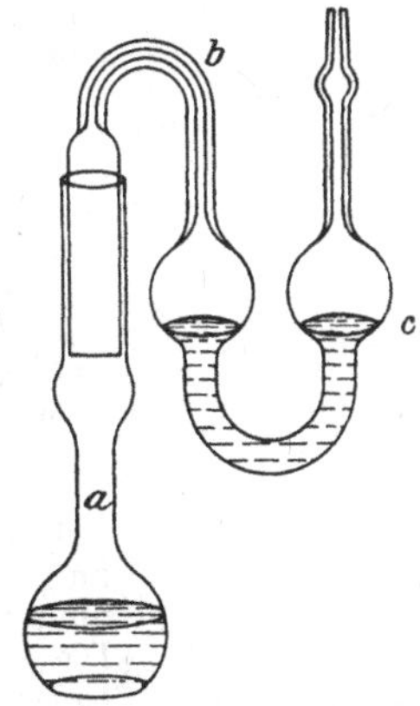

Melibiose wird von Unterhefen vergoren, dagegen nicht von Oberhefen. Raffinose wird nur von Unterhefen völlig vergoren, Oberhefen vergären allein das in Form von Fruchtzucker abspaltbare Drittel der Raffinose und lassen Melibiose übrig.

Zum exakten Nachweis kleiner, durch Gärung entwickelter Kohlensäuremengen kann nebenstehend abgebildeter (siehe Fig. 8) einfacher Apparat von E. Fischer und H. Thierfelder[1]) dienen. *a* ist das eigentliche Gärkölbchen, das nach Sterilisation mit dem Gärgut und Hefe beschickt wird. Dann setzt man den zuvor ebenfalls sterilisierten Barytbehälter *b* auf, der bis zur Marke *c* mit klarem Barytwasser gefüllt ist. Der Schliff, der das Gärkölbchen mit dem Ableitungsrohr verbindet, wird durch Paraffin oder Vaseline gedichtet.

Fig. 8.

Der einfache Apparat kann in mehreren Größen benützt werden.

Von den verschiedenen Apparaten, die für quantitative Zuckerbestimmungen im Harn mit Hilfe von Hefe angegeben sind, hat die größte Anerkennung das sog. „*Präzisions-Gärungssaccharimeter von Lohnstein*" (siehe Fig. 9) gefunden[7])[8]).

Sein Prinzip ist das gleiche, das bei den Schrötterschen Gärungsröhrchen zur Anwendung kommt.

Die Handhabung ist nach der dem Apparate beigegebenen Beschreibung folgende:

Vor dem Gebrauch nimmt man die Skala vom langen und den Glasstopfen nebst Gewicht vom kurzen Schenkel; dann wird die vorhandene (für jeden Apparat ausprobierte) Menge Quecksilber eingefüllt.

Man verreibt nun in einer kleinen Schale ein Stückchen Preßhefe von der Größe einer Bohne mit dem 2—3fachen seines Volumens gewöhnlichen Wassers zu einem dünnflüssigen Brei; darauf bringt man von dem Harn genau 0,5 ccm mit der dem Apparate beigegebenen, stets sauber zu haltenden Pipette, die man vorher 2—3mal mit dem Urin selbst durchspritzen muß, auf die Oberfläche des Quecksilbers in die Kugel. Alsdann

[1]) E. Fischer u. H. Thierfelder, Berichte d. Deutsch. chem. Gesellschaft **27**, 2031 [1894].

[2]) E. Fischer u. P. Lindner, Berichte d. Deutsch. chem. Gesellschaft **28**, 984 [1895].

[3]) M. Cremer, Zeitschr. f. Biol. **29**, 525 [1892].

[4]) F. Voit, Zeitschr. f. Biol. **29**, 149 [1892].

[5]) Hansen, Mitteil. des Carlsberg-Laborat. Kopenhagen **1879** u. **1881**.

[6]) C. Amthor, Zeitschr. f. physiol. Chemie **12**, 558 [1888].

[7]) Th. Lohnstein, Münch. med. Wochenschr. **1899**, 1671.

[8]) Der Apparat ist bei Heinr. Noffke & Co., Berlin SW 47, Yorkstraße 19, käuflich.

befreit man die Pipette durch 3 maliges Ausspritzen mit gewöhnlichem Wasser von den zurückgebliebenen Harnresten und fügt nun mit der Pipette 2—4 Tropfen des Hefebreies zum Urin (4 Tropfen des Hefebreies verwendet man nur dann, wenn ein sehr hoher über 5% Zuckergehalt des Urins vorauszusehen ist). Ist dagegen nur ein sehr geringer Zuckergehalt zu erwarten, so nimmt man 2 Tropfen eines sehr verdünnten Hefebreies (1 T. Hefe auf 10—15 T. Wasser).

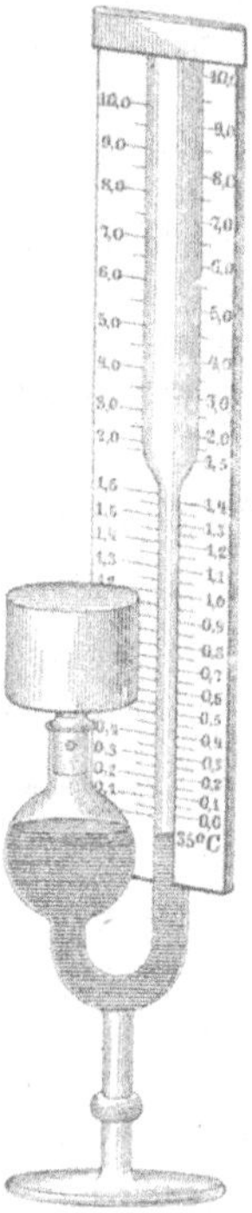

Nun fettet man den Stopfen mit dem beigegebenen Dichtungsmittel gut ein und bringt ihn unter drehender Bewegung und leichtem Druck so weit in den Hals, daß beide Löcher aufeinanderstoßen. Jetzt entfernt man mit einer feinen Nadel das in der Öffnung befindliche Dichtungsmittel, damit die äußere Luft Zutritt hat. Alsdann setzt man auf den hohen Schenkel des Apparates die Skala auf und stellt durch geringes Neigen des Apparates das Quecksilber auf den Nullpunkt ein. In diesem Moment dreht man den Stöpsel so weit, bis die äußere Luft abgesperrt ist; nun bleibt die Quecksilbersäule auf dem Nullpunkt stehen. Jetzt setzt man ohne Verzug vorsichtig das Gewicht auf den Stöpsel und überläßt den Urin der Gärung am besten bei Zimmertemperatur (ca. 18—20° C); in ca. 8—12 Stunden (je nach dem Gehalt an Zucker) ist dann der Gärungsprozeß beendet. Man erkennt dies daran, daß die Quecksilbersäule in dem langen Schenkel nicht mehr steigt. Man liest nun den Gehalt an Zucker auf der mit 20° C bezeichneten Skalaseite ab. Soll die Gärung in 3—5 Stunden beendet sein, so muß man sie bei 34° vornehmen. Sobald die Quecksilbersäule nicht mehr steigt, läßt man den Apparat bis auf Zimmertemperatur wieder abkühlen und liest nun bei der mit 20° C bezeichneten Skalaseite ab.

Nach beendeter Untersuchung dreht man den Stöpsel vorsichtig so weit, bis die beiden Löcher wieder etwas übereinander zu stehen kommen und das Quecksilber langsam bis auf seinen früheren Stand fällt; nun nimmt man unter drehender Bewegung den Stöpsel vorsichtig heraus. Die geringe Menge Harn usw. entfernt man am besten mit einem Wattebausch und spritzt mit Wasser wiederholt nach; das Wasser entfernt man wiederum mit einem Wattebausch. Auf diese Weise ist der Apparat wieder für eine neue Zuckerbestimmung gebrauchsfertig.

Fig. 9.

Die Methoden, den Zuckergehalt aus der Differenz des spez. Gewichtes vor und nach der Vergärung[1]) zu ermitteln, haben keine praktische Bedeutung erlangt. Auch die Titration der in Barytwasser aufgefangenen Kohlensäure[2]) hat sich nicht eingebürgert.

Methoden zur graphischen Registrierung der Hefengärung haben H. Schulz[3]), C. Foà[4]) sowie W. Caspari und R. von der Heyde[5]) angegeben.

Nach den neueren Befunden (siehe S. 362) ist der Nachweis einer Entstehung von Alkohol bei der Hefengärung viel wichtiger als die bisher allein beachtete Kohlensäurebildung.

Bei Vergärung größerer Mengen Zucker gehen aus der Hefe oder durch synthetische Prozesse optisch-aktive Substanzen in Lösung, so daß vergorene Flüssigkeiten links- und rechtsdrehend sein können[6]). Es können auch reduzierende Substanzen entstehen.

K. Verhalten der Zucker gegen Alkalien.

Für analytische Zwecke ist bei manchen Reaktionen das Verhalten der Zucker gegen Alkalien von Bedeutung.

[1]) W. Roberts, The Lancet 1, 21 [1862]. — Worm-Müller, Archiv f. d. ges. Physiol. 33, 211 [1884]; 37, 479 [1885].
[2]) G. Moscati, Arch. intern. de Physiol. 3, 257 [1906].
[3]) H. Schulz, Archiv f. d. ges. Physiol. 120, 51 [1907].
[4]) C. Foà, Biochem. Zeitschr. 11, 382 [1908].
[5]) W. Caspari u. R. von der Heyde, Berichte d. Berl. physiol. Gesellschaft 1911, Sitzung vom 20. Januar.
[6]) C. Neuberg, Biochem. Zeitschr. 24, 430 [1910]; vgl. S. 259 u. 329.

Direkt empfindlich gegen Alkali sind nur die reduzierenden Zucker, die nichtreduzierenden Di- und Polysaccharide sind dagegen beständig.

Von besonderem Interesse ist die *Einwirkung kleiner Mengen von Alkalien,* die nach Lobry de Bruyn und Alb. van Ekenstein[1]) eine eigentümliche Umlagerung zustande bringen. So können in der Hexosenreihe z. B. d-Glucose, d-Mannose und d-Fructose wechselseitig ineinander übergehen. Diese Umwandlung wird durch die Hydroxylionen zuwege gebracht, denn außer den Ätzalkalien wirken die Carbonate, Acetate, Bleioxyd, organische Basen usw. im Prinzip ebenso.

Man findet, einerlei von welchem der drei Zucker man ausgeht, in alkalischer Lösung nach einiger Zeit alle drei vor. Eine einfache Erklärung für diese Verhältnisse haben A. Wohl und C. Neuberg[2]) mit der Annahme zu geben versucht, daß Aldosen und Ketosen die gleiche Enolform liefern, d. h. daß alle drei Atomgruppierungen

$$
\begin{array}{l}
\overset{\text{H}}{\underset{\text{OH}}{-\text{C}}} - \text{CHO}\cdot \\[1em]
\overset{\text{OH}}{\underset{\text{H}}{-\text{C}}} - \text{CHO} \longrightarrow \quad \text{in} \quad \longrightarrow \quad -\text{C(OH)} = \text{CH} \cdot \text{OH} \\[1em]
-\text{CO} - \text{CH}_2\text{OH}
\end{array}
$$

intermediär übergehen. Dieses Enol vermag dann alle drei Zuckerarten zurückzuliefern. Diese Umlagerung kann von den Triosen ab in allen Reihen eintreten.

Diese Verhältnisse sind bei alkalisch reagierenden Harnen zu beachten, wo z. B. Fructose aus gewöhnlichem Traubenzucker hervorgehen könnte. Nach Malfatti[3]) kann schon das Gemisch von primärem und sekundärem Phosphat umlagernd wirken; auffallend ist jedoch, daß trotz Untersuchung von unzähligen nativen Zuckerharnen noch von keiner Seite über einen Befund von Mannose berichtet worden ist. Bei kurzer Einwirkung sind die Zucker gegen Alkalien und Erdalkalien praktisch unempfindlich und bilden damit Saccharate (S. 347).

Bei längerer *Einwirkung stärkerer Alkalien* werden die Zuckerarten weitgehend verändert. Konzentrierte Ätzalkalien liefern viel d, l-Milchsäure: $C_6H_{12}O_6 = 2\,CH_3 \cdot CHOH \cdot COOH$; auch Pentosen ergeben Milchsäure[4]). Dabei tritt als Zwischenprodukt vielleicht Glycerinaldehyd: CH_2OH —CH·OH—CHO oder das isomere Dioxyaceton: CH_2OH—CO—CH_2OH bzw. das Umwandlungsprodukt beider, CH_3—CO—COH, das Methylglyoxal [Pinkus[5]), Wohl[6]), Nef[7])] auf; bei Gegenwart von Ammoniak ergibt letzteres, und ebenso Zucker direkt und Zinkhydroxyd-Ammoniak, Methylimidazol

$$
\begin{array}{l}
\text{CH}_3 \cdot \text{C} \cdot \text{NH} \\
\phantom{\text{CH}_3 \cdot} \overset{\|}{\text{CH}} \cdot \text{N}
\end{array}\!\!\!\!\diagdown\!\text{CH}
$$

[Windaus und Knoop[8])].

Die Einwirkung der Alkalien auf Aldosen und Ketosen ist von einer Gelbbis Braunfärbung begleitet. Hierin besteht die sog. *Moore-Hellersche Probe[9]).*

1) C. A. Lobry de Bruyn u. W. A. van Ekenstein, Recueil des travaux chim. des Pays-Bas 14, 213 [1895].

2) A. Wohl u. C. Neuberg, Berichte d. Deutsch. chem. Gesellschaft 33, 3095 [1900].

3) H. Malfatti, Zeitschr. f. physiol. Chemie 58, 544 [1909].

4) T. Araki, Zeitschr. f. physiol. Chemie 19, 463 [1894]. — K. Katsuyama, Berichte d. Deutsch. chem. Gesellschaft 35, 671 [1902].

5) G. Pinkus, Berichte d. Deutsch. chem. Gesellschaft 31, 31 [1898].

6) A. Wohl, Biochem. Zeitschr. 5, 45 [1907].

7) J. U. Nef, Annalen d. Chemie u. Pharmazie 335, 254, 279 [1904].

8) A. Windaus u. F. Knoop, Berichte d. Deutsch. chem. Gesellschaft 38, 1166 [1905].

9) J. Moore, The Lancet 2 [1844]. — F. Heller, Hellers Archiv 1, 212, 292 [1844].

Bei ihrer Anstellung mit Harn, d. h. beim Erwärmen von 2—3 ccm Harn mit der gleichen Menge Lauge, fällt zunächst Erdalkaliphosphat aus. Nur sehr zuckerreiche Harne geben diese jetzt bedeutungslos gewordene Reaktion von Moore-Heller in unzweideutiger Weise. Ist der Harn reich an Ammoniumsalzen, so verzögert sich die Dunkelfärbung, andererseits geben Homogentisinsäure und Mucin eine ähnliche Reaktion.

Die Produkte, welche die Braunfärbung veranlassen, sind unbekannt. Die von Emmerling und Loges[1]) aufgestellte Behauptung, daß Acetol CH_3—CO—CH_2OH hierbei eine Rolle spiele, ist unbewiesen; denn der Brenztraubenalkohol ist nur bei der Destillation von wasserfreiem Zucker mit festem Ätzkali erhalten worden [vgl. auch Pinkus[2])].

Die Einwirkung der Alkalien auf Zucker ist ein sehr komplizierter Vorgang. Es liegen hierüber noch Untersuchungen vor von Worm-Müller und Hagen[3]), Framm[4]), Hoppe-Seyler[5]), Kiliani[6]), v. Nencki und Sieber[7]), Mulder[8]), Gaud[9]), Gautier[10]), Peligot[11]), Rochleder und Kawalier[12]), Scheibler[13]). Aus neuerer Zeit datieren Untersuchungen von Buchner, Meisenheimer und Schade[14]), die bei Luftzutritt Ameisensäure, Glykolsäure und Polyoxysäuren fanden, daneben vielleicht auch CO_2 und Alkohol. Weiter kommen die S. 324 erwähnten Arbeiten von Nef in Betracht und eine Mitteilung von A. Jolles[15]), in der gleichfalls der Übergang der verschiedenen Zucker in Ameisensäure, Milchsäure und andere Säuren konstatiert wurde. Die durch Alkali erzeugten Umwandlungsprodukte reduzieren eine Zeitlang noch Fehlingsche Lösung [Dubrunfaut[16]), Jolles[15])]. Milchzucker erlangt bei kürzerer Berührung mit Kalilauge die Fähigkeit, schon in der Kälte zu reduzieren[17]).

Abweichend wirken die **Erdalkalien**, namentlich **Kalk**. Er bringt eine andersartige Umlagerung zustande, er erzeugt Säuren mit verzweigter Kohlenstoffkette, die *Saccharine*. Ihre Konstitution, um deren Erforschung Kiliani[18]) besondere Verdienste hat, wird durch die Symbole:

$$CH_2OH—CH_2—COH—CHOH—CH_2OH \text{ (Parasaccharinsäure aus Milchzucker)}$$
$$| \atop COOH$$

$$CH_2OH—CHOH—CHOH—COH—COOH \text{ (Saccharinsäure aus d-Glucose)}$$
$$| \atop CH_3$$

$$CH_2OH—CHOH—CHOH—CH_2—CHOH—COOH \text{ (Metasaccharinsäure aus d-Galaktose)}$$

$$CH_2OH—CHOH—CH_2—COH—COOH \text{ (Isosaccharinsäure aus Maltose und Milchzucker)}$$
$$| \atop CH_2OH$$

wiedergegeben.

---

[1]) A. Emmerling u. G. Loges, Archiv f. d. ges. Physiol. **24**, 184 [1881]; Berichte d. Deutsch. chem. Gesellschaft **16**, 837 [1883].

[2]) G. Pinkus, Berichte d. Deutsch. chem. Gesellschaft **31**, 31 [1898].

[3]) Worm-Müller u. J. Hagen, Archiv f. d. ges. Physiol. **22**, 391 [1880].

[4]) F. Framm, Archiv f. d. ges. Physiol. **64**, 575 [1896].

[5]) F. Hoppe-Seyler, Berichte d. Deutsch. chem. Gesellschaft **4**, 346 [1871].

[6]) H. Kiliani, Berichte d. Deutsch. chem. Gesellschaft **15**, 136, 699 [1882].

[7]) M. v. Nencki u. N. Sieber, Journ. f. prakt. Chemie [2] **24**, 498 [1881]; **26**, 3 [1882].

[8]) Mulder, Annalen d. Chemie u. Pharmazie **36**, 260 [1840].

[9]) F. Gaud, Compt. rend. de l'Acad. des Sc. **119**, 604 [1894]; Chem. Centralbl. **1894**, II, 776.

[10]) A. Gautier, Chem. Centralbl. **1879**, 531.

[11]) E. Peligot, Compt. rend. de l'Acad. des Sc. **89**, 918 [1879]; **90**, 1141 [1880]; vgl. Berichte d. Deutsch. chem. Gesellschaft **13**, 196, 1364 [1880].

[12]) Rochleder u. Kawalier, Journ. f. prakt. Chemie **94**, 403.

[13]) C. Scheibler, Berichte d. Deutsch. chem. Gesellschaft **13**, 2213 [1880].

[14]) E. Buchner, J. Meisenheimer u. H. Schade, Berichte d. Deutsch. chem. Gesellschaft **38**, 623 [1905]; **39**, 4217 [1906]; **41**, 1009 [1908].

[15]) A. Jolles, Biochem. Zeitschr. **29**, 152 [1910].

[16]) Dubrunfaut, zit. v. Lippmann **1**, 330.

[17]) St. R. Benedict, Journ. of biol. Chemistry **3**, 101 [1907].

[18]) H. Kiliani, Berichte d. Deutsch. chem. Gesellschaft **17**, 1302 [1884]; **35**, 3528. [1902]; **37**, 1200, 3612 [1904].

Der Mechanismus der Saccharinumlagerungen ist noch nicht völlig geklärt, vgl. A. Windaus[1]); wahrscheinlich findet zunächst ein Abbau und dann Synthese aus den Bruchstücken statt. Auch die Pentosen scheinen eine Art Saccharinumlagerung erfahren zu können.

Mit den selbst durch schwache Alkalien (Hydroxyde oder Carbonate) bewirkten Umwandlungen geht bemerkenswerterweise eine Änderung der Drehung einher. Sie nähert sich Null und kann, diese überschreitend, die entgegengesetzte Richtung annehmen [Lobry de Bruyn[2]) und Alb. van Ekenstein[2]), Svoboda[3]), Jolles[4])]. Die nichtreduzierenden Disaccharide sind gegen verdünnte Alkalien selbst in der Wärme beständig, so daß man nach Jolles[4]) hierauf eine Bestimmung des Rohrzuckers neben reduzierenden Zuckern gründen kann, indem letztere in 1—2 proz. Lösung mit $n/_{10}$-Alkali bei 37° optisch inaktiv werden, während die Saccharose unverändert bleibt.

Anhang: Verhalten gegen Bleihydroxyd. Gleich den Alkali- und Erdalkalihydroxyden wirkt auch Bleihydroxyd verändernd auf Aldosen und Ketosen. Unter bestimmten Bedingungen tritt dabei nach M. Rubner[5]) eine rote bis fleischfarbene Nuance auf.

Versetzt man 5 ccm einer 2 prozentigen Traubenzuckerlösung mit 4 g festem Bleiacetat, kocht 1—2 Minuten und fügt nun Ammoniak hinzu, bis die Mischung stark danach riecht und ein bleibender Niederschlag auftritt, so entsteht eine rote Flüssigkeit bzw. in ihr ein rötlicher Niederschlag. Die Farbe geht jedoch alsbald in gelblich bzw. lichtbraun über.

Milchzucker liefert unter den gleichen Verhältnissen eine beständige Rötung.

Nach E. Voit[6]) tritt allein bei Glucose Rötung auf, wenn man nicht kocht, sondern nur auf 80° erwärmt. Derselbe Unterschied besteht nach Berberoff[7]) auch zwischen Traubenzucker und anderen Disacchariden, die bei 80° ebenfalls nicht reagieren. Allein die Differenzen sind nicht sehr deutlich; die Ursache der Rotfärbung steht nicht sicher fest. Glucuronsäure verhält sich nach F. Moritz[8]) bei der Probe wie Traubenzucker.

L. Veränderungen durch Säuren.

Gegen verdünnte kalte Mineralsäuren sind die Zucker bei kurzer Einwirkungsdauer meist beständig. Beim Erhitzen werden sie angegriffen, die Ketosen aber viel schneller und in höherem Maße als die Aldosen.

Bei den Aldosen kann gelegentlich starke Salzsäure auch eine Umlagerung bewirken, z. B. einen partiellen Übergang von Traubenzucker in Fructose[9]).

Bei Destillation mit starken Mineralsäuren zeigen die Zucker mit verschiedener Kohlenstoffanzahl in charakteristischer Weise ein ungleiches Verhalten:

Hexosen, $C_6H_{12}O_6$, ergeben Lävulinsäure $CH_3—CO—CH_2—CH_2—COOH$ (neben Ameisensäure) [siehe S. 461[10])].

Pentosen, $C_5H_{10}O_5$, ergeben Furfurol $CH = CH—CH = C—CHO$ (siehe S. 378 u. 460).
$$\overline{\quad\quad\quad —O—\quad}$$

[1]) A. Windaus, Chem.-Ztg. **29**, 564 [1905].

[2]) C. A. Lobry de Bruyn u. A. van Ekenstein, Berichte d. Deutsch. chem. Gesellschaft **28**, 3078 [1895]; Recueil des travaux chim. des Pays-Bas **14**, 156, 203 [1895]; **16**, 262 [1897].

[3]) H. Svoboda, Zeitschr. d. Vereins d. deutsch. Zuckerind. **46**, 107 [1896].

[4]) A. Jolles, Biochem. Zeitschr. **29**, 152 [1910]; Zeitschr. f. Unters. d. Nahr.- u. Genußm. **20**, 631 [1910].

[5]) M. Rubner, Zeitschr. f. Biol. **20**, 397 [1884].

[6]) E. Voit, Malys Jahresber. d. Tierchemie **1890**, 186.

[7]) L. Berberoff, Malys Jahresber. d. Tierchemie **1893**, 570.

[8]) F. Moritz, Deutsches Archiv f. klin. Medizin **46**, 217 [1890].

[9]) H. Rosin, Festschrift für E. Salkowski. **1904.** S. 105. — H. Ost, Zeitschr. f. angew. Chemie **1905**, 1170.

[10]) Über die Bildung von Brommethylfurfurol durch HBr siehe S. 409.

Methylpentosen $C_6H_{12}O_5$, ergeben Methylfurfurol (siehe S. 342 u. 385).

Tetrosen, $C_4H_8O_4$, ergeben vielleicht Milchsäure CH_3—$CHOH$—$COOH$ (neben Ameisen-säure)[1].

Triosen $C_3H_6O_3$, ergeben Methylglyoxal CH_3—CO—COH[2].

Verdünnte organische Säuren sind nur von geringer Wirkung, ausgenommen bei den Ketosen.

Die Di- und Polysaccharide werden durch Behandlung mit Säuren hydrolysiert und dann eventuell wie die Monosaccharide weiter verändert.

Bei andauernder Einwirkung in der Wärme erzeugen Mineralsäuren aus allen Kohlenhydraten mehr oder minder große Mengen von Huminstoffen.

M. Alkylierung der Zucker.

Bei Einwirkung von Jodmethyl und Ag_2O auf in Holzgeist gelöste Zucker findet eine Methylierung der Hydroxylgruppen statt[3]. Für den Nachweis und namentlich für die Konstitutionsbestimmung in zweifelhaften Fällen haben diese Alkylierungen große Bedeutung[4].

Die einzelnen Zucker.

Monosaccharide.

Die im Tierkörper und im Harn aufgefundenen Kohlenhydrate beginnen in der Fünfkohlenstoffreihe. Von den niedrigeren Zuckern ist eine kurze Erwähnung solcher angebracht, deren Schicksal im Organismus verfolgt ist.

I. Glykolaldehyd.

$$C_2H_4O_2 = \begin{matrix} CHO \\ | \\ CH_2OH \end{matrix}$$

Zuerst ist dieser Zucker von E. Fischer und Landsteiner[5] aus Bromaldehyd CH_2Br—CHO durch Barytwasser und von W. Marckwald und Ellinger[6] aus dem Glykolaldehydacetal CH_2OH—$CH(OC_2H_5)_2$ durch Kochen mit verdünnter Salzsäure erhalten worden. In krystallisiertem Zustande gewann H. J. H. Fenton[7] diese Substanz auf interessantem Wege aus Weinsäure bei Behandlung mit starkem Wasserstoffsuperoxyd in Gegenwart von etwas Eisenoxydulsalz in schwefelsaurer Lösung (über Hydroxylmalein-säure).

Der so dargestellte Glykolaldehyd bildet farblose, durchsichtige Plättchen vom Schmelzp. 95—97°; er schmeckt bereits gleich den höheren Zuckern deutlich süß.

Charakteristisch für den Glykolaldehyd ist seine Flüchtigkeit mit Wasser- und Alkohol-dämpfen, doch wird dabei ein Teil zu Hexosen und deren Polysacchariden, z. B. einem stärkeähnlichen Produkt, polymerisiert. Alkalien bewirken gleichfalls leicht Kondensation; je nach den Bedingungen entstehen Tetrose oder Akrosen.

Der Glykolaldehyd reduziert Fehlingsche Lösung schon in der Kälte. Mit essig-saurem Phenylhydrazin entsteht das Phenylosazon $C_6H_5HN \cdot N = CH$—$CH = N \cdot NHC_6H_5$ vom Schmelzp. 177—179° (aus Äther) [E. Fischer[5]]; mit p-Nitrophenylhydra-zinacetat [nach Wohl und Neuberg[8]] das sehr charakteristische p-Nitrophenyl-

[1] W. B. Ellet u. B. Tollens, Berichte d. Deutsch. chem. Gesellschaft **38**, 499 [1905].

[2] G. Pinkus, Berichte d. Deutsch. chem. Gesellschaft **31**, 31 [1898].

[3] T. Purdie u. J. C. Irvine, Trans. Chem. Soc. **83**, 1021 [1903].

[4] J. C. Irvine, Biochem. Zeitschr. **22**, 357 [1909].

[5] E. Fischer u. K. Landsteiner, Berichte d. Deutsch. chem. Gesellschaft **25**, 2549 [1892]. — E. Fischer, Berichte d. Deutsch. chem. Gesellschaft **26**, 96 [1893].

[6] W. Marckwald u. A. Ellinger, Berichte d. Deutsch. chem. Gesellschaft **25**, 2984 [1892].

[7] H. J. H. Fenton, Journ. Chem. Soc. **65**, 901 [1894]; **67**, 774 [1895]; **75**, 575 [1899].

[8] A. Wohl u. C. Neuberg, Berichte d. Deutsch. chem. Gesellschaft **33**, 3095 [1900].

osazon, $[C_6H_4(NO_2)N \cdot N : CH]_2$, das in scharlachroten Nadeln vom Schmelzp. 311° (wenn völlig rein) krystallisiert und in Wasser und Alkohol unlöslich, in Pyridin aber leicht löslich ist.

Der Glykolaldehyd steht außer zur Weinsäure zu einer Reihe anderer einfacher Körper von physiologischer Bedeutung in Beziehung, so zur Oxalsäure COOH—COOH, zur Glyoxylsäure COH—COOH, zur Glykolsäure CH_2OH—COOH und zum Glykokoll CH_2NH_2—COOH.

Von Interesse ist, daß der Glykolaldehyd nach Versuchen von P. Mayer[1]) im Organismus des Kaninchens allem Anscheine nach in Traubenzucker übergeht und als solcher im Harn erscheint.

II. Glycerinaldehyd.

$$C_3H_6O_3 = \begin{array}{c} CHO \\ | \\ CHOH \\ | \\ CH_2OH \end{array}$$

Die Oxydation des Glycerins führt nach den bisherigen Erfahrungen immer zu Gemischen von Aldo- und Ketotriose. In reiner Form erhielt Wohl[2]) den Glycerinaldehyd durch hydrolytische Spaltung seines Acetals CH_2OH—CHOH—$CH(OC_2H_5)_2$, das selbst vom Acrolein $CH_2 = CH$—CHO aus aufgebaut werden kann.

Der Glycerinaldehyd ist nach Wohl und Neuberg (l. c.) ein süß schmeckendes Krystallpulver vom Schmelzp. 138°, er reduziert Fehlingsche Lösung in der Kälte. Mit Phenylhydrazinacetat entsteht — am besten bei Brutschranktemperatur — das Phenylosazon (Glycerosazon), $C_{15}H_{16}N_4O$,

$$CH_2OH—C—CH : N \cdot NHC_6H_5$$
$$\overset{||}{N} \cdot NHC_6H_5$$

vom Schmelzp. 132°; das entsprechende p-Bromphenylglycerosazon schmilzt bei 168°. Durch verdünnte Alkalien wird der Übergang des Glycerinaldehyds in Hexosen bewirkt.

Vom Glycerinaldehyd ist bisher allein die d, l-Form bekannt, nicht aber die optischen Antipoden. Derivate der letzteren sind die optisch-aktiven Glycerinsäuren, die Frankland durch biochemische Spaltung der inaktiven Glycerinsäure durch Bakterien, Neuberg und Silbermann durch Zerlegung mittels der Alkaloidsalze erhielten.

In der Natur ist der Glycerinaldehyd bisher nicht aufgefunden, weit verbreitet ist allein sein Reduktionsprodukt, das Glycerin.

Den als Glycerinaldehyd angesprochenen reduzierenden Körper, den Plósz[3]) nach großen Glyceringaben im Hundeharn beobachtete, hat Arnschink[4]) nicht wiederfinden können. In eigenen Untersuchungen ist es in zahlreichen Versuchen am Hund und Kaninchen nur einmal möglich gewesen, eine reduzierende Substanz zu erhalten, die aber sicher kein Glycerinaldehyd war. Bei den erforderlichen exzessiven Glycerindosen kommt es zu einer starken hämorrhagischen Nephritis, in deren Gefolge vielleicht gelegentlich Glucosurie auftritt.

Mit Hefe ist d, l-Glycerinaldehyd unvollständig vergärbar[5]).

III. Dioxyaceton.

$$C_3H_6O_3 = \begin{array}{c} CH_2OH \\ | \\ CO \\ | \\ CH_2OH \end{array}$$

existiert in mehreren Modifikationen, einer monomolekularen vom Schmelzp. 68—75° und einer polymerisierten vom Schmelzp. 155°. Es schmeckt süß. Eine interessante biologische Bildungsweise, die zugleich die leichteste Darstellungsart [vgl. auch Piloty

[1]) P. Mayer, Zeitschr. f. physiol. Chemie 38, 135 [1903].

[2]) A. Wohl, Berichte d. Deutsch. chem. Gesellschaft 31, 2394 [1898].

[3]) P. Plósz, Archiv f. d. ges. Physiol. 16, 153 [1877]; Malys Jahresber. d. Tierchemie 1877, 238.

[4]) L. Arnschink, Zeitschr. f. Biol. 23, 413 [1887].

[5]) E. Buchner u. J. Meisenheimer, Berichte d. Deutsch. chem. Gesellschaft 43, 1773 [1910].

und Ruff[1])] ist, hat Bertrand[2]) entdeckt. Sie besteht in der Oxydation des Glycerins in ca. 5—6 proz. Lösung durch das Bacterium xylinum:

$$CH_2OH—CHOH—CH_2OH \rightarrow CH_2OH—CO—CH_2OH \,.$$

Auch einige andere Bakterien wirken analog. Mit Hefe ist Dioxyaceton langsam, aber völlig vergärbar[3][4]); vgl. S. 320.

Die Kondensationserscheinungen sind dieselben wie beim Glycerinaldehyd; das Phenylosazon ist das gleiche. Bei Destillation mit verdünnter Schwefelsäure erhält man nach Pinkus (l. c.) Methylglyoxal:

$$CH_2OH—CO—CH_2OH = H_2O + CH_3—CO—COH \,.$$

Das Gemisch von Glycerinaldehyd und Dioxyaceton, wie es in wechselnden Mengen durch Oxydation von Glycerin entsteht, ist unter dem Namen „Glycerose" bekannt.

Das Methylphenylosazon des Dioxyacetons (vgl. S. 356) schmilzt bei 153°; es hat die Zusammensetzung $C_{20}H_{26}N_4O_4$.

IV. Pentosen.

Im Jahre 1892 haben E. Salkowski und Jastrowitz[5]) die Ausscheidung von Pentosen im Harn entdeckt. Seitdem sind zahlreiche Beobachtungen über das Auftreten von Fünfkohlenstoffzuckern im Urin gemacht. Unschwer lassen sich zwei Gruppen von Pentosenausscheidungen unterscheiden, die chronische und die alimentäre Pentosurie[6]).

a) Die chronische Pentosurie.

Außer dem Falle von Salkowski und Jastrowitz[5]) sind weitere Beispiele von dauernder Pentosenausscheidung von Salkowski[7]) selbst, ferner von Reale[8]), Blumenthal[9]), Colombini[10]), Meyer[11]), Bial u. Blumenthal[12]), Bial[13]), Brat[14]), Luzzatto[15]), d'Amato[16]), Bendix[17]), Romme[18]), R. und O. Adler[19]), Kraft[20]), Tintemann[21]), Cassirer und Bamberger[22]), Jolles[23]), Vas[24]), La Wall[25]), Blum[26]),

[1]) O. Piloty u. O. Ruff, Berichte d. Deutsch. chem. Gesellschaft **30**, 1656 [1897].

[2]) G. Bertrand, Paris bei Gauthiers-Villars **1905**.

[3]) G. Bertrand, Annales de Chim. et de Phys. [8] **3**, 181 [1904].

[4]) P. Bosyen-Jensen, Berichte d. Deutsch. botan. Gesellschaft **26** a, 666 [1908]. — Malys Jahresber. d. Tierchemie **1908**, 729.

[5]) E. Salkowski u. M. Jastrowitz, Centralbl. f. d. med. Wissensch. **1892**, 337.

[6]) Die folgende Darstellung schließt sich an die ausführliche Behandlung der Pentosurie von Neuberg, Ergebnisse d. Physiol. **3**, I, 373 [1904], und von Neuberg in v. Noordens Handb. d. Pathol. d. Stoffw. **2**, 219 [1907], an. An diesen beiden Stellen findet man Ausführliches über die Theorie der Pentosurie.

[7]) E. Salkowski, Berl. klin. Wochenschr. **1895**, 364; Zeitschr. f. physiol. Chemie **27**, 507 [1899].

[8]) E. Reale, Centralbl. f. inn. Medizin **15**, 680 [1894].

[9]) F. Blumenthal, Berl. klin. Wochenschr. **1895**, Nr. 26, 567.

[10]) P. Colombini, Monatsschr. f. prakt. Dermatol. **24**, 129 [1897].

[11]) F. Meyer, Berl. klin. Wochenschr. **1901**, Nr. 30, 785.

[12]) M. Bial u. F. Blumenthal, Deutsche med. Wochenschr. **1901**, Nr. 22, 349.

[13]) M. Bial, Zeitschr. f. klin. Medizin **39**, 473 [1900]; Berl. klin. Wochenschr. **41**, 552 [1904].

[14]) H. Brat, Zeitschr. f. klin. Medizin **47**, 499 [1902].

[15]) R. Luzzatto, Arch. di Farmacol. sper. **1**, 7 [1902]; Archiv f. experim. Pathol. u. Pharmakol. **1908**, Suppl.-Bd., 366.

[16]) L. d'Amato, Rev. crit. clin. **3**, 26 [1902].

[17]) E. Bendix, Münch. med. Wochenschr. **1903**, 1551; Die Pentosurie, **1903**.

[18]) Romme, Presse med. **1901**, 27. Juli.

[19]) R. u. O. Adler, Archiv f. d. ges. Physiol. **110**, 625 [1905]; **139**, 93 [1911].

[20]) E. Kraft, Apoth.-Ztg. **21**, 611 [1906].

[21]) Tintemann, Zeitschr. f. klin. Medizin **58**, 190 [1906].

[22]) Cassirer u. Bamberger, Deutsche med. Wochenschr. **33**, 886 [1907].

[23]) Ad. Jolles, Zeitschr. f. analyt. Chemie **46**, 764 [1907]; Münch. med. Wochenschr. **55**, 117 [1908].

[24]) B. Vas, Wiener klin. Wochenschr. **21**, 313 [1908].

[25]) Ch. H. La Wall, Amer. Journ. of Pharmacy **81**, 329 [1909]; Chem. Centralbl. **1909**, II, 997.

[26]) F. Blum, Zeitschr. f. klin. Medizin **59**, 244 [1906].

F. Rosenfeld[1]), Erben[2]), Schüler[3]) u. a. aufgefunden. Mehrere der genannten Autoren haben verschiedene Fälle beobachtet, so daß heute mehr als 30 Beispiele chronischer Pentosurie sicher bekannt sind.

Die Ätiologie der Pentosurie ist unbekannt; vermutlich handelt es sich um eine synthetische Bildung des Fünfkohlenstoffzuckers im Organismus. Dafür spricht auch die Natur der Pentose, die von Neuberg[4]) als d, l - Arabinose (racemische Arabinose) erkannt worden ist. Alle Beobachter stimmen darin überein, daß die Pentosurieharne optisch-inaktiv sind, abgesehen natürlich von den Fällen, wo gleichzeitig Glucosurie oder Ausscheidung anderer optisch-aktiver Substanzen besteht. So beobachtete Luzzatto[5]) neben hauptsächlich d, l-Arabinose in seinem Falle auch l-Arabinose. Schüler (l. c.) allein hat eine transitorische Pentosurie mit Ausscheidung von l-Arabinose bei einem jugendlichen Individuum beobachtet. Mit dem Verschwinden der nervösen Symptome hörte auch die Pentosurie auf. Biologisch und chemisch wäre die Abstammung der d, l-Arabinose aus der Galaktose möglich [Neuberg[6])], tatsächlich fand Luzzatto[5]) eine unzweifelhafte Steigerung der Harnpentose nach Galaktosezufuhr, Schüler eine solche nach Verabfolgung von Milchzucker, einem Galaktosid. Die übrigen Zucker, auch die gewöhnlichen Pentosen der Nahrung, haben nach Bial und Blumenthal[7]) keinen erkennbaren Einfluß auf die eigentliche Pentosurie, die von der Ernährung in weitem Umfange daher unabhängig ist. Inosit (siehe S. 515) steigert die Pentosurie nicht. Auch von einer gleichzeitigen Glucuronsäureausscheidung (nach Menthol- oder Chloralgaben) wird die Pentosurie nicht alteriert. Phloridzin bewirkt daneben Glucoseausscheidung[7]). Bemerkenswert ist, daß nach Neuberg und Wohlgemuth[8]) d, l-Arabinose vom normalen Menschen in die optisch-aktiven Komponenten derart gespalten wird, daß d-Arabinose im Harne auftritt.

Morphinismus (Salkowski und Jastrowitz, Reale), Cocainismus (Bial) und nervöse Zustände (Bial, Cassirer und Bamberger, Schüler) scheinen mit der Pentosurie in Zusammenhang zu stehen, doch herrscht in den meisten Fällen keine erkennbare Beziehung zu irgendwelchen Krankheiten; auch überdauert die Pentosurie die Alkaloidentziehung [Luzzatto[5])].

Pentosen werden von Pentosurikern sowie von Normalen verwertet, für l-Arabinose haben das Bial und Blumenthal, für l-Xylose hat es Tintemann dargetan.

Totale Kohlenhydratentziehung ist ohne jeden Einfluß auf die Höhe der Pentosenausscheidung (Blumenthal, Fr. Meyer, Blum); andererseits wird diese auch nicht durch selbst exzessive Gaben von pentosenhaltigen (nucleoproteidreichen) Organen gesteigert [Bial und Blumenthal, Tintemann, vgl. auch J. Munk und Lewandowsky[9]) sowie Lüthje[10])].

Wohl aber hat es den Anschein, als ob die Disposition zur Pentosurie erblich sein kann. Brat (l. c.) beobachtete familiäre Pentosurie, Blumenthal (l. c.) sah sie bei einem Geschwisterpaar, Bial (l. c.) bei zwei Schwestern und deren Bruder.

Die Pentosurie besteht meist ohne irgendwie erkennbare Nachteile für ihre Träger das ganze Leben hindurch; nach Colombini (l. c.) soll sie durch eine Arsenkur zum Schwinden gebracht werden können. Ein Übergang in Diabetes findet nicht statt. Das gelegentlich beobachtete Zusammentreffen von Pentosurie mit einer geringen Glucosurie ist rein zufällig (Salkowski und Jastrowitz, Blumenthal); vgl. hierzu Sahli[11]) und E. Kraft (l. c.).

Der Harn bei echter Pentosurie zeigt alle Reduktionserscheinungen. Jedoch hat Salkowski bereits 1892 darauf aufmerksam gemacht, daß die Kupferreduktionsproben insofern abnorm verlaufen, als die Flüssigkeit selbst beim Sieden lange klar bleibt, um plötzlich schußweise das Kupferoxydul ausfallen zu lassen. Dieselbe Erscheinung haben viele spätere Untersucher beobachtet.

[1]) F. Rosenfeld, Württemb. Mediz. Correspondenzbl. **1902**; Med. Klin. **1906**. Nr. 40.
[2]) F. Erben, Prager med. Wochenschr. **31**, 301 [1906].
[3]) L. Schüler, Berl. klin. Wochenschr. **1910**, Nr. 28, 1322.
[4]) C. Neuberg, Berichte d. Deutsch. chem. Gesellschaft **33**, 2243 [1900].
[5]) R. Luzzatto, Beiträge z. chem. Physiol. u. Pathol. **6**, 87 [1905]; Archiv f. experim. Pathol. u. Pharmakol. **1908**, Suppl.-Bd., 366.
[6]) C. Neuberg, Verh. d. Physiol. Gesellschaft Berlin **1901/02**, 10./11. Nov.; Archiv f. Anat. u. Physiol. **1902**, 544.
[7]) M. Bial u. F. Blumenthal, Deutsche med. Wochenschr. **1901**, Nr. 22, 349.
[8]) C. Neuberg u. J. Wohlgemuth, Zeitschr. f. physiol. Chemie **35**, 41 [1902].
[9]) J. Munk und M. Lewandowsky, Festschrift für N. Zuntz, Archiv f. Anat. u. Physiol. **1899**, Suppl.-Bd. 86.
[10]) H. Lüthje, Zeitschr. f. klin. Medizin **39**, 397 [1900].
[11]) Sahli, Lehrb. d. klin. Untersuchungsmethoden **1905**, 523 (4. Aufl.).

Löst man Arabinose in normalem Harn, so beobachtet man diese verzögerte Form der Reduktion nie. Da nun Ureidozucker sich ähnlich verhalten, ist es nach Neuberg[1]) nicht ganz ausgeschlossen, daß im Pentosurieharn die d, l-Arabinose zum Teil an Harnstoff gebunden ist. Auch Cominotti[2]) hat damit im Einklange stehende Beobachtungen mitgeteilt, die er ebenso deutet. Der Umstand, daß die Bestimmung der Pentosen durch HCl-Destillation als Furfurol (siehe S. 378) zu höheren Werten als die direkte Titration des Pentosenharns führt, daß auch manchmal durch kurzes Erwärmen mit verdünnter Säure die titrierbare Zuckermenge wächst, deutet ebenfalls auf eine teilweise Bindung. Die Ureidopentose zu fassen, ist aber nicht gelungen.

Infolge dieses Verhaltens ist die quantitative Bestimmung mit einigen Schwierigkeiten verknüpft. Die bei der Pentosurie pro die ausgeschiedenen Fünfkohlenstoffzuckermengen können 30—36 g erreichen; man findet natürlich bei den einzelnen Fällen schwankende Werte, die sich meist zwischen 0,3 und 1,0% bewegen.

Wo die Diagnose der Pentosurie allein auf die Farbenreaktionen des Harns mit Orcin oder Phloroglucin gestützt ist, können leicht Verwechslungen mit Glucuronsäurederivaten vorkommen. Die Fälle von Caporelli[3]) sind z. B. zweifelhaft.

b) Die alimentäre Pentosurie.

Wie bei den Angaben über die Pentosenproben hervorgehoben ist (S. 336 und 338), geben normale Harne nach Ebstein[4]) vielfach, nach Cremer[5]), Funaro[6]) und Cominotti[2]) fast stets mehr oder weniger ausgeprägte Reaktionen auf Fünfkohlenstoffzucker. Inwieweit das Reduktionsvermögen des normalen Urins auch auf Pentosen mitbezogen werden darf, ist unentschieden.

In Substanz verabfolgte Pentosen werden vom Menschen, höher entwickelten Säugetieren und Hühnern zum Teil unverändert wieder ausgeschieden, doch schwankt die im Harn auftretende Quantität nicht unerheblich in den einzelnen Versuchen. Ebstein[4]) konnte im vorher pentosenfreien Harn des Menschen nach Genuß von 0,25 g l-Arabinose diesen Zucker wieder nachweisen. Cremer[5]) fand von 25 g l-Arabinose 9,1 g beim Menschen wieder, Fr. Voit[7]) bei subcutaner Zufuhr ca. die Hälfte, von 15 g racemische Arabinose schied ein gesunder Mensch nach Neuberg und Wohlgemuth[8]) 4,5 g d- und 1,04 g l-Arabinose aus. Beim Diabetiker fand v. Jaksch[9]) nach 50 g l-Arabinose 19—41 g wieder. Ähnliche Zahlen gibt Brasch[10]) an. Von l - Xylose wird im allgemeinen auch ein großer Teil, bis zur Hälfte, wieder vom Menschen ausgeschieden[4])[5])[7])[9])[10])[11]). Beim Kaninchen fand Salkowski[12]) von 10 g l-Arabinose 10—25% wieder, Cremer von 28,7 g l-Arabinose 4,3 g; von 5 g d-Arabinose fanden Neuberg und Wohlgemuth[8]) 0,3—0,8 g, von 5 g d, l-Arabinose bis 2,2 g beim Kaninchen. Brasch[10]) fand bei hungernden Kaninchen von 20 g l-Arabinose fast 17 g im Urin. Derselbe Autor sah beim Hunde von 14 g l-Arabinose 11 g in den Urin übertreten. Von l - Xylose fand Frentzel[13]) beim Kaninchen nach 3,7—10 g nur 0,1—0,3 g im Harn, Brasch[10]) dagegen nach 20 g mehr als die Hälfte. Beim Hund erhielten Bendix und Dreger[11]) ebenfalls von 10 g mehr als die Hälfte wieder, ähnliche Zahlen fand Brasch[10]).

Die Ausscheidung beim Huhn beträgt für l-Xylose nach Cremer (l. c.) 22%; beim Frosch liegt die Assimilationsgrenze der l-Arabinose nach H. Sachs[14]) bei 5 mg (gegen 50—100 mg für d-Glucose).

[1]) C. Neuberg, Ergebnisse d. Physiol. **3**, I, 373 [1904].
[2]) L. Cominotti, Biochem. Zeitschr. **22**, 106 [1909].
[3]) Caporelli, Riforma clinica e terapeutica **1896**, Heft 1.
[4]) W. Ebstein, Virchows Archiv **129**, 401 [1892].
[5]) M. Cremer, Zeitschr. f. Biol. **29**, 536 [1892].
[6]) R. Funaro, Arch. Farmacol. sper. **6**, 401 [1907].
[7]) Fr. Voit, Archiv f. klin. Medizin **58**, 558 [1897].
[8]) C. Neuberg u. J. Wohlgemuth, Zeitschr. f. physiol. Chemie **35**, 41 [1902].
[9]) R. v. Jaksch, Zeitschr. f. Heilk. **20**, 195 [1899].
[10]) W. Brasch, Zeitschr. f. Biol. **50**, 114 [1908].
[11]) E. Bendix u. K. Dreger, Archiv f. klin. Medizin **78**, 198 [1903].
[12]) E. Salkowski, Zeitschr. f. physiol. Chemie **32**, 393 [1901].
[13]) J. Frentzel, Archiv f. d. ges. Physiol. **56**, 273 [1894].
[14]) H. Sachs, Zeitschr. f. klin. Medizin **38**, 87 [1899].

Sehr bemerkenswert ist die Schnelligkeit, mit der die Pentosen bei Mensch und Tier eliminiert werden. Ebstein (l. c.) fand verabfolgte Xylose nach $3^{1}/_{2}$ Stunden im Harne des Menschen, Bergell[1]) schon nach 7—10 Minuten per os gereichte l-Arabinose. Ähnlich verhielten sich nach Bergell Kaninchen, die aber zum Unterschiede vom Menschen nach vierwöchentlicher Gewöhnung große Mengen Arabinose verbrannten. Im Hunger (Neuberg und Wohlgemuth) und im Fieber (v. Jaksch) werden die Pentosen besser verwertet als in der Norm.

Etwas komplizierter liegen die Verhältnisse für die Pentosenanhydride, die Pentosane. Diese celluloseähnlichen Polysaccharide gehen nur zum kleinen Teil in den Urin über. Soweit sie nicht ausgenutzt werden [Weiske[2]) und Stone[3])], finden sie sich naturgemäß überwiegend im Kot, doch gehen nach Slowtzoff[4]) von Xylan 1,5—4,6% in den Urin über, vom leichter löslichen Araban nach Neuberg und Wohlgemuth (l. c.) ca. 9%. In ähnlicher Weise scheiden nach Cominotti (l. c.) die Herbivoren, Schweine und Pferde stets etwas Pentosane im Harn aus.

Berechnet als Pentose fand Cominotti folgende Werte für 100 ccm Urin: beim Schwein 0,07—0,26 g, beim Rind 0,07—0,09 g, beim Schaf 0,05—0,07 g, beim Pferd 0,04 bis 0,114 g, beim Hund, wo oft jede Pentosenreaktion fehlt, Spuren bis 0,07 g. Beim hungernden Pferde nehmen die Pentosen in den ersten 3 Tagen fast völlig ab, um dann wieder anzusteigen.

Soweit die Werte, wie z. B. die von Cominotti, durch Furfuroldestillation des Urins gewonnen sind, ist Glucuronsäure mitbestimmt.

Andererseits hat nach Salkowski, Lüthje, Bial und Blumenthal (l. c.) Fütterung mit pentosenhaltigen (nucleoproteidreichen) Organen keine Ausscheidung von Fünfkohlenstoffzucker zur Folge.

Nach Genuß von Früchten, wie Heidelbeeren, Kirschen und Pflaumen, die alle sehr pentosenreich sind, kommt es nach Blumenthal[5]) bei manchen Menschen zu einer Ausscheidung freier, reduzierender Pentosen in einer Höhe von 0,2—0,5%; es soll sich um l- und optisch-inaktive Arabinose[5]) handeln. Der letztgenannte Zucker findet sich nach v. Jaksch[6]) nach Apfelsaftgenuß im Harn. Barszczewski[7]), sowie Johnstone[8]) sahen gleichfalls Pentosenausscheidung nach Genuß von Früchten. Allgemeine vegetarische Diät führt nach eigenen Beobachtungen nicht zur Ausscheidung reduzierender Fünfkohlenstoffzucker.

Ungewiß ist die Deutung jener Pentosenausscheidung, die Külz und Vogel[9]) neben einem vorhandenen Diabetes in sehr vielen Fällen fanden (64 mal unter 80 Harnen). Auch bei künstlicher Glucosurie nach Pankreasexstirpation bzw. Phlorizineinspritzung fanden Külz u. Vogel Pentose.

Die Autoren sind geneigt, das in kleiner Menge (0,01%) erhaltene Pentosazon als Xylosederivat anzusehen. Diese Pentosenausscheidung erwies sich als unabhängig von der Ernährung.

V. l-Arabinose.

$$C_5H_{10}O_5 = \begin{array}{c} CHO \\ | \\ HCOH \\ | \\ OHCH \\ | \\ OHCH \\ | \\ CH_2OH \end{array}$$

Der Zucker krystallisiert leicht in kleinen Prismen, die zu Drusen vereinigt sind und in reinem Zustande und nach vorsichtiger Trocknung bei 100° bei 160°[10]) schmelzen.

[1]) P. Bergell, Festschr. f. E. v. Leyden 2, 401 [1902].

[2]) H. Weiske, Zeitschr. f. physiol. Chemie 20, 489 [1895].

[3]) W. E. Stone, Berichte d. Deutsch. chem. Gesellschaft 23, 3791 [1890].

[4]) B. Slowtzoff, Zeitschr. f. physiol. Chemie 34, 181 [1902].

[5]) F. Blumenthal, Deutsche Klinik 3, 312 [1902]. — P. Bergell u. F. Blumenthal, Verh. d. Physiol. Gesellschaft 1899/1900, 4; Archiv. f. Anat. u. Physiol. 1900, 155.

[6]) R. v. Jaksch, Centralbl. f. inn. Medizin 27, 145 [1906].

[7]) C. Barszczewski, Gazetta Lekarska 1897, No. 22, 582; Malys Jahresber. d. Tierchemie 1897, 733.

[8]) R. W. Johnstone, Edinburgh med. Journ. 20, 138 [1906].

[9]) E. Külz u. J. Vogel, Zeitschr. f. Biol. 32, 185 [1895].

[10]) E. v. Lippmann, Berichte d. Deutsch. chem. Gesellschaft 17, 2238 [1884].

Die wässerige Lösung ist rechtsdrehend, und zwar $[\alpha]_D^{20} = +104,4$ bis $105,4°$. [Für die Praxis ist es am bequemsten, das Drehungsvermögen der l-Arabinose als genau doppelt so groß als das des Traubenzuckers $(+52,5°)$ anzunehmen.] Frisch bereitete Lösungen zeigen Multirotation (Anfangsdrehung $+156,7°$)[1]), die beim Aufkochen und Stehen in der Kälte, sofort auf Zusatz eines Tropfens Ammoniak verschwindet[2]).

l-Arabinose löst sich bei $0°$ in der doppelten Menge Wasser, bei $10°$ in der 1,7 fachen und bei $9°$ in 238 T. 90 proz. Alkohols[3]).

Bei längerem Erwärmen auf $100°$ erfolgt Zersetzung, bei der viel Furfurol entsteht. Durch Destillation mit Mineralsäuren, besonders mit HCl, wird noch leichter Furfurol gebildet:

$$C_5H_{10}O_5 = 3 H_2O + C_4H_3O \cdot CHO.$$

Alkalien zersetzen Arabinose unter Gelbfärbung (S. 365) und Milchsäurebildung (S. 366); mit Kupferhydroxyd in Gegenwart von Alkali sollen nach Nef[4]) l-Arabonsäure, l-Ribonsäure, d, l-Erythronsäure, d, l-Threonsäure, d, l-Glycerinsäure, Glykolsäure, Ameisensäure und CO_2 entstehen[5]).

Die Oxydation mit Bromwasser führt zur l-Arabonsäure, eine solche mit HNO_3 je nach den Mengenverhältnissen zu l-Trioxyglutarsäure bzw. ebenfalls zur l-Arabonsäure[6]).

Die Reduktionsproben (S. 321—327) sowie die Phloroglucin- und Orcinreaktion (S. 336 und 338) fallen mit l-Arabinose intensiv aus.

Farbenreaktionen der l-Arabinose siehe S. 333—342.

Derivate der l-Arabinose.

l-Arabinose-amylmercaptal[7])[8]) $C_5H_{10}O_4 : (SC_5H_{11})_2$ entsteht beim Schütteln einer Lösung von 1 g l-Arabinose in 1,5 ccm rauchender HCl mit 2,5 g Amylsulfhydrat. Nach ca. 1 Stunde erstarrt das Gemisch von selbst oder auf Wasserzusatz. Nach dem Umkrystallisieren aus heißem 20 proz. Alkohol erhält man schneeweiße Krystalle vom Schmelzp. 132—134°. Im Dezimeterrohr bei Na-Licht zeigen 0,2 g des Amylmercaptals in 10 ccm heißem absoluten Alkohol eine Drehung von $+0°55'$.

Benzoyl-l-arabinose entsteht nach den allgemeinen Benzoylierungsangaben, ist jedoch nicht einheitlich. Schmelzp. 68—69°[9]) [10]).

l-Arabinose-p-bromphenylhydrazon $CH_2OH — (CHOH)_3 — CH : N \cdot NHC_6H_4Br$ entsteht nach E. Fischer[11]) aus den Komponenten in essigsaurer oder wässerig-alkoholischer Lösung; es scheidet sich bereits nach 10—15 Minuten in farblosen Nadeln ab, die zu kugligen Aggregaten vereinigt sind. Zur Reinigung dient Umkrystallisation aus 50 proz. Alkohol; es sintert gegen 150°, schmilzt bei 162 (unkorr.). Das p-Bromphenylhydrazon ist ein charakteristisches Derivat der l-Arabinose.

l-Arabinose-benzylphenylhydrazon[12])[13])[14]) $CH_2OH — (CH \cdot OH)_3 — CH : N \cdot N(C_6H_5) (CH_2 \cdot C_6H_5)$ entsteht beim kurzen Erwärmen von l-Arabinose und Benzyl-phenylhydrazin in 75 proz. alkoholischer Lösung. Farblose Nadeln, Schmelzp. 174°. 1 T. löst sich in 370 T. Alkohol von 80%. Zur Isolierung der l-Arabinose geeignet.

l-Arabinose-diphenylhydrazon[15]) $CH_2OH — (CH \cdot OH)_3 — CH : N \cdot N(C_6H_5)_2$ fällt nahezu quantitativ beim Erwärmen der Komponenten in wässerig-alkoholischer Lösung aus.

[1]) E. Parcus u. B. Tollens, Annalen d. Chemie u. Pharmazie 257, 174 [1890].

[2]) C. Schulze u. B. Tollens, Annalen d. Chemie u. Pharmazie 271, 49 [1892]. — C. A. Lobry de Bruyn u. F. H. van Leent, Recueil d. travaux chim. des Pays-Bas 14, 134 [1895].

[3]) O. Ruff, Berichte d. Deutsch. chem. Gesellschaft 32, 550 [1899].

[4]) J. U. Nef, Annalen d. Chemie u. Pharmazie 357, 214 [1907].

[5]) H. Kiliani, Berichte d. Deutsch. chem. Gesellschaft 19, 3029 [1886]; 20, 282, 339 [1887].

[6]) H. Kiliani, Berichte d. Deutsch. chem. Gesellschaft 21, 3006 [1888]. — H. Kiliani u. C. Scheibler, Berichte d. Deutsch. chem. Gesellschaft 21, 3276 [1888]; 22, 517 [1889].

[7]) E. Fischer, Berichte d. Deutsch. chem. Gesellschaft 27, 679 [1894].

[8]) C. Neuberg, Berichte d. Deutsch. chem. Gesellschaft 33, 2253 [1900].

[9]) W. E. Stone, Amer. Chem. Journ. 15, 653 [1893].

[10]) G. Chavanne, Compt. rend. de l'Acad. des Sc. 134, 661 [1902].

[11]) E. Fischer, Berichte d. Deutsch. chem. Gesellschaft 27, 2490 [1894].

[12]) C. A. Lobry, L. de Bruyn u. W. A. van Ekenstein, Recueil d. travaux chim. des Pays-Bas 15, 97, 227 [1896].

[13]) O. Ruff u. G. Ollendorf, Berichte d. Deutsch. chem. Gesellschaft 32, 3234 [1899].

[14]) C. A. Browne u. B. Tollens, Berichte d. Deutsch. chem. Gesellschaft 35, 1457 [1902].

[15]) C. Neuberg, Berichte d. Deutsch. chem. Gesellschaft 33, 2253 [1900].

Es ist außer in Eisessig und Pyridin in allen Solvenzien schwer oder gar nicht löslich. In unreinem Zustande färbt es sich am Lichte schwach violett; in reiner Form bildet es blendendweiße Nadeln vom Schmelzp. 216° [1]). Es ist das schwerlöslichste Derivat der l-Arabinose und für ihre Abscheidung besonders gut brauchbar [2]).

l-Arabinose-phenylosazon (l-Arabinosazon) $C_{17}H_{20}N_4O_3$ [3]) [4]). Das Osazon entsteht, wenn l-Arabinose in wässeriger Lösung mit mindestens 3 Mol. Phenylhydrazinacetat 1—1½ Stunden im siedenden Wasserbade erhitzt wird. Aus der kochend filtrierten Flüssigkeit fällt beim Abkühlen das Osazon in prächtig schwefelgelben Nadelbüscheln aus. Zur Reinigung kann es aus siedendem Wasser unter Zusatz einer Spur Alkohol und eventuell etwas Knochenkohle umkrystallisiert werden. Schmelzp. 158—161°. Das Osazon zeigt in 4 proz. alkoholischer Lösung eine schnell vergehende Rechtsdrehung ($[\alpha]_D = +18,9°$ (Tollens), im Pyridin-Alkoholgemisch (S. 356) drehen 0,2 g $= +1° 10'$. Charakteristisch ist die geringe Löslichkeit in kaltem Wasser und die leichte Löslichkeit in heißem Wasser, worin Glucosazon kaum löslich ist (die Osazone der Disaccharide lösen sich jedoch auch in siedendem Wasser).

l-Arabinose-p-bromphenylosazon $C_{17}H_{18}Br_2N_4O_3$ entsteht wie das Osazon bei Verwendung von essigsaurem p-Bromphenylhydrazin [5]). Schmelzp. 196—200°; goldgelbe Nadeln.

Barium- und Strontiumarabinosate $(C_5H_{10}O_5)_2BaO$ bzw. $(C_5H_{10}O_5)SrO$ entstehen als weiße zersetzliche Massen beim Eingießen kalter gesättigter Arabinoselösung und Erdalkalilaugen in 96 proz. Alkohol [6]) (siehe auch S. 347).

Beim anhaltenden Erhitzen mit siedenden Mineralsäuren (am Rückflußkühler) entstehen zwar Huminsubstanzen, aber keine Lävulinsäure [7]). Diese geht niemals aus Pentosen hervor (siehe S. 367 und Anhang S. 460), wohl aber bildet sich reichlich Furfurol [8]).

Der Hefengärung ist l-Arabinose nicht fähig [9]) [10]). Spaltpilze (Fäulnis) können dagegen H_2, CO_2, Essigsäure und Alkohol [11]) erzeugen, auch Milchsäuregärung tritt wahrscheinlich ein [12]).

VI. d-Arabinose

$$C_5H_{10}O_5 = \begin{array}{c} CHO \\ | \\ OHCH \\ | \\ HCOH \\ | \\ HCOH \\ | \\ CH_2OH \end{array}$$

gleicht samt ihren Derivaten bis auf die entgegengesetzte Drehungsrichtung ($[\alpha]_D = -105°$) der l-Arabinose. Sie ist zuerst synthetisch von A. Wohl [13]) erhalten; weiteres über ihre

---

[1]) Nach B. Tollens u. A. D. Maurenbrecher (Berichte d. Deutsch. chem. Gesellschaft 38, 500 [1905]) schmilzt das Hydrazon bei anderer Erhitzungsweise (Berichte d. Deutsch. chem. Gesellschaft 37, 314 [1904]) schon bei 205°.

[2]) C. Neuberg u. J. Wohlgemuth, Zeitschr. f. physiol. Chemie 35, 31 [1902].

[3]) H. Kiliani, Berichte d. Deutsch. chem. Gesellschaft 20, 345 [1887].

[4]) E. Fischer, Berichte d. Deutsch. chem. Gesellschaft 20, 827 [1887]; 21, 987 [1888]; 22, 87 [1889]; 23, 385 [1890]; 24, 1840 [1891]; 35, 3141 [1902].

[5]) C. Neuberg, Berichte d. Deutsch. chem. Gesellschaft 32, 3387 [1899]; das p-Bromphenylosazon entsteht auch aus dem l-Arabinose-p-bromphenylhydrazon beim Kochen mit überschüssigem p-Bromphenylhydrazinacetat (C. Neuberg, l. c.); im Original steht als Druckfehler l-Arabinosephenylhydrazon.

[6]) Suleimann Bey, Chem.-Ztg. 24, Rep. 55 [1900]. — A. Jolles, Annalen d. Chemie u. Pharmazie 351, 41 [1907].

[7]) M. Conrad u. M. Gutzeit, Berichte d. Deutsch. chem. Gesellschaft 19, 2575, 2849 [1896].

[8]) A. Günther u. B. Tollens, Berichte d. Deutsch. chem. Gesellschaft 23, 1751 [1890].

[9]) E. Fischer u. H. Thierfelder siehe S. 363.

[10]) E. Buchner u. R. Rapp, Berichte d. Deutsch. chem. Gesellschaft 31, 1090 [1898].

[11]) Frankland u. Mc Gregor, Chem. News 63, 33 [1872]. — E. Bendix, Zeitschr. f. physikal. u. diät. Ther. 3, 587 [1900]. — E. Salkowski, Zeitschr. f. physiol. Chemie 30, 478 [1900]. — E. Ebstein, Zeitschr. f. physiol. Chemie 36, 478 [1902].

[12]) O. Emmerling, Berichte d. Deutsch. chem. Gesellschaft 30, 1870 [1897]. — Harden, Chem.-Ztg. 25, 353 [1901].

[13]) A. Wohl, Berichte d. Deutsch. chem. Gesellschaft 26, 730 [1893].

Darstellung siehe bei O. Ruff[1]), sowie bei Neuberg und Wohlgemuth[2]). Von physiologischem Interesse ist, daß ganz neuerdings dieser Zucker im Pflanzenreich aufgefunden zu sein scheint und zwar von Léger[3]) im Glucosid Barbaloin und von Wilhelmj[4]) in Rübenschnitzeln.

VII. d, l-Arabinose

ist als wahre racemische Vereinigung von l- und d-Arabinose aufzufassen. Der reine Zucker bildet Drusen harter Krystalle; er schmilzt bei 163,5—164,5° und löst sich bei 10° in 5,9 T. H_2O, bei 0° in 7,37 T.; von 90 proz. Alkohol sind bei 9° 786 T. zur Lösung erforderlich. Zum Umkrystallisieren ist auch verdünnter Methylalkohol geeignet[5]). Wie die Molekulargewichtsbestimmungen zeigen, findet in wässeriger Lösung vollkommener Zerfall in die Komponenten statt[1])[6]).

Der Zucker schmeckt süß und gärt nicht; er wie seine Abkömmlinge gleichen den aktiven Formen, abgesehen vom **fehlenden Drehungsvermögen** und öfter abweichenden Schmelzpunkten.

Derivate der d, l-Arabinose.

d, l-Arabinose-amylmercaptal[7]) $C_{15}H_{32}O_4S_2$. Darstellung siehe S. 360. Schmelzp. 125—130°. Außer in Ligroin und Äther in vielen Solvenzien löslich.

d, l-Arabinose-p-bromphenylhydrazon[7]) $C_{11}H_{15}BrN_2O_4$ (vgl. S. 353). schmilzt bei 160°.

d, l-Arabinose-diphenylhydrazon[7]) $C_{17}H_{20}O_4N_2$ (Darstellung siehe S. 353), schmilzt bei 206°.

d, l-Arabinose-phenylosazon $C_{17}H_{20}N_4O_3$ entsteht wie die aktive Form (S. 375) und schmilzt nach A. Wohl (l. c.) und E. Fischer[8]) in völlig reinem Zustande bei 166—167°. Nach Jolles[9]) gibt das Osazon in kleiner Menge beim Schütteln mit 4 ccm Vanillinsalzsäure (1 g Vanillin in 100 ccm HCl von 10%) schon in der Kälte intensive Rotfärbung, während d-Glucosazon unter denselben Bedingungen sich nicht rötet.

Bei Verfütterung wird d, l-Arabinose im Tierkörper und Organismus des normalen Menschen derart gespalten, daß die d-Komponente im Überschuß im Urin auftritt (Neuberg und Wohlgemuth, l. c.).

Die Abscheidung von d, l-Arabinose aus Harn in Substanz gelingt nur dann, wenn mindestens 1% Zucker zugegen ist. Der bei schwach essigsaurer Reaktion eingeengte Urin (1000 ccm auf 400) wird mit dem gleichen Volumen 96 proz. Alkohol gefällt und das Filtrat mit genügend Diphenylhydrazin behandelt (es muß dessen Menge hinreichen, alle eventuell sonst noch vorhandenen hydrazinanlagernden Stoffe zu binden). Das rohe Diphenylhydrazon wird umkrystallisiert, und dann mit Formaldehyd unter Alkoholzugabe (S. 353) daraus der reine Zucker dargestellt.

Bezüglich der Farbenreaktionen der d, l-Arabinose sei auf die Darlegungen S. 336—342 verwiesen; Fruchtzuckergegenwart kann den positiven Ausfall der Orcinprobe vereiteln (siehe S. 340).

---

[1]) O. Ruff, Berichte d. Deutsch. chem. Gesellschaft **31**, 1573 [1898]; **32**, 550 [1899]; **33**, 1799 [1900]; **35**, 2360 [1902].

[2]) C. Neuberg u. J. Wohlgemuth, Zeitschr. f. physiol. Chemie **35**, 31 [1902]. — C. Neuberg, Biochem. Zeitschr. **7**, 527 [1908].

[3]) E. Léger, Compt. rend. de l'Acad. des Sc. **150**, 983, 1695 [1910].

[4]) A. Wilhelmj, Chem. Centralbl. **1909**, II, 1667.

[5]) C. Neuberg, Berichte d. Deutsch. chem. Gesellschaft **33**, 2243 [1900].

[6]) A. Wohl, Berichte d. Deutsch. chem. Gesellschaft **26**, 730 [1893].

[7]) C. Neuberg, Berichte d. Deutsch. chem. Gesellschaft **33**, 2252 [1900].

[8]) E. Fischer, Berichte d. Deutsch. chem. Gesellschaft **26**, 633 [1893]; **27**, 2491 [1894].

[9]) A. Jolles, Centralbl. f. inn. Medizin **26**, 1049 [1905].

VIII. l-Xylose.

$$C_5H_{10}O_5 = \begin{array}{l} CHO \\ | \\ HCOH \\ | \\ OHCH \\ | \\ HCOH \\ | \\ CH_2OH. \end{array}$$

Die l-Xylose bildet weiße Nadeln vom Schmelzp. 150—154°, schmeckt süß und ist leicht löslich in Wasser, wenig löslich in Alkohol, unlöslich in Äther und Kohlenwasserstoffen. $[\alpha]_D = +18,22°$ für eine 10proz. Lösung. Bei stärkerer Konzentration ist die Drehung größer, gleich ca. +23°. [Zunächst tritt erhebliche Multirotation +78 bis +86° auf[1])]. Barium-dixylosat $(C_5H_{10}O_5)_2$BaO durch Fällen einer Lösung von Xylose und Barytwasser durch Alkohol[2]).

Farbenreaktionen der Xylose siehe S. 336—342.

Das Phenylosazon (l-Xylosazon) schmilzt bei 155—161°. Dreht in 4proz. alkoholischer Lösung im Dezimeterrohr 1,3° nach links (vgl. S. 356). Zur Abscheidung sich stets bewährende, schwerlösliche Hydrazone sind nicht bekannt.

Hierfür geeignet ist nach G. Bertrand[3]) die Oxydation der l-Xylose mittels Brom zur l-Xylonsäure $CH_2OH \cdot (CH \cdot OH)_3 \cdot COOH$ und deren Isolierung als Bromcadmiumdoppelverbindung der Formel $Br \cdot Cd \cdot C_5H_9O_6 + H_2O$ [vgl. auch Tollens und Clowes[4]). Wenn letztere nicht krystallisiert, so ist die Überführung in das Brucinsalz $C_5H_{10}O_6 \cdot C_{23}H_{26}O_4N_2$ brauchbar[5]).

Von Arabinose kann die Xylose durch das leicht krystallisierende Diphenylhydrazon der ersteren getrennt werden. Das l-Xylosediphenylhydrazon ist in Wasser sehr leicht löslich[6]). Xylose zeigt abweichend von den übrigen Aldopentosen mit ätherischem Bromwasserstoff intensive Rotfärbung, die sonst nur Ketosen aufweisen[7]).

Die Mercaptale der l-Xylose krystallisieren nicht[8]).

l-Xylose-benzylphenylhydrazon[9]) $C_{18}H_{22}N_2O_4$ schmilzt bei 99°.

l-Xylose-methylphenylhydrazon[10]) $C_{12}H_{18}O_4N_2$ schmilzt bei 103—105°; beide sind in Wasser löslich.

Quantitative Bestimmung der Pentosen.

A. Durch Reduktion von Kupferlösungen. Die Fünfkohlenstoffzucker können gleich allen reduzierenden Kohlenhydraten mittels Kupfersalzen ermittelt werden. Es sind für die Pentosenbestimmung im Urin alle früher (S. 327—332) auseinandergesetzten Verhältnisse zu beachten; hinzu tritt als erschwerendes Moment die eigentümliche Reduktionsart der Pentosurieharne (siehe S. 371).

α) Arabinose.

a) 1,0 g Arabinose scheidet nach v. Lippmann[11]) aus 100 ccm unverdünnter Fehlingscher Lösung eine 1,832 g Cu entsprechende Menge Oxydul ab.

b) 1 ccm Fehlingsche Lösung wird von 0,004303 g Arabinose reduziert[12]).

---

[1]) C. Schulze u. B. Tollens, Annalen d. Chemie u. Pharmazie **271**, 40 [1892].

[2]) P. Bergell u. F. Blumenthal, Archiv f. Anat. u. Physiol. **1900**, 155.

[3]) G. Bertrand, Bulletin de la Soc. chim. [3] **5**, 556 [1891].

[4]) B. Tollens u. G. H. A. Clowes, Annalen d. Chemie u. Pharmazie **310**, 177 [1900].

[5]) C. Neuberg, Berichte d. Deutsch. chem. Gesellschaft **35**, 1473 [1902].

[6]) C. Neuberg u. J. Wohlgemuth, Zeitschr. f. physiol. Chemie **35**, 40 [1902].

[7]) H. J. H. Fenton u. M. Gostling, Journ. Chem. Soc. **73**, 556 [1898]; Chem. Centralbl. **1901**, II, 123.

[8]) E. Fischer, Berichte d. Deutsch. chem. Gesellschaft **27**, 678 [1894].

[9]) O. Ruff u. G. Ollendorf, Berichte d. Deutsch. chem. Gesellschaft **32**, 3234 [1899].

[10]) C. Neuberg, Zeitschr. d. Vereins d. deutsch. Zuckerind. **52**, 247 [1902]. — B. Tollens u. A. Müther, Berichte d. Deutsch. chem. Gesellschaft **37**, 311 [1904].

[11]) E. O. v. Lippmann, Berichte d. Deutsch. chem. Gesellschaft **17**, 2238 [1884].

[12]) Bauer, Landw. Versuchsstationen **36**, 304.

c) Bei der Ostschen[1]) Lösung entsprechen 0,050 g Arabinose 0,152 g Kupfer bei 10 minutiger Kochzeit.

d) Bei der Reduktion nach Pflüger (S. 398) mit $^1/_2$ stündiger Kochdauer hängt die abgeschiedene Kupfermenge stark von der Konzentration der Arabinoselösung ab[2]).

e) Nach Stone[3]) entspricht in 1—0,25 proz. Lösung 1 mg Arabinose 1,945—2,000 mg Kupfer, wenn man 25 ccm der Zuckerlösung mit 70 ccm Fehlingscher Mischung 4 Minuten sieden läßt.

β) Xylose.

a) Nach Stone[3]) entspricht 1 mg Xylose 1,864—1,959 mg Kupfer, wenn man 25 ccm der 1—$^1/_4$ proz. Xyloselösung mit 70 ccm Fehlingscher Lösung 4 Minuten lang kochen läßt.

b) Bei Befolgung der Pflügerschen Vorschrift ist die Konzentration genau zu beachten (Weiser und Zaitschek, l. c.).

c) Bei der Hydroxylamintitration weicht das Reduktionsvermögen der Xylose in 0,5 proz. Lösung nur wenig von dem des Traubenzuckers ab[4]).

Natürlich sind auch die Quecksilbermethoden, z. B. Titration nach Knapp, anwendbar; doch sind sie für die Pentosen nicht so genau durchgearbeitet.

B. Durch Furfurolbestimmung. Pentosen, Pentosane und Glucuronsäure (freie wie gepaarte) liefern beim Erhitzen mit Chlorwasserstoffsäure Furfurol (s. S. 436 und 450). Es entsteht infolge Zersetzung eines Teiles dieser Stoffe zu Huminkörpern sowie Ameisensäure nicht die theoretische Menge Furfurol. Dieser Fehler wird aber auf ein . Minimum eingeschränkt, wenn man unter empirisch ermittelten, aber stets sich angenähert gleichbleibenden Verhältnissen arbeitet.

Diese Methode ist durch jahrelange und umfassende Arbeiten von B. Tollens[5]) und seinen Mitarbeitern zu hoher Vollkommenheit ausgearbeitet.

Die Destillation geschieht aus einem Jenenserkolben (1 Liter) mit absteigendem beliebigen Wasserkühler. Um mehrere Bestimmungen nebeneinander ausführen zu können, benutzt man zweckmäßig eine Anordnung, wie sie die Kjeldahlapparate mit Wasserkühlung darstellen. Der Jenenserkolben wird in einem Bade mit Roses Metall, das bei 100° flüssig ist, oder auch in gewöhnlicher Weise über einem Drahtnetz mit der Flamme erhitzt[6]).

Die Anwendung auf den Harn hat eine Abänderung der ursprünglichen Angaben nötig gemacht, die C. Tollens[7]) vorgenommen hat. Die von diesem Autor zwar zunächst für gepaarte Glucuronsäuren des Urins dargelegte Vorschrift dürfte mit geringfügigen Abweichungen auch für Pentosenharne brauchbar sein.

C. Tollens[7]) hat festgestellt, daß der Harnstoff des Urins eine ganz bedeutende Quelle von Verlusten für die Furfurolbestimmung abgibt, indem er sich mit dem freiwerdenden Furfurol kondensiert[8]); $^2/_3$ des Furfurols entgehen durch diese Reaktion der Ermittlung. Zur Entfernung des Harnstoffes versetzt man nach C. Tollens 250 ccm des Urins mit 150 ccm Bleiessig + 5 ccm Ammoniak. [Bei Pentosenharnen[9]) müßte die Bleiessig- und Ammoniakmenge eventuell variiert werden.] Der Bleiniederschlag wird auf einer Porzellannutsche abgesaugt und sorgfältig mit 750 ccm Wasser ausgewaschen. Der an einem warmen Ort getrocknete Niederschlag wird quantitativ samt der Filtrierpapierlage[10]) (aus der Nutsche) in den Jena-Destillierkolben gebracht. Hinzu gibt man dann 100 ccm 12 proz. Salzsäure und läßt energisch destillieren, wobei ein auf dem Kolben sitzendes Kugelrohr ein

---

[1]) H. Ost, Berichte d. Deutsch. chem. Gesellschaft **23**, 3003 [1890].

[2]) St. Weiser u. A. Zaitschek, Landw. Versuchsstationen **53**, 219 [1902]; Archiv f. d. ges. Physiol. **93**, 98 [1902].

[3]) W. E. Stone, Berichte d. Deutsch. chem. Gesellschaft **23**, 3791 [1890].

[4]) J. Bang, Biochem. Zeitschr. **26**, 306 [1910].

[5]) Siehe hierüber bei B. Tollens, Zeitschr. f. physiol. Chemie **36**, 239 [1902] und E. Kröber, Journ. f. Landwirtschaft **1900**, 355; **1901**, 7.

[6]) G. Grund, Zeitschr. f. physiol. Chemie **35**, 111 [1902].

[7]) C. Tollens, Zeitschr. f. physiol. Chemie **61**, 95 [1909]; **67**, 138 [1910].

[8]) H. Schiff, Berichte d. Deutsch. chem. Gesellschaft **10**, 773 [1877].

[9]) Die Arabinose ist durch Bleiessig und Ammoniak fällbar; quantitative Angaben über die Fällbarkeit im Harn fehlen allerdings.

[10]) Der Pentosengehalt des Filtrierpapiers ist zu berücksichtigen; siehe weiter unten.

Überspritzen in den Kühler (wie beim Kjeldahlapparat) verhindert. So oft 30 ccm abdestilliert sind, läßt man 30 ccm 12proz. HCl durch einen Hahntrichter in den Kolben nachfließen usf. Man destilliert so lange, bis im Destillat die Probe auf Furfurol mit Anilinacetat negativ ausfällt. Im allgemeinen muß man 400—550 ccm übergehen lassen, wozu 50—60 Minuten erforderlich sind. Nach beendigter Destillation gibt man zu dem gesamten Destillat, das in einem ca. 750 ccm fassenden Erlenmeyerkolben aufgefangen ist, doppelt so viel Phloroglucin, gelöst in warmer HCl (D = 1,06), als man Furfurol erwarten kann. Für gewöhnlich reicht man mit 0,25 g für 250 ccm normalen Urin (d. h. der kein Pentosanharn ist). Man füllt genau auf 500 ccm auf. Schnell tritt Gelbbraunfärbung, bald schwarzgrüne Fällung von Furfurolphloroglucid auf. Dasselbe wird nach 16 Stunden auf einem Goochtiegel mit Asbesteinlage, der zuvor bei 100° zur Gewichtskonstanz getrocknet war, mit einer gelinde wirkenden Saugpumpe abfiltriert und mit genau 150 ccm destilliertem Wasser nachgewaschen. Dann wird der Goochtiegel in einem Wägegläschen bei 100° genau 4 Stunden getrocknet.

Zu der gewogenen Menge Furfurolphloroglucid (hygroskopisch!) sind für 550 ccm Volumen Destillat + Salzsäure 0,0052 g, und für 650 ccm 0,0061 g zu addieren, d. h. die Quantitäten des in den genannten Flüssigkeitsmengen gelöst bleibenden Furfurolphloroglucids. Abzuziehen[1]) sind für das doppelte Filter aus gehärtetem Filtrierpapier von 10 ccm Durchmesser 0,013 g Furfurolphloroglucid[2]).

Selbstverständlich gestattet dieses Verfahren nicht, Pentosen und Glucuronsäure nebeneinander zu ermitteln[3]); über die eventuell im Harne mögliche Bestimmung der letzteren mittels der CO_2-Abspaltungsmethode siehe S. 437.

In der Tagesmenge normalen Menschenharnes fand C. Tollens so ca. 0,2 g Furfurolphloroglucid, das wohl hauptsächlich Glucuronsäureverbindungen entstammt.

Ist die endgültig gefundene Furfurolphloroglucidmenge a, so berechnet man, falls mehr als 0,300 g Furfurolphloroglucid vorliegen, nach folgenden Formeln[4]):

$$\text{Furfurol} = (a + 0,0052)^5) \cdot 0,5180$$
$$\text{Pentose} = (a + 0,0052) \quad \cdot 1,0025$$
$$\text{Pentosan} = (a + 0,0052) \quad \cdot 0,8822$$

oder, wenn weniger als 0,030 g Furfurolphloroglucid ermittelt sind, nach den Formeln:

$$\text{Furfurol} = (a + 0,0052)^5) \cdot 0,5170$$
$$\text{Pentose} = (a + 0,0052) \quad \cdot 1,0156$$
$$\text{Pentosan} = (a + 0,0052) \quad \cdot 0,8935.$$

(Hierin bedeutet 0,0052 bzw. 0,0061 die in Lösung bleibende Menge Phloroglucid.)

Nun sind die aus Arabinose und Arabanen einerseits, aus Xylose und Xylanen andererseits hervorgehenden Mengen Furfurol und also auch Furfurolphloroglucid etwas verschieden. Dem trägt die (S. 380—384) folgende Tabelle von F. Kröber Rechnung, in welcher man hinter der gewogenen Phloroglucidquantität direkt die entsprechenden Zahlen für die einzelnen Pentosen und Pentosane findet. Die Benutzung der Tabelle[4]) ist sehr bequem.

Dieses Verfahren der Bleifällung liefert nur Minimalwerte für die gesamten Furfurol ergebenden Substanzen, es vermeidet aber den erheblichen Fehler, den der Harnstoff verursacht.

Nicht ersichtlich ist, wie bei der von A. Jolles[6]) vorgeschlagenen und von ihm für den Harn direkt empfohlenen Arbeitsweise diese Fehlerquelle vermieden wird.

---

[1]) C. Tollens u. F. Stern, Zeitschr. f. physiol. Chemie **64**, 39 [1910]. — F. Stern, Zeitschr. f. physiol. Chemie **68**, 52 [1910].

[2]) Der Goochtiegel kann durch einfaches Ausglühen vom Phloroglucid befreit werden und ist dann sofort für eine neue Bestimmung fertig.

[3]) Natürlich werden auch alle sonst Furfurol liefernden Harnbestandteile hier mit bestimmt; als solche kommen auch Chondroitinschwefelsäure sowie Nucleinsäuren nebst Spaltungsprodukten in Betracht, die unter Umständen in vermehrter Menge im Harn anwesend sein könnten.

[4]) E. Kröber, Zeitschr. f. physiol. Chemie **36**, Anhang.

[5]) Eventuell 0,0061 (siehe oben).

[6]) A. Jolles, Zeitschr. f. analyt. Chemie **45**, 106 [1906]; **46**, 764 [1907].

Tabelle zur Umwandlung von Phloroglucid in Furfurol, Pentosan usw.

Phloro-glucid	Furfurol	Arabinose	Araban	Xylose	Xylan	Pentose	Pentosan
0,030	0,0182	0,0391	0,0344	0,0324	0,0285	0,0358	0,0315
0,031	0,0188	0,0402	0,0354	0,0333	0,0293	0,0368	0,0324
0,032	0,0193	0,0413	0,0363	0,0342	0,0301	0,0378	0,0333
0,033	0,0198	0,0424	0,0373	0,0352	0,0309	0,0388	0,0341
0,034	0,0203	0,0435	0,0383	0,0361	0,0317	0,0398	0,0350
0,035	0,0209	0,0446	0,0393	0,0370	0,0326	0,0408	0,0359
0,036	0,0214	0,0457	0,0402	0,0379	0,0334	0,0418	0,0368
0,037	0,0219	0,0468	0,0412	0,0388	0,0342	0,0428	0,0377
0,038	0,0224	0,0479	0,0422	0,0398	0,0350	0,0439	0,0386
0,039	0,0229	0,0490	0,0431	0,0407	0,0358	0,0449	0,0395
0,040	0,0235	0,0501	0,0441	0,0416	0,0366	0,0459	0,0404
0,041	0,0240	0,0512	0,0451	0,0425	0,0374	0,0469	0,0413
0,042	0,0245	0,0523	0,0460	0,0434	0,0382	0,0479	0,0422
0,043	0,0250	0,0534	0,0470	0,0443	0,0390	0,0489	0,0431
0,044	0,0255	0,0545	0,0480	0,0452	0,0398	0,0499	0,0440
0,045	0,0260	0,0556	0,0490	0,0462	0,0406	0,0509	0,0448
0,046	0,0266	0,0567	0,0499	0,0471	0,0414	0,0519	0,0457
0,047	0,0271	0,0578	0,0509	0,0480	0,0422	0,0529	0,0466
0,048	0,0276	0,0589	0,0519	0,0489	0,0430	0,0539	0,0475
0,049	0,0281	0,0600	0,0528	0,0498	0,0438	0,0549	0,0484
0,050	0,0286	0,0611	0,0538	0,0507	0,0446	0,0559	0,0492
0,051	0,0292	0,0622	0,0548	0,0516	0,0454	0,0569	0,0501
0,052	0,0297	0,0633	0,0557	0,0525	0,0462	0,0579	0,0510
0,053	0,0302	0,0644	0,0567	0,0534	0,0470	0,0589	0,0519
0,054	0,0307	0,0655	0,0576	0,0543	0,0478	0,0599	0,0528
0,055	0,0312	0,0666	0,0586	0,0553	0,0486	0,0610	0,0537
0,056	0,0318	0,0677	0,0596	0,0562	0,0494	0,0620	0,0546
0,057	0,0323	0,0688	0,0605	0,0571	0,0502	0,0630	0,0555
0,058	0,0328	0,0699	0,0615	0,0580	0,0510	0,0640	0,0564
0,059	0,0333	0,0710	0,0624	0,0589	0,0518	0,0650	0,0573
0,060	0,0338	0,0721	0,0634	0,0598	0,0526	0,0660	0,0581
0,061	0,0344	0,0732	0,0644	0,0607	0,0534	0,0670	0,0590
0,062	0,0349	0,0743	0,0653	0,0616	0,0542	0,0680	0,0599
0,063	0,0354	0,0754	0,0663	0,0626	0,0550	0,0690	0,0608
0,064	0,0359	0,0765	0,0673	0,0635	0,0558	0,0700	0,0617
0,065	0,0364	0,0776	0,0683	0,0644	0,0567	0,0710	0,0625
0,066	0,0370	0,0787	0,0692	0,0653	0,0575	0,0720	0,0634
0,067	0,0375	0,0798	0,0702	0,0662	0,0583	0,0730	0,0643
0,068	0,0380	0,0809	0,0712	0,0672	0,0591	0,0741	0,0652
0,069	0,0385	0,0820	0,0721	0,0681	0,0599	0,0751	0,0661
0,070	0,0390	0,0831	0,0731	0,0690	0,0607	0,0761	0,0670
0,071	0,0396	0,0842	0,0741	0,0699	0,0615	0,0771	0,0679
0,072	0,0401	0,0853	0,0750	0,0708	0,0623	0,0781	0,0688
0,073	0,0406	0,0864	0,0760	0,0717	0,0631	0,0791	0,0697
0,074	0,0411	0,0875	0,0770	0,0726	0,0639	0,0801	0,0706
0,075	0,0416	0,0886	0,0780	0,0736	0,0647	0,0811	0,0714
0,076	0,0422	0,0897	0,0789	0,0745	0,0655	0,0821	0,0722
0,077	0,0427	0,0908	0,0799	0,0754	0,0663	0,0831	0,0731
0,078	0,0432	0,0919	0,0809	0,0763	0,0671	0,0841	0,0740
0,079	0,0437	0,0930	0,0818	0,0772	0,0679	0,0851	0,0749
0,080	0,0442	0,0941	0,0828	0,0781	0,0687	0,0861	0,0758
0,081	0,0448	0,0952	0,0838	0,0790	0,0695	0,0871	0,0767
0,082	0,0453	0,0963	0,0847	0,0799	0,0703	0,0881	0,0776
0,083	0,0458	0,0974	0,0857	0,0808	0,0711	0,0891	0,0785
0,084	0,0463	0,0985	0,0867	0,0817	0,0719	0,0901	0,0794
0,085	0,0468	0,0996	0,0877	0,0827	0,0727	0,0912	0,0803
0,086	0,0474	0,1007	0,0886	0,0836	0,0735	0,0922	0,0812
0,087	0,0479	0,1018	0,0896	0,0845	0,0743	0,0932	0,0821

Phloro-glucid	Furfurol	Arabinose	Araban	Xylose	Xylan	Pentose	Pentosan
0,088	0,0484	0,1029	0,0906	0,0854	0,0751	0,0942	0,0830
0,089	0,0489	0,1040	0,0915	0,0863	0,0759	0,0952	0,0838
0,090	0,0494	0,1051	0,0925	0,0872	0,0767	0,0962	0,0847
0,091	0,0499	0,1062	0,0935	0,0881	0,0775	0,0972	0,0856
0,092	0,0505	0,1073	0,0944	0,0890	0,0783	0,0982	0,0865
0,093	0,0510	0,1084	0,0954	0,0900	0,0791	0,0992	0,0874
0,094	0,0515	0,1095	0,0964	0,0909	0,0800	0,1002	0,0883
0,095	0,0520	0,1106	0,0974	0,0918	0,0808	0,1012	0,0891
0,096	0,0525	0,1117	0,0983	0,0927	0,0816	0,1022	0,0899
0,097	0,0531	0,1128	0,0993	0,0936	0,0824	0,1032	0,0908
0,098	0,0536	0,1139	0,1003	0,0946	0,0832	0,1043	0,0917
0,099	0,0541	0,1150	0,1012	0,0955	0,0840	0,1053	0,0926
0,100	0,0546	0,1161	0,1022	0,0964	0,0848	0,1063	0,0935
0,101	0,0551	0,1171	0,1032	0,0973	0,0856	0,1073	0,0944
0,102	0,0557	0,1182	0,1041	0,0982	0,0864	0,1083	0,0953
0,103	0,0562	0,1193	0,1051	0,0991	0,0872	0,1093	0,0962
0,104	0,0567	0,1204	0,1060	0,1000	0,0880	0,1103	0,0971
0,105	0,0572	0,1215	0,1070	0,1010	0,0888	0,1113	0,0979
0,106	0,0577	0,1226	0,1080	0,1019	0,0896	0,1123	0,0988
0,107	0,0582	0,1237	0,1089	0,1028	0,0904	0,1133	0,0997
0,108	0,0588	0,1248	0,1099	0,1037	0,0912	0,1143	0,1006
0,109	0,0593	0,1259	0,1108	0,1046	0,0920	0,1153	0,1015
0,110	0,0598	0,1270	0,1118	0,1055	0,0928	0,1163	0,1023
0,111	0,0603	0,1281	0,1128	0,1064	0,0936	0,1173	0,1032
0,112	0,0608	0,1292	0,1137	0,1073	0,0944	0,1183	0,1041
0,113	0,0614	0,1303	0,1147	0,1082	0,0952	0,1193	0,1050
0,114	0,0619	0,1314	0,1156	0,1091	0,0960	0,1203	0,1059
0,115	0,0624	0,1325	0,1166	0,1101	0,0968	0,1213	0,1067
0,116	0,0629	0,1336	0,1176	0,1110	0,0976	0,1223	0,1076
0,117	0,0634	0,1347	0,1185	0,1119	0,0984	0,1233	0,1085
0,118	0,0640	0,1358	0,1195	0,1128	0,0992	0,1243	0,1094
0,119	0,0645	0,1369	0,1204	0,1137	0,1000	0,1253	0,1103
0,120	0,0650	0,1380	0,1214	0,1146	0,1008	0,1263	0,1111
0,121	0,0655	0,1391	0,1224	0,1155	0,1016	0,1273	0,1120
0,122	0,0660	0,1402	0,1233	0,1164	0,1024	0,1283	0,1129
0,123	0,0665	0,1413	0,1243	0,1173	0,1032	0,1293	0,1138
0,124	0,0671	0,1424	0,1253	0,1182	0,1040	0,1303	0,1147
0,125	0,0676	0,1435	0,1263	0,1192	0,1049	0,1314	0,1156
0,126	0,0681	0,1446	0,1272	0,1201	0,1057	0,1324	0,1165
0,127	0,0686	0,1457	0,1282	0,1210	0,1065	0,1334	0,1174
0,128	0,0691	0,1468	0,1292	0,1219	0,1073	0,1344	0,1183
0,129	0,0697	0,1479	0,1301	0,1228	0,1081	0,1354	0,1192
0,130	0,0702	0,1490	0,1311	0,1237	0,1089	0,1364	0,1201
0,131	0,0707	0,1501	0,1321	0,1246	0,1097	0,1374	0,1210
0,132	0,0712	0,1512	0,1330	0,1255	0,1105	0,1384	0,1219
0,133	0,0717	0,1523	0,1340	0,1264	0,1113	0,1394	0,1227
0,134	0,0723	0,1534	0,1350	0,1273	0,1121	0,1404	0,1236
0,135	0,0728	0,1545	0,1360	0,1283	0,1129	0,1414	0,1244
0,136	0,0733	0,1556	0,1369	0,1292	0,1137	0,1424	0,1253
0,137	0,0738	0,1567	0,1379	0,1301	0,1145	0,1434	0,1262
0,138	0,0743	0,1578	0,1389	0,1310	0,1153	0,1444	0,1271
0,139	0,0748	0,1589	0,1398	0,1319	0,1161	0,1454	0,1280
0,140	0,0754	0,1600	0,1408	0,1328	0,1169	0,1464	0,1288
0,141	0,0759	0,1611	0,1418	0,1337	0,1177	0,1474	0,1297
0,142	0,0764	0,1622	0,1427	0,1346	0,1185	0,1484	0,1306
0,143	0,0769	0,1633	0,1437	0,1355	0,1193	0,1494	0,1315
0,144	0,0774	0,1644	0,1447	0,1364	0,1201	0,1504	0,1324
0,145	0,0780	0,1655	0,1457	0,1374	0,1209	0,1515	0,1333
0,146	0,0785	0,1666	0,1466	0,1383	0,1217	0,1525	0,1342

Phloro-glucid	Furfurol	Arabinose	Araban	Xylose	Xylan	Pentose	Pentosan
0,147	0,0790	0,1677	0,1476	0,1392	0,1225	0,1535	0,1351
0,148	0,0795	0,1688	0,1486	0,1401	0,1233	0,1545	0,1360
0,149	0,0800	0,1699	0,1495	0,1410	0,1241	0,1555	0,1369
0,150	0,0805	0,1710	0,1505	0,1419	0,1249	0,1565	0,1377
0,151	0,0811	0,1721	0,1515	0,1428	0,1257	0,1575	0,1386
0,152	0,0816	0,1732	0,1524	0,1437	0,1265	0,1585	0,1395
0,153	0,0821	0,1743	0,1734	0,1446	0,1273	0,1595	0,1404
0,154	0,0826	0,1754	0,1544	0,1455	0,1281	0,1605	0,1413
0,155	0,0831	0,1765	0,1554	0,1465	0,1289	0,1615	0,1421
0,156	0,0837	0,1776	0,1563	0,1474	0,1297	0,1625	0,1430
0,157	0,0842	0,1787	0,1573	0,1483	0,1305	0,1635	0,1439
0,158	0,0847	0,1798	0,1583	0,1492	0,1313	0,1645	0,1448
0,159	0,0852	0,1809	0,1592	0,1501	0,1321	0,1655	0,1457
0,160	0,0857	0,1820	0,1602	0,1510	0,1329	0,1665	0,1465
0,161	0,0863	0,1831	0,1612	0,1519	0,1337	0,1675	0,1474
0,162	0,0868	0,1842	0,1621	0,1528	0,1345	0,1685	0,1483
0,163	0,0873	0,1853	0,1631	0,1537	0,1353	0,1695	0,1492
0,164	0,0878	0,1864	0,1640	0,1546	0,1361	0,1705	0,1501
0,165	0,0883	0,1875	0,1650	0,1556	0,1369	0,1716	0,1510
0,166	0,0888	0,1886	0,1660	0,1565	0,1377	0,1726	0,1519
0,167	0,0894	0,1897	0,1669	0,1574	0,1385	0,1736	0,1528
0,168	0,0899	0,1908	0,1679	0,1583	0,1393	0,1746	0,1537
0,169	0,0904	0,1919	0,1688	0,1592	0,1401	0,1756	0,1546
0,170	0,0909	0,1930	0,1698	0,1601	0,1409	0,1766	0,1554
0,171	0,0914	0,1941	0,1708	0,1610	0,1417	0,1776	0,1563
0,172	0,0920	0,1952	0,1717	0,1619	0,1425	0,1786	0,1572
0,173	0,0925	0,1963	0,1727	0,1628	0,1433	0,1796	0,1581
0,174	0,0930	0,1974	0,1736	0,1637	0,1441	0,1806	0,1590
0,175	0,0935	0,1985	0,1746	0,1647	0,1449	0,1816	0,1598
0,176	0,0940	0,1996	0,1756	0,1656	0,1457	0,1826	0,1607
0.177	0,0946	0,2007	0,1765	0,1665	0,1465	0,1836	0,1616
0,178	0,0951	0,2018	0,1775	0,1674	0,1473	0,1846	0,1625
0,179	0,0956	0,2029	0,1784	0,1683	0,1481	0,1856	0,1634
0,180	0,0961	0,2039	0,1794	0,1692	0,1489	0,1866	0,1642
0,181	0,0966	0,2050	0,1804	0,1701	0,1497	0,1876	0,1651
0,182	0,0971	0,2061	0,1813	0,1710	0,1505	0,1886	0,1660
0,183	0,0977	0,2072	0,1823	0,1719	0,1513	0,1896	0,1669
0,184	0,0982	0,2082	0,1832	0,1728	0,1521	0,1906	0,1678
0,185	0,0987	0,2093	0,1842	0,1738	0,1529	0,1916	0,1686
0,186	0,0992	0,2104	0,1851	0,1747	0,1537	0,1926	0,1695
0,187	0,0997	0,2115	0,1861	0,1756	0,1545	0,1936	0,1704
0,188	0,1003	0,2126	0,1870	0,1765	0,1553	0,1946	0,1712
0,189	0,1008	0,2136	0,1880	0,1774	0,1561	0,1955	0,1721
0,190	0,1013	0,2147	0,1889	0,1783	0,1569	0,1965	0,1729
0,191	0,1018	0,2158	0,1899	0,1792	0,1577	0,1975	0,1738
0,192	0,1023	0,2168	0,1908	0,1801	0,1585	0,1985	0,1747
0,193	0,1028	0,2179	0,1918	0,1810	0,1593	0,1995	0,1756
0,194	0,1034	0,2190	0,1927	0,1819	0,1601	0,2005	0,1764
0,195	0,1039	0,2201	0,1937	0,1829	0,1609	0,2015	0,1773
0,196	0,1044	0,2212	0,1946	0,1838	0,1617	0,2025	0,1782
0,197	0,1049	0,2222	0,1956	0,1847	0,1625	0,2035	0,1791
0,198	0,1054	0,2233	0,1965	0,1856	0,1633	0,2045	0,1800
0,199	0,1059	0,2244	0,1975	0,1856	0,1641	0,2055	0,1808
0,200	0,1065	0,2255	0,1984	0,1874	0,1649	0,2065	0,1817
0,201	0,1070	0,2266	0,1994	0,1883	0,1657	0,2075	0,1826
0,202	0,1075	0,2276	0,2003	0,1892	0,1665	0,2085	0,1835
0,203	0,1080	0,2287	0,2013	0,1901	0,1673	0,2095	0,1844
0,204	0,1085	0,2298	0,2022	0,1910	0,1681	0,2105	0,1853
0,205	0,1090	0,2309	0,2032	0,1920	0,1689	0,2115	0,1861

Phloro-glucid	Furfurol	Arabinose	Araban	Xylose	Xylan	Pentose	Pentosan
0,206	0,1096	0,2320	0,2041	0,1929	0,1697	0,2125	0,1869
0,207	0,1101	0,2330	0,2051	0,1938	0,1705	0,2134	0,1878
0,208	0,1106	0,2341	0,2060	0,1947	0,1713	0,2144	0,1887
0,209	0,1111	0,2352	0,2069	0,1956	0,1721	0,2154	0,1896
0,210	0,1116	0,2363	0,2079	0,1965	0,1729	0,2164	0,1904
0,211	0,1121	0,2374	0,2089	0,1975	0,1737	0,2174	0,1913
0,212	0,1127	0,2384	0,2098	0,1984	0,1745	0,2184	0,1922
0,213	0,1132	0,2395	0,2108	0,1993	0,1753	0,2194	0,1931
0,214	0,1137	0,2406	0,2117	0,2002	0,1761	0,2204	0,1940
0,215	0,1142	0,2417	0,2127	0,2011	0,1770	0,2214	0,1948
0,216	0,1147	0,2428	0,2136	0,2020	0,1778	0,2224	0,1957
0,217	0,1152	0,2438	0,2146	0,2029	0,1786	0,2234	0,1966
0,218	0,1158	0,2449	0,2155	0,2038	0,1794	0,2244	0,1974
0,219	0,1163	0,2460	0,2165	0,2047	0,1802	0,2254	0,1983
0,220	0,1168	0,2471	0,2174	0,2057	0,1810	0,2264	0,1992
0,221	0,1173	0,2482	0,2184	0,2066	0,1818	0,2274	0,2001
0,222	0,1178	0,2492	0,2193	0,2075	0,1826	0,2284	0,2010
0,223	0,1183	0,2503	0,2203	0,2084	0,1834	0,2294	0,2019
0,224	0,1189	0,2514	0,2212	0,2093	0,1842	0,2304	0,2028
0,225	0,1194	0,2525	0,2222	0,2102	0,1850	0,2314	0,2037
0,226	0,1199	0,2536	0,2232	0,2111	0,1858	0,2324	0,2046
0,227	0,1204	0,2546	0,2241	0,2121	0,1866	0,2334	0,2054
0,228	0,1209	0,2557	0,2251	0,2130	0,1874	0,2344	0,2063
0,229	0,1214	0,2568	0,2260	0,2139	0,1882	0,2354	0,2072
0,230	0,1220	0,2579	0,2270	0,2148	0,1890	0,2364	0,2081
0,231	0,1225	0,2590	0,2280	0,2157	0,1898	0,2374	0,2089
0,232	0,1230	0,2600	0,2289	0,2166	0,1906	0,2383	0,2097
0,233	0,1235	0,2611	0,2299	0,2175	0,1914	0,2393	0,2106
0,234	0,1240	0,2622	0,2308	0,2184	0,1922	0,2403	0,2115
0,235	0,1245	0,2633	0,2318	0,2193	0,1930	0,2413	0,2124
0,236	0,1251	0,2644	0,2327	0,2202	0,1938	0,2423	0,2132
0,237	0,1256	0,2654	0,2337	0,2211	0,1946	0,2433	0,2141
0,238	0,1261	0,2665	0,2346	0,2220	0,1954	0,2443	0,2150
0,239	0,1266	0,2676	0,2356	0,2229	0,1962	0,2453	0,2159
0,240	0,1271	0,2687	0,2365	0,2239	0,1970	0,2463	0,2168
0,241	0,1276	0,2698	0,2375	0,2248	0,1978	0,2473	0,2176
0,242	0,1281	0,2708	0,2384	0,2257	0,1986	0,2483	0,2185
0,243	0,1287	0,2719	0,2394	0,2266	0,1994	0,2493	0,2194
0,244	0,1292	0,2730	0,2403	0,2275	0,2002	0,2503	0,2203
0,245	0,1297	0,2741	0,2413	0,2284	0,2010	0,2513	0,2212
0,246	0,1302	0,2752	0,2422	0,2293	0,2018	0,2523	0,2220
0,247	0,1307	0,2762	0,2432	0,2302	0,2026	0,2533	0,2229
0,248	0,1312	0,2773	0,2441	0,2311	0,2034	0,2543	0,2238
0,249	0,1318	0,2784	0,2451	0,2320	0,2042	0,2553	0,2247
0,250	0,1323	0,2795	0,2460	0,2330	0,2050	0,2563	0,2256
0,251	0,1328	0,2806	0,2470	0,2339	0,2058	0,2573	0,2264
0,252	0,1333	0,2816	0,2479	0,2348	0,2066	0,2582	0,2272
0,253	0,1338	0,2827	0,2489	0,2357	0,2074	0,2592	0,2281
0,254	0,1343	0,2838	0,2498	0,2366	0,2082	0,2602	0,2290
0,255	0,1349	0,2849	0,2508	0,2375	0,2090	0,2612	0,2299
0,256	0,1354	0,2860	0,2517	0,2384	0,2098	0,2622	0,2307
0,257	0,1359	0,2870	0,2526	0,2393	0,2106	0,2632	0,2316
0,258	0,1364	0,2881	0,2536	0,2402	0,2114	0,2642	0,2325
0,259	0,1369	0,2892	0,2545	0,2411	0,2122	0,2652	0,2334
0,260	0,1374	0,2903	0,2555	0,2420	0,2130	0,2662	0,2343
0,261	0,1380	0,2914	0,2565	0,2429	0,2138	0,2672	0,2351
0,262	0,1385	0,2924	0,2574	0,2438	0,2146	0,2681	0,2359
0,263	0,1390	0,2935	0,2584	0,2547	0,2154	0,2691	0,2368
0,264	0,1395	0,2946	0,2593	0,2456	0,2162	0,2701	0,2377

Phloroglucid	Furfurol	Arabinose	Araban	Xylose	Xylan	Pentose	Pentosan
0,265	0,1400	0,2957	0,2603	0,2465	0,2170	0,2711	0,2385
0,266	0,1405	0,2968	0,2612	0,2474	0,2178	0,2721	0,2394
0,267	0,1411	0,2978	0,2622	0,2483	0,2186	0,2731	0,2403
0,268	0,1416	0,2989	0,2631	0,2492	0,2194	0,2741	0,2412
0,269	0,1421	0,3000	0,2641	0,2502	0,2202	0,2751	0,2421
0,270	0,1426	0,3011	0,2650	0,2511	0,2210	0,2761	0,2429
0,271	0,1431	0,3022	0,2660	0,2520	0,2218	0,2771	0,2438
0,272	0,1436	0,3032	0,2669	0,2529	0,2226	0,2781	0,2447
0,273	0,1442	0,3043	0,2679	0,2538	0,2234	0,2791	0,2456
0,274	0,1447	0,3054	0,2688	0,2547	0,2242	0,2801	0,2465
0,275	0,1452	0,3065	0,2698	0,2556	0,2250	0,2811	0,2473
0,276	0,1457	0,3076	0,2707	0,2565	0,2258	0,2821	0,2482
0,277	0,1462	0,3086	0,2717	0,2574	0,2266	0,2830	0,2490
0,278	0,1467	0,3097	0,2726	0,2583	0,2274	0,2840	0,2499
0,279	0,1473	0,3108	0,2736	0,2592	0,2282	0,2850	0,2508
0,280	0,1478	0,3119	0,2745	0,2602	0,2290	0,2861	0,2517
0,281	0,1483	0,3130	0,2755	0,2611	0,2298	0,2871	0,2526
0,282	0,1488	0,3140	0,2764	0,2620	0,2306	0,2880	0,2534
0,283	0,1493	0,3151	0,2774	0,2629	0,2314	0,2890	0,2543
0,284	0,1498	0,3162	0,2783	0,2638	0,2322	0,2900	0,2552
0,285	0,1504	0,3173	0,2793	0,2647	0,2330	0,2910	0,2561
0,286	0,1509	0,3184	0,2802	0,2656	0,2338	0,2920	0,2570
0,287	0,1514	0,3194	0,2812	0,2665	0,2346	0,2930	0,2578
0,288	0,1519	0,3205	0,2821	0,2674	0,2354	0,2940	0,2587
0,289	0,1524	0,3216	0,2831	0,2683	0,2362	0,2950	0,2596
0,290	0,1529	0,3227	0,2840	0,2693	0,2370	0,2960	0,2605
0,291	0,1535	0,3238	0,2850	0,2702	0,2378	0,2970	0,2614
0,292	0,1540	0,3248	0,2859	0,2711	0,2386	0,2980	0,2622
0,293	0,1545	0,3259	0,2868	0,2720	0,2394	0,2990	0,2631
0,294	0,1550	0,3270	0,2878	0,2729	0,2402	0,3000	0,2640
0,295	0,1555	0,3281	0,2887	0,2738	0,2410	0,3010	0,2649
0,296	0,1560	0,3292	0,2897	0,2747	0,2418	0,3020	0,2658
0,297	0,1566	0,3302	0,2906	0,2756	0,2426	0,3030	0,2666
0,298	0,1571	0,3313	0,2916	0,2765	0,2434	0,3040	0,2675
0,299	0,1576	0,3324	0,2925	0,2774	0,2442	0,3050	0,2684
0,300	0,1581	0,3335	0,2935	0,2784	0,2450	0,3060	0,2693

Das durch Dampfdestillation erhaltene salzsaure Furfuroldestillat — acetonhaltige Harne sind vorher zur Entfernung der Ketone mit Essigsäure aufzukochen — wird neutralisiert, mit Bisulfit versetzt, und dessen nicht an Furfurol gebundener Überschuß dann mit Jod zurücktitriert. Jolles legt seinen Berechnungen die Annahme zugrunde, daß 1 Mol. Pentose genau 1 Mol. Furfurol liefert; das widerspricht den Angaben von B. Tollens (siehe S. 378). Auch aus anderen Gründen bezweifelt Tollens[1]), daß die Bisulfittitration des Furfurols empfehlenswert sei.

Statt mit Phloroglucin kann bei der üblichen Tollensschen Salzsäuredestillation das Furfurol auch mit Barbitursäure gefällt werden, die nach der Gleichung

$$C_4H_4N_2O_3 + OHC \cdot C_4H_3O = H_2O + C_9H_6N_2O_4$$

[1]) B. Tollens in Abderhaldens Handbuch der biochem. Arbeitsmethoden 2, 135 u. 139 [1910].

ein gelbes krystallinisches Kondensationsprodukt liefert[1]). Ob das Barbitursäureverfahren reinere Fällungen als die Phloroglucinmethode ergibt, scheint Tollens[2]) unsicher.

IX. Methylpentosen.

Über die von Brat[3]) auf Grund von Farbenreaktionen (siehe S. 342) in Harn angenommene Methylpentose ist nichts Näheres bekannt. Wahrscheinlich handelt es sich hier um Schlacken der vegetabilischen Nahrung; es kann ebensogut ein Methylpentosan vorgelegen haben. Denn die Methylpentosane sind nach Tollens und Widtsoe[4]) häufige Begleiter der Pentosane und in geringen Mengen außerordentlich weit verbreitet; auch in der Hefe kommen sie vor[5]).

Alimentär ist die Ausscheidung von Methylpentose vielfach bei Fütterungsversuchen mit Rhamnose beobachtet. Mit ihr sind mannigfache Versuche wie mit den Pentosen angestellt. Cremer, Brasch, Fr. Voit, v. Jaksch (siehe S. 372 und 373) sowie namentlich Lindemann und May[6]) berichten über die Ausnutzung bei Menschen (auch bei Diabetikern), bei Hund, Kaninchen und Huhn; 5—65% von der verabfolgten Rhamnose sind unter verschiedenen Bedingungen im Harne wiedergefunden worden.

X. Rhamnose (Isodulcit).

$$C_6H_{12}O_5 = \begin{matrix} CHO \\ | \\ HCOH \\ | \\ HCOH \\ | \\ OHCH \\ | \\ CH \cdot OH \\ | \\ CH_3 \end{matrix}$$

Aus Wasser krystallisiert die Rhamnose leicht in langen monoklinen Krystallen als Monohydrat $C_6H_{12}O_5 + H_2O$, dessen Zusammensetzung der des Dulcits $C_6H_{14}O_6$ gleicht. (Daher der alte Name Isodulcit.) Der Zucker schmeckt süß mit bitterem Nachgeschmack. Da beim Erhitzen das Krystallwasser entweicht, ist der Schmelzpunkt unscharf, zwischen 70 und 105°, gefunden. Frisch bereitete Lösungen zeigen Linksdrehung, die schnell über optische Inaktivität in konstante Rechtsdrehung, $[\alpha]_D = +8{,}56°$, übergeht.

Bei 105—110° wird Rhamnosehydrat wasserfrei. Das Anhydrid $C_6H_{12}O_5$ krystallisiert aus Aceton in Nadeln vom Schmelzp. 122—126°. Diese Form zeigt starke Multirotation, die aber sofort rechtsseitig ist, z. B. unmittelbar nach dem Lösen $= +31{,}5°$[7]).

Rhamnose bildet ein Phenylhydrazon $C_{12}H_{18}O_4N_2$[8]) (Schmelzp. 159°), ein p-Bromphenylhydrazon $C_{12}H_{17}BrO_4N_2$[9]) (Schmelzp. 167°), ein Methylphenylhydrazon $C_{13}H_{20}O_4N_2$[10]) (Schmelzp. 124°) und ein Diphenylhydrazon $C_{18}H_{22}O_4N_2$[11]) (Schmelzp. 134°), die alle leicht krystallisieren und aus den Komponenten in wässerigalkoholischer Lösung erhalten werden.

---

[1]) M. Conrad u. H. Reinbach, Berichte d. Deutsch. chem. Gesellschaft **34**, 1339 [1901]. — R. Jäger u. J. Unger, Berichte d. Deutsch. chem. Gesellschaft **36**, 1222 [1903]. — K. Fromherz, Zeitschr. f. physiol. Chemie **50**, 241 [1907].

[2]) B. Tollens in Abderhaldens Handbuch der biochem. Arbeitsmethoden **2**, 135 u. 139 [1910].

[3]) H. Brat, Zeitschr. f. klin. Medizin **47**, 499 [1902].

[4]) J. A. Widtsoe u. B. Tollens, Berichte d. Deutsch. chem. Gesellschaft **33**, 148 [1900].

[5]) K. Oshima, Zeitschr. f. physiol. Chemie **36**, 42 [1902].

[6]) L. Lindemann u. R. May, Deutsches Archiv f. klin. Medizin **56**, 283 [1896].

[7]) E. Fischer, Berichte d. Deutsch. chem. Gesellschaft **28**, 1162 [1895]; **29**, 324 [1896].

[8]) E. Fischer u. J. Tafel, Berichte d. Deutsch. chem. Gesellschaft **20**, 2566 [1887].

[9]) R. S. Morrel u. J. M. Crofts, Proc. Chem. Soc. **19**, 208 [1903]; Journ. Chem. Soc. **83**, 1284 [1903].

[10]) L. de Bruyn u. v. Ekenstein, Recueil des travaux chim. des Pays-Bas. **15**, 226 [1896].

[11]) R. Stahel, Annalen d. Chemie u. Pharmazie **258**, 242 [1890].

25

Rhamnose-phenylosazon, $C_{18}H_{22}O_3N_4$, $C_6H_{10}O_3$(: N·NHC$_6$H$_5$)$_2$ fällt beim Erwärmen der Komponentén in schönen hellgelben Nadeln bereits innerhalb $^1/_2$ Stunde aus. Das Osazon ist selbst in heißem H_2O schwer löslich, wird aber von Alkohol, Benzol und Aceton leicht aufgenommen. Schmelzp. 180°. Drehung siehe S. 356. Rhamnose-p-bromphenylosazon $C_{18}H_{20}O_3N_4Br_2$[1]) schmilzt bei 215°.

Zum Unterschied von l-Arabinose und l-Xylose wird Rhamnose durch Barytwasser und Alkohol nicht gefällt.

Ba- und Sr-Rhamnosat sind in 96proz. Alkohol löslich (siehe S. 347).

Über die Farbenreaktionen der Rhamnose siehe S. 342, über das Verhalten zu Orcin S. 338.

Quantitative Bestimmung der Methylpentosen (und Methylpentosane).

α) 10 ccm Fehlingscher Lösung entsprechen nach C. Liebermann und Hörmann 0,0523 g Rhamnose.

β) 20 ccm Knappscher Quecksilberlösung entsprechen nach Behrend 0,0542 g Rhamnose.

γ) Ermittlung durch Überführung in Methylfurfurol. Unter denselben Bedingungen wie die Pentosen und Pentosane Furfurol, liefern die Methylpentosen und Methylpentosane bei der HCl-Destillation Methylfurfurol. Dieses Verhalten kann nach Tollens und seinen Mitarbeitern in fast derselben Weise zur quantitativen Bestimmung dienen. Die Abscheidung des durch Destillation (S. 379) gewonnenen Methylfurfurols geschieht ebenfalls als Phloroglucid.

Sind Pentosen und Methylpentosen nebeneinander zugegen, so wird der Phloroglucidniederschlag im Goochtiegel mit Alkohol ausgekocht, wobei nur das Derivat des Methylfurfurols in Lösung geht.

Das Methylfurfurol wird aus der Phloroglucidmenge mittels der von Tollens und Mayer[2]) aufgestellten Tabelle berechnet. Bezüglich Einzelheiten sei auf die Arbeiten von Ellet und Tollens[3]), Mayer und Tollens[2]), Votocek[4]) und Fromherz[5]) verwiesen. Eventuell kann auch das durch Säuredestillation erhaltene Methylfurfurol colorimetrisch bestimmt werden[6]). Ein krystallisiertes Derivat ist das Methylfurfurol-p-nitrophenylhydrazon $C_{12}H_{11}N_3O_3$; es ist rubinrot und schmilzt bei 130°[7]).

Hexosen.
XI. Traubenzucker (d-Glucose).

$$C_6H_{12}O_6 = \begin{array}{l} CHO \\ | \\ HCOH \\ | \\ OHCH \\ | \\ HCOH \\ | \\ HCOH \\ | \\ CH_2OH \end{array}$$

Wie erwähnt (S. 327) wird das Reduktionsvermögen des normalen Harnes z. T. auf einen minimalen physiologischen Gehalt an Traubenzucker bezogen.

Der Nachweis von Traubenzucker als Bestandteil wirklich normaler Urine ist jedoch nur mit angenäherter Gewißheit geführt. Die Arbeiten von Brücke[8]), Bence-Jones[9]),

---

[1]) R. S. Morrel u. J. M. Crofts, Proc. Chem. Soc. **19**, 208 [1903]; Journ. Chem. Soc. **83**, 1284 [1903].

[2]) W. Mayer u. B. Tollens, Berichte d. Deutsch. chem. Gesellschaft **40**, 2441 [1907]; Journ. f. Landwirtschaft **55**, 261 [1907].

[3]) W. B. Ellet und B. Tollens, Berichte d. Deutsch. chem. Gesellschaft **38**, 492 [1905].

[4]) E. Votocek, Berichte d. Deutsch. chem. Gesellschaft **30**, 1195 [1897].

[5]) K. Fromherz, Zeitschr. f. physiol. Chemie **50**, 241 [1907].

[6]) G. de Chalmot, Amer. Chem. Journ. **15**, 277 [1893].

[7]) F. Feist, Berichte d. Deutsch. chem. Gesellschaft **33**, 2098 [1900].

[8]) E. Brücke, Wiener med. Wochenschr. **19**, 321 [1858].

[9]) H. Bence-Jones, Chem. Centralbl. **1862**, 633.

Abeles[1]), Geyer[2]), Schilder[3]), Moritz[4]), Baisch[5]), Laves[6]), Breul[7]) enthalten mehr oder minder stichhaltige Angaben.

Bei den eigentlichen pathologischen Zuckerausscheidungen hat man zwischen dauernden Formen (Diabetes) und vorübergehendem Auftreten (Glucosurien) zu unterscheiden. Daneben gibt es noch alimentäre Glucosurien bei scheinbar gesunden Individuen.

Die alimentäre Glucosurie ist bei Mensch und Tier beobachtet, unterliegt aber erheblichen individuellen Schwankungen und ist demgemäß öfters nicht zu erzielen. Eingehende Untersuchungen am Menschen liegen von Worm-Müller[8]) und Moritz[9]), am Hunde von Hofmeister[10]) vor. Cremer[11]), Miura[12]), Moritz[13]) und Schöndorff[14]) haben diese Verhältnisse erforscht.

Unter den verschiedensten pathologischen Verhältnissen tritt nach Fr. Kraus und Ludwig[15]), nach v. Jaksch[16]), Poll[17]) und vielen anderen eine solche alimentäre Traubenzuckerausscheidung viel leichter ein.

Glucosurien treten bei zahlreichen Vergiftungen auf; ferner beim Zuckerstich (Claude Bernard), nach Verabfolgung von Phlorizin [v. Mehring[18]), Zuntz[19])] und nach Pankreasexstirpation [Minkowski, v. Mehring[20])].

Bezügl. der ungeheuren Literatur sei auf die Pathologie des Stoffwechsels von C. v. Noorden (Berlin 1906/1907), auf die Abhandlung von Naunyn über Diabetes in Nothnagels Handbuch 1907, auf die Klinische Diagnostik von v. Jaksch, 1906, und auf die Monographie über „Glykogen" von E. Pflüger, Bonn 1900, verwiesen.

Der Traubenzucker existiert nach Tanret[21]) in 3 durch Krystallform, Löslichkeit, Schmelzpunkt und Drehungsvermögen deutlich unterscheidbaren Formen. Die gewöhnlich in Lösung befindliche sog. β-Form ist die, welche im Tierkörper auftritt und im Harn allein in Betracht kommt.

Der freiwillig oder bei gewöhnlicher Temperatur auskrystallisierte Traubenzucker ist das Monohydrat $C_6H_{12}O_6 + H_2O$, das sich in blumenkohlähnlichen Warzen ausscheidet. Beim Umkrystallisieren aus Holzgeist oder Äthylalkohol erhält man wasserfreien Traubenzucker $C_6H_{12}O_6$, der in spröden, harten Krusten oder durchsichtigen Prismen vom Schmelzp. 144—146° ausfällt. Durch längeres Erhitzen auf 105° oder beim 24stündigen Stehen der wässerigen Lösung, schneller beim Aufkochen, geht diese α-Form in die β-Modifikation über.

In festem Zustand erhält man die β-Form durch Krystallisierenlassen bei 92° oder aus Pyridin[22]). Sie schmilzt bei 148—150° und hat die konstante spez. Drehung

1) M. Abeles, Centralbl. f. d. med. Wissensch. 1879, 33, 385.
2) J. Geyer, Wiener med. Presse 30, 1686 [1889].
3) C. Schilder, Wiener med. Blätter 1886, 384.
4) F. Moritz, Deutsches Archiv f. klin. Medizin 46, 257 [1890].
5) K. Baisch, Zeitschr. f. physiol. Chemie 19, 339 [1894].
6) E. Laves, Archiv d. Pharmazie 231, 366 [1893].
7) L. Breul, Archiv f. experim. Pathol. u. Pharmakol. 40, 1 [1898].
8) Worm-Müller, Archiv f. d. ges. Physiol. 34, 576 [1884].
9) F. Moritz, Deutsches Archiv f. klin. Medizin 46, 269 [1890].
10) F. Hofmeister, Archiv f. experim. Pathol. u. Pharmakol. 25, 240 [1889].
11) M. Cremer, Zeitschr. f. Biol. 29, 484 [1892].
12) K. Miura, Zeitschr. f. Biol. 32, 281 [1895].
13) F. Moritz, Deutsches Archiv f. klin. Medizin 46, 269 [1890].
14) B. Schöndorff, Archiv f. d. ges. Physiol. 121, 572 [1908].
15) Fr. Kraus u. H. Ludwig, Wiener klin. Wochenschr. 1891, Nr. 46, 855; Nr. 48, 897.
16) R. v. Jaksch, Prager med. Wochenschr. 1892, 367.
17) H. Poll, Fortschritte d. Medizin 14, 501 [1896].
18) J. v. Mehring, Zeitschr. f. klin. Medizin 14, 405 [1888]; 16, 431 [1889].
19) N. Zuntz, Du Bois' Archiv 1895, 570.
20) J. v. Mehring u. O. Minkowski, Centralbl. f. klin. Medizin 10, 393 [1889].
21) C. Tanret, Bulletin de la Soc. chim. [3] 15, 195 [1896]; 33, 337 [1905]. — E. F. Armstrong, Proc. Chem. Soc. 19, 209 [1903].
22) R. Behrend, Annalen d. Chemie u. Pharmazie 331, 359 [1904]; 353, 106 [1907].

$[\alpha]_D = +52,6°$, die sich mit der Temperatur unter den für die Praxis der Harnanalyse vorkommenden Bedingungen so wenig ändert, daß eine Berücksichtigung hierfür unnötig ist[1]). Diese β-Form stellt sich als Endprodukt aller Umwandlungen stets in den wässerigen Lösungen ein.

Hierin über geht auch die γ-Modifikation, die man durch Trocknen des Traubenzuckers bei 110° gewinnt; sie hat die Anfangsdrehung $[\alpha]_D = +22,5°$, während die α-Form $[\alpha]_D = +106°$ aufweist.

Traubenzucker löst sich leicht in Wasser, bei Zimmertemperatur ungefähr 1 : 1, selbst in kaltem, er wird auch von heißem Methyl- und Äthylalkohol aufgenommen. d-Glucose ist unlöslich in Aceton und Äther, letzterer fällt die alkoholischen Lösungen.

Wegen der Multirotation müssen frisch bereitete Glucoselösungen vor der optischen Untersuchung aufgekocht und 24 Stunden aufbewahrt werden. Für viele Zwecke kann man auch das Verfahren von Schulze und Tollens[2]) benutzen, d. h. einen Zusatz von 0,1% NH_3 anwenden, der sofort die konstante Drehung herstellt.

Traubenzuckerlösungen nehmen viele anorganischen Substanzen leichter als Wasser auf, z. B. $CaSO_4$, $CaCO_3$, CaO und andere; Glucose selbst wird z. B. in Harnstofflösung reichlicher als von reinem Wasser aufgenommen.

Über die Einwirkung von Alkalien, Ammoniak und Mineralsäuren siehe S. 364—368.

Bromwasser führt Glucose in d-Gluconsäure über, Salpetersäure liefert neben Oxalsäure und d-Weinsäure d-Zuckersäure. Photokatalyse[3]) und Elektrolyse[3])[4]) ergeben Glucoson, Carbonylsäuren, furfurolliefernde Stoffe (Pentose) und Mono- wie Dicarbonsäuren.

In kalter konz. H_2SO_4 löst sich reine Glucose zum Unterschiede von d-Fructose ohne Schwärzung auf.

Mit verdünnter HCl liefert Traubenzucker nach Wohl[5]) schon bei kurzem Erwärmen dextrinartige Kondensationsprodukte (Reversionsprodukte). Bei Behandlung mit rauchender Salzsäure in der Kälte entsteht nach E. Fischer[6]) reichlich Isomaltose (siehe S. 418), während beim Erhitzen Lävulinsäure (siehe S. 311 u. Anhang S. 461) gebildet wird.

Beim trockenen Erhitzen entweicht Furfurol (S. 345); dieses entwickelt sich beim Destillieren mit H_2SO_4 oder HCl jedoch höchstens in Spuren (Unterschied von den Pentosen).

Beim Abdampfen in ganz schwach saurer Lösung (HCl, Essigsäure) ist Traubenzucker nach Bickel[7]) beständig.

Verbindungen des Traubenzuckers.

Mit Metallsalzen:

1. Beim Vermischen von starken alkoholischen Glucoselösungen und Natriumäthylat fällt d-Natriumglucosat $C_6H_{11}NaO_6$ aus[8]). Die Verbindung ist amorph und hygroskopisch, sie löst sich in Wasser unter Zerfall mit stark alkalischer Reaktion.

2. Methylalkoholische Barytlösung schlägt nach Scheibler und Leo[9]) methylalkoholische und auch wässerige Glucoselösung nieder. In abs. alkoholischer Lösung ist die Fällung fast quantitativ und entspricht wahrscheinlich der Formel $(C_6H_{12}O_6)_4 \cdot 3\,BaO$. Durch schnelle Behandlung mit CO_2 in wässeriger Suspension erhält man Traubenzucker zurück. Ähnliche Fällungen bewirkt Kalk.

3. Über das d-Kupferglucosat siehe S. 346.

---

[1]) Genaueres siehe bei B. Tollens, Berichte d. Deutsch. chem. Gesellschaft 17, 2234 [1884].

[2]) C. Schulze u. B. Tollens, Annalen d. Chemie u. Pharmazie 271, 53 [1892].

[3]) C. Neuberg, Biochem. Zeitschr. 13, 305 [1908]; 17, 270 [1909]; 29, 279 [1910].

[4]) W. Löb, Biochem. Zeitschr. 17, 132 [1909].

[5]) A. Wohl, Berichte d. Deutsch. chem. Gesellschaft 23, 2092 [1890].

[6]) E. Fischer, Berichte d. Deutsch. chem. Gesellschaft 23, 3687 [1890].

[7]) A. Bickel, Archiv f. d. ges. Physiol. 75, 248 [1899].

[8]) M. Hönig u. M. Rosenfeld, Berichte d. Deutsch. chem. Gesellschaft 10, 871 [1877].

[9]) H. Leo, Virchows Archiv 107, 109 [1887].

4. **Bleiacetat und Bleisubacetat** fällen reine Zuckerlösungen nicht, wohl aber Bleiessig und Ammoniak. Aus Harn [**Brücke, Bornträger**[1])] schlägt jedoch Bleiessig allein schon Zucker nieder (siehe S. 346). Wie essigsaures Blei fällen auch andere Bleisalze, selbst Bleichlorid.

5. In alkoholischer Lösung verbindet sich Traubenzucker mit NH_3 zu **d-Glucosimin**[2])

$$C_6H_{13}NO_5 = CH_2OH-CHOH-CH-(CHOH)_2-CH \cdot OH.$$
$$\overset{\smile}{}-NH$$

Weiße Nadeln vom Schmelzp. 128°; löslich in Methylalkohol, in Wasser unter allmählicher Zersetzung. Schwache Base.

d-Glucose-alkalichloride[3])[4])[5])[6]). Beim Verdunsten einer Lösung gleicher Teile Kochsalz und Traubenzucker fällt die Verbindung $C_6H_{12}O_6 + NaCl + H_2O$ in großen, bis 1 cm langen Rhomboedern oder Pyramiden aus. Dieselbe Verbindung erhält man auch aus Alkoholauszügen diabetischer Harne. Noch anders zusammengesetzte Chlornatrium-doppelsalze sind bekannt, so $2 C_6H_{12}O_6 + NaCl + \frac{1}{3} H_2O$. Eine ähnliche **Doppelverbindung mit Natriumbromid** $2 C_6H_{12}O_6 + NaBr$ ist ebenfalls erhältlich.

Glucose-ureid[7]) $CH_2OH-(CHOH)_4-CH : N-CO-NH_2$, bildet sich beim Stehen von 3 T. Glucose mit 1 T. Harnstoff in 15 T. H_2O unter Zusatz von 0,275 T. konz. H_2SO_4. Nach Entfernung der H_2SO_4 als $BaSO_4$ und Vergärung des überschüssigen Zuckers krystallisiert die Harnstoffglucose in rhombischen Tafeln vom Schmelzp. 207°. Leicht löslich in Wasser, wenig in Alkohol. $[\alpha]_D^{15} = -23,5°$. Gärt nicht; reduziert **Fehling**sche Mischung nach einigem Kochen. Die Ureidoglucose entsteht nach P. **Mayer**[8]) im diabetischen Harn nicht; sie ist beim Kaninchen schwer verbrennlich und wird ungespalten wieder ausgeschieden[8]).

d-Benzoyl-glucose siehe S. 350—351.

d-Di-glucose-benzidid

$$\begin{matrix} C_6H_4 \cdot N : CH-(CH \cdot OH)_4-CH_2OH \\ | \\ C_6H_4 \cdot N : CH-(CH \cdot OH)_4-CH_2OH \end{matrix} = C_{24}H_{32}O_{10}N_2$$

entsteht nach O. **Adler**[9]) beim Erhitzen von 3,6 g Glucose mit 1,8 g Benzidin in 200 ccm 96proz. Alkohol während 3 Stunden am Rückflußkühler. Nachdem der Alkohol zur Hälfte abdestilliert ist, fällt die Verbindung in weißen mikroskopischen Nadeln aus, die bei 127° unscharf schmelzen. Schmeckt indifferent, gärt aber bemerkenswerterweise mit Hefe.

d-Glucose-phenylhydrazon[10]) $CH_2OH-(CH \cdot OH)_4-CH : N \cdot NHC_6H_5$ entsteht beim Zusammenbringen von 1 Mol. Glucose, 1 Mol. Phenylhydrazin, 1 Mol. Essigsäure von 50% und 3 Vol. H_2O. Es bildet farblose Nadeln vom Schmelzp. 144—146°. Leicht löslich in Wasser und Alkohol, unlöslich in Äther und Benzol. Nach neueren Untersuchungen[11]) existieren 2 Formen. Die α-Form schmilzt bei 159—160°, die β-Form bei 140—141°. Eine Modifikation hat vielleicht die Formel

$$CH_2OH-CH \cdot OH-CH-(CH \cdot OH)_2-CH \cdot NH \cdot NHC_6H_5$$
$$\overline{-O-}$$

Beim Erwärmen mit überschüssigem Phenylhydrazinacetat geht das Hydrazon in Glucosazon über. Mit Zinkstaub und Essigsäure wird es zu Anilin und **Isoglucosamin** $CH_2OH-(CH \cdot OH)_4-CH_2 \cdot NH_2$ reduziert.

d-Glucose-methylphenylhydrazon[12]) $CH_2OH-(CH \cdot OH)_4-CH : N \cdot N(CH_3)$ (C_6H_5) entsteht beim Erwärmen der Komponenten in wässerig-alkoholischer Lösung und krystallisiert aus Alkohol in langen weißen Tafeln vom Schmelzp. 130°.

---

[1]) A. **Bornträger**, Zeitschr. f. analyt. Chemie **20**, 314 [1881].

[2]) **Franchimont** u. C. A. **Lobry de Bruyn**, Berichte d. Deutsch. chem. Gesellschaft **28**, 3084 [1895].

[3]) C. **Brunner**, Annalen d. Chemie u. Pharmazie **14**, 316 [1835].

[4]) E. **Péligot**, Annalen d. Chemie u. Pharmazie **30**, 72 [1839].

[5]) F. **Röhmann**, Berichte d. Deutsch. chem. Gesellschaft **25**, 3655 [1892].

[6]) J. **Stenhouse**, Annalen d. Chemie und Pharmazie **129**, 286 [1864].

[7]) N. **Schoorl**, Recueil des travaux chim. des Pays-Bas. **22**, 31 [1903].

[8]) P. **Mayer**, Biochem. Zeitschr. **17**, 145 [1909].

[9]) O. **Adler**, Berichte d. Deutsch. chem. Gesellschaft **42**, 1742 [1909].

[10]) E. **Fischer**, Berichte d. Deutsch. chem. Gesellschaft **20**, 821, 2566 [1887].

[11]) R. **Behrendt** u. F. **Lohr**, Annalen d. Chemie u. Pharmazie **362**, 78 [1908]; **366**, 277 [1909].

[12]) C. **Neuberg**, Berichte d. Deutsch. chem. Gesellschaft **35**, 965 [1902].

d - Glucose - benzylphenylhydrazon[1]) $CH_2OH — (CH·OH)_4 — CH : N·N(C_6H_5)$ $(CH_2·C_6H_5)$. Wenig löslich in Wasser, löslich in Alkohol und Pyridin. Schmelzp. 163—165°. Entsteht aus den Komponenten in wässerig-alkoholischer Lösung.

d - Glucose - diphenylhydrazon[2]) $CH_2OH — (CH·OH)_4 — CH : N · N(C_6H_5)_2$ bildet sich aus den Komponenten und krystallisiert aus Alkohol in seidenglänzenden Krystallen vom Schmelzp. 161°; charakteristisch ist die Fällbarkeit aus alkoholischer Lösung durch Äther.

d - Glucose - phenylosazon (d - Glucosazon)[3])

$$C_{18}H_{22}N_4O_4 = CH_2OH — (CH·OH)_3 — C(: N·NHC_6H_5) — CH(: N·NHC_6H_5).$$

Die Brauchbarkeit der Verbindung zum Nachweise von Zucker im Harn ist von ihrem Entdecker[3]) gleich bei der Auffindung erkannt.

Über die Anstellung der Osazonprobe im Harn siehe S. 358.

Das Glucosazon entsteht beim $1\frac{1}{2}$ stündigen Kochen von Traubenzucker mit mindestens 3 Mol. Phenylhydrazinacetat in wässeriger Lösung. NaCl befördert die Abscheidung. Es bildet feine gelbe Nadeln, die je nach dem Erhitzen zwischen 205° und 208° schmelzen. Zur Reinigung wird es am besten aus 60 proz. Alkohol umkrystallisiert oder aus der Lösung in wenig heißem Pyridin durch viel Wasser unter Zusatz von Essigsäure abgeschieden. In Äther, Petroläther und Chloroform ist es wenig, in Aceton ziemlich löslich. Alkali löst in der Kälte nicht, in der Siedehitze wird Glyoxal-osazon abgespalten[4]).

Rauchende HCl, Benzaldehyd oder Formaldehyd hydrolysieren zu d - Glucoson $CH_2OH — (CHOH)_3 — CO — COH$. Zink- und Essigsäure liefern Isoglucosamin $CH_2OH — (CH·OH)_4 — CH_2·NH_2$.

0,1 g Glucosazon, gelöst in 12,0 ccm Eisessig zeigt, nach Fischer[5]) —0,65° Linksdrehung in 10 cm langer Schicht. In Alkohol (c = 2) ist $[\alpha]_D = -50°$ (Ost). Im Pyridingemisch (S. 356) ist die Drehung im 1 dcm-Rohr für 0,20 g = — 1° 30′ (Neuberg). Bemerkenswert ist die große Beständigkeit des Glucosazons auch im Tierkörper, wo es keine Giftwirkung entfaltet[6]).

d - Glucose - p - bromphenylosazon[7]) $C_{18}H_{20}Br_2N_4O_4$ entsteht wie das Phenylosazon bei Verwendung von p-Bromphenylhydrazin, gelöst in Essigsäure. Gelbe Nadeln vom Schmelzp. 222°; es ähnelt in den Löslichkeitsverhältnissen dem gewöhnlichen Glucosazon. Drehung S. 356.

d - Glucose - p - nitrophenylosazon[8]) $C_6H_{10}O_4(: N·NHC_6H_4·NO_2)_2$ entsteht aus den Komponenten in essigsaurer Lösung. Rote Nadeln vom Schmelzp. 257°. Löst sich in alkoholischer Kalilauge mit tiefblauer Farbe.

d - Glucose - amylmercaptal[9]) $C_{16}H_{34}O_5S_2$ [9]), $CH_2OH — (CH·OH)_4 — CH(S·C_5H_{11})_2$, wird, wie S. 360 angegeben, dargestellt. In kaltem Wasser unlöslich, selbst in heißem schwer löslich, leicht löslich in heißem Spiritus. Der Schmelzpunkt (138—142°) ist unscharf, da das käufliche Amylmercaptan ein Gemisch von Isomeren darstellt.

Das sehr ähnliche Glucoseäthylmercaptal $C_6H_{12}O_5(S·C_2H_5)_2$ geht nach Verfütterung an Kaninchen zum erheblichen Teil unverändert in den Harn über[10]).

Reduktionsproben siehe S. 321—327.

Gärungsprobe siehe S. 360—364.

Farbenreaktionen des Traubenzuckers [Proben mit α-Naphthol (Thymol), Naphthoresorcin, Anilinacetat usw.] siehe ausführlich S. 333, 335, 345; ferner:

α) Diazobenzolsulfosäureprobe[11]). Eine mit fixem Alkali versetzte Lösung von Diazobenzolsulfosäure (aus Sulfanilsäure) gibt mit Traubenzucker eine fuchsin- bis violettrote Färbung innerhalb 10—15 Minuten. Zusatz von Na-Amalgam beschleunigt den Eintritt der Reaktion erheblich. An Stelle der Lauge darf NH_3 nicht genommen werden.

---

[1]) Lobry de Bruyn u. A. van Ekenstein, Recueil des travaux chim. des Pays-Bas. **15**, 226 [1896]. — O. Ruff u. G. Ollendorff, Berichte d. Deutsch. chem. Gesellschaft **32**, 3234 [1889]. — A.Hofmann u.R.Behrend, Annalen d. Chemie u. Pharmazie **366**, 277 [1909].

[2]) R. Stahel, Annalen d. Chemie u. Pharmazie **258**, 242 [1890]. — A. Hilger u. S. Rothenfusser, Berichte d. Deutsch. chem. Gesellschaft **35**, 1844 [1902].

[3]) E. Fischer, Berichte d. Deutsch. chem. Gesellschaft **17**, 579 [1884]; **20**, 821 [1887]; **41**, 73 [1908].

[4]) C. J. Lintner, Chem.-Ztg. **20**, 763 [1896].

[5]) E. Fischer, Berichte d. Deutsch. chem. Gesellschaft **27**, 2488 [1894].

[6]) L. Pigorini, Chem. Centralbl. **1908**, II, 1052.

[7]) C. Neuberg, Berichte d. Deutsch. chem. Gesellschaft **32**, 3384 [1899].

[8]) E. Hyde, Berichte d. Deutsch. chem. Gesellschaft **32**, 1815 [1899].

[9]) E. Fischer, Berichte d. Deutsch. chem. Gesellschaft **27**, 678 [1894].

[10]) P. Mayer, Festschrift für E. Salkowski. Berlin **1904**. S. 255.

[11]) F. Penzoldt u. E. Fischer, Berichte d. Deutsch. chem. Gesellschaft **16**, 657 [1883].

Die Probe kann auch direkt mit Zuckerharn angestellt werden, doch ist zu beachten, daß die meisten Aldosen und Ketosen, ferner Aceton, Acetessigsäure, fast alle Aldehyde und Ketone sowie ferner Phenol, Resorcin, Brenzcatechin eine ähnliche Färbung liefern, der allerdings der violette Stich mangelt. Proteine und Peptone geben (wegen der aromatischen Gruppen [?]) eine ähnliche Reaktion.

Die Zuckerlösungen liefern bei der Diazobenzolsulfosäureprobe ein Spektrum[1]) mit 2 Absorptionsbändern, eines zwischen D und F, das andere bei G; die Spektren der anderen Substanzen sind etwas verschieden.

β) Reaktion mit p-Phenylhydrazinsulfosäure[2]). Zu der Suspension von p-Phenylhydrazinsulfosäure in wenig Wasser gibt man die Zuckerlösung und starke Natronlauge. Von der Oberfläche her (Luftzutritt) entwickelt sich dann innerhalb 15 Minuten eine Rotfärbung. Die Nuance schwankt bei den einzelnen Kohlenhydraten nur wenig. Auch die unlösliche Cellulose reagiert ähnlich. Die Farbenstärke nimmt bei Di- und Polysacchariden nach der Hydrolyse zu, d. h. mit der Zahl der die Reaktion bedingenden Carbonylgruppen. Die niederen Aldehyde und Ketone, aber auch Oxysäuren, Polyalkohole und Proteine geben ähnliche Färbungen, so daß die Reaktion als qualitative Probe keine Bedeutung hat.

Die **Darstellung von d-Glucose in Substanz aus Harn** gelingt sicher nur bei mehrere Prozent Zucker enthaltenden Urinen. Zu diesem Zwecke wird der Urin erst mit Barytwasser ausgefällt, das Filtrat durch H_2SO_4 vom Barium befreit und mit normalem Bleiacetat ausgefällt. Nach Entbleiung durch H_2S dampft man auf dem Wasserbade zum dünnen Sirup ein und übergießt diesen mit Alkohol von 96%. Die nach vielfachem Umrühren in einigen Tagen ausgeschiedene Krystallmasse wird abgesaugt, mit Alkohol angerieben, wieder abgesaugt und schließlich aus siedendem Holzgeist umkrystallisiert. Neben wasserfreier und wasserhaltiger Glucose erhält man dabei auch Traubenzucker-NaCl (siehe S. 389).

Mittels des **Kupfer- und Bleiverfahrens** (S. 346) sowie als **Kaliumglucosat** ist auch die Isolierung gelungen.

Zum **Nachweis des Traubenzuckers im Harn** dienen die Reduktionsproben (S. 321—327), namentlich die mit **Fehlingscher** und **Nylanderscher Mischung** (siehe S. 332 u. 333), ferner die Polarisation, das Verhalten zu Hefe und die Osazonprobe.

Nicht übermäßig selten sind die Fälle, wo der Urin deutlich reduziert, aber optisch inaktiv oder linksdrehend erscheint. Namentlich nach Verabfolgung von Medikamenten können diese Verhältnisse eintreten und durch reduzierende Stoffwechselprodukte aus den zugeführten Substanzen an sich, durch gepaarte Glucuronsäuren und Verdeckung oder Überkompensation der Rechtsdrehung durch lävogyre Körper bedingt sein. Hier entscheidet meist die Darstellung von Phenylglucosazon. In solchen Fällen empfiehlt sich auch die Anstellung der Gärprobe mit dem Urin und mit Wasser zur Kontrolle. Weniger sicheren Aufschluß (siehe S. 329, 364) gibt das polarimetrische Verhalten des vergorenen Urins. Die Farbenproben, speziell die mit α-Naphthol, haben keinen entscheidenden Wert.

Die möglichen und tatsächlich beobachteten Komplikationen sind so zahlreich, daß eine schematische Anleitung für die Untersuchung des Harns auf Zucker keinen Wert hat. Die Erfahrung hat gelehrt, daß man sich nie auf eine Probe verlassen darf, sondern mehrere zu Rate ziehen soll.

Quantitative Bestimmung des Traubenzuckers.[3])

Von den vielen Methoden, die zur quantitativen Bestimmung des Traubenzuckers vorgeschlagen sind, haben folgende sich in der Praxis bewährt.

---

[1]) Petri, Zeitschr. f. physiol. Chemie 8, 291 [1884].
[2]) R. Th. Offer, Chem. Centralbl. 1901, I, 646; ferner L. Wacker, Berichte d. Deutsch. chem. Gesellschaft 41, 266 [1908]; 42, 2675 [1909]; Zeitschr. f. physiol. Chemie 67, 197 [1910].
[3]) Nach Kreusler (Landw. Versuchsstationen 31, 307), Urban u. Andrlik (Zeitschr. f. Zuckerind. in Böhmen 23, 639), sowie J. Mai (Berichte d. Deutsch. chem. Gesellschaft 34, 3805 [1901]) geben Nitrate, Nitrite und selbst Amide, letztere bei Anwesenheit von Säure,

A. Quantitative Feststellung des Zuckergehaltes durch Polarisation.

In allen Fällen, wo die Gegenwart anderer optisch-aktiver Substanzen außer Zucker ausgeschlossen werden kann und die Menge des Zuckers nicht weniger als 0,2—0,3% beträgt, kann — namentlich Ungeübten — kein Verfahren angelegentlicher empfohlen werden als das polarimetrische. Wenn irgend angängig, ist es ratsam, den klar filtrierten Harn direkt zur optischen Untersuchung zu verwenden. Häufig gelingt es, trübe Harne mit einem Tropfen Eisessig aufzuhellen. Auch einfaches Absetzenlassen (1—2 Stunden) oder Zentrifugieren liefert oft klare Urine. Bei dunklen oder eiweißfarbigen Harnen ist Entfärbung bzw. Vorbehandlung erforderlich, die nach den eingehenden, zuvor gemachten Angaben (S. 45ff., 333) ausgeführt wird.

Unter Zugrundelegung der spez. Drehung des Traubenzuckers = +52,8° läßt sich der Prozentgehalt leicht berechnen (vgl. S. 351).

Ist nämlich c die Konzentration des untersuchten Urins an Glucose, d. h. bedeutet c die Anzahl Gramme Traubenzucker in 100 ccm Flüssigkeit, ist l die Länge der benützten Röhre in Dezimetern und α der abgelesene Winkel, so hat man:

$$\alpha = \frac{52,8 \cdot l \cdot c}{100}.$$

Wählt man die Rohrlänge l nun zu $\frac{100}{52,8}$ dcm = 1,894 dcm, so wird obige Formel

$$\alpha = \frac{52,8 \cdot 100 \cdot c}{100 \cdot 52,8},$$

d. h. es wird

$$\alpha = c.$$

Demnach liest man bei 189,4 mm Röhren im Kreisapparate direkt „Traubenzuckerprozente" ab, die dann eben gleich dem beobachteten Winkel werden.

Bei halb so langen Röhren (94,7 mm) muß man die Winkelgröße doppelt rechnen. Allgemein entspricht an den Kreisgradapparaten also 1° der Ablesung 0,95 g Traubenzucker, wenn ein 2 dcm-Rohr verwendet wird.

Je 1 Skalenteil des Ventzkeschen Rohrzuckerapparates entspricht 0,3268 g d-Glucose in 100 ccm Lösung.

Bequemer ist es, die lichtstarken Quarzkeilkompensationsapparate (nach Jellet - Cornu) zu verwenden, die direkt auf Volumprozente Traubenzucker geeicht und gewöhnlich für 2 dcm-Rohre bestimmt sind.

Auch andere im Harn vorkommende drehende Kohlenhydrate können natürlich mit diesem Apparate, unter Berücksichtigung der bei den einzelnen Zuckern angegebenen spezifischen Drehung, ermittelt werden.

Mit diesen Prozente Traubenzucker anzeigenden Apparaten findet man angenähert die Menge

Arabinose	durch Division	mit + 2
Xylose	„ Multiplikation	„ + 2,8
Rhamnose	„ „	„ + 6,2
Mannose	„ „	„ + 3,7
Fructose	„ Division	„ — 1,8
Galaktose	„ „	„ + 1,55

in Gegenwart von Traubenzucker unter Umständen zu N-Verlusten Anlaß, indem gasförmiger Stickstoff entweicht. Gelegentlich könnte dieses Verhalten Bedeutung für die Analyse erlangen.

Maltose durch Division mit $+2,6$
Rohrzucker „ „ „ $+1,26$
Raffinose „ „ „ $+2,0$
Glykogen „ „ „ $+4$
Freie Glucuronsäure „ Multiplikation „ $+2,8$
Milchzucker hat dieselbe Drehung wie Glucose.

Dem normalen Harn ist — wie eine Reduktionskraft — so auch ein Drehungsvermögen eigen. Haas[1]), Johannovsky[2]), Galippe[3]), Külz[4]) u. a. haben übereinstimmend festgestellt, daß es sehr gering und nach links gerichtet ist. Der höchste beobachtete Wert ist $-0,18°$, in der Regel aber nur $-0,01$ bis $-0,05°$.

Stärker lävogyr sind Tierharne. Külz[4]) fand ad maximum für den Urin von Pferden und Schweinen $-0,21\%$, von Rindern $-0,27\%$, von Kälbern $-0,32\%$. Nach Roos[5]) ist auch der Harn von Hunden und Kaninchen linksdrehend. Sehr hohe Werte haben Porcher[6]) und Denigès[7]) für Tierharne angegeben, letzterer $-0°50'$. Im Hungerharn der Hunde sowie in manchen diabetischen Harnen scheinen lävogyre, gärungsunfähige Substanzen vorzukommen, die nicht β-Oxybuttersäure sind[8]). In vielen Fällen handelt es sich unzweifelhaft um gepaarte Glucuronsäuren.

Bei der polarimetrischen Bestimmung des Traubenzuckers und anderer dextrogyrer Substanzen in solchen Tierharnen ist der Eigendrehung Rechnung zu tragen.

B. Quantitative Ermittlung des Zuckers durch Gärung.

Die genaue Anleitung ist S. 363—364 gegeben.

C. Quantitative Bestimmung des Zuckers durch Reduktion von Metallsalzen[9]).

a) mit ammoniakalischer Kupfersulfat-Lösung nach Pavy-Kumagawa-Suto-Kinoshita.[10]) An Bequemlichkeit und dabei doch großer Genauigkeit steht das Kupfersulfat-Ammoniakverfahren von Pavy[10]) obenan, namentlich in der endgültigen Form, die nach der Verbesserung durch Moritz[11]) und Sahli[12]) hm Kumagawa und Suto sowie Kinoshita gegeben haben.

Erforderlich ist:
a) eine Kupferlösung, die 4,278 g reines Kupfersulfat ($CuSO_4 + 5 H_2O$) auf 1000 ccm enthält;
b) eine ammoniakalisch-alkalische Weinsäurelösung, die im Liter 21 g Kaliumnatrium-tartrat, 21 g festes Ätzkali und 300 ccm konz. Ammoniakflüssigkeit ($D = 0,880$) enthält.

1) H. Haas, Centralbl. f. d. med. Wissensch. 1876, 149.
2) V. Johannovsky, Archiv f. Gynäkol. 12, 448 [1877].
3) Galippe, Malys Jahresber. d. Tierchemie 1880, 218.
4) E. Külz, Zeitschr. f. Biol. 20, 166 [1884]; 23, 338 [1887].
5) E. Roos, Zeitschr. f. physiol. Chemie 15, 513 [1891].
6) Ch. Porcher, Bericht d. V. internat. Kongr. f. Chemie 4, 146 [1903].
7) G. Denigès, Bericht d. V. internat. Kongr. f. Chemie 4, 130 [1903].
8) E. Külz, Zeitschr. f. Biol. 20, 166 [1884]; 23, 338 [1887]; vergl. auch Magnus-Levy, S. 258.
9) Hierbei wird die Eigenreduktion des Harns mitbestimmt, die nicht von einem pathologischen Zuckergehalt herrührt (siehe S. 330).
10) F. W. Pavy, Chem. Centralbl. 1879, 406; Berichte d. Deutsch. chem. Gesellschaft 13, 1884 [1880]. — M. Kumagawa u. K. Suto, Festschr. f. E. Salkowski, 1904, 211. — T. Kinoshita, Biochem. Zeitschr. 9, 219 [1908].
11) F. Moritz, Deutsches Archiv f. klin. Medizin 46, 217 [1890].
12) H. Sahli, Deutsche med. Wochenschr. 31, 1417 [1905].

Von diesen beiden Lösungen werden je 20 ccm (nur die Kupfersulfatlösung braucht genau mit der Pipette abgemessen, die andere kann mit einem Maßgefäß entnommen werden!) in einen Kolben (z. B. kurzhalsigen Kjeldahlkolben), am besten aus Jenenser Glas, getan. Der Kolben ist durch einen doppelt durchbohrten Stopfen verschlossen [siehe nebenstehende Figur 10][1]). Durch die eine Öffnung führt eine Ausflußspitze der Bürette, durch die andere ein gebogenes Glasrohr; dieses ist durch Schlauch mit einer Röhre

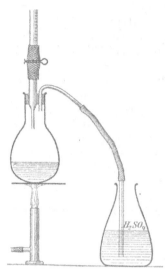

verbunden, welche selbst in einen mit verdünnter H_2SO_4 gefüllten Erlenmeyer taucht. Man erwärmt nun den Reduktionskolben, bis alle Luft ausgetrieben ist[2]) (erkennbar an der völligen Absorption der NH_3-Dämpfe in der verdünnten H_2SO_4) und läßt nun die ca. 0,2 proz. Zuckerlösung aus der Bürette langsam (3—4 ccm pro Minute) zufließen. Wenn bei 2 Minuten langem Kochen die blaugrüne Farbe in farblos umschlägt, ist die Endreaktion erreicht.

Nach dem Austreiben der Luft darf man nicht übermäßig stark erhitzen, um nicht zuviel Ammoniak zu verjagen. Es genügt, wenn die Mischung bei kleiner Flamme im gelinden Sieden bleibt.

Durch die erste Titration stellt man den ungefähren Zuckergehalt fest und verdünnt dann die zu ermittelnde Zuckerlösung auf ca. **0,2%**; bei diesem Gehalt liefert die Methode die genauesten Werte.

Sobald die Endreaktion überschritten ist, stellt sich schwache Gelbfärbung ein. Ein Ausfall von Cu_2O darf unter keinen Umständen eintreten.

Die 40 ccm der gemischten Titrierlösungen sind genau 0,01 g Traubenzucker äquivalent.

Helle Urine können ohne weiteres benutzt werden, dunkle sind zuvor mit Blei- oder Quecksilberacetat zu entfärben. Die gelösten Metalle müssen fortgeschafft werden (siehe S. 333).

Fig. 10.

Ein Vorzug dieser **Kupfersulfat-Ammoniak-Methode** besteht auch darin, daß bei Gegenwart von Ammonsalzen oder sonst mit Alkali NH_3 entwickelnden Verbindungen (Harnstoff) die Resultate genau sind, was bei den übrigen Kupfermethoden nicht zutrifft. Auch **Aminozucker**, wie Glucosamin und Aminoacetaldehyd, die mit Alkali NH_3 abspalten, können mit dieser ammoniakalischen Zuckerlösung exakt ermittelt werden.

Andere ammoniakalische Kupferlösungen haben Moritz[3]), Vernon[4]), Gaud[5]) und Peska[6]) (siehe S. 36) empfohlen.

b) Titration nach Fehling.[7]) Die Methode beruht darauf, daß man ermittelt, wieviel Kubikzentimeter Harn zur Entfärbung eines gemessenen Volumens alkalischer Cupritartratlösung erforderlich sind, deren „Zuckertiter" genau bekannt ist. Zur Erzielung richtiger Werte muß die Zuckerkonzentration 0,5—1% betragen und so verfahren werden, daß die gesamte und richtige Menge der zuckerhaltigen Flüssigkeit auf einmal zu der kochenden **Fehling**schen Mischung gesetzt wird[8]).

Letztere wird vor jedem Versuch frisch aus gleichen Teilen der folgenden 2 Lösungen gemischt:

---

[1]) Diese einfache Apparatur hat sich als durchaus hinreichend erwiesen; etwas komplizierter ist der von Kumagawa-Suto empfohlene Originalapparat.

[2]) Diese Maßregel bezweckt, die Reoxydation von Cu_2O zu CuO durch den Luftsauerstoff auszuschließen.

[3]) F. Moritz, Deutsches Archiv f. klin. Medizin **46**, 221 [1890].

[4]) H. M. Vernon, Journ. of Physiol. **28**, 156 [1902].

[5]) F. Gaud, Compt. rend. de l'Acad. des Sc. **119**, 650 [1894].

[6]) Z. Peska, Chem. Centralbl. **1896**, I, 138.

[7]) H. Fehling, Annalen d. Chemie u. Pharmazie **72**, 106 [1849]; **106**, 75 [1858].

[8]) F. Soxhlet, Journ. f. prakt. Chemie (N. F.) **21**, 227 [1880].

Lösung 1. Sie enthält genau 34,639 g $CuSO_4 + 5 H_2O$ in 500 ccm dest. H_2O.

Lösung 2. Sie enthält 173 g reinstes Kaliumnatriumtartrat und 53 g festes Ätznatron in 500 ccm Wasser.

Kupfersulfat und Seignettesalz müssen absolut rein und mehrmals umkrystallisiert sein. Unmittelbar vor dem Gebrauch werden je 50 ccm beider Lösungen mit einer Pipette abgemessen und gemischt.

Von diesem frisch bereiteten Gemische entnimmt man genau 20,0 ccm (mit einer Pipette) für jede einzelne Bestimmung. Diese fällt einwandfrei aus, wenn zur Entfärbung in der Siedehitze zwischen 10 und 20 ccm Urin verbraucht werden. Konzentrierte Harne, von denen man weniger benötigen würde, müssen zuvor entsprechend verdünnt werden. Den richtigen Grad der Verdünnung ermittelt man durch eine (an sich nur ganz angenähert genaue Werte liefernde) Probetitration; auch das spez. Gewicht liefert bereits einen Anhalt, indem Urine von der Dichte 1,030 etwa aufs 5 fache, konzentriertere auf etwa das 10 fache verdünnt werden müssen[1]).

Nach diesen vorbereitenden Manipulationen schreitet man zur eigentlichen Titration. Zu diesem Zwecke erhitzt man die 20,0 ccm Fehlingsche Lösung in einer Porzellanschale zum Sieden und läßt aus einer Bürette den (eventuell verdünnten) Urin zufließen. Man muß durch verschiedene Einzelbestimmungen auf 0,1 ccm genau ermitteln, welche Harnmenge hinreicht, die siedenden 20 ccm Fehlingsche Mischung gerade zu entfärben, während bei einer nur 0,1 ccm kleineren Urinquantität noch eine Blaufärbung wahrnehmbar sein soll.

Auch der so ermittelte Wert ist nur dann richtig, wenn er mit auf einmal hinzugesetzter Harnmenge gewonnen ist.

Bei Beurteilung der Farbe ist zu beachten, daß infolge Reoxydation des ausgefallenen Kupferoxyduls an der Luft zu Kupferoxyd wieder allmählich Bläuung eintritt. Insbesondere beim Harn begünstigt das durch Natronlauge der Fehlingschen Mischung in Freiheit gesetzte Ammoniak die Lösung und Oxydation des Kupferoxyduls. Durch Vorbehandlung des Harnes mit Mercurisalzen[2]) wird außer reduzierenden Nichtzuckerstoffen auch ein Teil der Ammoniak liefernden Harnbestandteile entfernt.

Am besten erkennt man eine Bläuung, wenn man den etwas geneigten Schaleninhalt gegen das weiße Porzellan betrachtet. Durchsichtige Glasgefäße eignen sich nicht für die Ausführung der Titration, da das orangerote Kupferoxydul im durchfallenden Lichte der überstehenden Flüssigkeit die Komplementärfarbe (bläulichgrün) erteilen kann, während sie in Wirklichkeit entfärbt ist. Bei einiger Übung bietet die Erkennung der Nuance keine große Schwierigkeit. Sie ist jedoch bei Tageslicht auszuführen; von künstlichen Lichtquellen ist Bogenlampenbeleuchtung für die Titration brauchbar.

Die Tüpfelprobe mit Ferrocyankalium und Essigsäure (Bildung von rotbraunem Ferrocyankupfer, sobald noch Kupferoxyd in Lösung ist), die bei reinen Zuckerlösungen anwendbar ist, versagt mit Harn, weil durch Ammoniak und andere Stoffe in Lösung gehaltenes Kupferoxydul ebenfalls mit Ferrocyanwasserstoff reagiert.

Eiweiß bewirkt zwar keine Reduktion von Fehlingscher Mischung, stört aber durch sein Lösungsvermögen für Kupferoxydul, das zum Teil in kolloidaler Suspension bleibt und die Erkennung des Farbenumschlags erschweren kann. Deshalb ist es, falls mehr als Spuren zugegen sind, vor der Titration besser zu entfernen.

Die Berechnung der vorhandenen Zuckermenge ist sehr einfach, da 1 ccm der angewandten Fehlingschen Mischung = 0,005 g Zucker ist, 20,0 ccm also genau 0,1 g Glucose entsprechen. Hat man z. B. 15,0 ccm aufs 5 fache verdünnten Harn zur völligen Entfärbung von 20,0 ccm der Fehlingschen Mischung verbraucht, so sind eben 0,1 g Traubenzucker in $\frac{15}{5} = 3,0$ ccm nativem Urin zugegen, oder dieser enthält in 100 ccm $\frac{100 \cdot 0,1}{3}$ g Traubenzucker, d. h. er ist $3^1/_3$ prozentig.

Nach diesem Verfahren können alle reduzierenden Zucker quantitativ ermittelt werden. Für die Monosaccharide ist dabei im allgemeinen eine Kochdauer von 2 Minuten am besten, für Maltose ist 4, für Milchzucker 6 Minuten langes Erhitzen erforderlich.

---

[1]) Die Verdünnung gewährt gleichzeitig den Vorteil, daß die Konzentration der störenden Ammonsalze und reduzierenden Nichtzuckerstoffe herabgemindert wird.

[2]) Aus den S. 333 erörterten Gründen ist dann für eine genügende Alkalität durch genaue Neutralisation der nach Entquecksilberung sauer reagierenden Zuckerlösung zu sorgen.

Die verschiedenen, früher (S. 323, 324) erwähnten anderen Kupfersalzmischungen, die zu qualitativen Zuckerproben dienen, können auch zu quantitativen Bestimmungen Verwendung finden. Für den Harn hat jedoch keine dieser anderen Lösungen besondere Vorzüge aufzuweisen.

c) Titrimetrische Bestimmung nach Lehmann.[1]) Man erhitzt den Harn mit überschüssiger Fehlingscher Mischung und bestimmt das nicht reduzierte Kupfer nach dem Zusatz von H_2SO_4 und Jodkalium jodometrisch nach de Haen[2]).

In schwefelsaurer Lösung macht Cupri- (aber nicht Cupro-) Salz aus Jodkalium Jod frei nach der Gleichung:

$$CuSO_4 + 2 KJ = K_2SO_4 + CuJ + J.$$

Das freigewordene Jod, von dem 1 Atom 1 Atom Cu entspricht, wird dann mit $^n/_{10}$-Thiosulfatlösung zurücktitriert.

Erforderlich sind:

α) Fehlingsche Mischung (siehe S. 395).

β) Festes Kaliumjodid.

γ) $^1/_{10}$ n-Natriumthiosulfatlösung.

50 ccm Harn werden auf 100 ccm mit Wasser aufgefüllt. Bei einem spez. Gewicht von 1,023—1,025 nimmt man nur 25, bei einer Dichte über 1,033 nur 10 ccm und ergänzt auf 100 ccm mit Wasser[3]). Dann erhitzt man 30 ccm der aus je 15 ccm Lösung I und II gemischten Fehlingschen Flüssigkeit und 25 ccm Wasser zum Sieden, gibt 20 ccm des auf 100 ccm aufgefüllten verdünnten Harns zu und läßt 2 Minuten in einem Jenenser Kolben kochen. Man kühlt möglichst schnell ab, gibt 2 g festes KJ, gelöst in 25 ccm verdünnter Schwefelsäure[4]), hinzu und titriert nach 10 Minuten das freigewordene Jod mit $^n/_{10}$-Natriumthiosulfat, zuletzt unter Zugabe von Stärkelösung, zurück.

1 ccm verbrauchter $^n/_{10}$-Thiosulfatlösung entspricht 0,006357 g Kupfer, 1 ccm $^n/_{20}$-Thiosulfatlösung = 0,00315 g Kupfer. Die so ermittelte Kupfermenge ist von der in der angewandten Fehlingschen Mischung abzuziehen und deren Zuckeräquivalent den bekannten Tabellen von Allihn oder Pflüger zu entnehmen.

Die Methode ist, z. T. mit kleinen Modifikationen von E. Riegler[5]), R. Benjamin[6]), Citron[7]) und Maquenne[8]) empfohlen. Letzterer erkannte, daß ein Abfiltrieren des durch Reduktion gebildeten Kupferoxyduls unnötig ist, wodurch eine erhebliche Vereinfachung erzielt worden ist. Selbstverständlich stört auch durch irgendwelche Harnbestandteile in Lösung gehaltenes Cu_2O nicht, ein Umstand, der für die bei Urin obwaltenden Bedingungen von ausschlaggebender Bedeutung ist.

d) Bestimmung nach G. Bertrand.[9]) Das beim Kochen der Zuckerlösung mit überschüssiger Fehlingscher Mischung erhaltene Kupferoxydul wird durch Dekantieren und Auswaschen von Kupferoxydsalzen befreit. Man löst es alsdann in einer verdünnten schwefelsauren Lösung von Ferrisulfat (a). Das dabei entstehende Ferrosulfat wird mit einer Permanganatlösung von bekanntem Titer ermittelt (b).

a) $Cu_2O + Fe_2(SO_4)_3 + H_2SO_4 = H_2O + 2 CuSO_4 + 2 FeSO_4$.

b) $10 FeSO_4 + 2 KMnO_4 + 8 H_2SO_4 = 8 H_2O + 5 Fe_2(SO_4)_3 + 2 MnSO_4 + K_2SO_4$.

Die Bertrandsche Methode gibt mit reinen Zuckerlösungen ausgezeichnete Resultate. Wegen der Löslichkeit des Kupferoxyduls in manchen Harnbestandteilen und bei den

[1]) K. B. Lehmann, Archiv f. Hyg. **30**, 267 [1897].
[2]) E. de Haen, Annalen d. Chemie u. Pharmazie **91**, 237 [1854].
[3]) Die von E. Rupp u. F. Lehmann (Apoth.-Ztg. **24**, 73 [1909]) empfohlene Harnklärung mit Bleiessig + Na_2CO_3 ist nicht einwandfrei, da sie Zuckerverluste bedingen kann. Sie unterbleibt besser, oder es ist an ihrer Statt Vorbehandlung mit Mercuriacetat (S. 333) ratsam.
[4]) Die Reaktion des ganzen Kolbeninhaltes muß dann schwach sauer sein.
[5]) E. Riegler, Zeitschr. f. analyt. Chemie **37**, 22 [1898].
[6]) R. Benjamin, Deutsche med. Wochenschr. **1898**, 551.
[7]) H. Citron, Deutsche med. Wochenschr. **1904**, 1602; Apoth.-Ztg. **24**, 73 [1909].
[8]) L. Maquenne, Bulletin de la Soc. chim. [3] **19**, 926 [1898].
[9]) G. Bertrand, Bulletin de la Soc. chim. [3] **35**, 1285 [1906].

gar nicht seitenen Fällen, wo sich das Cu_2O nicht absetzt, sondern zum Teil in kolloidaler Suspension bleibt, ist die Methode nicht anwendbar. C. Funk[1] empfiehlt sie, während sie Andersen[2] sowie Bang und Bohmansson[3] für den Urin untauglich fanden.

e) Titration nach J. Bang.[4] Man verwendet eine (der Art der Ostschen Lösung S. 323 vergleichbare) Kupferlösung, die kein freies, sondern nur kohlensaures Alkali enthält. Gleichzeitig im Überschuß zugesetztes Rhodankalium hält das durch Reduktion entstehende Kupferoxydul in Lösung. Hat man den erforderlichen Überschuß des $CuSO_4$—K_2CO_3—KCNS-Reagens angewendet, so ist nach beendigter Einwirkung des Zuckers die Lösung durch Cupriionen blau gefärbt. Dieses dann noch vorhandene überschüssige Cupri-Kupfer wird darauf mit Hydroxylamin zu farblosem Kupferoxydul reduziert. Dabei ist der Übergang von Blaugrün in Farblos auch bei Harn von ausreichender Schärfe. Die Berechnung wird durch eine von Bang ausgearbeitete Tabelle (siehe unten) erleichtert.

1. Erforderliche Lösungen.

a) **Kupferlösung.** 100 g Kaliumbicarbonat werden in einem 2 l-Meßkolben mit ca. 1500 ccm destilliertem Wasser unter Erwärmen bis auf ca. 60° gelöst und sodann auf Zimmertemperatur — oder ca. 30° — abgekühlt; darauf werden 500 g Kaliumcarbonat und 400 g Rhodankalium hinzugegeben, die sich schnell lösen. 25 g gereinigtes Kupfersulfat ($CuSO_4 + 5 H_2O$), in ca. 150 ccm heißem destillierten Wasser gelöst, werden nach Abkühlung langsam in die Carbonatlösung gegossen. Eine nennenswerte Kohlensäureentwicklung darf hierbei nicht stattfinden. Man spült nach und füllt bis zur Marke (2000 ccm) auf. Nach 24 Stunden wird filtriert. Die Lösung ist 3 Monate haltbar[5].

b) **Hydroxylaminlösung.** 200 g Rhodankalium werden in einem 2 l-Meßkolben mit ca. 1500 ccm desilliertem Wasser gelöst. 6,55 g Hydroxylaminsulfat werden im destillierten Wasser gelöst und in den Meßkolben übergeführt. Man spült nach und füllt bis zur Marke auf. Die Lösung wird in einer dunkelgefärbten Flasche aufbewahrt. Diese Lösung ist durchaus haltbar[2].

2. Ausführung der Bestimmung.

10 ccm Zuckerlösung — enthält dieselbe mehr als 0,6% Zucker, nur 5 bzw. 2 ccm derselben + 5 bzw. 8 ccm Wasser — werden in einem 200 ccm-Glaskolben — am besten aus Jenaglas — übergeführt und mit 50 ccm obiger **Kupferlösung** versetzt. Man erhitzt auf dem Drahtnetze zum Sieden, kocht genau 3 Minuten und kühlt rasch bis zur Zimmertemperatur ab. Man titriert nun mit der **Hxdroxylaminlösung** bis farblos. Aus den verbrauchten Kubikzentimetern Hydroxylaminlösung wird der Zucker in Milligramm berechnet.

3. Vollständige Reduktionstabelle.

Für jeden $^1/_{10}$ ccm Hydroxylaminlösung **Mehrverbrauch**, als in der Tabelle angeführt, wird zwischen 49,0—15,0 ccm 0,1 mg Zucker und zwischen 15,0—1,0 ccm 0,2 mg Zucker von dem entsprechenden Zuckerwerte **subtrahiert**.

Bei der Bangschen Methode entsprechen 50,0 ccm der angewandten Kupferlösung 0,060 g Zucker. Die anzuwendenden 10 ccm Urin dürfen nicht mehr als diese Menge enthalten, d. h. der Harn muß etwa 0,5 proz. sein. Bei stärkerem Zuckergehalte muß man den Urin entsprechend verdünnen oder weniger anwenden.

Um die Eigenreduktion des Harns zu verkleinern, empfiehlt Andersen[2] die Vorbehandlung des Harns mit Mercurinitrat (S. 49), Bohmansson[6] die mit Blutkohle und Salzsäure, und zwar sind für 100 ccm Harn 25 ccm HCl (D = 1,125) und 10 g Blutkohle erforderlich. Durch Schütteln während 5 Minuten bei Zimmertemperatur soll Urochrom völlig, Harnsäure zu 80% und Kreatinin zu 70% adsorbiert werden, so daß viel der reduzierenden Nichtzuckerstoffe, namentlich auch die Glucuronsäureverbindungen[7]), somit entfernt sind. Doch führt das Verfahren nicht überall zum Ziele[6][7].

[1]) C. Funk, Zeitschr. f. physiol. Chemie **56**, 507 [1908]; **69**, 72 [1910].
[2]) A. C. Andersen, Biochem. Zeitschr. **15**, 76 [1909].
[3]) J. Bang u. G. Bohmansson, Zeitschr. f. physiol. Chemie **63**, 443 [1909].
[4]) J. Bang, Biochem. Zeitschr. **2**, 271 [1907]; **11**, 538 [1908]; **32**, 443 [1911].
[5]) A. C. Andersen, Biochem. Zeitschr. **26**, 157 [1910].
[6]) G. Bohmansson, Biochem. Zeitschr. **19**, 281 [1909].
[7]) J. Bang, H. Lyttkens u. J. Sandgren, Zeitschr. f. physiol. Chemie **65**, 497 [1910].

Verbrauchte ccm Hydroxylaminlösung sind äquivalent	mg Zucker	Verbrauchte ccm Hydroxylaminlösung sind äquivalent	mg Zucker	Verbrauchte ccm Hydroxylaminlösung sind äquivalent	mg Zucker
0,75	60,0	17,0	33,9	33,5	14,9
1,0	59,4	17,5	33,3	34,0	14,4
1,5	58,4	18,0	32,6	34,5	13,9
2,0	57,3	18,5	32,0	35,0	13,4
2,5	56,2	19,0	31,4	35,5	12,9
3,0	55,0	19,5	30,8	36,0	12,4
3,5	54,3	20,0	30,2	36,5	11,9
4,0	53,4	20,5	29,6	37,0	11,4
4,5	52,6	21,0	29,0	37,5	10,9
5,0	51,6	21,5	28,3	38,0	10,4
5,5	50,7	22,0	27,7	38,5	9,9
6,0	49,8	22,5	27,1	39,0	9,4
6,5	48,9	23,0	26,5	39,5	9,0
7,0	48,0	23,5	25,8	40,0	8,5
7,5	47,2	24,0	25,2	40,5	8,1
8,0	46,3	24,5	24,6	41,0	7,6
8,5	45,5	25,0	24,1	41,5	7,2
9,0	44,7	25,5	23,5	42,0	6,7
9,5	44,0	26,0	22,9	42,5	6,3
10,0	43,3	26,5	22,3	43,0	5,8
10,5	42,5	27,0	21,8	43,5	5,4
11,0	41,8	27,5	21,2	44,0	4,9
11,5	41,1	28,0	20,7	44,5	4,5
12,0	40,4	28,5	20,1	45,0	4,1
12,5	39,7	29,0	19,6	45,5	3,7
13,0	39,0	29,5	19,1	46,0	3,3
13,5	38,3	30,0	18,6	46,5	2,9
14,0	37,7	30,5	18,0	47,0	2,5
14,5	37,1	31,0	17,5	47,5	2,1
15,0	36,4	31,5	17,0	48,0	1,7
15,5	35,8	32,0	16,5	48,5	1,3
16,0	35,1	32,5	15,9	49,0	0,9
16,5	34,5	33,0	15,4		

Lavesson[1]), Bang und Bohmansson[2]), Jessen-Hansen[3]), Andersen (l. c.), Bohmansson (l. c.) sowie Dilg[4]) erhielten mit Harn sehr befriedigende Resultate; Funk[5]) behauptet allerdings, bis zu 0,8% zu hohe Werte mit der Bangschen Methode gefunden zu haben.

Nach eigenen Erfahrungen kann nur noch die Methode von Pavy-Kumagawa-Suto-Kinoshita (S. 393) mit ihr konkurrieren, was Bequemlichkeit und Genauigkeit bei der Harnuntersuchung anbetrifft.

f) Gewichtsanalytische Bestimmung nach Allihn[6])-Pflüger.[7]) Das durch überschüssige Fehlingsche Mischung in der Siedehitze abgeschiedene Kupferoxydul wird als solches oder nach geeigneter Reduktion zu metallischem Kupfer oder auch nach Oxydation zu Kupferoxyd gewogen. Für die Harnanalyse bietet das Verfahren keinerlei Vorteile vor den schnelleren und weit einfacheren titrimetrischen Methoden. Hinzu kommt, daß die wiederholt erwähnten Suspensionen von Kupferoxydul und dessen Löslichkeit, die beide bei Harn oftmals zu beobachten sind, die gravimetrische Bestimmung ungenau

[1]) H. Lavesson, Biochem. Zeitschr. **4**, 40 [1907].
[2]) J. Bang u. G. Bohmansson, Zeitschr. f. physiol. Chemie **63**, 443 [1910].
[3]) H. Jessen-Hansen, Biochem. Zeitschr. **10**, 249 [1908].
[4]) P. Dilg, Münch. med. Wochenschr. **55**, 1279 [1908].
[5]) C. Funk, Zeitschr. f. physiol. Chemie **56**, 510 [1908].
[6]) F. Allihn, Journ f. prakt. Chemie [2] **22**, 55 [1880].
[7]) E. Pflüger, Archiv f. d. ges. Physiol. **69**, 399 [1898].

machen. Eine weitere Fehlerquelle liegt darin, daß bei Harnen von Mensch und Tier das abgeschiedene Cu_2O durch Erdalkaliphosphate, Magnesiumphosphat, Gips, Calciumcarbonat, Kieselsäure usw. verunreinigt sein kann. Man muß dann doch wieder den wirklichen Gehalt des gewogenen Kupferoxyduls nach Oxydation zu Cuprisalz jodometrisch (S. 396) oder das Cu_2O nach Bertrand (S. 396) feststellen.

g) Titration · nach Knapp.[1]) Dieselbe ist auf die Reduzierbarkeit einer alkalischen Mercurisalzlösung durch Traubenzucker zu metallischem Quecksilber gegründet.

Benützt wird eine Lösung, die 10,0 g reinstes, im Vakuumexsiccator getrocknetes Mercuricyanid und 100 ccm Natronlauge vom spez. Gewicht 1,145 (= 13,2 g NaOH) im Liter enthält. Steht reines Quecksilbercyanid nicht zur Verfügung, so kann man auch 10,754 g trockenes Mercurichlorid (Sublimat) und die äquivalente Menge Cyankalium benützen und im übrigen die gleiche Menge Natronlauge anwenden.

Für die Ausführung der Titration sind dieselben Gesichtspunkte wie bei der Titration nach Fehling (S. 394) maßgebend, d. h. man muß gleichfalls am besten mit 0,5—1 proz. Zuckerlösung arbeiten und davon so viel auf einmal zusetzen, daß nach 2 minutigem Sieden sich gerade kein Quecksilber mehr in Lösung befindet. Die Menge wird auf 0,1 ccm Harn genau ermittelt. Man kocht in Porzellanschalen oder Jenenser Kolben.

Zur Prüfung auf Quecksilber muß man vom ausgeschiedenen metallischen Quecksilber abfiltrieren und das Filtrat mit alkalischer Zinnchlorürlösung[2]) prüfen. Diese darf keine Graufärbung mehr hervorrufen. Unter diesen Bedingungen entspricht nach Soxhlet[3]) 1 ccm verbrauchter Knappscher Lösung genau 0,002 g Traubenzucker. Verdünnt man die Knappsche Lösung vor der Titration aufs Dreifache, so entspricht jetzt 1 ccm ursprünglicher Knappscher Lösung 0,0025 g Glucose[4]).

Auch den Allihnschen bzw. Lehmannschen Kupfertitrationen entsprechende Ausführungsformen mit überschüssiger Knappscher Lösung und Rücktitration des nicht reduzierten Quecksilbers sind angegeben[5]).

Das Reduktionsvermögen der Nichtzuckerstoffe im Harne macht sich gegen alkalische Quecksilbersalze noch stärker geltend als gegen die Kupferlösungen. Ganz bedeutend ist namentlich nach Arnold[6]) die durch Kreatinin bewirkte Quecksilberabscheidung, die bis 3 g Traubenzucker pro Tag entspricht. Auch Glycerin, Aminosäuren und viele therapeutisch angewandte Substanzen werden von Quecksilbersalzen oxydiert.

h) Titration nach Sachsse.[7])[3]) Im Prinzip schließt sich dieses Verfahren eng an die Knappsche Methode an.

Man löst 27,5 g reines (chlorfreies) Mercurijodid, 38 g Jodkalium und 15,15 g festes KOH zum Liter. (Statt von fertigem Jodquecksilber auszugehen, kann man auch Sublimat und entsprechend mehr Kaliumjodid anwenden.)

1 ccm dieser Lösung nach Sachsse entsprechen dann 0,005 g Traubenzucker.

Löst man 18,0 g HgJ_2, 25 g KJ und 80 g KOH zu 1000 ccm[8]), so entspricht 1 ccm dieser Lösung 0,003305 g d-Glucose in 1 proz. und 0,00325 g in 0,5 proz. Lösung.

Bezüglich Ausführung und Kritik des Verfahrens siehe die Angaben bei der Knappschen Methode.

Als Reagens auf noch in Lösung befindliches Quecksilber kann auch eine alkalische Lösung des jetzt wohlfeilen Natriumhydrosulfits ($Na_2S_2O_4$) dienen, das momentan schwarzgraues Quecksilber abscheidet.

---

[1]) K. Knapp, Annalen d. Chemie u. Pharmazie **154**, 252 [1870].

[2]) Mit Ammoniumsulfid oder H_2S kommt man zu einer etwas anderen Endreaktion, da die Empfindlichkeit der Quecksilberreagenzien ungleich ist. — Die alkalische Zinnchlorürlösung bereitet man, indem man 5 g $SnCl_2$ in der nötigen Menge Lauge löst, auf 100 ccm auffüllt und etwas metallisches Zinn (Granalien oder Folie) einträgt. Solange noch Zinn ungelöst ist, bleibt das Reagens brauchbar.

[3]) F. Soxhlet, Journ. f. prakt. Chemie [2] **21**, 300 [1880].

[4]) Worm-Müller, Journ. f. prakt. Chemie [2] **26**, 85 [1882]. — J. G. Otto, ebenda [2] **26**, 96 [1882].

[5]) B. Glassmann, Berichte d. Deutsch. chem. Gesellschaft **39**, 503 [1906]. — F. Lehmann, Diss. Marburg 1908.

[6]) C. Arnold, Berichte d. Deutsch. chem. Gesellschaft **39**, 1227 [1906].

[7]) R. Sachsse, Chem. Centralbl. **1877**, 471.

[8]) B. Haas, Zeitschr. f. analyt. Chemie **22**, 215 [1883].

i) Bestimmung nach Oerum.[1]) Das beim Kochen mit Sachssescher Lösung abgeschiedene metallische Quecksilber wird ausgewaschen, in verdünnter Salpetersäure gelöst und titrimetrisch bestimmt. Man verdünnt z. B. 20 ccm Sachssesche Lösung mit 80 ccm Wasser, kocht und gibt 5 ccm Urin hinzu. Man läßt in einem 50 ccm-Kolben mehrere Minuten kochen, filtriert bzw. dekantiert durch ein dichtes Filter, wäscht mit 1 proz. Salzsäure und dann mit heißem Wasser aus. Das Quecksilber wird alsdann in Salpetersäure gelöst und nach Verdünnung auf 300 ccm nach Volhard mit Ferriammonsulfat als Indicator mit Rhodankalium titriert. Der Titer der Sachsseschen Lösung kann natürlich auch auf reine d-Glucose gestellt werden.

D. Sonstige zur Bestimmung des Zuckers angegebene Methoden.

a) Ein gasanalytisches Verfahren hat Riegler[2]) empfohlen. Hier wird der zur Reduktion nicht verbrauchte Teil der Fehlingschen Lösung durch die Menge Stickstoff gemessen, die beim Zusammenbringen mit Phenylhydrazinchlorhydrat entwickelt wird:

$$NH_2 \cdot NHC_6H_5 + 2\,CuSO_4 + H_2O = N_2 + C_6H_6 + 2\,H_2SO_4 + Cu_2O.$$

b) Colorimetrisches Verfahren nach Moore. Die Gelbbraunfärbung, die beim Erwärmen von reduzierenden Zuckern mit starker Lauge eintritt (Mooresche Probe, vgl. S. 365), soll nach E. Bendix und A. Schittenhelm[3]) zu einem colorimetrischen Vergleich dienen können. Nach Szanto[4]) ist das Verfahren jedoch ungenau.

c) Colorimetrisches Verfahren unter Benutzung der α-Naphtholprobe. Die S. 333 ff. beschriebene Farbenreaktion mit α-Naphthol ist von ihren Bearbeitern (l. c. S. 334) auch zur quantitativen Bestimmung der Gesamtkohlenhydrate im Harn benützt worden. Man stellt sich verschiedene Zuckerlösungen mit einem Gehalt von 0,01—0,1% her und vergleicht die hiermit vorgenommene α-Naphtholprobe bezüglich der Intensität mit einer mit entsprechend verdünntem Harn erhaltenen.

Da die verschiedenen Kohlenhydrate ungleiche Nuancen geben (siehe S. 334), da Temperatur und Tropfengröße bei der Mischung mit konz. H_2SO_4, ein ev. Nitritgehalt des Urins, fremde Farbstoffe und viele andere Faktoren einen Einfluß auf die Farbe ausüben, kann das Verfahren für Harn nicht empfohlen werden.

Wohl aber ist dieses Verfahren für enteiweißtes Serum nach K. Reicher und H. Stein[5]) brauchbar — denn hier ist die Zusammensetzung derartig, daß die meisten beim Harn störenden Momente fortfallen. Reicher und Stein verfahren derart, daß auf 10,0 ccm konz. H_2SO_4 eine α-Naphtholtablette von 0,05 g geworfen wird, worauf man 2,0 ccm enteiweißtes Serum vorsichtig zufließen läßt. Dann wird vorsichtig umgeschwenkt und nach dem Abkühlen das Volumen mit konz. H_2SO_4 auf 20,0 ccm ergänzt. Der Vergleich mit einer Testlösung von 0,02% Traubenzucker erfolgt mit dem Chromophotometer von J. Plesch[6]).

Die **d) Benzoesäureestermethode** sowie die **e) Osazonverfahren** liefern natürlich nur Minimalwerte.

f) Handelt es sich um die quantitative Bestimmung von Traubenzucker neben einer anderen Zuckerart, so kann man durch Kombination der Titrations- und Polarisationswerte den Gehalt an beiden Kohlenhydraten nach ausgearbeiteten Formeln berechnen. Diese Methoden, die von der Zuckerindustrie benutzt werden, liefern nur angenäherte Resultate (A. Herzfeld). Geelmuyden[7]) hat ähnliche Formeln angegeben und empfiehlt ihre Anwendung auf den Harn. Nach eigenen Erfahrungen liegen beim Urin infolge sekundärer Reaktionen die Verhältnisse so kompliziert, daß hier diese Methoden schon an sich unverläßliche Resultate liefern. Falls aber die benutzten Drehungsunterschiede so klein sind, wie bei Geelmuyden, so fallen sie fast in die Grenzen der Beobachtungsfehler. Von der Benutzung dieser Rechnungsmethoden ist möglichst abzusehen.

---

[1]) H. P. T. Oerum, Zeitschr. f. analyt. Chemie **43**, 365 [1904].

[2]) E. Riegler, Zeitschr. f. analyt. Chemie **35**, 31 [1896]; Chem. Centralbl. **1896**, II, 602; **1897**, I, 774.

[3]) E. Bendix u. A. Schittenhelm, Münch. med. Wochenschr. **53**, 1309 [1906].

[4]) E. Szanto, Pester med. chirurg. Presse **43**, 319, 347 [1907].

[5]) K. Reicher u. H. Stein, Verhandl. d. deutsch. Kongr. f. inn. Medizin **27**, 401 [1910].

[6]) J. Plesch, Zeitschr. f. klin. Medizin **63**, 472 [1907].

[7]) H. Chr. Geelmuyden, Zeitschr. f. analyt. Chemie **48**, 137 [1909].

XII. l-Glucose.

$$C_6H_{12}O_6 = \begin{array}{c} CHO \\ | \\ OHCH \\ | \\ HCOH \\ | \\ OHCH \\ | \\ OHCH \\ | \\ CH_2OH \end{array}$$

Verfütterte l-Mannose geht im Tierkörper teilweise in l-Glucose über[1]). Bis auf die entgegengesetzte Drehungsrichtung und das mangelnde Gärungsvermögen sind Eigenschäften und Derivate denen des Traubenzuckers gleich.

XIII. d, l-Glucose

$$C_6H_{12}O_6$$

erscheint nach Verfütterung von d, l-Mannose an Kaninchen im Harn. Dabei ist l-Glucose im Überschuß zugegen[1]).

d, l-Phenylglucosazon[2]) $C_{18}H_{22}N_4O_4$ schmilzt bei 217°, also etwa 10° höher als die optisch-aktiven Formen.

Anhang.

XIV. α-Methylglucosid[3])

$$C_7H_{14}O_6 = \begin{array}{c} CH_3O \quad \diagup O \diagdown \\ | \qquad OH\ H \quad OH \\ C\ \diagup\!\!\!-\!\!\!- C\!-\!C\!-\!C\!-\!CH_2OH \\ H \qquad H\ OH\ H\ H \end{array}$$

das durch Hefenmaltase leicht spaltbar ist, wird vom Menschen (gesunden wie zucker-kranken) bis zu 60% unverändert ausgeschieden[4])[5])[6]).

XV. β-Methylglucosid[3])

$$C_7H_{14}O_6 = \begin{array}{c} \diagup O \diagdown \\ H\diagup OH\ H \diagdown OH \\ C\!-\!\!-\!\!-C\ \ C\quad C\!-\!C\!-\!CH_2OH \\ | \qquad | \quad | \quad | \quad | \\ CH_3O \quad H \quad OH\ H\ H \end{array}$$

das durch Emulsin vollständige Hydrolyse erfährt, wird im Organismus allem Anscheine nach leicht zerlegt und geht nicht in den Harn über; auch Glucosurie tritt nicht ein (Münch, Lang, l. c.).

Über

XVI. d-Glucosamin

$$C_6H_{11}O_5 \cdot NH_2 = \begin{array}{c} H\ OH\ OH \\ OHC\!-\!CH\cdot NH_2\!-\!C\!-\!C\!-\!C\!-\!CH_2OH \\ OH\ H\ H \end{array}$$

siehe S. 655.

---

[1]) C. Neuberg u. P. Mayer, Zeitschr. f. physiol. Chemie **37**, 530 [1903].
[2]) E. Fischer, Berichte d. Deutsch. chem. Gesellschaft **23**, 381 [1890].
[3]) Die Entscheidung, welche Konfigurationsformel dem α- und welche dem β-Glucosid zukommt, ist zurzeit nicht möglich (E. Fischer, Kohlenhydrate u. Fermente **1909**, 88).
[4]) C. Brahm, Zeitschr. f. physiol. Chemie **28**, 451 [1899].
[5]) A. Münch, Zeitschr. f. physiol. Chemie **29**, 493 [1900].
[6]) S. Lang, Zeitschr. f. klin. Medizin **55**, 242 [1904].

XVII. d-Mannose.

$$C_6H_{12}O_6 = \begin{array}{c} CHO \\ | \\ OHCH \\ | \\ OHCH \\ | \\ HCOH \\ | \\ HCOH \\ | \\ CH_2OH \end{array}$$

Da Mannane, das sind stärkeähnliche d-Mannoseanhydride, in pflanzlichen Produkten weit verbreitet sind [u. a. in der Hefe[1])[2]), in Orangen, in dem in Japan genossenen Amorphophallus konjaku[3])], so ist ihre häufige Aufnahme mit Vegetabilien sicher. Über eine spontane Mannosurie ist jedoch nichts bekannt.

Nach Verabfolgung von 3—12 g d-Mannose reduziert menschlicher Harn nicht[4]). Nach Darreichung von 20 g d-Mannose fand Rosenfeld[5]) beim Hunde im Harn 4 g, Cremer[4]) beim Kaninchen nach 30 g bis 4 g im Urin. Intravenös oder subcutan[6]) verabfolgte d-Mannose wird nur zum kleinen Teil vom Kaninchen wieder ausgeschieden.

Die reine Mannose bildet rhombische Krystalle vom Schmelzp. 132°. Leicht löslich in Wasser, schwer in Alkohol. Die konstante spezifische Drehung ist $[\alpha]_D = +14{,}25°$, während frisch bereitete Lösungen lävogyr sind. Die d-Mannose gärt mit Hefe wie Traubenzucker. Quantitativ kann Mannose durch das Reduktionsvermögen ermittelt werden. 1 ccm Fehlingsche Mischung entspricht 0,00437 g d-Mannose.

Von den Derivaten der Mannose hat bisher nur das Phenylhydrazon[7]) $CH_2OH—(CH \cdot OH)_4—CH : N \cdot NHC_6H_5$, $C_{12}H_{18}N_2O_5$, Bedeutung für die Harnchemie erlangt. Es scheidet sich in Form schwer löslicher rhombischer Tafeln beim Zusatz von essigsaurer oder alkoholischer Phenylhydrazinlösung zu kalten Mannoselösungen, auch im Harn, ab. Aus heißem Wasser oder Alkohol kann das Hydrazon umkrystallisiert werden und schmilzt bei 186—188°, bei raschem Erhitzen bei 195 bis 200°. Erwärmt man aber die essigsaure Mischung, so erhält man das Osazon, das mit d-Glucosazon identisch ist.

Wahrscheinlich sind die folgenden, schwerer löslichen Hydrazone noch besser zur Abscheidung auch im Harn geeignet.

d-Mannose-p-bromphenylhydrazon[8]) $C_{12}H_{17}BrN_2O_5$. Seidenglänzende farblose Tafeln. Schmelzp. 208—210°.

d-Mannose-methylphenylhydrazon[9]) $C_{13}H_{20}N_2O_5$. Weiße Krystalle vom Schmelzp. 178°.

d-Mannose-diphenylhydrazon[10]) $C_{18}H_{22}N_2O_5$. Krystalle, die bei 155° schmelzen.

d-Mannose-benzylphenylhydrazon[9]) $C_{19}H_{24}N_2O_5$. Weiße Nadeln vom Schmelzp. 165°.

Bemerkenswert ist, daß die d-Mannose bereits durch Bleiessig fällbar ist (s. S. 346).

Für die Abscheidung des Phenylhydrazons aus Harn geben Neuberg und Mayer[6]) folgende Anleitung.

50—250 ccm Urin werden nach Zusatz von 2 Tropfen Essigsäure auf dem Wasserbade zum dünnen Sirup eingeengt und dieser mit 60 ccm heißem Alkohol von 96% angerührt. Nach 2stündigem Stehen filtriert man von den Salzen ab, wäscht mit 50 ccm 40° warmem Alkohol nach und engt auf ca. 5 ccm ein. Dann gibt man hierzu die aus der Titration oder Drehung abgeleitete Menge Phenylhydrazin, gelöst in der theoretischen Menge verdünnter Essigsäure, hinzu. Nach 8stündiger Aufbewahrung im Eisschrank filtriert man das Mannosephenylhydrazon in einem Goochtiegel ab und wäscht mit 20 ccm

[1]) F. Hessenland, Zeitschr. f. d. deutsche Zuckerindustrie 1892, 671.
[2]) E. Salkowski, Berichte d. Deutsch. chem. Gesellschaft 27, 497, 3325 [1894].
[3]) J. Ishii u. C. Tsuji, Malys Jahresber. d. Tierchemie 1894, 48, 871, 872.
[4]) M. Cremer, Zeitschr. f. Biol. 29, 484 [1892].
[5]) G. Rosenfeld, Centralbl. f. inn. Medizin 1900, 177.
[6]) C. Neuberg u. P. Mayer, Zeitschr. f. physiol. Chemie 37, 530 [1903].
[7]) E. Fischer u. J. Hirschberger, Berichte d. Deutsch. chem. Gesellschaft 22, 1155 [1889].
[8]) M. Kölle, Zeitschr. f. physiol. Chemie 29, 434 [1900].
[9]) Lobry de Bruyn u. A. van Ekenstein, Recueil d. travaux chim. des Pays Bas 15, 226 [1896].
[10]) R. Stahel, Annalen d. Chemie u. Pharmazie 258, 242 [1890].

Eiswasser aus. Bei quantitativer Abscheidung würden 270 g Hydrazon 180 g Mannose entsprechen, also 1 g Hydrazon $^2/_3$ g Mannose.

XVIII. l-Mannose

geht beim Kaninchen nach oraler, subcutaner und intravenöser Zufuhr in den Harn über[1]). Der Zucker gleicht in seinem Verhalten, abgesehen vom Mangel der Gärfähigkeit und vom entgegengesetzten Drehungsvermögen, der d-Form.

XIX. d, l-Mannose

findet sich wie die l-Form nach Verabfolgung von d, l-Mannose im Urin bei Kaninchen. Da die d-Form besser ausgenützt wird, ist im Urin die l-Komponente im Überschuß zugegen.

Die reine d, l-Mannose erhielten Neuberg und Mayer[2]) krystallisiert in weißen derben Krystallen vom Schmelzp. 132—133°.

XX. Fruchtzucker (d-Fructose, Lävulose, Ketohexose).

$$C_6H_{12}O_6 = \begin{array}{c} CH_2OH \\ | \\ CO \\ | \\ OHCH \\ | \\ HCOH \\ | \\ HCOH \\ | \\ CH_2OH \end{array}$$

Ähnlich wie bei Glucosurie und Pentosenausscheidung hat man bei der Lävulosurie verschiedene Formen auseinanderzuhalten, die reine Fructosurie, mit Glucosurie gemischte Fructosurie (diabetische Lävulosurie) sowie alimentäre Fructosurie[3]).

In der älteren Literatur sind eine ganze Reihe von Fällen beschrieben, in denen linksdrehende, gärungsfähige Harne entleert wurden, ferner solche, wo Reduktion und polarimetrische Bestimmung des Zuckergehaltes Differenzen zu erkennen gaben, die am einfachsten durch Annahme von linksdrehendem Fruchtzucker neben Glucose erklärbar waren. Solche Beobachtungen sind von Zimmer[4]), Ventzke[5]), Czapek[6]), Worm-Müller[7]), J. Seegen[8]) und J. Mauthner, F. Roehmann[9]), Carles[10]), Cotton[11]), Personne u. Henniger[12]) sowie Marie und Robinson[13]) mitgeteilt. Allein die Beurteilung dieser älteren Angaben[14]) hat mit großer Vorsicht zu erfolgen; denn die Unvollkommenheit der damaligen Methodik hat keine sichere Erkennung des Fruchtzuckers ermöglicht. Die am meisten charakteristische Erscheinung, die Linksdrehung, kann auch durch β-Oxybuttersäure, gepaarte Glucuronsäuren und Aminosäuren bedingt gewesen

1) C. Neuberg u. P. Mayer, Zeitschr. f. physiol. Chemie 37, 530 [1903].

2) C. Neuberg u. P. Mayer, Zeitschr. f. physiol. Chemie 37, 545 [1903].

3) Die Darstellung schließt sich an meine Behandlung dieses Kapitels in v. Noordens Handbuch der Pathologie des Stoffwechsels (Berlin 1907) an.

4) K. Zimmer, Deutsche med. Wochenschr. 2, Nr. 28, 329 [1876].

5) Ventzke, Journ. f. prakt. Chemie 25, 79 [1842].

6) F. Czapek, Prager med. Wochenschr. 1, 245 u. 265 [1876].

7) Worm-Müller, Archiv f. d. ges. Physiol. 35, 98 [1885].

8) J. Seegen, Centralbl. f. d. med. Wissensch. 1884, 753.

9) F. Roehmann, Centralbl. f. klin. Medizin 5, 553 [1884].

10) P. Carles, Chem. Centralbl. 1890, II, 317.

11) S. Cotton, Bulletin de la Soc. chim. [2] 33, 546 [1880].

12) Personne u. Henniger, Bulletin de la Soc. chim. [2] 33, 547 [1880].

13) Marie u. Robinson, Bulletin de la Soc. méd. des hôpitaux de Paris 1897. Juni 25; Malys Jahresber. d. Tierchemie 1898, 673.

14) Die älteste Angabe über „Lävulosurie" rührt von Biot (Compt. rend. de l'Acad. des Sc. 1840, 28. Dez.) und betrifft einen Fall von Diabetes insip. Es hat sich hier also einfach um einen lävogyren zuckerfreien Harn gehandelt. Ein linksdrehendes Kohlenhydrat im Urin erwähnen Löwig (Chem.-organ. Verb. 1, 492 [1846]) und v. Gorup-Besanez (Anleitung z. zoochem. Analyse 1871, 131).

sein, Substanzen, die damals zum Teil überhaupt noch nicht bekannt waren, zum Teil nicht genügend berücksichtigt wurden. Insbesondere ist eine Verwechslung mit diesen letztgenannten Substanzen in den Fällen mit gleichzeitiger Glucosurie möglich gewesen, wo das Verhalten zu Hefe die Existenz eines zweiten gärungsfähigen Zuckers vorgetäuscht haben kann.

Einer strengeren Kritik hält wohl nur der Seegen-Mauthnersche[1]) Fall Stand; er ist später eingehend von Külz[2]) untersucht. Dieser Autor isolierte aus größeren Mengen des Harnes nach der Salkowskischen Kupfersulfat-Alkalimethode (s. S. 346) einen Zucker, der sehr wahrscheinlich d-Lävulose gewesen ist.

Mehr Beweiskraft dürfen die einer späteren Epoche entstammenden Arbeiten von May[3]) und Schlesinger[4]) beanspruchen, noch einwandfreier sind die mit einer sicheren Methodik nachgewiesenen Fälle aus neuester Zeit von Rosin und Laband[5]), Lépine und Boulud[6]), Neubauer[7]) und v. Moraczewski[8]).

Die letztgenannten Autoren haben den Fruchtzucker entweder analytisch überzeugend charakterisiert oder in Form beweisender Derivate, sei es als Calciumfructosat, sei es als Methylphenylosazon isoliert; Neubauer hat ihn als solchen krystallisiert erhalten.

Die erwähnten Angaben beziehen sich auf die bisher immer noch geringe Anzahl von Fällen einer

a) reinen Lävulosurie,

wo Reduktion und Polarisation angenähert übereinstimmende Daten ergeben und man das Vorkommen einer zweiten Zuckerart ausschließen kann. Zwei einwandfrei beobachtete Fälle von reiner chronischer Lävulosurie hat O. Adler[9]) beschrieben.

Reine Lävulosurie ist bei Individuen verschiedenen Geschlechts und ungleichen Lebensalters beobachtet. Die Quantität des entleerten Fruchtzuckers scheint erheblichen Schwankungen zu unterliegen. Schlesinger fand pro die 2,7 g, Lépine einen fast zehnmal so hohen Wert, 24 g. Diese Art der Lävulosurie sah Neubauer bei völliger Entziehung der Kohlenhydrate, ja schon der Ketosen, schwinden.

Zugleich mit d-Fruktose kann aber auch noch eine andere Zuckerart im Harn auftreten; gerade Fälle dieser Art scheinen neueren Untersuchungen zufolge am verbreitetsten zu sein, und zwar findet sich hier

b) Fruchtzuckerausscheidung mit Glucosurie vergesellschaftet.

Auf das häufige Auftreten dieser Erscheinung haben zuerst Rosin und Laband[5]), Lion[10]), Dub[11]) sowie Umber[12]) die Aufmerksamkeit gelenkt. Schwarz[13]) konnte diese Angaben bestätigen, indem er in 6 von 19 Fällen Fruchtzucker neben Glucose nachwies. Dieses gemeinsame Vorkommen ist bei Diabetesformen jeglicher Art konstatiert, Umber beobachtete es an 28 aufeinanderfolgenden Tagen 27 mal bei einem Fall von Glucosurie im kindlichen Alter. Bei den schwersten Diabetesfällen, die mit starker Acidosis einhergehen, vermißte Umber den Fruchtzucker fast niemals, namentlich dann nicht, wenn die Kohlenhydrataufnahme bei dem Patienten planlos erfolgte. Weitere Fälle hat Jolles beobachtet[14]).

Bemerkenswert verhielt sich ein von Neubauer[7]) beobachteter Fall von gemischter Melliturie. Bei Kohlenhydratentziehung schwanden Frucht- und Traubenzucker aus dem Harn; eingeführte Lävulose wurde gut verbrannt (mehr als 50 g), weniger vollständig dagegen Glucose (nur bis 15—25 g), die zum Teil als Lävulose ausgeschieden wurde.

Die bei gemischter Melliturie entleerte Menge Fructose ist meistens geringer als die des Traubenzuckers, jedoch liegen bei der Umständlichkeit der Bestimmung beider Zucker nebeneinander nur wenige genauere Angaben vor. Nach O. Adler[1]) entbehren jedoch die meisten Angaben über **diabetische Lävulosurie** der Beweiskraft; er konnte sie in mehr

---

[1]) J. Seegen, Centralbl. f. d. med. Wissensch. **1884**, 753.
[2]) E. Külz, Zeitschr. f. Biol. **27**, 228 [1890].
[3]) R. May, Deutsches Archiv f. klin. Medizin **57**, 279 [1896].
[4]) W. Schlesinger, Archiv f. experim. Pathol. u. Pharmakol. **50**, 273 [1903].
[5]) H. Rosin u. L. Laband, Zeitschr. f. klin. Medizin **47**, 182 [1902].
[6]) R. Lépine u. Boulud, Revue de méd. **24**, 185 [1904].
[7]) O. Neubauer, Münch. med. Wochenschr. **1905**, 1525.
[8]) W. v. Moraczewski, Zeitschr. f. klin. Medizin **64**, 503 [1907].
[9]) O. Adler, Archiv f. d. ges. Physiol. **139**, 93 [1911].
[10]) A. Lion, Münch. med. Wochenschr. **1903**, 1105.
[11]) R. Dub, Diss. Leipzig 1902.
[12]) Fr. Umber, Festschrift für E. Salkowski **1904**, 375.
[13]) L. Schwarz, Deutsches Archiv f. klin. Medizin **76**, 279 [1903].
[14]) A. Jolles, Archiv d. Pharmazie **244**, 542 [1906].

als 100 Fällen von Diabetes nicht einmal beobachten und hält sie für eine außerordentlich seltene Erscheinung!

Alternierende Fälle von Glucosurie und Fructosurie sind nicht mit Sicherheit bekannt. Ungeklärt ist noch die Natur des von Späth und Weil[1] beschriebenen Falles; hier wurde neben Lävulose eine zweite linksdrehende reduzierende Substanz ausgeschieden, doch war sie gärungsunfähig und ergab kein Osazon.

Eine dritte Kategorie endlich wird durch die Erscheinungen der

c) alimentären Fructosurie

repräsentiert. Sie ist am längsten bekannt und kann bei normalen wie diabetisch oder anderweitig erkrankten Menschen auftreten.

Bei Gesunden haben Moritz[2], Haycraft[3] und H. Strauß[4] sichere Fälle von alimentärer Lävulosurie beschrieben, bei verschiedenen Graden eines bestehenden Diabetes Naunyn, Seegen[5], Cotton[6], Le Goff, Weintraud[7], Laves, Socin[8], Umber[9], Schlesinger[10], Schwarz[11] und Graul[12]).

Die Mengen des ausgeschiedenen Fruchtzuckers hängen bei der alimentären Lävulosurie der Diabetiker natürlich von der Größe des verabfolgten Fructosequantums wie von der von Fall zu Fall wechselnden Toleranz ab. Umber (l. c.) sah die tägliche Kohlenhydratausscheidung eines schweren Diabetikers von 259,5 g durch 100 g Lävulose auf 377,5 g „Zucker" steigen, und von diesem waren 25,17 g Fruchtzucker, d. h. $\frac{1}{4}$ der eingeführten Lävulosemenge.

Auch bei anderen als diabetischen Erkrankungen, z. B. bei solchen der Leber, kann die Assimilation des Fruchtzuckers in auffallender Weise vermindert sein, einerlei ob dieser frei, als Disaccharid (Rohrzucker) oder als Polysaccharid (Inulin) verabfolgt wird; die hierdurch bedingten Unterschiede sind nur quantitativer Art.

In diagnostischer Beziehung wichtig ist der zuerst von H. Strauß[4] erhobene Befund, daß alimentäre Lävulosurie direkt den Ausdruck einer Funktionsstörung der Leber bilden kann. H. Sachs[13], Chajes[14], Lépine[15], Baylac und Arnaud[16], J. Bruining[17], Ferrannini[18], v. Sabatowski[19], Landsberg[20], Raspide[21], Borchardt[22], v. Halász[23] haben die Richtigkeit und Zweckmäßigkeit der Straußschen Methode zur Prüfung der Leberfunktion bestätigt.

Bei andersartiger oder bei künstlich erzeugter Beeinträchtigung wichtiger Organe in ihrer Funktionsleistung scheint alimentäre Lävulosurie gleichfalls leicht einzutreten; so sah sie Porges[24] beim Hund nach Vergiftung mit Schilddrüsensubstanz, so beobachtete sie ferner Umber (l. c.) bei Choledochusverschluß und Pneumonie, H. Sachs (l. c.) bei entleberten Fröschen. Zahlreich sind überhaupt die Erfahrungen des Tierexperiments, daß durch den Ausfall der Leber die Toleranz für Fruchtzucker vermindert wird.

---

[1] Späth u. Weil, Med. Korrespondenzbl. d. württ. ärztl. Landesvereins 72, 717 [1902].
[2] Fr. Moritz, Centralbl. f. inn. Medizin 12, Beilage 81 [1891].
[3] J. Haycraft, Zeitschr. f. physiol. Chemie 19, 137 [1894].
[4] H. Strauß, Deutsche med. Wochenschr. 1901, Nr. 44, 757; Nr. 45, 786.
[5] J. Seegen, Centralbl. f. d. med. Wissensch. 1884, 753.
[6] S. Cotton, Bulletin de la Soc. chim. [2] 33, 546 [1880].
[7] W. Weintraud, Biblioth. med. 1893, H. 1; Malys Jahresber. d. Tierchemie 1893, 561.
[8] C. A. Socin, Diss. Straßburg 1894.
[9] Fr. Umber, Festschrift für E. Salkowski 1904, 375.
[10] W. Schlesinger, Archiv f. experim. Pathol. u. Pharmakol. 50, 273 [1903].
[11] L. Schwarz, Deutsches Archiv f. klin. Medizin 76, 279 [1903].
[12] G. Graul, Centralbl. f. inn. Medizin 26, 185 [1905].
[13] H. Sachs, Zeitschr. f. klin. Medizin 38, 87 [1899].
[14] B. Chajes, Deutsche med. Wochenschr. 1904, Nr. 19, 696.
[15] R. Lépine, Semaine méd. 1901, 105.
[16] Baylac u. Arnaud, Franz. Kongr. f. inn. Medizin Toulouse 1902.
[17] J. Bruining, Berl. klin. Wochenschr. 1902, 587.
[18] R. Ferrannini, Centralbl. f. inn. Medizin 23, 921 [1902].
[19] A. v. Sabatowski, Wiener klin. Wochenschr. 21, 794 [1908].
[20] G. Landsberg, Deutsche med. Wochenschr. 1903, 563.
[21] G. Raspide, Malys Jahresber. d. Tierchemie 33, 942 [1903].
[22] L. Borchardt, Zeitschr. f. physiol. Chemie 55, 241 [1908].
[23] A. v. Halász, Wiener klin. Wochenschr. 21, 44 [1908].
[24] M. Porges, Berl. klin. Wochenschr. 1900, 300.

Im Hinblick auf die erwähnten Beziehungen der alimentären Lävulosurie zu den Leberfunktionen hat Schröder[1]) bei Eklampsie auf ein Bestehen von alimentärer Lävulosurie geachtet, da Schmorl bei ersterer des öfteren Nekrosen in der Leber gefunden hat. Es ergab sich jedoch kein Anhalt für einen sicheren Zusammenhang der Fruchtzuckerausscheidung mit der Eklampsie. Dagegen zeigte sich, daß alimentäre Lävulosurie — Brocard[2]) glaubt in einigen Fällen auch spontane Lävulosurie nachgewiesen zu haben — eine häufige Begleiterscheinung der Gravidität bildet; von 95 Schwangeren war sie bei 17, von 18 Wöchnerinnen bei 8 und von 6 Kreißenden bei der Hälfte nachweisbar. Durch die während der Gravidität öfter eintretende Affektion der Schilddrüse ist die alimentäre Lävulosurie der Schwangeren nicht bedingt, sondern sie ist nach Brocard als eine eigene Anomalie zu betrachten. Aus dem Fruchtwasser stammte vielleicht die Fructose, die Langstein und Neuberg[3]) im Kälberharn in den ersten Tagen nach der Geburt fanden.

Noch folgende Punkte, die für die verschiedenen Kategorien der Fructosurie von Belang sind, verdienen Beachtung. Rosin und Laband sowie May konnten nach Zufuhr von reichlichen Mengen Fruchtzucker und anderen Kohlenhydraten (z. B. auch von Glucose) keine Vermehrung des ausgeschiedenen Fruchtzuckers oder Auftreten eines anderen Zuckers daneben in ihren Fällen von spontaner Lävulosurie erzielen. Eine geringe Beeinflussung beobachtete Umber bei einem schweren Diabetiker, der auch Fruchtzucker ausschied; 100 g zugeführter Lävulose wurden fast vollständig als Traubenzucker ausgeschieden, d. h. wurden im Sinne Minkowskis und Naunyns über die Glykogenstufe zu Glucose. Das Fructosepolysaccharid Inulin wirkt nach Umber ähnlich.

Für die Deutung der spontanen Lävulosurie ist von Wichtigkeit, daß nach Neuberg und Strauß[4]) in den Körpersäften auch ohne vorherige Lävulosezufuhr Fruchtzucker zugegen sein kann; ein gleiches fanden Gürber und Grünbaum[5]) für das Fruchtwasser von Rind, Schwein und Ziege sowie Allantois- und Amniosflüssigkeit der Kuh, aber nicht beim Menschen, und Rosin und Laband haben den Nachweis der Fructose im Aderlaßblute ihrer Patienten mit spontaner Lävulosurie wie bei gemeinsamer Glucose- und Fructoseausscheidung geführt. Schwerer als die Entstehung ist die Ausscheidung der Lävulose zu deuten. Es sei daran erinnert, daß E. Voit[6]) und F. Voit[7]) bei subcutaner Verabfolgung im Vergleich mit Glucose einen leichteren Übergang des Fruchtzuckers in den Harn konstatierten, daß C. v. Voit[8]) und Cremer[9]) eine geringere Fähigkeit zur Aufspeicherung als Glykogen nachwiesen.

Ferner sei darauf hingewiesen, daß die 1851 von Bouchardat gemachte (fälschlich meist Külz zugeschriebene) Angabe von der besonders leichten Verbrennlichkeit der Lävulose beim Diabetiker nach neueren Untersuchungen von Naunyn, Schwarz, Lion und besonders Schlesinger nicht mehr unbestritten ist; zum mindesten bestehen starke individuelle Unterschiede in der Fruchtzuckertoleranz; letztere bleibt vielfach hinter der für Traubenzucker beträchtlich zurück und hängt in hohem Grade von der Art und Verwertung der übrigen Nahrung ab [W. Falta[10])].

Die zugeführte Lävulose wird vom schweren Diabetiker größtenteils als Traubenzucker wieder ausgeschieden[11])[12]).

Bemerkenswert ist, daß die Lävulose gegen die zuckerzerstörende Wirkung der meisten Organe (Glykolyse) äußerst widerstandsfähig sein soll; E. Sehrt[13]) fand, daß ein Gemisch von Pankreas und Muskel, das auf Traubenzucker energisch wirkt, den Fruchtzucker nicht angreift.

Über Beeinflussung der Lävulosurie durch Phloridzin liegen nur wenige Angaben vor. Schlesinger (l. c.) sah bei seinem Patienten wie beim Gesunden Glucose, aber keine Lävulose auftreten. Im Gegensatz zu diesem Fall von reiner Fructosurie beobachtete

[1]) H. Schröder, Zeitschr. f. Geburtsh. u. Gynäkol. 56, 134 [1905].
[2]) W. Brocard, Compt. rend. de la Soc. de Biol. 50, 1077 [1898].
[3]) L. Langstein u. C. Neuberg, Biochem. Zeitschr. 4, 292 [1907].
[4]) C. Neuberg u. H. Strauß, Zeitschr. f. physiol. Chemie 36, 227 [1902].
[5]) A. Gürber u. D. Grünbaum, Münch. med. Wochenschr. 1904, Nr. 9, 377. — A. Gürber, Centralbl. f. Physiol. 19, 315 [1905]. — D. Grünbaum, Verhandl. d. physikal.-med. Gesellschaft Würzburg 37, 3, 161 [1904].
[6]) E. Voit, Zeitschr. f. Biol. 25, 543 [1889].
[7]) F. Voit, Deutsches Archiv f. klin. Medizin 58, 523 [1897].
[8]) C. v. Voit, Zeitschr. f. Biol. 28, 245 [1891].
[9]) M. Cremer, Ergebnisse d. Physiol. 1, 803 [1902].
[10]) W. Falta, Korrespondenzbl. f. Schweiz. Ärzte 1903, 737.
[11]) A. R. Mandel u. G. Lusk, Deutsches Archiv f. klin. Medizin 81, 473 [1904].
[12]) W. Falta u. A. Gigon, Zeitschr. f. klin. Medizin 61, 297 [1907].
[13]) E. Sehrt, Zeitschr. f. klin. Medizin 56, 509 [1905].

Neubauer (l. c.) in seinem Fall von gemischter Meliturie sowohl Fruchtzucker- wie Glucoseausscheidung nach subcutaner Phloridzininjektion, während stomachale Verabfolgung ohne Wirkung war.

Bei allen Graden bestehender Glucosurie kann Fruchtzuckerausscheidung auftreten, sie stellt sich nach Umber fast stets bei Diätfehlern der schweren Diabetiker ein.

Die Menge des im Harn erscheinenden Fruchtzuckers übersteigt selten 2%.

Bei allen Befunden von Fruchtzucker im Harn ist auf die Reaktion desselben zu achten. Denn es besteht die Möglichkeit, daß unter dem Einflusse von Hydroxylionen eine Umlagerung von Traubenzucker in Fructose (siehe S. 365) sekundär (in der Blase oder extra corpus) zustande kommt. Bei Acetonurie ist auf die Drehungsänderungen Rücksicht zu nehmen, die Säuren und Aceton bewirken können[1]).

Baer[2]), Ritzema[3]), Malfatti[4]) und Königsfeld[5]) glauben, manche Beobachtungen von Fruchtzuckerausscheidung als sekundären Vorgang durch die Reaktion des Milieus deuten zu sollen; auffällig ist nur, daß bei solchen Harnen niemals bisher d-Mannose gefunden worden ist, die bei der Umlagerung durch Alkali doch auch gebildet wird (vgl. auch die Entstehung von Fruchtzucker aus Glucose durch Säuren S. 367).

Eigenschaften. Der Fruchtzucker bildet seidenglänzende rhombische Nadeln oder kugelige Krystallaggregate, die unscharf zwischen 95 und 105° schmelzen[6]). Dieses wasserfreie Produkt scheidet sich aus äthyl- bzw. methylalkoholischer oder alkoholisch-ätherischer Lösung ab, aus Wasser erhält man das Monohydrat $C_6H_{12}O_6 + H_2O$. Geringe Verunreinigungen hindern die Krystallisation der Fructose, die dann einen glycerinähnlichen Sirup bildet. Zum Unterschied von den Aldohexosen löst sich die Fructose leicht in heißem Methyl- und Äthylalkohol, ja selbst in Alkohol-Äther, auch etwas in Aceton [E. Beckmann[7])].

Die Fructose zeigt Multirotation (ca. = —104°); die konstante spezifische Drehung ist nach Ost[8]) $[\alpha]_{D_{20}} = -(91,90 + 0,111\,p)$, wo p das Gewicht in Gramm der in 100 g Lösungsmittel enthaltenen Fruchtzuckermenge bedeutet. Steigt die Temperatur über +20°, so vermindert sich die Linksdrehung um ca. 0,56° pro 1° C Temperaturzunahme.

Säuren erhöhen im allgemeinen die Drehung der Fructose, Alkalien vermindern sie, ebenso Alkohol und Aceton nach N. Wender[1]).

Gegen Alkalien[9]) und Säuren (A. Wohl, l. c.) ist die Fructose in höherem Maße als der isomere Traubenzucker empfindlich. Verdünnte Salzsäure bewirkt nach Wohl mit großer Leichtigkeit Bildung eines dextrinartigen, weniger reduzierenden und schwächer lävogyren Reversionsproduktes. Selbst beim Kochen mit reinem Wasser tritt alsbald Gelbfärbung ein. Die Umwandlung in Lävulinsäure erfolgt besonders rasch[10]). Bei Zusammenbringen von Fruchtzucker mit konz. H_2SO_4 bei Zimmertemperatur erhält man sofort Schwärzung[11]), während bei Traubenzucker zunächst eine farblose Lösung entsteht.

Die Reduktion der d-Fructose mittels Na-Amalgam ergibt gleiche Teile d-Mannit und d-Sorbit, die Oxydation führt mit den verschiedensten Oxydationsmitteln unter

---

[1]) N. Wender, Biochem. Zeitschr. **30**, 357 [1911].

[2]) J. Baer, Diss. Straßburg 1899.

[3]) J. Ritzema, Diss. Groningen 1905.

[4]) H. Malfatti, Zeitschr. f. physiol. Chemie **58**, 544 [1909].

[5]) H. Königsfeld, Zeitschr. f. klin. Medizin **69**, 291 [1909].

[6]) A. Wohl, Berichte d. Deutsch. chem. Gesellschaft **23**, 2084 [1890].

[7]) E. Beckmann, Zeitschr. f. analyt. Chemie **1896**, 35.

[8]) H. Ost, Berichte d. Deutsch. chem. Gesellschaft **24**, 1638 [1891].

[9]) Mit Lauge soll im Sonnenlicht aus Lävulose ca. 50% l-Milchsäure entstehen, während Glucose d-Milchsäure liefern soll (E. Duclaux, Chem. Centralbl. **1894**, I, 169).

[10]) 1—2 proz. Fruchtzuckerlösungen werden bei 3 stündigem Kochen mit 2,25 n-HCl nach E. Sieben (Zeitschr. f. analyt. Chemie **24**, 137 [1885]) fast völlig zersetzt, Traubenzucker kaum angegriffen.

[11]) Worm-Müller, Journ. f. prakt. Chemie [2] **26**, 84 [1882].

Sprengung der Kohlenstoffkette zu Ameisensäure, Oxalsäure, Glykolsäure, Erythronsäure, CO_2 usw.

Mit **Ammoniak** bildet Fructose in methylalkoholischer Lösung zunächst **Fructo-simin**[1]) $C_6H_{13}NO_5$. Beim längeren Stehen tritt unter Wasserabspaltung und Oxydation ein zyklisches Produkt auf, das als **Di-tetraoxybutyl-pyrazin**,

$$C_{12}H_{20}N_2O_8 = \begin{array}{c} N \\ HC \diagup \diagdown C \cdot C_4H_9O_4 \\ O_4H_9C_4 \cdot C \diagdown \diagup CH \\ N \end{array},$$

erkannt ist[2]), nach der Gleichung:

$$2\,C_6H_{12}O_6 + 2\,NH_3 + O = 5\,H_2O + C_{12}H_{20}N_2O_8\,.$$

Derivate des Fruchtzuckers.

Von den Metallverbindungen, die wie die Glucosate erhalten werden können, hat besonderes analytisches Interesse das

Calciumfructosat $C_6H_{12}O_6 \cdot Ca(OH)_2$. Diese von **Dubrunfaut** und **Peligot**[3]) entdeckte Verbindung entsteht, wenn Fruchtzuckerlösungen bei 20—25° mit 7—8% frisch bereitetem und gesiebtem Kalkhydrat geschüttelt, schnell filtriert und auf 0° abgekühlt werden. Weiße, prismatische Krystalle, aus denen mit Oxalsäure Fructose zurückgebildet wird.

Eine sehr vollständige Fällung der Fructose kann man nach A. **Herzfeld** und **Winter**[4]) erreichen, wenn man aufs feinste gemahlenen Ätzkalkstaub in ihre Lösungen einrührt und abkühlt. Die dabei entstehende Verbindung ist ein Gemisch verschiedener Calciumfructosate.

Mit **Bleiessig** und **Ammoniak** wird Fruchtzucker gefällt. In unreinen Lösungen, z. B. **Harn**[5])[6]), wird sie jedoch durch Bleiessig allein niedergeschlagen[7]).

Die in viele Lehrbücher übergegangene Angabe, daß Lävulose durch $CuSO_4$ + NaOH nach **Salkowski** nicht fällbar sei, ist irrig; denn auch der Fruchtzucker wird niedergeschlagen[8]).

Benzoyl-fructose. Es sind 2 **Tetrabenzoate**[9]) vom Schmelzp. 85° und 108° bekannt. Mit überschüssigem Benzoylchlorid und Lauge entsteht ein amorphes **Pentabenzoat**, das bei 79° schmilzt[10]).

Hydrazone. Die Hydrazone der Fructose mit **Phenylhydrazin**[11]) und mit **Naphthylhydrazin**[12]) sind sehr leicht löslich.

d-Fructose-p-nitrophenylhydrazon[13]) $C_{12}H_{17}N_3O_7 = C_6H_{12}O_5{:}N \cdot NHC_6H_4(NO_2)$ bildet gelbe Krystalle, die in Pyridin + Methylalkohol rechtsdrehend sind und bei 176° schmelzen.

d-Fructose-phenylosazon[14]) ist mit dem Glucosazon identisch. Das Osazon entsteht aus Fruchtzucker aber schneller und auch reichlicher.

---

[1]) C. A. **Lobry de Bruyn**, Recueil des travaux chim. des Pays-Bas **18**, 72 [1899].

[2]) K. **Stolte**, Biochem. Zeitschr. **12**, 499 [1908].

[3]) E. **Peligot**, Berichte d. Deutsch. chem. Gesellschaft **13**, 434 [1880].

[4]) A. **Herzfeld** u. H. **Winter**, Zeitschr. d. Vereins d. deutsch. Zuckerind. **23**, 108 [1886]; **37**, 796 [1887]; Annalen d. Chemie u. Pharmazie **244**, 295 [1888].

[5]) H. **Svoboda**, Zeitschr. f. Rübenzuckerind. **46**, 107 [1896].

[6]) R. u. O. **Ader** siehe S. 346.

[7]) Demnach sind die von **Külz** (Zeitschr. f. Biol. **27**, 228 [1890]) erhobenen Bedenken gegen die Deutung des linksdrehenden Zuckers aus Harn als Fructose unbegründet. **Külz** hat die Fällbarkeit durch Bleiessig für nicht vereinbar mit Fruchtzucker gehalten.

[8]) S. **Yoshimoto**, Zeitschr. f. physiol. Chemie **56**, 425 [1908].

[9]) Zd. H. **Skraup**, Wiener Monatshefte **10**, 397 [1889]. — Vgl. auch L. **Kueny**, Zeitschr. f. physiol. Chemie **14**, 330 [1890].

[10]) A. **Panormoff**, Chem. Centralbl. **1891**, II, 853.

[11]) G. **Tanret**, Bulletin de la Soc. chim. [2] **37**, 392 [1882].

[12]) A. **Hilger** u. S. **Rothenfusser**, Berichte d. Deutsch. chem. Gesellschaft **35**, 4444 [1902]. — C. A. **Lobry de Bruyn** u. W. A. **van Ekenstein**, Berichte d. Deutsch. chem. Gesellschaft **35**, 3084 [1902].

[13]) W. A. **van Ekenstein** u. J. J. **Blanksma**, Recueil des travaux chim. des Pays-Bas **22**, 434 [1902].

[14]) E. **Fischer**, Berichte d. Deutsch. chem. Gesellschaft **17**, 581 [1884]; **20**, 821 [1887].

d-Fructose-methylphenylosazon $C_{20}H_{26}N_4O_4$,

$$CH_2OH \cdot (CHOH)_3 — C(: N \cdot NCH_3 \cdot C_6H_5) — CH : N \cdot NCH_3 \cdot C_6H_5 \, .$$

Während Traubenzucker nach E. Fischer[1]) mit Methylphenylhydrazinacetat kein Osazon bildet, liefert Fructose unter denselben Bedingungen nach Neuberg[2]) leicht das Methylphenylosazon (vgl. S. 356 und 410).

Erwärmt man 1,8 g Fruchtzucker in 10 ccm Wasser mit 4 g Methylphenylhydrazin, 4 ccm Essigsäure von 50% und soviel Alkohol, daß eine klare Mischung entsteht, 5—10 Minuten im Wasserbade, so fällt, namentlich beim Reiben mit einem Glasstabe, alsbald das Osazon aus. Es bildet gelbrote Nadeln (aus Alkohol oder Benzol) oder gelbe Nadeln aus Chloroform + Ligroin, die bei 153° schmelzen. Schwer löslich in Wasser und Äther. 0,2 g des Methylphenylosazons drehen im Pyridin-Alkoholgemisch +1° 40'.

Nach Ofner[3]) soll auch Glucose bei längerer Einwirkung und Erhitzung Methylphenylosazon liefern. Allein die Reaktion tritt mit Traubenzucker unvergleichlich langsamer ein, so daß sie auch nach Ofner für Fruchtzucker durchaus beweisend ist, wenn sie sich innerhalb 5 Stunden bei Zimmertemperatur vollzieht.

Mit Mercaptanen gibt Fructose keine feste Verbindung (siehe S. 360).

Fruchtzucker kann die Orcinreaktion der Pentosen und Glucuronsäure völlig verdecken (siehe S. 340).

Farbenreaktionen der Fructose.

1. Die allgemeine Reaktion mit α-Naphthol ist eingehend S. 333 abgehandelt.
2. Die Naphthoresorcinprobe ist S. 343 beschrieben.
3. Über die Reaktion mit Resorcin (Seliwanoffsche Probe) siehe S. 345.
4. Die von Cotton[4]) und de Koningh[5]) zum Nachweise der Saccharose vorgeschlagene Molybdänsäurereaktion kann nach Pinoff[6]) zur Erkennung des Fruchtzuckers bei folgender Form der Anstellung dienen:

Man erwärmt 0,1 g Fructose mit 10 ccm Wasser, 10 ccm 4 proz. Ammoniummolybdatlösung und 0,2 g Eisessig 3 Minuten im siedenden Wasserbade (freie Mineralsäure darf nicht vorhanden sein). Es tritt Blaufärbung ein, die sich mit Aldohexosen und Pentosen, auch mit d-Sorbose, erst nach 30 Minuten einstellt. Nach Schoorl und Kalmthout[7]) sind die Differenzen nicht groß genug, um die einzelnen Kohlenhydrate unterscheiden zu können; für den Harn[8]) ist sie erst recht als nicht eindeutig für Lävulose befunden worden.

5. Fruchtzucker gibt nach A. Neumann[9]) mit Orcin eine braune bis gelbbraune Lösung und Absorptionsstreifen links von c (siehe S. 339).

6. Fructose (und ihre Polysaccharide), aber auch l-Xylose und Cellulose, geben mit ätherischer Bromwasserstoffsäure eine prächtige Purpurrotfärbung, die bei den Hexosen durch Bildung von Brommethylfurfurol (vgl. S. 367),

$$CH = C — CH_2Br$$
$$\Big\rangle O$$
$$CH = C — CHO$$

zustande kommt[10]). Letzteres ist ein Derivat des Oxymethylfurfurols (siehe S. 335).

7. Beim Erhitzen von Fruchtzucker mit einer starken alkoholischen Lösung von Diphenylamin in abs. Alkohol und mit etwas Salzsäure entsteht eine grünliche, schließlich tiefblaue Flüssigkeit[11]).

---

[1]) E. Fischer, Berichte d. Deutsch. chem. Gesellschaft 22, 91 [1889].

[2]) C. Neuberg, Berichte d. Deutsch. chem. Gesellschaft 35, 959 [1902]; 37, 4616 [1904].

[3]) R. Ofner, Berichte d. Deutsch. chem. Gesellschaft 37, 3362, 4399 [1904]; Wiener Monatshefte 26, 1165 [1905].

[4]) S. Cotton, Chem. Centralbl. 1898, I, 130.

[5]) L. de Koningh, Chem. Centralbl. 1899, II, 230.

[6]) E. Pinoff, Berichte d. Deutsch. chem. Gesellschaft 38, 3317 [1905].

[7]) N. Schoorl u. P. C. J. van Kalmthout, Berichte d. Deutsch. chem. Gesellschaft 39, 284 [1906].

[8]) F. Fleischer u. K. Takeda, Deutsche med. Wochenschr. 1910, Nr. 36, 1650.

[9]) A. Neumann, Berl. klin. Wochenschr. 1904, 1073. — G. Mann, Berl. klin. Wochenschr. 1905, 231.

[10]) H. J. H. Fenton u. M. Gostling, Journ. Chem. Soc. 1899, 423; Chem. Centralbl. 01, II, 123.

[11]) A. Jolles, Berichte d. Deutsch. pharmaz. Gesellschaft 19, 484 [1909].

8. Mit einer 1 proz. Lösung von Vanillin in HCl geben Fructose und fructosehaltige Polysaccharide nach Rosenthaler[1]) beim Erhitzen und $^1/_4$ stündigen Stehen eine Rotfärbung.

Mit Aldosen soll die Reaktion nicht eintreten, wohl aber mit vielen anderen Ketonen.

Bei den Reduktionsproben verhält sich die Fructose wie alle übrigen Zucker; über die besondere Empfindlichkeit der Ostschen Lösung und des Glykokollkupferreagens siehe S. 323 und 324; letzteres wird von den natürlich vorkommenden Zuckern allein durch Fruchtzucker in der Kälte innerhalb 12 Stunden reduziert.

Der alkoholischen Gärung (siehe S. 363) ist der Fruchtzucker leicht und vollständig fähig, er liefert genau so viel CO_2 und Alkohol wie d-Glucose.

Quantitative Bestimmung der Fructose.

0,5 g Fruchtzucker reduzieren in 1 proz. Lösung 97,2 ccm unverdünnte Fehlingsche Lösung.

100 ccm Knappsche Lösung werden durch 0,198 g Fructose (in 0,5—1 proz. Lösung), 100 ccm Sachssesche Lösung werden durch 0,213 g Fructose in $^1/_2$ proz. Lösung reduziert.

Zur Trennung von Fruchtzuckern und anderen Kohlenhydraten kann der Umstand dienen, daß die substituierten Hydrazone der Aldosen öfter schwerlöslich sind, während die Fructosehydrazone zumeist sehr leicht lösliche Verbindungen darstellen.

Zur Trennung von Glucose und Fructose kann nach Lobry de Bruyn und van Ekenstein[2]) das Benzyl- und Naphthylhydrazin dienen, nach Neuberg[3]) das Methylphenylhydrazin. Im Urin sind allerdings diese Methoden nicht ohne weiteres anwendbar.

Nachweis von Fruchtzucker im Harn.

Ganz besonders ist zu beachten, daß durch auch nur vorübergehend alkalische Reaktion des Urins aus Traubenzucker so viel Fructose entstehen kann, daß die Resorcinprobe positiv wird. Beim Stehen sich bildende Nitrite können gleichfalls einen positiven Ausfall der Seliwanoffschen Reaktion vortäuschen. Nur sauer reagierende, frische Harne dürfen zur Fruchtzuckeruntersuchung dienen und müssen eventuell zunächst mit Essigsäure (vgl. S. 344 u. 345) aufgekocht werden.

Optisches Verhalten, d. h. die Linksdrehung des Urins, im Verein mit positivem Ausfall der Seliwanoffschen Reaktion nach Rosin oder Borchard, mit Gärfähigkeit und Reduktionsvermögen gestatten ohne Schwierigkeit die Erkennung einer reinen Lävuloseausscheidung. Bei gemischter Melliturie (Glucosurie und gleichzeitiger Fruchtzuckerausscheidung) deuten erhebliche Differenzen zwischen Polarisation und Reduktionsvermögen auf die Gegenwart der beiden Hexosen. Doch kann eine Linksdrehung einerseits, eine verstärkte Reduktion andererseits durch die verschiedensten Substanzen bewirkt werden.

Gelingt die Darstellung des Methylphenylosazons unter den angegebenen Bedingungen, so ist der Fruchtzuckernachweis erbracht.

Für die Abscheidung der Fructose als Methylphenylosazon aus Harn empfehlen Neuberg und Strauß[4]), den Urin mit Essigsäure bis zur deutlich sauren Reaktion anzusäuern, nach eventueller Enteiweißung im Vakuum bei höchstens 40° einzuengen und den hinterbleibenden Sirup mit halb so viel Alkohol von 98% zu versetzen, als das ursprüngliche Flüssigkeitsvolumen betrug. Beim Aufkochen wird die Fructose aus dem Salzgemisch ausgezogen. Die alkoholische Lösung wird mit Knochenkohle entfärbt, auf 30 ccm eingeengt und mit der aus der Titration berechneten Menge Methylphenylhydrazinacetat (3 Mol.) und eventuell noch so viel Alkohol versetzt, daß eine klare Mischung resultiert. Man erwärmt dann 3 Minuten auf dem Wasserbade. Sind größere Mengen Fruchtzucker zugegen, so fällt das Methylphenylosazon bei 2—3 stündigem Stehen direkt krystallinisch

---

[1]) L. Rosenthaler, Zeitschr. f. analyt. Chemie **44**, 292 [1905].
[2]) C. A. Lobry de Bruyn u. A. van Ekenstein, Recueil des travaux chim. des Pays-Bas **15**, 226 [1896]; Berichte d. Deutsch. chem. Gesellschaft **35**, 3084 [1902].
[3]) C. Neuberg, Berichte d. Deutsch. chem. Gesellschaft **35**, 965 [1902].
[4]) C. Neuberg u. H. Strauß, Zeitschr. f. physiol. Chemie **36**, 227 [1902].

aus, eventuell nach Zugabe von etwas Wasser. Bei geringen Quantitäten erhält man das Osazon auf Wasserzusatz zunächst als Öl, das bei öfterem Reiben, eventuell nach Impfung, erstarrt. Auch Abkühlung mit fester CO_2 + Äther führt zum Ziele. Die Ausbeute beträgt im besten Falle 66% der vorhandenen Fructose.

Umber (l. c.), Rosin (l. c.), Jolles[1]), Grafe[2]), O. Adler[3]) u. a. haben nach dieser Vorschrift das Fructosemethylphenylosazon darstellen können.

Auch mit Bleiessig + Ammoniak, mit $CuSO_4$ + NaOH oder mittels Ätzkalk kann man den Fruchtzucker zur Abscheidung bringen.

Die Isolierung als Calciumfructosat haben Lépine und Boulud, Neubauer und Adler (l. c.) bewerkstelligt. Nach O. Adler[3]) verfährt man am besten so, daß man den Harn mit Bleiacetat genau ausfällt und das entbleite Filtrat in vacuo unter Einleiten von Wasserstoff zum Sirup einengt, diesen mit warmem Alkohol erschöpft, die erkalteten und filtrierten Alkoholextrakte im Vakuum einengt und den in Wasser gelösten Rückstand mit frischem Calciumhydroxyd verrührt. Man filtriert in eine Kältemischung (eventuell CO_2 + Äther!), saugt den ausgeschiedenen Fructosekalk ab und zerlegt ihn mittels Oxalsäure.

Zur Bestimmung von Fruchtzucker neben Glucose kann auch das von Sieben (siehe S. 407) angegebene Verhalten zu Salzsäure dienen, welche die Fructose zerstört, Glucose übrig läßt; E. Fischer[4]) fand das Verfahren brauchbar.

Aus Harnen kann man nach Darstellung eines möglichst reinen Alkoholextraktes nach O. Adler[5]) versuchen, in überwiegender Menge vorhandenen Traubenzucker als krystallisierte Benzidinverbindung (siehe S. 389) abzuscheiden und die Fructose in der alkoholischen Mutterlauge anzureichern. Nach Abdampfen des Alkohols versetzt man den Rückstand mit Wasser, wobei sich überschüssiges Benzidin abscheidet, filtriert, fällt einen gelösten Rest von Benzidin eventuell mit verdünnter H_2SO_4 und erhält so eine ziemlich reine Fructoselösung.

XXI. und XXII. Die synthetischen Zucker Methose (d, l-Fructose?) und Formose

werden nach Münch[6]) bei den verschiedensten Applikationsweisen vom Kaninchen und Hund in mehr oder minder großem Umfange durch den Harn ausgeschieden. Beide Substanzen sind Gemische optisch inaktiver, hauptsächlich aus Ketosen bestehender Zucker. Die Methose ist gärfähig. Beide Zucker sind Kondensationsprodukte des Formaldehyds.

XXIII. d-Sorbose (d-Sorbinose).

$$C_6H_{12}O_6 = CH_2OH - CO - \overset{\displaystyle H}{\underset{\displaystyle OH}{C}} - \overset{\displaystyle OH}{\underset{\displaystyle H}{C}} - \overset{\displaystyle H}{\underset{\displaystyle OH}{C}} - CH_2OH$$

Diese Ketose, die durch ihr Reduktionsprodukt, den d-Sorbit, mit dem Traubenzucker und der Fructose verknüpft ist und durch ihren Übergang durch Alkalien in l-Galaktose mit der Dulcitreihe zusammenhängt, ist im Tierkörper schwer verbrennlich; schon nach Zufuhr von 3 g per os tritt beim Menschen 1/2 g in den Urin über[7]). Eine solch niedrige Verbrennungsgrenze hat keine andere Hexose, soweit bekannt. Nach subcutaner Einspritzung scheidet der Mensch mehr als 1/3 wieder aus[8]).

Die d-Sorbose reduziert stark. Sie ist lävogyr, $[\alpha]_D$ = ca. —43°, und nicht gärfähig.

d-Sorbinose-phenylosazon[9]) (d-Sorbosazon) $C_{18}H_{22}N_4O_4$ hat Neigung, gelatinös auszufallen. Es bildet feine, gelbe Nadeln, die bei 164° schmelzen (im Pyridingemisch und Holzgeist linksdrehend).

d-Sorbose-p-bromphenylosazon[10]) $C_{18}H_{20}Br_2N_4O_4$ krystallisiert viel leichter in gelben Nadeln vom Schmelzp. 181°; schwer löslich in kaltem Wasser.

[1]) A. Jolles, Münch. med. Wochenschr. 1910, 353; Berichte d. Deutsch. pharmaz. Gesellschaft 19, 477 [1909].
[2]) V. Grafe, Sitzungsber. d. Wiener Akademie 114, März 1905.
[3]) O. Adler, Archiv f. d. ges. Physiol. 139, 39 [1911].
[4]) E. Fischer, Berichte d. Deutsch. chem. Gesellschaft 22, 87 [1889].
[5]) O. Adler, Berichte d. Deutsch. chem. Gesellschaft 42, 1742 [1909].
[6]) A. Münch, Zeitschr. f. physiol. Chemie 29, 493 [1900].
[7]) M. Cremer, Zeitschr. f. Biol. 29, 533 [1892].
[8]) F. Voit, Deutsches Archiv f. klin. Medizin 58, 535 [1897].
[9]) E. Fischer, Berichte d. Deutsch. chem. Gesellschaft 17, 579 [1884].
[10]) C. Neuberg u. F. Heymann, Beiträge z. chem. Physiol. u. Pathol. 2, 201 [1902].

XXIV. d-Galaktose.

$$C_6H_{12}O_6 = CHO - \overset{\text{OH}}{\underset{\text{H}}{C}} - \overset{\text{H}}{\underset{\text{OH}}{C}} - \overset{\text{H}}{\underset{\text{OH}}{C}} - \overset{\text{OH}}{\underset{\text{H}}{C}} - CH_2OH$$

Der öfter im Urin magen-darmkranker Säuglinge beobachtete reduzierende Zucker [Gróß[1])] ist von Langstein und Steinitz[2]) als ein Gemenge von Galaktose mit Milchzucker erkannt.

Hofmeister[3]), F. Voit[4]), H. Strauß[5]), M. Brocard[6]), G. Rosenfeld[7]), H. Sachs[8]), Brasch[9]), Pavy[10]) und R. Luzzatto[11]) haben gezeigt, daß die Oxydationsgrenze für d-Galaktose bei Mensch und Tier sehr niedrig liegt. Brasch fand z. B. von 50 g verabfolgter d-Galaktose im Harn seiner Versuchsperson 8,2 g wieder. Besteht Neigung zu alimentärer Melliturie, so wird diese durch Galaktose leicht hervorgerufen (Strauß). Nach Cremer[12]) nützt auch das Kaninchen die Galaktose schlecht aus. Besonders beim Fleischfresser besteht große Neigung zu Galaktosurie; dementsprechend wird auch nach Milchgenuß d-Galaktose ausgeschieden (Hofmeister, Luzzatto). Namentlich der Hund hat eine sehr niedrige Assimilationsgrenze für Galaktose (Hofmeister, Luzzatto), ebenso verhält sich der Frosch (H. Sachs).

Während Worm-Müller[13]), de Jong[14]), Bourquelot u. Troisier[15]), F. Voit[16]) und Minkowski[17]) der Annahme zuneigten, daß bei Diabetes und experimenteller Pankreasglucosurie die Hauptmenge der frei oder als Milchzucker verabfolgten d-Galaktose als Traubenzucker ausgeschieden werde, zeigten Külz[18]), v. Noorden[19]), Borchardt und Finkelstein[20]) sowie namentlich Brasch[9]), daß hier große individuelle Unterschiede bestehen können. Brasch (l. c.) tat insbesondere dar, daß auch der schwere Diabetiker Galaktose zum beträchtlichen Teil unverändert eliminieren kann.

Lebererkrankungen setzen im allgemeinen nach Bauer[21]) die Verbrennbarkeit der Galaktose herab.

Beim Pentosuriker erhöht Galaktose und Lactose die Pentosenausscheidung (siehe S. 371).

Die d-Galaktose krystallisiert aus Wasser in Prismen oder Nadeln, die 1 Mol. Krystallwasser enthalten und bei 118—120° schmelzen. Aus Methyl- und Äthylalkohol scheidet sich d-Galaktose wasserfrei in feinen Täfelchen ab, deren Schmelzp. zu 162—170° angegeben ist[22]).

Die d-Galaktose schmeckt süß und existiert wie Traubenzucker in verschiedenen Modifikationen[23]); die in Lösung beständige und daher für den Urin

[1]) J. Gróß, Jahrb. f. Kinderheilk. **34**, 83 [1892].

[2]) L. Langstein u. F. Steinitz, Beiträge z. chem. Physiol. u. Pathol. **7**, 575 [1906].

[3]) Fr. Hofmeister, Archiv f. experim. Pathol. u. Pharmakol. **25**, 240 [1889].

[4]) F. Voit, Zeitschr. f. Biol. **29**, 147 [1892].

[5]) H. Strauß, Berl. klin. Wochenschr. **1898**, 398, 420.

[6]) W. Brocard, Malys Jahresber. d. Tierchemie **1902**, 110.

[7]) G. Rosenfeld, Centralbl. f. inn. Medizin **1900**, Nr. 7, 177.

[8]) H. Sachs, Zeitschr. f. klin. Medizin **38**, 87 [1899].

[9]) W. Brasch, Zeitschr. f. Biol. **50**, 114 [1908].

[10]) F. W. Pavy, Journ. of Physiol. **24**, 479 [1899].

[11]) R. Luzzatto, Archiv f. experim. Pathol. u. Pharmakol. **52**, 106 [1905].

[12]) M. Cremer, Zeitschr. f. Biol. **29**, 484 [1892].

[13]) Worm-Müller, Archiv f. d. ges. Physiol. **34**, 576 [1884]; **36**, 172 [1885].

[14]) S. de Jong, Malys Jahresber. d. Tierchemie **1886**, 445.

[15]) Bourquelot u. Troisier, Compt. rend. de la Soc. de Biol. **41**, 142 [1891].

[16]) F. Voit, Zeitschr. f. Biol. **28**, 353 [1892]; **29**, 147 [1892].

[17]) O. Minkowski, Archiv f. experim. Pathol. u. Pharmakol. **31**, 160 [1893].

[18]) E. Külz, Pathologie und Therapie des Diabetes. Marburg 1874. **1**, 98, 157; Malys Jahresber. d. Tierchemie **1874**, 448.

[19]) C. v. Noorden, Handb. d. Pathol. d. Stoffwechsels **1907**, II, 56.

[20]) M. Borchardt u. H. Finkelstein, Deutsche med. Wochenschr. **1893**, Nr. 41, 989.

[21]) R. Bauer, Wiener med. Wochenschr. **1906**, Nr. 1, 19; Nr. 52, 2537; Deutsche med. Wochenschr. **1906**, 408; **1908**, 1505.

[22]) H. Thierfelder, Zeitschr. f. physiol. Chemie **14**, 209 [1890]. — E. O. v. Lippmann, Berichte d. Deutsch. chem. Gesellschaft **20**, 1004 [1887].

[23]) G. Tanret, Bulletin de la Soc. chim. [3] **15**, 195 [1896].

allein in Betracht kommende Form hat das konstante Drehungsvermögen $+81,3°$, das nach dem Aufkochen und Stehenlassen erreicht wird.

Derivate der d-Galaktose.

Na-, Ba-, Blei- und Kupfergalaktosat werden nach den allgemeinen Vorschriften erhalten (siehe S. 346—347).

Pentabenzoyl-d-galaktose schmilzt bei 165° (siehe S. 347).

d-Galaktose-äthylmercaptal bildet sich besonders leicht und schmilzt nach E. Fischer[1]) bei 140—142° (siehe S. 360).

d-Galaktose-phenylhydrazon $C_{12}H_{18}O_5N_2$ entsteht aus der Lösung der Komponenten in wenig Wasser. In viel Wasser löslich. Schmelzp. 158 bzw. 160—162°.

d-Galaktose-methylphenylhydrazon[2]) entsteht aus den Komponenten in wässerig alkoholischer Lösung. Da es in kaltem Wasser schwer löslich ist, bildet es ein zur Abscheidung der Galaktose sehr geeignetes Derivat. Weiße Nadeln vom Schmelzp. 190 bis 191°[3]).

d-Galaktose-phenylosazon $C_{18}H_{22}N_4O_4$ (d-Galaktosazon) bildet gelbe Nadeln, die nach den neuesten Ermittlungen von E. Fischer[4]) bei 188° (korr.) schmelzen. Drehung des Osazons in Eisessig ist bis zu einer Konzentration von 4% nicht wahrnehmbar, im Pyridin-Alkoholgemisch dreht es, siehe S. 356.

Das Galaktosazon ist in 60 proz. Alkohol ziemlich löslich, in abs. Alkohol, Äther und Benzol wenig löslich.

Schleimsäure. Bei Oxydation von Galaktose mit überschüssiger Salpetersäure vom spez. Gewicht 1,15 entsteht die zugehörige Dicarbonsäure, die Schleimsäure:

$$\overset{\text{OH H} \quad \text{H OH}}{\underset{\text{H OH OH H}}{HOC-C-C-C-C-CH_2OH}} + 2\,HNO_3 = 3\,H_2O + 2\,NO + \overset{\text{OH H} \quad \text{H OH}}{\underset{\text{H OH OH H}}{HOOC-C-C-C-C-COOH}}$$

Schleimsäure ist in Wasser äußerst schwer löslich, optisch inaktiv und schmilzt bei 215 bis 225°, je nach Reinheit.

Da Schleimsäure nur aus d-Galaktose und d-Galaktose enthaltenden Kohlenhydraten wie Milchzucker, Melibiose, Raffinose und Stacchyose entsteht — die synthetischen Zucker l-Galaktose[5]), α-Rhamnohexose[6]) sowie der Quercit[7]) können für die Harnchemie meist ausgeschlossen werden — so kann die Bildung von Schleimsäure als qualitative Reaktion auf Galaktosegruppen dienen und auch einen quantitativen Anhalt gewähren.

Die Schleimsäure ist in Alkohol und Äther unlöslich, wohl aber wird sie von Alkalien aufgenommen. Verdampft man die Lösung einiger Schleimsäurekriställchen in Ammoniak in einem Reagensglase zur Trockne und glüht, so färben die entweichenden Dämpfe infolge ihres Gehaltes an Pyrrol:

$$\underset{\overset{|}{CH \cdot OH - CH \cdot OH - COO \cdot NH_4}}{\overset{|}{CH \cdot OH - CH \cdot OH - COO \cdot NH_4}} = NH_3 + 2\,CO_2 + 4\,H_2O + \overset{CH=CH}{\underset{CH=CH}{>}}NH$$

einen mit HCl getränkten Fichtenspan (Streichholz) feuerrot (Pyrrolreaktion).

Die aus reiner Galaktose erhältliche Menge Schleimsäure entspricht ad maximum 80% [B. Tollens[8])].

Farbenreaktionen siehe S. 333—345.

Über das besondere Verhalten der d-Galaktose bei der Phloroglucinprobe siehe S. 336.

Gärung. Mit Hefe ist, wie zuerst Tollens und Stone[9]) festgestellt haben, die Galaktose völlig vergärbar; vgl. E. Fischer und H. Thierfelder S. 363.

[1]) E. Fischer, Berichte d. Deutsch. chem. Gesellschaft **27**, 677 [1894].

[2]) C. A. Lobry de Bruyn u. Alb. van Ekenstein, Recueil des travaux chim. des Pays-Bas **15**, 226 [1896].

[3]) C. Neuberg u. F. Marx, Biochem. Zeitschr. **3**, 531 [1907].

[4]) E. Fischer, Berichte d. Deutsch. chem. Gesellschaft **41**, 73 [1908].

[5]) E. Fischer u. J. Hertz, Berichte d. Deutsch. chem. Gesellschaft **25**, 1247 [1892].

[6]) E. Fischer u. R. S. Morrel, Berichte d. Deutsch. chem. Gesellschaft **27**, 382 [1894].

[7]) H. Kiliani u. C. Scheibler, Berichte d. Deutsch. chem. Gesellschaft **22**, 517 [1889].

[8]) W. H. Kent u. B. Tollens, Annalen d. Chemie u. Pharmazie **227**, 221 [1885]; **232**, 186, 205 [1885].

[9]) B. Tollens u. W. E. Stone, Annalen d. Chemie u. Pharmazie **249**, 257 [1888].

Auch durch gewöhnliche Bierhefe wird d-Galaktose in Gärung versetzt[1]), jedoch tritt die Gärung nur bei Gegenwart von hinreichend Nährlösung und viel langsamer als bei Traubenzucker ein. Die Angabe über Unvergärbarkeit der Galaktose finden durch zu kurze Versuchsdauer oder Mangel an Nährsubstanzen ihre Erklärung. An Galaktose gewöhnte Hefe vergärt den Zucker schnell [P. Lindner[2])].

Reduktionsvermögen der d-Galaktose.

a) 0,5 g Galaktose reduzieren in 1proz. Lösung 98,0 ccm unverdünnter Fehlingscher Lösung.

50 ccm Fehlingsche Mischung werden gerade durch 0,2551—0,2606 g d-Galaktose reduziert. 1,0 ccm Fehling = 0,00511 g Galaktose.

b) 100 ccm Knappsche Lösung werden durch 0,245 g Galaktose in ½ proz. Lösung reduziert, 100 ccm Sachsesche Mischung durch 0,438 g Galaktose.

c) 40,0 ccm Kumagawa-Suto-Kinoshitasche ammoniakalische Kupferlösung werden durch 0,0118 g d-Galaktose entfärbt[3]).

Nachweis und Bestimmung der d-Galaktose im Urin.

Drehung, Gärungsvermögen und Reduktionsfähigkeit können zur qualitativen und quantitativen Erkennung der d-Galaktose dienen. Besonders geeignet ist auch das Phenylosazon mit seinem charakteristischen optischen Verhalten. Die Diagnose der Galaktose auf Grund des Osazons ist völlig beweiskräftig, da isomere Hexosen der Dulcitreihe (d-Talose, d-Tagatose, d-Galaktosamin), die dasselbe Galaktosazon geben, in der Natur und demnach im Harn bisher nicht gefunden sind. Das Galaktosazon kann auf die gewöhnliche Weise direkt aus Harn dargestellt werden.

Zur Unterscheidung von Milchzucker kann das Gärungsvermögen der d-Galaktose (siehe S. 363), ferner das Galaktosemethylphenylhydrazon dienen.

Nicht zur Differenzierung beider Zucker, wohl aber als allgemeines Reagens auf Galaktosegruppen ist die Überführung in Schleimsäure geeignet.

Zur *Darstellung von Schleimsäure aus Galaktose- und Milchzuckerharnen* empfiehlt Bauer[4]) folgendes Verfahren, das sich an die von Tollens und Creydt[5]) für Vegetabilien gegebene Vorschrift anlehnt.

Man benötigt zur Oxydation für je 100 ccm Harn 10 ccm und für jedes (polarimetrisch oder durch Titration ermittelte) Prozent Zucker extra 4 ccm Salpetersäure vom spez. Gewicht 1,4. In praxi kommt man in der Regel mit 20 ccm HNO_3 (D = 1,4) für 100 ccm Urin aus, wenn das spez. Gewicht nicht über 1,020 ist. Sobald es höher ist, braucht man 25—35 ccm genannter HNO_3. Dieses Gemisch wird in einem breiten Becherglase auf dem Wasserbade eingeengt. Wenn das Volumen 40—50 ccm beträgt, ist die Flüssigkeit meist hell geworden. Bei weiterem Einengen vollzieht sich die eigentliche Oxydation eventuell vorhandener Galaktose unter reichlicher Entwicklung gelbroter Dämpfe. Nach Konzentration auf 20 ccm beginnt öfter schon in der Wärme die Ausscheidung von Schleimsäure, die man durch 12stündiges Stehen an einem kühlen Ort vervollständigt. Der Niederschlag wird nach Zugabe von Wasser auf einem Filter mit Wasser, Alkohol und Äther ausgewaschen und kann nach dem Trocknen gewogen werden. Ausbeute im Harn 50—70% bei Galaktose, die Hälfte davon bei Milchzucker. Normale Urine geben keine Krystalle bei der Oxydation mit HNO_3.

Neben Glucose kann Galaktose ebenfalls durch die Überführung in Schleimsäure erkannt werden. Vergärt man zuvor ausreichend, so darf keine Schleimsäure mehr mit HNO_3 entstehen. Handelt es sich um Milchzucker, so fällt auch nach der Einwirkung von gewöhnlicher Hefe angesichts der Gärungsfähigkeit der Lactose die Schleimsäurereaktion positiv aus. Glucose und Galaktose sollen sich durch Methylphenylhydrazin trennen

---

[1]) C. Neuberg u. J. Wohlgemuth, Zeitschr. f. physiol. Chemie **36**, 219 [1902].
[2]) P. Lindner, Wochenschr. f. Brauerei **1911**, Nr. 6.
[3]) Y. Shimidzu, Biochem. Zeitschr. **13**, 247 [1908].
[4]) R. Bauer, Zeitschr. f. physiol. Chemie **51**, 158 [1907].
[5]) R. Creydt u. B. Tollens, Annalen d. Chemie u. Pharmazie **232**, 205 [1885].

lassen[1]), indem nur das Hydrazon der Galaktose ausfällt; im Filtrat erhält man dann beim Kochen mit Phenylhydrazinacetat Glucosazon.

Heptosen.

XXV. α-Glucoheptose.

$$\text{CHO} - \underset{\text{H}}{\overset{\text{OH}}{\text{C}}} - \underset{\text{H}}{\overset{\text{OH}}{\text{C}}} - \underset{\text{OH}}{\overset{\text{H}}{\text{C}}} - \underset{\text{H}}{\overset{\text{OH}}{\text{C}}} - \underset{\text{H}}{\overset{\text{OH}}{\text{C}}} - \text{CH}_2\text{OH} = \text{C}_7\text{H}_{14}\text{O}_7 \, .$$

Dieser synthetische Zucker ist von Cremer[2]) sowie Wohlgemuth[3]) auf sein Verhalten im Tierkörper untersucht. Kleine Mengen (1 g) verbrennen beim Menschen völlig, von 3—5 g werden beim Kaninchen bis 50% wieder ausgeschieden.

Die α-Glucoheptose ist lävogyr, $[\alpha]_D = -19,7°$, nicht gärfähig.

Charakteristisch ist das:

α-Glucoheptosazon $C_{19}H_{24}O_5N_4$. Gelbe Nadeln, die bei 195° schmelzen; ferner das α-Glucoheptose-diphenylhydrazon $C_{19}H_{24}N_2O_6$. Farblose spießige Nadeln, die bei 140° schmelzen. Schwer löslich in kaltem Wasser.

Über die Orcinreaktion der Heptose siehe S. 338.

XXVI. Heptose aus menschlichem Urin (?).

Über einen Fall von chronischer Heptosurie (?) berichtet Rosenberger[4]). Der Zucker war anfangs linksdrehend, später wurde er optisch inaktiv ausgeschieden. Das Osazon schmolz bei 195—203°. Die Angabe, daß der Zucker Kupferhydroxyd reduziere, ohne es vorher zu lösen, ist sehr auffallend. Rosenberger hält seinen Zucker mit der Laiose von Leo (siehe unten) für identisch. Ellinger[5]) und Magnus-Levy[6]) bezweifeln die Heptosennatur des Zuckers bei seiner mangelhaften Charakterisierung.

XXVII. Laiose (Leoscher Zucker).

$$(\text{CH}_2\text{O})_x \, .$$

In Urinen von Diabetikern, in denen durch Titration 1,2—1,8% mehr Zucker gefunden waren als durch Polarisation, gelang Leo[7]) in 3 von 21 Fällen der Nachweis eines lävogyren, nicht süß schmeckenden und nicht gärenden Kohlenhydrates. Letzteres blieb bei langer Aufbewahrung firnisartig und war frei von N und S. Der Zucker war in Wasser leicht, in Methylalkohol wenig, in den übrigen üblichen organischen Solvenzien kaum löslich. Laugen zersetzten ihn unter Gelbfärbung. Alkalische Metallsalze wurden reduziert, Fehlingsche Mischung $^4/_{10}$ so stark wie durch d-Glucose. Das Osazon ist nur als Öl erhalten. Methylalkoholischer Baryt fällte in methylalkoholischer Lösung nicht, wohl aber schlug wässeriger Bleiessig + NH$_3$ (aber Bleiacetat und Bleisubacetat allein nicht) sehr vollständig die betreffende Substanz nieder (Darstellung). Auch nach dem Kochen mit Säuren trat kein Gärungsvermögen auf. Die spez. Drehung des sirupösen Produktes betrug ca. —26,1°.

Die Darstellung gelang aus normalem Harne nicht. Zur Gewinnung aus geeigneten diabetischen Urinen wurden diese zuerst mit Bleiessig behandelt. Das Filtrat wurde mit Ammoniak und eventuell mehr Bleiessig völlig ausgefällt und dieser Bleiniederschlag nach dem Auswaschen mit H$_2$S zerlegt und das Filtrat vom PbS im Vakuum eingeengt. Der Rückstand wurde in Methylalkohol gelöst und aus der Flüssigkeit vorhandener Traubenzucker mit methylalkoholischem Baryt ausgefällt. Das Filtrat vom Bariumglucosat wurde mit CO$_2$ behandelt, die methylalkoholische Lösung eingeengt, filtriert und noch restierendes Baryt mit H$_2$SO$_4$ sowie Chlor mit Silbersulfat entfernt.

---

[1]) E. Votoček u. R. Vondráček, Berichte d. Deutsch. chem. Gesellschaft 37, 3855 [1904].

[2]) M. Cremer, Zeitschr. f. Biol. 42, 428 [1901].

[3]) J. Wohlgemuth, Zeitschr. f. physiol. Chemie 35, 568 [1902].

[4]) F. Rosenberger, Zeitschr. f. physiol. Chemie 49, 202 [1906].

[5]) A. Ellinger, in Oppenheimers Handbuch der Biochemie 3, I, 642.

[6]) A. Magnus-Levy, in Oppenheimers Handbuch der Biochemie 4, I, 410.

[7]) H. Leo, Virchows Archiv 107, 108 [1887].

Leo hat sich über die Natur dieses Zuckers, der mit keinem bekannten identifiziert werden konnte, sehr vorsichtig geäußert. Seither sind weitere Untersuchungen über dieses Kohlenhydrat nicht mitgeteilt. Rosenbergers (l. c.) Annahme, daß hier eine Heptose vorgelegen habe, entbehrt der hinreichenden Begründung.

XXVIII. Paidose.

Unsicher ist auch die Natur des von Geelmuyden[1]) im Harn eines diabetischen Kindes beobachteten Zuckers. Das an sich optisch inaktive Kohlenhydrat wurde beim Kochen mit verdünnten Mineralsäuren rechtsdrehend, gor nur langsam, reduzierte schwächer als Glucose, gab keine Orcin- oder Phloroglucinreaktion und lieferte ein bei 175—190° schmelzendes Osazon. Nach Geelmuyden soll ein besonderer Zucker vorliegen.

Di- und Polysaccharide.

XXIX. Maltose.[2])

$$C_{12}H_{22}O_{11} =$$

$$
\begin{array}{ccc}
\text{CHO} & & \text{CH} - \\
| & / & | \\
\text{HCOH} & / & \text{HCOH} \\
| & / & | \quad O \\
\text{OHCH} & / & \text{OHCH} \quad / \\
| & / & | \\
\text{HCOH} & / & \text{HC} --- \\
| & / & | \\
\text{HCOH} & & \text{HCOH} \\
| & / & | \\
\text{CH}_2 & / & \text{CH}_2\text{OH}
\end{array}
$$

Lépine und Boulud[3]) haben mitgeteilt, gelegentlich bei Diabetes neben Traubenzucker kleine Mengen Maltose gefunden zu haben; Charrin und Brocard[4]) wollen diesen Zucker im Harn von Wöchnerinnen beobachtet haben. Sicherer sind teilweise die Fälle, die Le Nobel[5]), v. Ackeren[6]), sowie Rosenheim und Flatow[7]) beschrieben. Die zuletzt genannten Autoren beobachteten die Maltosurie bei Erkrankungen des Pankreas; im Falle von Rosenheim und Flatow betrug die Menge des ausgeschiedenen Zuckers 0,1—0,5%, und es bestand eine interstitielle Pankreatitis. Auf eine Rolle des Pankreas bei manchen Formen der Maltosurie deuten auch die Befunde von Lépine und Boulud[3]), die beim Hunde nach völliger Entfernung der Bauchspeicheldrüse neben ca. 50—90 g Traubenzucker im Liter 1,91—3,06 g Maltose konstatierten. Andere Angaben derselben Autoren[3]) betreffen eine diabetische Frau in den vierziger Jahren, die neben 4—6% Zucker 1,93 bis 2,78 %/00 Maltose ausschied. Lépine[8]) hat früher noch einen Fall von schwacher Maltosurie beobachtet. Geelmuyden[9]) hat anfangs das Vorkommen von Maltosurie als wenig wahrscheinlich bezeichnet, bald darauf aber selbst eine als Maltosurie gedeutete Beobachtung mitgeteilt[10]). Über einen Fall von Maltosurie bei einer Diabetischen mit Pankreasatrophie berichtet Kottmann[11]).

Diese Angaben über Maltosurie stützen sich auf Differenzen bei der polarimetrischen und titrimetrischen Ermittlung des Zuckers in den betreffenden Urinen. Denn das Drehungs-

[1]) C. H. Geelmuyden, Malys Jahresber. d. Tierchemie 33, 474 [1903].

[2]) Die Konfiguration der Di- und Polysaccharide steht nicht ganz sicher fest. Alle die im folgenden angegebenen Formeln sind nur der einfachste Ausdruck für das Verhalten dieser Kohlenhydrate und eventuell durch ähnliche zu ersetzen, in denen namentlich die Verknüpfung der einzelnen Monosaccharide zwischen anderen Hydroxylgruppen stattfinden kann.

[3]) R. Lépine u. Boulud, Compt. rend. de l'Acad. des Sc. 132, 610 [1901].

[4]) Charrin u. Brocard, Compt. rend. de la Soc. de Biol. 50, 1077 [1898].

[5]) C. le Nobel, Archiv f. klin. Medizin 43, 285 [1888].

[6]) Fr. v. Ackeren, Berl. klin. Wochenschr. 1889, 293.

[7]) Rosenheim u. Flatow, Berl. klin. Wochenschr. 1898, 317.

[8]) R. Lépine, Berl. klin. Wochenschr. 35, 317 [1898].

[9]) H. Chr. Geelmuyden, Zeitschr. f. klin. Medizin 58, 1 [1906].

[10]) H. Chr. Geelmuyden, Zeitschr. f. klin. Medizin 63, 527 [1907].

[11]) K. Kottmann, Diss. Genf 1901; Malys Jahresber. d. Tierchemie 1901, 849.

vermögen der Maltose ist etwa $2^{1}/_{2}$ mal, die Reduktionswirkung aber nur ca. $^{2}/_{3}$ so groß wie beim Traubenzucker. Freilich ist zu berücksichtigen, daß auch Pentose, Fructose, Lactose, Glucuronsäurederivate, ferner andere optisch inaktive Verbindungen, wie β-Oxybuttersäure und Aminosäuren, erhebliche Differenzen zwischen titrimetrischem und polarimetrischem Effekt des Harnes bedingen können. Die durch diese Verhältnisse geschaffenen Kombinationen sind vielfach so schwer entwirrbar, daß manchen Literaturangaben von Maltoseausscheidung gegenüber berechtigte Zweifel am Platze sind. Man wird den Nachweis vollständiger Vergärbarkeit, sowie die Darstellung des charakteristischen Maltosazons fordern müssen, das von dem (hinsichtlich der Löslichkeit) ähnlichen Milchzuckerosazon leicht durch das Drehungsvermögen zu unterscheiden ist (siehe unten). Natürlich ist die Schwierigkeit, die Maltosurie zu konstatieren, der Kleinheit der in Betracht kommenden Differenzen proportional, und absolute Sicherheit der Diagnose ist nur dort vorhanden, wo die Quantität der Maltose so groß ist, daß ein die Fehlergrenzen überschreitender Ausschlag erfolgt.

Einen derart ausgeprägten Fall hat A. Magnus - Levy in der Straßburger Klinik beobachtet. [Privatmitteilung des Autors[1])].

Der Harn wies eine bedeutende Mehrdrehung gegenüber der Reduktion auf. Nach der Inversion mit verdünnten Säuren, wobei die Maltose in 2 Mol. Traubenzucker zerfällt, nahm erstere ab, letztere zu, und zwar derart, daß nunmehr völlige Übereinstimmung herrschte. Die Berechnung aus diesen 4 Bestimmungen ergab einen Gehalt von 1,5% Maltose, neben 2,0% Glucose. Vervollständigt wurde der Nachweis durch das totale Vergärbarkeit des Zuckers bei gleichzeitigem Verschwinden der optischen Aktivität und des Reduktionsvermögens. Dieser Status konnte an zwei aufeinanderfolgenden Tagen beobachtet werden. Dieser Magnus - Levysche Fall ist der mit der höchsten bekannten Maltoseausscheidung und deshalb wohl sicherer als die übrigen Angaben.

Maltose wird sehr vollständig resorbiert; nach recht großen Dosen scheiden Wöchnerinnen und Diabetiker kleine Mengen, eventuell neben Lactose und Glucose, aus[2]).

Im krystallisierten Zustande enthält die Maltose 1 Mol. Krystallwasser, das bei 100° im Vakuum entweicht. Sie ist auch in Alkohol und Holzgeist, namentlich in unreinem Zustande, löslich. Die spez. Drehung ist $[\alpha]_D = +137°$.

Durch verdünnte Mineralsäuren sowie durch Enzyme (Maltasen) wird die Maltose in 2 Mol. Traubenzucker hydrolytisch aufgespalten. Durch Hefen wird die Maltose leicht vergoren, Reinzucht von Saccharomyces Marxianus greift sie jedoch nicht an, was zu ihrer Trennung von Traubenzucker dienen kann (siehe S. 363), vgl. auch Geelmuyden[3]).

Maltose - phenylosazon $C_{24}H_{32}N_4O_9$ schmilzt bei 202—208°[4]); zum Unterschiede von Glucosazon (abgesehen von der Drehungsrichtung) löst es sich erheblich in heißem Wasser und fällt dementsprechend bei der Darstellung, ungleich der Traubenzuckerverbindung, erst beim Abkühlen aus.

Maltosazon kann auch wegen seiner viel größeren Löslichkeit in Aceton von Glucosazon durch Auslaugen eines Gemisches beider mit 50 proz. Aceton abgetrennt werden[5]).

Das Maltosazon dreht in Eisessiglösung links, im Pyridin-Alkoholgemisch rechts (siehe S. 356). Zum Unterschied von Milchzuckerosazon gibt Maltosazon kein Anhydrid (vgl. S. 422) und ist in Pyridin-Alkohol dextrogyr (siehe S. 356).

Maltose - hexabenzoat schmilzt bei 120°[6]).

Maltose gibt alle Farbenreaktionen des Traubenzuckers.

Das Reduktionsvermögen[7]) der Maltose beträgt 61% von dem des Traubenzuckers. Dementsprechend verbrauchen 0,5 g Maltose bei einer Kochdauer von 4 Minuten

---

[1]) Zit. nach Neuberg in v. Noordens Handbuch der Pathologie des Stoffwechsels **2**, 242 [1907].

[2]) P. Albertoni, Chem. Centralbl. **1889**, I, 608. — Palma, Prager Zeitschr. f. Heilkunde **15**, 265 [1894]. — W. Sandmeyer, Zeitschr. f. Biol. **31**, 48 [1895].

[3]) H. C. Geelmuyden, Zeitschr. f. analyt. Chemie **48**, 137 [1909].

[4]) E. Fischer, Berichte d. Deutsch. chem. Gesellschaft **41**, 76 [1908].

[5]) L. Grimbert, Journ. de Pharm. et de Chim. [6] **17**, 225 [1903].

[6]) Zd. H. Skraup, Wiener Monatshefte **10**, 399 [1889].

[7]) Maltose (und Milchzucker) liefern nach H. Herzfeld (Annalen d. Chemie u. Pharmazie **220**, 220 [1883]) beim Kochen mit Fehlingscher Mischung eine an sich nicht weiter oxydierbare Substanz, die nach dem Erhitzen mit HCl von neuem reduziert. $CuSO_4 + KOH$ allein wirken nicht wie Fehlingsche Lösung.

in 1 proz. Lösung 64,2 ccm unverdünnte Fehlingsche Mischung. 1,0 ccm Fehling
= 0,00778 g Maltose.

100 ccm Knappscher Lösung werden durch 0,308 g Maltose, 100 ccm Sachssescher
Lösung durch 0,491 g Maltose in $^1/_2$ proz. Lösung reduziert.

Zum Nachweise im Harn können die Differenzen dienen, die sich für den
Zuckergehalt aus Polarisation und Titration ergeben. Denn Maltose dreht
(siehe S. 393) rund 2,6 mal so stark wie Glucose, reduziert aber um etwa $^1/_3$
schwächer. Völlige Vergärung durch gewöhnliche Hefe, Widerstandsfähigkeit
gegen maltasefreie Monosaccharidhefen, daneben Löslichkeitsverhältnisse und
Drehungsbetrag des Maltosazons vervollständigen die Diagnose einer Maltosurie.

Daß Maltose an sich nicht Barfoedsches Reagens (siehe S. 324) reduziert, sondern erst
nach voraufgegangener Hydrolyse, kann für den Nachweis im Harn nicht verwertet werden.

XXX. Isomaltose.

$$C_{12}H_{22}O_{11}.$$

ist der Maltose isomer und kommt anscheinend im Pflanzenreiche sowie im
Tierkörper (Scheibler und Mittelmeier, Lintner, Roehmann und
Spitzer, Lépine und Boulud, Pavy) vor.

Im normalen Harn soll sich Isomaltose in dem Gemisch der Benzoylester (S. 348)
finden; Baisch[1], Lemaire[2], Reinbold[3], Porcher[4] haben diesbezügliche Angaben
gemacht. Im diabetischen Harn soll nach Pavy und Sian[5] sowie Rosin[6] und v. Alfthan[7] ebenfalls Isomaltose auftreten. Nach Verabfolgung großer Mengen Isomaltose
an Kaninchen erscheint Zucker im Harn, der möglicherweise Isomaltose enthält [Cremer[8]].

Synthetisch bildet sich Isomaltose nach E. Fischer[9]) aus Traubenzucker
durch Kondensation mit kalter rauchender Salzsäure. Die Identität aller dieser
Produkte ist mehr als zweifelhaft, in vielen Fällen ist das Disaccharid nach
E. Salkowski[10]) mit Mucinen bzw. Glucoproteiden und nach P. Mayer[11])
mit Glucuronsäurederivaten verwechselt worden.

Nach Wohl[12]) entsteht Isomaltose schon bei sehr kurzer Einwirkung verdünnter
Mineralsäuren, insbesondere der Salzsäure auf Traubenzucker, so daß in manchen der
obigen Fälle Isomaltose erst im Verlaufe der Darstellung sekundär gebildet sein konnte.
Auch durch „Fermentsynthese" kann Isomaltose entstehen.

So vereinigt Maltase, die Maltose in 2 Mol. Traubenzucker zerlegt, nach der Entdeckung
von Croft Hill[13]) in konzentrierten Lösungen wieder 2 Glucosereste. Das entstehende
Produkt ist wahrscheinlich Isomaltose [Emmerling[14]].

Eigenschaften. Isomaltose ist meistens in glasiger Form oder in Flocken gewonnen,
aus Methylalkohol sollen auch Krystalle erhältlich sein. Sie ist hygroskopisch und schmeckt
süß. Löslich in H_2O, Weingeist, Methylalkohol, Eisessig, nicht in abs. Alkohol, Äther usw.
Die Drehung beträgt $[\alpha]_D = +139$—$140°$[15]) (c = 10, Wasser). Fischers[9]) sirupöse Iso-

[1]) K. Baisch, Zeitschr. f. physiol. Chemie 19, 364 [1894]; 20, 249 [1895].
[2]) F. A. Lemaire, Zeitschr. f. physiol. Chemie 21, 446 [1895].
[3]) B. Reinbold, Archiv f. d. ges. Physiol. 91, 35 [1902].
[4]) Ch. Porcher, Chem.-Ztg. 26, 576 [1902].
[5]) F. W. Pavy u. R. L. Sian, Journ. of Physiol. 26, 282 [1901].
[6]) H. Rosin, Deutsche med. Wochenschr. 1900, 497.
[7]) K. v. Alfthan, Deutsche med. Wochenschr. 1900, 499.
[8]) M. Cremer, Zeitschr. f. Biol. 29, 513 [1892].
[9]) E. Fischer, Berichte d. Deutsch. chem. Gesellschaft 23, 3687 [1890]; 28, 3024 [1895].
[10]) E. Salkowski, Archiv f. d. ges. Physiol. 56, 351 [1894].
[11]) P. Mayer, Zeitschr. f. physiol. Chemie 32, 518 [1901].
[12]) A. Wohl, Berichte d. Deutsch. chem. Gesellschaft 23, 2092 [1890].
[13]) A. Croft Hill, Berichte d. Deutsch. chem. Gesellschaft 34, 1380 [1901].
[14]) O. Emmerling, Berichte d. Deutsch. chem. Gesellschaft 34, 2206, 3810 [1901].
[15]) C. J. Lintner, Chem.-Ztg. 16, 15 [1892]; 17, 1340 [1893]. — C. J. Lintner u. G. Düll,
Berichte d. Deutsch. chem. Gesellschaft 26, 2533 [1893].

maltose hat nach Ost[1]) das ungefähre Drehungsvermögen $[\alpha]_D^{20} = +70°$. Gegen Wärme [1])[2]) ist die Isomaltose sehr unbeständig; bei 65° beginnt die Zersetzung. Beim Kochen mit verdünnten Säuren geht Isomaltose vollständig in Traubenzucker über.

Die Eigenschaften schwanken mit der Darstellung, d. h. sie sind verschieden, je nachdem das Produkt aus Glucose synthetisch [E. Fischer[2])] oder durch Abbau von Stärke oder Glykogen gewonnen worden ist[3])[4])[5]).

Dementsprechend differieren auch die Angaben über das Verhalten zu Hefe. Die Isomaltose von E. Fischer[2]) und Ost[1]) gärt nicht, die von Lintner (l. c.) schwer.

Die einzige mit Sicherheit krystallisiert erhaltene Verbindung der Isomaltose ist das Isomaltosazon $C_{24}H_{32}N_4O_9$. Nach Fischer[2]) bildet die Verbindung gelbe Nadeln, die beim Trocknen orangegelb bis dunkelgelb werden. Sie sintert bei 142°, schmilzt bei 158° und zersetzt sich gegen 200°. Leichter in H_2O löslich als Maltosazon (in 4 T. H_2O); schwer löslich in Äther, Aceton, Essigester; löslich in wasserhaltigem Essigester. Die Drehung beträgt $[\alpha]_D = +7°$ (0,0861 g gelöst in 3 ccm Alkohol). Nach Ost[1]) liegt der Schmelzpunkt nie über 145°. Aus 60 proz. Weingeist erhält man haarfeine, mikroskopische Nadeln. Die Drehung beträgt nach Ost $[\alpha]_D = -20°$. Die nach Lintners Angaben bereitete Isomaltose liefert nach diesem das gleiche Osazon wie das von Fischer dargestellte; andere Autoren konnten sich dem nicht anschließen. Vgl. darüber Ost[1]), Jalowetz und Prior[6]), Brown und Morris[7]), Prior und Wiegmann[8]) u. a.[9]).

Das beste Mittel zur Reinigung ist nach E. Fischer[2]) das Umkrystallisieren aus feuchtem Essigester. Bei einer Beimischung des halben Gewichtes an Maltose sind die Eigenschaften beider Kohlenhydrate bis zur Unkenntlichkeit verändert [E. Fischer[2])].

Die Farben- und Reduktionsproben der Isomaltose gleichen denen der Glucose; das Reduktionsvermögen gegen Fehlingsche Mischung soll $^4/_9$ von dem des Traubenzuckers betragen. Durch KOH und BaO ist die Isomaltose in alkoholischer, durch Bleiessig und NH_3 auch in wässeriger Lösung fällbar.

Zum sicheren Nachweise der Isomaltose empfiehlt E. Fischer[2]), der den abweichenden Angaben sehr skeptisch gegenübersteht, die Darstellung des Osazons[10]) und das Verhalten zu Hefe. Die Unvergärbarkeit unterscheidet die wahre Isomaltose scharf von der Maltose.

XXXI. Milchzucker (Lactose).

$$C_{12}H_{22}O_{11} =$$

CHO   CH
HCOH   HCOH
OHCH   O   OHCH
   O
HCOH   CH
HCOH   HCOH
CH₂ --   CH₂OH

---

[1]) H. Ost, Chem.-Ztg. **19**, 1503 [1895]; **20**, 762 [1896].

[2]) E. Fischer, Berichte d. Deutsch. chem. Gesellschaft **23**, 3687 [1890]; **28**, 3024 [1895].

[3]) C. Schmitt u. A. Cobenzl, Berichte d. Deutsch. chem. Gesellschaft **17**, 1000 [1884].

[4]) C. Schmitt u. J. Rosenhek, Berichte d. Deutsch. chem. Gesellschaft **17**. 2464 [1884].

[5]) C. Scheibler u. H. Mittelmeier, Berichte d. Deutsch. chem. Gesellschaft **24**, 301 [1891].

[6]) E. Jalowetz u. Prior, Chem.-Ztg. **19**, 2003 [1895].

[7]) H. T. Brown u. G. H. Morris, Chem. News **71**. 123 [1895]; Chem. Centralbl. **1895**, I, 849.

[8]) E. Prior, Chem. Centralbl. **1896**, II, 86 u. 907 — E. Prior u. D. Wiegmann Zeitschr. f. angew. Chemie **1900**, 466.

[9]) H. Dierssen, Zeitschr. f. angew. Chemie **1903**, 122.

[10]) Die Angabe Osts (Chem. Centralbl. **1904**, II, 1713), daß Isomaltosazon links, Maltosazon rechts drehe, steht mit den Ergebnissen E. Fischers für Isomaltosazon im Widerspruch. Fischer (siehe oben) fand auch Isomaltosazon dextrogyr.

Eine
spontane Milchzuckerausscheidung

kommt nur beim weiblichen Geschlecht vor; sie hängt auf das engste mit den Stoffwechseländerungen während der Gravidität zusammen. De Sinéty[1]) und Blot[2]) gebührt das Verdienst, zuerst im Harne der Wöchnerinnen ein besonderes Kohlenhydrat beobachtet zu haben; Hofmeister[3]) und Kaltenbach[4]) gaben dann diesem Befunde die richtige Deutung. Schon Cl. Bernard hat die Anschauung geäußert, daß die Lactosurie durch Unregelmäßigkeiten der Lactation bedingt sei, eine Ansicht, die durch Fehling und Hofmeister dann näher begründet worden ist.

In der Regel wird die Lactosurie erst einige Tage nach der Entbindung beobachtet, gelegentlich tritt sie jedoch schon in den letzten Tagen der Schwangerschaft auf [Gerard und Oui[5]), de Bouvrie[6]), Malfatti[7])]. Derartige Angaben rühren von Ney[8]), Lemaire[9]) und Porcher[10]) her. Der letztgenannte Autor, der ausgedehnte Untersuchungen über die Milchzuckerausscheidung der Haustiere angestellt hat, sowie Leblanc und Guillot[11]) haben gezeigt, daß bei der Kuh, und zum Teil auch bei der Stute eine Lactosurie schon vor Eintritt des Puerperiums die Regel ist und nach dem Einsetzen der eigentlichen Lactation zurückgeht und schließlich aufhört. Ney untersuchte eine größere Reihe von Wöchnerinnen und fand bei 77,7% derselben Milchzucker im Urin, dagegen bei nur 16% Schwangeren.

Die Menge des ausgeschiedenen Milchzuckers der Wöchnerinnen kann nach Naunyn bis auf 2—3%, nach Porcher[12]) sogar bis auf 4% steigen; Mc Cann[13]) fand als Durchschnittswert für den 4.—5. Tag des Puerperiums 0,35%.

Nach Zacharjewski[14]) soll das Reduktionsvermögen des Urins vom 1.—4. Tage post partum ziemlich regelmäßig von 0,3 auf 0,5% steigen, dann fallen und nach einer Woche wieder bis auf ca. 0,5% anwachsen. Vor der Geburt soll nach Bürgers[15]) die Lactosurie namentlich dann auftreten, wenn bereits eine deutliche Milchsekretion vorhanden ist.

Pavy[16]) hat noch 5 Monate nach der Niederkunft eine Lactosurie beobachtet und festgestellt, daß sie sich überhaupt wieder einstellen kann, wenn mit der Brusternährung plötzlich abgebrochen wird[16])[17]).

Bei der Häufigkeit der Graviditätslactosurie ist diese kaum als pathologisches Geschehnis, sondern als eine Begleiterscheinung der Schwangerschaft anzusprechen. Die puerperale Milchzuckerausscheidung kommt offenbar durch einen Übertritt im Übermaß gebildeter Lactose aus den Milchgängen in den Kreislauf und dann in den Urin zustande.

Ganz unabhängig ist diese Form der Lactosurie jedoch von der Kohlenhydratzufuhr nicht. Denn Zülzer[18]), v. Noorden[19]) sowie Naunyn und Heß[20]) sahen sie nach Gaben von Traubenzucker unzweifelhaft ansteigen. Ob es sich hierbei um eine Ausschwemmung oder Mehrproduktion von Lactose handelt, ist unsicher.

---

[1]) A. De Sinéty, Bulletin de la Soc. de Biol. **1873**, 188, 387; **1874**, 120; **1876**, 190; **1898**, 754.

[2]) Blot, Gazette des hôpitaux **1856**, Nr. 121; Compt. rend. de l'Acad. des Sc. **43**, 666.

[3]) Fr. Hofmeister, Zeitschr. f. physiol. Chemie **1**, 101 [1877].

[4]) P. Kaltenbach, Zeitschr. f. physiol. Chemie **2**, 360 [1878].

[5]) E. Gerard u. Oui, Malys Jahresber. d. Tierchemie **38**, 787 [1908].

[6]) M. de Bouvrie, Diss. Amsterdam **1901**.

[7]) H. Malfatti, Centralbl. f. Krankh. d. Sexualorgane **16**, 68 [1905].

[8]) J. Ney, Archiv f. Gynäkol. **35**, 239 [1889].

[9]) F. A. Lemaire, Zeitschr. f. physiol. Chemie **21**, 442 [1895].

[10]) Ch. Porcher, Bulletin de la Soc. centr. de méd. vétérinaire **1902**, 24. Juli und 13. November. — Commandeur u. Porcher, Malys Jahresber. d. Tierchemie **34**, 918 [1904].

[11]) Leblanc u. Guillot, Compt. rend. de l'Acad. des Sc. **34**, 585.

[12]) Ch. Porcher, Bulletin de la Soc. centr. de méd. vétérinaire **1903**, 30. September.

[13]) F. J. McCann, The Lancet **1897**, 24. April, S. 1174.

[14]) A. U. Zacharjewski, Zeitschr. f. Biol. **30**, 435 [1894].

[15]) J. Bürgers, Diss. Bonn **1906**.

[16]) F. W. Pavy, The Lancet **1897**, 1075.

[17]) H. Schröder, Zeitschr. f. Gynäkol. **56**, 134 [1905].

[18]) G. Zülzer, Centralbl. f. d. med. Wissensch. **1894**, 485.

[19]) C. v. Noorden, Handbuch der Pathologie des Stoffwechsels **2**, 56—57 [1907].

[20]) O. Heß bei Naunyn, Diabetes mellitus, 1. Aufl., S. 24.

Eine
alimentäre Lactosurie
läßt sich dank der niedrigen Assimilationsgrenze des Milchzuckers[1)][2)] leicht erzielen. Méhu[3)] hat zuerst beobachtet, daß Kranke nach längerem und reichlichem Genuß von Milch Lactose ausscheiden, und Gróß[4)] hat die ersten zuverlässigen Angaben über den Milchzuckergehalt des Harnes bei magendarmkranken Säuglingen gemacht. Genauere Untersuchungen über den letztgenannten Gegenstand haben dann Langstein und Steinitz[5)] angestellt.

In 14 Fällen von schweren, durch Magendarmerkrankungen bedingten Ernährungsstörungen wiesen sie Milchzucker im Säuglingsurin nach. Die Menge des ausgeschiedenen Zuckers ist bisher nicht festgestellt, aber es ist ermittelt, daß er in 5 Fällen von einem zweiten Kohlenhydrat, von Galaktose, begleitet war (siehe S. 412).

Bei der Graviditätslactosurie gelangt der Milchzucker mit Umgehung des Darmes in die Blutbahn; anders bei der Lactoseausscheidung der Säuglinge, die ihn vom Verdauungskanal aus resorbiert haben. Durch besondere Versuche haben Langstein und Steinitz festgestellt, daß diese Milchzuckerausscheidung nicht durch Fehlen des normal im Darm vorhandenen, namentlich vom Jejunum produzierten milchzuckerspaltenden Enzyms, der Lactase, bedingt ist. Durch eine dem Wesen nach unbekannte Störung der Lactasewirkung wird aber nur ein Teil des genossenen Milchzuckers zerlegt, der Rest ungespalten resorbiert. Dieser wird nun mangels hydrolysierender Enzyme in den Körpersäften unverändert ausgeschieden; von dem im Darm gespaltenen Teile wird die leichter assimilierbare Glucose im Organismus verwertet, die andere Komponente dagegen, die Galaktose, wegen ihrer sehr viel niedriger liegenden Assimilationsgrenze jedoch teilweise von der Niere durchgelassen. So kommt es zu der von Galaktoseausscheidung begleiteten Lactosurie.

Diese Erklärung stützt sich zum Teil auf Versuche von Ricc. Luzzatto[6)] an Hunden, der nach reichlicher Milchzuckerfütterung in den Harn seines Hundes unter bestimmten Bedingungen allein die Galaktosekomponente übertreten sah.

Lactosurie ist auch bei saugenden Tieren festgestellt; Langstein und Neuberg[7)] fanden sie bei Kälbern in den ersten Lebenstagen.

Es ist klar, daß die puerperale Milchzuckerausscheidung bis zu gewissem Grade als autoalimentäre Lactosurie betrachtet werden kann; der hier mit Umgehung des Darmes in die Blutbahn gelangende Milchzucker erleidet ein ähnliches Schicksal, wie etwa subcutan oder intravenös verabfolgter.

Auch Milchzuckerglucoside treten leicht in den Urin über, z. B. das β-Menthollactosid[8)].

Der gewöhnliche Milchzucker ist das Hydrat $C_{12}H_{22}O_{11} + H_2O$. Es bildet kleine, süß schmeckende Krystalle vom Schmelzp. 203,5°. Das Krystallwasser entweicht bei 100° noch nicht, vollständig erst bei 145—150°. Die Lactose löst sich in 5,9 T. Wasser von 10° und in 2,5 T. von 100°; die Lösungen neigen zur Übersättigung. Nach anfänglicher Multirotation[9)] ($[\alpha]_D = +82,9°$) erhält man eine konstante Rotation von $+52,5°$, die mit der des wasserfreien Traubenzuckers übereinstimmt und auf Zusatz einer Spur NH_3 (S. 351) sofort erreicht wird.

Andere Modifikationen[10)][11)] des Milchzuckers mit abweichendem Drehungsvermögen, die aber für den Harn nicht in Betracht kommen, entstehen durch Eingießen einer siedenden Lösung von 1 T. Lactose in 3 T. H_2O in das 10 fache Volumen abs. Alkohol. Diese sog. Modifikation β ist wasserfrei bzw. enthält $1/2$ Mol. H_2O. Sie entsteht auch, wenn Milchzuckerlösungen bei 85—86° auskrystallisieren, oder beim Erhitzen des Monohydrates auf 130°. Für β-Lactose ist $[\alpha]_D = +55°$.

1) Worm-Müller, Archiv f. d. ges. Physiol. **34**, 587 [1884].
2) Franz Blumenthal, Beiträge z. chem. Physiol. u. Pathol. **6**, 329 [1905].
3) C. Méhu, Journ. de Pharm. et de Chim. [5] **16**, 145 [1887].
4) J. Gróß, Jahrb. f. Kinderheilkunde **34**, 83 [1892].
5) L. Langstein u. Fr. Steinitz, Beiträge z. chem. Physiol. u. Pathol. **7**, 575 [1906].
6) R. Luzzatto, Archiv f. experim. Pathol. u. Pharmakol. **52**, 106 [1905].
7) L. Langstein u. C. Neuberg, Biochem. Zeitschr. **4**, 292 [1907].
8) H. Fischer, Zeitschr. f. physiol. Chemie **70**, 256 [1911].
9) B. Tollens u. E. Parcus, Annalen d. Chemie u. Pharmazie **257**, 170 [1890].
10) E. O. Erdmann, Fortschritte d. Physik **1855**, 13; Berichte d. Deutsch. chem. Gesellschaft **13**, 2180 [1880].
11) G. Tanret, Bulletin de la Soc. chim. [3] **13**, 625 [1895]; **15**, 349 [1896]; **33**, 337 [1905].

Beim Eindampfen auf dem Wasserbade zur völligen Trockne oder auch durch Erhitzen bei 108° entsteht die γ-Modifikation mit der spez. Drehung $[\alpha]_D = +34,5°$. In Lösung ist nach einiger Zeit stets die beständige α-Form mit dem konstanten Drehungsvermögen von $+52,5°$.

Verbindungen des Milchzuckers.

Mit Alkalien und Erdalkalien bildet die Lactose in üblicher Weise Saccharate. Das Bleilactosat, das durch Bleiessig und NH_3 gefällt ist, färbt sich leicht rot [siehe die Probe von Rubner (S. 367)].

Neutrales Cupriacetat - Ammoniak (Reagens von Guignet, S. 347) fällt ganz reinen Milchzucker nicht. $CuSO_4 + NaOH$ schlägt dagegen nieder.

Die Mercaptale (S. 360) sind nicht rein erhalten.

Bei der Benzoylierung[1][2]) treten 6—8 Benzoesäurereste ein. Das Hexabenzoat schmilzt bei 130—136°, das Heptabenzoat bei 200°, das Octobenzoat bei 188°.

Von den Hydrazonen des Milchzuckers sind folgende schwer löslich:
Lactose-amylphenylhydrazon[3]), hellbraune Nadeln, Schmelzp. 123°.
Lactose-allylphenylhydrazon[3]), hellgelbe Nadeln, die bei 132° schmelzen.
Lactose-benzylphenylhydrazon[3]), hellgelbe Nadeln vom Schmelzp. 128°.
Lactose-β-naphthylhydrazon[3]), bräunliche Nadeln vom Schmelzp. 203°.

Lactose-phenylosazon $C_{24}H_{32}N_4O_9$ entsteht in der gewöhnlichen Weise aus der Lösung der Komponenten in verdünnter Essigsäure[4]). Es löst sich in 80—90 T. siedendem Wasser und fällt dementsprechend bei der Darstellung erst nach dem Abkühlen aus. In Äther, Benzol und Chloroform ist das Osazon wenig löslich, leichter in Eisessig und heißem Alkohol, noch leichter in Pyridin. Nach Fischers[5]) neuesten Angaben beginnt das Lactosazon bei 203° (korr.) zu schmelzen, verflüssigt sich vollständig (unter starker Zersetzung) erst bei 213—215° (korr.). Die Lösung in Eisessig dreht links, die in Pyridin-Alkohol gar nicht.

Verunreinigt ist das Lactosazon öfter durch sein Anhydrid[6]) $C_{24}H_{30}N_4O_8$, das rein durch 2stündiges Erwärmen auf dem Wasserbade von 10 g Osazon, 1 l Wasser und 1 g H_2SO_4 von 20% erhalten wird. Das Lactosazonanhydrid krystallisiert aus 60proz. Alkohol in gelben Nadeln vom Schmelzp. 223—224°, es ist zum Unterschiede vom eigentlichen Osazon in heißem Wasser nahezu unlöslich; auch von Äther und Benzol wird es schwer aufgenommen. Bemerkenswert ist, daß Maltosazon kein Anhydrid unter denselben Bedingungen liefert.

Schleimsäure. Bei Oxydation mit Salpetersäure liefert der Milchzucker wie die Galaktose Schleimsäure, aber nur halb so viel (siehe S. 413, 414).

Zur schnellen Gewinnung von Schleimsäure aus Milchzucker erwärmt man 5,0 g Lactose mit 20,0 ccm HNO_3 (D = 1,3) bis zur starken Entwicklung nitroser Dämpfe. Beim Stehen bis zum nächsten Tage ist die Schleimsäure krystallinisch ausgefallen; ihr haften jedoch in kleinen Mengen noch Verunreinigungen an[7]), darunter eine Carbonylsäure[8]), welche die Farbenreaktionen der Glucuronsäure liefert.

Beim Kochen mit verdünnten Mineralsäuren zerfällt der Milchzucker in gleiche Teile d-Glucose und d-Galaktose. Am glattesten erfolgt die Hydrolyse nach Ost[9]), wenn man 1 T. Lactose mit 10 T. 2proz. H_2SO_4 4 Stunden auf dem Wasserbade erhitzt. Nach Shimidzu[10]) genügt $1/2$—1stündiges Erhitzen im Dampfbade mit der 100fachen Menge 5proz. HCl oder 10proz. H_2SO_4. Dabei findet nicht die geringste Zersetzung statt. Das Drehungsvermögen des „invertierten" Milchzuckers ist $+68,5°$. (Sein Reduktionsvermögen ist gleich dem des Invertzuckers.)

Den gleichen Zerfall wie heiße Mineralsäuren bewirken Emulsin und Kefirlactase[11]).

---

[1]) A. Panormoff, Chem. Centralbl. **1891**, II, 853.
[2]) L. Kueny, Zeitschr. f. physiol. Chemie **14**, 330 [1890].
[3]) C. A. Lobry de Bruyn u. A. van Ekenstein, Recueil des travaux chim. des Pays-Bas **15**, 227 [1896].
[4]) E. Fischer, Berichte d. Deutsch. chem. Gesellschaft **17**, 582 [1884]; **20**, 828 [1887].
[5]) E. Fischer, Berichte d. Deutsch. chem. Gesellschaft **41**, 76 [1908].
[6]) E. Fischer, Berichte d. Deutsch. chem. Gesellschaft **20**, 829 [1887].
[7]) E. Fischer u. J. Herz, Berichte d. Deutsch. chem. Gesellschaft **25**, 1249 [1892].
[8]) C. Neuberg, Biochem. Zeitschr. **24**, 440 [1910].
[9]) H. Ost, Berichte d. Deutsch. chem. Gesellschaft **23**, 3006 [1890].
[10]) Y. Shimidzu, Biochem. Zeitschr. **13**, 243 [1908].
[11]) E. Fischer, Berichte d. Deutsch. chem. Gesellschaft **27**, 2991, 3481 [1894].

Keine der echten Alkoholhefen vermag Milchzucker zu vergären (siehe S. 363).

Die **Reduktionsproben** (S. 321—327) fallen mit Milchzucker positiv aus, da in seinem Glucoserest eine freie Aldehydgruppe zugegen ist.

Das Reagens von **Barfoed** (neutrales Kupferacetat) wird von reiner Lactose nicht reduziert (vgl. S. 324).

Erwärmt man Milchzucker mit 10proz. KOH 10 Minuten lang, so hat die Flüssigkeit die Fähigkeit erlangt, **Fehling**sche Mischung nunmehr in der Kälte bereits zu reduzieren[1]). Der Milchzucker ist als **Galaktoglucose** aufzufassen; die Aldehydgruppe des Traubenzuckerrestes ist frei vorhanden.

Farbenreaktionen.

a) Der Milchzucker gibt dieselben Farbenproben wie Glucose und Galaktose.

b) Über die **Rubner**sche Probe (Rotfärbung beim Erwärmen mit Bleiessig + NH_3) siehe S. 367.

c) Erwärmt man 5 ccm Lactoseharn mit 2—5 ccm konz. NH_3 und 5 Tropfen KOH im Wasserbade auf etwa 90°, so stellt sich nach 5 Minuten oder später Rotfärbung ein[2][3]). Die Reaktion fällt noch bei einem Gehalt von 0,1% Milchzucker positiv aus, d-Glucose ruft eine bräunliche Nuance hervor.

Zur quantitativen Bestimmung des Milchzuckers kann sein Reduktionsvermögen dienen.

a) In 1prozentiger Lösung reduzieren bei einer Kochdauer von 6 Minuten 0,5 g Lactose 74,0 ccm **Fehling**sche Mischung; 1,0 ccm Fehling = 0,00676 g Milchzucker.

b) 100 ccm **Knapp**sche Lösung werden durch 0,310 g Milchzucker in 1 proz. Lösung reduziert.

c) 100 ccm **Sachsse**sche Mischung entsprechen 0,466 g Lactose.

d) Bei der Titration nach **Kumagawa-Suto-Kinoshita** (S. 393) verhält sich nach **Shimidzu** das Reduktionsvermögen der Lactose zu dem des Traubenzuckers wie 56,5 : 100 (in 0,2proz. Lösung). Invertiert man den Milchzucker zuvor nach **Shimidzu**[4]) (S. 422), so reduzieren 0,0109 g invertierter Milchzucker so stark wie 0,0100 g d-Glucose. Es ist das Verhältnis der Reduktionen von invertierter Lactose : Glucose = 91,7 : 100.

Darstellung von Milchzucker aus Harn.

Nach F. **Hofmeister**[5]) nimmt man den Harn ohne vorherige Konzentration, die Verluste an Zucker zur Folge hat, und fällt ihn mit Bleiessig aus. Das Filtrat wird abwechselnd mit Ammoniak und Bleisubacetat versetzt, bis keine optisch-aktive Substanz mehr in Lösung ist. Die gut ausgewaschene Bleifällung wird in der Kälte mit H_2S zerlegt, vorhandene Salzsäure durch Schütteln mit Ag_2O entfernt. Das Filtrat der Silbersalze wird abermals mit H_2S behandelt und bei Gegenwart von etwas $BaCO_3$ eingedampft. Der Rückstand wird, solange er noch dünnflüssig ist, mit Alkohol von 90% gemischt; man filtriert von einem sich schnell absetzenden amorphen Niederschlage ab. Die alkoholische Lösung liefert beim Verdunsten Milchzucker in Krystallen, die durch Auskochen mit Alkohol von 60—70% von anhaftenden Verunreinigungen befreit werden.

Nachweis des Milchzuckers.

Die **Gärunfähigkeit** und Bildung des charakteristischen, in heißem Wasser löslichen **Phenylosazons**[6]) ermöglichen die Erkennung der Lactose. Der **Eintritt der Vergärung** nach voraufgegangener **Inversion** mit verdünnter H_2SO_4, die **Schleimsäurebildung**[7]) sowie die **Farbenreaktionen** (Proben von **Rubner** und **Wöhlk-Malfatti**) ergänzen die Diagnose.

1) St. R. **Benedict**, Journ. of biol. Chemistry **3**, 101 [1907].

2) A. **Wöhlk**, Zeitschr. f. analyt. Chemie **43**, 670 [1904].

3) H. **Malfatti**, Centralbl. f. Harn- u. Sexualorgane **16**, 68 [1905].

4) Y. **Shimidzu**, Biochem. Zeitschr. **13**, 260 [1908].

5) F. **Hofmeister**, Zeitschr. f. physiol. Chemie **1**, 105 [1877].

6) Nach v. **Jaksch** (Zeitschr. f. klin. Medizin **11**, 25 [1886]) entziehen sich kleine Mengen Lactose im Harn leicht dem Nachweise als Osazon wegen der relativ hohen Löslichkeit des letzteren.

7) Dieselbe kann auch zur quantitativen Ermittlung dienen, wenn sie nach den S. 414 gemachten Angaben ausgeführt wird. Zum qualitativen Nachweise empfehlen **Langstein** und **Steinitz** (l. c.) den ausgewaschenen Bleiessig-NH_3-Niederschlag des Urins mit H_2S zu zerlegen und nach Verjagen der H_2S dreimal mit HNO_3 vom spez. Gewicht 1,2 abzudampfen.

Neben Monosacchariden kann man den Milchzucker nach Vergärung der ersteren nachweisen, eventuell auch in Form des Osazons, das im Gegensatz zu dem der Galaktose und der Glucose in heißem Wasser leicht löslich ist. (Es scheint jedoch, daß Lactose manchmal mit gärfähigen Zuckern mitvergären kann, namentlich wenn keine Reinzuchthefe benutzt wird.

XXXII. Rohrzucker (Saccharose).

$$C_{12}H_{22}O_{11} =$$

Entsprechend der hohen Assimilationsgrenze des Rohrzuckers kommt es unter den gewöhnlichen Ernährungsbedingungen nur ausnahmsweise zu einer alimentären Saccharosurie[1]).

Eine spontane Rohrzuckerausscheidung ist nie mit Sicherheit festgestellt. Angesichts des Auftretens von Lävulose im Organismus ohne Zufuhr mit der Nahrung läßt sich a priori die Möglichkeit einer synthetischen Bildung von Rohrzucker im Tierkörper nicht leugnen analog der für die Pflanze erwiesenen Fähigkeit. In der Tat soll nach Lépine und Boulud[2]) Saccharose gelegentlich im Hundeblut, namentlich nach Exstirpation des Pankreas, auftreten.

Nach einer Angabe von Smolenski[3]) scheint sich Rohrzucker gelegentlich am Zustandekommen der sog. Cammidgeschen Reaktion (S. 463) zu beteiligen; in diesem Falle schied der Patient (Greis mit Magencarcinom) nach Verabfolgung von 100 g Rohrzucker pro Tag einen beträchtlichen Teil wieder aus. Quantitativ fast erscheint subcutan eingespritzte Saccharose wieder im Harn[4]). Über die Möglichkeit der Bildung von Rohrzucker aus Raffinose siehe S. 426.

Der Rohrzucker bildet farblose Krystalle vom Schmelzp. 160—165°. Er löst sich leicht in Wasser, schwieriger in Alkohol; er ist dextrogyr, und zwar ist $[\alpha]_D == +66,5°$.

Reiner Rohrzucker darf nicht reduzieren; erst beim Erwärmen mit verdünnten Mineralsäuren stellt sich Reduktionsvermögen infolge Zerfalls in gleiche Teile Frucht- und Traubenzucker ein. Diese beiden Monosaccharide sind im Rohrzucker nach dem Schema der angegebenen Konstitutionsformel derart miteinander durch Ätherbindungen verknüpft, daß weder die Aldehyd- noch die Ketogruppe frei vorhanden ist.

Bei der Spaltung, die durch Säuren wie auch durch Hefeninvertase besorgt wird, tritt „Inversion" der Polarisationsrichtung auf. Wegen der starken Linksdrehung der Lävulose ist der Invertzucker lävogyr, und zwar ist $[\alpha]_D = ca. —19°$.

Bei der Benzoylierung liefert Rohrzucker Gemische von Penta-, Hexa- und Heptabenzoaten[5]).

Der Rohrzucker bildet sehr beständige Metallverbindungen, Saccharate, namentlich mit Kalk, Baryt, Strontian und Bleioxyd, die zu seiner Abscheidung dienen können.

Der Rohrzucker gibt die Farbenproben von Glucose und Fructose.

Zu seinem Nachweise wie zur quantitativen Bestimmung kann das erst nach der Hydrolyse auftretende Reduktionsvermögen benutzt werden, ferner die Ermittlung der polarimetrischen Daten vor und nach der Inversion. Diese Proben können im allgemeinen direkt mit dem Urin angestellt werden. Zur Spaltung des Rohrzuckers genügt es, 50 ccm Harn mit 10 ccm 20proz. H_2SO_4 oder 5 ccm rauchender HCl 10 Minuten auf 70—80° zu erhitzen.

---

[1]) C. v. Noordens Handb. d. Pathol. d. Stoffwechsels. 2. Aufl. **1906**, 168.

[2]) R. Lépine u. Boulud, Compt. rend. de l'Acad. des Sc. **133**, 138 [1901]; **134**, 398 [1902].

[3]) K. Smolenski, Zeitschr. f. physiol. Chemie **60**, 119 [1909].

[4]) Fr. Voit, Deutsches Archiv f. klin. Medizin **58**, 523 [1897].

[5]) E. Baumann, Berichte d. Deutsch. chem. Gesellschaft **19**, 3220[1886]. — A. Panormoff, Chem. Centralbl. **1891**, II, 853.

Smolenski (l. c.) empfiehlt, zur Isolierung von Rohrzucker aus Harn das bekannte Strontian-Verfahren nach E. Schulze und Seliwanoff[1]) zu benutzen. 300 ccm Urin sollen mit Bleiessig gefällt werden; das Filtrat wird entbleit, mit NaOH genau neutralisiert, eingeengt und mit dem 5—6fachen Volumen abs. Alkohol gefällt. Das alkoholische Filtrat wird mit einer heiß gesättigten Lösung von Strontiumhydroxyd, $Sr(OH)_2 + 8 H_2O$, 10 Minuten lang gekocht. Der entstandene Niederschlag wird abgesaugt, mit Alkohol ausgewaschen und dann in wässeriger Suspension mit CO_2 behandelt. Die vom $SrCO_3$ abfiltrierte Lösung wird eingeengt, in Alkohol aufgenommen, und dann wird abs. Alkohol bis zur dauernden Trübung zugesetzt. Beim Verdunsten über Ätzkalk soll dann Rohrzucker auskrystallisieren, der wie angegeben zu identifizieren ist.

Rohrzucker (und Fructose) können von Glucose und Milchzucker dadurch grob unterschieden werden, daß beim vorsichtigen Unterschichten der Lösungen mit konz. H_2SO_4 die Fructose und die sie enthaltenden Saccharide einen braunen Ring an der Berührungszone liefern. Zur quantitativen Bestimmung des Rohrzuckers neben beliebigen reduzierenden Zuckern (Glucose, Fructose, Arabinose, Maltose, Lactose) kann nach Jolles[2]) das Verhalten zu Lauge dienen. Alle reduzierenden Zucker, die in $^n/_{100}$-NaOH zu 1—2 % gelöst sind, sollen bei 37° nach 24 stündigem Stehen optisch-inaktiv werden, während die Rotation der Saccharose völlig unverändert bleibt.

XXXIII. Trehalose.

$$C_{12}H_{22}O_{11}.$$

Ein nichtreduzierendes Disaccharid liegt in der Trehalose vor, die von Mitscherlich im Mutterkorn entdeckt wurde und nach Berthelot sich reichlich in der Trehalamanna findet. Säuren und eine Anzahl Enzyme aus wilden Hefen und Schimmelpilzen (Trehalasen) hydrolysieren sie zu 2 Mol. Glucose, die miteinander in ähnlicher Weise wie die Monosaccharide des Rohrzuckers, etwa:

$$CH_2OH—CHOH—CH—(CHOH)_2—CH$$
$$CH_2OH—CHOH—CH—(CHOH)_2—CH$$

verknüpft sind.

Derselbe Zucker ist auch wahrscheinlich synthetisch erhältlich[3]).

Das Disaccharid wird vom menschlichen Organismus weitgehend ausgenutzt; bei subcutaner Einspritzung von ca. 10 g erscheinen ungefähr 15% im Urin[4]).

XXXIV. Raffinose (Melitriose).

$$C_{18}H_{32}O_{16} =$$

Galaktose-Rest   Glucose-Rest   Fructose-Rest

Dieses Trisaccharid besitzt für die Harnchemie insofern Interesse, als es im Pflanzenreiche außerordentlich weit verbreitet ist. Bei ihrer schlechten Aus-

---

[1]) E. Schulze u. Seliwanoff, Landw. Versuchsstationen 34, 408 [1887].

[2]) A. Jolles, Biochem. Zeitschr. 29, 152 [1910]; Zeitschr. f. Unters. d. Nahr.- u. Genußm. 20, 631 [1910].

[3]) E. Fischer u. K. Delbrück, Berichte d. Deutsch. chem. Gesellschaft 42, 2776 [1909].

[4]) Fr. Voit, Deutsches Archiv f. klin. Medizin 58, 558 [1897].

nutzung im Organismus (siehe unten) kann bei bestimmten Tieren[1]) nach Fütterung mit raffinosehaltigen Materialien (z. B. Melasse) ein Übertritt in den Harn stattfinden.

Die Raffinose begleitet den Rohrzucker in zahlreichen Vegetabilien und namentlich fast stets in der Rübe, oft in erheblichen Mengen. In Verbindung hiermit ist von Interesse, daß die Raffinose als ein mit Galaktose kondensierter Rohrzucker aufgefaßt werden kann[2]).

Die Raffinose bildet glänzende weiße Nadeln, welche die Zusammensetzung des Pentahydrates, $C_{18}H_{32}O_{16} + 5 H_2O$ besitzen und mit Rohrzucker leicht Mischkrystalle bilden. Das spezifische Drehungsvermögen der reinen Raffinose ist $[\alpha]_D = +105,5°$.

Die Raffinose schmeckt kaum noch süß; sie reduziert nicht. Bei der Hydrolyse durch Mineralsäuren entstehen 3 Monosaccharide, und zwar je 1 Mol. d-Glucose, d-Fructose und d-Galaktose.

Bemerkenswert ist, daß verdünnte Essigsäure, aber auch bestimmte Enzyme der Oberhefen, eine partielle Hydrolyse des Trisaccharides zuwege bringen; sie zerfällt dabei in d-Fructose, $C_6H_{12}O_6$, und das Disaccharid Melibiose, $C_{12}H_{22}O_{11}$. Eine andere Art partieller Hydrolyse erzielte Neuberg[2]) mit Hilfe des Emulsins, das in d-Galaktose, $C_6H_{12}O_6$, und Rohrzucker, $C_{12}H_{22}O_{11}$, spaltet.

Diese Hydrolyse durch Emulsin ist sehr charakteristisch und zur Erkennung der Raffinose geeignet, da die vorher nicht reduzierende Lösung nach Angriff des Enzyms stark auf Fehlingsche Mischung wirkt. Die Spaltung durch Emulsin ist eine spezifische, insofern andere nichtreduzierende Polysaccharide, wie Rohrzucker, Stärke und Glykogen, dadurch nicht invertiert werden.

Raffinose wird vom Menschen sehr schlecht ausgenutzt. Voit[3]) fand nach Einspritzung unter die Haut 65—93% wieder; der Urin enthielt daneben keinen reduzierenden Zucker. Beim Diabetiker bewirkt das Trisaccharid keine deutliche Zuckervermehrung; allerdings wird es schlecht resorbiert, da es starke Durchfälle verursacht[4]).

Zur Erkennung der Raffinose kann dienen a) das Fehlen von Reduktionsvermögen, das sich erst nach dem Kochen mit Säuren einstellt; b) ferner die positive Seliwanoffsche Reaktion (Fructosegruppe); c) Schleimsäurebildung (Galaktoserest); d) Eintritt von Reduktionsvermögen nach Behandlung mit Emulsin; e) die Abnahme der Polarisation bei 5 minutigem Erhitzen mit verdünnter Säure um ziemlich genau die Hälfte. Invertierte Raffinose zeigt $[\alpha]_D = +51,24°$ (B. Tollens und A. Herzfeld).

XXXV und XXXVI. Amylodextrine und Stärke.

Die aus Stärke durch Verzuckerung erhaltenen Dextrine (Achroo-, Erythro-, Amylodextrine) werden bei subcutaner oder intravenöser Zufuhr vom Menschen[5]) (etwa zu $1/3$) und vom Kaninchen (ca. zur Hälfte)[3]) unverändert wieder ausgeschieden. Lösliche Stärke soll bei Einspritzung in die Vene in den Harn übertreten[6]); Stärke selbst tut dieses beim Hunde nicht[7]). Dagegen treten nach den interessanten Versuchen von Rahel Hirsch[8]) Stärkekörner in den Harn von Hunden über.

XXXVII. Erythrodextrin.

$$(C_6H_{10}O_5)_n .$$

Als Kuriosum muß die bisher alleinstehende Beobachtung von Y. Kotake[9]) gelten, daß nach Verabfolgung von p-Oxyphenylglyoxylsäure der Harn des Versuchshundes einmal einen Körper von den Eigenschaften des Erythrodextrins enthielt.

Die Wiederholung des Versuches am gleichen oder an einem anderen Hunde hatte

---

[1]) Nach unveröffentlichten Versuchen können Kaninchen nach oraler Zufuhr 5—10% Raffinose wieder ausscheiden, während sie in großen Quantitäten bei Wiederkäuern (Rind, Ziege) völlig verschwindet.
[2]) C. Neuberg, Biochem. Zeitschr. 3, 519 [1907].
[3]) F. Voit, Deutsches Archiv f. klin. Medizin 58, 558 [1897].
[4]) W. Sandmeyer, Zeitschr. f. Biol. 31, 48 [1895].
[5]) P. Mayer, Fortschr. d. Medizin 21, 417 [1903].
[6]) Cl. Bernard, Le Diabète. Paris 1877, S. 539.
[7]) G. Moscati, Zeitschr. f. physiol. Chemie 50, 73 [1906].
[8]) R. Hirsch, Zeitschr. f. experim. Pathol. u. Ther. 1906, 319.
[9]) Y. Kotake, Zeitschr. f. physiol. Chemie 65, 414 [1910].

keine Ausscheidung von Erythrodextrin zur Folge. Die p-Oxyphenylglyoxylsäure steht in keiner Beziehung zu dem Dextrin.

Zur Darstellung wurde der rechtsdrehende, aber kaum reduzierende Urin mit wenig Preßhefe 24 Stunden vergoren, dann mit verdünnter H_2SO_4 angesäuert und mit Äther erschöpfend extrahiert. Dann wurde mit Bleiacetat, das Filtrat mit Bleizucker und NH_3 ausgefällt. Dieser Bleiniederschlag wurde mit Schwefelwasserstoff zerlegt und das eingedampfte Filtrat vom Bleisulfid mit dem doppelten Volumen Alkohol gefällt. Nach Umfällung aus wässeriger Lösung durch Alkohol wurde ca. 0,2 g Substanz von der Zusammensetzung $(C_6H_{10}O_5)_n$ erhalten, deren spez. Drehung $+ 194,3°$ betrug. Die wässerige Lösung zeigte selbst bei hoher Konzentration zum Unterschied von Glykogen keine Opalescenz; Jod-Jodkalium erzeugte eine braunrote Färbung, die durch Natriumacetat in Violett überging [Reaktion auf Erythrodextrin von Nasse[1])].

Nach der Hydrolyse mit HCl von 3% fiel die Drehung um mehr als $^1/_3$, und es entstand eine reduzierende Zuckerlösung, welche mit Hefe gor und ein bei 205° schmelzendes Phenylosazon lieferte, also wohl Traubenzucker enthielt.

Kotake hält seinen Körper für identisch mit den Substanzen von Reichardt[2]) und Leube[3]), die im Harne von Diabetikern beobachtet wurden; ihre Entdecker haben jedoch mehr die Konstitution von Glykogen[4]) ins Auge gefaßt. Allerdings sind beide Körper sehr ähnlich. Reichardt[2]) hat die fragliche Substanz aus dem Urin durch Fällung mit abs. Alkohol und KOH, Zerlegung des Niederschlages mit Essigsäure und Umfällen aus Alkohol als farbloses, nicht süß schmeckendes Pulver isoliert, das erst bei andauerndem Kochen die Trommersche Probe gab. Leube[3]) hat einfach Ausfällung und wiederholte Umfällung durch Alkohol zur Darstellung aus Harn verwendet.

XXXVIII. Tierisches Gummi, Harndextrine.

Die von A. H. Landwehr[5]) aus verschiedenen Proteinen durch Erhitzen unter Druck gewonnene Substanz ist früher als ein einheitliches Disaccharid der Formel $C_{12}H_{20}O_{10} + 2 H_2O$ betrachtet worden; ihr sollten die von Baisch, Wedenski, Reinbold, v. Alfthan, Luther (s. S. 348—350) aus normalem Harn nach der Benzoylmethode gewonnene Verbindung nahe stehen. Nach neueren Forschungen von Fr. Müller[6]), Weydemann[7]), Folin[8]) und Leathes[9]) hat es sich hier jedenfalls um Gemenge gehandelt, im ersten Fall wahrscheinlich um Polysaccharide der Glucosamingruppe, in letzteren ebenfalls um stickstoffhaltige Körper, die vielleicht mit der Chondroitinschwefelsäure [C. Th. Mörner[10])] (siehe S. 786) oder mit den kolloidalen Kohlenhydraten des Harns von E. Salkowski[11]) in Beziehung zu setzen sind.

a) Das von Landwehr[12]) aus Harn dargestellte (siehe unten), jedoch kaum einheitliche tierische Gummi zeigte folgende Eigenschaften. Es stellt ein weißes geschmackloses, kreideartiges Pulver dar, das frisch bereitet in Wasser zu einer ganz klaren, schwach gelblichen, viscösen Flüssigkeit löslich ist, die stark zur Schaumbildung neigt. Vorher auf

[1]) O. Nasse, Archiv f. d. ges. Physiol. **37**, 585 [1885].
[2]) E. Reichardt, Archiv d. Pharmazie [3] **5**, 502 [1874].
[3]) W. Leube, Virchows Archiv **113**, 391 [1888].
[4]) Eine glykogenartige Substanz isolierte O. Simon (Berichte d. Karlsbader Naturforschervers. **1902**) aus diabetischen Harnen. 90 ccm Urin wurden mit 10 ccm KOH von 40% versetzt und das Filtrat vom Phosphatniederschlage durch Alkohol gefällt. Durch wiederholtes Lösen und Fällen erfolgte Reinigung. — Subkutan verabfolgtes Glykogen wird nach P. Mayer (siehe S. 426) völlig verbrannt. — Zur eventuellen Trennung des Glykogens von Stärke bzw. von den Dextrinen der letzteren siehe E. Baur u. E. Polenske, Chem. Centralbl. **1906**, II. 1360.
[5]) H. A. Landwehr, Zeitschr. f. physiol. Chemie **5**, 371 [1881].
[6]) Fried. Müller, Zeitschr. f. Biol. **42**, 468 [1901].
[7]) Weydemann, Diss. Marburg **1896**.
[8]) O. Folin, Zeitschr. f. physiol. Chemie **23**, 347 [1897].
[9]) J. B. Leathes, Archiv f. experim. Pathol. u. Pharmakol. **43**, 245 [1900].
[10]) C. Th. v. Mörner, Skand. Archiv f. Physiol. **1**, 210 [1889]. — K. A. H. v. Mörner, Skand. Archiv f. Physiol. **6**, 332 [1895].
[11]) E. Salkowski, Berl. klin. Wochenschr. **1905**, Nr. 51 u. 52; **1910**, Nr. 12. 38, 50.
[12]) H. A. Landwehr, Zeitschr. f. physiol. Chemie **5**, 371 [1881]; **6**, 74 [1882]; **8**, 122 [1884]; **9**, 361 [1895]; Archiv f. d. ges. Physiol. **39**, 193 [1886]; **40**, 35 [1887].

120° erhitzte Proben quellen nur noch in Wasser. Es wird aus wässeriger Lösung durch das 3—4fache Vol. Alkohol, am vollständigsten bei 60° und — wie viele kolloidale Kohlenhydrate — gänzlich erst auf Zusatz von ein wenig NaCl gefällt; Eisessig schlägt das tierische Gummi auch nieder, Gegenwart von HCl erschwert die Fällung durch Alkohol. Jod und Methylviolett färben die gereinigte Substanz nicht. Sie zeigt Rechtsdrehung, die jedoch nach Freund[1] so schwach ist, daß sie in 5proz. Lösung nicht wahrgenommen werden kann.

Beim Kochen mit Mineralsäuren entsteht eine etwas süß schmeckende und reduzierende, aber nicht garfähige und nicht krystallisierbare Substanz. Das tierische Gummi selbst soll dagegen mit Hefe gären, durch Enzyme des Speichels, der Leber und des Pankreas jedoch nicht angreifbar sein. Fehlingsche Mischung wird nicht reduziert, wohl aber ammoniakalisch-alkalische Silberlösung.

Mit Alkalien und Erdalkalien geht das tierische Gummi durch Alkohol fällbare Verbindungen ein. Bleiessig + Ammoniak (nicht aber Bleiacetat allein), $FeCl_3 + NH_3$, $CuSO_4 + NaOH$[2]) bilden mit dem Gummi Niederschläge. In Gegenwart von Essigsäure fällt tierisches Gummi Eiweiß[3]).

b') Ebensowenig Garantie für Reinheit bildet das durch Benzoylierung und nachfolgende Verseifung der Benzoylester gewonnene Harndextrin (siehe S. 350). Baisch[4]) und Lemaire[5]) geben so ziemlich die gleichen Eigenschaften für diese Körper; mit α-Naphthol zeigt sie stark positive Reaktion. Während der Körper nach Lemaire (l. c.) stickstofffrei ist, fand ihn v. Alfthan[6]) N-haltig. Derselbe Autor gibt an, daß die Verbindung dialysierbar sei und, ohne zu gären, bei Behandlung mit Hefe verschwinde. Nach Hydrolyse mit verdünnter Salzsäure entstand eine zuckerähnliche Substanz, deren Gärungsvermögen unverhältnismäßig stärker als ihre Reduktionskraft war.

c) Das nach Salkowski (l. c.) dargestellte Produkt ist stark stickstoffhaltig und nicht dialysabel. Durch Mercurisalze und Bleiessig wird es nicht gefällt, wohl aber durch Bleiessig + NH_3 und durch Phosphorwolframsäure in salzsaurer Lösung. Fehlingsche Lösung wird gar nicht, alkalische Silbermischung in der Wärme reduziert. Eine klare, mit $CuSO_4$ + NaOH versetzte Lösung scheidet erst beim Erwärmen blauweiße Flocken aus. Gegen Diastase ist die Verbindung beständig, beim Kochen mit 25proz. Salzsäure während nur einer Minute entsteht schon reduzierende Substanz. Jod färbt nicht, die α-Naphtholprobe ist stark positiv. Eiweißreaktionen gibt die nach Salkowski dargestellte Verbindung so wenig wie das auf anderem Wege erhaltene tierische Gummi des Urins. Nach Salkowski ist dieses dextrinartige Produkt im Harn Carcinomatöser besonders reichlich vorhanden. Salomon und Saxl[7]) kamen zu demselben Resultat und fanden, daß auch während der Schwangerschaft diese kolloide Stickstofform vermehrt ist. Mc Kim Marriott und C. G. L. Wolf[8]) konnten diese Beobachtungen jedoch nicht bestätigen.

Zur Darstellung des Harndextrins sind folgende Methoden angegeben:

a) Landwehr (l. c.) und Freund (l. c.) benutzten die Fällbarkeit durch Kupfersulfat und Natronlauge, die freilich befriedigende Ausbeuten nur bei Harnen gibt, die relativ viel des Dextrins enthalten. Man macht den Urin zunächst mit NaOH stark alkalisch, filtriert von den ausgefallenen Salzen und fügt nun so viel $CuSO_4$ hinzu, bis der blaue Niederschlag beim Erwärmen schwärzt, d. h. überschüssiges $Cu(OH)_2$ enthält. Die Fällung wird möglichst salzfrei gewaschen, getrocknet und in der gerade nötigen Menge verdünnter HCl gelöst. Jetzt stumpft man nach Freund mit NH_3 so weit ab, daß gerade noch keine Kupferverbindung ausfällt. Man gibt dann 3 Vol. Alkohol hinzu und erwärmt auf 60°. Die sich ausscheidenden Flocken werden durch mehrfache Umfällung aus Wasser durch Alkohol gereinigt. Die so dargestellte Substanz hält leicht etwas Kupfer zurück.

Dieses Verfahren soll auch bei gewöhnlichen, dextrinarmen Harnen zum Ziele führen, wenn man zunächst durch Zusatz von 4 Vol. abs. Alkohol und Erwärmen einen Niederschlag erzeugt, dessen wässerige, klar filtrierte Lösung dann wie oben mit $CuSO_4$ + NaOH usw. behandelt wird.

b) Aus dem Gemisch der Benzoylester aus Urin erhält man nach Baisch, Lemaire (l. c.) und v. Alfthan[6]) ein Dextrin in folgender Weise:

Zur Entfernung von Beimengungen verreibt man die Benzoate zunächst mit verdünnter HCl, wäscht mit H_2O bis zum Verschwinden der Halogenreaktion aus und trocknet.

[1]) E. Freund, Centralbl. f. Physiol. **6**, 346 [1892].

[2]) Die Kupferverbindung bildet weißblaue Flocken.

[3]) K. A. H. v. Mörner, Skand. Archiv f. Physiol. **6**, 334 [1895].

[4]) K. Baisch, Zeitschr. f. physiol. Chemie **18**, 199[1894]; **19**, 364[1894]; **20**, 249[1895].

[5]) F. A. Lemaire, Zeitschr. f. physiol. Chemie **21**, 446 [1895].

[6]) K. v. Alfthan, Diss. Helsingfors **1900** u. **1904**.

[7]) Salomon u. Saxl, Beiträge z. Carcinomforschung, Heft 2.

[8]) W. Mc Kim Marriott u. C. G. L. Wolf, Amer. Journ. of med. Sc. **1907**, March.

Dann löst man in abs. Alkohol, filtriert und verseift (in der S. 350 angegebenen Art) mit Natriumäthylat. Der direkt oder auf Zusatz von noch mehr abs. Alkohol sich ausscheidende Niederschlag wird möglichst mit Alkohol alkalifrei gewaschen und durch Abpressen auf Filtrierpapier angenähert getrocknet. Durch wiederholte Umfällung aus Wasser durch starken Alkohol entfernt man beigemengte einfache Kohlenhydrate und auch das hartnäckig anhaftende Na_2CO_3, das durch Anziehung von CO_2 der Luft (durch das Natriumäthylat) während des Verseifungsprozesses entstanden ist.

c) Das stickstoffhaltige Dextrin Salkowskis[1] erhält man bei Verarbeitung einer nicht zu kleinen Menge Harn wie folgt.

18—20 l Urin werden in mehreren Portionen zum Sirup verdampft und dieser nach einigem Stehen von den ausgefallenen Salzen abgegossen. Durch Zusatz eines mehrfachen Volumens Alkohol von 96% schlägt man eine Reihe weiterer Stoffe nieder und verarbeitet die alkoholische Mutterlauge weiter. Diese wird abgedampft und mit abs. Alkohol ausgefällt. Den Niederschlag löst man in Wasser, filtriert die Flüssigkeit von dem ungelöst Bleibenden (z. B. harnsauren Salzen) und dialysiert sie gegen fließendes Wasser, bis die Chlorreaktion verschwunden ist (ca. 60 Stunden lang). Die dann eingeengte Flüssigkeit wird abermals mit abs. Alkohol gefällt. Die wässerige Lösung des entstandenen Niederschlages wird dann mit Mercuriacetat unter Zusatz von Natriumcarbonat ausgefällt, das Filtrat entquecksilbert und mit Bleiessig behandelt, der die sog. Oxyproteinsäuren fortschafft. Das Filtrat wird nunmehr mit Bleisubacetat + Ammoniak ausgefällt. Durch Zerlegung dieser Fällung mit H_2S, Einengen und Alkoholfällung erhält man das Produkt in schneeweißem, aschearmem Zustande.

Für den **Nachweis des Harndextrins** ist die Darstellung in Substanz erforderlich; sie hat nach einer der angegebenen Methoden zu geschehen; doch ist zu bedenken, daß jede von ihnen wahrscheinlich zu anderen Produkten führt.

———— —— ———

In naher Beziehung zu den Zuckern steht eine zu den Oxysäuren und Carbonylverbindungen (vgl. S. 311) gehörende Substanz, die d-Glucuronsäure. Nach ihrer Konstitution (siehe unten) kann sie einerseits als ein Traubenzuckerderivat (als an der endständigen Alkoholgruppe zur Säure oxydierte d-Glucose), andererseits als Carboxy-l-xylose aufgefaßt werden. Diese Zwitterstellung kommt auch im analytischen Verhalten vielfach zum Ausdruck.

XXXIX. d-Glucuronsäure.

$$C_6H_{10}O_7 = CHO - \overset{\displaystyle OH}{\underset{\displaystyle H}{C}} - \overset{\displaystyle H}{\underset{\displaystyle OH}{C}} - \overset{\displaystyle OH}{\underset{\displaystyle H}{C}} - \overset{\displaystyle OH}{\underset{\displaystyle H}{C}} - COOH$$

Die Ausscheidung von Glucuronsäureverbindungen bei künstlich geschaffenen Zuständen ist bereits seit mehreren Dezennien bekannt; als ein Produkt des normalen und pathologischen menschlichen und auch tierischen Stoffwechsels ist die Glucuronsäure erst vor wenigen Jahren aufgefunden worden. Zuerst zeigten P. Mayer und C. Neuberg[2], daß sich im normalen Harn, wie schon von älteren Autoren (M. Flückiger) vermutet wurde, kleine Mengen von gepaarten Glucuronsäuren finden. Bei Aufarbeitung von 50 l sicher normalen Harns konnte die Glucuronsäure isoliert und die Natur ihrer Paarlinge festgestellt werden. Die letzteren sind Phenol bzw. Kresol und Indoxyl; die Menge der Glucuronsäure betrug mindestens 0.004 g pro 100 ccm Harn. Hervieux[3] hat mit ähnlicher Methodik das normale Vorkommen der Glucuronsäure im Urin bestätigt.

Mit der verbesserten Methodik der Furfuroldestillation (siehe S. 378) fanden C. Tollens und Stern[4], daß 5—6 mal soviel, d. h. 0,025 g Glucuronsäure in 100 ccm oder 0,37 g pro die in der Norm ausgeschieden werden, wobei allerdings alles gewogene Furfurol auf Glucuronsäure bezogen ist.

Die Glucuronsäure findet sich (abgesehen von einer Ausscheidung nach künstlicher subcutaner Zufuhr der Säure selbst) fast niemals im freien Zu-

[1] Siehe auch S. 788 bei dem sog. kolloidalen Stickstoff des Harns (E. Salkowski, Berl. klin. Wochenschr. **1910**, Nr. 12, 38, 50).
[2] P. Mayer u. C. Neuberg, Zeitschr. f. physiol. Chemie **29**, 256 [1900].
[3] Ch. Hervieux, Bulletin de la Soc. chim. [4] **3**, 349 [1908].
[4] C. Tollens u. F. Stern, Zeitschr. f. physiol. Chemie **64**, 39 [1910].

stande im Urin. Wo dieses der Fall ist, kann man immer die Bildung aus einer gepaarten Glucuronsäure nachweisen (siehe S. 437).

Die Glucuronsäure ist im Jahre 1878 gleichzeitig von O. Schmiedeberg und H. Meyer[1]) sowie M. Jaffé[2]) entdeckt worden. Die Synthese führten E. Fischer und Piloty[3]) im Jahre 1891 aus.

Nach Verabfolgung von ca. 19 g glucuronsaurem Natrium enthält der Harn der Kaninchen nach P. Mayer[4]) schon nach 12 Stunden eine erheblich gesteigerte Oxalsäuremenge: 0,0095—0,0140 g, während normale Kaninchen nur Spuren, 0,0005—0,0009 g, pro die ausscheiden.

Besonders bemerkenswert ist, daß auch die Leber der Versuchstiere nach solch hohen Gaben von Glucuronsäure einen beträchtlichen Gehalt an Oxalsäure (0,05—0,08 g) enthält, die sonst in diesem Organ fehlt. Auch extra corpus vermag die überlebende Leber aus Glucuronsäure Oxalsäure zu bilden[4]).

Neben der Oxalurie tritt häufig nach großen Gaben nicht gepaarter Glucuronsäure eine Glucosurie auf; diese ist nach P. Mayer[4]) am einfachsten als eine Säureglukosurie zu deuten, da für die theoretisch wohl denkbare Rückverwandlung der Glucuronsäure in Traubenzucker keine Anhaltspunkte vorliegen. [Nach Külz[5]) ist Glucuronsäure allerdings ein Glykogenbildner.]

Wenn die verabfolgte Menge der Glucuronsäure groß genug ist, so entgeht — namentlich bei subcutaner Einführung — ein Teil der Oxydation und erscheint im Harn, teils frei, teils aber auch in gebundener Form. In letzterem Falle sind jedoch die normalen Paarlinge der Glucuronsäure, Phenol und Indoxyl, nicht vermehrt, sondern die Ätherschwefelsäuren entsprechend vermindert. Aus diesem Verhalten und aus Versuchen von A. Falck[6]) folgt die Tatsache, daß Glucuronsäure und Schwefelsäure wechselseitig füreinander eintreten können, und daß bei ausreichender Anwesenheit von Glucuronsäure die Bildung von Ätherschwefelsäuren stark zurückgedrängt werden kann (siehe auch C. Tollens, S. 467).

Darstellung von Glucuronsäure. Sie geschieht in praxi aus Piuri [Purree[7])[8])[9])[10])] (Jaune indien), das wahrscheinlich eine aus dem Harn von mit Mangoblättern gefütterten Kühen gewonnene Malerfarbe ist, oder aus Mentholglucuronsäure[11]), die leicht durch Verabfolgung von Menthol an Kaninchen gewonnen werden kann. Die Darstellung gelingt gut nur bei genauer Innehaltung der ausgearbeiteten Vorschriften, die von Thierfelder[7]), Mann und Tollens[8]), Neuberg[9]), Lefèvre und Tollens[10]) sowie von Neuberg und Lachmann[11]) herrühren.

Eigenschaften. Die freie Glucuronsäure, wie sie synthetisch von E. Fischer und Piloty[3]) (aus d-Zuckersäurelacton) oder durch Spaltung aus den gepaarten Glucuronsäuren erhalten wird, ist sirupös; im Vakuum geht sie, allerdings nur zum Teil, unter H_2O-Verlust in das Lacton (Anhydrid) $C_6H_8O_6$ über, das Glucuron genannt wird. Glucuron bildet monokline Tafeln[12])[13]) vom Schmelzp. 175° bis 178°[3])[8]). Sein Geschmack ist zugleich süß und bitter;

[1]) O. Schmiedeberg u. H. Meyer, Zeitschr. f. physiol. Chemie **3**, 422 [1879].

[2]) M. Jaffé, Zeitschr. f. physiol. Chemie **2**, 47 [1879].

[3]) E. Fischer u. O. Piloty, Berichte d. Deutsch. chem. Gesellschaft **24**, 522 [1891].

[4]) P. Mayer, Zeitschr. f. klin. Medizin **47**, 68 [1902].

[5]) E. Külz, Archiv f. d. ges. Physiol. **30**, 484 [1883]; Zeitschr. f. Biol. **20**, 157 [1884]; Festschr. f. E. Ludewig **1891**.

[6]) A. Falck, Münch. med. Wochenschr. **1902**, Nr. 36.

[7]) H. Thierfelder, Zeitschr. f. physiol. Chemie **11**, 390 [1887].

[8]) F. Mann u. B. Tollens, Annalen d. Chemie u. Pharmazie **290**, 155 [1896].

[9]) C. Neuberg, Berichte d. Deutsch. chem. Gesellschaft **33**, 3317 [1900].

[10]) K. U. Lefèvre u. B. Tollens, Berichte d. Deutsch. chem. Gesellschaft **40**, 4513 [1907].

[11]) C. Neuberg u. S. Lachmann, Biochem. Zeitschr. **24**, 416 [1910].

[12]) A. Spiegel, Berichte d. Deutsch. chem. Gesellschaft **15**, 1964 [1882]. — Groth u. Grünling, Berichte d. Deutsch. chem. Gesellschaft **15**, 1966 [1882].

[13]) F. Grünling, Zeitschr. f. Krystallographie **7**, 586 [1883].

es ist leicht löslich in H_2O, unlöslich in abs. Alkohol. Die spezifische Drehung ist $[\alpha]_D^{18} = +19,2°$ (10 proz. Lösung)[1]). HNO_3 oder Brom oxydieren Glucuronsäure zu d-Zuckersäure[2]). Na-Amalgam reduziert das Lacton zu d-Gulonsäure[3]). Bei der Destillation mit H_2SO_4 oder HCl entsteht viel Furfurol und CO_2[4]). Alkalien liefern bei 120° Oxalsäure, Brenzcatechin und Protocatechusäure[5]). Glucuronsäure gibt beim Glühen mit Zn und NH_3 die Pyrrolreaktion[6]). Glucuronsäure liefert mit CaO in wässeriger Lösung Glycerinsäure und Saccharinsäure; mit HCN entsteht α-Glucopentaoxypimelinsäure[7]).

Bei der Oxydation mit Chromsäure ergibt Glucuronsäure CO_2, Ameisensäure und Aceton [Schmiedeberg und Meyer[8]), Flückiger[9])].

Verbindungen.

Glucuronsäure wird von normalem Bleiacetat nicht gefällt. Mit Bleiessig oder Bleiessig und Ammoniak entstehen massige Fällungen eines basischen Bleisalzes. In ähnlicher Weise erzeugt überschüssiges Barytwasser (oder $BaCl_2 + NH_3$), am besten bei gelindem Erwärmen, eine flockige orangefarbene Bariumverbindung. Diese ist ein basisches Bariumsalz der Formel $C_6H_8O_7Ba$. Durch CO_2 wird es zwar in Lösung gebracht, aber nicht in das normale Bariumsalz übergeführt. Wohl aber wird es durch verdünnte H_2SO_4 zerlegt.

Normale glucuronsaure Salze (Glucuronate). K-Salz $C_6H_9O_7K$[1]). Farblose Nadeln, an der Luft braun werdend. Die Drehung ist $[\alpha]_D = +21,3$ bis $+21,8°$. — Na-Salz $C_6H_9O_7Na$[1]). Feine dendritisch verzweigte Nadeln. Die Drehung ist rechts. — Anilid des Kaliumsalzes $C_6H_9O_6K:NC_6H_7$. Entsteht aus dem K-Salz mit Anilin; in Wasser lösliche Täfelchen. Die Drehung ist links[1]), Schmelzp. 177°. — Ba-Salz $(C_6H_9O_7)_2Ba$. Amorph, pulverig und in Wasser spielend löslich. — Pb-Salz $(C_6H_9O_7)_2Pb$. Krystallisiert leicht. — Zn-Salz, Ca-Salz, Cd-Salz, Cu-Salz, Ag-Salz. Krystallisieren nicht. Sie alle sind, wie das normale Bleisalz, in Wasser leicht löslich. — Cinchoninsalz $C_6H_{10}O_7 \cdot C_{19}H_{22}ON_2$. Weiße Nadeln. Schmelzp. 204°. Löslich in heißem Wasser. Die Drehung ist $[\alpha]_D = +138,6°$ (c = 2,02)[10]). — Chininsalz $C_6H_{10}O_7$ $C_{20}H_{24}O_2N_2$. Weiße Krystalle. Schmelzp. 180°. Die Drehung ist $[\alpha]_D = -80.1°$ (c = 9,36)[10]). — Brucinsalz $C_6H_{10}O_7 \cdot C_{23}H_{26}O_4N_2$. Nadeln. Schmelzp. 200°. Schwer löslich in Alkohol und Äther[10]).

Glucuronsäure-dibenzoylester $C_6H_8O_7(C_7H_5O)_2$. Entsteht aus Glucuronsäure. Benzoylchlorid und Na_2CO_3. Krystalle vom Schmelzp. 107°. Unlöslich in H_2O, löslich in Alkohol. Wirkt nach Thierfelder[1]) in der Wärme reduzierend.

Glucuron-semicarbazon $C_7H_{11}O_6N_3$. Entsteht aus den Komponenten in der Wärme. Es bildet lange Nadeln vom Schmelzp. 188°. Schwer löslich in Alkohol, Äther, Wasser. Die Verbindung reduziert stark[11]).

---

[1]) H. Thierfelder, Zeitschr. f. physiol. Chemie 11, 388 [1887]; 13, 275 [1889]. — E. Fischer u. O. Piloty, Berichte d. Deutsch. chem. Gesellschaft 24, 521 [1891]. — B. Tollens u. F. Mann, Annalen d. Chemie u. Pharmazie 290, 155 [1896].

[2]) H. Thierfelder, Zeitschr. f. physiol. Chemie 11, 401 [1887]; Berichte d. Deutsch. chem. Gesellschaft 19, 3148 [1886]. — M. Flückiger, Zeitschr. f. physiol. Chemie 9, 322 [1885].

[3]) H. Thierfelder, Zeitschr. f. physiol. Chemie 11, 403 [1887]; 15, 71 [1891]. — E. Fischer u. O. Piloty, Berichte d. Deutsch. chem. Gesellschaft 24, 521 [1891].

[4]) L. v. Udransky, Zeitschr. f. physiol. Chemie 12, 389 [1888]. — A. Günther u. B. Tollens, Berichte d. Deutsch. chem. Gesellschaft 23, 1751 [1890]. — G. de Chalmot, Berichte der Deutsch. chem. Gesellschaft 25, 2569 [1892]. — F. Mann u. B. Tollens, Annalen d. Chemie u. Pharmazie 290, 155 [1896].

[5]) H. Thierfelder, Zeitschr. f. physiol. Chemie 13, 275 [1889]. — F. Hoppe-Seyler, Zeitschr. f. physiol. Chemie 13, 66 [1889].

[6]) C. Neuberg, Festschr. f. Salkowski 1904, S. 271; Chem. Centralbl. 1904, II, 1436.

[7]) C. Neuberg u. W. Neimann, Zeitschr. f. physiol. Chemie 44, 97 [1905].

[8]) O. Schmiedeberg u. H. Meyer, Zeitschr. f. physiol. Chemie 3, 441 [1879].

[9]) M. Flückiger, Zeitschr. f. physiol. Chemie 9, 351 [1885].

[10]) C. Neuberg, Berichte d. Deutsch. chem. Gesellschaft 33, 3317 [1900].

[11]) G. Giemsa, Berichte d. Deutsch. chem. Gesellschaft 33, 2996 [1900]; Zeitschr. f. physiol. Chemie 41, 548 [1904].

Glucuron-thiosemicarbazon, $C_7H_{11}O_5N_3S = CO \cdot (CH \cdot OH)_2 \cdot CH \cdot CHOH \cdot CH$

$$| \underline{\qquad O \qquad}$$

$: N \cdot NH \cdot CS \cdot NH_2$, entsteht aus Glucuronsäure mit Thiosemicarbazid. Reinigung erfolgt durch Auskochen mit Alkohol. Lange Nadeln vom Schmelzp. 188—189°; wenig löslich außer in Wasser. Reduziert Kupfer- und Silberlösung[1]).

Glucuron-amylmercaptal. Öl, das allmählich krystallisiert[1]).

Glucuron-oxim $C_6H_9O_6N = CO \cdot (CHOH)_2 \cdot CH \cdot CHOH \cdot CH = N \cdot OH$. Ent-

$$O$$

steht aus den Komponenten auf dem Wasserbade[1])[2]). Das Oxim bildet Nadeln vom Schmelzp. 149—151°; es ist wenig löslich in Alkohol, Äther, Wasser. Die Drehung ist $[\alpha]_D = +14,40°$. Die Verbindung reduziert.

Als Aldehyd ist die Glucuronsäure zur Bildung von Phenylhydrazinderivaten befähigt. Die Gegenwart von Oxygruppen und vom Carboxylrest bedingen aber nach Thierfelder[3]) und P. Mayer[4]) erhebliche Komplikationen, welche die Darstellung einer einheitlichen Verbindung sehr erschweren. Denkbar sind Hydrazon, Osazon, Hydrazid, Hydrazonhydrazid, Osazonhydrazid, verschiedene Hydrazinsalze und Gemische aller dieser Körper. Thierfelder[3]) u. P. Mayer[4]) haben gezeigt, daß die Glucuronsäure in typischen gelben Nadeln krystallisierende Phenylhydrazinverbindungen liefert, von denen eine, wie die Pentosazone, bei 159—164°, die andere, wie verschiedene Hexosazone, gegen 210° schmilzt, auch eine vom Schmelzp. 114—115° ist bekannt.

Die reinen Hydrazone sind nur aus krystallisiertem Glucuronsäurelacton erhalten worden.

Glucuron-phenylhydrazon, $CO—(CH \cdot OH)_2—CH—CHOH—CH : N \cdot NHC_6H_5$

$$| \underline{\qquad O \qquad} |$$

$= C_{12}H_{14}O_5N_2$, entsteht aus den alkoholischen Lösungen der Komponenten. Gelbe Nadeln vom Schmelzp. 160°. Unlöslich in Wasser, schwer löslich in Alkohol; in der Wärme wirkt es reduzierend[2]).

Glucuronsäure-p-nitrophenylhydrazon bildet sich in wässeriger Lösung aus den Komponenten. Gelbe Nadeln vom Schmelzp. 225°; leicht löslich in heißem Wasser. Die Drehung ist $[\alpha]_D = —91,2°$ (im Pyridin-Alkoholgemisch)[5]).

Glucuron-bromphenylhydrazon $C_{12}H_{13}BrO_5N_2$[1])[2]). (Quadratische Tafeln aus Alkohol). Schmelzp. 142° (unter Zersetzung). Unlöslich in kaltem Wasser, wenig löslich in Äther, mehr löslich in Alkohol. Die Verbindung reduziert; sie bildet ein schön krystallisierendes dextrogyres Kaliumsalz.

Glucuron-benzylphenylhydrazon $C_{19}H_{20}O_5N_2$ entsteht aus den Komponenten bei 80°. Lange Nadeln vom Schmelzp. 141° (unter Zersetzung). Schwer löslich in Wasser, besser löslich in heißem Alkohol; reduziert schwach in der Kälte[2]). Bildet ein Kaliumsalz, dessen spez. Drehung $[\alpha]_D = —20,3°$ ist und das bei 176—178° schmilzt.

Glucuron-diphenylhydrazon $C_{18}H_{18}O_5N_2$. Entsteht beim Kochen aus den Komponenten. Nadeln vom Schmelzp. 150°. Leicht löslich in heißem Alkohol.

Zu reinem Glucuronsäureosazon und Glucuronsäureosazonhydrazid kann man ebenfalls nur unter Einhaltung ganz bestimmter Mengenverhältnisse gelangen.

Glucuronsäure-phenylosazon $C_{18}H_{20}O_5N_4$

$$CH : N—NH \cdot C_6H_5$$

$$C : N—NH \cdot C_6H_5$$

$$(CHOH)_3$$

$$COOH$$

Entsteht beim Einwirken von 1 Mol. Glucuron auf 3 Mol. Phenylhydrazin, gelöst in Essigsäure, bei 40° nach einigen Tagen. Nadeln. Schmelzp. 200—202°. Leicht löslich in

---

[1]) C. Neuberg, Berichte d. Deutsch. chem. Gesellschaft **32**, 2395, 3384 [1899]; **33**, 3315 [1900].

[2]) G. Giemsa, Berichte d. Deutsch. chem. Gesellschaft **33**, 2996 [1900]; Zeitschr. f. physiol. Chemie **41**, 548 [1904].

[3]) H. Thierfelder, Zeitschr. f. physiol. Chemie **11**, 388 [1887].

[4]) P. Mayer, Zeitschr. f. physiol. Chemie **29**, 59 [1900].

[5]) A. van Ekenstein u. J. J. Blanksma, Recueil des travaux chim. des Pays-Bas **24**, 33 [1905]; Chem. Centralbl. **1905**, I, 1277. — Das p-Nitrophenylhydrazinderivat von A. Medwedew (Berichte d. Deutsch. chem. Gesellschaft **38**, 1646 [1905]) existiert nach des Autors späteren Angaben nicht (Berichte d. Deutsch. chem. Gesellschaft **38**, 2283 [1905]).

Pyridin und Aceton, sehr wenig löslich in Wasser, Benzol, Äther. Es zeigt Linksdrehung[1]).

Glucuronsäure-osazonhydrazid

$$C_{24}H_{26}O_4N_6 = \begin{array}{l} C_6H_5NH-NH\cdot CO\cdot(CHOH)_3-C-CH = N\cdot NH\cdot C_6H_5 \\ \qquad\qquad\qquad\qquad\qquad\qquad \overset{\|}{N}-NH\cdot C_6H_5 \end{array}$$

entsteht aus dem Osazon beim Erhitzen mit 1,2 Mol. Phenylhydrazin und der 20 fachen Menge Alkohol auf 150°[1]).

Ureido-glucuronsäure $NH_2\cdot CO\cdot N:CH\cdot(CHOH)_4\cdot COOH$ entsteht aus Harnstoff und freier Glucuronsäure innerhalb einiger Monate bei Anwesenheit von verdünnter H_2SO_4 bei 40°. Die Verbindung ist unbeständig. Sie zerfällt leicht in die Komponenten. Die Drehung ist $[\alpha]_D = -21°$. Das Ba-Salz ist weniger zersetzlich und bildet eine weiße Masse; seine Drehung ist $[\alpha]_D = -15,83°$, es reduziert schon in der Kälte[1]).

Glucuronsäure-p-bromphenylhydrazinverbindung[2]). Beim Erwärmen wässeriger Glucuronsäurelösungen mit essigsaurem p-Bromphenylhydrazin entsteht eine Verbindung der Zusammensetzung $C_{12}H_{17}O_7N_2Br$. Ihre Konstitution ist nicht sicher aufgeklärt, sie ist aber wegen ihrer Schwerlöslichkeit und ihres optischen Verhaltens zum Nachweise der Glucuronsäure brauchbar.

Zu ihrer Darstellung muß man folgende Vorschrift genau einhalten. Zu einer Lösung von 2 g Glucuronsäure in 250 ccm H_2O gibt man eine vorher zum Sieden erhitzte Lösung von 5 g reinem, salzsaurem p-Bromphenylhydrazin und 6 g Natriumacetat. Die Flüssigkeit trübt sich, wird aber beim nachfolgenden Erwärmen im Wasserbade wieder klar. Nach 5 bis 10 Minuten beginnt die Abscheidung hellgelber Nadeln. Man entfernt das Wasserbad und erhält beim Abkühlen einen reichlichen Niederschlag. Man saugt denselben ab und erwärmt das Filtrat von neuem im Wasserbade, worauf wieder Krystallisation beginnt. Durch 4—5 malige Wiederholung dieser Operation innerhalb 2—3 Stunden erhält man eine beträchtliche Ausbeute. Bedingung für das Gelingen ist völlige Reinheit des benutzten p-Bromphenylhydrazins. Daher empfiehlt es sich, das p-Bromphenylhydrazinchlorhydrat (+ Natriumacetat) zu verwenden, da dieses leicht frei von harzigen Bestandteilen zu erhalten ist.

Die auf einer Nutsche gesammelten Niederschläge werden mit kaltem Alkohol ausgewaschen, der anhaftende Verunreinigungen entfernt und das Glucuronsäurederivat als leuchtend hellgelbe Krystallmasse zurückläßt. Die Verbindung hat lichtere Farbe als d-Glucosazon. Das Rohprodukt bildet langgestreckte Nadeln und schmilzt zwischen 200 und 216°; durch wiederholte Krystallisation aus siedendem Alkohol von 60% steigt der Schmelzpunkt allmählich auf 236° (schnelle Erhitzung). In Wasser, abs. Alkohol, Äther, Essigester und Benzol ist die Substanz schwer löslich, leichter in Eisessig. Die alkoholische Lösung dreht links. Die Drehung im Pyridinalkoholgemisch (S. 356) ist bedeutend stärker als die der übrigen Phenylhydrazinderivate der Zucker und kann daher zur Erkennung dienen.

Bei der Darstellung aus unreinen Lösungen[3]) dürfen Mineralsäure und überschüssige Essigsäure nicht zugegen sein; ferner ist es zweckmäßig, während des Erhitzens im Wasserbade das Gefäß mit einer Glasschale zu bedecken und so Verschmierung durch Luftoxydation zu verhindern.

Glucuronsäure und ihre Salze reduzieren, wenn die Lösungen nicht gar zu dünn sind, **Fehlingsche Lösung** deutlich schon in der Kälte, intensiv beim Erhitzen. Alle übrigen Reduktionsproben gibt die Glucuronsäure wie die eigentlichen Kohlenhydrate, auch die **Rubnersche Probe** fällt positiv aus[4]). Kupferacetat wird langsam in der Kälte, schnell beim Erwärmen reduziert.

Die **freie Glucuronsäure** ist der Vergärung durch Enzyme der Hefe nicht fähig; in kleinen Mengen ist sie vielleicht nach A. Daiber[5]) neben viel Traubenzucker — ähnlich manchen Zuckern — vergärbar. Im Gegensatz zu diesen von mehreren älteren Autoren gemachten Angaben fand jüngst H. Hildebrandt[6]) freie Glucuronsäure durch Hefe oder Zymin vergärbar, wobei CO_2

---

[1]) C. Neuberg u. W. Neimann, Zeitschr. f. physiol. Chemie **44**, 97 [1905].
[2]) C. Neuberg, Berichte d. Deutsch. chem. Gesellschaft **32**, 2395 [1899].
[3]) P. Mayer u. C. Neuberg, Zeitschr. f. physiol. Chemie **29**, 256 [1900].
[4]) F. Moritz, Deutsches Archiv f. klin. Medizin **46**, 265 [1890].
[5]) A. Daiber, Schweizer Wochenschr. f. Chemie u. Pharmazie **33**, 229 [1895].
[6]) H. Hildebrandt, Beiträge z. chem. Physiol. u. Pathol. **7**, 439 [1905].

und an Stelle des Alkohols Essigsäure event. Malonsäure auftreten sollen. Durch Mikroben des Kloakenschlammes wird die Glucuronsäure nach H. Thier-felder[1]) in eine Art Methangärung versetzt, als deren Nebenprodukte CO_2, H, Essigsäure und Milchsäure entstehen. Auch manche gepaarten Glucuronsäuren sind gegen Fäulnis von auffallend geringer Beständigkeit [H. Hilde-brandt, M. Bial[2])].

Unter anderen Bedingungen läßt sich eine bakterielle Zersetzung der Glucuronsäure ohne völlige Zerreißung der Kohlenstoffkette erzielen. Durch die Mikroorganismen der gewöhnlichen Fleischfäulnis konnten E. Salkowski und Neuberg[3]) bei schwach alkalischer Reaktion eine Kohlensäureabspaltung aus der Glucuronsäure erreichen, die dabei in eine Pentose, l-Xylose, übergeht.

Farbenreaktionen.

1. Die Glucuronsäure gibt mit *α-Naphthol* (vgl. S. 436), *Phloroglucin und Orcin* dieselben Farbenreaktionen wie die Pentosen (siehe S. 333 bis 345). Bei der Modifikation der Orcinprobe von Neumann (S. 339) verhält sich die Glucuronsäure der Xylose ähnlich; es kann ja die Glucuronsäure als Carboxy-xylose aufgefaßt werden: $C_5H_{10}O_5 \cdot CO_2 = C_6H_{10}O_7$.

Die kleinen Unterschiede, die in der Nuance der Orcinreaktion bei Pentosen einer-seits, bei Glucuronsäure andererseits bestehen, können nach Lefèvre und Tollens (l. c.) jedoch nicht zu einer Differenzierung dienen.

2. Bei der *Rubnerschen Probe* mit Bleihydroxyd verhält sich die Glucuronsäure wie Traubenzucker (siehe S. 367).

3. Die *Probe mit Naphthoresorcin*[4]) fällt jedoch mit der Glucuronsäure ab-weichend aus, indem der entstehende Farbstoff in Äther mit prächtig violetter Farbe löslich ist. Nach ihrem Entdecker, B. Tollens[4]), ist sie folgendermaßen auszuführen.

Ein Splitterchen Glucuronsäure löst man in 5—6 ccm Wasser, fügt 1 ccm einer 1 proz. alkoholischen Naphthoresorcinlösung und 6 ccm rauchende HCl hinzu. Man erhitzt und hält ca. 1 Minute im Sieden, läßt dann abkühlen und versetzt nach 4 minutigem Stehen, am besten unter Abkühlung durch fließendes Wasser, mit einigen Kubikzentimetern Äther. Nach dem Durchschütteln ist die Ätherschicht schön blau- oder rotviolett, manchmal auch rot oder rotbraun gefärbt und zeigt einen mehr oder minder starken Absorptions-streifen im Gelbgrün, rechts von der D-Linie. Mit 0,005 g Glucuronsäurelacton erhält man noch eine starke Reaktion.

Mit Urin stellt man die Probe — ohne zu verdünnen — in gleicher Weise an. Sollte sich die Ätherschicht schwer abheben, so fügt man wenige Tropfen Alkohol hinzu.

Die prächtige Reaktion ist nun für die Glucuronsäure nicht voll beweisend, da sie in identischer oder sehr ähnlicher Weise mit fast allen Carbonylsäuren eintritt[5]), d. h. mit Verbindungen, die irgendwie die Gruppierung

$$\text{COH} \qquad\qquad \text{CO}$$
$$\text{oder}$$
$$\text{COOH} \qquad\qquad \text{COOH}$$

im Molekül enthalten.

Die Isomeren der Glucuronsäure, alle Carbonylsäuren der Kohlenhydrate von C_3 bis C_7 geben die Naphthoresorcinreaktion. Allantoin, Alloxan, Glyoxylsäure, Brenztrauben-säure, Chondroitinschwefelsäure, „Glucothionsäuren" verhalten sich genau so oder ähn-lich. Bei zahlreichen Reaktionen, z. B. vielen Oxydationen, bei Einwirkung des Lichtes und elektrischen Stromes entstehen aus zahlreichen Naturstoffen, wie Alkoholen, Mono- und Dicarbonsäuren, Kohlenhydraten, Aminosäuren, Proteinen und Purinen Stoffe, welche eine positive Naphthoresorcinprobe liefern[6]). [Die Aminosäuren sowie eigentliche Mono-

---

[1]) H. Thierfelder, Zeitschr. f. physiol. Chemie **13**, 275 [1889].

[2]) H. Hildebrandt, Zeitschr. f. physiol. Chemie **43**, 288 [1904.] — M. Bial, Zeitschr. f. physiol. Chemie **45**, 262 [1905].

[3]) E. Salkowski u. C. Neuberg, Zeitschr. f. physiol. Chemie **36**, 261 [1902].

[4]) B. Tollens, Berichte d. Deutsch. chem. Gesellschaft **41**, 1788 [1908]. — C. Tollens, Münch. med. Wochenschr. **56**, 652 [1909].

[5]) J. A. Mandel u. C. Neuberg, Biochem. Zeitschr. **13**, 148 [1908].

[6]) C. Neuberg, Biochem. Zeitschr. **13**, 305 [1908]; **17**, 270 [1909]; **20**, 526, 531 [1909]; **24**, 152, 166 [1910]; **28**, 355 [1910].

und Dicarbonsäuren der Kohlenhydratreihe geben jedoch in reinem Zustande keine Naphthoresorcinprobe[1])].

Wir sind über das regelmäßige Vorkommen solcher Carbonylsäuren in der Natur nicht orientiert. Ihre leichte Bildung, die z. B. schon beim Stehen im Sonnenlichte in Gegenwart von Spuren Metallsalzen erfolgt, macht ein Auftreten recht wahrscheinlich.

Mit Veränderungen durch das Licht hängt wohl auch folgende Beobachtung zusammen. Verwendet man zur Anstellung der Probe eine 1 proz. alkoholische Lösung von Naphthoresorcin (B. Tollens) und läßt die alkoholische Lösung des Reagens in Sommertagen in Flaschen aus gewöhnlichem weißen Glase stehen, so tritt nach einiger Zeit beim Erwärmen des Reagens allein mit Wasser und Salzsäure vom spez. Gewicht 1,19 ein Farbstoff auf, der sich mit violetter bis rotstichiger Nuance in Äther löst. Man darf vielleicht annehmen, daß es sich um einen geringfügigen Übergang von Alkohol (vielleicht über Essigsäure oder Glykolsäure) in Glyoxalsäure handelt, deren entsprechendes Verhalten gegen Naphthoresorcin oben angegeben ist.

Bei mehrmonatlicher Aufbewahrung der alkoholischen Naphthoresorcinlösung erfolgt Dunkelfärbung, und an Stelle der violettroten Nuance tritt dann ein in Äther schmutzigbraun löslicher Farbstoff auf, sobald man mit Wasser und Salzsäure erwärmt.

Eine Verharzung tritt auch langsam ein, wenn man die alkoholische Naphthoresorcinlösung in braunen Gefäßen aufbewahrt.

Deshalb stelle man die Probe mit festem Naphthoresorcin an; diese Ausführungsform ist zwar weniger ökonomisch, aber sicherer[1]).

Da viele Carbonylsäuren mit Naphthoresorcin reagieren, so ist es unzweifelhaft, daß bei einer colorimetrischen[2]) Verwertung der Naphthoresorcinreaktion auf Glucuronsäure fremde Carbonylsäuren eine vollkommene Entstellung zuwege bringen können.

Man kann z. B. durch Zusatz einer Spur Glucuronsäure zu einer Lösung von Glyoxalsäure oder der Verbindungen, die bei Einwirkung von Sonnenlicht auf Weinsäure entstehen, leicht eine Probe erhalten, die bei typischem spektralen Bilde eine enorme Glucuronsäurequantität anzeigen würde, also zu ganz falschen Vorstellungen führt.

Daß in manchen Urinen tatsächlich Substanzen vorkommen, welche die Naphthoresorcinprobe stärker erscheinen lassen, als dem vorhandenen Glucuronsäuregehalte entspricht, scheint auch aus folgendem hervorzugehen.

Man kann nicht selten Harne beobachten, die eine erhebliche Naphthoresorcinreaktion geben, aber sich nicht mit Orcin, Salzsäure und Amylalkohol in der bekannten Weise färben[1]); auch Ellenbeck[3]) erwähnt solche Urine. Dabei fällt die Orcinreaktion bei gepaarten Glucuronsäuren nicht schwächer als die Naphthoresorcinprobe aus[1]).

Im Gegensatz hierzu kommen Fälle vor, wo die Naphthoresorcinreaktion trotz unzweifelhafter Anwesenheit von Glucuronsäure negativ ausfällt.

Das trifft nämlich ein, wenn Substanzen zugegen sind, die das Naphthoresorcin abfangen. Als solche kommen Traubenzucker, Formaldehyd und Acetaldehyd in Betracht. Außer diesen drei Körpern belegen jedoch alle Carbonylverbindungen das Reagens mit Beschlag, so daß sämtliche Kohlenhydrate, Aceton und Acetessigsäure stören können, ebenso alle Substanzen, die bei Anstellung der Probe mit Salzsäure Carbonylverbindungen abspalten, wie Allantoin, Polysaccharide, Nucleinsäuren usw.

Besonders hindernd wirken Fruchtzucker, Saccharose und Pentosen. Sind, wie das unter natürlichen Verhältnissen nicht selten eintritt, viel derartige Substanzen neben wenig Glucuronsäure zugegen, so wird sämtliches Naphthoresorcin von der Glucuronsäure abgelenkt. (Eine Entfernung gärungsfähiger Zuckerarten durch Hefe empfiehlt sich nicht, da bei der Gärung dann mit Naphthoresorcin reagierende Körper in Lösung gehen können [siehe S. 329 u. 364].) In allen diesen Fällen ist es deshalb für einen sicheren Eintritt der Probe notwendig, einen ausreichend großen Überschuß von Naphthoresorcin anzuwenden. Mit diesen Verhältnissen hängt es zusammen, daß A. Jolles[4]) in Diabetikerharnen mit hohem Traubenzuckergehalt nie Glucuronsäure mit der Naphthoresorcinprobe nachweisen konnte, während man positive Ausfälle bei genügend Reagens leicht erhält. Auch Sittig[5]) berichtet über Fälle, wo sich Glucuronsäure trotz vorheriger Zugabe in Substanz dem Nachweise mittels Naphthoresorcin entzog.

Noch eine andere Quelle des Irrtums ist vorhanden. Wie B. Tollens und Rorive (S. 335) schon angegeben haben, erhält man Färbungen mit Naphthoresorcin und Salzsäure bei fast allen Kohlenhydraten; in Äther geht aber nur das Reaktionsprodukt aus

[1]) C. Neuberg, Biochem. Zeitschr. **24**, 436 [1910].
[2]) C. Tollens, Zeitschr. f. physiol. Chemie **61**, 109 [1909].
[3]) H. Ellenbeck, Biochem. Zeitschr. **24**, 34 [1910].
[4]) A. Jolles, Berichte d. Deutsch. pharmaz. Gesellschaft **19**, 477 [1909].
[5]) O. Sittig, Biochem. Zeitschr. **21**, 14 [1909].

Glucuronsäure mit roter bis blauvioletter Farbe über. Es kommt nun vor, daß von dem roten Farbstoff, den verschiedene Zucker erzeugen, beim Ausschütteln etwas im Äther suspendiert und namentlich längs der Ätherschicht am Glase haften bleibt. Solche Proben sehen auf den ersten Blick wie positive aus; beim Filtrieren bemerkt man aber, daß der Ätherauszug farblos ist, und das gleiche gewahrt man, wenn die Proben einige Stunden ruhig stehen. Namentlich durch Filtration der abpipettierten Ätherschicht kann man sich vor Täuschungen schützen[1]).

Zusammenfassend kann man sagen, daß die Tollenssche Naphthoresorcinreaktion bei richtiger Ausführung eine ausgezeichnete Probe auf Carbonylsäuren ganz allgemein darstellt, ohne daß sie aber für Glucuronsäure voll beweisend ist.

4. *Die Anilinacetatprobe* (S. 345) fällt mit Glucuronsäure stark positiv aus.

5. G. Goldschmidt[2]) hat angegeben, daß Glucuronsäure mit α-Naphthol + H_2SO_4 eine besondere Reaktion (Grünfärbung) liefert. Genau so reagieren nun Spuren von Nitraten und Nitriten mit α-Naphthol und konz. H_2SO_4 unter Grünfärbung, so daß überaus leicht Täuschungen eintreten können[3]). Wenn HNO_3 und HNO_2 durch die Diphenylaminprobe ausgeschlossen werden können, soll die Reaktion im Harn für den Glucuronsäurenachweis brauchbar sein[4]).

Quantitative Bestimmung der freien Glucuronsäure.

Handelt es sich um freie Glucuronsäure, so kann diese bestimmt werden:

a) *durch Polarisation* (siehe S. 351 und 393);

b) *durch Reduktion.*

Das Reduktionsvermögen gleicher Moleküle Glucuronsäurelacton (176 g) und Traubenzucker (180 g) gegen Fehlingsche Lösung ist nach Thierfelder[5]) gleich.

c) *durch Furfuroldestillation,* die genau wie bei den Pentosen ausgeführt wird.

Der Zerfall der Glucuronsäure bei dem Erhitzen mit HCl in Furfurol, Kohlensäure und Wasser[6]) erfolgt nicht quantitativ nach der Gleichung:

$$C_6H_{10}O_7 = CO_2 + 3\,H_2O + C_5H_4O_2\,.$$
$$\text{(Furfurol)}$$

Nach Thierfelder[5]) entsteht nämlich dabei neben Ameisensäure und Humusstoffen eine Säure $C_5H_6O_3$ unbekannter Konstitution, die 2 Atome Wasserstoff weniger als die Lävulinsäure enthält. Sie kann ausgeäthert werden und bildet hellgelbe, säulenförmige Krystalle vom Schmelzp. 197°. Sie steht der Glucuronsäure noch insofern nahe, als sie alkalische Kupferlösung schon in der Kälte reduziert und durch Barytwasser gefällt wird; vielleicht entsteht sie nach der Gleichung $C_6H_{10}O_7 = 2\,H_2O + CO_2 + C_5H_6O_3$ und ist der Abkömmling eines Hydrofuranderivates, etwa:

$$
\begin{array}{ccc}
\mathrm{CH-CH_2} & & \mathrm{CH_2-CH} \\
\| \quad\ | & \text{oder} & \ |\quad\ \| \\
\mathrm{CH}\diagdown\diagup\mathrm{CH\cdot COOH} & & \mathrm{CH_2}\diagdown\diagup\mathrm{C\cdot COOH} \\
\mathrm{O} & & \mathrm{O}
\end{array}
$$

Nach den Feststellungen von Lefèvre und Tollens[7]) liefert Glucuronsäurelacton fast genau $^1/_3$ seines Gewichtes Furfurolphloroglucid (siehe S. 379). Durch Multiplikation mit 3 erhält man also aus der Phloroglucidmenge die entsprechende Quantität Glucuronsäurelacton.

Die Ausführungsform für Harn rührt von C. Tollens[8]) sowie C. Tollens und Stern[9]) her und ist ausführlich S. 378—384 beschrieben.

---

[1]) C. Neuberg, Biochem. Zeitschr. **16**, 408 [1909].

[2]) G. Goldschmidt, Zeitschr. f. physiol. Chemie **65**, 389 [1910]; **67**, 194 [1910].

[3]) L. v. Udransky, Zeitschr. f. physiol. Chemie **68**, 88 [1910].

[4]) E. Mayerhofer, Zeitschr. f. physiol. Chemie **70**, 391 [1911].

[5]) H. Thierfelder, Zeitschr. f. physiol. Chemie **11**, 388 [1887].

[6]) F. Mann u. B. Tollens, Annalen d. Chemie u. Pharmazie **290**, 157 [1896].

[7]) K. U. Lefèvre u. B. Tollens, Berichte d. Deutsch. chem. Gesellschaft **40**, 4513 [1907].

[8]) C. Tollens, Zeitschr. f. physiol. Chemie **61**, 95 [1909]; **67**, 138 [1910].

[9]) C. Tollens u. F. Stern, Zeitschr. f. physiol. Chemie **64**, 39 [1910]. — F. Stern, Zeitschr. f. physiol. Chemie **68**, 52 [1910].

d) *Kohlensäureabspaltungsmethode.* Lefèvre und Tollens (l. c.) haben gezeigt, daß Glucuronsäurelacton beim Kochen mit HCl nach der Gleichung

$$C_6H_8O_6 = CO_2 + 2 H_2O + C_4H_3O \cdot CHO$$

genau $^1/_4$ seines Gewichtes Kohlendioxyd liefert (176 g ergeben 44 g CO_2).

Bringt man auf dem Destillationskolben einen aufrecht stehenden Rückflußkühler an, so fließen Salzsäure und Furfurol zurück, während beim Durchsaugen von CO_2-freier Luft die aus Glucuronsäureanhydrid entwickelte Menge CO_2 nach dem Waschen in einem U-Röhrchen mit Wasser und nach dem Trocknen durch ein $CaCl_2$-Rohr in einem Kaliapparate aufgefangen und dessen Gewichtszunahme bestimmt wird.

Für den Urin ist dieses Verfahren noch nicht erprobt. Ist es für Harn anwendbar und läßt sich die Destillation so gestalten, daß eine CO_2-Abgabe aus anderen Urinbestandteilen ausgeschlossen werden kann, so involviert das CO_2-Abspaltungsverfahren die Bestimmung von Glucuronsäure neben anderen Furfurol liefernden Kohlenhydraten (Pentosen). Aus der Menge des CO_2 erhält man durch Multiplikation mit 4 die entsprechende Menge Glucuronsäureanhydrid. Da letzteres (siehe S. 436) genau $^1/_3$ seines Gewichtes Furfurolphloroglucid entspricht, so ist $^4/_3 \cdot CO_2$ die aus Glucuronsäurelacton entstammende Menge Furfurolphloroglucid. Zieht man diese von der Gesamt-Furfurolphloroglucidmenge ab, so weiß man, wieviel Glucuronsäure und wieviel Pentosen bzw. Pentosane zugegen sind.

e) Die Bestimmung der Glucuronsäure als d-Zuckersäure[1]) ist nicht in allen Fällen anwendbar und durch das Furfurolverfahren nach C. Tollens gegenstandslos geworden.

Nachweis der Glucuronsäure.

Orcin und Naphthoresorcinprobe im Verein mit dem schon in der Kälte sich äußernden Reduktionsvermögen, Fällbarkeit durch Bleiessig und Barytwasser, die Rechtsdrehung der freien Säure sowie Darstellung der p-Bromphenylhydrazinverbindung[2]) ermöglichen ihre Erkennung. Bei nicht zu unreinen Lösungen kann man die Darstellung der Alkaloidsalze (siehe S. 431 und 449), bes. der Cinchoninverbindung, versuchen; Mineralsäuren sowie Essigsäure und lösliche Salze stören jedoch.

XL. Die gepaarten Glucuronsäuren.

Wie erwähnt (siehe S. 429), kommt die Glucuronsäure nicht frei, sondern primär stets in gebundener Form im Urin vor, als sogenannte gepaarte Glucuronsäure[3]). Das gilt für die geringen Mengen von Glucuronsäurederivaten im normalen Harn wie für die Glucuronsäureausscheidung unter künstlich veranlaßten Bedingungen oder bei pathologischen Zuständen.

Legion ist bereits die Zahl jener Substanzen, die erwiesenermaßen eine Glucuronsäureausscheidung hervorrufen. Es kann hier nicht der Ort sein, alle diese Körper aufzuzählen; es muß der Hinweis genügen, daß fast jede Klasse organischer Verbindungen Vertreter aufweist, die zur Glucuronsäurepaarung befähigt sind. Die praktische Bedeutung dieser Erscheinung erhellt aus der Tatsache, daß gerade eine große Zahl therapeutisch wichtigster Substanzen Glucuronsäurebildner sind, so das Chloralhydrat, Carbolsäure, Resorcin, Acetanilid (Antifebrin), Phenetidin, Menthol, Borneol, Campher, Santalol, Sandelholzöl, β-Naphthol, das als Antipyreticum und Antisepticum verwendete Chinosol (= o-Oxychinolin), Morphin, Antipyrin, Pyramidon u. a. m.

---

[1]) C. Neuberg u. W. Neimann, Zeitschr. f. physiol. Chemie **44**, 127 [1905].

[2]) Letztere läßt sich durch ihre Schwerlöslichkeit in Alkohol von Bromphenylpentosazonen und Hexosazonen trennen.

[3]) Über die leichte Spaltbarkeit mancher gepaarter Glucuronsäuren durch Bakterien siehe S. 434.

Für diese gepaarten Glucuronsäuren nimmt man nach E. Fischer und Piloty[1]), Sundwik[2]), Neuberg und Neimann[3]) eine glucosidische Verknüpfung von Glucuronsäure mit ihrem „Paarling" an. Man erteilt dementsprechend den Verbindungen folgende Konstitution:

$$
\begin{array}{l}
\mathrm{CH \cdot OR} \\
\quad | \quad \diagdown \\
\mathrm{HCOH} \quad \\
\quad | \qquad \mathrm{O} \\
\mathrm{OHCH} \\
\quad | \\
\mathrm{HC} \\
\quad | \\
\mathrm{HCOH} \\
\quad | \\
\mathrm{COOH}
\end{array}
$$

Eine den meisten gepaarten Glucuronsäuren gemeinsame Eigenschaft ist, daß sie im Gegensatz zur freien rechtsdrehenden Glucuronsäure lävogyr sind. Sie sind größtenteils in Alkohol-Äther löslich, ein zu ihrer Darstellung seit E. Külz vielbenutztes Verhalten. Eine weitere gemeinsame Eigenschaft ist, daß sie mit Bleiessig bzw. Bleiessig und Ammoniak schwerlösliche Fällungen geben, die gleichfalls zur Abscheidung dienen.

Dem Glucosidcharakter entsprechend, reduzieren bei weitem die meisten der gepaarten Glucuronsäuren nicht[4]) die Fehlingsche Lösung, wohl aber nach voraufgegangener Hydrolyse, die nach Neuberg und Neimann (l. c.) auch durch Fermente, z. B. Emulsin und Kefirlactase, besorgt wird. Nach H. Hildebrandt[5]) wirkt Myrosin, nach Roehmann[6]) Hundeleberextrakt ebenso. Dabei geht auch die Linksdrehung in Rechtsdrehung über, wofern die Paarlinge nicht selbst etwa lävogyr sind[7]).

Fäulnis kann die gepaarten Glucuronsäuren vollständig zerstören, und zwar den Paarling wie den Glucuronsäurerest[8]) (s. S. 434).

Im Einklange mit der Glucosidnatur steht, daß die Paarlinge den Charakter von Alkoholen oder Phenolen haben; denn Glucoside sind Äther.

Dementsprechend können Alkohole und Phenole direkt die physiologische Glucuronsäurepaarung eingehen; anderen Körperklassen angehörende Verbindungen werden zuvor in irgendeiner Weise hydroxyliert nach Gesetzen, deren Erkennung wir namentlich den Arbeiten von Schmiedeberg, Jaffé, Fromm, Hildebrandt und Neubauer verdanken (siehe unten).

Neuerdings ist eine Klasse gepaarter Glucuronsäureverbindungen bekannt geworden, die von der vorigen verschieden konstituiert ist; bei ihr handelt es sich nicht um Glucoside, sondern um Ester, da die Paarlinge Säuren sind. Den ersten Vertreter dieses Typus entdeckte M. Jaffé[9]) in der Dimethyl-aminobenzoeglucuronsäure, der sich nach Magnus-Levy[10]) auch die entsprechende Verbindung der einfachen, nicht substituierten Benzoesäure an-

---

[1]) E. Fischer u. O. Piloty, Berichte d. Deutsch. chem. Gesellschaft 24, 522 [1891].

[2]) E. Sundwik, Abhandl. Helsingfors 1886; ref. Malys Jahresber. d. Tierchemie 1886, 76.

[3]) C. Neuberg u. W. Neimann, Zeitschr. f. physiol. Chemie 44, 97 [1905].

[4]) Eine Ausnahme machen z. B. die Urochloralsäure und Benzoeglucuronsäure.

[5]) H. Hildebrandt, Beiträge z. chem. Physiol. u. Pathol. 7, 438 [1906].

[6]) F. Roehmann, Biochemie 1908, S. 197.

[7]) A. Magnus-Levy, Biochem. Zeitschr. 2, 319 [1907].

[8]) H. Hildebrandt, Zeitschr. f. physiol. Chemie 43, 288 [1904].

[9]) M. Jaffé, Zeitschr. f. physiol. Chemie 43, 374 [1904].

[10]) A. Magnus-Levy, Biochem. Zeitschr. 6, 502 [1907].

reiht. Vielleicht ist auch die Salicylglucuronsäure[1]) hierhin zu zählen. Ob die von Baumann und Preuße[2]) beschriebenen Mercaptursäure-verbindungen (s. S. 747) hierhin gehören, ist unentschieden. Die aus dem Pflanzenreich stammende Rübenharzsäure-glucuronsäure (s. S. 460) scheint ebenfalls dieser Gruppe anzugehören.

Als Typus der Esterklasse der gepaarten Glucuronsäuren kann die Benzoeglucuronsäure gelten, die vielleicht folgenden Bau besitzt:

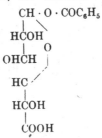

Die Vertreter der Esterklasse der gepaarten Glucuronsäuren sind viel weniger beständig als die zur Glucosidreihe gehörigen Glieder. Sie reduzieren z. B. Fehlingsche Mischung direkt ohne vorherige Säurespaltung; offenbar bewirkt hier die Lauge Verseifung. Sie drehen auch allem Anscheine nach meistens rechts.

Für folgende Substanzen[3]) ist die Paarung mit Glucuronsäure im Tier-körper nachgewiesen.

a) Aliphatische Reihe.

I. Alkohole, sowohl primäre, sekundäre wie tertiäre, und auch mehrwertige, z. B. Äthylalkohol und seine Homologen bis zum Octylalkohol [Neubauer[4])], Trichloräthyl- und -butylalkohol [Külz[5])], Trimethylcarbinol, tertiärer Amylalkohol, Pinakon [Thier-felder und v. Mehring[6])], Methyl-äthyl-propyl-carbinol [Magnus-Levy[7])], Propylenglykol [Neubauer[4])]; ungesättigte Alkohole, z. B. Nerol, Geraniol [Hilde-brandt[8])].

II. Aldehyde, z. B. Isovaleraldehyd [Neubauer[4])], besonders aber die Halogen-substituierten, wie Chloral, Butylchloral [Musculus und v. Mehring[9])], Bromal [Ma-raldi[10])] [auch bei Hühnern[11])].

III. Ketone: Dichloraceton und Acetessigester [Sundwik[12])], Aceton und seine Homologen [Neubauer[4])].

IV. Diketone: Acetylaceton [Neubauer[4])].

V. Ungesättigte Kohlenwasserstoffe: Trimethyläthylen, Octylen [Neubauer[4])].

VI. Ungesättigte Aldehyde (olefinische Terpene): β-Citral [Hildebrandt[13])].

VII. Ungesättigte Ketone: Mesityloxyd [Neubauer[4])].

---

1) A. Baldoni, Malys Jahresber. d. Tierchemie **1905**, 124.

2) E. Baumann u. C. Preuße, Zeitschr. f. physiol. Chemie **5**, 309 [1881].

3) Vollständigkeit der Übersicht ist nicht angestrebt.

4) O. Neubauer, Archiv f. experim. Pathol. u. Pharmakol. **46**, 133 [1901].

5) E. Külz, Zeitschr. f. Biol. **20**, 157 [1884].

6) H. Thierfelder u. J. v. Mehring, Zeitschr. f. physiol. Chemie **9**, 511 [1885]. Die Paarung findet nur beim Kaninchen, nicht bei Menschen, Hund und Katze statt. (Vgl. J. Pohl, Archiv f. experim. Pathol. u. Pharmakol. **1908**, Suppl.-Bd. 427.)

7) A. Magnus-Levy, Biochem. Zeitschr. **2**, 330 [1907].

8) H. Hildebrandt, Beiträge z. chem. Physiol. u. Pathol. **4**, 251 [1904].

9) J. v. Mehring u. Musculus, Berichte d. Deutsch. chem. Gesellschaft **8**, 662 [1875].

10) G. Maraldi, Boll. di Chim. e di Farm. **42**, 81 [1903].

11) P. Bongers, Centralbl. f. d. med. Wissensch. **1889**, 238.

12) E. Sundwik, Malys Jahresber. d. Tierchemie **1886**, 76.

13) H. Hildebrandt, Archiv f. experim. Pathol. u. Pharmakol. **46**, 261 [1901].

b) Aromatische Reihe.

I. Kohlenwasserstoffe: Benzol [Schmiedeberg[1])], Toluol, Xylol [Sundwik (l. c.)], Äthylbenzol, Styrol [Neubauer (l. c.)], Halogensubstitutionsprodukte aromatischer Kohlenwasserstoffe, m-Methylisopropylbenzol, Cymol [Hildebrandt[2])].

II. Phenole: Phenol, Resorcin, Hydrochinon, Brenzcatechin [Külz[3])], Kresol [Wohlgemuth (S. 445)], Thymol [Blum[4])], Kreosot, Lysol, Carvacrol [Hildebrandt (l. c.)] und ihre Substitutionsprodukte mit Halogen-, Nitro- und Aminogruppen; Phenoläther (Phenetol, Anisol) [Kossel[5])], p-Thymotinalkohol [Hildebrandt[6])], Coniferin[7]).

III. Aldehyde: Benzaldehyd [v. Mehring[8])], p-Dimethylaminobenzaldehyd [Jaffé[9])], Vanillin [Preuße[10])].

IV. Ketone: Resacetophenon, Oxypropiophenon [v. Nencki[11])], Gallacetophenon [Rakowski[12])], Acetophenon [Neubauer (l. c.)], Chinon und Tetrachlorchinon (Chloranil) [Schulz[13])].

V. Säuren: o-Nitrophenylpropiolsäure [G. Hoppe-Seyler[14])], Syringasäure [Hildebrandt[7])], Benzoesäure [Salkowski[15])], Magnus-Levy[16])], Salicylsäure[17]).

VI. Aminoderivate: Anilin [Külz (l. c.), Brat[18])], Acetanilid und o- und m-Acettoluid [Jaffé und Hilbert[19])], Phenetidin [Fr. Müller].

VII. Azobenzol [Külz[20])].

VIII. Hydrazobenzol [Külz[20])].

IX. Nitroderivate: Nitrobenzol, o-Nitrotoluol und Homologe [Jaffé[21])].

c) Hydroaromatische Reihe.

I. Kohlenwasserstoffe: Menthen [Neubauer (l. c.)], Pinen [Schmiedeberg[22]), Külz[23])], Limonen, Camphen, Phellandren, Sabinen [Fromm und Hildebrandt[24])[25])].

II. Alkohole: Menthol [Bonanni[26])], Fromm und Clemens (l. c.), Neuberg und Lachmann[27])], Sabinol [Hildebrandt[2])], d-Borneol [Bonanni[26]), Fromm und Clemens[28])], l- und d, l-Borneol [Hämäläinen[29])], d, l-Isoborneol [Hämäläinen[29])], Rhododendrol [Archangelski[30])], Cyclogeraniol [Hildebrandt[31])], Cineol [Hämäläinen[32])], Camphenglykol [Fromm, Hildebrandt und Clemens[25])].

[1]) O. Schmiedeberg, Archiv f. experim. Pathol. u. Pharmakol. **14**, 307 [1881].
[2]) H. Hildebrandt, Zeitschr. f. physiol. Chemie **36**, 441 [1902].
[3]) E. Külz, Zeitschr. f. Biol. **27**, 248 [1891].
[4]) F. Blum, Zeitschr. f. physiol. Chemie **16**, 514 [1892].
[5]) A. Kossel, Zeitschr. f. physiol. Chemie **4**, 296 [1880].
[6]) H. Hildebrandt, Zeitschr. f. physiol. Chemie **43**, 263 [1904].
[7]) H. Hildebrandt, Beiträge z. chem. Physiol. u. Pathol. **7**, 438 [1905].
[8]) J. v. Mehring, Zeitschr. f. physiol. Chemie **6**, 480 [1882].
[9]) M. Jaffé, Zeitschr. f. physiol. Chemie **43**, 374 [1904].
[10]) C. Preuße, Zeitschr. f. physiol. Chemie **4**, 213 [1880].
[11]) M. v. Nencki, Berichte d. Deutsch. chem. Gesellschaft **27**, 2732 [1894].
[12]) L. v. Rakowski, Therap. Monatshefte **1891**, 487.
[13]) O. Schulz, Malys Jahresber. d. Tierchemie **1892**, 77.
[14]) G. Hoppe-Seyler, Zeitschr. f. physiol. Chemie **7**, 178, 425 [1883].
[15]) E. Salkowski, Zeitschr. f. physiol. Chemie **4**, 135 [1880].
[16]) A. Magnus-Levy, Biochem. Zeitschr. **6**, 502 [1907].
[17]) A. Baldoni, Malys Jahresber. d. Tierchemie **1905**, 124.
[18]) H. Brat, Zeitschr. f. klin. Medizin **42**.
[19]) M. Jaffé u. P. Hilbert, Zeitschr. f. physiol. Chemie **12**, 295 [1888].
[20]) E. Külz, Archiv f. d. ges. Physiol. **30**, 484 [1883].
[21]) M. Jaffé, Zeitschr. f. physiol. Chemie **2**, 47 [1878].
[22]) O. Schmiedeberg, Archiv f. experim. Pathol. u. Pharmakol. **14**, 308 [1881].
[23]) E. Külz, Zeitschr. f. Biol. **27**, 257 [1891].
[24]) E. Fromm u. H. Hildebrandt, Zeitschr. f. physiol. Chemie **33**, 579 [1901].
[25]) E. Fromm, H. Hildebrandt u. P. Clemens, Zeitschr. f. physiol. Chemie **37**, 189 [1902].
[26]) A. Bonanni, Beiträge z. chem. Physiol. u. Pathol. **1**, 304 [1902].
[27]) C. Neuberg u. S. Lachmann, Biochem. Zeitschr. **24**, 416 [1910].
[28]) E. Fromm u. P. Clemens, Zeitschr. f. physiol. Chemie **34**, 385 [1902].
[29]) J. Hämäläinen, Chem. Centralbl. **1910**, I, 44, 1443.
[30]) K. Archangelski, Archiv f. experim. Pathol. u. Pharmakol. **46**, 313 [1901].
[31]) H. Hildebrandt, Beiträge z. chem. Physiol. u. Pathol. **4**, 251 [1904].
[32]) J. Hämäläinen, Skand. Archiv f. Physiol. **24**, 1 [1910].

III. Ketone: d-Campher [Schmiedeberg und H. Meyer[1]), l-Campher (Magnus-Levy[2])], d. l-Campher [P. Mayer[3]), Hämäläinen[4])], Fenchon, Caron [Rimini[5])], Menthon, Thujon[6]), Carvon[6]), Oxycampher [Magnus - Levy[2])].

IV. Sesquiterpenalkohol: Santalol [Hildebrandt[7])], rohes Sandelholzöl [Karo[8])].

V. Säuren: Rübenharzsäure siehe S. 460 (im Pflanzenreich).

d) Mehrgliedrige Ringsysteme.

I. Naphthalinderivate: α- und β-Naphthol [v. Nencki und Lesnitz[9])], Naphthalin [Edlefsen[10])].

II. Phenanthren [Pschorr und Bergell[11])].

e) Heterocyclische Systeme.

I. Piperidinring: Thymotinpiperidid [Hildebrandt[12])].

II. Indolgruppe: Indol [Külz[13]), Wang[14]), Austein[15])], Skatol [Mester[16])].

III. Chinolingruppe: o-Oxychinolin [Brahm[17])], Carbostyril (Py-2-α-Oxychinolin), Kynurin (4-Oxychinolin) [v. Fenyvessy[18])], Kairin (Äthylchinoliniumhydroxyd) [von Mehring[19])].

IV. Xanthongruppe: Euxanthon [v. Kostanecki[20]), P. Mayer[21])].

V. Pyrazolgruppe: Antipyrin [Lawrow[22])], Pyramidon [M. Jaffé[23])].

VI. Morpholingruppe: Morphin [v. Mehring[19]), P. Mayer[24]), Sundwik[25])].

VII. Cumaringruppe: Oxycumarin [Flatow[26])].

Nicht ganz so sicher ist für folgende Substanzen die Fähigkeit ermittelt, sich im Tierkörper mit Glucuronsäure zu paaren:

Xylol, Cumol[27]), Guajacol[28]), Orcin, Benzoylguajacol (Benzosol), Nitrobenzol, o-Nitrophenol, p-Nitrophenol, Dichlorbenzol[27]), Santonin[29]), Copaivabalsam[30])[31]), Chloroform (?)[27])[32]).

1) O. Schmiedeberg u. H. Meyer, Zeitschr. f. physiol. Chemie **3**, 422 [1879].

2) A. Magnus-Levy, Biochem. Zeitschr. **2**, 319 [1906].

3) P. Mayer, Biochem. Zeitschr. **9**, 439 [1908].

4) J. Hämäläinen, Skand. Archiv f. Physiol. **23**, 97 [1909].

5) E. Rimini, Atti della R. Accad. dei Lincei Roma [5] **10**, I, 244 [1901]; Chem. Centralblatt **1901**, I, 1227; **1909**, II. 1645.

6) E. Fromm, H. Hildebrandt u. P. Clemens, l. c.

7) H. Hildebrandt, Zeitschr. f. physiol. Chemie **36**, 441 [1902].

8) W. Karo, Archiv f. experim. Pathol. u. Pharmakol. **46**, 242 [1901].

9) M. v. Nencki u. M. Lesnitz, Berichte d. Deutsch. chem. Gesellschaft **19**, 1534 [1886].

10) Edlefsen, Verhandl. d. 7. Kongr. f. inn. Medizin, Wiesbaden **1888**; Zeitschr. f. klin. Medizin **1888**, Beilage S. 90.

11) P. Bergell u. R. Pschorr, Zeitschr. f. physiol. Chemie **38**, 16 [1903].

12) H. Hildebrandt, Archiv f. experim. Pathol. u. Pharmakol. **44**, 278 [1900].

13) E. Külz, Archiv f. d. ges. Physiol. **30**, 485 [1883].

14) E. Wang, Zeitschr. f. physiol. Chemie **27**, 557 [1899].

15) A. E. Austin, Festschr. f. E. Salkowski 1904, S. 53.

16) B. Mester, Zeitschr. f. physiol. Chemie **12**, 132 [1888].

17) C. Brahm, Zeitschr. f. physiol. Chemie **28**, 439 [1899].

18) B. v. Fenyvessy, Zeitschr. f. physiol. Chemie **30**, 552 [1900].

19) J. v. Mehring, Zeitschr. f. klin. Medizin **7**, Suppl. 149 [1884]; Berl. klin. Wochenschr. **1874**, 246.

20) St. v. Kostanecki, Berichte d. Deutsch. chem. Gesellschaft **19**, 2918 [1886].

21) P. Mayer, Zeitschr. f. klin. Medizin **47**, 68 [1902].

22) D. Lawrow, Berichte d. Deutsch. chem. Gesellschaft **33**, 2345 [1900].

23) M. Jaffé, Berichte d. Deutsch. chem. Gesellschaft **34**, 2737 [1901].

24) P. Mayer, Berl. klin. Wochenschr. **1899**, Nr. 27 u. 28.

25) E. Sundwik, Malys Jahresber. d. Tierchemie **1886**. 76.

26) L. Flatow, Zeitschr. f. physiol. Chemie **64**, 377 [1910].

27) E. Külz, Archiv f. d. ges. Physiol. **30**, 484 [1883]; Centralbl. f. d. med. Wissensch. **1881**, 337.

28) Eschle, Zeitschr. f. klin. Medizin **29**, 197 [1896].

29) H. Quincke, Archiv f. experim. Pathol. u. Pharmakol. **17**, 273 [1883].

30) L. Lewin, Berl. klin. Wochenschr. **1883**, Nr. 12, 170.

31) M. Jaffé, Zeitschr. f. klin. Medizin, Suppl. **17**, 7 [1890].

32) Zweifel, Berl. klin. Wochenschr. **1874**, 246. — A. Kast, Berl. klin. Wochenschr. **1888**, 377; Malys Jahresber. d. Tierchemie **18**, 158 [1888]. — A. Zeller, Zeitschr. f. physiol. Chemie **8**, 70 [1883]. — E. Külz, Zeitschr. f. Biol. **20**, 157 [1884].

Ob die aus den Mercaptursäuren abspaltbare reduzierende Substanz Glucuronsäure ist, muß dahingestellt bleiben. Sie ist nämlich linksdrehend und gibt mit Barytwasser kein unlösliches basisches Bariumsalz[1]). Ebenso verhält sich der reduzierende Paarling der Uronitrotoluolsäure[2]). Baumann[1]) denkt an eine lävogyre Glucuronsäure; rein ist diese Substanz nicht erhalten.

Nur ein kleiner Teil der nachweislich im Tierkörper entstehenden gepaarten Glucuronsäuren ist rein dargestellt worden. Es liegt das an den mühevollen Isolierungsmethoden bzw. an dem geringen Krystallisationsvermögen mancher gepaarter Glucuronsäuren.

In vielen Fällen ist es jedoch möglich gewesen, den Paarling der betr. Glucuronsäureverbindung zu charakterisieren und auf diese Weise zu erkennen, wie der Modus der Glucuronsäurepaarung sich gestaltet[3]).

Dabei hat sich im großen und ganzen folgendes ergeben:

a) Kohlenwasserstoffe gehen durch Aufnahme von Sauerstoff in Alkohole, resp. Phenole über; es wird

Benzol (C_6H_6) zu Phenol ($C_6H_5 \cdot OH$),

Trimethyläthylen $(CH_3)_2C = CH(CH_3)$ zu Trimethyläthylenglykol $\begin{matrix} (CH_3)_2 : C(OH) \\ | \\ (CH_3) : CH(OH) \end{matrix}$ (?)

Naphthalin ($C_{10}H_8$) zu Naphthol ($C_{10}H_7 \cdot OH$).

Auch in der Seitenkette kann sich dieser Vorgang bei aromatisch-aliphatischen Kohlenwasserstoffen abspielen; so geht

Äthylbenzol ($C_6H_5 \cdot CH_2 \cdot CH_3$) in Methylphenylcarbinol $C_6H_5 \cdot CH(OH) \cdot CH_3$ über.

b) Aldehyde erfahren Reduktion zu den entsprechenden primären Alkoholen; das bekannteste Beispiel ist das Verhalten des Chlorals:

Chloral $CCl_3 \cdot CHO$ wird zu Trichloräthylalkohol $CCl_3 \cdot CH_2 \cdot OH$.

c) Ketone gehen durch Reduktion in sekundäre Alkohole über:

Aceton ($CH_3 - CO - CH_3$) wird zu Isopropylalkohol ($CH_3 - CH \cdot OH - CH_3$),
Acetophenon ($C_6H_5 \cdot CO \cdot CH_3$) wird zu Methylphenylcarbinol ($C_6H_5 \cdot CH \cdot OH - CH_3$).

Viele Substitutionsprodukte nähern sich in ihrem Verhalten den Kohlenwasserstoffen, indem sie durch Sauerstoffaufnahme substituierte Phenole, resp. Alkohole bilden, z. B.

d) aromatische Amine gehen in Aminophenole über:

Anilin ($C_6H_5 \cdot NH_2$) in p-Aminophenol ($C_6H_4 \cdot OH \cdot NH_2$).

e) Nitroderivate können in Nitrophenole übergehen:

o-Nitrotoluol $C_6H_4NO_2 \cdot CH_3$ in o-Nitrobenzylalkohol $C_6H_4NO_2 \cdot CH_2 \cdot OH$.

f) Monophenoläther ergeben Derivate der zweiwertigen Phenole; so wird

Phenetol $C_6H_5 \cdot OC_2H_5$ zu Hydrochinonäther $OH \cdot C_6H_4 \cdot OC_2H_5$.

g) Die heterocyclischen Substanzen mit mehr oder weniger ausgeprägtem Charakter von Kohlenwasserstoffen verhalten sich wie diese. So wird:

Indol zu Indoxyl, Cumarin zu Oxycumarin, Antipyrin zu Oxyantipyrin.

h) Die hydroaromatischen Substanzen nehmen eine Sonderstellung ein, die durch den vielfach labilen Charakter dieser Körper bedingt ist.

Aus den erwähnten Versuchen von Schmiedeberg und H. Meyer, Külz, Pellacani und besonders aus neueren von Rimini, sowie Fromm, Hildebrandt und Clemens sind folgende Sätze abgeleitet:

1. Die Kohlenwasserstoffe gehen auch hier z. T. durch einfache Sauerstoffaufnahme in Alkohole, und zwar wahrscheinlich sekundäre über:

so Pinen $C_{10}H_{16}$ in Terpinol $C_{10}H_{15} \cdot OH$.

In anderen Fällen findet noch eine gleichzeitige Wasseraufnahme, also Bildung eines Glykols statt, z. B. gibt

Camphen $C_{10}H_{16}$ Camphenglykol $C_{10}H_{16}(OH)_2$.

---

[1]) E. Baumann, Zeitschr. f. physiol. Chemie 8, 194 [1884].
[2]) M. Jaffé, Zeitschr. f. physiol. Chemie 2, 59 [1878].
[3]) Ausführliche Angaben bei C. Neuberg, Ergebnisse d. Physiol. 3, 435—443 [1904].

2. Für die Ketone sind zwei prinzipiell verschiedene Fälle zu unterscheiden:

a) Campher und Fenchon, die beide zwei kondensierte Cyclopentanringe enthalten, gehen durch Oxydation in Oxyketone über:

Campher $C_{10}H_{16}O$ wird zu Campherol $C_{10}H_{15} \cdot O(OH)$,
Fenchon $C_{10}H_{16}O$ „ „ Fenchonol $C_{10}H_{15} \cdot O(OH)$,
Caron $C_{10}H_{16}O$ „ „ Oxycaron $C_{10}H_{15} \cdot O(OH)$.

b) Im Thujon (Tanaceton), das wahrscheinlich die Kombination von Cyclopentan- mit Trimethylenring aufweist, wird dagegen durch Hydratation eine Hydroxylgruppe geschaffen, wobei man sich die Anlagerung von H—OH vielleicht an die die Brückenbindung vermittelnden Kohlenstoffatome zu denken hat. Es wird

$C_{10}H_{16}O$ (Thujon) zu $C_{10}H_{18}O_2$ (Thujonhydrat).

In keinem Falle ist also eine Reduktion des ursprünglichen Ketons zum sekundären Alkohol wie in der aliphatischen Reihe beispielsweise beobachtet. Dagegen verhalten sich die Alkohole der hydroaromatischen Reihe, wie Menthol und Sabinol, genau wie die gewöhnlichen Vertreter dieser Klasse, sie liefern ebenso wie die Hydroxylverbindungen der aromatischen und heterocyclischen Systeme (z. B. die verschiedenen Phenole und Oxychinoline) direkt Glucuronsäureverbindungen.

Die Reduktion der Ketongruppe zum sekundären Alkohol unterbleibt auch in den Fällen, wo an anderen Stellen des Moleküls Hydroxylgruppen zur Paarung zur Verfügung stehen, d. h. bei den Oxyketonen. Demnach verbinden sich Euxanthon $C_6H_3(OH)\!\!<^{CO}_{\ O}\!\!>$ $C_6H_3(OH)$, p-Oxypropiophenon $C_6H_4(OH)—CO—C_2H_5$, Resacetophenon $C_6H_3(OH)_2—CO$ $—CH_3$ im Gegensatz zum Acetophenon direkt mit Glucuronsäure.

Die beschriebenen Umwandlungen stellen nun durchaus keine Prozesse dar, die sich immer glatt im Tierkörper vollziehen, sie sind vielmehr häufig in wechselndem Umfang von Nebenreaktionen der verschiedensten Art begleitet.

Fast immer entgeht nämlich ein Teil dieser Substanzen der Glucuronsäurepaarung, indem er der Zerstörung durch totale Oxydation anheimfällt, doch werden gelegentlich Zwischenprodukte, die auf diesem Wege der Umwandlung begriffen sind, angetroffen. Hierhin gehören z. B. die Polyphenole, die in kleinen Mengen aus Benzol und Phenol im Organismus entstehen und die Phenolglucuronsäure — allem Anschein nach gleichfalls in gepaartem Zustande — begleiten; hierhin gehören die mehrwertigen Alkohole, die nach Fromm und Clemens durch weitgehende Aufspaltung des Camphers und der Terpene gebildet werden.

Auch verschiedene Reaktionen noch komplizierterer Art vollziehen sich gelegentlich neben der eigentlichen Glucuronsäurebildung. Als hierhergehörige Beispiele seien die folgenden Fälle angeführt:

a) Die halogensubstituierten Benzole und Naphthaline, z. B. Chlor-, Brom-, Jodbenzol und Bromnaphthalin, gehen abweichend von den reinen Kohlenwasserstoffen nicht durch Oxydation in Phenole über, die zur Paarung mit Glucuronsäure befähigt sind, sondern bilden zunächst Cysteinderivate, die sog. Mercaptursäuren (s. S. 747). Z. B. liefert Jodbenzol ein Derivat der Formel $CH_2 \cdot (SC_6H_4J) \cdot CH(NH \cdot COCH_3) \cdot COOH$, die erst ihrerseits mit Glucuronsäure in nicht näher bekannter Weise zu einer leicht zerfallenden Verbindung zusammentreten [E. Baumann und Preuße[1]), M. Jaffé[2])].

b) Eine bemerkenswerte Veränderung erfährt die o-Nitrophenylpropriolsäure; im Organismus des Kaninchens geht sie nach G. Hoppe-Seyler in Indoxylglucuronsäure (vgl. S. 897) über, d. h. sie erfährt eine Reduktion nicht nur an den Kohlenstoffatomen, sondern auch an der Nitrogruppe, und zugleich Ringschluß, genau wie im Reagensglase durch alkalische Reduktionsmittel:

c) Kompliziertere Umwandlungen erleiden das Acetanilid (Antifebrin) $CH_3 \cdot CO \cdot NH$ $\cdot C_6H_5$ und das Acetotoluid $CH_3 \cdot CO \cdot NH \cdot C_6H_4 \cdot CH_3$. Nach M. Jaffé und P. Hilbert[3])

1) E. Baumann u. C. Preuße, Berichte d. Deutsch. chem. Gesellschaft 12, 806[1879]; Zeitschr. f. physiol. Chemie 5, 309 [1881].
2) M. Jaffé, Berichte d. Deutsch. chem. Gesellschaft 12, 1093 [1879].
3) M. Jaffé u. P. Hilbert, Zeitschr. f. physiol. Chemie 12, 295 [1888].

geht letzteres im Leibe des Hundes und Kaninchens, ersteres nur beim Hund, in o-Oxycarbanil (I) resp. in Methyloxycarbanil (II) über, Substanzen, die

$$\text{I. } C_6H_4 \underset{O}{\overset{N}{\diagdown}} C \cdot OH, \qquad \text{II. } C_6H_3(CH_3) \underset{O}{\overset{N}{\diagdown}} C \cdot OH,$$

$$\text{III. } C_6H_4 \overset{NH \cdot COOH}{\underset{OH}{\diagup}} \qquad \text{IV. } C_6H_3(CH_3) \overset{NH \cdot COOH}{\underset{OH}{\diagup}}$$

aus primär gebildeter o-Phenolcarbaminsäure (III) resp. Kresylcarbaminsäure (IV) durch Wasseraustritt und Ringschluß entstehen. Menschen [K. A. H. v. Mörner[1])] und das Kaninchen scheiden Acetanilid dagegen als p-Aminophenolglucuronsäure aus. Im letzten Falle handelt es sich also um eine einfache hydrolytische Abspaltung des Acetylrestes, im ersten dagegen um den oxydativen Abbau der Acetylgruppe zum Carboxylrest

$$-CO \cdot CH_3 \qquad -COOH.$$

d) Eine weitgehende Spaltung des gesamten Moleküls findet nach H. Hildebrandt[2]) bei der Glucuronsäurepaarung des Sesquiterpenalkohols Santalol im Organismus des Kaninchens statt. Unter Eliminierung des Isoprenrestes C_5H_8 und Oxydation einer CH_3-Gruppe zum Carboxylrest entsteht hier aus dem ursprünglichen Alkohol $C_{15}H_{24}O$ resp. $C_{15}H_{26}O$ die Säure $C_9H_{16}(OH)-COOH$.

e) Während in den beiden letztgenannten Fällen eine Verkleinerung des Moleküls, ein oxydativer Abbau, stattfindet, ist ein Beispiel bekannt, wo sich der fast gegensätzliche Vorgang, eine Vergrößerung der Anzahl Kohlenstoffatome der eingeführten Verbindung durch Synthese, bei der Glucuronsäurepaarung vollzieht. Aus dem Thymotinpiperidid wird nach Hildebrandt[3]) im Kaninchenleib zunächst eine methylierte Base erzeugt, die dann als Glucuronsäureverbindung eliminiert wird. Es handelt sich dabei um einen Fall von Alkylierung.

Die Tatsache, daß gerade eine große Anzahl toxischer Substanzen zu einer Glucuronsäureausscheidung Anlaß gibt, hat zu der Auffassung geführt, daß die Glucuronsäurepaarung eine chemische Schutzwehrmaßregel des Organismus sei[4]).

Ein sichtbarer Ausdruck dieser entgiftenden Rolle ist auch das normale Vorkommen gepaarter Glucuronsäuren im Harn, ihr Auftreten ist hier durch die Entstehung kleiner Mengen Indoxyl und Phenol bzw. Kresol im Verdauungstraktus bedingt.

In den letzten Jahren sind nun, nachdem namentlich durch P. Mayers Untersuchungen[5]) die Aufmerksamkeit auf diesen Punkt gelenkt war, eine Reihe von Fällen bekannt geworden, in denen eine erheblich gesteigerte Glucuronsäureausscheidung ohne äußere Zufuhr von Glucuronsäurebildung veranlassenden Substanzen zu beobachten war. Die Deutung dieser Befunde ist überall dort klar, wo eine Vermehrung der gewöhnlichen Glucuronsäurepaarlinge, Phenol und Indoxyl, besteht. Die alte Annahme, daß derartige aromatische Substanzen sich zunächst ausschließlich mit Schwefelsäure paaren, ist nach neueren Untersuchungen dahin zu modifizieren, daß die Bindung an Glucuronsäure auch schon bei geringen Quantitäten paarungsfähiger Körper stattfindet (siehe unten). Die Menge solcher Substanzen kann aber in zahlreichen Fällen vermehrt sein, so bei Darmstörungen der verschiedensten Art, Obstipation, Ileus, bei Anwesenheit von Eiterherden im Organismus u. a. m.

Weit schwieriger ist die Deutung dieser Verhältnisse dort, wo keine gesteigerte Indoxyl- und Phenolausscheidung besteht und kein äußerer Anlaß auf eine Vermehrung bekannter paarungsfähiger Substanzen deutet. Analytisch gut kontrollierte Angaben über diese Fälle rühren von P. Mayer her, der bei Diabetes melitus, bei schweren Störungen der Zirkulation und Respiration, bei Dyspnoe, bei Vergiftungen mit Kohlenoxyd oder Curare und auch nach Zufuhr ungewöhnlich hoher Traubenzuckermengen beim Menschen und im Tierversuch öfter eine erhöhte Glucuronsäureausscheidung beobachtet hat. Für etliche dieser Fälle hat P. Mayer eine bedeutende Abnahme der Ätherschwefelsäuren nachgewiesen[5]), die

---

[1]) K. A. H. v. Mörner, Zeitschr. f. physiol. Chemie 13, 12 [1889].

[2]) H. Hildebrandt, Zeitschr. f. physiol. Chemie 36, 441 [1902].

[3]) H. Hildebrandt, Archiv f. experim. Pathol. u. Pharmakol. 44, 278 [1900].

[4]) Auch beim Hungertier findet die Glucuronsäurepaarung statt (H. Thierfelder, Zeitschr. f. physiol. Chemie 10, 163 [1886]).

[5]) P. Mayer, Zeitschr. f. physiol. Chemie 32, 518 [1901]; Berl. klin. Wochenschr. 1903, Nr. 13 u. 22; Zeitschr. f. klin. Medizin 1902, Nr. 36.

dem beobachteten Plus an Glucuronsäure entspricht. In einem besonders eklatanten Falle, — bei schweren dyspnoischen Zuständen nach Cocainvergiftung beim Menschen — in dem die Gesamtmenge der aromatischen Harnbestandteile nicht vermehrt war, hat Wohlgemuth[1]) die gepaarte Glucuronsäure in Substanz als ein Gemisch von Phenol- und Kresolglucuronsäure charakterisiert.

Unsicher ist die Bedeutung, welche der Glucuronsäureausscheidung nach Knochenbrüchen und Verletzungen des Muskelgewebes sowie nach starken Quetschungen zuzuerteilen ist. Cadéac und Maignon[2]) haben derartige Beobachtungen gemacht. Zumeist war die Glucuronsäureausscheidung von einer Glucosurie begleitet; Angaben über die Natur der Glucuronsäurepaarlinge liegen nicht vor.

Ob vermehrte Glucuronsäureausscheidung einen diagnostischen Wert hat, ist unentschieden.

Im Einklange mit der Annahme der entgiftenden Rolle der Glucuronsäure steht die Erfahrung, daß gepaarte Glucuronsäuren, soweit bisher untersucht ist, im Organismus keine Veränderung erleiden; E. Külz[3]) sah die Phenolglucuronsäure den Tierkörper glatt passieren, wobei das gebundene Phenol keinerlei Schädigung hervorrief; ähnlich verhält sich die Urochloralsäure[3]) und nach Pohl[4]) die Amylenhydratglucuronsäure. Enzyme des Organismus spalten hierbei anscheinend nicht.

Pohl[4]) macht sehr richtig darauf aufmerksam, daß die sog. „Entgiftung" durch Glucuronsäure meist sehr nachhinkt, indem die Paarlinge erst gehörig toxisch wirken.

Wie schon S. 430 und 444 erwähnt ist, teilen sich viele paarungsfähige Stoffe zwischen Glucuronsäure und anderen Bindern; außer der Schwefelsäure muß man auch noch das Glykokoll (z. B. bei der Benzoesäure) in Betracht ziehen.

Gelangt eine sehr große Menge des Paarlings in den Organismus, so kann es zu erheblichen Ausscheidungen gepaarter Glucuronsäuren kommen, indem die sonst der Entgiftung dienende Schwefelsäure völlig in Beschlag belegt ist. Wohlgemuth (l. c.) beobachtete bei einer Lysolvergiftung völliges Fehlen der anorganischen Sulfate; doch gehört dieses Vorkommnis nach Boruttau und Stadelmann[5]) zu den Ausnahmen, da sie in zahlreichen Fällen schwerer Lysolvergiftung auch gewöhnliche Sulfate reichlich fanden. Blumenthal[6]) gibt sogar an, daß bei Lysolvergiftung überschüssige freie Glucuronsäure in den Harn übertritt, indem der Organismus mit seinem Heilbestreben über das Ziel hinaus schießen soll. Allerdings macht hierzu Tollens[7]) die Bemerkung, daß Blumenthals Glucuronsäurezahlen allein polarimetrisch gewonnen sind und demnach einen Schätzungswert darstellen. Die alleinige polarimetrische Bestimmung der Glucuronsäure in gepaarten Verbindungen ist im Harn unstatthaft, wie aus folgender Auseinandersetzung hervorgeht.

Die verschiedenen gepaarten Glucuronsäuren drehen zwar meistens, aber nicht in allen Fällen[8]), links, sie weisen aber eine sehr ungleiche spez. Drehung auf. Letztere kann recht hoch sein, z. B. ist für Euxanthinsäure $[\alpha]_D = -108°$, für Mentholglucuronsäure $= -105°$, für Phenolglucuronsäure $= -83°$, für Oxycumaringlucuronsäure $= -72°$. Hinzu kommt, daß im Harn nicht die freien Säuren, sondern ihre Salze oder auch Additionsverbindungen mit Harnstoff (Jaffé) vorhanden sind, die eine von der entsprechenden freien gepaarten Glucuronsäure ganz abweichende Polarisation zeigen, und daß letztere stark mit der Konzentration schwanken kann (z. B. bei der o-Oxychinolinglucuronsäure, Carbostyrilglucuronsäure und Urochloralsäure). Bedenkt man ferner, daß ein Teil der Glucuronsäurepaarlinge selbst optisch-aktiv ist, daß oft letztere noch in Form anderer Umwandlungsprodukte, die nichts mit Glucuronsäure zu tun haben, im Urin anwesend sind, daß manche gepaarte Glucuronsäuren partiell schon im Harn

1) J. Wohlgemuth, Berl. klin. Wochenschr. 1904, 1084; Zeitschr. f. klin. Medizin 56, 407 [1905].
2) Cadéac u. Maignon, Compt. rend. de l'Acad. des Sc. 136, 120, 1682 [1903].
3) E. Külz, Festschr. f. Ludwig, 1891; Archiv f. d. ges. Physiol. 30, 485 [1883].
4) J. Pohl, Archiv f. experim. Pathol. u. Pharmakol. 1908, Suppl. 428.
5) H. Boruttau u. E. Stadelmann, Deutsches Archiv f. klin. Medizin 91, 42 [1907].
6) F. Blumenthal, Biochem. Zeitschr. 1, 135 [1906].
7) C. Tollens, Zeitschr. f. physiol. Chemie 67, 153 [1910].
8) Die zur Esterklasse gehörenden gepaarten Glucuronsäuren drehen meistens rechts.

zerfallen, so sieht man, daß die exakte polarimetrische Ermittlung im nativen Harn ein Unding ist. Sie kann nur orientierenden Wert haben, und auch dabei dürfte es sich für vergleichende Untersuchungen empfehlen, durch vorsichtiges Ansäuern stets wenigstens die gepaarte Glucuronsäure aus ihren Salzen frei zu machen und dann erst zu polarisieren. Stets muß man sich aber bewußt bleiben, daß fremde Stoffe die Drehung in unkontrollierbarer Weise beeinflussen können.

Harne mit gepaarten Glucuronsäuren reduzieren im allgemeinen direkt nicht, sondern erst nach voraufgegangener Hydrolyse durch siedende Mineralsäure oder auch durch Kochen für sich allein durch Wasser. Einzelne gepaarte Glucuronsäuren, wie die Urochloralsäure und Nitrobenzylglucuronsäure, reduzieren jedoch direkt, ebenso verhalten sich die Vertreter der Esterklasse (Benzoeglucuronsäure usw.), die durch heißes Alkali wohl bei Anstellung der Reduktionsprobe verseift werden.

Ein direktes Reduktionsvermögen darf also nicht ohne weiteres auf freie Glucuronsäure bezogen werden. Hinzu kommt, daß neben der Ausscheidung gepaarter Glucuronsäuren sich öfter eine Glucosurie findet, so z. B. nach Verabfolgung von Morphium, Chloralhydrat, Carbostyril, Nitrobenzol, Anilin, Nitrophenylpropiolsäure usw. Weiter ist zu beachten, daß auch Umwandlungsprodukte der Paarlinge, die mit der Glucuronsäure nichts zu tun haben, stark reduzieren können, wie die Polyphenole, die aus Benzol, Phenol usw. im Tierkörper entstehen.

Speziell beim Pflanzenfresser findet nach Versuchen von Falck[1]) und Salkowski[2]) die Paarung aromatischer Substanzen mit Glucuronsäure und mit Schwefelsäure statt, und zwar schon bei solchen Mengen, wo an sich noch reichlich Schwefelsäure zur Bindung zur Verfügung steht. Überhaupt findet im großen und ganzen die Bildung gepaarter Glucuronsäuren bei Herbivoren reichlicher als bei Fleischfresser statt, auch Vögel[3]) und Kaltblüter[4]) sind zu ihr befähigt, doch nicht immer[5]). Der Mensch nimmt eine mittlere Stellung ein. Der Teil, der von einer verabfolgten Substanz in Bindung mit Glucuronsäure tritt, ist nach O. Neubauer (l. c.) bei den rein aliphatischen Substanzen meist nur sehr klein, bei den Halogensubstitutionsprodukten, z. B. beim Chloralhydrat, sehr bedeutend [P. Mayer und C. Neuberg[6])]. Nach C. Tollens[7]) paart sich Indol überwiegend mit Schwefelsäure, Phenol und seine Homologen vorzugsweise mit Glucuronsäure.

A priori kann über die Fähigkeit einer Substanz zur Glucuronsäurepaarung nichts ausgesagt werden, in jedem einzelnen Falle muß der Versuch entscheiden. Denn für chemische Begriffe einander ungemein nahestehende Verbindungen verhalten sich öfter dabei grundverschieden, wie die Beispiele des m- und p-Cymols[8]), die von Menthol und Pulegon, die von Nerol und Geraniol[8]) lehren; nur die jedesmal zuerst genannten Körper gehen die Glucuronsäurepaarung ein, während die Isomeren oxydativ abgebaut werden.

Beachtenswert ist, daß Immunisierung auf den Umfang der Glucuronsäurepaarung einen unverkennbaren Einfluß ausüben kann. Nachdem Beitzke und Neuberg[9]) die synthesenbefördernde Wirkung des Antiemulsins aufgefunden hatten, zeigten Hildebrandt[10]) sowie Hämäläinen und Sjöström[11]), daß die Glucuronsäurepaarung bei mit Emulsin vorbehandelten Tieren unzweifelhaft weit größer als bei Kontrolltieren war.

[1]) A. Falck, Münch. med. Wochenschr. **1902**, 1489.

[2]) E. Salkowski, Zeitschr. f. physiol. Chemie **42**, 230 [1904].

[3]) P. Bongers, Centralbl. f. d. med. Wissensch. **1889**, 238.

[4]) E. Herter, Mitteil. d. zoolog. Station Neapel **10**, 341 [1891].

[5]) H. Hildebrandt, Biochem. Zeitschr. **21**, 1 [1909].

[6]) P. Mayer u. C. Neuberg, Zeitschr. f. physiol. Chemie **29**, 256 [1900].

[7]) C. Tollens, Zeitschr. f. physiol. Chemie **67**, 138 [1910].

[8]) H. Hildebrandt, Beiträge z. chem. Physiol. u. Pathol. **4**, 251 [1903]; Zeitschr. f. physiol. Chemie **36**, 460 [1902].

[9]) H. Beitzke u. C. Neuberg, Virchows Archiv **183**, 169 [1906]; Zeitschr. f. Immunitätsforschung **2**, I, 645 [1909].

[10]) H. Hildebrandt, Virchows Archiv **184**, 325 [1907].

[11]) J. Hämäläinen u. L. Sjöström, Skand. Archiv f. Physiol. **24**, 113 [1910]; vgl. auch ebenda S. 7.

Dagegen wird nach Pohl[1]) die Glucuronsäurepaarung durch Äthylendiamin-
vergiftung der Tiere gehemmt.

Bei der Ausscheidung gepaarter Glucuronsäuren wird man gelegentlich auch auf
ihr präformiertes Vorkommen in den Nahrungsmitteln, speziell in Vegetabilien,
Rücksicht nehmen müssen; denn bei der wahrscheinlich vorhandenen Unzerlegbarkeit
der fertigen gepaarten Glucuronsäuren im Organismus (Külz, siehe S. 445) könnten vor-
gebildete gepaarte Glucuronsäuren direkt in den Harn übertreten. Im Jahre 1900 haben
Tollens und Witsoe[2]) die Aufmerksamkeit auf ihr Vorkommen im Pflanzenreiche gelenkt, und Tschirch und Cederberg[3]) sowie Tschirch und Gauchmann[4]) haben
im Jahre 1907 Glucuronsäure unter den Spaltungsprodukten der Glycyrrhizinsäure aus
Süßhölzern beobachtet; nach Smolenski[5]) kommt sie auch in der Zuckerrübe in Form
einer gepaarten Verbindung (siehe S. 460) vor.

Darstellung und Nachweis gepaarter Glucuronsäuren.

Bei der bunten Mannigfaltigkeit der gepaarten Glucuronsäuren lassen sich
keine allgemeinen Vorschriften für ihre Isolierung aus Harn geben.

Selten sind die Fälle, wo die gepaarte Glucuronsäure (frei oder als Salz)
direkt krystallinisch aus dem Harn ausfällt, wie die Euxanthinsäure, o-Oxychinolinglucuronsäure (S. 456) und Oxycumaringlucuronsäure[6]),
oder in einfacher Weise fällbar ist, wie die Chinäthonsäure Kossels[7])
durch $BaCl_2$ und ein ätherschwefelsaures Salz, die Thymolglucuronsäure
und die Thymotinglucuronsäure durch $NaOCl + HCl$ (siehe diese).

Meistens bedarf es einer komplizierteren Verarbeitung des Urins, die im
wesentlichen nach dem Alkohol-Ätherverfahren von Külz[8]) oder nach
der Methode der fraktionierten Bleifällung von Schmiedeberg und
H. Meyer[9]) geschieht.

a) Im ersten Falle macht man den Urin direkt oder nach dem Einengen auf dem
Wasserbad mit H_2SO_4 oder H_3PO_4 deutlich sauer und schüttelt mit einem Gemisch von
2 T. Äther und 1 T. Alkohol von 96% so lange aus, als noch optisch-aktive Substanz in
Lösung geht. Der Alkohol-Ätherauszug wird dann verdunstet, häufig nach vorheriger
Neutralisation. Er enthält noch Mineralbestandteile, Hippursäure und andere in Alkohol-
Äther lösliche Bestandteile. Man versucht ein krystallisierbares Salz darzustellen. Dabei
haben sich K, NH_4, Ba, Zn, Cd, Ag und namentlich Alkaloide (Cinchonin, Brucin, Morphin,
Chinin, Strychnin) bewährt, die seit ihrer Empfehlung für diesen Zweck[10]) vielfach mit Erfolg zur Isolierung gepaarter Glucuronsäuren gedient haben. Im einzelnen Falle ist man
auf das Ausprobieren angewiesen; gelegentlich kann man auch die gepaarte Glucuronsäure
selbst durch fraktionierte Bleifällung des mit Baryt oder Lauge neutralisierten Abdampfrückstandes und Zerlegung des entsprechenden Bleiniederschlages mit H_2S erhalten.

b) Man kann auch den Harn bei neutraler Reaktion[11]) mit Bleiacetat (eventuell mit
festem feingepulverten) genau ausfällen und das Filtrat vorsichtig mit Bleiessig versetzen,
solange gerade noch ein Niederschlag entsteht. Viele gepaarte Glucuronsäuren fallen erst
mit Bleiessig + Ammoniak oder verteilen sich auf beide Bleiessigfraktionen. Vollständig
gehen viele weder in den Bleiessig- noch Bleiessig-Ammoniakniederschlag ein, wenigstens nicht aus Harn, so daß sich ein Teil der Abscheidung entzieht. Hinzu kommt,
daß Bleiessig im Überschuß die basischen Bleisalze der gepaarten Glucuronsäure teilweise wieder lösen kann.

1) J. Pohl, Archiv f. experim. Pathol. u. Pharmakol. **41**, 97 [1898].
2) J. A. Witsoe u. B. Tollens, Berichte d. Deutsch. chem. Gesellschaft **33**, 143 [1900].
— B. Tollens, Berichte d. Deutsch. chem. Gesellschaft **41**, 1789 [1908].
3) A. Tschirch u. H. Cederberg, Archiv d. Pharmazie **245**, 97 [1907].
4) A. Tschirch u. S. Gauchmann, Archiv d. Pharmazie **246**, 545 [1908].
5) K. Smolenski, Zeitschr. f. physiol. Chemie **71**, 266 [1911].
6) L. Flatow, Zeitschr. f. physiol. Chemie **64**, 377 [1910].
7) A. Kossel, Zeitschr. f. physiol. Chemie **7**, 292 [1883].
8) E. Külz, Zeitschr. f. Biol. **27**, 247 [1890].
9) O. Schmiedeberg u. Hans Meyer, Zeitschr. f. physiol. Chemie **3**, 422 [1879].
10) C. Neuberg u. R. Weiß, Ergebnisse d. Physiol. **3**, I, 443 [1904].
11) Aus alkalisch reagierenden Harnen kann schon durch Bleiacetat allein gepaarte
Glucuronsäure ausgefällt werden; man neutralisiert am besten mit Essigsäure.

Die mit Wasser gut ausgewaschene Bleisubacetat- bzw. Bleiessig-NH_3-Fällung wird dann mit H_2S, unter Umständen auch durch $(NH_4)_2S$, BaS, H_2SO_4 oder $(NH_4)_2CO_3$ zerlegt und die gepaarte Glucuronsäure dann, wie vorher sub a) dargelegt ist, isoliert.

[Die Bleiverbindungen stellen basische Salze dar, von denen mehrere Typen[1][2] existieren. Genauer sind diese Verhältnisse z. B. bei der Mentholglucuronsäure $C_{16}H_{28}O_7$ untersucht. Fügt man zu einer neutral reagierenden Lösung von Mentholglucuronsäure ein wenig Bleiacetat, so fällt nichts aus. Gibt man nun eine filtrierte Lösung von Bleisubacetat hinzu, solange eben noch ein Niederschlag entsteht, so fällt eine voluminöse Verbindung aus. Nach einigem Stehen im verschlossenen Gefäß (Kohlensäureanziehung!) saugt man ab und wäscht gründlich mit kaltem Wasser nach.

Die im Vakuum bei 50° bis zur Gewichtskonstanz getrocknete Verbindung hat die Zusammensetzung

$$C_{32}H_{54}O_{16}Pb_3 = (C_{10}H_{19} \cdot O \cdot C_6H_8O_6)_2Pb \cdot 2\,PbO ,$$

was vielleicht etwa folgendermaßen aufzulösen ist:

An der Hand der Naphthoresorcinprobe von Tollens kann man sich leicht überzeugen, daß noch gepaarte Glucuronsäure im Filtrat ist, selbst wenn man so viel Bleiessig angewandt hat, daß gerade kein Niederschlag mehr entsteht. Die Bedingung der möglichst vollständigen Fällung ist am besten erfüllt, wenn bei vorsichtigem Zusatz von Bleiessig zu der gut durchgerührten Mentholglucuronsäurelösung gerade keine Fällung mehr eintritt.

Bei einem Überschuß von Bleisubacetat ändert die anfangs körnige und voluminöse Masse alsbald ihr Aussehen. Sie wird dünnflüssig, ein wenig schleimig und nimmt die Neigung an, durchs Filter zu laufen. Gleichzeitig wird die Menge der Bleifällung erheblich vermindert, obgleich der Niederschlag selbst jetzt eine bleireichere Verbindung darstellt. Sie hat nach gründlichem Auswaschen und Trocknen bei 50° in vacuo die Zusammensetzung

$$C_{16}H_{26}O_9Pb_3 = C_{10}H_{19} \cdot O \cdot C_6H_7O_6Pb \cdot 2\,PbO ,$$

d. h. etwa den Bau:

Das bleireichere Produkt (Verhältnis = 1 Glucuronsäureverbindung : 3 PbO) ist offenbar leichter löslich als die bleiärmere Verbindung (Verhältnis = 2 Glucuronsäureverbindung : 3 PbO).

Es hat sich gezeigt, daß nicht nur Bleisubacetat, sondern auch normales essigsaures Blei die Menge der Bleiessigfällung und damit die Ausbeuten herabsetzen kann.

Offenbar liegt dieses daran, daß normales Bleiacetat der basischen Bleiverbindung der gepaarten Glucuronsäure einen Teil ihres PbO-Gehaltes entzieht und sie partiell in das lösliche normale Bleisalz zurückverwandelt, d. h. daß ein Gleichgewichtszustand zwischen neutralen und basischen Verbindungen eintritt.

Versuche mit normalem menschlichen Harn, in dem wechselnde Mengen von mentholglucuronsauren Salzen aufgelöst waren, bestätigten im großen und ganzen die erwähnten Erfahrungen. Daraus ergibt sich als einfache Regel, für eine möglichst vollständige Isolierung gepaarter Glucuronsäuren aus Harn tunlichst so zu verfahren, daß weder Bleizucker noch Bleiessig im Überschuß zur Anwendung kommen].

Die geeignete Methode der endgültigen Reindarstellung ist von Fall zu Fall auszuprobieren.

Aus denselben Gründen läßt sich auch keine stets zutreffende Vorschrift für den *qualitativen Nachweis von gepaarten Glucuronsäuren* geben.

Die *Farbenreaktionen* der gepaarten Glucuronsäuren sind im ganzen dieselben wie bei der freien Säure (siehe S. 434—436).

[1] H. Hildebrandt, Zeitschr. f. physiol. Chemie **36**, 452 [1902].
[2] C. Neuberg u. S. Lachmann, Biochem. Zeitschr. **24**, 416 [1910].

Die Orcin - Salzsäureprobe tritt in der Regel bei dem geringen Glucuronsäure-
gehalt des normalen Urins bei der gewöhnlichen Art der Anstellung nicht ein [E. Salkowski[1])], wie S. 338 auseinandergesetzt ist.

Bei vermehrtem Gehalt des Urins an gepaarten Glucuronsäuren fällt, je nach dem
Grade ihrer mehr oder minder leichten Spaltbarkeit durch die bei der Probe angewandte
Mineralsäure, die Orcinreaktion schnell, wie bei freier Säure, oder etwas langsamer positiv
aus. Die Unterschiede im zeitlichen Verlauf sind jedoch nicht so erheblich, daß sich stets mit
Sicherheit die Differentialdiagnose zwischen gepaarten Glucuronsäuren und anderen
Stoffen, welche die Orcinreaktion geben, stellen ließe. Reine Urochloralsäure und
Phenolglucuronsäure geben die Orcinprobe erst nach sehr langem Kochen[1]).

Die Naphthoresorcinreaktion zeigt auch bei den gepaarten Glucuronsäuren
große Schärfe. Sie ist noch positiv mit 1 ccm einer Lösung, die 0,005 g reine Mentholglucuronsäure in 100 ccm enthält[2]). Bezüglich ihrer Anstellung und Beweiskraft sei auf
die Ausführungen S. 434—436 verwiesen. Hinzuzufügen ist, daß nach Erfahrungen von
A. Jolles[3]) und C. Tollens und F. Stern[4]) es bei schwer spaltbaren Glucuronsäuren empfehlenswert sein kann, die einminutige Kochdauer durch 15 Minuten langes
Erhitzen des Urins im Wasserbade zu ersetzen. Man kommt nach eigenen Erfahrungen
jedoch fast stets mit 3—5 minutigem Sieden über freier Flamme aus. Sehr bequem ist es
auch in solchen Fällen, die Probe statt mit HCl mit konz. H_2SO_4 anzustellen. Man verfährt dann so: Man verteilt durch Schütteln das Naphthoresorcin in 3—4 ccm Urin und
unterschichtet mit 3—4 ccm konz. H_2SO_4. Bei Durchmischen findet eine so starke Erwärmung statt, daß Hydrolyse und Eintritt der Reaktion fast momentan, sonst nach
kurzem Erhitzen, vor sich gehen. Der violettrote Farbstoff wird dann, wie gewöhnlich, nach dem Abkühlen mit Äther aufgenommen.

Wird ein linksdrehender und nicht reduzierender Urin durch 1—2stün-
diges Erhitzen mit 1—5 proz. H_2SO_4 oder HCl im Wasserbade oder am Rückflußkühler oder im Autoklaven[5]) dextrogyr und reduzierend, so liegt die Annahme von gepaarter Glucuronsäure nahe. Die Gärung (Alkoholbildung) muß
bei der üblichen Form der Ausführung vor und nach der Hydrolyse negativ sein.

Die Farbenreaktionen sowie eventuelle Darstellung der p-Bromphenylhydrazinverbindung, die aber im Harn nicht immer gelingt, vervollständigen
den Nachweis.

Wenn die Hydrolyse unvollständig geblieben oder der Paarling selbst lävogyr ist,
so kann nach der Spaltung noch Linksdrehung oder scheinbar optische Inaktivität bestehen.
Stets, namentlich bei längerem Erhitzen, geht ein Teil der Glucuronsäure in Furfurol
(siehe S. 436) über.

Bei den an sich reduzierenden und dextrogyren gepaarten Glucuronsäuren
erhält man öfter durch die Säurehydrolyse eine Zunahme des Reduktionsvermögens wie Änderung der Rechtsdrehung. Die Gärungsprobe und die
anderen Reaktionen müssen hier ganz besonders zur Sicherung der Diagnose
herangezogen werden.

M. Jaffé[6]) konnte nach der Hydrolyse das Cinchoninglucuronat (siehe S. 431)
darstellen.

---

[1]) E. Salkowski, Zeitschr. f. physiol. Chemie 27, 517 [1899].

[2]) C. Neuberg, Biochem. Zeitschr. 24, 439 [1910].

[3]) A. Jolles, Centralbl. f. inn. Medizin 1909, 1097; Berichte d. Deutsch. pharmaz.
Gesellschaft 1909, 477.

[4]) C. Tollens u. F. Stern, Zeitschr. f. physiol. Chemie 64, 40 [1910].

[5]) Als Autoklav kann man für kleine Mengen einfach eine Selterflasche oder Weiß-
bierkruke aus Steingut benutzen; man verschließt sie erst durch einen Kork und dann über
diesem mit dem gummigedichteten Patentverschluß. Man umwickelt mit einem Handtuch
und erwärmt die so erhaltene Puppe in einem offenen Eisentopf mit einer sie völlig bedeckenden Wassermenge unter langsamem Anheizen auf 100° und erhält 1—2 Stunden
(oder länger) bei dieser Temperatur. Zur Spaltung der gepaarten Glucuronsäuren haben
R. Lépine und Boulud (Compt. rend. de l'Acad. des Sc. 136, 1037) Erhitzen im
Einschmelzrohr mit gesättigter Weinsäurelösung auf 120° vorgeschlagen. Dieses Verfahren soll sehr schonend sein. Wegen des Drehungsvermögens der Weinsäure sind solche
Lösungen für die optische direkte Untersuchung nicht geeignet.

[6]) M. Jaffé, Zeitschr. f. physiol. Chemie 43, 383 [1905].

Öfter werden alle Reaktionen deutlicher, wenn man sie statt mit Harn direkt mit der entsprechenden, passend zerlegbaren Bleifällung vornimmt. Durch Behandlung des Harns mit verdünntem HCl und Tierkohle (Entfärbung) kann dagegen viel Glucuronsäure absorbiert werden[1]).

Auch die Natur der Paarlinge [so bei Harn nach Chloralgenuß[2])] kann gelegentlich zur Diagnose der gepaarten Glucuronsäure mit herangezogen werden. Wenn z. B. in einer mit H_2S zerlegten Bleifällung mit Sicherheit Ätherschwefelsäuren ausgeschlossen werden können, ferner freies Phenol oder Indoxyl, so weist der Eintritt von Phenol- oder Indoxylreaktionen nach der Säurespaltung im Verein mit den Reaktionen auf freie Glucuronsäure auf das Vorliegen einer gepaarten Verbindung der letzteren.

Eine *quantitative Bestimmung der gepaarten Glucuronsäuren* ist zurzeit nur nach der Methode der Furfuroldestillation ausführbar (siehe S. 378 u. 436).

Es ist indes nicht festgestellt, inwieweit Paarlinge der Glucuronsäure die Bildung von CO_2 bzw. von Furfurol und (wenn sie flüchtig sind) dessen Reaktion mit dem Phloroglucin stören können.

Gegen die colorimetrische Bestimmung[3]) durch die Stärke der Farbenreaktion mit Naphthoresorcin lassen sich Bedenken erheben[4])[5]) (siehe S. 435).

Die wichtigsten gepaarten Glucuronsäuren, die aus Harn in Substanz isoliert bzw. durch ein krystallisiertes Derivat charakterisiert wurden, sind folgende:

a) Glucosidklasse.

d-Borneolglucuronsäure ⎫
l-Borneolglucuronsäure ⎬ $C_{16}H_{26}O_7$
d, l-Borneolglucuronsäure $C_{16}H_{26}O_7$
Camphenglykolmonoglucuronsäure $C_{16}H_{25}O_8$
Carbostyrilglucuronsäure $C_{15}H_{15}NO_7$
Chinäthonsäure = Phenetolglucuronsäure
Dichlorthymolglucuronsäure $C_{16}H_{22}Cl_2O_8$
Dichlorthymotinglucuronsäureanhydrid $C_{17}H_{18}Cl_2O_8$
Dimethyläthylcarbinolglucuronsäure $C_{11}H_{20}O_7$
Euxanthinsäure $C_{19}H_{16}O_{10}$
d, l-Isoborneolglucuronsäure $C_{16}H_{26}O_7$
d-Kampherglucuronsäure ⎫
l-Kampherglucuronsäure ⎬ $C_{16}H_{24}O_8$
Kynurenglucuronsäure $C_{15}H_{17}NO_8$
Mentholglucuronsäure $C_{16}H_{28}O_7$
α-Naphtholglucuronsäure ⎫
β-Naphtholglucuronsäure ⎬ $C_{16}H_{16}O_7$
Nitrobenzylglucuronsäure $C_{13}H_{15}NO_9$
Nitrophenolglucuronsäure $C_{12}H_{13}NO_9$
Oxaphorglucuronsäure $C_{16}H_{24}O_8$
Oxyantipyringlucuronsäure $C_{17}H_{20}N_2O_8$
Oxycampherglucuronsäure = Oxaphorglucuronsäure
o-Oxychinolinglucuronsäure $C_{15}H_{15}NO_7$
Oxycineolglucuronsäure $C_{16}H_{26}O_8$
Oxycumaringlucuronsäure (Anhydro-oxyphenylbrenztraubenglucuronsäure $C_{15}H_{14}O_9$)

---

[1]) G. Bohmansson, zit. Zeitschr. f. physiol. Chemie **65**, 501 [1910]; vgl. S. 397.
[2]) D. Vitali, Bull. chim. farm. **38**, 377 [1910].
[3]) C. Tollens, Zeitschr. f. physiol. Chemie **61**, 109 [1909].
[4]) A. Jolles, Berichte d. Deutsch. pharmaz. Gesellschaft **1909**, 484.
[5]) C. Neuberg, Biochem. Zeitschr. **24**, 438 [1910].

Phenetolglucuronsäure $C_{14}H_{18}O_9$
Phenolglucuronsäure $C_{12}H_{14}O_7$
Resacetophenonglucuronsäure $C_{14}H_{16}O_9$
Syringaglucuronsäure $C_{15}H_{18}O_{11}$
Terpineolglucuronsäure $C_{16}H_{26}O_7$
Tertiäramylalkoholglucuronsäure = Dimethyläthylcarbinolglucuronsäure
Thujonhydratglucuronsäure $C_{16}H_{26}O_8$
Thymotinpiperididglucuronsäure (o- und p-)
Trimethylcarbinolglucuronsäure $C_{10}H_{18}O_7$
Urobutylchloralsäure $C_{10}H_{15}Cl_3O_7$
Urochloralsäure $C_8H_{11}Cl_3O_7$
Uronitrotoluolsäure (siehe Nitrobenzylglucuronsäure)
Vanillinglucuronsäure $C_{14}H_{18}O_{11}$

b) Esterklasse.

Benzoeglucuronsäure $C_{13}H_{14}O_8$
Dimethylaminobenzoeglucuronsäure $C_{15}H_{19}NO_8$
Salicylglucuronsäure (?) $C_{13}H_{12}O_8$
Rübenharzsäureglucuronsäure (?) $C_{28}H_{44}O_8$

a) Glucosidklasse der gepaarten Glucuronsäuren.

d-Borneol-glucuronsäure.

$$C_{16}H_{26}O_7.$$

Entsteht nach Verfütterung von d-Borneol[1][2]). d-Borneolglucuronsäure entsteht auch nach Verabfolgung von d-Borneolglucosid an Kaninchen, nicht aber an den Frosch[3]). Der Harn wird mit essigsaurem Blei ausgefällt, das Filtrat mit basischem Bleiacetat behandelt. Der letzte Niederschlag wird chlorfrei gewaschen, mit H_2S zerlegt und das Filtrat von PbS eingeengt. Schmelzp. wasserfrei 164—165°, wasserhaltig 94—95°. Hygroskopisch. Die Drehung ist $[\alpha]_D = -37,02°$ (d = 1,0151)[4]). Löslich in H_2O, Alkohol, Äther, Aceton, Chloroform. Wässerige Lösungen reagieren sauer. Reduziert erst nach dem Kochen mit Mineralsäuren. — Na-Salz, $C_{16}H_{25}O_7Na$. Die Drehung ist $[\alpha]_D = -36,67°$[5]). Nädelchen. Ka-, Zn-, Cu-Salz kristallisieren in Nadeln. Ca-, Ba-Salz sind amorph. Langsam durch Emulsin spaltbar[4]).

l-Borneol-glucuronsäure

$$C_{16}H_{26}O_7$$

$$CH_2-CH----CH_2$$
$$CH_3CCH_3$$
$$CH_2-CCH_3-CH-O-CH \cdot (CHOH)_2CH \cdot CHOH \cdot COOH$$

ist sehr leicht in Wasser löslich und hygroskopisch. Schmelzp. wasserhaltig 96—97°, wasserfrei 162—163°. Die Drehung ist $[\alpha]_D^{20} = -69,03°$ (c = 5,1)[4]). Na-Salz $C_{16}H_{25}O_7Na$. Die Drehung ist $[\alpha]_D^{20} = -66,83°$ (c = 5,2)[5]). Schwer löslich (1:355 in H_2O von 20°) ist das Zinksalz $C_{32}H_{50}O_{14}Zn + 2 H_2O$.

---

[1] P. Pellacani, Archiv f. experim. Pathol. u. Pharmakol. **17**, 369 [1883].
[2] A. Bonanni, Beiträge z. chem. Physiol. u. Pathol. **1**, 304 [1902].
[3] H. Hildebrandt, Biochem. Zeitschr. **21**, 1 [1909].
[4] J. Hämäläinen, Skand. Archiv f. Physiol. **23**, 86 u. 297 [1910].
[5] A. Magnus-Levy, Biochem. Zeitschr. **2**, 319 [1907].

d, l-Borneol-glucuronsäure.

$$C_{16}H_{26}O_7 + H_2O.$$

Weiße Nadeln vom Schmelzp. 94—95°. Hygroskopisch. Löslich in Wasser, Alkohol, Äther Chloroform, Essigester, Pyridin, unlöslich in Ligroin und Petroläther. Die Drehung ist $[\alpha]_D = -47,93°$. — Zn · Salz $C_{32}H_{50}O_{14}Zn + 2 H_2O$. Zersetzt sich bei 206°. Wenig löslich in kaltem H_2O, unlöslich in Äther, und Alkohol[1]).

Camphenglykol-mono-glucuronsäure.

$$C_{16}H_{26}O_8.$$

Nach Verfütterung von Camphen. Die freie Säure krystallisiert nicht, liefert bei der Spaltung die Substanz $C_{10}H_{16}O$ vom Siedep. 202—204°[2]). Das Kaliumsalz $C_{16}H_{25}O_8K + H_2O$ krystallisiert[3])[4]). Reduziert nicht; mit Säuren tritt Spaltung ein. Es ist leicht löslich in H_2O[4]). Bei der Spaltung mit Säuren tritt Camphenilanaldehyd ($C_{10}H_{16}O$) als sekundäres Zersetzungsprodukt von Camphenglykol [$C_{10}H_{16}(OH)_2$] auf[4]).

Carbostyril-glucuronsäure.

$$C_{15}H_{17}NO_8 [5]).$$

Carbostyril liefert nach dem Verfüttern die entsprechende Glucuronsäure, die nach dem Bleiverfahren isoliert wird. — Diese ist schneeweiß. Mikroskopische Krystalle. Sie hat keinen scharfen Schmelzpunkt, bei 250—252° erfolgt Verkohlung. Schwer löslich in kaltem, leicht in heißem H_2O, fast unlöslich in Alkohol, Äther, Chloroform, Benzol. In Alkalien leicht löslich, sie wird daraus durch HCl ausgefällt. Sie reagiert sauer; reduziert nicht. Mit Säuren erleidet sie erst nach längerem Kochen (20 Minuten) Zersetzung. K-Salz $C_{15}H_{16}NO_8K$. Die Drehung ist $[\alpha]_D = -85,17°$ (4,8190 g in 100 ccm; 2 dcm-Rohr). Die Drehung ändert sich mit der Konzentration[6]).

Dichlorthymol-glucuronsäure.

$$C_{16}H_{22}Cl_2O_8.$$

Nach Eingabe von Thymol wird der Harn fast schwarz. Er wird dann mit $^1/_3$ des Volumens konz. HCl versetzt und darauf mit ebensoviel unterchlorigsaurem Natron, das sekundär die Chlorierung bewirkt. Nach 48 Stunden werden die ausgeschiedenen Krystalle abfiltriert, mit H_2O gewaschen und in Na_2CO_3-Lösung gelöst. Verunreinigungen werden ausgeäthert; wenn dann die wässerige Lösung mit H_2SO_4 versetzt wird, so fällt nunmehr die reine Säure aus. Krystalle vom Schmelzp. 125—126°. Unlöslich in kaltem H_2O, löslich

---

[1]) J. Hämäläinen, Skand. Archiv f. Physol. **23**, 36 u. 297 [1910].
[2]) G. Fromm u. H. Hildebrandt, Zeitschr. f. physiol. Chemie **33**, 592 [1901].
[3]) H. Hildebrandt, Zeitschr. f. physiol. Chemie **36**, 447 u. 454 [1902].
[4]) E. Fromm, H. Hildebrandt, P. Clemens, Zeitschr. f. physiol. Chemie **37**, 189 [1903].
[5]) Wahrscheinlich ist die Formel: $C_{15}H_{15}NO_7 + H_2O$.
[6]) B. v. Fenyvessy, Zeitschr. f. physiol. Chemie **30**, 552 [1900].

in kochendem Wasser. Leicht löslich auch in Alkohol, Äther, Aceton, Benzol und Alkalien. Die Drehung ist $[\alpha]_D = -66,11°$ (in Alkohol). Reduktionsvermögen ist nicht vorhanden[1]). Ba-Salz $(C_{16}H_{21}Cl_2O_8)_2Ba$ [2]). Bezüglich der Konstitution siehe auch sub[3]). Wahrscheinlich ist die Formel: $C_{16}H_{20}Cl_2O_7 + H_2O$.

Dichlorthymotin-glucuronsäureanhydrid.

$$C_{17}H_{18}O_8Cl_2.$$

Entsteht nach dem Verfüttern des Oxyalkohols, der sich durch Anlagerung von Formaldehyd an Thymol bildet, und sekundäre Chlorierung des Urins mit NaOCl. Die freie Säure hat den Schmelzp. 80°[4]).

Dimethyläthylcarbinol-glucuronsäure = Tertiär-amylalkohol-glucuronsäure.

$$C_{11}H_{20}O_7.$$

Entsteht beim Verfüttern von tertiärem Amylalkohol $[(CH_3)_2 \cdot C \cdot (C_2H_5)OH]$ an Kaninchen; sie wird nicht bei Hunden und Menschen gebildet. K - Salz $C_{11}H_{19}KO_7$. Leicht löslich in Wasser, schwer in abs. Alkohol. Die Drehung ist links. Die freie Säure ist nicht isoliert[5]).

Euxanthinsäure, Euxanthon-glucuronsäure

$$C_{19}H_{16}O_{10}.$$

Entsteht nach Eingabe von Euxanthin bei Kaninchen. Der Harn wird mit ammoniakalischer Magnesiamischung gefällt. Der Niederschlag wird mit H_2O gewaschen und mit HCl behandelt. Die Säure ist genauer von Gräbe[6]) untersucht.

Sie kann leicht aus Piuri (vgl. S. 430) dargestellt werden, worin sie als Magnesiumsalz neben freiem Euxanthon enthalten ist. Euxanthinsäure schmilzt bei 162°. $[\alpha]_D = -110°$. Sie fällt manchmal amorph und gelatinös aus. Diese Modifikation färbt sich, wie der Äthylester $C_{19}H_{15}O_{10} \cdot C_2H_5$ (Schmelzp. 198°), mit Jod blau.

Die freie Euxanthinsäure ist in Wasser sehr schwer löslich, leicht in Alkohol und Äther; sie bildet gelbe lange Nadeln, die 1 Mol. Krystallwasser enthalten[7])[8]). Über die Konstitution siehe sub [9]).

Kaliumsalz $C_{19}H_{15}O_{10}K + 3H_2O$. $[\alpha]_D = -90°$; Ag - Salz $C_{19}H_{15}O_{10}Ag$. Bariumsalz $(C_{19}H_{15}O_{10})_2Ba + 11 H_2O$.

---

[1]) F. Blum, Zeitschr. f. physiol. Chemie **16**, 514 [1892].

[2]) K. Katsuyama u. S. Hata, Berichte d. Deutsch. chem. Gesellschaft **31**, 2583 [1898].

[3]) J. Hämäläinen, Skand. Archiv f. Physiol. **24**, 7 [1910].

[4]) H. Hildebrandt, Zeitschr. f. physiol. Chemie **43**, 263 [1904]; Berichte d. Deutsch. chem. Gesellschaft **37**, 4456 [1904].

[5]) H. Thierfelder u. J. v. Mehring, Zeitschr. f. physiol. Chemie **9**, 511 [1885].

[6]) C. Gräbe, Berichte d. Deutsch. chem. Gesellschaft **33**, 3360 [1901]. — C. Gräbe, R. H. Aders u. J. Heyer, Annalen d. Chemie u. Pharmazie **318**, 345 [1901]. — C. Gräbe, Annalen d. Chemie u. Pharmazie **254**, 278 [1889].

[7]) F. Mann u. B. Tollens, Annalen d. Chemie u. Pharmazie **290**, 155 [1896]. — K. U. Lefèvre u. B. Tollens, Berichte d. Deutsch. chem. Gesellschaft **40**, 4513 [1907].

[8]) H. Thierfelder, Zeitschr. f. physiol. Chemie **11**, 390 [1887].

[9]) C. Neuberg u. W. Neimann, Zeitschr. f. physiol. Chemie **44**, 119 [1905].

d, l - Isoborneol-glucuronsäure.

$$C_{16}H_{26}O_7 + H_2O.$$

Weiße Nadeln vom Schmelzp. 104—106°. Für die wasserfreie Substanz ist der Schmelzp. 162—163°. Isoborneolglucuronsäure ist hygroskopisch und leicht löslich in Wasser, Alkohol, Äther, Chloroform, Essigäther, Aceton; unlöslich in Benzol, Ligroin. Die Drehung für etwa 1,1 proz. wässerige Lösung ist $[\alpha]_D = -42,62°$. — Zn - Salz $C_{32}H_{50}O_{14}Zn + 2\,H_2O$. Nadeln, die sich gegen 200° [1]) schwärzen.

Kamphenol-glucuronsäure

hat sich als identisch mit Camphenglykolmonoglucuronsäure erwiesen.

d - Kampho - glucuronsäure.

$$C_{16}H_{24}O_8 + H_2O.$$

Im Harn nach Verfütterung von gewöhnlichem Campher. Schmelzp. 128 bis 130°. $[\alpha]_D = -32,85°$. Sie bildet weiße, wachsartig glänzende Täfelchen; löslich in H_2O und Alkohol, unlöslich in Äther. Silbersalz $C_{16}H_{23}AgO_8$ [2]). Ba-Salz. Bei Neutralisation von d-Campho-glucuronsäure mit $BaCO_3$ erhält man $C_{16}H_{22}BaO_8 + 2\,H_2O$, es ist amorph; beim Umkrystallisieren aus heißem Alkohol erhält man $C_{16}H_{22}BaO_8 + H_2O$ in dünnen, biegsamen Nadeln. Mit Barytwasser erhält man ein schwerlösliches basisches Bariumsalz. Schön krystallisieren Strychnin- und Cinchoninsalz [3]).

l - Kampho - glucuronsäure. [4])

Sehr ähnlich der d-Verbindung. Wird 50 g d, l-Campher gefüttert, so erscheint mehr l-Camphoglucuronsäure im Harn als entsprechende d-Verbindung [1]) [5]). Weiße, wachsartig glänzende, dünne Täfelchen. Bei 90—100° Verlust von H_2O. Schmelzp. 120—130° [1]) [4]). — Strychninsalz $C_{37}H_{40}N_2O_{10}$, Schmelzp. 189—195° [4]). Durch Emulsin ist die l-Camphoglucuronsäure spaltbar [1]).

Kynurin - glucuronsäure.

$$C_{15}H_{17}NO_8 \;[6]).$$

Nicht krystallisiert erhalten. K - Salz Schmelzp. 258—260°. Mit Eisenchlorid tritt zuerst rote, dann grüne, endlich blaue Färbung ein. Reduziert nach dem Kochen mit Säuren [7]).

Menthol - glucuronsäure.

$$C_{16}H_{28}O_7.$$

Entsteht nach dem Verfüttern von Menthol im Harn. Der Harn wird mit H_2SO_4 angesäuert, mit $\frac{1}{4}$ Vol. Äther plus $\frac{1}{8}$ Vol. Alkohol von 98% mehrfach geschüttelt. Der Ätherauszug wird mit konz. NH_3 bis zur alkalischen Reaktion versetzt und abgedampft. Das ausgeschiedene mentholglucuronsaure Ammon wird in wenig heißem Wasser gelöst und mit Bleiessig und Ammoniak gefällt.

---

[1]) J. Hämäläinen, Skand. Archiv f. Physiol. **23**, 90, 297 [1909].
[2]) O. Schmiedeberg u. H. Meyer, Zeitschr. f. physiol. Chemie **3**, 422 [1879].
[3]) C. Neuberg u. R. Weiß, Ergebnisse d. Physiol. **3**, I, 443 [1904].
[4]) A. Magnus-Levy, Biochem. Zeitschr. **2**, 319 [1907].
[5]) P. Mayer, Biochem. Zeitschr. **9**, 439 [1908].
[6]) Wie bei der Carbostyrilglucuronsäure (S. 452) ist die Formel wahrscheinlich: $C_{15}H_{15}NO_7 + H_2O$.
[7]) B. v. Fenyvessy, Zeitschr. f. physiol. Chemie **30**, 552 [1900].

Aus dem Bleisalz gewinnt man durch Zerlegung mit H_2S die freie Menthol-glucuronsäure, die alsbald auskrystallisiert[1]). Man kann sie auch direkt aus dem Ammoniumsalz durch Zerlegung mit verdünnten Mineralsäuren erhalten[1]).

Die freie Mentholglucuronsäure enthält $1^1/_2$ Mol. Krystallwasser, $C_{18}H_{28}O_7 + 1\frac{1}{2} H_2O$. Letzteres entweicht in vacuo bei 80°. Die wasserfreie Säure sintert bei 92° und ist bei 110° geschmolzen. Die spez. Drehung ist —105°; H. Fischer[2]) gibt —104,6° an (beides für alkoholische Lösungen). Die freie Mentholglucuronsäure löst sich schwer in kaltem Wasser, leicht in heißem; Alkohol und Äther nehmen sie ziemlich leicht auf.

Das Ammonsalz krystallisiert leicht, ebenso das Cd-Salz $(C_{16}H_{27}O_7)_2Cd + 3 H_2O$. Letzteres gibt bei 170° Wasser ab[1]) [3]) [4]). — Mentholglucuronsäure wird durch Bakterien nach Bial[5]) sehr leicht zersetzt.

α-Naphthol-glucuronsäure.

$$C_{16}H_{16}O_7.$$

Lange Nadeln. Leichter wasserlöslich als die β-Verbindung. Schmelzp. 202 bis 203°. Mit konz. H_2SO_4 beobachtet man intensive Grünfärbung[6]).

β-Naphthol-glucuronsäure.

$$C_{16}H_{16}O_7 + 2 H_2O.$$

Entsteht nach Verfüttern von β-Naphthol. Lange Nadeln. Bei 100° tritt H_2O-Verlust ein. Wenig löslich in kaltem, leicht löslich in heißem Wasser sowie auch in Alkohol und Äther. Mit Säuren tritt Spaltung ein. Die Drehung ist $[\alpha]_D = -88°$. Schmelzp. 150°. Ca-Salz $(C_{16}H_{15}O_7)_2Ca + 4 H_2O$. Leicht in Wasser löslich[6]).

Nitrobenzyl-glucuronsäure (Uronitrotoluolsäure).

$$C_{13}H_{15}NO_9.$$

Entsteht nach dem Verfüttern von o-Nitrotoluol. Sie findet sich im Urin gebunden an Harnstoff, als $C_{14}H_{19}N_3O_{10} + 2\frac{1}{2} H_2O$. Schmelzp. 148 bis 149°. Durch Kochen mit $BaCO_3$ entsteht unter Abspaltung von Harnstoff nitrobenzylglucuronsaures Barium $(C_{13}H_{14}NO_9)_2Ba$. Die freie Säure ist hygroskopisch und krystallisiert langsam in vacuo; sie ist lävogyr und reduziert Fehlingsche Lösung direkt. Ob die durch Säuren abspaltbare, reduzierende und linksdrehende Substanz wirklich Glucuronsäure darstellt, ist unentschieden[7]). [p-Nitrotoluol verhält sich anders im Tierkörper, man erhält damit Paranitrobenzoesäure[7]).]

Oxaphor-glucuronsäure (Oxycampher-glucuronsäure).

$$C_{16}H_{24}O_8 + H_2O.$$

Entsteht nach Verfüttern von Oxycampher (Oxaphor). Die freie Säure bildet rhombenförmige Krystalle. Schmelzp. 138°. $[\alpha]_D = -30,55°$ (c =4,91 g in 100 ccm Wasser). Ag-Salz $C_{16}H_{23}O_8Ag + 2 H_2O$ [8]).

---

[1]) C. Neuberg u. S. Lachmann, Biochem. Zeitschr. **24**, 416 [1910].
[2]) H. Fischer, Zeitschr. f. physiol. Chemie **70**, 256 [1911].
[3]) A. Bonanni, Beiträge z. chem. Physiol. u. Pathol. **1**, 304 [1902].
[4]) E. Fromm u. P. Clemens, Zeitschr. f. physiol. Chemie **34**, 385 [1902].
[5]) M. Bial, Zeitschr. f. physiol. Chemie **45**, 258 [1905].
[6]) M. Lesnik u. M. v. Nencki, Berichte d. Deutsch. chem. Gesellschaft **19**, 1534 [1886].
[7]) M. Jaffé, Zeitschr. f. physiol. Chemie **2**, 47 [1878].
[8]) A. Magnus-Levy, Biochem. Zeitschr. **2**, 328 [1907].

Oxyantipyrin - glucuronsäure.

$$C_{17}H_{20}N_2O_8.$$

Entsteht nach dem Verfüttern von Antipyrin an einen Hund. Die Säure ist als $BaCl_2$-Bariumdoppelsalz, $(C_{17}H_{19}N_2O_8)_2Ba + BaCl_2 + H_2O$, isoliert. Sie ist lävogyr und nach dem Kochen mit Säuren rechtsdrehend. Sie gibt die Millonsche Probe (s. diese Seite 470), mit $FeCl_3$ entsteht eine Tokaierfarbe[1]).

o - Oxychinolin - glucuronsäure.

$$C_{15}H_{15}NO_7 \; [3]).$$

Entsteht nach Einführung von Chinosol in den Organismus[2]). Fällt zum Teil bereits aus saurem Kaninchenharn aus, der Rest wird nach dem Bleiverfahren gewonnen, nicht aber durch Ausschüttelung mit Alkohol-Äther, worin die Substanz unlöslich ist. Sehr wenig löslich in kaltem, leicht löslich in heißem Wasser. Reduziert Fehlingsche Mischung nicht. Ka-Salz $C_{15}H_{14}NO_7K$ $+ H_2O$. Pyramiden; leicht löslich in kaltem Wasser. In 4,2 proz. Lösung ist für das Kaliumsalz $[\alpha]_D = -83,8°$. Ba-Salz $(C_{15}H_{14}NO_7)_2Ba + 2 H_2O$. Nadeln, leicht löslich in Wasser, unlöslich in Alkohol. Cd-Salz $(C_{15}H_{14}NO_7)_2Cd$. Weiße Nadeln.

Oxycineol - glucuronsäure.

$$(C_{10}H_{17}O)O \cdot C_6H_9O_6.$$

Nach Verfütterung von Cineol (Eucalyptol) an Kaninchen[3]). Das Brucinsalz schmilzt bei 186—191°.

Oxycumarin - glucuronsäure   (Anhydro - oxyphenylbrenztrauben - glucuronsäure).

$$C_{15}H_{14}O_9.$$

Entsteht beim Menschen nach Verabfolgung von Oxycumarin; fällt beim Ansäuern des Harns mit verdünnter H_2SO_4 in langen Nadeln aus. Dieselben geben keine Färbung mit $FeCl_3$ und reduzieren nicht. Schmelzp. 207°; $[\alpha]_D = -72,05°$ [4]).

Phenetol-glucuronsäure (Chinäthonsäure) [5]).

$$C_{14}H_{18}O_8 = C_2H_5O - C_6H_4 - O - C_6H_9O_6.$$

Sie ist von Kossel[5]) nach Eingabe von Phenetol im Harn gefunden; sie bildet Krystalle vom Schmelzp. 146° [6]) und liefert ein K-, Ba-, Ag-Salz[5]). Bei der Spaltung entsteht Hydrochinonäthyläther[6]). Die Säure hat die bemerkenswerte Eigenschaft, bei Gegenwart löslicher ätherschwefelsaurer Salze durch $BaCl_2$ oder $Ba(OH)_2$ als ein unlösliches Ba-Doppelsalz gepaarter Schwefelsäure und gepaarter Glucuronsäure auszufallen[7])[8]). Dieses Verhalten ist wichtig für die Ätherschwefelsäurenbestimmung (siehe S. 142 . 488).

---

[1]) D. Lawrow, Berichte d. Deutsch. chem. Gesellschaft **33**, 2344 [1900]; Zeitschr. f. physiol. Chemie **32**, 111 [1901].

[2]) C. Brahm, Zeitschr. f. physiol. Chemie **28**, 439 [1899]; **30**, 559 [1900].

[3]) J. Hämäläinen, Skand. Archiv f. Physiol. **24**, 1 [1910].

[4]) L. Flatow, Zeitschr. f. physiol. Chemie **64**, 377 [1910].

[5]) A. Kossel, Zeitschr. f. physiol. Chemie **4**, 296 [1880].

[6]) V. Lehmann, Zeitschr. f. physiol. Chemie **13**, 181 [1888].

[7]) A. Kossel, Zeitschr. f. physiol. Chemie **7**, 292 [1883].

[8]) G. Hoppe - Seyler, Zeitschr. f. physiol. Chemie **7**, 424 [1883].

Phenol - glucuronsäure.

$$C_6H_9(C_6H_5)O_7 = C_{12}H_{14}O_7 .$$

Entsteht nach subcutaner oder oraler Verabfolgung von Phenol[1] [2] [3] [4] [5] [6].
Zur Darstellung größerer Mengen verfüttert man Phenol an einen Hammel.
Der Harn wird zum Sirup eingedickt, mit H_2SO_4 angesäuert, ausgeäthert.
Der Rückstand wird dann mit $Ba(OH)_2$ neutralisiert, abfiltriert, das Filtrat
mit Bleizucker, dann mit Bleiessig gefällt; dieser Niederschlag wird mit
H_2S zerlegt. Jetzt wird auf dem Wasserbade eingeengt. Lange Nadeln vom
Schmelzp. ca. 148° bzw. 150—151°; $[\alpha]_D = -81,9°$. Die Substanz reduziert
nicht. Die Konstitution[7] ist

$$
\begin{array}{c}
\overline{O} \\
C_6H_5 \cdot O \cdot CH \underset{\underset{H}{|}}{\overset{\overset{OH}{|}}{C}} \underset{\underset{OH}{|}}{\overset{\overset{H}{|}}{C}} \underset{\underset{H}{|}}{\overset{\overset{OH}{|}}{C}} \underset{\underset{H}{|}}{C} COOH
\end{array}
$$

Resacetophenon-glucuronsäure.

$$C_{14}H_{16}O_9 + H_2O = CH_3 \cdot CO \cdot C_6H_3(OH) - O - \underbrace{CH(CH \cdot OH)_2 - CH - CH \cdot OH - COOH}_{O} .$$

Wird neben der gepaarten Schwefelsäure nach Eingabe von Resacetophenon ausgeschieden. Nach dem Entfernen der Resacetophenonschwefelsäure als
Kaliumsalz führt man die Mutterlauge in das Cu-Salz über. Aus diesem oder
aus dem Ka-Salz wird die freie Säure durch Behandeln mit HCl und starke Abkühlung gewonnen. Leicht löslich in Wasser, wenig löslich in Alkohol. Bei
170° erfolgt Bräunung. Mit Eisenchlorid erhält man eine tiefrote Farbe. Reduziert auch in der Wärme nicht. Cu - Salz $C_{14}H_{14}O_9Cu + 4 H_2O$ [8].

Syringa-glucuronsäure.

$$C_{15}H_{18}O_{11} .$$

Entsteht nach subcutaner Einfuhr von Syringin und Syringaldehyd.
Schmelzp. 208°. K-Salz $C_{15}H_{16}O_{11}K_2$. Mit Emulsin wird Syringasäure[9]
abgespalten.

Terpineol - 3, 5 - glucuronsäure

schmilzt bei 104—110°; das Kaliumsalz krystallisiert nur schwierig[10].

Thujonhydrat-glucuronsäure.

$$C_{16}H_{26}O_8 .$$

Findet sich im Harn nach dem Verfüttern von Thujon. Das Kalisalz
$C_{16}H_{25}O_8K$ krystallisiert. Bei der Spaltung durch Mineralsäuren entsteht ein
Kohlenwasserstoff $C_{10}H_{14}$ vom Siedep. 170—180° [11].

1) O. Schmiedeberg, Archiv f. experim. Pathol. u. Pharmakol. 14, 307 [1881].
2) H. J. Vetlesen, Archiv f. d. ges. Physiol. 28, 478 [1882].
3) E. Külz, Zeitschr. f. Biol. 27, 247 [1890]; Archiv f. d. ges. Physiol. 30, 484 [1883].
4) E. Baumann u. C. Preuße, Zeitschr. f. physiol. Chemie 3, 159 [1879].
5) A. Falck, Münch. med. Wochenschr. 1902, 1489.
6) E. Salkowski u. C. Neuberg, Biochem. Zeitschr. 2, 307 [1906].
7) C. Neuberg u. W. Neimann, Zeitschr. f. physiol. Chemie 44, 114 [1905].
8) M. v. Nencki, Berichte d. Deutsch. chem. Gesellschaft 27, 2732 [1894].
9) H. Hildebrandt, Beiträge z. chem. Physiol. u. Pathol. 7, 452 [1906].
10) R. Matzel, Arch. internat. de Pharmacodyn. et de Thérapie 14, 336 [1905];
vgl. auch J. Hämäläinen, Skand. Archiv f. Physiol. 24, 7 [1910].
11) E. Fromm u. H. Hildebrandt, Zeitschr. f. physiol. Chemie 33, 594 [1901]. —
H. Hildebrandt, Zeitschr. f. physiol. Chemie 36, 453 [1902].

p-Thymotinpiperidid-glucuronsäure.

Entsteht nach Verfütterung des Kondensationsproduktes, das aus Thymol-alkohol mit Piperidin entsteht. Die Säure hat den Schmelzp. 192° [1]).

o-Thymotinpiperidid-glucuronsäure.

Darstellung wie die p-Verbindung. [p-Kresolpiperidid und o-Xylenol-piperidid liefern keine gepaarten Glucuronsäuren[1]).]

Trimethylcarbinol-glucuronsäure.
$$C_{10}H_{18}O_7 .$$

Diese Verbindung entsteht nach dem Verfüttern von Trimethylcarbinol $[(CH_3)_3C(OH)]$ an Kaninchen; bei Hunden tritt die Paarung nicht ein. Die Säure ist frei nicht dargestellt; das Ka-Salz $C_{10}H_{17}O_7K$ ist leicht löslich in Wasser, schwer löslich in Alkohol. Die Drehung ist links[2]).

Urobutylchloralsäure (Trichlorbutylalkohol-glucuronsäure).
$$C_{10}H_{15}Cl_3O_7 .$$

Seidenglänzende, sternförmige Nadeln, sie ist lävogyr und reduziert heiße Fehlingsche Lösung nicht. Silbersalz $C_{10}H_{14}AgCl_3O_7$ [3]) [4]) [5]).

Urochloralsäure (Trichloräthyl-glucuronsäure).
$$C_8H_{11}Cl_3O_7 .$$

Findet sich nach Eingabe von Chloralhydrat im Harn. Sie wird durch Bleiessig gefällt. Man stellt sie dar durch Eindampfen des Harns, indem man mit H_2SO_4 versetzt, ausäthert und nach dem Verdunsten den Ätherrückstand mit KOH neutralisiert[3]) [4]). Aus dem heißen Alkoholauszuge krystallisiert das Kalisalz. — Farblose, seidenglänzende Nadeln. Leicht löslich in Wasser und Alkohol, schwer löslich in Äther. Reduziert direkt beim Kochen alkalische Cu-, Ag-, Bi-Lösungen. Die Drehung ist links. Ka-, Na-, Ba-, Cu-Salze sind beständig. Ag-Salz ist zersetzlich. Mit Alkalien tritt Zersetzung ein. Schmelzp. nicht scharf, da bei 80 bis 90° Bräunung erfolgt. Nach späterer Angabe[6]) schmilzt die ganz reine, aus abs. Äther umkrystallisierte Säure bei 142°. Die spez. Drehung der Urochloralsäure[7]) ist $[\alpha]_D = -69,6°$, die des Natrium-salzes[7]) ist $-65,2°$, die des Kaliumsalzes ist $[\alpha]_D = ca. -60°$ [8]) [9]).

Vanillin-glucuronsäure. [10])
$$C_{14}H_{18}O_{11} \ (= C_{14}H_{16}O_{10} + H_2O \ ?) .$$

Entsteht nach subcutaner und stomachaler Zufuhr von Vanillin, ent-gegen den Angaben von Preuße[11]), der keine Glucuronsäurepaarung fand. Mit Emulsin tritt Spaltung in Vanillinsäure und Glucuronsäure ein[12]). K-Salz[12]) $C_{14}H_{16}K_2O_{11}$. Ba-Salz[10]) $C_{14}H_{16}BaO_{11}$ ist amorph. $[\alpha]_D = -38°$.

[1]) H. Hildebrandt, Zeitschr. f. physiol. Chemie 43, 249 [1904].
[2]) H. Thierfelder u. J. v. Mehring, Zeitschr. f. physiol. Chemie 9, 511 [1885].
[3]) E. Külz, Centralbl. f. med. Wissensch. 1881, 337; Archiv f. d. ges. Physiol. 28, 506 [1882].
[4]) R. Külz, Archiv f. d. ges. Physiol. 33, 221 [1884].
[5]) J. v. Mehring, Berichte d. Deutsch. chem. Gesellschaft 15, 1019 [1882]; Zeitschr. f. physiol. Chemie 6, 491 [1882].
[6]) E. Külz, Archiv f. d. ges. Physiol. 28, 517 [1882].
[7]) H. Thierfelder, Zeitschr. f. physiol. Chemie 10, 164 [1886].
[8]) J. v. Mehring u. Musculus, Berichte d. Deutsch. chem. Gesellschaft 8, 662 [1875].
[9]) J. v. Mehring, Zeitschr. f. physiol. Chemie 6, 480 [1882].
[10]) Y. Kotake, Zeitschr. f. physiol. Chemie 45, 320 [1905].
[11]) C. Preuße, Zeitschr. f. physiol. Chemie 4, 213 [1880].
[12]) H. Hildebrandt, Beiträge z. chem. Physiol. u. Pathol. 7, 452 [1906].

b) Esterklasse der gepaarten Glucuronsäuren.

Benzoe-glucuronsäure. (Benzoyl-glucuronsäure.)

$$C_{13}H_{14}O_8 = \begin{array}{l} CH \cdot O \cdot COC_6H_5 \\ | \\ HCOH \\ | \quad\quad O \\ OHCH \\ | \\ HC \\ | \\ HCOH \\ | \\ COOH \end{array}$$

Eine Reihe älterer Befunde deutete auf die Existenz dieser Verbindung[1]; ihre Darstellung gelang erst Magnus-Levy[2]. Die freie Säure ist nicht krystallisiert erhalten. Die Drehung ist stark rechts; sie gibt kräftige Orcinreaktion. Bei der Oxydation entsteht d-Zuckersäure. Aus dem Harn wird sie als Strychninsalz $C_{34}H_{36}N_2O_{10} + 2 H_2O$ (?) isoliert. Rhombische Säulen oder Platten. Schmelzp. 162°. Wenig löslich in kaltem Wasser, leicht in heißem Wasser und Alkohol. — Na-Salz $C_{13}H_{13}O_8Na$. Weißer Niederschlag. Die Drehung des Natriumsalzes ist $[\alpha]_D^{20} = +43,86°$ [1]. Dreht auch als freie Säure bemerkenswerterweise rechts[2].

Dimethylaminobenzoesäure-glucuronsäure.

$$C_{15}H_{19}NO_8.$$

Die Verbindung, die nach Verfüttern von Dimethylaminobenzoesäure aus dem Harn von Jaffé[3] isoliert wurde, hat entweder die Zusammensetzung

$$(CH_3)_2 : N \cdot C_6H_4 \cdot CO \cdot O \cdot CH \cdot (CHOH)_2 \cdot CH \cdot CHOH \cdot COOH \text{ [3]}$$
$$O\text{------}$$

oder, wohl weniger wahrscheinlich,

$$(CH_3)_2$$
$$(CHOH)_4 — CO — N — C_6H_4 — COOH \text{ [4]}$$
$$\text{------} \text{------CO}$$

Die freie, stark sauer reagierende Substanz bildet seidenglänzend verfilzte Nadeln vom Schmelzp. 205—206°. Sie ist im kalten Wasser schwer löslich, Knochenkohle absorbiert sie völlig. Sie reduziert Fehlingsche Lösung direkt. Die freie Säure zerfällt leicht. Zersetzte wässerige und alkoholische Lösungen scheinen optisch inaktiv zu sein, ebenso die der Alkalisalze. In verdünnter salzsaurer Lösung dreht die Substanz links, hier ist $[\alpha]_D =$ ca. $-12°$ [3].

Ba-Salz $(C_{15}H_{18}NO_8)_2Ba + 2 H_2O$ entsteht aus dem völlig neutralen Ammonsalz durch $BaCl_2$ und bildet millimeterlange feine Nadeln.

Ca-Salz $(C_{15}H_{18}NO_8)_2Ca + 2 H_2O$, wie das Ba-Salz erhalten.

---

[1] E. Salkowski, Zeitschr. f. physiol. Chemie 1, 25 [1877]; 4, 135 [1880]. — R. Kobert, Schmidts Jahrb. 185, 113 [1880]. — K. Siebert, Diss. Königsberg 1901. — Th. Brugsch u. R. Hirsch, Zeitschr. f. experim. Pathol. u. Ther. 3, 663 [1906].
[2] A. Magnus-Levy, Biochem. Zeitschr. 6, 502 [1907]; Münch. med. Wochenschr 1905, 7. Nov.
[3] M. Jaffé, Zeitschr. f. physiol. Chemie 43, 374 [1905].
[4] H. Hildebrandt, Beiträge z. chem. Physiol. u. Pathol. 7, 439 [1906].

Ag-Salz $C_{15}H_{18}NO_8Ag$. Kugelförmige Aggregate feiner Nadeln.
Alkalien verseifen die Dimethylaminobenzoeglucuronsäure schnell.

Salicyl-glucuronsäure-anhydrid (?)

$$C_{13}H_{12}O_8$$

läßt sich aus dem mit H_2SO_4 angesäuerten Harn nach Verabfolgung von salicyl-
saurem Natron isolieren[1]. Sie krystallisiert direkt aus dem Ätherauszuge,
nachdem die ungepaarte Salicylsäure ausgefallen ist. Feine biegsame Nadeln
vom Schmelzp. 178°, die leicht in Wasser löslich sind. Die krystallisierte
Verbindung ist ·der Formel nach ein Anhydrid. Die Lösung in H_2O und
verdünntem Alkohol reagiert stark sauer, die in abs. Alkohol ist neutral. Die
wässerige und alkoholische Lösung reduzieren Fehlingsche Lösung direkt
beim Kochen und sind optisch inaktiv. Gegen verdünnte Säuren ist die Salicylglucuronsäure recht beständig, durch Alkalien wird sie schnell gespalten. Mit
Orcin und Phloroglucin erhält man positive Reaktion. Während Salicylsäure
durch $FeCl_3$ violett gefärbt wird, nimmt die gepaarte Säure mit $FeCl_3$ eine
rein blaue Nuance an. Hiernach und aus dem direkten Reduktionsvermögen
gegen Fehlingsche Mischung kann man schließen, daß die Glucuronsäurepaarung nicht an der Phenolgruppe stattgefunden hat und die Verbindung zur
Esterklasse zu zählen ist.

Rübenharzsäure-glucuronsäure (?) $C_{28}H_{44}O_8$

scheint die aus dem Diffusionsrohsaft der Zuckerrüben als Magnesiumsalz
isolierte Säure[2] zu sein. Sie ist unlöslich in H_2O, Äther, Benzol und Chloroform, leicht löslich in Alkohol, Holzgeist und Eisessig. Die freie Säure löst
sich in NH_3 und Alkalien und schmilzt bei 214—216° unter Zersetzung.
$[\alpha]_D == +21,0°$ bis $+24,9°$ (in Alkohol). Die Hydrolyse ergiebt Glucuronsäure (?) und die gleichfalls dextrogyre Rübenharzsäure, $C_{22}H_{36}O_2$, von Andrlik und Votoček, deren spezifische Drehung $= +78,5°$ ist.

Anhang.

XLI. Furfurol, Lävulinsäure, Zuckersäure.

Des öfteren ist es erwünscht, Substanzen aus der Kohlenhydratreihe als zugehörig
zu einer bestimmten Gruppe zu charakterisieren.
Hierzu kann bei allen Pentosen, Pentosanen und Glucuronsäurederivaten
die Überführung in Furfurol dienen, bei allen Hexosen und deren Polysacchariden die Umwandlung in Lävulinsäure, während für alle Abkömmlinge des Traubenzuckers, für diesen selbst und die Glucuronsäure[3] die
Bildung von d-Zuckersäure beweisend ist.

$$\begin{array}{c} HC - CH \\ \text{a) Furfurol.}\quad C_4H_4O_2 = HC\underset{O}{\diagdown\diagup}C\cdot CHO \end{array}$$

Will man aus Furfurol liefernden Substanzen das Furfurol in Form einer durch
Elementaranalyse charakterisierbaren Verbindung abscheiden, so empfiehlt es sich, die
Destillation mit einer nichtflüchtigen Mineralsäure vorzunehmen, z. B. mit 25proz. H_2SO_4.

---

[1] A. Baldoni, Malys Jahresber. d. Tierchemie **1905**, 124.
[2] K. Smolenski, Zeitschr. f. physiol. Chemie **71**, 266 [1911].
[3] Schleimsäurebildung als Reagens auf Galaktosegruppen ist schon S. 414 und 422
erwähnt.

Aus dem Übergegangenen kann direkt, oder falls „störende" Säuren zugegen sind, nach Rektifikation über $CaCO_3$ oder zwecks Anreicherung nach Übertreiben aus kochsalzgesättigtem ersten Destillat ein Hydrazon dargestellt werden.

Furfurolphenylhydrazon[1]) $C_4H_3O \cdot CH : N \cdot NHC_6H_5$

fällt auf Zusatz von essigsaurem Phenylhydrazin alsbald in Blättchen aus, die bei 97—98° schmelzen. Leicht löslich in Alkohol und Aceton, schwer in Ligroin. Die Formel ist $C_{11}H_{10}N_2O$.

Noch weniger löslich und daher noch aus verdünteren Lösungen erhältlich ist das

Furfurol-p-nitrophenylhydrazon $C_4H_3O \cdot CH : N \cdot NHC_6H_4(NO_2)$.

Es scheidet sich auf Zusatz einer ev. klar filtrierten Lösung von p-Nitrophenylhydrazin (in Essigsäure oder verdünntem Alkohol) fast momentan in hellroten Nadeln aus, die aus wässerigem Alkohol umkrystallisiert werden. In NaOH löst es sich himbeerrotviolett[2]). Es sintert bei 127° und schmilzt bei 153—155[3]) bzw. 155—156°[4]) unter Gasentwicklung. Die Formel ist $C_{11}H_9N_3O_3$; die prozentuale Zusammensetzung ist $C = 57,14$; $H = 3,90$; $N = 18,18\%$.

b) Lävulinsäure (Acetopropionsäure) $CH_3 \cdot CO \cdot CH_2 \cdot CH_2 \cdot COOH$.

Nach B. Tollens[5]) und seinen Mitarbeitern liefern alle Hexosen ausnahmslos beim Kochen mit Mineralsäuren Lävulinsäure. Ihre Entstehung ist wohl auf intermediär gebildetes Oxymethylfurfurol (siehe S. 335) zurückzuführen, das einen Zerfall in Ameisensäure und Lävulinsäure erleidet.

Zur Überführung in Lävulinsäure kocht man in einem mit Steigrohr versehenen Kolben den festen Zucker bzw. die kohlenhydrathaltige Substanz mit der fünffachen Menge 20proz. HCl 20—30 Stunden im siedenden Wasserbade oder über kleiner Flamme. Wenn die Huminabscheidung nicht mehr zunimmt, filtriert man die meist tiefbraune Flüssigkeit, wäscht die Humusstoffe gründlich mit heißem Wasser und schüttelt sie 4—5 mal mit Äther aus. Die Ätherauszüge werden filtriert und abgedampft. Der Rückstand wird in einer Porzellanschale völlig verdunstet und einige Zeit bei 40—50°, am besten über Ätzkalk in vacuo stehen gelassen, wobei die Ameisensäure entweicht. Den restierenden Sirup verdünnt man mit Wasser, dann entfärbt man die Flüssigkeit mit Knochenkohle und kocht die Lösung mit Zinkoxyd oder -carbonat. Die auf der Nutsche abgesaugte Flüssigkeit gibt (nach ev. nochmaliger Entfärbung mit Knochenkohle) nach dem Einengen Krystalle von lävulinsaurem Zink. Dieselben werden abgesaugt, mit wenig Wasser und reichlich Alkohol[6]) nebst Äther ausgewaschen. Erweist sich eine Probe als chlorfrei, so löst man alles in wenig heißem Wasser, gibt Silbernitratlösung in kleinem Überschuß hinzu und kocht ev. nach Zugabe von noch etwas Wasser bis zur völligen Lösung. Aus der ev. filtrierten klaren Flüssigkeit scheidet sich beim Erkalten reines lävulinsaures Silber aus. Dasselbe wird abgesaugt und zuerst mit verdünntem, dann starkem Alkohol ausgewaschen und im Dunkelexsiccator getrocknet. Es bildet faserige Krystalle oder sechseckige Täfelchen. Zusammensetzung ist $C_5H_7O_3Ag$ mit einem Gehalt von 26,95 % C, 3,15 % H und 48,43 % Ag.

Statt mit HCl kann man auch durch Erhitzen mit H_2SO_4 die Umwandlung der Hexosengruppen in Lävulinsäure erzielen.

Kossel und Neumann[7]) empfehlen, mit der achtfachen Menge 30proz. H_2SO_4 im Autoklaven auf 150° 2 Stunden lang zu erhitzen, auszuäthern, den Ätherrückstand zu verdampfen und jetzt die Ameisensäure und Lävulinsäure durch Distillation zu trennen. Letztere geht bei 245—255° (z. T. auch schon bei 239°) über. Dann wird das Ag-Salz aus der genau neutralisierten Lösung hergestellt.

---

[1]) E. Fischer, Annalen d. Chemie u. Pharmazie **190**, 137 [1878]; Berichte d. Deutsch. chem. Gesellschaft **17**, 574 [1884].

[2]) F. Feist, Berichte d. Deutsch. chem. Gesellschaft **33**, 2098 [1900].

[3]) J. J. Blanksma, Privatmitteilung.

[4]) C. Neuberg, Biochem. Zeitschr. **9**, 554 [1908].

[5]) A. v. Grote, E. Kehrer u. B. Tollens, Annalen d. Chemie u. Pharmazie **206**, 207 [1881]. — C. Wehmer u. B. Tollens, Annalen d. Chemie u. Pharmazie **243**, 314 [1888]; Berichte d. Deutsch. chem. Gesellschaft **33**, 1286 [1900].

[6]) Der Alkohol zieht noch vorhandenes $ZnCl_2$ aus.

[7]) A. Kossel u. A. Neumann, Berichte d. Deutsch. chem. Gesellschaft **27**, 2220 [1894]. — A. Noll, Zeitschr. f. physiol. Chemie **25**, 430 [1898].

Handelt es sich um kleine Menge Lävulinsäure, so kann man direkt aus dem verdampften Ätherextrakt das Phenylhydrazon oder p - Nitrophenylhydrazon darstellen, deren Gewinnung S. 311 und 312 beschrieben ist.

Lävulinsäurephenylhydrazon

$$C_{11}H_{14}N_2O_2$$

enthält 64,07% C, 6,79% H, 13,59% N.

Lävulinsäure-p-nitrophenylhydrazon

$$C_{11}H_{13}N_3O_4$$

enthält 16,73% N (vgl. S. 312).

Vor Darstellung der Derivate prüft man einen Tropfen des Ätherabdampfrückstandes mit der Kossel - Neumannschen Nitroprussidnatrium-NaOH-Probe oder mit der Jodoformreaktion (S. 312), ob sich die Weiterverarbeitung lohnt.

Pentosen und Glucuronsäure liefern keine Lävulinsäure.

c) d-Zuckersäure.

COOH

HCOH

OHCH

HCOH

HCOH

COOH

Auf die leichte Bildung von d-Zuckersäure aus Traubenzucker und Glucosepolysacchariden haben B. Tollens[1]) und seine Mitarbeiter ein einfaches Verfahren zur Erkennung von Glucosegruppen gegründet.

Im Prinzip handelt es sich um eine Oxydation mit Salpetersäure analog der Schleimsäurereaktion (siehe S. 413). Da jedoch die Zuckersäure ungleich der Schleimsäure nicht krystallisiert, so dient ein Salz zur Abscheidung, und zwar das saure d - zuckersaure Kalium.

Die zu untersuchende Substanz wird mit der sechsfachen Menge HNO_3 (D = 1,15) in einer Porzellanschale auf dem siedenden Wasserbade eingedampft, bis die starke Entwicklung nitroser Gase beendet ist und der Sirup eine dauernd gelbe Farbe angenommen hat. Weiteres Erhitzen ist schädlich. Man gibt dann etwas heißes Wasser hinzu, filtriert wenn nötig und fügt in der Wärme konzentrierte KOH oder festes K_2CO_3 bis zur deutlich alkalischen Reaktion hinzu. Auf Zusatz von reichlich Eisessig — die Lösung muß stark danach riechen — hellt sich die braun gewordene Flüssigkeit wieder auf, und nach einiger Zeit[2]) scheidet sich das saure Kaliumsalz der d - Zuckersäure $C_6H_9O_8K$ in derben, glänzenden Krystallen aus. Nach 12—24 Stunden saugt man diese ab, wäscht sie mit wenig kaltem Wasser, Alkohol und Äther aus. Zur Reinigung und Befreiung von anhaftender Carbonylsäure[3]) sowie von Kaliumoxalat krystallisiert man aus heißem Wasser unter Zusatz von etwas Tierkohle um.

Das Kaliumsalz $C_6H_9O_8K$ enthält 15,72% K.

Zur Bestätigung bestimmt man nach E. Fischer[4]) sein Drehungsvermögen. 0,50 g werden in 10,0 ccm H_2O gelöst, 7 Tropfen rauchende HCl zugesetzt. Nach 5 Minuten langem Kochen wird polarisiert; die Drehung im 2 dm-Rohr ist jetzt = +3°.

Auch die Überführung in das neutrale zuckersaure Silber $C_6H_8O_8Ag_2$ ist empfehlenswert. Zu seiner Darstellung löst man das Kaliumsalz in Wasser und neutralisiert genau[5])

---

[1]) O. Sohst u. B. Tollens, Annalen d. Chemie u. Pharmazie **245**, 1 [1888]; R. Gans u. B. Tollens, Annalen d. Chemie u. Pharmazie **249**, 217 [1888].

[2]) Ev. muß man etwas auf dem Wasserbade konzentrieren.

[3]) C. Neuberg, Biochem. Zeitschr. **28**, 355 [1910].

[4]) E. Fischer, Berichte d. Deutsch. chem. Gesellschaft **23**, 2623 [1890].

[5]) In Gegenwart von überschüssigem Ammoniak erfolgt leicht Schwärzung durch Reduktion.

mit Ammoniak. Auf Zusatz von $AgNO_3$ in der Kälte fällt sofort das d-zuckersaure Silber aus, das abgesaugt, mit wenig Wasser und Alkohol ausgewaschen und im Dunkelexsiccator über konz. H_2SO_4 zur Gewichtskonstanz getrocknet wird. Es enthält 50,86% Ag.

Man erhält etwa $1/4$ vom Gewicht des vorhandenen Traubenzuckers in Form von reinem sauren zuckersauren Kalium.

Über das Phenylhydrazid der d-Zuckersäure siehe S. 281.

Glucuronsäure[1]) und die bisher nicht in der Natur aufgefundene d-Gulose[2]) liefern ebenfalls Zuckersäure.

XLII. Die Reaktion von Cammidge.

Schon früher ist erwähnt (S. 359), daß manche sonst als normal anzusprechenden Urine bei Anstellung der Osazonprobe kleine Mengen von Phenylhydrazinverbindungen liefern, jedoch nicht regelmäßig. Das gilt sowohl für Menschenharn [Kistermann[3]), Willcox[4]), P. Mayer[5]), Mac Even[6])] als für Tierurine, speziell Hundeharn [Porcher und Nicolas[7])]. Eingehende Untersuchungen über diesen Gegenstand hat in den letzten Jahren Cammidge[8]) angestellt.

Dieser Autor kam zu dem Resultate, daß eine nach vorherigem Kochen des Harns mit HCl und bei zuckerhaltigen Urinen nach Vergärung und nunmehriger Spaltung durch HCl entstehende Phenylhydrazinverbindung charakteristisch für Pankreaserkrankungen sei. Es hat sich gezeigt, daß auch in anderen Fällen diese sog. Cammidgesche Probe positiv ausfallen kann. Demgemäß sind die Ansichten über den diagnostischen Wert der Reaktion sehr geteilt [vgl. hierzu A. Albu[9]) und J. E. Schmidt[10]), Brugsch und König[11]), Sahli[12]), Dreesmann[13]), Kehr[14]), Keuthe[15]), Ellenbeck[16]), Umber[17])].

Zur Anstellung der Probe empfahl Cammidge zunächst, 10 ccm des (eventuell vergorenen) Urins mit 1 ccm konz. HCl 10 Minuten lang zu kochen, mit Bleicarbonat zu neutralisieren und das Filtrat mit 0,75 g Phenylhydrazin, gelöst in etwas Essigsäure, + 2 g Natriumacetat 2 Minuten im Sieden zu erhalten. Nach dem Erkalten fallen allmählich gelbe Nadeln aus. Cammidge hat auch in manchen Fällen den Urin mit dem halben Volumen gesättigter $HgCl_2$-Lösung vorbehandelt, die weitere Verarbeitung sonst ebenso gelassen.

Gegen diese Ausführungsform läßt sich der Einwand erheben, daß die Resultate selbstverständliche sind, indem die gepaarten Glucuronsäuren durch HCl hydrolysiert und

---

[1]) E. Fischer u. O. Piloty, Berichte d. Deutsch. chem. Gesellschaft 24, 520 [1891].

[2]) H. Thierfelder, Zeitschr. f. physiol. Chemie 11, 401 [1887]; Berichte d. Deutsch. chem. Gesellschaft 19, 3148 [1886].

[3]) C. Kistermann, Deutsches Archiv f. klin. Medizin 50, 433 [1892].

[4]) W. H. Willcox, Lancet 1904, II, 211.

[5]) P. Mayer, Berl. klin. Wochenschr. 1900, Nr. 1.

[6]) E. L. Mac Even, Amer. Journ. med. sciences 1905, Juni.

[7]) Ch. Porcher u. E. Nicolas, Journ. de Physiol. et de Pathol. génér. 3, 756 [1901].

[8]) P. J. Cammidge, Lancet 1904, I, 782; 1905, II, 14; Brit. med. Journ. 1904, I, 776; 1906, 594, 622, 1150; Med.-chir. Transact. 89, 239 [1906].

[9]) A. Albu, Beiträge zur Diagnostik der inneren und chirurgischen Pankreaserkrankungen. 1911 (bei C. Marhold in Halle).

[10]) J. E. Schmidt, Mitt. a. d. Grenzgeb. d. Med. u. Chir. 20, 426 [1909].

[11]) Th. Brugsch u. König, Berl. klin. Wochenschr. 1905, Nr. 52.

[12]) Sahli, Deutsches Archiv f. klin. Medizin 61, 445 [1898].

[13]) Dreesmann, Med. Klinik 1908, Nr. 38—40.

[14]) H. Kehr, Münch. med. Wochenschr. 1909, 1062.

[15]) W. Keuthe, Berl. klin. Wochenschr. 1909, Nr. 2.

[16]) H. Ellenbeck, Biochem. Zeitschr. 24, 22 [1910].

[17]) Fr. Umber, Hamburger Ärzte-Korresp. 13, 265 [1910].

nun zur Reaktion mit Phenylhydrazin befähigt werden. Cammidge hat jedoch noch eine andere Vorschrift gegeben, welche eine Beteiligung von Glucuronsäure am Zustandekommen der Reaktion ausschließen soll, indem er sie als basisches Bleisalz ausfällen will.

Man verfährt nach Cammidge so, daß man 20 ccm Harn mit 1 ccm rauchender HCl (D = 1,19) versetzt und 10 Minuten auf dem Sandbade in gelindem Sieden erhält (der Urin muß frei von Eiweiß und Zucker sein). Nach dem Abkühlen gibt man 4 g festes Bleicarbonat unter Umschütteln hinzu, filtriert nach einigem Stehen und setzt 4 g festes Bleisubacetat hinzu. Darauf filtriert man von neuem und entbleit durch Aufkochen mit 2 g gepulvertem Natriumsulfat. Nach dem Abkühlen (unter fließendem Wasser) wird filtriert. Von dem wasserklaren Filtrat werden 10,0 ccm mit 18 ccm mit H_2O aufgefüllt und mit 0,8 salzsaurem Phenylhydrazin, 2 g festem Natriumacetat und 1 ccm 50 proz. Essigsäure versetzt. Man kocht alsdann 10 Minuten und verringert die Verdampfung durch Einhängen eines Glastrichters in den Hals des Kölbchens. Man filtriert dann heiß in ein Reagensglas und füllt das Volumen auf 15 ccm auf, falls es geringer ist. Bei positivem Ausfall der Probe scheiden sich nach mehreren Stunden bzw. innerhalb eines Tages gelbe Flocken ab, die aus feinen Nadeln bestehen. Letztere sollen sich in $33^{1}/_3$ proz. H_2SO_4 auflösen. Sie schmelzen in der Regel bei 165—170°, doch sind auch andere Schmelzpunkte beobachtet.

Cammidge hat anfangs die Phenylhydrazinverbindung als Glycerosazon betrachtet, später jedoch für Pentosazon erklärt.

Die Richtigkeit der tatsächlichen Angaben Cammidges ist von vielen Seiten bestätigt, so von Willcox[1]), Eichler und Schirokauer[2]), W. Krienitz[3]). Die Deutung der Osazonkrystalle ist mehr als unsicher. Unzweifelhaft ist in vielen Fällen einfach ein erhöhter Gehalt des Urins an gepaarten Glucuronsäuren die Ursache. Denn von einer quantitativen Entfernung der durch HCl abgespaltenen freien Glucuronsäure durch basisches Bleiacetat kann keine Rede sein, stets bleibt ein Teil in Lösung, namentlich im Harn, wo auch die Bildung löslicher Doppelverbindungen eine Rolle spielt. Die Annahme Smolenskis[4]), daß Rohrzucker die Reaktion veranlasse, kann nicht zutreffend sein; denn in vergorenen Urinen ist ja die Saccharose nicht mehr zugegen. Nach Angabe von Schumm und Hegler[5]) können selbst anscheinend normale Harne positiven Ausfall der Probe zeigen. Pentosane, die Cammidge in Betracht zieht, können natürlich eine Quelle des osazonliefernden Kohlenhydrates darstellen; man muß jedoch auch an Nucleinsäure oder Chondroitinschwefelsäure bzw. an Abbauprodukte beider denken, auch wenig bekannte andere Kohlenhydrate des Urins[6]) könnten mitwirken. Ganz allgemein sind alle nicht gärungsfähigen und unter den gewählten Bedingungen nicht durch Bleicarbonat und Bleisubacetat fällbaren Substanzen, die mit Phenylhydrazin reagieren können, zu berücksichtigen.

Neuerdings hat Cammidge[7]) selbst in einem Falle Pentosazon (Schmelzpunkt allerdings 178—180°) isoliert, das durch Einschaltung einer Bleiessig-NH_3-Fällung[8]) und aus dieser nach Zerlegung mit H_2S gewonnen war. Zu demselben Resultat kam O. Schwarz[9]). Dagegen fanden L. Caro und E. Wörner[10]) zuerst, daß es sich um Glucuronsäure handelt; Grimbert und Bernier[11]) isolierten die Substanz aus jedem Harn und charakterisierten sie als Glucuronsäure[12]).

Die im diabetischen Harn von Külz und Vogel gefundenen Pentosen (siehe S. 373), Glyoxylsäure (ev. nach Abspaltung aus Allantoin), sowie alle beim Kochen mit Säuren zerlegbaren gepaarten Glucuronsäuren kommen in Betracht. Eine einheitliche Muttersubstanz dürfte kaum für die Osazonkrystalle der Cammidgeschen Reaktion existieren.

---

[1]) W. H. Willcox, Lancet 1904, II, 211.

[2]) F. Eichler u. H. Schirokauer, Berl. klin. Wochenschr. 44, 769 [1907].

[3]) W. Krienitz, Archiv f. Verdauungskrankh. 15, 53 [1909].

[4]) K. Smolenski, Zeitschr. f. physiol. Chemie 60, 119 [1909].

[5]) O. Schumm, C. Hegler u. Frau Meyer-Wedell, Münch. med. Wochenschr. 1909, 1878, 2054; Mitteil. d. Hamburg. Staatskrankenanst. 1910, 35.

[6]) F. Blumenthal, Charité-Annalen 23, 181 [1898]. — Fr. Landolph, Biochem. Zeitschr. 21, 108 [1909].

[7]) P. J. Cammidge, Proc. Roy. Soc. London 81, 272 [1909]

[8]) Nach der Behandlung mit $PbCO_3$ und Bleisubacetat.

[9]) O. Schwarz, Wiener klin. Wochenschr. 22, 297 [1909].

[10]) L. Caro u. E. Wörner, Berl. klin. Wochenschr. 46, Nr. 8 [1909].

[11]) L. Grimbert u. R. Bernier, Compt. rend. de la Soc. de Biol. 66, 1020 [1909].

[12]) L. Grimbert u. R. Bernier, Journ. de Pharm. et de Chim. 30, 529 [1909]; Compt. rend. de la Soc. de Biol. 67, 467 [1909].

II. Aromatische Reihe.

A. Aromatische Kohlenwasserstoffe.

So wenig wie Kohlenwasserstoffe mit offener Kette treten solche der aromatischen Reihe im Urin auf.

Künstlich zugeführte Kohlenwasserstoffe aus der Reihe des Benzols und seiner Homologen können ein sehr verschiedenes Schicksal haben[1]). Benzol C_6H_6, Naphthalin $C_{10}H_8$, Phenanthren $C_{14}H_{10}$ gehen z. B. zum größten Teil in Phenol $C_6H_5 \cdot OH$, Naphthol $C_{10}H_7 \cdot OH$ und Phenanthrol $C_{14}H_9 \cdot OH$ über; daneben entstehen auch Dioxyderivate des entsprechenden Ringsystems. Mono- und Dihydroxylderivate werden dann mit Schwefelsäure und Glucuronsäure gepaart.

Dagegen werden Toluol $C_6H_5 \cdot CH_3$, Äthylbenzol $C_6H_5—CH_2 \cdot CH_3$, n-Propylbenzol $C_6H_5 \cdot (CH_2)_2 \cdot CH_3$ zu Benzoesäure $C_6H_5 \cdot COOH$ oxydiert, Xylol $CH_3 \cdot C_6H_4 \cdot CH_3$ liefert Tolylsäure $CH_3 \cdot C_6H_4 \cdot COOH$, Isopropylbenzol $C_6H_5 \cdot CH(CH_3)_2$ geht in Phenol $C_6H_5 \cdot OH$ über; Butylbenzol und seine Isomeren liefern Oxybutylbenzole. Diphenylmethan $CH_2(C_6H_5)_2$ liefert Oxydiphenylmethan $CH(OH)(C_6H_5)_2$, Diphenyl $C_6H_5C_6H_5$ ergibt p-Oxydiphenyl $C_6H_5 \cdot C_6H_4 \cdot OH$.

p-Cymol $C_6H_4(C_3H_7)(CH_3)$ wird zu Cuminsäure $C_6H_4(C_3H_7) \cdot COOH$, m-Methylisopropylbenzol erleidet wahrscheinlich eine Hydroxylierung und oxydativen Verlust einer Methylgruppe. Mesitylen $C_6H_3(CH_3)_3$ wird zu Mesitylensäure $C_6H_3(CH_3)_2 \cdot COOH$. Ein Teil der durch Oxydation entstandenen Säuren ist dann befähigt, eine Paarung mit Glykokoll einzugehen. Daß auch der Benzolring aufgespalten werden kann, wobei Muconsäure entsteht (M. Jaffé), ist schon S. 279 erwähnt.

B. Phenole.

Oxybenzole scheinen im frischen Harn im freien Zustande nicht vorzukommen, wohl aber in gebundener Form.

Städeler[2]) erhielt als erster im Jahre 1851 Phenol bei der Destillation von Urin mit Schwefelsäure. Jedoch erst E. Baumann[3]) erkannte als Muttersubstanz des Phenols die Phenolätherschwefelsäure $C_6H_5 \cdot O \cdot SO_2OH$ bzw. deren Salze. Daneben kommt auch in der Norm in kleinen Mengen die Phenolglucuronsäure

$$C_6H_5 \cdot O—CH—(CH \cdot OH)_2—CH—CHOH—COOH$$
$$|\ \ \ \ \ \ \text{---} \ O \ \text{---} |$$

vor [P. Mayer und C. Neuberg[4])]. Nach künstlicher Phenolzufuhr[5]) tritt ebenso wie im normalen Stoffwechsel kein freies Phenol[6]) im Harn auf, sondern gleichfalls Phenolätherschwefelsäure; sie ist aber in wechselnden Mengen von

---

[1]) Siehe die Literatur bei den entsprechenden Umwandlungsprodukten, ferner bei S. Fränkel, Arzneimittelsynthese. Berlin 1906.

[2]) G. Städeler, Annalen d. Chemie u. Pharmazie 77, 17 [1851].

[3]) E. Baumann, Archiv f. d. ges. Physiol. 13, 285 [1876].

[4]) P. Mayer u. C. Neuberg, Zeitschr. f. physiol. Chemie 29, 256 [1900].

[5]) Bei Vergiftungen mit enormen Mengen Carbolsäure soll nach E. Reale (Malys Jahresber. d. Tierchemie 1891, 401) neben gebundenem auch freies Phenol bzw. Phenolalkali im Urin vorkommen.

[6]) Vgl. hierzu A. Heffter, Ergebnisse d. Physiol. 4, 242 [1905].

einer anderen gepaarten Verbindung, von der Phenolglucuronsäure, begleitet
(siehe S. 457) [O. Schmiedeberg[1]), E. Külz[2])].

Außer dem eigentlichen Phenol kommen im Harn (in gebundener Form)
die drei isomeren Kresole vor. Es überwiegt sogar meistens die Kresol-
menge, im Pflanzenfresserharn tritt das eigentliche Phenol weit hinter dem
Kresol zurück; im Pferdeharn fand E. Baumann[3]) unter den Phenolen
je 85% p-Kresol, daneben beobachtete C. Preusse[4]) auch etwas o-Kresol
und Spuren der m-Verbindung. Der vegetarisch lebende Mensch soll nach
W. Mooser[5]) fast nur wirkliches Phenol, die Kuh fast nur p-Kresol bilden.

Die üblichen Angaben über den Gehalt des Harnes an Phenolen beziehen
sich auf das Gemisch von Phenol und Kresol. Die in 24 Stunden ausgeschiedene
„Phenol"menge kann nicht unbeträchtlich schwanken.

Die ältesten zuverlässigen Angaben für den Menschenharn hat
J. Munk[6]) gemacht, der 0,017 und 0,050 g pro die, im Durchschnitt 0,027 g,
angibt; fast die gleiche Zahl, 0,033 g, fand C. Neuberg[7]), während A. Koßler und E. Penny[8]) 0,07—0,11 g bestimmten.

Im normalen Pferdeurin fand J. Munk[6]) 0,91 g, E. Salkowski[9])
1,2 g „Phenol" pro 1000 ccm. Für Rinderharn gibt J. Munk[6]) 0,001—0,004 g
pro 100 ccm, E. Salkowski[9]) 0,0153% und W. Mooser[5]) 0,038—0,063%
oder 7,54—12,6 g für den Tag an.

Einen reichlichen Gehalt an „Phenol" fand E. Salkowski[10]) im
Menschenharne bei Ileus. Auf Steigerungen der „Phenolmenge" hat auch
L. Brieger[11]) die Aufmerksamkeit gelenkt. Hierbei handelt es sich hauptsächlich um Erkrankungen des Verdauungskanals, insbesondere um Darm-
verschluß und um andere Prozesse, die mit erhöhter Bakterientätigkeit einhergehen. Die vorliegenden Zahlen der Literatur sind jedoch vielfach nach
unzureichenden Verfahren gewonnen. Zuverlässige Daten für Phenolausscheidung bei Diabetes stammen von C. A. Herter und Wakeman[12]), die
0,14—0,79 g „Phenol" pro die fanden.

Wichtig ist, daß nach H. Senator[13]) der Harn Neugeborener Phenol
überhaupt nicht oder nur in geringer Menge enthält. Da das Phenol seine Entstehung den Fäulnisvorgängen im Darme verdankt, so ist Senators Befund
damit erklärt, daß der Verdauungskanal Neugeborener bakterienfrei ist. Im
Einklange hiermit steht, daß H. Thierfelder und G. H. F. Nuttall[14]) bei ihren
Versuchen über tierisches Leben ohne Bakterien bei sterilem Darminhalt
gleichfalls Phenol im Harn vermißten.

Nach Verabfolgung von Phenol oder von Benzol ist der Gehalt

   [1]) O. Schmiedeberg, Zeitschr. f. experim. Pathol. u. Pharmakol. 14, 307 [1881].
   [2]) E. Külz, Zeitschr. f. Biol. 27, 248 [1890].
   [3]) E. Baumann, Zeitschr. f. physiol. Chemie 6, 186 [1882].
   [4]) C. Preusse, Zeitschr. f. physiol. Chemie 2, 355 [1879].
   [5]) W. Mooser, Zeitschr. f. physiol. Chemie 63, 155 [1909].
   [6]) J. Munk, Archiv f. Anat. u. Physiol. 1880, Suppl. 22.
   [7]) C. Neuberg, Zeitschr. f. physiol. Chemie 27, 123 [1899].
   [8]) A. Koßler u. E. Penny, Zeitschr. f. physiol. Chemie 17, 117 [1892].
   [9]) E. Salkowski, Zeitschr. f. physiol. Chemie 9, 241 [1885]; 42, 213 [1904].
   [10]) E. Salkowski, Berichte d. Deutsch. chem. Gesellschaft 9, 1595 [1876]; 10, 842
[1877]; Virchows Archiv 73, 409 [1876]; Centralbl. f. d. med. Wissensch. 1876, 818; 1878,
Nr. 42.
   [11]) L. Brieger, Zeitschr. f. physiol. Chemie 2, 241 [1878].
   [12]) C. A. Herter u. Wakeman, zit. nach C. v. Noorden, Handb. d. Pathol. d.
Stoffwechsels 2, 111—112 [1907].
   [13]) H. Senator, Zeitschr. f. physiol. Chemie 4, 1 [1880].
   [14]) H. Thierfelder u. G. H. F. Nuttall, Zeitschr. f. physiol. Chemie 21, 109 [1896].

des Urins an Phenol gesteigert[1]). Das Phenol ist in diesen Fällen nicht nur an Schwefelsäure, sondern auch an d-Glucuronsäure gebunden. Die alte Lehre E. Baumanns[2]) und O. Schmiedebergs[3]), daß, solange Sulfate dem Organismus zur Verfügung stehen, das Phenol als Ätherschwefelsäure zur Ausscheidung gelange, ist durch die Auffindung von Phenolglucuronsäure im normalen Harn[4]) widerlegt; denn dieser ist ja reich an anorganischen Sulfaten. Falk[5]) und E. Salkowski[6]) fanden, daß nach Phenolgebrauch entleerte Harne bei unzweifelhaftem Gehalt an präformierter Schwefelsäure sogar überwiegend Phenolglucuronsäure enthalten können. Nach jüngst von C. Tollens[7]) gemachten Angaben paart sich Phenol beim Menschen sogar vorzugsweise mit Glucuronsäure (im Gegensatz zum Indol, das hauptsächlich als Indoxylschwefelsäure ausgeschieden wird), und F. Stern[8]) fand ähnliches für das Kaninchen (vgl. S. 430, 444 u. 445).

Allerdings haben J. Wohlgemuth[9]), sowie H. Boruttau und E. Stadelmann[10]) in einem Falle von Lysolvergiftung beim Menschen das völlige Fehlen aller freien Schwefelsäure und ausschließliche Bindung des Kresols an Glucuronsäure konstatiert. Eine abnorm hohe Bildung von „Phenol"- bzw. Kresolglucuronsäure hat Wohlgemuth[11]) auch in einem Falle von Cocainvergiftung beobachtet.

Der vegetarisch lebende Mensch soll nach W. Mooser[12]) fast nur Phenol, und zwar 0,0248—0,0309 g pro Tag, ausscheiden, der gemischt ernährte überwiegend p-Kresol.

A. Blumenthal[13]) fand bei Darmtuberkulose ein Ansteigen des Phenols im Harn, das Hand in Hand ging mit der Verschlechterung im Befinden des Patienten und seinen Höhepunkt kurz vor dem Exitus letalis erreichte.

C. Lewin[14]) untersuchte die Ausscheidung des Phenols, Indicans usw. bei Krebskranken, die häufig abnorm hohe Werte erreicht. Dabei ergab sich, daß Carcinomkranke mit negativer N-Bilanz, d. h. mit Kachexie, eine weit größere Ausscheidung der aromatischen Substanzen im Urin zeigten als solche, die positive N-Bilanz aufwiesen. Diese Vermehrung der aromatischen Substanz soll nicht nur eine Folge von vermehrten Fäulnisvorgängen sein. Lewin vertritt die Meinung, daß die im Urin von kachektischen Krebskranken beobachtete Vermehrung zu einem großen Teil auf dem bei der Krebskachexie auftretenden toxischen Eiweißzerfall in den Geweben beruht.

Nach Ludwig F. Meyer[15]) beträgt der mittlere Phenolgehalt des Harnes beim Säugling 13,28 mg bei künstlicher Ernährung, 4,19 mg bei Brustkindern. Krankheiten scheinen ohne besonderen Einfluß zu sein. Von eingegebenem

---

1) Ein Teil des Phenols wird im Organismus (des Hundes) völlig oxydiert (E. Tauber, Zeitschr. f. physiol. Chemie 2, 366 [1878]).

2) E. Baumann, Archiv f. d. ges. Physiol. 13, 299 [1876].

3) O. Schmiedeberg, Archiv f. experim. Pathol. u. Pharmakol. 14, 306 [1876].

4) P. Mayer u. C. Neuberg, Zeitschr. f. physiol. Chemie 29, 256 [1900].

5) A. Falk, Münch. med. Wochenschr. 1902, 1489.

6) E. Salkowski, Zeitschr. f. physiol. Chemie 42, 229 [1904].

7) C. Tollens, Zeitschr. f. physiol. Chemie 67, 138 [1910].

8) F. Stern, Zeitschr. f. physiol. Chemie 68, 52 [1910].

9) J. Wohlgemuth, Berl. klin. Wochenschr. 1906, Nr. 17, 508.

10) H. Boruttau u. E. Stadelmann, Deutsches Archiv f. klin. Medizin 91, 42 [1907].

11) J. Wohlgemuth, Berl. klin. Wochenschr. 1904, Nr. 41, 1084; Zeitschr. f. klin. Medizin 56, 407 [1905].

12) W. Mooser, Zeitschr. f. physiol. Chemie 63, 155 [1909].

13) A. Blumenthal, Inaug.-Diss. Berlin 1899; Berl. klin. Wochenschr. 1899, 38.

14) C. Lewin, Festschr. f. E. Salkowski, Berlin 1904, S. 225.

15) Ludw. F. Meyer, Monatsschr. f. Kinderheilk. 4, 344 [1906].

Phenol entgingen bei einem halbjährigen Säugling 15,2%, bei einem sieben-wöchigen dagegen 54% der totalen Oxydation. Auch bei kranken, schwer rachitischen Säuglingen scheint die Oxydation nicht wesentlich anders zu verlaufen. Die Entgiftung durch die Synthese zu Ätherschwefelsäure fand in allen Fällen bei Gesunden und Schwerkranken statt.

C. Lewin[1]) konstatierte nach Verabfolgung von Phlorhizin beim Kaninchen eine starke Zunahme des Indicans, der Glucuronsäure und des Phenols, während beim Menschen nur eine Vermehrung des Phenols und der Glucuronsäure zu konstatieren war. Subcutane Darreichung von Glucuron-säure war ohne Einwirkung auf die Ausscheidung des Phenols. Die Ansicht, daß eine gesteigerte Ausscheidung aromatischer Substanzen auf anderem Wege als durch Darmfäulnis zustande komme, ist von M. Jaffé, A. El-linger, P. Mayer u. a. lebhaft bestritten worden.

Bezüglich des Einflusses von Geisteskrankheiten auf die Phenol-ausscheidung sei auf die Pathologie des Stoffwechsels bei Psychosen von M. Kauffmann[2]) verwiesen.

Der Phenolurieprobe beim Epileptiker messen J. T. Florence und P. Clément[3]) Bedeutung bei. Die Probe besteht in der bekannten, aller-dings nicht eindeutigen Prüfung des Oxydationsvermögens durch Verabfol-gung von Benzol und Bestimmung der zu Phenol oxydierten und im Harn aus-geschiedenen Menge. Es wird behauptet, daß der Epileptiker in den anfallfreien Perioden das Benzol energischer oxydiert als der normale Mensch. Dieses ver-mehrte Oxydationsvermögen soll während der Anfallsperiode vermindert sein.

Abgesehen von den Fällen, wo bei Vergiftungen oder zu therapeutischen Maßnahmen Phenole oder phenolliefernde Substanzen verabfolgt worden sind, ist die Entstehung von Phenol und Kresol im Tierkörper fast ausschließlich auf die Fäulnis von Proteinstoffen oder deren Spaltungsprodukten zurück-zuführen. In erster Reihe kommt das Tyrosin (p-Oxyphenylaminopropion-säure) in Betracht, von dem sich nach den klassischen Untersuchungen von E. und H. Salkowski[4]) sowie von E. Baumann und Brieger[5]) sowohl Phenol als auch p-Kresol ableiten:

$$
\begin{array}{ccc}
\mathrm{C\cdot OH} & \mathrm{C\cdot OH} & \mathrm{C\cdot OH} \\
\mathrm{HC}{\diagup}{}^{\diagdown}\mathrm{CH} & \mathrm{HC}{\diagup}{}^{\diagdown}\mathrm{CH} & \mathrm{HC}{\diagup}{}^{\diagdown}\mathrm{CH} \\
\mathrm{HC}{\diagdown}{}_{\diagup}\mathrm{CH} & \leftarrow \quad \mathrm{HC}{\diagdown}{}_{\diagup}\mathrm{CH} \quad \rightarrow & \mathrm{HC}{\diagdown}{}_{\diagup}\mathrm{CH} \\
\mathrm{C} & \mathrm{C} & \mathrm{CH} \\
| & | & \\
\mathrm{CH_3} & \mathrm{CH_2} & \\
& | & \\
& \mathrm{CH\cdot NH_2} & \\
& | & \\
& \mathrm{COOH} &
\end{array}
$$

Die Muttersubstanzen des gelegentlich in kleinen Mengen auftretenden m- und o-Kresols (siehe oben) sind nicht mit Sicherheit bekannt; man muß wohl an das Phenylalanin denken, das eine Hydroxylierung in o- und m-Stel-lung zur Seitenkette erfahren kann, doch sind auch andere zyklische Pro-dukte der Nahrung in Betracht zu ziehen.

Die Mehrzahl aller Schwankungen in der Phenolausscheidung unter patho-

[1]) C. Lewin, Beiträge z. chem. Physiol. u. Pathol. 1, 472 [1902].
[2]) M. Kauffmann, bei G. Fischer 1908 u. 1910.
[3]) J. T. Florence u. P. Clément, Compt. rend. de l'Acad. des Sc. 149, 368 [1909].
[4]) E. u. H. Salkowski, Berichte d. Deutsch. chem. Gesellschaft 10, 842 [1877]; Zeitschr. f. physiol. Chemie 9, 491 [1885].
[5]) E. Baumann u. L. Brieger, Zeitschr. f. physiol. Chemie 3, 254 [1879].

logischen Verhältnissen lassen sich ungezwungen auf Veränderungen der bakteriellen Prozesse im Darmkanal zurückführen.

Als Ort der Paarung von Phenolen mit Schwefelsäure und Glucuronsäure gilt die Leber [siehe G. Embden und K. Glaessner[1]), vgl. jedoch hierzu C. Neuberg[2])].

1. Phenol (Carbolsäure).

$$C_6H_6O = C_6H_5 \cdot OH.$$

Eigenschaften. Phenol krystallisiert in großen rhombischen Nadeln, die in ganz reinem Zustande bei 42,5—43° schmelzen. Es siedet unter normalem Druck bei 180—180,5°, nach anderen Angaben bei 183,3 bis 184,1°. Sein spez. Gewicht beträgt nach Kopp bei 32,9° = 1,0597, nach Ladenburg bei 46° = 1,0561, bei 56° = 1,0469, nach Andricenz bei 100° = 1,00116.

Beim Liegen an der Luft rötet sich Phenol nach einiger Zeit. Es beruht dieses auf einer Oxydation zu Chinon und Phenochinon durch Licht und Luft:

$$C_6H_5 \cdot OH \underset{\searrow}{\overset{\nearrow}{}} \begin{array}{l} C_6H_4O_2 \\ (C_6H_5)(OH)O : C_6H_4 : O(OH)C_6H_5 \end{array}.$$

Die Lösungen beider Körper in Phenol sind rot[3]).

In kaltem Wasser ist Phenol nur mäßig löslich. Bei 16—17° löst es sich in 15 T. Wasser auf. Dagegen ist es mit Alkohol, Äther, Chloroform, Benzol und Essigester in jedem Verhältnis mischbar; in Ligroin geht es beim Ausschütteln wässeriger Lösungen nur schwierig über.

Das Phenol ist eine schwache Säure (Carbolsäure), seine wässerige Lösung reagiert schwach sauer, und es löst sich daher in Kali- resp. Natronlauge leicht zu salzartigen Verbindungen auf, die infolge von Hydrolyse stark alkalisch reagieren.

Schwerer löslich ist es in Ammoniak, fast unlöslich in Soda. In der Siedehitze zerlegt das Phenol jedoch auch Alkali- und Erdalkalicarbonate unter Bildung der entsprechenden Phenolate[4]).

Verhalten. Phenol liefert (beim Durchleiten durch eine glühende Röhre) durch pyrogene Zersetzung Benzol, Toluol, Xylol, Naphthalin, Anthracen und wenig Phenanthren. Bei 700—800° wird es vollständig zersetzt. Als wesentliche Produkte entstehen dabei Kohlenoxyd, Wasserstoff und Kohle ($C_6H_6O = CO + 3 H_2 + 5 C$). Chromylchlorid CrO_2Cl_2 wirkt sehr heftig auf Phenol und erzeugt Hydrochinonäther $O(C_6H_4 \cdot OH)_2$. Chromsäure liefert Chinon.

Bei der Oxydation durch Wasserstoffsuperoxyd entsteht Brenzcatechin neben Hydrochinon und Chinon[5]). Mit Kaliumchlorat und Salzsäure entstehen Trichlorphenol, Tri- und Tetrachlorchinon.

Phenol kann durch Erhitzen mit Chlorzinkammoniak auf 280—300° in Anilin umgewandelt werden.

Beim Schmelzen von Phenol mit Kali entstehen durch pyrogene Reaktion Salicylsäure, m-Oxybenzoesäure und zwei isomere Diphenole $C_{12}H_8(OH)_2$. Beim Erhitzen von Phenol mit Nitrobenzol und überschüssiger Natronlauge (24%) auf 150° entstehen Oxalsäure und Azobenzol, beim Erwärmen mit salpetriger Säure entweicht Stickstoff (Kreusler; vgl. S. 472).

---

[1]) G. Embden u. K. Glaessner, Beiträge z. chem. Physiol. u. Pathol. **1**, 310 [1902]; **2**, 591 [1902].

[2]) C. Neuberg, Ergebnisse d. Physiol. **3** [1], 447 [1904].

[3]) H. D. Gibbs, Philipp. Journ. of Sciences **3**, Sect. A 361 [1908/09].

[4]) E. Baumann, Berichte d. Deutsch. chem. Gesellschaft **10**, 686 [1877]. — W. Mooser, Zeitschr. f. physiol. Chemie **63**, 155 [1909].

[5]) C. F. Cross, E. J. Bevan u. Th. Heiberg, Berichte d. Deutsch. chem. Gesellschaft **33**, 2015 [1900].

Von Kaliumpersulfat in alkalischer Lösung wird das Phenol zu Hydrochinon[1]) oxydiert.

Bemerkenswert ist die Fähigkeit des reinen Phenols, mit Aceton eine bei 15° schmelzende Molekülverbindung, $2 (C_6H_5 \cdot OH) + CH_3 \cdot CO \cdot CH_3$, zu bilden[2]).

Salzartige Verbindungen (Phenolate).

Kaliumphenolat $C_6H_5 \cdot OK$ bildet hygroskopische, leicht lösliche feine Nadeln. Es kann durch Lösen von metallischem Kalium in Phenol oder durch Zusammenbringen je eines Moleküls KOH und Phenol erhalten werden. Durch CO_2 werden Alkaliphenolate in freies Phenol und Alkalicarbonate gespalten.

Bleiphenolat $C_6H_5 \cdot OPb \cdot OH$ entsteht durch Lösen von Bleioxyd in Phenol. Ein komplexes basisches Bleisalz der Formel $4 C_6H_5 \cdot OH \cdot 3 PbO$ wird durch Bleiessig aus Phenollösungen gefällt. Die Bleiphenolate haben Bedeutung für die quantitative Phenolbestimmung (siehe S. 477).

Mercuriverbindung. Eine Quecksilberverbindung, vermutlich von der Bruttozusammensetzung $C_6H_5 \cdot OH \cdot HgO$, entsteht aus Kaliumphenolat und Sublimat. Sie ist rot gefärbt (vgl. die Millonsche Reaktion).

Ein zur Identifizierung des Phenols geeignetes Derivat ist seine schwer lösliche Verbindung mit α-Naphthylisocyanat[3]), das Phenyl-α-naphthylurethan:

$$C_{10}H_7 \cdot NH \cdot COO \cdot C_6H_5 = C_{17}H_{13}O_2N.$$

1,10 g Phenol werden mit 1,7 g α-Naphthylisocyanat in einem vollkommen trockenen Reagensglase übergossen. Das Phenol löst sich bei gelindem Erwärmen über der Flamme. Nach 12stündigem Stehen ist das Urethan in Form von langgestreckten Spießen auskrystallisiert. Es wird in ziemlich viel kochendem Ligroin gelöst und von den bei der Reaktion entstandenen Dinaphthylharnstoff abfiltriert. Das auskrystallisierte Urethan ist im Vakuumexsiccator über Schwefelsäure zu trocknen. Schmelzp. 136—137° nach vorherigem Erweichen bei 133°.

Eine Phenollösung verändert eine ammoniakalische Silberlösung nicht, reduziert auch neutrales Silbernitrat nicht. Aus einer heißen ammoniakalisch-alkalischen Silberlösung scheidet Phenol jedoch metallisches Silber ab.

Fehlingsche Mischung und andere alkalische Kupferlösungen werden durch Phenol nicht reduziert; ebensowenig wird reines Mercurinitrat durch wässerige Phenollösungen reduziert, momentan aber Kaliumpermanganatlösung.

Beim Erwärmen von Phenol mit Kaliumpyrosulfat und Kalilauge entsteht phenolschwefelsaures Kali; siehe hierüber bei Phenolätherschwefelsäure S. 488. Die Phenolschwefelsäure und der Phenol nur in gebundener Form enthaltende Harn zeigen viele Phenolreaktionen nicht sofort, sondern erst nach voraufgegangener Hydrolyse (z. B. nach Erhitzen mit verdünnter Salzsäure).

Reaktionen des Phenols.

Zum Nachweise des Phenols sind eine große Reihe von Reaktionen angegeben. In praxi haben nur die folgenden Bedeutung erlangt:

1. Die *Probe von Millon.* Erforderlich hierzu ist das Millonsche Reagens, das folgendermaßen bereitet wird:

Man übergießt 50 g metallisches Quecksilber mit 100 g Salpetersäure vom spez. Gewicht 1,4 und erwärmt in einem Kolben auf dem Wasserbade bis zur völligen Lösung. Die Flüssigkeit, die klar sein muß, wird mit dem doppelten Volumen Wasser verdünnt.

---

[1]) Vgl. Beilstein, Ergänzungsband II, 571.
[2]) J. Schmidlin u. R. Lang, Berichte d. Deutsch. chem. Gesellschaft **43**, 2812 [1910].
[3]) C. Neuberg u. E. Hirschberg, Biochem. Zeitschr. **27**, 339 [1910].

Soll das Reagens zur Prüfung auf Eiweißkörper dienen, so empfiehlt es sich, die meist noch stark saure Reaktion durch etwas starke Natronlauge abzustumpfen. (Es wird nämlich sonst die Millonsche Probe durch eine gleichzeitig verlaufende Xanthoproteinreaktion gestört.) Nach einigen Monaten verliert das Reagens meist seine Wirksamkeit; durch Zusatz einiger Kubikzentimeter 1 proz. Kaliumnitritlösung stellt sie sich meist wieder ein.

Setzt man zu der zu prüfenden Phenollösung, die nicht alkalisch reagieren darf, einige Tropfen des Reagens von Millon und erwärmt, so tritt Rotfärbung, bei höherem Phenolgehalt ein roter Niederschlag auf. Ein großer Überschuß von Salpetersäure oder Anwesenheit von viel Chlorionen schwächt die Reaktion ab.

Empfindlichkeit 1 : 200 000[1]).

Nach O. Dimroth[2]) liegt in dem roten Körper wahrscheinlich eine metallorganische Verbindung vor, die das Hg direkt am Kohlenstoff des Benzolringes enthält. Vermutlich handelt es sich um ein Derivat des o-Phenylenquecksilberoxyds

$$C_6H_4\!\!<\!\!\begin{array}{c}O\\|\\Hg\end{array}\quad{}^3).$$

Die Millonsche Reaktion tritt mit den meisten einfachen Monohydroxylderivaten des Benzols ein, nicht dagegen bei di-ortho- und di-metasubstituierten Phenolabkömmlingen[4]).

2. *Nach F. Penzold und E. Fischer*[5]) gibt Phenol mit Diazobenzolsulfosäure (diazotierter Sulfanilsäure) in stark alkalischer Reaktion einen roten Farbenton. (Die analoge Reaktion mit Aldehyden hat eine andere Nuance, und zwar violettrote; Aceton, Acetessigsäure, Resorcin und Brenzcatechin färben sich dagegen dem Phenol analog.)

3. Phenollösungen färben sich mit kalter konz. Schwefelsäure, die mit 5—6% salpetriger Säure versetzt ist, *nach C. Liebermann*[6]) blau. Man führt die Probe so aus, daß man die Phenollösung in einer Glasstöpselflasche unter Kühlung mit dem 4fachen Volumen der Schwefelsäure-Kaliumnitritmischung zusammenbringt, bis zu möglichster Absorption der braunen Dämpfe schüttelt und nunmehr eventuell schwach erwärmt; es tritt erst Braun-, dann Grünfärbung und nun dauernde Bläuung ein.

Vermutlich entsteht zuerst Nitrosophenol:

$$\begin{array}{c}OH\\ \big< \end{array} + HNO_2 = H_2O + \begin{array}{c}OH\\ \big<\\ NO\end{array} ;$$

dieses reagiert dann mit unverändertem Phenol nach der Gleichung:

$$\begin{array}{c}OH\\ \big<\\ NO\end{array} + HO \cdot C_6H_5 = 2\,H_2O + \begin{array}{c}OH\\ \big< \end{array}\ \begin{array}{ccc}HC & CH \\ N:C & CO.\\ HC & CH\end{array}$$

---

[1]) A. Almén, Archiv d. Pharmazie **10**, 44 [1877]; Zeitschr. f. analyt. Chemie **17**, 107 [1878].

[2]) O. Dimroth, Berichte d. Deutsch. chem. Gesellschaft **35**, 2856 [1902].

[3]) O. Dimroth, Berichte d. Deutsch. chem. Gesellschaft **32**, 764 [1899].

[4]) W. Vaubel, Zeitschr. f. angew. Chemie **1900**, 1125; hier auch eine andere Auffassung der Millonschen Probe.

[5]) F. Penzold u. E. Fischer, Berichte d. Deutsch. chem. Gesellschaft **16**, 657 [1883].

[6]) C. Liebermann, Berichte d. Deutsch. chem. Gesellschaft **7**, 248, 806, 1098 [1874].

Weiteres zur Theorie der Reaktion siehe bei H. Decker und B. Solonina[1]); dort auch die Angabe, daß p-Kresol, Carvacrol, Salicylsäure, o- und p-Nitrophenol die Probe nicht geben, wohl aber o-Kresol.

An Stelle des Kaliumnitrits ist es häufig bequemer, nach L. Claisen und O. Manasse[2]) Amylnitrit anzuwenden und sonst wie vorher zu verfahren.

Salpetrige Säure allein kann von Phenol in komplizierter Reaktion zu Stickstoff reduziert werden [U. Kreusler[3])].

4. Beim Mischen von Phenol *mit Pikrinsäure* je in 50 proz. Alkohol fällt eine Doppelverbindung der Zusammensetzung $C_6H_5 \cdot OH \cdot 2 C_6H_2(NO_2)_3OH$ aus. (Solche additionelle Verbindungen liefert Pikrinsäure mit vielen Kohlenwasserstoffen und aromatischen Verbindungen überhaupt.)

5. Phenol selbst kann leicht in Nitrophenole übergeführt werden. Erwärmt man eine Carbolsäurelösung *mit Salpetersäure* vom spez. Gewicht 1,2 unter Zusatz von ein wenig Nitrit oder mit etwas roter rauchender Salpetersäure, so färbt sie sich strohgelb und auf nachfolgenden Zusatz von Kalilauge intensiv gelbbraun. Es entstehen dabei hauptsächlich Pikrinsäure sowie o- und p-Mononitrophenol.

6. Mischt man verdünnte wässerige, etwa 0,5—1 proz. Lösungen von Phenol und *Furfurol* und unterschichtet vorsichtig *mit konz. Schwefelsäure,* so färbt sich die Mischung nach L. v. Udránsky[4]) erst kirschrot, dann blau. Durch Kühlung (unter der Wasserleitung) muß die Temperatur unter 45° gehalten werden, da sonst Mißfärbung eintritt.

7. Eine mit Ammoniak alkalisierte Phenollösung färbt sich auf vorsichtigen Zusatz von verdünnter *Chlorkalklösung* grün und bei schwachem Erwärmen blau[5]) (Indophenol). Auch durch Bromwasser[6]) tritt dieselbe Reaktion mit ammoniakalischem Phenol ein (wohl unter intermediärer Bildung von Ammoniumhypobromit). Am besten wirkt nach eigenen Erfahrungen frisches Natriumhypochlorit. Auf Säurezusatz erfolgt Rotfärbung, die auf Ammoniakzugabe wieder in Blau umschlägt. Bedingung für das Gelingen der Reaktion ist, daß stärkere Erwärmung vermieden wird und nur so viel Hypochlorit bzw. Bromwasser zur Anwendung kommt, daß noch unzersetztes Ammoniak zugegen ist.

Diese von Lex und Salkowski studierte Reaktion hat ihre interessante Aufklärung durch F. Raschig[7]) gefunden. Sie durchläuft folgende bemerkenswerte Phasen:

α) $NH_3 + NaOCl = NaOH + NH_2Cl$ (Monochloramin),

β) $NH_2Cl + C_6H_5 \cdot OH = HCl + NH_2 \cdot C_6H_4 \cdot OH$ (p-Aminophenol),

γ) $OH \cdot C_6H_4 \cdot NH_2 + C_6H_5OH + O = H_2O + OH \cdot C_6H_4 \cdot NH \cdot C_6H_4 \cdot OH$

(Dioxydiphenylamin),

δ) $OH \cdot C_6H_4 \cdot NH \cdot C_6H_4 \cdot OH + O = H_2O + OH \cdot C_6H_4 \cdot N \cdot C_6H_4 \cdot O$ (Indophenol).

(Der zu γ und δ verbrauchte Sauerstoff entstammt dem Hypochlorit bzw. wird durch Monochloramin gebildet.)

---

[1]) H. Decker u. B. Solonina, Berichte d. Deutsch. chem. Gesellschaft **36**, 2894 [1903].

[2]) L. Claisen u. O. Manasse, Berichte d. Deutsch. chem. Gesellschaft **20**, 2197 [1887].

[3]) U. Kreusler, Landw. Versuchsstationen **31**, 309 [1885].

[4]) L. v. Udránsky, Zeitschr. f. physiol. Chemie **12**, 355 [1888].

[5]) M. Berthelot, Chem. Centralbl. **1859**, 463.

[6]) S. Cotton, Bulletin de la Soc. chim. [2] **21**, 8 [1874].

[7]) F. Raschig, Zeitschr. f. angew. Chemie **20**, 2065 [1907].

8. Bromwasserreaktion von H. Landolt.[1]) Noch in großer Verdünnung gibt eine wässerige Phenollösung auf Bromwasserzugabe bis zur Gelbfärbung einen gelbweißen Niederschlag. Bei Konzentrationen von etwa 1% ist die Fällung dickflockig. Bei Verdünnung von 1 : 40 000 entsteht der Niederschlag fast momentan, bei 1 : 60 000 noch nach einigen Stunden.

Unter dem Mikroskop erweist sich die Fällung als ein Konglomerat seidenglänzender Nadeln, die normales Tribromphenol $C_6H_2Br_3 \cdot OH$ (OH : Br : Br : Br = 1 : 2 : 4 : 6) sind und bei 96° (nach dem Umkrystallisieren aus verdünntem Alkohol) schmelzen. $C_6H_5 \cdot OH + 6\,Br = 3\,HBr + C_6H_2Br_3 \cdot OH$. Das 2, 4, 6-Tribromphenol ist spielend löslich in Alkohol und unzersetzt destillierbar. Beim Behandeln der wässerig-alkoholischen Lösung mit Natriumamalgam wird Phenol zurückgebildet. Das Tribromphenol löst sich in Alkalien und Alkalicarbonaten[2]).

Ist ein beträchtlicher Überschuß von Bromwasser zur Anwendung gekommen, so erhält man ein Tetrabrom-phenol, das sogenannte Tribromphenolbrom $C_6H_2Br_4O$ nach der Gleichung: $C_6H_5 \cdot OH + 8\,Br = 4\,HBr + C_6H_2Br_4O$[3]).

Das früher als Tribromphenolester der unterbromigen Säure $C_6H_2Br_3 - O \cdot Br$ aufgefaßte Produkt ist von J. Thiele und H. Eichwede[4]) als Derivat des 2, 6-Dibromchinons, als Dibrombenzolketodibromid, von folgendem Bau erkannt worden:

$$CO\Big\langle {CBr=CH \atop CBr=CH} \Big\rangle CBr_2 ,$$

d. h. es ist ein Dibromchinon, dessen eines Sauerstoffatom (in 4-Stellung) durch 2 Bromatome substituiert ist. (Diese beiden Bromatome können durch Digestion mit Bleiacetat durch O ersetzt werden, wobei 2, 6-Dibromchinon entsteht.) Die Bildung dieses Chinonderivates erklärt sich sehr einfach durch die Annahme, daß gewöhnliches Tribromphenol vorübergehend in der p-chinoiden Ketonform reagieren kann:

Diese bildet dann mit überschüssigem Bromwasser das in 4-Stellung dibromierte Chinonderivat:

Dieses Tetrabromphenol krystallisiert in citronengelben Blättchen, die, aus Chloroform oder Schwefelkohlenstoff umkrystallisiert, bei 118° unter Zersetzung schmelzen.

E. W. Lewis[5]) hat jedoch gezeigt, daß nach mehrfacher Krystallisation aus Essigester der Schmelzpunkt auf 148—149° steigt. Diese reine Verbindung gibt leicht bei ca. 145° Halogen ab, die unreine verliert Brom schon bei 125°. W. Autenrieth und F. Beuttel[6]) fanden als Schmelzp. 131°, gelegentlich auch 133—135°.

[1]) H. Landolt, Berichte d. Deutsch. chem. Gesellschaft 4, 770 [1871].
[2]) Rumpf, Zeitschr. f. physiol. Chemie 16, 220 [1892].
[3]) R. Benedict, Annalen d. Chemie u. Pharmazie 199, 128 [1879]; Monatshefte f. Chemie 1, 360 [1880].
[4]) J. Thiele u. H. Eichwede, Berichte d. Deutsch. chem. Gesellschaft 33, 673 [1900].
[5]) E. W. Lewis, Proc. Chem. Soc. 18, 177 [1902].
[6]) W. Autenrieth u. F. Beuttel, Archiv d. Pharmazie 248, 112 [1910].

Tetrabromphenol ist in kaltem Wasser unlöslich, ebenso in Alkalien und schwer löslich in kaltem Alkohol. Siedender Alkohol verwandelt das sog. Tribromphenolbrom in Tribromphenol, ebenso wirkt Zinn + Salzsäure.

9. Mit *Natriumhypojodid*, d. h. mit Jod und Natronlauge, liefert Phenol nach J. Messinger und G. Vortmann[1]) langsam bei Zimmertemperatur, rasch bei 50—60° Trijodphenol

$$C_6H_5 \cdot OH + 6\,J = 3\,HJ + C_6H_3J_3O\,.$$

Das so gebildete Trijodphenol ist violettrot gefärbt, vollkommen geruchlos, in Wasser und verdünnten Säuren unlöslich. Leicht löslich in Äther, Chloroform, Benzol und Alkohol, in letzterem mit roter Farbe. Die Substanz ist amorph und schmilzt unter Zersetzung bei 157° nach vorherigem Sintern bei 116°. Bei noch höherer Temperatur entweichen Joddämpfe. Beim Kochen mit Kalilauge löst sich dieses violettrote Trijodphenol, und beim Ansäuern fällt nunmehr weißes Trijodphenol, Schmelzp. 154—155°, aus. Letzteres ist die 2-4-6-Verbindung; die violettrote, die früher als Dijodphenoljod $C_6H_3J_2 \cdot OJ$ aufgefaßt wurde, ist wohl ein dem chinonähnlich konstituierten Tetrabromphenol entsprechendes 2, 6-Dijodchinonderivat

$$CO{<}^{CJ\,=\,CH}_{CJ\,=\,CH}{>}CHJ\,.$$

Die Reaktion mit Bromwasser hat für die qualitative und quantitative, die mit alkalischer Jodlösung für die maßanalytische Bestimmung des Phenols große Bedeutung. Es muß aber darauf hingewiesen werden, daß mit Hypojodid die Kresole, ferner Thymol, Resorcin, Guajacol, die Naphthole, weiter Salicylsäure, überhaupt die meisten aromatischen Oxyverbindungen in sehr ähnlicher Weise reagieren. Dasselbe gilt für die Reaktion mit Bromwasser. Beide Proben können aber auch mit stickstoffhaltigen, namentlich zyklischen Verbindungen positiv ausfallen, z. B. mit Kynurin (γ-Oxychinolin) und Kynurensäure, mit Indol, Indoxyl, Tryptophan, Histidin usw., bzw. zu Täuschungen Anlaß geben. Besonders ist daran zu denken, daß nach Kuren mit Guajacol- und Salicylsäurederivaten die „Phenol"proben im Harn positiv ausfallen können. Bei Prüfung auf Phenol ist es unzweckmäßig, den Urin mit Thymol zu konservieren.

10. *Ferrisalzprobe.* Fügt man zu einer wässerigen Phenollösung einige Tropfen Ferrichlorid, so entsteht ein rötlich blauer, bei stärkerer Konzentration deutlich violettstichiger Farbenton. Säuren, Alkalien, viel Alkohol und Äther heben die Färbung auf.

Hantzsch und Desch[2]), sowie F. Raschig[3]) haben gezeigt, daß es sich hierbei um eine einfache Ferrisalzbildung handelt. Die Reaktion tritt mit vielen Oxybenzoiderivaten ein, überall handelt es sich im Prinzip um eine Tintenbildung wie bei der Gallusgerbsäure.

Die Reaktion hat nur eine Empfindlichkeit von 1 : 2000 (Raschig).

Da gewöhnliche Eisenchloridlösung wegen der hydrolytischen Bildung von basischem Eisenchlorid zur Vermeidung von Trübungen oft mit einem Zusatz von Salzsäure hergestellt wird, so nimmt man sicherer eine frisch bereitete und filtrierte Lösung.

Eine wässerige Lösung von Phenol, die durch $FeCl_3$ blau gefärbt ist, entfärbt sich nach A. Desmoulière[4]) durch Äther oder Essigester, zum Teil aber nur durch Chloroform und Benzin, gar nicht durch Petroläther. Diese Wirkungen entsprechen der Löslichkeit des Phenols in den entsprechenden Flüssigkeiten.

[1]) J. Messinger u. G. Vortmann, Berichte d. Deutsch. chem. Gesellschaft **22**, 2312 [1889]. — W. Vaubel, Chem.-Ztg. **24**, 1059, 1077 [1900].
[2]) A. Hantzsch u. C. H. Desch, Annalen d. Chemie u. Pharmazie **323**, 1 [1902].
[3]) F. Raschig, Zeitschr. f. angew. Chemie **20**, 2065 [1907].
[4]) A. Desmoulière, Journ. de Pharm. et de Chim. [6] **16**, 241 [1902].

11. Nach J. Aloy und F. Laprade[1]) besteht eine charakteristische Reaktion auf Phenol (und ähnliche Körper) in einer schönen Rotfärbung, die durch eine neutrale *Uranylnitratlösung* hervorgerufen wird.

Zur Herstellung des Reagens löst man 10 g Uranylnitrat (-sulfat, -oxalat oder -acetat) in 60 ccm Wasser, setzt verdünntes NH_3 bis zur beginnenden Trübung hinzu, filtriert und verdünnt das Filtrat auf 100 ccm.

Zum Nachweise des Phenols neutralisiert man die betreffende Flüssigkeit und versetzt 2 ccm derselben tropfenweise mit dem Reagens, bis die Intensität der Färbung nicht mehr zunimmt. Die Probe ist im allgemeinen bei Lösungen 1 : 1000 scharf, bei solchen 1 : 10 000 noch erkennbar. (Wahrscheinlich beruht die Reaktion auf einer Reduktion des Uranylsalzes zu einer Urano-uraniverbindung.)

12. In zweifelhaften Fällen kann unter Umständen die *Tyrosinasereaktion* von G. Bertrand[2]) als Phenolreagens dienen.

Nachweis des Phenols im Harn.

Wie erwähnt, ist das Phenol im Harn als Schwefelsäureester oder gepaarte Glucuronsäure vorhanden und in dieser Bindung nicht ohne weiteres nachzuweisen. Für den Phenolnachweis dürfen die Urine nie mit Thymol od. dgl. konserviert sein.

Um die „Phenole" in Freiheit zu setzen, bedarf es einer Behandlung des Harnes mit Säure; am geeignetsten sind Schwefelsäure oder Phosphorsäure. In der Siedehitze zerlegen beide Mineralsäuren die Ester- bzw. Glucosidderivate der Phenole. Zweckmäßig verbindet man mit dem Kochen eine gleichzeitige Destillation, bei der die „Phenole" übergehen, und verfährt so, daß man den Urin mit Schwefelsäure bis zu einem Gehalt von 5% freier H_2SO_4 versetzt, dann am absteigenden Kühler destilliert, bis etwa die Hälfte übergegangen ist. [Zur quantitativen Bestimmung (siehe S. 477) muß meist noch mehr übergetrieben werden.] Mit dem Destillat fallen dann die zuvor beschriebenen Phenolreaktionen positiv aus.

Das Destillat kann außer den Phenolen Aceton und nach E. Salkowski und Ken Taniguti[3]), Neuberg[4]), sowie Neuberg und Hildesheimer[5]) aldehyd- und ketonähnliche Körper, z. B. Furfurol, enthalten. Letztere entstammen den Zuckern und der Glucuronsäure und entstehen besonders bei Harn von Diabetikern und von Pflanzenfressern. Daneben können flüchtige Fettsäuren, Indol, Benzoesäure und flüchtige stickstoffhaltige Substanzen zugegen sein, zu denen bei vorangegangener medikamentöser Behandlung noch andere Verbindungen treten können, beispielsweise Salicylsäure[6]).

Dementsprechend bietet die Reindarstellung des Phenols und der Kresole in Substanz aus Harn Schwierigkeiten, die man bei Verarbeitung großer Urinmengen (einige 100 l) jedoch überwinden kann. Durch Fraktionierung und entsprechende Reinigungsmethoden haben E. Baumann[7]) sowie L. Brieger[8]) reines Phenol und p-Kresol erhalten.

---

1) J. Aloy u. F. Laprade, Bulletin de la Soc. chim. [3] **33**, 860 [1905].

2) G. Bertrand u. W. Mutermilch, Bulletin de la Soc. chim. [4] **1**, 837 [1907]; [4] **3**, 335 [1908].

3) E. Salkowski u. Ken Taniguti, Zeitschr. f. physiol. Chemie **14**, 476 [1890]; Archiv f. d. ges. Physiol. **56**, 339 [1894].

4) C. Neuberg, Zeitschr. f. physiol. Chemie **27**, 123 [1899].

5) C. Neuberg u. A. Hildesheimer, Biochem. Zeitschr. **28**, 525 [1910].

6) Phenole und Salicylsäure lassen sich mit Sodalösung in der Kälte trennen. Der mit Na_2CO_3 alkalisch gemachten Lösung entzieht Äther nur die Phenole.

7) E. Baumann, Zeitschr. f. physiol. Chemie **6**, 186 [1882].

8) L. Brieger, Zeitschr. f. physiol. Chemie **4**, 206 [1880].

Zum sicheren Phenolnachweise genügt es in der Regel, 150—250 ccm Harn mit 50—75 ccm 20 proz. Schwefelsäure zu versetzen und von dem Gemisch 50—80 ccm abzudestillieren. Mit dem Destillat stellt man mindestens die Millonsche, die Bromwasser- und die Ferrichloridprobe an (letztere nach genauer Neutralisation gegen Lackmus).

Bei sehr phenolarmen Harnen nimmt man 500 ccm in Arbeit, die man zuvor mit Soda alkalisch macht und auf etwa 150 ccm einengt.

Besteht Grund zur Annahme, daß abnorme und störende Mengen der S. 475 genannten Begleiter zugegen sind, so übersättigt man das Destillat mit Lauge (bis zur stark alkalischen Reaktion) und destilliert es nochmals, wobei eine Reihe der flüchtigen Substanzen, namentlich basische und neutrale, übergehen, die Phenole aber als Alkaliphenolate größtenteils zurückgehalten werden. Letztere zerlegt man dann durch Einleiten eines kräftigen Stromes von Kohlendioxyd und kann jetzt mit Äther die „Phenole" extrahieren, während saure Produkte, an Alkali gebunden, in der wässerigen Lösung bleiben. (Ein einfaches Abdestillieren des Phenols ist verlustreich; denn in der Hitze wird Phenol auch von Carbonaten zurückgehalten (siehe S. 469), indem es CO_2 austreibt und wieder nichtflüchtige Phenolate bildet).

Bei Carbolharnen, wie sie namentlich früher bei der ausgedehnten Verwendung des Phenols zu Wundverbänden häufig vorkamen, kann man das reichlich resorbierte Phenol nach E. Salkowski[1]) in der folgenden einfachen Art nachweisen.

Man versetzt einige Kubikzentimeter Harn im Reagensglase mit demselben Volumen Salpetersäure und erhitzt zum Sieden. Durch gleichzeitige Abspaltung und Nitrierung entsteht o-Nitrophenol, das sich durch seinen bittermandelartigen Geruch zu erkennen gibt. Setzt man nun zu einer Hälfte der Mischung Bromwasser hinzu, so entsteht eine mehr oder minder starke Trübung von Tribrom-nitrophenol. Macht man die andere Hälfte mit Lauge alkalisch, so färbt sie sich gelbrot (Alkalisalz des Nitrophenols). Eine Probe normalen Harnes, der zweckmäßig zur Kontrolle ebenso behandelt wird, gibt mit Bromwasser nur eine leichte Trübung oder bleibt meist ganz klar.

Destilliert man aber größere Mengen normalen Harnes mit Salpetersäure, so gehen, wie S. Cotton[2]) fand, zuerst Benzoesäure, später auch Nitrophenole über.

Quantitative Bestimmung des Phenols.

Folgende Form der Ausführung, die von der ursprünglichen vielfach abweicht, hat sich bewährt.

1. *Nach Koßler-Penny-Neuberg*[3]) konzentriert man in einer Porzellanschale 500 ccm des gut durch Umschütteln gemischten nativen Harns auf dem Wasserbade auf ca. 100 ccm. Dabei entweicht Aceton und wird die Acetessigsäure zerstört (es verflüchtigen sich weiter ein Teil des Ammoniaks [Methylamins], zur Konservierung[4]) zugesetztes Chloroform oder Toluol, bei Hundeharn auch ein wenig Äthylsulfid u. a. m.). Der Rückstand wird in einen 1-Liter-Kolben übergespült, am besten einen Rundkolben aus Jenenser Glas; dann gibt man 20 g (= 11,0 ccm) konz. H_2SO_4 nach Verdünnung mit Wasser hinzu und füllt auf etwa 400 ccm auf. Um bei dem später nötigen Wasserzusatz zum Kolbeninhalt die Destillation nicht unterbrechen zu müssen, trägt der Jenaer Kolben einen doppelt durchbohrten Gummistopfen, durch dessen eine Öffnung das zum Kühler führende gebogene Rohr, durch dessen andere

[1]) E. Salkowski, Praktikum der physiol. und pathol. Chemie 1906, S. 176.
[2]) S. Cotton, Journ. de Pharm. et de Chim. [6] 10, 59 [1900].
[3]) A. Koßler u. E. Penny, Zeitschr. f. physiol. Chemie 17, 117 [1892]. — C. Neuberg, Zeitschr. f. physiol. Chemie 27, 123 [1899].
[4]) Thymol hat man bei Phenolbestimmungen zu vermeiden.

Durchbohrung ein unten ausgezogener Tropftrichter gesteckt ist. Der Kolben wird etwas schräg gestellt und mit einem absteigenden Kühler verbunden. Als Vorlage dient ein 2-Liter-Kolben (vgl. die schematische Fig. 11).

Nach Einbringen einiger Siedesteinchen beginnt man die Destillation. Wenn das Kühlwasser lebhaft durch den Kühlmantel fließt, tritt kein Phenolverlust in der offenen Vorlage auf. Man treibt etwa die Hälfte über. Dann läßt man durch den Tropftrichter 200 ccm reines Wasser nachfließen und destilliert abermals auf die Hälfte ab. Diese Prozedur wird im ganzen fünfmal ausgeführt. Zur Sicherheit destilliert man noch ein sechstes Mal, fängt aber dieses Destillat gesondert auf.

Im Gegensatz zu den Angaben der Literatur kann man sich durch empfindliches Millonsches Reagens sehr wohl davon überzeugen, ob alles Phenol bereits überdestilliert ist; nur darf das Reagens nicht zu viel freie HNO_3 enthalten. Fängt man 3 ccm Destillat in einem Reagensglase auf, stellt die Millonsche Probe an und wartet 5 Minuten, so begeht man keinen Fehler, wenn man beim Ausbleiben jeder Rötung die Destillation für beendet ansieht.

Die Formiate und Nitrite des Harnes liefern stets Ameisensäure und salpetrige Säure ins Destillat. Man bringt daher in die Vorlage einige Gramm reines Magnesiumcarbonat und schüttelt in der Kälte mehrfach gut durch, bis die saure Reak-

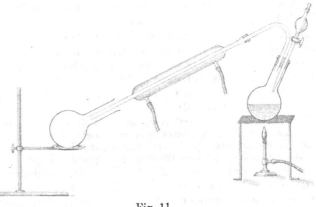

Fig. 11.

tion verschwunden ist. Dann destilliert man, abermals nach Zugabe von einigen Siedesteinchen und mittels zweimaligem Ersatz der überdestillierten Flüssigkeit durch Nachfüllen von Wasser, in demselben Apparat ab. (Das Magnesiumcarbonat hat dann HNO_2 und $H \cdot COOH$ gebunden, welche die nachfolgende Jodtitration teils durch Jodabspaltung aus KJ, teils infolge Verbrauch von J stören würden.)

Die Destillationen verlaufen bei Gegenwart einiger Siedesteinchen sehr flott. Niemals darf, im Gegensatz zu einigen Literaturvorschriften, die Konzentration im Kolben so weit getrieben werden, daß starkes Stoßen eintritt. Denn dabei erfolgt bereits erhebliche Zersetzung des Harnes unter Bildung von viel jodbindenden Produkten, die nichts mit dem Phenol zu tun haben. Aus gleichem Grunde ist auch eine Sättigung des Harns mit Neutralsalzen nicht ratsam, da die damit erreichte Temperaturerhöhung ebenfalls schädlich wirkt.

Nicht zu vermeiden ist bei der Destillation mit Mineralsäure die (S. 475) erwähnte Bildung von aldehyd- und ketonartigen Produkten aus den im Urin oft anwesenden Kohlenhydraten und aus den bei Phenolharnen stets zu berücksichtigenden Glucuronsäureverbindungen (siehe S. 436 u. 449).

Zur Abtrennung dieser Stoffe, die große Fehler bedingen können, empfiehlt es sich nach neueren, zahlreich gemachten Erfahrungen, auch bei scheinbar normalen Harnen folgende Reinigungsprozedur einzuschalten.

Die vom Magnesiumcarbonat abdestillierte Flüssigkeit wird mit 3 g reinem, HNO_3-freiem Bleihydroxyd und 5 ccm Bleiessig, oder statt beider einfacher

mit 1 g Ätznatron und 6 g festem Bleiacetat versetzt, mehrfach kräftig umgeschüttelt und etwa 15 Minuten auf einem lebhaft siedenden Wasserbade
erhitzt. Die Phenole werden als basische Bleiphenolate gebunden, während
die flüchtigen Carbonylverbindungen entweichen. Zu ihrer vollständigen Austreibung destilliert man dann noch den Kolbeninhalt kurze Zeit am absteigenden Kühler, bis das Destillat ammoniak-alkalische Silberlösung nicht mehr
reduziert, was etwa 5 Minuten in Anspruch nimmt. Man säuert dann den
Kolbeninhalt stark mit verdünnter Schwefelsäure an und treibt das Phenol am
Kühler unter zweimaligem Ersatz der Flüssigkeitsmenge durch H_2O über.

Das gesamte Destillat oder ein aliquoter Teil[1]) desselben wird nunmehr
in eine gut schließende Glasstöpselflasche gefüllt, mit $^n/_{10}$-NaOH-Lauge[2])
stark alkalisch gemacht (für die Gesamtmenge genügen zumeist 25—30 ccm
$^n/_{10}$-NaOH) und durch Einbringen in lauwarmes Wasser, dessen Temperatur
dann bis auf 90° gesteigert wird, angewärmt, so daß die Innenflüssigkeit mindestens 60° hat. Dann öffnet man, läßt rasch 15,0 ccm mehr $^n/_{10}$-Jodlösung[3])
zufließen, als $^n/_{10}$-NaOH angewandt ist, verschließt sofort wieder und schüttelt
lebhaft um. Nach völligem Erkalten muß das Gemisch noch deutlich braun
sein; man säuert dann in der Kälte mit verdünnter H_2SO_4 an und titriert
das nicht verbrauchte Jod mittels $^n/_{10}$-$Na_2S_2O_3$ mit Stärkelösung[4]) als Indicator unter ständigem Schütteln zurück[5]).

Jedes verbrauchte Kubikzentimeter $^n/_{10}$-Jodlösung entspricht 0,001567 g
Phenol oder 0,0018018 g Kresol.

Die von W. Mooser[6]) beschriebene Modifikation, die in der Anwendung von Phosphorsäure an Stelle von Schwefelsäure besteht, bietet keine Vorteile. Denn Neuberg
und Hildesheimers[7]) Nachprüfung ergab, daß auch bei Destillation mit Phosphorsäure mit Kohlenhydraten flüchtige jodbindende Körper entstehen.

Es hat sich jüngst gezeigt, daß bei Anwesenheit von sehr viel Zucker oder
Glucuronsäure die Entfernung der die Phenole begleitenden jodbindenden
Stoffe Schwierigkeiten bereitet, indem bei langdauernder Destillation der Alkali-
bzw. Bleiphenolate sich auch etwas Phenol verflüchtigen kann. Für diese Ver-
hältnisse fehlen bisher geeignete Methoden. Wie sich in dieser Hinsicht das
Bromverfahren verhält (siehe S. 486), ist nicht bekannt.

Durch die Jodtitration kann man nur das Gemisch der Harnphenole ermitteln. Über die gesonderte Bestimmung von Phenol und p-Kresol
siehe S. 486.

2. F. Bordas und L. Robin[8]) geben zur Bestimmung des Phenols im Harn folgende
colorimetrische Methode an. Der mit einigen Kubikzentimetern Schwefelsäure angesäuerte
Urin wird bis zum halben Volum, bei reichlichem Phenolgehalt weiter, abdestilliert.
Das Destillat wird nach einer der beiden folgenden Methoden behandelt:
Methode a) beruht auf der Überführung in Ammoniumpikrat und Vergleich der
dadurch bedingten Färbung mit derjenigen, welche eine Phenollösung von bekanntem
Gehalt gibt. 1,0 g Phenol (gewogen nach 48stündigem Aufbewahren im Exsiccator) wird

---

[1]) Ist nicht zu wenig Phenol zugegen, so nimmt man besser einen aliquoten Teil
des gut gemischten Gesamtdestillats, um Kontrolltitrationen ausführen zu können.

[2]) Sie muß nitritfrei sein.

[3]) In der Regel reichen 40—50 ccm $^n/_{10}$-Jod aus.

[4]) Man nimmt gewöhnliche Stärke. Denn die käufliche sog. lösliche Stärke enthält wechselnde Mengen reduzierender Kohlenhydrate, die eventuell stören können.

[5]) Man lasse sich nicht durch die violettrote Farbe des gebildeten festen Jodphenols
bzw. Kresols täuschen; es kommt lediglich auf die Entfärbung der blauen Flüssigkeit an.

[6]) W. Mooser, Zeitschr. f. physiol. Chemie **63**, 155 [1909].

[7]) C. Neuberg u. A. Hildesheimer, Biochem. Zeitschr. **28**, 525 [1910]. — Vgl.
auch K. Dabrwotzki, Annales de l'Inst. Pasteur **24**, 598 [1910].

[8]) F. Bordas u. L. Robin, Compt. rend. de la Soc. de biol. **50**, 87 [1898].

in 1 l Wasser gelöst; 5 ccm dieser Lösung werden in einem Kolben mit ca. 10 ccm Wasser, 1 ccm einer gesättigten Kaliumnitratlösung und 2 ccm konz. Schwefelsäure versetzt, 10 Minuten auf dem Wasserbade erwärmt, mit Ammoniak übersättigt und bei 15° auf 200 ccm verdünnt. Von dieser Lösung gibt man 1, 2, 3 usw. bis 10 ccm in graduierte Röhrchen und füllt zu je 50 ccm auf, um eine Skala für die Farbenvergleichung zu erhalten. Je 1 ccm der Ammoniumpikratlösung entspricht 0,025 mg Phenol. Von dem Destillat, in welchem das Phenol zu bestimmen ist, wird ein abgemessener Teil wie oben behandelt und auf 50 ccm aufgefüllt; ist die Färbung stärker als die der Skala, so ist die Flüssigkeit entsprechend zu verdünnen.

Methode b) benutzt die bei Einwirkung von Stickstoffdioxyd auf wässerige Phenollösung eintretende Rotfärbung zur colorimetrischen Bestimmung. In 10 graduierte Röhrchen gibt man je $^1/_2$, 1, $1^1/_2$ usw. bis 5 ccm der $1^0/_{00}$ Phenollösung, füllt mit Wasser zu 10 ccm auf, fügt je 2 ccm des NO$_2$-Reagens[1] hinzu und erhitzt die Gemische zum Sieden. Ein angemessener Teil des zu prüfenden Destillates wird auf 10 ccm verdünnt und ebenso behandelt. Durch Vergleich mit der Skala findet man den Phenolgehalt. Ist die Färbung zu intensiv, so muß man eine neue, verdünntere Probe herstellen usw. Hat man eine Phenollösung in Äther oder Alkohol zu prüfen, so entfernt man diese Lösungsmittel zunächst durch Verdampfen, nachdem man das Phenol an verdünnte Kalilauge gebunden hat.

3. A. Bonanni[2] hat eine *Bestimmung des Phenols auf optischem Wege* ausgearbeitet. Er benutzt dazu das Spektrophotometer von Vierordt und Krüß, mittels dessen er das Spektrum verschiedener mit Eisenchlorid versetzter Phenollösungen feststellte. So ließ sich die Zone stärkster Absorption im Spektrum bestimmen und in dieser Region die Absorptionsverhältnisse oder die Konstanten für die Lösungen. In der nachstehenden Tabelle sind die Werte, aus denen die Absorptionsverhältnisse oder Konstanten abgeleitet werden können, wiedergegeben:

Zone des Spektrums	Menge des in 1 ccm der Lösung enthaltenen Körpers in g	Intensität des bleibenden Lichts	Extinktionskoeffizient	Absorptionsverhältnis
D$_{60}$ F bis D$_{95}$ F	0,0050	0,150	0,82391	0,006090
	0,0035	0,300	0,52288	0,006690
	0,0045	0,270	0,56864	0,007910

Bezüglich der Einzelheiten muß auf die Originalvorschrift verwiesen werden.

4. K. Kiesel[3] schlägt folgende *colorimetrische Methode* zur Bestimmung der einwertigen Phenole vor: Der Harn wird mit H$_2$SO$_4$ destilliert, das Destillat nach Übersättigen mit Soda noch einmal übergetrieben, und in dem neuerlichen Destillat wird die Intensität der Millonschen Reaktion verglichen mit einer Normallösung, die auf 3 p-Kresol 1 Phenol enthält.

5. Riegler[4] gibt zur Bestimmung der Phenole ein *gravimetrisches Verfahren* an, das darauf beruht, daß Phenol in alkalischer Lösung mit p-Diazonitranilin einen roten, in Wasser löslichen Körper liefert:

$$C_6H_4 \cdot NO_2 \cdot N : NCl + C_6H_5OH + 2 NaOH = NaCl + 2 H_2O + C_6H_4NO_2 \cdot N : N \cdot C_6H_4ONa.$$

Auf tropfenweisen Zusatz von verdünnter H$_2$SO$_4$ bis zur stark sauren Reaktion scheidet sich ein gelber Körper C$_6$H$_4$(NO$_2$) $\cdot$ N : N $\cdot$ C$_6$H$_4$OH aus, der in Wasser so gut wie unlöslich ist und zur quantitativen Abscheidung dienen kann.

Zur Bereitung des Diazonitranilins gibt man zu 5 g p-Nitranilin 25 ccm Wasser und 6 ccm reine konz. Schwefelsäure, schüttelt, fügt 100 ccm Wasser und sofort 3 g Natriumnitrit, in 25 ccm Wasser gelöst, hinzu und füllt zu 500 ccm auf. Das Reagens wird filtriert und im Dunkeln aufbewahrt.

---

[1] Dieses Reagens wird bereitet, indem man Kupferdrehspäne mit verdünnter Salpetersäure behandelt und das sich entwickelnde Gas in Schwefelsäure leitet. Es hält sich ziemlich lange.

[2] A. Bonanni, Bull. della R. acad. med. di Roma 26, Heft 3; ref. in Malys Jahresber. d. Tierchemie 1900, 122.

[3] K. Kiesel, Monatshefte f. prakt. Tierheilk. 15, 84 [1904].

[4] Riegler, Buletinul societătic de sciinte de diu Bucuresci 8, 51; Chem. Centralbl. 1899, II, 322.

Zur Bestimmung des Phenols werden 50 ccm seiner wässerigen Lösung, die nicht mehr als 0,1 g Phenol enthalten dürfen, mit 10 ccm einer 5 proz. Soda-lösung versetzt, 20 ccm der Diazolösung zugegeben, dann unter stetem Schütteln tropfenweise verdünnte Schwefelsäure (1 : 5) bis zur Entfärbung und stark sauren Re-aktion zugesetzt. Nach 2—3 Stunden wird durch ein bei 100° getrocknetes, gewogenes Filter filtriert, mit Wasser bis zum Ausbleiben der sauren Reaktion gewaschen und bei 100° getrocknet. Zum erhaltenen Gewicht werden 0,0002 g (Löslichkeitskorrektur!) für je 100 ccm Flüssigkeit addiert. Die Methode ist für alle Phenole anwendbar. Bedingung ist jedoch, daß NH$_3$, dessen Salze und Amine in der Lösung nicht vorhanden sind, da sie mit p-Diazonitranilin ebenfalls reagieren.

6. W. F. Koppeschaar[1]) hat zwei maßanalytische Methoden zur Bestimmung des Phenols angegeben.

Methode a) *Maßanalytische Bestimmung mittels Bromwasser.*

Erforderlich sind:

1. Eine Lösung Na$_2$S$_2$O$_3$ in Volumstärke gleich einer Lösung von 5 g Jod im Liter.
2. Eine Stärkelösung.
3. Bromwasser von solcher Konzentration, daß 50 ccm nach Umsetzung mit Jod-kalium 18—20 ccm der Thiosulfatlösung verbrauchen. Das Bromwasser wird in Flaschen mit eingeschliffenem Stopfen von mindestens 500—600 ccm Inhalt aufbewahrt.
4. Eine Lösung von Jodkalium, die im Liter 125 g enthält.

Ausführung der Analyse:

Von der Phenollösung, die ungefähr 4 g im Liter enthalten soll, pipettiert man 25 ccm in einen Halblitermeßkolben mit gut eingeschliffenem Glasstopfen, füllt die Flasche schnell mit Bromwasser bis zur Marke und schüttelt einige Zeit. Nach einer Viertelstunde entleert man die Flasche in ein geräumiges, 10 ccm der Jodkaliumlösung enthaltendes Becherglas und spült zweimal mit Wasser nach. Das ausgeschiedene Jod wird mit der Thiosulfatlösung nach Stärkezusatz austitriert. Unmittelbar vor Ausführung der Analyse bestimmt man den Gehalt des Bromwassers, indem man 50 ccm desselben zu 5 ccm der Jodkaliumlösung fließen läßt und das frei gewordene Jod titriert.

Methode b) *Maßanalytische Bestimmung mittels des Gemenges von Natriumbromid und Natriumbromat.*

Erfordernisse:

1. Eine Thiosulfatlösung, die in Volumstärke gleich ist einer 5 g Jod im Liter ent-haltenden Jodlösung.
2. Eine Lösung von 5 NaBr + NaBrO$_3$ von solcher Stärke, daß 50 ccm nach Mischung mit 10 ccm der obenerwähnten Jodkaliumlösung und nach Zugabe von 5 ccm konz. Salzsäure sowie Verdünnung mit etwa 1000 ccm Wasser 86—95 ccm der Thio-sulfatlösung erfordern.

Das Salzgemisch bereitet man durch Umsetzung einer reinen Ätznatronlauge mit einem Überschuß von Brom[2]), Abdampfen zur Trockne und Zerreiben des festen Rückstandes, falls man denselben nicht auf einmal in Lösung bringt. Löst man davon 9 g in 100 ccm Wasser, so erhält man gewöhnlich eine zu starke Lösung, welche dann nach vorgenom-mener Untersuchung durch Zusatz von Wasser leicht auf die richtige Stärke gebracht werden kann.

3. Eine Stärkelösung.
4. Eine Jodkaliumlösung, enthaltend 125 g J im Liter.

Ausführung der Analyse:

Wenn der Titer des Gemenges NaBr + NaBrO$_3$ bestimmt ist, bringt man 25 ccm der Phenollösung in eine Flasche mit gut eingeschliffenem Stopfen von etwa 250 ccm Inhalt, fügt 100 ccm der titrierten Bromid-Bromatlösung und schließlich 5 ccm konz. Salzsäure hinzu, verschließt und schüttelt gut durch. Nach 15 Minuten läßt man schnell 10 ccm der KJ-Lösung hinzufließen,

---

[1]) W. F. Koppeschaar, Zeitschr. f. analyt. Chemie **15**, 233 [1876].
[2]) 6 NaOH + 6 Br = 3 H$_2$O + 5 NaBr + NaBrO$_3$.

verschließt sofort wieder und schüttelt von neuem. Schließlich wird das ausgeschiedene Jod mit der $Na_2S_2O_3$-Lösung unter Benutzung der Stärkelösung titriert.

In beiden Fällen entsteht zunächst ein Gemenge von Tribromphenol + Tribromphenolbrom. Durch nachfolgenden Zusatz von HCl und KJ wird letzteres in Tribromphenol übergeführt[1]):

$$C_6H_2Br_4O + 2\,HJ = J_2 + HBr + C_6H_2Br_3 \cdot OH.$$

Tribromphenol macht aus KJ kein Jod frei. Das in der $NaBr = NaBrO_3$-Lösung vorhandene und nicht vom Phenol gebundene Brom wird durch Umsetzung als Jod ermittelt. Es ist der große Vorzug der Koppeschaarschen Methode, daß es wegen der Reaktion des Tribromphenolbroms mit KJ ganz gleichgültig ist, wieviel Tetrabromid vorübergehend auftritt. Die gebundene Bromquantität entspricht schließlich stets der Gleichung:

$$C_6H_5 \cdot OH + 6\,Br = 3\,HBr + C_6H_2Br_3 \cdot OH.$$

Nach S. C. J. Olivier[2]) ist die von S. J. Lloyd[3]) angegebene Modifikation der Methode von Koppeschaar zu verwerfen, diese selbst aber durchaus zuverlässig.

Die alte Methode von Koppeschaar hat jüngst wieder Bedeutung erlangt, seitdem M. Siegfried und R. Zimmermann eine auf sie gegründete Bestimmung von Phenol und p-Kresol im Harn nebeneinander (siehe S. 486) angegeben haben.

7. Die *Methode von W. Autenrieth und Fr. Beuttel*[4]) basiert darauf, daß Phenol durch überschüssiges Bromwasser in wässeriger Lösung bei gewöhnlicher Temperatur ausschließlich als Tribromphenolbrom (siehe S. 473) gefällt wird. Zur Ausführung der Bestimmung versetzt man die wässerige Phenollösung allmählich mit so viel gesättigtem Bromwasser, daß die über dem Niederschlag stehende Flüssigkeit rotbraun gefärbt erscheint und über letzterer reichlich Bromdämpfe bemerkbar werden, schüttelt dann 10—15 Minuten kräftig durch, stellt das Gemisch am besten bis zum andern Tage in den Eisschrank, filtriert den Niederschlag ab, wäscht ihn mit etwas verdünntem Bromwasser nach, trocknet ihn im Vakuum über H_2SO_4 zur Gewichtskonstanz und wägt.

Die Methode eignet sich in derselben Form zur quantitativen Bestimmung von p- und o-Oxybenzoesäure (Salicylsäure), Salicylalkohol und Salicylaldehyd, die durch überschüssiges Bromwasser sämtlich zu 95—98% in Tribromphenolbrom (Tetrabromphenol) übergeführt werden. p-Kresol dagegen erfordert tagelange Einwirkung von überschüssigem Bromwasser, und auch dann vollzieht sich die Bildung des Tetrabromphenols nur zu 88% ad maximum.

8. Für die seltenen Fälle, wo freies Phenol neben gebundenem im Harn auftreten soll, hat L. Monfet[5]) ein Verfahren angegeben. (Es beruht auf Nitrierung des abdestillierten Phenols und colorimetrischer *Bestimmung als Kaliumpikrat*.) Nach eigenen Erfahrungen ist es nicht zuverlässig. (Nachprüfung mit Gemischen von Phenol und phenolschwefelsaurem Kalium.)

9. *Phenoltitration nach Bader.*[6]) Phenol, aber nicht die homologen Kresole, lassen sich alkalimetrisch titrieren, wenn symmetrisches Trinitrobenzol[7]) (Schmelzp. 122°) als Indicator benutzt wird. Der Farbenumschlag n Zwiebelrot ist scharf.

[1]) C. Weinreb u. S. Bondi, Wiener Monatshefte 6, 506 [1885].
[2]) S. C. J. Olivier, Recueil des travaux chim. des Pays-Bas 28, 354 [1909].
[3]) S. J. Lloyd, Journ. Amer. Chem. Soc. 27, 16 [1905].
[4]) W. Autenrieth u. Fr. Beuttel, Archiv d. Pharmazie 248, 112 [1910].
[5]) L. Monfet, Compt. rend. de l'Acad. des Sc. 137, 386 [1903].
[6]) R. Bader, Zeitschr. f. analyt. Chemie 31, 58 [1892].
[7]) Eine Messerspitze Trinitrobenzol ist in 50 ccm abs. Alkohol zu lösen.

C. Kresole.

Bei den Angaben über den „Phenol"-Gehalt des Urins ist häufig nicht zwischen Phenol und seinen Homologen unterschieden. Es sei deshalb auf die Daten für Phenol (S. 465—469) verwiesen.

Außerdem sind folgende Einzelheiten bekannt geworden.

P. Liechti und W. Mooser[1]) fanden im Menschenharn 0,0102 g (20 Monate altes Kind) bis 0,0534 g (18 jähriger Mann) p-Kresol pro die.

R. Friedländer[2]) führte quantitative Versuche an Hunden über die Kresolausscheidung im Harn und Kot bei verschiedenen Fütterungsarten und bei Kresoldarreichung aus. 24% des eingeführten Kresols erschienen im Harn, 1% im Kot wieder. Eiweiß- und Ölnahrung hatten keinen deutlichen Einfluß auf diese Ausscheidung.

Die von D. Jonescu[3]) an einem im N-Gleichgewicht befindlichen Hunde durchgeführten Versuche über das Schicksal der isomeren Kresole im Organismus ergeben ein verschiedenes Verhalten der Kresole je nach ihrer Giftigkeit. So werden von eingegebenem Kresol ihrer steigenden Giftigkeit nach 50 bis 53% von m-Kresol, 65—69,8% o-Kresol und 73—76,5% p-Kresol verbrannt. Die Paarung des Kresols findet in erster Linie mit Schwefelsäure statt, in kleiner Menge auch mit Glucuronsäure. Der Paarungsumfang mit Glucuronsäure steigt etwas mit der Giftigkeit der Isomeren. F. Blumenthal[4]) gibt bei Vergiftung des Menschen mit Lysol (einem Kresolgemisch) an, daß keine Kongruenz zwischen der ausgeschiedenen Menge des Kresols und der Summe der im Urin auftretenden Menge gepaarter Schwefel- und Glucuronsäure zu bestehen braucht und daß sogar überschüssige Glucuronsäure auftreten kann[5]).

In der Norm überwiegt das p-Kresol beträchtlich vor dem Phenol im Harn des Menschen und der Herbivoren. Im Pferdeurin tritt vielleicht m-Kresol auf, im Menschenharn findet sich auch die o-Verbindung.

Verhalten der Kresole. Die Reaktionen der drei isomeren Kresole sind vielfach die allen Phenolen gemeinsamen.

Im einzelnen sind folgende Daten von Belang.

o-Kresol.

$$C_6H_4(CH_3)OH = C_7H_8O.$$

$$
\begin{array}{c}
C \cdot CH_3 \\
HC \diagup \diagdown C \cdot OH \\
HC \diagdown \diagup CH \\
CH
\end{array}
$$

o-Kresol bildet Krystalle, die bei 30° schmelzen; es siedet bei 191° (nach älteren Angaben bei 186°). Mit Wasserdämpfen ist es flüchtig.

Sein spez. Gewicht beträgt bei 0° = 1,0578, bei 15° = 1,0511, bei 25° = 1,0477, bei 65,6° = 1,0053.

[1]) P. Liechti u. W. Mooser, Landw. Jahrb. d. Schweiz **11**, 580 [1907].
[2]) R. Friedländer, Therapeut. Monatshefte **22**, 366 [1908].
[3]) D. Jonescu, Biochem. Zeitschr. **1**, 399 [1906].
[4]) F. Blumenthal, Biochem. Zeitschr. **1**, 135 [1906].
[5]) Es ist jedoch zu bemerken, daß die angewandte jodometrische Bestimmung der Kresole bei Lysol sehr ungenaue Resultate ergibt. Denn nach J. Messinger und G. Vortmann (Berichte d. Deutsch. chem. Gesellschaft **22**, 2312 [1889]) bindet o-Kresol 2 Atome J, m-Kresol 3 Atome J und p-Kresol 2—3 Atome J. Lysol ist aber ein ganz wechselnd zusammengesetztes Gemisch.

1. Das o-Kresol ist in verdünntem NH_3 unlöslich (Unterschied von Phenol).

2. Beim Schmelzen mit Ätzkali liefert es Salicylsäure (o-Oxybenzoesäure).

3. Mit Pikrinsäure gibt o-Kresol einen krystallinischen Niederschlag der Zusammensetzung $2\,CH_3 \cdot C_6H_4 \cdot OH \cdot 3\,C_6H_2(NO_2)_3OH$ (orangegelbe Nadeln vom Schmelzp. 88°), wenn beide Verbindungen, in 50 prozentigem Alkohol gelöst, zusammengebracht werden[1]). m- und p-Kresole liefern keine Pikrate.

4. o-Kresollösungen färben sich mit Eisenchlorid blau.

5. o-Kresol-α-naphthylurethan[2]) $C_{18}H_{15}NO_2 = C_{10}H_7 \cdot NH \cdot COO \cdot C_6H_4(CH_3)$. 1,2 g o-Kresol werden mit 1,7 g α-Naphthylisocyanat bis zum beginnenden Sieden erhitzt (s. S. 201). Die Vereinigung vollzieht sich unter starker Wärmeentwicklung. Das Reaktionsprodukt fällt nach 12 stündigem Stehen aus und krystallisiert aus absolutem Alkohol in gut ausgebildeten Spießen. Die Substanz schmilzt nicht ganz scharf bei 145°.

o-Kresol wird vom Hund hauptsächlich als o-Kresolätherschwefelsäure[3]), zum Teil aber auch als Hydrotoluchinonschwefelsäure[4]) ausgeschieden. Salicylsäure entsteht im Tierkörper sicherlich nicht[4]).

m-Kresol.

$$C_6H_4(CH_3) \cdot OH = C_7H_8O.$$

$$\begin{array}{c} C \cdot CH_3 \\ HC \diagup \diagdown CH \\ HC \diagdown\diagup C \cdot OH \\ CH \end{array}$$

m-Kresol bildet eine farblose Flüssigkeit von phenolartigem Geruch, die bei 202,8° siedet. Im Kältegemisch erstarrt sie, falls ganz rein (auf Zusatz von festem Phenol) und schmilzt dann bei $+3$ bis $+4°$. Das spez. Gewicht bei 0° beträgt 1,0498.

1. Die wässerige Lösung des m-Kresols wird durch Eisenchlorid blau gefärbt; die Nuance ist etwas violettstichig.

2. Liefert in 50 proz. alkoholischer Lösung kein festes Pikrat.

3. Kalischmelze führt zur m-Oxybenzoesäure.

4. m-Kresol-α-naphthylurethan $C_{18}H_{15}NO_2 = C_{10}H_7 \cdot NH \cdot COO \cdot C_6H_4(CH_3)$ entsteht wie die o-Verbindungen. Schmelzp. 135—136°.

p-Kresol.[5])

$$C_6H_4(CH_3) \cdot OH = C_7H_8O.$$

$$\begin{array}{c} C \cdot CH_3 \\ HC \diagup \diagdown CH \\ HC \diagdown\diagup CH \\ C \cdot OH \end{array}$$

Das p-Kresol krystallisiert in Prismen, schmilzt bei 36° und siedet bei 201,8°. Sein spez. Gewicht beträgt bei $0° = 1,0522$, bei $15° = 1,039$, bei $25° = 1,0336$ und bei $65,6° = 0,9962$.

[1]) M. v. Nencki u. N. Sieber, Archiv f. experim. Pathol. u. Pharmakol. **33**, 1 [1894]. — R. v. Goedike, Berichte d. Deutsch. chem. Gesellschaft **26**, 3042 [1893].

[2]) C. Neuberg u. E. Hirschberg, Biochem. Zeitschr. **27**, 339 [1910].

[3]) E. Baumann, Zeitschr. f. physiol. Chemie **3**, 250 [1879].

[4]) C. Preusse, Zeitschr. f. physiol. Chemie **5**, 57 [1881].

[5]) Es ist identisch mit der von Städeler aus Rinderharn isolierten Taurylsäure.

Verhalten. 1. Die wässerige Lösung gibt mit Eisenchlorid eine blaue Färbung.

2. Mit Salzsäure und $KClO_3$ gibt es (im Gegensatz zum m- und o-Kresol) kein gechlortes Chinon.

3. Beim Schmelzen mit Kalihydrat liefert p-Kresol die p-Oxybenzoesäure.

4. Beim Erwärmen von wasserfreiem p-Kresol mit rauchender H_2SO_4 entsteht fast ausschließlich p-Kresol-m-sulfosäure $C_7H_8SO_4$,

$$CH_3\diagdown\underset{SO_3H}{\diagup}OH \qquad (CH_3 : SO_3H : OH = 1 : 3 : 4).$$

Letztere gibt mit Eisenchlorid eine prächtige blaue Färbung. Das normale Ba-Salz, $(C_7H_7SO_4)_2Ba$, bildet schwer lösliche Tafeln; noch schwerer löslich ist das basische Ba-Salz: $C_7H_6SO_4Ba$, das selbst in kochendem Wasser schwer löslich ist. Das Bleisalz krystallisiert aus Alkohol mit $1^1/_2$ Mol. H_2O[1]). Diese p-Kresolsulfosäure ist isomer mit der Kresolätherschwefelsäure (S. 490).

5. Mit Bromwasser entsteht aus p-Kresol bei einem Überschuß an Halogen sogenanntes Tribromkresolbrom $C_7H_4Br_4O$. Für dasselbe ist wohl gleichfalls eine chinoide Struktur (siehe S. 473) anzunehmen. Nach E. Baumann und L. Brieger[2]) wandelt sich dieses Tetrabrom-p-kresol unter Bromwasser in Tribromphenol um:

$$C_7H_4Br_4O + 4\ Br + 2\ H_2O = CO_2 + 5\ HBr + C_6H_3Br_3O.$$

Allein dieser Übergang vollzieht sich nicht quantitativ (vgl. Autenrieth und Beuttel, S. 481); zum Teil entstehen auch Di- und Tribrom-p-kresol[3])[4]). Bei Anwendung von Kaliumbromidbromat + HCl gelangt man nach M. Siegfried und R. Zimmermann[4]) zu einer Bromverbindung, die genau Dibrom-p-kresol $C_7H_5Br_2 \cdot OH$ entspricht, wenn man stark verdünnte Lösungen von p-Kresol mit $KBr + KBrO_3$ und HCl in der Kälte ruhig stehen läßt und dann Kaliumjodid hinzugibt[4]). Die sich hierauf gründende quantitative Bestimmung von Kresol neben Phenol ist S. 486 beschrieben.

6. Mit Hypojodid erhält man nach Koßler und Penny[5]) aus p-Kresol nahezu reines Trijod-p-kresol.

7. Beim Erwärmen mit Salpetersäure tritt Gelbfärbung auf, die sich auf Zusatz von Lauge vertieft (Nitrierung).

8. Mit Pikrinsäure entsteht in 50proz. alkoholischer Lösung kein schwer lösliches Pikrat.

9. Die Furfurolprobe[6]) und die Reaktion mit Nitroprussidnatrium und Lauge[7]) erlauben keine Unterscheidung des p-Kresols von seinen Isomeren und von Phenol.

10. p-Kresol-α-naphthylurethan[8]) $C_{18}H_{15}NO_2 = C_{10}H_7 \cdot NH \cdot COO \cdot C_6H_4(CH_3)$. Werden 1,2 g p-Kresol und 1,7 g α-Naphthylisocyanat ganz kurze Zeit erhitzt, so krystallisiert alsbald die Verbindung in tafelförmigen Blättchen aus; sie wird zweimal aus absolutem Alkohol umkrystallisiert; sie erweicht bei 120° und schmilzt bei 150—151° (vgl. S. 201).

[1]) E. Baumann, Zeitschr. f. physiol. Chemie 4, 313 [1880].
[2]) E. Baumann u. L. Brieger, Berichte d. Deutsch. chem. Gesellschaft 12, 805 [1879].
[3]) Rumpf, Zeitschr. f. physiol. Chemie 16, 220 [1892].
[4]) M. Siegfried u. R. Zimmermann, Biochem. Zeitschr. 29, 368 [1910].
[5]) A. Koßler u. E. Penny, Zeitschr. f. physiol. Chemie 17, 127 [1893].
[6]) L. v. Udránszky, Zeitschr. f. physiol. Chemie 12, 355 [1888].
[7]) R. v. Jaksch, Zeitschr. f. klin. Medizin 8, 130 [1884].
[8]) C. Neuberg u. E. Hirschberg, Biochem. Zeitschr. 27, 342 [1910].

p-Kresol, einem Hunde eingegeben, wird hauptsächlich als p-Kresol-ätherschwefelsäure ausgeschieden; daneben findet sich auch etwas p-Oxy-benzoesäure [Baumann, Preusse (siehe bei o-Kresol)].

Trennung der „Harnphenole" bzw. der Kresole.

1. Eine relativ einfache Trennung des Phenols von den 3 Kresolen, und dieser wieder voneinander ist von Paul Riehm[1]) angegeben. Sie beruht auf der Darstellung der Baryt-salze dieser Phenolkörper, Umkrystallisieren der Salze und Abscheidung der Phenolkörper aus diesen Verbindungen durch Salzsäure. Die möglichst schon durch Destillation gereinig-ten Phenolkörper werden heiß mit so viel Barythydrat und Wasser zusammengebracht, wie zur Neutralisation der Phenole nötig ist, d. h. bis das Gemisch nicht mehr nach Phenol-körpern riecht. Hierbei gehen die Phenolkörper als Barytsalze in Lösung (während sich fremde Beimengungen des Phenolgemisches absetzen sollen). Das Barytsalz des Phenols löst sich in 40% seines Gewichts an Wasser von 100° C, das Ba-Salz des o-Kresols er-fordert zur Lösung 150%, das des p-Kresols 325% Wasser von 100° C. Das in siedendem Wasser sehr leicht lösliche m-Kresolsalz bildet beim Eindampfen schließlich eine harzige Masse, die nicht krystallisiert.

Die Lösung wird eingedampft und zur Krystallisation gebracht. Hierbei krystalli-sieren die Barytsalze des Phenols sowie des o- und p-Kresols aus, während das Salz des m-Kresols in Lösung bleibt. Die Krystallmasse wird abgepreßt und durch Umkrystalli-sieren aus Wasser gereinigt. Durch fraktionierte Lösung können die Barytsalze des Phenols, des o- und des p-Kresols getrennt werden, worauf man dann die einzelnen Phenolkörper aus ihren Barytsalzen durch HCl in Freiheit setzt. Zu diesem Zweck verfährt man wie folgt: Man setzt zu der gepulverten Krystallmasse halb so viel Wasser, als man nach dem Gewicht in dem Salzgemenge Phenolverbindung erwartet. Der Brei wird erhitzt und siedend heiß filtriert. Das Filtrat enthält der Hauptmenge nach Phenol-baryt. Der verbleibende Rückstand wird nun mit 1½mal so viel siedendem Wasser behandelt, als man o-Kresol vermutet, und ebenfalls heiß filtriert. Das Filtrat enthält o-Kresolbaryt. Den Rückstand nimmt man mit dem 3½fachen Gewicht siedenden Wassers auf und filtriert wiederum heiß. Das Filtrat liefert p-Kresol.

Die Abscheidung und Trennung der Phenolkörper kann auch durch suk-zessive partielle Neutralisation mittels heißer Barytlösung und Krystallisation der heißen Salzlösung nach jedesmaligem Barytzusatz erfolgen. Hierbei wird zuerst das Phenol, dann das o-Kresol und schließlich das p-Kresol ausgeschieden, während das m-Kresol in Lösung bleibt. Man gibt zunächst so viel Barythydrat, als man Phenol vermutet, und eine gleiche Gewichtsmenge Wasser hinzu, erhitzt zum Sieden und filtriert heiß. Die heiße Salz-lösung scheidet beim Erkalten Bariumphenolat aus. Die zurückbleibenden Phenole werden nun mit so viel Baryt versetzt, als man o-Kresol darin vermutet, worauf man mit der 3fachen Menge Wasser zum Sieden erhitzt und heiß trennt. Die heiße Lösung liefert beim Erkalten o-Kresolbaryt. Den Rest der Phenole versetzt man mit etwa dem gleichen Ge-wicht Barythydrat und mit der mehrfachen Wassermenge und trennt heiß vom Rück-stande. Die Lösung liefert beim Erkalten p-Kresolbaryt.

3. Zur Trennung der drei isomeren Kresole voneinander sind noch eine Reihe weiterer Verfahren ausgearbeitet worden: F. Raschig (Chem. Centralbl. **1900**, II, 463, 1141). — Rud. Rütgers (Chem. Centralbl. **1903**, I, 111, 1197). — Chem. Fabr. Ladenburg (Chem. Centralbl. **1904**, I, 553).

Zum **qualitativen Nachweis der drei Kresole nebeneinander**, bzw. neben Phenol können folgende drei Verfahren dienen:

a) Kalischmelze[2]). Man schmilzt das eventuell auch Phenol enthaltende Kresol-gemisch mit festem Ätzkali. Dabei bleibt Phenol unverändert, während die drei Kresole ohne Umlagerung in die entsprechenden drei Oxybenzoesäuren übergehen.

Die erhaltene Schmelze wird in Wasser gelöst, nach dem Filtrieren mit H_2SO_4 an-gesäuert, mit Na_2CO_3 alkalisiert und mit Äther ausgeschüttelt, der unveränderte Kresole sowie Phenol aufnimmt. Die, wenn nötig konzentrierte, alkalische wässerige Lösung wird alsdann mit H_2SO_4 oder H_3PO_4 angesäuert und destilliert. Es geht die flüchtige o-Oxy-benzoesäure über, kenntlich an ihrer Eisenchloridreaktion; den Destillationsrückstand ex-trahiert man mit Äther, der beim Abdampfen m- und p-Oxybenzoesäure zurückläßt. Diesen

---

[1]) P. Riehm in Friedländer, Fortschritte der Teerfarbenfabrikation II, 9 (Berlin 1891).
[2]) C. Preusse, Zeitschr. f. physiol. Chemie **2**, 355 [1878].

beiden kann noch Salicylsäure (o-Oxybenzoesäure) anhaften, die man mit Chloroform ausziehen kann.

b) **Sulfonierung**[1]). Man digeriert das Gemisch der trockenen Phenole mit der gleichen Menge konz. H_2SO_4, oder nach eigenen Erfahrungen besser mit einer solchen mit 7% Anhydrid, 1 Stunde im siedenden Wasserbade. Dann verdünnt man mit H_2O, neutralisiert genau mit $Ba(OH)_2$, filtriert vom $BaSO_4$ ab und engt fast bis zur Krystallisation ein. Auf Zusatz von gesättigtem klaren Barytwasser fällt innerhalb 12 Stunden basisches p-kresolsulfosaures Barium (siehe S. 484) aus, während die Barytsalze der isomeren Sulfosäuren in Lösung bleiben.

c) **Farbenreaktion**. Zur Identifizierung von Phenol und Kresol geben Carl Arnold und Curt Mentzel[2]) folgende Vorschrift: Man vermischt ca. 10 ccm einer etwa 1,5—2 proz. wässerigen Phenol-Kresollösung der Reihe nach mit 1 Tropfen Anilin, 3—4 ccm Natronlauge, nach dem Schütteln mit 5—6 Tropfen H_2O_2 und nach nochmaligem Schütteln mit ca. 15 Tropfen Hypochloritlösung (NaOCl). Die 3 Kresole, einzeln oder im Gemisch, färben sich beständig blau, Phenol dagegen rot.

Quantitative Bestimmung der Kresole.

Der überwiegende Teil der Harnphenole besteht aus p-Kresol. Deshalb genügt es in den meisten Fällen, bei einer der üblichen „Phenol"bestimmungen, z. B. bei der jodometrischen nach Koßler - Penny[3]), das Resultat einfach auf Kresol zu berechnen.

Für ganz exakte *Bestimmungen von Phenol und Kresol nebeneinander* wird das neue Verfahren von M. Siegfried und R. Zimmermann[4]) dienen können, dessen Brauchbarkeit für den Harn die Autoren bereits kurz erwähnt haben.

Das Prinzip dieser Methode ist folgendes:

Es werden mit derselben Phenol-Kresollösung zwei Bestimmungen ausgeführt:

I. Es wird diejenige Menge Brom ermittelt, die das Phenol und das Kresol zusammen verbrauchen, indem aus ersterem Tribromphenol, aus letzterem Tribromkresol entsteht.

Hierzu läßt sich entweder die Methode Messinger - Vortmann - Koßler - Penny verwenden oder die von den Autoren modifizierte Methode von Koppeschaar - Keppler. In ersterem Falle ist das Brom aus der verbrauchten Jodlösung zu berechnen, im zweiten Falle erhält man direkt die gesuchte Brommenge und braucht nicht zweierlei Lösungen.

II. Unter bestimmten, genau einzuhaltenden Bedingungen (siehe unten) gelingt es, durch Brom und nachherigen Zusatz von Jodkalium[5]) zur sauren Lösung quantitativ Tribromphenol und Dibrom - p - kresol gleichzeitig zu erzeugen. Es wird also bei der zweiten Bestimmung diejenige Menge Brom ermittelt, die bei der Überführung des Phenols in Tribromphenol und des Kresols in Dibromkresol verbraucht wird.

Die Berechnung geschieht in folgender Weise:

Die nach I. gefundenen Gewichtsmengen Br $= b_1$,

„ „ II. „ „ „ $= b_2$,

„ gesuchten Gewichtsmengen Kresol . . . $= x$,

„ „ „ Phenol . . . $= y$.

Molekulargewicht des Kresols $= 108,06$,

„ „ Phenols $= 94,05$,

Atomgewicht „ Broms $= 79,92$.

---

[1]) E. Baumann, Zeitschr. f. physiol. Chemie **6**, 183 [1882].

[2]) C. Arnold u. C. Mentzel, Apoth.-Ztg. **18**, 134 [1903]; siehe auch C. Arnold u. G. Werner, Apoth.-Ztg. **20**, 925 [1905].

[3]) Siehe S. 476.

[4]) M. Siegfried u. R. Zimmermann, Biochem. Zeitschr. **29**, 368 [1910].

[5]) Siehe S. 488.

$(b_1 - b_2)$ ist diejenige Menge Brom, die von dem vorhandenen Kresol nach der Bestimmung II weniger verbraucht wird als von der Bestimmung I. Da diese Menge für 1 Mol. Kresol 2 Atome Brom beträgt, so ist:

(I)
$$\frac{x}{108,06} = \frac{b_1 - b_2}{159,84}$$

oder

$$x = \frac{108,06\,(b_1 - b_2)}{159,84} = 0,67605\,(b_1 - b_2).$$

Die Brommenge, die der unbekannten Menge Phenol entspricht, wird durch die Differenz der in der ersten Bestimmung erhaltenen Brommenge b_1 und der dem Kresol nach der Bestimmung entsprechenden Menge Brom erhalten.

Ferner verhält sich die gesuchte Menge Phenol zu dieser Brommenge wie das Molekulargewicht des Phenols zu dem Gewicht von 6 Atomen Brom. Also:

(II)
$$\frac{y}{b_1 - x \cdot \dfrac{479,52}{108,06}} = \frac{94,05}{479,52},$$

x aus (I).

$$y = \left(b_1 - \frac{0,67605 \cdot (b_1 - b_2) \cdot 479,52}{108,06} \right) \cdot \frac{94,05}{479,52},$$

$$y = b_1 \cdot 0,19613 - (b_1 - b_2)\,0,5884,$$

$$y = b_2 \cdot 0,5884 - b_1 \cdot 0,3923.$$

Die Bromierung wird nicht mit fertigem Bromwasser ausgeführt, sondern mit einem Kaliumbromid - Kaliumbromatgemisch + freier Schwefel- oder Salzsäure.

Erforderliche Lösungen:

1. $n/_{10}$-Natriumthiosulfatlösung.

2. Kaliumbromat - bromidlösung, im Liter 0,834 g Kaliumbromat und 2,97 g Kaliumbromid enthaltend. Der Titer wird bestimmt[1]).

3. 5 proz. Jodkaliumlösung, die nach Ansäuern mit verdünnter Schwefelsäure Stärkelösung nicht bläuen darf.

4. Stärkelösung[2]).

5. Schwefelsäure, aus gleichem Volumen Wasser und konz. Schwefelsäure bereitet.

6. Zirka 25 proz. Salzsäure.

A. Bestimmung von b_1.

In einer ca. 500 ccm fassenden, mit Glasstopfen versehenen Enghalsflasche versetzt man die genau gemessene Menge der wässerigen Lösung des Phenolgemisches[3]) sofern sie nicht wenigstens 100 ccm beträgt, verdünnt man sicmit Wasser auf dieses Volum) mit 20—30 ccm Schwefelsäure (1:1), schüttelt um und fügt aus einer Bürette unter Umschwenken zunächst so viel der Kaliumbromidbromatlösung hinzu, bis sich beim Schütteln der Niederschlag zusammenballt und die Flüssigkeit deutlich gelb gefärbt ist. Dann läßt man noch den 8. Teil der angewandten Menge KBr·KBrO$_3$-Mischung hinzufließen und läßt die Mischung gut verschlossen unter öfterem, kräftigem Schütteln 1 Stunde lang stehen.

[1]) Den Titer der Bromat-bromidlösung bestimmt man folgendermaßen: In einer verschließbaren Flasche von ca. 250 ccm Inhalt werden 100 ccm Bromatbromidlösung mit 10 ccm 25 proz. Salzsäure und mit 15 ccm 5 proz. Jodkaliumlösung vermischt. Das frei gewordene Jod wird mit $n/_{10}$-Thiosulfatlösung titriert, wobei die Stärkelösung erst gegen Ende der Reaktion zugefügt wird, d. h. wenn die Flüssigkeit nur noch gelb gefärbt ist. 1 ccm Thiosulfatlösung = 0,007992 Br.

[2]) Siehe S. 478 Anm. 4.

[3]) Die angegebenen Mengenverhältnisse beziehen sich auf etwa 0,02—0,04 g der „Phenole".

Hierauf wird unter Vermeidung von Bromverlust durch Glaswolle in 25—30 ccm 5 proz. Jodkaliumlösung filtriert, die erste Flasche mit Wasser gut nachgespült, mit diesem zur Absorption freier Bromdämpfe gut durchschüttelt und mit diesem Wasser der Niederschlag ausgewaschen. Im Filtrate wird mit $^n/_{10}$-Thiosulfatlösung das Jod titriert.

B. Bestimmung von b_2.

Die gleiche Menge der Lösung des Phenolgemisches wie in A versetzt man in einer mit Glasstopfen versehenen Literflasche mit ca. 30 ccm 25 proz. Salzsäure und verdünnt bis auf ca. 500 ccm mit Wasser. Dann fügt man unter gleichmäßigem langsamen Umschwenken diejenige Menge Bromat-bromidlösung hinzu, die nach der b_1-Bestimmung bis zur Gelbfärbung der Flüssigkeit verbraucht wurde, und läßt die Mischung ohne zu schütteln gut verschlossen 15 Minuten stehen. Es kommt hierbei hauptsächlich darauf an, daß der entstehende Niederschlag sehr feinflockig ausfällt, was man nur durch ganz vorsichtiges Umschwenken erzielt.

Nach 15 Minuten versetzt man die Mischung mit 25—30 ccm 5 proz. Jodkaliumlösung, schüttelt allmählich um, bis die Flüssigkeit gleichmäßig gefärbt ist, und läßt die Mischung 1 Stunde vor Licht geschützt stehen. Darauf schüttelt man mehrere Male kräftig durch und titriert das freie Jod mit $^n/_{10}$-Natriumthiosulfatlösung.

Berechnung (vgl. vorher):

b_1 = die nach A gefundene Menge gebundenen Broms,
b_2 = die nach B gefundene Menge gebundenen Broms,
x = die gesuchten Mengen Parakresol,
y = die gesuchten Mengen Phenol.

$$x = 0,67605\,(b_1 - b_2)\,,$$

$$y = (0,5884 \cdot b_2) - (0,3923 \cdot b_1)\,.$$

Anhang.

Schwefelsäureester der Phenole (Ätherschwefelsäuren).

Wie erwähnt, ist von den gebundenen Phenolen des Harns ein großer Teil als „gepaarte Schwefelsäure" zugegen, deren Isolierung E. Baumann[1]) im Jahre 1876 gelang. Da die Menge des Phenols in der Regel hinter der des Kresols zurückbleibt, ist im Urin überwiegend Kresolschwefelsäure vorhanden.

a) Phenolschwefelsäure (Phenolätherschwefelsäure).

$$C_6H_5 \cdot O \cdot SO_2 \cdot OH = C_6H_6SO_4\,.$$

Phenolschwefelsaures Kalium kann aus nativem Pferdeharn[2]) gewonnen werden. Leichter erhält man es frei von Kresoläthersulfaten nach Verabfolgung von Phenol an Hunde[2])[3]) oder aus dem Urin von Menschen, die Carbolsäure zu resorbieren Gelegenheit hatten. Auch bei Phenolvermehrung durch intestinale Vorgänge ist Phenolschwefelsäure im Harn[4]) zugegen.

α) Synthetische Darstellung.[5])

100 g Phenol werden mit 60 g festem KOH und 80—90 ccm Wasser in einem geräumigen Kolben gemischt. Zu der Lösung, die dauernd auf 60—70° zu halten ist, fügt man allmählich 125 g fein gepulvertes Kaliumpyrosulfat ($K_2S_2O_7$). Das Eintragen hat

---

[1]) E. Baumann, Archiv f. d. ges. Physiol. **12**, 69 [1876]; **13**, 285 [1876].
[2]) E. Baumann, Zeitschr. f. physiol. Chemie **1**, 60 [1877]; **2**, 335 [1879]; **10**, 123 [1886].
[3]) E. Baumann u. E. Herter, Zeitschr. f. physiol. Chemie **1**, 244 [1877].
[4]) E. Salkowski, Berichte d. Deutsch. chem. Gesellschaft **9**, 1595 [1876].
[5]) Nach E. Baumann (Zeitschr. f. physiol. Chemie **2**, 336 [1879]) kann man sich auf diese Weise leicht Substanz zur Anstellung der charakteristischen Reaktionen verschaffen.

innerhalb 8—10 Stunden unter mehrfachem Schütteln zu geschehen, das die Umsetzung erleichtert. Schließlich extrahiert man den Kolbeninhalt mit siedendem Alkohol von 95%. Das Filtrat, das am besten mit Hilfe eines Heißwassertrichters gewonnen wird, erstarrt beim Abkühlen zu einem dicken Brei von phenolschwefelsaurem Kalium. Durch 1 bis 2 malige Krystallisation aus siedendem Spiritus erhält man es leicht völlig rein in einer Ausbeute von 25—30% in Form glänzender Blättchen. Die Reaktion vollzieht sich nach der Gleichung:

$$C_6H_5 \cdot OK + K_2S_2O_7 = K_2SO_4 + C_6H_5 \cdot O \cdot SO_2 \cdot OK.$$

β) Gewinnung aus Harn.[1])

Man verfüttert einige Tage lang an Hunde mehrere Gramm Phenol pro Tag. 10 l des gesammelten Urins werden auf dem Wasserbade verdunstet, der Sirup mit Alkohol von 96% aufgenommen und filtriert. Zu dem Filtrat setzt man eine alkoholische Oxalsäurelösung, solange noch ein Niederschlag (Harnstoffoxalat usw.) entsteht. Nach 10 Minuten (längeres Stehen ist wegen der Zersetzlichkeit der freien Phenolschwefelsäure zu vermeiden) wird mit alkoholischer Kalilauge eben alkalisch gemacht, filtriert und zum Sirup eingeengt. Beim Stehen, am besten in der Kälte, erstarrt er zu einem Brei von phenolschwefelsaurem Kalium, das abgesaugt und aus heißem Alkohol umkrystallisiert wird.

1. Die Salze der Phenolätherschwefelsäure mit Alkalien und Erdalkalien[2]) sind leicht in Wasser löslich.

2. Sie geben keine Phenol-, aber auch keine Schwefelsäurereaktion, sind z. B. durch BaCl$_2$ nicht fällbar[3]).

3. Kocht man aber die Lösung mit einer Mineralsäure, so tritt schnell Verseifung zu Phenol und Schwefelsäure ein.

4. Während HCl von 0,1% schon in wenigen Minuten Spaltung bewirkt, wirkt heiße verdünnte Essigsäure in einer Stunde noch nicht merklich, wohl aber bei anhaltendem Kochen ein.

5. Gegen Alkalien sind die Äthersulfate selbst in der Siedehitze beständig.

6. Fäulniserreger scheinen nicht leicht Spaltung zu bewirken[1]), doch verhalten sie sich verschieden [F. Roehmann[4])]. Zerlegung veranlassen aber bestimmte Enzyme, die sich in verschiedenen pflanzlichen Samen finden[5]). In dieser Hinsicht besteht eine interessante Analogie mit der zweiten gepaarten Säure des Phenols, der Phenolglucuronsäure, die gleichfalls durch Enzyme hydrolysiert wird[6]).

7. Die freie Phenolätherschwefelsäure zersetzt sich allmählich in wässeriger Lösung in ihre Komponenten. Auch das feste Kaliumsalz erleidet beim Aufbewahren an feuchter Luft den gleichen Zerfall. Elektrolyse[7]) bewirkt ebenfalls eine Abspaltung von H$_2$SO$_4$.

8. Beim Erhitzen im trockenen Zustande erleidet das phenolätherschwefelsaure Kalium eine bemerkenswerte Umlagerung. Der Schwefelsäurerest wan-

---

[1]) E. Baumann, Zeitschr. f. physiol. Chemie **2**, 336 [1878].

[2]) E. Baumann, Zeitschr. f. physiol. Chemie **1**, 60 [1877]; **2**, 335 [1878]; **10**, 123 [1886].

[3]) Bei Gegenwart von Chinäthonsäure, d. i. dem Stoffwechselprodukt nach Verabfolgung von Phenetol, der Phenetolglucuronsäure (siehe S. 456), liefern Phenolätherschwefelsäure und andere gepaarte Schwefelsäuren in neutraler Lösung mit BaCl$_2$ eigentümliche, schwer lösliche, gemischte Bariumsalze, die in saurer Lösung wieder zerfallen. Das ist analytisch für die Bestimmung der Ätherschwefelsäuren von Wichtigkeit. (A. Kossel, Zeitschr. f. physiol. Chemie **7**, 292 [1883]; G. Hoppe-Seyler, Zeitschr. f. physiol. Chemie **7**, 424 [1883].) Auch kann die Doppelsalzbildung mit chinäthonsaurem Barium zur Isolierung gepaarter Schwefelsäuren dienen.

[4]) F. Roehmann, Zeitschr. f. physiol. Chemie **5**, 94 [1881].

[5]) W. J. Smith, Zeitschr. f. physiol. Chemie **12**, 419 [1888].

[6]) C. Neuberg, Ergebnisse d. Physiol. **3**, I, 444 [1904].

[7]) C. Neuberg, Biochem. Zeitschr. **17**, 270 [1909].

dert aus der Sauerstoffbindung in den Benzolkern und zwar an das paraständige C-Atom; es entsteht p-phenolsulfosaures Kalium:

$$C_6H_5 \cdot O \cdot SO_2 \cdot OK \rightarrow OH \cdot C_6H_4 \cdot SO_3K.$$

Die Umlagerung ist bei 155—160° vollständig. Das entsprechende Na-Phenoläthersulfat geht schon bei 130° gänzlich in die isomere Sulfosäure über

Das p-phenolsulfosaure Kalium färbt sich im Gegensatz zum isomeren Äthersulfat, das keine „Phenolreaktion" gibt, mit FeCl$_3$ schön blau.

b) p-Kresolschwefelsäure (p-Kresolätherschwefelsäure).

$$CH_3\big<\underline{\quad}\big>O \cdot SO_2 \cdot OH = C_7H_8SO_4.$$

Eigenschaften und synthetische Darstellung sind fast dieselben wie bei der Phenolschwefelsäure[1]).

Das Kaliumsalz ist etwas schwerer löslich, andererseits zersetzlicher als Kaliumphenolsulfat, auch gegen Fäulnis nicht absolut resistent. Bei 140 bis 150° geht es in eine isomere Kresolsulfosäure über, die sich mit FeCl$_3$ tiefblau färbt[1]).

Aus Pferdeharn kann es auf die für Phenolschwefelsäure (S. 489) angegebene Art ohne weiteres dargestellt werden, da es einen konstanten Bestandteil des Pferdeurins bildet; es krystallisiert auch nach Ausfällung des Harns mit Bleiacetat und Bleisubacetat und Behandlung mit H$_2$S beim Stehen im Vakuum unter Umständen aus.

c) o- und m-Kresolschwefelsäure

sind synthetisch erhältlich[2]) und vielleicht auch in manchen Harnen zugegen (siehe S. 482).

D. Dioxybenzole.

Von den drei isomeren Dioxybenzolen kommt einigermaßen häufig nur die 1 : 2-Verbindung, das Brenzcatechin, in nativen Harnen vor. Im Organismus der Herbivoren (Pferd) entsteht es größtenteils aus der Protocatechusäure (Brenzcatechincarbonsäure) C$_6$H$_3$(OH)$_2 \cdot$ COOH[3]) durch CO$_2$-Abspaltung; größere Mengen treten nach Verabfolgung von Phenol und Phenolderivaten[4]) auf; auch Benzol selbst wird zum Teil zweifach in o-Stellung hydroxyliert[5])[6]). Das 1 : 4-Dioxybenzol, das Hydrochinon, tritt nach Verabfolgung von Hydrochinon[4]) selbst, aber auch nach Zufuhr von Benzol[5]) und Phenol im Urin auf. Spuren von Hydrochinon scheinen im normalen Pferdeharn anwesend zu sein[7]). Der Hund scheidet nach Verabfolgung von Gentisinsäure (siehe S. 509 und 513) Hydrochinon (als Ätherschwefelsäure) aus. Die von T. Gigli[8]) als Hydrochinon angesprochene Substanz ist vielleicht Homogentisinsäure ge-

---

[1]) E. Baumann, Zeitschr. f. physiol. Chemie 2, 341 [1878].
[2]) L. Brieger, Zeitschr. f. physiol. Chemie 8, 311 [1884].
[3]) C. Preusse, Zeitschr. f. physiol. Chemie 2, 329 [1878].
[4]) E. Baumann u. C. Preusse, Zeitschr. f. physiol. Chemie 3, 156 [1879].
[5]) M. v. Nencki u. P. Giacosa, Zeitschr. f. physiol. Chemie 4, 325 [1880].
[6]) O. Schmiedeberg, Archiv f. experim. Pathol. u. Pharmakol. 14, 305 [1881].
[7]) E. Baumann, Zeitschr. f. physiol. Chemie 6, 189 [1882].
[8]) T. Gigli, Chem.-Ztg. 29, 1084 [1905].

wesen. Resorcin, das 1 : 3-Dioxybenzol, ist nur nach Resorcinverabfolgung im Urin beobachtet worden[1]).

Alle diese Diphenole werden in gebundener Form, als gepaarte Mono- und Dischwefelsäureester bzw. als gepaarte Glucuronsäuren, ausgeschieden. (Nur Brenzcatechin scheint auch frei im Pferdeharn vorzukommen.) Daß Benzol und Phenol zum Teil in Diphenole übergehen, erkennt man daran, daß die Menge der Ätherschwefelsäure oftmals größer ist als die gefundene Phenolquantität. Die Dioxybenzole können natürlich mehr H_2SO_4 binden. Auf diesen Punkt hat Schaffer[2]) zuerst die Aufmerksamkeit gelenkt; vgl. auch E. Baumann und C. Preusse[3]).

Auf einem Gehalt an Dioxybenzolen und vielleicht noch sauerstoffreicheren Phenolen, an Polyphenolen, beruht wahrscheinlich die dunkle Farbe der „Carbolharne".

Hydrochinon (1 : 4-Dioxybenzol.)

$$C_6H_4(OH)_2 = C_6H_6O_2.$$

Eigenschaften. Hydrochinon ist dimorph. Aus wässeriger Lösung krystallisiert die stabile Form in langen, hexagonalen Prismen. Die labile Form wird beim Sublimieren erhalten und bildet monokline Blättchen. Es schmilzt bei 169°. Das Hydrochinon sublimiert leicht. Nach R. Kempf[4]) sind von 2 g Hydrochinon bei 160° und 17 mm Druck nach $1^1/_2$ Stunden 1,07 g sublimiert. R. Kempf gibt den Schmelzpunkt zu 172° an. Sein spez. Gewicht beträgt 1,326. In Alkohol, Äther und heißem Wasser ist es leicht löslich. Sehr schwer löslich ist es in kaltem Benzol (Unterschied von Brenzcatechin), ziemlich in heißem Toluol. Hydrochinon entsteht aus Phenol mit Kaliumpersulfat[5]).

Verhalten. Durch Oxydationsmittel (Eisenchlorid, Chlor, Salpetersäure, Chromsäure, Silbernitrat usw.) wird es leicht in Chinon übergeführt, dessen eigentümlicher, starker Geruch sich unschwer erkennen läßt. Gegen Alkalien ist es empfindlich; bei Luftzutritt erfolgt Bräunung. Silbernitratlösung reduziert es beim gelinden Erwärmen, Fehlingsche Lösung schon in der Kälte. Mit normalem Bleiacetat gibt es (wie das Resorcin) keinen Niederschlag (Unterschied von Brenzcatechin). Mit Schwefelwasserstoff bildet es additionelle Verbindungen.

Bromwasser gibt keinen Niederschlag[6]).

Hydrochinon gibt nicht die Alkaptochromreaktion von C. Th. v. Mörner[7]), d. h. keine rotviolette Färbung beim mindestens 24stündigen Stehen in 1—4-proz. ammoniakalischer Lösung an der Luft; dadurch unterscheidet es sich von der Homogentisinsäure und dem Toluhydrochinon (siehe S. 511).

Farbenreaktionen.

a) Beim raschen Erhitzen von wenig trockenem Hydrochinon im offenen Reagensglase entsteht ein violetter Dampf; derselbe kondensiert sich an kühleren Stellen zu einem indigoblauen Sublimat. Die blaue Farbe verschwindet beim Befeuchten. Wahrscheinlich handelt es sich um einen Oxydationsvorgang. Denn bei Zusatz einer Spur Chinon erhält

[1]) E. Baumann, Zeitschr. f. physiol. Chemie **2**, 342 [1878]; siehe auch E. Baumann u. E. Herter, Zeitschr. f. physiol. Chemie **1**, 249 [1877].
[2]) F. Schaffer, Journ. f. prakt. Chemie **18**, 282 [1878].
[3]) E. Baumann u. C. Preusse, Zeitschr. f. physiol. Chemie **3**, 156 [1879].
[4]) R. Kempf, Journ. f. prakt. Chemie **78**, 201 [1908].
[5]) Siehe Beilstein, Ergänzungsband II, 571.
[6]) H. Landolt, Berichte d. Deutsch. chem. Gesellschaft **4**, 770 [1871].
[7]) C. Th. v. Mörner, Zeitschr. f. physiol. Chemie **69**, 329, 361 [1910].

man die blaue Farbe sofort; auch tritt sie mit unreinem Hydrochinon leichter als mit reinem auf[1]).

b) Mit Millons Reagens gibt Hydrochinon in der Kälte einen gelben Niederschlag, der erst in der Hitze rot wird[2]). Ähnlich verhält sich die Homogentisinsäure = Hydrochinonessigsäure; siehe S. 511.)

c) Mit $FeCl_3$ tritt vorübergehend Bläuung ein, dann erfolgt Oxydation zu Chinon.

d) Hydrochinon vereinigt sich mit Anilin zu einer lockeren Verbindung der Formel $C_6H_4(OH)_2 \cdot (C_6H_5 \cdot NH_2)_2$. Dieselbe färbt sich beim Stehen an der Luft violettbraun durch Übergang in Benzochinon-2-5-dianilid $C_6H_2O_2$: $(NH \cdot C_6H_5)_2 = C_{18}H_{14}N_2O_2$[3]). Dasselbe Produkt fällt nach C. Th. v. Mörner[4]) beim mehrwöchentlichen Stehen von Hydrochinon mit Anilinwasser aus. Metallisch glänzende braunviolette Tafeln. Färbt sich mit konz. H_2SO_4 fuchsinrot; nach 1 Stunde wird die Flüssigkeit blutrot. — Mit p-Toluidin entsteht das ganz ähnliche Benzochinon-2-5-di-p-toluidid, das hellrotbraun ist. Die m-Xylidinverbindung ist dunkelrot wie amorpher Phosphor. Die beiden letztgenannten Substanzen werden durch konz. H_2SO_4 anfangs blau, später violettstichig[4]).

e) Zu einer Lösung von 0,05 g Hydrochinon in 2 ccm Wasser fügt man 4 ccm Mercurisulfatlösung. Es entsteht in der Kälte keine oder eine schwach grünlichgelbe Farbe, in der Wärme eine rötlichgelbe Färbung[5]).

f) Unterschichtet man eine Lösung von 0,15—0,2 g Hydrochinon in 3—4 ccm Alkohol mit NaOH-Lösung, so entsteht zunächst ein grünlicher Ring, nach dem Mischen eine grünliche Färbung[5]).

g) Fügt man 5—10 ccm Hydrochinonlösung zu einem Gemisch von 50 ccm H_2SO_4 und 1 ccm Formaldehyd, so entsteht eine hellbraune Färbung[5]).

h) J. H. Kastle[6]) gibt als Reagens auf Hydrochinon Saccharin bzw. Vanillin an (ähnlich wie auf Phenole und Brenzcatechin). Geringe Mengen von Saccharin werden mit etwas Hydrochinon zusammen mit wenig H_2SO_4 auf 160—170° erhitzt, das erhaltene Produkt in Wasser gelöst und einige Tropfen 2 n-NaOH hinzugefügt. Hierbei entsteht eine dunkelrotbraune Färbung mit blauer Fluorescenz. Mit Vanillin färbt sich das Hydrochinon bei 100° ebenfalls dunkelrotbraun.

Nachweis von Hydrochinon im Harn.

a) Nach O. Schmiedeberg[7]) destilliert man den mit HCl oder H_2SO_4 angesäuerten Harn $1/2$—$3/4$ Stunden zur möglichsten Austreibung der flüchtigen Phenole (und Fettsäuren). Den Rückstand zieht man erst mit Äther, dann mit Essigester aus. Die vereinigten Extrakte werden verdampft, der Rückstand wird in Wasser gelöst, mit $BaCO_3$ gekocht und filtriert. Das Filtrat wird wieder mit Äther ausgeschüttelt. Beim Verdunsten des Ätherauszugs hinterbleibt nun Hydrochinon, eventuell neben Brenzcatechin[7]).

Die Gegenwart des letzteren kann durch die Grünfärbung mit ganz verdünnter Eisenchloridlösung erkannt werden. Ist Brenzcatechin zugegen, so fällt man die konz. wässerige Lösung des Dioxybenzols mit der gerade nötigen Menge Bleiacetat aus, das nur Brenzcatechin niederschlägt. Das Filtrat des Pb-Niederschlages wird mit verdünnter H_2SO_4 entbleit. Dann erwärmt man mit $BaCO_3$, filtriert, extrahiert wieder mit Äther und krystallisiert den beim Verdunsten erhaltenen Rückstand aus heißem Toluol um.

b) Ein etwas anderes Verfahren hat E. Baumann angegeben[8]).

Brenzcatechin (1 : 2-Dioxybenzol).

$$C_6H_4(OH)_2 = C_6H_6O_2.$$

Eigenschaften. Brenzcatechin krystallisiert aus Wasser in prismatischen Nadeln, aus Ligroin und Äther in monoklinen, scheinbar hexagonalen Prismen

---

[1]) E. Baumann u. C. Preusse, Zeitschr. f. physiol. Chemie 3, 157 [1879]. — M. Wolkow u. E. Baumann, Zeitschr. f. physiol. Chemie 15, 251 [1891].

[2]) M. Wolkow u. E. Baumann, Zeitschr. f. physiol. Chemie 15, 245 [1891].

[3]) A. Hebebrand, Berichte d. Deutsch. chem. Gesellschaft 15, 1973 [1882].

[4]) C. Th. v. Mörner, Zeitschr. f. physiol. Chemie 69, 329, 361 [1910].

[5]) G. Deniges, Rép. de Pharm. 1898, 454; Pharmaz. Centralhalle 39, 798 [1898].

[6]) J. H. Kastle, Chem. Centralbl. 1906, I, 1575.

[7]) O. Schmiedeberg, Archiv f. experim. Pathol. u. Pharmakol. 14, 305 [1881].

[8]) E. Baumann, Zeitschr. f. physiol. Chemie 6, 188 [1882].

oder Tafeln, aus Benzol in breiten Blättern, die bei 104° (nach R. Kempf[1]) 105°) schmelzen. Es siedet unzersetzt bei 245°; sein spez. Gewicht beträgt 1,344. Es läßt sich im Vakuum sublimieren. Nach R. Kempf[1]) gehen von angewandten 0,3 g bei 90° und 16 mm Druck in 3 Stunden 0,28 g über. In Wasser, Alkohol und Äther ist es leicht löslich, auch wird es (im Gegensatz zum Hydrochinon) von kaltem Benzol aufgenommen.

Verhalten. 1. Mit Bleizucker gibt das Brenzcatechin einen weißen Niederschlag (im Gegensatz zum Hydrochinon). Die Bleiverbindung löst sich etwas in überschüssigem Bleiacetat, völlig in Essigsäure.

2. Brenzcatechin reduziert die Lösungen edler Metallsalze, z. B. $AgNO_3$, schon in der Kälte leicht und scheidet aus Fehlingscher Lösung beim Erwärmen Kupferoxydul ab.

3. Durch Alkalien erfolgt Zersetzung unter Braunfärbung.

4. Das Brenzcatechin bildet mit Antimon- und Wismuthsalzen basische Verbindungen der Formel $C_6H_4{-O \choose -O}Sb \cdot OH$ bzw. $C_6H_4{-O \choose -O}Bi \cdot OH$.

5. Mit **Carbonaten** setzt sich Brenzcatechin nicht zu beständigen Salzen um, wenigstens läßt es sich aus einer kalt mit Soda alkalisch gemachten Lösung durch organische Solvenzien ausschütteln.

6. Mit $CaCl_2 + NH_3$ wird es dagegen (verschieden von seinen beiden Isomeren) als **saures Calciumsalz** $OH \cdot C_6H_4 - O - Ca - O \cdot C_6H_4 \cdot OH$ gefällt.

7. In 50 proz. alkoholischer Lösung gibt es mit Pikrinsäure eine additionelle Verbindung zu gleichen Molekülen[2]).

Farbenreaktionen.

a) Alkalische Lösungen von Brenzcateohin färben sich bei Zutritt von Luftsauerstoff anfangs grünlich, dann über gelb und braun schwarz.

b) Mit sehr verdünntem $FeCl_3$ färben sich Brenzcatechinlösungen smaragdgrün, mit starkem $FeCl_3$ schwarz. Auf Zusatz von Alkalibicarbonaten geht die grüne Nuance in Violettrot über. Ebenso wirkt NH_3. Zweckmäßig setzt man vor Zugabe von Alkali Weinsäure zu, um einen störenden Ausfall von $Fe(OH)_3$ zu verhüten. Die Rotfärbung erscheint stärker als die grüne Nuance.

Die Reaktion ist an sich viel empfindlicher als die $FeCl_3$-Reaktion des Phenols. Sie kann nach G. Bayer[3]) noch aufs 20fache verschärft werden, wenn man Schwefelsäure oder Naphthionsäure hinzufügt. Es tritt dann ein rotbrauner Farbenton auf.

c) Mit Natriumbichromat in 2proz. Lösung und Sulfanilsäure gibt Brenzcatechin nach G. Bayer[3]) eine weinrote bis rosa Farbe. Empfindlichkeit 1 : 500 000. (Bei dieser Probe färbt sich Hydrochinon orangerot, und Resorcin geht über Grün und Kirschrot in Violettblau über.)

d) J. H. Kastle[4]) gibt als Reagens Saccharin oder Vanillin an. (Ausführung der Probe siehe oben bei Hydrochinon, S. 492.) Die Masse färbt sich hier grün. Mit Vanillin färbt sich die Flüssigkeit bei 100° dunkelblau bis grün.

e) Zu einer Lösung von 0,05 g Brenzcatechin in 2 ccm Wasser fügt man 4 ccm Mercurisulfatlösung. Es entsteht zunächst eine gelbe, dann eine rote Färbung ohne Niederschlag[5]).

f) Man fügt 5—10 ccm Brenzcatechinlösung zu einem Gemisch von 50 ccm H_2SO_4 und 1 ccm Formaldehyd. Es entsteht eine carminrote Färbung[5]).

g) Brenzcatechinlösungen geben auf Zusatz von wenig Titantrichlorid ($TiCl_3$) eine rotbraune Fällung[6]); sehr verdünnte Lösungen färben sich intensiv gelb. Brenzcatechin

[1]) R. Kempf, Journ. f. prakt. Chemie **78**, 201 [1908].
[2]) R. v. Goedecke, Berichte d. Deutsch. chem. Gesellschaft **26**, 3044 [1893].
[3]) G. Bayer, Biochem. Zeitschr. **20**, 178 [1909].
[4]) J. H. Kastle, Centralbl. **1906**, I, 1575.
[5]) G. Denigès, Rép. de Pharm. **1898**, 454; Pharmaz. Centralhalle **39**, 798 [1898].
[6]) J. Piccard, Berichte d. Deutsch. chem. Gesellschaft **42**. 4343 [1909].

muß im Überschuß vorhanden sein; Alkalien, Ammoniak und Carbonate schwächen die Intensität der Reaktion.

Zur Isolierung des Brenzcatechins dient das beim Hydrochinon (siehe S. 492) angegebene Verfahren.

Resorcin (1 : 3-Dioxybenzol).

$$C_6H_4(OH)_2 = C_6H_6O_2.$$

Eigenschaften. Resorcin bildet Tafeln oder Säulen vom Schmelzp. 119° und dem Siedep. 277°. Leicht löslich in Wasser, Alkohol und. Äther, unlöslich in Chloroform und Schwefelkohlenstoff. Reduziert heiße Fehlingsche Mischung und Silbernitrat; alkalische Silberlösung auch in der Kälte. Resorcin schmeckt intensiv süß; Bleiacetat fällt nicht.

Bromwasser erzeugt in wässeriger Lösung eine Fällung von Tribromresorcin $C_6HBr_3(OH)_2$, Nadeln vom Schmelzp. 104°, schwer löslich in Wasser, leicht in Alkohol.

Farbenreaktionen.

a) Mit $FeCl_3$ dunkelviolett[1]).

b) **Eosinprobe** von A. v. Bayer[2]). Man erhitzt Resorcin mit etwas überschüssigem Phthalsäureanhydrid einige Minuten bis zum beginnenden Sieden des Anhydrids. Nach dem Erkalten gibt man zu der gelbroten Schmelze Lauge und erhält prächtig grüne Fluorescenz (Eosin).

c) Mit H_2SO_4 + Formaldehyd entsteht eine gelbe Lösung, aus der allmählich ein roter gallertartiger Niederschlag ausfällt[3]).

Toluhydrochinon (Homohydrochinon).

$$CH_3 \cdot C_6H_3(OH)_2 = C_7H_8O_2.$$

Es findet sich als Ätherschwefelsäure im Harn von Hunden nach o-Kresolgaben[4]), auch nach Verfütterung von Homogentisinsäure scheint es beim Hunde zu entstehen[5]).

Die Verbindung zeigt in ausgezeichneter Weise die **Alkaptochromreaktion**[6]), entsprechend ihrer nahen Verwandtschaft zur Homogentisinsäure. Rotbrauner Farbstoff in Alkalien rotviolett, in Pyridin blau löslich (siehe S. 511).

Da Hydrochinon die Alkaptochromprobe nicht gibt[6]), können die sonst sehr ähnlichen Verbindungen Hydrochinon und Toluhydrochinon dadurch unterschieden werden.

Anhang: Ätherschwefelsäuren der Dioxybenzole.

Dieselben treten im Harn nach Verfütterung von Hydrochinon, Resorcin, Brenzcatechin und Homohydrochinon auf. Für ihre Isolierung und synthetische Darstellung gelten im Prinzip dieselben Angaben wie für die Phenolätherschwefelsäure (siehe S. 488 und 489); Einzelheiten siehe bei Baumann[7])

---

[1]) H. Hlasiwetz u. L. Barth, Annalen d. Chemie u. Pharmazie **130**, 354 [1864].
[2]) A. v. Bayer, Annalen d. Chemie u. Pharmazie **183**, 8 [1876].
[3]) G. Denigès, Chem. Centralbl. **1898**, II, 1282.
[4]) E. Baumann, Zeitschr. f. physiol. Chemie **3**, 253 [1879].
[5]) M. Wolkow u. E. Baumann, Zeitschr. f. physiol. Chemie **15**, 284 [1891].
[6]) C. Th. v. Mörner, Zeitschr. f. physiol. Chemie **69**, 349, 354 [1910].
[7]) E. Baumann, Zeitschr. f. physiol. Chemie **2**, 341 [1878].

und an den bei den Dioxybenzolen zitierten Stellen. Es sei darauf hingewiesen, daß Mono- und Diester existieren, z. B.

$$C_6H_4\underset{OH}{\overset{O \cdot SO_2 \cdot OH}{<}} \quad \text{und} \quad C_6H_4\underset{O \cdot SO_2 \cdot OH}{\overset{O \cdot SO_2 \cdot OH}{<}}$$

Gegen die hydrolysierende Wirkung von Mineralsäuren, sowie von Fäulniserregern scheinen diese Äthersulfate von Dioxybenzolen weniger widerstandsfähig zu sein[1)][2)][3)].

Hydrochinonmonoschwefelsäureester findet sich im Hundeharn nach Darreichung von Gentisinsäure[4)].

E. Aromatische Säuren.

I. Benzoesäure (Benzolmonocarbonsäure).[5)]

$$C_6H_5 \cdot COOH = C_7H_6O_2.$$

Vorkommen. Benzoesäure ist als solche nur selten im Harn gefunden worden; hauptsächlich findet sie sich mit Glykokoll gepaart als Hippursäure. Brugsch und Hirsch[6)] haben zuerst bei Versuchen mit Hunden ungepaarte Benzoesäure und Benzoesäure an eine (damals unbekannte, jetzt als Glucuronsäure aufgeklärte) Substanz gebunden nachgewiesen. Beim gesunden Menschen jedoch wird die Säure bei einer Zufuhr bis zu 20 g pro die quantitativ als Hippursäure ausgeschieden. H. D. Dakin[7)], Y. Seo[8)], J. Lewinski[9)], sowie M. Lewandowsky[10)] haben an Menschen Benzoesäure verfüttert, ohne solche frei im Urin nachweisen zu können. Y. Seo[8)] hat darauf aufmerksam gemacht, daß nach 48stündigem Stehen die gepaarten Benzoesäuren im Harn etwa zur Hälfte durch Staphylokokken gespalten werden. Die präformierte Benzoesäure kann daher nur in ganz frischem oder völlig sterilisiertem Harn bestimmt werden. Bei einer hungernden Frau fand P. Feigin[11)] den größern Teil der dargereichten Benzoesäure unverändert wieder.

Eine Reihe aromatischer Substanzen wie Toluol, Benzylalkohol, Benzylamin, Phenyl-β-milchsäure $C_6H_5 \cdot CHOH \cdot CH_2 \cdot COOH$, Benzoylessigsäure $C_6H_5 \cdot CO \cdot CH_2 \cdot COOH$, Zimtsäure $C_6H_5 \cdot CH = CH \cdot COOH$, Hydrozimtsäure (Phenylpropionsäure) $C_6H_5 \cdot CH_2 \cdot CH_2 \cdot COOH$ und Phenylvaleriansäure $C_6H_5(CH_2)_4COOH$ werden im tierischen Körper zu Benzoesäure oxydiert[12)]. Auf die große Bedeutung der Rohfaser als Benzoesäurequelle haben G. Meißner und U. Shephard[13)] die Aufmerksamkeit gelenkt, und Th. Pfeiffer[14)] hat

[1)] E. Baumann, Zeitschr. f. physiol. Chemie **2**, 341 [1878].
[2)] C. Preusse, Zeitschr. f. physiol. Chemie **2**, 334 [1878].
[3)] F. Roehmann, Zeitschr. f. physiol. Chemie **5**, 94 [1881].
[4)] A. Likhatschew, Zeitschr. f. physiol. Chemie **21**, 422 [1895].
[5)] Benzoesäure ist der Hauptbestandteil des von Städeler aus Rinderharn abgeschiedenen Gemisches von aromatischen und aliphatischen Säuren, das er Damalursäure nannte (C. Schotten, Zeitschr. f. physiol. Chemie **7**, 381 [1883]).
[6)] Th. Brugsch u. R. Hirsch, Zeitschr. f. experim. Pathol. u. Ther. **3**, 663 [1906].
[7)] H. D. Dakin, Journ. of biol. Chemistry **7**, 103 [1910].
[8)] Y. Seo, Archiv f. experim. Pathol. u. Pharmakol. **58**, 440 [1908].
[9)] J. Lewinski, Archiv f. experim. Pathol. u. Pharmakol. **58**, 397 [1908].
[10)] M. Lewandowsky, Zeitschr. f. klin. Medizin **40**, 202 [1900].
[11)] P. Feigin, Diss. Berlin **1906**.
[12)] E. u. H. Salkowski, Zeitschr. f. physiol. Chemie **7**, 161 [1883]. — E. Baumann, Zeitschr. f. physiol. Chemie **10**, 123 [1886]. — U. Mosso, Archiv f. experim. Pathol. u. Pharmakol. **26**, 267 [1890]. — F. Knoop, Beiträge z. chem. Physiol. u. Pathol. **6**, 150 [1905].
[13)] G. Meißner u. U. Shephard, Monogr. Hannover **1866**.
[14)] Th. Pfeiffer, R. Riecke u. C. Bloch, Mitteil. d. Landw. Inst. d. Univ. Breslau **2**, 695 [1905].

gemeinsam mit R. Riecke, C. Bloch, J. A. Br. Schulz[1]) und H. Vasilin[2]) die Rolle der Vegetabilien bei der Benzoesäurebildung aufgeklärt. Das Coniferin des Wiesenheus liefert nach einer Angabe von J. A. Br. Schulz[1]) auch durch Oxydation in vitro Benzoesäure. Ebenso erhöht die Zufuhr von Wiesenheu beim Hammel die Ausscheidung von Benzoesäure bzw. Hippursäure. Coniferin, Vanillinsäure und Coniferylalkohol liefern nach Schulz und Riecke (l. c.) beim Hammel Hippursäure.

Auch durch einen Reduktionsvorgang scheint aus Chinasäure, Tetraoxy-hexahydrobenzoesäure $C_6H_7(OH)_4 \cdot COOH$, im Organismus des Menschen und der Herbivoren, nicht aber des Hundes, Benzoesäure zu entstehen[3]). (Übergang der hydroaromatischen in die aromatische Reihe!)

Sieht man von den vereinzelten Angaben über Vorkommen freier Benzoesäure im Harn ab, so stimmen die Autoren darin überein, daß kleinere Dosen der Säure vom Menschen und Säugetier als Hippursäure ausgeschieden werden. Der Vogel (Huhn) scheidet Benzoesäure dagegen als gepaarte Diaminovaleriansäureverbindung, als Ornithursäure, aus (siehe S. 746); selbst bei gleichzeitiger Verabfolgung von Glykokoll und Benzoesäure vermag das Huhn keine Hippursäure zu bilden[4]).

Daneben wurde wiederholt die Anwesenheit einer reduzierenden Substanz festgestellt. Die Natur dieser Verbindung klärte Magnus-Levy[5]) auf. Er verfütterte mehrere Tage hintereinander größere Mengen Natriumbenzoat an einen Hammel und fand 13—20% der eingegebenen Benzoesäure als Benzoylglucuronsäure, $C_{13}H_{14}O_8$, wieder (siehe S. 459).

M. Jaffé[6]) wies im Organismus der Vögel eine Paarung der Benzoesäure mit Diaminovaleriansäure nach.

Über die Eliminierung der Benzoesäure und ihrer Derivate, die leicht in erstere übergehen, machen Salkowski[7]), G. Rem-Picci[8]) und Lewinski[9]) folgende Angaben.

Gesunde Individuen scheiden die eingeführten Substanzen im Laufe mehrerer Tage in Form von Hippursäure (und nach Magnus-Levy auch in Form von Benzoylglucuronsäure) aus. Eiweißreiche Nahrung beschleunigt, eiweißarme Nahrung verlangsamt die Ausscheidung. Konstante Wirkungen auf den Eiweißzerfall können nicht festgestellt werden; dieser hängt vielmehr von der Individualität und dem Ernährungszustande der Tiere ab. Rem-Picci und Lewinski geben an, daß bei Schrumpfniere und chronischer Nephritis die Elimination in wesentlich kürzerer Zeit geschehe.

Verhalten. Benzoesäure bildet farblose Nadeln, Schuppen oder Blättchen. Sie sublimiert gegen 100°. Der Schmelzpunkt der reinen Benzoesäure liegt bei 121—122°. Sie siedet unzersetzt bei 249°; ihre Dämpfe wirken hustenreizend. In 100 g reinem Wasser sind bei 24,89° 0,3400 g und bei 45° 0,6670 g Substanz gelöst. 1 T. Benzoesäure löst sich in ca. 10 T. siedendem Wasser. Harnstoff und Thioharnstoff erhöhen die Löslichkeit der

[1]) J. A. Bruno Schulz, Mitteil. d. Landw. Inst. d. Univ. Breslau 3, 515 [1905].
[2]) H. Vasilin, Mitteil. d. Landw. Inst. d. Univ. Breslau 4, 355, 374 [1908].
[3]) O. Loew, Journ. f. prakt. Chemie 128, 476 [1879]. — E. Stadelmann, Archiv f. experim. Pathol. u. Pharmakol. 10, 317 [1879]. — F. Blumenthal u. C. Lewin, Therapie d. Gegenwart 1900, 160. — Fr. Hupfer, Zeitschr. f. physiol. Chemie 37, 302 [1903].
[4]) J. Yoshikawa, Zeitschr. f. physiol. Chemie 68, 79 [1910].
[5]) A. Magnus-Levy, Biochem. Zeitschr. 6, 502, 523 [1907].
[6]) M. Jaffé, Berichte d. Deutsch. chem. Gesellschaft 10, 1925 [1877]; 11, 406 [1878].
[7]) E. Salkowski, Festschr. f. v. Leyden 2 [1901].
[8]) G. Rem-Picci, Bolletino della R. Accad. Medica di Roma 30, 1 [1903]; Malys Jahresber. d. Tierchemie 1903, 162.
[9]) J. Lewinski, Archiv f. experim. Pathol. u. Pharmakol. 58, 397 [1908].

Benzoesäure, Glucose ist bei 25° selbst in einer n-Lösung ohne Einfluß. Anorganische Salze, insbesondere NaCl, setzen die Löslichkeit herab. Mit Wasserdämpfen ist Benzoesäure leicht flüchtig.

Benzoesäure löst sich in Alkohol, Äther, Chloroform, Benzol und Essigester; schwer löslich ist sie in Petroläther, von dem etwa 1000 T. zur Lösung erforderlich sind. E. Fischer und F. Wrede[1]) haben mittels eines Platinwiderstandsthermometers die Verbrennungswärme für 1 g Benzoesäure in vacuo zu 6,328 Cal. und in Luft zu 6,333 Cal. bestimmt.

Die Benzoesäure wirkt antiseptisch und wird deswegen von der Nahrungsmittelindustrie zur Konservierung benutzt. Auf diesem Wege kann fertige Benzoesäure in den Organismus gelangen.

Wird Benzoesäure mit einem Überschuß von Schwefelsäure gekocht, so entweichen nach Oechsner de Coninck und Raynaud[2]) CO_2 und SO_2, und es bilden sich phenylschweflige Säure und Sulfobenzoesäuren.

Mit äthylschwefelsaurem Kalium erhitzt, geben Benzoesäure oder ihre Verbindungen in Substanz die entsprechenden Ester, an deren Geruch noch kleine Mengen wahrzunehmen sind [V. Castellana[3])].

Ebenso kann das Nitrierungsverfahren von Holleman[4]) zur Erkennung dienen, da sich die 1-3-5-Dinitrobenzoesäure durch die Trapezform ihrer Krystalle unzweideutig zu erkennen gibt.

Glüht man Benzoesäure mit CaO, so entweicht Benzol. Beim trockenen Erhitzen von benzoesaurem und ameisensaurem Kalk tritt der Geruch nach Bittermandelöl auf. Dampft man Benzoesäure mit gewöhnlicher Salpetersäure ein und erhitzt den Rückstand, so entweichen die charakteristisch riechenden Dämpfe von Nitrobenzol. Alkalische Hypobromitlösung erzeugt keinen kermesfarbenen Niederschlag (nach Denigès Unterscheidung von Hippursäure).

Benzoesäure ist einbasisch. Die Salze der Alkalien und Erdalkalien sind in Wasser löslich, die Schwermetallsalze schwer oder gar nicht. Das Eisensalz geht im Sonnenlicht in Salicylsäure über[5]).

Da die Benzoesäure öfters in Form ihres Silbersalzes zur Wägung gebracht wird, ist die Feststellung C. Liebermanns[6]) wichtig, daß die früheren Angaben über die Löslichkeit dieses Salzes vielfach falsch sind. 1 T. Silberbenzoat löst sich in 5910 T. kaltem, 2150 T. siedendem Alkohol.

Benzoesaures Brucin $C_{23}H_{26}O_4N_2C_7H_6O_2 + 2\frac{1}{2} H_2O$ ist krystallinisch, schmilzt bei 94,5° und ist leicht löslich in Alkohol und Wasser. $[\alpha]_D = -24,5°$ [7]).

Von vielen anderen in Äther löslichen Säuren des Harns, z. B. von Oxalsäure und Bernsteinsäure, ist die Benzoesäure durch ihre leichte Flüchtigkeit mit Wasserdampf beim Destillieren unterschieden.

Bestimmung von Benzoesäure.

a) W. Mooser[8]) hat die Benzoesäure im Kuhharn nach Ansäuern mit H_2SO_4 durch Extraktion mit nicht über 40° siedendem Petroläther im Katzschen Apparat bestimmt; dieses Verfahren ist jedoch nur bei Harnen anwendbar, die infolge sekundärer Zersetzung keine Hippursäure mehr enthalten.

[1]) E. Fischer u. F. Wrede, Sitzungsber. d. Kgl. Preuß. Akad. d. Wissensch. Berlin 1908, 129.
[2]) Oechsner de Coninck u. Raynaud, Compt. rend. de l'Acad. des Sc. 136, 1069 [1903].
[3]) V. Castellana, Atti della R. Accad. dei Lincei Roma [5] 14, I, 465 [1905].
[4]) A. F. Holleman, Recueil des travaux chim. des Pays-Bas. 18, 267 [1899].
[5]) C. Neuberg, Biochem. Zeitschr. 27, 271 [1910]; 29, 279 [1910].
[6]) C. Liebermann, Berichte d. Deutsch. chem. Gesellschaft 35, 1094 [1902].
[7]) Th. P. Hilditch, Journ. Chem. Soc. 93, 1388 [1908].
[8]) W. Mooser, Zeitschr. f. physiol. Chemie 63, 177 [1909].

b) K. B. Lehmann[1]) gibt folgende Vorschrift: Der alkalische Harn wird fast zur Trockne eingedampft, mit Alkohol ausgezogen, der wässerige Rückstand des alkoholischen Extraktes angesäuert und alsdann mit Petroläther wiederum ausgezogen. Der Petroläther wird durch freiwilliges Verdunsten oder durch Wegblasen entfernt. Das Wegblasen geschieht zweckmäßig in einem kleinen Stehkolben durch dessen Hals bis über die Flüssigkeit eine Glasröhre geführt wird, durch die man einen Luftstrom leitet. Die Röhre wird mitgewogen. Zur Befestigung der Röhre darf man weder Gummi- noch Korkstopfen verwenden. Ist die erhaltene Benzoesäure nicht rein weiß, so wird sie in Wasser gelöst, mit 2—3 ccm sirupöser Phosphorsäure versetzt und mit Wasserdampf am absteigenden Kühler abdestilliert, bis man etwa 800 ccm Flüssigkeit erhalten hat. Aus der wässerigen Lösung gewinnt man die Benzoesäure durch Extraktion mit Äther wieder und nunmehr rein.

Da Salicylsäurepräparate vielfach medikamentös angewendet werden, so muß man sich bei menschlichen Urinen von der Abwesenheit der gleichfalls flüchtigen Salicylsäure überzeugen. Die isolierte Benzoesäure darf mit $FeCl_3$ nur einen fleischfarbenen bzw. gelbbraunen Niederschlag geben, jedoch keine violette Lösung.

c) Zur Bestimmung der im Harn vorhandenen Gesamtmenge an freier und gepaarter Benzoesäure ist von Th. Pfeiffer, C. Bloch und R. Riecke[2]) folgendes Verfahren ausgearbeitet worden.

Ein ca. 700 ccm fassender Destillationskolben wird durch einen Kugelaufsatz mit dem Kühler verbunden, der am unteren Ende zur Vermeidung eines etwaigen Verspritzens der oft stoßweise überdestillierenden festen Benzoesäure mit einem gebogenen Glasstutzen versehen ist; letzterer ragt während der Destillation in einen graduierten, 500 ccm fassenden Zylinder. In den Destillationskolben ragt ferner eine Hahnpipette, die bei 30 ccm eine Marke trägt. Die Destillation erfolgt aus einem Roseschen Metallbade. Von dem zur Untersuchung kommenden Harn wird ein aliquoter Teil, der womöglich nicht wesentlich mehr als 1 g Gesamtbenzoesäure enthält, abgemessen und nach Zusatz von 45 ccm konz. Schwefelsäure und einiger Siedesteinchen der Destillation unterworfen. Von diesem Flüssigkeitsgemisch wird zunächst ohne Ersatz des verdampften Wassers stets so viel abdestilliert, daß im Kolben 95 ccm zurückbleiben, also bei Anwendung von 100 ccm Harn werden 50 ccm, bei 200 ccm Harn werden 150 ccm abdestilliert. Nunmehr hat das Säuregemisch die zur leichten Verflüchtigung der Benzoesäure erforderliche Konzentration erreicht, und alsdann werden Zug um Zug je 30 ccm Wasser durch die Hahnpipette zugelassen und gleiche Mengen Flüssigkeit abdestilliert, eine Operation, die 10 mal wiederholt wird. Man erhält also bei Anwendung von 100 ccm Harn im ganzen 350 ccm Destillat, bei 150 ccm Harn im ganzen 400 ccm usw. Der Destillationskolben wird hierauf gegen einen anderen mit Alkohol beschickten ausgetauscht, und es erfolgt Reinigung des Destillationsrohres durch Überdestillieren von 60—70 ccm Alkohol. Nach halbstündigem Durchleiten eines Wasserstoffstromes zwecks Austreibung von CO_2 wird das Destillat unter Verwendung von Phenolphthalein als Indicator neutralisiert, so weit wie nötig eingedampft und in ein, bis zur Marke 50 ccm, im ganzen etwa 80 ccm fassendes Maßkölbchen übergespült.

Die alsdann schwach rot gefärbte Flüssigkeit wird mit einigen Tropfen einer sehr verdünnten Salzsäure neutralisiert und zur Austreibung der Kohlensäure im Wasserbade erwärmt; tritt hierbei durch Zerlegung des Carbonats in der Wärme wieder Rotfärbung ein, so muß erneut etwas Salzsäure zugesetzt werden, bis bleibende Entfärbung stattfindet. Dieser Punkt ist leicht und sicher erkennbar. Nach dem Erkalten der Flüssigkeit wird bis zur Marke aufgefüllt, und es erfolgt aus einer in einem Stativ befestigten, mit 2 Marken und einem Zuflußrohr versehenen Pipette (Zeit des Nachlaufes gleichmäßig berücksichtigen') der Zusatz von 10, resp. bei Vorhandensein größerer Mengen Gesamtbenzoesäure 20 ccm einer titrierten Schwefelsäure, von der 10 ccm 1,5—2,0 g Benzoesäure entsprechen. Das Kölbchen bleibt 48 Stunden im Eisschrank stehen, worauf sein Inhalt alsdann im Eisschrank nach dem Ablesen der daselbst herrschenden Temperatur durch ein trockenes Filter filtriert wird. Vom Filtrate wird, nachdem es

---

[1]) K. B. Lehmann, Chem.-Ztg. **32**, 949 [1908].
[2]) Th. Pfeiffer, C. Bloch u. R. Riecke, Mitteil. d. Landw. Inst. d. Univ. Breslau **2**, 273, 695 [1904].

Zimmertemperatur angenommen hat, ein aliquoter Teil abgemessen und filtriert. Die Berechnung gestaltet sich wie folgt:

angewandte Harnmenge . . . . 100 ccm
eingedampftes Destillat . . . . 50 „

versetzt mit 10 ccm titrierter Schwefelsäure.

10 ccm titrierte Schwefelsäure[1]) entsprechen 47,04 ccm Titrierlauge. 1 ccm Titrierlauge[1]) entspricht 0,0410 g Benzoesäure. Temperatur im Eisschrank 8,5 . Vom Filtrat 40 ccm abgemessen und titriert; verbraucht bei 2 Bestimmungen 18,05

$$\frac{18,13 \text{ im Mittel}}{18,09 \text{ ccm Titrierlauge.}}$$

Da im vorliegenden Falle nur $^2/_3$ der Gesamtflüssigkeit ($^{40}/_{60}$) titriert wurden, so muß zu der verbrauchten Anzahl Kubikzentimeter Lauge die Hälfte (9,04 ccm) hinzugezählt und die Summe (27,13 ccm) von 47,04 ccm (der Vorlage) abgezogen werden.

Die Differenz von 19,91 ccm Titrierlauge entspricht der ausgeschiedenen Menge Benzoesäure und ist auf diese durch Multiplikation mit dem Faktor 0,0410 umzurechnen = 0,8163 g Benzoesäure. Nach der unten gegebenen Tabelle bleibt in 60 ccm Flüssigkeit bei 8,5 0,1806 g Benzoesäure gelöst, so daß sich in Summa ein Gehalt von (0,8163 + 0,1806) 0,9969 g Benzoesäure in 100 ccm Harn ergibt.

Lösungskoeffizienten der Benzoesäure.

Temperatur	In 1000 T. Wasser sind gelöst Benzoesäure	Temperatur	In 1000 T. Wasser sind gelöst Benzoesäure	Temperatur	In 1000 T. Wasser sind gelöst Benzoesäure
° C	Teile	° C	Teile	° C	Teile
4,5	1,823	9,0	2,083	13,5	2,381
5,0	1,850	9,5	2,114	14,0	2,417
5,5	1,878	10,0	2,146	14,5	2,453
6,0	1,906	10,5	2,178	15,0	2,420
6,5	1,934	11,0	2,211	15,5	2,527
7,0	1,963	11,5	2,244	16,0	2,565
7,5	1,993	12,0	2,278	16,5	2,604
8,0	2,022	12,5	2,312	17,0	2,644
8,5	2,052	13,0	2,346	17,5	2,684

d) Über die Bestimmung von Benzoesäure (und Hippursäure) siehe auch H. D. Dakin (Journ. of biol. Chemistry **7**, 103 [1910]; Chem. Centralbl. **1910**, I, 1276).

Ermittlung von Benzoesäure neben Benzoylglucuronsäure und Benzoylglykokoll.

Die Bestimmung der freien Benzoesäure neben der Hippursäure im Harn ergibt nach Magnus-Levy[2]) falsche Werte, wenn viel Benzoyl-glucuronsäure vorhanden ist, weil bei Anwesenheit dieser drei Substanzen die an sich nicht in Äther lösliche Benzoylglucuronsäure mit in den Äther übergeht.

Um das zu vermeiden, wird der Harn bei, durch Monokaliumphosphat hergestellter, ganz schwach saurer Reaktion, am besten im Vakuum auf $^1/_4$—$^1/_6$ seines Volumens, aber nicht bis zum Sirup eingedampft, und alsdann der größere Teil der Hippur- und Benzoesäure mit Schwefelsäure in der Kälte ausgefällt. Der Niederschlag enthält nach genügendem Auswaschen keine Benzoylglucuronsäure. Das Filtrat, zusammen mit dem Waschwasser, enthält nur noch sehr geringe Mengen von Benzoe- und Hippursäure. Diese können nun in der üblichen Weise ausgeäthert werden und lösen dann kaum noch Benzoylglucuronsäure mit. Um diese ganz sicher zu entfernen, kann man den Äther mit kleinen Portionen Wasser waschen. Das Waschwasser muß man jedoch in das Extraktionsgefäß zurückbringen. Durch die lange Dauer der Extraktion bei saurer Reaktion spalten sich aus der

---

[1]) Selbstverständlich treten für die titrierte Schwefelsäure und die Titrierlauge je nach ihrem verschiedenen, besonders sorgfältig zu ermittelnden Wirkungswerte wechselnde Zahlen in die Rechnung ein. Die Autoren empfehlen, eine dreifache Kontrolle der Schwefelsäure gewichtsanalytisch mit reinster Bernsteinsäure und reinstem Natriumcarbonat vorzunehmen.

[2]) A. Magnus-Levy, Biochem. Zeitschr. **6**, 520, 534 [1907].

32*

Benzoylglucuronsäure freilich geringe Mengen von Benzoesäure ab, die natürlich in den Äther gehen und als „präformierte" Benzoesäure erscheinen. Die im Niederschlage und Ätherextrakt vorhandene Hippursäure wird dadurch entfernt, daß der Niederschlag und der Ätherrückstand im Soxhletapparat mit Petroläther erschöpft werden. Dieser nimmt nur Benzoesäure auf und hinterläßt sie rein beim Verdampfen.

Eine Trennung gleichzeitig vorhandener Phenylessigsäure von Benzoesäure gelingt nach Dieckmann und Kämmerer[1]) leicht durch fraktioniertes Fällen der Alkalisalze mit Mineralsäuren, wobei die Benzoesäure zuerst ausfällt. Weitere Verfahren zur Bestimmung der freien Benzoesäure haben R. Cohn[2]), H. Wiener[3]) und W. Wiechowski[4]) angegeben. Über letzteres, das recht genau und empfehlenswert, aber etwas zeitraubender ist, siehe bei Hippursäure (S. 742). In vielen Fällen genügt es, im Ätherextrakt die Gesamtmenge von Benzoesäure + Hippursäure zu bestimmen und indirekt die freie Benzoesäure durch Ermittlung des Glykokollstickstoffes zu berechnen[5]). Über die Trennung von Benzoesäure und Salicylsäure siehe bei J. A. Br. Schulz, Diss. Breslau 1905.

II. Phenylessigsäure (α-Toluylsäure).

$$C_6H_5 \cdot CH_2 \cdot COOH.$$

Vorkommen. Freie Phenylessigsäure findet sich im normalen menschlichen Harn nicht vor. Hier wie im Urin von Pferden, in letzterem regelmäßig, kommt sie mit Glykokoll gepaart, als Phenacetursäure (siehe S. 745) vor. Sie ist von E. Salkowski[6]) aufgefunden und entsteht nach E. und H. Salkowski[7]) im Organismus durch Fäulnis von Proteinen, speziell aus dem Phenylalanin. Ferner wird Phenylessigsäure gebildet und als Phenacetursäure im Harn ausgeschieden nach Verfütterung von Phenyläthylalkohol (Neubauer, S. 508) und Pylhenäthylamin (Spiro), Benzoylpropionsäure $C_6H_5CO(CH_2)_2COOH$ und Phenylisocrotonsäure $C_6H_5CH:CH \cdot CH_2COOH$ [Knoop[8])]. Verfütterte Phenylessigsäure geht beim Huhn in Phenacet-ornithursäure (Diphenacetyl-lysin) über[9]).

Eigenschaften. Die Phenylessigsäure krystallisiert in dünnen Blättchen. Sie ist in kaltem Wasser schwer, leichter in heißem Wasser, Alkohol und Äther löslich. Der Schmelzpunkt liegt bei 76—77° und der Siedepunkt bei 263 bzw. 266°. Sie ist mit Wasserdämpfen flüchtig. Mangandioxyd + Schwefelsäure erzeugen Benzaldehyd, Kaliumdichromat und H_2SO_4 Benzoesäure. Die Verbrennungswärme beträgt nach E. Fischer und F. Wrede[10]) für 1 g 6863,4 Cal. und für 1 Mol. 993,4 Cal. Wird Phenylessigsäure verfüttert, so tritt im Harn Phenacetursäure auf (E. und H. Salkowski, Knoop l. c.). Das Silbersalz hat die Zusammensetzung $C_6H_5 \cdot CH_2 \cdot COOAg$ und enthält 44,44% Ag[11]). Das Zinksalz ist in Wasser ziemlich löslich.

---

[1]) W. Dieckmann u. H. Kämmerer, Berichte d. Deutsch. chem. Gesellschaft **39**, 3050 [1906].

[2]) R. Cohn, Festschr. f. M. Jaffé. Braunschweig **1901**, S. 327.

[3]) H. Wiener, Archiv f. experim. Pathol. u. Pharmakol. **40**, 314 [1898].

[4]) W. Wiechowski, Beiträge z. chem. Physiol. u. Pathol. **7**, 263 [1906].

[5]) Vgl. V. Henriques u. S. P. L. Sörensen, Zeitschr. f. physiol. Chemie **63**, 27 [1909].

[6]) E. Salkowski, Zeitschr. f. physiol. Chemie **9**, 229 [1885].

[7]) E. u. H. Salkowski, Berichte d. Deutsch. chem. Gesellschaft **12**, 107, 653 [1879]; **34**, 3884 [1901].

[8]) F. Knoop, Beiträge z. chem. Physiol. u. Pathol. **6**, 150 [1905].

[9]) G. Totani, Zeitschr. f. physiol. Chemie **68**, 75 [1910].

[10]) E. Fischer u. Fr. Wrede, Sitzungsber. d. Kgl. Preuß. Akad. d. Wissensch. Berlin **1904**, 687.

[11]) E. u. H. Salkowski, Berichte d. Deutsch. chem. Gesellschaft **12**, 107 [1879].

Nachweis. Zum Nachweise der Phenylessigsäure dampft man dieselbe mit konz. Salpetersäure stark ein. Der Geruch nach Nitrobenzol erweist ihre Anwesenheit, bzw. die eines Benzolderivates mit einer Seitenkette. Die Isolierung geschieht durch Darstellung in Substanz; letztere kann als Silbersalz charakterisiert werden.

III. m-Toluylsäure

$$C \cdot H_3 \cdot C_6H_4 \cdot COOH = C_8H_8O_2$$

ist von Lefèvre und Tollens[1]) neben Benzoesäure, Hippursäure und Euxanthinsäure im Piuri gefunden; da letztere wahrscheinlich aus Harn indischer Kühe gewonnen wird, wäre die m-Toluylsäure als ein Harnbestandteil unter Umständen zu beachten.

Die m-Toluylsäure krystallisiert in feinen Nadeln vom Schmelzp. 110,5°; sie siedet bei 263° und ist mit Wasserdampf leicht flüchtig. Löslich in Äther und Ligroin. Das Silbersalz $C_8H_7O_2Ag$ ist schwer in H_2O löslich, das Calciumsalz $(C_8H_7O_2)_2Ca + 3H_2O$ ist leicht löslich.

F. Die aromatischen Oxysäuren.

Den Charakter der Phenole und aromatischen Säuren vereinigen in sich die aromatischen Oxysäuren. Sie sind von E. und H. Salkowski[2]) sowie E. Baumann[3]) im Urin aufgefunden und als Umwandlungsprodukte des Tyrosins unter dem Einflusse von Fäulnisbakterien erkannt.

Wegen der stets im Darmkanal sich abspielenden bakteriellen Prozesse sind die aromatischen Oxysäuren Bestandteile des normalen Harnes. Gleich den Phenolen (siehe S. 466) fehlen sie aber im Urin steril aufgezogener Tiere [H. Thierfelder und G. H. F. Nuttal[4])]. E. Baumann[3]) gibt die Menge der Oxysäuren in 1000 ccm menschlichem Harn zu 0,010—0,020 g an; aus 100 l normalem Harn konnte A. Magnus-Levy[5]) 1,5 g p-Oxyphenylessigsäure isolieren.

Die aromatischen Oxysäuren sind zum größten Teil in freier Form im Harn zugegen, ein kleiner Teil ist jedoch gepaart und zwar in der Regel mit Schwefelsäure[3]). Die p-Oxyphenylessigsäure kann auch mit Glykokoll verbunden als p-Oxyphenacetursäure vorkommen[2]).

I. p-Oxybenzoesäure.

$$OH \cdot C_6H_4 \cdot COOH = C_7H_6O_3 .$$

M. Jaffé[6]) erwähnt kurz, daß diese Säure gelegentlich im Pferdeharn vorkomme. Nähere Angaben fehlen noch.

Die synthetische Säure, deren Bildung aus p-Kresol S. 484 erwähnt ist, bildet Prismen, die wasserfrei bei 210° schmelzen. Bei schnellem Erhitzen zerfällt sie in CO_2 und Phenol. Mit $FeCl_3$ färbt sie sich gelb. Sie kann von Salicylsäure durch die Schwerlöslichkeit in $CHCl_3$, von Benzoesäure durch die Schwerlöslichkeit in CS_2 getrennt werden. Bei raschem Erhitzen zerfällt sie völlig in CO_2 und Phenol.

---

[1]) K. U. Lefèvre u. B. Tollens, Berichte d. Deutsch. chem. Gesellschaft **40**, 4520 [1907].

[2]) E. u. H. Salkowski, Berichte d. Deutsch. chem. Gesellschaft **12**, 648 [1879]; Zeitschr. f. physiol. Chemie **7**, 171 [1883].

[3]) E. Baumann, Berichte d. Deutsch. chem. Gesellschaft **12**, 1450 [1879]; Zeitschr. f. physiol. Chemie **4**, 304 [1880]; **6**, 191 [1882]; **10**, 125 [1886].

[4]) G. H. F. Nuttal u. H. Thierfelder, Zeitschr. f. physiol. Chemie **22**, 73 [1896].

[5]) A. Magnus-Levy, Festschr. f. E. Salkowski. Berlin **1904**, S. 253.

[6]) M. Jaffé, Archiv f. experim. Pathol. u. Pharmakol. Suppl. **1908**, 302.

II. p-Oxyphenylessigsäure.

$$OH \cdot C_6H_4 \cdot CH_2 \cdot COOH = C_8H_8O_3.$$

Vorkommen. Siehe S. 501; ferner fand C. Lewin[1]) gesteigerte Mengen aromatischer Oxysäuren im 'Harn Krebskranker. Nach Blendermann[2]) tritt sie reichlich im Kaninchenharn nach Tyrosinzufuhr auf.

Eigenschaften. Die p - O x y p h e n y l e s s i g s ä u r e bildet flache spröde Nadeln vom Schmelzp. 148°. Die Säure ist unzersetzt sublimierbar; sie löst sich schwer in kaltem, leicht in heißem Wasser sowie in Alkohol und Äther. Benzol nimmt sie nur schwierig auf. Mit Wasserdämpfen ist sie zum Unterschied von p-Kresol und der Phenylessigsäure nicht flüchtig.

Salze.[3]) Die A l k a l i s a l z e sind leicht löslich. Die mit NH_3 neutralisierte Lösung wird durch Z i n k -, C a d m i u m - und K u p f e r s a l z e gefällt. Ebenso erzeugt $AgNO_3$ eine massige Fällung; dieses S i l b e r s a l z der Zusammensetzung $C_8H_7AgO_3$ ist in siedendem Wasser löslich. Das B l e i s a l z zeigt folgendes charakteristische Verhalten. Konz. Lösungen des Ammonsalzes werden sofort durch Bleiacetat gefällt; das Bleisalz löst sich im Überschuß von Bleiacetat wieder auf. Hieraus sowie aus zunächst überhaupt klar bleibenden verdünnten Lösungen scheidet sich das wasserfreie Salz $(C_8H_7O_3)_2Pb$ aus. Dasselbe fällt beim Umkrystallisieren aus heißem Wasser in Form von Drusen aus. Beim Stehen treten in der Lösung aber auch große Krystalle eines mit 2 Mol. H_2O krystallisierenden Hydrates auf. Das C a l c i u m s a l z krystallisiert nach Absättigen der Säure mit $CaCO_3$ in Tafeln der Zusammensetzung $(C_8H_7O_3)_2Ca + 4 H_2O$.

Mit B r o m w a s s e r entsteht langsam eine Fällung.

Beim G l ü h e n mit Ätzkalk erhält man p-Kresol.

Farbenreaktionen.

a) Die M i l l o n sche Probe ist stark positiv.

b) Mit $FeCl_3$ entsteht im ersten Augenblick ein violettgrauer, dann ein bleibender schmutziggrüner Farbenton.

c) T y r o s i n a s e erzeugt über Gelb und Orange eine Braunfärbung[4]).

Bei intensiver Fäulnis geht p-Oxyphenylessigsäure in p-Kresol über.

Im Organismus wird p-Oxyphenylessigsäure nicht verändert; sie verläßt ihn frei bzw. in gebundener Form (siehe S. 501). Der Alkaptonuriker bildet aus ihr keine Homogentisinsäure[5]).

III. p-Oxyphenylpropionsäure (Hydroparacumarsäure).

$$OH \cdot C_6H_4 \cdot CH_2 \cdot CH_2 \cdot COOH = C_9H_{10}O_3.$$

Vorkommen. Siehe S. 501.

Verhalten. Die p-Oxyphenylpropionsäure krystallisiert leicht in schön ausgebildeten Prismen vom Schmelzp. 125°. Sie ist mit Wasserdämpfen nicht, mit überhitzten in Spuren flüchtig. Sie löst sich leicht in heißem Wasser, ferner in Alkohol und Äther, auch in Benzol, krystallisiert hieraus aber schwerer als das nächst niedrigere Homologe, die p-Oxyphenylessigsäure. Normales Bleiacetat fällt die freie Säure nicht, wohl aber basisches. F e h l i n g sche Lösung wird nicht reduziert.

Salze.[6]) Die Salze der Alkalien, der Erdalkalien und des Ammoniaks sind leicht löslich.

---
[1]) C. Lewin, Festschr. f. E. Salkowski **1904**, 225.
[2]) H. Blendermann, Zeitschr. f. physiol. Chemie **6**, 234 [1882].
[3]) H. Salkowski, Berichte d. Deutsch. chem. Gesellschaft **12**, 1438 [1879].
[4]) G. Bertrand, Compt. rend. de l'Acad. des Sc. **145**, 1352 [1907].
[5]) L. Blum, Archiv f. experim. Pathol. u. Pharmakol. **59**, 273 [1908].
[6]) E. Baumann, Zeitschr. f. physiol. Chemie **4**, 304 [1880].

Das Zinksalz $(C_9H_9O_3)_2Zn + 2 H_2O$ und das Kupfersalz $(C_9H_9O_3)_2Cu + 2 H_2O$ fallen beide auf Zusatz von $ZnSO_4$ bzw. $CuSO_4$ zum Ammonsalz aus und sind krystallinisch. Das Silbersalz $C_9H_9O_3Ag$ scheidet sich nur aus verdünnten Lösungen des Ammonsalzes durch $AgNO_3$ krystallinisch, aus konz. Lösungen amorph aus; löslich in viel heißem Wasser. Das Bleisalz wird aus den p-Oxyphenylpropionaten durch Bleiacetat niedergeschlagen, löst sich aber im Überschuß des Fällungsmittels wieder auf; mit Bleisubacetat geht es dagegen nicht in Lösung.

Bromwasser ruft eine milchige Trübung hervor.

Bei intensiver Fäulnis entstehen aus der p-Oxyphenylpropionsäure: Phenol, p-Kresol und p-Oxyphenylessigsäure (Baumann, l. c.).

Bei der Alkalischmelze werden p-Oxybenzoesäure, Phenol und Essigsäure gebildet.

Farbenreaktionen.

1. Mit Eisenchloridlösung entsteht eine blaue Flüssigkeit, die gleichzeitig ein Harz abscheidet und milchig wird.

2. Die Millonsche Reaktion tritt schon bei ganz gelindem Erwärmen ein.

3. Beim Abdampfen der wässerigen Lösung mit starker HNO_3 auf etwa $\frac{2}{3}$ des Volumens entsteht eine rötliche Nitroverbindung, die sich nach mehreren Stunden nadelförmig abscheidet. Auf Zusatz von NH_3 vertieft sich die rote Farbe.

4. Tyrosinase färbt nach Bertrand ebenso wie bei p-Oxyphenylessigsäure (siehe S. 502).

Nachweis von p-Oxyphenylessigsäure und p-Oxyphenylpropionsäure.

a) Erkennung. Zur Orientierung, ob beide Säuren überhaupt im Harn vorhanden sind, dient nach Baumann[1]) folgendes Verfahren.

Man säuert den Harn (20 ccm) mit HCl an, erhitzt eine Stunde im siedenden Wasserbade, wobei die Hauptmenge der flüchtigen Phenole entweicht. Nach dem Erkalten schüttelt man dreimal mit Äther aus und entzieht der Ätherlösung die Oxysäuren mit wenig wässeriger Sodalösung. Diese zerlegt man alsdann mit verdünnter H_2SO_4, extrahiert abermals mit Äther, verdunstet diesen und stellt mit der wässerigen Lösung des Rückstandes, bereitet durch Aufnehmen mit 20 ccm H_2O, die Millonsche Reaktion an. Ihr positiver Ausfall beweist die Anwesenheit aromatischer Oxysäuren.

Sehr stark ist die Reaktion bei Phosphorvergiftung und bei Krankheitsprozessen, die allgemein eine vermehrte Ausscheidung von Oxybenzolderivaten hervorrufen.

b) Isolierung. Statt des umständlichen Verfahrens, das Baumann[2]) zur Gewinnung der aromatischen Oxysäuren angegeben hat, empfiehlt sich folgende Vorschrift von A. Magnus-Levy[3]).

100 l frischer Harn werden eingeengt, mit festem Ammonsulfat gesättigt, filtriert und mit H_2SO_4 gerade sauer gemacht. Dann wird sofort in einem kontinuierlich wirkenden Ätherextraktionsapparat mit Äther erschöpft. Hierzu genügen für jede Portion 8—16 Stunden. Durch Fällung des in Wasser gelösten Ätherrückstandes mit Bleiacetat werden andere Substanzen beseitigt. Durch Bleiessig, zum Teil aber auch erst durch Bleiessig und Ammoniak, erhält man das Gemisch der Bleisalze der aromatischen Oxysäuren. Die Bleifällung wird abgesaugt und mit Wasser ausgewaschen, dann mit H_2S zerlegt, und die erhaltene Lösung mit Äther extrahiert. Beim Abdampfen hinterbleibt ein meist bald erstarrendes Öl, das beide aromatischen Oxysäuren enthält. Erstarrt es nicht krystallinisch, so muß es in Wasser wieder gelöst werden. Durch Kochen mit $BaCO_3$ stellt man dann die Barytsalze her und regeneriert aus ihnen nach Zerlegung mit Mineralsäure und Ätherextraktion die aroma-

---

[1]) E. Baumann, Zeitschr. f. physiol. Chemie 4, 311 [1880].

[2]) E. Baumann, Zeitschr. f. physiol. Chemie 4, 309 [1880]; 6, 191 [1882].

[3]) A. Magnus-Levy, Festschr. f. E. Salkowski. Berlin 1904. S. 253.

tischen Oxysäuren. Diese werden, nachdem sie krystallinisch erstarrt sind,
auf Ton abgepreßt. Bei Krystallisation aus heißem Wasser fällt zuerst die
p - Oxyphenylessigsäure aus und wird durch Umlösen aus Benzol rein
erhalten. Aus der eingedampften Mutterlauge wird durch Auskochen mit
einer zur Lösung unzureichenden Menge Benzol hauptsächlich p - Oxy-
phenylpropionsäure aufgenommen und beim Erkalten der filtrierten Lösung, wenn auch nicht ganz rein, erhalten.

IV. Gallussäure (1, 3, 4, 5-Trioxybenzoesäure).

$$C_6H_2(OH)_3 \cdot COOH = C_7H_6O_5 \, .$$

Vorkommen. Gallussäure kommt im Pferde-, seltener im Menschenharn
vor[1]. Sie wird mit den Nahrungsmitteln, namentlich mit den Vegetabilien, in
den Körper eingeführt.

F. Canzoneri[2]) hat Gallussäure in geringeren Sorten von Olivenöl nachgewiesen.

Eigenschaften. Gallussäure bildet seidenglänzende Nadeln oder Säulen;
sie enthält in der Norm 1 Mol. Krystallwasser, das bei 120° entweicht. Die
wasserfreie Säure schmilzt bei 222—240°. Spielend in heißem Wasser, wenig
in kaltem Wasser und Äther löslich, ziemlich in Alkohol.

Beim Erhitzen über den Schmelzpunkt entsteht durch CO_2-Abspaltung
Pyrogallol $C_6H_3(OH)_3$.

Gallussäure reduziert Fehlingsche und Silberlösung kräftig. In alkalischer
Lösung entsteht unter Sauerstoffaufnahme eine dunkelbraune Lösung. Die
freie Säure wird durch Bleiacetat gefällt. Zum Unterschied von den Gerb-
säuren (Tannin) gibt sie mit Gelatinelösung keinen Niederschlag.

Gallussaure Salze und Derivate.

Zinksalz $C_7H_2O_5Zn_2 + H_2O$, voluminöser Niederschlag, unlöslich in Wasser.

Bleisalz $C_7H_4O_5Pb + \frac{1}{2} H_2O$ entsteht beim Fällen von Gallussäure mit einer ungenügenden Menge Bleiacetat; $C_7H_2O_5Pb_2$ entsteht durch überschüssiges Bleiacetat.
Basische Barium- und **Kalksalze** entstehen beim Ausfällen mit Gallussäure mit
Barytwasser und Kalk als schmutziggrünliche Fällungen. In der Therapie finden Verwendung basisches **Wismutgallat** (Dermatol) und **Jodwismutoxygallat** (Airol).

Gallussäurephenylhydrazid $C_6H_2(OH)_3 \cdot CONH \cdot NHC_6H_5$ entsteht nach
E. Fischer und Passmore[3]) beim Erwärmen von 10proz. Gallussäurelösung mit Phe-
nylhydrazinacetat. Es fällt direkt beim Erkalten aus. Schmelzp. 187°; löslich in heißem
Wasser und Alkohol.

Farbenreaktionen.

a) **Eisenoxydsalze** ($FeCl_3$) erzeugen einen schwarzblauen Niederschlag; in überschüssigem Eisenchlorid löst er sich mit grüner Farbe.

b) **Eisenoxydulsalze** ($FeSO_4$) geben mit Gallussäure zunächst keine Färbung;
beim Stehen an der Luft tritt eine azurblaue Nuance auf.

c) Mit **Millons Reagens** entsteht ein ziegelroter Niederschlag; derselbe wird beim
Kochen gelb oder braun, während die überstehende Lösung orange bis rot wird.

d) Mit **alkalischer Bleilösung** tritt himbeer- bzw. karmoisinrote Färbung ein[4]).

e) Mit **Kaliumcyanid** gibt verdünnte Gallussäurelösung Rotfärbung, die beim
Stehen abblaßt und beim Umschütteln mit Luft wiedererscheint usw. [Tannin zeigt, wenn
rein, dieses Farbenspiel nicht[5])].

Darstellung aus Harn. Die Lösung der aromatischen Oxysäuren (siehe
S. 503) wird mit normalem Bleiacetat gefällt. Dieses schlägt die Gallussäure

---

[1]) E. Baumann, Zeitschr. f. physiol. Chemie **6**, 193 [1882].

[2]) F. Canzoneri, Gazzetta chimica ital. **27**, II, 1—5 [1907].

[3]) E. Fischer u. F. Passmore, Berichte d. Deutsch. chem. Gesellschaft **22**, 2735
[1889].

[4]) E. Harnack, Archiv d. Pharmazie **234**, 537 [1896]; Chem. Centralbl. **1896**, II, 804.
— M. Spica, Gazzetta chimica ital. **31**, II, 201 [1901].

[5]) S. Young, Chem. News **48**, 31 [1883]; Chem. Centralbl. **1899**, I, 454.

nieder, während p-Oxyphenylessig- und p-Oxyphenylpropionsäure erst durch Bleisubacetat gefällt werden. Der Bleiacetatniederschlag wird ausgewaschen, mit H_2S oder H_2SO_4 zerlegt, die Säure ausgeäthert und schließlich auf Grund ihres großen Krystallisationsvermögens und ihrer Schwerlöslichkeit in kaltem Wasser isoliert.

Den Übergang von Gallussäure nach Einnahme derselben in den Harn haben Jüdell[1]) und Stockmann[2]) entdeckt.

Gallussäure erscheint beim Hunde im Harn ohne Paarung mit H_2SO_4[3]). Beim Menschen tritt nach 1 g nichts, nach 2 g 20%, nach 4—6 g ca. 30% der verabfolgten Gallussäure im Harn auf[4]). Nach E. Harnack[5]) kann beim Verarbeiten des Urins aus Gallussäure sekundär Pyrogallol entstehen. Harnack empfiehlt folgendes Verfahren, das zugleich eine Trennung von Gallussäure, Pyrogallol und Tannin ermöglicht:

a) Trennung des Tannins von Gallussäure und Pyrogallol. Diese kann durch Äther bewirkt werden, worin das Tannin unlöslich ist. Auch läßt sich das Tannin durch gesättigte, auf festes Kochsalz geschichtete Kochsalzlösung aussalzen, was bei der Gallussäure nicht der Fall ist[6]).

b) Trennung der Gallussäure von Pyrogallol gelingt durch kochendes Benzin, worin nur das letztere löslich ist.

Urine mit starkem Gallussäuregehalt (z. B. nach Verabfolgung von Medikamenten) haben manche Ähnlichkeit mit Alkaptonharnen. Vor Verwechslung schützt, daß Gallussäure (und ebenso Pyrogallol und Tannin) keine Alkaptochromreaktion geben[7]).

V. p-Oxymandelsäure.

$$C_6H_4(OH)—CH \cdot OH—COOH = C_8H_8O_4.$$

Die von O. Schultzen und L. Rieß[8]) bei manchen Fällen von akuter Leberatrophie im Urin von Menschen und Tieren gefundene und als p-Oxymandelsäure angesprochene Substanz vom Schmelzpunkt 162° hat bereits E. Baumann[9]) vermißt. A. Ellinger und Y. Kotake[10]) sowie K. Fromherz[11]) zeigten dann, daß reine aktive und inaktive p-Oxymandelsäure ganz andere Eigenschaften besitzen. Sie vermochten jedoch die Natur des Körpers von Schultzen und Rieß nicht aufzuklären. p-Oxymandelsäure scheidet demnach aus der Reihe der sicher als Stoffwechselprodukt bekannten aromatischen Oxysäuren aus. Daß aber bei Phosphorvergiftung, die in vieler Hinsicht mit der Leberatrophie Ähnlichkeiten bietet, eine besondere aromatische Substanz im Harne auftritt, geht aus den Beobachtungen von E. Baumann[12]), F. Roehmann[13]) und v. Ackeren-Badt[14]) hervor. Vielleicht ist diese p-Oxyphenylmilchsäure.

VI. l-p-Oxyphenylmilchsäure (l-Oxyhydroparacumarsäure).

$$C_6H_4(OH)—CH_2—CH \cdot OH—COOH = C_9H_{10}O_4.$$

Vorkommen. Nach reichlicher Fütterung von l-Tyrosin fand H. Blendermann[15]) neben Tyrosinhydantoin diese Substanz im Harn von Kaninchen,

[1]) Jüdell, Diss. Göttingen 1869.
[2]) R. Stockmann, Brit. med. Journ. 1886, II, 1077; Archiv f. experim. Pathol. u. Pharmakol. 40, 147 [1898].
[3]) E. Baumann u. E. Herter, Zeitschr. f. physiol. Chemie 1, 263 [1877].
[4]) C. Th. Mörner, Zeitschr. f. physiol. Chemie 16, 255 [1892].
[5]) E. Harnack, Zeitschr. f. physiol. Chemie 24, 123 [1898].
[6]) L. Lewin, Virchows Archiv 81, 74 [1880].
[7]) C. Th. v. Mörner, Zeitschr. f. physiol. Chemie 69, 349 [1910].
[8]) O. Schultzen u. L. Rieß, Chem. Centralbl. 1869, 680; Annalen d. Charité-Krankenh. 15, 1 [1869].
[9]) E. Baumann, Zeitschr. f. physiol. Chemie 4, 312 [1880].
[10]) A. Ellinger u. Y. Kotake, Zeitschr. f. physiol. Chemie 65, 402 [1910].
[11]) K. Fromherz, Zeitschr. f. physiol. Chemie 70, 353 [1911].
[12]) E. Baumann, Zeitschr. f. physiol. Chemie 6, 192 [1882].
[13]) F. Roehmann, Berl. klin. Wochenschr. 1888, Nr. 43 861, Nr. 44 882.
[14]) G. Badt, Diss. Berlin 1891.
[15]) H. Blendermann, Zeitschr. f. physiol. Chemie 6, 234 [1882].

wahrscheinlich auch im Urin des Hundes, nicht aber in dem des Menschen. Y. Kotake[1]) hat die Säure dann auch nach Phosphorvergiftung im Hundeharn gefunden und ihre optische Aktivität, Linksdrehung, festgestellt.

Eigenschaften. Die freie, in Wasser ziemlich leicht lösliche Säure krystallisiert, wie schon H. Blendermann[2]) richtig ermittelt hat, mit $\frac{1}{2}$ Mol. H_2O, das bei 105—110° entweicht[1])[2]). Die wasserfreie Säure schmilzt bei 162—164°[2]), während die **inaktive** Säure $C_9H_{10}O_4 + \frac{1}{2} H_2O$ nach **Erlenmeyer** und **Lipp**[1])[3]) bei 118 und 119 und wasserfrei bei 144—145° unter Bräunung[4]) schmilzt. Mit **Millons** Reagens gibt die Säure starke Rötung. $FeCl_3$ erzeugt keine charakteristische Färbung. Die spez. Drehung ist $[\alpha]_D = -18°$.

Bromwasser erzeugt eine Trübung, die sich zu einem Niederschlage zusammenballt.

Das **Ca · Salz** hat die Zusammensetzung $(C_9H_9O_4)_2Ca + 4\frac{1}{2} H_2O$; das Krystallwasser entweicht bei 110°.

Darstellung. a) **Aus Harn**[2]). Die sauren ätherischen Harnauszüge lassen beim Konzentrieren erst Tyrosinhydantoin ausfallen, welches sehr schwer löslich ist. Bei weiterem Einengen krystallisiert p-Oxyphenylmilchsäure aus, die aus heißem Wasser umkrystallisiert wird.

b) **Synthetisch.** 5 g Tyrosin werden mit 30 ccm n-H_2SO_4 und 1 l Wasser gelöst und bei 60—70° mit einer Lösung von 3,157 g $Ba(NO_2)_2$ versetzt. Nach 12 Stunden wird die dunkle, vom $BaSO_4$ abfiltrierte Flüssigkeit mit Äther kontinuierlich extrahiert, und der Ätherrückstand aus H_2O unter Zusatz von Knochenkohle umkrystallisiert. In besserer Ausbeute (45%) erhält man die Säure, wenn man die wässerige Lösung nach der Einwirkung von $Ba(NO_2)_2$ direkt mit Bleiacetat klärt, dann mit Bleiessig ausfällt. Durch Zerlegen der Bleisubacetatfällung mit H_2S, Einengen und Umkrystallisieren erhält man dann die reine Substanz.

Besondere Oxysäure bei Alkaptonurie.

Im Gegensatz zu den gewöhnlichen aromatischen Oxysäuren, die normal oder bei verstärkter Eiweißfäulnis im Urin auftreten, kommt **Homogentisinsäure** nur bei einer bestimmten Stoffwechselanomalie, der **Alkaptonurie**, vor. Sie ist demnach kein normales Stoffwechselprodukt, sondern ein pathologisches. Ob die Homogentisinsäure im normalen Stoffwechsel intermediär auftritt und weiter verbrannt wird, steht nicht ganz sicher fest[5]).

VII. Homogentisinsäure (Glykosursäure, 1, 4-Dioxyphenyl-5-essigsäure, Hydrochinonessigsäure).

$$\begin{matrix} & CH & \\ HC & \diagup \diagdown & C \cdot OH \\ HO \cdot C & & CH \\ & C & \\ & | & \\ & CH_2 & \\ & | & \\ & COOH & \end{matrix} = C_8H_8O_4$$

Allgemeines.[5]) Im Jahre 1859 entdeckte **Boedeker** die Alkaptonurie und damit

[1]) Y. Kotake, Zeitschr. f. physiol. Chemie **65**, 397 [1910].
[2]) H. Blendermann, Zeitschr. f. physiol. Chemie **6**, 234 [1882].
[3]) E. Erlenmeyer u. A. Lipp, Annalen d. Chemie u. Pharmazie **220**, 226 [1883].
[4]) Fast den gleichen Schmelzpunkt haben Schultzen und Rieß für ihre angebliche p-Oxymandelsäure angegeben. Blendermann (Zeitschr. f. physiol. Chemie **6**, 257 [1882]) hat hierauf bereits hingewiesen.
[5]) Alle Einzelheiten über Vorkommen, Bildungsart und Ausscheidungsweise der Homogentisinsäure findet man in dem Kapitel „Anomalien des Eiweißabbaues" von C. Neuberg im Handbuch der Biochemie IV, 2. Hälfte, S. 353—371 im Abschnitt „Alkaptonurie". Dort ist die Literatur bis Frühjahr 1910 ausführlich angegeben.

die Homogentisinsäure in einem menschlichen Harn[1]). 1875 stellten W. Ebstein und J. Müller[2]) die ersten Versuche zur Aufklärung der Alkaptonsubstanz an. Sie erkannten richtig das Vorliegen eines Dioxybenzolderivates. Sie hielten letzteres für Brenzcatechin. Daß es sich aber um ein Derivat des isomeren Hydrochinons handelt, ermittelten erst M. Wolkow und E. Baumann[3]). Durch künstlichen Aufbau vom Gentisinaldehyd (1, 4-Dioxybenzaldehyd) aus legten E. Baumann und S. Fränkel[4]) die Natur der Alkaptonsubstanz als Homogentisinsäure fest. Weiter wurde diese Formel durch neue Synthesen von W. A. Osborne[5]) sowie von O. Neubauer und L. Flatow[6]) bestätigt.

.Vorkommen. Die Homogentisinsäure ist bisher nur bei Alkaptonurie im Harn gefunden worden. Diese Stoffwechselanomalie ist häufig angeboren und ist in jedem Lebensalter beobachtet worden. K. Fromherz[7]) hat 58 Fälle zusammengestellt. Diese zeigen, daß Alkaptonurie öfter bei Kindern blutsverwandter Eltern[8])[9]) vorkommt und daß Alkaptonurikerfamilien[10])[11])[12]) existieren, wie bei der Cystinurie. Es scheint eine Geschlechtsdisposition zugunsten der männlichen Individuen zu bestehen. Die Alkaptonurie dauert meist das ganze Leben hindurch ohne Schaden für ihre Träger an, doch kommen auch vorübergehende Formen vor[13])[14])[15]). Über einen ursächlichen Zusammenhang von Homogentisinsäureausscheidung mit eigentlichen Krankheiten ist nichts Sicheres bekannt; vielleicht bestehen Beziehungen zur chronischen Polyarthritis [H. Embden (l. c.), O. Neubauer[16]), L. Langstein und E. Meyer[17]) und Osler[18])].

Die Menge der ausgeschiedenen Homogentisinsäure schwankt erheblich. Wolkow und Baumann (l. c.) fanden 3—6 g pro Tag, ebensoviel konstatierten W. Falta und L. Langstein[19]) sowie O. Neubauer und W. Falta[20]); pro Tag 7 g fanden L. Langstein und E. Meyer[17]), 14 g Zimper[21]), 16 g Groß und Allard[22]); die höchste Ausscheidung beobachtete O. Schumm (l. c.) mit 18,6 g pro die. Die Menge der Homogentisinsäure hängt weitgehend von der Nahrung, insbesondere von dem Gehalt und der Natur der darin enthaltenen Proteine ab[23])[24]). Von den Spaltungsprodukten der Eiweißkörper sind l-Tyro-

[1]) C. Boedeker, Zeitschr. f. rat. Medizin (III) 7, 138, 159 [1859]; Annalen d. Chemie u. Pharmazie 117, 98 [1861].
[2]) W. Ebstein u. J. Müller, Virchows Archiv 62, 554 [1875].
[3]) M. Wolkow u. E. Baumann, Zeitschr. f. physiol. Chemie 15, 228 [1891].
[4]) E. Baumann u. S. Fränkel, Zeitschr. f. physiol. Chemie 20, 219 [1895].
[5]) W. A. Osborne, Journ. of Physiol. 29, Anhang XIII [1903].
[6]) O. Neubauer u. L. Flatow, Zeitschr. f. physiol. Chemie 52, 375 [1907].
[7]) K. Fromherz, Diss. Freiburg i. B. 1908.
[8]) R. Kirk, Brit. med. Journ. 1886, VII, 1017; 1888, II, 232; 1889. II, 1149; Journ. of Anat. and Physiol. 23, 69 [1889].
[9]) A. E. Garrod, The Lancet 1902, II, 1616.
[10]) H. Embden, Zeitschr. f. physiol. Chemie 17, 182 [1893]; 18. 304 [1894].
[11]) O. Schumm, Münch. med. Wochenschr. 1904, 1599.
[12]) E. Meyer, Deutsches Archiv f. klin. Medizin 70, 443 [1901].
[13]) A. Geyer, Pharmaz. Zeitschr. 37, 488 [1892].
[14]) C. Hirsch, Berl. klin. Wochenschr. 34, 866 [1897].
[15]) Zimnicki, Centralbl. f. Stoffwechselkrankh. 1, 348 [1900].
[16]) O. Neubauer, Deutsches Archiv f. klin. Medizin 95, 211 [1909].
[17]) L. Langstein u. E. Meyer, Deutsches Archiv f. klin. Medizin 78, 161 [1903].
[18]) W. Osler, The Lancet 1904, I, 10.
[19]) W. Falta u. L. Langstein, Zeitschr. f. physiol. Chemie 37, 513 [1903].
[20]) O. Neubauer u. W. Falta, Zeitschr. f. physiol. Chemie 42, 81 [1904].
[21]) Zimper, Diss. Würzburg 1903.
[22]) O. Groß u. E. Allard, Zeitschr. f. klin. Medizin 64, 359 [1907].
[23]) H. V. Ogden, Zeitschr. f. physiol. Chemie 20, 280 [1895].
[24]) P. Stange, Virchows Archiv 146, 86 [1896].

sin[1])[2]) und l-Phenylalanin[3])[4]) als die Muttersubstanzen der Homogentisinsäure erkannt.

Durch Eiweißentziehung[2])[4]) und im Hunger sinkt die Homogentisinsäureausscheidung, ohne zu versiegen, da ein Teil des Alkaptons den Körperproteinen
entstammt[5]). Auch mit Umgehung des Darmes zugeführte Homogentisin-
säurebildner liefern Alkapton[6]).

Ferner bildet der Alkaptonuriker Homogentisinsäure aus folgenden Substanzen[7]):

d-Phenylalanin
d, l-Phenylalanin $\Big\}$ $\langle\underline{\ }\rangle$—$CH_2$—$CH \cdot NH_2$—COOH,

β-Phenyl-α-milchsäure $\langle\underline{\ }\rangle$—$CH_2$—CH · OH—COOH,

Phenylbrenztraubensäure $\langle\ \ \rangle$—CH_2—CO—COOH,

             H_2N

3-Aminotyrosin   OH—$\langle\underline{\ }\rangle$—$CH_2$—CH · NH_2—COOH,

p-Oxyphenylbrenztraubensäure   OH$\langle\ \ \rangle$—CH_2—CO—COOH,

                                 OH

Hydrochinonbrenztraubensäure $\langle\ \ \rangle$—CH_2—CO—COOH.

        OH

Zweifelhaft ist das Verhalten des

p-Aminophenylalanins NH_2—$\langle\ \ \rangle$—CH_2—CH · NH_2—COOH[8]).

Dagegen gehen nicht in Homogentisinsäure über[7]):

Benzoesäure $\langle\ \ \rangle$—COOH,

Phenylessigsäure $\langle\ \ \rangle$—CH_2—COOH,

Phenylpropionsäure $\langle\ \ \rangle$—CH_2—CH_2—COOH,

Zimtsäure $\langle\ \ \rangle$CH = CH—COOH,

Phenylglycerinsäure $\langle\ \ \rangle$—CH · OH—CH · OH—COOH,

β,β_1-Phenyl-oxy-propionsäure $\langle\ \ \rangle$—CH · OH—CH_2—COOH,

Phenylaminoessigsäure[9]) $\langle\ \ \rangle$—CH · NH_2—COOH,

γ-Phenyl-α-aminobuttersäure $\langle\ \ \rangle$—CH_2—CH_2—CH · NH_2—COOH,

Phenyläthylalkohol[10]) $\langle\ \ \rangle$ · CH_2—CH_2OH,

---

[1]) M. Wolkow u. E. Baumann, Zeitschr. f. physiol. Chemie **15**, 228 [1891].

[2]) F. Mittelbach, Deutsches Archiv f. klin. Medizin **71**, 50 [1901].

[3]) W. Falta u. L. Langstein, Zeitschr. f. physiol. Chemie **37**, 513 [1903].

[4]) W. Falta, Habilitationsschr. Naumburg **1904**.

[5]) A. Grutterink, Pharmac. Weekblaad **45**, 1171 [1908]. — A. Grutterink u.
A. A. Hijmans van den Bergh, Nederl. Tijdschr. voor Geneesk. **1907**, II, Nr. 17.

[6]) E. Abderhalden, B. Bloch u. P. Rona, Zeitschr. f. physiol. Chemie **52**, 435
[1907].

[7]) Literatur siehe bei C. Neuberg, Handbuch der Biochemie IV, 2. Hälfte, S. 353
bis 371.

[8]) L. Blum, Zeitschr. f. physiol. Chemie **67**, 192 [1910].

[9]) Geht in l - Mandelsäure über (O. Neubauer, Deutsches Archiv f. klin. Medizin
95, 211 [1909]).

[10]) Geht in Phenylessigsäure (siehe S. 500) bzw. in Phenacetursäure über
(O. Neubauer, Deutsches Archiv f. klin. Medizin **95**, 211 [1909]).

o-Oxyphenylessigsäure $\langle\ \rangle$—CH₂—COOH, (with OH)

o-Oxyphenylessigsäure $\left\langle \overset{\text{OH}}{} \right\rangle$—CH$_2$—COOH,

m-Oxyphenylessigsäure $\overset{\text{OH}}{\left\langle\ \right\rangle}$—CH$_2$—COOH,

p-Oxyphenylessigsäure OH—$\left\langle\ \right\rangle$—CH$_2$—COOH,

p-Oxyphenylpropionsäure OH—$\left\langle\ \right\rangle$—CH$_2$—CH$_2$—COOH,

p-Cumarsäure OH$\left\langle\ \right\rangle$—CH = CH—COOH,

o-Cumarsäure $\overset{\text{OH}}{\left\langle\ \right\rangle}$—CH = CH—COOH,

Cumarin $\left\langle\ \right\rangle$$\overset{\text{O—CO}}{\underset{\text{—CH}}{}}$CH,

o-Oxyphenylbrenztraubensäure $\overset{\text{OH}}{\left\langle\ \right\rangle}$—CH$_2$—CO—COOH,

m-Oxyphenylbrenztraubensäure $\overset{\text{OH}}{\left\langle\ \right\rangle}$—CH$_2$—CO—COOH,

o-Oxyphenylmilchsäure $\overset{\text{OH}}{\left\langle\ \right\rangle}$—CH$_2$—CH · OH—COOH,

m-Oxyphenylmilchsäure $\overset{\text{OH}}{\left\langle\ \right\rangle}$—CH$_2$—CH · OH—COOH,

p-Oxyphenylmilchsäure OH$\left\langle\ \right\rangle$—CH$_2$—CH · OH—COOH,

o-Tyrosin $\overset{\text{OH}}{\left\langle\ \right\rangle}CH_2$—CH · NH$_2$—COOH,

m-Tyrosin $\overset{\text{OH}}{\left\langle\ \right\rangle}$—CH$_2$—CH · NH$_2$—COOH,

3, 5-Dibromtyrosin OH$\overset{\text{Br}}{\underset{\text{Br}}{\left\langle\ \right\rangle}}$—CH$_2$—CH · NH$_2$—COOH,

3, 5-Dijodtyrosin OH$\overset{\text{J}}{\underset{\text{J}}{\left\langle\ \right\rangle}}$—CH$_2$—CH · NH$_2$—COOH,

Kaffeesäure OH$\overset{\text{OH}}{\left\langle\ \right\rangle}$—CH = CH · COOH,

Tryptophan (β-Indyl-α-aminopropionsäure) HN$\left\langle\ \right\rangle$—CH$_2$—CH · NH$_2$—COOH,

β-Resorcylsäure OH$\overset{\text{OH}}{\left\langle\ \right\rangle}$—COOH,

Protocatechusäure OH$\overset{\text{OH}}{\left\langle\ \right\rangle}$—COOH,

Gentisinsäure $\overset{\text{OH}}{\underset{\text{OH}}{\left\langle\ \right\rangle}}$—COOH.

Eigenschaften der Homogentisinsäure. Die Homogentisinsäure krystallisiert mit 1 Mol. Krystallwasser; letzteres entweicht teilweise an der Luft, wobei die Krystalle verwittern. Im zugeschmolzenen Röhrchen ist der Schmelzp. 146—147°. Sie ist leicht in Wasser, Alkohol und Äther löslich, schwer oder kaum in Petroläther, Chloroform, Benzol und Toluol. Aus einer konzentrierten absolut-alkoholischen Lösung fällt auf Zusatz von reichlich Chloroform die wasserfreie Säure aus. Beim Erhitzen sublimiert die Homogentisinsäure, der an kalten Stellen sich ansetzende Anflug färbt sich an der Luft allmählich blau (wie Hydrochinon, siehe S. 491). Die Lösung der Säure in Wasser wird bald gelb; bei Gegenwart von Alkali tritt an der Luft (ähnlich wie bei Pyrogallussäure) rapide Dunkelbraunfärbung ein. Der Begierde, mit Alkali zu reagieren, verdankt die Stoffwechselstörung ihren Namen Alkaptonurie (Alkali, ἅπτειν).

Bei längerem Erhitzen von Homogentisinsäure auf 100° entsteht das **Homogentisin-**
säurelacton[1]) $C_6H_3(OH) \cdot CH_2 \cdot CO$ (Anhydrid); letzteres bildet Prismen vom Schmelzp. 191° und ist schwer in kaltem, leicht in heißem Wasser, ohne Rückverwandlung in die Säure, löslich. Bromwasser bewirkt eine gelbweiße Fällung; die Lösung in verdünnten Alkalicarbonaten ist himmelblau und geht in Dunkelviolett über[2]). Das Lacton reduziert Silbernitrat erst nach Ammoniakzugabe; es rötet Millons Reagens.

Homogentisinsäurelösungen reduzieren **Fehlingsche Mischung** und ammoniakalische Silberlösung schon in der Kälte, ganz enorm in der Wärme; sie sind optisch inaktiv und durch Hefe unvergärbar.

Beim **Kochen mit Ferrichlorid** entstehen aus Homogentisinsäure chinonähnlich riechende Dämpfe. Die **Kalischmelze** ergibt Hydrochinon und seine Carbonsäure, die **Gentisinsäure.**

Salze und Derivate.

Die **Alkalisalze** sind wasserlöslich; sie wie die freie Säure werden durch Bleiacetat und Bleiessig gefällt. Das vielfach benutzte **Bleisalz** hat die Zusammensetzung $(C_8H_7O_4)_2Pb + 3H_2O$; das Krystallwasser entweicht bei 100° oder in vacuo über konz. H_2SO_4; es bildet prismatische Nadeln vom Schmelzp. 214—215° unter Dunkelfärbung. Das Bleisalz löst sich in 675 T. Wasser von 20°, aber nicht in Alkohol oder anderen organischen Solvenzien. Bei seiner Schwerlöslichkeit kann es mit Vorteil zur Abscheidung der Homogentisinsäure aus verdünnten, selbst 1 proz. Lösungen dienen. Bei längerem Erhitzen zersetzt es sich und kann nicht umkrystallisiert werden. Leitet man in die wässerige Suspension des krystallinischen Bleisalzes H_2S, so erhält man leicht Pseudomorphosen von PbS[3]).

Homogentisinsäureäthylester[4]) $C_6H_3(OH)_2—CH_2—COOC_2H_5$ entsteht beim Sättigen der alkoholischen Lösung der Säure mit gasförmigem Chlorwasserstoff, Verdünnen, Neutralisation mit Soda und Ausäthern. Beim Abdampfen des Äthers erstarrt der Rückstand, er wird aus Wasser umkrystallisiert. Schmelzp. 119—120°. Leicht löslich in Alkohol und Äther, schwer in kaltem H_2O, Benzol und Chloroform.

Dibenzoyl-homogentisinsäure-amid $C_6H_3(O \cdot COC_6H_5)_2 \cdot CH_2 \cdot CO \cdot NH_2$ entsteht beim Schütteln einer ammoniakalischen Homogentisinsäurelösung mit Benzoylchlorid; es fällt beim Benzoylieren von Alkaptonharn direkt aus[5]). Schmelzp. 204°.

---

[1]) M. Wolkow u. E. Baumann, Zeitschr. f. physiol. Chemie **15**, 228 [1891].
[2]) L. Langstein u. E. Meyer, Deutsches Archiv f. klin. Medizin **78**, 161 [1903].
[3]) R. Meyer, Berichte d. Deutsch. chem. Gesellschaft **36**, 2978 [1903].
[4]) M. Wolkow u. E. Baumann, Zeitschr. f. physiol. Chemie **15**, 228 [1891].
[5]) W. A. Osborne, Journ. of Physiol. **29**, Anhang XIII [1903].

Farbenreaktionen der Homogentisinsäure.

a) *Eisenchloridreaktion*[1]). FeCl$_3$ erzeugt in verdünnten Lösungen eine vergängliche Blaufärbung. Empfindlichkeit 1 : 4000.

b) *Die Lösung der Säure in fixen Alkalien* färbt sich *beim Schütteln mit Luft* erst gelb, dann *braunschwarz*.

c) *Millons Reagens* gibt in der Siedehitze eine zinnoberrote Fällung; in der Kälte scheidet sich zunächst ein ockergelber Niederschlag ab, der sich beim Erwärmen orange und schließlich rot färbt[2])[3]). Genau so verhält sich Hydrochinon (S. 492).

d) *Alkaptochromreaktion*. $^1/_2$—2 proz. Lösungen von Homogentisinsäure oder entsprechender Alkaptonurin werden mit Ammoniak versetzt, bis der Gehalt an NH$_3$ 1—4% beträgt (d. h. mit 10—40% des Volumens 10 proz. NH$_3$-Lösung) und werden in Reagensgläsern von 0,75—2,0 cm Durchmesser an der Luft 12—24 Stunden stehen gelassen. Es tritt intensive Rotviolettfärbung ein.

Die angegebenen Bedingungen müssen genau innegehalten werden; Änderungen in den Konzentrationen und Dimensionen haben leicht ein völliges Mißlingen zur Folge. Es handelt sich wahrscheinlich um Übergang in Benzochinon-imid-essigsäure

$$\begin{array}{c} OH \\ \diagup\diagdown \\ \diagdown\diagup -CH_2-COOH \\ OH \end{array} + NH_3 + 2\,O = 2\,H_2O + \begin{array}{c} NH \\ \diagup\diagdown \\ \diagdown\diagup -CH_2-COOH \\ O \end{array}$$

Salze, namentlich starke Ammonsalze, hemmen die Färbung, Harnstoff, Glucose und Rohrzucker sind ohne Einwirkung. Alkohol stört von 10% an.

Die Reaktion fällt mit Homogentisinsäurelacton[4]), Hydrochinon, Gentisinsäure, Resorcin, Brenzcatechin, Protocatechusäure, Gallussäure und Tannin negativ, mit Toluhydrochinon (Homohydrochinon) und Oxyhydrochinon (1, 3, 4-Trioxybenzol) positiv aus.

Über die Darstellung des Alkaptochroms in reiner, krystallisierter Form siehe bei C. Th. v. Mörner[5]).

e) *Anilin-Luftsauerstoffreaktion*[6]). Man neutralisiert die Homogentisinsäurelösung mit Na$_2$CO$_3$, versetzt reichlich mit zuvor filtriertem, gesättigtem Anilinwasser (3 : 100) und läßt im flachen Gefäße, mit Papier locker bedeckt, an der Luft stehen. Nach einigen Wochen fallen amorphe dunkle Flocken aus. Aus Eisessig läßt sich die Verbindung umkrystallisieren und schmilzt dann bei 228°. Konz. H$_2$SO$_4$ färbt die Substanz kirschrot. Es handelt sich wahrscheinlich um Bildung von Benzochinonessigsäuredianilid:

$$COOH \cdot CH_2 \cdot C_6H_3(OH)_2 + 2\,NH_2 \cdot C_6H_5 + 2\,O = 2\,H_2O + COOH \cdot CH_2 \cdot C_6H_3 \cdot O_2 \cdot (NHC_6H_5)_2.$$

(Statt Anilin können auch m-Xylidin und p-Toluidin verwendet werden.) Homogentisinsäurelacton, das nur eine freie Hydroxylgruppe enthält, gibt keinen Farbstoff; Hydrochinon verhält sich der Homogentisinsäure selbst ähnlich.

Alkaptonharn zeigt die meisten der beschriebenen Reaktionen ohne vorherige Abscheidung der Homogentisinsäure in Substanz. Bemerkenswert ist, daß der frisch gelassene Urin meist normale Farbe besitzt; er dunkelt erst beim Stehen an der Luft durch fortschreitende Zersetzung, wobei alkalische Reaktion auftritt. Bei Ausschluß von Alkali und Sauerstoff bleibt Alkaptonharn unverändert.

Alkaptonharn erzeugt in der Wäsche oft sehr hartnäckige dunkle Flecke. Über Beziehungen zur Pigment- und Melaninbildung siehe Angaben bei Neuberg (l. c.), ferner bei Poulsen[7]) [Ochronosis, braunes Cerumen, blaugrüner Schweiß (Poulsen)].

---

[1]) B. Brune, Boston med. Journ. **115**, 621; **116**, 83 [1886].

[2]) M. Wolkow u. E. Baumann, Zeitschr. f. physiol. Chemie **15**, 228 [1891].

[3]) H. Huppert, Zeitschr. f. physiol. Chemie **23**, 412 [1897].

[4]) Dasselbe wird also durch Ammoniak nur sehr langsam verseift (C. Th. v. Mörner, Zeitschr. f. physiol. Chemie **69**, 352 [1910]).

[5]) C. Th v. Mörner, Zeitschr. f. physiol. Chemie **69**, 329 [1910].

[6]) C. Th. v. Mörner, Zeitschr. f. physiol. Chemie **69**, 354 [1910].

[7]) Poulsen, Monographie, Kopenhagen 1910; zit. bei C. Th. v. Mörner, Zeitschr. f. physiol. Chemie **69**, 348 [1910].

Isolierung der Homogentisinsäure aus Alkaptonharn.

Da beim Stehen an der Luft die Homogentisinsäure zum Teil zerstört werden kann, muß man möglichst frischen oder vor Alkali- und Luftzutritt geschützten Harn verwenden.

a) **Darstellung nach Wolkow und Baumann** (l. c.). Der Urin wird direkt, oder bei geringem Alkaptongehalt nach vorheriger Konzentration bei verdünnt schwefelsaurer Reaktion[1]), mit ca. 150 ccm H_2SO_4 von 10% pro 1000 ccm versetzt und mehrmals mit dem gleichen Volumen Äther ausgeschüttelt. Der Ätherrückstand wird völlig in Wasser gelöst und in der Siedehitze mit starker basischer Bleisubacetatlösung versetzt, bis eben ein amorpher oder harziger Niederschlag auftritt. Man filtriert diesen sofort ab, und aus dem Filtrat krystallisiert beim Abkühlen das homogentisinsaure Blei aus. Nimmt man normales Bleiacetat statt Bleiessig, so bleibt die Fällung unvollständig.

b) **Nach A. E. Garrod**[2]). Schneller und einfacher kommt man nach Garrod zum Ziele, wenn man den Harn in der Siedehitze mit festem Bleiacetat (6 g auf 100 ccm Urin) versetzt, kochend filtriert und dann im Eisschrank erkalten läßt. Dann fällt das homogentisinsaure Blei aus.

Das nach a) oder b) erhaltene Bleisalz wird abgesaugt, ausgewaschen und nach dem Anreiben mit Wasser durch H_2S zerlegt. Aus dem eingeengten Filtrat des Schwefelbleis krystallisiert die freie Homogentisinsäure.

c) **Nach E. Meyer**[3]). Der Urin wird wie bei a) eingedampft und mit alkoholhaltigem Äther extrahiert. Der Ätherrückstand wird in abs. Alkohol gelöst, mit HCl-Gas gesättigt, durch mehrstündiges Kochen am Kühler verestert und weiter behandelt, wie für Darstellung des Esters S. 510 angegeben ist. Er wird schließlich aus Wasser unter Zusatz von Knochenkohle umkrystallisiert.

d) **Nach O. Schumm**[4]). 200 ccm Urin werden mit 30 ccm HCl von 25% versetzt, auf dem Dampfbad auf 25 ccm konzentriert und der Rückstand mit 100 ccm abs. Alkohol in einen Kolben übergeführt. Man läßt nach Zusatz von 10 ccm rauchender HCl dann unter lockerer Bedeckung mit einem Porzellanschälchen eine Stunde gelinde sieden. Dann verdünnt man mit 300 ccm Wasser, macht mit Soda alkalisch und äthert 3 mal mit je 80 ccm Äther aus usw.; man erhält beim Abkühlen den Ester, der nach den sub c) gemachten Angaben weiter verarbeitet wird. Diese Art der Veresterung ist recht bequem.

Quantitative Bestimmung der Homogentisinsäure.

Dieselbe kann auf das Reduktionsvermögen der Alkaptonsubstanz gegründet werden.

a) **Nach E. Baumann**[5]) und **H. Embden**[6]). Man filtriert den Alkaptonharn und versetzt 10 ccm des klaren Urins mit 10 ccm NH_3 von 8%[7]). Sofort gibt man dann einige Kubikzentimeter $n/10$-$AgNO_3$-Lösung hinzu. Nach 5 Minuten fügt man dann einige Tropfen Ammoniumcarbonat- sowie $CaCl_2$-Lösung hinzu. (Diese beiden bilden $CaCO_3$, welches das feinverteilte metallische Silber mit niederreißt.) Das klare Filtrat wird von neuem mit einigen Tropfen $n/10$-$AgNO_3$ geprüft usw., bis keine Abscheidung von metallischem Silber mehr eintritt. Die Endreaktion besteht darin, daß verdünnte HCl, bis zur deutlich sauren Reaktion hinzugegeben, gerade eine Trübung durch AgCl hervorbringt. Selbstverständlich hat man nach Ermittlung des ungefähren Gehaltes mehrere Titrationen vorzunehmen, wobei dann die AgCl-Trübung allein als Indicator dient. Bei einem Verbrauch von mehr als 8 ccm $n/10$-$AgNO_3$ ist die ursprüngliche Ammoniakmenge zu verdoppeln (20 ccm). (Sobald die Endreaktion nahe ist, wird auf HCl-Zugabe das klare dunkelbraune Filtrat hellrötlich.)

1 ccm $n/10$-$AgNO_3$ zeigt nach E. Baumann 0,004124 g Homogentisinsäure an.

b) **Nach G. Denigès**[8]). 10 ccm des klaren Alkaptonharns werden mit 10 ccm NH_3, dann mit überschüssigem Silbernitrat versetzt, und zwar mit 20 ccm $n/10$-$AgNO_3$. Nach

---

[1]) In neutraler Reaktion kann Homogentisinsäure beim Einengen teilweise zerstört werden.

[2]) A. E. Garrod, Journ. of Physiol. **23**, 512 [1898].

[3]) E. Meyer, Deutsches Archiv f. klin. Medizin **70**, 443 [1901].

[4]) O. Schumm, Münch. med. Wochenschr. **1904**, 1599.

[5]) E. Baumann, Zeitschr. f. physiol. Chemie **16**, 268 [1892].

[6]) H. Embden, Zeitschr. f. physiol. Chemie **18**, 304 [1894].

[7]) A. E. Garrod u. W. A. Hurtley, Journ. of Physiol. **33**, 206 [1905].

[8]) G. Denigès, Journ. de Pharm. et de Chim. [6] **5**, 50 [1897].

5 Minuten langem Stehen wird wie sub a) mit $CaCl_2 + (NH_4)_2CO_3$ versetzt und auf 50 ccm aufgefüllt. Man filtriert dann 25 ccm ab, fügt 5 ccm NH_3, 50 ccm H_2O und 10 ccm $^n/_{10}$-KCN-Lösung[1]) hinzu und titriert mit $^n/_{10}$-AgNO$_3$ zuletzt unter Zugabe einiger Tropfen verdünnter Jodkaliumlösung bis zur bleibenden Opalescenz aus. Die beim Zurücktitrieren verbrauchte Menge $^n/_{10}$-AgNO$_3$ entspricht der durch Homogentisinsäure reduzierten Quantität (siehe sub a). 1 ccm $^n/_{10}$-AgNO$_3$ = 0,0042 g Alkapton.

Der normale Harn verbraucht nun an sich etwas $AgNO_3$; nach C. Th. v. Mörner[2]) ist die Reduktionskraft von 10 ccm Urin = 0,3 ccm $^n/_{10}$-AgNO$_3$ anzusetzen und in Abzug zu bringen.

Vom normalen Menschen wird die Homogentisinsäure weitgehend verbrannt, vom Alkaptonuriker dagegen nahezu vollständig wieder ausgeschieden [H. Embden (l. c.), W. Falta[3])]; ebenso verhält sich die Gentisinsäure.

Im Organismus des Hundes wird Homogentisinsäure zum Teil in CO_2 und Toluhydrochinon [$C_6H_3(OH)_2 \cdot CH_2 \cdot COOH \rightarrow CO_2 + C_6H_3(OH)_2 \cdot CH_3$] gespalten; letzteres wird als Äthersulfat (s. S. 494) ausgeschieden[4]).

In ähnlicher Weise zerlegt der Hund Gentisinsäure in CO_2 und Hydrochinon, welch letzteres nach A. Likhatschew[5]) als Monoschwefelsäureester im Harn erscheint.

Über den Mechanismus des Überganges von Homogentisinsäure in Acetonkörper siehe bei C. Neuberg[6]).

Mangels klinischer Erscheinungen dürfte die Alkaptonurie häufiger vorkommen.

Bemerkenswert ist, daß die Homogentisinsäure keine Acidosis macht[7]), nur bei abnorm hohen Ausscheidungen ist das Ammoniak im Harn etwas vermehrt[8]). Auffallenderweise wird die Säure (im Gegensatz zu ihrem nächstniederen Homologen, der Gentisinsäure)[9]) weder als gepaarte Schwefelsäure, noch als Glucuronsäureverbindung ausgeschieden, sondern ist frei bzw. als Alkalisalz im Urin vorhanden[7]). Praktisch wichtig ist, daß Alkaptonharn und Zuckerurin verwechselt worden sind. Nach G. Denigès (l. c.) ist das Reduktionsvermögen eines Alkaptonharns 9—10 mal größer als das eines Zuckerurins von gleichem Prozentgehalt an Glucose. Die Löslichkeit in Äther, d. h. der Übergang in den sauren Ätherauszug des Harns, im Verein mit den „Phenolproben" des Extraktes, mangelnde Gärfähigkeit und Fehlen der optischen Aktivität ermöglichen leicht eine Unterscheidung der Homogentisinsäure von Zucker.

VIII. Uroleucinsäure (Dioxyphenylmilchsäure, Hydrochinonmilchsäure).

$$C_6H_3(OH)_2 - CH_2 - CH \cdot OH - COOH = C_9H_{10}O_5.$$

R. Kirk[10]), H. Huppert[11]), L. Langstein und E. Meyer[12]) haben geglaubt, eine zweite Alkaptonsäure neben Homogentisinsäure gefunden zu haben. Aus der ihr zugeschriebenen Konstitution bzw. an ihrer Existenz haben A. E. Garrod[13]), C. Neu-

1) Oder einer anderen Cyankaliumlösung, die auf $^n/_{10}$-AgNO$_3$ eingestellt ist.
2) C. Th. v. Mörner, Zeitschr. f. physiol. Chemie 16, 255 [1892].
3) W. Falta, Verhandl. d. naturforsch. Gesellschaft Basel 15, Heft 2 [1903].
4) M. Wolkow u. E. Baumann, Zeitschr. f. physiol. Chemie 15, 284 [1891].
5) A. Likhatschew, Zeitschr. f. physiol. Chemie 21, 422 [1895].
6) C. Neuberg, Handbuch der Biochemie 4, II, 370 [1910].
7) E. Meyer, Deutsches Archiv f. klin. Medizin 70, 443 [1901].
8) O. Schumm, Münch. med. Wochenschr. 1904, 1599.
9) Vgl. L. Garnier u. G. Voirin, Arch. de Physiol. [V] 5, 225 [1892].
10) R. Kirk, Brit. med. Journ. 1886, II, 1017; 1888, II, 132; 1889, II, 1149; Journ. of Anat. and Physiol. 23, 69 [1889].
11) H. Huppert, Zeitschr. f. physiol. Chemie 23, 412 [1897].
12) L. Langstein u. E. Meyer, Deutsches Archiv f. klin. Medizin 78, 161 [1903].
13) A. E. Garrod, The Lancet 1902, II, 1616.

berg[1]) u. a. Zweifel erhoben. O. Neubauer und L. Flatow[2]) taten dar, daß die synthetische Hydrochinonmilchsäure von der angeblichen zweiten Säure im Alkaptonharn durchaus verschieden ist. A. E. Garrod und W. C. Hurtley[3]) wiesen am Kirkschen Originalpräparate nach, daß es nichts als unreine Homogentisinsäure gewesen ist. O. Adler[4]) und J. Cronwall[5]) kamen zu demselben Ergebnis.

Über das

Schicksal zugeführter aromatischer Säuren

ist noch folgendes bekannt.

Wie Benzoesäure verhalten sich folgende Säuren, d. h. es gehen eine Paarung mit Glykokoll ein:

o- und m-Chlorbenzoesäure, m-Brombenzoesäure, o-, m- und p-Fluorbenzoesäure, m- und p-Nitrobenzoesäure[6]), Toluylsäure, Cuminsäure, Mesitylensäure, Phenylessigsäure (siehe S. 500), o-[7]), m- und p-Benzoesäure, Anissäure, p-Oxyphenylessigsäure (siehe S. 502), Piperonylsäure.

Im Vogelorganismus erfolgt bei einem Teil dieser Säuren die Paarung mit Diaminovaleriansäure statt mit Glykokoll.

Keine Synthese mit Glykokoll gehen ein:

p-Kreositinsäure, Gentisinsäure (siehe S. 513), Vanillinsäure, Isovanillinsäure, Veratrumsäure, Protocatechusäure und Homogentisinsäure (siehe S. 506).

III. Hydroaromatische Reihe.

I. d-Quercit (Pentaoxy-hexahydrobenzol).

$$\begin{array}{c} CH_2 \\ OH \cdot HC\diagup\diagdown CH \cdot OH \\ OH \cdot HC\diagdown\diagup CH \cdot OH \\ CH \cdot OH \end{array} = C_6H_{12}O_5.$$

Vorkommen und Verhalten. Der d-Quercit findet sich in Eicheln und ähnlichen Früchten bzw. Blättern und Rinden (z. B. im Kork) und gelangt mit deren Genuß in den menschlichen und tierischen Organismus. Über ein normales Vorkommen von d-Quercit im Harn ist nichts bekannt, wohl aber tritt er nach Verfütterung in reichlichen Mengen in den Urin über [J. v. Mehring[8])]. Nach Verabfolgung von 4—5 g an fand sich im Harn wieder Quercit[9]).

Eigenschaften. Der reine d-Quercit krystallisiert unschwer in Prismen vom Schmelzpunkt 222—225°, die bei 234—235° sublimieren. $[\alpha]_D = +24,24°$. Leicht löslich in heißem Wasser, wenig in siedendem Alkohol, nicht in Äther.

Er wird durch Bleiessig + Ammoniak und durch alkoholische Barytlösung recht vollständig gefällt.

Gegen Alkali ist Quercit unempfindlich; er reduziert und gärt nicht. Phenylhydrazin ist ohne Einwirkung. Bei der Kalischmelze entstehen Chinon und Hydrochinon; Chinon entsteht auch beim Erwärmen mit Mangandioxyd + H_2SO_4.

---

[1]) C. Neuberg, v. Noordens Handb. d. Pathol. d. Stoffwechsels **2**, 480 [1907].

[2]) O. Neubauer u. L. Flatow, Zeitschr. f. physiol. Chemie **52**, 375 [1907].

[3]) A. E. Garrod u. W. C. Hurtley, Journ. of Physiol. **36**, 136 [1908].

[4]) O. Adler, Biochem. Zeitschr. **21**, 5 [1909].

[5]) J. Cronvall, Upsala Läkareför. Förk. **12**, 402 [1907]; Malys Jahresber. d. Tierchemie **1907**, 862.

[6]) o-Nitrobenzoesäure wird zum Teil unverändert ausgeschieden.

[7]) o-Oxybenzoesäure (Salicylsäure) wird zum Teil mit Glykokoll gepaart als Salicylursäure, zum Teil unverändert ausgeschieden. Beim Hunde findet auch partielle Ätherschwefelsäuresynthese sowie Paarung mit Glucuronsäure statt. Vgl. C. Neuberg, Berl. klin. Wochenschr. **1911**, Nr. 18.

[8]) J. v. Mehring, Archiv f. d. ges. Physiol. **14**, 278 [1877].

[9]) Nach der mitgeteilten Drehung des gelassenen Urins [v. Mehring (l. c.)] wohl quantitativ; doch ist die angegebene Drehung so auffallend hoch, daß es zweifelhaft ist, ob sie allein auf Quercit zu beziehen ist.

An sich hat der Quercit keine Beziehungen zu den Zuckerarten. Beim trockenen Erhitzen liefert er aber Furfurol[1]), und bei Oxydation mit HNO_3 entstehen l-Trioxyglutarsäure und Schleimsäure[2]). Vielleicht deutet dieses auf einen Zusammenhang mit Methylpentosen.

$$CH \cdot OH - CH \cdot OH - CH_3 \qquad CH \cdot OH - CH \cdot OH - CH_2$$
$$CH \cdot OH - CH \cdot OH - CHO \rightarrow CH \cdot OH - CH \cdot OH - CH \cdot OH$$

Ein l-Quercit findet sich ebenfalls in der Natur[3]).

II. m-Inosit (Mesoinosit, Dambose, Cyclose), Hexaoxy-hexahydrobenzol.

$$\begin{array}{c} CH \cdot OH \\ OH \cdot HC \diagup \diagdown CH \cdot OH \\ OH \cdot HC \diagdown \diagup CH \cdot OH \\ CH \cdot OH \end{array} = C_6H_{12}O_6$$

Nach gelegentlichen früheren Befunden von F. Hoppe-Seyler[4]) und E. Külz[5]) ist neuerdings der Inosit als ein konstanter Bestandteil[6]) des Harns von Menschen und Hunden, aber nicht von Kaninchen erwiesen[7]). Nach E. Starkenstein[6]) beträgt der Gehalt des normalen menschlichen Urins 0,8 g im Liter.

Bei Zuckerharnruhr und Diabetes insipidus kann, wie schon lange bekannt ist, eine Inositurie[8]) bestehen, ebenso bei Zufuhr abnormer Wassermengen und dadurch bedingter Polyurie[9]). Da Inosit frei wie namentlich auch als Phosphorsäureester [Phytin[10])] ein Bestandteil sehr vieler Vegetabilien (z. B. der Cerealien und des Mais) ist und auch frei in tierischen Organen vorkommt, so ist ein Auftreten kleiner Mengen im Urin verständlich. Unerklärt ist aber ein Fall von H. Vohl[11]), wo 18—20 g Inosit pro die ausgeschieden sein sollen und allmählich Glucosurie an Stelle der Inositurie trat. Hier muß eine synthetische Bildung im Organismus wohl in Betracht gezogen werden. M. Jaffé[12]) fand Inosit im Hundeharn nach großen Traubenzuckergaben, E. Külz (l. c.) beim sog. Kochsalzdiabetes der Kaninchen. In Form von Phytin (Inosithexaphosphorsäure) verfütterter Inosit tritt nach Giacosa[13]) weder bei Mensch noch Tier in den Urin über.

---

[1]) C. Neuberg, Biochem. Zeitschr. 9, 551 [1908].
[2]) H. Kiliani u. C. Scheibler, Berichte d. Deutsch. chem. Gesellschaft 22, 517 [1889]. — H. Kiliani u. J. Schäfer, Berichte d. Deutsch. chem. Gesellschaft 29, 1762 [1896].
[3]) F. B. Power u. F. Tutin, Proc. Chem. Soc. 20, 87 [1904].
[4]) Zit. nach H. Thierfelder, Handb. d. phys. u. pathol. chem. Analyse 1909, 271.
[5]) E. Külz, Sitzungsber. d. Ges. z. Förd. d. Naturw. Marburg 1875, 78; 1876, 70.
[6]) E. Starkenstein, Zeitschr. f. experim. Pathol. u. Ther. 5, 378 [1908]; Zeitschr. f. physiol. Chemie 58, 162 [1908].
[7]) F. Rosenberger, Zeitschr. f. physiol. Chemie 56, 373 [1908]; 57, 464 [1908]; 58, 369 [1909]; Münch. med. Wochenschr. 55, Nr. 34 S. 1778 [1908].
[8]) Zit. bei K. Gerhardt, Nothnagels Handbuch 1899, 13 und bei C. Neuberg, Inositurie in v. Noordens Handb. d. Pathol. d. Stoffw. 2, 244 [1907].
[9]) F. Strauß, Centralbl. f. d. med. Wissensch. 1872, 138.
[10]) Phytin ist jetzt als Inositderivat erkannt; vgl. C. Neuberg, Biochem. Zeitschrift 5, 443 [1907]; 9, 557 [1908]. — E. Winterstein, Zeitschr. f. physiol. Chemie 58, 118 [1908]. — E. Starkenstein, Biochem. Zeitschr. 30, 56 [1910].
[11]) H. Vohl, Archiv f. physiol. Heilk., N. F. 2, 410 [1858]; Berichte d. Deutsch. chem. Gesellschaft 9, 984 [1876].
[12]) M. Jaffé, Zeitschr. f. physiol. Chemie 7, 303 [1883].
[13]) P. Giacosa, Malys Jahresber. d. Tierchemie 1905, 124.

Bei Nephritiden [E. Külz (l. c.), Cloëtta[1])], bei Diabetes[2]) und bei Diabetes insipidus ist Inositurie, wenn auch keineswegs regelmäßig, konstatiert. Der Inosit scheint besondere Beziehungen zum Phosphorstoffwechsel zu haben [E. Starkenstein[3])].

Eigenschaften. Inosit krystallisiert mit 2 Mol. H_2O in großen durchsichtigen Krystallen. Letztere verwittern an der Luft unter partieller Wasserabgabe. Oberhalb $+50°$ krystallisiert m-Inosit wasserfrei in feinen Nadeln. Bei $100—110°$ entweicht das Krystallwasser. Der Inosit, der intensiv süß schmeckt, löst sich leicht in heißem Wasser, wenig in Alkohol und gar nicht in Äther. Aus Essigsäure krystallisiert er besonders gut.

Der wasserfreie Inosit schmilzt bei $225°$ und sublimiert bei höherem Erhitzen, am besten im Vakuum (hier bei ca. $320°$). Der m-Inosit besitzt **kein Drehungsvermögen**; er ist eine nicht spaltbare Mesoform.

Mangels einer empfindlichen Aldehyd- oder Ketogruppe sind Inositlösungen selbst gegen siedende Laugen oder Erdalkalien beständig; Phenylhydrazin ist ohne Einwirkung. Inosit reduziert **Fehling**sche Lösung nicht, er vermag aber wie viele Polyhydroxylverbindungen (Glycerin, Mannit, Chinasäure) in Gegenwart von Alkalilaugen Kupferhydroxyd in Lösung zu bringen, das beim Erhitzen jedoch nicht reduziert wird. Gleich den gewöhnlichen Phenolen reduzieren aber heiße Lösungen von Inosit **ammoniakalische Silbermischung**[4]), nach **Maquenne**[5]) jedoch nur, wenn Natronlauge zugefügt wird.

Durch Belichtung von Inosit in Gegenwart von Metallsalzen entstehen **Fehling**sche Lösung intensiv reduzierende Flüssigkeiten[6]).

Siedende H_2SO_4 oder HCl erzeugen keine Lävulinsäure[7]).

Verbindungen des Inosits.

$C_6H_{12}O_6 \cdot$ BaO fällt aus Inositlösungen durch methylalkoholische Barytlösung.

$(C_6H_{11}O_6)_2Pb \cdot$ PbO scheidet sich auf Zusatz von alkoholisch-ammoniakalischem Bleiessig aus. Diese Verbindung löst sich in Wasser.

$(C_6H_{12}O_6)_2 \cdot 5$ PbO scheidet sich beim Vermischen von Inosit- und starken Bleiessiglösungen aus. Diese basische Bleiverbindung bildet öfter zunächst eine durchscheinende Gallerte, die nach einiger Zeit, rascher beim Erwärmen, kleisterähnlich und kompakter wird. Nach dem Auswaschen mit Wasser und Alkohol wird die Verbindung krümlig und nimmt gelblichweiße Farbe an.

Eine **Kupferverbindung**[8]) fällt aus einer eine Spur NH_3 enthaltenden Lösung von Inosit durch Cupriacetat. Der Inosit soll in der Siedehitze quantitativ niedergeschlagen werden.

BaO- und PbO-Verbindungen können zur Abscheidung, Reinigung und Isolierung des Inosits dienen.

Inosit-hexaphosphorsäureester ist das jetzt öfters medikamentös benutzte **Phytin**; in dieser Form ist der Inosit in den Vegetabilien weit verbreitet.

Hexabenzoyl-inosit bildet bei $258°$ schmelzende Nadeln (Maquenne, l. c.).

Mit Hefe gärt der Inosit nicht. Spaltpilze erzeugen nach **van Deen** und **Vohl**[9]) neben Propionsäure und Buttersäure Gärungsmilchsäure,

---

[1]) A. Cloëtta, Annalen d. Chemie u. Pharmazie **99**, 302 [1856].

[2]) Gallois, Monogr. Paris 1864; Zeitschr. f. analyt. Chemie **4**, 264.

[3]) E. Starkenstein, Biochem. Zeitschr. **30**, 56 [1910].

[4]) R. Tambach, Pharmaz. Centralhalle **37**, 167.

[5]) L. Maquenne, Compt. rend. de l'Acad. des Sc. **104**, 225, 297, 1719 [1887]; ferner Bulletin de la Soc. chim. [2] **47**, 290 [1887]; **48**, 58 [1887].

[6]) C. Neuberg, Biochem. Zeitschr. **13**, 308 [1908].

[7]) B. Tollens u. W. H. Kent, Annalen d. Chemie u. Pharmazie **227**, 229 [1885].
— B. Tollens u. C. Wehmer, Annalen d. Chemie u. Pharmazie **243**, 314 [1888].

[8]) G. Meillère, Journ. de Pharm. et de Chim. [6] **26**, 301 [1907].

[9]) H. Vohl, Berichte d. Deutsch. chem. Gesellschaft **9**, 984 [1876].

nach Hilger[1]) Fleischmilchsäure. [Vgl. hierzu jedoch M. v. Nencki und N. Sieber[2]).]

Der Inosit gibt keine der Farbenreaktionen der Zuckerarten[3]). Wohl aber liefert er Furfurol beim Erhitzen für sich oder mit wasserentziehenden Mitteln [Neuberg[4])]. Starke Salpetersäure[5]) sowie Hydroperoxyd + Ferrosalz[6]) oxydieren Inosit zu Tetraoxychinon $C_6(OH)_4O_2$ bzw. Rhodizonsäure $C_6H_2O_6$, die leicht in Trichinoyl C_6O_6 und Krokonsäure $C_5H_2O_5$ übergehen. Diese zyklischen Körper sind die Träger der Farbenreaktionen des Inosits.

Farbenreaktionen des Inosits.

a) Probe von Gallois[7]). Mischt man je einen Tropfen der Lösungen von neutralem Mercurinitrat und Inosit, so entsteht eine gelbweiße Fällung. Bringt man diese vorsichtig auf eine Porzellanschale und erwärmt gelinde, so tritt Rotfärbung ein. Beim Erkalten verschwindet die Färbung, um bei erneutem Erhitzen wieder zu erscheinen. (Die Probe gelingt jedoch nur, wenn das Mercurinitrat nicht im Überschuß vorhanden ist; Kohlenhydrate und Eiweiß stören die Reaktion.)

b) Probe von Scherer[8]) in der Modifikation von E. Salkowski[9]). Ein Tropfen der Inositlösung wird mit je einem Tropfen HNO_3 (D = 1,2) und Chlorcalciumlösung versetzt und auf dem Platinblech oder in einem Porzellanschälchen unter Zusatz von einem Tropfen 1 proz. Platinchloridlösung zur Trockne verdampft. Es tritt rosarote Färbung auf. Bei Stehen an der Luft wird die Farbe infolge Wasseranziehung orange; beim Erhitzen kehrt sie zurück, oft mit bläulicher Nuance.

(Diese Modifikation ist nach E. Salkowski viel sicherer als die ursprüngliche Scherersche Vorschrift. Die Anwendung der letzteren kann, wie die Galloissche Probe, auch mit reinster Substanz versagen.)

Die Rotfärbung beruht nach Maquenne auf Bildung von Salzen des Tetraoxychinons und der Rhodizonsäure. 0,0003—0,0005 g Inosit sind noch sicher zu erkennen. Zuckerarten geben die Probe nicht.

Statt $CaCl_2$ kann man auch Strontium- oder Aluminiumacetat benutzen, die Nuance des festen Beschlages ist dann mehr violett, während die Lösung grünlich wird (bei Sr-Salz).

Isolierung des Inosits aus Harn.

1. Nach P. Mayer[10]). Der Harn wird bei essigsaurer Reaktion, eventuell nach vorherigem Einengen, mit festem Bleizucker ausgefällt. Das Filtrat wird zum Sieden erhitzt, mit Bleiessig bis zur Ausfällung versetzt und dann noch NH_3 zugegeben, bis eben kein Niederschlag mehr entsteht. Nach 24 Stunden wird die Fällung abgesaugt, mit Wasser ausgewaschen und die wässerige Suspension der Bleifällung mit H_2S zerlegt. Das Filtrat vom Bleisulfid wird auf dem Wasserbade auf 50—60 ccm konzentriert, filtriert und in vacuo auf 20 ccm eingeengt, nach Bedarf nochmals filtriert und mit viel abs. Alkohol (und eventuell mit etwas Äther) versetzt. Nach 24 Stunden wird der ausgefallene Inosit abgesaugt und mit abs. Alkohol und Äther gewaschen. Perlmutterglänzende Blättchen. Dem Harn zugesetzter Inosit wird so nahezu quantitativ zurückgewonnen.

[1]) Hilger, Annalen d. Chemie u. Pharmazie **160**, 333 [1871].

[2]) M. v. Nencki u. N. Sieber, Wiener Monatshefte **10**, 540 [1889].

[3]) E. Luther, Diss. **1890**, S. 20.

[4]) C. Neuberg, Biochem. Zeitschr. **9**, 551 [1908].

[5]) L. Maquenne, Compt. rend. de l'Acad. des Sc. **104**, 225, 297, 1719 [1887]; ferner Bulletin de la Soc. chim. [2] **47**, 290 [1887]; **48**, 58 [1887].

[6]) H. Müller, Journ. Chem. Soc. **91**, 1780 [1907].

[7]) Gallois, Zeitschr. f. analyt. Chemie **4**, 264 [1865].

[8]) J. Scherer, Annalen d. Chemie u. Pharmazie **81**, 375 [1852].

[9]) E. Salkowski, Zeitschr. f. physiol. Chemie **69**, 479 [1911]; vgl. auch P. Mayer, Biochem. Zeitschr. **2**, 393 [1907]; **9**, 533 [1908].

[10]) P. Mayer, Biochem. Zeitschr. **2**, 398 [1907].

2. Nach E. Starkenstein[1]). Der eventuell von Eiweiß durch Aus-
koagulieren befreite Harn wird mit $Ba(NO_3)_2$ und $AgNO_3$ ausgefällt, filtriert
und durch Zusatz von Natriumphosphat + NaOH vom Silber und Erdalkali
befreit. Nach dem Filtrieren wird mit Essigsäure angesäuert und mit Bleizucker behandelt. Das Filtrat vom Bleiacetatniederschlag wird mit Bleiessig
+ NH_3 völlig ausgefällt. Dieser Bleiniederschlag wird wie sub 1 weiter behandelt und mit H_2S zerlegt. Die Flüssigkeit wird vom Bleisulfid befreit und
zur Trockne verdampft, die Lösung des Rückstandes in wenig Wasser dann
mit starker Essigsäure angesäuert und abermals fast völlig eingedampft. Der
Rückstand wird in wenig Eisessig aufgenommen und mit abs. Methyl- oder
Äthylalkohol gefällt.

0,05 g Inosit, zu 100 ccm Harn gesetzt, findet man zu 92—96% wieder.

3. Ein etwas anderes Verfahren hat E. Rosenberger[2]) angegeben. Es führt jedoch
weder schneller noch besser zum Ziele[3]).

Inosit wird nach E. Külz[4]) vom Gesunden und Diabetiker verbrannt
(50 g). Er ist nach A. Magnus-Levy[5]) ohne Einwirkung auf die Acetonkörperbildung. Das Kaninchen scheidet nach P. Mayer[6]) bereits von 2 g per
os verabfolgtem Inosit 0,042 g wieder im Harn aus, bei subcutaner Zufuhr
sogar 26,6—51,7%; im Hunger zerstören Kaninchen Inosit zu 80—86%.

Inosit steigert nach Magnus-Levy die Pentosenausscheidung bei Pentosurie nicht[5]). Glykogen entsteht nicht aus Inosit (F. Külz, P. Mayer); im
Organismus des Kaninchens wird er nach P. Mayer (l. c.) zum kleinen Teil
in d, l-Milchsäure umgewandelt. Daneben tritt manchmal eine dextrogyre,
nichtreduzierende unbekannte Substanz auf.

III. Urogon, Urogol, Urogen.

Nach W. Mooser[7]) ist das Kresol des Rinderharns von öligen Produkten, dem Öl
Städelers, begleitet, das zum Unterschied von den Phenolen nicht in Alkalien löslich
sein soll. Es läßt sich dadurch abtrennen und zeigt nach Destillation in vacuo sehr ähnliche Eigenschaften wie das Kresol, insbesondere denselben Siedepunkt (200°) und gibt
auch die Millonsche Reaktion. Die Zusammensetzung soll C_7H_8O sein. Trotz der Unmöglichkeit, den Ketoncharakter nachzuweisen, schreibt ihm Mooser Ketonnatur zu
(Urogon). Durch verdünnte Kalilauge (1—10%) soll Urogon zu einem Phenol von gleicher
Zusammensetzung C_7H_8O, umgelagert werden, das bei 207,6° siedet. Obgleich sich dieses
Phenol gegen $FeCl_3$, Bromwasser und Millons Reagens wie p-Kresol verhält, soll es ein
besonderer Körper, Urogol, sein. Gleichzeitig entsteht aus dem Öl ein hochmolekularer
Kohlenwasserstoff $C_{27}H_{42}$, Urogen, das wachsartig ist und bei 309—310° siedet.
Mooser denkt an Beziehungen dieser Körper zu hydroaromatischen Verbindungen, viel-
leicht zu Chlorophyll.

In eigenen Versuchen mit Rinderharn ist die Darstellung dieser Körper nicht gelungen. An sich wäre ein Übergang hydroaromatischer Produkte aus den Vegetabilien,
die ja Chinasäure und öfter ätherische Öle enthalten, in den Bullenurin schon denkbar.

IV. Cholesterin.

Außer in Form von Konkrementen (siehe S. 872) kommt Cholesterin gelegentlich
frei im Harn vor bzw. als Ester zusammen mit Fetten. So fand es A. v. Poehl[8]) bis zu
0,25% im Urin eines Epileptikers nach längerer Bromkur. F. Erben[9]) hat bei einem

[1]) E. Starkenstein, Zeitschr. f. experim. Pathol. u. Ther. 5, 378 [1909].
[2]) E. Rosenberger, Zeitschr. f. physiol. Chemie 56, 378 [1908]; 58, 369 [1909].
[3]) E. Starkenstein, Zeitschr. f. physiol. Chemie 58, 162 [1909].
[4]) E. Külz, Sitzungsber. d. Ges. z. Förd. d. Naturw. Marburg 1875, 78; 1876, 70.
[5]) A. Magnus-Levy, Privatmitteilung.
[6]) P. Mayer, Biochem. Zeitschr. 2, 398 [1907].
[7]) W. Mooser, Zeitschr. f. physiol. Chemie 63, 184 [1909].
[8]) A. v. Poehl, Petersb. med. Wochenschr. 2, 3 [1877].
[9]) F. Erben, Zeitschr. f. physiol. Chemie 30, 436 [1900].

Fall von europäischer Chylurie durch Extraktion des Harns mit Äther ein Fett gewonnen, das 1,715% Cholesterin enthielt. W. Hirschlaff[1]) beschreibt einen Fall von wahrscheinlicher Nierenbeckenhydronephrose eines 70jährigen Patienten, bei dem ein dunkelbraunroter, stark trüber Urin entleert wurde; aus 100 ccm desselben wurde die enorme Quantität von 5,8 g Cholesterin erhalten. H. Wildbolz[2]) konstatierte Cholesterinurie während einiger Tage vor der Nephrektomie bei Sackniere. Beim Sedimentieren des Urins bildete sich an seiner Oberfläche ein zartes Häutchen, bestehend aus feinen, schillernden Cholesterinkrystallen. Das sehr starke Sediment bestand zum größten Teil ebenfalls aus wohlausgebildeten Cholesterinkrystallen. Die Ausscheidung dieser großen Cholesterinmengen war bedingt durch die spontane Entleerung eines großen, jahrelang geschlossen gewesenen Hydronephrosesackes in die Blase hinein. Das Cholesterin war bei fettiger Degeneration der Nierenepithelien gebildet. v. Jaksch[3]) beobachtete einen Mann mit Tabes und Cystitis, bei dem eine Cholesterinausscheidung 48 Stunden anhielt. Harley[4]) sah in eiterigen Urinen mehrfach Cholesterin.

Eigenschaften. Die Formel des Cholesterins[5]) ist noch nicht mit Sicherheit festgestellt. Mauthner und Suida[6]) geben ihm die Formel $C_{27}H_{41}O$. Nach den Arbeiten von A. Windaus sowie nach O. Diels und E. Abderhalden[7]) käme ihm die Formel $C_{27}H_{46}O$ zu. Auch über die Konstitution des Cholesterins herrscht noch keine Klarheit. Nach A. Windaus[8]) ist es ein einwertiger, einfach ungesättigter sekundärer Alkohol, dessen Hydroxylgruppe in einem hydrierten Ring, und zwar zwischen zwei Methylengruppen, steht. Die Doppelbindung findet sich in einer endständigen Vinylgruppe ($CH : CH_2$) und zwar in δ, ε- (oder ε, ζ-) Stellung zum Hydroxyl. Das Molekül des Cholesterins enthält eine Isoamylgruppe. Aus der Zahl der Wasserstoffatome folgt, daß im ganzen im Cholesterin vier gesättigte hydrierte Ringe vorhanden sind. Das Cholesterin ist dadurch als kompliziertes Terpen[9]) charakterisiert.

A. Windaus[10]) schreibt ihm die Konfiguration zu:

$$\begin{matrix} CH_3 \\ CH_3 \end{matrix} \!\! > \!\! CH \cdot CH_2 \cdot CH_2 \cdot C_{17}H_{26} \cdot CH : CH_2$$
$$\underbrace{\qquad\qquad}$$
$$CH_2 \cdot CH \cdot OH \cdot CH_2$$

Wasserfrei krystallisiert das Cholesterin in feinen Nadeln, wasserhaltig in durchsichtigen Tafeln. Die spitzen Winkel der rhombischen Tafeln messen 76° 30′ oder 87° 30′. Der Schmelzpunkt des vakuumtrockenen Materials liegt nach Windaus bei 148,5°; nach Glikin[11]) schwankt er zwischen 144,5 und 147°.

In Wasser, Alkalien und verdünnten Säuren ist das Cholesterin unlöslich, leicht wird es dagegen von organischen Solvenzien aufgenommen, wie von Schwefelkohlenstoff, Chloroform, Benzol, Pyridin, Äther. In kochendem Alkohol löst es sich im Verhältnis 1 : 9. Aus abs. Äther, Ligroin oder $CHCl_3$ krystallisiert es wasserfrei; aus gewöhnlichem Alkohol und Äther mit 1 Mol. Krystallwasser. Aus Eisessig scheidet sich eine Molekularverbindung von Cholesterin

[1]) W. Hirschlaff, Deutsches Archiv f. klin. Medizin **62**, 531 [1899].
[2]) H. Wildbolz, Korrespondenzbl. f. Schweizer Ärzte **34**, 208, 425 [1904].
[3]) v. Jaksch, Klinische Diagnostik innerer Krankheiten. Wien **1896**.
[4]) Harley, zit. nach Monoenoux, Les matières grasses dans l'urin, S. 420.
[5]) Ausführliche Abhandlungen über das Cholesterin befinden sich mit genauen Literaturangaben an den Stellen der fünf folgenden Zitate.
[6]) J. Mauthner u. W. Suida, Monatshefte f. Chemie **15**, 85, 362 [1894]; **17**, 29, 579 [1896]; **24**, 175, 648 [1903].
[7]) O. Diels u. E. Abderhalden, Berichte d. Deutsch. chem. Gesellschaft **36**, 3177 [1903]; **37**, 3092 [1904]; **39**, 885, 1371 [1906].
[8]) A. Windaus, Archiv d. Pharmazie **246**, 117 [1908].
[9]) W. E. Walitzki, Journ. d. russ. physikal. chem. Gesellschaft **8**, 235 [1876].
[10]) A. Windaus, Berichte d. Deutsch. chem. Gesellschaft **41**, 2558 [1908].
[11]) W. Glikin, Biochem. Centralbl. **7**, 289—306, 357—377 [1908].

$+ CH_3 \cdot COOH$ ab, die durch Wasser und Alkohol zerlegt wird. Das spez. Gewicht des Cholesterins beträgt 1,046.

Bemerkenswert ist, daß selbst vielfach aus organischen Solvenzien umkrystallisiertes Cholesterin nach W. Glikin[1]) Eisen enthält, allerdings nur zu 0,03—0,06%. Auch Zink kann nach Diels und Linn[2]) in reinstem Cholesterin vorhanden sein. Über die Form, in der die Metalle zugegen sind, ist nichts bekannt.

Es ist optisch aktiv und dreht die Ebene des polarisierten Lichtes nach links. $[\alpha]_D = -31,59°$ [3]) (in ätherischer Lösung). In Chloroform ist $[\alpha]_D^{15} = -(36,61° + 0,249\,t)$ [4]), in Äthylacetat $[\alpha]_D^{20} = -24,92$ bis $-25,64°$ [5]).

Verhalten. Der Anwesenheit der Hydroxylgruppe zufolge gibt das Cholesterin eine Reihe von Alkoholreaktionen. Beim Erhitzen mit Säuren bildet es Ester, und mit den Alkalimetallen vermag es Alkoholate zu liefern. Am Licht verändert sich Cholesterin allmählich[6]). Obgleich an sich in Wasser unlöslich, kann es nach O. Porges und E. Neubauer[7]) jedoch in kolloidal-wässeriger Lösung auftreten. Erhitzt man Cholesterin in einem weiten Reagensglase in einem Metallbad auf 310—315° $^1/_2$ Stunde, so geht es unter teilweiser Zersetzung in β-Cholesterin $C_{27}H_{46}O$ über. Nach mehrfacher Krystallisation aus Aceton schmilzt dieses Isomere bei 160° [Diels und Linn[5])].

Cholesterinnatrium[3]) entsteht, wenn man gut getrocknetes Cholesterin in über Natrium getrocknetem Steinöl bis zur Sättigung löst und es bei der gewöhnlichen Temperatur mit Natrium in Berührung läßt. Cholesterinkalium bildet sich nach Obermüller[8]) bei der Einwirkung von Kalium auf die ätherische Lösung des Cholesterins. Von den Estern des Cholesterins ist besonders der von Obermüller[8]) durch Erhitzen von trockenem Cholesterin mit Propionsäureanhydrid dargestellte Propionsäureester $C_2H_5 \cdot CO \cdot O \cdot C_{27}H_{46}$ wegen der merkwürdigen an ihm beobachteten Farbenerscheinungen erwähnenswert. (Siehe unten beim Nachweis des Cholesterins.)

Eine Anzahl von Reaktionen des Cholesterins beruhen auf der in ihm vorkommenden doppelten Bindung. Es vermag Brom, Jod, Chlor, Chlorwasserstoff sowie Wasserstoff zu addieren und liefert hierbei teils sehr charakteristische Verbindungen.

Das Cholesterindichlorid entsteht nach Mauthner und Suida[9]) durch Einleiten von Chlor in eine Lösung von entwässertem Cholesterin in Chloroform. Es stellt einen in Nadeln krystallisierenden Körper dar, der bei 125° zu erweichen beginnt und bei 136° vollkommen geschmolzen ist. Durch Addition von Chlorwasserstoff, die durch Einleiten von HCl in die ätherisch-alkoholische Lösung bewirkt wird, entsteht nach Mauthner[10]) das in äußerst feinen, seidenglänzenden, biegsamen Nadeln krystallisierende Chlorcholestanol, das bei 154—155° unter Gasentwicklung schmilzt.

Das durch Aufnahme von 2 Atomen Br in 1 Mol. Cholesterin entstehende Cholesterindibromid wurde von Wislicenus und Moldenhauer[11]) durch Vermischen von Brom mit einer ätherischen Lösung von Cholesterin dargestellt. Die Bildung dieser Verbindung wird von Windaus[12]) als einer der besten Nachweise des Cholesterins bezeichnet.

---

[1]) W. Glikin, Berichte d. Deutsch. chem. Gesellschaft **41**, 910 [1908].
[2]) O. Diels u. K. Linn, Berichte d. Deutsch. chem. Gesellschaft **41**, 260 [1908].
[3]) O. Lindenmeyer, Journ. f. prakt. Chemie **90**, 321 [1863].
[4]) O. Hesse, Annalen d. Chemie u. Pharmazie **192**, 178 [1878].
[5]) O. Diels u. K. Linn, Berichte d. Deutsch. chem. Gesellschaft **41**, 260, 544 [1908].
[6]) E. Schulze u. E. Winterstein, Zeitschr. f. physiol. Chemie **43**, 316 [1904]; **48**, 546 [1906].
[7]) O. Porges u. E. Neubauer, Biochem. Zeitschr. **7**, 152 [1908].
[8]) K. Obermüller, Zeitschr. f. physiol. Chemie **15**, 38 [1891].
[9]) J. Mauthner u. W. Suida, Monatshefte f. Chemie **15**, 101 [1894].
[10]) J. Mauthner, Monatshefte f. Chemie **27**, 307 [1906].
[11]) J. Wislicenus u. W. Moldenhauer, Annalen d. Chemie u. Pharmazie **146**, 177 [1868].
[12]) A. Windaus, Archiv d. Pharmazie **246**, 122 [1908].

Über die Einwirkung von Natrium auf Cholesterin in siedendem Amylalkohol sowie über Versuche, es durch Hydrierung in koprosterinähnliche Körper zu verwandeln, siehe bei Neuberg und Rauchwerger[1]), Diels und Abderhalden[2]), Neuberg[3]), Willstätter und Mayer[4]), Windaus[5]), Diels und Linn[6]).

Cholesterin-α-naphthylurethan $C_{10}H_7 \cdot NH \cdot COO \cdot C_{26}H_{34}$ entsteht aus den Komponenten (vgl. S. 201); scheidet sich aus abs. Äther in Tafeln vom Schmelzp. 175—176° aus[7]).

Bei der Oxydation des Cholesterins entstehen je nach Anwendung des Oxydationsmittels und nach Modifikation der Mengen- und Temperaturverhältnisse verschiedene Produkte.

Erhitzt man Cholesterin mit Kupferoxyd auf 280—300°, so geht es nach Diels und Abderhalden[8]) in eine um 2 Wasserstoffatome ärmere Verbindung, das dem Cholesterin entsprechende Keton, Cholestenon, über, dessen Ketoneigenschaften durch die Bildung eines Phenylhydrazons, eines Oxims und eines Semicarbazons sichergestellt sind. Die gleiche Verbindung entsteht nach Windaus[9]), wenn man das (obenerwähnte) Cholesterindibromid in schwefelsaurer Lösung mit Kaliumpermanganat zum Cholestenondibromid oxydiert, und hieraus durch Reduktion mit Zinkstaub und Eisessig die beiden Bromatome fortnimmt und die Doppelbindung wiederherstellt. Windaus gibt ihm die hypothetische Formel:

$$\begin{array}{c} C_{23}H_{39}-CH \\ \diagdown \quad \| \\ CH_2-CO \ \ CH_2 \end{array}$$

Nach dem Umkrystallisieren aus Methylalkohol schmilzt das Cholestenon bei 81—82°.

Mauthner und Suida[10]) erhielten bei der Oxydation von Cholesterin mit Permanganatlösung, je nachdem sie in der Kälte oder in der Hitze arbeiteten, verschiedene Produkte, und zwar Säuren wie $C_{13}H_{18}O_8$ und $C_{14}H_{20}O_9$.

Wird Cholesterin, in Benzol gelöst, mit alkalischer Permanganatlösung geschüttelt, so resultiert nach Windaus[11]) als Produkt der Oxydation ein dreiwertiger Alkohol, Dehydrocholestantriol, der nach seinen Angaben etwa so entsteht, daß die Vinylgruppe CH = CH₂ durch die Oxydation in die Gruppe CHOH · CHO übergeführt wird, die dann mit der benachbarten Methylengruppe ohne Wasseraustritt Ring schließt:

$$\begin{array}{ccc} C_{22}H_{37}-CH & & C_{22}H_{37}-CHOH \\ \diagup \quad \| & & \diagup \quad \diagdown \\ CH_2 \ \ CH_2 \ \ CH_2 \rightarrow & CH_2 \ \ CH-CHOH \\ \diagdown \diagup & & \diagdown \\ CHOH & & CHOH \end{array}$$

Bei der Oxydation von Cholesterin mit Kaliumpermanganat und Eisessig unterschied Lifschütz[12]) drei Phasen und erhielt drei verschiedene Körper. In erster Phase entstand ein Produkt, das in Eisessiglösung auf Zusatz von konz. Schwefelsäure eine schön kirsch- bis violettrote Färbung gab. Das Produkt der zweiten Phase des Oxydationsprozesses gibt mit Essig-Schwefelsäure sofort eine rein grüne Lösung, und in dritter Phase endlich bildete sich eine Dicarbonsäure, deren Kalksalz Zahlen gab, welche mit der Formel $C_{16}H_{38}O_4$ übereinstimmten, so daß dieser Säure, für die Lifschütz den Namen

---

[1]) C. Neuberg u. D. Rauchwerger, Festschr. f. E. Salkowski 1904, S. 281.

[2]) O. Diels u. E. Abderhalden, Berichte d. Deutsch. chem. Gesellschaft 39, 885 [1906].

[3]) C. Neuberg, Berichte d. Deutsch. chem. Gesellschaft 39, 1155 [1906].

[4]) R. Willstätter u. E. W. Mayer, Berichte d. Deutsch. chem. Gesellschaft 41, 2199 [1908].

[5]) A. Windaus, Berichte d. Deutsch. chem. Gesellschaft 40, 2637 [1907].

[6]) O. Diels u. K. Linn, Berichte d. Deutsch. chem. Gesellschaft 41, 546 [1908].

[7]) C. Neuberg u. E. Hirschberg, Biochem. Zeitschr. 27, 339 [1910].

[8]) O. Diels u. E. Abderhalden, Berichte d. Deutsch. chem. Gesellschaft 37, 3099 [1904].

[9]) A. Windaus, Berichte d. Deutsch. chem. Gesellschaft 39, 518 [1906].

[10]) J. Mauthner u. W. Suida, Monatshefte f. Chemie 24, 187 [1903].

[11]) A. Windaus, Berichte d. Deutsch. chem. Gesellschaft 40, 258 [1907].

[12]) J. Lifschütz, Zeitschr. f. physiol. Chemie 50, 436 [1907].

Chollansäure vorschlägt, die Formel $C_{26}H_{40}O_4$ zukäme. Nach den Angaben von A. Windaus[1]) ist die Existenz aller dieser Verbindungen völlig zweifelhaft.

Über Einwirkung von Salpetersäure auf Cholesterin siehe bei Preis und Raymann[2]), Mauthner und Suida[3]), Stein[4]) und über die von Hypobromit bei O. Diels und E. Abderhalden[5]).

Durch **Abspaltung von Wasser aus dem Cholesterin** sind verschiedene Kohlenwasserstoffe dargestellt worden[6])[7])[8])[9]).

Digitoninverbindung des Cholesterins (Digitonin-cholesterid). Mischt man alkoholische Lösungen von Digitonin und Cholesterin, so erhält man nach A. Windaus[10]) sofort einen Niederschlag feiner Nadeln. Gibt man bei der Darstellung die Komponenten in heißer Lösung von bestimmter Konzentration (Digitonin 1 in 100 Alkohol von 90%, Cholesterin 0,4 in 60 Alkohol von 95%) zusammen, so besteht der Niederschlag aus größeren Krystallen, die unter dem Mikroskop aus Rosetten und Nadeln zusammengesetzt erscheinen. Das entstandene Digitonincholesterid $C_{55}H_{94}O_{28} + C_{27}H_{46}O = C_{82}H_{140}O_{29}$ läßt sich leicht durch Zusatz von wenig Wasser zur Lösung in siedendem Methylalkohol umkrystallisieren. Es besitzt keinen Schmelzpunkt, sondern zersetzt sich allmählich beim Erhitzen über 240°. ist löslich in Pyridin; 100 ccm Methylalkohol lösen bei 18° ca. 0,47 g, 100 ccm 95proz. Äthlyalkohol von 18° nur 0,014 g, bei 78° ungefähr 0,16 g. Unlöslich ist die Verbindung in kaltem Wasser, Aceton, Äther, Essigäther und Benzol. Lufttrocken enthält die Verbindung Krystallwasser, das bei 110° langsam abgegeben wird. In getrocknetem Zustand ist sie sehr hygroskopisch. Aus der Analyse folgt, daß je 1 Mol. Digitonin und Cholesterin ohne Wasseraustritt sich vereinigt haben. Die Substanz ist, als chemisches Individuum, nicht als Additionsverbindung aufzufassen. (Äther extrahiert kein freies Cholesterin.)

Die Bildung der Substanz ermöglicht eine quantitative Trennung des Cholesterins von seinen Estern und eine gute quantitative Bestimmung des Cholesterins überhaupt (siehe S. 525).

Digitoninverbindungen liefern auch **Phytosterin** und **Koprosterin**, nicht aber die Cholesterinester[10]).

Nachweis. a) Man schüttelt den Urin mit Äther aus und kann bei größerem Gehalt an Cholesterin erwarten, daß es mikroskopisch im Ätherrückstand an den charakteristischen rhombischen Tafeln erkannt werden kann. Bei kleineren Mengen oder in zweifelhaften Fällen verseift man das Fett, d. h. den gesamten Abdampfrückstand mit alkoholischer Kalilauge bzw. Natriumäthylat (siehe S. 1184 bei dem Kapitel „Faeces"). Man dampft dann den Alkohol auf dem Wasserbade ab, gibt zu dem Rückstand Wasser und extrahiert die Seifenlösung mit Äther. Im Ätherrückstand findet man direkt bzw. nach Umlösen aus wenig siedendem Alkohol dann das Cholesterin.

b) Bei etwas mehr als mikroskopischen Mengen kann man die Überführung in das charakteristische Dibromid nach A. Windaus[11]) vornehmen. Das auf Cholesterin zu prüfende Material wird in einem kleinen Röhrchen in möglichst wenig Äther gelöst und so lange mit einer Bromeisessigmischung (5 g Brom in 100 g Eisessig) versetzt, bis die Braunfärbung bestehen bleibt. Alsbald beginnt die Abscheidung des Cholesterindibromids, das in langen Nadeln krystallisiert und bei 124—125° schmilzt. (Phytosterin gibt die Reaktion nicht.)

---

[1]) A. Windaus, Archiv d. Pharmazie **246**, 149 [1908].

[2]) K. Preis u. B. Raymann, Berichte d. Deutsch. chem. Gesellschaft **12**, 225 [1879].

[3]) J. Mauthner u. W. Suida, Monatshefte f. Chemie **15**, 105 [1894]; **24**, 177 [1903].

[4]) G. Stein, Diss. Freiburg **1905**.

[5]) O. Diels u. E. Abderhalden, Berichte d. Deutsch. chem. Gesellschaft **36**. 3179 [1903]; **37**. 3092 [1904].

[6]) C. Zwenger, Annalen d. Chemie u. Pharmazie **66**, 5 [1848].

[7]) C. Zwenger, Annalen d. Chemie u. Pharmazie **69**, 347 [1849].

[8]) W. E. Walitzki, Compt. rend. de l'Acad. des Sc. **92**, 195 [1881].

[9]) J. Mauthner u. W. Suida, Monatshefte f. Chemie **17**, 34 [1896].

[10]) A. Windaus, Berichte d. Deutsch. chem. Gesellschaft **42**, 238 [1909].

[11]) A. Windaus, Archiv d. Pharmazie **246**, 122 [1908].

c) Ein außerordentlich scharfer Nachweis des Cholesterins besteht in der Bildung des Digitonincholesterids nach A. Windaus[1] (siehe S. 522). Noch 0,0001 g in 1 ccm 90 proz. Alkohol gibt eine deutliche Reaktion.

d) Farbenreaktionen.

Zum schnellen Nachweis des Cholesterins sind eine große Anzahl von Farbenreaktionen ausgearbeitet worden, die zum Teil überaus empfindlich sind. Zum ausschließlichen Nachweis des Cholesterins sind sie jedoch nicht geeignet, weil sie erstens für das Cholesterin großenteils nicht absolut charakteristisch sind, und weil zweitens die Farbenreaktionen meist durch Zusatz von konz. Schwefelsäure hervorgerufen werden, so daß, wenn in dem zu untersuchenden Materiale Bestandteile vorhanden sind, die sich mit konz. Schwefelsäure braun oder schwarz färben, die Farbenreaktion des Cholesterins hierdurch gestört oder ganz verdeckt werden kann[2]. Folgende Farbenproben seien hier angeführt.

1. Die Reaktion von Moleschott[3] tritt ein, wenn man Cholesterin mit Schwefelsäure verschiedener Konzentrationen versetzt, und zwar ist die Farbe eine verschiedene, je nach der Konzentration der Säure. Moleschott sagt, „ daß das Verhältnis 3 Raumteile Säure und 1 Raumteil Wasser das schönste Violett, 5 Raumteile Säure auf 1 Raumteil Wasser das schönste Carminrot, 2 : 1 lila, 14 : 1 carminrot bis rotbraun gibt, daß an der Luft die carminrote Nuance sich in Violett verwandelt, während umgekehrt die Lilafarbe ausgesprochen rötlich wird. Die Krystalle bleiben bei dem Verhältnisse 3 : 1 beinahe ganz unversehrt, während stärkere Säure die Kanten und Ecken mehr und mehr abrundet, und merkwürdigerweise konz. Säure mit der in den Verhältnissen 2$^{1}/_{2}$: 1, 2 : 1 und 1 : 1 verdünnten darin übereinstimmt, daß sie die Krystalle zu Tropfen zerfließen macht. Die Färbungen treten zunächst nur an den Rändern der Krystalle auf und bilden einen Saum um sie.“

2. Die Reaktion von Salkowski[4] wird folgendermaßen ausgeführt: Löst man einige Zentigramme Cholesterin in Chloroform, fügt das gleiche Volumen konz. Schwefelsäure hinzu [nach den Angaben von Hesse[5] besser Schwefelsäure vom spez. Gew. 1,76] und schüttelt um, so färbt sich die Chloroformlösung sofort blutrot, dann kirschrot bis purpurn, und diese Farbe hält sich tagelang unverändert. Gleichzeitig zeigt die unter dem Chloroform befindliche Schwefelsäure eine starke grüne Fluorescenz. Gießt man ein wenig der Chloroformlösung in eine Schale, so färbt sie sich — infolge von Wasseranziehung — sehr schnell blau, dann grün, endlich gelb. Wird die purpurrote Chloroformlösung mit Chloroform verdünnt, so wird sie erst blasser, dann blau, endlich fast farblos, zeigt dann jedoch eine schöne, grüne Fluorescenz. Beim Schütteln mit der darunter befindlichen Schwefelsäure nimmt sie ihre frühere Färbung wieder an.

3. Die Reaktion von Obermüller[6] beruht auf der merkwürdigen Eigenschaft des Cholesterinpropionsäureesters, beim Übergang vom geschmolzenen in den festen Zustand charakteristische Farbenerscheinungen zu liefern. Zur Ausführung der Reaktion schmilzt man in einem Reagensglase eine kleine Menge bei 110° getrocknetes Cholesterin vorsichtig mit 2—3 Tropfen Propionsäureanhydrid oder erhitzt das Gemisch $^{1}/_{2}$ Stunde im siedenden Wasserbade. Der dabei entstandene geschmolzene Ester wird beim Abkühlen zuerst violett, dann allmählich blau, grün, dunkelgrün, orange, carminrot und kupferrot. Die blaue Farbe und die grüne erhalten sich lange Zeit sehr scharf. Beim plötzlichen Abkühlen der Schmelze entsteht die kupferrote Farbe, die ebenfalls längere Zeit anhält. Die blaue Farbe kann längere Zeit in der Weise sichtbar erhalten werden, daß man die in einem Kölbchen befindliche Substanz in eine auf 98° erwärmte Glycerinlösung taucht und so zum Schmelzen bringt. Der Farbenwechsel wird am besten an einem Glasstab vor einem dunklen Hintergrunde wahrgenommen; er beruht wahrscheinlich auf der Entstehung flüssiger Krystalle (O. Lehmann) oder auf Trimorphismus (F. M. Jäger).

4. Reaktion von C. Liebermann[7] und H. Burchard[8] (Cholestolreaktion). Man löst etwas Cholesterin in einem absolut trockenen Reagensglase in etwas Chloroform, fügt 2—4 Tropfen Essigsäureanhydrid hinzu und dann vorsichtig tropfenweise konz. H_2SO_4. Nach vorübergehender Rosafärbung tritt Bläuung ein, die nach

[1] A. Windaus, Berichte d. Deutsch. chem. Gesellschaft **42**, 238 [1909].

[2] C. Neuberg, Biochem. Zeitschr. **7**, 206 [1908].

[3] J. Moleschott, Wiener med. Wochenschr. **5**, 129 [1855].

[4] E. Salkowski, Archiv f. d. ges. Physiol. **6**, 207 [1872].

[5] O. Hesse, Annalen d. Chemie u. Pharmazie **211**, 284 [1882].

[6] K. Obermüller, Zeitschr. f. physiol. Chemie **15**, 38 [1891].

[7] C. Liebermann, Berichte d. Deutsch. chem. Gesellschaft **18**, 1803 [1885].

[8] H. Burchard, Malys Jahresber. d. Tierchemie **1889**, 85.

einiger Zeit einer grünen Nuance Platz macht. Letztere tritt meist allein auf, falls nur
Spuren Cholesterin zugegen sind.

5. **Probe von Tschugaeff[1]).** Fügt man zu einer Lösung von Cholesterin in Eisessig etwas Acetylchlorid und ein wenig geschmolzenes Chlorzink und erhitzt 5 Minuten
lang, so tritt Rosarotfärbung und gleichzeitig eosinartige Fluorescenz der Lösung ein.
Empfindlichkeit 1 : 80 000.

6. **Probe von Neuberg und Rauchwerger[2]).** Man löst ein stecknadelkopf-
großes Stückchen Cholesterin unter Erwärmen in $1\frac{1}{2}$ ccm abs. Alkohol und gibt 1—2
Tropfen Rhamnoselösung[3]) (2 : 100) oder δ-Methylfurfurollösung[4]) hinzu. Unterschichtet
man nun mit 2 ccm konz. H_2SO_4, so entsteht an der Berührungsstelle ein himbeerfarbener
Ring. Mischt man alsdann unter Kühlung, so wird die ganze Flüssigkeit himbeerfarben.
Nach ev. Verdünnung mit Alkohol zeigt sie im Spektroskop einen dunklen Streifen im
Grünblau, der bei E scharf beginnt und sich bis b erstreckt. 0,002 g Cholesterin geben
die Probe noch sehr deutlich.

Statt Alkohol kann auch Eisessig bei der Probe verwendet werden. Mit Gallensäuren[2])[5]) und Campherarten fällt die Reaktion ebenfalls positiv aus; Ölsäure gibt eine
ähnliche Färbung.

7. **E. Hirschsohn[6])** gibt folgende Reaktion an: Verflüssigte Trichloressigsäure
(9 T. Säure und 1 T. Wasser) färbt Cholesterin (1 mg + 10 Tropfen des Reagens) nach
etwa 1 Stunde hellviolett, nach 12 Stunden intensiv rotviolett. Wird das erwähnte Gemisch bis zum Aufkochen erhitzt, so färbt es sich sofort rot mit schwacher Fluorescenz;
nach $\frac{1}{4}$ Stunde wird die Farbe himbeerrot, nach 12 Stunden blauviolett, nach 24 Stunden
blau. Verstärkt wird die Reaktion durch die Gegenwart HCl abspaltender Mittel, z. B. von
Acetylchlorid, Chlorantimon, PCl_5, oder durch eine Lösung von 9 T. Trichloressigsäure
in 1 T. Salzsäure ($D = 1,12$).

8. **G. Denigès[7])** empfiehlt als außerordentlich empfindlich die folgende Farbenprobe
an, die eine **Kombination der Reaktionen von Liebermann und Salkowski**
(siehe oben) darstellt: ·
Löst man etwas Cholesterin in Chloroform und versetzt die Lösung mit der Hälfte
ihres Volumens Schwefelsäure (spez. Gew. 1,76), so erhält man die Reaktion von **Salkowski**. Fügt man nun zu der überstehenden Chloroformschicht 1—5 Tropfen Essigsäureanhydrid (je nach der Stärke der Färbung des Chloroforms), so stellt sich eine prächtige carminrote Färbung ein, die Schwefelsäure wird blutrot. Die Natur des Spektrums
zeigt, daß die dabei auftretenden Farben nicht dieselben wie bei der **Liebermann**schen
Reaktion sind. Die Probe beruht nicht auf der Anwesenheit von Glyoxylsäure im
Essigsäureanhydrid, sondern wird durch das Essigsäureanhydrid selbst hervorgerufen;
die Reaktion soll noch 0,02 mg Cholesterin, in 1 ccm Chloroform gelöst, erkennen
lassen.

9. **A. Windaus[8])** gibt an, daß durch konz. Schwefelsäure und ein wenig Jod krystallisiertes Cholesterin bald violett, blau, grün und rot gefärbt wird. Dieses Verhalten bietet
ein gutes **mikroskopisches** Erkennungsmittel für Cholesterin.

Cholesterinester geben nach E. **Salkowski[9])** dieselben Farbenreaktionen wie freies Cholesterin.

---

[1]) M. L. Tschugaeff, Zeitschr. f. angew. Chemie **1900**, 618, Malys Jahresber. d.
Tierchemie **1900**, 62.

[2]) C. Neuberg u. Dora Rauchwerger, Festschr. f. Salkowski **1904**, 279; Zeitschr.
f. physiol. Chemie **47**, 335 [1906]. — D. Ottolenghi, Atti della R. Accad. dei Lincei
Roma **15**, I, 44 [1906]; Chem. Centralbl. **1906**, I, 1463.

[3]) Eine 2proz. Rhamnoselösung ist sehr lange haltbar, wenn sie dauernd mit etwas
Chloroform versetzt bleibt.

[4]) Die δ-Methylfurfurollösung gewinnt man wie folgt: 5 g käufliche Rhamnose werden
in 20 ccm H_2O gelöst und nach Zusatz von 5 ccm konz. H_2SO_4 aus einem Fraktionierkolben unter wiederholtem Wasserzusatz destilliert, bis 250 ccm übergegangen sind. Dieses
Reagens ist nach Zugabe einiger Tropfen Chloroform ebenfalls sehr lange haltbar; es
reicht für viele hundert Proben aus.

[5]) C. Neuberg, Biochem. Zeitschr. **14**, 349 [1908].

[6]) E. Hirschsohn, Pharmaz. Centralhalle **43**, 357 [1902].

[7]) G. Denigès, Bulletin de la Soc. de Pharm. de Bordeaux **1903**; Malys Jahresber.
d. Tierchemie **1903**, 88.

[8]) A. Windaus, Archiv d. Pharmazie **246**, 123 [1908].

[9]) E. Salkowski, Archiv f. d. ges. Physiol. **6**, 207 [1872]; Biochem. Zeitschr. **23**,
361 [1910]; **25**, 427 [1910].

Quantitative Bestimmung.

1. O. Lindenmeyer[1]) benutzt zur Bestimmung die spezifische Drehung.

2. Die quantitative Bestimmung des Cholesterins nach E. Ritter[2]) (S. 1184) wird besser nach der neuen Fettverseifungsmethode von M. Kumagawa und K. Suto[3]) ausgeführt (siehe S. 1160). Für die kleinen Mengen, um die es sich bei Harn handelt, ist das Digitoninverfahren zweckmäßiger [vgl. auch Dorée[4])].

3. Nach A. Windaus[5]) eignet sich zur quantitativen Bestimmung des Cholesterins die Bildung des Digitonincholesterids.

Das zu untersuchende Material wird in der 50fachen Menge kochenden 95proz. Alkohols gelöst und mit einer 1proz. Lösung von Digitonin in 90proz. Alkohol versetzt, solange noch ein Niederschlag entsteht. Nach mehreren Stunden hat sich der Niederschlag abgesetzt. (An der klaren, überstehenden Lösung prüft man, ob die Fällung vollständig ist, und setzt, wenn notwendig, nochmals Digitoninlösung hinzu.) Man filtriert durch einen Goochtiegel, wäscht mit Alkohol und Äther, trocknet bei 100° und wägt. Aus der Menge A des Additionsproduktes läßt sich die Menge C des Cholesterins berechnen nach der Gleichung:

$$A : C = 1589,06 : 386,35,$$

wobei 1589,06 das Molekulargewicht des Digitonincholesterids, 386,35 dasjenige des Cholesterins bezeichnet. Also ist

$$C = A \cdot \frac{386,35}{1589,06} = A \cdot 0,2431.$$

Für die praktische Anwendung der Methode ist es sehr wichtig, das wertvolle Digitonin zurückgewinnen zu können. Dies ist möglich, weil bei höherer Temperatur die Dissoziation des Digitonincholesterids so merklich wird, daß man durch Lösungsmittel, die nur Cholesterin, nicht aber Digitonin auflösen, eine Zerlegung der Komplexverbindung durchführen kann. Am besten eignet sich hierzu siedendes Xylol. Man bringt das Digitonincholesterid in eine Extraktionshülse und extrahiert im Apparat von A. Stock[6]) 10 Stunden mit siedendem Xylol. Das Cholesterin geht dann vollständig in das Xylol über, während das Digitonin in der Extraktionshülse ungelöst zurückbleibt. Es wird mit Äther ausgewaschen und kann dann direkt oder nach dem Umkrystallisieren aus 10 T. 85proz. Alkohol für eine neue Fällung verwendet werden.

Trennung des Cholesterins von seinen Estern.

Diese Trennung ist auf Grund der beschriebenen Bestimmungsmethode des Cholesterins mit Digitonin möglich, da nur das freie Cholesterin, nicht aber seine Ester mit dem Saponin Digitonin in Reaktion treten.

Über Versuche zur Trennung von Cholesterinester und Fetten durch Lipase siehe bei Pribram[7]).

Über die ev. Unterscheidung zwischen Cholesterin und Phytosterin siehe bei A. Bömer[8]) und bei D. Holde[1]) und K. Schäfer (mittels der Cholesterinäther).

1) O. Lindenmeyer, Journ. f. prakt. Chemie 9, 321 [1863].
2) E. Ritter, Zeitschr. f. physiol. Chemie 34, 430 [1902].
3) M. Kumagawa u. K. Suto, Biochem. Zeitschr. 8, 212 [1908]; siehe ferner bei Y. Shimidzu, Biochem. Zeitschr. 28, 237 [1910].
4) Ch. Dorée, Biochchem. Journ. 4, 75, [1909]. — Ch. Dorrée u. J. A. Gardner, Proc. Roy. Soc. London 81, 109 [1909].
5) A. Windaus, Zeitschr. f. physiol. Chemie 65, 110 [1910].
6) A. Stock, Berichte d. Deutsch. chem. Gesellschaft 39, 1976 [1906].
7) H. Pribram, Biochem. Zeitschr. 1, 414 [1906].
8) A. Bömer, Zeitschr. f. Unters. d. Nahr.- u. Genußm. 1898, 41; ferner bei P. Werner, Dissertation, Berlin 1911.
9) D. Holde u. K. Schäfer, Zeitschr. f. angew. Chemie 19, 1608 [1906].

V. Gallensäuren.

In Spuren scheinen Gallensäuren, insbesondere Taurocholsäure, einen Bestandteil des normalen Urins darzustellen; ihr Nachweis gelingt jedoch keines wegs regelmäßig [K. A. H. v. Mörner[1])]. Am häufigsten treten Gallensäuren natürlich im Harn bei Ikterus[2])[3]) auf, doch auch hier nicht konstant und namentlich ohne deutliche Abhängigkeit von den Gallenfarbstoffmengen. Ferner ist Gallensäurereaktion des Urins bei Cholera asiatica und Arsenikvergiftung[4]) (des Hundes) beobachtet worden.

Aller Wahrscheinlichkeit nach handelt es sich im Harn um die sog. gepaarten Gallensäuren, d. h. in erster Linie um die Verbindungen mit Glykokoll und Taurin (siehe S. 750 und 1112).

N-freie Gallensäuren sind bisher mit Sicherheit nicht aus Harn erhalten worden.

Über die letzteren siehe die Literatur bei F. Roehmann[5]) und die neueren Arbeiten von F. Pregl[6]), K. Langheld[7]), Th. Panzer[8]), sowie H. Schrötter, R. Weizenbröck und R. Witt[9]). Die Konstitution der Gallensäuren ist unbekannt; folgende Formeln sind bisher ermittelt:

Cholsäure oder Cholalsäure (Mensch, Rind, Hund)

$$C_{20}H_{31} \begin{cases} COOH \\ CH_2OH \\ CH_2OH \\ CH \cdot OH \end{cases} = C_{24}H_{40}O_5$$

Schmelzp. (wasser- und alkoholfrei) 196—198°; $[\alpha]_D = +37,02°$ (in Alkohol), Natriumsalz $[\alpha]_D = +27,6°$.

Choleinsäure (aus Menschen- und Rindergalle) $C_{25}H_{42}O_4$ oder $C_{24}H_{40}O_4$. Schmelzp. 185—190°; $[\alpha]_D = +48°$ bis $+56,4°$.

Dehydrocholsäure

$$C_{20}H_{31} \begin{Bmatrix} CHO \\ CHO \\ CO \end{Bmatrix} COOH = C_{24}H_{34}O_5$$

Schmelzp. 231—232° bzw. 236—239°; Natriumsalz $[\alpha]_D = +27,64°$.

Desoxycholsäure (aus frischer und fauler Galle) $C_{24}H_{40}O_4$. Die reine Säure schmilzt bei 172—173°; $[\alpha]_D = +50$—53°. Sie ist der Choleinsäure isomer.

α-Hyocholsäure (aus Schweinegalle) $C_{25}H_{40}O_4$. $[\alpha]_D = +5,9°$.

Ursocholeinsäure (aus Eisbärengalle) $C_{18}H_{28}O_4$ bzw. $C_{19}H_{30}O_4$. Schmelzp. 100 bis 101°; $[\alpha]_D = +22,34°$; Natriumsalz $[\alpha]_D = +16,46°$.

Lithofellinsäure (aus orientalischen Benzoarsteinen) $C_{20}H_{36}O_4$. Schmelzp. 205°; $[\alpha]_D = +13,76°$.

Fellinsäure (aus Menschengalle) $C_{23}H_{40}O_4$. Schmelzp. gegen 120°; $[\alpha]_D = +1,4°$. Die Existenz dieser Säure ist zweifelhaft.

Chenocholsäure (aus Gänsegalle) $C_{27}H_{44}O_4$.

α-Scymnol (vom Haifisch) $C_{27}H_{46}O_5$. Schmelzp. 100—101°.

Auf die hämolytische Wirkung der Gallensäuren kann hier nur hingewiesen werden.

[1]) K. A. H. v. Mörner, Skand. Archiv f. Physiol. 6, 332 [1895].
[2]) A. G. Pouchet, Compt. rend. de l'Acad. des Sc. 100, 362 [1885].
[3]) C. Malkoff, Malys Jahresber. d. Tierchemie 1897, 785.
[4]) T. Araki, Zeitschr. f. physiol. Chemie 17, 311 [1893].
[5]) F. Roehlmann, Biochemie 1908, S. 610ff.
[6]) F. Pregl, Archiv f. d. ges. Physiol. 71, 303 [1898]; 72, 266 [1898]; Zeitschr. f. physiol. Chemie 45, 166 [1905].
[7]) K. Langheld, Berichte d. Deutsch. chem. Gesellschaft 41, 378 [1908].
[8]) Th. Panzer, Zeitschr. f. physiol. Chemie 48, 192 [1906].
[9]) H. Schrötter, R. Weizenböck u. R. Witt, Sitzungsber. d. Wiener Akad. 117, 1 [1908]; Monatsh. f. Chemie 29, 395 [1908].

IV. Heterozyklische Reihe.

Stickstofffreie heterozyklische Ringgebilde treten, soweit bisher bekannt, nicht im normalen Stoffwechsel auf.

Wohl aber erscheinen nach künstlicher Zufuhr solcher Produkte deren Abkömmlinge im Harn.

$$\text{So geht Furfurol } \begin{matrix} CH = CH \\ | \quad\quad >O \\ CH = C - CHO \end{matrix} \text{ in Brenzschleimsäure } \begin{matrix} CH = CH \\ | \quad\quad >O \\ CH = C - COOH \end{matrix}$$

über, die beim Hund und Kaninchen größtenteils mit Glykokoll gepaart als **Pyromy-**

$$\text{kursäure } \begin{matrix} CH = CH \\ | \quad\quad >O \\ CH = C \cdot CO \cdot NH \cdot CH_2 - COOH \end{matrix} \text{, beim Vogel als Furfurornithuräure}$$

(Di-pyromucin-diaminovaleriansäure) $C_{15}H_{16}N_2O_6$ zur Ausscheidung kommt.

Ein Teil des Furfurols wird dabei zu **Furfuracrylsäure**, $C_4H_3O \cdot CH = CH \cdot COOH$, wohl infolge Reaktion mit Essigsäure[1] [2] [3]).

$$\text{Ähnlich verhält sich die } \alpha\text{-Thiophensäure } \begin{matrix} CH = CH \\ | \quad\quad >S \\ CH = C - COOH \end{matrix} \text{ insofern, als sie vom}$$

$$\text{Kaninchen als } \alpha\text{-Thiophenursäure } \begin{matrix} CH = CH \\ | \quad\quad >S \\ CH = C \cdot CO \cdot NH_2CH_2 - COOH \end{matrix} \text{ ausgeschieden}$$

wird[4]).

$$\text{Thiophen selbst, } \begin{matrix} CH = CH \\ | \quad\quad >S \\ CH = CH \end{matrix} \text{, wird nach Heffter[5]) nicht wie Benzol zu Oxy-}$$

thiophen oxydiert und nicht als Oxythiophenschwefelsäure oder -glucuronsäure ausgeschieden, sondern in Form eines noch unbekannten, gepaarten Thiophenderivates.

Andere heterozyklische Substanzen, wie **Oxycumarin** und **Euxanthon**, werden im Organismus in Glucuronsäurederivate (siehe S. 453 und 456) umgewandelt.

---

[1]) M. Jaffé u. R. Cohn, Berichte d. Deutsch. chem. Gesellschaft **20**, 2311 [1887].
[2]) M. Jaffé u. R. Cohn, Berichte d. Deutsch. chem. Gesellschaft **21**, 3461 [1888].
[3]) R. Cohn, Zeitschr. f. physiol. Chemie **17**, 274 [1892].
[4]) M. Jaffé u. H. Levy, Berichte d. Deutsch. chem. Gesellschaft **21**, 3458 [1888].
[5]) A. Heffter, Archiv f. d. ges. Physiol. **39**, 420 [1886].

Die stickstoffhaltigen Körper des Harns.

Von
A. C. Andersen-Kopenhagen.

Die verschiedenen, im Harn vorhandenen, stickstoffhaltigen Körper entstammen größtenteils dem Zerfall der Proteinstoffe, und ihre Menge ist deshalb in hohem Grade von dem Eiweißumsatz abhängig; ein gesunder, erwachsener Mensch, der von gemischter Kost lebt, scheidet im Laufe von 24 Stunden durch den Harn stickstoffhaltige Stoffe mit einem gesamten Gehalt von 10 bis 16 g Stickstoff aus. Die Stickstoffabgabe verteilt sich nicht gleichmäßig auf alle Tageszeiten; sie ist am größten in den ersten Stunden nach einer Mahlzeit. Von den stickstoffhaltigen Stoffen im Harn überwiegt unter normalen Verhältnissen der Harnstoff bedeutend, indem 84—91% der ganzen Stickstoffmenge auf diese Substanz entfallen; der Rest des Stickstoffes verteilt sich auf eine Reihe verschiedener Stoffe, die an sich unter normalen Verhältnissen nur in kleinen Mengen vorkommen. Wie man einen jeden dieser Körper bestimmen kann, wird bei der Besprechung der einzelnen Stoffe im folgenden gezeigt werden; zuerst sei die Bestimmung der Gesamtstickstoffmenge behandelt.

Die Bestimmung des Totalstickstoffes nach Kjeldahl.

Um den Gesamtgehalt des Urins an Stickstoff zu bestimmen, benutzt man heutigen Tages fast ausnahmslos die Kjeldahlsche Methode[1]), deren Prinzip das folgende ist: Die zu untersuchende Substanz wird mit einer verhältnismäßig großen Menge konz. Schwefelsäure erwärmt, und zwar auf eine Temperatur, die sich dem Siedepunkte der Schwefelsäure nähert. Hierdurch zersetzt sich die organische Substanz, wobei aller Stickstoff in Ammoniak übergeht; dieses wird von der Schwefelsäure gebunden, während der Kohlenstoff sich mit Sauerstoff verbindet und als CO_2 entweicht. Der nötige Sauerstoff wird von einem Teile der Schwefelsäure geliefert, die dadurch in schweflige Säure verwandelt wird; das entstandene Schwefeldioxyd verflüchtigt sich ebenfalls. Das Vorhandensein eines Katalysators, wie Kupferoxyd oder Quecksilberoxyd, beschleunigt den Prozeß ganz bedeutend. Eine vollständige Oxydation des organischen Stoffes wird bei sehr schwer verbrennlichen Körpern zuletzt durch Zugabe eines Überschusses von getrocknetem pulverisierten Kaliumpermanganat bewirkt. Darauf wird die Flüssigkeit abgekühlt und das gebildete Ammoniak durch Natronlauge freigemacht und in titrierte Säure hinüberdestilliert; eine einfache Titration gibt alsdann die Ammoniakmenge.

---

[1]) J. Kjeldahl, Meddelelser fra Carlsberg Laboratoriet **2**, 1, 323 [1883]; Zeitschr. f. analyt. Chemie **22**, 366 [1883]; **31**, 451 [1892]. — Die Literatur über die Methode ist sehr groß; bis zum Jahre 1894 ist sie bei J. Ephraim (Sammlung der wichtigsten Originalarbeiten über Analyse der Nahrungsmittel. Leipzig 1895) zusammengestellt.

Die Methode ist bei der Analyse aller organischen stickstoffhaltigen Stoffe verwendbar, jedoch mit Ausnahme derjenigen, die den Stickstoff in Form flüchtiger Verbindungen sauren oder indifferenten Charakters enthalten bzw. abgeben, z. B. bei Stickstoffoxyden, bei gewissen Cyanverbindungen und zyklischen Stickstoffderivaten; einzelne Stoffe erfordern eine besondere Behandlung, um richtige Resultate zu liefern (vgl. S. 541 ff).

A. Die übliche Ausführung der Kjeldahlschen Stickstoffbestimmung.

a) Die Zersetzung des organischen Stoffes.

In einen langhalsigen, 100 ccm-Kolben aus Jenaer Glas mißt man genau mit einer Pipette 2,0 ccm Harn[1]) ab und fügt ein wenig (0,05—0,1 g) Kupferoxyd oder metallisches Kupfer oder einige Tropfen Kupfersulfatlösung und 10 ccm konz. Schwefelsäure hinzu. Der Kolben wird auf einem Eisendrahtnetz über einer Flamme erwärmt, zweckmäßig auf einem Argandbrenner mit einem Tonschornstein, welcher die Wärme bis zum Kolben hinleitet und die Flamme am Flackern hindert. Das Eisendrahtnetz ist mit einer Asbestplatte bedeckt, welche gerade über der Flamme mit einem kreisförmigen Ausschnitt versehen ist. Dieser ist so groß, daß der Kolben wohl auf dem Drahtnetze ruht, jedoch so, daß nur der Teil davon, in welchem sich die Flüssigkeit befindet, von der direkten Wärme beeinflußt wird;

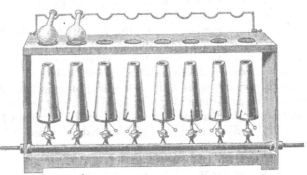

Fig. 1.

dadurch erzielt man, daß die Kolben bei dem Kochen sehr selten zerbrechen. Der Kolben wird schräg gestellt, indem der Hals desselben auf einem am Ofen befestigten Stativ ruht. Die schräge Stellung bewirkt, daß während des Kochens von der Flüssigkeit nichts wegspritzen kann. Anfangs erwärmt man nur schwach, bis das Wasser verdampft und die erste heftige Einwirkung der Schwefelsäure auf dem organischen Stoff beendet ist; danach stellt man die Flamme so ein, daß ab und zu ein kleiner Stoß in der Flüssigkeit erkennen läßt, daß die Temperatur dem Siedepunkt sehr nahe ist. Hierbei destilliert die Schwefelsäure langsam in den Hals des Kolbens hinauf, wo sie sich kondensiert, um wieder in den Kolben zurückzufließen; dabei führt sie die Tropfen, die sich während der ersten lebhaften Reaktion dort angesetzt haben, mit sich zurück; der Kolben erfordert jetzt keine Aufsicht mehr, sondern kann ruhig stehen, bis der Inhalt eine reingrüne Farbe ohne bräunlichen Ton annimmt. Die Dauer ist sehr verschieden und sowohl von der Art als auch von der Menge des behandelten Stoffes abhängig; weniger als 3 Stunden darf jedoch die Flüssigkeit in keinem Falle kochen, sei es auch, daß sie schon vor der Zeit eine reingrüne Farbe bekäme; denn solches kann sehr gut vorkommen, bevor die Zersetzung wirklich vollständig ist. Dieses Verhalten zeigen nament-

---

[1]) Bei dünnen Harnen nimmt man 5 bis 10 ccm Urin in Arbeit.

lich Stoffe wie Kreatin, Kreatinin, Harnsäure u. a., indem sie entweder gar nicht
oder nur ganz vorübergehend die Schwefelsäure während des Kochens bräunen[1]).
Wenn man solche Stoffe analysiert, ist es oft von praktischer Bedeutung,
ein wenig von einem stickstofffreien organischen Stoff, z. B. Rohrzucker[2])
oder Filtrierpapier[3]), beizufügen, die dann beim Verkochen mit Schwefelsäure eine starke Verkohlung geben. Im Eintritt des grünen oder bräunlichen
Tones hat man alsdann ebenso wie bei den stickstoffhaltigen Stoffen, die mit
Schwefelsäure verkohlen, ein deutliches Zeichen der völligen Zersetzung.
Es ist nun ein Erfahrungssatz, daß der Aufschließungsprozeß — von
einigen speziellen Ausnahmen abgesehen (vgl. S. 541) — glatt verläuft, wenn
das Kochen mit konz. Schwefelsäure und mit nur einem Zusatz von ganz
wenig Kupferoxyd mindestens 3 Stunden fortgesetzt wird. Natürlich kann
man von dieser Regel Ausnahmen machen, wenn es sich bei gewissen Stoffen
zeigt, daß eine so lange Kochzeit unnötig ist; in den meisten Fällen spielt es
jedoch eine sehr geringe Rolle, ob man eine Stunde mehr oder weniger erhitzt,
weil ja die Kolben ganz ohne Aufsicht stehen können. Wenn man mit Stoffen
arbeitet, die nur schwierig aufschließbar sind, so kann die Zersetzung sehr
wohl durch schwaches Kochen über Nacht vorgenommen werden.
Nach vollendetem Kochen mit Schwefelsäure nimmt man den Kolben
vom Brenner weg und stellt ihn in ein mit Filtrierpapier versehenes Gefäß;
danach oxydiert man sofort mit trocknem, grob pulverisiertem Kaliumpermanganat, welches in kleinen Dosen mittels eines Spatels in den Kolben gestreut
wird, bis der Kolbeninhalt nach Schütteln auf Grund der ausgeschiedenen
Manganverbindungen eine schmutzigdunkelgrüne Farbe erhält. Wenn die
Oxydation auf diese Weise ausgeführt wird, verursacht sie nie einen Verlust
an Stickstoff. Dagegen darf man nicht, wie es Kutscher und Steudel,
Malfatti, Siegfried[4]) empfohlen haben, wieder kochen, nachdem man
Permanganat hineingetan hat; denn dabei verliert man fast immer
Stickstoff. Kjeldahl hat schon in seiner ersten Abhandlung[5]) ausdrück-
lich davor gewarnt. „Dagegen darf man die grüne Flüssigkeit durchaus nicht
stark erwärmen, wodurch unter starker Sauerstoffentwicklung eine Reduktion
des Manganoxydsalzes eintritt; hierdurch wird die Flüssigkeit wieder hell,
und, wie ich öfters zu beobachten Gelegenheit hatte, ist damit ein deutlicher
Ammoniakverlust verbunden."
Bezüglich der Oxydation mit Kaliumpermanganat ist von verschiedenen
Seiten hervorgehoben worden, daß, wenn die Zersetzung mit Schwefelsäure

[1]) Durch Abbrechen des Kochens, sobald die Flüssigkeit rein grün war (Kochzeit
mitunter nur 5 Minuten), bekamen Fr. Kutscher u. H. Steudel (Zeitschr. f. physiol.
Chemie **39**, 12 [1903]) für eine Reihe von Stoffen, u. a. Kreatin und Kreatinin, allzu kleine
Werte für den Stickstoffgehalt und meinten deshalb, daß die Methode unsicher sei. C. Beger,
G. Fingerling u. A. Morgen (Zeitschr. f. physiol. Chemie **39**, 329 [1903]), H. Malfatti
(Zeitschr. f. physiol. Chemie **39**, 467 [1903]), S. P. L. Sörensen u. C. Pedersen (Compt.
rend. du Labor. de Carlsberg **6**, 126 [1903]); Zeitschr. f. physiol. Chemie **39**, 513 [1903]),
B. Schöndorff (Archiv f. d. ges. Physiol. **98**, 130 [1903]) u. O. Folin (Zeitschr. f. physiol.
Chemie **41**, 238 [1904]) haben indessen gezeigt, daß der von Kutscher u. Steudel ge-
äußerte Zweifel an der Brauchbarkeit der Methode durchaus unberechtigt war; der Fehler
war einfach durch zu kurze Kochzeit verursacht.
[2]) S. P. L. Sörensen u. C. Pedersen, Compt. rend. du Labor. de Carlsberg **6**,
133 [1903]; Zeitschr. f. physiol. Chemie **39**, 513 [1903].
[3]) H. Malfatti, Zeitschr. f. physiol. Chemie **39**, 467 [1903].
[4]) Fr. Kutscher u. H. Steudel, Zeitschr. f. physiol. Chemie **39**, 12 [1903]. —
H. Malfatti, Zeitschr. f. physiol. Chemie **39**, 467 [1903]. — M. Siegfried, Abderhaldens
Handbuch der biochem. Arbeitsmethoden. Berlin 1909. **1**, 355.
[5]) J. Kjeldahl, Zeitschr. f. analyt. Chemie **22**, 375 [1883].

richtig durchgeführt wird, das Hinzufügen von $KMnO_4$ überflüssig ist, ja obendrein schädlich wirkt, indem dadurch ein Verlust an Stickstoff verursacht werden kann. Dazu sei bemerkt, daß eine Oxydation mit Permanganat natürlicherweise überflüssig ist, wenn kein organischer Stoff mehr vorhanden, und dieses wird oft der Fall sein, wenn das Kochen mit Schwefelsäure über die Zeit hinaus fortgesetzt wird, wo die Flüssigkeit grün geworden ist. Jedoch ereignet es sich auch, daß die Zersetzung absolut nicht vollständig ist, obgleich die Flüssigkeit grüne Farbe angenommen hat (vgl. oben), und in einem solchen Fall ist die Verwendung des Kaliumpermanganats notwendig. Deshalb ist es anzuraten, immer nach dem Kochen noch mit Permanganat zu oxydieren; wenn dieses wie oben beschrieben ausgeführt wird, findet kein Verlust an Stickstoff statt. E. Salkowski[1]) warnt vor einer Oxydation, wenn die Substanz reich an Chlor, Brom oder Jod ist, weil in diesem Falle ein Ammoniakverlust durch frei werdendes Halogen entstehen könne. Diese Möglichkeit ist indessen kaum zu befürchten, weil die Halogene Chlor, Brom und Jod durch Kochen des organischen Stoffes mit Schwefelsäure außerordentlich schnell verjagt werden, so daß, wenn nachträgliche Permanganatoxydation vorgenommen wird, keine Spur davon mehr übrig ist. (Siehe die im folgenden angeführten Beispiele, wo selbst organische Halogenverbindungen benutzt wurden.)

0,5 g Jodmethyl-phthalimidmalonester (enthaltend 28,52% J und 3,15% N) wurden mit 10 ccm konz. Schwefelsäure und ein wenig Kupferoxyd gekocht, bis die Flüssigkeit rein grün war; in den ersten 10—15 Minuten der Kochzeit gingen massenhafte Joddämpfe weg. In der so behandelten Probe war es unmöglich, Jodwasserstoffsäure nachzuweisen. Bei der Analyse wurde in dem Präparat 3,11% statt 3,15% Stickstoff gefunden.

0,5 g γ-Brompropylphthalimid (mit 29,83% Br und 5,23% N) wurden in derselben Weise behandelt; anfänglich wurden reichliche Bromdämpfe beobachtet. Nach Verdünnen mit Wasser war es unmöglich, Bromwasserstoffsäure nachzuweisen. Bei der Analyse wurde gefunden: 5,19% statt 5,23% Stickstoff.

0,5 g Bromphthalimidmalonester (mit 20,61% Br und 3,65% N) wurden auf dieselbe Weise und mit demselben Resultat behandelt. Es wurde bei der Analyse gefunden: 3,64% Stickstoff.

Während also kein Grund dazu vorhanden ist, der Oxydation mit Kaliumpermanganat bei der Analyse von halogenhaltigen Stoffen einen schädlichen Einfluß beizumessen, ist es sehr möglich, daß sich gewisse halogenhaltige Stoffe nach Kjeldahls Methode überhaupt nicht analysieren lassen, indem das durch Kochen mit Schwefelsäure davon abgespaltene freie Halogen bei den erwähnten Stoffen einen Stickstoffverlust bewirkt. Die drei obengenannten Stoffe und eine Menge andere lassen sich nach Kjeldahls Methode ohne Schwierigkeit analysieren, aber einige halogenhaltige Verbindungen[2]) des Tryptophans[3]), die C. Neuberg und N. Popowski hergestellt haben, zeigen nach Kjeldahls Methode nur ca. $^3/_4$ ihres wirklichen Stickstoffgehalts; dieser Fall ist jedoch eine seltene Ausnahme.

Nachdem die Oxydation mit Kaliumpermanganat ausgeführt ist, wird der Kolben zum Abkühlen hingestellt und danach so viel destilliertes Wasser hinzugefügt, daß er etwa zu $^3/_4$ gefüllt wird; das Ganze wird durch vorsichtiges Umschütteln gemischt, was natürlicherweise eine Erwärmung hervorruft, so daß der Kolben von neuem abgekühlt werden muß, bevor die Destillation mit Natron vorgenommen werden kann.

---

[1]) E. Salkowski, Zeitschr. f. physiol. Chemie 57, 515 [1908].
[2]) C. Neuberg u. N. Popowski, Biochem. Zeitschr. 2, 375—376 [1906].
[3]) Auch Tryptophan selbst ist nach Kjeldahl schwer verbrennlich, worauf Neuberg u. Popowski (l. c.) aufmerksam gemacht haben und was auch H. Liebermann (Zeitschr. f. physiol. Chemie 58, 88 [1909]) bestätigt hat, vgl. Pyridinursäure S. 741.

b) Die Destillation des gebildeten Ammoniaks.

Fig. 2 zeigt den Destillationsapparat. *A* ist ein ca. 1 l fassender Kupferkolben[1]) ohne Lötungen, *B* ein Waschapparat aus Glas, der durch eine Zinnschlange
mit einem Kühlapparat *C* verbunden ist; dieser besteht aus einer Zinnröhre,
von einem kupfernen Mantel umgeben, durch den kaltes Wasser geleitet wird.
Die Vorlage *D* ist eine gewöhnliche konische Kochflasche von ca. $^1/_4$ l; sie ist
mit einem eingeritzten Zeichen versehen, das den Rauminhalt 100 ccm angibt.

In die Vorlage wird mit einer Pipette eine passende Menge titrierte Schwefelsäure (für 2 ccm Harn werden 15 ccm ca. $^1/_7$ n-Schwefelsäure passend sein)

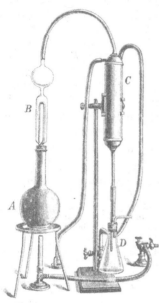

Fig. 2.

eingefüllt. Dann wird die Vorlage mit dem Destillationsapparat durch einen Gummistopfen verbunden und die Kühlung in Gang gesetzt. Die
oxydierte und mit Wasser verdünnte Lösung wird
dann in den Kupferkolben gegossen und der Auf-
schlußkolben 3 mal mit destilliertem Wasser ausgespült, indem er jedesmal etwa zur Hälfte gefüllt
wird. Nachdem das Spülwasser in den Kupferkolben gegossen ist, werden nunmehr ca. 60 ccm
einer 30 proz. Natronlauge hinzugefügt, der Kupferkolben schnell an seinen Platz gebracht und mit
dem Apparat mittels Gummistopfens verbunden.
Mit einem kräftigen Bunsenbrenner wird nun der
Inhalt zum Kochen gebracht; man destilliert
ca. 100 ccm ab. Wird die Flüssigkeit nur in starkem Kochen gehalten, so vermeidet man vollständig jedes Stoßen, und in ca. 8 Minuten ist die
Destillation beendigt. Im Waschapparat *B* sammelt
sich durch Kondensierung sehr schnell ein wenig
Wasser an, welches das überdestillierende Wasser
und Ammoniak von den mitgerissenen kleinen
Natrontröpfchen vollständig befreit. Der Kühlapparat kühlt so vollständig, daß das Destillat
ganz abgekühlt ist, ehe es in die Vorlage gelangt;
das Rohr, welches das Destillat in die Vorlage hinunterführt, endet ein wenig
über der Oberfläche der Flüssigkeit, so daß es nicht notwendig ist, es nach beendeter Destillation abzuspülen. Von irgendeinem Verlust an Ammoniak kann
bei dieser Destillationsmethode niemals die Rede sein, wahrscheinlich weil
es durch die völlige Abkühlung von dem überdestillierten Wasser schon im
Kühler absorbiert wird und seine Tension in der Verdünnung eine minimale ist.

c) Die titrimetrische Bestimmung der Ammoniakmenge.

Wenn die Destillation beendigt ist, wird durch Titration ermittelt, wieviel von der vorgelegten Schwefelsäure noch frei ist; da der Rest der Schwefelsäure von dem überdestillierten Ammoniak neutralisiert ist, so kann deren
Menge durch eine einfache Berechnung gefunden werden. Die Titration kann
selbstverständlich wie jede gewöhnliche Säuretitration mit Natronlauge und
einem passenden Indicator, z. B. Lackmus, Kongo, Methylorange u. a., ausgeführt werden, aber die jodometrische Säuretitration ist jedoch, wie schon

---

[1]) Auch Jenenser Glaskolben sind vielfach in Benutzung.

von Kjeldahl hervorgehoben, überall dort zu empfehlen, wo häufig Stickstoffbestimmungen auszuführen sind. Diese letzte Titriermethode ist überaus schnell und doch sehr scharf, so daß man mit sehr verdünnten Normalflüssigkeiten arbeiten kann. Man braucht dabei nur sehr wenig Substanz zu jeder Analyse, was zur Folge hat, daß die Zersetzung mit konz. Schwefelsäure schnell verläuft; gewöhnlich nimmt man zur Analyse nur so viel Substanz, wie etwa 20 mg Stickstoff entsprechen, und das gebildete Ammoniak wird dann in 15 ccm ca. $^1/_7$ n-Schwefelsäure aufgefangen. Bei der Titration ist dann das Verfahren dergestalt, daß man zum Destillat 5 ccm 5 proz. Kaliumjodidlösung, 2 ccm 4 proz. Kaliumjodatlösung und ein wenig Stärkelösung (2 proz. Lösung von löslicher Stärke, der Haltbarkeit wegen mit Natriumchlorid gesättigt) hinzufügt und das ausgeschiedene Jod mit einer Natriumthiosulfatlösung von bekannter Stärke titriert.

Hierzu wendet man nun am einfachsten eine Natriumthiosulfatlösung von einer solchen Stärke an, daß 1 ccm 1 mg Stickstoff entspricht; diese Lösung enthält 17,7 g reines Natriumthiosulfat pro Liter. Die Lösung läßt sich lange Zeit unverändert aufbewahren, wenn sie aus reinem Salz und mit ausgekochtem Wasser hergestellt und vor Licht und Kohlensäurezutritt geschützt wird. Man bewahrt die Lösung am besten in einer über der Bürette angebrachten schwarzen Flasche (außen mit Asphaltlack bestrichen) auf, wo die Luft nur durch ein in dem Stopfen angebrachtes Rohr mit Natronkalk hindurch eindringen kann, während die Lösung zur Bürette durch ein in einem Tubus unten eingesetztes Glasrohr mit Hahn fließt.

Die Lösung wird am besten mit Hilfe von Ammoniumsulfat eingestellt[1]), das wiederholt durch Umkrystallisieren aus Wasser gereinigt und im Vakuum über Schwefelsäure getrocknet ist. Von dem reinen trocknen Salz wird eine Lösung von bekannter Stärke bereitet, z. B. eine solche, die 1 g Ammoniumsulfat in 100 ccm enthält; 10 ccm werden dann 21,21 mg Stickstoff enthalten. 10 ccm von dieser Lösung werden mit Wasser und Natron destilliert und das Destillat in einer abgemessenen Portion Schwefelsäure aufgefangen und, wie oben angegeben, titriert; gleichzeitig wird ein blinder Versuch ausgeführt, indem man eine ebenso große Menge Wasser und Natron destilliert, das Destillat in einer ebenso großen Menge Schwefelsäure auffängt und in derselben Weise titriert. Die Stärke der Natriumthiosulfatlösung soll dann eine solche sein, daß die durch die Destillation von 10 ccm Ammoniumsulfatlösung gewonnene Ammoniakmenge einen Minderverbrauch von 21,21 ccm Thiosulfatlösung bedingt; ist das nicht der Fall, muß zur Thiosulfatlösung Wasser oder festes Salz hinzugefügt werden, je nachdem sie zu stark oder zu schwach ist, bis eine nochmalige Einstellung das richtige Resultat ergibt.

Wenn man die Natriumthiosulfatlösung, statt sie auf die hier angegebene Weise einzustellen, auf eine Säure von bekannter Stärke einstellen wollte, würde man einen merkbaren Fehler machen[1]). Die durch die Gleichung

$$KJO_3 + 5 KJ + 3 H_2SO_4 = 3 K_2SO_4 + 3 H_2O + 3 J_2$$ ausgedrückte Reaktion

findet nämlich in verdünnten Lösungen nicht gleich in ihrem vollen Umfange statt. Die Hauptmenge des Jods wird augenblicklich ausgeschieden, gegen das Ende aber verläuft der Prozeß sehr langsam. Dies ist die Hauptursache dafür, daß die titrierten farblosen Lösungen beim Stehen wieder blau werden. Die Kohlensäure der Luft spielt dabei nur eine sehr geringe Rolle. Bei der hier erwähnten Anwendung der Reaktion schließt man die Titration, ehe der Prozeß zu Ende ist, aber man kann sich leicht davon überzeugen, daß man völlig

[1]) O. Knublauch, Zeitschr. f. analyt. Chemie 21, 165 [1882].

konstante Resultate erhält, wenn man zu jeder Titration einigermaßen dieselbe Zeit braucht.

Die Säuremenge, die nicht gleich an der Reaktion teilnimmt, ist nach Kjeldahl[1]) außer von der Zeit zugleich auch von der vorhandenen Wassermenge abhängig und wächst mit dieser, wogegen sie praktisch genommen von der zuerst vorhandenen Menge freier Säure unabhängig ist. Es ist deshalb notwendig, stets in demselben Volumen zu titrieren, was man unschwer erreicht, wenn man immer gleichviel in die Vorlage hinüberdestilliert, die aus diesem Grund bei dem Rauminhalt von 100 ccm eine Marke trägt.

Führt man die Titration in der hier angegebenen Weise und unter Beobachtung der erwähnten Vorsichtsmaßregeln aus, wird man immer konstante und zuverlässige Ergebnisse erhalten. Von Zeit zu Zeit, und immer dann, wenn man neue Reagenzien (konz. Schwefelsäure oder Natronlauge) in Gebrauch nimmt, sollen blinde Versuche gemacht werden, bei welchen 10 ccm konz. Schwefelsäure nach Zusatz von etwas Kupferoxyd und — mit Rücksicht auf etwa vorhandene Stickstoffoxyde (siehe S. 543) — von etwa $1/2$ g reinem Rohrzucker oder von ein wenig Filtrierpapier erhitzt, oxydiert und wie bei einer wirklichen Analyse destilliert werden. Die Berechnung ist dann so einfach wie überhaupt möglich: Werden für die 15 ccm der etwa $1/7$ n-Schwefelsäure, die sich auch bei dem blinden Versuch in der Vorlage befinden, a ccm $1/14$ n-Natriumthiosulfatlösung gebraucht, während bei einer wirklichen Analyse nur x ccm der Thiosulfatlösung benutzt werden, so waren in der zur Analyse genommenen Substanzmenge $a—x$ mg Stickstoff vorhanden.

B. Abänderungen der Kjeldahlschen Methode.

Die vorher angegebene Ausführungsweise für Kjeldahls Methode entspricht sehr nahe der ursprünglichen und von Kjeldahl ausgearbeiteten. Seit dem Bekanntwerden der Methode sind im Laufe der Zeit von verschiedenen Seiten mehrere Änderungen vorgeschlagen worden, welche jedoch nicht das Prinzip der Methode, sondern nur die Einzelheiten der Ausführung betreffen. Ein Teil dieser Änderungen bezieht sich auf die benutzten Apparate, während andere Zusätze verschiedener Art behandeln; die wichtigsten werden im folgenden besprochen.

a) Änderung der Veraschungsapparate.

Für das Kochen mit konz. Schwefelsäure sind zum Erwärmen der Kolben mehrere Öfen angegeben, ohne daß sich jedoch sagen läßt, daß sie einen größeren Vorteil als der S. 529 erwähnte bieten. Wenn der Stoff, den man untersuchen will, größere Mengen von anorganischen und in konz. Schwefelsäure unlöslichen Stoffen enthält (z. B. Phosphorwolframsäure, Bariumsalze, Bleisalze), neigt die Flüssigkeit oft während des Kochens zum starken Stoßen, so daß ein Teil des Kolbeninhaltes leicht herausgeschleudert werden kann, ebenso wie es auch vorkommt, daß die Kolben zerspringen. Um dieses Stoßen zu vermeiden, hat Siegfried[2]) einen besonderen Ofen konstruiert, wo die Kolben während des Aufschließens in steter Bewegung gehalten werden, damit die Flüssigkeit nicht überhitzt werde. Die Konstruktion ist hauptsächlich die, daß die Kolben an einem wagerechten Arm festgespannt werden, der durch eine mit Exzenter versehene Scheibe hin und her bewegt wird; das Erhitzen erfolgt über

---

[1]) J. Kjeldahl, Meddelelser fra Carlsberg Laboratoriet **2**, 323 [1888]; Zeitschr. f. analyt. Chemie **31**, 451 [1892].

[2]) M. Siegfried, Zeitschr. f. physiol. Chemie **41**, 1 [1904].

freier Flamme, indem sich einzeln regulierbare Bunsenbrenner mit Pilzaufsatz unter den Kolben befinden. Mittels dieses Apparates läßt sich das
Stoßen vermeiden.

Wenn man besonders billige Elektrizität zur Hand hat, kann es vorteilhaft sein, mit ihrer Hilfe das Erhitzen zu besorgen, indem man entweder einen
elektrischen Strom durch die Flüssigkeit führt oder die Kolben auf einen
elektrisch geheizten Ofen setzt; die erste Methode ist von Budde und Schou[1]),
die andere von J. Sebelien[2]) empfohlen.

Buddes und Schous Apparat ist in Fig. 3 dargestellt.

Eine Kugelröhre, deren Kugel so klein sein muß als möglich (in der Regel etwa 50 ccm
fassend, bei Stoffen, die bei der Zersetzung stark schäumen, wird dieselbe jedoch etwa
100 ccm groß genommen) und deren röhrenförmiger Teil etwa 2 cm Durchmesser hat,
wird an dem einen Ende (A) so geschlossen, daß dieser verschlossene
Zweig etwa 10 ccm enthalten kann. Die abgewogene Substanz wird in
diesen Raum gebracht und mit einer Mischung von 4 ccm rauchender
und 8 ccm konz. Schwefelsäure übergossen. Die Substanz wird gut mit
der Säure gemischt, und die Elektroden werden in das Gemisch eingeführt.

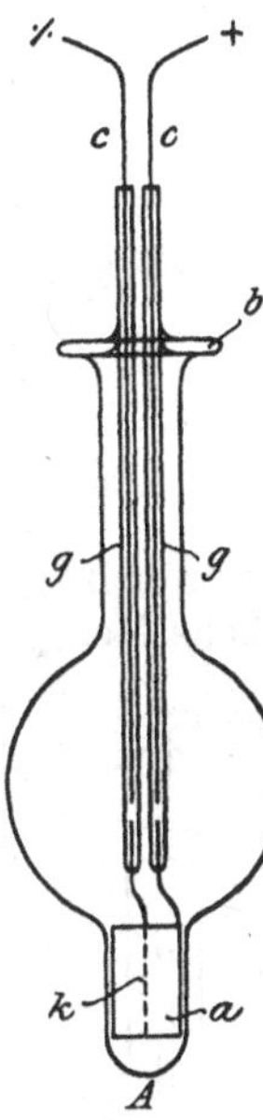

Als Anode wird ein in Zylinderform gebogenes Platinblech (a) (etwa
0,1 mm dick, 50 mm breit, 30 mm lang) benutzt, das auf der Mitte
seiner längsten Seite einen aufgeschweißten Platindraht von etwa 5 cm
Länge trägt. Die Kathode (k) besteht aus einem etwa 18 mm langen,
1 mm dicken Platindraht, der auf einen dünneren aufgeschweißt und
darauf flach gehämmert ist. Jeder der dünnen Platindrähte ist in das
Ende je eines Glasrohres (g) eingeschmolzen, in welche Kupferdrähte (c)
gesteckt werden. Der Kontakt wird durch Quecksilber hergestellt. Die
beiden Glasröhren werden am vorteilhaftesten miteinander durch eine
aufgeschmolzene Glasstange (b) verbunden, die rund gebogen wird,
so daß die Kathode sich in der Achse der Anode befindet. Wenn die
Elektroden eingeführt sind, ruhen sie mit diesem Bügel auf dem Rand
des Kolbens. Um Verluste durch Spritzen zu vermeiden, wird der Apparat
beim Gebrauche etwas geneigt. Der Strom wird nun geschlossen, indem
man jeden der Kupferdrähte mit dem zugehörigen Pol der Stromquelle,
die einen Spannungsunterschied von 8 Volt hat, verbindet. Im Anfang
passiert nur ein schwacher Strom, binnen kurzer Zeit steigt die Stromstärke
jedoch auf etwa 10 Ampere, wodurch die Flüssigkeit sich stark erwärmt.
(Falls die Stromstärke zu langsam steigen sollte, kann man durch anfäng-
liches, schwaches Erwärmen der Säure die Reaktion beschleunigen.) Im
Laufe von etwa $3/4$ Stunden wird die Flüssigkeit in der Regel farblos sein,
wobei sich jedoch in derselben oft eine geringe Menge schwarzen Boden-
satzes vorfindet, ebenso wie sich die Kathode mit einem schwarzen Pulver
überzieht. Am Schlusse der Operation wird in den meisten Fällen ungefähr
die Hälfte der Säure zersetzt oder verdampft sein. Es entwickelt sich eine Menge schwefliger Säure während des Prozesses, und es schlägt sich oft etwas Schwefel im Kolben-
halse nieder.

Fig. 3.

Sebelien versuchte zuerst für das Erhitzen der Kjeldahl-Kolben
Kryptolöfen zu benutzen, da sich diese aber nicht bewährten, hat er die
Firma W. C. Heraeus veranlaßt, einen besonderen Ofen für diesen Zweck
zu bauen. Der Ofen ist im wesentlichen wie der Heraeussche Tiegelglühofen
konstruiert.

Der Heizraum ist schalenförmig mit 11 cm weiter oberer Öffnung bei $6^{1}/_{2}$ cm Tiefe;
er ist mit Schamottemasse ausgefüttert, in der die Widerstandsdrähte aus Platin eingebettet
sind. In diesen Raum paßt ein rundbäuchiger Kjeldahl-Kolben von 500 ccm Inhalt aus
Jenenser Glas gut hinein, natürlich auch kleinere Kolben. Der Heizraum wird oben bedeckt
mit einem mit Asbest ausgefütterten Aufsatz aus Nickelblech, der mit einem seitlichen
Ausschnitt für den Kolbenhals versehen ist. Die Außenfläche des ganzen Heizofens ist

[1]) C. C. L. G. Budde u. C. V. Schou, Zeitschr. f. analyt. Chemie **38**, 344 [1899].
[2]) J. Sebelien, Chem.-Ztg. **33**, 785 [1909].

aus blankem Nickelblech verfertigt. Für den seltenen Fall, daß ein Kolben während des Erhitzens zerspringen sollte, ist in den unteren Teil des Heizkörpers eine lose Schale aus Nickelblech hineingelegt, von der unten ein Rohransatz die möglicherweise ausfließende Säure durch eine Öffnung im Boden des Ofens nach außen zu führen vermag. Der Ofen läßt sich an eine elektrische Anlage direkt anschließen und verbraucht bei 110 Volt Spannung 1,7 Ampere, wobei die Temperatur im Heizraum in etwa $1/4$ Stunde auf 200° steigt; in weniger als $1/2$ Stunde kann man auch 300° erreichen. Bei fortgesetztem Erhitzen läßt sich die Temperatur sogar auf etwa 360° oder mehr steigern; es ist dabei zweckmäßig, wenn man die Siedetemperatur der Schwefelsäure erreicht hat, sowie auch schon im Anfang, wenn man nur ein schwaches Anwärmen wünscht, einen Widerstand einzuschalten. Am zweckmäßigsten ist dieses, wenn mehrere Bestimmungen gleichzeitig auszuführen sind, wo also eine Reihe von Öfen gleichzeitig nebeneinander im Betriebe sind, in der Weise erreichbar, daß man die Öfen paarweise nacheinander schaltet, so daß der eine Ofen als Widerstand für den anderen dient. Eine auf Schiefer montierte Schalttafel, mittels der man die Öfen reihenweise oder parallel einschalten kann, ist außerhalb des Abzugsschrankes anzubringen.

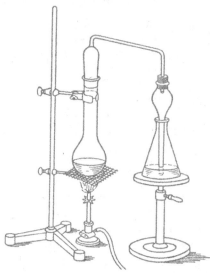

Fig. 4a.

Wie nun auch das Erhitzen vorgenommen wird, so entwickelt sich jedoch während des Aufschließens eine reichliche Menge schwefliger Säure, und das Kochen muß deshalb unter einem guten Abzuge geschehen.

Wenn ein solcher nicht vorhanden ist, kann man die Säurekochung in dem von Vogtherr[1]) angegebenen Apparat ausführen (siehe Fig. 4a).

Ein langhalsiger 500 ccm Jenaer Kolben ist mit einer luftdicht eingeschliffenen Glocke versehen, welche in ein Destillationsrohr ausläuft; dieses wird mit dem oberen Ende eines senkrechten Rohres verbunden, dessen anderes Ende in Natronlauge eintaucht. Dadurch werden die entwickelten Gase in die Natronlauge geleitet und von ihr absorbiert; das senkrechte Rohr ist mit einem ausgeblasenen Behälter von solcher Größe versehen, daß er alle Natronlauge fassen kann; dadurch ist ausgeschlossen, daß etwas von der Natronlauge in die kochende Schwefelsäure zurücksteigen kann.

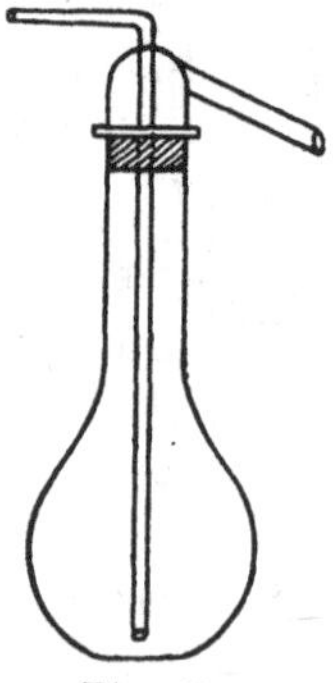

Eine Abänderung des Apparates zeigt Fig. 4b.

Fig. 4b.

Die Glocke trägt ein eingeschmolzenes Glasrohr, welches bis auf den Boden des Kolbens reicht und die Zuleitung von Wasserdampf oder anderen Gasen gestattet, wenn der Apparat zu Destillationen benutzt wird. In diesem Kolben ist ein Zurücksteigen der Absorptionsflüssigkeit vollständig ausgeschlossen.

b) Änderungen der Destillationsapparate.

Wenn das Kochen mit konz. Schwefelsäure beendet und die Oxydation mit Kaliumpermanganat vorgenommen worden ist, wird das gebildete Ammoniak mit Natron freigemacht und abdestilliert. Im vorhergehenden ist die Anwendung von Kupferkolben zur Destillation erwähnt worden, was den Vorteil hat, daß man schnell destillieren kann, so schnell, daß ein Stoßen während des Kochens vermieden wird. An vielen Orten benutzt man indessen

---

[1]) M. Vogtherr, Chem.-Ztg. **27**, 988 [1903].

beständig Destillationskolben aus Glas; da man aber in solchen Fällen nicht so stark erhitzen kann, nimmt die Destillation viel längere Zeit in Anspruch, und gleichzeitig tritt infolge des langsamen Kochens starkes Stoßen ein, das leicht ein Springen der Kolben verursachen kann. Um dieser Unannehmlichkeit entgegenzuwirken, fügt man entweder etwas Zink[1]) oder Talk[2]) hinzu. Zink ist wohl am besten, indem beim Kochen damit eine langsame Wasserstoffentwicklung stattfindet, welche die Flüssigkeit vor Überhitzung schützt. Dabei hat man indessen zu beachten, daß die verwendete Natronlauge frei von Salpetersäure sein muß, weil sonst durch Reduktion des letzteren Ammoniak gebildet wird. Ferner wende man nur einen geringen Überschuß von Natronlauge und möglichst wenig Zink an, da sonst leicht etwas Natron in die Vorlage übergehen kann[3]). Bei Anwendung von Zinkstaub statt Zinkblech muß dieser zuerst auf Stickstofffreiheit geprüft werden, weil er Ammoniak abgeben kann[4]).

Werden Destillationskolben aus Glas benutzt, so muß man beim Zusatz der starken Natronlauge dafür Sorge tragen, daß der obere Teil des Kolbenhalses nicht von Natron benetzt wird, da der Kautschukstopfen sonst nicht haftet. Die Natronlauge wird einfach mittels eines Meßgefäßes hinzugefügt; wenn nur der Kolben unmittelbar nach dem Zusatz mit dem Destillationsapparat verbunden wird, braucht man Ammoniakverluste nicht zu befürchten. Die oft angeführte Vorsichtsmaßregel, erst den Apparat vollständig zusammenzubauen und danach die Natronlauge durch einen in dem Stopfen des Destillationskolbens eingesetzten Trichter mit Glashahn hinzuzufügen, ist — wie die Erfahrung ergeben hat — ganz überflüssig.

Oft wird die Zerstörung mit konz. Schwefelsäure in so großen Glaskolben vorgenommen (500—800 ccm), daß die Destillation aus demselben Kolben vor sich gehen kann. Es läßt sich indessen nicht sagen, daß dies irgendeine Erleichterung von Bedeutung sei. Ganz gewiß braucht man dabei die Flüssigkeit von dem kleinen Destruktionskolben nicht in den größeren Destillationskolben hinüberzugießen und das damit verbundene Nachspülen fällt weg, dagegen treten aber Schwierigkeiten in anderen Punkten auf. Erstens brauchen solche Kolben viel Platz und deshalb müssen die Öfen ziemlich groß sein, was unangenehm ist, weil sie in einem Abzug stehen sollen; die Hauptschwierigkeit aber ist die, daß sich bei Analysen von Stoffen, die mit Schwefelsäure stark verkohlen, beinahe immer in dem oberen gewölbten Teil des Kolbens halbverkohlte Massen ansetzen, die sich durch das fortdauernde Kochen mit Schwefelsäure von der in dem oberen Teil des Kolbens kondensierten Schwefelsäure nicht wieder hinunterspülen lassen, wie sie auch durch Umschütteln des Kolbens nicht hinunterzuspülen sind; nach Salkowski[5]) muß man dann den Kolben völlig erkalten lassen, die anhängenden Massen mit Wasser hinunterspritzen und aufs neue erhitzen. Dies verlangsamt aber den Prozeß sehr bedeutend und stellt eine Komplikation dar, die man bei Anwendung von kleinen Kolben (100—200 ccm) völlig umgeht, indem die Schwefelsäure hier leicht die in den Kolben festsitzenden halbverkohlten Massen löst.

---

[1]) Zuerst von Kjeldahl vorgeschlagen (Meddelelser fra Carlsberg Laboratoriet **2**, 18 [1883]; Zeitschr. f. analyt. Chemie **22**, 376 [1883]) und später auch von vielen anderen empfohlen.

[2]) P. Argutinsky, Archiv f. d. ges. Physiol. **46**, 581 [1890].

[3]) E. Bosshard, Zeitschr. f. analyt. Chemie **24**, 199 [1885].

[4]) F. Robineau u. G. Rollin, Zeitschr. f. analyt. Chemie **33**, 594 [1894]; nach Moniteur scient. [4] **7**, 138 [1894].

[5]) E. Salkowski, Zeitschr. f. physiol. Chemie **57**, 524 [1908].

Sei es, daß nun die Destillation in einem besonderen Kolben oder direkt im Veraschungskolben vor sich geht, stets muß der Kolben mit einem Aufsatz versehen werden, der die von Wasserdämpfen mitgerissenen Natrontropfen zurückzuhalten hat. Wenn bei der Destillation Zink als Zusatz (siehe oben) verwendet wird, ist ein guter Tropfenfänger besonders notwendig, indem der sich entwickelnde Wasserstoff die Bildung eines feinen Flüssigkeitsstaubes veranlaßt, der sehr schwer zurückzuhalten ist. Besonders zu empfehlen ist die in Fig. 2 gezeigte Form dieses Aufsatzes, indem die überdestillierenden Dämpfe hier gezwungen werden, durch ein wenig Wasser zu brodeln, das sie völlig von Natron befreit. Im Laufe der Zeit sind eine Menge andere Formen vorgeschlagen worden.

Der Kühler soll am besten aus Zinn sein, da Glas von Wasserdämpfen angegriffen wird und an das kondensierte Wasser alkalische Bestandteile abgibt; verwendet man Glaskühler, so müssen diese aus Jenaer Glas gefertigt sein, da dieses am wenigsten angegriffen wird. Bei guter Kühlung kann man das Rohr, welches das Destillat in die Vorlage führt, über der Oberfläche der titrierten Schwefelsäure ausmünden lassen; man braucht dann das Rohr nach der Destillation nicht abzuspülen. Ist die Abkühlung weniger gut, muß man das Destillat in die titrierte Säure hineinführen, um sicher zu sein, daß alles Ammoniak absorbiert wird. Oft wird nur die Vorlage abgekühlt, oder die Destillation ganz ohne Kühlung vorgenommen; in beiden Fällen müssen die Dämpfe in die Schwefelsäure hinuntergeführt werden, und außerdem muß man die Vorlagen noch mit Sicherheitsrohren versehen, die den letzten Rest von Ammoniak absorbieren können. Solchen Röhren kann man verschiedene Formen geben; am einfachsten ist wohl folgende Anordnung.

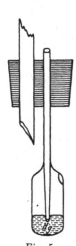

Fig. 5.

Die Vorlage ist mit einem doppelt durchbohrten Stopfen geschlossen, durch dessen eines Loch das Rohr eingesetzt ist, das die Dämpfe in die Vorlage hinunterführt, während in dem anderen ein kleiner Trichter mit Glasperlen angebracht ist; durch letztere läßt man die abgemessene titrierte Säure einlaufen, so daß die Glasperlen mit der Säure benetzt und so instand gesetzt werden, das letzte Ammoniak festzuhalten. Vor der Titrierung wird dann etwas Wasser durch den Trichter gespült.

Wenn die Verlängerung des Kühlrohres in die vorgelegte Schwefelsäure taucht, ist die Gefahr vorhanden, daß die vorgelegte Flüssigkeit während des Destillierens bei plötzlicher Drucksenkung ins Destillationsgefäß zurücktreten soll; um dies zu verhindern, kann man sich des automatischen Quecksilberventils von Fr. Pregl[1]) bedienen, welches den Eintritt der Luft in der einen Richtung zuläßt, in der anderen aber einen vollständigen Abschluß bewirkt (siehe Fig. 5). Wendet man ein solches Ventil nicht an, muß man nach beendeter Destillation immer die Vorlage von dem Kühler loslösen, ehe man die Flamme abdreht. Wenn der Kühler über die Flüssigkeit ausmündet, sind diese Vorsichtsmaßregeln selbstverständlich überflüssig.

c) Katalysatoren, Beschleunigung der Veraschung.

Im vorhergehenden ist flüchtig berührt worden, daß die Zersetzung des organischen Stoffes durch Kochen mit konz. Schwefelsäure schneller verläuft, wenn ein Katalysator vorhanden ist. Diese Beobachtung verdankt man

---

[1]) Fr. Pregl, Zeitschr. f. analyt. Chemie **38**, 166 [1899].

Wilfarth[1]), der die Wirkung einiger Metalloxyde untersucht und dabei gefunden hat, daß nicht alle gleich gut wirken, sondern daß Quecksilberoxyd das beste ist; er fand zugleich, daß die Wirkung nicht allein von der Art des Metalloxydes abhängt, sondern auch von dessen Menge, daß jedoch nicht die Quantität, die überhaupt vorhanden ist, sondern nur diejenige, welche sich in der vorhandenen Säure löst, in Betracht kommt.

Als Katalysator verwendet man in der Regel Kupfer- oder Quecksilberverbindungen. Das Kupfer wird entweder als Oxyd oder Sulfat hinzugefügt, letztenfalls entweder in fester Form oder in wässeriger Lösung; 20 ccm konz. Schwefelsäure können nach Wilfarth 0,1 g Kupferoxyd lösen, und deshalb darf man nicht mehr hinzufügen. Das Quecksilber wird entweder als Quecksilberoxyd (0,3—0,4 g für 20 ccm konz. Schwefelsäure) oder als metallisches Quecksilber (1 Tropfen für 20 ccm konz. Schwefelsäure) hinzugefügt. Der Zusatz von Quecksilberoxyd hat indessen nach Salkowski[2]) die Unannehmlichkeit, daß beim Übergießen desselben mit Schwefelsäure durch Umhüllung der einzelnen Partikelchen mit Quecksilbersulfat sich leicht harte Brocken bilden, die der Auflösung hartnäckig widerstehen und auch Stoßen verursachen können. Salkowski schlägt daher vor, statt Quecksilberoxyd einige Kubikzentimeter einer Lösung von Mercuriacetat von annähernd bekanntem Gehalt anzuwenden, z. B. 5—6 ccm einer ohne Erwärmen hergestellten 10 proz. Mercuriacetatlösung. Es wird gesagt, daß das hierdurch hinzugekommene Wasser keinen schädlichen Einfluß auf den Prozeß ausübt, ja, mehrere Verfasser haben sogar bei der Analyse von festen Stoffen ein Hinzufügen von Wasser angeraten, indem sie behaupten, daß der Prozeß zuvörderst eine Hydrolyse und das Vorhandensein des Wassers deshalb eine Notwendigkeit sei [vgl. Malfatti[3]), Folin[4]) und Salkowski]. Bei der Analyse der Proteinstoffe ist es nun allerdings so, daß die zu kochende Flüssigkeit viel schneller grün wird, wenn außer der konz. Schwefelsäure ein wenig Wasser hinzugefügt wird, aber andererseits ist zu bemerken, daß das Grünwerden der Flüssigkeit wie oben erwähnt, nicht ohne weiteres als ein Zeichen des vollendeten Prozesses betrachtet werden kann; ferner ist es sicher, daß gewisse Stoffe, u. a. auch Aminosäuren (z. B. Lysin) so schwer zersetzlich sind, daß nicht einmal konz. Schwefelsäure — und verdünnte Schwefelsäure natürlich noch weniger — die Zerlegung vollbringen kann, falls man nicht durch Hinzufügen von Kaliumsulfat die Siedetemperatur der Schwefelsäure in die Höhe bringt (siehe S. 541). Das Verdünnen der Schwefelsäure mit Wasser scheint demnach nicht ratsam zu sein. Wendet man Quecksilber als Katalysator an, so empfiehlt sich nach Salkowski[2]), die Bestimmung ohne Unterbrechung zu Ende zu führen oder wenigstens so weit, daß die schwefelsaure Lösung mit Wasser verdünnt werden kann. Tut man das nicht, sondern läßt die unverdünnte Lösung bis zum nächsten Tag stehen, so scheiden sich oft weiße, äußerst fest am Glase haftende Niederschläge, vermutlich Mercuriammonsulfat, aus, welche auch durch Kochen mit Wasser nur sehr schwer oder überhaupt nicht vollständig vom Glas abzulösen sind; es bleibt auch zweifelhaft, ob sie beim nachfolgenden Kochen mit Natronlauge und Natriumsulfid oder Natriumthiosulfat

[1]) H. Wilfarth, Zeitschr. f. analyt. Chemie 24, 455 [1885]; nach Chem. Centralbl. [3] 16, 17, 113 [1885]. Später sind viele andere Forscher zu denselben Ergebnissen wie Wilfarth gelangt.
[2]) E. Salkowski, Zeitschr. f. physiol. Chemie 57, 523 [1908].
[3]) H. Malfatti, Zeitschr. f. physiol. Chemie 39, 470 [1903].
[4]) O. Folin, Zeitschr. f. physiol. Chemie 41, 240 [1904].

vollständig zersetzt werden. Das Verwenden von Quecksilber als Katalysator
hat den Nachteil, daß sich Mercuriammoniakverbindungen bilden, die durch
Kochen mit Natron nicht oder mindestens nicht völlig zersetzt werden; um
den ganzen Gehalt an Ammoniak hinüberzudestillieren, muß man deshalb
einen Stoff hinzufügen, der ein Zersetzen dieser Verbindungen bewirken
kann. Schon Wilfarth[1]) hat dieses eingesehen, indem er vorschlug, die
Quecksilberammoniumverbindungen dadurch zu zersetzen, daß man der mit
Kali- oder Natronlauge übersättigten Lösung vor dem Destillieren Schwefelkalium zufügte. Hierdurch wird das Quecksilber als Schwefelquecksilber gefällt, und die Destillation des Ammoniaks kann nun ohne Schwierigkeiten erfolgen. Es empfiehlt sich, einen reichlichen Überschuß an Schwefelkalium zuzusetzen, damit man von der völligen Zersetzung der Quecksilberammoniumverbindungen überzeugt sein kann. Da die Lösung von Natrium- bzw. Kalium-
sulfid nicht haltbar ist, ist es nach Neuberg[2]) sehr zweckmäßig, statt dessen
Natriumthiosulfat anzuwenden; man benutzt das krystallisierte, käufliche
Präparat $Na_2S_2O_3 + 5H_2O$. Bei der Verwendung von 0,4 g Mercurioxyd wird
zusammen mit der Natronlauge 1 g des pulverisierten Salzes hinzugefügt. Nach
Neuberg ist das Handelspräparat stets stickstofffrei. Salkowski schlägt
in der öfters angeführten Abhandlung vor, eine 20 proz. Lösung des Salzes
zu benutzen und wiederum von dieser Lösung 10 ccm mit der Natronlauge
gemischt hinzuzufügen. Schließlich haben Maquenne und Roux[3]) vorgeschlagen, bei dem Zersetzen der Quecksilberverbindungen Natriumhypophosphit zu benutzen, welches das Quecksilber als freies Metall ausscheidet.
Das Verfahren dabei ist folgendes: Nach beendetem Aufschluß wird abgekühlt
und bis auf ca. 500 ccm verdünnt; wie bekannt, erwärmt sich der Kolbeninhalt
hierdurch wieder, und während er noch warm ist, wird 1 g Natriumhypophosphit
hinzugefügt, welches theoretisch ca. 4,5 g Quecksilber ausscheiden kann.
In der warmen Flüssigkeit löst sich das Salz sehr schnell und das Quecksilber
wird beinahe sofort ausgefällt; in ca. 10 Minuten hält man die Flüssigkeit
60—70° warm, damit die Fällung vollständig werden kann; danach wird sie
abgekühlt, mit Natron übersättigt und in gewöhnlicher Weise destilliert.
Wenn bei der Destillation Zinkstaub hinzugefügt wird, so soll das Hinzufügen
anderer Stoffe überflüssig sein, indem dadurch das Quecksilber[4]) völlig ausgeschieden wird. Nach Neuberg[5]) ist auch xanthogensaures Kalium $C_2H_5O \cdot CSSK$
zur Ausfällung des Quecksilbers brauchbar; man verwendet 1 g Xanthogenat
für 0,4 g HgO.

Wie früher erwähnt, werden fast ausschließlich Kupfer oder Quecksilber
als Katalysatoren angewendet. 1886 hat Ulsch[6]) die Benutzung von Platin
vorgeschlagen; dieser Katalysator hat sich indessen nicht eingebürgert, wird
jedoch ab und zu in der Literatur[7]) erwähnt. 1895 hat nun Delépine[8])
mitgeteilt, daß die Kjeldahl-Methode wahrscheinlich nicht für Stickstoffbestimmungen in Platinammoniaksalzen brauchbar sei; jedenfalls war es ihm

---

[1]) H. Wilfarth, Zeitschr. f. analyt. Chemie 24, 455 [1885]; nach Chem. Centralbl.
[3] 16, 17, 113 [1885].

[2]) C. Neuberg, Beiträge z. chem. Physiol. u. Pathol. 2, 214 [1902].

[3]) Maquenne u. Roux, Bulletin de la Soc. chim. [3] 21, 312 [1899].

[4]) C. Arnold u. K. Wedemeyer, Zeitschr. f. analyt. Chemie 31, 527 [1892].

[5]) C. Neuberg, Biochem. Zeitschr. 24, 437 [1910].

[6]) K. Ulsch, Zeitschr. f. analyt. Chemie 25, 579 [1886] nach Zeitschr. f. d. ges. Brauwesen 1886, 81.

[7]) Siehe u. a. P. Rona u. R. Ottenberg, Biochem. Zeitschr. 24, 355 [1910].

[8]) Delépine, Compt. rend. de l'Acad. des Sc. 120, 152 [1895].

nicht gelungen, allen Stickstoff in reinem Trimethylaminplatinchlorid in Ammoniak zu überführen. Nach eigenen Erfahrungen gelang es bei der Analyse von reinem Dipyridinplatochlorid[1]) überhaupt nicht, Ammoniak zu bilden, trotzdem ich eine Modifikation der Kjeldahl-Methode benutzte, die bei der Analyse von Pyridin richtige Resultate gibt, ja bei Versuchen mit Platinsalmiak zeigte sich sogar, daß nach dem Kochen von 0,2 g mit 10 ccm konz. Schwefelsäure, ein wenig Kupferoxyd und Filtrierpapier (siehe oben) nur 39% der ursprünglichen Ammoniakmenge noch übrig war. Da sich bei dem Kochen reichliche Mengen Chlor entwickeln, muß man annehmen, daß das Chlor in Gegenwart des Platins Ammoniak zersetzt, so daß freier Stickstoff sich entwickelt. Daß dies wirklich der Fall ist, hat sich durch weitere Versuche, die mit ganz kleinen Platinchloridmengen angestellt wurden, bestätigt; dagegen bewirkt das sich entwickelnde Chlor keinen Fehler, wenn kein Platin vorhanden ist[2]). Da Platin also Verlust an Stickstoff verursachen kann, so muß von dessen Anwendung als Katalysator unbedingt abgeraten werden, ebenso wie von der Benutzung der Kjeldahl-Methode bei Stickstoffbestimmungen in Platinsalzen.

Nachdem Wilfarth 1885 nachgewiesen hatte, daß die Anwesenheit gewisser Metalle, z. B. Quecksilber oder Kupfer, die Oxydation der organischen Substanz mittels konz. Schwefelsäure bedeutend beschleunigt, wurde von Arnold[3]) gezeigt, daß die Oxydation durch zwei gleichzeitig vorhandene Metalle (namentlich Quecksilber und Kupfer) noch rascher zu Ende geführt wird, und schließlich zeigte Gunning[4]), daß der Zusatz von Kaliumsulfat ebenfalls eine vorzüglich beschleunigende Wirkung ausübt. Die Metalle wirken, wie schon gesagt, katalytisch, und zwar so, daß ein Gemisch von Kupfer und Quecksilber katalytisch erheblich wirksamer ist, als sich aus der Summe der Einzelwirkung dieser Metalle additiv berechnen läßt; das Kaliumsulfat wirkt dagegen nicht katalytisch, sondern ermöglicht höhere Temperaturen, was auch beschleunigend auf den Prozeß wirkt[5]). Durch Arnolds und Wedemeyers Untersuchungen[6]) hat sich schließlich gezeigt, daß die größte Wirkung durch eine Kombination von Gunnings und Arnolds Modifikationen, also durch eine Zugabe sowohl von Kaliumsulfat als auch von Quecksilberoxyd und Kupferoxyd, erreicht wird; durch diese Kombination gelingt es außerdem, den Stickstoff einer Anzahl von Verbindungen in Ammoniak überzuführen, bei welchen andere Modifikationen der Kjeldahl-Methode im Stiche lassen. Es sind dies namentlich die Verbindungen der Acridin-, Chinolin-, Pyridin- und Piperidingruppe und die Azoverbindungen, sofern die betreffenden Körper nicht schon unterhalb des Siedepunktes der Schwefelsäure flüchtig sind.

Außer den Verbindungen mit ringförmig gebundenem Stickstoff hat man gewisse aliphatische Verbindungen, die sich auch nicht nach der allgemeinen Kjeldahl-Methode analysieren lassen, nämlich diejenigen, welche durch Ringschließung Piperidinverbindungen bilden können (z. B. Lysin, Diaminopimelinsäure u. dgl.). Solche Verbindungen lassen sich indessen, wie Sörensen und Andersen gezeigt haben[7]), durch die obenerwähnte Kombination der

[1]) S. M. Jörgensen, Journ. f. prakt. Chemie [2] **33**, 504 [1886].
[2]) A. C. Andersen, Bohr-Gedächtnisschrift (Skand. Archiv f. Physiol. **25**, 96 [1910]).
[3]) C. Arnold, Zeitschr. f. analyt. Chemie **25**, 581 [1886] nach Chem. Centralbl. 3] **17**, 337 [1886].
[4]) I. W. Gunning, Zeitschr. f. analyt. Chemie **28**, 188 [1889].
[5]) G. Bredig u. I. W. Brown, Zeitschr. f. physikal. Chemie **46**, 502 [1903].
[6]) C. Arnold u. K. Wedemeyer, Zeitschr. f. analyt. Chemie **31**, 525 [1892].
[7]) S. P. L. Sörensen u. A. C. Andersen, Compt. rend. des travaux du Labor. de Carlsberg **6**, 193 [1905]; Zeitschr. f. physiol. Chemie **44**, 429 [1905].

Gunningschen mit der Arnoldschen Modifikation leicht analysieren und ebenso durch die Gunningsche Modifikation allein, wenn außer dem Kaliumsulfat etwas Kupferoxyd zugesetzt wird, doch muß das Kochen hier etwas länger dauern. Der Zusatz des Quecksilberoxyds ist nicht unbedingt erforderlich und wird deshalb oft unterlassen, da er, wie oben besprochen, die Bildung von Quecksilberammoniumverbindungen veranlaßt, die durch besondere Zusätze zerlegt werden müssen. Unter den Zersetzungsprodukten der Proteinstoffe ist bisher keine Verbindung isoliert worden, die ihren Sticktoff in der Art gebunden enthält, daß derselbe durch passendes Erhitzen mit konz. Schwefelsäure nicht vollständig in Ammoniak übergeführt werden kann; dagegen können solche Stoffe sich unter den Zersetzungsprodukten vorfinden, die nur schwierig und bisweilen nur unvollständig bei der gewöhnlichen Kjeldahlschen Bestimmung zerlegt werden. Es empfiehlt sich daher, bei der Analyse von neuen Proteinstoffen oder neuen Zersetzungsprodukten derselben immer zu untersuchen, ob eine Stickstoffbestimmung nach der gewöhnlichen Kjeldahlschen Methode den gleichen Stickstoffgehalt wie eine Bestimmung nach der kombinierten Gunning-Arnoldschen Modifikation gibt, und nur wenn dieses der Fall ist, darf die einfachere Bestimmungsweise verwendet werden. Bei einer solchen Kontrollbestimmung nach Gunning-Arnold ist es ratsam, mindestens 3 Stunden zu kochen.

Wie die Analysen nach der gewöhnlichen Kjeldahlschen-Methode auszuführen sind, ist oben beschrieben worden. Die Ausführungsweise der hier besprochenen Modifikationen ist folgende:

1. **Nach Gunning.** Die Substanz wird mit ca. 20 ccm konz. Schwefelsäure, ca. 20 g Kaliumsulfat und ca. 0,5 g Kupferoxyd gekocht, bis die Lösung rein grün erscheint, doch mindestens 3 Stunden; bei besonders schwer zersetzbaren Verbindungen (Lysin usw.) muß man oft länger kochen. Da in den ersten Minuten des Kochens immer starkes Schäumen eintritt und eine ununterbrochene Überwachung notwendig wäre, so empfiehlt es sich, zuerst nur mit Schwefelsäure, Kupferoxyd und dem vierten Teile des Kaliumsulfats zu kochen und erst nach 10—15 Minuten langem Erhitzen den Rest des Kaliumsulfats hinzuzufügen. Eine Oxydation mit Kaliumpermanganat wird hier nicht benutzt. Nach beendetem Kochen wird bis auf 30—40° abgekühlt und danach mit Wasser verdünnt, was sich auf Grund des vorhandenen Kaliumsulfats ohne Risiko machen läßt. Wenn man mit dem Hinzufügen des Wassers wartet, bis der Kolben mit seinem Inhalt ganz abgekühlt ist, so erstarrt die ganze Masse krystallinisch und läßt sich alsdann sehr schwer wieder lösen.

2. **Nach Gunning-Arnold.** Die Substanz wird mit ca. 20 ccm konz. Schwefelsäure, ca. 0,5 g Kupferoxyd, ca. 1 g Quecksilberoxyd und ca. 20 g Kaliumsulfat gekocht. Für das Hinzufügen von Kaliumsulfat, die Oxydation mit Kaliumpermanganat und das Verdünnen mit Wasser gilt dasselbe wie bei der Modifikation nach Gunning. Bei der Destillation wird außer der Natronlauge noch Schwefelnatrium, Natriumthiosulfat oder Natriumhypophosphit, wie oben erwähnt, beigefügt (S. 540).

Neuerdings hat R. Koefoed[1]) mitgeteilt, daß bei der Gunningschen Modifikation bei längerem Kochen ein wenig Ammoniak infolge der erhöhten Siedetemperatur verloren gehen kann. Die Modifikationen, nach welchen Kaliumsulfat zugegeben wird, sind deshalb nur dann zu benutzen, wenn man

---

[1]) R. Koefoed, Zeitschr. f. physiol. Chemie **69**, 439 [1910].

mit der gewöhnlichen Arbeitsmethode nicht auskommen sollte; wenn sie angewendet werden müssen, darf das Kochen nicht länger als notwendig fortgesetzt werden.

d) Bestimmung des Stickstoffs in Nitraten und Nitroverbindungen.

Wie schon S. 529 erwähnt, erlaubt die Kjeldahl-Methode Stickstoffbestimmungen in allen organischen stickstoffhaltigen Stoffen mit Ausnahme
solcher, die den Stickstoff in flüchtigen Verbindungen sauren oder indifferenten
Charakters enthalten, wie z. B. Stickstoffoxyde oder gewisse Cyanverbindungen.
Schon Kjeldahl zeigte indessen[1]), daß vorhandene Salpetersäure sich nicht,
wie es zu erwarten wäre, verflüchtigte, sondern daß sogar der größere Teil bei
Anwesenheit des organischen Stoffes zu Ammoniak reduziert wurde. So fand
er in salpetersaurem Strychnin, das 10,6% Gesamtstickstoff enthält, von welchem die 7,05% dem Alkaloide gehören, 10,1%, und in einem Gemisch aus
Salpeter und 3—4 mal so viel reinem Zucker wurden 60—80% des Salpeter-
stickstoffs durch Kochen mit konz. Schwefelsäure in Ammoniak verwandelt.
Auf Grund dieser Beobachtung sind mehrere Methoden für quantitative
Bestimmung des Stickstoffes in Nitraten und Nitroverbindungen ausgearbeitet
worden. Bei der Analyse von Nitraten vermeidet man die Verflüchtigung
der freigemachten Salpetersäure durch Zusatz verschiedener Stoffe, welche
sich leicht nitrieren lassen, so hat Asboth[2]) vorgeschlagen, Benzoesäure,
Jodlbauer[3]) Phenol und Förster[4]), um den sonst während des Nitrierens
fast immer auftretenden kleinen Stickstoffverlust völlig zu vermeiden, außer
Phenol noch Natriumthiosulfat zu verwenden. Die gebildeten — oder auch
anfangs vorhandenen — Nitroverbindungen werden während des Kochens
mit konz. Schwefelsäure von dem anwesenden organischen Stoff reduziert,
oder es werden besondere Reduktionsmittel hinzugefügt, z. B. hat Jodlbauer
in seiner oben angeführten Abhandlung Zinkstaub für diesen Zweck empfohlen. Eine nähere Behandlung dieser Methoden liegt außerhalb des Rah-
mens dieses Buches; jedoch läßt sich darauf hinweisen, daß Arnold und Wedemeyer in der obenerwähnten Abhandlung die Methoden einer kritischen
Prüfung unterworfen haben und zu dem Resultat gelangten, daß die Förster-
sche Methode die beste ist, und dieses sowohl bei Stickstoffbestimmungen in
Nitraten — organischen wie anorganischen — als auch in Nitroverbindungen,
daß aber die Resultate nur dann befriedigend sind, wenn man genau nach den
Angaben Försters arbeitet; weiter empfiehlt sich jedoch auch die Anwendung
von Benzoesäure oder Salicylsäure, nur muß dieselbe in einem ganz bestimmten
Mengenverhältnis zu dem zu analysierenden Körper stehen.

Viele physiologisch wichtige stickstoffhaltige Körper werden als Pikrate
isoliert oder identifiziert. Zur Stickstoffbestimmung in solchen Verbindungen
läßt sich nach Wheeler und Jamieson[5]) das folgende Verfahren (vgl. die
N-Bestimmungen in Osazonen) mit Vorteil benutzen:

[1]) J. Kjeldahl, Meddelelser fra Carlsberg Laboratoriet 2, 25 [1883]; Zeitschr. f.
analyt. Chemie 22, 381 [1883].
[2]) A. v. Asboth, Chem. Centralbl. 17, 161 [1886]; Zeitschr. f. analyt. Chemie 25,
575 [1886].
[3]) M. Jodlbauer, Chem. Centralbl. 17, 433 [1886]; Zeitschr. f. analyt. Chemie 26,
92 [1887].
[4]) O. Förster, Zeitschr. f. analyt. Chemie 28, 422 [1889]; Landw. Versuchsstationen
38, 165 [1891].
[5]) H. L. Wheeler u. G. S. Jamieson, Journ. of biol. Chemistry 4, 111 [1907].

Etwa 0,11—0,12 g Substanz wird mit 20 ccm konz. Schwefelsäure und 2 g (oder mehr) Zinkstaub behandelt; dann werden 15 g Kaliumsulfat hinzugesetzt, wonach die weitere Behandlung wie gewöhnlich erfolgt.

Während auf diese Weise die Pikrate sich schön analysieren lassen, erhält man bei den ebenfalls physiologisch wichtigen Pikrolonaten zu niedrige Werte; diese Körper lassen sich indessen auf die folgende Weise analysieren [Wheeler und Jamieson[1])].

Etwa 0,1 g Substanz wird in 35 ccm Alkohol und 20 ccm verdünnter Schwefelsäure gelöst und zur Reduktion mit 2 g Zinkstaub versetzt; nach Erwärmen bis die Lösung farblos erscheint, dampft man zur Entfernung des Alkohols ein, fügt 10 ccm konz. Schwefelsäure und 12 g Kaliumsulfat hinzu und erhitzt wie gewöhnlich.

Im Jahre 1897 hat Bardach[2]) gefunden, daß keine der oben berührten Methoden für Bestimmungen von Stickstoff in Harnen, welche Nitrate enthalten, brauchbar ist, indem die durch die Schwefelsäure freigemachten Stickstoffoxyde einen Teil des Harnstoffs unter Entwicklung von Stickstoff zersetzen. In solchen Harnen gelingt es nach Bardach, den Stickstoff quantitativ zu bestimmen, wenn man zuerst in schwach alkalischer Lösung die Salpetersäure mittels Aluminiumspänen reduziert, wodurch Ammoniak gebildet wird. Die Ausführung einer solchen Analyse gestaltet sich dann folgenderweise:

In einen etwa 500 ccm fassenden Kjeldahlkolben wurden 10 ccm salpeterhaltigen Harnes, ferner 0,3 g geglühter Aluminiumspäne (die Wägung des Aluminiums kann auch durch Abmessen in mit Marke versehenen Röhrchen ersetzt werden) gebracht, mit ca. 20 ccm Wasser unter Nachspülen etwa im Halse hängengebliebenen Aluminiums verdünnt und nach Zusatz von 5 ccm Natronlauge (spez. Gewicht 1,34) der Kolben rasch mit einem titrierte Schwefelsäure enthaltenden Absorptionsgefäß verbunden. Die Verbindung wurde vermittels eines doppelt durchbohrten Stopfens, in dessen einer Öffnung sich ein Destillationsaufsatz mit ca. 40 cm langem, einfachem Kühlrohr befand, hergestellt, während in die andere Öffnung eine bis an den Boden des Kolbens reichende, unten etwas verengte Glasröhre eingelassen war, welche an ihrem äußeren, rechtwinklig gebogenen Ende ein Stück Schlauch mit Schraubenverschluß trug. Der so hergerichtete Kolben blieb nun unter zeitweiligem Umschütteln etwa ³/₄ Stunden sich selbst überlassen. Nachdem so die Wasserstoffentwicklung zum größten Teil vor sich gegangen, wurde noch mit ganz kleinem Flämmchen, welches den auf einem Drahtnetz befindlichen Kolben nicht berührte, etwa 5 Minuten erhitzt, bis die Gasentwicklung nur mehr sehr gering war, und schließlich durch langsames Durchsaugen von Luft und Öffnen der Schraube erkalten gelassen, was in etwa ³/₄ Stunden vollständig erreicht war. Nach der so beendeten Reduktion wurde das in den Kjeldahlkolben eintauchende Rohr sowie auch das Kühlrohr im Kjeldahlkolben abgespült und unter Berücksichtigung der vorhandenen alkalischen Reaktion vorsichtig unter Umschütteln 30 ccm konz. Schwefelsäure zugesetzt, danach bis zur vollständigen Farblosigkeit unter Zuhilfenahme von Kaliumpermanganat gegen den Schluß der Oxydation erhitzt und schließlich die so erhaltene Masse nach Kjeldahl destilliert. (Wird statt des 500 ccm-Kolbens gleich von Anfang an ein entsprechend größerer benutzt, so kann die ganze Manipulation in demselben Kolben ausgeführt werden.) Als Vorlage wurde hierbei entweder das erstgebrauchte oder ein neues Gefäß benutzt. Zu beachten ist hierbei, daß wegen der ziemlich lebhaften Wasserstoffentwicklung einerseits durch den Wasserstoff Natronlauge mit in die Vorlage gerissen werden kann, anderseits durch die Geschwindigkeit, mit welcher der das Ammoniak mit sich führende Wasserstoff die Vorlage passiert, leicht geringe Mengen Ammoniak die Vorlage unabsorbiert verlassen können. (Wurde bei der Reduktion gleich von Anfang an erhitzt und wurde nur ein Erlenmeyerkolben als Vorlage benutzt, so war die Reaktion wohl in sehr kurzer Zeit beendet, aber es waren auch beide Fehler nachweisbar.) Diesen Fehlern begegnet man am besten, indem man zur Vermeidung eines Überspritzens einen entsprechenden einfachen Destillieraufsatz verwendet und die Reduktion sich allmählich vollziehen läßt, ohne zu kochen.

Über die ev. Bedeutung von Zucker für die N-Bestimmung s. S. 391, Anm. 3.

---

[1]) H. L. Wheeler u. G. S. Jamieson, Journ. of biol. Chemistry **4**, 111 [1907].
[2]) B. Bardach, Zeitschr. f. analyt. Chemie **36**, 776 [1898].

e) Bestimmung des Stickstoffs in Osazonen.

Weder Hydrazine noch andere Verbindungen, die Stickstoff an ein zweites Stickstoffatom gebunden enthalten, lassen sich nach der gewöhnlichen Kjeldahl-Methode analysieren, mindestens nicht ohne Vorbehandlung. Von diesen Körpern sind namentlich die Osazone von Bedeutung für die Physiologie, indem sie zum Identifizieren der verschiedenen Zuckerarten benutzt werden. Die Stickstoffbestimmung kann hier nach der Methode von Dumas oder nach folgendem modifizierten Kjeldahl-Verfahren geschehen[1]), bei dem die Verbindung durch Zink reduziert wird, wodurch z. B. aus Phenylhydrazin Ammoniak und Anilin entstehen.

Die Substanz wird in einen Kolben gebracht, in 50 ccm Wasser gelöst oder suspendiert, mit 3 g Zinkstaub, dann tropfenweise mit 50 ccm konz. Schwefelsäure versetzt und vorsichtig erhitzt, wobei eine Wasserstoffentwicklung stattfindet und die Reduktion bewirkt wird. Die Flamme ist so zu regulieren, daß der Schaum der Flüssigkeit ungefähr bis zu einem Drittel des Kolbens steigt und keine zu starke Wasserstoffentwicklung stattfindet. Nach beendigter Reduktion wird weiter wie gewöhnlich verfahren.

Zu beachten ist, daß Zinkstaub stickstoffhaltig sein kann, weshalb eine Kontrollbestimmung (siehe S. 537) erforderlich ist.

Anhang.

Wie oben angeführt, bestimmt man die während des Kochens mit konz. Schwefelsäure gebildete Ammoniakmenge, indem man den Ammoniak mittels Natron in Freiheit setzt und in verdünnte Säure hinüberdestilliert, wo sich durch Titration die Menge bestimmen läßt. Um die Destillation zu umgehen, hat man von verschiedenen Seiten[2]) vorgeschlagen, mittels Durchsaugen eines starken Luftstromes das Ammoniak in die Vorlage hinüberzutreiben, so wie es bei der Bestimmung der Ammoniakmenge im Harn nach Folins Methode geschieht. Da die Apparate ungefähr dieselben wie die bei der genannten Ammoniakbestimmung benutzten sind, und da letztere an anderer Stelle dieses Handbuches (S. 94) erwähnt werden, so ist deren nähere Besprechung hier überflüssig; um den Übergang des Ammoniaks zu beschleunigen, empfiehlt sich ein reichlicher Überschuß an Natronlauge. Dieses Verfahren steht jedoch an Schnelligkeit und Sicherheit der S. 532 erwähnten Destillationsmethode nach, die, wo es angeht, vorzuziehen ist.

In der letzten Zeit ist vorgeschlagen worden[3]), das bei der Veraschung gebildete Ammoniak durch „Formoltitrierung" nach Sörensen (siehe S. 575) zu bestimmen, um die Destillation zu ersparen. Nun ist das Abdestillieren des Ammoniaks eine so genaue und, wenn die richtigen Apparate benutzt werden, auch sehr schnell auszuführende Operation, daß man sehr vorsichtig sein soll, sie durch andere Verfahren zu ersetzen. Hierzu ist keinesfalls die Formoltitrierung geeignet.

Zur Bestimmung der Aminosäuren neben anderen stickstoffhaltigen Stoffen ist die Formoltitrierung eine ganz ausgezeichnete Methode, welche den früheren für denselben Zweck verwendeten Methoden weit überlegen ist, hinsichtlich der Genauigkeit kann sie aber mit der üblichen Bestimmungsmethode des bei dem Kjeldahl-Verfahren gebildeten Ammoniaks nicht gleichgestellt werden. Selbst wenn man aber mit der geringeren Ge-

---

[1]) J. Milbauer, Zeitschr. f. analyt. Chemie 42, 728 [1903].
[2]) Kober, Journ. Amer. Chem. Soc. 30, 1131 [1908]. — J. Sebelien, Chem.-Ztg. 33, 795 [1909]. — Weston u. Ellis, Chem. News 100, 50 [1909]; Chem. Centralbl. 1909, II, 1590. Siehe ferner Journ. Amer. Chem. Soc. 31, 556 [1909].
[3]) L. de Jager, Zeitschr. f. physiol. Chemie 67, 1 [1910]. — P. Rona u. R. Ottenberg, Biochem. Zeitschr. 24, 355 [1910]. — Siehe hierzu A. C. Andersen, Bohr-Gedächtnisschrift (Skand. Archiv f. Physiol. 25, 96 [1910]).

nauigkeit zufrieden wäre, bedeutet die Verwendung der Formoltitrierung bei weitem keine Zeitersparnis, denn die Destillation ist schon in etwa 10 Minuten beendet, wenn nur zweckmäßige Apparate benutzt werden (siehe S. 532), während die Vorbehandlung der Analysen für die Formoltitrierung viel mehr Zeit in Anspruch nimmt, wenn man die Fehlerquellen nur einigermaßen ausschließen will. Von den verschiedenen Punkten, die berücksichtigt werden müssen, seien die folgenden hervorgehoben.

1. Wie schon früher (S. 531) angegeben, darf nach beendetem Kochen mit konz. Schwefelsäure die Oxydation mit Kaliumpermanganat nicht weggelassen werden, indem es Stoffe gibt, die sich durch Kochen mit Schwefelsäure und ein wenig Kupferoxyd überhaupt nicht völlig aufschließen lassen; die Lösung kann daher beim Kochen rein grün werden, ohne daß die Zersetzung zu Ende ist. Wenn die Formoltitrierung zur Anwendung kommen soll, darf indessen Kaliumpermanganat nicht zugegeben werden, denn dadurch färbt sich die Lösung, so daß die Titrierung unmöglich gemacht wird; es wäre daher für diesen Zweck notwendig, immer die Gunning-Arnoldsche Modifikation der Aufschließung (d. h. statt Schwefelsäure und ein wenig Kupferoxyd eine Mischung von Schwefelsäure, Kaliumsulfat und Kupferoxyd oder Quecksilberoxyd) zu benutzen, wodurch die Zugabe von Kaliumpermanganat wegfällt, indessen kann aber bei Anwendung von K_2SO_4 ein wenig Ammoniumsulfat verflüchtigt werden [Koefoed[1]].

2. Wenn die zu analysierende Substanz nicht sehr arm an Phosphor ist, ist die Phosphorsäure vor der Formoltitrierung wegzuschaffen [de Jager[2]].

3. Die verwendeten Katalysatoren (Kupfer, Quecksilber) sind auszufällen, ehe die Titration vorgenommen werden darf (de Jager). Das Platinchlorid, welches Rona und Ottenberg[3]) bei ihren formoltitrimetrischen Bestimmungen verwenden, darf überhaupt nicht benutzt werden (siehe S. 541), da es direkt falsche Resultate bedingt.

4. Sind alle diese verschiedenen Punkte berücksichtigt worden, dann bleibt immer noch die größte Schwierigkeit übrig, nämlich die Neutralisation der überschüssigen Schwefelsäure. Durch diese Neutralisation soll erreicht werden, daß die Lösung gleich viele Äquivalente Säure und Base enthält, denn nur dann kann die Formoltitrierung zu richtigen Resultaten führen. Zur Neutralisation wird starke Natronlauge benutzt, über den zu verwendenden Indicator sind aber die Angaben strittig. Rona und Ottenberg (l. c.) benutzen Lackmus, de Jager (l. c.) Phenolphthalein, weil er findet, daß Lackmus unsichere Resultate gibt; was richtig ist, läßt sich ohne Prüfung nicht entscheiden, nur das ist sicher, daß man die Lösung so „neutralisieren" soll, daß sie den Indicatoren gegenüber die gleiche Reaktion hat wie eine wässerige Lösung vom gleichen Gehalt an reinem Kalium-, Natrium- und Ammoniumsulfat.

5. Zur Neutralisation muß kohlensäurefreie Natronlauge benutzt werden, denn bei der Neutralisation wirkt die Kohlensäure als eine einbasische Säure, während sie bei der Titrierung bis zu stark roter Farbe (siehe S. 575) mehr Base zu binden vermag.

Angesichts der vielen vorhandenen Bedenken ist somit davon Abstand zu nehmen, die Formoltitrierung zur Bestimmung des bei der Kjeldahl-Methode gebildeten Ammoniaks zu benutzen.

I. Aliphatische Verbindungen.

A. Amine.

1. Monoamine.

a) Methylamin.

$$CH_3 \cdot NH_2 = CH_5N.$$

Methylamin ist ein stark ammoniakalisch riechendes Gas, welches sich leicht entzündet und mit gelber Flamme verbrennt. Es löst sich sehr leicht in Wasser, indem 1 Vol. Wasser bei 12,5° 1150 Vol. und bei 25° 959 Vol. Methylamin zu lösen vermag. Die Lösung reagiert wie Ammoniakflüssigkeit; sie bildet

---

[1]) R. Koefoed, Zeitschr. f. physiol. Chemie **69**, 439 [1910].
[2]) L. de Jager, Zeitschr. f. physiol. Chemie **67**, 1 [1910].
[3]) P. Rona u. R. Ottenberg, Biochem. Zeitschr. **24**, 355 [1910].

mit Salzsäure Nebel, sie fällt die Lösungen von Schwermetallsalzen, bildet mit salzsaurer Platinchloridlösung ein dem Platinsalmiak analoges Doppelsalz und verbindet sich mit Platinchlorür zu einer grünen Verbindung (PtCl$_2$ · 2 CH$_3$NH$_2$ — dem „grünen Salz" von Magnus entsprechend).

Methylamin verbindet sich mit Säuren zu Salzen; die Salze sind meist sehr leicht löslich in Wasser und auch löslich in Alkohol. — (CH$_3$NH$_2$HCl)$_2$ · PtCl$_4$. Goldgelbe hexagonale Tafeln. 100 Teile Wasser lösen bei 13,5° 1,97—2,14 T.; unlöslich in abs. Alkohol und in Äther[1]. — CH$_3$NH$_2$HCl · AuCl$_3$ + H$_2$O. Säulen; leicht löslich in Wasser, nicht ganz unlöslich in Alkohol. Das Krystallwasser geht bei 100° weg[1]. — Pikrat CH$_3$NH$_2$ · C$_6$H$_3$N$_3$O$_7$. Prismen oder Tafeln. 1 T. löst sich in 75 T. Wasser[2]. Schmelzp. nach Delépine 207°, nach Ristenpart dagegen 215°[3]. — Pikrolonat CH$_3$NH$_2$ · C$_{10}$H$_8$N$_4$O$_5$[4]. Feine blaßgelbe Nadeln. 1 T. löst sich in 1073 T. kaltem und 369 T. kochendem Wasser, in 4717 T. kaltem und in 133 T. siedendem Alkohol. Zersetzt sich bei 244°[4].

Wie Ammoniak bildet Methylamin mit Magnesium ein krystallinisches Doppelphosphat [(NH$_3$CH$_3$)MgPO$_4$ + 6 H$_2$O], während solche Salze von Di- bzw. Trimethylamin nicht zu existieren scheinen[5].

Methylamin gibt mit Neßlers Reagens einen Niederschlag, der in überschüssigem Wasser und auch im Überschuß der Reagens unlöslich ist [Unterschied von Dimethyl- und Trimethylamin (Delépine, l. c.)].

Verhalten zu Jod und Möglichkeit der Verwechslung mit Äthylsulfid siehe S. 220.

Das Methylamin ist von Folin[6]) in einigen Harnen, speziell bei Typhus, nachgewiesen worden. Zum Nachweis wurde die Hoffmannsche Isonitrilreaktion benutzt, und zwar wie folgt:

Das Destillat der Ammoniakbestimmung wurde schwach angesäuert, bis auf etwa 50 ccm eingeengt, dann in einen kleinen Kjeldahlkolben gebracht und hier weiter bis auf 5—10 ccm konzentriert. Der Rückstand wurde mit etwa 25 ccm gesättigter alkoholischer Kaliumcarbonatlösung und ein Paar Tropfen Chloroform versetzt und gelinde gekocht, wodurch beim Vorhandensein von Methylamin der widerliche Geruch von Isonitril bemerkbar wurde, sehr deutlich und besonders charakteristisch nachdem die Hauptmenge des Ammoniaks ausgetrieben und der Rückstand abgekühlt worden war.

Bei stickstoffarmer Kost wurde in einigen Fällen von Typhus geschätzt, daß das im Harn ausgeschiedene Ammoniak 5—6% Methylamin enthielt. Es wurde außerdem in der Heringslake nachgewiesen und findet sich weiter unter den Zersetzungsprodukten von durch Streptokokken zersetztem Fibrin[7]) und in faulem Fischfleisch[8]).

Zum Nachweis und zur quantitativen Bestimmung von Methylamin und anderen leicht flüchtigen Aminen im Harne hat Erdmann[9]) später die folgende Methode angegeben:

Das bei der Ammoniakbestimmung erhaltene Destillat wird wie gewöhnlich titriert, wodurch die Gesamtmenge des Ammoniaks und der Amine gefunden wird; zur Bestimmung soll so viel Harn verwendet werden, daß im Destillat etwa 30 mg N vorhanden sind. Die neutrale Lösung wird in einen 500 ccm-Meßkolben gebracht und mit 5—10 ccm einer alkalischen Mischung, die aus 20% Natriumhydrat und 30% Natriumcarbonat besteht, versetzt. Der Kolben wird dann mit Wasser angefüllt, und nachher 0,1 g gelbes Quecksilberoxyd pro 1,4 mg Stickstoff (nach der ersten Titration ermittelt) zugefügt. Die Mischung wird 1 Stunde im Dunkeln geschüttelt und dann 12 Stunden sich selbst überlassen; das Quecksilberoxyd absorbiert hierdurch das Ammoniak, nicht aber die Amine.

[1]) E. Schmidt, Annalen d. Chemie u. Pharmazie **193**, 81 [1878].

[2]) Delépine, Annales de Chim. et de Phys. [7] 8, 461 [1896].

[3]) E. Ristenpart, Berichte d. Deutsch. chem. Gesellschaft **29**, 2530 [1896].

[4]) J. Otori, Zeitschr. f. physiol. Chemie **43**, 308 [1904]. Im Original steht die Formel (CH$_3$ · NH$_2$) 2 C$_{10}$H$_8$N$_4$O$_5$.

[5]) M. François, Compt. rend. de l'Acad. des Sc. **146**, 1284 [1908].

[6]) O. Folin, Journ. of biol. Chemistry **3**, 83 [1907].

[7]) O. Emmerling, Berichte d. Deutsch. chem. Gesellschaft **30**, 1868 [1897].

[8]) O. Bocklisch, Berichte d. Deutsch. chem. Gesellschaft **18**, 1923 [1885].

[9]) C. C. Erdmann, Journ. of biol. Chemistry 8, 41 [1910].

Nach 12 Stunden wird die Lösung vom Niederschlage vorsichtig durch ein Filter gegossen und 250 ccm des Filtrates destilliert. Eine Titration des Destillates ergibt dann
die Menge der Amine.

b) Trimethylamin.

$$(CH_3)_3N = C_3H_9N.$$

Trimethylamin ist eine eigentümlich (nach Heringslake) riechende Flüssigkeit, welche bei 3,2—3,8° siedet. Das Trimethylamin löst sich sehr leicht in
Wasser, und die Lösung reagiert stark alkalisch; auch in Alkohol und Äther
ist es leicht löslich. Mit Säuren verbindet es sich unter Bildung von Salzen,
welche meist leicht löslich in Wasser sind.

[$(CH_3)_3NHCl]_2 \cdot PtCl_4$ scheidet sich beim Erkalten der konz. wässerigen Lösung in
orangeroten, scharf ausgebildeten regulären Krystallen ab; es schmilzt unter Zersetzung
bei 242—243° [Willstätter[1]], nach Knorr[2]) bei 240—245°. 100 ccm kochenden
abs. Alkohols lösen 0,0293 g Salz. Das Salz ist in abs. Alkohol löslicher als das Dimethyl-
aminplatinsalz, und dieses wiederum leichter als das Monomethylamindoppelsalz[3]). —
$(CH_3)_3N \cdot HCl \cdot AuCl_3$. Gelbe monokline Krystalle, in der Kälte sehr schwer in Wasser
und in Alkohol, in der Siedehitze dagegen sehr leicht löslich. Schmilzt nach Willstätter
(l. c.) unter Zersetzung bei etwa 250°, nach Knorr (l. c.) bei 253°. — Pikrat $(CH_3)_3N$
$\cdot C_6H_3N_3O_7$. Hellgelbe kleine Prismen; Schmelzp. 216° [Delépine[4])]. 100 T. Wasser
lösen 1,3 T. Salz. — Pikrolonat $(CH_3)_3N \cdot C_{10}H_8N_4O_5$. Hellgelbe rhombische Täfelchen,
welche sich in 1121 T. kaltem und in 166 T. siedendem Wasser, in 794 T. kaltem und in
223 T. heißem Alkohol lösen. Der Zersetzungspunkt liegt bei 250—252° nach vorheriger
Bräunung der Substanz[5]).

Das Trimethylamin ist schon im Jahre 1856 von Dessaignes[6]) aus Harn
gewonnen worden, und die Angaben Dessaignes' sind mehrmals bestätigt;
Dessaignes läßt es dahingestellt sein, ob man das Trimethylamin als einen
präexistierenden Bestandteil des Harns oder als ein Zersetzungsprodukt zu
betrachten habe. Nach de Filippi[7]) findet sich das Trimethylamin im menschlichen Harn als ein normales Produkt des Stoffwechsels, und zwar sind in der
gesamten 24stündigen Harnmenge je nach der Diät 16—79 mg vorhanden.
Bauer[8]) bestätigt die Angaben Filippis und findet nach de Filippis
Methode, daß normale Menschen täglich 18—26 mg Trimethylamin bei gemischter Kost ausscheiden; nach Genuß von Eiern und nach angestrengter
Muskelarbeit war die ausgeschiedene Menge der Base vermehrt, ebenso scheint
Alkoholgenuß zu wirken; bei Erkrankungen des Nervensystems wurde ebenfalls eine Vermehrung der Trimethylaminausscheidung gefunden. Im Jahre
1909 hat Takeda[9]) die Frage von neuem untersucht und ist dabei zu dem
Resultat gekommen, daß es zweifelhaft ist, ob im Harn präformiertes Trimethylamin vorkommt, dagegen findet man Stoffe, die Trimethylamin sehr
leicht abspalten (so die von Kutscher isolierten Basen Novain und Reduktonovain, siehe diese). Um eventuell vorhandenes präformiertes Trimethylamin
nachzuweisen, muß man eine möglichst wenig eingreifende Methode anwenden, um
es abzudestillieren, etwa das Verfahren von Krüger und Reich (siehe Kapitel
„Ammoniak" S. 95). Auf diese Weise findet Takeda[9]), daß im Menschen-

---

[1]) R. Willstätter, Berichte d. Deutsch. chem. Gesellschaft **28**, 3288 [1895].
[2]) L. Knorr, Berichte d. Deutsch. chem. Gesellschaft **22**, 184 [1889].
[3]) L. J. Eisenberg, Annalen d. Chemie u. Pharmazie **205**, 144 [1880].
[4]) M. Delépine, Annales de Chim. et de Phys. [7] **8**, 452 [1896].
[5]) J. Otori, Zeitschr. f. physiol. Chemie **43**, 309 [1904].
[6]) Dessaignes, Compt. rend. de l'Acad. des Sc. **43**, 670 [1856]; Annalen d. Chemie
u. Pharmazie **100**, 218 [1856].
[7]) F. de Filippi, Zeitschr. f. physiol. Chemie **49**, 433 [1906].
[8]) K. Bauer, Beiträge z. chem. Physiol. u. Pathol. **11**, 502 [1908].
[9]) Takeda, Archiv f. d. ges. Physiol. **129**, 82 [1909].

harn vielleicht zuweilen präformiertes Trimethylamin vorhanden ist; es fehlt aber ganz im Hundeharn, auch nach Fütterung von Fleisch und Stoffen, die wie die Nebennieren reich an Cholin sind; im Pferdeharn hat sich ebenfalls kein präformiertes Trimethylamin auffinden lassen. **Bei der ammoniakalischen Gärung des Harns tritt freies Trimethylamin auf.**

Trimethylamin findet sich weiter in der Heringslake, in gefaultem Fischfleisch, in durch Streptokokken zersetztem Fibrin, in faulendem Gehirn, in gefaulten Eiern und anderen lecithinreichen Substanzen; es entstammt wohl stets dem Lecithin bzw. dem Cholin, Neurin, Betain oder anderen Basen der Cholingruppe.

Der **Nachweis des Trimethylamins** gestaltet sich nach Takeda folgenderweise. 1 l Harn wird mit 400 ccm Kalkmilch oder 8—10 g Magnesiumoxyd und 100 ccm Alkohol versetzt und im Vakuum bei einer 40° nicht übersteigenden Temperatur destilliert. Das Destillat wird in überschüssiger Salzsäure aufgefangen; um Verluste zu vermeiden, muß das Rohr, welches das Destillat in die Vorlage hineinführt, in die vorgelegte Salzsäure eintauchen, auch wendet man mehrere Vorlagen nacheinander gestellt an. Nach Beendigung der Destillation wird das gesammelte Destillat sorgfältig in eine Schale gespült, darin zur Trockne abgedampft und der Rückstand mit Alkohol extrahiert. Das alkoholische Extrakt wird ebenfalls zur Trockne verdunstet und dann der Rest nochmals in Alkohol gelöst; diese Lösung enthält das Trimethylamin, aber kein oder doch nur sehr wenig Ammoniumchlorid. Aus der Lösung wird der Alkohol verjagt, der Rückstand in einem Tropfen verdünnter Salzsäure gelöst und mit 30 proz. wässeriger Goldchloridlösung versetzt. Ein auftretender Niederschlag zeigt Trimethylamin an; andere flüchtige Basen, die mit Goldchlorid eine schwer lösliche Verbindung liefern, treten nach Takeda im normalen Harn nicht auf.

Gilt es nicht präformiertes Trimethylamin nachzuweisen, sondern nur zu untersuchen, ob trimethylamingebende Substanzen überhaupt vorhanden sind, so destilliert man mit Kaliumhydroxyd statt Kalk oder Magnesia und ohne Vakuum, wie es Filippi getan hat. Filippi bringt den ganzen in 24 Stunden gesammelten Harn in einen Kolben von ca. 3 l Inhalt, setzt 10—15 g Kaliumhydroxyd in Stücken und einige Paraffinstückchen (um Hinüberschäumen der Flüssigkeit zu verhindern) hinzu und destilliert im Wasserdampfstrom ca. 1 l ab. Mit dem Kühler ist der Kolben durch ein Rohr verbunden, welches mit einer Sicherheitskugel, ähnlich wie bei den Kjeldahlschen Destillationen, versehen ist. Der mit dem Kühler in Verbindung stehende Sammelkolben von etwa 1500 ccm kommuniziert mit einem, Glasperlen und verdünnte Salzsäure enthaltenden Péligotschen Rohr; der Sammelkolben selbst enthält 300 ccm verdünnte Salzsäure (1 : 3). Man destilliert mit Wasserdampf und hält durch Regulieren des Dampferzeugers das Volumen der zu destillierenden Flüssigkeit annähernd konstant. Das Destillat wird bis zur Trockne eingedampft; das weitere Verfahren gestaltet sich dann wie oben beschrieben.

Quantitative Bestimmung. Eine Methode zur quantitativen Bestimmung des Trimethylamins ist von Filippi[1]) angegeben worden. Dieselbe gründet sich auf die Eigenschaft des Ammoniaks und der primären und sekundären Amine, durch einen Überschuß an Natriumhypobromit quantitativ zerlegt zu werden, während das Trimethylamin nicht angegriffen wird, wenn die Einwirkung nicht zu lange dauert und der zu verwendende Überschuß von Natriumhypobromit sich beseitigen läßt, ohne daß das Trimethylamin hierdurch verändert wird. Die Behandlung mit Hypobromit wird wie gewöhnlich in alkalischer Lösung vorgenommen, und wenn die Einwirkung beendet ist, wird das restierende Hypobromit durch überschüssige Säure zerlegt; hierdurch entwickelt sich Brom, welches

---

[1]) F. de Filippi, Zeitschr. f. physiol. Chemie **49**, 433 [1906].

die Verwendung eines gewöhnlichen mit Kork- oder Gummistopfen versehenen Apparates nicht gestattet. Filippi hat deshalb einen neuen Apparat für diesen Zweck konstruiert, dessen einzelne Stücke aus Glas und ineinander geschliffen sind. Der Apparat ist in Fig. 6 abgebildet. Der Kolben (aus Jenaer Glas) hat 300 ccm Inhalt, der Hahntrichter 50—60 ccm, der Sammelkolben 500—600 ccm Inhalt. Das Péligotsche Rohr enthält Glasperlen, um einen möglichst innigen Kontakt zwischen den dem Apparat während der Destillation entsteigenden Gasbläschen und der Säure zu sichern, welche die etwa mitgerissenen Spuren flüchtiger Basen zurückhalten soll. Die Ausführung einer Bestimmung gestaltet sich dann folgenderweise.

Die Destillation wird nach Takeda oder nach Filippi wie oben beschrieben vorgenommen. Nachdem man sich vergewissert hat, daß der Inhalt des Sammelkolbens sauer reagiert, führt man die Flüssigkeit quantitativ in eine Schale über und dampft sie zur Trockne auf dem Wasserbade ab, was schneller und vollständiger erreicht wird, wenn man gegen Schluß des Eintrocknens kleine Quantitäten Alkohol zusetzt.

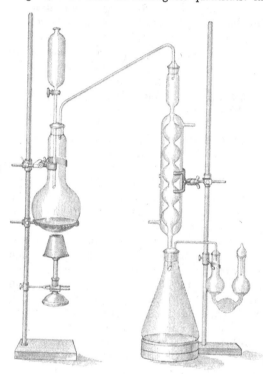

Mit einem Pistill wird nun das Residuum in derselben Schale pulverisiert und unter Umrühren wiederholt mit kleinen Mengen abs. Alkohols extrahiert. Dann gießt man durch ein nicht zu großes Faltenfilter und fängt in einer zweiten Schale auf. Die Schale muß wenigstens die doppelte Flüssigkeitsmenge fassen, wie jedesmal Alkohol angewandt ist, da die Flüssigkeit das Bestreben zeigt, an den Schalenwänden emporzusteigen. Auf dem Wasserbade wird der Alkohol, ohne ihn sieden zu lassen, zur Verdunstung gebracht.

Das trockene Residuum wird in derselben Schale mit neuem abs. Alkohol extrahiert, wobei die Hälfte oder ein Drittel der das erstemal verwendeten Menge genügt; der Schaleninhalt wird wieder getrocknet und zum drittenmal mit Alkohol von 99,8° behandelt. Diese 3 Extraktionen genügen, um das mit den Aminen vermischte Chlorammonium bis auf Spuren zu entfernen.

Der nach der letzten Extraktion gewonnene trockene Rückstand wird in wenigen Kubikzentimetern Wasser gelöst und die gelbliche Lösung quan-

Fig. 6.

titativ in den Kolben des oben beschriebenen Apparates mit Glasanschlüssen übergeführt; der Kolben wird dann sofort mit dem Kühler verbunden. Das Péligotsche Rohr und der Sammelkolben enthalten 15—20 ccm verdünnte Salzsäure. Aus dem Hahntrichter läßt man nun 25 ccm Hypobromitlösung (25 ccm Brom in 500 ccm einer 20proz. Lösung von KOH) in den Destillationskolben tropfen und schüttelt vorsichtig das Gemisch von Hypobromit und Chloriden; falls nach dem schwachen Aufschäumen die Flüssigkeit nicht ausgesprochen citronengelbe Farbe annimmt, ist noch neue Hypobromitlösung zuzusetzen.

Und um den Überschuß von Hypobromit zu beseitigen, gießt man durch den Trichter in den Kolben auf $\frac{1}{3}$ verdünnte Salzsäure (D = 1,19), und zwar davon ebensoviel Kubikzentimeter, als Hypobromitlösung verwendet wurde. Durch das freigewordene Brom nimmt die Flüssigkeit eine rötliche Färbung an.

Jetzt wird zunächst das Brom abdestilliert, das vom Wasserdampfstrom mitgerissen schnell in den Sammelkolben übergeht. Dadurch reduziert sich der Inhalt des Destillationskolbens, der seine ursprüngliche gelbliche Färbung wieder angenommen hat, auf die Hälfte oder noch weniger. Man unterbricht die Erhitzung und ersetzt den Sammelkolben durch einen anderen, ebenfalls 10—15 ccm verdünnte HCl enthaltenden Kolben; die im Rohr des Kühlers noch vorhandenen Bromdämpfe werden außer acht gelassen. Der Inhalt des ersten Sammelkolbens, der das Brom enthält, wird sofort zum Eindampfen auf ein Wasserbad gebracht.

Es bleibt noch die Destillation des Trimethylamins übrig. Zu dem Zwecke macht man den Inhalt des Destillationskolbens alkalisch mit einem Volumen einer 30proz. Lösung von KOH, das dem Volumen der vorher verwendeten Salzsäure entspricht; hierbei entfärbt sich die bis jetzt gelbliche Flüssigkeit. Die alkalische Flüssigkeit siedet bei der nun wieder beginnenden Destillation viel regelmäßiger als vorher, als sie noch sauer war; hat man noch die Vorsicht gebraucht, in den Destillationskolben einige an einem Ende geschlossene Capillaren zu legen, so geht die Destillation ohne jede Schwierigkeiten vor sich. Durch Zutropfenlassen von Wasser aus dem Hahntrichter erhält man den Inhalt des Destillationskolbens auf annähernd gleichem Niveau, bis sich in der Vorlage ca. 300 ccm Destillat angesammelt haben. Nachdem man sich dann durch Prüfung mit Lackmuspapier überzeugt hat, daß das Destillat nicht mehr basisch reagiert, unterbricht man die Destillation und führt quantitativ das Destillat und die durch sorgfältiges Waschen des Péligotschen Rohres und der in ihm enthaltenen Glasperlen gewonnene Flüssigkeit in dieselbe Schale über, die das erste Destillat enthielt, aus dem inzwischen das Brom ausgetrieben wurde. Auf dem Wasserbade wird nun der Schaleninhalt auf wenige Kubikzentimeter reduziert.

Während des Eindampfens füllt man in das Péligotsche Rohr und in den Sammelkolben zusammen 25 ccm $^1/_{10}$ n-HCl und schließt beide wieder an den Apparat an. Das Residuum des eingedampften Destillates wird wieder in den Destillationskolben gefüllt, durch 50 ccm KOH von 10% (durch den Trichter in den Kolben eingeführt) alkalisch gemacht und dann das Trimethylamin in die titrierte Salzsäure überdestilliert. Zum Schluß wird der Inhalt des Sammelkolbens und des Péligotschen Rohres mit $^1/_{10}$ n-KOH titriert. Ist sowohl die vorgelegte Salzsäure wie die zur Titrierung benutzte Kalilauge (oder Natronlauge) $^1/_{10}$ n, so fordern die vorgelegten 25 ccm Säure zur Neutralisation 25 ccm Lauge; aus dem Minderverbrauch läßt sich dann die Trimethylaminmenge berechnen.

Mischungen von Monomethylamin, Dimethylamin und Trimethylamin lassen sich nach Delépine (l. c.) durch Behandlung mit Formaldehyd aufteilen, das mit Monomethylamin $CH_3N = CH_2$ (Siedep. 166°)[1]) und mit Dimethylamin $CH_2{<}^{N(CH_3)_2}_{N(CH_3)_2}$ oder $CH_2{<}^{OH}_{N(CH_3)_2}$ (Siedep. für beide 80—85°) gibt, während es sich mit Trimethylamin nicht vereinigt. Infolge der Verschiedenheit des Siedepunktes lassen sich diese Stoffe zerlegen, und aus den gewonnenen Fraktionen können die freien Basen wiederhergestellt werden; da aber die Zerlegung nur mit ziemlich großen Stoffmengen ausgeführt werden kann, die bei weitem die Mengen übersteigen, von welchen bei Untersuchungen von Harn die Rede sein kann, soll das Verfahren hier nicht in Einzelheiten geschildert werden.

c) Trimethylammoniumbasen.

α) *Cholin (Oxäthyltrimethylammoniumhydroxyd).*

$$N{\equiv}(CH_3)_3{<}^{CH_2 \cdot CH_2OH}_{OH} = C_5H_{15}NO_2 .$$

Cholin ist ein in Wasser und Alkohol sehr leicht löslicher, in Äther unlöslicher, stark alkalisch reagierender Sirup. Mit Säuren verbindet es sich zu Salzen, die meist zerfließlich sind. Bemerkenswert ist, daß das Chromat in Wasser sehr leicht löslich ist, während das Neurinchromat fast unlöslich ist [Cramer[2])].

$C_5H_{14}NOCl \cdot 6\,HgCl_2$ scheidet sich allmählich aus, wenn eine nicht zu verdünnte wässerige oder alkoholische Lösung von neutralem Cholinchlorid mit einem Überschuß von gesättigter Quecksilberchloridlösung versetzt wird. Nach Brieger[3]) krystallisiert es in Nadeln, nach Gulewitsch[4]) in der Regel in kleinen Krystallen, die häufig kreuz- resp. sternförmig gruppiert sind oder sich dachziegelförmig übereinander legen. Es enthält

[1]) L. Henry, Bulletin de l'Acad. Roy. de Belg. [3] **29**, 24 [1895].
[2]) W. Cramer, Journ. of Physiol. **31**, 36 [1904].
[3]) L. Brieger, Weitere Untersuchungen über Ptomaine. Berlin **1885**. S. 54—55.
[4]) Wl. Gulewitsch, Zeitschr. f. physiol. Chemie **24**, 532 [1898].

kein Krystallwasser, verliert aber bei 100° beständig an Gewicht, indem vielleicht ein Teil des Quecksilberchlorids entweicht; es schmilzt bei 249—251° (Gulewitsch, l. c.), nach Mörner[1]) bei 242—243°. 100 T. Wasser lösen bei 19,5° 1,50 T. (Mörner), bei 24,5° 1,77 T. Salz (Gulewitsch). — $C_5H_{14}NOCl \cdot CdCl_2$ krystallisiert in weißen Nadeln, welche in Wasser löslich sind; in Alkohol sind sie schwer löslich, in Äther nahezu unlöslich [Koefoed, Schmidt[2])]. — $(C_5H_{14}NOCl)_2 \cdot ZnCl_2$ bekommt man aus alkoholischen Lösungen des Cholinchlorids nach Zugabe von alkoholischer Zinkchloridlösung; es krystallisiert aus Alkohol in kleinen farblosen Nadeln (Koefoed, l. c.), welche in kaltem Alkohol sehr schwer, in heißem Alkohol dagegen leicht löslich sind; auch im Überschuß von Chlorzink ist es leicht löslich. — $(C_5H_{14}NOCl)_2PtCl_4$. Sehr leicht löslich in Wasser, unlöslich in abs. und in 95proz. Alkohol und in Äther; 100 T. Wasser lösen bei 21° 17,19 T. Salz (Gulewitsch, l. c.). Orangegelbe, monokline Tafeln [Jahns[3])]; krystallisiert beim Abkühlen der warm gesättigten Lösung in orangefarbenen Prismen, beim Verdunsten an der Luft in rotbraunen Tafeln [Hundeshagen[4])]; aus einer warm gesättigten, 15% Alkohol enthaltenden Lösung scheidet es sich in Oktaedern mit 1 H_2O ab [Jahns[5])]; es fällt aus heißen Lösungen zunächst in Nadeln aus, die in monokline Krystalle übergehen (Gulewitsch, l. c., S. 527). Das Cholinplatinchlorid hat keinen konstanten Schmelz- oder richtiger Zersetzungspunkt; die Angaben in der Literatur schwanken zwischen 209° und 241° (siehe Gulewitsch).

$C_5H_{14}NOCl \cdot AuCl_3$. Gelbe Nadeln, in kaltem Wasser schwer, in heißem Wasser und in kochendem Alkohol ziemlich leicht löslich; 100 T. Wasser lösen bei 23,5° 1,49 T., bei 21° 1,33 T. (Gulewitsch, l. c., S. 531) und bei 17,5° 1.26 T. Salz (Koefoed, l. c., S. 87). In Äther ist es unlöslich. — Das Pikrat $C_5H_{14}NO \cdot OC_6H_2(NO_2)_3$ ist in Wasser und Alkohol leicht löslich (Brieger, l. c.), und dasselbe gilt für das Pikrolonat, welches bei 158° schmilzt [Otori[6])]. — Neutrale Lösungen von Cholinsalzen werden von Phosphorwolframsäure, Phosphormolybdänsäure, Kaliumwismutjodid, Kaliumquecksilberjodid, Jod-Jodkalium, Gerbsäure usw. gefällt; eine eingehende Beschreibung der Cholinverbindungen ist von Gulewitsch[7]) gegeben.

Die freie Base zerfällt beim Erhitzen in Trimethylamin und Glykoll; dieselbe Zersetzung tritt ein, wenn eine wässerige Lösung mit Baryt oder Kalilauge gekocht wird.

Aus dem Harn bei Morbus Addisonii scheint Cholin von Marino - Zuco und Dutto[8]) isoliert zu sein.

Sie haben den Harn (9,175 l) eines Patienten 12 Tage hindurch vor dem Tode untersucht und das Goldsalz einer Base gewonnen, das 43,9% Au enthielt. Die Verfasser nennen das Salz Neuringoldchlorid, aber sie geben an, daß der berechnete Goldgehalt dieses Salzes 44,24% beträgt; hierdurch erklärt sich, daß sie eigentlich die Base meinen, welche wir jetzt Cholin nennen, denn Cholingoldchlorid soll 44,5%, Neuringoldchlorid dagegen 46,4% Au enthalten. Die kleine Differenz zwischen 44,24 und 44,5% rührt sicherlich teilweise davon her, daß die Zahlen nicht mit genau denselben Atomzahlen berechnet sind. Dem Umstande, daß die genannten Forscher die Base Neurin und nicht Cholin nennen, darf man nicht so viel Gewicht beilegen, denn früher hielt man Cholin und Neurin nicht so scharf auseinander wie jetzt.

Nachweis. Um das Cholin nachzuweisen, muß man es erst isolieren. Die Lösung der freien Base darf man nicht zu stark konzentrieren, weil das Cholin sich dann leicht zersetzt; man dampft es daher immer in angesäuerter Lösung ein. Die zur Untersuchung vorliegende Flüssigkeit wird also angesäuert, am besten mit Salzsäure, und bis zur Trockne verdampft; aus dem Rückstand zieht man dann mittels abs. Alkohols neben anderen Stoffen das Cholinchlorid

---

[1]) C. Th. Mörner, Zeitschr. f. physiol. Chemie **22**, 520 [1896].
[2]) R. Koefoed, Compt. rend. du Labor. de Carlsberg **3**, 95 [1891]. — F. W. Schmidt, Zeitschr. f. physiol. Chemie **53**, 428 [1907].
[3]) E. Jahns, Berichte d. Deutsch. chem. Gesellschaft **18**, 2520 [1885].
[4]) F. Hundeshagen, Journ. f. prakt. Chemie [2] **28**, 246 [1883].
[5]) E. Jahns, Berichte d. Deutsch. chem. Gesellschaft **23**, 2973 [1890].
[6]) J. Otori, Zeitschr. f. physiol. Chemie **43**, 313 [1904].
[7]) Wl. Gulewitsch, Zeitschr. f. physiol. Chemie **24**, 513 [1898].
[8]) F. Marino - Zuco u. U. Dutto, Moleschotts Untersuchungen zur Naturlehre **14**, 617; zit. nach Malys Jahresber. d. Tierchemie **22**, 548 [1892].

aus. Die alkoholische Lösung wird mit alkoholischer Sublimatlösung versetzt, und der ausfallende Niederschlag, welcher das Cholin enthält, wird abfiltriert und mit Alkohol gut gewaschen, dann in heißem Wasser gelöst und mit Schwefelwasserstoff zerlegt. Vom Schwefelquecksilber wird abfiltriert, das Filtrat bis zur Trockne verdampft, der Rückstand in abs. Alkohol gelöst, filtriert und mit alkoholischer Platinchloridlösung gefällt; das gebildete Platinsalz wird dann zur Identifizierung analysiert.

Quantitative Bestimmung. Genauere Methoden zur quantitativen Bestimmung des Cholins sind nicht vorhanden; am besten verfährt man wohl, wie für den Nachweis beschrieben ist; aus dem Gewicht des Cholinplatinchlorids berechnet man dann die Menge des vorhandenen Cholins. Auf diese Weise bekommt man jedoch nicht immer richtige Resultate, denn wie Gulewitsch in seiner öfters zitierten Abhandlung gezeigt hat, wird Cholin selbst aus absolut alkoholischer Lösung nicht quantitativ von absolut alkoholischer Platinchloridlösung gefällt, wenn es nicht rein ist. Nach Mac Lean[1]) läßt sich das Cholin nicht aus absolut alkoholischer Lösung mit absolut alkoholischer Platinchloridlösung quantitativ fällen, selbst wenn es ganz rein ist; der Verlust betrug in seinen Versuchen ca. 10%.

Eine andere Methode zur quantitativen Cholinbestimmung ist von Stanek[2]) vorgeschlagen worden, scheint sich aber nicht bewährt zu haben[3]). Weitere Angaben über quantitative Bestimmung des Cholins finden sich bei E. Schulze, Zeitschr. f. physiol. Chemie **60**, 155 [1909].

β) *Novain.*

Novain ist eine einsäurige Base, welche nur wenig bekannt ist. Das Chlorid bildet einen Sirup, welcher beim Stehenlassen über Schwefelsäure nach einiger Zeit in Drusen, aus feinen Nadeln bestehend, krystallisiert.

$C_7H_{18}NO_2ClAuCl_3$ wird gebildet, wenn konz. Lösungen des Novainchlorids mit Goldchlorid versetzt werden; aus heißen übersättigten Lösungen scheidet es sich zunächst als Öl ab, das beim Erkalten schnell krystallisiert. Das Salz ist dimorph. Es fällt zuerst in kleinen hellgelben mikroskopischen Blättchen aus, die sich bald langsamer, bald schneller in lange kräftige vierseitige Säulen von starkem Glanz und vollkommener Durchsichtigkeit umwandeln. Dabei ist der Farbenton der Säulen rotgelb und viel tiefer als derjenige der Blättchen, so daß man zwei ganz verschiedene Körper in Händen zu haben glaubt, wenn sich neben den Säulen noch nicht umgewandelte Blättchen befinden. Die Goldverbindung schmilzt bei 155° zu einer klaren roten Flüssigkeit, die nach dem Erkalten wieder erstarrt. — $(C_7H_{18}NO_2Cl)_2PtCl_4$ fällt in amorphem Zustande aus, wenn eine alkoholische Lösung des Novainchlorids mit alkoholischer Platinchloridlösung versetzt wird. Das Salz ist in Alkohol unlöslich, in Wasser dagegen sehr leicht löslich; aus der wässerigen Lösung krystallisiert es in Nadeln.

Eine Lösung des salzsauren Salzes gibt mit Kaliumwismutjodid starke Trübung, aus der sich bald rote Nadeln abscheiden; sie sind in kaltem Wasser kaum löslich und werden durch Kochen zersetzt. Kaliummercurijodid gibt weiße Fällung, welche im Überschuß des Fällungsmittels löslich ist. Pikrinsäure gibt keine Fällung[4]).

Wird Novain mit überschüssigem Baryt destilliert, geht aller Stickstoff als Trimethylamin in die Vorlage über. Aus dem Destillationsrückstande lassen sich Bernsteinsäure und eine andere Säure, die wahrscheinlich Crotonsäure (siehe S. 258) ist, isolieren[5]).

Das Novain ist von Kutscher aus Liebigs Fleischextrakt isoliert worden[4]) und später von Kutscher und Lohmann in dem Harn eines Hundes, welcher mit Liebigs Fleischextrakt gefüttert war, nachgewiesen worden[6]). Aus 2 l Harn erhielten sie 0,8 g Novaingoldchlorid. Aus dem Harn desselben Hundes versuchten die genannten Forscher auch Novain zu gewinnen, wenn der Hund keinen Fleischextrakt, sondern nur gewöhnliche

[1]) Hugh Mac Lean, Zeitschr. f. physiol. Chemie **55**, 367 [1908].
[2]) Vl. Stanek, Zeitschr. f. physiol. Chemie **47**, 83 [1906]; **48**, 334 [1906].
[3]) A. Kiesel, Zeitschr. f. physiol. Chemie **53**, 215 [1907]; siehe jedoch auch Vl. Stanek, Zeitschr. f. physiol. Chemie **54**, 354 [1907].
[4]) Fr. Kutscher, Zeitschr. f. Unters. d. Nahr.- u. Genußm. **10**, 533 [1905]; **11**, 583 [1906].
[5]) Fr. Kutscher, Zeitschr. f. physiol. Chemie **49**, 47, 484; **50**, 250 [1906].
[6]) Fr. Kutscher u. Lohmann, Zeitschr. f. physiol. Chemie **48**, 3 [1906].

Mischkost erhielt; sie konnten aber bisher kein Novain sicher isolieren. Im Katzenharn konnten sie reichlich Novain nachweisen, wenn Oblitin (siehe dieses) subcutan injiziert worden war, und in diesem Falle kein Oblitin; verfütterten sie dagegen das Oblitin an Katzen, dann ließ sich im Harn unverändertes Oblitin nachweisen, während im Kot Novain erschien.

Aus menschlichem Harn ist es Kutscher nicht gelungen, das Novain sicher zu isolieren. Nach Kutschers Annahme[1]) ist dagegen eine Base, die Dabrowski aus Harn isoliert hat, und für die er die Formel $C_7H_{17}NO_3$, aber keinen Namen angibt[2]), mit dem Novain identisch; jedoch scheint der Mensch nach Kutscher in der Regel nicht Novain, sondern Reduktonovain auszuscheiden (siehe dieses).

Nach Krimberg[3]) ist das Novain mit der von ihm und Gulewitsch[4]) aus Fleischextrakt isolierten Base Carnitin identisch. Die Formel dieser Base ist[5])

$$N \begin{cases} CH_2-CH_2-CHOH-CO \\ (CH_3)_3 \\ O \end{cases} = C_7H_{15}NO_3 .$$

Die von Krimberg und Engeland[6]) hervorgehobenen Verhältnisse sprechen sehr dafür, daß die beiden Basen wirklich identisch sind. Bemerkenswert ist, daß das Carnitin optisch aktiv ist, und zwar linksdrehend ($[\alpha]_D^{20} = -20,91°$ in salzsaurer 10 proz. Lösung); wie das Novain sich polarisiertem Licht gegenüber verhält, ist nicht angegeben.

γ) *Reduktonovain.*

$C_7H_{17}NO_2$.

Die Base ist von Kutscher[7]) aus Frauenharn gewonnen worden. Untersucht ist nur das Chlorid und das Goldchloriddoppelsalz.

Das aus reinem Goldchloriddoppelsalz gewonnene Chlorid krystallisiert in langen glänzenden Nadeln.

Die Goldverbindung ist in kaltem Wasser schwer löslich. Um sie umzukrystallisieren, muß man stark salzsäurehaltiges Wasser benutzen, da sich sonst metallisches Gold in reichlicher Menge ausscheidet. Aus der heißen salzsäurehaltigen Lösung scheidet sie sich zunächst als Öl ab, das sich langsam (24—28 Stunden), jedoch vollkommen in kleine Drusen von Blättchen und kurzen Nadeln umwandelt. Gegen Licht ist das Salz empfindlich. Bei 80° beginnt es schon zu sintern und sich zu verfärben, gegen 125° tritt stärkeres Sintern ein, zwischen 155—160° schmilzt es, aber die Schmelze wird erst zwischen 175—180° ganz klar; über 180° erhitzt, beginnt sie Blasen zu werfen.

Wird das Reduktonovain mit starker Barytlösung destilliert, so spaltet es Trimethylamin ab; es gehört somit zu den Trimethylammoniumbasen.

Was die im Harn vorhandene Menge des Reduktonovains betrifft, gibt Kutscher an, daß er aus 100 l Frauenharn 2 g Reduktonovaingoldchlorid gewonnen hat.

---

[1]) Fr. Kutscher, Zeitschr. f. physiol. Chemie **51**, 461 [1907].
[2]) Stéphane Dabrowski, Archives polonaises de biologie et de médicine **1903**; ref. nach Malys Jahresber. d. Tierchemie **33**, 468 [1903].
[3]) R. Krimberg, Zeitschr. f. physiol. Chemie **55**, 466 [1908].
[4]) Wl. Gulewitsch u. R. Krimberg, Zeitschr. f. physiol. Chemie **45**, 326 [1905].
[5]) R. Krimberg, Zeitschr. f. physiol. Chemie **53**, 516 [1907]; **55**, 466 [1908]. — R. Engeland, Berichte d. Deutsch. chem. Gesellschaft **42**, 2457 [1909]; **43**, 2705 [1910]. — A. Rollett, Zeitschr. f. physiol. Chemie **69**, 60 [1910].
[6]) R. Krimberg, Zeitschr. f. physiol. Chemie **55**, 466 [1908]. — R. Engeland, Berichte d. Deutsch. chem. Gesellschaft **42**, 2457 [1909].
[7]) Fr. Kutscher, Zeitschr. f. physiol. Chemie **51**, 459 [1907].

δ) *Oblitin.*

$$C_{18}H_{38}N_2O_5.$$

Das Oblitin ist eine zweisäurige Base, deren Chlorid in langen, glänzenden, durchsichtigen, hygroskopischen Nadeln krystallisiert.

$C_{18}H_{38}N_2O_5 \cdot 2\,HCl \cdot PtCl_4$ krystallisiert in hellroten glänzenden Oktaedern oder Blättchen, die in kaltem Wasser schwer, in heißem leicht löslich, in abs. Alkohol aber vollkommen unlöslich sind. Das Salz zersetzt sich unter Aufschäumen scharf bei 230°, nachdem es vorher etwas zusammengesintert ist[1]). — $C_{18}H_{38}N_2O_5 \cdot 2\,HCl \cdot 2\,AuCl_3$ krystallisiert in glänzenden hellgelben breiten Blättern. die in Wasser schwer löslich sind; bei 107° schmelzen sie zu einer klaren roten Flüssigkeit. Das Goldsalz ist in abs. Alkohol löslich[2]).

Wässerige Lösungen des Oblitinchlorids geben mit Kaliumwismutjodid eine starke hellrote Trübung, aus der sich bald schöne, glänzende, zinnoberrote Nadeln abscheiden. Die Krystalle sind in kaltem Wasser kaum löslich; durch heißes Wasser werden sie zersetzt. Kalter Alkohol läßt sie unverändert[3]).

Das Oblitin ist von Kutscher aus Liebigs Fleischextrakt isoliert worden. Wurde es an Katzen verfüttert, so ließ es sich im Harn unverändert nachweisen, dagegen trat im Harn Novain auf, wenn das Oblitin subcutan injiziert worden war. Durch Bakterien wird Oblitin zersetzt, und als Zersetzungsprodukt entsteht Novain[2]). Aus diesen Verhältnissen schließt Kutscher[4]), daß im Oblitin zwei miteinander verkuppelte Novainreste vorhanden sind.

Daß wirklich im Oblitin Novain steckt, hat Krimberg[5]) nachgewiesen, indem er aus Carnitin — welches er ja für identisch mit Novain hält — Oblitin dargestellt hat. Er dampfte eine Lösung von Carnitinchlorid in Alkohol und Salzsäure auf dem Wasserbade ein und konnte dann aus dem Rückstand eine Verbindung isolieren, die nicht Carnitin, sondern Oblitin war. Er stellte das Platinat her und zeigte, daß es sich ganz wie Oblitinchloroplatinat verhielt. Hiernach hat das Chloroplatinat die Formel $C_{18}H_{38}N_2O_5Cl_2PtCl_4$, und das Oblitin selbst erklärt Krimberg für den Diäthylester des Dicarnitins. Da sich Oblitin so leicht beim Eindampfen einer sauren äthylalkoholischen Carnitinlösung auf dem Wasserbade bildet, und da bei der Bearbeitung des Fleischextraktes nach der Methode von Kutscher die Bedingungen zu solcher Oblitinbildung aus dem Carnitin vorhanden sind, so liegt kein Grund vor, anzunehmen, daß das Oblitin im Fleischextrakte als präformierter Bestandteil desselben enthalten ist. Nach diesem kann es wohl nicht mehr zweifelhaft sein, daß das Novain mit dem Carnitin identisch ist.

2. Diamine.[6])

a) Tetramethylendiamin (Putrescin).

$$NH_2-CH_2-CH_2-CH_2-CH_2-NH_2 = C_4H_{12}N_2.$$

Das Tetramethylendiamin bildet eine farblose Krystallmasse, welche bei 23—24° schmilzt und bei 158—160° siedet. Die Base riecht stark nach Piperidin; sie reagiert alkalisch und zieht rasch Kohlensäure an. Sie ist in Wasser leicht löslich und verbindet sich mit Säuren unter Bildung von Salzen, welche in Wasser leicht löslich sind[7]).

---

[1]) Fr. Kutscher, Zeitschr. f. Unters. d. Nahr.- u. Genußm. **10**, 534 [1905].
[2]) Fr. Kutscher, Zeitschr. f. physiol. Chemie **48**, 332 [1906].
[3]) Fr. Kutscher, Zeitschr. f. Unters. d. Nahr.- u. Genußm. **11**, 583 [1906].
[4]) Fr. Kutscher, Zeitschr. f. physiol. Chemie **49**, 49 [1906].
[5]) R. Krimberg, Zeitschr. f. physiol. Chemie **56**, 417 [1908]; siehe jedoch auch R. Engeland, Berichte d. Deutsch. chem. Gesellschaft **42**, 2457 [1909] und R. Krimberg, Berichte d. Deutsch. chem. Gesellschaft **42**, 3878 [1909].
[6]) Über die verschiedenen Formen der Diaminausscheidung und über die Beziehung der Diamine zu anderen N-haltigen Stoffwechselprodukten siehe das Kapitel Diaminurie von C. Neuberg im Handbuch der Biochemie (Oppenheimer **4**, 349 ff. [1910]).
[7]) A. Ladenburg, Berichte d. Deutsch. chem. Gesellschaft **19**, 781 [1886].

Tetramethylenchlorid $C_4H_{12}N_2 \cdot 2$ HCl läßt sich aus 85 proz. Alkohol leicht krystallisieren; es bildet weiche, tafelförmige Krystalle. Das Sulfat krystallisiert gut und ist nicht zerfließlich (Ladenburg, l. c.).

$C_4H_{12}N_2 \cdot 2$ HCl $\cdot$ PtCl$_4$ entsteht aus wässerigen Lösungen des Chlorids nach Zusatz von Platinchlorid. Es krystallisiert in gelben Nadeln, die sich unter dem Mikroskop als durchsichtige, tafelförmige Krystalle erweisen[1]). — Das Goldchloriddoppelsalz $C_4H_{12}N_2 \cdot 2$ HCl $\cdot 2$ AuCl$_3 + 2$ H$_2$O [Brieger[1]), Bocklisch[2])] ist in Wasser schwer löslich und krystallisiert nach Brieger (l. c.) in Blättchen, nach Ladenburg (l. c.) in Nadeln. Das Krystallwasser entweicht erst bei 110° (Brieger). Das Salz schmilzt unter Zersetzung bei 210° [3]). — Das Pikrat $C_4H_{12}N_2 \cdot 2$ C$_6$H$_2$(NO$_2$)$_3$OH (?) ist in Wasser sehr schwer löslich und krystallisiert in breiten grüngelben Nadeln. — Das Pikrolonat $C_4H_{12}N_2 \cdot 2$ C$_{10}$H$_8$N$_4$O$_5$ bildet feine gelbe Nadeln, welche in Wasser und Alkohol sehr wenig löslich sind; 1 T. löst sich in 13157 T. kaltem und in 653 T. heißem Wasser, in 17857 T. kaltem und in 954 T. kochendem Alkohol. Bei 263° zersetzt es sich vollständig nach vorheriger Bräunung[4]).

Das Benzoyltetramethylendiamin $C_4H_8(NHCOC_6H_5)_2$ krystallisiert in langgestreckten farblosen Nadeln, welche in Wasser unlöslich, in Alkohol dagegen löslich sind; aus der alkoholischen Lösung wird die Verbindung durch überschüssigen Äther ausgefällt. (Wichtiger Unterschied von Dibenzoylpentamethylendiamin.) Dibenzoyltetramethylendiamin schmilzt bei 175—176° [5]).

Das Phenylisocyanattetramethylendiamin $C_4H_8(NH—CO—NHC_6H_5)_2$ ist unlöslich in Wasser, Aceton, Benzol, Ligroin, Essigester, Schwefelkohlenstoff und kaltem Alkohol, in warmem Alkohol nur spurenweise löslich; es löst sich in heißem Nitrobenzol, Anilin und namentlich in warmem Pyridin. Aus letzterem oder einem Gemisch von letzterem mit Aceton krystallisiert es in Nadeln, die zu Garben und Büscheln vereinigt sind. Der Schmelzpunkt liegt bei 240° (korr.)[6]).

Den Alkaloidreagenzien gegenüber verhält sich das Tetramethylendiamin folgenderweise[1])[2]): Wässerige Lösungen von Tetramethylendiaminsalzen geben mit Phosphorwolframsäure weiße und mit Phosphormolybdänsäure gelbe amorphe Fällung. Kaliumquecksilberjodid, Kaliumwismutjodid und Kaliumcadmiumjodid geben anfänglich amorphe Niederschläge, die bald zu Nadeln erstarren. Jodjodkalium oder Jodjodwasserstoffsäure geben braune krystallinische Fällung und Pikrinsäure gibt schön ausgebildete, schwer lösliche, breite Nadeln.

Bei der trockenen Destillation des salzsauren Tetramethylendiamins entsteht Ammoniak, Salzsäure und Pyrrolidin[7]).

Das Tetramethylendiamin wurde von Brieger[1]) als Fäulnisprodukt zuerst aufgefunden. Später ist es öfters nachgewiesen worden, z. B. unter den bakteriellen Zersetzungsprodukten des Ornithins[8]) und von Dakin[9]) nach der Digestion von Ornithin mit Lebergewebe. Von Baumann und v. Udránszky[5]) und später auch von anderen Forschern[10]) ist es aus Harn und Faeces bei Cystinurie neben Pentamethylendiamin isoliert worden, und Roos[11]) hat es aus den Faeces eines Diarrhöekranken erhalten; das Vorkommen im Harn von Cystinurikern ist jedoch gar kein regelmäßiges. In einem Fall von Cystinurie, bei welchem in dem Harn keine Diamine vorhanden waren, konnten Loewy und Neuberg[12]) Tetramethylendiamin nach Eingabe von Arginin nachweisen. Es scheint überhaupt überall, wo es auftritt, aus Arginin oder Ornithin entstanden zu sein.

---

[1]) L. Brieger, Weitere Untersuchungen über Ptomaine. Berlin 1885. S. 45.

[2]) O. Bocklisch, Berichte d. Deutsch. chem. Gesellschaft 18, 1925 [1885].

[3]) G. Ciamician u. C. U. Zanetti, Berichte d. Deutsch. chem. Gesellschaft 22, 1973 [1889].

[4]) J. Otori, Zeitschr. f. physiol. Chemie 43, 308 [1904].

[5]) L. v. Udránszky u. E. Baumann, Berichte d. Deutsch. chem. Gesellschaft 21, 2749, 2938 [1888]; Zeitschr. f. physiol. Chemie 13, 573 [1889].

[6]) A. Loewy u. C. Neuberg, Zeitschr. f. physiol. Chemie 43, 355 [1904].

[7]) D. Ackermann, Zeitschr. f. physiol. Chemie 53, 545 [1907].

[8]) A. Ellinger, Zeitschr. f. physiol. Chemie 29, 337 [1900].

[9]) H. D. Dakin, Journ. of biol. Chemistry 1, 171 [1906].

[10]) Siehe P. J. Cammidge u. A. E. Garrod, Journ. of Pathol. and Bacteriol. 6, 327 [1900].

[11]) E. Roos, Zeitschr. f. physiol. Chemie 16, 198 [1891].

[12]) A. Loewy u. C. Neuberg, Zeitschr. f. physiol. Chemie 43, 353 [1904].

Über den Nachweis, sowie über die quantitative Bestimmung siehe S. 558.

b) Pentamethylendiamin (Cadaverin).

$$NH_2-CH_2-CH_2-CH_2-CH_2-CH_2-NH_2 = C_5H_{14}N_2.$$

Die freie Base stellt einen Sirup dar, welcher im Kältegemisch zu Krystallen erstarrt, die bei gewöhnlicher Temperatur wieder schmelzen. Der Siedepunkt der Base ist 175—178°; sie ist mit Wasserdampf flüchtig. In Wasser und auch in Alkohol ist sie leicht löslich, schwerer in Äther[1]). Sie riecht nach Piperidin und Sperma, raucht an der Luft und nimmt Kohlensäure unter Carbonatbildung auf.

$C_5H_{14}N_2 \cdot 2$ HCl ist in Wasser sehr leicht, in abs. Alkohol dagegen ziemlich schwer löslich; aus 95 proz. Alkohol umkrystallisiert, bildet es kurze, zugespitzte, sternförmig gruppierte Prismen, während es beim Verdampfen der wässerigen Lösung in sehr langen, prismatischen Krystallen zurückbleibt. Die Krystalle sind nach Gulewitsch[2]) an der Luft nicht zerfließlich; während andere [z. B. Ackermann[3])] angeben, daß sie zerfließlich sind. — Das neutrale Oxalat $C_5H_{14}N_2 \cdot H_2C_2O_4 + 2$ H_2O krystallisiert aus verdünntem Alkohol in Nadeln, welche 2 Mol. Krystallwasser enthalten und bei ca. 160° unter Gasentwicklung schmelzen [Bocklisch[4])]. — Das saure Oxalat $C_5H_{14}N_2 \cdot 2$ $H_2C_2O_2 + H_2O$ krystallisiert aus verdünntem Alkohol in quadratischen Blättchen, zuweilen auch in glänzenden Nadeln. Bei 143° schmilzt das Salz unter Zersetzung (Bocklisch, l. c.). — $C_5H_{14}N_2$ $\cdot 2$ HCl $\cdot 3$ HgCl$_2$ ist von Ladenburg[5]) als krystallinischer Niederschlag erhalten; andere Forscher haben immer das Salz mit 4 HgCl$_2$ bekommen. — $C_5H_{14}N_2 \cdot 2$ HCl $\cdot 4$ HgCl$_2$ [Bocklisch, Ladenburg, Gulewitsch[6])] krystallisiert in Nadeln, seltener in Blättchen; Schmelzp. 214—216° (ohne merkbare Zersetzung). Das Salz ist in heißem Wasser leicht, in kaltem dagegen ziemlich schwer löslich; 100 T. Wasser lösen bei 21° 3,07 T. Salz (Gulewitsch, l. c.). — $C_5H_{14}N_2 \cdot 2$ HCl $\cdot$ PtCl$_4$ krystallisiert aus Wasser in orangegelben Prismen, welche bei ca. 215° unter Zersetzung schmelzen[7]). Das Salz ist in kaltem Wasser ziemlich schwer löslich, indem 1 T. bei 12° sich in 113—114 T. Wasser[8]) und bei 21° in 70,8 T. Wasser löst[7]). — $C_5H_{14}N_2 \cdot 2$ HCl $\cdot 2$ AuCl$_3$ krystallisiert nach Brieger[9]) in Nadeln oder Würfeln, nach Gulewitsch (l. c., S. 295) in flachen Prismen oder in Tafeln. Das Salz ist leicht löslich in Wasser und schmilzt bei 186—188° [Bocklisch[10]), Gulewitsch, l. c.]. — Das Pikrat $C_5H_{14}N_2 \cdot 2$ $C_6H_2(NO_2)_3OH$ krystallisiert aus Wasser in gelben Nadeln, die bei 221° schmelzen. In kaltem Wasser ist das Salz schwer löslich, in heißem abs. Alkohol nahezu unlöslich. (Bocklisch, Gulewitsch, l. c.) — Das Pikrolonat $C_5H_{14}N_2 \cdot 2$ $C_{10}H_8N_4O_5$ krystallisiert aus Wasser in feinen Nadeln und Täfelchen von orangegelber Farbe. Bei langsamem Erhitzen beginnt es gegen 220° sich zu bräunen, wird später ganz schwarz und zersetzt sich scharf bei 250°. 1 T. löst sich in 7575 T. kaltem und in 357 T. siedendem Wasser, in 5952 T. kaltem und in 475 T. siedendem Alkohol[11]). Das Dibenzoylcadaverin $C_5H_{10}(NH-COC_6H_5)_2$ löst sich leicht in Alkohol, schwieriger in Äther, gar nicht in Wasser. Eine alkoholische Lösung wird durch viel Wasser völlig gefällt; dabei krystallisiert die Benzoylverbindung in feinen Nadeln und Blättchen, welche bei 130—131° schmelzen. Der Körper wird durch verdünnte Säuren und Alkalien auch beim Kochen nicht verändert. Konzentrierte Säuren lösen ihn zunächst unverändert auf; die Spaltung desselben erfolgt erst bei langem Kochen mit konz. Salzsäure[12]).

---

[1]) A. Ladenburg, Berichte d. Deutsch. chem. Gesellschaft **18**, 2957 [1885].

[2]) Wl. Gulewitsch, Zeitschr. f. physiol. Chemie **20**, 293 [1894].

[3]) D. Ackermann, Zeitschr. f. physiol. Chemie **54**, 18 [1907].

[4]) O. Bocklisch, Berichte d. Deutsch. chem. Gesellschaft **20**, 1445 [1887].

[5]) A. Ladenburg, Berichte d. Deutsch. chem. Gesellschaft **19**, 2585 [1885].

[6]) O. Bocklisch, Briegers: Weitere Untersuchungen über Ptomaine. Berlin **1885**. S. 50 u. 58; Berichte d. Deutsch. chem. Gesellschaft **20**, 1445 [1887]. — A. Ladenburg, Berichte d. Deutsch. chem. Gesellschaft **20**, 2217 [1887]. — Wl. Gulewitsch, Zeitschr. f. physiol. Chemie **20**, 291 [1894].

[7]) Wl. Gulewitsch, Zeitschr. f. physiol. Chemie **20**, 295 [1904].

[8]) L. v. Udránszky u. E. Baumann, Zeitschr. f. physiol. Chemie **13**, 572 [1889].

[9]) L. Brieger, Weitere Untersuchungen über Ptomaine. Berlin **1885**. S. 38.

[10]) O. Bocklisch, Briegers Untersuchungen III. Berlin **1886**. S. 58.

[11]) J. Otori, Zeitschr. f. physiol. Chemie **43**, 307 [1904].

[12]) L. v. Udránszky u. E. Baumann, Berichte d. Deutsch. chem. Gesellschaft **21**, 2747 [1888].

Das Phenylisocyanatpentamethylendiamin $C_5H_{10}(NH-CO-NHC_6H_5)_2$
verhält sich ganz wie die entsprechende Tetramethylendiaminverbindung, d. h. es ist
in Wasser, Aceton, Benzol, Ligroin, Essigester, Schwefelkohlenstoff und kaltem Alkohol
unlöslich, in siedendem Alkohol sehr schwer löslich, dagegen löslich in heißem Nitrobenzol, Anilin und namentlich in heißem Pyridin. Aus Pyridin oder aus einem Gemisch
von diesem mit Aceton krystallisiert es in zu Garben und Büscheln vereinigten Nadeln,
die bei 207—209° (korr.) schmelzen[1].

Das salzsaure Salz des Pentamethylendiamins gibt in wässeriger Lösung mit Phosphorwolframsäure ein weißes, im Überschuß des Fällungsmittels leicht lösliches Präcipitat,
mit Phosphormolybdänsäure einen weißen krystallinischen Niederschlag, mit Kaliumwismutjodid rote Krystallnadeln und mit Jodjodkalium oder Jodjodwasserstoffsäure
braune Krystallnadeln[2].

Das salzsaure Salz zerfällt bei der trockenen Destillation in Ammoniak,
Salzsäure und Piperidin $C_5H_{11}N$ [3].

Das Pentamethylendiamin ist zuerst von Brieger[2] als Fäulnisprodukt gefunden
und später auch von vielen anderen Forschern erhalten worden, so hat es z. B. Ellinger[4]
als Produkt der bakteriellen Zersetzung von Lysin gewonnen und Neuberg[5] es aus den
Destillationsprodukten des Lysins isoliert. Baumann und v. Udránszky[6] und später
auch andere Forscher[7] haben es aus dem Harn und auch aus den Faeces von Cystinurikern
isoliert, und Roos[8] ist es gelungen, es vorübergehend in den Faeces eines an Malaria und
Dysenterie leidenden Mannes nachzuweisen; das Vorkommen bei Cystinurie ist aber gar
kein regelmäßiges. Loewy und Neuberg[1] konnten es in einem Fall von Cystinurie,
wo der Harn an sich keine Diamine enthielt, nach Eingabe von Lysin aus dem Harn isolieren; überhaupt scheint es überall, wo es auftritt, aus Lysin hervorzugehen.

Nachweis des Tetramethylendiamins und Pentamethylendiamins im Harn.

Um die Basen nachzuweisen, muß man sie erst isolieren, welches nach
zwei verschiedenen Methoden geschehen kann.

1. Methode von v. Udránszky und Baumann.[6] 1500 ccm Harn werden mit
200 ccm 10proz. Natronlauge versetzt und hierauf mit 20—25 ccm Benzoylchlorid so lange
geschüttelt, bis der Geruch des letzteren verschwunden ist. Dabei entsteht ein reichlicher
Niederschlag, welcher außer den unlöslichen Phosphaten die Benzoylverbindungen der
normalen Kohlenhydrate des Harnes und den größeren Teil der Dibenzoylverbindungen
der vorhandenen Diamine enthält. Um eine möglichst vollständige Benzoylierung zu erzielen, empfiehlt es sich, noch ca. 10 g Benzoylchlorid hinzuzufügen und wieder das Gemisch zu schütteln, bis jeder Geruch nach Benzoylchlorid verschwunden ist. Der Niederschlag wird dann abfiltriert und mit Wasser gewaschen. Die Hauptmenge der vorhandenen
Diamine findet sich in dem Niederschlage, das Filtrat enthält jedoch 25—33% der Gesamtmenge, indem die Dibenzoylverbindungen wohl in reinem Wasser so gut wie unlöslich
sind, von großen Mengen salzreicher Flüssigkeiten aber merklich gelöst werden. Sowohl
der Niederschlag als auch das Filtrat werden daher aufgearbeitet.

α) Das Filtrat wird mit Schwefelsäure stark angesäuert, wobei eine reichliche Abscheidung von Benzoesäure erfolgt, und mit dem gleichen Volumen von gewöhnlichem
Äther 3mal ausgeschüttelt. Dadurch werden der wässerigen Flüssigkeit die Benzoesäure
und die vorhandenen Benzoyldiamine entzogen. Diese letzten sind wohl in reinem Äther
fast unlöslich; das Vorhandensein anderer in Äther leicht löslicher Stoffe, wie Benzoesäure, bewirkt aber, daß sie durch Äther wässerigen Flüssigkeiten vollkommen entzogen
werden. Nachdem der Äther abdestilliert ist, wird der Rückstand, bevor er erstarrt ist,

[1] A. Loewy u. C. Neuberg, Zeitschr. f. physiol. Chemie **43**, 356 [1904].
[2] L. Brieger, Untersuchungen II. Berlin **1885**. S. 40.
[3] A. Ladenburg, Berichte d. Deutsch. chem. Gesellschaft **18**, 3100 [1885]; **19**,
2585 [1886].
[4] A. Ellinger, Zeitschr. f. physiol. Chemie **29**, 343 [1900]; siehe auch D. Ackermann, Zeitschr. f. physiol. Chemie **64**, 91 [1909].
[5] C. Neuberg, Zeitschr. f. physiol. Chemie **45**, 118.[1905].
[6] L. v. Udránszky u. E. Baumann, Zeitschr. f. physiol. Chemie **13**, 562 [1889].
[7] Siehe P. J. Cammidge u. A. E. Garrod, Journ. of Pathol. and Bacteriol. **6**,
327 [1900].
[8] E. Roos, Zeitschr. f. physiol. Chemie **16**, 195 [1891].

mit Natronlauge alkalisch gemacht und die so erhaltene mehr oder weniger getrübte Flüssigkeit zur Krystallisation hingestellt. Nach 24 Stunden werden die Krystalle abgesaugt und mit kaltem Wasser gewaschen. Zur weiteren Reinigung werden die so gewonnenen benzoylierten Diamine in wenig warmem Alkohol gelöst und durch viel Wasser aus dieser Lösung abgeschieden.

β) Der aus Phosphaten und Benzoylverbindungen der Kohlenhydrate und der Diamine bestehende Niederschlag wird mit Alkohol digeriert, und die abfiltrierte bräunlich gefärbte Lösung wird bis auf ein kleines Volumen eingedunstet und in etwa die 30 fache Menge kalten Wassers eingegossen. In der alsbald milchig getrübten Flüssigkeit bilden sich beim Stehen die Krystalle der Benzoyldiamine, welche nach einem oder mehreren Tagen abfiltriert werden. Das Filtrat zeigt immer eine ziemlich starke milchige Opalescenz, welche von den durch Wasser gleichfalls gefällten Benzoylverbindungen der Kohlenhydrate des Harnes herrührt. Der Krystallbrei wird auf dem Filter so lange mit Wasser gewaschen, bis das Filtrat ganz klar abfließt.

Die Krystalle werden jetzt mit den aus der ersten Mutterlauge gewonnenen gemischt und zur völligen Beseitigung der Benzoylverbindungen der Kohlenhydrate nochmals in möglichst wenig Alkohol gelöst und von neuem mit Wasser gefällt. Die so gewonnenen Benzoyldiamine stellen eine sehr voluminöse Masse kleiner blendendweißer nadelförmiger Krystalle dar. Ob die Krystalle nur aus Dibenzoyltetramethylendiamin resp. Dibenzoylpentamethylendiamin bestehen, oder ob ein Gemenge der beiden Benzoylverbindungen vorliegt, wird durch eine Schmelzpunktbestimmung festgestellt, indem die Tetramethylendiaminverbindung bei 176°, die Pentamethylendiaminverbindung bei 130° schmilzt, während Mischungen bei Zwischentemperaturen schmelzen.

Liegt eine Mischung vor, so löst man die Krystalle in soviel warmem Alkohol, als zur Lösung gerade erforderlich ist, und gießt diese Lösung in das 20 fache Volumen Äther; alsbald oder nach kurzer Zeit beginnt eine Krystallisation, welche man durch Abkühlen oder Umrühren beschleunigt. Die abfiltrierten Krystalle bestehen aus fast reinem Dibenzoyltetramethylendiamin, und aus dem Filtrat gewinnt man nach Verdunsten des Äthers und Alkohols eine Krystallmasse, die aus fast reinem Dibenzoylpentamethylendiamin besteht. Die beiden Fraktionen können durch Lösen in ein wenig Alkohol und nachfolgender Fällung mit Wasser weiter gereinigt werden. Diese Trennung der beiden Verbindungen läßt sich fast ohne Verlust ausführen.

Mit dieser Methode konnten v. Udránszky und Baumann aus Harn, welcher 1 T. Tetramethylendiamin in 10 000 T. Harn enthielt, noch 60% der Base gewinnen, so daß die Methode für die Darstellung und Bestimmung der Diamine eine sehr gute ist; die Methode scheint sich aber auf die Gewinnung dieser zwei Basen zu beschränken.

2. Verfahren von Loewy und Neuberg.[1]) Der Harn (in Loewys und Neubergs Versuch ca. 3 l) wird filtriert, mit Schwefelsäure schwach angesäuert und mit Phosphorwolframsäure ausgefällt. Der abfiltrierte und ausgewaschene Niederschlag wird durch Baryt zerlegt, und aus dem Filtrat wird der überschüssige Baryt durch Kohlensäure entfernt. Die so gewonnene Basenlösung wird dann eingeengt und mit Natriumhydroxyd versetzt, und jetzt wird tropfenweise Phenylisocyanat zugesetzt und lebhaft geschüttelt. Hierdurch entstehen die Phenylisocyanatverbindungen der beiden Diamine, und jeder Tropfen des einfallenden Isocyanats hat unter deutlicher Erwärmung die sofortige Abscheidung eines voluminösen Niederschlages zur Folge. Wenn sich dessen Menge auf erneuten Cyanatzusatz nicht mehr vermehrt, wird es abfiltriert und mit Wasser gut gewaschen. Durch Waschen mit abs. Alkohol wird es von möglicherweise ausgeschiedenem Diphenylharnstoff befreit. Es wird dann in warmem Pyridin gelöst und durch vorsichtigen Zusatz von Wasser wieder ausgefällt; es wird so in schneeweißen Krystallen erhalten. Aus dem Schmelzpunkt der gewonnenen Krystalle ist ersichtlich, ob Diphenylisocyanattetramethylendiamin (Schmelzp. 240°) resp. Diphenylisocyanatpentamethylendiamin (Schmelzp. 207—209°) oder ein Gemisch der beiden Verbindungen vorhanden ist. Liegen Gemische vor, ist eine Trennung beider bis zu einem gewissen Grade durch folgendes Verhalten möglich. Fügt man zu einer nach dem Abkühlen gerade gesättigten Lösung der trockenen Phenylisocyanatverbindungen in Pyridin wasserfreies Aceton, so fällt momentan das Tetramethylenderivat aus, während die Pentamethylenverbindung sich erst bei mehrstündigem Stehen aus dem Filtrat abscheidet. Beide Fraktionen können durch nochmaliges Umkrystallisieren dann gereinigt werden.

Die quantitative Bestimmung der beiden Basen gestaltet sich auf ganz dieselbe Weise wie der Nachweis, indem die Basen als Benzoyl- oder Phenylisocyanatverbindungen isoliert werden und das Gewicht der reinen und trockenen Verbindungen ermittelt wird; hieraus berechnet sich dann die Menge der freien Basen.

---

[1]) A. Loewy u. C. Neuberg, Zeitschr. f. physiol. Chemie **43**, 352, 356 [1904].

3. Guanidinabkömmlinge.

a) Methylguanidin.

$$C\!\!\underset{\diagdown NH \cdot CH_3}{\overset{\diagup NH_2}{\underset{}{=\!\!=NH}}} = C_2H_7N_3\,.$$

Das Methylguanidin ist eine kräftige Base, die in freiem Zustande eine stark alkalische, zerfließliche Krystallmasse bildet.

Mit Säuren verbindet es sich zu Salzen, von welchen das Chlorid sehr hygroskopisch ist. — Das Nitrat $C_2H_7N_3 \cdot HNO_3$ krystallisiert in rechtwinkligen rhombischen Tafeln, die in kaltem Wasser schwer, in heißem dagegen leicht löslich sind. In abs. Alkohol ist das Salz sehr wenig löslich. Es schmilzt ohne Zersetzung bei 155° zu einer klaren Flüssigkeit[1]). — Das Oxalat $(C_2H_7N_3)_2 \cdot H_2C_2O_4 + 2\,H_2O$ bildet in Wasser leicht lösliche Krystalle.

Das Chloroaurat $C_2H_7N_3 \cdot HCl \cdot AuCl_3$ krystallisiert rhombisch und ist in Äther leicht, in Wasser und Alkohol dagegen schwerer löslich. Das Salz zersetzt sich außerordentlich leicht[2]); nach Brieger[3]) läßt es sich jedoch aus salzsäurehaltigem Wasser umkrystallisieren. — Das Chloroplatinat $(C_2H_7N_3 \cdot HCl)_2PtCl_4$ bildet monokline Krystalle, welche sich bei 18—19° in 7 T. Wasser lösen[2]).

Das Platinsulfocyanatsalz $(C_2H_7N_3 \cdot CNSH)_2 \cdot Pt(CNS)_4$ erhält man, wenn man Methylguanidinnitrat mit einer 4 proz. wässerigen Lösung von Kaliumplatinsulfocyanat übergießt. Krystallisiert man das ausgeschiedene Krystallpulver aus Wasser um, so erhält man das Methylguanidinplatinsulfocyanat in roten prachtvollen, glänzenden, durchsichtigen Säulen. Dieselben sind in kaltem Wasser schwer, in heißem Wasser und in Alkohol leicht löslich. Beim Trocknen verlieren sie Glanz und Durchsichtigkeit; die vom Krystallwasser vollständig befreiten Krystalle schmelzen zwischen 175—180° zu einer rotbraunen Flüssigkeit[1]). — Das Pikrat $C_2H_7N_3 \cdot C_6H_2(NO_2)_3OH$ ist in Wasser sehr schwer löslich und krystallisiert in zwei isomorphen Modifikationen (Tafeln), von denen die eine eigelb, die andere orangefarben ist; beide schmelzen bei 201,5° [Gulewitsch[4])]; Brieger[5]) gibt 192°, E. Fischer[6]) 200° an]. — Das Pikrolonat $C_2H_7N_3 \cdot C_{10}H_8N_4O_5$ ist schwer löslich in Wasser und auch in Alkohol; bei gewöhnlicher Temperatur lösen 100 T. Wasser 0,025, 100 T. abs. Alkohol 0,06 T. der Substanz; das Salz ist jedoch in der Hitze leichter löslich. Es schmilzt unter Aufschäumen bei ca. 270° (unscharf), nachdem es bei ca. 225° eine olivgrüne Farbe angenommen hat[7]). Nach Wheeler u. Jamieson[8]) schmilzt es unter Aufschäumen bei 291°. — Die Benzolsulfoverbindung $C_2H_6N_3 \cdot C_6H_5SO_2$ schmilzt bei 184° (unkorr.) und ist in kaltem Wasser schwer löslich, indem 100 T. Wasser bei Zimmertemperatur nur 0,04 T. der Substanz lösen; aus kochendem Wasser läßt es sich umkrystallisieren[9]).

Das Methylguanidin gibt mit Phosphormolybdänsäure einen gelben krystallinischen Niederschlag, mit Kaliumwismutjodid ein ziegelrotes Pulver und mit Jodjodkalium oder Jodjodwasserstoffsäure ölige Tropfen [Brieger[5])]; es wird durch Phosphorwolframsäure und ebenfalls durch Silbernitrat und Barytwasser gefällt, nicht aber durch Silbernitrat und Ammoniak oder durch Gerbsäure [Kutscher[1])].

Das Methylguanidin wurde schon von Brieger[5]) aus faulem Pferdefleisch gewonnen. Später ist es sowohl aus Fleischextrakt [Kutscher[1]), Gulewitsch[4])], als auch aus frischem Fleisch [Krimberg[10])] erhalten worden. Es findet sich ferner regelmäßig im normalen Harn von Menschen, Hunden. Pferden [Achelis, Kutscher, Engeland[11])].

Über den Nachweis und die Bestimmung des Methylguanidins im Harn sei auf S. 566 und 568 verwiesen.

---

[1]) Fr. Kutscher, Zeitschr. f. Unters. d. Nahr.- u. Genußm. **10**, 531 [1905].
[2]) P. Tatarinoff, Jahresber. d. Chemie **1879**, 333.
[3]) L. Brieger, Weitere Untersuchungen über Ptomaine. Berlin **1886**. S. 33.
[4]) Wl. Gulewitsch, Zeitschr. f. physiol. Chemie **47**, 474 [1906].
[5]) L. Brieger, Weitere Untersuchungen über Ptomaine. Berlin **1886**. S. 33.
[6]) E. Fischer, Berichte d. Deutsch. chem. Gesellschaft **30**, 2414 [1897].
[7]) W. Achelis, Zeitschr. f. physiol. Chemie **50**, 12 [1906].
[8]) H. L. Wheeler u. G. S. Jamieson, Journ. of biol. Chemistry **4**, 111 [1908].
[9]) D. Ackermann, Zeitschr. f. physiol. Chemie **48**, 382 [1906].
[10]) R. Krimberg, Zeitschr. f. physiol. Chemie **48**, 417 [1906].
[11]) W. Achelis, Centralbl. f. Physiol. **20**, 455 [1906]; Zeitschr. f. physiol. Chemie **50**, 10 [1906]. — Kutscher u. Lohmann, Zeitschr. f. physiol. Chemie **49**, 86 [1906]. — R. Engeland, Zeitschr. f. physiol. Chemie **57**, 53 [1908].

b) Dimethylguanidin.

$$C \begin{cases} N(CH_3)_2 \\ NH \\ NH_2 \end{cases} = C_3H_9N_3 .$$

Aus dem Harn eines Hundes, der mit Liebigs Fleischextrakt gefüttert worden war, erhielten Kutscher und Lohmann[1]) eine Base, die sie als Pikrolonat isolierten und als unsymmetrisches Dimethylguanidin ansahen. Daß diese Vermutung richtig war, haben Wheeler und Jamieson[2]) festgestellt durch Vergleich mit dem Pikrolonat des synthetisch dargestellten unsymmetrischen Dimethylguanidins. Verbindungen der Base sind nur wenig bekannt.

Das Goldchloriddoppelsalz $C_3H_9N_3 \cdot HCl \cdot AuCl_3$ krystallisiert bei langsamer Krystallisation in breiten Tafeln, bei schneller Krystallisation in dünnen glänzenden Blättchen; die Krystalle sollen trimetrisch sein und schmelzen bei 144°, um sich bei etwa 150° zu zersetzen. — Das Pikrat[2]) $C_3H_9N_3 \cdot C_6H_2(NO_2)_3OH$ bildet kleine, spitze Nadeln oder zweigartige Gebilde, wenn es aus Wasser krystallisiert ist; es schmilzt bei 224° ohne Aufschäumen. — Das Pikrolonat[2]) $C_3H_9N_3 \cdot C_{10}H_8N_4O_5$ krystallisiert aus Wasser in flachen vierseitigen gelben Prismen, welche in Alkohol schwer löslich sind und sich unter Aufbrausen scharf bei 278° zersetzen.

Über den Nachweis der Base siehe S. 566 u. 567.

c) Vitiatin.

$$C \begin{cases} N(CH_3) \cdot CH_2 \cdot CH_2 \cdot NH \\ NH \qquad\qquad NH \\ NH_2 \qquad\qquad NH_2 \end{cases} C = C_5H_{14}N_6 .$$

Aus Menschenharn hat Kutscher[3]) eine Base isoliert, für welche er obenstehende Formel angibt. Später ist die Base auch von Engeland[4]) erhalten worden.

Bekannt ist nur das Goldchloriddoppelsalz $C_5H_{14}N_6 \cdot 2\,HCl \cdot 2\,AuCl_3$, welches aus heißem, salzsäurehaltigem Wasser in glänzenden, gelbroten Blättern und Platten krystallisiert, die bei 167° unscharf schmelzen; erst bei 190° wird die Schmelze ganz klar. Das Salz ist in kaltem Wasser ziemlich schwer löslich.

Über den Nachweis siehe S. 567.

4. Basen unbekannter Konstitution.

a) Mingin.

$$C_{13}H_{18}N_2O_2 \; (?).$$

Diese Base hat Kutscher[5]) in sehr geringer Menge aus menschlichem Harn gewonnen; zur Isolierung wurde das Goldchloriddoppelsalz benutzt.

Das Chlorid ist in kaltem Alkohol ziemlich schwer löslich und schmilzt noch nicht bei 300°. — Das Chloraurat $C_{13}H_{18}N_2O_2 \cdot 2\,HCl \cdot 2\,AuCl_3$ krystallisiert in kleinen, durchsichtigen, gelbroten, vierseitigen Säulen, die in verdünnter kalter Salzsäure nicht ganz leicht löslich sind; sie schmelzen scharf bei 194°.

Über den Nachweis siehe S. 567.

---

[1]) Kutscher u. Lohmann, Zeitschr. f. physiol. Chemie 48, 422 [1906]. — Siehe auch W. Achelis, Zeitschr. f. physiol. Chemie 50, 10 [1906]. — R. Engeland, Zeitschr. f. physiol. Chemie 57, 49 [1908].

[2]) H. L. Wheeler u. G. S. Jamieson, Journ. of biol. Chemistry 4, 111 [1908].

[3]) Fr. Kutscher, Zeitschr. f. physiol. Chemie 51, 462 [1907].

[4]) R. Engeland, Zeitschr. f. physiol. Chemie 57, 56 [1908].

[5]) Fr. Kutscher, Zeitschr. f. physiol. Chemie 51, 458 [1907].

b) Gynesin.

$$C_{19}H_{23}N_3O_3.$$

Das Gynesin ist als Chloraurat von Kutscher und Lohmann[1]) aus menschlichem Harn isoliert worden.

Das Chloraurat $C_{19}H_{23}N_3O_3 \cdot 2\,HCl \cdot 2\,AuCl_3$ krystallisiert bei langsamer Krystallisation in kräftigen, vierseitigen, rotgelben Säulen, bei schneller Krystallisation in dünnen, hellgelben Nadeln. Das Salz ist in kalter verdünnter Salzsäure schwer, in heißer leicht löslich; bei 180° schmilzt es zu einer trüben Masse zusammen, die erst zwischen 205—210° in eine klare dunkelrote Flüssigkeit übergeht.

c) Kynosin.

$$C_{13}H_{26}N_4O_4.$$

Die Base wurde von Kutscher und Lohmann[2]) aus normalem Hundeharn als Goldchloriddoppelsalz isoliert; andere Verbindungen des Kynosins sind nicht bekannt.

Das Goldchloriddoppelsalz war in kalter verdünnter Salzsäure ziemlich schwer löslich und wies die Zusammensetzung $C_{13}H_{26}N_4O_4 \cdot 2\,HCl \cdot 2\,AuCl_3$ auf.

d) Base.

$$C_3H_8N_2O.$$

Diese Base ist von Baumstark[3]) in ganz einzelnen Fällen aus Menschen- und Hundeharn gewonnen, zuerst aus dem Harne einer infolge von Fettleber an hochgradigem Icterus leidenden Frau in bedeutenderer Menge, nämlich aus dem Harn von fünf Tagen etwas über 4 g, dann aus dem Harne eines mit Benzoesäure gefütterten Hundes, doch nur eine kurze Zeit lang während der Fütterungsperiode; aus dem Harn von sieben Tagen wurden hier 3 g gewonnen. In einer ganzen Reihe von anderen Fällen von Icterus, sowohl aus derselben als auch aus anderen Ursachen stammend, war entweder die Verbindung nicht nachzuweisen oder in sehr geringer Menge vorhanden, und es gelang auch nicht, die Base aus dem Harn eines anderen Hundes zu gewinnen, trotzdem der Hund ganz wie der erste gefüttert wurde.

Die freie Base war in kochendem Wasser leicht, in kaltem Wasser ziemlich schwer löslich, in Alkohol und Äther unlöslich. Aus Wasser krystallisierte sie in weißen Säulen, vollständig den Formen der reinen Hippursäure gleichend. Bis 250° erhitzt erlitten die Krystalle keine Veränderung. Die Verbindung reagierte neutral gegen Pflanzenfarben, ging mit Basen keine Verbindungen ein, bildete aber mit Säuren Salze, die schwer krystallisierten und zerfließlich waren.

Das Chlorhydrat hatte die Zusammensetzung $C_3H_8N_2O \cdot HCl$. Von Mercurinitrat wurde die Verbindung gefällt. Mit salpetriger Säure behandelt, bildete sie eine in Äther lösliche Säure, welche ein Zinksalz mit 23,1% Zn und 12,6% Wasser ergab und nach Baumstark das Zinksalz irgendeiner Milchsäure ist. Durch Einwirkung starker Basen bildete sie Ammoniak und Kohlensäure.

Zur Isolierung der Base wurde der Harn auf dem Wasserbade zu dickem Sirup eingeengt und der Rückstand noch warm mit großen Mengen abs. Alkohols vermischt, solange noch etwas gefällt wurde. Von der abfiltrierten klaren Lösung wurde der Alkohol vollständig abdestilliert und dem Rückstand nach starkem Ansäuern mit Salzsäure die Hippursäure mit Äther entzogen. Der nun bleibende Sirup wurde mit Wasser verdünnt,

---

[1]) Kutscher u. Lohmann, Zeitschr. f. physiol. Chemie **49**, 85 [1906].
[2]) Siehe Fr. Kutscher, Zeitschr. f. physiol. Chemie **49**, 88 [1906].
[3]) F. Baumstark, Annalen d. Chemie u. Pharmazie **173**, 342 [1874].

mit Ammoniak übersättigt und mit Bleiessig vollständig ausgefällt, wonach das Filtrat mittels Schwefelwasserstoffs entbleit und wieder zum Sirup eingedampft wurde. Dieser begann in der Regel bald zu erstarren, indem der Harnstoff sich krystallinisch abschied. Außer den Harnstoffkrystallen bildeten sich indessen auch Krystalle der oben besprochenen Base, wenn diese vorhanden war; einmal gebildet waren diese Krystalle in Alkohol schwer löslich und blieben daher zurück, wenn der Harnstoff in abs. Alkohol gelöst wurde. Nachdem sie abfiltriert und mit Alkohol gewaschen worden waren, konnten sie durch Umkrystallisation aus Wasser vollständig gereinigt werden.

e) Base.

$$C_5H_7NO_6.$$

Die Base ist von Ewald und Jacobson[1]) aus dem Harn bei Morbus Addisonii gewonnen. Die Base liefert ein in Wasser schwer lösliches, gut krystallisierendes Pikrat, welches gereinigt und analysiert wurde. Aus der prozentischen Zusammensetzung des Pikrates berechnen die Autoren für die Base obige Formel. Nähere Angaben über Eigenschaften usw. fehlen.

Zur Isolierung der Base wurde das Verfahren von Brieger angewandt (siehe S. 564). Dasselbe Verfahren ist auch von anderen Forschern zur Isolierung von Basen sowohl aus normalem Harn als auch aus dem Harn bei Krankheiten benutzt worden, und zwar mit positivem Erfolg, aber die Basen wurden in so kleinen Mengen gewonnen, daß von genaueren Untersuchungen (Elementaranalyse usw.) niemals die Rede sein konnte.

f) Ätherlösliche Basen.

Solche Basen sind von mehreren Forschern öfters aus dem Harn bei verschiedenen Krankheiten, niemals aber aus dem Harn von Gesunden isoliert worden. Zur Isolierung diente fast immer eine mehr oder weniger abgeänderte Modifikation des bekannten Stas-Ottoschen Verfahrens[2]), das zur Aufsuchung von pflanzlichen Alkaloiden im Organismus allgemein angewendet wird. Die Basen wurden nur in sehr geringer Menge gewonnen, und ihre Prüfung wurde hierdurch stark begrenzt. So konnten z. B. Analysen nur sehr selten vorgenommen werden; es liegen daher gar keine Beweise vor, daß die hergestellten Körper einheitliche chemische Stoffe gewesen sind. Die Basen hatten immer Alkaloidcharakter.

Unter den vielen Forschern, die sich mit Untersuchungen auf diesem Gebiet beschäftigt haben, scheint Griffiths[3]) am erfolgreichsten gearbeitet zu haben, indem er oft 0,3 g Base und darüber in den Händen gehabt hat. Er hat aus dem Harn bei 15 verschiedenen Krankheiten 15 verschiedene organische Basen isoliert, und zwar in solcher Menge, daß er sie analysieren und somit ihre Elementarformel bestimmen konnte. Weiter hat er ihr Verhalten gegen Alkaloidreagenzien, sowie ihre Wirkung auf Tiere untersuchen können, und er fand hierdurch, daß sie toxisch waren. Die Krankheiten, bei welchen Griffiths Basen aus dem Harn isolieren und untersuchen konnte, waren die folgenden: Bräune und Parotitis, Scharlach, Diphtherie, Masern, Tussis convulsiva, Rotz, Pneumonie, Epilepsie, Puerperalfieber, Erysipel, Ekzem, Influenza, Carcinom, Pleuritis und Angina pectoris.

Welchen Wert man den Bestimmungen der empirischen Formeln und der

[1]) C. A. Ewald u. J. Jacobson, Berl. klin. Wochenschr. **31**, 29 [1894].
[2]) O. Otto, Anleitung zur Ausmittelung von Giften. Braunschweig **1875**.
[3]) A. B. Griffiths, Compt. rend. de l'Acad. des Sc. **113**, 656 [1891]; **114**, 496, 1382; **115**, 185, 667, 668 [1892]; **116**, 1205; **117**, 744 [1893]; **118**, 1350 [1894]; **120**, 1128 [1895]; ferner Bulletin de la Soc. chim. [3] **7**, 250 [1892]; Chem. News **61**, 87; **70**, 199.

Fällungsreaktionen der einzelnen Basen beilegen kann, muß dahingestellt bleiben (siehe unten die Nachprüfungen Albus). Über Einzelheiten der verschiedenen Basen sei daher auf die Originalabhandlungen von Griffiths verwiesen.

Die Angaben Griffiths sind von Albu[1]) nachgeprüft worden. Er benutzte dieselbe Methode, nach welcher Griffiths so erfolgreich gearbeitet hatte, aber obwohl er aus dem Harn bei verschiedenen Krankheiten ätherlösliche, toxische Körper basischen Charakters zu isolieren vermochte, war es ihm doch nicht möglich, selbst bei Anwendung von 8—10 l Harn so große Mengen zu gewinnen, daß von Analysen die Rede sein konnte. Aus seinen Versuchsangaben geht hervor, daß er aus 3,5 l Harn von Diphtheriekranken 29 mg Substanz, aus 4,25 l Harn von Scharlachkranken 15,4 mg, aus 6,5 l Harn eines Erysipelkranken 24,7 mg und aus 8 l Harn eines Pneumonikers 36 mg Substanz erhielt; auch bei anderen Krankheiten wurden Harnalkaloide gefunden, ihre Mengen waren aber noch geringer. Von Wichtigkeit für die Verwertung der Angaben verschiedener Forscher ist zu bemerken, daß die von Albu aus Masern-, Scharlachharn usw. isolierten Harnalkaloide durchaus nicht immer mit den von Griffiths aus entsprechenden Harnen gewonnenen in bezug auf die physikalischen und chemischen Eigenschaften übereinstimmten, z. B. zeigten sie Abweichungen in dem Verhalten gegen die verschiedenen Alkaloidreagenzien. Ja sogar die von Albu selbst aus verschiedenen Scharlachharnen dargestellten Harnalkaloide stimmten untereinander in ihren chemischen und physikalischen Eigenschaften nicht überein, ebensowenig auch die Pneumonie-Harnalkaloide u. a.

Der Nachweis der Harnalkaloide gestaltet sich nach dem von Luff, Griffiths (l. c.), Albu (l. c.) u. a. benutzten Verfahren folgenderweise. Etwa 8—10 l Harn werden mit Natriumcarbonat stark alkalisch gemacht und mit dem halben Volumen Äther gut durchgeschüttelt; nachdem sich die beiden Flüssigkeiten voneinander getrennt haben, wird die ätherische Lösung abgehoben, und in dieser sind dann die vorhandenen Alkaloide gelöst. Nach Albu genügt eine einzige solche Extraktion, um praktisch alle Basen aus dem Harn zu gewinnen, und auch eine Eindampfung des Harnes liefert keine größere Ausbeute. Die ätherische Lösung wird mit dem zehnten Teil einer 5 proz. Weinsäurelösung geschüttelt, wodurch die Alkaloide in die wässerige Lösung als weinsaure Salze übergehen. Nachdem die wässerige Lösung von dem Äther getrennt worden ist, werden die Alkaloide wieder mittels Natriumcarbonat in Freiheit gesetzt und nochmals mit dem halben Volumen Äther ausgeschüttelt, und diese ätherische Lösung liefert dann nach Abtrennung von der wässerigen Flüssigkeit und Verdunsten des Äthers feste krystallinische Basen, die durch Umkrystallisation aus Wasser oder Alkohol gereinigt werden können. Die Ausbeute ist, wie oben erwähnt, meist sehr gering.

Isolierung der einzelnen Basen.

Im vorhergehenden wurden die aus dem Harn bis jetzt isolierten Basen besprochen. Um diese Basen zu gewinnen, sind mehrere Untersuchungsmethoden verwendet worden, von denen mehrere nur zur Isolierung von einzelnen ganz bestimmten Basen brauchbar sind, während andere mehr allgemein verwendet werden können. Die ersteren sind im vorhergehenden bei der Besprechung der einzelnen Basen schon erwähnt worden, die letzteren sollen jetzt wiedergegeben werden.

1. Verfahren von L. Brieger.[2]) Eine nicht zu kleine Harnmenge (nicht unter 10 l) wird mit Salzsäure schwach angesäuert und bei mäßiger Wärme bis zum Sirup verdampft. Dieser wird mit abs. Alkohol aufgenommen, und die von dem ungelösten Rückstand abfiltrierte alkoholische Lösung wird wieder abgedampft. Der hierdurch verbleibende Sirup wird mit wenig Alkohol aufgenommen und möglicherweise ungelöste Teilchen werden durch

---

[1]) A. Albu, Berl. klin. Wochenschr. **31**, 8, 1081 [1894].
[2]) L. Brieger, Über Ptomaine. Drei Monographien, Berlin **1885** u. **1886**.

Filtrieren beseitigt. Aus dem klaren Filtrat werden dann durch Zugabe von gesättigter alkoholischer Quecksilberchloridlösung die fällbaren Basen abgeschieden; zur vollständigen Fällung muß die Lösung mit Quecksilberchlorid gänzlich gesättigt werden, was leicht durch Hinzufügen von feingepulvertem Quecksilberchlorid zu der warmen Lösung erreicht wird. Wenn die Flüssigkeit mit Quecksilberchlorid gesättigt ist, wird sie abgekühlt und zur völligen Abscheidung der fällbaren Substanzen einige Zeit hingestellt, dann filtriert und der abfiltrierte Niederschlag gut mit gesättigter alkoholischer Quecksilberchloridlösung gewaschen. Der Niederschlag wird nun in heißem Wasser gelöst und mit Schwefelwasserstoff zerlegt, wonach das Quecksilbersulfid abfiltriert und das Filtrat zur Trockne eingedunstet wird. Zurück bleiben dann die Chlorhydrate der gefällten Basen, aus welchen die Basen durch Fällung mit Phosphorwolframsäure abgeschieden und noch weiter gereinigt werden, um schließlich in gut krystallisierende Verbindungen (z. B. Platin- oder Goldchloriddoppelsalze) übergeführt zu werden.

Auch dieses Verfahren eignet sich nur für eine beschränkte Anzahl von Basen, indem gar nicht sämtliche Basen aus wässeriger oder alkoholischer salzsaurer Lösung durch Quecksilberchlorid gefällt werden, auch ist die Fällung nur selten eine vollständige, indem die Sublimatverbindungen vieler Basen durch die anderen Harnbestandteile in Lösung gehalten werden. Die folgende Methode scheint allgemeiner verwendbar zu sein.

2. **Verfahren von Kutscher und Lohmann.**[1]) Nach den Angaben von Kutscher und Lohmann verfährt man beim Nachweis von Harnbasen folgenderweise: Eine große Menge Harn (Kutscher und Lohmann wendeten 100 l an) wird durch Nutschen abgesaugt, welche mit Kieselgur sorgfältig bedeckt sind, um die Bestandteile der Nubecula zu entfernen. Das Filtrat wird mit Salzsäure so stark angesäuert, daß ungefähr 3% freie Salzsäure vorhanden ist, und danach mit Phosphorwolframsäure versetzt; nach eine Probe nach weiterem Zusatz des Fällungsmittels 1 Minute klar bleibt; nach 48 Stunden wird dann der Niederschlag abfiltriert und mit 5 proz. Schwefelsäure chlorfrei gewaschen. Die Basen des Harnes sind im Niederschlage vorhanden.

Der Niederschlag wird in Wasser aufgeschwemmt und mit heißer gesättigter Barytlösung versetzt, indem man dafür Sorge trägt, daß die ganze Flüssigkeit sich nicht über 30° erwärmt. Die gebildete Basenlösung wird von dem unlöslichen Bariumphosphorwolframat abgesaugt und dieses durch 3 maliges Auskochen mit Wasser ausgewaschen, wonach das Waschwasser und das Hauptfiltrat vereinigt werden und die ganze Flüssigkeit durch Einleiten von Kohlensäure vom überschüssigen Baryt befreit, von dem gebildeten Bariumcarbonat abfiltriert und schließlich bis auf 1 l eingeengt wird. Die auf diese Weise erhaltene Lösung der kohlensauren Basen wird mit ausgekochter Salpetersäure angesäuert, bis die Lösung auf Kongo schwach sauer reagiert, und dann das hierdurch in harzigen Flocken abgeschiedene Urochrom abfiltriert.

Die Lösung der salpetersauren Salze der Basen wird jetzt durch Silbernitrat und Barytwasser fraktioniert gefällt. Erst wird 20 proz. Silbernitratlösung zugefügt, solange noch ein Niederschlag ausfällt, und dieser wird nach 12 Stunden abfiltriert und mit Wasser gewaschen (Silberniederschlag I). Das Filtrat wird weiter mit 20 proz. Silbernitratlösung versetzt, bis eine Probe, in gesättigtes Barytwasser gebracht, einen sich sofort bräunenden Niederschlag (Ag_2O) gibt. Wenn dieses erreicht ist, wird kalt gesättigtes Barytwasser in kleinen Portionen zugesetzt; nach jedem Zusatz läßt man den gebildeten Niederschlag absitzen, nimmt von der darüberstehenden Flüssigkeit einen Tropfen heraus und läßt ihn auf einer Glasplatte mit einem Tropfen ammoniakalischer Silberlösung (bereitet durch Versetzen einer 10 proz. Silbernitratlösung mit so viel 10 proz. Ammoniakwasser, daß sich der zunächst ausfallende Niederschlag von Silberoxyd gerade gelöst hat und Hinzufügen von noch einem Tropfen Ammoniak) zusammenfließen. Zeigt sich an der Berührungsstelle der beiden Flüssigkeiten keine Trübung mehr, so ist die Fällung solcher Basen beendigt, welche auch durch ammoniakalische Silberlösung gefällt werden können, und die Hauptportion wird daher filtriert und der Niederschlag gewaschen (Silberniederschlag II). Das Filtrat wird mit Barytwasser weiter versetzt, solange noch ein Niederschlag entsteht; ein Überschuß an Barytwasser ist zu vermeiden. Der Niederschlag (Silberniederschlag III) wird ebenfalls abfiltriert und mit Barytwasser gewaschen; über die Verarbeitung der Flüssigkeit siehe weiter unten.

Der Silberniederschlag I enthält die Purinbasen, die sich auf diese Weise bis auf Spuren abscheiden lassen. Um ihn zu untersuchen, bringt man ihn für einige Tage

---

[1]) Kutscher u. Lohmann, Zeitschr. f. physiol. Chemie **48**, 1, 422; **49**, 81, 88 [1906]; **51**, 457 [1907].

in schwache Ammoniaklösung, wodurch sich die Silbernitratverbindungen der Purinbasen
in ihre Silberverbindungen verwandeln; diese lassen sich dann auf gewöhnliche Art weiter
verarbeiten (siehe S. 711).

Der Silberniederschlag II enthält hauptsächlich Kreatinin und außerdem einige die Diazoreaktion gebende Basen; um diese zu gewinnen, verfährt
man nach Engeland in folgender Weise[1]): Um das Kreatinin zu beseitigen, verreibt
man den Niederschlag mit kaltem, gesättigtem Barytwasser, wodurch ein großer Teil des
Kreatininsilbers zersetzt wird. Der ungelöste Teil wird abfiltriert, in verdünnter Salpetersäure gelöst und durch Sättigung mit gepulvertem Baryt niedergeschlagen. Diese Lösung
und nachfolgende Fällung wird nötigenfalls ein- oder zweimal wiederholt. Der abfiltrierte
kreatininfreie Niederschlag wird mit Wasser gut gewaschen, in verdünnter Salpetersäure
gelöst und dann tropfenweise mit Ammoniak versetzt, solange die Flüssigkeit mit ammoniakalischer Silberlösung eine Trübung gibt. Die Fällung wird abfiltriert, gut mit Wasser
gewaschen und darauf mit warmer verdünnter Salzsäure zerlegt. Das Filtrat vom Chlorsilber wird auf dem Wasserbade mehrmals mit konz. Salzsäure abgedampft, dann mit
heißem Wasser aufgenommen, durch Kochen mit Tierkohle entfärbt und filtriert. Aus
dem Filtrat wird möglicherweise vorhandener Baryt durch vorsichtige Zugabe von Schwefelsäure genau entfernt und das Filtrat vom Bariumsulfat zum Sirup eingeengt, welcher in der
Regel nach einiger Zeit krystallinisch erstarrt. Hieraus lassen sich dann mittels alkoholischer Pikrolonsäurelösung krystallinische Pikrolonate fällen; einmal ist es Engeland
gelungen, Histidin, ein anderes Mal statt Histidin einen Körper, welchen er als Imidazol-
aminoessigsäure ansieht, zu isolieren, daneben finden sich aber noch andere Imidazolderivate, die noch unbekannt sind. Wenn es nicht unmittelbar gelingt, krystallinische
Körper zu gewinnen, kann man oft durch eine Reinigung über die Cadmiumverbindungen
zum Ziele kommen (siehe S. 568).

Der Silberniederschlag III enthält Reste des Kreatinins, unbekannte
Basen, welche starke Diazoreaktion geben, und schließlich Methylguanidin
resp. Dimethylguanidin. Um die beiden letzten Basen zu gewinnen, geht man nach
den Angaben Achelis' vor[2]). Der Niederschlag wird in verdünnter Schwefelsäure gelöst
und die Lösung mit Schwefelwasserstoff zerlegt, vom Schwefelsilber abfiltriert und durch
Eindampfen auf dem Wasserbade von Schwefelwasserstoff befreit. Aus der schwefelsauren
Lösung wird durch Barytwasser die Schwefelsäure ausgefällt, der überschüssige Baryt
durch Kohlensäure niedergeschlagen und abfiltriert und das Filtrat auf dem Wasserbade
stark eingeengt, mit verdünnter Schwefelsäure neutralisiert, von den dadurch etwa noch
ausfallenden Spuren von Bariumsulfat abfiltriert und weiter bis auf wenige Kubikzentimeter eingedampft. Wenn eine Probe mit wässeriger Pikrolonsäurelösung eine krystallinische Fällung gibt, wird das Ganze mit Pikrolonsäure ausgefällt; ist dies aber nicht
der Fall, wird der gesamte Rest der Flüssigkeit wiederum mit Salpetersäure schwach angesäuert und der ganze Gang der Untersuchung mit der fraktionierten Silberfällung usw.
noch einmal ganz wie oben wiederholt. Auf diese Weise gelingt es immer, krystallinische
Produkte zu erhalten. Diese sind Methylguanidin- resp. Dimethylguanidin-
pikrolonat oder Mischungen von beiden. Eine brauchbare Methode, um diese zwei Basen
voneinander zu trennen, gibt es bisher nicht.

Das silber- und barythaltige Filtrat vom Niederschlag III wird durch Salzsäure vom
Silber und durch Schwefelsäure vom Baryt befreit, filtriert, mit Schwefelsäure gesäuert
und dann werden die noch vorhandenen Basen wieder mit Phosphorwolframsäure niedergeschlagen. Aus der Fällung werden die freien Basen mittels Baryt und Kohlensäure ganz
wie oben beschrieben hergestellt, und die alkalisch reagierende Lösung wird mit Salzsäure
schwach angesäuert und bis zur beginnenden Krystallisation auf dem Wasserbade eingeengt. Nach dem Erkalten wird der Rückstand mit abs. Alkohol ausgezogen, die alkoholische Lösung bei mäßiger Temperatur verdunstet, der Rückstand wieder mit Alkohol
aufgenommen und die Lösung nochmals eingetrocknet. Diese Operation wird so oft vorgenommen, bis eine in abs. Alkohol leicht lösliche Fraktion der Basen neben einem unlöslichen oder doch schwerlöslichen Anteil vorliegt.

Den Hauptteil der alkoholunlöslichen Fraktion bilden anorganische Salze, aber auch
Basen können hier vorliegen. Um diese zu gewinnen, digeriert man den Rückstand mit
abs. Methylalkohol, welcher nach Kutscher die Chloride aller in Betracht kommenden
Basen löst, während die anorganischen Salze zurückbleiben; Kutscher fügt aber hinzu,
daß er bei normalen menschlichen Harnen an dieser Stelle nur Kreatinin bekommen hat.

Die äthylalkoholische Lösung der Chloride wird mit 20proz. alkoholischer Platinchloridlösung vollkommen ausgefällt und nach 48 Stunden wird der Niederschlag ab-

[1]) R. Engeland, Zeitschr. f. physiol. Chemie 57, 48 [1908].
[2]) W. Achelis, Zeitschr. f. physiol. Chemie 50, 10 [1906].

filtriert und mit Alkohol gewaschen; die durch Platinchlorid nicht fällbaren Basen sind vorläufig unbekannt. Der Niederschlag wird in Wasser gelöst, die Lösung von etwas Ammonium- resp. Kaliumchlorid abfiltriert und mit Schwefelwasserstoff vom Platin befreit, da die Platinsalze zur weiteren Trennung der Basen ungeeignet sind. Die vom Platinsulfid abfiltrierte Lösung wird auf dem Wasserbade zu Sirup eingeengt und dann mit 30 proz. Goldchloridlösung behandelt. Nach vollkommener Ausfällung wird das Ganze einige Tage hingestellt und dann werden die Krystalle scharf abgesaugt, aber nicht gewaschen; aus der Mutterlauge gelingt es nicht, durch Einengen nennenswerte Mengen von Goldverbindungen zu erhalten.

Um die abgesaugte Goldfällung in ihre einzelne Bestandteile aufzulösen, verfuhren Kutscher und Lohmann folgenderweise: Die aus 100 l Harn gewonnenen Goldverbindungen wurden in siedendem Wasser gelöst und die Lösung bei einer 70° nicht übersteigenden Temperatur — um der sonst eintretenden Reduktion und Abscheidung von metallischem Gold zu entgehen — auf 100 ccm eingeengt. Nach einigen Tagen wurden die schon in der Wärme teilweise auskrystallisierten Goldverbindungen abfiltriert; in der Lösung (A) waren dann die leichter löslichen Aurate enthalten.

Die Krystalle wurden in verdünnter heißer Salzsäure gelöst. Die Lösung wurde bei ca. 70° auf etwa 150 ccm eingeengt und dann ohne Abkühlung von dem ausgeschiedenen Aurat filtriert; beim weiteren Einengen und Abkühlen schied sich ein zweites, in kaltem Wasser schwer lösliches Aurat ab. Die erste Krystallisation bestand aus dem Aurat des Methylpyridylammoniumhydroxyds (siehe S. 713), die zweite aus dem Aurat des Gynesins (siehe S. 562); beide wurden durch Umkrystallisation rein erhalten.

Die die leichter löslichen Aurate enthaltende Lösung (A; siehe oben) wurde durch Schwefelwasserstoff vom Gold befreit und das Filtrat zu Sirup eingeengt, welche, mit kaltem abs. Alkohol behandelt, ein in Alkohol schwer lösliches Chlorid hinterließ, das wieder in Aurat umgewandelt wurde; es war das Chlorid des Mingins (siehe S. 561).

Die alkohollöslichen Chloride wurden mit gesättigter alkoholischer Sublimatlösung ausgefällt. Aus der erhaltenen Fällung gelang es dann, nachdem das Quecksilber durch Schwefelwasserstoff entfernt und das Filtrat bis zum Sirup eingeengt worden war, mittels Goldchlorid aus Menschenharn das Reduktonovain (siehe S. 554) und aus Pferdeharn das γ-Methylpyridin (siehe S. 715) zu isolieren.

Aus dem Filtrat der Sublimatfällung gelang es auf ganz dieselbe Weise, das Aurat des Vitiatins (siehe S. 561) herzustellen, und die Zerlegung der Basen, welche in absolut-alkoholischer Lösung durch absolut-alkoholisches Platinchlorid niedergeschlagen wurde, war hiermit eine vollständige; die Basen, die durch Platinchlorid unter diesen Verhältnissen nicht gefällt werden, sind vorläufig unbekannt.

3. Verfahren von Engeland.[1]) Um die verschiedenen Harnbasen nachzuweisen hat Engeland die Fällung mit Quecksilberchlorid und Natriumacetat unter verschiedenen Bedingungen benutzt.

a) Fällung mit kalt gesättigter Quecksilberchlorid- und Natriumacetatlösung. 24 l normaler menschlicher Harn wurden mit den Fällungsmitteln so lange versetzt, als auf unmittelbaren Zusatz derselben noch ein Niederschlag entstand. Nach mehrtägigem Stehen wurde der Niederschlag abfiltriert, mit einem Gemisch von den beiden Fällungsmitteln gut gewaschen, in heiße, verdünnte Salzsäure gebracht und längere Zeit damit auf dem Wasserbade digeriert. Hierbei ging der größte Teil mit dunkelbrauner Farbe in Lösung, während sich das Unlösliche klar absetzte; von ihm wurde dekantiert und schließlich abgesaugt. Das Filtrat wurde durch Schwefelwasserstoff von Quecksilber befreit, das Schwefelquecksilber abfiltriert, das neue Filtrat auf dem Wasserbade bis zur beginnenden Krystallisation eingeengt und erkalten gelassen, wobei die Masse krystallinisch erstarrte, und dann mit abs. Methylalkohol aufgenommen. Ein ungelöst bleibender Teil bestand aus anorganischen Salzen und wurde daher abfiltriert und das Filtrat wieder zur Trockne abgedampft. Der in heißem Wasser gelöste Rückstand wurde durch Tierkohle entfärbt, filtriert und das Filtrat bis zur beginnenden Krystallisation eingeengt und erkalten gelassen und jetzt mit abs. Äthylalkohol aufgenommen, wobei ein erheblicher Teil, vorwiegend aus Kreatinin- und Ammoniumchlorid bestehend, ungelöst zurückblieb. Das Filtrat wurde zu Sirup eingeengt, mit wenig abs. Alkohol aufgenommen und mit alkoholischer Platinchloridlösung ausgefällt. Hierdurch entstand ein Niederschlag, aus welchem nur Kreatinin erhalten werden konnte. Das Filtrat der Platinfällung wurde abgedampft und der Rückstand in heißem Wasser gelöst, mittels Schwefelwasserstoff vom Platin befreit, vom ausgeschiedenen Platinsulfid filtriert, zu Sirup eingeengt und mit 30 proz. Goldchloridlösung versetzt, wodurch nach längerem Stehen das Aurat des Di-

---

[1]) R. Engeland, Zeitschr. f. physiol. Chemie **57**, 48 [1908].

methylguanidins (siehe S. 561) auskrystallisierte. Andere Basen wurden auf diese Weise nicht isoliert.

b) Fällung nach vorheriger Konzentration und Reinigung mit Tannin. 28 l Harn wurden auf freiem Feuer auf $1/3$ des Volumens eingedampft und dann bei ganz schwach saurer Reaktion mit 20 proz. Tanninlösung ausgefällt. Von der sich gut absetzenden Tanninfällung wurde dekantiert und das Dekantat in bekannter Weise mit Barytwasser vom überschüssigen Tannin, mit Schwefelsäure vom Baryt und mit Bleioxyd von der Schwefelsäure sowie den Resten des Tannins befreit. Die resultierende, dunkel gefärbte Flüssigkeit wurde mit heißer gesättigter Quecksilberchlorid- und Natriumacetatlösung ausgefällt, bis eine Probe der filtrierten Flüssigkeit mit einem Überschuß von kaltgesättigter Quecksilberchloridlösung auch nach längerem Stehen keinen Niederschlag mehr absetzte. Die Behandlung des Niederschlages war ganz dieselbe wie in 1. (siehe oben), nur wurde die Extraktion der Chloride mit Äthylalkohol so lange wiederholt, bis eine in kaltem abs. Alkohol leicht lösliche Masse resultierte, welche dann in etwas Wasser gelöst und mit 30 proz. Goldchloridlösung versetzt wurde. Es trat eine reichliche krystallinische Fällung auf, die aus reinem Methylguanidinaurat (siehe S. 560) bestand. Andere Basen wurden nicht isoliert.

c) Unmittelbare Fällung mit heiß gesättigter Quecksilberchlorid- und Natriumacetatlösung. Etwa 40 l menschlicher Harn wurden unmittelbar abwechselnd mit heiß gesättigter Quecksilberchlorid- und Natriumacetatlösung so lange versetzt, bis eine filtrierte Probe der Flüssigkeit mit einem Überschuß der kalt gesättigten Fällungsmittel auch beim Stehen keine Trübung mehr gab. Nach mehrtägigem Stehen wurde der Niederschlag abfiltriert und ganz wie oben (siehe Versuch 1) behandelt; das Filtrat gab keine Kreatininreaktion mehr.

Die in kaltem Äthylalkohol leicht lösliche Masse wurde mit alkoholischer Platinchloridlösung ausgefällt, die Fällung abfiltriert, mit abs. Alkohol gewaschen und in heißem Wasser gelöst. Nachdem das Ammonium- resp. Kaliumplatinchlorid abfiltriert worden war, wurde die Lösung mittels Schwefelwasserstoff vom Platin befreit und bis zum dünnen Sirup eingeengt, der, mit 30 proz. Goldchloridlösung versetzt, allmählich ein Goldsalz ausschied, welches wahrscheinlich das Goldchloriddoppelsalz des Vitiatins (siehe S. 561) war. Aus der Mutterlauge dieses Salzes krystallisierte beim Eintrocknen im Exsiccator ein sehr leicht lösliches Goldsalz von der Zusammensetzung $C_{15}H_{36}N_8O_{13} \cdot HCl \cdot AuCl_3$. Das Chlorid dieser Base gab die Biuretreaktion und die Diazoreaktion, dagegen nicht die Millonsche Probe; mit Bromwasser erwärmt gab es nach anfänglicher Entfärbung eine sich allmählich verstärkende tief weinrote Farbe[1]. Es handelt sich demnach um ein hochmolekulares Sprengstück des Eiweißes, mit einem beträchtlichen Gehalt an Histidin.

Das Filtrat der Platinfällung wurde abgedampft, der Rückstand mit heißem Wasser aufgenommen, mittels Schwefelwasserstoff vom Platin befreit, das Filtrat zu Sirup eingeengt und mit 30 proz. Goldchloridlösung versetzt. Nach längerem Stehen im Exsiccator krystallisierte dann das Methylguanidinaurat aus.

Die Mutterlauge des Methylguanidinaurats wurde mittels Schwefelwasserstoff vom Gold befreit und bis zum dünnen Sirup eingeengt. Dieser wurde in wenig abs. Alkohol gelöst und in der Wärme mit heißer gesättigter Cadmiumchloridlösung ausgefällt, indem durch Eintragen von feingepulvertem Cadmiumchlorid dafür gesorgt wurde, daß die Flüssigkeit damit völlig gesättigt war. Die voluminöse Fällung (Cadmiumfällung I) wurde abgesaugt und mit alkoholischer Cadmiumchloridlösung gewaschen. Das Filtrat gab mit alkoholischer Natriumacetatlösung eine weitere reichliche Fällung, die ebenfalls abgesaugt und mit einem Gemisch aus konzentrierter alkoholischer Cadmiumchlorid- und Natriumacetatlösung gewaschen wurde (Fällung II).

Die beiden Cadmiumfällungen wurden in Wasser gelöst und mittels Schwefelwasserstoff hieraus die entsprechenden Chloride hergestellt, deren Lösung mehrmals mit abs. Alkohol abgedampft wurde, um die überschüssige Salzsäure auszutreiben. Dann wurde der Rest in Wasser gelöst und das Chlor mittels Silbernitrat beseitigt und weiter so viel Silbernitrat zugefügt, daß eine Probe mit Barytlösung sofort einen braunen Niederschlag gab. Hierauf wurde mit Ammoniak versetzt, bis eine Probe sich mit ammoniakalischer Silberoxydlösung nicht mehr trübte, und die entstandene Fällung wurde dann abfiltriert, mit Wasser sorgfältig gewaschen, mit heißer verdünnter Salzsäure vom Chlorsilber abfiltriert und das Filtrat mehrmals mit konz. Salzsäure auf dem Wasserbade abgedampft, um die Salpetersäure vollständig zu beseitigen. Aus der mittels Tierkohle weiter gereinigten Lösung wurde schließlich durch Einengen Histidinchlorid gewonnen, welches sich nach Waschen mit Salzsäure und Alkohol als rein erwies. Aus dem Chlorid wurde

---

[1] F. Knoop, Beiträge z. chem. Physiol. u. Pathol. 11, 356 [1908].

später das Pikrolonat hergestellt. Außer dem Histidin wurde noch ein diesem zweifellos sehr nahestehender Körper isoliert (siehe bei Histidin, S. 735), andere Basen wurden aber nicht nachgewiesen.

B. Aminosäuren.

Daß in normalem Harn Aminosäuren vorkommen können, läßt sich heutzutage wohl nicht mehr bezweifeln. Mit Sicherheit scheint jedoch nur Glykokoll nachgewiesen zu sein; aber die Versuchsergebnisse sprechen dafür, daß auch andere Aminosäuren vorhanden sein können. Aus pathologischen Harnen sind mehrere Aminosäuren isoliert worden, z. B. Tyrosin, Leucin und Cystin.

Für den **Nachweis der Aminosäuren** im Harn ist eine Isolierung derselben notwendig, und mehrere Methoden sind hierzu in Anwendung gebracht worden. Von diesen Methoden eignen sich einige nur zur Isolierung von ganz bestimmten Aminosäuren und werden daher erst bei der Besprechung der bezüglichen Aminosäuren behandelt, während andere Methoden von allgemeinerer Anwendung hier erwähnt werden.

1. Isolierung von Aminosäuren mittels β-Naphthalinsulfochlorid. Diese Methode ist zuerst von E. Fischer und Bergell[1]) zum Nachweis von Aminosäuren vorgeschlagen und später von vielen Forschern[2]), zuweilen mit kleinen Änderungen in der Methodik, für den Nachweis von Aminosäuren im Harne verwertet worden.

Das Verfahren ist darauf basiert, daß sich die Aminosäuren in alkalischer Lösung mit β-Naphthalinsulfochlorid umsetzen, und zwar unter Bildung von Verbindungen der folgenden allgemeinen Zusammensetzung

$$\underset{\overset{|}{COOH}}{R \cdot CH \cdot NH_2} + Cl \cdot SO_2 \cdot C_{10}H_7 + NaOH = \underset{\overset{|}{COOH}}{R \cdot CH \cdot NH \cdot SO_2 \cdot C_{10}H_7} + NaCl + H_2O \,.$$

Die Verbindungen sind schwer löslich, zum Teil selbst in heißem Wasser. In Basen lösen sie sich unter Bildung von Salzen, werden aber von Säuren wieder gefällt; sie sind in Alkohol und Äther meistens leicht löslich.

Von Bedeutung für ihre Identifizierung ist es, daß sie sehr leicht Äthylester bilden.

Zu deren Darstellung verfährt man folgenderweise. Die Naphthalinsulfoaminosäuren werden in der 10fachen Menge abs. Alkohols gelöst und die Lösung ohne Abkühlung mit Salzsäuregas gesättigt; beim Eingießen der alkoholischen Flüssigkeit in kaltes Wasser scheiden sich die Äthylester als dicker Brei ab, der in der Kälte rasch krystallisiert. Die

[1]) E. Fischer u. P. Bergell, Berichte d. Deutsch. chem. Gesellschaft **35**, 3779 [1902].

[2]) Siehe u. a. E. Abderhalden, Zeitschr. f. physiol. Chemie **38**, 557 [1903]; **44**, 41 [1905]. — E. Abderhalden u. P. Bergell, Zeitschr. f. physiol. Chemie **39**, 9, 464 [1903]. — A. Ignatowski, Zeitschr. f. physiol. Chemie **42**, 371 [1904]. — E. Abderhalden u. L. F. Barker, Zeitschr. f. physiol. Chemie **42**, 524 [1904]. — F. Erben, Zeitschr. f. physiol. Chemie **43**, 320, 548 [1904]. — J. Wohlgemuth, Zeitschr. f. physiol. Chemie **44**, 78 [1905]. — E. Abderhalden u. P. Rona, Zeitschr. f. physiol. Chemie **44**, 205 [1905]. — G. Embden u. H. Reese, Beiträge z. chem. Physiol. u. Pathol. **7**, 411 [1905]. — M. Plaut u. H. Reese, Beiträge z. chem. Physiol. u. Pathol. **7**, 425 [1905]. — E. Abderhalden u. A. Schittenhelm, Zeitschr. f. physiol. Chemie **45**, 468 [1905]; **47**, 339 [1906]. — G. Forssner, Zeitschr. f. physiol. Chemie **47**, 15 [1906]. — F. Samuely, Zeitschr. f. physiol. Chemie **47**, 376 [1906]. — H. Ritschel u. L. Langstein, Biochem. Zeitschr. **1**, 75 [1906]. — A. Lipstein, Beiträge z. chem. Physiol. u. Pathol. **7**, 527 [1906]. — E. Reiß, Beiträge z. chem. Physiol. u. Pathol. **8**, 332 [1906]. — S. Oppenheimer, Beiträge z. chem. Physiol. u. Pathol. **10**, 273 [1907]. — G. Embden u. A. Marx, Beiträge z. chem. Physiol. u. Pathol. **11**, 308 [1908]. — A. v. Reuß, Wiener klin. Wochenschr. **22**, 158 [1909]. — G. Oehler, Biochem. Zeitschr. **21**, 484 [1909].

Ester sind in Alkohol und Äther löslich, krystallisieren leicht und besitzen scharfe Schmelzpunkte.

Aus den Naphthalinsulfoverbindungen lassen sich die freien Aminosäuren auf folgende Weise zurückgewinnen. Die Verbindungen werden mit der zehnfachen Menge konz. Salzsäure in einer zugeschmolzenen Röhre mit Hilfe eines Schießofens bei einer Temperatur von 110—120° 5 Stunden lang erhitzt, dann wird der Inhalt der Röhre in einer kleinen Menge Wasser gelöst und filtriert. Das Filtrat wird abgedampft, um den Überschuß an Salzsäure zu entfernen, der trockene Rest in Wasser gelöst und mit Bleicarbonat gekocht[1]). Schon beim Abkühlen, besonders aber nach kurzem Stehen, scheidet sich die freigewordene β-Naphthalinsulfosäure als Bleisalz völlig ab und kann mitsamt dem ungelöst gebliebenem Bleicarbonat abfiltriert werden. Aus dem Filtrat wird das Blei durch Schwefelwasserstoff ausgefällt und das Filtrat von dem Bleisulfid bis zur Trockne verdampft und wieder mit Wasser aufgenommen. Die Lösung enthält die Chlorhydrate der Aminosäuren; aus diesen stellt man dann in gewohnter Weise mittels Silbercarbonat oder Silberoxyd die freien Aminosäuren her.

Bei der Harnuntersuchung verfährt man am besten folgenderweise.

a) Vorbehandlung des Harns. Eine nicht zu kleine Menge Harn (etwa 500 ccm) wird mit Bleiacetat gefällt und vom Niederschlage abfiltriert; wenn reichlich Leucin vorhanden ist, kann etwas davon als schwerlösliches Bleisalz ausgefällt und auf diese Weise der Untersuchung entzogen werden, weshalb man oft, um einem solchen Verlust zu entgehen, den Harn stark mit Wasser verdünnt, bevor das Bleiacetat zugesetzt wird. Das Filtrat vom Bleiniederschlage entbleit man mittels Schwefelwasserstoff und filtriert das gebildete Bleisulfid ab, wonach das Filtrat unter vermindertem Druck bei einer 45° nicht übersteigenden Temperatur bis auf die Hälfte des verwendeten Harnvolumens eingeengt wird. Die erhaltene Lösung wird dann mit Salzsäure angesäuert und mit dem halben Volum Äther stark durchgeschüttelt, wodurch Phenole, Oxysäuren usw. und ein Teil der Hippursäure entfernt werden. Um die Hippursäure vollständig zu beseitigen, was jedoch nicht unbedingt erforderlich ist, pflegt man den Harn 5—6mal mit Essigester zu extrahieren. Es empfiehlt sich außerdem, das Ammoniak zu entfernen, namentlich wenn viel davon vorhanden ist, weil es mit Naphthalinsulfochlorid eine schwerlösliche Verbindung, Naphthalinsulfamid, gibt, welche die spätere Untersuchung sehr stört. Um das Ammoniak zu entfernen, dampft man vor der Bleifällung den Harn im Vakuum mit Innehaltung der oben besprochenen Bedingungen bei schwach alkalischer Reaktion stark ab.

b) Einwirkung des β-Naphthalinsulfochlorids auf die Aminosäuren. Zu dem auf die soeben angegebene Weise vorbehandelten Harn setzt man β-Naphthalinsulfochlorid, und zwar auf je 500 ccm nichtkonzentrierten Harns 2 g in 10 proz. ätherischer Lösung. Diese Mischung wird mit Kali- oder Natronlauge leicht alkalisch gemacht und 9 Stunden geschüttelt. Im Laufe dieser Zeit setzt man in Abständen von 3 Stunden 2mal je 1 g des Reagens in Ätherlösung zu, wobei man einen zu großen Überschuß von Äther vermeidet und darauf achtet, daß die alkalische Reaktion der Mischung erhalten bleibt. Nach 9 Stunden wird die Mischung ruhig hingestellt, und nachdem die beiden Schichten sich voneinander getrennt haben, wird der Äther abgegossen, die untere wässerige

---

[1]) Jüngst haben P. A. Levene u. D. D. van Slyke (Journ. of biol. Chemistry 8, 285 [1910]) angegeben, daß Tyrosin und Asparaginsäure dabei als unlösliche Bleisalze ausfallen können, siehe bei Tyrosin (S. 665) und bei Asparaginsäure (S. 600).

Flüssigkeit durch Filtrieren geklärt und mit Salzsäure übersättigt; sind Amino-säuren vorhanden, so erhält man hierdurch eine mehr oder weniger starke Trübung. Eine schwache Trübung zeigt indessen auch jener Harn, der Amino-säuren in isolierbaren Mengen nicht enthält, so daß es notwendig ist, die Naphthalinsulfoverbindungen näher zu untersuchen.

Beim Schütteln mit β-Naphthalinsulfochlorid kann es vorkommen, daß schon in der alkalischen Mischung ein Niederschlag entsteht. Dieser kann aus den Alkalisalzen des Di-β-naphthalinsulfotyrosins oder des Naphthalin-sulfotryptophans bestehen, d. h. aus Verbindungen, die in Wasser schwer löslich sind. Auch kann das Natriumsalz der Naphthalinsulfosäure selbst zur Abscheidung gelangen.

c) Isolierung der Naphthalinsulfoaminosäuren. In seltenen Fällen scheiden sich die Krystalle von selbst ab, wenn die trübe Lösung kalt gestellt wird. Am häufigsten geschieht das bei Glykokoll, gewöhnlich aber nur sehr unvollständig, so daß eine weitere Behandlung erforderlich ist. Der Flüssigkeit setzt man eine gleiche Menge Äther zu und schüttelt die Mischung sehr gründ-lich durch, wodurch der ganze Niederschlag in den Äther übergeht. Die Äther-lösung wird abgetrennt und die Ausschüttelung noch 2 mal mit neuen Äther-portionen wiederholt. Die vereinigten Ätherextrakte werden mehrfach mit kleinen Wassermengen gewaschen, bis das Waschwasser keine Chlorreaktion mehr gibt, dann filtriert und in einen Kolben gegossen, wonach der Äther durch leichtes Erwärmen verdampft wird. War nicht vorher alles Ammoniak aus dem Harn entfernt (siehe oben), so enthält der Ätherrückstand fast immer β-Naphthalinsulfamid. Um dies zu entfernen, wird das Rohprodukt mit ver-dünntem Ammoniak behandelt; das Amid bleibt hierdurch ungelöst zurück. Aus dem Filtrat werden die Naphthalinsulfoverbindungen wieder durch Salz-säure in Freiheit gesetzt und wie oben ausgeäthert. Der neue Ätherrückstand wird mit kleinen Portionen 15—20 proz. Alkohols aufgenommen und die trübe Flüssigkeit erwärmt, bis sie klar wird, und in heißem Zustande filtriert; aus dem Filtrat scheiden sich dann in der Kälte die krystallinischen Verbindungen ab.

Nach Erben[1]) erhält man eine bessere Ausbeute, wenn die saure Mischung vor der Behandlung mit Äther mit Ammoniumsulfat gesättigt wird, doch auch so liefert das Verfahren bei weitem keine quantitativen Ausbeuten.

d) Unterscheidung der einzelnen Aminosäuren. Wenn nur eine einzelne Aminosäure vorhanden ist, kann die Bestimmung des Schmelzpunktes der Naphthalinsulfoverbindung selbst, sowie ihres Esters und Form dieser Krystalle die Entscheidung geben, welche Aminosäure vorliegt; aber in der Regel ist dies nicht der Fall. Aus den erhaltenen Verbindungen kann dann das Naphthalinsulfoglykokoll nach folgendem Verfahren von Abderhalden und Bergell[2]) isoliert werden. Das Gemenge der verschiedenen Naphthalin-sulfoaminosäuren wird durch Erwärmen mit der 20 fachen Menge Wasser und Zusatz von einigen Tropfen Ammoniak in Lösung gebracht und auf dem Wasser-bade weiter erhitzt, um den Überschuß an Ammoniak auszutreiben. Zu dieser Lösung gibt man dann etwas Bariumchlorid, wodurch sich das unlösliche Barytsalz des Naphthalinsulfoglykokolls abscheidet; es wird abfiltriert, mit Wasser gewaschen und mit Salzsäure zerlegt, wodurch freies Naphthalinsulfo-glykokoll krystallinisch erhalten wird. Das Filtrat von dem Bariumsalz der Glykokollverbindung enthält die Naphthalinsulfoverbindungen der anderen Aminosäuren, welche man durch Zusatz von etwas Salzsäure und Extraktion

[1]) F. Erben, Zeitschr. f. physiol. Chemie 43, 320 [1904].
[2]) E. Abderhalden u. P. Bergell, Zeitschr. f. physiol. Chemie 39, 464 [1903].

mit Äther wiedergewinnt. Um hieraus die einzelnen Aminosäuren zu isolieren, spaltet man die Naphthalinsulfoverbindungen mittels konz. Salzsäure und stellt die freien Aminosäuren her (siehe oben S. 570). Aus dem Gemisch der so erhaltenen Aminosäuren wird es dann in der Regel gelingen, durch Überführung in die Kupfersalze (Kochen mit Kupfercarbonat) einheitliche Verbindungen zu gewinnen, indem das Leucinkupfer sehr schwer löslich ist und sich daher oft schon während des Kochens mit Kupfercarbonat oder beim nachfolgenden Abkühlen abscheidet und abfiltriert werden kann. Aus dem Gemenge von Leucinkupfer und Kupfercarbonat wird dann das Leucin mittels Schwefelwasserstoff in Freiheit gesetzt und durch Einengen der reinen wässerigen Lösung gewonnen. Die wässerige Lösung der leichter löslichen Kupfersalze wird auf dem Wasserbade eingeengt und zur Krystallisation gestellt; zuweilen gelingt es dann, hieraus Alaninkupfer zu gewinnen[1]).

Die Trennung des Naphthalinsulfoaminosäuregemisches kann sehr schwierig und langwierig sein, wenn mehrere Aminosäuren vorhanden sind. Statt die Trennung auf die oben geschilderte Weise vorzunehmen, haben Embden und Reese[2]) vorgeschlagen, die Esterdestillationsmethode von Fischer anzuwenden. Die genannten Forscher spalteten zuerst die gewonnenen Sulfoaminosäureverbindungen mit konz. Salzsäure auf gewöhnliche Weise (siehe oben), entfernten die Naphthalinsäure möglichst vollständig durch Sättigung der Lösung mit gasförmiger Salzsäure bei niedriger Temperatur, engten die Lösung der Aminosäurechloride zum Sirup ein, lösten den Rückstand in abs. Alkohol und unternahmen die Veresterung auf die übliche Weise. Die schließlich erhaltene ätherische Esterlösung wurde nach dem Verjagen des Äthers im Vakuum fraktioniert. Es gelang auf diese Weise Embden und Reese, Glykokoll nachzuweisen und das Vorhandensein von Leucin und Tyrosin wahrscheinlich zu machen. Die Methode ist indessen kaum zu empfehlen, wenn man mit so kleinen Mengen arbeitet, wie es bei diesen Untersuchungen der Fall ist; auch scheint sie hier nicht einwandfrei, denn bei der notwendigen energischen Behandlung mit konz. Salzsäure werden eventuell vorhandene Naphthalinsulfoderivate von Peptiden — deren Vorkommen im normalen Harn wohl nicht mehr bezweifelt werden kann — völlig aufgespalten, so daß statt der Peptide nur die an ihrem Aufbau beteiligten Aminosäuren gefunden werden. Die Methode wird deshalb in Einzelheiten hier nicht beschrieben, sondern es wird auf die Originalabhandlungen E. Fischers[3]) hingewiesen.

Nach dem oben beschriebenen Verfahren findet die Einwirkung von β-Naphthalinsulfochlorid auf die Aminosäuren in äußerst schwach alkalischer Lösung statt. Embden und Reese haben indessen angegeben, daß man viel bessere Resultate bekomme, wenn man die Einwirkung in etwas starker alkalischer Lösung vor sich gehen läßt, und dies ist von vielen Forschern bestätigt worden, doch scheint es die allgemeine Meinung zu sein, daß die Aminosäuren, die man hierdurch gewinnt, nicht präformiert im Harne vorhanden sind, sondern während der Einwirkung des Natriumhydroxyds und des β-Naphthalinsulfochlorids aus irgendwelchen gepaarten Verbindungen abgespalten werden.

Das Verfahren von Embden und Reese[4]) ist das folgende. Der Harn wird wie oben beschrieben vorbehandelt, dann wird auch die Hippursäure mit Äther ausgeschüttelt. Danach wird der stark saure Harn mit Natronlauge neutralisiert und weiter mit so viel Natronlauge versetzt, daß empfindliches rotes Lackmuspapier nicht nur violett,

---

[1]) J. Wohlgemuth, Zeitschr. f. physiol. Chemie **44**, 80 [1905].
[2]) G. Embden u. H. Reese, Beiträge z. chem. Physiol. u. Pathol. **7**, 421 [1905].
[3]) E. Fischer, Zeitschr. f. physiol. Chemie **33**, 153 [1901]. Eine ausführliche Beschreibung der Methode hat E. Abderhalden gegeben in E. Abderhalden, Handbuch der biochem. Arbeitsmethoden **2**, 472 [1909] sowie in C. Oppenheimer, Handbuch der Biochemie **1**, 357 [1908].
[4]) G. Embden u. H. Reese, Beiträge z. chem. Physiol. u. Pathol. **7**, 413 [1905]. — Siehe auch G. Embden u. A. Marx, Beiträge z. chem. Physiol. u. Pathol. **11**, 308 [1908].

sondern intensiv blau gefärbt wird; außer der zur Neutralisation notwendigen Natronmenge sind hierzu 20—40 ccm Normalnatronlauge pro Liter Harn erforderlich. Der alkalisch gemachte Harn wird mit β-Naphthalinsulfochlorid in der Art behandelt, daß er 2 Tage lang unter öfterem Alkali- und Reagenszusatz (4—6 mal pro Tag) und bei einer nicht zu niedrigen Temperatur (am besten etwa 30°) geschüttelt wird; bei weitem die Hauptmasse der Produkte wird während dieser Schüttelung gewonnen, während eine zweite unter den gleichen Bedingungen vorgenommene, gleich lang andauernde Behandlung nur noch geringe Mengen liefert. Die weitere Aufarbeitung der gewonnenen Produkte ist dieselbe, wie oben beschrieben.

2. Isolierung von Aminosäuren mittels der Veresterungsmethode von E. Fischer.[1]) Diese Methode ist von Abderhalden und Barker[2]) in Anwendung gebracht worden. Bei der energischen Behandlung mit Salzsäure, die zur Veresterung notwendig ist, wird man indessen eine Aufspaltung der im Harn vorhandenen Peptide bewirken können, so daß man nicht nur die freien Aminosäuren, sondern auch die in Peptiden vorhandenen mitbestimmt. Außerdem ist die Methode mit kleinen Mengen ziemlich schwer ausführbar; sie kommt deshalb für den hier erwähnten Zweck weniger in Betracht.

3. Isolierung von Aminosäuren mittels α-Naphthylisocyanat. Nach Neuberg und Manasse[3]) eignen sich die α-Naphthylisocyanatverbindungen der Aminosäuren gut zum Nachweise von Aminosäuren, indem sie krystallinisch und sehr schwer löslich sind, wozu noch kommt, daß das α-Naphthylisocyanat flüssig ist und daher im Gegensatz zu dem β-Naphthalinsulfochlorid keines besonderen Lösungsmittels bedarf. Nach Neuberg und Manasse verfährt man bei der Untersuchung auf folgende Weise.

Der zu untersuchende Harn wird ohne Vorbereitung mit Natron- oder Kalilauge schwach alkalisch gemacht und mit dem Reagens versetzt. Ein portionsweiser Zusatz des Reagens oder des erforderlichen Alkalis scheint im allgemeinen unnötig zu sein, ebenso auch eine besondere mechanische Schüttelung, es genügt, das Gemisch mehrmals im verschlossenen Gefäß jedesmal 3 Minuten mit der Hand zu schütteln und darauf $^1/_2$—$^3/_4$ Stunde ruhig stehenzulassen; es vollzieht sich dann folgender Prozeß:

$$\begin{array}{c} R \cdot CH \cdot NH_2 \\ | \\ COONa \end{array} + CO : N \cdot C_{10}H_7 = \begin{array}{c} R \cdot CH \cdot NH \cdot CO \cdot NH \cdot C_{10}H_7 \\ | \\ COONa \, . \end{array}$$

Da kein großer Überschuß von Natronlauge angewendet wird, ist der Stopfen nach jeder Schüttelung zu lüften, denn der Überschuß des Cyanates zerfällt unter Kohlensäureentwicklung und Bildung von Dinaphthylharnstoff. Wenn die Umsetzung vollständig stattgefunden hat, filtriert man von dem ganz unlöslichen Dinaphthylharnstoff ab und säuert das Filtrat an, wonach die α-Naphthylhydantoinsäuren in krystallinischer Form ausfallen; sie können aus verdünntem Alkohol umkrystallisiert werden.

Während Loewy[4]), Wohlgemuth, Osborne, Levene und van Slyke (siehe S. 589) u. a. mit dieser Methode aus Harn von Menschen Aminosäuren isoliert haben, meint Hirschstein[5]), daß das α-Naphthylisocyanat nur schwer mit Aminosäuren in stark verdünnten Lösungen reagiert. Neuberg und Manasse[6]) haben gezeigt, daß diese Auffassung Hirschsteins irrig ist; die Aminosäuren reagieren auch in der Verdünnung, aber hierbei bleibt ein Teil der α-Naphthylisocyanatverbindungen genau wie die β-Naphthalinsulfoverbindungen in Lösung. Eine 1 proz. Lösung von Glykokoll in Harn erstarrt zu einem Brei von α-Naphthylcyanatglykokoll. In einer weiteren Mitteilung haben Loewy und Neuberg[7]) eine kleine Änderung insofern eingeführt, indem sie den Harn in vacuo

---

[1]) E. Fischer, Zeitschr. f. physiol. Chemie **33**, 153 [1901]. Eine ausführliche Beschreibung der Methode hat E. Abderhalden gegeben in E. Abderhalden, Handbuch der biochem. Arbeitsmethoden **2**, 472 [1909] sowie in C. Oppenheimer, Handbuch der Biochemie **1**, 357 [1908].

[2]) E. Abderhalden u. L. F. Barker, Zeitschr. f. physiol. Chemie **42**, 524 [1904]. — Siehe auch E. Abderhalden u. P. Rona, Zeitschr. f. physiol. Chemie **44**, 205 [1905].

[3]) C. Neuberg u. A. Manasse, Berichte d. Deutsch. chem. Gesellschaft **38**, 2359 [1905].

[4]) A. Loewy, Deutsche med. Wochenschr. **1905**, 1918.

[5]) L. Hirschstein, Berl. klin. Wochenschr. **1906**, 589.

[6]) C. Neuberg u. A. Manasse, Berl. klin. Wochenschr. **1906**, Nr. 22.

[7]) A. Loewy u. C. Neuberg, Biochem. Zeitschr. **2**, 438 [1906].

konzentrierten, bevor sie die Behandlung mit α-Naphthylisocyanat vornahmen. Das hier (S. 448) angegebene Verfahren ist das folgende:

1000 ccm Harn werden auf 100 ccm eingeengt und mit Natronlauge neutralisiert. Zu der neutralen Lösung werden dann 5 g α-Naphthylisocyanat und 50 ccm Normalnatronlauge zugesetzt und die Schüttelung und weitere Behandlung wie oben ausgeführt.

Wenn in dem Harn mehrere Aminosäuren vorhanden sind, erhält man selbstverständlich ein Gemisch verschiedener α-Naphthylisocyanatverbindungen. Um diese zu trennen, kann man sie in Salze überführen[1]), so gelingt es leicht, die Glykokollverbindung als Bariumsalz zu isolieren; die Herstellung dieses Salzes geschieht ähnlich wie bei den entsprechenden β-Naphthalinsulfochloridverbindungen (siehe oben, S. 571), nur daß man nicht Bariumchlorid, sondern Bariumacetat zu der neutralen Ammoniaksalzlösung gibt. Von anderen Salzen werden die Kupfer- und die Silbersalze empfohlen, welche auf dieselbe Weise wie die Bariumverbindungen hergestellt werden, nur daß statt Bariumacetat Kupferacetat oder Silbernitrat verwendet wird[2]).

Quantitative Bestimmung der Aminosäuremenge im Harn.

Auch hier liegen mehrere Untersuchungsmethoden vor. Die bisher am häufigsten verwendeten Methoden waren die von Pfaundler[3]) oder die von Krüger und Schmid[4]), welche auf demselben Prinzip wie die Pfaundlersche basierten. Beide Verfahren beruhen darauf, daß die Aminosäuren aus verdünnten Lösungen durch Phosphorwolframsäure nicht gefällt werden, und daß sie bei 3—4stündigem Erhitzen mit 50proz. Schwefelsäure in geschlossenem Rohr auf 160—180° — oder bei 18—20stündigem Erhitzen mit krystallisierter Phosphorsäure in offenen Kolben auf 150° — kein Ammoniak abspalten. Bei der Untersuchung fällte man daher den Harn mit so viel Phosphorwolframsäure, als zur völligen Ausfällung eben notwendig war, und bestimmte in zwei Portionen des Filtrates 1. den Gesamtstickstoff und 2. die Ammoniakmenge, welche beim Erhitzen mit Schwefelsäure oder Phosphorsäure auf die obenerwähnte Weise gebildet wurde; man rechnete dann, daß der im Filtrate vorhandene Stickstoff, welcher durch das letzterwähnte Erhitzen nicht als Ammoniak abgespalten worden war, als Aminosäurestickstoff vorhanden war. Auf diese Weise bekommt man indessen gar zu hohe Werte, denn nicht nur aller Stickstoff der vorhandenen Hippursäure, sondern auch ein Teil des Stickstoffs der Oxyproteinsäure, des Kreatinins und wahrscheinlich noch anderer Harnbestandteile wird als Aminosäurestickstoff mitgerechnet.

Nachdem vor kurzem eine andere Methode angegeben worden ist, die viel genauere Resultate gibt und außerdem leichter ausführbar ist, empfiehlt es sich, stets diese zu benutzen, und die älteren, oben skizzierten Methoden werden daher nicht in Einzelheiten beschrieben, sondern es wird auf die oben zitierten Originalabhandlungen hingewiesen.

Die neue Methode ist von Henriques und Sörensen[5]) ausgearbeitet

---

[1]) C. Neuberg u. J. Wohlgemuth, Med. Klin. **1906**, 227. — Siehe auch A. Loewy u. C. Neuberg, Biochem. Zeitschr. **2**, 448 [1906].

[2]) C. Neuberg u. E. Rosenberg, Biochem. Zeitschr. **5**, 459 [1907].

[3]) M. Pfaundler, Zeitschr. f. physiol. Chemie **30**, 75 [1900].

[4]) M. Krüger u. J. Schmid, Zeitschr. f. physiol. Chemie **31**, 556 [1900].

[5]) S. P. L. Sörensen, Biochem. Zeitschr. **7**, 45 [1907]. — V. Henriques, Zeitschr. f. physiol. Chemie **60**, 1 [1909]. — V. Henriques u. S. P. L. Sörensen, Zeitschr. f. physiol. Chemie **63**, 27; **64**, 120 [1909]. — S. P. L. Sörensen, Biochem. Zeitschr. **25**, 1 [1910].

und später auch von anderen Forschern geprüft und benutzt worden[1]). Die Methode ist eine spezielle Anwendung der von Sörensen[2]) angegebenen Formoltitrierung, die auf dem folgenden Verhalten basiert. Wird eine Aminosäurelösung mit Formaldehyd versetzt, so vereinigt sich das Formalin mit der Aminogruppe unter Wasserabspaltung, indem nach folgender Gleichung

$$R \cdot \underset{\underset{COOH}{|}}{CH} \cdot NH_2 + CH_2O = R \cdot \underset{\underset{COOH}{|}}{CH} \cdot N : CH_2 + H_2O$$

Methylenverbindungen entstehen. Die sonst beinahe neutrale Aminosäure wird hierdurch zu einer Säure, die wie andere Säuren durch Titration bestimmt werden kann.

Es hat sich nun gezeigt, daß man, um eine Aminosäure quantitativ nach Formaldehydzusatz zu titrieren, die Titration unter ganz bestimmten Verhältnissen ausführen muß. Erstens ist ein großer Überschuß an Formol erforderlich; hierzu kommt aber noch, daß die aus den Aminosäuren nach Formolzusatz gebildeten Methylenverbindungen (siehe obenstehende Formel) sehr schwache Säuren sind, deren normale Alkalisalze in wässeriger Lösung stark hydrolytisch gespalten sind, so daß sie stark alkalisch auf Lackmus oder Phenolphthalein reagieren. Um bei der Titrierung die ganze vorhandene Methylenaminosäuremenge in Natriumsalz überzuführen, genügt es deshalb nicht, Natronlauge hinzuzufügen, bis die Lösung auf Phenolphthalein schwach alkalisch reagiert, d. h. bis die Lösung einen schwachen rosa Farbenton angenommen hat, sondern man muß noch mehr Natronlauge hinzugeben; erst wenn ein gewisser Überschuß an Natronlauge vorhanden ist, ist die ganze vorhandene Säuremenge mit Natriumhydroxyd gesättigt worden. Man könnte daher bei der Titrierung nur einen Indicator benutzen, dessen Umschlag bei einem hinreichend großen Überschuß an Natriumhydroxyd stattfand; einen solchen, der sich bequem anwenden läßt, gibt es aber nicht. Sörensen hat nun gezeigt, daß man mit Phenolphthalein sehr gut auskommen kann, wenn man die Titrierung nicht beim eintretenden rosa Farbenton schließt, sondern Natronlauge hinzufügt, bis die Lösung die gleiche Farbe angenommen hat wie eine Vergleichslösung, die auf folgende Weise bereitet worden ist. Etwas ausgekochtes und abgekühltes Wasser wird mit ebensoviel Formol- und Phenolphthaleinlösung, als zu einer Analyse verwendet wird, versetzt, und dann wird $^1/_5$ n-Natronlauge tropfenweise hinzugefügt, bis die Flüssigkeit einen schwachen, aber doch deutlich wahrnehmbaren rosa Farbenton (erstes Stadium) angenommen hat. Wenn weiter 1 Tropfen Natronlauge zugesetzt wird, nimmt die Flüssigkeit eine deutliche rote Farbe an (zweites Stadium); werden noch 2 Tropfen zugefügt, wird die Lösung stark rot (drittes Stadium), und zu dieser Farbenstärke werden die Methylenaminosäurelösungen titriert, wodurch der Verbrauch an Natronlauge sehr wenig hinter dem berechneten bleibt. Bei der Herstellung der Vergleichslösung wird so viel Wasser genommen, daß das Volumen der fertigen Vergleichslösung und der fertigtitrierten Analyse ungefähr übereinstimmt.

Das Formol wird in 30—40 proz. Lösung (käuflich) benutzt. Diese Lösung reagiert immer sauer und wird daher vor dem Gebrauche annähernd neu-

[1]) Siehe u. a. H. Malfatti, Zeitschr. f. physiol. Chemie 61, 499 [1909]; 66, 152 [1910]. — L. de Jager, Zeitschr. f. physiol. Chemie 62, 333 [1909]; 65, 185 [1910]. — W. Frey u. A. Gigon, Biochem. Zeitschr. 22, 309 [1909]. — T. Yoschida, Biochem. Zeitschr. 23, 239 [1909].
[2]) S. P. L. Sörensen, Biochem. Zeitschr. 7, 45 [1907].

tralisiert. Wie schon oben gesagt, wird für die Vergleichslösung und die Analyse dieselbe Menge Formol benutzt; werden dann bei der Titrierung einer Analyse z. B. 10,2 ccm $^1/_5$ n-Lauge verbraucht, während der Verbrauch bei der Titrierung der Vergleichslösung 0,3 ccm gewesen ist, dann beträgt die zur Neutralisation der Methylenaminosäureverbindung nötige Menge Lauge natürlicherweise nur 10,2 — 0,3 = 9,9 ccm. Wenn die Lauge $^1/_5$ n ist, entspricht jeder Kubikzentimeter $^{14}/_5 = 2,8$ mg Stickstoff, d. h. die in obiger Analyse vorhandene Menge Aminosäurenstickstoff wird $9,9 \times 2,8$ mg entsprechen. Wenn die zu titrierende Aminosäurenlösung gefärbt ist, kann es zweckmäßig, wenn auch gewöhnlich nicht notwendig sein, die Vergleichslösung ähnlich zu färben. Dies wird einfach erreicht durch Zusatz einiger Tropfen von schwachen Lösungen solcher passenden Farbstoffe, die bei den hier in Frage kommenden Alkalinitätsgraden keine Farbenänderungen erleiden. Als für diesen Zweck empfehlenswerte Farbstoffe können genannt werden: Tropäolin 0, Tropäolin 00 und Bismarckbraun, alle in Lösungen von 2 g in 1 l Wasser.

Wenn die Lösung außer Aminosäuren noch andere Stoffe von saurer oder alkalischer Reaktion enthält, muß sie vor der Formoltitrierung neutralisiert, d. h. in einen solchen Zustand gebracht werden, daß gleich viele saure (Carboxyl-) und basische Gruppen (Aminogruppen) anwesend sind, denn nur dann werden die Aminosäuren sich in freiem Zustande in der Lösung befinden. Wie Henriques und Sörensen gezeigt haben[1]), reagieren reine wässerige Lösungen der Aminosäuren — selbstverständlich nur, wenn gleich viele Amino- und Carboxylgruppen vorhanden sind — gegen Lackmus ungefähr neutral, gegen Phenolphthalein dagegen mehr oder weniger stark sauer. Wenn es sich deshalb darum handelt, wässerige Lösungen, die Aminosäuren neben anderen Stoffen enthalten, vor der Formoltitrierung zu neutralisieren, kann es keinem Zweifel unterliegen, daß Lackmus als Indicator bei der Neutralisation zu verwenden ist, während man, wie oben auseinandergesetzt, bei der eigentlichen Formoltitrierung Phenolphthalein, und zwar bis zu stark roter Farbe, benutzen soll.

Es fragt sich nun, ob hierdurch kein Fehler begangen werden kann.

Wenn neben den Aminosäuren nur starke Säuren oder Basen anwesend sind, wird man keinen oder einen kaum wahrnehmbaren Fehler begehen, denn wenn eine starke Säure mit einer starken Base gegen Lackmus neutralisiert ist, wird die Lösung wohl gegen Phenolphthalein sauer reagieren, aber die Natronmenge, die notwendig ist, um gegen Phenolphthalein schwach alkalische Reaktion hervorzurufen, ist sehr klein. Ganz anders stellt sich aber die Sache, wenn schwache Säuren vorhanden sind. Die normalen Salze schwacher Säuren sind ja in wässeriger Lösung mehr oder weniger stark hydrolysiert und reagieren daher sowohl gegen Lackmus wie gewöhnlich auch gegen Phenolphthalein mehr oder weniger stark alkalisch. Wenn daher eine Lösung schwacher Säuren gegen Lackmus neutral gemacht worden ist, wird eine kleinere oder größere, aber nicht zu vernachlässigende Alkalimenge notwendig sein, um neutrale oder alkalische Reaktion gegen Phenolphthalein hervorzurufen, und es ist leicht verständlich, daß die im vorhergehenden beschriebene Methode — Neutralisation gegen Lackmus und Formoltitrierung bis zu stark roter Farbe mit Phenolphthalein — in solchem Falle einen kleineren oder größeren Fehler in sich birgt.

Nun enthält der Harn solche schwache Säuren, vor allem Phosphorsäure

---

[1]) V. Henriques u. S. P. L. Sörensen, Zeitschr. f. physiol. Chemie **63**, 31 [1909].

und Kohlensäure, die zu einem merkbaren Fehler Anlaß geben können. Es ist deshalb notwendig, diese beiden Säuren vor der Neutralisation zu entfernen, was durch Behandlung mit Barytlauge erreicht wird, wie später beschrieben ist. Von anderen schwachen Säuren, die in der hier erwähnten Beziehung einen Einfluß haben können, enthält normaler Harn nach unserem jetzigen Wissen nur ganz minimale Mengen, so daß der hierdurch bewirkte Fehler äußerst klein wird. Daß β-Oxybuttersäure oder andere schwache Säuren, die in pathologischem Harn vorkommen können, zu merkbaren Fehlern Anlaß geben können, ist möglich; die Bedeutung derartiger Fehlerquellen muß aber in jedem speziellen Fall experimentell ermittelt werden, was dadurch geschehen kann, daß man die Natronmenge bestimmt, die notwendig ist, um in einer abgemessenen Menge des gegen Lackmus neutralisierten Harns eben sichtbare alkalische Reaktion gegen Phenolphthalein hervorzurufen, und die gefundene Menge mit derjenigen, welche von demselben Volumen normalen Harns verbraucht wird, vergleicht.

Ehe zu einer direkten Beschreibung der Arbeitsweise geschritten wird, muß noch eine Frage behandelt werden, nämlich die, ob Natron- oder Barytlauge bei der Titrierung anzuwenden ist. Wenn die zu titrierende Lösung carbonat- und phosphatfrei ist, dann ist es gewöhnlich gleichgültig, welche von den beiden Laugen zur Anwendung kommt; anders stellt sich aber die Sache, wenn eine carbonat- oder phosphathaltige Lösung vorliegt. Wie oben beschrieben, würde man einen merkbaren Fehler begehen, wenn man eine derartige Lösung mit Lackmus als Indicator neutralisierte und darauf mit Phenolphthalein als Indicator formoltitrierte, und dieser Fehler würde bei Anwendung von Barytlauge größer werden als bei Benutzung von Natronlauge. So schlägt z. B. eine Phosphatlösung auf empfindlichem Lackmuspapier schon bei Anwesenheit von ungefähr äquivalenten Mengen primären und sekundären Natriumphosphats um; mit Phenolphthalein und Natronlauge liegt dagegen der Umschlagspunkt (stark rote Farbe wie bei der Formoltitrierung) ungefähr bei reinem sekundären Phosphat, und mit Barytlauge bis zu stark roter Farbe des Phenolphthaleins wird alle Phosphorsäure als normales Phosphat gefällt. Der Fehler, der dem Unterschied zwischen der Lackmus- und der Phenolphthaleinneutralität proportional ist, wird daher für jedes vorhandene Molekül Phosphorsäure bei Titration mit Natronlauge $^1/_2$ Äquivalent Base (Differenz zwischen reinem, sekundärem Salz und einem Gemisch von äquivalenten Mengen primären und sekundären Phosphats) bei Titrierung mit Barytlauge dagegen $1^1/_2$ Äquivalent Base (Differenz zwischen normalem Phosphat und einem Gemisch von äquivalenten Mengen primären und sekundären Phosphats) betragen. Der Fehler wird also bei Benutzung von Barytlauge 3 mal größer sein als bei Benutzung von Natronlauge. Ähnliche Betrachtungen wie die hier für Phosphorsäure gemachten können ebenfalls bezüglich der Kohlensäure und der Carbonate angestellt werden. Um dem von diesen Säuren verursachten Fehler zu entgehen, wird der Harn, wie schon erwähnt, mit Bariumchlorid und Barytlauge versetzt, wodurch die Säuren als Barytsalze ausfallen; wenn sie auf diese Weise entfernt sind, ist es selbstverständlich gleichgültig, ob Natronlauge oder Barytlauge bei der Titration Verwendung finden.

Sollte es geschehen, daß die Vorbehandlung mit Bariumchlorid und Barytlauge nicht nur zur Fällung der Carbonate und Phosphate, sondern auch zur Mitausfällung stickstoffhaltiger, die Formoltitrierung beeinflussender Körper Anlaß gäbe, oder daß die Bariumsalze bei der nachfolgenden Formoltitrierung störende Niederschläge hervorrufen, dann muß diese Vorbehandlung wegfallen. In solchen seltenen Fällen ist man dazu gezwungen, die Neutralisation direkt ohne Vorbehandlung vorzunehmen und darauf die Formoltitrierung mit Natronlauge, nicht mit Barytlauge auszuführen; man muß sich aber darüber klar sein, daß die Bestimmung der formoltitrierbaren Stickstoffmenge in diesem Falle mit einem kleinen, mit dem Gehalt an Kohlensäure bzw. Phosphorsäure wachsenden Fehler behaftet sein wird.

Noch muß erwähnt werden, daß die normalen Ammoniaksalze sich ganz wie Aminosäuren verhalten, indem das Ammoniak mit dem Formol unter Bildung von Hexamethylentetramin reagiert, während die Säure frei wird und durch Titrierung ermittelt werden kann. Wenn daher Ammoniaksalze vorhanden sind, wird durch die Formoltitrierung nicht der Aminosäurestickstoff allein bestimmt, sondern man erhält die Summe des Aminosäurestickstoffs und des Ammoniakstickstoffs. Der letztere ist daher für sich auf gewöhnliche Weise zu bestimmen; durch Subtraktion erhält man dann den Aminosäurestickstoff allein. Übrigens muß bemerkt werden, daß die Bezeichnung „Aminosäurestickstoff" dem Ergebnis der Formoltitration nicht vollständig entspricht. Bei der Bestimmung werden nämlich nicht nur die in den eigentlichen Aminosäuren (z. B. Glykokoll) anwesenden Aminogruppen, sondern auch die in den Polypeptiden und noch komplizierteren Eiweißabkömmlingen vorhandenen formoltitrierbaren Aminogruppen bestimmt. Es ist daher zu betonen, daß unter dem üblichen kürzeren Ausdruck „Aminosäurestickstoff" bei der Formoltitrierung die neben dem Ammoniakstickstoff noch vorhandene formoltitrierbare Stickstoffmenge zu verstehen ist.

Mit Rücksicht auf die oben besprochenen Verhältnisse wird dann die Formoltitrierung des Harns auf folgende Weise ausgeführt.

Die Ausführung der Bestimmung.

In einem 100 ccm-Meßkolben werden 50 ccm Harn abpipettiert und mit 1 ccm Phenolphthaleinlösung (0,5 g Phenolphthalein in 50 ccm Alkohol + 50 ccm Wasser gelöst) und mit 2 g festem Bariumchlorid versetzt. Nach Umschütteln bis zur Lösung des Bariumchlorids wird eine gesättigte Lösung von Bariumhydroxyd bis zu roter Farbe und darauf noch 5 ccm zugesetzt, worauf der Kolben bis zu der Marke mit Wasser gefüllt wird. Nach gutem Umschütteln wird der Kolben 15 Minuten stehen gelassen, worauf man durch ein trockenes Filter filtriert.

80 ccm des klaren roten Filtrats (40 ccm Harn entsprechend) werden in einen 100 ccm-Meßkolben gebracht, worauf die Flüssigkeit durch Zusatz von $^1/_5$ n-Salzsäure und mit empfindlichem Lackmuspapier[1]) als Indicator neutralisiert und darauf mit ausgekochtem (kohlensäurefreiem) Wasser bis auf 100 ccm verdünnt wird.

In gleich großen Teilen der neutralen Flüssigkeit, z. B. in 40 ccm (16 ccm Harn entsprechend), bestimmt man teils das Ammoniak, teils die formoltitrierbare Stickstoffmenge.

Wie das Ammoniak bestimmt wird, ist S. 91—98 beschrieben; bemerkt sei nur, daß Henriques und Sörensen die Ammoniakbestimmung nach Krüger und Reich für die zweckmäßigste halten.

Die formoltitrierbare Stickstoffmenge wird auf die folgende Weise ermittelt. Bei der Titrierung werden benutzt:

a) $^1/_5$ n-Baryt- oder Natronlauge und $^1/_5$ n-Salzsäure,

b) eine Lösung von 0,5 g Phenolphthalein in 50 ccm Alkohol + 50 ccm Wasser und

c) eine Formolmischung, die für jede Versuchsreihe frisch hergestellt werden muß. 50 ccm käuflichem Formol (30—40proz.) werden 1 ccm Phenolphthaleinlösung und danach $^1/_5$ n-Barytlauge bis zu ganz schwachem Rosafarbenton zugesetzt.

Wenn 40 ccm des wie oben verdünnten Harns zur Titrierung kommen, wird eine Vergleichslösung (Kontrollösung) bereitet, indem 40 ccm ausgekochtes, destilliertes Wasser

---

[1]) Siehe V. Henriques u. S. P. L. Sörensen, Zeitschr. f. physiol. Chemie **64**, 133 [1909].

mit 10 ccm Formolmischung und 5 ccm $^1/_5$ n-Barytlauge versetzt werden, worauf mit $^1/_5$ n-Salzsäure zurücktitriert wird. Hierbei wird die Säure unter Schütteln zugetröpfelt, bis die Flüssigkeit nur einen schwachen Rosaton hat (erstes Stadium, siehe oben), darauf wird 1 Tropfen $^1/_5$ n-Barytlauge zugesetzt, wodurch die Kontrollösung eine deutliche rote Farbe annimmt (zweites Stadium), und schließlich werden noch 2 Tropfen $^1/_5$ n-Lauge hinzugefügt, wodurch das dritte Stadium (starke rote Nuance) erreicht wird.

Die zur Untersuchung vorliegende Lösung wird bis zu dieser letzten Farbenstärke titriert, indem den obenerwähnten 40 ccm dann 10 ccm Formolmischung, gleich darauf $^1/_5$ n-Barytlauge bis Rotfärbung und überdies noch ein paar Kubikzentimeter der Lauge zugesetzt werden. Dann wird mit $^1/_5$ n-Salzsäure zurücktitriert, bis die Farbe der Lösung schwächer als die der Kontrollösung erscheint, und schließlich wird Barytlauge zugetröpfelt, bis die Farbe der Kontrollösung wieder erreicht worden ist.

Sind für eine Analyse hierzu a ccm $^1/_5$ n-Barytlauge verwendet worden, während für die Kontrollösung nur b ccm gebraucht wurden, so entspricht die Gesamtmenge des Ammoniak- und Aminosäurestickstoffs $(a : b)$ ccm $^1/_5$ n-Barytlauge, d. h. $(a : b) \times 2,8$ mg N sind als Ammoniak- und Aminosäurestickstoff vorhanden. Die Differenz zwischen dieser Stickstoffmenge und der als Ammoniak vorhandenen gibt dann die Aminosäurenstickstoffmenge in 16 ccm Harn (vgl. oben) an.

Neuerdings hat L. de Jager[1]) auf das folgende eigentümliche Verhalten aufmerksam gemacht. Bei der Formoltitrierung einer Mischung von Glykokoll und Salmiak wird eine geringere Natronmenge verbraucht, als die Summe der bei getrennter Formoltitrierung der einzelnen Bestandteile verbrauchten Natronmengen entspricht. Es hat sich erwiesen[2]), daß der hiervon herrührende Fehler bei der Formoltitrierung normaler Harne oder Urine, deren Ammoniakgehalt normal oder annähernd normal ist, kaum oder gar nicht merklich ist. Bei Untersuchung sehr ammoniakreicher Harne kann man dagegen die hier erwähnte Fehlerquelle nicht außer acht lassen. In solchen Fällen muß das Ammoniak von der Formoltitrierung entfernt werden; ein diesem Zweck entsprechendes Verfahren, welches selbstverständlich auch benutzt werden kann, selbst wenn nur kleine Ammoniakmengen vorhanden sind, ist das folgende, welches ebenfalls von Henriques und Sörensen[3]) angegeben worden ist.

Die Ausführung der Formoltitrierung in ammoniakreichen Harnen.

Wie oben beschrieben (siehe S. 578). werden in einem 100 ccm-Meßkolben 50 ccm Harn mit Phenolphthalein, Bariumchlorid und Bariumhydroxyd behandelt und bis auf 100 ccm verdünnt. Aus 80 ccm des klaren, roten Filtrats (40 ccm Harn entsprechend) wird das Ammoniak im Vakuum abdestilliert (Apparat von Krüger und Reich) und bestimmt. Der Destillationsrückstand wird in dem Kolben in einigen Kubikzentimetern zirka normaler Salzsäure gelöst, worauf unter Evakuierung kohlensäurefreie Luft hindurchgezogen wird, um eine eventuelle Spur von Kohlensäure auszutreiben. Darauf wird die salzsaure Lösung quantitativ mittels kohlensäurefreien Wassers (daher nicht unter Benutzung der Spritzflasche) in einen 100 ccm-Meßkolben übergeführt. Die Flüssigkeit wird hiernach mit empfindlichem Lackmuspapier als Indicator genau neutralisiert (am besten durch Zutröpfeln von kohlensäurefreier, zirka normaler Natronlauge bis zu schwach roter Farbe und darauffolgenden Zusatz von $^1/_5$ n-Salzsäure bis zu neutraler Reaktion auf Lackmuspapier); schließlich wird mit kohlensäurefreiem Wasser bis zur Marke aufgefüllt. In einer passenden Menge, z. B. 40 ccm der neutralen Lösung (16 ccm Harn entsprechend), wird die Formoltitration ganz wie oben unter A. erwähnt ausgeführt. Weil hier kein Ammoniak vorhanden ist, gibt die Formoltitrierung direkt den Aminosäurenstickstoff an[4]).

[1]) L. de Jager, Zeitschr. f. physiol. Chemie **62**, 333 [1909].
[2]) V. Henriques u. S. P. L. Sörensen, Zeitschr. f. physiol. Chemie **64**, 132 [1909].
[3]) V. Henriques u. S. P. L. Sörensen, Zeitschr. f. physiol. Chemie **64**, 134 [1909]
[4]) Später hat de Jager nachgewiesen (Zeitschr. f. physiol. Chemie **67**, 105 [1910]), daß der durch das gleichzeitige Vorhandensein von Ammoniak und Aminosäuren bei der Formoltitrierung verursachte Fehler für Harntitrierung ganz ohne Bedeutung ist, indem der Harnstoff die Wirkung des Ammoniaks auf die Aminosäuren aufhebt.

Die aliphatischen Aminosäuren, die bisher in normalem oder pathologischem Harn mit Sicherheit nachgewiesen worden sind, sind Glykokoll, Alanin. Leucin und Cystin.

1. Monoamino-monocarbonsäuren.

a) Glykokoll (Glycin, Aminoessigsäure).

$$\begin{matrix} CH_2 \cdot NH_2 \\ | \\ COOH \end{matrix} = C_2H_5NO_2.$$

Das Glykokoll bildet harte weiße Krystalle, welche in warmem Wasser sehr leicht, in kaltem etwas schwerer löslich sind (1 T. löst sich in 4,3 T. kalten Wassers); in heißem Alkohol sind sie schwer, in kaltem Alkohol und in Äther unlöslich. Aus Wasser krystallisiert es in monoklinen Krystallen von rhomboedrischer Form oder in vierseitigen Prismen. Die Krystalle fangen bei 228° an, sich zu bräunen und schmelzen bei 232—236° unter Zersetzung und Gasentwicklung. Die wässerigen Lösungen des reinen Glykokolls reagieren gegen Lackmus ganz schwach sauer, gegen Phenolphthalein dagegen ziemlich stark sauer. Aus den stark verdünnten Lösungen wird es durch Phosphorwolframsäure nicht gefällt, wohl aber aus konzentrierten [Sörensen[1]), Skraup]; schon aus 2 proz. Lösungen können bei längerem Stehen geringe krystallinische Niederschläge abgeschieden werden, wenn die Lösungen bei Vorhandensein von 10 proz. Schwefelsäure mit sehr konz. Phosphorwolframsäurelösung versetzt werden [E. Fischer[2])]. Die Lösungen werden weder durch Mercurichlorid noch durch Mercurinitrat gefällt.

Das Glykokoll ist sowohl Säure als auch Base und bildet daher Salze sowohl mit Basen als auch mit Säuren, ja selbst mit Neutralsalzen scheint es sich zu vereinigen, indem es aus Lösungen, die gleichzeitig neutrale Alkalisalze enthalten, mit diesen zusammen krystallisieren kann, z. B. $C_2H_5NO_2 \cdot KCl$.

Die Salze, in welche das Glykokoll als Base eingetreten ist, sind meist sehr leicht in Wasser löslich, und viele sind auch in Alkohol löslich. Das Chlorhydrat $C_2H_5NO_2 \cdot HCl$ ist in Wasser sehr leicht, in Alkohol dagegen ziemlich schwer löslich. — Das Phosphorwolframat $(C_2H_5NO_2)_3 \cdot H_3PO_4 \cdot 12 WO_3$ wird durch Phosphorwolframsäure aus starken Glykokollösungen ausgefällt (vgl. oben); in Wasser löst es sich zu 4,5%, in abs. Alkohol zu 14,4% [3]). Ein Pikrat ist von Levene[4]) dargestellt worden.

Von den Salzen, in welchen das Glykokoll als Säure vorhanden ist, haben nur das Kupfersalz und das Silbersalz Bedeutung. Das Kupfersalz $(C_2H_4NO_2)_2Cu + H_2O$ entsteht, wie die Kupfersalze der Aminosäuren überhaupt, durch Kochen der wässerigen Aminosäurelösung mit Kupfercarbonat und ist in warmem Wasser leicht, in kaltem dagegen ziemlich schwer löslich. 1 T. des Salzes löst sich bei 15° in 173,8 T. Wasser [Liubawin[5])], bei 20° in 142 T. Wasser[6]). Aus der heißgesättigten wässerigen Lösung krystallisiert es in dunkelblauen Nadeln, die 1 Mol. Krystallwasser enthalten.

Glykokollsilber $C_2H_4NO_2 \cdot Ag$ entsteht auf die folgende Weise: Man versetzt die wässerige Lösung der Aminosäure mit konz. Silbernitratlösung (auf 1 Mol. Säure etwas mehr als 1 Mol. AgNO_3) und gibt unter Umrühren kaltgesättigtes Barytwasser hinzu, wobei sich das zunächst ausfallende Silberoxyd sofort wieder löst und gleichzeitig

[1]) S. P. L. Sörensen, Compt. rend. du Labor. de Carlsberg 6. 165 [1905]. — Siehe auch Zd. H. Skraup, Sitzungsber. d. Wiener Akad., math.-naturw. Kl. 114, II b, 879 [1905]. — P. A. Levene u. W. Beatty, Zeitschr. f. physiol. Chemie 47, 149 [1906].
[2]) E. Fischer, Berichte d. Deutsch. chem. Gesellschaft 39, 547 [1906].
[3]) M. Barber, Sitzungsber. d. Wiener Akad., math.-nat. Kl. 115, II b, 217 [1906].
[4]) P. A. Levene, Journ. of biol. Chemistry 1, 413 [1906].
[5]) Zit. nach Beilsteins Handbuch der organ. Chemie.
[6]) Siehe S. P. L. Sörensen, Compt. rend. du Labor. de Carlsberg 6, 166 [1905].

die Silberverbindung krystallinisch ausfällt. Sie ist in Wasser schwer löslich [Unterschied von der entsprechenden Alaninverbindung [1])].

Von anderen Glykokollverbindungen, welche zur Isolierung oder Identifizierung benutzt werden können, sind die folgenden die wichtigsten. **Glycinäthylester.** Bei der Darstellung [2]) übergießt man die Aminosäure mit etwa der 5fachen Menge abs. Alkohols, leitet trockne gasförmige Salzsäure ohne Abkühlung, zuletzt sogar unter Erwärmung auf dem Wasserbade bis zur Sättigung ein; die stark salzsaure Lösung wird unter stark vermindertem Drucke eingedampft und der Rückstand wieder in abs. Alkohol gelöst und mit Salzsäuregas behandelt. Die so gewonnene Lösung wird nochmals im Vakuum stark eingeengt, und aus dem sirupförmigen Rückstand, welcher aus dem Esterchlorhydrat besteht, läßt sich dann der freie Aminosäureester nach zwei verschiedenen Methoden gewinnen. Dieselbe Darstellungsmethode ist für die anderen Aminosäuren und auch für Mischungen verschiedener Aminosäuren verwendbar.

1. Methode [3]). Der dicke Sirup wird mit ungefähr dem halben Volumen Wasser versetzt, mit trocknem Äther überschichtet und in einer Kältemischung gut gekühlt. Zu dieser Masse fügt man dann in verschiedenen Portionen 33 proz. Natronlauge und festes Kaliumcarbonat; nach jedesmaligem Zusatz wird kräftig umgeschüttelt, um das Alkali in der steifen Masse zu verteilen und den freigewordenen Ester sofort in die ätherische Lösung überzuführen. Es ist vorteilhaft, den Äther mehrmals zu erneuern. Die Menge des Alkalis muß wenigstens so groß sein, daß sie zur Bindung sämtlicher Salzsäure ausreicht, und Kaliumcarbonat ist so viel zuzufügen, daß die Salzmasse einen dicken Brei bildet, denn nur dann werden die in Wasser äußerst leicht löslichen Ester der einfachen Aminosäuren völlig ausgesalzen; ganz besonders gilt das für die Fälle, wo Glykokoll, Alanin und Serin zu isolieren sind. Die vereinigten ätherischen Auszüge werden etwa 15 Minuten mit Kaliumcarbonat geschüttelt, dann abgegossen und 12 Stunden mit entwässertem Natriumsulfat getrocknet, da die übrigen Trockenmittel, wie Kaliumhydroxyd, Calcium- und Bariumoxyd oder selbst Kaliumcarbonat, bei längerer Einwirkung etwas Ester zersetzen. Aus der trocknen Lösung lassen sich die freien Ester durch Verdampfen des Äthers gewinnen; durch Destillation bei sehr geringem Druck können die verschiedenen Ester teilweise voneinander getrennt werden.

2. Methode [4]). Der sirupförmige Rückstand wird in abs. Alkohol gelöst und bis zu einem bekannten Volumen mit Alkohol verdünnt. In einem aliquoten Teil wird der Salzsäuregehalt auf gewöhnliche Weise bestimmt, und durch Zusatz der berechneten Menge einer alkoholischen Lösung von Natrium werden dann die Ester in Freiheit gesetzt; vor dem Zusatz des Natriumalkoholats ist die Lösung mit der 3fachen Menge abs. Äthers zu versetzen und durch Stehenlassen in Eis zu kühlen. Das gebildete Natriumchlorid wird nach einigen Stunden abfiltriert und das Filtrat bei sehr geringem Druck bei einer 35° nicht übersteigenden Badtemperatur eingeengt. Der Rückstand besteht aus den freien Aminosäureestern.

Der **Glykokolläthylester** $CH_2NH_2 \cdot COOC_2H_5$ bildet ein stark alkalisches, sehr unbeständiges Öl, welches bei 10 mm Druck bei 51,5—52,5° destilliert.

[1]) Fr. Kutscher, Chem. Centralbl. **1902**, II, 190.
[2]) Th. Curtius, Berichte d. Deutsch. chem. Gesellschaft **16**, 753 [1883]; Journ. f. prakt. Chemie **37**, 159 [1888]. — E. Fischer, Zeitschr. f. physiol. Chemie **33**, 153 [1901].
[3]) E. Fischer, Berichte d. Deutsch. chem. Gesellschaft **34**, 433 [1901].
[4]) E. Fischer u. U. Suzuki, Berichte d. Deutsch. chem. Gesellschaft **38**, 4176 [1905].

Durch mehrstündiges Kochen mit Wasser wird der Ester verseift, indem Glykokoll wieder entsteht; ist nur wenig Wasser vorhanden (60 g Wasser für je 100 g Ester), und wird die Lösung nicht gekocht, sondern bei gewöhnlicher Temperatur hingestellt, bildet sich **Glykokollanhydrid**

$$\begin{array}{c} CH_2-NH-OC \\ | \qquad\qquad | \\ CO \quad-NH\cdot CH_2 \end{array}$$, welches auskrystallisiert. Der freie Ester vereinigt sich

mit Säuren zu Salzen, von welchen das Chlorid in **kaltem Alkohol sehr schwer löslich** ist, so daß es fast vollständig auskrystallisiert, wenn seine alkoholische Lösung einige Stunden in den Eisschrank gestellt wird. Aus Alkohol krystallisiert das Chlorid in langen Nadeln, welche bei 144° schmelzen. Das **Pikrat** $C_4H_9NO_2 \cdot C_6H_2(NO_2)_3OH$ krystallisiert aus heißem Wasser in quadratischen Prismen und schmilzt ohne Zersetzung bei 154°.

Benzoylglykokoll (**Hippursäure**, siehe auch diese). Sämtliche Aminosäuren reagieren mit Benzoylchlorid in Gegenwart von Natriumhydroxyd:

$$\begin{array}{c} R\cdot CH\cdot NH_2 \\ | \\ COOH \end{array} + C_6H_5COCl + 2\,NaOH = \begin{array}{c} R\cdot CH\cdot NH\cdot CO\cdot C_6H_5 \\ | \\ COONa \end{array} + NaCl + 2\,H_2O\;.$$

Aus den Natronsalzen lassen sich die Säuren durch Salzsäure in Freiheit setzen; die meisten sind in Wasser schwer löslich. Bei der Herstellung verfährt man am besten auf folgende Weise:

Die Aminosäure (oder Aminosäurenmischung) wird in Wasser gelöst; liegt eine saure Lösung vor, wird sie mit Natron neutralisiert. Die Lösung wird in Eis gekühlt, mit Benzoylchlorid und Natronlauge versetzt und geschüttelt, bis der Geruch an Benzoylchlorid verschwunden ist. Die Menge von Benzoylchlorid, welche anzuwenden ist, nimmt man 2—3mal so groß wie die theoretisch berechnete Menge, gibt sie aber nicht auf einmal, sondern in 10 Portionen zu, und jedesmal die hierzu erforderliche Natronmenge (2 Mol. Natron auf 1 Mol. Benzoylchlorid). Nach jeder Zugabe wird die Mischung unter Eiskühlung geschüttelt, bis alles Benzoylchlorid verbraucht ist, was nach 20—30 Minuten der Fall sein wird. Die Lösung soll dann nur schwach, aber doch deutlich auf Lackmuspapier alkalisch reagieren. Wenn die Benzoylierung zu Ende ist, wird die Lösung filtriert und stark angesäuert, wodurch die vorhandene Benzoesäure und die Benzoylierungsprodukte der meisten Aminosäuren ausfallen. Nachdem sie abfiltriert, mit Wasser gewaschen und getrocknet sind, wird die Benzoesäure durch Extraktion mit Petroläther beseitigt; die zurückbleibenden Benzoylaminosäuren lassen sich aus Wasser oder aus verdünntem oder absol. Alkohol umkrystallisieren; Mischungen von Benzoylaminosäuren sind übrigens oft schwer zu trennen. Wenn Oxyaminosäuren (Serin, α-Amino-γ-oxybuttersäure u. a.) auf die hier beschriebene Weise, d. h. in ganz schwach alkalischer Lösung benzoyliert werden, so bilden sich Verbindungen, wo das Benzoylradikal nicht nur in die Aminogruppe, sondern auch in die Oxygruppe eingetreten ist; die Verbindungen sind Dibenzoylmonoaminooxysäuren. Soll das Benzoylchlorid nur mit der Aminogruppe reagieren, wendet man einen solchen Überschuß an Natronlauge an, daß die Lösung während der Benzoylierung stets alkalisch und zwar ungefähr halbnormal ist [Sörensen und Andersen[1])].

Eine andere Methode ist von E. **Fischer**[2]) angegeben. Er löst die zu benzoylierende Aminosäure in 10 Teilen Wasser, gibt auf einmal gepulvertes **Natriumbicarbonat** in Überschuß (etwa $2^1/_2$ Mol. pro Mol. Benzoylchlorid) und danach unter Schüttelung Benzoylchlorid in kleinen Portionen hinzu; die verwendete Benzoylchloridmenge ist dreimal so groß wie die berechnete. Während des Benzoylierens werden große Mengen von Kohlensäure in Frei-

---

[1]) S. P. L. Sörensen u. A. C. Andersen, Compt. rend. du Labor. de Carlsberg **7**, 123 [1908]; Zeitschr. f. physiol. Chemie **56**, 289 [1908].
[2]) E. Fischer, Berichte d. Deutsch. chem. Gesellschaft **32**, 2454 [1899].

heit gesetzt, was Schäumen der Flüssigkeit bewirkt. Das Verfahren ist sonst wie oben.

Über die Eigenschaften des Benzoylglykokolls siehe S. 741.

β-Naphthalinsulfoglykokoll $C_2H_4NO_2 \cdot SO_2 \cdot C_{10}H_7$. Über die Darstellung siehe S. 570. Die Verbindung ist in warmem Wasser leicht, in kaltem sehr schwer löslich, indem 1 T. sich in ungefähr 90 T. kochenden Wassers und in 2670 T. Wasser von 20° löst; in Alkohol ist sie auch in der Kälte leicht löslich. Aus heißem Wasser krystallisiert die Substanz in langgestreckten, manchmal zugespitzten Blättern, die meist büschelförmig verwachsen sind und kein Krystallwasser enthalten. Sie sintert bei 151° und schmilzt bei 156° (korr. 159°)[1]. Das Bariumsalz des β-Naphthalinsulfoglykokolls ist in Wasser erheblich schwerer löslich als die Bariumsalze der übrigen β-Naphthalinsulfoaminosäuren[2].

4-Nitrotoluol-2-sulfoglykokoll $C_2H_4NO_2 \cdot SO_2 \cdot C_6H_3(NO_2)(CH_3)$. Die Nitrotoluolsulfoverbindungen werden auf ähnliche Weise wie die Naphthalinsulfoverbindungen dargestellt[3]. Die Glykokollverbindung läßt sich aus Wasser umkrystallisieren und fällt hierdurch in langen Nadeln oder großen, dünnen, perlmutterglänzenden Blättchen aus. 1 T. der Verbindung löst sich bei 12° in 742 T. Wasser; sie ist in Alkohol löslich, aber fast unlöslich in Benzol. Die reine Substanz schmilzt bei 177,5° (korr. 180°).

Phenylisocyanatglykokoll $C_2H_4NO_2 \cdot CO \cdot NHC_6H_5$. Die Phenylisocyanatverbindungen werden auf ähnliche Weise wie die Naphthylisocyanatverbindungen dargestellt[4]) (siehe S. 573). Das Phenylisocyanatglykokoll ist in kaltem Wasser schwer, in heißem ziemlich leicht löslich (1 T. in etwa 70 T. kochenden Wassers); aus letzterem krystallisiert es in farblosen, langen, teils büschelförmig, teils konzentrisch angeordneten Spießen vom Schmelzp. 195°. Die Substanz löst sich mäßig in heißem Essigester und Alkohol, fast gar nicht in Äther, Chloroform und Benzol.

Die Phenylisocyanatverbindungen spalten beim Kochen mit Salzsäure Wasser ab, und hierdurch entstehen die

Hydantoinverbindungen. Die Glykokollverbindung

$$CH_2\!-\!NH \cdot CO \cdot N \cdot C_6H_5$$
$$\overline{CO\underline{\hspace{3cm}}}$$

ist in Wasser schwer löslich, läßt sich aber aus der 50fachen Menge Wasser umkrystallisieren. In Alkohol, Aceton und heißem Benzol ist sie leicht, in Äther nur wenig löslich; von konz. Mineralsäuren wird sie leicht gelöst. Sie schmilzt bei 159—160° [korr.][5].

α-Naphthylisocyanatglykokoll[6]) $C_2H_4NO_2 \cdot CO \cdot NHC_{10}H_7$. Über die Herstellung siehe S. 573. Die Verbindung ist in Wasser sehr schwer, in Alkohol dagegen leicht löslich. Aus verdünntem Alkohol umkrystallisiert, erscheint sie in feinen farblosen Nädelchen vom Schmelzp. 190,5—191,5°. Sie löst sich leicht in Alkalien, auch in Ammoniak; aus der nicht zu verdünnten ammoniakalischen Lösung läßt sich durch Zusatz von Bariumchlorid oder Baryt-

[1]) E. Fischer u. P. Bergell, Berichte d. Deutsch. chem. Gesellschaft 35, 3780 [1902].

[2]) E. Abderhalden u. P. Bergell, Zeitschr. f. physiol. Chemie 39, 465 [1903].

[3]) M. Siegfried, Zeitschr. f. physiol. Chemie 43, 68 [1904].

[4]) C. Paal, Berichte d. Deutsch. chem. Gesellschaft 27, 975 [1894].

[5]) A. Mouneyrat, Berichte d. Deutsch. chem. Gesellschaft 33, 2394 [1900].

[6]) C. Neuberg u. A. Manasse, Berichte d. Deutsch. chem. Gesellschaft 38, 2362 [1905].

wasser das Bariumsalz als ein dicker Brei verfilzter Nadeln fast quantitativ abscheiden. Hierdurch kann Glykokoll von andern Aminosäuren getrennt werden.

Das Glykokoll ist gegen Kochen mit verdünnten wässerigen Säure- oder Alkalilösungen widerstandsfähig, wird auch nicht durch Erhitzen mit Phosphorsäure auf 150° zersetzt; mit alkalischer Bariumchloridlösung auf 150° erhitzt, tritt geringe Zersetzung ein, indem ein wenig Kohlensäure gebildet wird[1]). Wird Glykokoll mit Bariumoxyd erhitzt, entsteht Kohlensäure und Methylamin[2]). Durch Oxydation mit Wasserstoffsuperoxyd in Gegenwart von ein wenig Ferrosulfat entstehen Ammoniak, Kohlensäure, Formaldehyd, Ameisensäure und Glyoxylsäure[3]).

Das Glykokoll ist in verschiedenen pathologischen Harnen nachgewiesen worden, so hat es Abderhalden und Bergell[4]) aus Harn phosphorvergifteter Kaninchen, Abderhalden und Barker[5]) aus dem Harn phosphorvergifteter Hunde und Wohlgemuth[6]) aus dem Harn eines phosphorvergifteten Menschen isolieren können, während es Ignatowski[7]) im Harn bei Gicht und Forssner[8]) im Harn bei Neurasthenie, Ischias und akutem Gelenkrheumatismus nachgewiesen haben wollen. Sehr wahrscheinlich enthält der normale Harn Glykokoll, ob auch in sehr wechselnder Menge, siehe Embden und Marx[9]), sowie Neuberg und Wohlgemuth[10]). Öhler[11]) konnte unter genauester Befolgung der Angaben von Embden und Marx in vielen Harnen keine Spur Glykokoll finden. Nach Einführung von größeren Mengen Glycinanhydrid gelang es Abderhalden, beim Kaninchen Glykokoll und Glycylglycin im Harne nachzuweisen[12]); bei plötzlicher Zufuhr großer Mengen von Glycinanhydrid wird übrigens die Hauptmenge unverändert abgeschieden[13]).

Über die 24stündige Glykokollmenge liegen keine genaueren Angaben vor.

Verfüttertes Glykokoll wird vollständig verbrannt, so daß nichts davon zur Ausscheidung gelangt.

Der Nachweis geschieht nach einer der oben beschriebenen Methoden (siehe S. 569).

b) Alanin (α-Aminopropionsäure).

$$CH_3$$
$$CH \cdot NH_2 = C_3H_7NO_2 \, .$$
$$COOH$$

Während bei dem Glykokoll eine optische Isomerie nicht auftreten kann, ist dies bei dem Alanin der Fall, indem dieses ein asymmetrisches Kohlenstoffatom enthält. Es existieren somit drei verschiedene Alanine: d-Alanin, l-Alanin und d,l-Alanin, welche sich indessen chemischen Reagenzien gegenüber fast ganz gleich verhalten; das in den Proteinstoffen vorhandene Alanin ist immer d-Alanin. Die Alanine reagieren sehr schwach sauer gegen Lackmus, etwas stärker sauer gegen Phenolphthalein[14]). Sie schmecken süß und

[1]) B. Schöndorff, Archiv f. d. ges. Physiol. 62, 1 [1895].
[2]) A. Cahours, Annalen d. Chemie u. Pharmazie 109, 28 [1859].
[3]) H. D. Dakin, Journ. of biol. Chemistry 1, 173 [1905].
[4]) E. Abderhalden u. P. Bergell, Zeitschr. f. physiol. Chemie 39, 464 [1903].
[5]) E. Abderhalden u. F. Barker, Zeitschr. f. physiol. Chemie 42, 525 [1904].
[6]) J. Wohlgemuth, Zeitschr. f. physiol. Chemie 44, 79 [1905].
[7]) A. Ignatowski, Zeitschr. f. physiol. Chemie 42, 395 [1904].
[8]) G. Forssner, Zeitschr. f. physiol. Chemie 47, 23 [1906].
[9]) G. Embden u. A. Marx, Beiträge z. chem. Physiol. u. Pathol. 11, 309 [1908].
[10]) J. Wohlgemuth u. C. Neuberg, Med. Klin. 1906, Nr. 9.
[11]) G. Öhler, Biochem. Zeitschr. 21, 423 [1909].
[12]) E. Abderhalden, Zeitschr. f. physiol. Chemie 55, 384 [1908].
[13]) E. Abderhalden u. L. Wacker, Zeitschr. f. physiol. Chemie 57, 325 [1908].
[14]) V. Henriques u. S. P. L. Sörensen, Zeitschr. f. physiol. Chemie 63, 31 [1909].

sind in heißem Wasser leicht löslich; bei genügender Konzentration findet beim Abkühlen Krystallisation statt.

Das d,1-Alanin krystallisiert aus der heißen wässerigen Lösung in Nadeln oder schief-rhombischen Säulen. 100 T. Wasser lösen bei 25° 16,44 T. Substanz; in wasserhaltigem Alkohol ist es je nach dem Wassergehalt mehr oder weniger löslich, indem 100 T. 25proz. Alkohols 7,1 T., 100 T. 50proz. Alkohols 2,4 T. und 100 T. 80proz. Alkohols 0,4 T. Substanz lösen[1]). Das d,1-Alanin schmilzt nach Fischer[2]) bei 293°.

Das l-Alanin krystallisiert aus Wasser in farblosen Stäbchen oder dünnen Prismen, welche sich bei raschem Erhitzen im Capillarrohr gegen 297° unter stürmischer Gasentwicklung zersetzen. Das Drehungsvermögen ist sehr gering in rein wässeriger Lösung.

Das d-Alanin ist, abgesehen von dem optischen Verhalten, der l-Verbindung ganz gleich[2]). Für 10proz. Lösung ist $[\alpha]_D^{22} = +2,7°$ [3]).

Die Alanine bilden Salze sowohl mit Basen wie auch mit Säuren. Die Kupfersalze der Alanine sind in Wasser ziemlich leicht löslich, in Alkohol dagegen fast unlöslich. Die d-Verbindung bildet lange dunkelblaue, monokline, sechsseitige Blättchen[4]). — Das Nickelsalz des d,1-Alanins $(C_3H_6NO_2)_2Ni + 4 H_2O$ bildet blaue Krystalle; das Krystallwasser entweicht bei 108—110°; 100 T. wässeriger Lösung von gewöhnlicher Temperatur enthalten 0,76 T. wasserfreies Salz[5]). — Das Silbersalz ist in Wasser leicht löslich (siehe bei Glykokollsilber, S. 581).

Die salzsauren Salze der Alanine sind in Wasser sehr leicht löslich und auch löslich in Alkohol. Das d-Alaninchlorhydrat zeigt in etwa 10proz. Lösung $[\alpha]_D^{20} = +10,4 \pm 0,2°$; ein mäßiger Überschuß an Salzsäure verändert die spez. Drehung kaum. Für das l-Alaninchlorhydrat in etwa 10proz. Lösung ist gefunden $[\alpha]_D^{20} = -10,3 + 0,2°$. Diese Werte werden indessen nur erreicht, wenn die freien Aminosäuren aus Wasser sehr sorgfältig umkrystallisiert sind[6]). — Das d-Alaninphosphorwolframat $(C_3H_7NO_2)_3 \cdot H_3PO_4 \cdot 12 WO_3$ entsteht unter denselben Bedingungen wie das Glykokollsalz (siehe dieses); es löst sich in Wasser zu 15,7%, in abs. Alkohol zu 19,4%[7]).

Die **Alaninäthylester** $C_2H_6N \cdot COOC_2H_5$. Über die Darstellung siehe bei Glykokoll (S. 581). Der Ester des d,1-Alanins siedet unter 11 mm Druck bei 48° und hat die Dichte 0,9846 bei 12,5°. Nach wochenlangem Stehen des Präparats scheiden sich allmählich feine Nädelchen von Alaninanhydrid ab; die gleiche Substanz entsteht beim 24stündigen Erhitzen des Esters in geschlossenem Rohr auf 180°. Beim mehrstündigen Kochen mit der 10fachen Menge Wasser wird der Alaninester vollständig verseift. — Das Pikrat des Esters ist in warmem Wasser ziemlich leicht löslich und krystallisiert daraus in feinen gelben Nadeln, welche bei 168° (korr. 171°) schmelzen. — Die Ester der beiden optisch aktiven Alanine lassen sich auf dieselbe Weise gewinnen und haben den gleichen Siedepunkt[8]).

Die **Benzoylalanine** $C_3H_5O_2NH \cdot COC_6H_5$ werden ganz wie das Benzoylglykokoll hergestellt (siehe S. 582). Die d,1-Verbindung[9]) löst sich in 250 T. kaltem Wassers, leichter in heißem; aus gesättigten Lösungen scheidet sie sich in 6seitigen Blättchen aus. In Alkohol ist sie leicht, in Äther schwer löslich; sie schmilzt bei 162—163° (korr. 165—166°). Die l-Verbindung[10]) krystallisiert aus Wasser in

[1]) A. F. Holleman u. A. C. Antusch, Recueil des travaux chim. des Pays-Bas 13, 297 [1894].
[2]) E. Fischer, Berichte d. Deutsch. chem. Gesellschaft 32, 2457 [1899].
[3]) E. Fischer u. K. Raske, Berichte d. Deutsch. chem. Gesellschaft 40, 3721 [1907].
[4]) Zd. H. Skraup, Sitzungsber. d. Wiener Akad., math.-naturw. Kl. 114, IIb, 883 [1905].
[5]) N. Orloff, Chem. Centralbl. 1897, II, 193.
[6]) E. Fischer, Berichte d. Deutsch. chem. Gesellschaft 39, 464 [1906].
[7]) M. Barber, Sitzungsber. d. Wiener Akad., math.-naturw. Kl., 115, IIb, 220 [1906].
[8]) E. Fischer, Berichte d. Deutsch. chem. Gesellschaft 34, 442 [1901].
[9]) J. Baum, Zeitschr. f. physiol. Chemie 9, 467 [1885]. — K. Brenzinger, Zeitschr. f. physiol. Chemie 16, 579 [1892].
[10]) E. Fischer, Berichte d. Deutsch. chem. Gesellschaft 32, 2455 [1899].

schönen glänzenden Platten, welche häufig die Form eines Dachgiebels haben; sie löst sich bei 20° in 85 T. Wasser und schmilzt bei 147—148° (korr. 150—151°). In einer etwa 1 proz. rein wässerigen Lösung hat die Substanz $[\alpha]_D^{20} = \div 3,3°$, in etwa 10 proz. wässerig-alkalischer Lösung dagegen die spez. Drehung $[\alpha]_D^{20} = -37,4°$. Das d-Benzoylalanin schmilzt genau wie die l-Verbindung bei 147—148° (korr. 150—151°), und die spez. Drehung in etwa 10 proz., wässerig-alkalischer Lösung beträgt $[\alpha]_D^{20} = +37,13°$.

Die β-Naphthalinsulfoalanine[1] $C_3H_5O_2NH \cdot SO_2 \cdot C_{10}H_7$ werden auf gewöhnliche Weise hergestellt (siehe S. 570). Die d, l-Verbindung krystallisiert in feinen, meist zu eigentümlichen Aggregaten verwachsenen Nadeln, welche makroskopischen Papierfasern gleichen. Der Schmelzpunkt ist 150—151° (korr. 152—153°); die Löslichkeit in Wasser ist ähnlich wie bei der Glykokollverbindung. Die d-Verbindung krystallisiert sehr schwierig; selbst durch Umkrystallisieren der reinen Substanz erhält man zunächst ein Öl, das nach und nach krystallinisch erstarrt zu sehr feinen, meist büschelförmig verwachsenen, krystallwasserhaltigen Nadeln. Die wasserhaltige Substanz sintert bei 62° und schmilzt bei 78—80° (korr. 79—81°), während die wasserfreie Substanz (getrocknet bei 85°) bei etwa 117° sintert und bei 122—123° schmilzt. Die von E. Fischer analysierte Substanz gab indessen bei der Analyse keine ganz scharfen Zahlen, vermutlich weil sie nicht ganz rein war (l. c., S. 3782). Die Naphthalinsulfoverbindung des d-Alanins ist linksdrehend[2].

d, l-Nitrotoluolsulfoalanin[3] $C_3H_5O_2 \cdot NH \cdot SO_2 \cdot C_6H_3(CH_3)(NO_2)$ wird ganz wie die Glykokollverbindung hergestellt. Aus Wasser umkrystallisiert, bildet es lange wollige Nadeln, welche nach dem Trocknen über Schwefelsäure bei 96° (unkorr.) schmelzen. 1 T. löst sich in 690 T. Wasser von 12°; löslich in Alkohol, schwer löslich in kaltem Benzol, leichter in heißem.

Das Phenylisocyanat-d, l-alanin[4] $C_3H_5O_2NH \cdot CO \cdot NHC_6H_5$ läßt sich wie die Glykokollverbindung (siehe S. 583) gewinnen, mit welcher es große Ähnlichkeit zeigt, nur ist es in Wasser etwas leichter löslich. Es krystallisiert aus Wasser in glänzenden Blättern, kann jedoch auch Nadelform zeigen; der Schmelzpunkt ist 168—170°. Die Substanz läßt sich wie die entsprechende Glykokollverbindung in die

Hydantoinverbindung[5] $C_{10}H_{10}N_2O_2$ umwandeln. Diese ist in Wasser sehr schwer löslich und wird daher zur Reinigung in ungefähr der 20fachen Menge heißen Alkohols gelöst und durch Wasser gefällt; sie krystallisiert in Nadeln, die bei 172—173° (korr.) schmelzen.

Die α-Naphthylisocyanatverbindungen der Alanine $C_3H_5O_2NH \cdot CO \cdot NHC_{10}H_7$ werden auf die oben angegebene Weise dargestellt (siehe S. 583). Die Verbindung des d, l-Alanins bildet kleine Nädelchen vom Schmelzp. 198°[6]. Die l-Verbindung ist der d, l-Verbindung sehr ähnlich, schmilzt aber bei 202°[7].

Das Alanin ist gegen die Einwirkung von Säuren und Basen widerstandsfähig unter denselben Bedingungen wie das Glykokoll, nur muß man daran

---

[1] E. Fischer u. P. Bergell, Berichte d. Deutsch. chem. Gesellschaft **35**, 3781 [1902].

[2] M. Plaut u. H. Reese, siehe Beiträge z. chem. Physiol. u. Pathol. **7**, 428 [1906], Bemerkung unten.

[3] M. Siegfried, Zeitschr. f. physiol. Chemie **43**, 70 [1904].

[4] B. Kühn, Berichte d. Deutsch. chem. Gesellschaft **17**, 2884 [1884]. — C. Paal, Berichte d. Deutsch. chem. Gesellschaft **27**, 976 [1894].

[5] A. Mouneyrat, Berichte d. Deutsch. chem. Gesellschaft **33**, 2394 [1900].

[6] C. Neuberg u. A. Manasse, Berichte d. Deutsch. chem. Gesellschaft **38**, 2363 [1905].

[7] C. Neuberg u. E. Rosenberg, Biochem. Zeitschr. **5**, 456 [1907].

denken, daß die optisch aktiven Alanine racemisiert werden können; wird es für sich oder besonders mit konz. Phosphorsäure auf 220° erhitzt, zerfällt es in Kohlenoxyd, Ammoniak und Acetaldehyd, daneben entstehen auch ein wenig Kohlensäure und Äthylamin[1]). Bei Gegenwart eines Metallsalzes liefert Alanin im Sonnenlicht NH_3 und Acetaldehyd[2]). Durch Oxydation mit Wasserstoffsuperoxyd in Gegenwart von ein wenig Ferrosulfat entstehen Kohlensäure, Ammoniak, Acetaldehyd und Essigsäure[3]).

Das d-Alanin ist aus dem Harn eines phosphorvergifteten Menschen isoliert worden[4]) und wurde ferner als Bestandteil einer in normalem menschlichen Harn vorkommenden polypeptidartigen Substanz nachgewiesen[5]). Bei der Verfütterung von d-Alanin können erhebliche Mengen vollständig verbrannt werden, während nach Eingabe von l-Alanin leicht etwas davon durch den Harn ausgeschieden werden kann. Wird d, l-Alanin verfüttert, kommt etwas l-Alanin wieder zur Ausscheidung, während alles d-Alanin verbrannt wird. Es hat sich übrigens erwiesen, daß der Organismus immer die optischen Komponenten, die in den natürlichen Proteinstoffen vorkommen, am leichtesten zu assimilieren vermag[6]). Nach Eingabe von größeren Mengen d,l-Alaninanhydrid konnte Abderhalden im Harn beim Kaninchen l-Alanin und Alanylalanin nachweisen[7]).

Über den Nachweis siehe oben S. 569.

c) Valin (α-Aminoisovaleriansäure).

$$\begin{matrix} CH_3 \\ CH_3 \end{matrix} \!\! \diagdown \!\! CH—CH \cdot NH_2--COOH = C_5H_{11}NO_2 \, .$$

Das Valin existiert wie das Alanin in 3 verschiedenen Modifikationen: d-Valin, l-Valin und d, l-Valin, von welchen nur das d-Valin als Bestandteil verschiedener Proteinstoffe[8]) natürlich vorkommt.

Das d, l-Valin läßt sich leicht durch Synthese gewinnen[9]), auch durch Racemisierung des natürlichen d-Valins[10]). Es bildet farblose Blättchen, welche beim Erhitzen, ohne zu schmelzen, sublimieren; im geschlossenen Capillarrohr schmilzt es beim raschen Erhitzen gegen 298° unter Zersetzung. 1 T. löst sich bei 15° in 11,7 T. Wasser[9]), bei 25° in 14,1 T. Wasser[11]); in kaltem Alkohol ist es fast unlöslich. Das racemische Valin schmeckt schwach süß. Das d-Valin krystallisiert in sehr feinen, silberglänzenden, mikroskopischen Blättchen, die meist 6eckig ausgebildet sind. Beim Erhitzen sublimiert es unter teilweiser Anhydridbildung, in geschlossenem Capillarrohr schmilzt es dagegen bei 306° (korr. 315°). Das d-Valin schmeckt ganz schwach süß und gleichzeitig etwas bitter. Sowohl in wässeriger, wie auch in salzsaurer Lösung ist d-Valin rechtsdrehend. In 3—5proz., rein wässeriger Lösung ist

---

[1]) E. Drechsel, Berichte d. Deutsch. chem. Gesellschaft 25, 3503 [1892].
[2]) C. Neuberg, Biochem. Zeitschr. 13, 305 [1908]; 29, 279 [1910].
[3]) H. D. Dakin, Journ. of biol. Chemistry 1, 173 [1905].
[4]) J. Wohlgemuth, Zeitschr. f. physiol. Chemie 44, 81 [1905].
[5]) E. Abderhalden u. F. Pregl, Zeitschr. f. physiol. Chemie 46, 19 [1905].
[6]) Siehe hierzu u. a. R. Hirsch, Zeitschr. f. experim. Pathol. u. Ther. 1, 141 [1905].
— A. Schittenhelm u. A. Katzenstein, Zeitschr. f. experim. Pathol. u. Ther. 2, 560 [1906]. — E. Abderhalden u. A. Schittenhelm, Zeitschr. f. physiol. Chemie 51, 323 [1907].
[7]) E. Abderhalden, Zeitschr. f. physiol. Chemie 55, 384 [1908].
[8]) Siehe E. Schulze u. J. Barbieri, Journ. f. prakt. Chemie 27, 353 [1883]. — E. Fischer, Zeitschr. f. physiol. Chemie 33, 157, 159, 165 [1901]. — E. Schulze u. E. Winterstein, Zeitschr. f. physiol. Chemie 35, 300 [1902]. — E. Fischer u. Th. Dörpinghaus, Zeitschr. f. physiol. Chemie 36, 469 [1902]. — F. Ehrlich u. A. Wendel, Biochem. Zeitschr. 8, 399 [1908].
[9]) M. D. Slimmer, Berichte d. Deutsch. chem. Gesellschaft 35, 400 [1902].
[10]) F. Ehrlich u. A. Wendel, Biochem. Zeitschr. 8, 425 [1908].
[11]) E. Fischer, Berichte d. Deutsch. chem. Gesellschaft 39, 2326 [1906].

$[\alpha]_D^{20} = +6,42°$ ($\pm 0,2$), während für 3 proz. Lösungen, die 20% Salzsäure enthalten, die spez. Drehung $[\alpha]_D^{20} = +28,8°$ ($\pm 0,2$) beträgt. Das d-Valin kann aus verschiedenen Proteinstoffen erhalten werden, man erhält es aber nicht in ganz reinem Zustande; um reines Valin zu gewinnen, muß man das Produkt racemisieren, wonach es leicht gereinigt werden kann[1]). Aus racemischem Valin läßt sich reines d-Valin durch Trennung der Formylverbindungen mittels Brucin herstellen[2]).

Das l-Valin krystallisiert wie d-Valin; 1 T. löst sich bei 25° in 17,1 T. Wasser. Es hat einen reinen, ziemlich stark süßen Geschmack. l-Valin hat dieselbe Drehung wie d-Valin, nur in umgekehrtem Sinne[2]); es kommt nicht natürlich vor, läßt sich aber aus dem racemischen Valin herstellen, entweder durch das Brucinsalz des Formylvalins[2]) oder durch Einwirkung von Hefe auf eine zuckerhaltige, wässerige Lösung des d,l-Valins[3]). Auf die letzte Weise erhält man jedoch kein ganz reines Produkt.

Die Valine bilden wie andere Aminosäuren Salze sowohl mit Säuren als auch mit Basen. Am besten untersucht sind die Kupfersalze, da diese bei der Isolierung des Valins benutzt werden. Das Kupfersalz des d,l-Valins $(C_5H_{10}NO_2)_2 \cdot Cu$ bildet kleine Schuppen, die in kaltem Wasser sehr wenig, in warmem Wasser auch schwer löslich sind; auch in Methylalkohol ist es schwer löslich (1 : 3644 bei 20°, 1 : 3048 bei 23°), ebenso in Äthylalkohol (1 : 9230 für 96 proz. Alkohol bei 21°)[1]). Während das d,l-Valinkupfer wasserfrei ist, enthält das d-Valinkupfer Krystallwasser, das bei 100° entweicht, und ist viel leichter löslich als die d,l-Verbindung, sowohl in Wasser wie auch in Alkohol; 1 T. löst sich bei 18° in 52 T. Methylalkohol[4]).

Valinäthylester $C_4H_{10}NCOOC_2H_5$. Der Ester des d,l-Valins[5]) wird auf die gewöhnliche Weise dargestellt (S. 581). Er bildet ein sehr unbeständiges Öl, das unter gewöhnlichem Druck bei 174° siedet, hierdurch aber teilweise zersetzt wird; unter 8 mm Druck siedet es bei 63,5°. Der Ester bildet ein in kaltem Wasser recht schwer lösliches Pikrat, welches aus kleinen, bei 139,5° schmelzenden, gelben Krystallen besteht. Beim Kochen mit Wasser wird das Pikrat langsam zersetzt; auch beim Aufbewahren im trocknen Zustande sinkt der Schmelzpunkt.

Die **Formylvaline**[2]) $C_5H_9O_2NH \cdot CO \cdot H$ werden ganz wie die entsprechenden Leucinderivate hergestellt (S. 592). Die Verbindung des d,l-Valins krystallisiert aus Wasser in großen rhombenähnlichen Tafeln, die bei 137° zu sintern anfangen, um zwischen 139° und 144° zu schmelzen. Die Substanz löst sich leicht in heißem Wasser, Alkohol, Aceton, dann sukzessive schwerer in Essigester, Äther, Benzol und fast gar nicht in Petroläther; in Alkalien und Ammoniak ist sie leicht löslich. — Formyl-l-valin zeigt ähnliche Löslichkeitsverhältnisse wie der Racemkörper, krystallisiert aber aus heißem Wasser in kleinen Prismen, die vielfach konzentrisch verwachsen sind. Es hat ebensowenig wie der Racemkörper einen scharfen Schmelzpunkt, indem es gegen 150° sintert und bei 153° (korr. 156°) völlig geschmolzen ist. In alkoholischer Lösung dreht es nach links, und zwar ist die spez. Drehung für die 10 proz. abs. alkoholische Lösung $[\alpha]_D^{20} = -13°$; in wässeriger Lösung dagegen dreht es nach rechts, und zwar ist in etwa 5 proz. Lösung $[\alpha]_D^{20} = +16,9°$.

Die Formylverbindung des d-Valins verhält sich ganz wie die des l-Valins, zeigt auch dieselbe Drehung, aber natürlich im umgekehrten Sinne.

Von den **Benzoylvalinen** ist nur die Verbindung des d,l-Valins $C_5H_9O_2NH \cdot CO \cdot C_6H_5$ bekannt[5]). Sie wird in gewöhnlicher Weise (S. 582) dargestellt und ist in Wasser, auch in der Hitze, sehr schwer löslich. In Ligroin ist sie so gut wie unlöslich, dagegen ziemlich leicht löslich in Alkohol und Äther; aus der

---

[1]) F. Ehrlich u. A. Wendel, Biochem. Zeitschr. 8, 426 [1908].
[2]) E. Fischer, Berichte d. Deutsch. chem. Gesellschaft 39, 2320 [1906].
[3]) F. Ehrlich, Biochem. Zeitschr. 1, 29 [1906]; 8, 399 [1908].
[4]) E. Schulze u. E. Winterstein, Zeitschr. f. physiol. Chemie 45, 40 [1905].
[5]) M. D. Slimmer, Berichte d. Deutsch. chem. Gesellschaft 35, 401 [1902].

ätherischen Lösung krystallisiert sie auf Zusatz von Ligroin in Blättchen, die bei 132,5° (korr.) schmelzen.

Phenylisocyanatvaline $C_5H_9O_2NH \cdot CO \cdot NHC_6H_5$. Diese werden auf die schon beschriebene Weise hergestellt (S. 573). Die Verbindung des d, 1-Valins[1]) ist in kaltem Wasser sehr schwer löslich, läßt sich aber aus siedendem Wasser umkrystallisieren und bildet dann farblose Blättchen, welche bei 163,5° (korr.) unter Zersetzung schmelzen. Die Substanz ist in heißem Alkohol ziemlich leicht, in Äther recht schwer, in Alkalien und Alkalicarbonaten leicht löslich. Die Verbindung des d-Valins[2]) ist ebenfalls in Wasser schwer löslich, läßt sich jedoch aus etwa der 130 fachen Menge heißen Wassers umkrystallisieren, wodurch sie in mikroskopisch kleinen Prismen erhalten wird. Der Schmelzpunkt ist nicht ganz konstant; beim raschen Erhitzen beginnt die Substanz gegen 140° zu erweichen und schmilzt völlig bis 145° (korr. 147°) unter schwachem Aufschäumen. Die Phenylisocyanatverbindung des 1-Valins zeigt völlige Gleichheit mit der entsprechenden d-Verbindung, selbstverständlich abgesehen vom Sinne der optischen Drehung. Für etwa 3 proz. Lösung in abs. Alkohol ist $[\alpha]_D^{20} = : 19,02°$[3]).

Die **Hydantoinverbindungen** $C_{12}H_{14}N_2O_2$ werden aus den Phenylisocyanatverbindungen auf gewöhnliche Weise gewonnen (S. 583). Die Verbindung des d, 1-Valins[1]) krystallisiert in feinen langen Nadeln vom Schmelzp. 124—125° (korr.); in heißem Wasser ist sie ziemlich schwer, in Alkohol und Äther dagegen leicht löslich. Durch Alkali wird sie in der Hitze sofort, in der Kälte etwas langsamer in die Phenylisocyanatverbindung zurückverwandelt. Die Verbindung des d-Valins[2]) ist in Wasser recht schwer löslich, aber löslich in Äther; aus dieser Lösung wird sie durch Petroläther gefällt. Aus Äther krystallisiert sie in farblosen, dünnen Prismen. Sie schmilzt bei 131—133° (korr.). Die spez. Drehung beträgt für 4—5 proz. Lösung in abs. Alkohol $[\alpha]_D^{20} = \div 97,5$ ($\div 0,4$). Die Verbindung des 1-Valins[3]) zeigt ganz dieselben Verhältnisse, nur daß sie rechtsdrehend ist.

Naphthyl-i-cyanatvalin[4]) wird in der üblichen Weise aus den Komponenten gewonnen. Die Racemform schmilzt bei 180—181°.

Wird das Valin mit Wasserstoffsuperoxyd in Gegenwart von ein wenig Ferrosulfat oxydiert, so entstehen Kohlensäure, Ammoniak, Isobutylaldehyd und Isobuttersäure. Ein Teil der Isobuttersäure wird unter Bildung von Aceton und Kohlensäure weiter oxydiert. Durch Oxydation mit Bleisuperoxyd entsteht Isobutylaldehyd[5]).

Bei der bakteriellen Zersetzung entstehen aus Valin Ameisensäure, Valeriansäure und Butylamin[6]).

Das Valin findet sich in den meisten Proteinstoffen, ist aber noch nicht im Harn nachgewiesen worden.

Dem **Nachweis** des Valins muß die Isolierung voraufgehen; diese ist recht schwierig. Man gewinnt es gewöhnlich mit dem Leucin gemischt. Zur Trennung dieses Gemenges haben Ehrlich und Wendel[7]) folgende, etwas umständliche Methode angegeben. Aus den

[1]) M. D. Slimmer, Berichte d. Deutsch. chem. Gesellschaft **35**, 402 [1902].
[2]) E. Schulze u. E. Winterstein, Zeitschr. f. physiol. Chemie **35**, 303 [1902].
— E. Fischer, Berichte d. Deutsch. chem. Gesellschaft **39**, 2327 [1906].
[3]) E. Fischer, Berichte d. Deutsch. chem. Gesellschaft **39**, 2328 [1906].
[4]) Osborne, Amer. Journ. of Physiol. **17**, 238 [1906]; — P. A. Levene u. D. D. van Slyke, Biochem. Zeitschr. **13**, 453 [1908].
[5]) H. D. Dakin, Journ. of biol. Chemistry **4**, 70 [1907].
[6]) C. Neuberg u. L. Karczag, Biochem. Zeitschr. **18**, 435 [1909].
[7]) F. Ehrlich u. A. Wendel, Biochem. Zeitschr. **8**, 399 [1908].

Aminosäuren werden die Kupfersalze durch Behandlung mit Kupfercarbonat hergestellt, und die trockenen Salze werden mit Methylalkohol erschöpft, wodurch die Kupfersalze des d-Valins und des Isoleucins (siehe S. 597) in Lösung gehen; um eine völlige Extraktion des Valins zu erreichen, müssen aus den ungelösten Kupfersalzen die freien Aminosäuren, und aus diesen wieder die Kupfersalze hergestellt werden, welche aufs neue mit Methylalkohol erschöpft werden, und dieser Prozeß ist zu wiederholen, bis kein Kupfersalz sich mehr extrahieren läßt. Um die in der methylalkoholischen Lösung als Kupfersalze vorhandenen Aminosäuren (d-Valin und Isoleucin) voneinander zu trennen, stellt man die freien Aminosäuren her und erhitzt diese 20 Stunden mit Barytwasser (auf 3,8 g Aminosäure werden 15 g Barythydrat und 500 ccm Wasser angewendet) auf 180°; hierdurch wird das Valin racemisiert, während das Isoleucin ungefähr zur Hälfte sich in d-Aloisoleucin verwandelt, dessen Kupfersalz ebenso wie Isoleucinkupfer in Methylalkohol löslich ist, während dies mit dem racemischen Valinkupfer nicht der Fall ist. Stellt man dann (nach Entfernung des Baryts mit Schwefelsäure) die Kupfersalze her und behandelt diese mit Methylalkohol oder Äthylalkohol, so bleibt das r-Valinkupfer ungelöst zurück; jedoch muß die Behandlung mit Alkohol öfters vorgenommen werden, gleichfalls muß man mehrmals aus den Kupfersalzen die freien Aminosäuren und aus diesen wieder die Kupfersalze herstellen. Diese Trennung ist natürlich keine quantitative.

Eine andere Methode ist von Levene und Slyke[1]) angegeben worden; sie beruht auf der Ausfällung des Leucins und des Isoleucins mittels Bleiacetat und NH$_3$ und soll zu quantitativen Trennungen benutzt werden können. Man verfährt auf die folgende Weise:

Das Leucin-Valingemisch wird analysiert, und aus dem Kohlenstoffgehalt berechnet man die annähernde Leucinmenge. Die Substanz wird dann fein gepulvert, mit der 7fachen Menge Wasser zum Sieden erhitzt und mit 1,5 ccm konz. Ammoniakwasser pro 1 g Substanz versetzt und geschüttelt, bis Lösung eingetreten ist. Wenn das Verhältnis Leucin : Valin geringer als 2 : 1 ist, fügt man jetzt von einer Bleiacetatlösung 14—15% mehr als mit dem Leucin äquivalent langsam und unter Umschwenken hinzu (z. B. von einer 1,1 mol. Bleiacetatlösung 4 ccm pro 1 g Leucin), schüttelt gut und kühlt ab. Der Niederschlag wird abfiltriert, scharf abgesaugt, mit kleinen Portionen 90proz. Alkohols, schließlich mit Äther gewaschen und im Vakuum getrocknet; er enthält das Leucin und das Isoleucin.

Ist das Verhältnis Leucin : Valin größer als 2 : 1, so darf man nur 5—6% Bleiacetat mehr als berechnet hinzufügen; nachdem der Niederschlag abfiltriert ist, wird das Filtrat im Vakuum eingeengt, bis die Konzentration des Valins etwa 10% beträgt; durch Hinzufügen von Ammoniak wird dann der Rest des Leucins ausgefällt.

Das Filtrat des Leucinbleis enthält das Valin. Zu seiner Darstellung entfernt man das Blei mittels Schwefelwasserstoff, filtriert und dampft zur Trockne ein. Der Rückstand wird mit Äther-Alkohol (1 : 3) gewaschen, wodurch Essigsäure und Ammoniumacetat entfernt werden, während Valin zurückbleibt. Eine kleine Menge Valin ist im Alkohol-Äther gelöst, wird aber beim Abdampfen wiedergewonnen.

Der Bleiniederschlag enthält das Leucin und das Isoleucin. Zur Trennung stellt man die freien Aminosäuren wie beim Valin her, wandelt diese in Kupfersalze um und extrahiert das Isoleucinkupfer mittels Methylalkohol in der oben beschriebenen Weise.

Für die Identifizierung dient die Analyse oder die Herstellung von geeinigten Verbindungen, z. B. die Phenylisocyanatverbindung oder die entsprechende Hydantoinverbindung.

d) Leucin (α-Aminoisobutylessigsäure).

$$\begin{matrix} CH_3 \\ CH_3 \end{matrix}\!\!\bigg\rangle CH - CH_2 - CH \cdot NH_2 - COOH = C_6H_{13}NO_2\,.$$

Wie von dem Alanin existieren auch von dem Leucin verschiedene optische Modifikationen: das d, l-Leucin, das l-Leucin und das d-Leucin; das in den Proteinstoffen vorhandene Leucin ist l-Leucin. Reagenzien gegenüber verhalten sich die Leucine gleich.

---

[1]) P. A. Levene u. D. D. van Slyke, Journ. of biol. Chemistry 6, 395 [1909]; — vgl. S. 598.

Das d, l-Leucin ist bedeutend schwerer löslich in Wasser als die aktiven Formen; 1 T. löst sich bei 13° in 105 T. Wasser. Aus heißem Wasser umkrystallisiert, bildet es Blättchen, welche beim Erhitzen im offenen Röhrchen bei 210—220° unter Bildung von weißem Nebel, ohne zu schmelzen, sich vollkommen verflüchtigen[1]). In geschlossenem Capillarrohr und bei raschem Erhitzen schmilzt die Substanz bei 293—295° (korr.), dabei findet aber Zersetzung und Gasentwicklung statt; bei langsamer Erwärmung werden niedere Schmelzpunkte gefunden[2]). Das d, l-Leucin läßt sich synthetisch gewinnen, auch kann es durch 3tägiges Erhitzen des aktiven Leucins mit Barytwasser auf 150—160° erhalten werden[3]).

Die optisch aktiven Leucine sind etwas leichter löslich als das racemische, indem sie sich bei 20° in etwa 45 T. Wasser lösen; beim schnellen Erhitzen im geschlossenen Capillarrohre schmelzen sie bei 292—295°, ganz wie racemisches Leucin [E. Fischer[2])]. Die aktiven Leucine können mit Säuren (33 proz. Schwefelsäure oder rauchender Salzsäure) längere Zeit gekocht werden, ohne daß eine Racemisierung stattfindet (Ehrlich und Wendel, l. c.), dagegen werden sie racemisiert, wenn sie mit Barytwasser mehrere Tage auf 150—160° erhitzt werden.

Das l- und d-Leucin kann aus dem racemischen Leucin hergestellt werden, durch die Alkaloidsalze der Formylverbindung[4]), das d-Leucin auch durch Einwirkung von Hefe auf eine Lösung von r-Leucin und Zucker, wodurch aus dem l-Leucin inaktiver Amylalkohol entsteht, während das d-Leucin nicht angegriffen wird[5]). Auch läßt sich das d-Leucin aus dem Harn von Kaninchen, welche mit inaktivem Leucin gefüttert worden sind, gewinnen[6]). Über Löslichkeit und Schmelzpunkt siehe oben. Das d-Leucin hat in ca. 2 proz., rein wässeriger Lösung die spez. Drehung $[\alpha]_D^{20} = +10,34°$ (10,59°)[7]), in 20-proz. Salzsäure bis zu 3—5% gelöst dagegen $[\alpha]_D^{20} = -15,6°$ [Fischer und Warburg[8])].

Das l-Leucin läßt sich aus den Proteinstoffen nach Zerlegung mit Salz- oder Schwefelsäure gewinnen, ist aber sehr schwer in reinem Zustande zu bekommen, indem es mit Isoleucin und Valin gemischt nach dem Eindampfen und Neutralisieren ausfällt [über die Reindarstellung aus diesem Gemisch siehe S. 590. Aus d, l-Leucin läßt es sich durch die Formylverbindung gewinnen [Fischer und Warburg[8])]. Es löst sich in etwa 45 T. Wasser, wenn es rein ist, dagegen ist es leichter löslich, solange es nicht ganz rein ist; Schmelzpunkt wie d, l- und d-Leucin. Das l-Leucin hat einen faden und ganz schwach bitteren Geschmack, während das d-Leucin rein süß schmeckt. In rein wässeriger 2—3 proz. Lösung hat das l-Leucin die spez. Drehung $[\alpha]_D^{20} = -10,35°$ bis −10,8°. In 20 proz. Salzsäure gelöst, ist es rechtsdrehend, und zwar ist nach Fischer und Warburg (l. c.) $[\alpha]_D^{20} = +15,6°$ für 3—5 proz. Lösungen. Auch in alkalischer Lösung ist das l-Leucin rechtsdrehend[9]).

---

[1]) A. Pinner u. A. Spilker, Berichte d. Deutsch. chem. Gesellschaft 22, 696 [1889].

[2]) E. Fischer, Berichte d. Deutsch. chem. Gesellschaft 33, 2373 [1900].

[3]) E. Schulze u. E. Bosshard, Zeitschr. f. physiol. Chemie 10, 135 [1885].

[4]) E. Fischer u. O. Warburg, Berichte d. Deutsch. chem. Gesellschaft 38. 3997 [1905].

[5]) F. Ehrlich, Biochem. Zeitschr. 1, 25 [1906].

[6]) J. Wohlgemuth, Berichte d. Deutsch. chem. Gesellschaft 38, 2065 [1905].

[7]) F. Ehrlich, Biochem. Zeitschr. 1, 26 [1906]; 8, 413 [1908].

[8]) E. Fischer u. O. Warburg, Berichte d. Deutsch. chem. Gesellschaft 38, 4003 [1905].

[9]) J. Mauthner, Zeitschr. f. physiol. Chemie 7, 223 [1883].

!Wie die anderen Monoaminosäuren bilden auch die Leucine Salze sowohl mit Säuren als auch mit Basen. Die Salze mit Säuren sind in Wasser leicht löslich. Von den Salzen mit Basen muß das Kupfersalz $(C_6H_{12}NO_2)_2 \cdot Cu$ hervorgehoben werden; es ist in Wasser sehr schwer löslich und in Methylalkohol unlöslich, wodurch es sich von dem Kupfersalz des Isoleucins unterscheidet. Von den anderen Leucinverbindungen sind die folgenden die wichtigsten.

Äthylester $C_5H_{12}N \cdot COO \cdot C_2H_5$. Das Chlorhydrat des Leucinäthylesters ist von Röhmann[1] zuerst dargestellt worden, und zwar sowohl aus d, l-Leucin als auch aus l-Leucin; die Verbindung des inaktiven Leucins schmilzt bei 112°, die des l-Leucins bei 134°; die letzte läßt sich aus einem siedenden Gemisch von Essigester und Ligroin umkrystallisieren, wodurch sie in langen, schmalen Prismen gewonnen wird.

Die **freien Leucinester** sind von E. Fischer[2] beschrieben worden; die Darstellungsmethode ist die gewöhnliche (siehe S. 581). Der Ester des racemischen Leucins hat einen eigentümlichen, unangenehmen Geruch; er siedet unter 12 mm Druck bei 83,5°, unter 18 mm bei 88° und unter 761 mm bei 196°. Er löst sich in etwa 23 T. Wasser von Zimmertemperatur, wird aber leicht durch konz. Alkali oder durch Salze, wie Kaliumcarbonat, wieder ausgeschieden; in verdünnten Mineralsäuren ist er sehr leicht löslich und kann mit Alkohol, Äther, Benzol und Ligroin in jedem Verhältnis gemischt werden. Der racemische Leucinester wird durch Pankreasenzym asymmetrisch verseift, wobei l-Leucin und unveränderter d-Leucinester resultieren [O. Warburg[3]]. Das Pikrat krystallisiert in gelben, oft garbenförmig gruppierten Nädelchen vom Schmelzp. 134° (korr. 136°) und ist selbst in heißem Wasser ziemlich schwer löslich. Der Ester des l-Leucins hat denselben Siedepunkt wie die inaktive Verbindung; für das Drehungsvermögen ist gefunden $[\alpha]_D^{20} = +13,1°$ für den freien Ester; diese Angaben beziehen sich indessen auf ein Präparat, das nicht ganz rein war, denn das Leucin, welches Fischer durch Verseifung des Esters gewann, hatte, in 20 proz. Salzsäure gelöst, die spez. Drehung $[\alpha]_D^{20} = +17,86°$ (vgl. oben). Das Pikrat des l-Leucinesters scheidet sich aus Wasser in wirr durcheinander gewachsenen Nädelchen ab, deren Schmelzp. 128° (korr. 129,5°) ist.

Die Verseifung des Esters kann durch mehrstündiges Kochen mit der 20 fachen Menge Wasser, auch durch Lösen des Esters in überschüssiger Salzsäure und Eindampfen erfolgen.

Formylleucine[4] $C_6H_{11}O_2NH \cdot COH$. Diese werden auf die folgende Weise dargestellt. Leucin wird mit der $1^1/_2$ fachen Menge wasserfreier käuflicher Ameisensäure (von 98,5%) 3 Stunden auf dem Wasserbade erhitzt, wobei es genügt, den Kolben mit einem kurzen, zu einer Capillare ausgezogenen Steigrohr zu versehen; dann verdampft man das Lösungsmittel möglichst vollständig unter einem Druck von etwa 20 mm. Der zurückbleibende Sirup wird auf ganz dieselbe Weise noch 2 mal behandelt; beim Verdampfen erstarrt jetzt der Rückstand krystallinisch. Das Produkt wird mit der $1^1/_2$ fachen Menge eiskalter n-HCl behandelt, um noch unverändertes Leucin zu entfernen, worauf es abgesaugt, mit wenig eiskaltem Wasser gewaschen und aus Wasser umkrystallisiert wird.

Das Formyl-d, l-leucin wird bei 112° weich und schmilzt bei 114—115° (korr. 115—116°). Es löst sich sehr leicht in abs. Alkohol und heißem Wasser und ziemlich leicht in heißem Essigester, ziemlich schwer in Äther, Benzol und Chloroform, fast gar nicht in Petroläther. Beim langsamen Abkühlen der wässerigen Lösung krystallisiert es in Formen, die an Oktaeder mit häufig abgeschrägten Ecken erinnern; es löst sich leicht in Alkalien und Ammoniak.

---

[1] F. Röhmann, Berichte d. Deutsch. chem. Gesellschaft **30**, 1980 [1897].
[2] E. Fischer, Berichte d. Deutsch. chem. Gesellschaft **34**, 445 [1901].
[3] O. Warburg, Berichte d. Deutsch. chem. Gesellschaft **38**, 187 [1905].
[4] E. Fischer u. O. Warburg, Berichte d. Deutsch. chem. Gesellschaft **38**, 3997 [1905].

Die **aktiven Formylleucine** zeigen ähnliche Löslichkeitsverhältnisse wie das inaktive Produkt, schmelzen aber bei 139—142° (korr. 141—144°), nachdem bei 137° schon Erweichen eingetreten ist; sie krystallisieren aus Wasser in langen Prismen. — Das **Formyld-leucin** hat in 10proz., abs. alkoholischer Lösung die spez. Drehung $[\alpha]_D^{20} = +18,8$ bis 19,2°, die **l-Verbindung** $[\alpha]_D^{20} = \div 18,4$ bis $\div 18,5°$. In alkalischer Lösung ist das Drehungsvermögen viel stärker, aber nicht konstant, weil die Formylgruppe langsam abgespalten wird.

Benzoylleucine[1]) $C_6H_{11}O_2NH \cdot CO \cdot C_6H_5$. Die Darstellung geschieht auf die gewöhnliche Weise (siehe S. 582). Das **Benzoyl-d,l-leucin** schmilzt bei 135—139° (korr. 137—141°) und ist in kaltem Wasser sehr schwer löslich; in der Siedehitze verlangt es etwa 200 T. davon. Beim Abkühlen der wässerigen Lösung scheidet es sich zuerst in Öltropfen ab, welche nach einiger Zeit zu feinen Nadeln oder Blättchen erstarren. Durch Alkohol wird es schon in der Kälte leicht gelöst, ähnlich verhält es sich gegen Äther, Essigester, Aceton, Chloroform und Eisessig; aus diesen Flüssigkeiten krystallisiert es in der Regel in Blättchen, welche häufig 6eckig ausgebildet sind. Es löst sich leicht in Alkalien und Alkalicarbonaten.

Das **Benzoyl-d-leucin** zeigt ungefähr dieselben Löslichkeitsverhältnisse wie die d,l-Verbindung, nur ist es etwas leichter löslich in siedendem Wasser (in etwa 120 T.); beim Erkalten fällt es hier zunächst als Öl aus, das jedoch bald zu kurzen, dicken Prismen erstarrt. Aus ätherischer Lösung kann es mit $^{1}/_{2}$ Mol. Krystalläther zur Abscheidung gelangen; der Äther entweicht im Vakuum bei 50°, nur unvollständig bei gewöhnlicher Temperatur. Die ätherhaltige Substanz schmilzt unscharf gegen 60°, die trockene Substanz bei 104—106° (korr. 105—107°). In alkalischer Lösung ist die Verbindung linksdrehend, und zwar $[\alpha]_D^{20} = -6,4°$ für etwa 10proz. Lösung, welche etwas mehr als die berechnete Menge Kalilauge enthält.

Das **Benzoyl-l-leucin** verhält sich wie die d-Verbindung, nur dreht es in alkalischer Lösung rechts. Für 8,79proz. Lösung, welche etwas mehr als die berechnete Menge Kalilauge enthielt, wurde gefunden $[\alpha]_D^{20} = +6,59$.

Benzolsulfoleucine[2]) $C_6H_{11}O_2 \cdot NH \cdot SO_2 \cdot C_6H_5$ werden auf dieselbe Weise wie die Benzoylverbindungen dargestellt, nur daß Benzolsulfochlorid statt Benzoylchlorid verwendet wird. Die d,l-Leucinverbindung ist in Alkohol, Äther, Aceton, Essigester und Chloroform leicht löslich, etwas schwerer löslich in Benzol, schwer löslich in Wasser. Aus kochendem Benzol, von welchem 12 T. zur Lösung erforderlich sind, wird sie in derben Prismen erhalten, welche bei 140° zu sintern beginnen und bei 146° (korr.) schmelzen. Aus kochendem Wasser, von welchem etwa 80 T. notwendig sind, scheidet sie sich in schräg zugespitzten Prismen ab. Die Verbindung des l-Leucins krystallisiert aus heißem Wasser in feinen, häufig zu Büscheln gruppierten Nadeln, welche bei 119—120° schmelzen. Aus Benzol krystallisiert sie in flachen abgestumpften Prismen. In alkalischer Lösung, die 10% der Verbindung und etwas mehr als die berechnete Menge Kalilauge enthielt, betrug die spez. Drehung $[\alpha]_D^{20} = \div 39,0°$.

β-Naphthalinsulfoleucine[3]) $C_6H_{11}O_2NH \cdot SO_2 \cdot C_{10}H_7$. Über die Darstellung siehe S. 570. Die Verbindung des d,l-Leucins krystallisiert aus heißem verdünnten Alkohol in farblosen glänzenden Blättchen, welche bei

---

[1]) E. Fischer, Berichte d. Deutsch. chem. Gesellschaft **33**, 2373 [1900].

[2]) E. Fischer, Berichte d. Deutsch. chem. Gesellschaft **33**, 2380 [1900]; **34**, 448 [1901].

[3]) E. Fischer u. P. Bergell, Berichte d. Deutsch. chem. Gesellschaft **35**, 3782 [1902].

38

145—146° (korr.) schmelzen; sie ist in Alkohol und Äther sehr leicht löslich, von heißem Wasser verlangt sie ungefähr 500 T. Sie ist krystallwasserfrei (vgl. die l-Verbindung).

Das β-Naphthalinsulfo-l-leucin ist nur aus unreinem Leucin ($[\alpha]_D^{20} = +17{,}1°$ in 20proz. Salzsäure) dargestellt worden. Die erhaltene Verbindung krystallisierte aus der 120fachen Menge 20proz. Alkohols in langen, sehr dünnen, spießartigen Prismen. Im Capillarrohr erhitzt, sintert sie bei 60° und ist bei 67° (korr. 68°) völlig zu einem farblosen Öl geschmolzen. Von kochendem Wasser verlangt sie ungefähr 400 T. zur Lösung; in Alkohol und Äther ist sie leicht löslich. Die Krystalle enthalten 1 Mol. Wasser, welches bei 85° entweicht.

Phenylisocyanatleucine[1]) $C_6H_{11}O_2NH \cdot CO \cdot NH \cdot C_6H_5$. Die Darstellungsweise ist die gewöhnliche (siehe S. 583). Die Verbindung des d, l-Leucins schmilzt unter Gasentwicklung gegen 165° (korr.). Sie verlangt zur Lösung ungefähr 300 T. kochendes Wasser, von kochendem Alkohol aber nicht mehr als 2 T. und krystallisiert aus letzterem in flachen Prismen oder glänzenden Blättchen. In Aceton und Essigester ist sie ebenfalls sehr leicht löslich und dann sukzessiv schwerer in Äther, Chloroform, Benzol und Ligroin.

Die **Leucinphenylhydantoinverbindungen**[2]) $C_{13}H_{16}N_2O_2$ werden, wie gewöhnlich (siehe S. 583), aus den Phenylisocyanatverbindungen hergestellt. Die Verbindung des d, l-Leucins ist in 25 T. kochenden Alkohols löslich und wird durch Wasser niedergeschlagen.

α-Naphthylisocyanatleucine[3]) $C_6H_{11}O_2NH \cdot CO \cdot NH \cdot C_{10}H_7$. Über die Herstellung siehe S. 573. Die Verbindung des l-Leucins bildet, aus verdünntem Alkohol umkrystallisiert, sehr schwer lösliche, lange, spießige Krystalle vom Schmelzp. 163,5°. Vielleicht hat das Präparat jedoch etwas Isoleucin enthalten.

Gegenüber Erhitzen mit Phosphorsäure und alkalischer Bariumchloridlösung verhält das Leucin sich ganz wie Glykokoll (vgl. S. 584). Durch Gärung mit Hefe entsteht inaktiver Amylalkohol. Durch Phosphorwolframsäure wird es aus verdünnter Lösung nicht gefällt und vermag auch in konz. Lösungen kein krystallinisches Phosphorwolframat zu geben[4]), sondern eine ölige Fällung, die in überschüssiger Phosphorwolframsäure sehr leicht löslich ist[5]). Wenn andere, durch Phosphorwolframsäure fällbare Aminosäuren gleichzeitig vorhanden sind, wird es jedoch oft, selbst aus verdünnten Lösungen, mitgefällt. Durch Oxydation mit Wasserstoffsuperoxyd und Spuren von Ferrosulfat entsteht aus Leucin Kohlensäure, Ammoniak, Isovaleraldehyd und Isovaleriansäure. Bei Weiteroxydation entsteht aus der Isovaleriansäure Aceton. Bei der Oxydation mit Bleisuperoxyd entsteht Isovaleraldehyd[6]). Elektrolyse und Photokatalyse bewirken eine Aldehydspaltung zu Isovaleraldehyd und NH_3[7]).

Das Leucin ist in pathologischen Harnen mehrmals nachgewiesen worden, so ist es bei einem Erysipelkranken[8]), bei Phosphorvergiftung[9]), bei Cystinurie[10]) und in dem

---

[1]) E. Fischer, Berichte d. Deutsch. chem. Gesellschaft **33**, 2381 [1900].
[2]) A. Mouneyrat, Berichte d. Deutsch. chem. Gesellschaft **33**, 2395 [1900].
[3]) O. Neuberg u. A. Manasse, Berichte d. Deutsch. chem. Gesellschaft **38**, 2363[1905].
[4]) M. Barber, Sitzungsber. d. Wiener Akad., math. naturw. Kl., **115**, IIb, 228 [1906].
[5]) P. A. Levene u. W. Beatty, Zeitschr. f. physiol. Chemie **47**, 150 [1906].
[6]) C. Neuberg u. F. Blumenthal, Beiträge z. chem. Physiol. u. Pathol. **2**, 238 [1902]. — H. D. Dakin, Journ. of biol. Chemistry **4**, 65 [1907].
[7]) C. Neuberg, Biochem. Zeitschr. **13**, 305 [1908]; **17**, 270 [1909]; **29**, 279 [1910].
[8]) T. S. Kirkbride, Centralbl. f. inn. Medizin **18**, 1057 [1897].
[9]) J. Wohlgemuth, Zeitschr. f. physiol. Chemie **44**, 81 [1905].
[10]) E. Abderhalden u. A. Schittenhelm, Zeitschr. f. physiol. Chemie **45**, 471 [1905].

Harn eines Kindes während der Lösung einer croupösen Pneumonie[1]) gefunden worden; ferner ist es aus Pferdeharn bei Peritonealsarkom[2]) und aus Hundeharn nach Phosphorvergiftung[3]) isoliert worden. Wird l-Leucin verfüttert, so können sehr große Mengen davon vollständig verbrannt werden, das d-Leucin wird dagegen viel schwerer zerstört und kann deshalb zur Ausscheidung gelangen, wenn d-Leucin oder d, l-Leucin verfüttert wird; so hat Wohlgemuth[4]) aus dem Harn eines Kaninchen, das 10 g d, l-Leucin per os erhalten hatte, 2,5 g reines d-Leucin gewonnen, doch erwähnt Wohlgemuth nicht, wie er Isoleucin ausgeschlossen hat.

Für den **Leucinnachweis** ist eine Isolierung erforderlich. Das Leucin kann aus dem Harn auf dieselbe Weise wie die anderen Aminosäuren isoliert werden, oft kann man es jedoch wegen seiner Schwerlöslichkeit direkt gewinnen. Hierzu verfährt man am zweckmäßigsten auf die folgende Weise.

Der Harn wird zunächst mit neutralem, dann mit basischem Bleiacetat so vollständig wie möglich ausgefällt; der Niederschlag wird abfiltriert. Wenn reichlich Leucin vorhanden ist, kann etwas davon als Bleisalz niedergeschlagen werden, warum der Harn in solchen Fällen zu verdünnen ist (vgl. oben S. 570). Nachdem das Filtrat der Bleifällung durch Schwefelwasserstoff entbleit worden ist, wird es auf dem Wasserbade bei neutraler Reaktion eingeengt, wodurch Leucin auskrystallisiert. Enthält der Harn Tyrosin (siehe S. 668), so krystallisiert ein Gemenge von Leucin und Tyrosin; diese können durch ihre verschiedene Löslichkeit in siedendem Eisessig getrennt werden, indem das Leucin sehr leicht, das Tyrosin außerordentlich schwer in diesem Lösungsmittel löslich ist[5]). Aus der filtrierten Eisessiglösung gewinnt man dann nach Verdampfen des Eisessigs das Leucin, das entweder durch Überführung in das Kupfersalz oder besser durch Herstellung des Phenylhydantoins oder

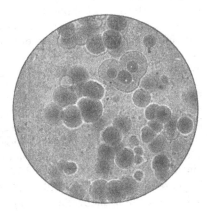

Fig. 7.

einer der anderen oben beschriebenen schwer löslichen Verbindungen identifiziert wird. Es kann oft zweckmäßig sein, das aktive Leucin in die schwerer lösliche, besser krystallisierende inaktive Verbindung überzuführen (siehe oben).

Eine exakte Methode für die **quantitative Bestimmung** des Leucins gibt es nicht. Um die Menge annähernd zu bestimmen, verfährt man nach den oben beschriebenen Methoden, indem man Verluste möglichst vermeidet; das resultierende Produkt wird dann gewogen. Keine von diesen Methoden gibt aber zuverlässige Werte.

e) Isoleucin (α-Amino-β-methyläthylpropionsäure).

$$\begin{matrix} CH_3 \\ CH_3CH_2 \end{matrix}\!\!>\!\!CH-CH\cdot NH_2-COOH = C_6H_{13}NO_2.$$

Das Isoleucin wurde von Ehrlich[6]) aus Melasseschlempen (Strontian-Entzuckerungslaugen) der Zuckerfabrikation isoliert und ist später unter den Hydrolysierungsprodukten der verschiedensten Proteinstoffe nachgewiesen worden. Das natürliche Iso-

[1]) H. Rietschel u. L. Langstein, Biochem. Zeitschr. 1, 78 [1906].
[2]) Christiani, Biochem. Centralbl. 2, 440 [1904].
[3]) E. Abderhalden u. L. F. Barker, Zeitschr. f. physiol. Chemie 42, 525 [1904].
[4]) J. Wohlgemuth, Berichte d. Deutsch. chem. Gesellschaft 38, 2065 [1905].
[5]) J. Habermann u. R. Ehrenfeld, Zeitschr. f. physiol. Chemie 37, 23 [1902].
[6]) F. Ehrlich, Berichte d. Deutsch. chem. Gesellschaft 37, 1809 [1904].

leucin ist rechtsdrehend, aber durch Synthese ist es gelungen, auch das racemische Isoleucin herzustellen[1]) und dieses weiter in die optisch-aktiven Komponenten zu spalten[2]);
die Spaltung wurde mittels der Brucinsalze der Formylverbindung ausgeführt.

Das d,l-Isoleucin[1]) stimmt in allen seinen Eigenschaften, abgesehen
von der Inaktivität, mit dem d-Isoleucin überein; es löst sich wie dieses ziemlich leicht in Wasser. Nach Umkrystallisieren aus Alkohol unter tropfen-
weißem Zusatz von Wasser bildet es glänzende, weiße Blättchen, die unter
dem Mikroskop als längliche Stäbchen und Platten erscheinen. Bei schnellem
Erhitzen in geschlossener Capillare schmilzt die Substanz bei 275° unter
Schäumen.

Das d-Isoleucin[3]) ist in Wasser weit leichter löslich als das Leucin,
wird aber von Wasser sehr schwer benetzt; 1 T. löst sich bei 15,5° in 25,84 T.
Wasser. In kaltem, abs. Methyl- und Äthylalkohol ist es unlöslich, in der Hitze
etwas löslich. In heißem Eisessig und in konz. Glycerin ist es leicht löslich,
in allen übrigen Lösungsmitteln unlöslich. Bei schnellem Abkühlen seiner
heiß gesättigten alkoholischen Lösung krystallisiert es in glänzenden Blättchen. Läßt man es langsam aus schwach übersättigten Lösungen in 70—80 proz.
Alkohol auskrystallisieren, so erhält man es in zentimeterlangen, dünnen Stäbchen und Täfelchen von rhombischem Habitus mit teils abgestumpften, teils
an einer Seite keilförmig zugespitzten Ecken; die Krystalle sind oft in Sternchen
und Büscheln angeordnet. Bei schnellem Erhitzen schmilzt es im geschlossenen
Capillarrohr bei 280° unter Schäumen zu einer klaren Flüssigkeit, im offenen
Rohre vorsichtig erhitzt, beginnt es bei 230° zu sublimieren. Das d-Isoleucin
ist in wässeriger, saurer und alkalischer Lösung rechtsdrehend.

Für das aus Melasseschlempe gewonnene Präparat fand Ehrlich folgende Werte für die spez. Drehung: In rein wässeriger Lösung, 3,87% Isoleucin enthaltend, $[\alpha]_D^{20} = +9,74°$; in 20 proz. Salzsäure, 4,57% Isoleucin
enthaltend, $[\alpha]_D^{20} = +36,80°$; in schwach alkalischer Lösung, 3,28% Isoleucin und 33% mehr Natronlauge als berechnet enthaltend, $[\alpha]_D^{20} = +11,09°$.
Dasselbe ist noch nicht ganz rein gewesen, denn für das synthetische Präparat hat Locquin[4]) größere Werte gefunden: In rein-wässeriger, 3,08 proz.
Lösung $[\alpha]_D^{20} = +11,29°$ und in 20 proz. Salzsäure, 4,64% Isoleucin enthaltend, $[\alpha]_D^{20} = +40,61°$. — Das l-Isoleucin ist von Locquin (l. c.) untersucht, und hierdurch haben sich folgende Werte für die spez. Drehung ergeben: In rein-wässeriger Lösung, 3,10% Isoleucin enthaltend, $[\alpha]_D^{20} = \div 10,55°$;
in etwa 8 proz. Salzsäure (20 g konz. Salz und 80 g Wasser), 4,08% Substanz
enthaltend, $[\alpha]_D^{20} = \div 31,37°$ und in 20 proz. Salzsäure, 4,18% Isoleucin enthaltend, $[\alpha]_D^{20} = \div 40,86°$.

Wird d-Isoleucin mit Barytwasser (20 g Barythydrat und 500 ccm Wasser auf 5 g
Isoleucin) im Autoklaven 20 Stunden auf 180° erhitzt, so tritt eine Umlagerung ein, indem
die Hälfte des Isoleucins sich in Alloisoleucin umwandelt[5]). Nach genauer Ausfällung
des Baryts mit Schwefelsäure kann man nach Zugabe von Zucker das Isoleucin vergären,
und aus der Lösung läßt sich dann reines Alloisoleucin gewinnen. Das Alloisoleucin verhält
sich ganz wie Isoleucin; es hat dieselben Löslichkeitsverhältnisse (von Wasser braucht
es zum Lösen 25,84 T. bei 15,5°), dieselbe Krystallform und denselben Schmelzpunkt.

---

[1]) Bouveault u. R. Locquin, Compt. rend. de l'Acad. des Sc. **141**, 115 [1905];
Bulletin de la Soc. chim. [3] **35**, 965 [1906]. — W. Brasch u. E. Friedmann, Beiträge
z. chem. Physiol. u. Pathol. **11**, 376 [1908]. — F. Ehrlich, Berichte d. Deutsch. chem.
Gesellschaft **41**, 1453 [1908].
[2]) R. Locquin, Bulletin de la Soc. chim. [4] **1**, 595 [1907].
[3]) F. Ehrlich, Berichte d. Deutsch. chem. Gesellschaft **37**, 1809 [1904].
[4]) R. Locquin, Bulletin de la Soc. chim. [4] **1**, 604 [1907].
[5]) F. Ehrlich, Berichte d. Deutsch. chem. Gesellschaft **40**, 2554 [1907].

In optischer Beziehung verhält es sich jedoch anders, indem es linksdrehend ist. In 2,92 proz., rein-wässeriger Lösung ist $[\alpha]_D^{20} = \div 14,21°$ und in 20 proz. Salzsäure, 4,57% Substanz enthaltend, $[\alpha]_D^{20} = \div 36,80°$. Das Alloisoleucin besitzt einen deutlich süßen Geschmack, während das d-Isoleucin bitter schmeckt.

Das Isoleucin verbindet sich mit Säuren und auch mit Basen unter Bildung von meist leicht löslichen Salzen. Bleiessig, Phosphorwolframsäure, Phosphormolybdänsäure, Pikrinsäure, Gerbsäure, Mercuri- oder Mercuronitrat usw. vermögen das Isoleucin aus seinen Lösungen nicht zu fällen.

Zur Isolierung von Isoleucin wird das Kupfersalz benutzt, welches in Wasser schwer löslich, in Methylalkohol aber löslich ist. Das d-Isoleucinkupfer $(C_6H_{12}NO_2)_2 \cdot Cu$ löst sich in 278 T. Wasser bei 17°, in 476 T. Wasser bei 99 proz. Äthylalkohol bei 18° und 55 T. konz. Methylalkohol bei 17°; in Benzylalkohol ist es ebenso leicht löslich wie in Methylalkohol. Aus kochendem Wasser oder Alkohol umkrystallisiert, bildet es stern-, büschel- oder rosettenartig gruppierte Blättchen, die unter dem Mikroskop als schmale, längliche an einem Ende zugespitzte Stäbchen erscheinen. — Das Kupfersalz des d, l-Isoleucins bildet blaßblaue Blättchen. Es löst sich verhältnismäßig leicht in Wasser und ist deutlich in Methylalkohol löslich, wenn auch schwerer wie die Kupferverbindung des d-Isoleucins.

Das Nickelsalz des d-Isoleucins $(C_6H_{12}NO_2)_2 \cdot Ni$ bildet bläulichgrüne Blättchen; in seinem Löslichkeitsverhältnisse weicht es nicht viel von dem Kupfersalz ab[1].

Formylisoleucine[2] $C_6H_{11}O_2NH \cdot COH$. Diese werden auf ganz dieselbe Weise wie die entsprechenden Leucinverbindungen hergestellt (S. 592). Die Verbindung des d, l-Isoleucins läßt sich aus siedendem Wasser umkrystallisieren und schmilzt dann bei 121—122°. — Die Verbindungen der aktiven Isoleucine sind einander gleich mit Ausnahme der optischen Konstanten. Sie krystallisieren aus Wasser in feinen Nadeln und schmelzen bei 156—157°. Für die d-Verbindung ist in 9,04 proz., absolut-alkoholischer Lösung gefunden $[\alpha]_D^{20} = +28,26$, für die l-Verbindung in 10,06 proz., ebenfalls absolut-alkoholischer Lösung $[\alpha]_D^{20} = \div 27,76°$.

Benzoylisoleucine[3] $C_6H_{11}O_2NH \cdot CO \cdot C_6H_5$. Über die Darstellung siehe S. 582. Die Verbindung des d, l-Isoleucins krystallisiert leicht aus siedendem Benzol in kleinen Krystallen, die bei 115° zu sintern beginnen, um bei 118° zu schmelzen. — Die Verbindung des d-Isoleucins krystallisiert aus Wasser in langen, glänzenden Nädelchen und Stäbchen, die bei 114° sintern und bei 116—117° schmelzen. Die Substanz ist bei gewöhnlicher Temperatur leicht löslich in Alkohol, Äther, Aceton und Essigester; in warmem Benzol und Toluol ist sie auch leicht löslich, dagegen schwer, aber merkbar in Ligroin und Schwefelkohlenstoff. Zur Entfernung der bei der Benzoylierung gebildeten Benzoesäure wendet man am besten kaltes Benzol an. Die spez. Drehung ist nach Ehrlich für 7,43 proz. Lösung, die ein wenig mehr als die berechnete Natronmenge enthält, $[\alpha]_D^{20} = +26,36°$. — Die Benzoylverbindung des l-Isoleucins ist von Locquin untersucht; er fand für 7,04 proz. schwach alkalische Lösung $[\alpha]_D^{20} = \div 26,03°$. Die d- und die l-Verbindung verhalten sich sonst ganz gleich.

Benzolsulfoisoleucine[3] $C_6H_{11}O_2NH \cdot SO_2 \cdot C_6H_5$. Die Darstellung ist die gewöhnliche (S. 593). Die Verbindung des d, l-Isoleucins krystallisiert aus Benzol in kleinen Krystallen, die bei 169° schmelzen. — Die Verbindung des d-Isoleucins krystallisiert aus Benzol in farblosen, lanzettförmigen Nadeln und Stäbchen, die Krystallbenzol enthalten; das Benzol entweicht in trockener Luft oder auf dem Wasserbade. Die benzolfreie Substanz schmilzt bei 149—150°. Sie löst sich leicht in heißem Wasser, Benzol, Toluol und Chloroform, sehr leicht schon kalt in Alkohol, Äther, Aceton und Essigester, fast

[1] F. Ehrlich u. A. Wendel, Biochem. Zeitschr. **8**, 417 [1908].

[2] Bouveault u. R. Locquin, Bulletin de la Soc. chim. [3] **35**, 969 [1906]. — R. Locquin, Bulletin de la Soc. chim. [4] **1**, 602 [1907].

[3] F. Ehrlich, Berichte d. Deutsch. chem. Gesellschaft **37**, 1827 [1904]. — Bouveault u. R. Locquin, Bulletin de la Soc. chim. [3] **35**, 968 [1906]. — R. Locquin. Bulletin de la Soc. chim. [4] **1**, 606 [1907].

gar nicht in Ligroin und Schwefelkohlenstoff. In schwach alkalischer, 7,62 proz. Lösung findet Ehrlich $[\alpha]_D^{20} = \div 12,04°$, Locquin in ebenfalls schwach alkalischer, aber 7,37 proz. Lösung $[\alpha]_D^{20} = \div 11,63°$.

Phenylisocyanatisoleucine $C_6H_{11}O_2NH \cdot CO \cdot NH \cdot C_6H_5$. Über die Darstellung siehe S. 583. Nur die d-Verbindung ist bekannt [Ehrlich[1])]. Sie krystallisiert aus Alkohol nach Zusatz von Wasser in weißen glänzenden Blättchen, die bei 119—120° unter Schäumen schmelzen. Sie ist unlöslich in kaltem Wasser, leicht löslich in heißem Wasser und in Alkohol, Chloroform, Äther, Aceton und Essigester, schwer in Benzol, noch schwerer in Ligroin und fast unlöslich in Schwefelkohlenstoff. Die spez. Drehung beträgt für 5,27 proz. Lösungen in Normalnatronlauge $[\alpha]_D^{20} = +14,92$.

Hydantoinverbindungen $C_{13}H_{16}N_2O_2$. Die Phenylisocyanate geben auf gewöhnliche Weise (S. 583) Hydantoinverbindungen. Nur die d-Verbindung ist bekannt. Sie ist in kaltem Wasser und Ligroin schwer löslich, etwas leichter löslich in der Hitze, und dann leichter in Ligroin als in Wasser; von allen übrigen Lösungsmitteln wird sie schon bei gewöhnlicher Temperatur leicht in großen Mengen aufgenommen. Aus siedendem Ligroin umkrystallisiert, bildet sie lange, seidenglänzende Nadeln vom Schmelzp. 78—79°. Die Verbindung dreht in alkoholischer Lösung stark nach links.

α-Naphthylisocyanatisoleucin $C_6H_{11}O_2NH \cdot CO \cdot NH \cdot C_{10}H_7$. Diese wird, wie früher beschrieben (S. 573), hergestellt; nur die d-Verbindung ist bekannt. Sie bildet weiße Nadeln, die bei 176° erweichen und unter Aufschäumen bei 178° schmelzen; α-Naphthylisocyanatisoleucin ist ein charakteristisches Derivat dieser Aminosäure[2]).

Das Isoleucin ist niemals aus dem Harn gewonnen worden, dagegen wurde es öfters unter den Hydrolysierungsprodukten der Proteinstoffe nachgewiesen. Es wird hier immer mit Valin und Leucin gemischt abgeschieden und läßt sich aus diesem Gemisch nur unter gewissen Umständen rein gewinnen. Das Isoleucin und das Valin lassen sich vom Leucin leicht trennen, indem die Kupfersalze der beiden ersten in Methylalkohol löslich sind, während Leucinkupfer unlöslich ist; aus dem Gemisch von Valin und Isoleucin läßt sich aber in der Regel kein Isoleucin rein gewinnen, nur wenn fast gar kein Valin vorhanden ist, läßt sich eine Trennung einigermaßen erzielen. Um reines Isoleucin zu gewinnen, geht man daher am besten von Melasseschlempe aus, oder man wendet Blutfibrin an, welches man einer Pankreasverdauung unterwirft.

Vor kurzem haben indessen Levene und Slyke[3]) angegeben, daß man mittels der Bleisalze leicht Isoleucin und Leucin vom Valin trennen könne und danach, wie von Ehrlich vorgeschlagen, mittels der Kupfersalze das Isoleucin vom Leucin. Erfahrungen über diese Trennungsmethode liegen noch nicht vor. Somit sollte eine völlige Trennung dieser Aminosäuren möglich sein. Das Verfahren ist bei Valin (S. 590) beschrieben.

Um Isoleucin nachzuweisen, ist eine Isolierung notwendig; aus den Analysen und der spez. Drehung der gewonnenen Präparate ist dann zu schließen, ob Isoleucin vorliegt.

2. Monoaminodicarbonsäuren.

a) Asparaginsäure (Aminobernsteinsäure).

$$COOH—CH_2—CH \cdot NH_2—COOH = C_4H_7NO_4.$$

Die Asparaginsäure entsteht bei der Hydrolyse von vielen Proteinstoffen; die auf diese Weise erhaltene Säure ist die l-Verbindung. Durch Synthese hat man[4]) die in-

---

[1]) F. Ehrlich, Berichte d. Deutsch. chem. Gesellschaft **37**, 1828 [1904]. — R. Locquin, Bulletin de la Soc. chim. [4] **1**, 606 [1907].

[2]) C. Neuberg u. E. Rosenberg, Biochem. Zeitschr. **5**, 456 [1907].

[3]) P. A. Levene u. D. D. van Slyke, Biochem. Zeitschr. **4**, 307 [1907]; **13**, 466 [1908]; Journ. of biol. Chemistry **6**, 391, 419 [1909].

[4]) Siehe Beilsteins Handbuch der organischen Chemie.

aktive Säure gewonnen; dieselbe entsteht bei mehrstündigem Erhitzen einer wässerigen Lösung von salzsaurer l-Asparaginsäure auf 170—180° [1]). Die d, l-Asparaginsäure läßt sich mittels der Brucinsalze der Benzoylverbindung in d- und l-Asparaginsäure spalten [2]). Die d-Asparaginsäure wird von Hefe nicht angegriffen und läßt sich deshalb nach Einwirkung von Hefe auf eine zuckerhaltige Lösung der d, l-Verbindung aus der restierenden Lösung gewinnen [3]).

Die d, l-Asparaginsäure bildet kleine monokline Krystalle. 1 T. löst sich bei 5° in 224,5 T. Wasser, bei 13,5° in 208 T. Wasser. — Die d-Asparaginsäure bildet kleine glänzende Krystalle oder große Blättchen; Schmelzp. 148° [4]) (vgl. l-Asparaginsäure). In salzsaurer Lösung ist sie stark linksdrehend, so beträgt für etwa 4 proz. Lösung, die 3 Mol.-Gewichte Salzsäure enthält, $[\alpha]_D^{20} = \div 25,5°$ [E. Fischer [2])]. — Die l-Asparaginsäure krystallisiert in rhombischen Blättchen oder Säulen. Der Schmelzpunkt läßt sich nur unter ganz bestimmten Verhältnissen erzielen; er ist dann 270—271° [5]). Die Säure ist in Wasser schwer löslich, die Zahlenangaben über die Löslichkeit stimmen indessen nicht völlig übereien; nach den Angaben von Cook [6]) lösen 100 T. Wasser bei 20,5° 0,61 und bei 70° 2,22 T. Asparaginsäure. In Salzlösungen ist die Säure viel leichter löslich, so löst sich z. B. 1 T. Asparaginsäure in 55 T. Wasser, wenn 18 T. Chlorammonium zugegeben werden [7]). Die Säure ist in wässeriger Lösung bei gewöhnlicher Temperatur rechtsdrehend, aber die Rechtsdrehung nimmt mit wachsender Temperatur ab; bei 75° tritt Inaktivität ein, und bei noch höheren Temperaturen wird die Lösung linksdrehend [Cook (l. c.)]. In salzsaurer Lösung ist die l-Asparaginsäure rechtsdrehend, und zwar beträgt für etwa 4 proz. Lösung, die 3 Mol. Salzsäure auf 1 Mol. Asparaginsäure enthält, $[\alpha]_D^{20} = +25,7°$, und für 8,8 proz. Lösung unter gleichen Bedingungen $[\alpha]_D^{20} = +26,47°$. In alkalischer Lösung ist die Säure linksdrehend, aber nur schwach, und die Drehung nimmt mit steigender Konzentration ab [2]).

Asparaginsäure bildet Salze sowohl mit Säuren wie auch mit Basen, mit den letzteren zwei verschiedene Reihen: saure Salze (die neutral reagieren) und normale Salze (die alkalisch reagieren). Beim Neutralisieren der Säure mit Carbonaten entstehen saure Salze; die neutralen werden meist nur durch Zusatz von freier Base gewonnen.

Das normale Kupfersalz der l-Asparaginsäure $C_4H_5NO_4 \cdot Cu + 4\frac{1}{2} H_2O$ ist sehr schwer löslich und bildet hellblaue Nadeln, die $4\frac{1}{2}$ Mol. Krystallwasser enthalten; nach Abderhalden und Kautzsch krystallisiert es in feinen, langen, zu Garben verwachsenen blauen Nadeln, die nach dem Trocknen im Vakuum über Schwefelsäure $1\frac{1}{2}$ Mol. Krystallwasser enthalten; bei 110—120° entweicht 1 Mol. davon, der Rest erst bei 150°. Es löst sich in 2870 T. kaltem und 234 T. kochendem Wasser [8]).

---

[1]) A. Michael u. J. F. Wing, Berichte d. Deutsch. chem. Gesellschaft 17, 2984 [1884].

[2]) E. Fischer, Berichte d. Deutsch. chem. Gesellschaft 32, 2461 [1899].

[3]) F. Ehrlich, Biochem. Zeitschr. 1, 30 [1906].

[4]) P. Walden u. O. Lutz, Berichte d. Deutsch. chem. Gesellschaft 30, 2796 [1897].

[5]) A. Michael, Berichte d. Deutsch. chem. Gesellschaft 28, 1632 [1895].

[6]) E. P. Cook, Berichte d. Deutsch. chem. Gesellschaft 30, 295 [1897]. — Vgl. auch J. Guareschi, Jahresber. d. Chemie 1876, 777. — R. Engel, Compt. rend. de l'Acad. des Sc. 106, 1736 [1888]; Bulletin de la Soc. chim. 50, 151 [1888]. — B. M. C. Marshall, Journ. Chem. Soc. 69, 1022 [1896]. — H. W. Bresler, Zeitschr. f. physikal. Chemie 47, 611 [1904].

[7]) H. Schiff, Berichte d. Deutsch. chem. Gesellschaft 17, 2930 [1884].

[8]) F. Hofmeister, Annalen d. Chemie u. Pharmazie 189, 6 [1877]. — T. Curtius u. F. Koch, Journ. f. prakt. Chemie [2] 38, 486 [1888]. — Siehe auch E. Abderhalden u. K. Kautzsch, Zeitschr. f. physiol. Chemie 64, 459 [1910].

Die Asparaginsäure bildet ein schwerlösliches **Bleisalz**, wenn eine wässerige Lösung der Säure mit Bleioxyd erhitzt wird; die Löslichkeit beträgt 1:4700, auf Asparaginsäure berechnet. Bleioxyd ist somit zur Entfernung von Schwefel- oder Salzsäure aus Aminosäurenlösungen mit Vorsicht zu verwenden, wenn Asparaginsäure vorhanden sein kann[1]). (Vgl. bei Tyrosin, S. 665.)

Das **normale Zinksalz** der l-Asparaginsäure ist in Wasser sehr leicht löslich und nicht krystallinisch zu erhalten[2]). (Wichtiger Unterschied vom entsprechenden Glutaminsäuresalz siehe S. 602.)

Asparaginsäureäthylester $C_4H_5NO_4 \cdot (C_2H_5)_2$. Die Äthylester können auf die gewöhnliche Weise hergestellt werden (S. 581). Den **Diäthylester der d, l-Asparaginsäure** haben Körner und Menozzi[3]) aus Fumar- oder Maleinsäureester und Ammoniak gewonnen; es ist ein Öl, das unter einem Druck von 25 mm bei 150—154° siedet. — Den **Diäthylester der l-Asparaginsäure** hat Fischer[4]) auf die gewöhnliche Weise als eine farblose, etwas dickliche Flüssigkeit gewonnen, welche sich mit Alkohol, Äther, Benzol in jedem Verhältnis mischt und auch in Ligroin löslich ist; der Siedepunkt liegt bei 126,5° unter 11 mm Druck. Um aus dem Ester die freie Säure zu erhalten, kocht man ihn 1—2 Stunden mit Barytwasser auf dem Wasserbade.

Außer dem Diäthylester bildet die Asparaginsäure zwei verschiedene Monoäthylester, die indessen nicht direkt hergestellt werden können.

Benzoylasparagine[5]) $C_4H_5O_4NH \cdot CO \cdot C_6H_5$. Die Darstellungsweise ist die gewöhnliche (S. 582). Die d, l-Verbindung krystallisiert aus Wasser in glänzenden farblosen Platten, welche meist zu dicht verwachsenen Aggregaten vereinigt sind; sie enthält im lufttrocknen Zustand 1 Mol. Krystallwasser, welches beim 2 stündigen Erhitzen auf 110° völlig entweicht. Das trockne Produkt schmilzt bei 161 bis 162° (korr. 164—165°) ohne Zersetzung; es löst sich in 3—4 T. heißem Wasser. Die krystallwasserhaltige Säure verlangt zur Lösung 664 T. Wasser von 20°, während die wasserfreie Säure leichter löslich ist; schüttelt man deshalb die gepulverte trockne Substanz mit etwa 200 T. Wasser, so entsteht zunächst eine klare Lösung, dann aber erfolgt sehr bald die Krystallisation der wasserhaltigen Verbindung. — Die **l-Verbindung** krystallisiert aus Wasser in Nadeln oder langen, schmalen Blättchen ohne Krystallwasser und schmilzt bei 180—181° (korr. 184—185°) ohne Zersetzung. Sie löst sich in etwa 3—4 T. heißem Wasser und in 261 T. Wasser von 20°. Für etwa 9 proz. alkalische Lösung, die 2 Mol. Kaliumhydroxyd enthält, ist die spez. Drehung $[\alpha]_D^{20} = +37,4°$. Die **d-Verbindung** verhält sich ganz wie die l-Verbindung, nur daß sie in alkalischer Lösung linksdrehend ist, für etwa 10 proz. Lösung bei Vorhandensein von 2 Mol. Kaliumhydroxyd $[\alpha]_D^{20} = \div 37,6°$.

α-Naphthylisocyanatasparagin[6]) $C_4H_5O_4NH \cdot CO \cdot NHC_{10}H_7$. Über die Darstellung siehe S. 573. Nur die **l-Verbindung** ist bekannt; sie krystallisiert aus verdünntem Alkohol in undeutlichen Nadeln, die bei 96° erweichen und bei 115° unter Schäumen schmelzen; sie bildet ein Kupfersalz der Formel $C_{15}H_{12}N_2O_5Cu$.

---

[1]) P. A. Levene u. D. D. van Slyke: Journ. of biol. Chemistry **8**, 285 [1910].

[2]) Fr. Kutscher, Zeitschr. f. physiol. Chemie **38**, 114 [1903].

[3]) Körner u. Menozzi, Gazzetta chimica ital. **17**, 226; zit. nach Beilsteins Handbuch der organischen Chemie und nach E. Fischer, Berichte d. Deutsch. chem. Gesellschaft **34**, 452 [1901].

[4]) E. Fischer, Berichte d. Deutsch. chem. Gesellschaft **34**, 452 [1901].

[5]) E. Fischer, Berichte d. Deutsch. chem. Gesellschaft **32**, 2459 [1899].

[6]) C. Neuberg u. E. Rosenberg, Biochem. Zeitschr. **5**, 457 [1907].

Asparaginsäure wird von Phosphorwolframsäure, selbst in konz. Lösung, kaum ge-fällt[1]). Auf 150° mit Phosphorsäure oder alkalischer Bariumchloridlösung erhitzt, erleidet es nur sehr geringe Zersetzung[2]). Bei der bakteriellen Zersetzung entstehen aus Asparagin-säure Propionsäure und Bernsteinsäure, Ameisensäure und Ammoniak[3]). Elektro-lyse und Photokatalyse[4]) ergeben Ammoniakabspaltung und Bildung von reduzierenden Substanzen. Bei der Einwirkung von Wasserstoffsuperoxyd auf Asparaginsäure in Gegen-wart von einl wenig Ferrosulfat entsteht Kohlensäure, Ammoniak, Malonsäure, Acet-aldehyd und Essigsäure[5]).

Wird die natürliche Asparaginsäure einem normalen Organismus ein-verleibt, so verschwindet sie als solche spurlos; im Harn läßt sich Asparagin-säure nicht nachweisen. Bei einem Cystinuriker konnten Loewy und Neu-berg[6]) nachweisen, daß die Asparaginsäure hier nicht völlig verbrannt wird, sondern zum Teil unverändert zur Ausscheidung gelangt. Bei Verfütterung von d, l-Asparaginsäure (an Kaninchen) konnte Wohlgemuth[7]) nachweisen, daß die natürliche Asparaginsäure (die l-Säure) verbrannt wurde, während von der körperfremden d-Asparaginsäure erhebliche Mengen im Harn vorhanden waren.

Zum **Nachweis** der Säure ist eine Isolierung erforderlich. Hierbei haben Loewy und Neuberg[6]) und auch Wohlgemuth[7]) das folgende Verfahren benutzt. Der Harn wurde mit Bleiessig ausgefällt und das Filtrat auf ein kleines Volumen verdampft. Nach Stehen in der Kälte wurde nochmals filtriert und dann die Asparaginsäure durch Queck-silberacetatlösung ausgefällt; der Niederschlag wurde abfiltriert, mit Quecksilberacetat-lösung und dann mit Wasser ausgewaschen und in wässerige Suspension mit Schwefelwasser-stoff zerlegt. Das Filtrat vom Schwefelquecksilber wurde auf dem Wasserbade zum Sirup eingeengt, der nach genauer Neutralisation mit Ammoniak (Fortkochen eines geringen Überschusses) mit einer gesättigten Lösung von essigsaurem Kupfer versetzt wurde, wodurch alsbald das schwerlösliche Kupfersalz der Asparaginsäure ausfiel. Aus dem Kupfersalz wurde dann die freie Säure hergestellt durch Behandeln des Salzes mit Schwefelwasserstoff und Einengen des Filtrats vom Schwefelkupfer.

Zur Identifizierung dient die Analyse des Kupfersalzes oder der freien Säure und außerdem eine Bestimmung der spezifischen Drehung.

b) Glutaminsäure (α-Aminoglutarsäure).

$$COOH - CH_2 - CH_2 - CH \cdot NH_2 - COOH = C_5H_9NO_4.$$

Die Glutaminsäure ist schon seit langem als Spaltprodukt der Proteinstoffe bekannt. Die natürlich vorkommende ist die d-Glutaminsäure, durch Syn-these[8]) oder durch Racemisierung der natürlichen[9]) hat man aber die race-mische Säure gewonnen, und aus dieser durch Einwirkung von Penicillium glaucum[10]) oder von gewöhnlicher Hefe in Gegenwart von Zucker[11]) die l-Glutaminsäure; ferner ist es gelungen[12]), die racemische Säure mittels der Strychninsalze der Benzoylverbindungen in die beiden optisch aktiven Kom-ponenten zu zerlegen.

[1]) P. A. Levene u. W. Beatty, Zeitschr. f. physiol. Chemie 47, 150 [1906]. — M. Barber, Sitzungsber. d. Wiener Akad. 115, IIb, 224 [1906].
[2]) B. Schöndorff, Archiv f. d. ges. Physiol. 62, 27 [1895].
[3]) C. Neuberg u. E. Rosenberg, Biochem. Zeitschr. 7, 183 [1907]. — L. Bor-chardt, Zeitschr. f. physiol. Chemie 59, 96 [1909]. — C. Neuberg u. C. Cappezzuoli, Biochem. Zeitschr. 18, 424 [1909].
[4]) C. Neuberg, Biochem. Zeitschr. 13, 305 [1908]; 17, 270 [1909]; 29, 279 [1910].
[5]) H. D. Dakin, Journ. of biol. Chemistry 5, 409 [1908].
[6]) A. Loewy u. C. Neuberg, Zeitschr. f. physiol. Chemie 43, 349 [1904].
[7]) J. Wohlgemuth, Berichte d. Deutsch. chem. Gesellschaft 38, 2065 [1905].
[8]) L. Wolff, Annalen d. Chemie u. Pharmazie 260, 119 [1890].
[9]) Menozzi u. Appiani, Gazzetta chimica ital. 24, I, 383; zit. nach Beil-steins Handbuch der organ. Chemie.
[10]) E. Schulze u. E. Bosshard, Zeitschr. f. physiol. Chemie 10, 143 [1885].
[11]) F. Ehrlich, Biochem. Zeitschr. 1, 30 [1906].
[12]) E. Fischer, Berichte d. Deutsch. chem. Gesellschaft 32, 2464 [1899].

Die racemische Säure ist in Alkohol unlöslich und in Wasser schwer löslich, indem 1 T. bei 20° 66,7 T. Wasser nötig hat; sie schmilzt bei 198°. —
Die d-Säure ist etwas schwerer löslich; 1 T. löst sich in 100 T. Wasser von
16°, in 302 T. 32 proz. und in 1500 T. 80 proz. Alkohol. Aus Wasser umkrystallisiert, bildet sie kleine glänzende, rhombische Oktaeder und Tetraeder, oft
auch kleine Blättchen; die Krystalle schmelzen beim raschen Erhitzen bei
208° (korr. 213°) unter Zersetzung [E. Fischer[1])]. Nach Abderhalden
und Kautzsch tritt das Schmelzen erst bei 221—222° (korr. 224—225°) ein,
nachdem einige Grade vorher Erweichung erfolgt ist[2]). Die Säure dreht in
wässeriger und in saurer Lösung nach rechts, in alkalischer Lösung nach
links; für eine Glutaminsäure aus Casein fand E. Fischer[1]) in 5,3 proz.
Lösung, die 1 Mol. Salzsäure enthielt, $[\alpha]_D^{20} = +30,45°$, während für die
synthetische Säure unter denselben Bedingungen $[\alpha]_D^{20} = +30,85°$ ist. — Die
l-Glutaminsäure zeigt dieselben Verhältnisse wie die d-Säure, nur daß sie
in salzsaurer Lösung linksdrehend ist; für die 5,3 proz. Lösung wurde unter
denselben Bedingungen wie oben $[\alpha]_D^{20} = \div 30,5°$ gefunden.

Glutaminsäure bildet krystallisierende Salze sowohl mit Säuren als auch mit Basen,
mit den letzteren zwei verschiedene Reihen: saure und normale Salze. Das salzsaure
Salz der d-Glutaminsäure $C_5H_9NO_4 \cdot 2$ HCl ist in konz. Salzsäure sehr schwer löslich; die Glutaminsäure kann daher aus den Lösungen gefällt werden, wenn diese mit gasförmiger Salzsäure gesättigt werden. In Wasser ist das Salz leicht löslich; es krystallisiert
in kleinen Tafeln und schmilzt bei ca. 202° unter Zersetzung, nachdem etwa 5° vorher
Erweichung eingetreten ist; bei schnellerem Erhitzen schmilzt die Substanz bei ca. 210°[3]).

Die meisten Salze der Glutaminsäure sind in Wasser leicht löslich, schwer löslich ist
jedoch das normale Kupfersalz und das normale Zinksalz; beide werden aus der Säure
durch Behandlung mit überschüssigem Oxyd des entsprechenden Metalls hergestellt.

Das Kupfersalz der d-Glutaminsäure $C_5H_7NO_4 \cdot Cu + 2\frac{1}{2} H_2O$ krystallisiert
mit 2½ Mol. Krystallwasser und bildet ein schweres blaues Krystallpulver; nach dem
Trocknen bei 100° ist noch ½ Mol. Krystallwasser vorhanden[3]). 1 T. löst sich in 3400 T.
kaltem und 400 T. siedendem Wasser[4]). — Das entsprechende Salz der d, l-Säure ist
noch schwerer löslich, indem 1 T. über 1000 T. siedenden Wassers zur Lösung bedarf[5]).

Das Zinksalz der d-Glutaminsäure $C_5H_7NO_4 \cdot Zn + 2 H_2O$ krystallisiert in
glänzenden, zu Drusen vereinigten Säulen oder feinen Nadeln und enthält 2 Mol. Krystallwasser, die schnell und vollkommen bei 150° entweichen. 100 ccm Wasser lösen nur
0,064 g des Salzes [Unterschied von dem leichtlöslichen Zinksalze der Asparaginsäure[6])].

Über andere Salze siehe bei Abderhalden und Kautzsch[3]).

Glutaminsäureäthylester[7]) $C_5H_7NO_4 \cdot (C_2H_5)_2$. Der Ester der d-Säure ist auf
die gewöhnliche Weise (S. 581) hergestellt worden, nur wurde etwas mehr Alkohol genommen, und nachdem die Lösung mit Salzsäure gesättigt war, wurde
noch das doppelte Volumen Alkohol hinzugefügt und 3 Stunden am Rückflußkühler gekocht. Der freie Ester siedet bei 139—140° unter 10 mm Druck.

Benzoylglutaminsäuren[1]) $C_5H_7O_4NH \cdot CO \cdot C_6H_5$. Benzoyliert man auf die
schon beschriebene Weise (S. 582) optisch aktive Glutaminsäure, so erhält
man ein Gemenge von aktivem und inaktivem Benzoylkörper, indem die
Säure sich während der Benzoylierung teilweise racemisiert.

Die d, l-Verbindung krystallisiert aus Wasser in farblosen, langen,
schmalen Blättchen, welche öfters kugelig verwachsen sind; die Krystalle ent-

---

[1]) E. Fischer, Berichte d. Deutsch. chem. Gesellschaft **32**, 2464 [1899].
[2]) E. Abderhalden u. K. Kautzsch, Zeitschr. f. physiol. Chemie **64**, 450 [1910].
[3]) E. Abderhalden u. K. Kautzsch, Zeitschr. f. physiol. Chemie **64**, 447 [1910].
[4]) F. Hofmeister, Annalen d. Chemie u. Pharmazie **189**, 6 [1877].
[5]) L. Wolff, Annalen d. Chemie u. Pharmazie **260**, 119 [1890].
[6]) Fr. Kutscher, Zeitschr. f. physiol. Chemie **38**, 117 [1903].
[7]) E. Fischer, Berichte d. Deutsch. chem. Gesellschaft **34**, 453 [1901].

halten nach dem Trocknen an der Luft 1 Mol. Krystallwasser, welches bei 80° im Vakuum schnell entweicht. Die getrocknete Substanz schmilzt bei 152—154° (korr. 155—157°) zu einer farblosen Flüssigkeit. Die wasserhaltige Substanz löst sich in 124 T. Wasser von 20°. — Die l-Verbindung wird mittels des Strychninsalzes aus der d, l-Verbindung gewonnen. Sie krystallisiert aus heißem Wasser, wovon weniger als 2 T. zur Lösung genügen, in meistens dreieckig geformten Blättchen oder kompakten Aggregaten. Sie ist krystallwasserfrei und leichter löslich als die d, l-Verbindung, indem 1 T. nur 21 T. Wasser von 20° bedarf; Schmelzp. 128—130° (korr. 130—132°). In wässeriger Lösung dreht sie rechts, in alkalischer nach links; für etwa 5 proz. wässerige Lösung ist die spez. Drehung $[\alpha]_D^{20} = +13,81°$ und für etwa 10 proz. Lösung, mit 2 Mol.-Gewicht Kaliumhydroxyd bereitet, $[\alpha]_D^{20} = \div 18,7°$. — Die d-Verbindung ist in ganz reinem Zustande nicht bekannt.

Nitrotoluolsulfoglutaminsäure[1]) $C_5H_7O_4NH \cdot SO_2 \cdot C_6H_3(NO_2)(CH_3)$. Nur die d-Verbindung ist bekannt; sie ist auf die gewöhnliche Weise (S. 583) dargestellt worden. Sie löst sich in 102 T. Wasser von 12° und ist löslich in Alkohol, unlöslich in Benzol; sie krystallisiert in langen, häufig zu Drusen vereinigten, äußerst feinen Nadeln, bildet aber hartnäckig übersättigte wässerige Lösungen. Schmelzp. 158—159° (korr. 160—161°). Das Barytsalz der zweibasischen Säure krystallisiert aus heißem Wasser in zu Drusen vereinigten Prismen.

α - **Naphthylisocyanatglutaminsäure**[2]) $C_5H_7O_4NH \cdot CO \cdot NHC_{10}H_7$. Über die Darstellung siehe S. 573. Die d-Verbindung krystallisiert aus 90 proz. Alkohol in langen verfilzten Nadeln vom Schmelzp. 236—237°.

Die Glutaminsäure fällt aus 10 proz. Lösung durch konz. Phosphorwolframsäure in Form einer flockigen Masse aus, die im Überschuß des Reagens wenig löslich ist[3]). Wird die Säure auf 180—190° erhitzt, so entsteht unter Entwicklung von Wasser Pyrrolidoncarbonsäure, die auf diese Weise leicht hergestellt werden kann[4]); dieselbe Säure ist auch unter den Hydrolysierungsprodukten des Horns gefunden worden, ist aber auch hier sekundär aus Glutaminsäure (bei der Destillation des Esters) entstanden[5]).

Durch bakterielle Zersetzung entsteht aus Glutaminsäure hauptsächlich Buttersäure, daneben aber auch Ameisensäure, Bernsteinsäure und Ammoniak[6]). Durch Oxydation mit Wasserstoffsuperoxyd in Gegenwart von ein wenig Ferrosulfat wird Ammoniak, Kohlensäure und Bernsteinsäure gebildet[7]).

Wird die natürliche Glutaminsäure verfüttert, so läßt sich im Harn nichts davon nachweisen. Bei Verfütterung von racemischer Glutaminsäure gelangt aber ein Teil davon zur Ausscheidung und zwar die l-Verbindung, die in den Proteinstoffen nie nachgewiesen worden ist[8]).

Zum **Nachweise** der Glutaminsäure dient fast immer das salzsaure Salz, das in konz. Salzsäure sehr schwer löslich ist und sich daher abscheidet, wenn die Lösung mit Salzsäure-

---

[1]) M. Siegfried, Zeitschr. f. physiol. Chemie **43**, 70 [1904].

[2]) C. Neuberg u. A. Manasse, Berichte d. Deutsch. chem. Gesellschaft **38**, 2364 [1905].

[3]) P. A. Levene u. W. Beatty, Zeitschr. f. physiol. Chemie **47**, 150 [1906].

[4]) E. Abderhalden u. K. Kautzsch, Zeitschr. f. physiol. Chemie **64**, 457 [1910].

[5]) E. Fischer u. Th. Dörpinghaus, Zeitschr. f. physiol. Chemie **36**, 476 [1902].

[6]) W. Brasch u. C. Neuberg, Biochem. Zeitschr. **13**, 299 [1908]. — C. Neuberg, Biochem. Zeitschr. **18**, 431 [1909]. — L. Borchardt, Zeitschr. f. physiol. Chemie **59**, 96 [1909].

[7]) H. D. Dakin, Journ. of biol. Chemistry **5**, 409 [1908].

[8]) J. Wohlgemuth, Berichte d. Deutsch. chem. Gesellschaft **38**, 2065 [1905].

gas gesättigt wird. Wohlgemuth[1]) hat jedoch ein anderes Verfahren benutzt (vgl. die Isolierung von Asparaginsäure), indem er nach dem Vorbehandeln des Harns mit Blei-acetat die Säure mit Quecksilberacetat fällte, den Niederschlag mit Schwefelwasserstoff zerlegte und das Filtrat vom Schwefelquecksilber einengte; aus dem Rückstand isolierte er dann die Säure als Kupfersalz.

Um die Säure zu identifizieren, analysiert man das Hydrochlorat, das Kupfersalz oder die freie Säure und bestimmt die spez. Drehung für eine salz-saure Lösung der Säure (vgl. oben).

3. Diaminomonocarbonsäuren.

a) Ornithin (α-δ-Diaminovaleriansäure).

$$CH_2 \cdot NH_2 - CH_2 - CH_2 - CH \cdot NH_2 - COOH = C_5H_{12}N_2O_2 \,.$$

Das Ornithin ist als Dibenzoylverbindung aus dem Harne mit Benzoesäure gefütterter Hühner von Jaffé[2]) gewonnen worden. Es ist kein primäres Spaltungsprodukt der Proteinstoffe; es entsteht aus Arginin durch Kochen mit Barytwasser[3]) (siehe bei Arginin S. 612) oder durch Einwirkung der Arginase[4]).

Das Ornithin, welches man aus der Ornithursäure der Hühnerexkremente erhält, ist d-Ornithin. Durch Synthese[5]) hat man racemisches Ornithin hergestellt; dies ist auch neben d, l-Arginin beim Erhitzen des d-Arginins in schwefelsaurer Lösung während längerer Zeit auf 160—180°[6]) gewonnen worden, und ferner bei einem Fäulnisversuch mit d-Arginin[7]). Aus synthetischem Ornithin ist racemische Ornithursäure hergestellt worden, und diese hat Sörensen[8]) mittels Brucin und Cinchonin in die beiden optisch aktiven Formen zerlegt, wodurch die völlige Identität zwischen der synthetischen d-Orni-thursäure und der Jafféschen Säure nachgewiesen wurde.

Das freie Ornithin bildet einen stark alkalisch reagierenden Sirup, der rasch Kohlensäure anzieht; in Wasser und Alkohol ist es sehr leicht löslich, in Äther schwer löslich. Es hat einen eigentümlichen, unangenehmen Ge-ruch. Das freie Ornithin löst Silberoxyd und Kupferoxyd mit Leichtigkeit, ohne damit krystallisierbare Verbindungen einzugehen.

Mit Mineralsäuren und auch mit organischen Säuren bildet das Ornithin leicht krystallisierende Verbindungen, die in Wasser leicht, im Alkohol aber schwer löslich sind. Die meisten Salze sind nur von dem natürlichen d-Ornithin hergestellt worden.

Das d-Ornithinchlorid ist schon von Jaffé untersucht worden, später auch von anderen Forschern[9]). Es gibt verschiedene Chloride (1—2 Mol. Salzsäure auf 1 Mol. Ornithin), die in Alkohol ziemlich schwer, in Wasser und Methylalkohol aber leicht löslich sind. Für das Chlorid mit 2 Mol. Salzsäure ist in 5 proz. wässeriger Lösung $[\alpha]_D^{20} = +16{,}8\,°$. — Das d-Ornithinnitrat $C_5H_{12}N_2O_2 \cdot NHO_3$, welches man durch Neutralisation einer Ornithinlösung mit Salpetersäure erhalten kann, krystallisiert in breiten farblosen Krystall-blättchen[10]). — Ein Oxalat ist von Jaffé dargestellt worden[9]). — Das Phosphor-

[1]) J. Wohlgemuth, Berichte d. Deutsch. chem. Gesellschaft 38, 2065 [1905].

[2]) M. Jaffé, Berichte d. Deutsch. chem. Gesellschaft 10, 1926 [1877]; 11, 406 [1878]. — Siehe auch M. Jaffé u. R. Cohn, Berichte d. Deutsch. chem. Gesellschaft 21, 3461 [1888].

[3]) E. Schulze u. E. Winterstein, Zeitschr. f. physiol. Chemie 26, 1 [1898]; 34, 128 [1901]; Berichte d. Deutsch. chem. Gesellschaft 32, 3191 [1899].

[4]) A. Kossel u. H. D. Dakin, Zeitschr. f. physiol. Chemie 41, 324 [1904]; 42, 181 [1904]. — O. Rießer, Zeitschr. f. physiol. Chemie 49, 232 [1906].

[5]) E. Fischer, Berichte d. Deutsch. chem. Gesellschaft 24, 454 [1901]. — S. P. L. Sörensen, Compt. rend. du Labor. de Carlsberg 6, 32 [1902]; siehe auch Zeitschr. f. physiol. Chemie 44, 450 [1905].

[6]) O. Rießer, Zeitschr. f. physiol. Chemie 49, 222, 240 [1906].

[7]) D. Ackermann, Zeitschr. f. physiol. Chemie 56, 310 [1908].

[8]) S. P. L. Sörensen, Compt. rend. du Labor. de Carlsberg 6, 209 [1905].

[9]) M. Jaffé, Berichte d. Deutsch. chem. Gesellschaft 10, 1928 [1877]. — E. Schulze u. E. Winterstein, Zeitschr. f. physiol. Chemie 26, 7 [1898]; 34, 130 [1901].

[10]) M. Jaffé, Berichte d. Deutsch. chem. Gesellschaft 11, 409 [1878]. — E. Schulze u. E. Winterstein, Zeitschr. f. physiol. Chemie 26, 8 [1898].

wolframat des Ornithins ist in Wasser sehr schwer löslich, so daß selbst stark verdünnte Ornithinlösungen mit Phosphorwolframsäure Niederschläge geben. Das Salz löst sich ziemlich leicht in kochendem Wasser und scheidet sich dann beim Erkalten in feinen glänzenden, zu Gruppen vereinigten Nadeln aus[1]). — Das Chloroplatinat des d-Ornithins[1]) $C_5H_{12}N_2O_2 \cdot H_2PtCl_6$ entsteht aus konz. wässerigen Ornithinchloridlösungen und Platinchlorid nach Zugabe von Alkohol als ein fein krystallinischer Niederschlag, der in Wasser leicht löslich ist. Auch das Platinchloriddoppelsalz des d, l-Ornithins bildet in Alkohol schwer lösliche Krystalle[2]). — Das Goldchloriddoppelsalz des d, l-Ornithins $C_5H_{12}N_2O_2 \cdot 2\,HAuCl_4 + H_2O$ krystallisiert gut; die Krystalle enthalten 1 Mol. Krystallwasser, das sich denselben nicht entziehen läßt, ohne daß Zersetzung eintritt. Das Salz schmilzt bei 173—175° unter Dunkelfärbung und Aufschäumen[2]). — Das Monopikrat des d-Ornithins[3]) $C_5H_{12}N_2O_2 \cdot C_6H_2(NO_2)_3OH + H_2O$ ist in kaltem Wasser ziemlich schwer löslich und krystallisiert aus heißem Wasser in derben, meist sternförmig vereinigten Prismen von starkem Glanz, die 1 Mol. Krystallwasser enthalten. Das Salz schmilzt bei 198—199°. — Das Monopikrat des d, l-Ornithins [Rieβer[3]), S. 242] krystallisiert mit $1\frac{1}{2}$ Mol. Wasser und schmilzt bei 170° (unscharf). — Das Dipikrat des d, l-Ornithins $C_5H_{12}N_2O_2 \cdot 2\,C_6H_2(NO_2)_3OH + 2\frac{1}{2} H_2O$ krystallisiert aus Wasser in glänzenden, ockergelben Plättchen mit $2\frac{1}{2}$ Mol. Krystallwasser und schmilzt unter Zersetzung bei 183—184° [Rieβer[3]), S. 241]. Andere Salze des d, l-Ornithins sind von Weiss[4]) beschrieben worden.

Über die **Benzoylverbindung (Ornithursäure)** siehe S. 746.

β-Naphthalinsulfoornithine [Rieβer[3])] $C_5H_{10}N_2O_2(SO_2 \cdot C_{10}H_7)_2$. Über die Darstellung siehe S. 570. Die Verbindung des d, l-Ornithins ist schwer löslich, läßt sich aber gut aus Alkohol und Wasser umkrystallisieren; sie schmilzt bei 195—196°.— Die Verbindung des d-Ornithins läßt sich umkrystallisieren durch Lösen in warmem Alkohol und Zusatz von heißem Wasser; sie schmilzt bei 189°.

Phenylisocyanatornithine[5]) $C_5H_{10}N_2O_2(CO \cdot NHC_6H_5)_2$. Die Darstellung geschieht auf die gewöhnliche Weise (S. 583). Die Verbindungen des d- und l-Ornithins krystallisieren nur sehr schwierig, die Verbindung des d, l-Ornithins dagegen leicht in blättrigen Formen; die letztgenannte ist in Wasser sehr schwer, in Alkohol dagegen ziemlich leicht löslich und schmilzt unter Aufschäumen bei ca. 192°, nachdem sie vorher gesintert ist.

Die Hydantoinverbindungen[5]) $C_{19}H_{20}N_4O_3$ entstehen aus den Phenylisocyanatverbindungen wie gewöhnlich (S. 583). Die optisch aktiven Verbindungen sind in Wasser unlöslich, krystallisieren aber aus heißem abs. Alkohol in feinen verfilzten Nadeln, die bei 195° schmelzen. Die d, l-Verbindung hat ganz dasselbe Aussehen, dieselben Eigenschaften und denselben Schmelzpunkt.

Ornithinlösungen geben Niederschläge mit Phosphorwolframsäure, Quecksilberchlorid, Mercurinitrat, Goldchlorid und Kaliumwismutjodid, einigermaßen starke Lösungen auch mit Pikrinsäure; Kaliumquecksilberjodid, Gerbsäure und Neßlers Reagens rufen keine Fällung hervor[6]). Silbernitrat und Barytwasser fällt das Ornithin nicht [wichtiger Unterschied vom Arginin[1])].

Bei der trockenen Destillation von salzsaurem Ornithin entsteht u. a. höchstwahrscheinlich auch Pyrrolidin[1]). Bei der Fäulnis entsteht unter Kohlensäureabspaltung Tetramethylendiamin [Putrescin[7])], und derselbe Prozeß kann sich innerhalb des Organismus abspielen, was Loewy und Neuberg gezeigt haben, indem sie bei einem

---

[1]) E. Schulze u. E. Winterstein, Zeitschr. f. physiol. Chemie **34**, 132 [1901].

[2]) D. Ackermann, Zeitschr. f. physiol. Chemie **56**, 310 [1908].

[3]) E. Schulze u. E. Winterstein, Zeitschr. f. physiol. Chemie **34**, 132 [1901]. — O. Rieβer, Zeitschr. f. physiol. Chemie **49**, 239 [1906].

[4]) F. Weiss, Zeitschr. f. physiol. Chemie **59**, 499 [1909].

[5]) R. O. Herzog, Zeitschr. f. physiol. Chemie **34**, 525 [1902]. — S. P. L. Sörensen, Compt. rend. du Labor. de Carlsberg **6**, 54 [1902]; **6**, 224 [1905].

[6]) E. Schulze u. E. Winterstein, Zeitschr. f. physiol. Chemie **26**, 10 [1898].

[7]) A. Ellinger, Zeitschr. f. physiol. Chemie **29**, 334 [1900]; **65**, 394 [1910].

Cystinuriker Arginin (das im Organismus zu Ornithin und Harnstoff gespalten wird) verfütterten, wonach sie im Harn Tetramethylendiamin nachweisen konnten [1].

Die Erkennung des Ornithins gestaltet sich ganz wie der Nachweis des Lysins (siehe S. 608).

b) Lysin (α-ε-Diaminocapronsäure).

$$CH_2 \cdot NH_2 - CH_2 - CH_2 - CH_2 - CH \cdot NH_2 - COOH = C_6H_{14}N_2O_2 \, .$$

Das Lysin wurde zuerst unter den Spaltungsprodukten des Caseins gefunden [2], später aber unter den Spaltungsprodukten fast aller Proteinstoffe. Werden die Eiweißkörper mittels Säure zerlegt, so erhält man d-Lysin, bei der Spaltung mit Baryt findet gleichzeitig Racemisierung statt, und man erhält d, l-Lysin [3]. Das d, l-Lysin kann weiter durch Racemisierung reinen d-Lysins gebildet werden, entweder durch Erhitzen mit Barytwasser auf 150° [4] oder durch 15stündiges Erhitzen mit der 20fachen Menge 20proz. Salzsäure auf 165—170° [5], ferner ist es auch durch Synthese gewonnen worden [6]. Das racemische Lysin ist noch nicht in den optisch aktiven Formen gespalten worden, die Synthese des natürlichen Lysins ist somit noch eine unvollständige.

Das freie Lysin bildet einen stark alkalischen, nicht krystallisierenden Sirup, der in Wasser leicht löslich ist und Kohlensäure anzieht; Drechsel und Krüger [7] haben ein Carbonat von der Zusammensetzung 2 $C_6H_{14}N_2O_2$ + CO_2 erhalten.

Das Lysin bildet mit den meisten Säuren krystallinische Salze. Das Chlorid $C_6H_{14}N_2O_2$ + 2 HCl krystallisiert leicht aus Alkohol, kann auch aus starker Salzsäure umkrystallisiert werden. Die racemische Verbindung wird gegen 182° weich und schmilzt zwischen 183° und 186° (korr.) [8]; die d-Verbindung schmilzt nach Henderson [9] bei 192—193°, während Lawrow [10] angibt, daß sie keinen scharfen Schmelzpunkt hat, indem sie bei 194—195° zu schmelzen anfängt und bei 200—205° unter Gasentwicklung zerfällt. Das salzsaure Salz ist in wässeriger Lösung rechtsdrehend; Lawrow (l. c.) fand für die 2,8 proz. Lösung $[\alpha]_D^{20} = +15,57°$, für 5,6proz. Lösung $[\alpha]_D^{20} = +16,5°$, für 11 proz. Lösung $[\alpha]_D^{20} = +16,36°$ und für 18,4 proz. Lösung $[\alpha]_D^{20} = +16,68°$, während Henderson (l. c.) für 2,5 proz. Lösungen $[\alpha]_D^{20} = +14$—15,3° findet. — $C_6H_{14}N_2O_2 \cdot H_2PtCl_6$. Das Platinchloriddoppelsalz des optisch aktiven Lysins krystallisiert aus Äthylalkohol mit 1 Mol. Äthylalkohol, aus Methylalkohol mit 1 Mol. Methylalkohol, während das entsprechende Salz des racemischen Lysins ohne Krystallalkohol krystallisiert [Siegfried [11]]; nach Ackermann [12] krystallisiert aber auch das racemische Chloroplatinat mit 1 Mol. Krystallalkohol. — Die Chloraurate [12] der Lysine sind in Wasser wesentlich schwerer löslich als die entsprechenden Platinate. Das Chloraurat des d-Lysins hat die Zusammensetzung $(C_6H_{14}N_2O_2)_2HCl(HAuCl_4)_3 + 2 H_2O$; es fängt bei 120° an zu sintern, liefert aber erst zwischen 152° und 155° eine klare, rote Schmelze. Das Chloraurat des d, l-Lysins hat die Zusammensetzung $C_6H_{14}N_2O_2 \cdot (HAuCl_4)_2 + \frac{1}{2} H_2O$; es zersetzt sich unter Aufschäumen zwischen 173° und 176°, nachdem es bei ca. 170° schon angefangen hat, sich braun zu färben. Das Krystallwasser läßt sich bei keinem der Salze entfernen, ohne daß Zersetzung eintritt.

Das Lysin bildet mit Silbernitrat zwei verschiedene Verbindungen, welche den entsprechenden Argininsalzen analog sind. Das Salz $C_6H_{14}N_2O_2 \cdot AgNO_3$ ist in Wasser ziemlich schwer löslich, aber bei weitem nicht in dem Grade wie das entsprechende Arginin-

[1] A. Loewy u. C. Neuberg, Zeitschr. f. physiol. Chemie 43, 353 [1904].
[2] E. Drechsel, Archiv f. Anat. u. Physiol. 1891, 248.
[3] H. Steudel, Zeitschr. f. physiol. Chemie 35, 543 [1902].
[4] M. Siegfried, Berichte d. Deutsch. chem. Gesellschaft 24, 429 [1891].
[5] E. Fischer u. F. Weigert, Berichte d. Deutsch. chem. Gesellschaft 35, 3778 [1902].
[6] E. Fischer u. F. Weigert, Berichte d. Deutsch. chem. Gesellschaft 35, 3772 [1902]. — S. P. L. Sörensen, Compt. rend. du Labor. de Carlsberg 6, 60 [1902]. — J. v. Braun, Berichte d. Deutsch. chem. Gesellschaft 42, 839 [1909].
[7] E. Drechsel u. R. Krüger, Berichte d. Deutsch. chem. Gesellschaft 25, 2455 [1892].
[8] E. Fischer u. F. Weigert, Berichte d. Deutsch. chem. Gesellschaft 35, 3775 [1902].
[9] Y. Henderson, Zeitschr. f. physiol. Chemie 29, 321 [1900].
[10] D. Lawrow, Zeitschr. f. physiol. Chemie 28, 395 [1899].
[11] M. Siegfried, Berichte d. Deutsch. chem. Gesellschaft 24, 430 [1891]; Zeitschr. f. physiol. Chemie 43, 363 [1904].
[12] D. Ackermann, Zeitschr. f. physiol. Chemie 56, 314 [1908].

salz; es reagiert stark alkalisch. — Das Salz $C_6H_{14}N_2O_2 \cdot HNO_3 \cdot AgNO_3$ ist in Wasser leicht löslich, läßt sich aber mit Alkohol und Äther ausfällen und bildet dann nadelförmige Krystalle[1]).

Das Pikrat des Lysins ist in Wasser schwer löslich und wird zur Isolierung von Lysin benutzt. Man erhält es aus freiem Lysin und l'ikrinsäure oder aus salzsaurem Lysin und Natriumpikrat. Es hat die Formel $C_6H_{14}N_2O_2 \cdot C_6H_3N_3O_7$. —Sowohl die d, l-Verbindung wie auch die d-Verbindung sind in kaltem Wasser schwer, noch schwerer in Alkohol löslich und ganz unlöslich in Äther und Benzol; beim Erhitzen im Capillarrohr färben sie sich gleichzeitig gegen 230° dunkel und zersetzen sich. 1 100 T. mit d-Lysinpikrat gesättigte wässerige Lösung enthalten bei 21—22° 0,54 T. Salz[2]).

Das Lysinpikrolonat $C_6H_{14}N_2O_2 \cdot C_{10}H_8N_4O_5$ ist ganz leicht löslich in Wasser, weniger leicht löslich in Alkohol; es zersetzt sich bei 246—252°[3]).

Lysinester $C_6H_{13}N_2O_2 \cdot CH_3$. Der Methylester des d, l-Lysins ist von Fischer und Suzuki[4]) auf gewöhnliche Weise dargestellt worden (siehe S. 581). Das salzsaure Salz des Esters ist in Wasser sehr leicht löslich; die Löslichkeit nimmt dann allmählich ab für Methylalkohol, Äthylalkohol und Aceton, und in Äther und Benzol ist es so gut wie unlöslich. Es schmilzt unscharf beim raschen Erhitzen gegen 218° (korr.).

Benzoyllysine. a) **Dibenzoylverbindungen** $C_6H_{12}N_2O_2 \cdot (COC_6H_5)_2$. Die Darstellung geschieht auf die übliche Weise (S. 582). Dibenzollysin ist zuerst von Drechsel hergestellt und von ihm Lysursäure genannt worden. Die d-Verbindung[5]) ist sehr schwer in Wasser, leicht aber in Alkohol löslich; in reinem Zustande ist sie auch in Äther sehr schwer löslich, dagegen löst sie sich, wenn Benzoesäure oder Salzsäure vorhanden ist, weshalb die nach dem Benzoylieren ausgefällte Säure von der Benzoesäure durch Ligroin zu befreien ist. Beim Umkrystallisieren scheidet sich die Säure erst ölig ab, krystallisiert aber bald; besser gelingt die Krystallisation, wenn man die Säure in Alkohol löst und die Lösung nach Abkühlen mit geringen Mengen Wasser versetzt. Das Wasser muß sehr allmählich und immer nur bis zur Opalescenz hinzugefügt werden; beim Stehen scheidet sich dann die Säure in glänzenden kleinen Blättchen ab, die zwischen 144 und 145° schmelzen. Die d-Lysursäure bildet mit Basen Salze, von welchen das saure Barytsalz in Wasser sehr schwer löslich ist; es löst sich bei 15° im Verhältnis 1 : 5000 noch nicht vollständig auf [Willdenow[5])]. — Die d, l-Verbindung[6]) krystallisiert in farblosen, schief abgeschnittenen Blättchen und schmilzt bei 145—146° (korr.); sie ist in Alkohol und Aceton recht leicht, in Wasser, Äther, Chloroform und Benzol schwer löslich.

b) **Monobenzoylverbindungen** $C_6H_{13}N_2O_2 \cdot CO \cdot C_6H_5$. Nur d, l-Monobenzoylysin ist bekannt[6]). Es entsteht durch Kochen von Lysursäure mit Salzsäure und wird erhalten durch Neutralisation der Lösung mit Ammoniak, nachdem vorher die Benzoesäure und der größte Teil der Salzsäure entfernt ist. Die Verbindung löst sich leicht in Säuren und Basen, auch in heißem Wasser; sie krystallisiert aus Wasser in feinen Nadeln. In Alkohol

---

[1]) S. G. Hedin, Zeitschr. f. physiol. Chemie **21**, 300 [1895].

[2]) A. Kossel, Zeitschr. f. physiol. Chemie **26**, 586 [1898]. — D. Lawrow, Zeitschr. f. physiol. Chemie **28**, 397 [1899]. — E. Fischer u. F. Weigert, Berichte d. Deutsch. chem. Gesellschaft **35**, 3775 [1902].

[3]) J. Otori, Zeitschr. f. physiol. Chemie **43**, 315 [1904].

[4]) E. Fischer u. U. Suzuki, Berichte d. Deutsch. chem. Gesellschaft **38**, 4180 [1905].

[5]) E. Drechsel, Berichte d. Deutsch. chem. Gesellschaft **28**, 3189 [1895]. — C. Willdenow, Zeitschr. f. physiol. Chemie **25**, 523 [1898]. — D. Lawrow, Zeitschr. f. physiol. Chemie **28**, 585 [1899].

[6]) E. Fischer u. F. Weigert, Berichte d. Deutsch. chem. Gesellschaft **35**, 3776 [1902].

ist sie schwer löslich, in Äther, Aceton, Chloroform, Benzol und Ligroin unlöslich. Der Schmelzpunkt ist unscharf (235—249°).

Phenylisocyanatlysine $C_6H_{12}N_2O_2 \cdot (CO \cdot NHC_6H_5)_2$. Die Darstellung geschieht auf die gewöhnliche Weise (S. 583). Die d-Verbindung[1]) krystallisiert sehr schwierig. — Die d,l-Verbindung[2]) krystallisiert leicht, aus 40 proz. Alkohol in Büscheln von zugespitzten, bisweilen etwas flachen Nadeln, die bei 193° schmelzen. Mit Salzsäure erhitzt, gibt die Phenylisocyanatverbindung wie gewöhnlich (S. 583) die

Hydantoinverbindung $C_{20}H_{22}N_4O_3$. Die d-Verbindung krystallisiert in farblosen dünnen Nadeln; der Schmelzpunkt ist nach Herzog[1]) 183—184°, nach Sörensen[2]) 194—195° und nach Fischer und Weigert[3]) 196°. — Die d,l-Verbindung hat dasselbe Aussehen wie die d-Verbindung, der Schmelzpunkt ist aber ein anderer; Fischer und Weigert[3]) geben 185° an, Sörensen[2]) 187°.

Das Lysin wird aus seinen Lösungen, selbst aus stark verdünnten, durch Phosphorwolframsäure gefällt. Saure Lysinlösungen geben mit Mercurinitrat oder Mercurichlorid keine Fällungen, werden aber gefällt, wenn gleichzeitig Natron oder Baryt zugesetzt wird[4]). Durch Silbernitrat wird das Lysin nicht gefällt, auch nicht, wenn gleichzeitig Natron oder Baryt zugesetzt wird[5]) (wichtiger Unterschied von Arginin und Histidin).

Bei der Fäulnis, besonders unter Luftabschluß, spaltet Lysin Kohlensäure ab und liefert dabei Pentamethylendiamin [Cadaverin[6])]. Derselbe Prozeß kann sich im Organismus unter gewissen Umständen abspielen, wie Loewy und Neuberg[7]) gefunden haben; es gelang ihnen, in dem Harn eines Cystinurikers nach Verfütterung von Lysinchlorid Pentamethylendiamin nachzuweisen. Dieselbe Umwandlung kann auch rein chemisch bewirkt werden, nämlich bei der trockenen Destillation von Lysin[8]).

Für den **Nachweis** des Lysins ist seine Isolierung erforderlich. Hierzu verfährt man am besten folgendermaßen [vgl. Weiß[9])]. Die Lösung wird mit so viel heißgesättigter Silbersulfatlösung versetzt, daß eine Probe auf Zugabe von Barytwasser nicht eine weiße, sondern eine braune Fällung gibt, dann wird die Lösung abgekühlt und mit so viel feinpulverigem Barythydrat versetzt, daß nach gutem Umschwenken noch etwas ungelöst bleibt; die Lösung reagiert dann stark alkalisch. Im Niederschlage finden sich Arginin und Histidin (sind diese überhaupt nicht vorhanden, kann diese Behandlung selbstverständlich wegfallen). Das Filtrat der Arginin-Histidinfällung wird mit Schwefelsäure angesäuert und das noch vorhandene Silber mit Schwefelwasserstoff ausgefällt; den Niederschlag filtriert man ab und wäscht ihn gründlich mit siedendem Wasser aus. Aus dem schwefelsauren Filtrat fällt man mittels Phosphorwolframsäure das Lysin aus, wodurch man einen größeren Überschuß des Fällungsmittels möglichst zu vermeiden hat, d. h. man fügt nur so lange Phosphorwolframsäure hinzu, bis eine Probe der vom gebildeten Niederschlag abfiltrierten Lösung auf weiteren Zusatz des Fällungsmittels 10 Sekunden klar bleibt. Nach 24 Stunden wird dann filtriert und mit 4 volumproz. Schwefelsäure nachgewaschen.

---

[1]) R. O. Herzog, Zeitschr. f. physiol. Chemie **34**, 525 [1902].
[2]) S. P. L. Sörensen, Compt. rend. du Labor. de Carlsberg **6**, 61 [1902].
[3]) E. Fischer u. F. Weigert, Berichte d. Deutsch. chem. Gesellschaft **35**, 3776 [1902].
[4]) S. G. Hedin, Zeitschr. f. physiol. Chemie **21**, 301 [1895]; — E. Winterstein, Zeitschr. f. physiol. Chemie **45**, 77 [1905].
[5]) A. Kossel, Zeitschr. f. physiol. Chemie **25**, 177 [1898].
[6]) A. Ellinger, Zeitschr. f. physiol. Chemie **29**, 343 [1900].
[7]) A. Loewy u. C. Neuberg, Zeitschr. f. physiol. Chemie **43**, 352 [1904].
[8]) C. Neuberg, Zeitschr. f. physiol. Chemie **45**, 118 [1905].
[9]) F. Weiß, Zeitschr. f. physiol. Chemie **52**, 114 [1907].

Der Phosphorwolframsäureniederschlag wird nun mit Wasser zu einem gleichmäßigen Brei angerieben und in kochendes Wasser eingetragen, und diese heiße Flüssigkeit wird bis zu stark alkalischer Reaktion mit heißer Ätzbarytlösung versetzt. Das unlösliche Bariumsalz wird abfiltriert und mehrmals mit heißer Ätzbarytlösung ausgewaschen, während die alkalischen Filtrate sofort durch Einleiten von Kohlensäure vom überschüssigen Baryt befreit und auf dem Wasserbade eingeengt werden. Während des Einengens scheidet sich wieder Bariumcarbonat ab, weshalb der Rest wieder in Wasser gelöst, filtriert und eingeengt wird.

Der in seinem Aussehen harzig erscheinende Rückstand wird nun mit einer geringen Menge alkoholischer Pikrinsäurelösung unter Zusatz von Alkohol angerührt. Zu dieser alkoholischen Lösung setzt man, am besten in einer weißen Schale, nach und nach jeweils in kleinsten Mengen so lange eine konz. alkoholische Lösung von Pikrinsäure, als die Bildung eines Niederschlages zu beobachten ist. Das ausgeschiedene Pikrat wird nach 24 Stunden abfiltriert, mit sehr wenig abs. Alkohol gewaschen, in siedendem Wasser gelöst, filtriert und bis auf ein kleines Volumen eingeengt; beim Erkalten scheidet sich dann Lysinpikrat in nadelförmigen Krystallen ab.

Um das Pikrat in das Chlorid zu überführen, bringt man es in wässerige Salzsäure, schüttelt die Pikrinsäure mit Äther aus und verdampft die wässerige Lösung zur Trockne. Zur Umkrystallisation des Chlorids löst man es in wenig heißem Methylalkohol, verdunstet zur Sirupkonsistenz und versetzt den Rückstand mit wenig heißem abs. Alkohol; beim Erkalten krystallisiert dann das Chlorid aus. Zur weiteren Identifizierung kann das Goldsalz (siehe oben) hergestellt werden.

Die **quantitative Bestimmung**, soweit eine solche möglich ist, gestaltet sich wie der Nachweis, nur daß man selbstverständlich alle Filtrierungen, Waschungen usw. mit Rücksicht auf quantitative Ergebnisse ausführt; das am Ende der Operationen erhaltene Pikrat wird getrocknet und gewogen. Bei quantitativen Bestimmungen kann man aber die in den Mutterlaugen (alkoholische und wässerige) gelöst bleibende Lysinmenge nicht vernachlässigen. Man säuert daher mit Schwefelsäure an, entfernt die Pikrinsäure mittels Äther, fällt wieder mit Phosphorwolframsäure und stellt aus dem Niederschlag auf dieselbe Weise wieder Pikrat her, das ebenfalls getrocknet und gewogen wird. Dieses Verfahren ist so oft zu wiederholen, als noch Lysinpikrat erzielt werden kann. Bei vorsichtigem Zusatz von Pikrinsäure in den vorhergegangenen Fällungen, d. h. bei Vermeidung eines wieder lösend wirkenden Überschusses derselben, pflegt die Ausbeute von Lysinpikrat aus dem 3. Phosphorwolframsäureniederschlag bereits so gering zu sein, daß sie vernachlässigt werden kann.

4. Guanidinosäuren.

a) Arginin (α-Amino-δ-guanidinovaleriansäure).

$$
\begin{array}{l}
CH_2 - NH - C - NH_2 \\
\quad\quad\quad\quad \| \\
CH_2 \quad\quad\quad NH \\
\\
CH_2 \quad\quad\quad\quad = C_6H_{14}N_4O_2. \\
\\
CH \cdot NH_2 \\
\\
COOH
\end{array}
$$

Das Arginin findet sich unter den Hydrolysierungsprodukten fast aller Proteinstoffe, bei den verschiedenen Eiweißkörpern aber in sehr wechselnder Menge; besonders reichlich erhält man es aus den Protaminen. Das natürlich vorkommende Arginin ist die d-Verbindung, jedoch ist auch in einzelnen Fällen racemisches Arginin aus den Proteinstoffen gewonnen worden [1]. Das d-Arginin läßt sich durch kurzdauerndes Erhitzen des Nitrates auf 210—220° [2]) oder durch 33stündiges Erhitzen der 50% freie Schwefelsäure enthaltenden wässerigen Lösung auf 160—180° [3]) racemisieren; aus dem inaktiven Arginin läßt sich nach Einwirkung von Leberpreßsaft l-Arginin isolieren, indem das in dem Leberpreßsaft enthaltene Enzym Arginase das d-Arginin in Ornithin und Harnstoff zerlegt, während das l-Arginin nicht angegriffen wird [Rieß er[3]), S. 232]. Dieselbe Spaltung, welche das d-Arginin durch Arginase leitet, kann auch durch Kochen mit Barytwasser stattfinden[4]); aus d-Arginin entsteht d-Ornithin, und durch Addition von Cyanamid an d-Ornithin läßt sich wieder d-Arginin aufbauen[5]). Synthetisch ist das Arginin erst in neuerer Zeit gewonnen worden [Sörensen[6])].

Das d-Arginin[7]) krystallisiert in rosettenartigen Drusen von rechtwinkligen oder zugespitzten Tafeln und dünnen Prismen, die sich bei 207 bis 207,5° zersetzen. In Alkohol, selbst in siedendem, ist es fast unlöslich, in Wasser dagegen leicht löslich; die Lösung reagiert stark alkalisch und zieht aus der Luft Kohlensäure an. In wässeriger Lösung reagiert die Aminogruppe wie gewöhnlich mit Formol (siehe S. 575); die Guanidinogruppe dagegen vermag kein Formol zu binden, weshalb das Arginin sich bei der Formoltitrierung wie ein neutraler Körper verhält[8]).

Das d-Argininchlorid[9]) $C_6H_{14}N_4O_2 \cdot HCl$ krystallisiert in tafelförmigen Krystallen, die in Wasser sehr leicht, in Alkohol bedeutend schwerer löslich sind. Es scheint sowohl wasserfrei, wie auch mit 1 Mol. Krystallwasser krystallisieren zu können. Das Salz ist rechtsdrehend, und zwar ist für etwa 8 proz. Lösungen $[\alpha]_D^{20} = +10,70°$; mit steigender Salzsäurekonzentration steigt auch die spezifische Drehung, bis auf 1 Mol. $C_6H_{14}N_4O_2 \cdot HCl$ noch 2 Mol. Salzsäure vorhanden sind, dann wird sie konstant und zwar für Lösungen, die etwa 4% Argininchlorid enthalten, $[\alpha]_D^{20} = +21,19°$.

Argininmononitrat. Die racemische Verbindung[10]) krystallisiert wasserfrei in kleinen, glänzenden, klaren, vierseitigen Säulen oder Tafeln, die häufig zu Drusen vereinigt sind; sie schmilzt bei 211° [Kutscher[10])] oder 217° [Rieß er[10])]. 100 T. Wasser lösen bei 12° ca. 4,6 T., bei 20° 5,8 T. Salz. — Die beiden aktiven Verbindungen[3)][9]) krystallisieren mit $1/_2$ Mol. Wasser in feinen Nadeln; die Krystalle sind in Wasser sehr leicht löslich (bei 16° in etwa 2 T. Wasser), in Alkohol aber ziemlich schwer löslich. Der Schmelzp. ist 126°. Für etwa 10 proz. Lösung der d-Verbindung ist $[\alpha]_D^{20} = +9,31°$, während für etwa 5 proz. Lösung, die noch 4 Mol. Salpetersäure enthält, die Drehung $[\alpha]_D^{20} = +18,71°$ ist. Für 1,5 proz. Lösung der l-Verbindung, die noch 4 Mol. Salpetersäure enthält, hat Rieß er $[\alpha]_D^{20} = -15,21°$ gefunden.

Arginin-dinitrat[11]). Die d, l-Verbindung krystallisiert wasserfrei; die Krystalle

[1]) Fr. Kutscher, Zeitschr. f. physiol. Chemie **28**, 90 [1899]; **32**, 476 [1901]. — E. P. Cathcart, Journ. of Physiol. **32**, 299; **32**, XV [1905].

[2]) Fr. Kutscher, Zeitschr. f. physiol. Chemie **32**, 478 [1901].

[3]) O. Rieß er, Zeitschr. f. physiol. Chemie **49**, 222 [1906].

[4]) E. Schulze u. E. Winterstein, Zeitschr. f. physiol. Chemie **26**, 1 [1898]; **34**, 128 [1901]. — Siehe auch S. P. L. Sörensen u. A. C. Andersen, Compt. rend. du Labor. de Carlsberg **7**, 83 [1908]; Zeitschr. f. physiol. Chemie **56**, 248 [1908].

[5]) E. Schulze u. E. Winterstein, Zeitschr. f. physiol. Chemie **34**, 134 [1901].

[6]) S. P. L. Sörensen, Berichte d. Deutsch. chem. Gesellschaft **43**, 643 [1910].

[7]) Wl. Gulewitsch, Zeitschr. f. physiol. Chemie **27**, 183 [1899].

[8]) S. P. L. Sörensen, Compt. rend. du Labor. de Carlsberg **7**, 16, 39 [1907]; Biochem. Zeitschr. **7**, 60, 83 [1907].

[9]) E. Schulze u. E. Steiger, Zeitschr. f. physiol. Chemie **11**, 52 [1886]. — S. G. Hedin, Zeitschr. f. physiol. Chemie **21**, 156 [1895]. — Wl. Gulewitsch, Zeitschr. f. physiol. Chemie **27**, 185, 368 [1899]. — E. Schulze, Zeitschr. f. physiol. Chemie **29**, 329 [1900].

[10]) Fr. Kutscher, Zeitschr. f. physiol. Chemie **28**, 90 [1899]; **32**, 478 [1901]. — O. Rieß er, Zeitschr. f. physiol. Chemie **49**, 224 [1906].

[11]) Wl. Gulewitsch, Zeitschr. f. physiol. Chemie **27**, 190 [1899]. — O. Rieß er, Zeitschr. f. physiol. Chemie **49**, 218, 225, 235 [1906].

sind in Wasser sehr leicht löslich und schmelzen bei 151°. — Ganz ähnlich verhalten sich die beiden aktiven Formen.

Wässerige Argininsalzlösungen lösen Metalloxyde und geben dabei oft krystallinische Verbindungen.

Argininkupfernitrate[1]). Die d, l-Verbindung ist nach Schenck[1]) in Wasser leicht löslich und krystallisiert mit 2 Mol. Krystallwasser, nach Rießer nicht ganz leicht in Wasser löslich und mit 3 Mol. Wasser krystallisierend; Schmelzp. 228—229°. — Die beiden aktiven Formen krystallisieren mit 3 Mol. Wasser $(C_6H_{14}N_4O_2)_2 \cdot Cu(NO_3)_2$ + 3 H_2O und sind in Wasser ziemlich schwer löslich; 100 T. Wasser lösen bei 13° 1,05 T. der d-Verbindung. Schmelzpunkt der entwässerten Salze 234°. Das Salz des natürlichen Arginins kann mit ein wenig variierendem Wassergehalt krystallisieren, derselbe nähert sich indessen dem für 3 Mol. Wasser berechneten, wenn das Trocknen des Salzes in ziemlich trockner Luft oder bei kurzem Stehenlassen über Schwefelsäure oder Calciumchlorid vor sich geht. Bei längerem Stehenlassen über Schwefelsäure entweichen nicht unbeträchtliche Mengen des Krystallwassers [2]).

Argininsilbernitrate[2])[3]). a) Saure Salze. Die d, l-Verbindung $(C_6H_{14}N_4O_2 \cdot NHO_3)_2$ + AgNO_3 + $^1/_2$ H_2O [Rießer[4])] bildet Büschel von weißen Nadeln, die getrocknet bei 170—172° schmelzen; sie ist leicht löslich in Wasser und wird aus dieser Lösung durch Alkohol und Äther gefällt. — Die optisch aktiven Formen $C_6H_{14}N_4O_2 \cdot HNO_3 + AgNO_3$ sind wasserfrei und schmelzen bei 183°. Für die d-Verbindung gibt Gulewitsch[4]) an, daß 100 T. Wasser bei 16° 13,75 T. Salz lösen können. — b) Basische Nitrate. Nur die d-Verbindung $C_6H_{14}N_4O_2 \cdot AgNO_3 + ^1/_2 H_2O$ ist bekannt [Gulewitsch[4])]. Es ist schwerer löslich als das entsprechende saure Salz, indem 100 T. Wasser bei 16° nur 1,13 T. Salz lösen; in warmem Wasser ist es viel leichter löslich. Beim langsamen Erhitzen zersetzt es sich scharf bei 164°.

Außer den Argentonitraten bildet Arginin sehr schwer lösliche Silberverbindungen, die entstehen, wenn wässerigen Argininsalzlösungen Silbernitrat und Barytlauge hinzugefügt werden. Es entstehen zwei verschiedene Verbindungen: $C_6H_{12}Ag_2N_4O_2 \cdot H_2O$ und $C_6H_{11}Ag_3N_4O_2 \cdot H_2O$ [Gulewitsch (l. c., S. 206)]. 1 l destilliertes Wasser oder 1 l Lösung von Bariumnitrat und Barythydrat vermag bei gewöhnlicher Temperatur 0,035 g Arginin in Form von Argininsilber zu lösen. Der Schwerlöslichkeit wegen werden diese Salze zur Ausfällung des Arginins benutzt (siehe später).

Phosphorwolframat. Das Salz des d-Arginins ist in kaltem Wasser sehr schwer löslich, läßt sich aber aus siedendem Wasser umkrystallisieren. Bei der Ausfällung ist ein gewisser Überschuß von Phosphorwolframsäure zu verwenden, man kann dann erreichen, daß in 1 l Flüssigkeit nur 0,07 g Arginin gelöst bleibt. Näheres über die Fällungsbedingungen ist bei Gulewitsch (l. c., S. 192) nachzusehen.

Pikrate[5]) $C_6H_{14}N_4O_2 \cdot C_6H_3N_3O_7$. Die d, l-Verbindung krystallisiert ohne Krystallwasser in kleinen glänzenden Prismen, die bei 200—201° schmelzen; 100 T. Wasser lösen bei 16° 0,22 T. — Die beiden optisch aktiven Formen krystallisieren mit 2 Mol. Krystallwasser in langen, seidenglänzenden Nadeln vom Schmelzp. 205—206°; 100 T. Wasser lösen bei 16° 0,5 T. Substanz.

Arginin-pikrolonate $C_6H_{14}N_4O_2 \cdot C_{10}H_8N_4O_5$ [6]). Die d, l-Verbindung krystallisiert wasserfrei und schmilzt nach Rießer[6]) bei 248°, nach Kossel und Weiß[6]) bei 238°; 100 T. Wasser lösen 0,03 T. (Rießer). — Die d-Verbindung krystallisiert in gelben Nadeln mit 1 Mol. Krystallwasser. Schmelzpunkt nach Steudel, Kossel und Weiß 225°, nach Rießer 231°. 100 ccm Wasser lösen nach Steudel 0,09 g Substanz bei gewöhnlicher

[1]) E. Schulze u. E. Steiger, Zeitschr. f. physiol. Chemie 11, 52 [1886]. — Wl. Gulewitsch, Zeitschr. f. physiol. Chemie 27, 196 [1899]. — E. Schulze, Zeitschr. f. physiol. Chemie 29, 331 [1900]. — M. Schenck, Zeitschr. f. physiol. Chemie 43, 73 [1904]. — O. Rießer, Zeitschr. f. physiol. Chemie 49, 218, 225, 235 [1906].

[2]) Siehe die Zusammenstellung bei S. P. L. Sörensen und A. C. Andersen, Compt. rend. du Lab. de Carlsberg 7, 79 [1908] und Zeitschr. f. physiol. Chemie 56, 244 [1908].

[3]) S. G. Hedin, Zeitschr. f. physiol. Chemie 21, 156 [1895].

[4]) Wl. Gulewitsch, Zeitschr. f. physiol. Chemie 27, 190 [1899]. — O. Rießer, Zeitschr. f. physiol. Chemie 49, 218, 225, 235 [1906].

[5]) O. Rießer, Zeitschr. f. physiol. Chemie 49, 216, 224, 234 [1906].

[6]) O. Rießer, Zeitschr. f. physiol. Chemie 49, 219, 226, 236 [1906]. — Siehe auch H. Steudel, Zeitschr. f. physiol. Chemie 37, 220 [1902]; 44, 157 [1905]. — Ferner A. Kossel, u. F. Weiß, Zeitschr. f. physiol. Chemie 59, 495 [1909].

Temperatur, nach Rießer 0,05 g bei 16°. — Die l-Verbindung (Rießer) ist der d-Verbindung ganz gleich, schmilzt auch bei 231°.

Argininester. Nur das salzsaure Salz des d-Argininmethylesters $C_6H_{13}N_4O_2$ · $CH_3 + 2$ HCl ist bekannt[1]); die Darstellung geschieht auf die gewöhnliche Weise (S. 581). Das Salz krystallisiert in farblosen Nadeln oder Prismen, die beim schnellen Erhitzen gegen 195° unter starkem Schäumen schmelzen. Es ist in Wasser sehr leicht, in kaltem Methyl- und heißem Äthylalkohol ebenfalls noch leicht, in den meisten anderen organischen Lösungsmitteln aber fast gar nicht löslich. Der freie Ester zersetzt sich außerordentlich schnell und kann daher in reinem Zustande nicht isoliert werden.

Benzoylarginine lassen sich auf die gewöhnliche Weise (S. 582) gewinnen, aber nur d-Benzoylarginin $C_6H_{12}N_4O_2$ · $(CO · C_6H_5)_2$ ist bekannt[2]). Es krystallisiert wasserfrei in Nadeln oder (beim langsamen Erkalten) in Tafeln, die bei 217—218° schmelzen.

β-Naphthalinsulfoarginine[3]) $C_6H_{12}N_4O_2·C_{10}H_7SO_2$. Über die Darstellung siehe S. 570. Die d, l-Verbindung krystallisiert mit $\frac{1}{2}$ Mol. Krystallwasser und ist in Wasser schwer, in Alkohol aber sehr leicht löslich. Schmelzpunkt sehr unscharf. Die beiden optisch aktiven Verbindungen krystallisieren wasserfrei; auch hier ist der Schmelzpunkt unscharf.

Das Arginin wird, wie oben angegeben, von Phosphorwolframsäure und von Silbernitrat und Barytwasser nahezu vollständig gefällt. Mercurinitrat und Mercurichlorid rufen in neutralen Argininlösungen keinen Niederschlag hervor, wohl aber nach Zugabe von Basen (Natron- oder Barytlauge); von den gewöhnlichen Fällungsmitteln geben Phosphormolybdänsäure eine gelbliche, im Überschuß des Reagens lösliche Fällung, Kaliumwismutjodid einen roten Niederschlag, Kaliumquecksilberjodid dagegen keine Fällung, wenn nicht gleichzeitig eine starke Base (Natron) zugefügt wird[4]).

Gegenüber Kochen mit Säuren ist das Arginin beständig, durch Kochen mit starken Basen (Natron oder Baryt) wird es aber zerlegt unter Bildung von Ornithin und Harnstoff (vgl. oben); durch Kalkmilch wird es sehr langsam und unvollständig zersetzt und durch Kochen mit Magnesia gar nicht, auch nicht, wenn gleichzeitig Ammoniumsalze vorhanden sind [Schulze und Winterstein[4])].

Durch Fäulnis entsteht aus Arginin Ornithin, und zwar hat Ackermann[5]) aus den Fäulnisprodukten des d-Arginins d, l-Ornithin gewonnen; beim weiteren Zersetzen des Ornithins entsteht Tetramethylendiamin (Putrescin) und d-Aminovaleriansäure.

Im gesunden Organismus wird eingeführtes Arginin verbrannt; bei einem Fall von Cystinurie haben Loewy und Neuberg[6]) dagegen nachweisen können, daß nach Eingabe von Arginin Tetramethylendiamin (Putrescin) ausgeschieden wird. Wohlgemuth meinte aus dem Harn phosphorvergifteter Kaninchen und auch aus dem Harn eines phosphorvergifteten Menschen Arginin als Pikrolonat isoliert zu haben, sein Befund muß aber als unsicher bezeichnet werden[7]).

---

[1]) E. Fischer u. U. Suzuki, Berichte d. Deutsch. chem. Gesellschaft **38**, 4186 [1905].

[2]) Wl. Gulewitsch, Zeitschr. f. physiol. Chemie **27**, 209 [1899].

[3]) O. Rießer, Zeitschr. f. physiol. Chemie **49**, 220, 227, 236 [1906].

[4]) E. Schulze u. E. Steiger, Zeitschr. f. physiol. Chemie **11**, 56 [1886]. — E. Schulze u. E. Winterstein, Zeitschr. f. physiol. Chemie **34**, 136 [1901]. — Siehe auch S. P. L. Sörensen u. A. C. Andersen, Compt. rend. du Lab. de Carlsberg **7**, 79 [1908]; Zeitschr. f. physiol. Chemie **56**, 244 [1908].

[5]) D. Ackermann, Zeitschr. f. physiol. Chemie **56**, 310 [1908]; **60**, 482 [1909]; **64**, 91 [1910].

[6]) A. Loewy u. C. Neuberg, Zeitschr. f. physiol. Chemie **43**, 353 [1904].

[7]) J. Wohlgemuth, Zeitschr. f. physiol. Chemie **44**, 76, 83, 428 [1905].

Dem **Nachweis** des Arginins muß eine Isolierung vorangehen[1]). Beim Lysin (S. 608) ist angegeben, wie das Histidin und das Arginin zusammen als Silberverbindungen ausgefällt werden. Der abfiltrierte und mit Barytwasser sorgfältig gewaschene Niederschlag wird mit schwefelsäurehaltigem Wasser aufgeschwemmt, mittels Schwefelwasserstoff zerlegt und filtriert und der abfiltrierte Niederschlag mehrmals ausgekocht. Das gesamte Filtrat wird eingeengt, mit Barytwasser genau neutralisiert und weiter mit Bariumnitrat versetzt, bis die Lösung schwefelsäurefrei ist, dann filtriert und der Niederschlag ausgewaschen. Das ganze Filtrat wird wieder eingeengt, mit Salpetersäure schwach angesäuert und so lange mit einer konz. Silbernitratlösung versetzt, bis eine Tüpfelprobe mit Barytwasser einen braungelben Niederschlag ergibt. Wenn dies erreicht ist, wird mit Barytwasser eben neutral gemacht, aufgeschwemmtes Bariumcarbonat hinzugesetzt, die Flüssigkeit zunächst im Wasserbad angewärmt, dann auf dem Drahtnetze zum einmaligen Aufkochen erhitzt, abgekühlt und filtriert; im Niederschlage ist dann das Histidin, im Filtrate das Arginin vorhanden.

Zu dem Filtrat gibt man gepulvertes Barythydrat bis zur völligen Sättigung, saugt den entstandenen Niederschlag ab, wäscht ihn mit Barytwasser salpetersäurefrei, schwemmt ihn in schwefelsäurehaltigem Wasser bis zur sauren Reaktion auf, zerlegt ihn mit Schwefelwasserstoff, filtriert den Niederschlag ab und wäscht ihn gut mit siedendem Wasser aus. Die Flüssigkeit wird alsdann zur Entfernung des Schwefelwasserstoffs gekocht, dann mit überschüssiger Barytlauge versetzt und vom Bariumsulfat abfiltriert; aus dem Filtrat entfernt man den überschüssigen Baryt durch Kohlensäure, filtriert wieder und engt das Filtrat stark ein. In dieser eingeengten Lösung wird das Arginin nach dem von Steudel[2]) angegebenen Verfahren mittels Pikrolonsäure gefällt, die zuvor in wenig heißem Alkohol gelöst ist.

Aus dem Argininpikrolonat läßt sich das Nitrat, Chlorid usw. des Arginins herstellen durch Zusatz der entsprechenden Säure und Ausschüttelung der Pikrolonsäure mit Äther. Zum Identifizieren eignet sich namentlich außer dem Pikrolonat das Argininkupfernitrat (siehe oben).

Die **quantitative Bestimmung** des Arginins geschieht auf dieselbe Weise, nur daß man dafür Sorge tragen muß, bei den Filtrationen und den Auswaschungen quantitativ zu arbeiten [vgl. Weiß[2])].

b) Kreatin (Methylguanidinoessigsäure).

$$\begin{matrix} CH_2 - N(CH_3) - C - NH_2 \\ | \qquad\qquad \| \\ COOH \qquad\quad NH \end{matrix} = C_4H_9N_3O_2.$$

Im Gegensatz zu allen oben beschriebenen Aminosäuren findet sich das Kreatin nicht zwischen den hydrolytischen Spaltprodukten der Proteinstoffe, dagegen ist es in dem Organismus vieler Tiere vorhanden; so findet es sich z. B. immer in dem Safte der willkürlichen und glatten Muskeln der Wirbeltiere. Es läßt sich ziemlich leicht durch Synthese herstellen, indem es durch direkte Vereinigung von Methylglycin (Sarkosin) und Cyanamid entsteht[3]).

Das Kreatin krystallisiert mit 1 Mol. Krystallwasser in farblosen klaren Prismen; das Krystallwasser entweicht leicht bei 100°, wodurch die Krystalle

---

[1]) F. Weiß, Zeitschr. f. physiol. Chemie **52**, 113 [1907].
[2]) H. Steudel, Zeitschr. f. physiol. Chemie **37**, 219 [1902]; **44**, 157 [1905].
[3]) A. Strecker, Jahresber. d. Chemie **1868**, 685. — J. Vollhard, Zeitschr. f. Chemie **1869**, 318; Chem. Centralbl. **1869**, 364.

weiß und undurchsichtig werden. In heißem Wasser löst es sich beträchtlich, in kaltem ziemlich schwer, indem 1 T. 74,4 T. Wasser bei 18° erfordert; in Alkohol ist es fast gar nicht löslich und in Äther ganz unlöslich. Die wässerige Lösung reagiert neutral.

Mit Säuren verbindet es sich zu Salzen, die leicht löslich sind; beim Verdampfen ihrer wässerigen Lösungen bleiben sie krystallinisch zurück, jedoch ist das Verdampfen im Vakuum bei einer 30° nicht übersteigenden Temperatur vorzunehmen, da sonst unter Wasserabspaltung Kreatinin entsteht. Von den Salzen krystallisieren das Chlorid und das Sulfat in Prismen, das Nitrat in dicken Nadeln.

Auch mit einigen Salzen gibt das Kreatin krystallinische Verbindungen. Das Zink - chloriddoppelsalz $C_4H_9N_3O_2 \cdot ZnCl_2$ erhält man aus konz. Lösungen nach und nach in warzigen Krystallen; Zusatz von Alkohol beschleunigt die Krystallisation. — Das Cad - miumchloriddoppelsalz $C_4H_9N_3O_2 \cdot CdCl_2 + 2 H_2O$ entsteht, wenn Kreatin in eine 50° warme Cadmiumchloridlösung eingetragen wird; das Cadmiumsalz ist leichter löslich als das Zinksalz.

Das Kreatin wird von Phosphorwolframsäure oder von Bleiacetat nicht gefällt, dagegen erzeugt Mercurinitrat einen flockigen Niederschlag; wird die wässerige Lösung mit Quecksilberoxyd gekocht, so entsteht unter Abscheidung von metallischem Quecksilber oxalsaures Methylguanidin. Durch Oxydation mit Kaliumpermanganat entsteht ebenfalls Methylguanidin. Wird das Kreatin mit Wasserstoffsuperoxyd in Gegenwart von ein wenig Ferrosulfat oxydiert, so bilden sich Glyoxylsäure, Formaldehyd, Ameisensäure, Methylguanidin und Kohlensäure[1]). Gegenüber Formol verhält es sich in wässeriger Lösung wie Arginin und Guanidinverbindungen überhaupt, d. h. es reagiert nicht damit, weshalb es sich bei der Formoltitrierung als ein neutraler Körper erweist[2]). Wird die wässerige Lösung dagegen mit Formol erhitzt, so entsteht Dioxy - methylenkreatinin[3]).

Wird Kreatin in wässeriger Lösung mit Mineralsäuren gekocht, so geht es unter Abspaltung von Wasser in Kreatinin über, die Umsetzung ist aber selten quantitativ. Die Umwandlung ist sowohl von der Konzentration des Kreatins und der Säure wie auch von der Erhitzungsdauer abhängig; die günstigsten Bedingungen für eine vollkommene Umwandlung sind bei einer ca. 0,1 proz. Kreatinlösung durch 3—4 stündiges Erhitzen auf dem Wasserbade mit der doppelten Menge Normalsalzsäure gegeben[4]); die Umsetzung soll bei dieser Versuchsanordnung 85—100% betragen. Ist die Kreatinlösung konzentrierter als 0,1%, so ist die Umwandlung unvollkommener, desgleichen bei stärkerer oder geringerer Konzentration der Salzsäure.

Statt dieses etwas langweiligen Verfahrens soll man nach Benedict und Myers[5]) das folgende mit ebenso gutem Erfolg verwenden können: Die Kreatinlösung wird 15 Mi- nuten mit dem gleichen Volumen Normalsalzsäure im Autoklaven bei 117° erhitzt; dies Verfahren soll weiter auch für konzentriertere Kreatinlösungen brauchbar sein.

Wenn Kreatin mit Basen erhitzt wird, erleidet es eine tiefgehende Zer- setzung. Wird es mit Barytwasser gekocht, so entstehen Methylhydantoin, Sarkosin (Methylglycin), Harnstoff, Ammoniak und Kohlensäure; mit Natron- kalk erhitzt gibt es u. a. Methylamin.

Ob bei der Autolyse der Kreatin enthaltenden Organe das Kreatin zersetzt wird, ist

---

[1]) H. D. Dakin, Journ. of biol. Chemistry 1, 271 [1906].

[2]) S. P. L. Sörensen, Compt. rend. du Labor. de Carlsberg 7, 1 [1907]; Biochem. Zeitschr. 7, 45 [1907].

[3]) M. Jaffé, Berichte d. Deutsch. chem. Gesellschaft 35, 2896 [1902].

[4]) G. Dorner, Zeitschr. f. physiol. Chemie 52, 229 [1907]. — Vgl. auch M. Jaffé, Zeitschr. f. physiol. Chemie 48, 435 [1906]. — O. Folin, Hammarsten-Festschrift 3, 3 [1906].

[5]) F. G. Benedict u. V. C. Myers, Amer. Journ. of Physiol. 18, 397 [1907].

noch eine offene Frage. Nach Gottlieb und Stangassinger[1]) wird das Kreatin bei der Autolyse zum Teil in Kreatinin umgewandelt, und beide werden dann durch abbauende Enzyme zerstört. Mellanby[2]) hat indessen im Gegensatz hierzu gefunden, daß weder Kreatin noch Kreatinin bei der Autolyse angegriffen wird.

Unter normalen Verhältnissen kommt das Kreatin nicht im frischen Harn der Säuge-tiere vor, wohl aber in dem Harn der Vögel, wo es die Stelle des Kreatinins im Säugetier-harn einnimmt[3]). Unter pathologischen Verhältnissen kann das Kreatin auch im Säuge-tierharn vorhanden sein; bei akutem Fieber, Morbus Basedow, bei den Frauen post partum und überhaupt immer, wenn ein starker Verbrauch von Muskeleiweiß stattfindet, kann Kreatin im Harn nachgewiesen werden[4]). Der Nachweis muß immer mit frischem Harn geschehen, denn beim Stehen entsteht aus Kreatinin Kreatin. Konservierung des Harns mittels Chloroform hindert diese Umwandlung nicht; besser wirkt Chloroform mit 10% Thymol, aber auch dies verhindert nicht ganz die Umwandlung[5]).

Verfüttertes Kreatin erscheint nicht im Harn, weder als Kreatin noch als Kreatinin[6]), dagegen läßt sich nach Eingabe von Glykocyamin (Guanidinoessigsäure) Kreatin aus dem Harn isolieren, indem ein Teil des Glykocyamins im Organismus methyliert wird[7]). — Siehe auch bei Kreatinin (S. 617).

Der **Nachweis** des Kreatins im Harn geschieht jetzt immer indirekt. Nachdem das im Harn vorhandene Kreatinin bestimmt worden ist (siehe S. 619), wird eine Probe des Harns entweder mit dem doppelten Volumen Normalsalzsäure versetzt und 3—4 Stunden im siedenden Wasserbade erhitzt oder mit dem gleichen Volumen Normalsalzsäure versetzt und 15 Minuten im Autoklaven auf 117° erhitzt (vgl. oben); in beiden Fällen wird vorhandenes Kreatin in Kreatinin umgewandelt, und eine Bestimmung der jetzt vorhandenen Kreatininmenge ergibt also nach Subtraktion der erst vorhandenen Kreatinin-menge die Quantität Kreatinin, die dem vorhandenen Kreatin entspricht; durch Multiplizieren mit 1,16 erhält man dann die Kreatinmenge.

Zu bemerken ist, daß die Bestimmung immer mit frischem Harn ausgeführt werden muß, um sichere Resultate zu geben (vgl. oben). Die quantitative Bestimmung fällt hier mit dem Nachweis zusammen (siehe oben).

c) Kreatinin.

$$\begin{array}{c} \text{CH}_2\text{---N(CH}_3)\text{---C}=\overset{\shortmid}{\text{NH}} \\ | \qquad\qquad\quad | \\ \text{CO} \text{---------NH} \end{array} = \text{C}_4\text{H}_7\text{N}_3\text{O} \,.$$

Das Kreatinin wird synthetisch hergestellt durch Erwärmen wässeriger Kreatin-lösungen mit Salzsäure oder Schwefelsäure; die näheren Bedingungen für die Umwand-lung sind bei Kreatin erwähnt worden (siehe S. 614).

Das Kreatinin löst sich in 11,5 T. Wasser von 16°, leichter in heißem; in Alkohol ist es schwerer löslich. Aus heißgesättigten wässerigen Lösungen krystallisiert es in wasserfreien Blättchen, während es beim freiwilligen Ver-dunsten der kaltgesättigten wässerigen Lösung sich in großen Tafeln oder Prismen mit 2 Mol. Krystallwasser abscheidet, die jedoch ungemein leicht verwittern[8]).

---

[1]) R. Gottlieb u. R. Stangassinger, Zeitschr. f. physiol. Chemie **52**, 14 [1907]. — Siehe auch R. Stangassinger, Zeitschr. f. physiol. Chemie **55**, 295 [1908]. — A. Roth-mann, Zeitschr. f. physiol. Chemie **57**, 131 [1908].

[2]) E. Mellanby, Journ. of Physiol. **36**, 461 [1908].

[3]) D. N. Paton, Journ. of Physiol. **39**, 485 [1910].

[4]) F. G. Benedict u. V. C. Myers, Amer. Journ. of Physiol. **18**, 406 [1907]. — Ph. Shaffer, Amer. Journ. of Physiol. **23**, 1 [1908].

[5]) F. G. Benedict u. V. C. Myers, Amer. Journ. of Physiol. **18**, 401 [1907].

[6]) O. Folin, Hammarsten-Festschrift **3**, 6 [1906].

[7]) W. Czernecki, Zeitschr. f. physiol. Chemie **44**, 294 [1905]. — M. Jaffé, Zeitschr. f. physiol. Chemie **48**, 430 [1906]. — G. Dorner, Zeitschr. f. physiol. Chemie **52**, 225 [1907].

[8]) E. Wörner, Zeitschr. f. physiol. Chemie **27**, 4 [1899].

Das Kreatinin reagiert in wässeriger Lösung neutral, treibt aber das Ammoniak aus seinen Verbindungen aus[1]). Mit Säuren bildet es sauer reagierende, gut krystallisierende Salze, die fast alle leicht löslich sind. Das Chlorid $C_4H_7N_3O \cdot HCl$ krystallisiert aus siedendem Alkohol in kurzen, durchsichtigen Prismen; beim Verdunsten der kalt gesättigten wässerigen Lösung krystallisiert es mit 1 Mol. Wasser. — Das Sulfat $(C_4H_7N_3O)_2$ $\cdot H_2SO_4$ krystallisiert aus heißem Alkohol in konzentrisch gruppierten quadratischen Tafeln. — Das Chloroaurat $C_4H_7N_3O \cdot HAuCl_4$ erhält man, wenn man das Kreatininchlorhydrat bei 40—50° in möglichst wenig Wasser löst und dazu etwas mehr als die berechnete Menge Goldchloridlösung gibt; beim Abkühlen erstarrt dann die Flüssigkeit zu einem Brei von goldgelben Blättchen, die abgesaugt und mit einer Mischung von Alkohol und Äther gewaschen werden können. Die Krystalle sind wasserfrei, in Wasser und Alkohol sehr leicht löslich, in Äther aber unlöslich; reiner Äther verändert dieselben nicht, während unreiner (wasser- oder alkoholhaltiger) Äther überwiegend Goldchlorid herauslöst, so daß etwas Kreatininchlorhydrat ungelöst zurückbleibt. Die bei 100° getrockneten Krystalle schmelzen bei 170—174°; die geringen Wassermengen, die dem lufttrockenen Salz anhaften, sind imstande, den Schmelzpunkt erheblich herabzusetzen. Die Lösungen des Kreatiningoldchlorids zersetzen sich beim Kochen, wobei alles Gold metallisch abgeschieden wird[2]). — Das Chloroplatinat $(C_4H_7N_3O)_2 \cdot H_2PtCl_6$ entsteht aus Kreatininchlorhydrat und Platinchlorid; es ist in Wasser leicht, in Alkohol schwerer löslich. Aus den heißgesättigten wässerigen Lösungen krystallisiert es in gelbroten Säulchen mit 2 Mol. Krystallwasser, aus den alkoholischen Lösungen dagegen krystallisiert es wasserfrei; das wasserfreie Salz schmilzt bei raschem Erhitzen bei 220—225°[2]). — Das Pikrat $C_4H_7N_3O$ $\cdot C_6H_2(NO_2)_3OH$ erhält man in krystallwasserfreien, gelben, seidenglänzenden Nadeln, wenn man eine wässerige Kreatininlösung mit wässeriger Pikrinsäurelösung versetzt; die Krystalle sind in Wasser schwer löslich und schmelzen bei 212—213°[3]). Ein Doppelsalz aus Kreatininpikrat und Kaliumpikrat $C_4H_7N_3O \cdot C_6H_2(NO_2)_3OH + C_6H_2$ $(NO_2)_3OK$ scheidet sich aus menschlichem Harn nach Zugabe von Pikrinsäure in gelben Nadeln und Prismen ab. Die Krystalle sind in Wasser und in Alkohol schwer löslich, indem 100 T. Wasser bei 19—20° 0,18 T., 100 T. verdünnter Alkohol (1 abs. Alkohol zu 5 Wasser) bei 15—16° 0,11 T. Substanz lösen [M. Jaffé[3])]. Kocht man diese Verbindung mit starken konz. Mineralsäuren, so erhält man ein Kreatinindipikrat von der Zusammensetzung $C_4H_7N_3O \cdot 2 C_6H_2(NO_2)_3OH$ [4]). — Kynurensaures Kreatinin $C_4H_7N_3O \cdot C_{10}H_7NO_3$ scheidet sich in Büscheln von farblosen dünnen Prismen ab, wenn eine heiße verdünnte Kreatininlösung mit gepulverter Kynurensäure versetzt wird [Jaffé[3])].

Außer mit den Säuren bildet das Kreatinin krystallinische Verbindungen mit verschiedenen Salzen. Kreatinin-Chlorzink $(C_4H_7N_3O)_2 \cdot ZnCl_2$ erhält man, wenn man eine nicht zu verdünnte wässerige oder besser alkoholische Kreatininlösung mit konzentrierter, möglichst schwach saurer Zinkchloridlösung versetzt; freie Mineralsäuren lösen das Salz und dürfen daher nicht vorhanden sein, sie können aber unschädlich gemacht werden durch Hinzufügen überschüssigen Natriumacetats. Aus reinen Kreatininlösungen erhält man das Salz in Gruppen feiner Nadeln oder Prismen, aus unreinen Lösungen (z. B. Harnextrakten, siehe unten) scheidet es sich aber in warzigen Krusten oder als ein sandiges gelbes Pulver ab, welches unter dem Mikroskop verschiedenartige Struktur zeigen kann. Die Substanz ist in Wasser ziemlich schwer löslich, in Alkohol nahezu unlöslich, indem sie sich in 53 T. kaltem und in 24 T. kochendem Wasser, in 9217 T. 98proz. Alkohol und in 5743 T. 87proz. Alkohol bei 15—20° löst. — Eine analoge Cadmiumchloridverbindung kann aus Kreatinin und Cadmiumchlorid gewonnen werden, sie ist aber erheblich leichter löslich als die Zinkchloridverbindung.

Neutrale Kreatininlösungen werden von Mercurinitrat und Mercurichlorid gefällt; Zugabe von Natriumacetat macht die Fällung etwas vollständiger, quantitativ wird die Fällung aber nicht; ammoniakalische Silbernitratlösung oder Silbernitrat und Baryt bewirken ebenfalls Fällung (vgl. S. 566). Im Gegensatz zu Kreatin wird das Kreatinin aus den mit Mineralsäuren angesäuerten Lösungen durch Phosphorwolframsäure oder Phosphormolybdänsäure gefällt, selbst wenn die Lösungen stark verdünnt sind.

---

[1]) E. Salkowski, Zeitschr. f. physiol. Chemie **12**, 211 [1887].
[2]) E. Wörner, Zeitschr. f. physiol. Chemie **27**, 4 [1899].
[3]) M. Jaffé, Zeitschr. f. physiol. Chemie **10**, 398 [1886]. — Siehe auch E. Wörner, Zeitschr. f. physiol. Chemie **27**, 7 [1899]. — M. Topepelius u. H. Pommerehne, Archiv d. Pharmazie **234**, 380 [1896].
[4]) E. Mayerhofer, Wiener klin. Wochenschr. **22**, 90 [1909]; zit. nach Chem. Centralbl. **1909**, I, 2020.

Gegenüber Formaldehyd verhält sich das Kreatinin genau wie das Kreatin (siehe S. 614), ebenso gegenüber Benzoe- und Phthalsäureanhydrid, auch erleidet es dieselbe Zersetzung wie dieses durch Kochen mit Quecksilberoxyd, Bleisuperoxyd und Schwefelsäure, Kaliumpermanganat oder Wasserstoffsuperoxyd. Beim trockenen Erhitzen des Kreatininchlorhydrats erhielt Engeland neben Blausäure und Pyrrol Dimethylamin[1]). In alkalischer Lösung geht das Kreatinin in Kreatin über, eine vollständige Umwandlung gelingt aber nicht; selbst bei gewöhnlicher Temperatur findet hierbei Ammoniakentwicklung statt. Konz. Ammoniakwasser löst Kreatinin ziemlich leicht, Kreatin aber recht schwer, so daß hierdurch eine teilweise Trennung der beiden Körper möglich ist[2]).

Das Kreatinin wirkt reduzierend auf viele Metallsalze. Quecksilberoxyd wird zu metallischem Quecksilber reduziert, und Goldchlorid scheidet beim Kochen mit Kreatinin alles Gold metallisch ab. Auch alkalische Kupferoxydlösungen werden reduziert, hierdurch entsteht aber nicht metallisches Kupfer, sondern Kupferoxydul, welches jedoch nur dann zur Ausscheidung kommt, wenn die Menge des reduzierten Kupfers nicht gar zu klein ist und wenn genügend lange erhitzt wird. Das Vorhandensein von Kreatinin stört demnach die Zuckerreaktionen mit alkalischen Kupferlösungen, teils weil es reduzierend wirkt und teils weil es das Kupferoxydul in Lösung halten kann; die Alménsche Zuckerprobe wird dagegen von dem Kreatinin nicht beeinflußt, indem dieses nicht imstande ist, alkalische Wismutlösungen zu reduzieren.

Das Kreatinin ist immer im Harn von Menschen und von vielen Säugetieren vorhanden, dagegen soll nach Noel Paton[3]) bei den Vögeln Kreatin statt Kreatinin ausgeschieden werden. Die 24stündige ausgeschiedene Kreatininmenge schwankt ziemlich bedeutend, scheint aber nach den neueren Bestimmungen 1,8—2,4 g zu betragen; nach den alten Methoden wurde viel weniger Kreatinin gefunden, die Methoden waren aber ungenau[4]). Die Kreatininausscheidung der Frauen scheint bedeutend kleiner als die der Männer zu sein; das Alter spielt eine große Rolle für die Größe der Kreatininausscheidung, indem junge Menschen eine größere Menge als ältere von ungefähr demselben Körpergewicht ausscheiden[5]). Auch Säuglinge scheiden Kreatinin ab[6]). Verfüttertes Kreatinin wird größtenteils und ziemlich schnell mit dem Harn abgeschieden, während verfüttertes Kreatin in der Regel nicht zur Ausscheidung, weder als Kreatin noch als Kreatinin gelangt, allenfalls wenn die Menge nicht zu groß ist; wird das Kreatin bei reichlicher Eiweißzufuhr in nicht zu geringer Menge verfüttert, dann kann indessen ein wenig davon als unverändertes Kreatin mit dem Harn abgeschieden werden[7]). Beim Hunger sinkt die im Harn vorhandene präformierte Kreatininmenge, gleichzeitig tritt aber Kreatin auf[8]). Beim Fieber steigt die ausgeschiedene Kreatininmenge stark[9]).

Über die Entstehung des Kreatinins im Organismus sowie über den Einfluß verschiedener Faktoren wie Nahrung, Krankheiten, Muskelarbeit auf die Größe der Kreatininabscheidung gehen die Ansichten zurzeit stark auseinander.

---

[1]) R. Engeland, Zeitschr. f. physiol. Chemie **57**, 65 [1908].

[2]) O. Folin, Hammarsten-Festschrift **3**, 4 [1906].

[3]) D. Noel Paton, Journ. of Physiol. **39**, 485 [1910].

[4]) Siehe C. J. C. van Hoogenhuyze u. H. Verploegh, Zeitschr. f. physiol. Chemie **46**, 415 [1905].

[5]) F. G. Benedict u. V. C. Myers, Amer. Journ. of Physiol. **18**, 377 [1907].

[6]) C. J. C. van Hoogenhuyze u. H. Verploegh, Zeitschr. f. physiol. Chemie **46**, 440 [1905].

[7]) O. Folin, Hammarsten-Festschrift **3**, 6 [1906]. — Siehe auch C. J. C. van Hoogenhuyze u. H. Verploegh, Zeitschr. f. physiol. Chemie **57**, 161 [1908]. — K. O. af Klercker, Biochem. Zeitschr. **3**, 45 [1907].

[8]) Benedict, Carnegie Inst. of Washington, Publ. Nr. **77**, 386 [1907]; zit. nach van Hoogenhuyze u. Verploegh, Zeitschr. f. physiol. Chemie **57**, 264 [1908]. — Cathcart, Biochem. Zeitschr. **6**, 109 [1907].

[9]) I. B. Leathes, Journ. of Physiol. **35**, 205 [1907]. — Siehe auch C. J. C. van Hoogenhuyze u. H. Verploegh, Zeitschr. f. physiol. Chemie **57**, 264 [1908].

Das Kreatinin läßt sich nach mehreren Methoden aus dem Harn gewinnen, am leichtesten nach der zuerst von Folin[1]) benutzten Methode, welche auf der Ausfällung des Kreatinins als Kaliumkreatininpikrat basiert. Man verfährt in folgender Weise.

18 g Pikrinsäure, für je 1 l Harn, werden abgewogen und in kochendem Alkohol gelöst (100 ccm Alkohol für je 40 g Pikrinsäure). Diese heiße Lösung wird unter kräftigem Umrühren in den Harn gegossen. Das Umrühren wird ein paar Minuten fortgesetzt (ohne die Wände des Gefäßes zu berühren!), bis die Ausfällung des Pikrates beginnt. Nach einer halben bis dreiviertel Stunde ist nun beinahe alles Kreatinin in dem schweren sandigen Bodensatz enthalten. Die Flüssigkeit ist aber noch durch ausfallende Harnsäure getrübt. Diese Flüssigkeit wird nun möglichst vollständig abgehebert und der Bodensatz auf dem Saugfilter mit gesättigter Pikrinsäurelösung gründlich gewaschen. Der noch feuchte Niederschlag wird gewogen und mit etwa halb soviel Gewichtsteilen Kaliumbicarbonat und ca. 150 ccm Wasser pro je 4 l des angewandten Harns während einer Stunde in einer großen Reibschale verrieben. Das Kaliumbicarbonat bewirkt keine Zersetzung des Kreatinins und der Pikrinsäure, wie dies stärkere Alkalien tun, auch keine bemerkbare Umwandlung des Kreatinins in Kreatin. Durch diese Behandlungsweise geht aber das Kreatinin quantitativ in Lösung und die Pikrinsäure wird in das schwerlösliche Kaliumsalz übergeführt. Letzteres wird auf dem Saugfilter abfiltriert und mit kleinen Mengen Kaliumbicarbonatlösung gewaschen. Das Filtrat enthält sämtliches Kreatinin.

Diese Lösung, die das Kreatinin neben Kaliumbicarbonat und kleinen Mengen von Verunreinigungen enthält, wird vorsichtig mit 20 proz. Schwefelsäure neutralisiert. Die schwach saure Lösung wird darauf mit 2 Vol. Methyl- oder Äthylalkohol vermischt und sogleich (ohne zu filtrieren) mit kleinen Mengen Tierkohle (etwa 50 g pro je 8 l Harn) entfärbt. Nach einigen Minuten wird filtriert, um die Tierkohle und fast das gesamte, durch Alkohol ausgefällte Kaliumsulfat zu entfernen. Das schwach gelbgefärbte Filtrat wird am besten einige Stunden, oder bis zum nächsten Tage, stehen gelassen und nochmals filtriert. Das letzte Filtrat enthält nun neben äußerst geringen Spuren von Kaliumsulfat das gesamte Kreatinin mit Ausnahme von kleinen Mengen (etwa 0,5—1 g), die von der Tierkohle zurückgehalten wurden.

Der Kreatininlösung wird konz. Zinkchloridlösung allmählich zugesetzt, solange noch eine weitere Fällung entsteht, und das Ganze bis zum nächsten Tage stehen gelassen. Das entstandene Doppelsalz wird abfiltriert und einige Male mit 50 proz. Alkohol gewaschen. Wenn nicht allzuwenig Tierkohle zur Entfärbung angewandt wurde, so erhält man die Fällung vollständig weiß, sonst kann dieselbe schwach gelb gefärbt sein. Aus diesem Kreatininchlorzink wird nun das Kreatinin in bekannter Weise durch Behandlung mit Bleihydroxyd von Zink und Chlor befreit. Nach dem Kochen mit dem Bleihydroxyd, das im Überschuß vorhanden sein muß, empfiehlt es sich, Schwefelwasserstoff während einiger Minuten durchzuleiten, bis die gesamte Fällung fast vollständig schwarz ist. Durch diesen kleinen Kunstgriff erhält man eine sehr leicht filtrierbare, anstatt der üblichen, äußerst schwierig zu filtrierenden Mischung (natürlich muß das H_2S-Durchleiten nicht bis zur Zersetzung des Bleichlorids fortgesetzt werden). Das klare Filtrat wird jetzt durch Schwefelwasserstoff vollständig entbleit.

---

[1]) O. Folin, Zeitschr. f. physiol. Chemie **41**, 235 [1904].

Die in dieser Weise erhaltene wasserklare Lösung enthält ein Gemenge von Kreatinin und Kreatin. Um das Gemenge von Kreatin und Kreatinin quantitativ als Kreatinin zu erhalten, hat sich folgendes Verfahren bewährt. Entsprechend je 4 g des obigen Gemenges werden 50 ccm Normalschwefelsäure der Lösung zugesetzt. Diese Lösung wird dann durch Kochen eingedampft, bis das Volumen der Flüssigkeit etwa der Menge zugesetzter Normalsäure entspricht, und darauf 36—48 Stunden lang auf dem Wasserbade erhitzt. Erst nach solch langdauerndem Erhitzen habe ich das Kreatin quantitativ in Kreatinin umgewandelt gefunden. Eine Bariumhydratlösung, titrimetrisch der zugesetzten Schwefelsäure entsprechend, wird dann in das Kreatininschwefelsäuregemisch eingegossen. Nach einer halben Stunde wird das Bariumsulfat abfiltriert und das Filtrat und Waschwasser rasch über freier Flamme durch Kochen konzentriert, bis in der noch kochenden Flüssigkeit ein Teil des gelösten Kreatinins schon ausgefallen ist. Nach dem Erkalten ist die ganze Flüssigkeit gewöhnlich erstarrt. Die Mutterlauge wird auf dem Saugfilter abgesaugt und das Kreatinin mit kleinen Mengen Alkohol zwei- oder dreimal gewaschen. Durch zweimaliges Umkrystallisieren ist das in dieser Weise erhaltene Kreatinin analysenrein.

Andere Darstellungsmethoden sind früher von Maly[1]), Hofmeister[2]) und Neubauer-Salkowski[3]) angegeben worden, die Folinsche scheint aber die beste zu sein.

Zum **Nachweis** des Kreatinins dienen außer der Herstellung des Zinkchloriddoppelsalzes noch folgende **Farbenreaktionen**.

1. Reaktion nach Weyl.[4]) Die zu untersuchende Lösung wird mit wenigen Tropfen einer sehr verdünnten wässerigen Lösung von Nitroprussidnatrium versetzt; dann wird verdünnte Natronlauge tropfenweise zugegeben. Wenn Kreatinin vorhanden ist, färbt sich die Lösung intensiv rubinrot, die Farbe bleibt aber nicht bestehen, sondern macht einer strohgelben Farbe Platz. Säuert man jetzt mit Essigsäure an und erhitzt, so färbt sich die Lösung erst grünlich, dann mehr und mehr blau (Berlinerblau)[5]). Weder Kreatin noch andere ähnliche Körper geben diese Reaktion, wohl aber ähnlich Aceton; dies läßt sich jedoch durch Wegkochen beseitigen, ehe die Reaktion angestellt wird (siehe S. 297).

2. Reaktion nach Jaffé.[6]) Die Lösung wird mit etwas wässeriger Pikrinsäurelösung und einigen Tropfen verdünnter Natronlauge versetzt; bei Gegenwart von Kreatinin färbt sie sich dann sofort und schon in der Kälte intensiv rot (vgl. die quantitative Bestimmung). Die Intensität der Farbe nimmt in einigen Minuten noch erheblich zu, blaßt aber bei längerem Stehen nach und nach ab. Ansäuern wandelt in wenig Minuten die Farbe in Gelb um. Weder Kreatin noch irgendein anderer der bekannten Harnbestandteile gibt dieselbe Reaktion, nur Aceton, Acetessigsäure, Acetessigester und Schwefelwasserstoff — also alles pathologische und dazu aus Harnen durch Kochen leicht zu entfernende Substanzen — zeigen positive Reaktion.

Die **quantitative Bestimmung** des Kreatinins wird jetzt ausschließlich mit der Folinschen Methode[7]) ausgeführt, welche auf der oben besprochenen Rotfärbung von Kreatininlösungen mit alkalischer Pikrinsäurelösung basiert.

---

[1]) R. Maly, Annalen d. Chemie u. Pharmazie **159**, 279 [1871].
[2]) Fr. Hofmeister, Zeitschr. f. physiol. Chemie **5**, 67 [1881].
[3]) Siehe E. Salkowski, Zeitschr. f. physiol. Chemie **10**, 113 [1886]; **14**, 471 [1890]. — Ferner A. Gregor, Zeitschr. f. physiol. Chemie **31**, 98 [1900]. — W. Czernecki, Zeitschr. f. physiol. Chemie **44**, 294 [1905].
[4]) Th. Weyl, Berichte d. Deutsch. chem. Gesellschaft **11**, 2175 [1878].
[5]) E. Salkowski, Zeitschr. f. physiol. Chemie **4**, 133 [1880]; **9**, 127 [1884].
[6]) M. Jaffé, Zeitschr. f. physiol. Chemie **10**, 399 [1886].
[7]) O. Folin, Zeitschr. f. physiol. Chemie **41**, 223 [1904]; Amer. Journ. of Physiol. **13**, 83, 118 [1905]. — Über die Folinsche Methode vgl. ferner die zitierten Arbeiten von van Hoogenhuyze u. Verploegh, Gottlieb u. Stangassinger, Klerker u. a., ferner S. Weber, Archiv f. experim. Pathol. u. Pharmakol. **58**, 93 [1908].

10 mg Kreatinin in 10 ccm Wasser gelöst und mit 15 ccm gesättigter (etwa
1,2 proz.) wässeriger Pikrinsäurelösung und 4—8 ccm 10 proz. Natronlauge
versetzt, gibt die maximale Rotfärbung in 5—10 Minuten nach Zusatz der
Reagentien; die in dieser Weise erhaltene Lösung auf 500 ccm verdünnt gibt
eine Flüssigkeit, von der eine Schicht von 8,1 mm in durchfallendem Lichte
genau dieselbe Farbe hat, wie eine 8 mm-Schicht $1/2$ n-Kaliumbichromatlösung.
       Zur Ausführung der Kreatininbestimmungen ist ein Colorimeter notwendig,
das genaue Ablesungen der Säulenhöhe der angewandten Flüssigkeiten bis auf
$1/10$ mm gestattet. Folin (l. c.) hat den Apparat von Duboscq verwendet,
welchen er sehr empfehlenswert gefunden hat; andere Forscher haben aber
auch einfachere und billigere Apparate benutzt[1]).
       Welches Calorimeter man nun auch benutzt, die Ausführung der Bestimmung ist
folgende:
       $1/2$ n-Kaliumbichromatlösung wird in das eine Rohr des Colorimeters gegossen und
genau bis auf 8 mm eingestellt. Um mit möglichst großer Sicherheit zu arbeiten, empfiehlt
es sich, etwas $1/2$ n-Bichromatlösung auch in das zweite Rohr des Colorimeters einzugießen
und mit dieser Lösung den colorimetrischen Vergleichspunkt aufzusuchen. Das Mittel
von 3 oder 4 Beobachtungen darf nicht mehr als 0,1 mm vom richtigen Wert (8 mm) abweichen und die Differenz zwischen je 2 Beobachtungen soll 0,3 mm nicht überschreiten.
Nach einiger Übung ist der richtige Punkt leicht und sicher aufzufinden.
       10 ccm Harn werden jetzt in einen 500 ccm-Meßkolben abgemessen und 15 ccm
Pikrinsäurelösung und 5 ccm Natronlauge denselben zugesetzt. Die entstehende Flüssigkeit wird ein paarmal geschüttelt und 5 Minuten ruhig stehen gelassen. Am Ende dieser
Zeit wird der Meßkolben bis zum 500 ccm-Strich mit Wasser aufgefüllt und die entstehende
Lösung gut gemischt. Das zweite Rohr des Colorimeters wird nun sogleich mit dieser
Lösung ausgespült und der colorimetrische Wert der Lösung wird ganz wie vorher mittels
der in dem anderen Rohr des Colorimeters vorhandenen 8 mm-Kaliumbichromatlösung
bestimmt.
       Die dem colorimetrischen Werte entsprechenden Mengen Kreatinin sind leicht
auf Grund des oben angegebenen Faktors 8,1 zu berechnen. Haben z. B. 3 Beobachtungen die colorimetrischen Werte 7,3 mm, 7,1 mm und 7,2 mm ergeben, im Mittel also
7,2 mm, so berechnet sich der Kreatiningehalt in 10 ccm Harn demnach auf $\dfrac{8,1}{7,2} \times 10$
oder 11,25 mg.
       Geben die colorimetrischen Beobachtungen Werte unter 5 mm, dann macht man
eine zweite Bestimmung unter Anwendung von nur 5 ccm Harn. Oder 25 ccm Harn
werden zuerst mit 25 ccm Wasser verdünnt und die Bestimmung wird mit 10 ccm verdünntem Harn wiederholt. Oder die Bestimmung wird mit 10 ccm nicht verdünntem
Harn unter Anwendung von einem 1000 ccm-Meßkolben wiederholt.
       Liefert die erste colorimetrische Untersuchung andererseits Werte, die über 13 mm
liegen, dann wird die Bestimmung mit 20 ccm Harn wiederholt. Mit anderen Worten:
Die zur Anwendung kommenden Mengen Harn sollen 7—15 mg Kreatinin pro 500 ccm
Flüssigkeit enthalten.
       Hier muß vor allem davor gewarnt werden, keine anderen Werte als 8 mm $1/2$ n-
Kaliumbichromatlösung (oder 40 mm $1/10$ n-Lösung) als Vergleichszahl anzuwenden, denn
die mit anderen Mengen Bichromatlösung erhaltenen Werte sind nicht richtig unter Anwendung des oben gegebenen Faktors 8,1 mm für 10 mg Kreatinin. Dieser Wert scheint
sehr gut geeignet, um genaue colorimetrische Beobachtungen zu ermöglichen. Jeder, der
andere Werte benutzen will, muß zuerst mit bekannten Mengen Kreatinin eine Normal-
zahl feststellen.
       Auf das Resultat der Bestimmung ist die Temperatur nicht ohne Einfluß; van
Hoogenhuyze und Verploegh (l. c.) empfehlen daher immer Wasser von 15° bei dem
Verdünnen zu benutzen, gleichfalls sollen die verschiedenen Lösungen (Kreatininlösung,
Pikrinsäurelösung, Natronlauge) dieselbe Temperatur haben.
       Störend auf die Bestimmung wirken keine von den normalen Harnbestandteilen,
von den pathologischen dagegen Aceton, Acetessigsäure, Acetessigester und Schwefel-

---

[1]) O. Folin, Zeitschr. f. physiol. Chemie **41**, 223 [1904]; Amer. Journ. of Physiol.
13, 83, 118 [1905]. — Über die Folinsche Methode vgl. ferner die zitierten Arbeiten von
van Hoogenhuyze u. Verploegh, Gottlieb u. Stangassinger, Klerker u. a.,
ferner S. Weber, Archiv f. experim. Pathol. u. Pharmakol. **58**, 93 [1908].

wasserstoff, diese lassen sich indessen leicht durch Kochen aus dem Harn entfernen; die Färbung, die Aceton hervorruft, ist übrigens so schnell verblaßt, daß sie gar keine Bedeutung hat, wenn man nicht sehr schnell arbeitet.

Was die Zeit der Ablesung betrifft, so ist die Färbung nach Folins Angaben (l. c.) während der ersten 10 Minuten unverändert, schon nach einer halben Stunde ist sie aber merklich abgeschwächt. Die Ablesung soll deshalb innerhalb der ersten 10 Minuten geschehen.

Das Kreatin gibt die Jafésche Pikrinsäurereaktion nicht und läßt sich daher nicht direkt nach Folin bestimmen. Nachdem man den Kreatiningehalt der Lösung bestimmt hat, kann man indessen durch passendes Erhitzen (siehe S. 614) mit Säure das Kreatin in Kreatinin umwandeln; eine neue Kreatininbestimmung ermöglicht dann, das frisch gebildete Kreatinin und also auch das Kreatin, aus dem es herstammt, zu berechnen (vgl. bei Kreatin).

5. Aminooxysäuren.

a) Serin (α-Amino-β-oxypropionsäure).

$$\begin{array}{l} \text{CH}_2\text{OH} \\ | \\ \text{CHNH}_2 = \text{C}_3\text{H}_7\text{NO}_3 \,. \\ | \\ \text{COOH} \end{array}$$

Das Serin ist zuerst aus den Spaltungsprodukten des Seidenleims isoliert worden [1] und später mittels der Estermethode E. Fischers auch unter den Spaltungsprodukten vieler anderer Proteinstoffen gefunden worden. Das in den Proteinstoffen vorhandene Serin ist l-Serin [2]; bei der Darstellung racemisiert es sich indessen leicht, so daß gewöhnlich nur d, l-Serin gewonnen werden kann. Das d, l-Serin erhält man am leichtesten durch Synthese und zwar nach einer von Leuchs und Geiger angegebenen Methode [3]), welche nicht die ursprüngliche synthetische Methode ist; die erste Synthese des Serins haben Fischer und Leuchs durchgeführt [4]). Aus der p-Nitrobenzoylverbindung des d, l-Serins haben Fischer und Jacobs [5]) mittels der Chinin- und Brucinsalze die Nitrobenzoylverbindungen des d- und l-Serins dargestellt und aus diesen durch Hydrolyse mit Bromwasserstoffsäure die beiden optisch-aktiven Serine. Das d-Serin ist dann auch von Ehrlich [6]) durch Vergärung des d, l-Serins erhalten worden.

Das d, l-Serin ist in heißem Wasser leicht löslich und scheidet sich beim Abkühlen in sehr dünne Blättchen von unregelmäßiger Gestalt ab, die meist zu komplizierten Aggregaten verwachsen sind; in kaltem Wasser ist es ziemlich schwer löslich, indem es 23,1 T. Wasser von 20° zur Lösung erfordert. Beim raschen Erhitzen im Capillarrohr bräunt es sich gegen 225° und schmilzt unter Gasentwicklung gegen 240° (korr. 246°) [4]). — Das d-Serin ist in Wasser viel leichter löslich als das d, l-Serin; es löst sich schon in 3—4 T. Wasser von 20—25°. Durch Abkühlen der heißgesättigten Lösung in Eis erhält man es in ziemlich großen Prismen oder sechsseitigen Tafeln, während es nach Zugabe von Alkohol in mikroskopischen Nädelchen oder sehr dünnen Prismen abgeschieden wird. Im Capillarrohr rasch erhitzt, beginnt es gegen 207° (korr.

[1]) E. Cramer, Journ. f. prakt. Chemie 96, 93 [1865].
[2]) E. Fischer, Berichte d. Deutsch. chem. Gesellschaft 40, 1501 [1907].
[3]) H. Leuchs u. W. Geiger, Berichte d. Deutsch. chem. Gesellschaft 39, 2644 [1906].
[4]) E. Fischer u. H. Leuchs, Berichte d. Deutsch. chem. Gesellschaft 35, 3787 [1902].
[5]) E. Fischer u. W. Jacobs, Berichte d. Deutsch. chem. Gesellschaft 39, 2942 [1906].
[6]) F. Ehrlich, Biochem. Zeitschr. 8, 464 [1908].

211°) braun zu werden und zersetzt sich gegen 223° (korr. 228°) unter Gasentwicklung. In wässeriger Lösung ist es rechtsdrehend, und zwar ist für
10 proz. Lösung $[\alpha]_D^{20} = +6,87°$ ($\pm 0,1°$), in salzsaurer Lösung ist es dagegen
linksdrehend; für etwa 10 proz. Lösung in Normalsalzsäure ist $[\alpha]_D^{25} = -14,32°$
($\pm 0,2°$). In abs. Alkohol, wie auch in Äther, ist sowohl das d, l- als auch das
d-Serin unlöslich. — Das l-Serin ist in seinen Eigenschaften dem d-Serin
völlig gleich, nur daß die optische Drehung umgekehrt ist.

Das d-Serin schmeckt ausgesprochen süß; bei der natürlichen l-Verbindung ist das Süße auch noch deutlich wahrnehmbar, aber viel schwächer;
dafür merkt man einen faden Beigeschmack[1]).

Das Serin verbindet sich mit Säuren zu sauer reagierenden, sehr leicht löslichen
Salzen. Auch mit Basen verbindet es sich, so löst eine wässerige Serinlösung beim Erwärmen Kupferoxyd mit blauer Farbe; aus der wässerigen Lösung läßt sich das Kupfersalz durch Alkohol fällen.

Serinmethylester. $C_3H_6NO_3 \cdot CH_3$. Über die Darstellung siehe S. 581. Das
salzsaure Salz des d, l-Serinesters ist in Wasser leicht, in Methylalkohol
ziemlich leicht, in Äthylalkohol etwas schwerer löslich; in Äther und Petroläther ist es fast unlöslich. Es schmilzt nicht scharf gegen 114°. Der freie
Ester geht sehr leicht in Serinanhydrid über[2]). Das salzsaure Salz des
l-Serinesters beginnt gegen 163° zu sintern und schmilzt allmählich zu einer
braunen Flüssigkeit, welche sich gegen 167° (korr.) unter Gasentwicklung und
Braunfärbung zersetzt. Der freie Ester geht ebenso wie die d, l-Verbindung
sehr leicht ins Anhydrid über[1]).

Benzoylserine. Die Darstellungsweise ist die gewöhnliche (S. 582); nur
die Verbindungen des d, l-Serins sind bekannt. Wird die Benzoylierung in
ausgeprägt alkalischer Lösung (die Lösung stets etwa $\frac{1}{2}$ n in bezug auf
Natron) ausgeführt, so bildet sich Monobenzoylserin (Monobenzoylamino-
β-oxypropionsäure) $C_3H_6NO_3 \cdot CO \cdot C_6H_5$, während man Dibenzoylserin
$C_3H_5NO_3 \cdot (COC_6H_5)_2$ erhält, wenn die Benzoylierung in ganz schwach alkalischer
Lösung stattfindet[3]). Das Monobenzoylserin ist in warmem Wasser einigermaßen leicht, in kaltem Wasser dagegen ziemlich schwer löslich; es krystallisiert in flachen, vier- oder sechseckigen, oft ziemlich langen Tafeln, welche
auf dem Bloc Maquenne bei 171° schmelzen. Es ist in Alkohol, Aceton und
Essigester leicht, in Äther, Chloroform, Benzol und Ligroin dagegen schwer
oder unlöslich. — Das Dibenzoylserin ist in kochendem Wasser schwer, in
kaltem Wasser unlöslich; es ist in Alkohol, Aceton, Essigester und Chloroform
leicht löslich. In warmem Benzol ist es einigermaßen leicht, in kaltem Benzol
dagegen sehr schwer löslich; es ist ebenfalls in Äther und Ligroin schwer löslich.
Es schmilzt bei 124° (auf dem Bloc Maquenne).

p-Nitrobenzoylserine $C_3H_6NO_3 \cdot CO \cdot C_6H_4NO_2$. Diese werden auf dieselbe Weise wie die Benzoylverbindungen hergestellt; das p-Nitrobenzoyl-
chlorid wird in Benzol gelöst zugegeben[1]). Die Verbindung des d, l-Serins
krystallisiert aus Wasser in hellgelben kleinen dünnen Nadeln; beim raschen
Erhitzen fängt sie schon bei 184° (korr.) an zu sintern und bei 206—207°
(korr.) schmilzt sie unter Gasentwicklung zu einer braunen Flüssigkeit. 1 T.

---

[1]) E. Fischer u. W. Jacobs, Berichte d. Deutsch. chem. Gesellschaft **39**, 2942
[1906].

[2]) E. Fischer u. U. Suzuki, Berichte d. Deutsch. chem. Gesellschaft **38**, 4193
[1905].

[3]) S. P. L. Sörensen u. A. C. Andersen, Compt. rend. du Labor. de Carlsberg **7**,
131 [1908]; Zeitschr. f. physiol. Chemie **56**, 297 [1908].

löst sich in 20 T. kochendem oder 300—400 T. kaltem Wasser. Aus Essigester krystallisiert die Verbindung in mikroskopischen Platten, die meist sechseckig sind. In Methyl- und Äthylalkohol und auch in Eisessig ist sie bei gewöhnlicher Temperatur ziemlich schwer löslich, dagegen leicht in der Hitze; in Äther und Petroläther ist sie fast unlöslich. — Die Verbindung des d-Serins krystallisiert aus Wasser in glänzenden, schwachgelben Plättchen, welche unter dem Mikroskop rechtwinklig und häufig als gezahnte Aggregate erscheinen. In den meisten Lösungsmitteln ist sie leichter löslich als der Racemkörper. Im Capillarrohr rasch erhitzt, sintert es bei 171° (korr.) und bei 186° (korr. 189,5°) schmilzt sie unter Zersetzung. In etwa 10 proz. wässerig alkalischer Lösung mit etwas mehr als der berechneten Natronmenge ist die spezifische Drehung $[\alpha]_D^{20} = -43,74°$ ($\pm 0,1°$). — Die Verbindung des l-Serins ist mit der des d-Serins völlig gleich, nur daß die optische Drehung im umgekehrten Sinne erfolgt.

β-Naphthalinsulfoserine $C_3H_6NO_3 \cdot SO_2 \cdot C_{10}H_7$. Über die Darstellung siehe S. 570. Die Verbindung des d, l-Serins läßt sich aus Wasser umkrystallisieren; man erhält hier je nach den Bedingungen ein krystallwasserhaltiges (etwa 3 Mol. Wasser) oder ein krystallwasserfreies Präparat. Am besten krystallisiert man die Verbindung aus Alkohol um; man erzielt hierdurch ein krystallwasserfreies Präparat in winzigen Nädelchen. Die trockne Verbindung schmilzt bei 210° (korr. 214°) zu einem farblosen Öl. Durch die geringe Löslichkeit in kaltem Alkohol unterscheidet sich diese Verbindung in angenehmer Weise von den entsprechenden Derivaten der gewöhnlichen Aminosäuren; in Äther ist sie ziemlich schwer löslich[1]).

Phenylisocyanatserine $C_3H_6NO_3 \cdot CO \cdot NHC_6H_5$. Die Darstellung erfolgt auf die gewöhnliche Weise (S. 583). Die Verbindung des d, l-Serins krystallisiert aus Wasser in feinen, meist sternförmig vereinigten Nadeln; der Schmelzpunkt der umkrystallisierten Substanz liegt bei 165—166° (korr. 168 bis 169°). Sie löst sich in nicht unerheblicher Menge in reinem Wasser von gewöhnlicher Temperatur; viel schwerer löslich ist sie bei Gegenwart von Kochsalz. In Alkohol ist sie noch viel leichter löslich als in Wasser[2]).

α-Naphthylisocyanatserine $C_3H_6NO_3 \cdot CO \cdot NHC_{10}H_7$. Über die Darstellung siehe S. 573. Die Verbindung des d, l-Serins krystallisiert aus verdünntem Alkohol in Nadeln vom Schmelzpunkt 192°[3]).

Wird Serin mit salpetriger Säure behandelt, so entsteht Glycerinsäure, und zwar erhält man aus d-Serin l-Glycerinsäure[4]). Durch Reduktion mit Jodwasserstoffsäure entsteht aus Serin Alanin[2]); das Serin läßt sich auch auf andere Weise in Alanin überführen, und so entsteht aus l-Serin d-Alanin[5]). Das Serin läßt sich ferner in Cystin verwandeln, wodurch aus l-Serin l-Cystin gebildet wird[6]). Bei Oxydation mit Hydroperoxyd und FeSO$_4$ entsteht Glykolaldehyd[7]). Beim bakteriellen Abbau des Serins sind Ameisensäure und Propionsäure aufgefunden worden[8]).

---

[1]) E. Fischer u. P. Bergell, Berichte d. Deutsch. chem. Gesellschaft **35**, 3784 [1902].

[2]) E. Fischer u. H. Leuchs, Berichte d. Deutsch. chem. Gesellschaft **35**, 3792 [1902].

[3]) C. Neuberg u. E. Rosenberg, Biochem. Zeitschr. **5**, 458 [1907].

[4]) E. Fischer u. W. Jacobs, Berichte d. Deutsch. chem. Gesellschaft **40**, 1068 [1907].

[5]) E. Fischer u. K. Raske, Berichte d. Deutsch. chem. Gesellschaft **40**, 3717 [1907].

[6]) E. Fischer u. K. Raske, Berichte d. Deutsch. chem. Gesellschaft **41**, 893 [1908].

[7]) C. Neuberg, L. Scott u. S. Lachmann, Biochem. Zeitschr. **24**, 152 [1910].

[8]) W. Brasch, Biochem. Zeitschr. **22**, 403 [1909].

Der **Nachweis** des Serins neben anderen Aminosäuren ist sehr schwierig. Aus den Hydrolysierungsprodukten der Proteinstoffe wird es mittels der Estermethode **Fischers** (siehe S. 573) isoliert, indem der Serinester sich vorzugsweise in der Fraktion befindet, welche unter 0,5 mm Druck bei einer Temperatur des Bades von 100—130° übergehen; aus dem Estergemisch werden mit der 20fachen Menge Petroläther die Ester des Serins, der Asparagin- und der Glutaminsäure und wenig Phenylalaninester abgeschieden. Die ausgeschiedenen Ester werden in Wasser gelöst, und der Phenylalaninester wird durch Ausäthern entfernt; nachdem dann die Ester durch Kochen mit Barytwasser verseift worden sind und der Baryt durch Schwefelsäure entfernt ist, wird die Lösung eingeengt, die Asparaginsäure als Kupfersalz und — nachdem das Kupfer durch Schwefelwasserstoff ausgefällt ist — die Glutaminsäure als Chlorhydrat zur Abscheidung gebracht; aus der salzsauren Mutterlauge des letzteren gelingt es dann nach dem Wegschaffen des Chlorwasserstoffs das Serin zur Krystallisation zu bringen. Näheres über das Verfahren ist bei E. **Fischer**[1]) nachzusehen.

Das gewonnene Präparat wird durch Analyse identifiziert. Will man ein Derivat darstellen, so kann man z. B. die β-Naphthalinsulfoverbindung (vgl. oben) wählen.

Eine **quantitative Bestimmung** des Serins ist noch nicht möglich. Die Angaben, die man durch Wägung des nach dem oben beschriebenen Verfahren gewonnenen Serins erhalten kann, sind gar zu klein (vgl. E. **Fischer**, l. c.).

Das Serin ist bis jetzt niemals in dem Harn nachgewiesen worden. Nach Eingabe von größeren Mengen d, l-Serinanhydrid konnte **Abderhalden** beim Kaninchen d-Serin im Harn nachweisen[2]).

b) **Diaminotrioxydodekansäure.**

$$C_{12}H_{26}N_2O_5 .$$

Diese Säure ist von E. **Fischer** und **Abderhalden**[3]) aus dem Rohtyrosin, das sie aus hydrolysiertem Casein erhielten, gewonnen. Sie ist durch Phosphorwolframsäure fällbar und läßt sich hierdurch von dem Tyrosin trennen.

Die Säure hat keinen konstanten Schmelzpunkt, weil sie sich zersetzt; im Capillarrohr schmilzt sie gegen 255° unter Braunfärbung und Gasentwicklung. Die Krystallform ist nicht charakteristisch; es sind meist leichte Blättchen, die in der Regel zu Rosetten oder kugeligen Aggregaten verwachsen sind. Die Verbindung reagiert auf Lackmuspapier ganz schwach sauer und schmeckt gar nicht süß, sondern sehr schwach bitter. In verdünnten Säuren ist sie leicht löslich, dagegen ist das **Hydrochlorat** in starker Salzsäure recht schwer löslich; es krystallisiert aus heißer Salzsäure in äußerst feinen Nädelchen und kann mit 20 proz. Salzsäure mehrere Stunden auf 125° erhitzt werden, ohne Zersetzung zu erleiden.

Die wässerige Lösung der Aminosäure dreht das polarisierte Licht nach links, und zwar ist für 5 proz. Lösung die spezifische Drehung ungefähr 9°.

Das **Kupfersalz** ist in kaltem Wasser ziemlich schwer löslich und krystallisiert aus heißgesättigter wässeriger Lösung in blaßblauen Blättchen der Zusammensetzung $C_{12}H_{24}N_2O_5Cu$.

---

[1]) E. **Fischer**, Zeitschr. f. physiol. Chemie **39**, 156 [1903].
[2]) E. **Abderhalden**, Zeitschr. f. physiol. Chemie **55**, 384 [1908].
[3]) E. **Fischer** u. E. **Abderhalden**, Zeitschr. f. physiol. Chemie **42**, 540 [1904].

6. Schwefelhaltige Aminosäuren.

a) Cystin.

$$\left. \begin{array}{l} S \cdot CH_2 \cdot CH(NH_2) \cdot COOH \\ | \\ S \cdot CH_2 \cdot CH(NH_2) \cdot COOH \end{array} \right\} = C_6H_{12}N_2S_2O_4 \,.$$

Die obige Formel des Cystins ist durch die Synthesen von Erlenmeyer[1]) und von Fischer und Raske[2]) festgestellt. Für die Darstellung des Cystins eignen sich die synthetischen Methoden jedoch nicht; um größere Mengen zu erhalten, stellt man es am leichtesten aus Proteinstoffen her, am besten eignen sich Menschenhaare oder Hornspäne. Nach den Angaben Mörners[3]) erhält man aus Menschenhaaren ungefähr 11%, aus Horn 4—5% Cystin.

Das Cystin existiert in mehreren optisch verschiedenen Formen; das natürlich vorkommende, aus Proteinstoffen und auch aus gewissen Harnen zu erhaltende Cystin ist linksdrehend, wird aber durch langdauerndes Erhitzen mit etwa der fünffachen Menge einer ca. 13proz. Salzsäure optisch nahezu inaktiv [Mörner[4])], völlig racemisiert wird es durch 12—15stündiges Erhitzen mit der 15—20fachen Menge einer ca. 25proz. Salzsäure auf 165° [Neuberg und Mayer[5])].

Das natürliche Cystin, l - Cystin, ist in Wasser sehr schwer löslich, etwa 1 : 9000 bei gewöhnlicher Temperatur, kann aber aus siedendem Wasser umkrystallisiert werden; in Alkohol, Äther und Aceton ist es unlöslich. Es löst sich sehr leicht in Alkalien und Ammoniak, auch in kohlensauren Alkalien, aber nicht in kohlensaurem Ammoniak; es ist ferner leicht löslich in Mineralsäuren und auch in Oxalsäure, aber nicht oder sehr wenig in Essigsäure oder Weinsäure. Aus siedendem verdünnten Ammoniak umkrystallisiert, bildet es sechsseitige Tafeln oder Rhomboeder, wenn es unrein ist auch oft kugelige Formen. Wird es aus der kaltgesättigten ammoniakalischen Lösung durch Essigsäure gefällt, so scheidet es sich in sechsseitigen Tafeln, aber auch in kurzen scheinbar rechteckigen Prismen oder flächenreicheren Krystallen ab; wenn das salzsaure Salz in wenig kaltem Wasser gelöst wird, scheidet sich nach einiger Zeit freies Cystin in sechsseitigen Tafeln ab[6]). Mörner[3]), sowie Neuberg und Mayer haben auch eine andere Krystallform bemerkt an Cystin (namentlich aus einem Cystinstein), welches ausschließlich in Nadeln krystallisierte; sie glaubten, hier nicht gewöhnliches, sondern ein damit isomeres Cystin in Händen zu haben; es ist jedoch zweifelhaft[7]), ob nicht eine Mischkrystallbildung vorgelegen hat.

Das natürliche Cystin ist sehr stark linksdrehend. Die Drehung wird gewöhnlich für salzsaure Lösungen ermittelt, weil das freie Cystin in Wasser sehr schwer löslich ist. Für das aus Harn dargestellte Cystin haben Mauthner[8]) für 0,8—2proz. Lösungen, mit Salzsäure von 11,2 Gewichtsprozenten hergestellt $[\alpha]_D^{20} = -205,86°$, Baumann[9]) für 2proz. Lösung (Salzsäurekonzen-

---

[1]) E. Erlenmeyer jun., Berichte d. Deutsch. chem. Gesellschaft **36**, 2720 [1903]; Annalen d. Chemie u. Pharmazie **337**, 236 [1905].

[2]) E. Fischer u. K. Raske, Berichte d. Deutsch. chem. Gesellschaft **41**, 893 [1908].

[3]) K. A. H. Mörner, Zeitschr. f. physiol. Chemie **28**, 599 [1899]; **34**, 207 [1901].

[4]) K. A. H. Mörner, Zeitschr. f. physiol. Chemie **28**, 605 [1899].

[5]) C. Neuberg u. P. Mayer, Zeitschr. f. physiol. Chemie **44**, 504 [1905].

[6]) E. Fischer u. K. Raske, Berichte d. Deutsch. chem. Gesellschaft **41**, 897 [1908]; nach einer Beobachtung von Gerngroß.

[7]) C. Neuberg u. P. Mayer, Zeitschr. f. physiol. Chemie **44**, 473 [1905]. — E. Fischer u. U. Suzuki, Zeitschr. f. physiol. Chemie **45**, 408 [1905]. — A. Loewy u. C. Neuberg, Biochem. Zeitschr. **2**, 452 [1906], Fußnote 2.

[8]) J. Mauthner, Zeitschr. f. physiol. Chemie **7**, 225 [1883].

[9]) E. Baumann, Zeitschr. f. physiol. Chemie **8**, 303 [1884].

tration und Temperatur nicht angegeben) $[\alpha]_D = -214°$ und Fischer und Suzuki[1]) für 2proz. normalsalzsaure Lösung $[\alpha]_D^{20} = -223,6°$ gefunden, während für Cystin aus Keratin Mörner[2]) für etwa 2 proz. Lösung in verdünnter Salzsäure (Temperatur nicht angegeben) $[\alpha]_D = -224,3°$ und Fischer und Suzuki (l. c.) für etwa 3proz. normalsalzsaure Lösung $[\alpha]_D^{20} = -221,9°$ gefunden haben.

Das racemische Cystin ist leichter löslich als die l-Verbindung, sowohl in Wasser wie auch in Essigsäure, es wird daher weniger leicht als dieses aus der ammoniakalischen Lösung durch Essigsäure gefällt. Die typische Krystallform dieses Cystins ist die von langen Nadeln oder langen, sehr schmalen zugespitzten Blättchen; oft sind die Krystalle zu Gruppen vereinigt. Bisweilen treten kleine freie oder zu Büscheln vereinigte Stäbchen auf, auch können dünne Blättchen von rhombischer Form, vielleicht mit den spitzen Ecken abgeschnitten, vorkommen[2)3]). Gegenüber Reagenzien verhält sich dieses Cystin wie die l-Verbindung.

Cystin bildet Salze sowohl mit Säuren wie auch mit Basen; die Salze sind krystallinisch, aber die ersteren sind leicht löslich und werden leicht von Wasser zersetzt (vgl. oben). Das salzsaure Salz $C_6H_{12}N_2S_2O_4 \cdot 2$ HCl krystallisiert in Prismen[4]). — Das Kupfersalz $C_6H_{10}N_2S_2O_4 \cdot$ Cu entsteht beim Kochen von Cystin in wässeriger Suspension oder Lösung mit Cuprihydroxyd; es bildet hellblaue Krystalle von verschiedenen Formen, am meisten Kügelchen oder Nadelbüscheln. Das Salz ist in Wasser sehr schwer löslich[5]). Man kann auch das Kupfersalz wie überhaupt die normalen Cystinsalze herstellen, indem man Cystin in etwas Wasser suspendiert, etwas weniger als die berechnete Natronmenge zufügt und das Ganze einige Zeit bei gewöhnlicher Temperatur schüttelt. Die vom ungelösten Cystin abfiltrierte Lösung, welche das Natriumsalz des Cystins enthält, gibt dann mit einem Überschuß des betreffenden Metallsalzes durch doppelte Umsetzung das entsprechende Cystin-Metallsalz[6]).

Methylester. Der l-Cystin-dimethylester $C_6H_{10}N_2S_2O_4 \cdot (CH_3)_2$ ist auf die gewöhnliche Weise dargestellt worden[7]). Der freie Ester stellt einen farblosen, alkalisch reagierenden Sirup dar, welcher in Wasser, Alkohol und Äther leicht, in Petroläther dagegen sehr schwer löslich ist; er zersetzt sich beim Aufbewahren schon innerhalb 2 Tagen. Das salzsaure Salz krystallisiert aus Methylalkohol nach Zusatz von Äther in farblosen Prismen, welche in Wasser und Alkohol leicht, in Essigester und Benzol sehr schwer, in Äther und Petroläther fast gar nicht löslich sind; das reine trockene Salz schmilzt unter Zersetzung gegen 170° (korr. 173°). 3—5proz. Lösungen in abs. Methylalkohol sind linksdrehend, und zwar $[\alpha]_D^{20} = -38$ bis $-38,4°$. Aus dem freien Ester lassen sich auch Nitrat, Sulfat, Oxalat und Pikrat krystallinisch erhalten; das Oxalat ist in kaltem Wasser ziemlich schwer löslich. In der sauren wässerigen Lösung des Esters erzeugt Phosphorwolframsäure einen dichten weißen Niederschlag.

Äthylester. Der l-Cystin-diäthylester[8]) $C_6H_{10}N_2S_2O_4 \cdot (C_2H_5)_2$ wird auf gewöhnliche Weise hergestellt (siehe S. 581). Das salzsaure Salz bildet schneeweiße Nadeln, welche sich beim raschen Erhitzen bei 185° zersetzen; es löst

---

[1]) E. Fischer u. U. Suzuki, Zeitschr. f. physiol. Chemie 45, 409 [1905].
[2]) K. A. H. v. Mörner, Zeitschr. f. physiol. Chemie 28, 604 [1899].
[3]) C. Neuberg u. P. Mayer, Zeitschr. f. physiol. Chemie 44, 504 [1905].
[4]) J. Mauthner, Zeitschr. f. Biol. 42, 176 [1901].
[5]) G. Embden, Zeitschr. f. physiol. Chemie 32, 98 [1900]. — J. Mauthner, Zeitschr. f. Biol. 42, 176 [1901].
[6]) C. Neuberg u. P. Mayer, Zeitschr. f. physiol. Chemie 44, 499 [1905].
[7]) E. Fischer u. U. Suzuki, Zeitschr. f. physiol. Chemie 45, 406 [1905].
[8]) E. Friedmann, Beiträge z. chem. Physiol. u. Pathol. 3, 16 [1903].

sich leicht in Alkohol und wird aus dieser Lösung durch Äther gefällt. Es enthält 1 Mol. HCl mehr, als seinem Stickstoffgehalt entspricht.

Benzoylcystin. $C_6H_{10}N_2S_2O_4 (CO \cdot C_6H_5)_2$. Die Darstellungsweise ist die gewöhnliche (siehe S. 582). Das Benzoyl-l-cystin[1] ist in Wasser sehr schwer löslich und wird aus seiner alkalischen Lösung durch Säuren als eine gallertartige Masse gefällt; aus Alkohol umkrystallisiert bildet es feine Nadeln, welche zu blumenkohlartigen Massen vereinigt sind. Die Krystalle sind in Wasser so gut wie unlöslich, wenig in Äther, leichter in Alkohol löslich; sie schmelzen bei 180—181°. Das Natriumsalz ist in Wasser schwer löslich, in Natronlauge nahezu unlöslich.

β-Naphthalinsulfocystin $C_6H_{10}N_2S_2O_4 \cdot (SO_2C_{10}H_7)_2$ wird auf die gewöhnliche Weise hergestellt (siehe S. 570). Die Verbindung des l-Cystins[2] ist in Wasser und kaltem abs. Alkohol schwer, dagegen leicht in heißem Alkohol löslich. Aus letzterem krystallisiert sie in flachen, zum Teil verbogenen Nadeln aus. Die bei 100° getrocknete Verbindung schmilzt bei 215° zu einem braunen Öl; für ein anderes Präparat, aus dem Cystin eines Cystinsteins erhalten, ist der Schmelzpunkt zu 226—230° gefunden.

Phenylisocyanatcystin $C_6H_{10}N_2S_2O_4 \cdot (CO \cdot NHC_6H_5)_2$. Über die Darstellung siehe S. 583. Die Verbindung des l-Cystins[3] wird aus der alkalischen Lösung durch Säure in der Kälte als ein gelatinöser Niederschlag gefällt; wird die alkalische Lösung dagegen ein wenig erwärmt und erst dann mit Säure versetzt, so fällt die Verbindung in festen weißen Flocken aus. Sie läßt sich aus Aceton umkrystallisieren und schmilzt dann bei 160°.

Aus Phenylisocyanat-l-cystin läßt sich wie gewöhnlich die **Hydantoin-verbindung** $C_{20}H_{18}N_4S_2O_4$ darstellen. Diese kann aus Alkohol umkrystallisiert werden und schmilzt dann bei 117°[4].

α-Naphthylisocyanatcystin $C_6H_{10}N_2S_2O_4(CO \cdot NHC_{10}H_7)_2$. Die Verbindung des l-Cystins ist auf die gewöhnliche Weise dargestellt worden (siehe S. 573). Bei der Darstellung muß man mit stark verdünnten Lösungen arbeiten, denn das Kaliumsalz und besonders das Natriumsalz ist schwer löslich; diese krystallisieren in Nadeln und können von dem Dinaphthylharnstoff durch Auskochen mit Wasser getrennt werden. Die freie Verbindung ist unlöslich in Wasser und wird aus den alkalischen Lösungen durch Säuren als eine voluminöse Masse gefällt[5].

Das Cystin ist beim Kochen mit Säuren beständig, wird aber durch Erwärmen mit Basen zersetzt; hierdurch entstehen Schwefelwasserstoff, Ammoniak, Kohlensäure, Oxalsäure und Uvitinsäure[6]. Die Abspaltung von Schwefelwasserstoff erfolgt aber nur sehr langsam. Um die größte Menge Schwefelwasserstoff zu erhalten, muß man nach Mörner[7] die Substanz mit 50 g Natriumhydroxyd, 10 g Bleiacetat und 200 ccm Wasser nach Zusatz von einem ganz kleinen Stückchen Zink 8—8½ Stunden auf dem Drahtnetze in einem mit Rückflußkühler versehenen Kolben aus Jenaer Glas kochen; auf diese Weise wird 75% des Cystinschwefels als Schwefelwasserstoff abgespalten. Bei der trockenen Destillation

---

[1] E. Goldmann u. E. Baumann, Zeitschr. f. physiol. Chemie **12**, 255 [1888]. — K. Brenzinger, Zeitschr. f. physiol. Chemie **16**, 572 [1892]. — Vgl. auch L. v. Udranszky u. E. Baumann, Zeitschr. f. physiol. Chemie **13**, 565 [1889].

[2] E. Abderhalden, Zeitschr. f. physiol. Chemie **38**, 558 [1903].

[3] A. J. Patten, Zeitschr. f. physiol. Chemie **39**, 354 [1903]. — A. Loewy u. C. Neuberg, Zeitschr. f. physiol. Chemie **43**, 347 [1904]. — C. Neuberg u. P. Mayer, Zeitschr. f. physiol. Chemie **44**, 487 [1905].

[4] A. J. Patten, Zeitschr. f. physiol. Chemie **39**, 354 [1903].

[5] C. Neuberg u. A. Manasse, Berichte d. Deutsch. chem. Gesellschaft **38**, 2364 [1905].

[6] E. Baumann, Berichte d. Deutsch. chem. Gesellschaft **15**, 1734 [1882].

[7] K. A. H. v. Mörner, Zeitschr. f. physiol. Chemie **34**, 210 [1901].

von Cystin entsteht neben viel anderen Zersetzungsprodukten auch (durch Kohlensäureabspaltung) Aminoäthandisulfid[1]).

Durch Einwirkung von salpetriger Säure auf Cystin, welches in konz. Salzsäure
suspendiert war, hat Friedmann[2]) Dichlor-dithio-dilaktylsäure und aus dieser durch
Reduktion β-Thiomilchsäure gewonnen; salpetrige Säure bewirkt, wenn keine Salzsäure
vorhanden ist, die Bildung des Disulfids der α-Oxy-β-thiopropionsäure[3]). Wenn dagegen
eine wässerige Lösung von salzsaurem Cystin (siehe unten) während einer Stunde auf 140
bis 145° erhitzt wird, so entsteht aus dem Cystin neben anderen Zersetzungsprodukten
(Alanin, Ammoniak und Schwefelwasserstoff) auch α-Thiomilchsäure[4]).

Durch Oxydation mit Salpetersäure entsteht aus Cystin Isäthionsäure[5]) und durch
Oxydation mit Brom wird Cysteinsäure (Sulfosäure des Cysteins) gebildet[6]).

Das Cystin wird leicht zu Cystein reduziert, schon bei Einwirkung von
Schwefelwasserstoff auf in Wasser suspendiertes Cystin wird dieser Körper
gebildet; am zweckmäßigsten wird jedoch die Reduktion durch Zinn und Salzsäure[7]) bewirkt. Das Cystein oxydiert sich sehr leicht wieder zu Cystin, z. B.
wenn die wässerige Lösung der Einwirkung der Luft ausgesetzt wird; dieselbe
Umwandlung erfolgt schnell durch Jod oder $FeCl_3$.

Nach Goldmann und Baumann[8]) enthält jeder normale Harn Cystin oder doch
einen cystinähnlichen Körper, wenn auch in sehr geringer Menge; in Hundeharn wurde
bei Phosphorvergiftung erheblich mehr von diesem Körper gefunden als in normalem Urin.
Unter pathologischen Verhältnissen kann mit dem Harn reichliches Cystin zur Ausscheidung
gelangen; neben Cystin sind in solchen Harnen oft, aber gar nicht immer, Diamine (Tetra-
und Pentamethylendiamin, siehe diesen) vorhanden[9]). Während der normale Mensch erhebliche Mengen von α-Aminosäuren quantitativ zu verbrennen vermag, ist dies nicht
immer mit den Cystinurikern der Fall, so haben Abderhalden und Schittenhelm[10])
in dem Harn eines Cystinurikers neben Cystin auch Tyrosin und Leucin gefunden, und
Loewy und Neuberg[11]) haben einen Fall von Cystinurie beobachtet, bei welcher der
Patient von 6 g Tyrosin 5 g und von 5 g Asparaginsäure 3,4 g ausschied. Der Harn desselben Patienten enthielt keine Diamine; nach Eingabe von Arginin trat indessen Tetramethylendiamin und nach Eingabe von Lysin Pentamethylendiamin in dem Harn auf.
Dieses Verhalten scheint indessen nicht konstant zu sein[12]).

Das Cystin kann zur Bildung von Blasen- und Nierensteinen Anlaß
geben, ja es kann in so großer Menge innerhalb des Körpers ausgeschieden
werden, daß die inneren Organe mit Cystinkrystallen vollständig durchsetzt
sein können[13]).

Für den **Nachweis** ist das Cystin erst zu isolieren. Dies kann in der
Regel, wenn nicht zu kleine Mengen vorhanden sind, durch Stehenlassen des
mit Essigsäure angesäuerten Harnes im Eisschrank während ein paar Tage
geschehen; wenn nötig, kann der Harn erst auf dem Wasserbade etwas ein-

[1]) C. Neuberg u. E. Ascher, Biochem. Zeitschr. **5**, 454 [1907].

[2]) E. Friedmann, Beiträge z. chem. Physiol. u. Pathol. **3**, 20 [1903].

[3]) C. Neuberg u. E. Ascher, Biochem. Zeitschr. **1**, 381 [1906].

[4]) K. A. H. Mörner, Zeitschr. f. physiol. Chemie **42**, 354, 365 [1904]. — E. Friedmann u. J. Baer, Beiträge z. chem. Physiol. u. Pathol. **8**, 330 [1906].

[5]) C. Neuberg, Berichte d. Deutsch. chem. Gesellschaft **35**, 3163 [1902].

[6]) E. Friedmann, Beiträge z. chem. Physiol. u. Pathol. **3**, 25 [1903].

[7]) E. Baumann, Zeitschr. f. physiol. Chemie **8**, 300 [1884].

[8]) E. Goldmann u. E. Baumann, Zeitschr. f. physiol. Chemie **12**, 254 [1888]. —
Vgl. auch E. Bödtker, Zeitschr. f. physiol. Chemie **45**, 397 [1905].

[9]) Siehe K. Brenzinger, Zeitschr. f. physiol. Chemie **16**, 552 [1892]. — P. J. Cammidge u. A. E. Garrod, Journ. of Pathol. and Bacteriol. **6**, 327 [1900]. — A. Loewy
u. C. Neuberg, Biochem. Zeitschr. **2**, 438 [1906]. — J. F. Gaskell, Journ. of Physiol.
36, 142 [1907], wo Literaturzusammenstellungen sich befinden.

[10]) E. Abderhalden u. A. Schittenhelm, Zeitschr. f. physiol. Chemie **45**, 468
[1905].

[11]) A. Loewy u. C. Neuberg, Zeitschr. f. physiol. Chemie **43**, 349 [1904].

[12]) Siehe Ch. E. Simon, Zeitschr. f. physiol. Chemie **45**, 357 [1905]. — A. E. Garrod
u. W. H. Hurthley, Journ. of Physiol. **34**, 217 [1906].

[13]) E. Abderhalden, Zeitschr. f. physiol. Chemie **38**, 557 [1903].

geengt werden. Wenn schwerlösliche Aminosäuren (Leucin oder Tyrosin) gleichzeitig vorhanden sind, werden die Krystalle sowohl aus diesen wie auch aus Cystin bestehen; ist die Lösung deutlich essigsauer, fällt jedoch fast gar kein Leucin aus. Um Cystin und Tyrosin voneinander zu trennen, kann man sie nach Friedmann[1]) mit heißem 10 proz. Ammoniak behandeln, wodurch alles Cystin, aber nur wenig Tyrosin in Lösung geht; zu dem Filtrat wird vorsichtig Eisessig zugesetzt, jedoch muß die Reaktion deutlich alkalisch bleiben. Der sofort entstehende Niederschlag besteht aus Tyrosin. Es wird abgesaugt, und das Filtrat von neuem mit Eisessig versetzt; für gewöhnlich bleibt die Flüssigkeit jetzt klar, bis die Reaktion stark essigsauer geworden ist, um dann Cystin fallen zu lassen. Durch Umkrystallisation aus ammoniakhaltigem Wasser können die gewonnenen Aminosäuren gereinigt werden.

Um das Cystin aus dem Harn zu gewinnen, kann man sich auch der Benzoylverbindung oder der β-Naphthalinsulfoverbindung bedienen. Die Darstellung dieser beiden Verbindungen ist schon beschrieben worden (siehe S. 627). — Sind außer dem Cystin noch Diamine vorhanden, werden auch Benzoyl- bzw. Naphthalinsulfoderivate der Diamine gebildet, diese können aber leicht von dem Benzoyl- bzw. Naphthalinsulfocystin getrennt werden, indem sie in Wasser sehr schwer löslich sind und keine Verbindungen mit Natriumhydroxyd bilden, während die Cystinverbindungen lösliche Alkalisalze geben. Die näheren Umstände bei der Trennung der Benzoylderivate sind folgende (vgl. bei den Diaminen S. 558)[2]).

Die schwach alkalische, benzoylierte Flüssigkeit wird filtriert — wodurch die Hauptmenge der Benzoyldiamine beseitigt wird —, mit Schwefelsäure angesäuert und mit Äther 3 mal ausgeschüttelt; dadurch werden der wässerigen Flüssigkeit die Benzoesäure, das Benzoylcystin und die noch vorhandene Menge der Benzoyldiamine entzogen. Nachdem der Äther abdestilliert ist, wird der Rückstand, bevor er erstarrt ist, in ungefähr so viel 12 proz. Natronlauge eingetragen, als zur Neutralisation erforderlich ist. Die so erhaltene, mehr oder weniger getrübte braune Flüssigkeit wird mit dem 3—4 fachen Volumen derselben Natronlauge vermischt und in die Kälte gestellt. Nach 12—24 stündigem Stehen werden die ausgeschiedenen Krystalle abgesaugt und mit wenig kalter Natronlauge gewaschen; sie bestehen aus dem Natronsalz des Benzoylcystins und den Benzoyldiaminen. Die Krystalle werden dann mit kaltem Wasser behandelt, wodurch nur das Natronsalz des Benzoylcystins in Lösung geht; aus dem Filtrat läßt sich dann durch Ansäuern das freie Benzoylcystin gewinnen.

Die Identifizierung des Benzoylcystins geschieht durch Analyse und Schmelzpunktsbestimmung.

Die **quantitative Bestimmung** kann am leichtesten nach Gaskell[3]) ausgeführt werden. Die Methode beruht auf der Schwerlöslichkeit des Cystins in Aceton.

Das Cystin ist so schwer löslich, daß es aus saurem Harn schon beim Stehen teilweise krystallisiert; der Harn wird in solchem Falle filtriert und Krystalle und Filtrat getrennt bearbeitet.

a) Die Krystalle werden mit ein wenig kaltem Wasser gewaschen (das Waschwasser darf mit dem Hauptfiltrat nicht gemischt werden) und dann auf dem Filter mit 2½ proz. Ammoniak gelöst; nachdem dann mit Wasser nachgewaschen worden ist, wird das gesamte ammoniakalische Filtrat mit dem gleichen Volumen Aceton versetzt, mit Essigsäure angesäuert und 3—4 Tage stehen gelassen, wodurch das Cystin wieder auskrystallisiert. Die Krystalle werden auf gewogenem Filter abfiltriert, mit Wasser gewaschen, bei 80° getrocknet und gewogen.

b) Eine abgemessene Portion des von den Cystinkrystallen abfiltrierten Harnes (z. B. 200 ccm) wird mit Ammoniak deutlich alkalisch gemacht und dann durch Zugabe

---

[1]) E. Friedmann, Beiträge z. chem. Physiol. u. Pathol. **3**, 15 [1903].
[2]) L. v. Udránszky u. E. Baumann, Zeitschr. f. physiol. Chemie **13**, 564 [1889].
[3]) J. F. Gaskell, Journ. of Physiol. **36**, 142 [1907].

von Calciumchlorid von der Hauptmenge der Oxalate und Phosphate befreit. Das Filtrat wird mit dem gleichen Volumen Aceton versetzt und mit Essigsäure schwach angesäuert, wodurch das Cystin beim Stehen krystallisiert; nach 3—4 tägigem Stehen ist die Abscheidung quantitativ. Der Niederschlag wird abfiltriert und dann auf die oben beschriebene Weise (a) umgelöst, getrocknet und gewogen.

b) Cystein (α-Amino-β-thiomilchsäure).

$$\underset{\underset{\underset{\text{COOH}}{|}}{\overset{\text{CHNH}_2}{|}}}{\overset{\text{CH}_2 \cdot \text{SH}}{|}} = \text{C}_3\text{H}_7\text{NSO}_2 \,.$$

Diese Aminosäure entsteht aus Cystin durch Reduktion mit Zinn und Salzsäure[1]); sie läßt sich oft in geringer Menge neben Cystin unter den Spaltprodukten der schwefelhaltigen Eiweißkörper nachweisen, scheint aber dabei sekundär zu entstehen[2]).

Die Substanz ist in krystallinischem Zustande durch genaue Fällung der alkoholischen Lösung des Chlorhydrats mit NH$_3$ erhalten worden. Sie löst sich überaus leicht in Wasser, und die Lösung gibt beim Stehen an der Luft allmählich Krystalle von Cystin (durch Rückoxydation); besonders leicht erfolgt diese Oxydation in alkalischer Lösung, dagegen ist die saure Lösung einigermaßen beständig. Die Oxydation erfolgt augenblicklich, wenn man zur wässerigen oder sauren Lösung ein gelindes Oxydationsmittel hinzufügt (wie Jod oder FeCl$_3$). Durch Oxydation mit Salpetersäure entsteht Isäthionsäure[3]).

Das Cystin ist schwach linksdrehend[1]). Nach Brenzinger[4]) ist in etwa 2 proz. salzsaurer Lösung $[\alpha]_D = -12{,}36°$. Nach Mörner[5]) liegt die Drehung nahe bei 0°, kann jedoch auch schwach nach rechts sein. Durch Reduktion von racemischem Cystin[6]) sowie durch Synthese[7]) ist inaktives Cystein dargestellt worden.

Nachweis des Cysteins. Wie das Cystin gibt das Cystein Schwefelblei durch Kochen mit Natronlauge und Bleiacetat. Durch die folgenden sechs Reaktionen unterscheidet sich das Cystein von dem Cystin.

1. Mit Eisenchlorid gibt die Lösung eine schöne indigblaue Farbe, welche jedoch fast augenblicklich verschwindet.

2. Mit Kupfersulfat entsteht eine vorübergehende Violettfärbung.

3. Mit Nitroprussidnatrium und Natronlauge tritt (auch in sehr verdünnter Lösung) eine stark purpurrote Färbung auf, welche bald abblaßt, indem sie in Rotbraun übergeht und dann verschwindet.

4. Durch HgCl$_2$ wird Cystein in neutraler Lösung oder als Chlorhydrat gefällt. Nach Brenzinger (l. c.) hat das Quecksilberdoppelsalz die Formel $2\,\text{C}_3\text{H}_7\text{NO}_2\text{S} \cdot 3\,\text{HgCl}_2$. Wird die Fällung mit Aceton und abs. Äther ausgewaschen, so hat sie die Formel C$_3$H$_5$ · NSO$_2$Hg$_2$Cl$_2$, was wohl in

$$\underset{\text{|}\,\text{------}\,\text{Hg}\,\text{------}\,\text{|}}{\text{CH}_2 \cdot \text{S---CH} \cdot \text{NH}_2\text{---COO} \cdot \text{HgCl}_2} \quad \text{oder} \quad \text{CH}_2(\text{SHgCl})\text{---CH} \cdot \text{NH}_2\text{---COO} \cdot \text{HgCl}$$

aufzulösen ist [Neuberg und Mayer (l. c.)].

5. Äthylcystein CH$_2$ · S · C$_2$H$_5$—CH · NH$_2$—COOH entsteht beim Kochen von Jodäthyl und Äthylalkohol mit dem Mercurichloridcystein [Brenzinger (l. c.)]. Es schmilzt bei 226—228°. In 5 proz. wässeriger Lösung ist $[\alpha]_D = -98° \, 18'$.

---

[1]) E. Baumann, Zeitschr. f. physiol. Chemie 8, 300 [1884]; Berichte d. Deutsch. chem. Gesellschaft 18, 258 [1885].

[2]) K. A. H. v. Mörner, Zeitschr. f. physiol. Chemie 28, 610 [1899]; 34, 287 [1901].

[3]) C. Neuberg, Berichte d. Deutsch. chem. Gesellschaft 35, 3163 [1902].

[4]) K. Brenzinger, Zeitschr. f. physiol. Chemie 16, 564 [1892].

[5]) K. A. H. v. Mörner, Zeitschr. f. physiol. Chemie 34, 290 [1902].

[6]) P. Mayer u. C. Neuberg, Zeitschr. f. physiol. Chemie 44, 508 [1905].

[7]) E. Erlenmeyer jun., Annalen d. Chemie u. Pharmazie 337, 236 [1905].

6. **Benzylcystein** ($C_6H_5 \cdot CH_2S)CH_2—CH \cdot NH_2—COOH$ entsteht nach Suter[1]) leicht innerhalb $^1/_2$—1 Stunde beim Schütteln von Cysteinchlorhydrat und der äquivalenten Menge Benzylchlorid bei Gegenwart überschüssiger Natronlauge. Schüttelt man nicht umgesetztes $C_6H_5 \cdot CH_2Cl$ mit Äther aus und säuert mit Essigsäure an, so fällt Benzylcystein aus, das aus heißem Wasser umkrystallisiert wird. Leucinähnliche Blättchen vom Schmelzpunkt 215°, die in Alkohol und Äther unlöslich sind, aber leicht von Lauge aufgenommen werden.

C. Amide.

1. Harnstoff.

$$CO\big\langle {}^{NH_2}_{NH_2} = CH_4N_2O .$$

Der Harnstoff ist als Diamid der Kohlensäure oder als Amid der Aminoameisensäure[2]) aufzufassen. Er bildet sich beim Erwärmen einer wässerigen Lösung von cyansaurem Ammoniak durch einfache Umlagerung; diese Synthese wurde 1828 von Wöhler[3]) ausgeführt und war die erste Synthese eines organischen Stoffes. Zur Herstellung braucht das cyansaure Ammoniak nicht in reinem Zustande verwendet zu werden, sondern es genügt, rohes cyansaures Kalium mit Ammoniumsulfat in wässeriger Lösung zu erwärmen und die Lösung bis zur Trockne einzuengen; aus dem Rückstand läßt sich dann mit Alkohol Harnstoff extrahieren.

Der Harnstoff ist in Wasser und Alkohol leicht löslich, dagegen fast unlöslich in Äther. 1 T. löst sich bei gewöhnlicher Temperatur in etwa 1 T. Wasser oder etwa 5 T. Alkohol; in der Siedehitze löst er sich in 1 T. Alkohol und krystallisiert aus dieser Lösung beim Abkühlen. Wird Harnstoff mit wasserhaltigem Äther geschüttelt, entzieht er demselben Wasser und zerfließt hierdurch.

Der Harnstoff krystallisiert in langen prismatischen Krystallen, die zu dem tetragonalen Krystallsystem gehören; sie sind wasserfrei. Wird trockener Harnstoff erhitzt, schmilzt er bei 132° unter Zersetzung, wodurch Ammoniak entweicht (vgl. später).

Der Harnstoff reagiert neutral, vereinigt sich aber mit Säuren zu Salzen, die sauer reagieren; außerdem geht er auch mit einigen Metalloxyden und mit vielen Salzen und organischen Substanzen Verbindungen ein, die, wie auch die Salze mit Säuren, in der Regel krystallinisch sind.

Die Harnstoffsalze mit anorganischen Säuren sind fast alle zerfließlich oder doch in Wasser sehr leicht löslich; einigermaßen schwer löslich ist nur das **Harnstoffnitrat** $CH_4N_2O \cdot HNO_3$. Dieses Salz erhält man, wenn man eine kalte, nicht zu verdünnte wässerige Harnstofflösung mit konz. Salpetersäure versetzt; es ist in überschüssiger konz. Salpetersäure schwer löslich, etwas leichter löslich in Wasser, und zwar leichter in warmem als in kaltem, sehr schwer löslich in Alkohol und fast unlöslich in Äther. Aus Wasser umkrystallisiert, bildet es blätterige Krystalle, bei schneller Ausscheidung kleine rhombische oder sechsseitige Tafeln, die in der Regel zusammengehäuft erscheinen. (Fig. 8, S. 632.) Wird es schnell erhitzt, so verpufft es ohne Rückstand, während es bei langsamer Erhitzung auf etwa 140° ein Gemenge von 2 Vol. Kohlensäure und 1 Vol. Stickoxydul entwickelt und Ammoniumnitrat neben unversetztem salpetersauren Harnstoff hinterläßt, jedoch entsteht auch gleichzeitig ein wenig Cyanursäure; bei 163° soll das Salz schmelzen[4]). Das **Harnstoffphosphat** $CH_4N_2O \cdot H_3PO_4$ bildet in Wasser und Alkohol sehr leicht lösliche, jedoch nicht zerfließliche, rhombische Krystalle; beim Erhitzen entweichen Kohlensäure und Ammoniak, wodurch Metaphosphorsäure gebildet wird. Dasselbe Salz ist auch aus dem eingedampften Harne mit Kleie gefütterter Schweine erhalten worden. — Das **Harnstoffphosphor**-

[1]) F. Suter, Zeitschr. f. physiol. Chemie **20**, 562 [1895].
[2]) P. Stoepel, Apoth.-Ztg. **25**, 129 [1910]; zit. nach Chem. Centralbl. **1910**, I, 1498.
[3]) F. Wöhler, Poggendorffs Annalen **12**, 253 [1828].
[4]) J. Pelouze, Annalen d. Chemie u. Pharmazie **44**, 106 [1842]. — G. Wiedemann, Poggendorffs Annalen **74**, 67 [1848]. — J. Thiele u. E. Uhlfelder, Annalen d. Chemie u. Pharmazie **303**, 97 [1898].

wolframat wird leicht aus einer 5proz. Harnstofflösung mit Salzsäure und Phosphorwolframsäure erhalten[1]); unter diesen Bedingungen wird es sofort ausgefällt, selbst eine
2proz. Harnstofflösung gibt aber, wenn auch langsamer, Fällung mit Salzsäure und Phosphorwolframsäure[2]); es gibt aber Phosphorwolframsäuren, die 2proz. Harnstofflösungen
nicht fällen (siehe unten).

Wie die Salze mit anorganischen Säuren sind auch die mit organischen Säuren fast
alle in Wasser leicht löslich, doch sind das Oxalat und das Pikrat schwerer löslich. Das
Harnstoffoxalat $2 CH_4N_2O \cdot C_2H_2O_4$ erhält man aus wässerigen oder alkoholischen, nicht
zu verdünnten Harnstofflösungen und einer gesättigten Oxalsäurelösung (Fig. 9). Das Salz
löst sich in 23 T. Wasser bei 15° und in etwa 60 T. 90proz. Alkohol bei 16°; in siedendem
Wasser ist es leicht, in Äther fast gar nicht löslich. Beim Erhitzen entwickelt es Kohlenoxyd, Kohlendioxyd und Ammoniak und hinterläßt Cyanursäure. — Das Harnstoff-
pikrat $CH_4N_2O \cdot C_6H_3N_3O_7$ krystallisiert aus Alkohol in feinen gelben Nadeln, welche
bei 142° unter Zersetzung schmelzen. 1 T. löst sich bei 18,5° in 54 T. Wasser und bei 18°
in 16 385 T. Alkohol von 95%.

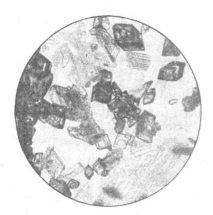

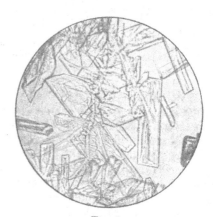

Fig. 8.

Harnstoff-nitrat.

Fig. 9.

Harnstoff-oxalat.

Die Salze des Harnstoffs mit Basen allein haben keine Bedeutung für den
Nachweis oder die quantitative Bestimmung des Harnstoffs, wichtiger sind die
Harnstoffverbindungen mit Salzen oder mit Salzen und Basen.

Viele von diesen Verbindungen sind zerfließlich oder doch sehr leicht in Wasser löslich;
andere sind aber in Wasser ziemlich schwer löslich und haben hierdurch eine gewisse Bedeutung gewonnen. Zu den leicht löslichen gehört das Harnstoffchlornatrium CH_4N_2O
$\cdot NaCl + H_2O$, welches sich aus zu Sirup eingeengtem Harn nach längerem Stehen in schiefen
rhombischen Säulen oder Tafeln abscheiden kann; die Verbindung schmilzt bei 60—70°
und wird von Wasser auch von Alkohol zersetzt, indem dem Salz Harnstoff entzogen
wird. — Von den schwerlöslichen Verbindungen sind namentlich die Quecksilberverbindungen zu erwähnen. Der Harnstoff verbindet sich sowohl mit Quecksilberoxyd wie auch mit Quecksilbersalzen zu krystallinischen Verbindungen; mit Mercurinitrat gibt er somit drei verschiedene Salze, die von Liebig[3]) untersucht worden sind.
Das erste, $(CH_4N_2O)_2 \cdot Hg(NO_3)_2 \cdot HgO$, wird erhalten beim Eingießen einer Lösung von
salpetersaurem Harnstoff in eine mit Salpetersäure versetzte, mäßig verdünnte
Lösung von Mercurinitrat und bildet krystallinische Krusten; durch kochendes Wasser
wird es zersetzt. Das zweite Salz, $(CH_4N_2O)_2 \cdot Hg(NO_3)_2 \cdot 2 HgO$, stellt man her, indem
man eine Harnstofflösung mit einer verdünnten Lösung von Mercurinitrat, solange sich
ein Niederschlag bildet, versetzt und den Brei bei 40—50° stehen läßt, wodurch der Niederschlag sich in sechsseitige Blättchen verwandelt. Das dritte Salz, $(CH_4N_2O)_2 \cdot Hg(NO_3)$
$\cdot 3 HgO$, entsteht durch Fällung sehr verdünnter Harnstofflösungen mit ebenfalls ver-

[1]) K. A. H. Mörner u. J. Sjöquist, Skand. Archiv f. Physiol. **2**, 466 [1891].
[2]) A. Chassevant, Bulletin de la Soc. chim. [3] **19**, 255 [1898].
[3]) J. Liebig, Annalen d. Chemie u. Pharmazie **85**, 289 [1853].

dünnter Mercurinitratlösung; es bildet ein körniges Pulver, welches aus radial gestellten Nadeln besteht. Auf der Bildung dieser Verbindung, welche sehr schwer löslich ist, beruht die Liebigsche Methode der Harnstoffbestimmung, die aber jetzt kaum mehr benutzt wird.

Silberharnstoff $CO(NH \cdot Ag)_2$. Setzt man zu einer Lösung von Silbernitrat und Harnstoff in Wasser etwas Natronlauge, so bildet sich unter gewissen Umständen ein gallertartiger, leicht gelb gefärbter Niederschlag, der beim Stehen konsistenter wird und aus Silberharnstoff besteht. Die Verbindung ist in Wasser wie in Natronlauge so gut wie unlöslich, dagegen löslich in Ammoniak[1]).

Zersetzungen des Harnstoffs. Wird trockener Harnstoff vorsichtig über den Schmelzpunkt erhitzt, so entweicht Ammoniak; beim fortgesetzten Erhitzen erstarrt die Schmelze wieder, indem jetzt ein Gemisch von verschiedenen Kondensations- und Anhydrierungsprodukten vorhanden ist, namentlich Biuret und Cyanursäure

$$NH_2-CO-NH_2 + NH_2-CO-NH_2 = NH_3 + NH_2-CO-NH-CO-NH_2 \text{ (Biuret)}$$

und

$$NH{<}^{CONH_2}_{CONH_2} + {}^{NH_2}_{NH_2}{>}CO = 2\,NH_3 + NH{<}^{CO-NH}_{CO-NH}{>}CO \text{ (Cyanursäure)}.$$

Die Schmelze löst sich leicht in verdünnter Natronlauge, und die Lösung färbt sich nach Zugabe von ganz wenig Kupfersulfatlösung schön rotviolett („Biuretreaktion").

Wässerige Harnstofflösungen können bei nicht zu hoher Temperatur ($60-75°$) eingeengt werden, ohne daß Zersetzung eintritt, beim Kochen geht aber ein kleiner Teil in cyansaures Ammoniak und weiter in kohlensaures Ammoniak über. Beim Erhitzen der wässerigen Lösung im zugeschmolzenen Rohre bildet sich reichlich Ammoniak, doch wird die Zersetzung auch bei etwa $150°$ noch nicht vollständig, wenn nicht gleichzeitig Säure vorhanden ist; die mit dem Stickstoff des Harnstoffs äquivalente Säuremenge scheint aber zu genügen, um völlige Zersetzung des Harnstoffs zu bewirken[2]). Eine vollständige Umwandlung des Harnstoffs in kohlensaures Ammoniak gelingt ferner durch Erhitzen mit Phosphorsäure (15 ccm einer 0,2 proz. Harnstofflösung und 10 g krystallisierte Phosphorsäure) auf $150°$; durch $4^1/_2$ stündiges Erhitzen mit einer alkalischen Bariumchloridlösung auf $150°$ im zugeschmolzenen Rohre wird der Harnstoff ebenfalls völlig zerlegt[3]). Dieselbe Zersetzung vollzieht sich ferner bei der Einwirkung eines Enzyms (Urease), welches in verschiedenen Mikroorganismen vorhanden ist, welche die ammoniakalische Harngärung bewirken.

Werden wässerige Harnstofflösungen mit Basen gekocht, so entweicht Ammoniak, und zwar um so leichter, je stärker die Base ist; Magnesia bewirkt nur eine geringe Zersetzung. Bei gewöhnlicher Temperatur ist Harnstoff den Basen gegenüber sehr beständig, ja Harnstofflösungen können sogar mit Baryt im Vakuum eingeengt werden, ohne daß Ammoniak gebildet wird, wenn die Temperatur nur $40°$ nicht übersteigt (vgl. die Ammoniakbestimmung im Harn, S. 94 und 95).

Durch Einwirkung von salpetriger Säure zerfällt der Harnstoff unter Bildung von Stickstoff, Kohlensäure und Wasser

$$CO(NH_2)_2 + N_2O_3 = CO_2 + 2\,N_2 + 2\,H_2O,$$

[1]) E. Mulder, Berichte d. Deutsch. chem. Gesellschaft **6**, 1019 [1873].
[2]) V. Henriques u. S. A. Gammeltoft, Bohr-Gedächtnisschrift (Skand. Archiv f. Physiol. **25**, 167 [1911]).
[3]) B. Schöndorff, Archiv f. d. ges. Physiol. **62**, 1 [1895].

ebenso durch Einwirkung von feuchtem Chlorgas, Natriumhypochlorit oder Natriumhypobromit, z. B.

$$CO(NH_2)_2 + 3\,NaOBr = CO_2 + N_2 + 2\,H_2O + 3\,NaBr\,.$$

Auf dieser Reaktion sind Methoden zur quantitativen Bestimmung des Harnstoffs basiert worden (vgl. S. 642).

Der Harnstoff ist stets in dem Harn von Menschen und Säugetieren vorhanden und ist auch im Urin von Amphibien, Fischen und einigen Vögeln in geringer Menge gefunden worden. Er kommt am reichlichsten im Harne der Fleischfresser und der Menschen, in geringerer Menge im Harne der Pflanzenfresser vor, und er findet sich nicht nur im Harne, sondern auch im Blute und überhaupt in den meisten tierischen Säften, unter normalen Verhältnissen zwar nur in sehr geringer Menge, die aber unter pathologischen Umständen stark vermehrt werden kann.

Die Harnstoffquantität, die in der 24 stündigen Harnmenge abgesondert wird, ist von dem Eiweißgehalt der Nahrung sehr abhängig. Nach einseitiger Fleischnahrung ist die Harnstoffausscheidung am größten, bei einseitiger Fett- und Kohlenhydratnahrung am geringsten, und zwar geringer als beim völligen Hungern, weil die stickstofffreie Nahrung den Verbrauch von Körpereiweiß herabsetzt. Die Art der Nahrung übt nicht nur Einfluß auf die totale Harnstoffmenge, die in 24 Stunden ausgeschieden wird, sondern auch auf das Verhältnis zwischen dem Harnstoffstickstoff und dem Totalstickstoff des 24 stündigen Harns, so kann z. B. nach Schöndorff[1]) mit steigendem Eiweißgehalt der Nahrung der Harnstoffstickstoff bis zu einem Maximalwert von 98% des Gesamtstickstoffes zunehmen, um beim Hungern bis zu einem Minimalwert von 75% des Gesamtstickstoffs zu sinken, während er bei ausschließlicher Fett- oder Kohlenhydratzufuhr einen mittleren Wert von 85—86% annimmt.

Die Stickstoffausscheidung verläuft nicht regelmäßig während eines Tages, und mit der Stickstoffmenge variiert auch die Harnstoffmenge, sie schwanken aber nicht gleichmäßig. Während der Nacht ist die Stickstoffausscheidung am geringsten, und zwar ist das Verhältnis der Harnstoffausscheidung zur Gesamtstickstoffausscheidung kleiner im Nachtharn als im Tagharn[2]); die Stickstoffausscheidung ist am größten in den ersten Stunden nach der Mahlzeit, und je größer, je mehr Eiweißsubstanz eingenommen wird.

Weil die Harnstoffausscheidung so stark vom Eiweißgehalte der Nahrung abhängig ist, läßt sich ein bestimmter Harnstoffgehalt des Harns nicht als normal angeben. Aus den vielen Literaturangaben[3]) über die Harnstoffmenge im Harne der Menschen läßt sich jedoch so viel sagen, daß die Harnstoffmenge, welche bei gewöhnlicher gemischter Kost in 24 Stunden abgesondert wird, für erwachsene Männer 30—35 g und für Frauen etwas weniger beträgt; die abs. Harnstoffmenge, welche von Kindern in 24 Stunden abgesondert wird, ist geringer, auf Kilogramm Körpergewicht bezogen aber größer als die der Erwachsenen. Die Behauptung Moors[4]), daß der Harnstoffgehalt des normalen menschlichen Harns bisher um das Doppelte überschätzt worden ist, hat sich als unrichtig erwiesen[5]). Die 24 stündige Menge des Harnstoffstickstoffs beträgt für gesunde Erwachsene bei gewöhnlicher gemischter Kost 84—91% des Gesamtstickstoffs, dies Verhältnis kann aber bei Krankheiten stark geändert werden, namentlich hat man in gewissen Leberkrankheiten eine vermehrte Ammoniakausscheidung auf Kosten des Harnstoffgehalts beobachtet.

Aus dem hier Gesagten geht dann hervor, daß die Angabe des Harnstoffgehalts des Harns keinen Wert hat, wenn sie sich nicht auf die ganze 24 stündige Harnmenge bezieht, und wenn nicht gleichzeitig die Menge des Gesamtstickstoffs angegeben wird. „Es gibt keine normale mittlere Harnstoffausscheidung, die man etwa zum Vergleich heranziehen könnte; normal ist, daß bei ausreichender Ernährung im Harn fast so viel Harnstoff ausgeschieden wird (besser: in Harn und Faeces so viel Gesamtstickstoff ausgeschieden wird), als dem in der Nahrung aufgenommenen Stickstoff entspricht"[6]).

---

[1]) B. Schöndorff, Archiv f. d. ges. Physiol. **117**, 257 [1907].

[2]) E. Osterberg u. C. G. L. Wolf, Journ. of biol. Chemistry **3**, 165 [1907].

[3]) Siehe z. B. H. Vierordt, Anatomische, physiologische und physikalische Daten und Tabellen. 3. Aufl. **1906.**

[4]) Wm. Ovid Moor, Zeitschr. f. Biol. **44**, 121 [1903]; **45**, 420 [1903]; Zeitschr. f. physiol. Chemie **40**, 162 [1903]; **48**, 577 [1906].

[5]) F. Erben, Zeitschr. f. physiol. Chemie **38**, 544 [1903]. — F. Lippich, Zeitschr. f. physiol. Chemie **48**, 160 [1906]; **52**, 219 [1907].

[6]) L. Landois, Lehrbuch der Physiologie des Menschen. 12. Aufl. 1909. S. 386.

Zur präparativen Herstellung des Harnstoffs aus dem Harn empfiehlt sich die Methode von Salkowski[1]).

200—300 ccm Hundeharn oder das Doppelte menschlichen Harns werden mit Barytmischung (1 Vol. gesättigte Bariumnitratlösung, 2 Vol. Barytwasser) so lange gefällt, bis eine Probe des Filtrates mit Barytmischung keinen Niederschlag mehr gibt. Von dem entstandenen Niederschlag von Bariumphosphat und -sulfat wird abfiltriert, einmal nachgewaschen (der Filterrückstand kann fortgeworfen werden) und zuerst auf freiem Feuer, dann, wenn das Volumen etwa nur noch 200 ccm beträgt, auf dem Wasserbad zu Sirup eingedampft, mit etwa 150 ccm Alkohol gefällt, nach halbstündigem Stehen von dem aus Salzen und Extraktivstoffen bestehenden Niederschlag abfiltriert, das Filtrat auf dem Wasserbad möglichst vollständig verdampft und nach dem Erkalten mit dem doppelten Volumen Salpetersäure oder etwas mehr durchgerührt. Der entstandene salpetersaure Harnstoff wird, am besten am nächsten Tag, abfiltriert, ein wenig mit kalter Salpetersäure gewaschen und auf einer Tonplatte oder auf Filtrierpapierunterlage getrocknet. Zur Überführung des salpetersauren Harnstoffs in Harnstoff wird der salpetersaure Harnstoff in einer Schale mit Wasser übergossen, dann messerspitzenweise Bariumcarbonat hinzugefügt, gut durchgerührt, erwärmt und so lange mit dem Zusatz von Bariumcarbonat fortgefahren, bis die Flüssigkeit nicht mehr sauer reagiert; dann wird filtriert und einmal nachgewaschen. Die meistens gelblich gefärbte Lösung wird durch Erwärmen mit etwas Knochenkohle entfärbt und wiederum filtriert. Nunmehr handelt es sich noch um die Trennung des Harnstoffs von dem entstandenen salpetersauren Baryt. Dies geschieht durch Eindampfen zur Trockne und Ausziehen des Rückstandes mit Alkohol, in welchem sich nur Harnstoff, Bariumnitrat dagegen nicht löst. Die alkoholische Lösung wird filtriert und eingedampft. Der Rückstand liefert eine Krystallisation von Harnstoff. Derselbe wird am nächsten Tage zwischen Papier abgepreßt und zur Reinigung noch einmal aus wenig abs. Alkohol (im Kolben erwärmt) umkrystallisiert.

Diese Methode ist bei weitem nicht quantitativ; eine Isolierung von reinem Harnstoff gelingt nur, wenn die vorhandene Menge ziemlich groß ist. Wenn es darauf ankommt, die vorhandene Harnstoffmenge möglichst quantitativ zu gewinnen, erreicht man bessere Resultate mit der Methode Lippichs[2]), die für Harn ausgearbeitet worden ist, die aber möglicherweise auch bei der Isolierung des Harnstoffs aus Blut, Galle usw. oder aus serösen Flüssigkeiten von Bedeutung sein könnte.

Nach den Angaben Lippichs verfährt man auf die folgende Weise. Der Harn wird mit dem gleichen Volumen Barytmischung nach Mörner - Sjöquist (gesättigte Bariumchloridlösung, in welcher 5% Bariumhydroxyd aufgelöst ist) und dann mit 20 Vol. einer Mischung von 1 T. Äther und 2 T. Alkohol versetzt und unter häufigem Umschütteln 48 Stunden hingestellt. Die klare Flüssigkeit wird abgehebert und sofort mit Kohlensäure gesättigt; der Rest des Extraktes wird durch Filtration gewonnen und mit dem abgeheberten Anteil vereinigt. Nachdem der entstandene Niederschlag abfiltriert ist, wird das Filtrat unter Evakuierung bei 40° eingeengt, der Rückstand im Vakuum über Schwefelsäure getrocknet, gepulvert und nochmals vollständig getrocknet. Dieses Pulver wird mit abs. Weingeist extrahiert, das Extrakt ebenso wie oben eingedampft, dieser Rückstand neuerdings gepulvert und getrocknet und dann mit Äther-Alkoholmischung (1 : 1) extrahiert. Nach dem Vertreiben des Lösungsmittels und Trocknen des Rückstandes wird mit einer Mischung gleicher Teile von Äthyl- und Amylalkohol aufgenommen und schließlich der Äthylalkohol unter Luftverdünnung und Erwärmen entfernt; sollten aus der amylalkoholischen Lösung Krystalle ausfallen, wird unter gelindem Erwärmen so viel Amylalkohol zugefügt, daß sie sich wieder lösen. In die filtrierte amylalkoholische Lösung wird nun wasserfreie sublimierte Oxalsäure in Substanz, und zwar in großem Überschusse eingebracht, und nach gutem Verrühren mit einem Glasstäbchen wird mit dem 2—3 fachen Volumen trocknen, über Natrium destillierten Äthers, der mit wasserfreier Oxalsäure gesättigt ist, verdünnt und 24 Stunden stehengelassen. Bei diesen Operationen ist die Luftfeuchtigkeit möglichst auszuschließen. Nach 24 stündigem Stehen wird das Harnstoffoxalat und die überschüssige Oxalsäure abfiltriert, mit gesättigter ätherischer Oxalsäurelösung gewaschen, unter gelindem Erwärmen in Wasser gelöst und mit überschüssigem Calciumcarbonat versetzt. Nachdem die Reaktion neutral geworden ist, wird vom Calciumoxalat abfiltriert und unter

[1]) E. Salkowski, Praktikum der physiol. u. pathol. Chemie. Berlin 1900.
[2]) F. Lippich, Zeitschr. f. physiol. Chemie 48, 160 [1906].

Luftverdünnung eingedunstet. Nach einigem Einengen wird von kleinen Mengen Calciumoxalat, die während des Einengens ausfallen, abfiltriert und dann das Filtrat zur Trockne gebracht. Es resultiert Harnstoff, der ohne weitere Reinigung rein ist, auch vom richtigen Schmelzpunkt.

Nachweis des Harnstoffs. In nicht zu verdünnter Harnstofflösung läßt sich der Harnstoff direkt nachweisen, indem ein Tropfen der Lösung auf einem Objektträger mit einem oder zwei Tropfen Salpetersäure versetzt wird; es entstehen die rhombischen oder sechsseitigen Tafeln des salpetersauren Harnstoffs (vgl. oben). Die Probe läßt sich mit dem Harn erst nach dem Konzentrieren desselben anstellen.

Um Harnstoff sicher nachzuweisen, ist eine Isolierung in der Regel notwendig (siehe oben). Zur Identifizierung des Harnstoffs lassen sich — außer der obenerwähnten Probe — folgende Reaktionen anwenden.

1. Wenn trockener Harnstoff in einem trockenen Probierrohre vorsichtig zum Schmelzen und weiter, bis die Schmelze wieder erstarrt, erhitzt wird, so gibt die Masse, welche jetzt *Biuret* (vgl. oben) enthält, nach dem Abkühlen und Lösen in verdünnter Natronlauge mit einem Tropfen ganz verdünnter Kupfersulfatlösung eine rote oder rotviolette Farbe (Biuretreaktion).

2. Übergießt man ein Harnstoffkryställchen mit einem Tropfen fast konz. wässeriger *Furfurollösung* und fügt sogleich einen Tropfen etwa 20 proz. Salzsäure hinzu, so beobachtet man eine sehr rasch von Gelb durch Grün, Blau in Violett übergehende Färbung, welche dann im Verlaufe von wenigen Minuten sich in ein prachtvolles Purpurviolett umwandelt. Die Reaktion ist auch mit wässerigen Harnstofflösungen ausführbar; ein Tropfen einer 1 proz. Harnstofflösung mit etwa 10 Tropfen Furfurollösung und 3 Tropfen Salzsäure versetzt, gibt noch nach 5 Minuten eine intensive Färbung. Beim Stehenlassen ändert sich die Farbe allmählich und schließlich wird eine schwarze Substanz abgeschieden.

Die Furfurollösung ist sehr wenig haltbar. Am besten fügt man daher erst zu 2 ccm der Furfurollösung 4—6 Tropfen Salzsäure, und zu dieser Lösung, die sich nicht färben darf, gibt man dann ein wenig der zu untersuchenden Substanz.

Allantoin gibt dieselbe Reaktion, wenn auch weniger rasch und weniger intensiv als Harnstoff[1]).

3. Reaktion nach Lüdy[2]). Diese Reaktion ist sehr empfindlich, indem 5 mg Harnstoff noch deutlich nachweisbar sein soll. Die Ausführungsweise ist die folgende [Lüdy (l. c., S. 206)]. Die zu untersuchende Flüssigkeit wird verdampft und der Rückstand mit Alkohol extrahiert; die alkoholische Lösung wird mit überschüssigem o-Nitrobenzaldehyd in alkoholischer Lösung versetzt, auf dem Wasserbade zur Trockne eingeengt und nachher mit Alkohol übergossen, kurze Zeit erwärmt und der Alkohol abgegossen; die Behandlung mit Alkohol wird 2—3mal wiederholt, d. h. so lange, bis alle in Alkohol löslichen Stoffe wieder entfernt sind und der Alkohol mit Phenylhydrazinlösung keine Reaktion mehr zeigt, also auch überschüssig zugesetztes Nitrobenzaldehyd verschwunden ist. War Harnstoff vorhanden, so hinterbleibt das Kondensationsprodukt — Nitrobenzilidendiureid — als weißlicher pulveriger Körper, welcher sehr intensiv an den Wänden der Porzellanschale haftet und infolgedessen auch bei minimalen Mengen sehr leicht wahrgenommen werden kann. Nunmehr wird der Rückstand mit wenig verdünnter Lösung von salzsaurem

---

[1]) H. Schiff, Berichte d. Deutsch. chem. Gesellschaft **10**, 773 [1877].
[2]) E. Lüdy, Sitzungsber. d. Wiener Akad. **1889**, IIb, 191.

Phenylhydrazin übergossen, mit 5—10 Tropfen einer etwa 10 proz. Schwefelsäure versetzt und zum Sieden erhitzt. Bei der Anwesenheit des Nitrobenziliden-
diureids wird sich die Flüssigkeit sogleich röten, infolge Bildung des Phenylhydrazons des o-Nitrobenzaldehyds.

Quantitative Bestimmung. Zur Bestimmung des Harnstoffs im Harne hat
man sehr viele Methoden vorgeschlagen, die alle öfters modifiziert worden sind,
ohne daß jedoch mit ihnen bis jetzt die Harnstoffmenge des Harns mit voller Sicherheit bestimmt werden kann. Sämtliche Methoden beruhen darauf, auf irgendeine Weise eine Zersetzung des Harnstoffs zu bewirken, um dann die Menge von
einem der Zersetzungsprodukte zu bestimmen; nach der Art der Zersetzung
lassen sich die Bestimmungsmethoden in zwei Gruppen einteilen.

*1. Methoden, bei welchen der Harnstoff in Ammoniak und Kohlen-
säure zerlegt und das gebildete Ammoniak bestimmt wird.* Weil der
Harn außer Harnstoff noch andere stickstoffhaltige Stoffe enthält, die
auch unter gewissen Bedingungen, mindestens teilweise, imstande sind,
ihren Stickstoff als Ammoniak abzugeben, gilt es als selbstverständlich, die
Zerlegung des Harnstoffs und die nachfolgende Bestimmung des Ammoniaks
so zu bewerkstelligen, daß nur der Harnstoff zerlegt wird. Um dies zu erreichen, verfährt man so, daß man durch irgendein Fällungsmittel, z. B. Phosphorwolframsäure[1]) (siehe nächste Seite), Barytmischung[2]) (siehe unten),
soweit als möglich die störenden, stickstoffhaltigen Stoffe beseitigt, wonach
man die auf solche Weise gereinigte Harnstofflösung mit Zusätzen verschiedener
Art, z. B. mit Phosphorsäure[3]), Magnesiumchlorid + Salzsäure[4]), Lithiumchlorid + Salzsäure[5]) oder Säure allein[6]), einige Stunden erhitzt (siehe unten
bei den verschiedenen Methoden), bis eine vollständige Zerlegung des Harnstoffs eingetreten ist.

Wie bekannt, enthält der Harn präformiertes Ammoniak. Durch die Vorbehandlung des Harns mit Phosphorwolframsäure kann dieses ausgefällt werden,
es gibt aber Phosphorwolframsäuren, die nicht imstande sind, Ammoniak
quantitativ zu fällen; wenn solche benutzt werden, oder wenn der Harn nicht
mit Phosphorwolframsäure gereinigt wird, ist daher die im Harn vorhandene
präformierte Ammoniakmenge zu bestimmen und bei der Berechnung der
Harnstoffmenge in Abzug zu bringen.

Vorbehandlung des Harns. Ausfällung mit Phosphorwolframsäure.
Die zur Verwendung kommende Phosphorwolframsäurelösung stellt man her,
indem man 1 T. 25 proz. Salzsäure (spez. Gewicht 1,124) — statt der Salzsäure
kann man auch eine äquivalente Schwefelsäure, d. h. 1 T. 30 proz. Schwefelsäure nehmen — zu 9 T. 10 proz. Phosphorwolframsäure gibt; die Lösung
ist zu untersuchen, ob sie Harnstoff zu fällen vermag: Gleiche
Volumina von Phosphorwolframsäurelösung und 2—4 proz. Harnstofflösung werden gemischt und in einem gut verschlossenen
Kolben hingestellt; die Lösung muß dauernd klar bleiben[7]).

---

[1]) E. Pflüger u. K. Bohland, Archiv f. d. ges. Physiol. **38**, 575 [1886].
[2]) K. A. H. Mörner u. J. Sjöquist, Skand. Archiv f. Physiol. **2**, 440 [1890].
[3]) E. Pflüger u. L. Bleibtreu, Archiv f. d. ges. Physiol. **44**, 78 [1889]. — B. Schöndorff, Archiv f. d. ges. Physiol. **62**, 51 [1895].
[4]) O. Folin, Zeitschr. f. physiol. Chemie **32**, 504 [1901].
[5]) L. G. de Saint-Martin, Compt. rend. de la Soc. de Biol. **58**, 89 [1905].
[6]) S. R. Benedict u. F. Gephart, Journ. Amer. Chem. Soc. **30**, 1760
[1908].
[7]) Siehe E. Pflüger u. K. Bohland, Archiv f. d. ges. Physiol. **38**, 622 [1886]. —
B. Schöndorff, Archiv f. d. ges. Physiol. **117**, 276 [1907].

Die Ausführung der Fällung ist die folgende[1]): 1 Vol. Harn (z. B. 50 ccm) wird mit 2 Vol. Phosphorwolframsäurelösung versetzt, und die beiden Flüssigkeiten werden gut durchgemischt. Nach 5 Minuten wird eine kleine Probe abfiltriert und mit Phosphorwolframsäurelösung versetzt, wodurch sie mindestens 2 Minuten klar bleiben soll; findet eine Trübung statt, so ist der Hauptportion noch 1 Vol. Säurelösung zuzufügen, in den meisten Fällen reichen aber 2 Vol. aus. Auf später eintretende Trübungen braucht man keine Rücksicht zu nehmen. Die Mischung bleibt 24 Stunden in einer verschlossenen Flasche stehen.

Nach 24 Stunden wird abfiltriert und das Filtrat (Filtrat I) mit Kalkhydratpulver [Ca(OH)$_2$] — Calciumoxyd wird mit Wasser vermischt, getrocknet und gepulvert — bis zur alkalischen Reaktion in einer Reibschale verrieben und abfiltriert (Filtrat II). Sollte die Flüssigkeit beim Verreiben mit Ca(OH)$_2$ eine blaue Farbe annehmen, so wartet man mit dem Filtrieren, bis die blaue Farbe verschwunden ist, was jedoch oft mehrere Stunden in Anspruch nimmt. In der filtrierten Lösung läßt sich dann der Harnstoff bestimmen, wonach sich der Harnstoffgehalt des ursprünglichen Harns berechnen läßt.

Ein anderes Verfahren [Pflüger und Bohland[1])] ist das folgende: 10 ccm Harn werden abgemessen und hierzu wird aus einer Bürette so viel Phosphorwolframsäurelösung gegeben, daß eine filtrierte Probe bei erneuertem Zusatz des Fällungsmittels 2 Minuten klar bleibt. Aus der verbrauchten Menge berechnet man dann leicht, wieviel Phosphorwolframsäure für eine größere Harnportion notwendig ist; das weitere Verfahren ist wie oben beschrieben.

Es ist von Landau vorgeschlagen worden[2]), die Behandlung mit Kalkhydrat wegzulassen und direkt mit Filtrat I zu arbeiten (vgl. oben). Schon Pflüger und Bleibtreu haben versucht[3]), die Methode in dieser Weise zu vereinfachen, haben aber gefunden, daß man dann zuviel Harnstoff findet, weil einige, durch Kalk fällbare stickstoffhaltige Stoffe, die noch im Filtrat I vorhanden sind, bei der Harnstoffbestimmung Ammoniak liefern; sie meinen daher, daß die Kalkbehandlung beizubehalten ist. Hierzu ist indessen zu bemerken, daß Pflüger und Bohland die Bestimmung des Harnstoffs in der Weise ausgeführt haben, daß sie die Zersetzung des Harnstoffs durch 3stündiges Erhitzen mit Phosphorsäure auf 230—260° bewirkt und dann das gebildete Ammoniak bestimmt haben. Obwohl sie dann auch gefunden haben, daß die nicht durch Phosphorwolframsäure, sondern durch Calciumhydroxyd aus dem Filtrat der Phosphorwolframsäureniederschlag ausfällbaren Stoffe durch solches starke Erhitzen mit Phosphorsäure unter Ammoniakabspaltung zerfallen, so ist doch nicht sicher, daß dieselben Stoffe bei den anderen Methoden der Harnstoffaufspaltung gespalten werden. Wenn daher die Harnstoffbestimmung nach einer der anderen Methoden (vgl. unten) ausgeführt wird, ist es möglich, daß die Behandlung des Phosphorwolframsäurefiltrats (Filtrat I, siehe oben) mit Calciumhydroxyd ausgelassen werden kann; so haben z. B. Levene und Meyer[4]), die mit der Autoklavenmethode arbeiteten (siehe unten), befriedigende Resultate mit folgender Fällungsmethode erhalten:

In einem 50 ccm-Meßkolben werden 12,5 ccm Harn abgemessen, und hierzu gibt man ein wenig mehr Phosphorwolframsäurelösung, als notwendig (bestimmt nach Pflüger und Bohland, vgl. oben); die verwendete Phosphorwolframsäurelösung enthielt 10% Phosphorwolframsäure und 10% Schwefelsäure. Nach Stehenlassen bis zum nächsten Tage wird die Lösung mit 10proz. Schwefelsäure auf 50 ccm gebracht und durch ein trockenes Filter filtriert; 20 ccm von dem Filtrat (5 ccm Harn entsprechend) werden dann zur Analyse benutzt.

Wenn der zur Harnstoffbestimmung kommende Harn Zucker enthält, fällt die Bestimmung zu niedrig aus, indem die aus dem Zucker durch die Säureeinwirkung gebildeten Huminsubstanzen Ammoniak binden. Um diesen Fehler auszuschließen, verfährt man nach Schöndorff[5]) auf die folgende Weise:

[1]) E. Pflüger u. K. Bohland, Archiv f. d. ges. Physiol. **38**, 622 [1886]. — E. Pflüger u. L. Bleibtreu, Archiv f. d. ges. Physiol. **44**, 110 [1889]. — B. Schöndorff, Archiv f. d. ges. Physiol. **62**, 55 [1895].
[2]) A. Landau, Deutsches Archiv f. klin. Medizin **79**, 419 [1904].
[3]) E. Pflüger u. L. Bleibtreu, Archiv f. d. ges. Physiol. **44**, 97 [1889].
[4]) P. A. Levene u. G. H. Meyer, Journ. Amer. Chem. Soc. **31**, 717 [1909]. — Vgl. auch V. Henriques u. S. A. Gammeltoft, Bohr-Gedächtnisschrift (Skand. Archiv f. Physiol. **25**, 168 [1911]).
[5]) B. Schöndorff, Archiv f. d. ges. Physiol. **117**, 284 [1907].

Der Harn wird mit Wasser verdünnt, so daß höchstens 1% Zucker vorhanden ist, und mit Phosphorwolframsäure wie oben beschrieben ausgefällt; wird dann das Filtrat vom Phosphorwolframsäureniederschlag mit einem nicht zu kleinen Überschuß an Calciumhydroxyd behandelt und mit dem Abfiltrieren des hierbei entstandenen Niederschlages gewartet, bis die blaue Farbe (vgl. oben) verschwunden ist, so ist die filtrierte Lösung praktisch zuckerfrei, die jetzt vorhandene Zuckermenge verursacht jedenfalls keinen bemerkbaren Fehler.

Durch die Behandlung des Harns mit Phosphorwolframsäure entfernt man die Körper der Harnsäuregruppe (Purine), mit Ausnahme von Allantoin, ferner Kreatinin, Eiweiß, Ammoniak und die Basen des Harns (siehe S. 565); nicht gefällt bleiben im Filtrate außer Harnstoff noch Oxyproteinsäure, Oxalursäure, Kreatin, Hippursäure und Aminosäuren[1]).

Fällung mit Barytmischung[2]). Zur Verwendung kommt eine gesättigte Bariumchloridlösung, die 5% Bariumhydroxyd enthält. Um eine bessere Fällung zu erhalten, wird außer der Barytmischung noch eine Mischung von 2 T. 90proz. Alkohol[3]) und 1 T. Äther zugegeben. Die Ausführungsweise ist die folgende:

5 ccm Harn werden in einem Kolben mit 5 ccm Barytmischung und dann mit 100 ccm der Äther-Alkoholmischung versetzt; der Kolben wird verschlossen und bis zum nächsten Tage hingestellt. Der Niederschlag wird dann abfiltriert und mit Äther-Alkohol ausgewaschen; aus dem Filtrat wird der Äther-Alkohol bei einer Temperatur von etwa 55° (keinesfalls über 60°) abdestilliert. Dabei leistet Luftverdünnung mittels der Wasserstrahlpumpe guten Dienst, das Einengen in einer Schale, die in Wasser von höchstens 60° eintaucht, scheint aber fast ebenso gut zu sein. Wenn die Flüssigkeit bis auf etwa 25 ccm eingeengt ist, wird ein wenig Wasser und gebrannte Magnesia zugesetzt und das Abdampfen fortgesetzt, bis die Dämpfe keine alkalische Reaktion mehr zeigen, was im allgemeinen erreicht ist, ehe die Flüssigkeit auf 15—10 ccm eingeengt ist; hierdurch wird das präformierte Ammoniak entfernt, ohne daß etwas Harnstoff zersetzt wird. Nach dem Verdünnen mit Wasser wird die Lösung dann zur Harnstoffbestimmung verwendet.

Wenn der zu untersuchende Harn Zucker enthält, bilden sich beim Zersetzen des Harnstoffs mit Säuren Huminsubstanzen, welche, wenn Harnstoff vorhanden ist, stickstoffhaltig werden und Stickstoff an sich ziehen. Zur Entfernung des Zuckers wird dann statt der oben beschriebenen Barytfällung die folgende benutzt[4]):

5 ccm Harn werden mit 1,5 g fein gepulvertem Bariumhydroxyd (bei Gegenwart von 10% Zucker 2 g) versetzt; wenn dieses durch Umschwenken soweit als möglich gelöst ist, wird Äther-Alkohol zugegeben und dann wird weiter, wie oben beschrieben, verfahren.

Durch die Baryt-Äther-Alkoholfällung sollen die stickstoffhaltigen Bestandteile des normalen Harns mit Ausnahme von Harnstoff, Ammoniak, Hippursäure und Kreatinin ausfallen[5]).

Um bessere Resultate zu bekommen, d. h. um reinere Harnstofflösungen zu erhalten, versuchten Henriques und Gammeltoft[6]) statt Äther-Alkohol Aceton zu benutzen, indem diese Flüssigkeit nicht imstande ist, konz. Harnstofflösungen zu fällen. Weder Aceton allein noch Mischungen von Aceton und Äther oder von Aceton, Äther und Alkohol ließen sich jedoch hierzu verwenden, teils weil beim Filtrieren ein wenig Aceton verdampfte, so daß ein wenig Harnstoff im Filter auskrystallisierte, woraus er sich mit Aceton nicht wieder auswaschen ließ, teils aber auch, weil die durch Aceton-Äther nach Zusatz von Bariumchlorid und Bariumhydroxyd hervorgerufene Fällung je nach der Konzentration

---

[1]) Siehe B. Schöndorff, Archiv f. d. ges. Physiol. **62**, 51 [1895]. — M. Pfaundler, Zeitschr. f. physiol. Chemie **30**, 74 [1900].

[2]) K. A. H. Mörner u. J. Sjöquist, Skand. Archiv f. Physiol. **2**, 440 [1890].

[3]) E. Bödtker, Zeitschr. f. physiol. Chemie **17**, 143 [1892].

[4]) K. A. H. Mörner, Skand. Archiv f. Physiol. **14**, 319 [1903].

[5]) W. Camerer, Zeitschr. f. Biol. **38**, 230 [1899]. — K. A. H. Mörner, Skand. Archiv f. Physiol. **14**, 298 [1903].

[6]) V. Henriques u. S. A. Gammeltoft, Bohr-Gedächtnisschrift (Skand. Archiv f. Physiol. **25**, 157 [1911]).

des Harns mehr oder weniger Harnstoff mitriß. Die genannten Autoren haben daher die Reinigungsmethode mit Baryt ganz verlassen; statt dieser empfehlen sie die Phosphor-wolframsäuremethode anzuwenden, wenn eine Reinigung vorgenommen werden soll.

Aufspaltung des Harnstoffs. *a) Mit Phosphorsäure*[1]). In ein Erlen-meyer-Kölbchen bringt man 10 g krystallisierte Phosphorsäure und eine passende Menge des nach einer der oben beschriebenen Reinigungsmethoden vorbehandelten Harns (z. B. 5 ccm dem ursprünglichen Harn entsprechend) und erhitzt dann das Kölbchen $4^1/_2$ Stunden lang auf 150°, was am besten in einem Trockenschranke geschieht. Man rechnet die Zeitdauer des Erhitzens erst von dem Augenblicke an, wo alles Wasser abgedunstet ist. Nach dem Erkalten wird die am Boden befindliche sirupartige Masse in warmem Wasser gelöst, in einen Destillationskolben übergespült und das Ammoniak nach Zusatz von Natronlauge in titrierte Säure hinüberdestilliert. (Über Vorsichtsmaß-regeln bei der Destillation siehe S. 537.)

Diese Methode ist nicht ohne Vorbehandlung des Harns anzuwenden, denn viele von den im normalen Harn vorhandenen Stoffen geben, wenn nicht quantitativ, so doch teilweise ihren Stickstoff als Ammoniak bei einem der-artigen Erhitzen mit Phosphorsäure ab. Von den durch Phosphorwolframsäure nicht fällbaren Harnbestandteilen gibt Oxyproteinsäure 44%, Kreatin 33% des Stickstoffs als Ammoniak ab, während außer dem Harnstoff noch Allantoin und Oxalursäure ihren gesamten Stickstoff als Ammoniak abspalten; die Aminosäuren liefern dagegen kein Ammoniak. Durch die Gegenwart der Oxy-proteinsäure wird der Harnstoff-Stickstoff um ungefähr 1% zu hoch gefunden[2]).

b) Mit Magnesiumchlorid und Salzsäure[3]). Krystallisiertes Magnesium-chlorid, $MgCl_2 + 6H_2O$, schmilzt in seinem Krystallwasser bei 112—115°, und die so erhaltene Lösung hat einen Siedepunkt von etwa 160°. Eine solche siedende Lösung bewirkt die quantitative Spaltung des Harnstoffs binnen einer halben Stunde, dagegen spaltet durch diese Behandlung Kreatin resp. Kreatinin ebensowenig wie Harnsäure, Hippursäure und Glykokoll Ammoniak ab.

Das im Handel befindliche Magnesiumchlorid enthält fast immer Ammonik und ist daher zu kontrollieren.

Bei der Bestimmung verfährt man in folgender Weise: 3 ccm Harn oder eine ent-sprechende Menge des nach einer der oben beschriebenen Methoden vorbehandelten Harns werden in einem Erlenmeyerkolben von etwa 200 ccm Inhalt abgemessen und hier mit ca. 20 g Magnesiumchlorid und 2 ccm konz. Salzsäure versetzt; wenn mehr als 3 ccm Lösung verwendet werden, ist es das beste, die Lösung nach Zugabe von etwas Salzsäure zur Trockne einzuengen, ehe das Magnesiumchlorid zugegeben wird. Durch einen gut passenden Kork wird der Kolben mit einem Rückflußrohr versehen, welches die Aufgabe hat, einen Teil der Salzsäure bei dem Kochen zurückzuhalten. Ein Rückflußrohr ist ganz unentbehrlich; denn ohne dasselbe entweicht alle Salzsäure, Magnesiumchlorid zersetzt sich und die Lösung wird alkalisch, wodurch Ammoniak entweicht. Die Mischung von Harn-stofflösung, Salzsäure und Magnesiumchlorid wird nun lebhaft gekocht, bis das überschüssige Wasser entfernt ist, d. h. bis die zurückfließenden Tropfen von Wasser und Salzsäure ein deutliches Zischen bewirken. Tritt dieses ein, so wird die Flamme kleiner gemacht und das Kochen in mäßigerem Tempo 45—60 Minuten fortgesetzt; der Harnstoff ist dann vollständig in Ammoniak und Kohlensäure zerlegt. Ohne die Mischung abkühlen zu lassen, spült man nun vorsichtig Wasser durch das Rückflußrohr in den Kolben hinein; die er-haltene Lösung wird dann in einen Destillationskolben übergeführt, mit Wasser verdünnt und mit Natronlauge versetzt, wonach das Ammoniak abdestilliert und bestimmt wird.

Bei der Destillation begegnet man der Schwierigkeit, daß es fast unmöglich ist, das Ammoniak quantitativ abzudestillieren. Nach Folin genügt 1 Stunde

---

[1]) B. Schöndorff, Archiv f. d. ges. Physiol. **62**, 55 [1895].

[2]) B. Schöndorff, Archiv f. d. ges. Physiol. **62**, 51 [1895]; **117**, 283 [1907].

[3]) O. Folin, Zeitschr. f. physiol. Chemie **32**, 504 [1901]; **36**, 333 [1902]; **37**, 548 [1903].

bis 70 Minuten, um alles Ammoniak in die Vorlage hinüberzutreiben; diese Zeit wird jedoch nicht immer ausreichen. Die Ursache dieser Schwierigkeit ist von Kober[1]) nachgewiesen worden. Es ist jetzt klar, daß die Destillation bei der Folinschen Methode nicht nur eine sehr langweilige Operation ist, auch liegt die Möglichkeit vor (vgl. unten), daß durch das langdauernde Kochen mit Alkalien verschiedene stickstoffhaltige Harnbestandteile einen Teil ihres Stickstoffs als Ammoniak abgeben können; es scheint daher das beste zu sein, dieses Folinsche Verfahren nicht mehr zu benutzen.

c) *Mit Lithiumchlorid und Salzsäure*[2]). Die Methode ist ganz wie die Folinsche (vgl. oben), nur daß man statt Magnesiumchlorid Lithiumchlorid verwendet. Die Methode hat die folgenden Vorteile: 1. Das Lithiumchlorid ist stickstofffrei im Handel und braucht daher nicht kontrolliert zu werden; 2. das Lithiumchlorid verlangsamt die Destillation nicht. Diese Methode ist daher unbedingt der Folinschen vorzuziehen.

d) *Mit Säure allein*. Im Jahre 1908 haben Benedict und Gephart[3]) gezeigt, daß Erhitzen mit verdünnter Salzsäure $1\frac{1}{2}$ Stunden bei 150—155° im Autoklaven genügt, um den Harnstoff quantitativ in Ammoniak und Kohlensäure zu zerlegen. Sie erhitzten den Harn direkt, ohne Vorbehandlung, mit Säure und destillierten nachher das Ammoniak wie gewöhnlich in überschüssige Säure hinüber, titrierten den Säureüberschuß zurück und berechneten, nach Abzug des vorher bestimmten präformierten Ammoniaks, den Harnstoff.

Nach den Angaben von Wolf und Oesterberg[4]) gibt diese Methode zu hohe Resultate, weil außer Harnstoff noch andere Harnbestandteile, namentlich Harnsäure und Kreatinin, unter Ammoniakabspaltung zerlegt werden. Um bei der Autoklavenmethode sichere Resultate zu bekommen, haben Levene und Meyer vorgeschlagen[5]), immer den Harn mit Phosphorwolframsäure zu behandeln, ehe das Erhitzen im Autoklaven vorgenommen wird, wodurch unter anderen Harnbestandteilen eben Harnsäure und Kreatinin (vgl. oben) ausgefällt werden sollen.

e) Die wichtigste *Verbesserung* ist indessen von Gill, Allison und Grindley angegeben[6]). Diese Autoren haben gezeigt, daß bei dem Erhitzen des Harns mit Alkalien während der Destillation eine Ammoniakabspaltung eintritt, indem verschiedene Harnbestandteile durch diese Behandlung zersetzt werden, daß aber diese Ammoniakabspaltung nicht stattfindet, wenn das Ammoniak nach Freimachung durch Natriumhydroxyd oder Natriumcarbonat nach der Folinschen Luftdurchsaugungsmethode[7]) ohne Erhitzen in die titrierte Säure hinübergeführt wird. Auf diese Weise erhält man aus Hippursäure und Kreatinin gar kein Ammoniak, indem diese beiden Körper bei der Autoklavenspaltung gar keine Zersetzung erleiden; die Harnsäure gibt nur eine geringe Menge Ammoniak.

f) In neuester Zeit haben Henriques und Gammeltoft[8]) nachgewiesen, daß der Harnstoff durch $1\frac{1}{2}$ stündiges Erhitzen im Autoklaven bei 150° nicht quantitativ in Ammoniak und Kohlensäure zerlegt werden kann, wenn keine

[1]) P. A. Kober, Journ. Amer. Chem. Soc. **30**, 1279 [1908].
[2]) L. G. de Saint-Martin, Compt. rend. de la Soc. de Biol. **58**, 89 [1905].
[3]) S. R. Benedict u. F. Gephart, Journ. Amer. Chem. Soc. **30**, 1760 [1908].
[4]) C. G. L. Wolf u. E. Oesterberg, Journ. Amer. Chem. Soc. **31**, 421 [1909].
[5]) P. A. Levene u. G. M. Meyer, Journ. Amer. Chem. Soc. **31**, 717 [1909].
[6]) F. W. Gill, F. G. Allison u. H. S. Grindley, Journ. Amer. Chem. Soc. **31**, 1078 [1909].
[7]) O. Folin, Zeitschr. f. physiol. Chemie **37**, 161 [1902].
[8]) V. Henriques u. S. A. Gammeltoft, Bohr-Gedächtnisschrift (Skand. Archiv f. Physiol. **25**, 166 [1911]).

Säure vorhanden ist, daß aber die zur vollständigen Aufspaltung des Harnstoffs erforderliche Säuremenge sehr klein ist; wenn nur so viel Säure vorhanden ist, daß das gebildete Ammoniak neutralisiert werden kann, verläuft der Prozeß quantitativ.

Es kann nun keinem Zweifel unterliegen, daß die *Autoklavenmethode* mit den oben angeführten Änderungen für die Harnstoffbestimmung im Harn von den bisher vorgeschlagenen Methoden die beste ist. Es sei hier die Ausführung der Bestimmungen nach Henriques und Gammeltoft (l. c.) wiedergegeben:

Zur Verwendung kommt eine 10proz. Phosphorwolframsäurelösung in $n/_2$-Schwefelsäure. Durch einen Vorversuch wird bestimmt, wieviel von der Phosphorwolframsäurelösung notwendig ist, um vollständige Fällung in 5 ccm Harn hervorzurufen (vgl. oben S. 638). Dann werden in einen 100 ccm-Meßkolben 10 ccm Harn abgemessen, mit der notwendigen Phosphorwolframsäuremenge versetzt, mit $1/_2$ n-Schwefelsäure bis auf 100 ccm verdünnt und gut durchgemischt. Nach Stehenlassen bis zum Absetzen des Niederschlags wird filtriert, und aus dem Filtrat werden 10 ccm in ein Jenaer Probierglas übergeführt; das Glas wird mit Zinnfolie bedeckt und dann in einem Autoklavn $1^1/_2$ Stunden bei $150°$ erhitzt. Die unter Druck erhitzte Lösung wird in einen Kolben gegossen, und nach Zusatz von überschüssigem Natriumcarbonat wird das gebildete Ammoniak mittels eines starken Luftstroms in die vorgelegte Säure hinübergeführt (siehe bei der Ammoniakbestimmung nach Folin, S. 94).

Oft fängt man das durch den Luftstrom ausgetriebene Ammoniak direkt in titrierter Säure auf und bestimmt dann durch Zurücktitrieren, wieviel Ammoniak vorhanden ist. Besser ist es jedoch, nachdem das Ammoniak in die Säure übergetrieben ist, diese in einen Kjeldahl-Apparat zu gießen und dann nach Zugabe von Natron wie gewöhnlich das Ammoniak abzudestillieren und erst dann die Titration auszuführen.

Bestimmung des Ammoniaks. Wenn der Harnstoff auf eine der oben beschriebenen Methoden zerlegt worden ist, wird das gebildete Ammoniak durch Natron in Freiheit gesetzt, abdestilliert und bestimmt. Die Destillation wurde früher immer durch Kochen ausgeführt; seitdem Gill, Allison und Grindley[1]) gezeigt haben, daß hierdurch ein Zersetzen verschiedener Harnstoffbestandteile eintreten kann, ist indessen zu empfehlen, das Abdampfen immer durch Luftdurchsaugung nach der Folinschen Ammoniakbestimmungsmethode zu bewerkstelligen (siehe oben).

2. Methoden, welche auf der Zersetzung des Harnstoffs unter Bildung von Stickstoff, Wasser und Kohlensäure basieren.

Wird Harnstoff mit Natriumhypobromit behandelt, so zerfällt er unter Stickstoffentwicklung:

$$CO(NH_2)_2 + 3 NaOBr = CO_2 + 2 H_2O + 3 NaBr + N_2.$$

Die gebildete Kohlensäure wird von der Bromlauge, welche immer überschüssiges Natriumhydroxyd enthält, gebunden, während freier Stickstoff entweicht; durch Aufsammeln und Messen des Stickstoffs war somit die Möglichkeit gegeben, die Harnstoffmenge zu berechnen. Durch die angestellten Versuche zeigte es sich bald, daß die Reaktion, welche durch obige Gleichung ausgedrückt ist, nicht quantitativ verläuft, und zwar erhält man nach den Untersuchungen von Hüfner 4,6% zu wenig Stickstoff. Dem ließ sich aber leicht durch eine Korrektur bei der Berechnung abhelfen, wenn nur dieser Wert konstant wäre. Durch die später angestellten Versuche hat es sich indessen erwiesen, daß das Stickstoffdefizit von den Versuchsbedingungen abhängig ist, und daß außer dem Harnstoff noch andere Harnbestandteile bei der oben erwähnten Reaktion Stickstoff liefern, z. B. Ammoniak, Harnsäure, Kreatin, Kreatinin, Allantoin, Oxyproteinsäure u. a.; alle diese Verhältnisse bewirken selbstverständlich, daß die Bestimmungen, welche auf dieser Reaktion fußen, sehr unsicher werden, so daß sie gar keinen Wert haben. Seitdem jetzt ebenso

---

[1]) F. W. Gill, F. G. Allison u. H. S. Grindley, Journ. Amer. Chem. Soc. **31**, 1078 [1909].

leicht ausführbare und zugleich viel sicherere Methoden angegeben worden sind (vgl. oben), sind daher sämtliche Methoden, welche auf der Reaktion zwischen Harnstoff und Bromlauge basieren, zu verwerfen [1]).

2. Alkylharnstoffe.

Nach Folin [2]) kommt im normalen menschlichen Harn ein Methylderivat vor, welches wahrscheinlich Methylharnstoff ist, sicher sind jedoch weder Methyl- noch andere Alkylharnstoffe im Harn nachgewiesen. Nach Verfütterung von Äthylamin beim Hunde kommt nach den Angaben Schmiedebergs [3]) neben wenig unveränderter Base auch Monoäthylharnstoff in geringer Menge vor, Jaffé [4]), der jedoch nach einer anderen Methode als Schmiedeberg arbeitete, hat diese Angabe nicht bestätigen können. Nach Eingabe von Amylamin lassen sich jedenfalls auch nur Spuren von Amylharnstoff im Harn nachweisen [Schmiedeberg (l. c., S. 10)].

Die hier erwähnten Alkylharnstoffe und auch viele andere sind synthetisch hergestellt worden, und es hat sich erwiesen, daß sie dem Harnstoff in Löslichkeitsverhältnissen sehr ähnlich sind. Diese Stoffe im Harn neben dem Harnstoff nachzuweisen ist daher zurzeit, wenn überhaupt möglich, eine sehr schwierige Aufgabe.

3. Oxalursäure.

$$NH_2 - CO - NH - CO - COOH = C_3H_4N_2O_4.$$

Die Oxalursäure erhält man leicht durch Kochen von Parabansäure mit Ammoniak; beim Abkühlen scheidet sich das schwerlösliche Ammoniaksalz ab, aus welchem man mit Salzsäure die freie Säure erhält. Die Parabansäure wird hierzu aus Harnsäure und warmer Salpetersäure hergestellt [5]).

Die freie Oxalursäure stellt ein in kaltem Wasser schwer lösliches Krystallpulver von saurem Geschmack dar; durch Kochen mit Wasser, Säuren oder Alkalien zerfällt sie in Harnstoff und Oxalsäure.

Die Oxalursäure bildet mit Basen leicht krystallisierende, in kaltem Wasser ziemlich schwer lösliche Salze. Das Ammoniumoxalurat bildet in kaltem Wasser schwer lösliche, wie Seide glänzende Nadeln [Liebig und Wöhler [5])]. — Das Kaliumoxalurat krystallisiert mit 1 Mol. Krystallwasser in großen rhombischen Prismen, welche in kaltem Wasser schwer löslich sind; das Krystallwasser wird bei 100° abgegeben [Menschutkin [5])]. — Das Natriumoxalurat ist in Wasser viel schwerer löslich als das Kaliumsalz; es ist krystallwasserfrei und scheidet sich aus heißen Lösungen als krystallinisches Pulver oder in warzenförmigen Krystallen ab [6]). Die Alkalisalze der Oxalursäure bilden beim Calcinieren Metallcyanide [Menschutkin [5])]. — Oxalursaurer Kalk. Vesetzt man eine warme Lösung von oxalursaurem Kali mit Calciumchlorid, so krystallisiert beim Abkühlen das Kalksalz in farblosen Nadeln aus, die 2 Mol. Krystallwasser enthalten; 1 T. des Salzes löst sich in 483 T. Wasser von 15° und in 20 T. kochendem Wasser [6]). — Das Bariumsalz läßt sich ähnlich wie das Kalksalz herstellen und krystallisiert mit 2 Mol. Krystallwasser in langen, oft kreuzweise durchwachsenen Nadeln; das Wasser entweicht nicht bei 100°, dagegen vollständig bei 130°. 1 T. des Salzes löst sich in 633 T. Wasser von 9° und in 55 T. kochendem Wasser [6]). — Das oxalursaure Silber krystallisiert aus heißem Wasser in langen feinen Nadeln [Liebig und Wöhler [5])] — Bleioxalurat siehe unten.

Die Oxalursäure ist zuerst von Schunck [7]) aus normalem menschlichen Harn isoliert worden, später hat Neubauer [8]) den Versuch wiederholt und die Angaben Schuncks bestätigen können. (Vgl. S. 275 bei Oxalsäure.) Zur Herstellung dieser Säure aus dem Harn verfährt man auf die folgende Weise:

---

[1]) Bemerkungen und Literaturangaben über diese Methode finden sich u. a. bei K. A. H. Mörner, Skand. Archiv f. Physiol. **14**, 321 [1903].

[2]) O. Folin, Journ. of biol. Chemistry **3**, 83 [1907].

[3]) O. Schmiedeberg, Archiv f. experim. Pathol. u. Pharmakol. **8**, 5 [1877].

[4]) M. Jaffé, Zeitschr. f. physiol. Chemie **22**, 537 [1896].

[5]) J. Liebig u. Fr. Wöhler, Annalen d. Chemie u. Pharmazie **26**, 241, 285 [1838]. — Siehe auch N. Menschutkin, Annalen d. Chemie u. Pharmazie **172**, 74 [1874].

[6]) P. Waage, Annalen d. Chemie u. Pharmazie **118**, 302 [1861].

[7]) E. Schunck, Proc. Roy. Soc. **15**, 259 [1866]; **16**, 140 [1866].

[8]) C. Neubauer, Zeitschr. f. analyt. Chemie **7**, 225 [1868].

Große Mengen Harn (100—150 l) werden langsam durch eine hohe Schicht von fein-körniger Tierkohle filtriert; das Filtrat wird weggegossen. Die mit Farbstoff usw. beladene Kohle wird nun mit destilliertem Wasser so lange ausgewaschen, bis das Filtrat nicht mehr auf Chlor und Phosphorsäure reagiert, darauf an der Luft getrocknet und schließlich mit Alkohol wiederholt so lange ausgekocht, bis dieser sich nicht mehr gelb färbt. Von der goldgelben alkoholischen Lösung wird zunächst der größte Teil des Alkohols abdestiiliert, der Rest der Flüssigkeit in einer Porzellanschale auf dem Wasserbade unter einem gut ziehenden Abzuge verdampft; es entwickelt sich hierbei ein sehr starker Uringeruch. Der Rückstand wird mit lauwarmem Wasser behandelt, wodurch eine fettige Masse ungelöst bleibt; die wässerige, braun gefärbte Lösung liefert nach dem Verdunsten einen sirupartigen Rückstand, aus welchem sich nach längerem Stehen in der Kälte das oxalursaure Ammoniak krystallinisch ausscheidet. Die Reste der sirupartigen Mutterlauge entfernt man mit abs. Alkohol, wäscht den krystallinischen Rückstand noch einige Male mit Alkohol nach, löst ihn in heißem Wasser, digeriert die erhaltene Lösung mit einer sehr geringen Menge gereinigter Tierkohle, filtriert und verdunstet das farblose Filtrat, worauf bei genügender Konzentration das oxalursaure Ammoniak sich rein ausscheidet. — Die Ausbeute ist nur gering, doch genügt die aus 100—150 l. Harn erhaltene Menge, um den Körper zu unter-suchen und zu identifizieren.

Für den sicheren **Nachweis** der Oxalursäure ist eine Isolierung der Säure oder einer ihrer Verbindungen notwendig. Von den Reaktionen der Oxalsäure, welche zur Identifizierung benutzt werden können, sind die folgenden hervor-zuheben [1] [2]:

1. Läßt man auf einem Objektträger einen Tropfen einer Lösung von reinem oxalursauren Ammoniak verdunsten, so bilden sich lange, an den Enden zu-gespitzte Prismen, die sich zu schönen Doppelbüscheln oder mehr oder weniger vollständigen Rosetten vereinigen; ist das Salz nicht ganz rein, so bilden sich kugelförmige Aggregate.

2. Versetzt man eine wässerige, mäßig verdünnte Lösung von oxalur-saurem Ammoniak mit Calciumchlorid und Ammoniak, so bleibt die Flüssig-keit vollkommen klar. Erwärmt man darauf die Mischung, so tritt sehr bald, noch weit vor der Siedehitze Trübung ein und oxalsaurer Kalk scheidet sich massenhaft aus. Diese Reaktion ist sehr empfindlich. Ganz verdünnte Lösungen geben Calciumoxalatfällungen, welche unter dem Mikroskop schöne Quadrat-oktaeder zeigen, konzentriertere Lösungen geben aber amorphe Fällungen.

3. Eine wässerige Lösung von oxalursaurem Ammoniak gibt mit Silber-nitrat nicht sogleich einen Niederschlag, nach wenigen Augenblicken scheiden sich aber feine Krystallnadeln aus, die zu Sternen und Rosetten zusammen-gewachsen sein können.

4. In ähnlicher Weise kann man ein aus wohl ausgebildeten Prismen mit 6 Endflächen bestehendes Bleisalz erhalten. Ist das oxalursaure Ammoniak nicht ganz rein, kann man eine mäßig konz. Lösung mit Bleiacetat versetzen, den sogleich entstandenen Niederschlag abfiltrieren und das Filtrat ruhig hin-stellen, es scheiden sich dann die charakteristischen Krystalle aus.

5. Kocht man eine Lösung von oxalursaurem Ammoniak mit Salzsäure, so kann man nach wenigen Augenblicken die gebildete Oxalsäure durch Calcium-chlorid und Ammoniak nachweisen.

Nach Luzzatto [3] gelingt es öfters, im Harne des Hundes und des Kaninchens und in geringen Mengen auch des Menschen eine Substanz nachzuweisen, welche durch Kochen mit Salzsäure Oxalsäure liefert. Es handelt sich aller Wahrscheinlichkeit nach um Oxalursäure.

Oxalursäure, als Ammoniakzalz in wässeriger Lösung beim Hund subcutan injiziert, wurde im Tierkörper vollständig oxydiert [Luzzatto [3]].

---

[1] E. Schunk, Proc. Roy. Soc. **15**, 259 [1866]; **16**, 140 [1866].
[2] C. Neubauer, Zeitschr. f. analyt. Chemie **7**, 225 [1868].
[3] A. M. Luzzatto, Zeitschr. f. physiol. Chemie **37**, 225 [1902].

4. Allantoin.

$$\begin{array}{l} NH_2 \\ \mid \\ CO \quad CO-NH \\ \mid \quad\ \ \mid \qquad\qquad >CO = C_4H_6N_4O_3 \ . \\ NH-CH-NH \end{array}$$

Das Allantoin ist von Liebig und Wöhler[1]) aus Harnsäure durch Oxydation mit Bleisuperoxyd erhalten worden; später wurden andere Oxydationsmittel in Vorschlag gebracht. Zur Darstellung des Allantoins wird jetzt die Oxydation mit Kaliumpermanganat benutzt[2]): 100 g Harnsäure werden mit etwa 2 l Wasser aufgeschwemmt, durch Natriumhydroxyd zur Lösung gebracht und mit einer kalten konz. Lösung von 62 g Kaliumpermanganat unter Umschütteln versetzt; sobald sich die Lösung entfärbt hat, wird filtriert, das Filtrat mit Essigsäure ausgesäuert und zur Krystallisation eingedampft, wonach fast die theoretische Menge Allantoin ausfällt.

In reinem Zustande krystallisiert das Allantoin in monoklinen Prismen, welche oft zu sternförmigen Drusen vereinigt sind; unrein krystallisiert es oft in Warzen. In kaltem Wasser ist es recht schwer löslich: 1 T. bedarf nach Liebig und Wöhler[1]) 160 T. Wasser von 20°, nach Grimaux[3]) 131,8 T. Wasser von 21,8° und nach Schulze und Barbieri[4]) 186 T. Wasser von 22° zur Lösung. In kochendem Wasser ist es leicht löslich, auch ziemlich leicht in kochendem Alkohol, dagegen nicht in kaltem Alkohol oder in Äther. Beim Erhitzen schmilzt es unter Gasentwicklung bei 231°, nachdem es schon bei etwa 220° braun geworden ist.

Allantoin löst sich sehr leicht in Alkalien und bildet auch mit anderen Basen Salze, die meisten sind aber in Wasser sehr leicht löslich und haben daher weder für die Isolierung noch für die Identifizierung des Allantoins Interesse; wichtig sind nur die Salze mit Silber und Quecksilber. — Allantoinsilber $C_4H_5N_4O_3 \cdot Ag$ [Liebig und Wöhler[1])]. Die wässerige Lösung des Allantoins bleibt nach Zusatz von Silbernitratlösung klar, gibt aber, wenn nachher vorsichtig Ammoniak zugesetzt wird, einen flockigen Niederschlag, welcher aus Allantoinsilber besteht. Der Niederschlag löst sich sowohl in Salpetersäure wie auch in Ammoniak, läßt sich aber durch Neutralisierung der Lösung wieder ausfällen. Die ammoniakalische Lösung wird beim Kochen nicht reduziert. — Allantoinquecksilber[5]). Eine wässerige Allantoinlösung löst beim Kochen Quecksilberoxyd und bildet dadurch vorzugsweise zwei Verbindungen, von welchen die eine, $6 (C_4H_6N_4O_3) \cdot 5 HgO$, sich abscheidet als ein in Alkohol und kaltem Wasser unlösliches weißes Pulver ohne krystallinische Struktur, während die andere gelöst bleibt. Eine wässerige Allantoinlösung wird nicht gefällt durch Sublimat, dagegen bringt Mercurinitrat auch bei starker Verdünnung einen voluminösen, nicht krystallinischen Niederschlag hervor, wenn nur hinreichend Mercurinitrat zugegeben wird; wird überschüssiges Mercurinitrat nicht zugegeben, so löst sich der Niederschlag, namentlich beim Erwärmen; durch vorsichtige Zugabe von Natriumhydroxyd — nicht aber von Natriumcarbonat — tritt dann Fällung ein. Der Niederschlag ist in überschüssiger Natronlauge leicht löslich, und diese Lösung scheidet durch Kochen metallisches Quecksilber ab. Die mit Quecksilberchlorid versetzte Allantoinlösung verhält sich Alkalien gegenüber ganz ebenso. Die Allantoinquecksilberverbindungen sind auch in Salpetersäure löslich.

Das Allantoin reduziert bei anhaltendem Kochen die Fehlingsche Mischung. Es gibt die Murexidreaktion nicht, die Schiffsche Furfurolreaktion (siehe bei Harnstoff, S. 636) fällt dagegen positiv aus. Es wird weder von Phosphorwolframsäure noch von Bleiacetat gefällt, was für seine Darstellung aus dem Harn von Bedeutung ist. Polarimetrische Untersuchungen haben ergeben, daß das aus dem Harn dargestellte Allantoin optisch inaktiv ist; Versuche, das Allantoin in optisch-aktiven Formen zu erhalten, waren erfolglos[6]).

[1]) J. Liebig u. Fr. Wöhler, Annalen d. Chemie u. Pharmazie **26**, 246 [1838].
[2]) E. E. Sundwik, Zeitschr. f. physiol. Chemie **41**, 344 [1904].
[3]) E. Grimaux, Annales de Chim. et de Phys. [5] **11**, 392 [1877].
[4]) E. Schulze u. J. Barbieri, Journ. f. prakt. Chemie [2] **25**, 149 [1881].
[5]) H. Limpricht, Annalen d. Chemie u. Pharmazie **88**, 94 [1853].
[6]) L. B. Mendel u. H. D. Dakin, Journ. of biol. Chemistry **7**, 153 [1910],

Allantoin löst sich leicht in Alkalien. Übersättigt man sofort mit Essigsäure, so fällt das Allantoin wieder aus, bleibt die Lösung aber einige Zeit stehen, so kann man Allantoin nicht mehr ausfällen, es ist unter Wasseraufnahme in Allantoinsäure

$$
\begin{array}{l}
\text{NH}_2 \\
| \\
\text{CO} \quad \text{COOH} \\
| \qquad | \\
\text{NH}-\text{CH}-\text{NH}-\text{CO}-\text{NH}_2
\end{array}
$$

umgebildet worden. Wird Allantoin mit Alkalien oder Baryt gekocht, so zerfällt es zunächst in Harnstoff und Allantursäure, welche dann durch weitere Einwirkung des Alkalis unter Bildung von Ammoniak, Kohlensäure, Hydantoinsäure und Oxalsäure zerfallen[1]).

Durch Kochen mit Säuren zerfällt das Allantoin unter Bildung von Harnstoff und Allantursäure

$$\text{CHO}-\text{CO}\cdot\text{NH}\cdot\text{CO}\cdot\text{NH}_2 \quad \text{oder} \quad \text{OH}\cdot\text{CH}-\text{CO}\cdot\text{NH}\cdot\text{CO}\cdot\text{NH} ;$$

durch Erhitzen mit Phosphorsäure auf 150° wird der Stickstoff quantitativ als Ammoniak abgegeben, ebenso durch Erhitzen mit alkalischer Bariumchloridlösung[2]).

Das Allantoin wurde zuerst aus der Allantoisflüssigkeit des Kalbes isoliert und ist später auch in dem Harne des neugeborenen Kalbes gefunden worden. Über das Vorhandensein von Allantoin im normalen Harn der verschiedenen Tiere differierten früher die Angaben stark, was wahrscheinlich davon herrührte, daß die zum Nachweis des Allantoins verwendeten Methoden unsicher waren. Mit einer neuen Methode gelang es Wiechowski[3]), aus allen untersuchten Harnen von Hunden, Kaninchen, einer Katze und einem Affen Allantoin zu isolieren und sicher zu identifizieren, so daß es jetzt keinem Zweifel unterliegen kann, daß in diesen Harnen unter normalen Verhältnissen Allantoin vorhanden ist; es gelang ihm ferner nachzuweisen, daß die Allantoinausscheidung von vorher mit Hafer gefütterten Kaninchen und fleischfrei ernährten Hunden im Hunger gar nicht abnahm[4]). Im Rinderharn hat Salkowski[5]) Allantoin nachgewiesen; im Harne von Kälbern kann nach Langstein und Neuberg[6]) in den ersten Lebenstagen sehr reichlich Allantoin vorhanden sein. Aus dem Harne von „Coyote" (ein dem Hund sehr ähnliches, in den trockenen Distrikten der westlichen Teile von Nordamerika lebendes Tier) hat Swain[7]), und aus Pferdeharn endlich Wiechowski[8]) Allantoin gewonnen, so daß nach Wiechowski das Allantoin wahrscheinlich als ein konstantes Produkt des inneren Stoffwechsels der Säugetiere angesehen werden kann.

Ob der Harn des Menschen Allantoin enthält, war lange Zeit hindurch eine offene Frage, indem einige Autoren das Allantoin nicht nachweisen konnten, während nach den Angaben anderer erhebliche Mengen vorhanden waren; sämtliche Angaben stützten sich indessen auf indirekte Bestimmungsmethoden, die zu mangelhaft waren, um sicher zu entscheiden. Erst Wiechowski[8]) ist es gelungen, mit einer neu ausgearbeiteten Methode das Allantoin aus Menschenharn zu isolieren und durch Stickstoffbestimmung und Schmelzpunkt zu identifizieren, so daß jetzt das Vorhandensein von Allantoin im normalen Urin des Menschen bewiesen ist; es findet sich indessen nur in ganz kleiner Menge, so daß große Harnmengen für die Isolierung zu verwenden sind. Die Angaben Wiechowskis sind von Schittenhelm und Wiener[9]) und von Ascher[10]) bestätigt worden. Was die

[1]) A. Baeyer, Annalen d. Chemie u. Pharmazie 130, 163 [1864].
[2]) B. Schöndorff, Archiv f. d. ges. Physiol. 62, 35 [1895].
[3]) W. Wiechowski, Beiträge z. chem. Physiol. u. Pathol. 11, 112 [1908].
[4]) Siehe hierzu auch Centralbl. f. Physiol. 21, 295 [1907], wonach F. P. Underhill gefunden hat, daß der Harn hungernder Hunde Allantoin enthält.
[5]) E. Salkowski, Zeitschr. f. physiol. Chemie 42, 219 [1904].
[6]) L. Langstein u. C. Neuberg, Biochem. Zeitschr. 4, 292 [1907].
[7]) R. E. Swain, Amer. Journ. of Physiol. 13, 30 [1905].
[8]) W. Wiechowski, Biochem. Zeitschr. 19, 373 [1909]; 25, 441 [1910].
[9]) A. Schittenhelm u. K. Wiener, Zeitschr. f. physiol. Chemie 63, 283 [1909].
[10]) K. Ascher, Biochem. Zeitschr. 26, 371 [1910].

Allantoinmenge im Menschenharn betrifft, liegen von den hier zitierten Autoren folgende Angaben vor: Bei gesunden Menschen sind bei gewöhnlicher Kost 9,4, 14,9 und 8 mg, bei purinfreier Kost 14 und 13,3 mg Allantoin pro Tag gefunden worden, bei einer Schwangeren 7,4 und bei einem Alkaptonuriker 9,3 mg. Wiechowski (l. c., S. 444) hat in einem Falle von Leukämie 13 und bei einem Gichtkranken 11,4 mg Allantoin pro Tag gefunden. Ascher (l. c., S. 374) hat bei einem Falle von Leukämie aus 500 ccm Harn 5,6 mg Allantoin gewonnen, konnte aber aus dem Harn eines Patienten mit Morbus Addisoni Allantoinkrystalle nicht erhalten; qualitative Reaktionen, mit der nicht krystallisierenden Masse angestellt, machten es jedoch wahrscheinlich, daß auch hier Allantoin vorhanden war, dagegen konnte er im Harn eines Patienten mit perniziöser Anämie überhaupt kein Allantoin nachweisen. Die öfters zitierte Angabe, daß im Fruchtwasser und im Harne neugeborener Kinder innerhalb der ersten 8 Tage Allantoin vorkommt, ist nicht richtig[1]).

Das Schicksal des im Tierkörper eingeführten Allantoins ist noch nicht völlig aufgeklärt. Der Hund scheidet nach Poduschka[2]), Minkowski[3]) und Pohl[4]) eingeführtes Allantoin quantitativ, nach Luzzatto[5]) dagegen nur teilweise in unverändertem Zustande aus; nach Luzzatto (l. c.) bewirkt eingeführtes Allantoin sowohl für Hunde wie auch für Kaninchen vermehrte Oxalsäureausscheidung, während es nach Schloß[6]) ein Auftreten von Glyoxylsäure zur Folge hat. Für Menschen haben Minkowski (l. c.), Loewy[7]) und Poduschka (l. c.) gefunden, daß nur ein Teil des per os aufgenommenen Allantoins im Harne auftritt; Wiechowski[8]) fand, daß durch den Harn 34,4% des per os zugeführten Allantoins in den nächsten 24 Stunden eliminiert wurde, daß dagegen nach subcutaner Injektion 53—88% des Allantoins in den ersten 12 Stunden ausgeschieden wurde. Andere Versuche haben unter Verabreichung des Allantoins per os zu demselben Ergebnisse wie die Wiechowskis geführt[9]).

Wie oben erwähnt worden ist, enthält der Harn verschiedener Tiere immer Allantoin. Besonders reichlich findet sich Allantoin im Hundeharn nach Fütterung mit Thymus[10]), Pankreas[11]) und anderen nucleinsäurehaltigen Substanzen[12]), und nach Injektion von Thymusextrakt in das Rectum[13]); dasselbe gilt ferner nach Fütterung mit Thymusnucleinsäure und mit Hypoxanthin, dagegen nicht nach Fütterung mit Adenin oder mit den gesamten Spaltungsprodukten der Thymusnucleinsäure [Minkowski[10])]. Eine Steigerung der ausgeschiedenen Allantoinmenge ist für Hunde auch nach Zufuhr von Harnsäure[14]) und Glykolyldiharnstoff[15]) nachgewiesen worden; ferner nach Vergiftung mit Hydrazin[16]) und Hydroxylamin [Pohl[16])] und nach Zufuhr von Glyoxylsäure[17]). Auch im Katzenharn tritt nach Fütterung mit Thymus und Pankreas[18]) pflanzlichen Nucleoproteid[13]) (aus Weizen nach Osborn dargestellt) und Harnsäure[18]) eine vermehrte Allantoinausscheidung auf; beim Kaninchen vermehrt zugeführte Harnsäure ebenfalls die ausgeschiedene Allan-

[1]) W. Wiechowski, Archiv f. experim. Pathol. u. Pharmakol. **60**, 194 [1909]. — A. Schittenhelm u. K. Wiener, Zeitschr. f. physiol. Chemie **63**, 286 [1909].

[2]) R. Poduschka, Archiv f. experim. Pathol. u. Pharmakol. **44**, 59 [1900].

[3]) O. Minkowski, Archiv f. experim. Pathol. u. Pharmakol. **41**, 399 [1898].

[4]) J. Pohl, Archiv f. experim. Pathol. u. Pharmakol. **48**, 367 [1902].

[5]) A. M. Luzzatto, Zeitschr. f. physiol. Chemie **38**, 537 [1903].

[6]) E. Schloß, Beiträge z. chem. Physiol. u. Pathol. **8**, 452 [1906].

[7]) O. Loewy, Archiv f. experim. Pathol. u. Pharmakol. **44**, 22 [1900].

[8]) W. Wiechowski, Archiv f. experim. Pathol. u. Pharmakol. **60**, 190 [1909].

[9]) A. Schittenhelm u. K. Wiener, Zeitschr. f. physiol. Chemie **63**, 287 [1909].

[10]) O. Minkowski, Archiv f. experim. Pathol. u. Pharmakol. **41**, 375 [1898]. — Cohn, Zeitschr. f. physiol. Chemie **25**, 507 [1898].

[11]) E. Salkowski, Centralbl. f. d. med. Wissensch. **1898**, 929; zit. nach Malys Jahresbericht d. Tierchemie **28**, 318 [1898].

[12]) L. B. Mendel, I. P. Underhill u. B. White, Amer. Journ. of Physiol. **8**, 377 [1903]; zit. nach Malys Jahresber. d. Tierchemie **33**, 872 [1903].

[13]) L. B. Mendel, Amer. Journ. of Physiol. **6**, XIV; zit. nach Malys Jahresber. d. Tierchemie **33**, 432 [1903].

[14]) Siehe bei W. Wiechowski, Beiträge z. chem. Physiol. u. Pathol. **9**, 299 [1907]; **11**, 114 [1908].

[15]) H. Eppinger, Beiträge z. chem. Physiol. u. Pathol. **6**, 287 [1905].

[16]) Borissow, Zeitschr. f. physiol. Chemie **19**, 499 [1894]. — R. Poduschka, Archiv f. experim. Pathol. u. Pharmakol. **44**, 59 [1900]. — J. Pohl, Archiv f. experim. Pathol. u. Pharmakol. **48**, 367 [1902].

[17]) H. Eppinger, Beiträge z. chem. Physiol. u. Pathol. **6**, 492 [1905].

[18]) L. B. Mendel u. E. W. Brown, Amer. Journ. of Physiol. **3**, 261 [1900]; zit. nach Malys Jahresber. d. Tierchemie **30**, 761 [1900].

toinmenge [1]). Beim Menschen wird durch eingeführte Harnsäure keine vermehrte Allantoin-ausscheidung bewirkt [2]).

Bei der Autolyse verschiedener Organe findet eine Bildung von Allantoin statt [3]). Durch überlebende Hundeleber und Rinderniere wird Harnsäure quantitativ zu Allantoin oxydiert [4]), dagegen haben Versuche, mit menschlichen Organextrakten eine Harnsäure-zerstörung nachzuweisen, ein negatives Resultat ergeben [5]).

Wenn man rechnet, daß das im Harne vorhandene Allantoin durch Oxydation von Harnsäure gebildet ist, läßt sich die relative Fähigkeit des Organismus, den genannten Prozeß durchzuführen, in der Weise ermitteln, daß das Allantoin als Harnsäure (erhalten durch Multiplikation mit dem Faktor $\frac{\text{Harnsäure}}{\text{Allantoin}} = \frac{168}{158} = 1,07$) in Rechnung gesetzt und in Prozenten der Summe Urinsäure + Allantoin als Harnsäure ausgedrückt wird. Auf diese Weise findet Wiechowski[6]), daß der Mensch 1,5—2,8%, das Pferd 50—80%, der Hund etwa 94%, das Kaninchen etwa 99% und die Katze auch etwa 99% der Harnsäure zersetzt. Dieser Fähigkeit der Tiere, Harnsäure (und Purinbasen) quantitativ in Allantoin zu überführen, geben auch Frank und Schittenhelm[5]) Ausdruck, indem sie sagen, daß im Tierexperiment (Hund, Schwein, Kaninchen) der in der verfütterten Nucleinsäure-menge enthaltene Basenteil quantitativ im Urin als Allantoin zum Vorschein komme.

Nachweis des Allantoins im Harn. Für den Nachweis ist eine Isolierung erforderlich. Enthält der zu untersuchende Harn Eiweiß, ist es das beste, dieses durch Kochen und Filtrieren zu beseitigen. Empfehlenswert ist es auch, durch irgendein Fällungsmittel, welches das Allantoin nicht ausfällt (z. B. Phosphorwolframsäure, siehe unten), störende Harnbestandteile, Farbstoffe u. a. zu entfernen, dagegen ist es nicht zulässig, den Harn mittels Tierkohle zu ent-färben, denn Tierkohle vermag selbst ganz verdünnten Allantoinlösungen das Allantoin fast vollständig zu entziehen [7]).

Wenn reichliches Allantoin vorhanden ist, genügt es oft, den Harn zu konzentrieren, um eine Krystallisation von Allantoin hervorzurufen; wenn die vorhandene Allantoinmenge dagegen klein ist, kann der Nachweis oft schwierig sein. Für die Isolierung und quantitative Bestimmung des Allantoins haben Loewy[8]) und Poduschka[9]) zwei Methoden angegeben, die sich indessen nicht bewährt haben; besser ist das folgende Verfahren von Wiechowski, welches zugleich eine quantitative Bestimmung ermöglicht.

1. Methode für Tierharne.[10]) Die Grundlagen des Verfahrens sind die folgenden: 0,5 proz. Mercuriacetat fällt bei durch Natriumacetat hervor-gerufener alkalischer Reaktion Allantoin quantitativ, aber Harnstoff auch bei Gegenwart von Nitraten nicht; die Allantoinfällung wird dagegen durch viel Harnstoff gehemmt bis aufgehoben, in 1 proz. Harnstofflösung ist sie noch vollständig. Wie Harnstoff in starker Lösung, so hemmen auch Ammoniak-salze und Chloride. Andererseits werden — abgesehen von Phosphorsäure — basische Stoffe (manche Purine) außer dem Allantoin durch das Reagens gefällt, auch Ammoniaksalze reagieren mit demselben unter Niederschlags-bildung, während sie gleichzeitig die Fällung des Allantoins beeinträchtigen. Diese störenden Stoffe müssen selbstverständlich vor der Allantoinfällung ent-fernt werden, was am besten durch nacheinanderfolgende Fällungen mit Phosphorwolframsäure, Bleiacetat und Silberacetat erreicht wird.

[1]) W. Wiechowski, Beiträge z. chem. Physiol. u. Pathol. **11**, 117 [1908].
[2]) W. Wiechowski, Archiv f. experim. Pathol. u. Pharmakol. **60**, 203 [1909].
[3]) J. Pohl, Archiv f. experim. Pathol. u. Pharmakol. **48**, 367 [1902].
[4]) W. Wiechowski, Beiträge z. chem. Physiol. u. Pathol. **9**, 305 [1907].
[5]) F. Frank u. A. Schittenhelm, Zeitschr. f. physiol. Chemie **63**, 271 [1909].
[6]) W. Wiechowski, Biochem. Zeitschr. **19**, 375 [1909].
[7]) K. Ascher, Biochem. Zeitschr. **26**, 375 [1910].
[8]) O. Loewy, Archiv f. experim. Pathol. u. Pharmakol. **44**, 19 [1900].
[9]) R. Poduschka, Archiv f. experim. Pathol. u. Pharmakol. **44**, 61 [1900].
[10]) W. Wiechowski, Beiträge z. chem. Physiol. u. Pathol. **11**, 129 [1908].

Bei der Untersuchung verfährt man auf die folgende Weise: Der Harn ist zu verdünnen, wenn er zu konzentriert ist (Wiechowski verdünnt z. B. die 24stündige Harnmenge von Kaninchen — ca. 30 ccm — auf 150 ccm, die von Hunden dagegen auf 300 ccm);
die Verdünnung ist für die Vornahme der Phosphorwolframsäurefällung notwendig. Für
die Allantoinbestimmung werden 100 ccm mit etwa 10 ccm etwa 8proz. Schwefelsäure
versetzt, mit der gerade ausreichenden (durch Austasten vorher ermittelten, siehe S. 638)
Menge 10proz. Phosphorwolframsäurelösung in einem Meßkolben von passender Größe
gefällt und mit Wasser bis zur Marke aufgefüllt. Nach mindestens 1stündigem Stehen
wird durch ein dichtes Faltenfilter in eine Schale filtriert und das klare meist tiefdunkel
gefärbte Filtrat unter Verreiben so lange mit Bleicarbonat versetzt, bis keine Kohlensäureentwicklung mehr stattfindet, und die Flüssigkeit nur schwach oder gar nicht sauer reagiert.
Von den ungelösten Bleisalzen wird auf der Nutsche scharf abgesaugt und ein rundes,
möglichst großes Volumen des manchmal noch schwach blauen, aber stets neutralen Filtrats
unter Vermeidung eines Überschusses mit der durch Austasten ermittelten Menge Blei-
essiglösung im Meßkolben gefällt und das fehlende Flüssigkeitsvolumen durch Wasser
ersetzt. Das Filtrat von der Bleifällung wird mit Schwefelwasserstoff behandelt und die
vom Bleisulfid abfiltrierte Lösung mit der Luftpumpe vom gelösten Schwefelwasserstoff
befreit. Bei Anwesenheit von Chlor wird dann ein aliquoter Teil dieser von freier Essigsäure
sauren Lösung mit Silberacetatlösung wieder im Meßkolben gefällt und Wasser bis zur
Marke nachgegossen. Das Filtrat vom Chlorsilber wird in derselben Weise wie das von der
Bleifällung mit Schwefelwasserstoff und die vom ausgeschiedenen Silbersulfid abfiltrierte
Lösung mit Luft behandelt. In diesem essigsauren Filtrate überzeugt man sich von der
Vollständigkeit der vorgenommenen Fällungen durch Versetzen kleiner Proben mit Phos-
phorwolframsäure, Bleiessig und Silbernitrat; fallen diese Reaktionen negativ aus, so wird in
zwei runden aliquoten Teilen nach vorausgegangener genauer Neutralisation mit chlorfreier
Natronlauge die Allantoinfällung mit Quecksilberacetat und Natriumacetat vorgenommen.

Das Fällungsreagens wird am besten so hergestellt, daß man käufliches essigsaures
Quecksilber zu 1% in Wasser löst, bis zur Sättigung reines Natriumacetat einträgt und mit
Wasser so weit verdünnt, daß der Gehalt an Quecksilberacetat 0,5% beträgt. Die Vollständigkeit der Allantoinfällung wird durch weiteres Reagens bzw. Allantoinzusatz zu einer
Filtratprobe festgestellt. Nach mindestens 1stündigem Stehen werden die gebildeten Niederschläge aufs Filter gebracht und bis zum Verschwinden der Fällung bzw. Dunkelfärbung
des Filtrats durch Schwefelnatrium mit Wasser gewaschen; die eine Probe wird dann der
Stickstoffbestimmung nach Kjeldahl unterworfen (siehe S. 529). Der Niederschlag der
anderen Probe wird mit Wasser in ein Becherglas gespritzt und unter Erhitzen bis zum
Sieden in die Flüssigkeit Schwefelwasserstoff bis zur völligen Zerlegung des Niederschlages
eingeleitet. Auf dem Wasserbade wird dann bis zur Trockne verdampft, der Rückstand
mit Wasser digeriert, quantitativ in einen kleinen Meßzylinder oder Kolben übertragen
und das Volumen (meist 25 ccm, bei viel Allantoin 50 ccm) mit Wasser ergänzt. Die
schließlich folgende Filtration ist durch sehr dichtes Filtermaterial vorzunehmen und eventuell so lange zu wiederholen, bis das Filtrat ganz klar ist. Ein rundes Volumen desselben
wird in gewogener Schale verdampft und nach dem Trocknen bei 100° gewogen. Der
Rest des Filtrats dient zu Reinheitsproben. Phosphorwolframsäure, Silbernitrat, Bleiessig
und Mercuronitrat dürfen in der Flüssigkeit eine Trübung oder einen Niederschlag nicht
hervorrufen, dagegen muß die Lösung mit Mercurinitrat sowie mit dem benutzten Allantoin-
fällungsmittel unter Bildung eines weißen flockigen Niederschlages reagieren; schließlich
muß die klar gebliebene Silberprobe durch sehr verdünntes Ammoniak flockig gefällt werden,
dieser Niederschlag in überschüssigem Ammoniak löslich und durch weiteren Zusatz von
Silbernitrat ausfällbar sein.

Mit ein wenig der getrockneten Substanz wird der Schmelzpunkt ermittelt; ebenso
wird auch eine kleine Probe auf dem Platinblech verbrannt. Zum Schlusse sind die ermittelten
Werte für Allantoin (gewogenes) und Allantoinstickstoff (nach Kjeldahl bestimmt) unter
Berücksichtigung sämtlicher Volumzahlen auf die gesamte Harnmenge umzurechnen.

2. Methode für Menschenharn.[1]) Die Allantoinmenge im Menschenharn ist so gering, daß der Nachweis und die Bestimmung nicht nach der
Methode 1 geschehen kann; der reichlich vorhandene Harnstoff bewirkt, daß
eine Ausfällung des Allantoins unmöglich ist. Das Verfahren muß daher so
abgeändert werden, daß man die Allantoinkonzentration steigert, ohne zugleich die Harnstoffkonzentration zu erhöhen, und dann erst wie oben beschrieben verfährt; dies wird durch Zugabe von Mercurinitrat erreicht. Setzt

¹) W. Wiechowski, Biochem. Zeitschr. **19**, 378 [1909]; **25**, 446 [1910].

man zu Harnstofflösungen Mercurinitratlösung in kleinen Portionen, so sieht man, daß der zuerst entstehende Niederschlag sich beim Umschütteln wieder löst; erst bei weiterem Zusatz entsteht dann ein dauernder Niederschlag. Dies rührt davon her, daß die Verbindung des Harnstoffs mit Mercurinitrat in Harnstofflösung löslich ist; erst wenn die Konzentration dieser Lösung einen gewissen Grad erreicht hat, tritt Fällung ein, das Allantoin ist aber durch Quecksilberverbindungen so leicht fällbar, daß es durch die in Harnstofflösung gelöste Harnstoff-Mercurinitratverbindung niedergeschlagen wird. Es gelingt daher, durch Mercurinitrat alles Allantoin, aber nur einen Teil des Harnstoffes niederzuschlagen, wenn man eine passende Menge Mercurinitrat anwendet; diese Fällung wird ebenso wie die Allantoinfällung mit Mercuriacetat (siehe oben) durch das Vorhandensein verschiedener Stoffe gehemmt, weshalb eine Vorbehandlung des Harns auch hier notwendig ist. Für diesen Zweck wird hier Mercuronitrat benutzt, welches alle anorganischen Säuren des Harns und die Hauptmasse der basischen Stoffe fällt, das Filtrat reagiert allerdings noch mit Phosphorwolframsäure, ist aber, wenn der Harn frisch ist — d. h. nicht zuviel Ammoniak enthält — doch zu der Allantoinanreicherung geeignet; ist viel Ammoniak vorhanden, muß dieses zuerst entfernt werden (z. B. durch Phosphorwolframsäure), in den allermeisten Fällen ist dies aber nicht nötig.

Das Verfahren ist das folgende: Eine größere Portion Harn wird mit 20 proz. Mercuronitratlösung gefällt; um einen Überschuß zu vermeiden, ist die gerade notwendige Menge zuerst für eine kleine Harnmenge auszumitteln. Der Niederschlag ist sehr mächtig und muß nach dem Filtrieren gründlich gewaschen werden (bis das Filtrat nicht mehr mit Mercurinitrat reagiert). Das gesamte Filtrat wird mittels Schwefelwasserstoff von Quecksilber befreit, das Schwefelquecksilber abfiltriert und ausgewaschen, das gesamte Filtrat von Schwefelwasserstoff mittels eines Luftstroms befreit, mit chlorfreier Natriumcarbonatlösung neutralisiert und dann so lange mit 20 proz. Mercurinitratlösung versetzt, bis alles Allantoin ausgefällt ist, d. h. bis eine Probe des Filtrats auf Zusatz weniger Tropfen einer frischen, etwa 0,1 proz. Allantoinlösung unter Bildung einer weißen Fällung reagiert; die nötige Menge Mercurinitratlösung tastet man vorher aus, es genügt meist $^1/_{20}$—$^1/_{10}$ Vol.

Nach 24 Stunden wird der Niederschlag, der neben allem Allantoin einen geringen Teil des vorhandenen Harnstoffes, Ammoniaksalze und organische basische Verbindungen, gefärbte Substanzen usw. enthält, quantitativ auf einem Faltenfilter gesammelt, einige Male mit Wasser gewaschen und dann mitsamt dem Filter in Wasser verteilt, durch Schwefelwasserstoff in der Kälte zerlegt und filtriert. Nach gründlichem Auswaschen wird der Schwefelwasserstoff durch Luft entfernt, dann das gesamte Filtrat genau neutralisiert und auf dem Wasserbade auf ein Volumen von 20—100 ccm, je nach der Menge des in Arbeit genommenen Harnes, eingeengt. Mit der so erhaltenen Flüssigkeit verfährt man jetzt genau so, wie oben für Tierharn beschrieben ist, nur daß die Fällung mit Silberacetat wegbleibt, weil die Flüssigkeit chlorfrei ist.

Nachdem nun das Allantoin mit 0,5 proz. Mercuriacetatlösung niedergeschlagen und der abfiltrierte Niederschlag weiter mittels Schwefelwasserstoff zerlegt worden ist, hat man eine Lösung gewonnen, aus welcher (bei Menschenharn) durch Einengen kein Allantoin gewonnen werden kann, denn gefärbte Substanzen sind verhältnismäßig reichlich vorhanden und hindern die Krystallisation. Die Lösung wird daher stark eingeengt (bis auf etwa 5 ccm) und mit mindestens dem gleichen Volumen einer 3 proz. Lösung von Mercurisulfat in 10 proz. Schwefelsäure versetzt. Hierdurch fallen die gefärbten Substanzen, nicht aber das Allantoin aus; nach dem völligen Absetzen filtriert man, wäscht aus, entfernt aus dem Filtrate durch Schwefelwasserstoff das Quecksilber und aus dem neuen Filtrat den Schwefelwasserstoff durch Luft, neutralisiert und fällt das Allantoin wieder mit 0,5 proz. Mercuriacetatlösung. Aus diesem Niederschlag endlich erhält man nach Entquecksilberung wie oben eine Allantoinlösung, die meist krystallisiert; sollte dies indessen noch nicht der Fall sein, so sind mit dieser Lösung die Fällungen mit Phosphorwolframsäure, Bleiacetat und Mercuriacetat zu wiederholen, und zwar so, daß man in möglichst hoher Konzentration arbeitet, es gelingt dann, das Allantoin krystallinisch auch aus Menschenharn zu gewinnen.

Quantitative Bestimmung wird wie oben beim Nachweis beschrieben ausgeführt.

5. Taurocarbaminsäure

$$NH_2 - CO - NH - CH_2 - CH_2SO_3H = C_3H_8N_2SO_4$$

findet sich nach E. Salkowski[1]) wahrscheinlich in Spuren im normalen Urin, reichlich nach Verfütterung von Taurin.

Die Taurocarbaminsäure bildet quadratische Blättchen, die sich leicht in H_2O, wenig in Alkohol und gar nicht in Äther lösen. Barytwasser bewirkt bei 130—140° Spaltung in Taurin, NH_3 und CO_2.

Barytsalz fällt aus heißem Alkohol in kleinen glänzenden Rhomben aus, die zu Tafeln vereinigt sind.

Silbersalz strahlige Krystallbüschel.

Darstellung. α) Aus Harn[1]). Der Urin nach Taurinverfütterung wird mit Bleiessig ausgefällt, filtriert, entbleit, eingedampft und mit Alkohol gefällt. Das rohe Na-(bzw. K-) Salz wird in H_2O gelöst, mit H_2SO_4 und Alkohol versetzt. Es fällt ein saurer Sirup aus, den man durch Baryt genau von H_2SO_4, durch Ag_2CO_3 von Chlor befreit. Aus dem eingedampften Filtrat scheidet sich die Säure in krümligen Massen aus, die durch Abpressen und Umkrystallisieren zu reinigen sind.

β) Synthetisch[2]). Man verdampft äquimolekulare Lösungen von Taurin und Kaliumcyanat; der Rückstand erstarrt zu einem Brei von taurocarbaminsaurem Kalium. Man löst das Kaliumsalz in H_2O, setzt H_2SO_4 und Alkohol zu. Beim Verdunsten krystallisiert die freie Säure, die durch Umkrystallisieren aus verdünntem Alkohol von etwas anhaftendem K_2SO_4 befreit ·wird.

Harnstoff und Taurin verbinden sich beim Eindampfen der wässerigen Lösungen nicht[2]), wohl aber beim Kochen mit Barytwasser

$$NH_2 - CO - NH_2 + NH_2 - CH_2 - CH_2 - SO_3H$$
$$= NH_3 + NH_2 - CO - NH - CH_2 - CH_2 - SO_3H \, [3]).$$

D. Schwefelhaltige Abkömmlinge.

Die Rhodanwasserstoffsäure.

CNSH .

Die Rhodanwasserstoffsäure findet sich als ein normaler Bestandteil im Harn des Menschen und der Tiere[4]) und findet sich auch in anderen organischen Flüssigkeiten (siehe Speichel). Nach Pollacci[5]) soll die Säure in weitester Verbreitung vorkommen.

Die reine Rhodanwasserstoffsäure ist eine leicht bewegliche, sehr flüchtige und sehr unbeständige Flüssigkeit; die wässerige Lösung ist etwas haltbarer und wird am leichtesten aus dem Bariumsalz und der äquivalenten Menge Schwefelsäure erhalten.

Die meisten Salze der Rhodanwasserstoffsäure (Rhodanate) sind in Wasser leicht löslich.

Die Alkalirhodanide lösen sich außer in Wasser auch leicht in Alkohol.

Das normale Bleisalz $(CSN)_2Pb$ bildet sich als glänzende, gelbliche, in kaltem Wasser fast unlösliche Krystallmasse beim Versetzen einer Bleiacetlösung mit einem Alkalirhodanid. Durch heißes Wasser wird es in basisches Salz $CNS \cdot Pb \cdot OH$ verwandelt, das jedoch auch direkt aus basischem Bleiacetat und Alkalirhodanid darstellbar ist; es bildet einen weißen (gelblichen) käsigen Niederschlag.

---

[1]) E. Salkowski, Berichte d. Deutsch. chem. Gesellschaft **6**, 744 [1873].

[2]) E. Salkowski, Berichte d. Deutsch. chem. Gesellschaft **6**, 1191 [1873].

[3]) H. Lippich, Berichte d. Deutsch. chem. Gesellschaft **41**, 2968 [1908]; Zeitschr. f. physiol. Chemie **68**, 277 [1910].

[4]) J. Munk, Virchows Archiv **69**, 354 [1877]. — R. Gescheidlen, Archiv f. d. ges. Physiol. **14**, 401 [1877].

[5]) E. Pollacci, Biochem. Centralbl. **2**, 603 [1904]; siehe hierzu auch die Referate in Chem. Centralbl. **1904**, I, 1406; II, 371, 619, 796.

Das Silberrhodanid CNSAg entsteht aus Silbernitrat und Rhodanalkali; es ist in überschüssigem Rhodanalkali löslich. Wie Chlorsilber ist es in Salpetersäure unlöslich, in Ammoniak löslich.

Das Kuprorhodanid $(CNS)_2 \cdot Cu_2$. Wird eine gesättigte Kupfersulfatlösung mit einer konz., luftfreien, schwefelsauren Rhodankaliumlösung versetzt, so scheidet sichdas unbeständige Kuprisalz in dunklen Krystallen ab; verdünntere Lösungen werden nur dunkel gefärbt. Wird eine Kuprosalzlösung oder eine Lösung von Kuprisalz und einem Reduktionsmittel (Natriumbisulfit) mit Rhodanalkali versetzt, so fällt das unlösliche weißliche Kuprorhodanid quantitativ aus.

Quecksilberverbindungen. Aus Mercurosalzen wird durch lösliche Rhodanide meistens ein grauer, aus metallischem Quecksilber und Mercurisalz bestehender Niederschlag erhalten. Mercurinitrat gibt mit Rhodankalium einen in einem Überschuß beider Salze löslichen Niederschlag von Mercurirhodanid $(CNS)_2Hg$; von Chloriden wird es unter Umsetzung gelöst, weshalb Quecksilberchlorid mit Rhodanalkalien keine Fällung gibt.

Das Ferrirhodanid $(CNS)_3Fe$ bildet schwarzrote Krystalle, die in Wasser, Alkohol und Äther leicht löslich sind. Wässerige Ferrisalzlösungen geben mit Rhodanalkali in saurer Lösung eine intensiv rot gefärbte Flüssigkeit; die Gegenwart vom Alkalisalze mehrerer organischer Säuren (wie Weinsäure, Apfelsäure) wie auch größere Mengen von Neutralsalzen verhindern oder beeinträchtigen diese Reaktion, ebenso ist die Farbenstärke auch von der Säuremenge und der Größe des Überschusses an Rhodanalkali abhängig. Diese Reaktion läßt sich deshalb für colorimetrische Zwecke nicht gut benutzen.

Die wässerige Lösung der Rhodanwasserstoffsäure zersetzt sich leicht beim Erwärmen; je nach der Konzentration verläuft die Zersetzung nach einer oder mehreren der folgenden Gleichungen:

$3\ CNSH = C_2N_2S_3H_2 + CNH$ (Persulfocyansäure und Blausäure),

$2\ CNSH + 2\ H_2O = CO_2 + CS_2 + 2\ NH_3$ (Kohlensäure, Schwefelkohlenstoff und Ammoniak),

$CNSH + 2\ H_2O = CO_2 + SH_2 + NH_3$ (Kohlensäure, Schwefelwasserstoff und Ammoniak).

Mit Schwefelwasserstoff zersetzt sich die Säure in Schwefelkohlenstoff und Ammoniak. Durch Oxydation mit Kaliumpermanganat in saurer Lösung entsteht Schwefelsäure und Blausäure, durch Reduktion mit Zink und Salzsäure u. a. Schwefelwasserstoff, Ammoniak und Methylamin.

Wird eine kalte Mischung von 30 ccm konz. Schwefelsäure und 50 ccm Wasser mit 5 ccm gesättigter Rhodankaliumlösung versetzt, so entweicht beim schwachen Erhitzen Kohlenoxysulfid: $CNSH + H_2O = NH_3 + CSO$.

Über die Menge der Rhodanwasserstoffsäure in der 24stündigen Harnmenge sind die Angaben einander sehr widersprechend, von 0,005 bis 0,0476 g variierend[1]).

Nachweis der Rhodanwasserstoffsäure im Harn. Der geringen Menge wegen müssen für den Nachweis nicht zu kleine Harnmengen benutzt werden.

Fällt man aus etwa 100 ccm Harn die Sulfate und Phosphate durch Barytwasser, dampft das Filtrat zur Sirupkonsistenz ein, zieht mit Alkohol aus, verjagt den Alkohol, löst den Rückstand in Wasser, entfärbt mit ein wenig Tierkohle, säuert an und gibt Ferrichlorid zu, so färbt sich bei Gegenwart von Rhodan die Flüssigkeit intensiv rot [Gescheidlen[2]) (l. c., S. 402)].

Zur näheren Untersuchung fällt man aus einer größeren Harnmenge die Phosphate und Sulfate mit Barytwasser, filtriert, dampft das Filtrat zum Sirup ein, zieht mit Alkohol aus, engt das Filtrat bis zur Entfernung des Alkohols ein, löst in Wasser, versetzt mit Kalkmilch und filtriert. Das Filtrat wird aufs neue auf dem Wasserbade eingeengt, der Rückstand mit Alkohol extrahiert und nach Verjagen desselben in Wasser aufgenommen. Die Lösung wird dann in kleine Portionen geteilt, jede derselben mit Bleiacetat versetzt und vom gebildeten Niederschlag rasch abfiltriert, so daß kein Rhodanblei ausfallen soll; die Filtrate werden vereinigt und auf dem Wasserbade erwärmt, wodurch das Rhodanblei auskrystallisiert. Das Salz wird zum Identifizieren der Destillation mit Phosphorsäure

---

[1]) Siehe H. Vierordt, Anat. physiol. u. physikal. Daten u. Tabellen, 3. Aufl. [1906], S. 348.

[2]) J. Munk, Virchows Archiv **69**, 354 [1877]. — R. Gescheidlen, Archiv f. d. ges. Physiol. **14**, 401 [1877].

(oder verdünnter Schwefelsäure) unterworfen; im Destillate weist man dann die Zersetzungsprodukte des Rhodans, Schwefelwasserstoff (mit Bleiacetat) und Ammoniak nach [Gescheidlen[1]) (l. c., S. 405)].

Eine andere Methode ist von Munk[1]) angegeben. Der Harn wird mit Salpetersäure angesäuert und mit überschüssigem Silbernitrat ausgefällt. Der aus Chlorsilber und Cyansilber bestehende Niederschlag wird abfiltriert, gut gewaschen und in Wasser aufgeschlemmt mit Schwefelwasserstoff zerlegt; das Filtrat vom Schwefelsilber wird der Destillation unterworfen und das Destillat auf Cyanwasserstoff geprüft. Zu diesem Zweck wird es mit Natron oder Kali alkalisch gemacht, mit ein wenig Ferrosulfatlösung versetzt, gelinde erwärmt, mit ein wenig Ferrichlorid versetzt und mit Salzsäure angesäuert; es bildet sich hierdurch, wenn Cyanwasserstoff vorhanden ist, Berlinerblau.

Die quantitative Bestimmung. Für diesen Zweck sind mehrere Methoden benutzt worden; die auf der Farbe des Ferrirhodanides gegründeten sind zu ungenau (vgl. oben).

Nach Lang[2]) titriert man das Chlor des Harns sowohl nach Vollhard als auch nach Mohr (siehe S. 112 und 113); die Differenz entspricht der Rhodanwasserstoffsäure, indem die Vollhardsche Titrierung Salzsäure plus Rhodanwasserstoffsäure, die Mohrsche Titrierung dagegen nur die Salzsäure angibt.

Nach Munk[1]) fällt man den durch Salpetersäure angesäuerten Harn mit überschüssiger Silbernitratlösung, filtriert, wäscht gut aus und schmilzt den Niederschlag mitsamt dem Filter mit Salpeter und Natriumcarbonat. In der Schmelze wird die Schwefelsäure bestimmt, und hieraus berechnet sich dann die Rhodanmenge.

Die zur Rhodanbestimmung jetzt immer benutzte Methode ist von Rupp und Schied angegeben und von Thiel[3]) erheblich verbessert: mit dieser Methode gelingt es, das Rhodan neben Kochsalz direkt zu bestimmen. Die Ausführung wird hier nach Edinger und Clemens[4]) wiedergegeben.

Das Prinzip der Methode besteht darin, daß mit Bicarbonat versetzte Rhodanidlösungen große Mengen von Jodlösungen entfärben; es entsteht hierdurch in der natriumbicarbonathaltigen Lösung Jodcyan.

$$CNSK + 4 J_2 + 4 H_2O = H_2SO_4 + 6 HJ + KJ + CNJ.$$

Der Prozeß ist im Laufe von 4 Stunden bei gewöhnlicher Temperatur beendet; wird dann mit Salzsäure vorsichtig angesäuert [Thiel (l. c.)], so wird aus KJ Jodwasserstoff gebildet und das Jodcyan zersetzt, indem Cyanwasserstoff entsteht

$$CNJ + HJ = CNH + J_2.$$

Der ganze Prozeß läßt sich dann durch die Gleichung

$$CNSK + 3 J_2 + 4 H_2O = H_2SO_4 + 5 HJ + KJ + CNH$$

ausdrücken, d. h. 1 Mol. Rhodanid entspricht 6 Äquivalente Jod.

Zur Ausführung werden die folgenden Reagenzien benutzt:

1. Salpetersäurehaltiges Wasser (1 : 100).
2. Ca. 3 proz. Silbernitratlösung.
3. Mit Säure gereinigter, ausgewaschener und geglühter Kieselgur.
4. Reines Natriumbicarbonat.
5. Jodkalium.
6. $^1/_{10}$ n-Jodlösung.
7. $^1/_{10}$ n-Natriumthiosulfatlösung.
8. 10 proz. Salzsäure.
9. 2 proz. Stärkelösung.

Ausführung. Eine klar filtrierte bzw. durch Kochen enteiweißte Harnprobe wird in geeigneter Quantität (50—100 ccm) mit stark verdünnter Salpetersäure angesäuert und mit einem Überschuß einer 3 proz. Silbernitratlösung versetzt. Zur feineren Ver-

---

[1]) J. Munk, Virchows Archiv **69**, 354 [1877]. — R. Gescheidlen, Archiv f. d. ges. Physiol. **14**, 401 [1877].

[2]) S. Lang, Archiv f. experim. Pathol. u. Pharmakol. **34**, 253 [1894].

[3]) E. Rupp u. A. Schied, Berichte d. Deutsch. chem. Gesellschaft **35**, 2191 [1902]. — A. Thiel, Berichte d. Deutsch. chem. Gesellschaft **35**, 2766 [1902].

[4]) A. Edinger u. P. Clemens, Zeitschr. f. klin. Medizin **59**, 223 [1906].

teilung des Niederschlages setzt man ein wenig Kieselgur zu, das man mit einem Glas-stabe in dem entstandenen Niederschlage verrührt, dann erwärmt man auf dem Wasser-bade, bis sich der Niederschlag gut abgesetzt hat (ungefähr 10 Minuten).

Man überzeugt sich jetzt durch Zugabe von ein wenig Silbernitrat, daß die Fällung vollständig ist, und filtriert dann unter Anwendung von vermindertem Druck durch ein Papierfilter, das in einen Platinkonus gesteckt ist; das Filtrat muß völlig klar sein. Der Niederschlag wird mehrmals mit dem Salpetersäurewasser ausgewaschen und dann mit-samt dem Filter in ein weithalsiges, 1 l fassendes Glasstopfengefäß mit etwas Wasser ge-bracht. Hierauf gibt man 3 g Bicarbonat hinzu und überzeugt sich nach dem Lösen des-selben, daß die Flüssigkeit schwach alkalisch reagiert, sonst wird mehr Bicarbonat zu-gegeben. Dann fügt man 3 g Jodkalium hinzu und schüttelt leicht, bis das Jodkali und alles Bicarbonat gelöst ist; weiter verteilt man mittels eines Glasstabes das Filterpapier und den Niederschlag, läßt $1/10$ n-Jodlösung hinzufließen, bis die Flüssigkeit braun ist, mischt durch leises Schütteln und läßt in einem dunklen Raum stehen.

Nach mehrstündigem Stehen [Thiel (l. c.) empfiehlt 4 Stunden] säuert man vor-sichtig mit 10 proz. Salzsäure an (bei zu stürmischer Kohlensäureentwicklung kann Jodverlust eintreten), gibt Stärkelösung hinzu und titriert mit Thiosulfatlösung zurück.

Nach dem oben Angeführten entsprechen 6 Äquivalente Jod 1 Mol. Rhodanwasser-stoffsäure (= 59,08); d. h. 60 ccm $1/10$ n-Jodlösung entsprechen 59,08 mg Rhodanwasser-stoffsäure. Ergibt sich aus dem Titrieren, daß a ccm Jodlösung verbraucht ist, so waren in dem untersuchten Harnvolumen $\dfrac{59,08}{60} \cdot a = 0,9847 \cdot a$ mg Rhodanwasserstoffsäure vorhanden.

Wünscht man die Rhodanmenge als Rhodankalium auszudrücken, so erhält man KCNS in ähnlicher Weise, wenn man mit dem Faktor 1,6203 multipliziert.

E. Aminoaldehyde.

Die Vertreter dieser Körperklassen haben ein allgemeines biologisches Inter-esse, da sie nach den in den letzten Jahren von Neuberg[1]) sowie E. Fischer[2]) gemachten Beobachtungen überraschend leicht aus den entsprechenden Amino-säuren durch Reduktion (mit Na-Amalgam in verd. salzsaurer Lösung z. B.) entstehen:

$$NH_2 \cdot CH_2 - COOH \rightarrow NH_2 \cdot CH_2 \cdot CHO.$$

Die Aminoaldehyde stehen durch viele Reaktionen mit cyclischen Substanzen, z. B. mit den Alkaloiden in Beziehung. Auch im Tierkörper geht z. B. Amino-acetaldehyd in Pyrazin[3])

über.

Natürlich kommt, soweit bekannt, nur ein Oxyaminoaldehyd, das d-Glucosamin, vor.

Die von F. N. Schulz und Ditthorn[4]) für Galaktosamin gehaltene Substanz hat sich als verunreinigte d-Galaktose erwiesen[5]).

[1]) C. Neuberg, Berichte d. Deutsch. chem. Gesellschaft **41**, 956 [1908]. — C. Neu-berg u. E. Kansky, Biochem. Zeitschr. **20**, 450 [1909].
[2]) E. Fischer, Berichte d. Deutsch. chem. Gesellschaft **41**, 1019 [1908]. — E. Fischer u. F. Kametaka, Annalen d. Chemie u. Pharmazie **365**, 7 [1909].
[3]) T. Kikkoji u. C. Neuberg, Biochem. Zeitschr. **20**, 463 [1909].
[4]) F. N. Schulz u. Ditthorn, Zeitschr. f. physiol. Chemie **29**, 373 [1900]; **32**, 428 [1901].
[5]) A. van Ekenstein u. J. J. Blanksma, Chem. Weekblad **1907**, Nr. 26.

d-Glucosamin.

$$
\begin{array}{l}
\text{CHO} \\
\vert \\
\text{CH} \cdot \text{NH}_2 \\
\vert \\
\text{OHCH} \\
\vert \qquad\qquad = C_6H_{13}NO_5 \; . \\
\text{HCOH} \\
\vert \\
\text{HCOH} \\
\vert \\
\text{CH}_2\text{OH}
\end{array}
$$

d-Glucosamin ist zuerst aus Chitin (ein sämtlichen Gliedertieren eigener Gewebs-
bestandteil) erhalten worden[1]), später aus verschiedenen Eiweißkörpern, vor allem den
Glucoproteiden[2]), aber auch aus eigentlichen Eiweißkörpern[3]). Das Glucosamin kommt
somit in großer Verbreitung vor und ist dadurch interessant, daß es gewissermaßen zwischen
Aminosäuren und Kohlenhydraten steht.

Zur Herstellung des Glucosamins dienen gewöhnlich Hummerschalen[4]) oder Ovo-
mucoid[5]). Synthetisch ist es von E. Fischer und Leuchs erhalten worden[6]).

Bei der Darstellung erhält man das Glucosamin als salzsaures oder bromwasserstoffsaures Salz.

Salzsaures Glucosamin $C_6H_{13}NO_5 \cdot HCl$ bildet farblose, glänzende, luftbeständige
Krystalle, die in Wasser leicht, in Alkohol dagegen schwer löslich sind; die wässerige Lösung reagiert sauer und ist optisch aktiv, und zwar rechtsdrehend. Folgende Werte sind
gefunden:

für 16,5 proz. Lösung . . . . $[\alpha]_D = +70,15°$ [Ledderhose[7])]
„ 4—14 proz. Lösungen . . . . $[\alpha]_D = +71,8—70,6°$ [Hoppe-Seyler[8])]
„ ca. 5 proz. Lösung . . . . $[\alpha]_D = +74,64°$ [Wegscheider[9])]
„ ca. 2,5 proz. Lösung . . . . . . $[\alpha]_D = +70,61°$ [derselbe]

Die Temperatur soll ohne Einfluß auf die Drehung sein. Die Lösungen zeigen Bi-
rotation[10]).

Das bromwasserstoffsaure Salz[11]) $C_6H_{13}NO_5 \cdot HBr$ erhält man, wenn man
bei der Darstellung des Glucosamins aus Chitin Bromwasserstoffsäure benutzt. Es krystallisiert in glänzenden weißen Krystallen, die sich in Wasser leicht, in Alkohol schwerer
lösen und in Äther unlöslich sind. Die Krystalle zersetzen sich in Berührung mit der Luft
beim Erwärmen unter starker Bräunung, solange denselben noch Wasser anhaftet; werden
sie dagegen durch Waschen mit Alkohol und Äther vom Wasser befreit und dann getrocknet,
so können sie beliebig lange auf 100° erwärmt werden, ohne daß Zersetzung eintritt. Die
wässerige Lösung ist rechtsdrehend, und zwar ist

für 22,555 proz. Lösung (77,445% Wasser) . . . . $[\alpha]_D^{20} = +59,37°$
„ 12,505 proz. „ (87,495% „ . . . . „ $= +59,63°$
„ 5,312 proz. „ (94,688% „ . . . . „ $= +60,23°$

1) G. Ledderhose, Zeitschr. f. physiol. Chemie **2**, 213 [1878]; **4**, 139 [1880].
2) Fr. Müller und seine Schüler, Zeitschr. f. Biol. **42**, 468 [1901]. — H. Steudel,
Zeitschr. f. physiol. Chemie **34**, 353 [1901]. — C. Neuberg u. F. Heymann, Beiträge z.
chem. Physiol. u. Pathol. **2**, 201 [1902].
3) L. Langstein, Zeitschr. f. physiol. Chemie **31**, 49 [1900]; Beiträge z. chem. Physiol.
u. Pathol. **1**, 259 [1902]; **6**, 349 [1905]. — C. Neuberg, Berichte d. Deutsch. chem. Gesellschaft **34**, 3963 [1901]. — C. Neuberg u. Milchner, Berl. klin. Wochenschr. **41**, 1081
[1904]. — Siehe auch: E. Abderhalden, P. Pergell u. Th. Dörpinghaus, Zeitschr. f.
physiol. Chemie **41**, 530 [1904].
4) F. Tiemann, Berichte d. Deutsch. chem. Gesellschaft **17**, 243 [1884].
5) A. Oswald, Zeitschr. f. physiol. Chemie **68**, 173 [1910].
6) E. Fischer u. H. Leuchs, Berichte d. Deutsch. chem. Gesellschaft **36**, 24
[1902].
7) G. Ledderhose, Zeitschr. f. physiol. Chemie **4**, 148 [1880].
8) F. Hoppe-Seyler, Zeitschr. f. physiol. Chemie **20**, 507 [1895].
9) R. Wegscheider, Berichte d. Deutsch. chem. Gesellschaft **19**, 52 [1886].
10) E. E. Sundwik, Zeitschr. f. physiol. Chemie **34**, 157 [1901].
11) F. Tiemann, Berichte d. Deutsch. chem. Gesellschaft **19**, 51, 155 [1886].

Aus diesen Werten ist die Formel

$$[\alpha]_D^{20} = 55{,}21° + 0{,}053\,q$$

berechnet, wo q die Prozentmenge Wasser bedeutet[1]).

Bei Einwirkung von Silbernitrat bzw. Silbersulfat auf Glucosaminchlorhydrat entsteht Glucosaminnitrat bzw. -sulfat, die krystallinisch gewonnen werden können[2]). Durch Einwirkung von den entsprechenden Säuren auf das freie Glucosamin hat Breuer das Jodhydrat, das Sulfat und das Oxalat in krystallinischem Zustande hergestellt. Das Jodhydrat $C_6H_{13}NO_5 \cdot HJ$ bildet farblose Plättchen, die in Wasser sowie in abs. Methyl- und Äthylalkohol löslich sind. Das Oxalat $(C_6H_{13}NO_5)_2 \cdot C_2O_4H_2$ bildet feine Nadeln, die in Wasser leicht, in Alkohol und Äther nicht löslich sind[3]).

Aus den Salzen läßt sich freies Glucosamin herstellen. Lobry de Bruyn[4]) übergießt das gepulverte salzsaure Salz mit etwas mehr als der berechneten Menge einer Lösung von Natriummethylat in absolutem Methylalkohol, filtriert vom gebildeten Natriumchlorid ab und versetzt das Filtrat mit trockenem Äther; nach einiger Zeit scheidet sich dann die freie Base in Krystallnadeln ab. Breuer[3]) verfährt etwas anders. Durch Eingießen einer gesättigten wässerigen Lösung des salzsauren Salzes in die 10—15fache Menge Alkohol erhält er das Chlorhydrat in Form feiner Krystallflitter. 5 g in dieser Weise dargestellten, trockenen Chlorhydrates werden mit etwa 60 ccm absolutem Alkohol übergossen, mit 2,5 g Diäthylamin versetzt und in verschlossener Flasche bei Zimmertemperatur 24 Stunden geschüttelt. Der abfiltrierte Niederschlag besteht dann aus freiem Glucosamin, das zur völligen Reinigung nochmals mit Alkohol und Diäthylamin geschüttelt wird, dann abfiltriert und mit Alkohol, Chloroform und Alkohol-Äther gewaschen wird; die Base läßt sich aus siedendem Methylalkohol umkrystallisieren.

Das Glucosamin löst sich außerordentlich leicht in Wasser zu einer farblosen, alkalisch reagierenden Flüssigkeit; es ist schwer löslich in kaltem und heißem Äthyl- und in kaltem Methylalkohol, dagegen löst es sich in etwa 38 T. kochendem Methylalkohol und krystallisiert hieraus beim Erkalten in langen, farblosen Nädelchen. In Chloroform und Äther ist es unlöslich. Im Capillarröhrchen erhitzt bräunt es sich bei 105° und schmilzt unter schwacher Braunfärbung und Zersetzung bei 110°.

Die wässerige Lösung ist rechtsdrehend, und zwar beträgt

für etwa 1proz. Lösung $[\alpha]_D = +48{,}64°$
für etwa 3,5proz. Lösung $[\alpha]_D = +47{,}08°$ ([Breuer[3])].

Vollkommen trocken (über Schwefelsäure) aufbewahrt, hält sich das Glucosamin monatelang unverändert, aber selbst in verschlossenen Gefäßen färbt es sich beim Aufbewahren, noch schneller wenn es frei an der Luft liegt. Die wässerige Lösung reagiert alkalisch und zersetzt sich ziemlich schnell unter Abspaltung von Ammoniak; auch die methylalkoholische Lösung zersetzt sich beim Stehen.

Wird eine wässerige Lösung von Glucosaminchlorhydrat mit salzsaurem Phenylhydrazin und essigsaurem Natron mehrere Stunden erhitzt, so bildet sich Phenylglucosazon (siehe S. 390)[5]); wenn p-Bromphenylhydrazin benutzt wird, so erhält man p-Bromphenylglucosazon (siehe S. 390), jedoch nur in verhältnismäßig kleiner Ausbeute.

---

[1]) H. Landolt, Berichte d. Deutsch. chem. Gesellschaft **19**, 156 [1886].
[2]) G. Ledderhose, Zeitschr. f. physiol. Chemie **2**, 213 [1878]; **4**, 139 [1880].
[3]) R. Breuer, Berichte d. Deutsch. chem. Gesellschaft **31**, 2197 [1898].
[4]) C. A. Lobry de Bruyn, Berichte d. Deutsch. chem. Gesellschaft **31**, 2476 [1898].
[5]) F. Tiemann, Berichte d. Deutsch. chem. Gesellschaft **19**, 50 [1886].

Bei Einwirkung von Benzoylchlorid und Natron auf eine wässerige Glucos-aminchlorhydratlösung entsteht ein Gemisch verschiedener Benzoylglucos-amine, aus welchem Tetrabenzoylglucosamin, $C_6H_9NO_5 \cdot (C_6H_5CO)_4$, ge-wonnen werden kann. Die Substanz krystallisiert aus heißem Alkohol in langen Nadeln, die bei 197—198° unter Bräunung schmelzen; sie ist in Wasser unlöslich, in Alkohol schwer löslich, sehr leicht in Chloroform und schwerer in Äther löslich. Beim Kochen mit Alkalien wie auch mit Säuren wird sie zersetzt[1])[2]). Wird die Substanz aus Eisessig umkrystallisiert, so steigt der Schmelzpunkt bis auf 207°, geht aber wieder auf den ursprünglichen zurück, wenn die Substanz aufs neue aus Alkohol umkrystallisiert wird; Schmelz-punkt 199°[3]). — Wird Tetrabenzoylglucosamin mit schwach erwärmter rauchender Salpetersäure versetzt, bis alles gelöst ist, und die Lösung dann in die 30—40fache Menge kalten Wassers gegossen, so erhält man eine weiche, bald krystallisierende Masse, die nach dem Lösen in heißem Alkohol beim Abkühlen feine glänzende Nadeln von Dibenzoylglucosamin, $C_6H_{11}NO_5 \cdot$ $(C_6H_5CO)_2$, ausfallen läßt, die bei 166° schmelzen. Die Substanz ist in Wasser unlöslich, in Alkohol, Äther und Essigester leichter als die Tetrabenzoyl-verbindung löslich[4]).

Phenylisocyanatverbindung. Wird zu einer eiskalten wässerigen Glucos-aminchlorhydratlösung ein wenig mehr als die berechnete Menge Natronlauge und dann tropfenweise unter Umschütteln Phenylisocyanat im Überschuß hinzugefügt, so erstarrt beim Stehen in der Kälte die gesamte Flüssigkeit zu einer gallertigen Masse; der äußerst voluminöse Niederschlag läßt sich leicht absaugen und waschen (er ist in Wasser sehr schwer löslich), dagegen gelingt es nicht, denselben rein zu gewinnen. Wird er mit 20proz. Essigsäure längere Zeit, etwa 1 Stunde, auf dem Wasserbade erhitzt, so findet Anhydridbildung statt, und beim Erkalten scheidet sich die entsprechende Hydantoin-verbindung (vgl. bei den Aminosäuren, S. 583) krystallinisch aus und ist nach einmaligem Umkrystallisieren aus heißem Alkohol rein; die Zusammen-setzung entspricht der Formel $C_{13}H_{16}N_2O_5$. Die Substanz ist in kaltem Wasser und Alkohol wenig löslich, leicht in heißem Wasser und heißem Alkohol, un-löslich in Äther; 1 T. Substanz löst sich bei Zimmertemperatur in 156 T. Wasser, noch schwerer in Alkohol. Die wässerige Lösung reagiert neutral, gibt mit Metallsalzen keine Fällungen und reduziert nicht die Fehlingsche Lösung; die Lösung ist rechtsdrehend, und zwar ist für eine 0,65proz. Lösung $[\alpha]_D$ $= +76,9°$. Die Substanz fängt bei 200° an sich zu bräunen und schmilzt glatt bei 210° (unkorr.). Da die Additionsprodukte des Phenyl-isocyanats mit Aminosäuren erst in saurer Lösung ausfallen (siehe S. 583), so ist eine Trennung des Glucosamins von den Aminosäuren hierdurch möglich; durch Umwandeln der Phenylisocyanatverbindung in die ent-sprechende Hydantoinverbindung gelingt die Identifizierung des Glucos-amins leicht[5]).

α-Naphthylisocyanat-d-glucosamin $C_{17}H_{20}N_2O_6$. Die Verbindung wird auf die-selbe Weise wie die Phenylisocyanatverbindung hergestellt, nur daß α-Naphthyl-isocyanat statt Phenylisocyanat verwendet wird. Die gewonnene Masse wird durch wiederholtes Umkrystallisieren aus heißem Alkohol gereinigt und bildet

---

[1]) E. Baumann, Berichte d. Deutsch. chem. Gesellschaft **19**, 3220 [1886].
[2]) Fr. Müller, Zeitschr. f. Biol. **42**, 468 [1901].
[3]) L. Kueny, Zeitschr. f. physiol. Chemie **14**, 355 [1889].
[4]) L. Kueny, Zeitschr. f. physiol. Chemie **14**, 363 [1889].
[5]) H. Steudel, Zeitschr. f. physiol. Chemie **34**, 369 [1901].

dann Prismen, die zu Drusen vereinigt sind. Die Substanz schmilzt bei 234—236°; ihre alkoholische Lösung reduziert Fehlingsche Lösung[1]).

Andere Derivate sind von Breuer[2]) dargestellt worden.

Die Umwandlungen des Glucosamins durch Oxydation sind von Tiemann und von Fischer und Tiemann studiert[3]). Durch Einwirkung von Silbernitrat auf Glucosaminhydrat entsteht eine zuckerähnliche Substanz, Chitose, die nicht isoliert worden ist, die aber durch Einwirkung von Brom zu einer einbasischen Säure, Chitonsäure, oxydiert werden kann, dessen Kalksalz leicht krystallisierend ist; aus der Chitonsäure läßt sich durch Oxydation die zweibasische Isozuckersäure $C_6H_8O_7$ gewinnen. Wird bromwasserstoffsaures Glucosamin mit Brom (ohne Vorbehandlung mit Nitrit) oxydiert, so entsteht eine Oxyaminosäure, Chitaminsäure $C_6H_{13}NO_6$, die durch Einwirkung von Nitrit in die Chitarsäure übergeht. Durch Reduktion von Chitaminsäure mittels Jodwasserstoffsäure erhielten Fischer und Tiemann[3]) eine Monoxyaminocapronsäure $C_6H_{13}NO_3$, aus welcher Neuberg[4]) durch wiederholte Behandlung mit Jodwasserstoffsäure eine Aminocapronsäure $C_6H_{13}NO_2$ erhalten hat.

Durch Oxydation mit Salpetersäure wird Glucosamin in die zweibasische Norisozuckersäure, $C_6H_{10}O_8$ (Tetraoxyadipinsäure), bzw. ihr Anhydrid $C_6H_8O_7$ verwandelt. Die Norisozuckersäure bildet leichtkrystallisierende Alkaloidsalze (Cinchonin-, Chinin- und Brucinsalz); das Cinchoninsalz, $C_6H_{10}O_8$ $(C_{19}H_{22}N_2O)_2 + 2H_2O$, schmilzt bei 207—208°, ist in heißem Wasser löslich, wenig löslich in kaltem, etwas löslich in heißem Alkohol, unlöslich in Aceton, Chloroform, Essigester und Benzol. Die wässerige Lösung ist rechtsdrehend, und zwar ist für 1 proz. Lösung $[\alpha]_D = +175°$. Es eignet sich sehr gut zum Nachweis der Norisozuckersäure und somit indirekt zum Identifizieren des Glucosamins[5]).

Näheres über die hier erwähnten Verbindungen findet sich in den zitierten Abhandlungen, wo auch andere aus Glucosamin erhaltene Verbindungen beschrieben sind.

Das Glucosamin ist im Harn nicht vorhanden, kann aber nach Verfütterung von größeren Mengen des salzsauren Salzes teilweise in den Urin übergehen, noch leichter erscheint es aber im Harne wieder nach subcutaner Injektion, wie Fabian durch Versuche an Kaninchen festgestellt hat[6]). In manchen Fällen kann verabreichtes Glucosamin zur Bildung von Pyrazinderivaten Anlaß geben[7])[8]), analog dem Aminoacetaldehyd (siehe S. 654).

Nachweis von d-Glucosamin. Zur Isolierung des Körpers aus Lösungen, die reich an Glucosamin sind, z. B. bei der Darstellung aus Hummerschalen, dient das salzsaure Salz, das leicht krystallisiert. Wenn aber nur geringe Mengen neben reichlichen Mengen anderer Körper vorhanden sind, ist eine der folgenden Methoden anzuwenden.

a) Methode von Baumann.[9]) Die zu untersuchende Lösung wird alkalisch gemacht und mit Benzoylchlorid geschüttelt; das Benzoylchlorid wird am besten in mehreren Portionen zugesetzt, und gleichzeitig wird so viel Natronlauge zugefügt, daß die Lösung

---

[1]) C. Neuberg u. E. Hirschberg, Biochem. Zeitschr. **27**, 346 [1910].

[2]) R. Breuer, Berichte d. Deutsch. chem. Gesellschaft **31**, 2198 [1898].

[3]) F. Tiemann, Berichte d. Deutsch. chem. Gesellschaft **17**, 246 [1884]; **19**, 1258 [1886]; **27**, 118 [1894]. — E. Fischer u. F. Tiemann, Berichte d. Deutsch. chem. Gesellschaft **27**, 138 [1894]. — Siehe auch: E. Fischer u. Andreae, Berichte d. Deutsch. chem. Gesellschaft **36**, 2587 [1903].

[4]) C. Neuberg, Berichte d. Deutsch. chem. Gesellschaft **35**, 4014 [1902].

[5]) C. Neuberg u. H. Wolff, Berichte d. Deutsch. chem. Gesellschaft **34**, 3840, 3845 [1901].

[6]) E. Fabian, Zeitschr. f. physiol. Chemie **27**, 167 [1899].

[7]) K. Spiro, Beiträge z. chem. Physiol. u. Pathol. **10**, 277 [1907].

[8]) K. Stolte, Beiträge z. chem. Physiol. u. Pathol. **11**, 19 [1908]; Biochem. Zeitschr. **12**, 499 [1908].

[9]) E. Baumann, Berichte d. Deutsch. chem. Gesellschaft **19**, 3220 [1886].

während der ganzen Benzoylierung schwach alkalisch bleibt (vgl. S. 582). Der in der alkalischen Lösung nach dem Benzoylieren vorhandene Niederschlag wird abfiltriert, mit Wasser gewaschen und dann mit kaltem Alkohol angerührt, um die leichter löslichen Benzoylverbindungen (die mit geringerer Zahl von Benzoylgruppen) zu entfernen; der ungelöste, abfiltrierte Rückstand wird dann aus heißem Alkohol umkrystallisiert und durch Krystallform, Schmelzpunkt und Stickstoffgehalt identifiziert (vgl. oben). Mittels dieser Methode hat Fabian[1]) das verfütterte Glucosamin im Harn nachgewiesen.

b) Verfahren von Neuberg.[2]) Wenn die zu untersuchende Substanz das Glucosamin nicht frei, sondern in fester Bindung (unzersetzte Eiweißkörper) enthält, so wird die Substanz durch Kochen mit Bromwasserstoffsäure aufgespalten, wonach die Hauptmenge der Bromwasserstoffsäure durch Bleioxyd entfernt, das Filtrat im Vakuum zur Trockne verdampft, der Rückstand mittels Alkohol extrahiert und das neue Filtrat wieder zur Trockne verdampft wird. — Wässerige Lösungen, die Glucosaminsalze enthalten, werden mit Bleiacetat ausgefällt; das Filtrat wird bei schwach saurer Reaktion zur Trockne verdampft, der Rückstand mit Alkohol extrahiert und das Filtrat wird völlig eingeengt.

Die auf diese Weise vorbehandelte Substanz wird in halb verdünnter Salpetersäure (D = 1,2) gelöst und auf dem Wasserbade bis zur Entwicklung roter Dämpfe erhitzt; nachdem die Lösung dann abgekühlt worden ist, wird etwas mehr Salpetersäure hinzugefügt, und jetzt wird unter dauerndem Umrühren auf ein geringes Volumen eingeengt. Der Rückstand wird in Wasser gelöst, die Lösung zur Entfernung der überschüssigen Salpetersäure nochmals eingeengt, der Rückstand wieder in Wasser gelöst und jetzt durch vorsichtiges Zufügen von Silbernitrat von Chlor- oder Bromwasserstoffsäure befreit. Das Filtrat vom Silberniederschlag wird mit Ammoniak neutralisiert, mit Essigsäure schwach angesäuert und zum Ausfällen eventuell vorhandener Oxalsäure mit ein wenig Calciumacetat versetzt. Das Filtrat wird möglichst genau mit Ammoniak neutralisiert, zum Sieden erhitzt und nun so lange eine konz. Bleiacetatlösung zugegeben, als noch ein Niederschlag entsteht. Nach dem Erkalten wird der Niederschlag abfiltriert, gewaschen, mit Wasser verrieben und mit Schwefelwasserstoff zerlegt. Das Filtrat vom Schwefelblei wird bis zum Verschwinden des Schwefelwasserstoffes eingeengt, dann wird unter Erwärmen Cinchonin bis zur alkalischen Reaktion zugegeben, und nach dem Erkalten wird von überschüssigem Cinchonin abfiltriert. Die mittels Essigester vom gelösten freien Cinchonin befreite Lösung wird dann zum Sirup eingeengt und nach einigem Stehen in der Kälte mit wenig Wasser ausgerührt und filtriert. Der abfiltrierte Rückstand wird aus heißem Wasser unter Zusatz von ein wenig Tierkohle umkrystallisiert und durch Schmelzpunkt, Krystallform, eventuell Analyse oder Bestimmung der optischen Drehung (siehe S. 658) als norisozuckersaures Cinchonin identifiziert; das Vorhandensein dieses Körpers beweist das Vorhandensein von Glucosamin in der untersuchten Substanz.

c) Methode von Steudel.[3]) Die zu untersuchende Lösung wird alkalisch gemacht und mit Phenylisocyanat in mehreren Portionen geschüttelt (vgl. bei Aminosäuren, S. 583); der nach einigem Stehen vorhandene Niederschlag wird abfiltriert (das Filtrat soll alkalisch reagieren), mit Wasser gewaschen und dann eine Stunde mit 20 proz. Essigsäure auf dem Wasserbade erhitzt. Der nach dem Abkühlen (eventuell Eindampfen) ausgeschiedene Niederschlag wird abfiltriert, aus heißem Alkohol umkrystallisiert und durch Schmelzpunkt und Analyse als Hydantoinverbindung des Phenylisocyanatglucosamins identifiziert (vgl. oben).

Substanzen, die gebundenes Glucosamin enthalten, können z. B. nach der oben beschriebenen Methode zerlegt (siehe Verfahren b) und dann untersucht werden.

II. Aromatische Verbindungen.

1. Phenylalanin (α-Amino-β-phenylpropionsäure).

$$\begin{array}{l} CH_2-C_6H_5 \\ | \\ CHNH_2 \quad = C_9H_{11}NO_2 \, . \\ | \\ COOH \end{array}$$

Das Phenylalanin wurde im Jahre 1881 von Schulze und Barbieri[4]) in etiolierten Lupinenkeimlingen entdeckt und dann bald als Säurespaltungsprodukt der Eiweißkörper

[1]) E. Fabian, Zeitschr. f. physiol. Chemie **27**, 167 [1899].
[2]) C. Neuberg, Berichte d. Deutsch. chem. Gesellschaft **34**, 3964 [1901].
[3]) H. Steudel, Zeitschr. f. physiol. Chemie **34**, 369 [1901].
[4]) E. Schulze u. J. Barbieri, Berichte d. Deutsch. chem. Gesellschaft **14**, 1785 [1881].

erhalten[1]); später ist es bei der Hydrolyse fast aller Eiweißkörper isoliert oder nachgewiesen worden. Im Harn phosphorvergifteter Hunde ist es von Abderhalden und Barker beobachtet worden[2]), und ferner entsteht es bei der Hydrolyse eines im normalen Harn vorhandenen schwer dialysierbaren Eiweißkörpers [Abderhalden und Pregl[3])]; zum Nachweis wurde die Estermethode Fischers benutzt.

Durch Synthese ist das racemische Phenylalanin dargestellt worden[4]). Aus der Benzoylverbindung desselben haben Fischer und Mouneyrat[5]) mittels des Cinchoninsalzes reines d-Phenylalanin gewonnen, besser gelingt jedoch die künstliche Darstellung der aktiven Formen mit Hilfe der Brucinsalze der Formylverbindung [Fischer und Schoeller[6])]. In Gegenwart von Zucker spaltet Hefe das racemische Phenylalanin partiell und läßt unverändertes d-Phenylalanin zurück [Ehrlich[7])]. Die aktive Säure läßt sich durch Erhitzen mit Barytwasser wieder racemisieren; Fischer[8]) erhitzte hierzu die Substanz mit der dreifachen Menge Barythydrat und der 20fachen Menge Wasser 48 Stunden auf 155—160°.

Das racemische Phenylalanin krystallisiert aus Wasser in feinen seideglänzenden Blättchen; es löst sich nicht leicht in Wasser. Bei raschem Erhitzen sublimiert ein Teil unzersetzt, ein anderer Teil wird unter Entwicklung alkalisch reagierender Dämpfe zerstört und der Rückstand schmilzt [Erlenmeyer und Lipp[4])]; beim raschen Erhitzen im Capillarrohr schmilzt es nach vorausgegangenem Zusammensintern unter starker Gasentwicklung ein wenig höher als 270° (korr. 271—273°). — Das natürlich vorkommende Phenylalanin ist die l-Verbindung, bei der Säurehydrolyse der Eiweißkörper erhält man aber ein Gemisch von aktiver und racemischer Form. Die reine l-Verbindung ist von Fischer und Schoeller[6]), die reine d-Verbindung von Fischer und Mouneyrat[5]) und Fischer und Schoeller[6]) synthetisch gewonnen worden. Wie gewöhnlich bei optischen Antipoden, sind sie einander sehr ähnlich. Beide sind in kaltem Wasser schwer löslich; 1 T. der l-Verbindung bedarf bei 25° 32,4 T. Wasser[6]), 1 T. der d-Verbindung bei 16° 35,3 T. Wasser[5]) zur Lösung. In heißem Wasser sind sie etwas leichter löslich; beim Einengen ihrer wässerigen Lösungen krystallisieren sie in Blättchen. In den gebräuchlichsten indifferenten organischen Lösungsmitteln sind sie fast unlöslich, nur Methylalkohol nimmt geringe Mengen auf. Wird das bromwasserstoffsaure Salz der l-Verbindung in Alkohol gelöst und mit konz. wässerigem Ammoniak versetzt, so scheidet sich das l-Phenylalanin als dicker Brei ab, der aus mikroskopischen verfilzten Nadeln besteht[6]). Nach Schulze und Barbieri[9]) krystallisierte das l-Phenylalanin, welches sie aus etiolierten Keimlingen erhielten, aus verdünnteren wässerigen Lösungen mit Krystallwasser in sehr feinen, zu Gruppen vereinigten Nadeln, aus warmen konzentrierten dagegen ohne Krystallwasser. Die d-Verbindung hat ausgesprochen süßen, die l-Verbindung einen schwach bitteren Geschmack. Beide schmelzen beim raschen Erhitzen unter Zersetzung gegen 278° (korr. 283°).

---

[1]) E. Schulze, Zeitschr. f. physiol. Chemie 9, 76 [1884].

[2]) E. Abderhalden u. L. F. Barker, Zeitschr. f. physiol. Chemie 42, 524 [1904].

[3]) E. Abderhalden u. F. Pregl, Zeitschr. f. physiol. Chemie 46, 19 [1905].

[4]) E. Erlenmeyer u. A. Lipp, Berichte d. Deutsch. chem. Gesellschaft 15, 1006 [1882]. — S. P. L. Sörensen, Compt. rend. du Lab. de Carlsberg 6, 13 [1902]. — E. Fischer, Berichte d. Deutsch. chem. Gesellschaft 37, 3064 [1904]. — F. Knoop u. H. Hoessli, Berichte d. Deutsch. chem. Gesellschaft 39, 1479 [1906].

[5]) E. Fischer u. A. Mouneyrat, Berichte d. Deutsch. chem. Gesellschaft 33, 2383 [1900].

[6]) E. Fischer u. W. Schoeller, Annalen d. Chemie u. Pharmazie 357, 1 [1907].

[7]) F. Ehrlich, Biochem. Zeitschr. 8, 443 [1908].

[8]) E. Fischer, Zeitschr. f. physiol. Chemie 33, 173 [1901].

[9]) E. Schulze u. J. Barbieri, Berichte d. Deutsch. chem. Gesellschaft, 14, 1785 [1881].

Die spez. Drehung der l-Verbindung ist nach Fischer und Schoeller[1]) für etwa 2proz. wässerige Lösungen $[\alpha]_D^{20} = -35,11°$ ($\pm 0,5°$); für das natürliche Phenylalanin fand Schulze[2]) ebenfalls für 2proz. wässerige Lösungen $[\alpha]_D^{16} = -35,3°$. Die von Schulze und Winterstein[3]) später gefundenen höheren Werte für die spez. Drehung sind wahrscheinlich durch Beimengungen stark drehender Fremdkörper bedingt. Bei der d-Verbindung ist die spez. Drehung für 2 proz. Lösungen $[\alpha]_D^{20} = +35,07°$ [$\pm 0,5°$][4])[1]); für eine Lösung, die 3,5% Substanz und 18% Salzsäure enthält, ist die spez. Drehung $[\alpha]_D^{20} = +7,07°$[4]), für eine ebensolche Lösung mit 20proz. Salzsäure $+6,86°$[5]).

Phenylalanin verbindet sich sowohl mit Säuren als mit Basen.

Salzsaures Phenylalanin $C_9H_{11}NO_2 \cdot HCl$ ist in konz. Salzsäure schwer löslich und läßt sich daher fällen, wenn seine wässerige Lösung mit Salzsäuregas gesättigt wird[6]); das Salz des d,l-Phenylalanins bildet luftbeständige Prismen[7]). — Das bromwasserstoffsaure Salz der aktiven Phenylalanine ist in Wasser und Alkohol leicht löslich, läßt sich aber aus der alkoholischen Lösung durch viel Äther fällen; es bildet seideglänzende Nadeln.

Phenylalaninkupfer $(C_9H_{11}NO_2)_2Cu$ der l-Verbindung bildet einen in kochendem Wasser unlöslichen Niederschlag; es entsteht, wenn eine heiße wässerige Lösung der Säure mit Kupferhydroxyd gesättigt oder mit Kupferacetat versetzt wird. Es bildet blaßblaue, krystallwasserfreie Blättchen[7]). — Das Salz des Racemkörpers enthält 2 Mol. Krystallwasser[8]), die aber beim Trocknen über Schwefelsäure entweichen.

Pikrat[9]) $(C_9H_{11}NO_2)_2 \cdot C_6H_2(NO_2)_3 \cdot OH$. Die Verbindung des d,l-Phenylalanins krystallisiert in schönen gelben Nadeln aus, wenn eine wässerige Phenylalaninlösung mit Pikrinsäure versetzt wird. 100 T. Wasser lösen bei gewöhnlicher Temperatur 2,55, 100 T. Alkohol 1,3 T. des Salzes; die Löslichkeit in Äther ist geringer. Der Schmelzpunkt ändert sich beim längeren Aufbewahren des Pikrats; im frisch dargestellten Salz tritt bei 170° Bräunung, bei 173° Schmelzen ein.

Pikrolonat[9]) $C_9H_{11}NO_2 \cdot C_{10}H_8N_4O_5$. Die d,l-Verbindung bildet gelbe 4eckige Blättchen oder 4seitige Prismen und wird dargestellt durch Zusammenbringen äquimolekularer Mengen der Bestandteile in wässeriger Lösung. 100 T. Wasser lösen bei Zimmertemperatur 0,19, 100 T. Alkohol 0,31 T. des Salzes; es ist sehr schwer löslich in Äther. Beim Erhitzen des frisch dargestellten Salzes tritt bei 120° Bräunung, bei 238° Schmelzen ohne Gasentwicklung ein; der Schmelzpunkt ändert sich beim Aufbewahren des Präparates.

Phenylalaninäthylester $C_{11}H_{15}NO_2$. Die Darstellung geschieht in der üblichen Weise (S. 581). Die Ester des d,l-Phenylalanins[10]) bilden ein dickflüssiges Öl von nur schwachem Geruch; es ist in Wasser schwer löslich. Sein Pikrat krystallisiert in flachen Prismen, die bei 154° (korr. 156,5°) schmelzen; es ist in Wasser schwer löslich. — Der Ester des l-Phenylalanins[1]) entsteht aus l-Phenylalanin auf ganz dieselbe Weise und gleicht durchaus dem inaktiven Produkt. Das Chlor- oder Bromhydrat ist in Alkohol leicht löslich und wird durch Äther in farblosen langen Nadeln gefällt; für etwa 3proz. wässerige Lösungen des Chlorhydrats ist $[\alpha]_D^{20} = -7,6°$ ($\pm 0,3°$).

Formylphenylalanine[1]) $C_9H_9O_2 \cdot NH \cdot COH$. Die Darstellung geschieht wie beim Leucin (siehe S. 592). Der Racemkörper wird bei 164° (korr. 165,5°)

1) E. Fischer und W. Schoeller, Annalen d. Chemie u. Pharmazie **357**, 1 [1907].
2) E. Schulze, Zeitschr. f. physiol. Chemie **9**, 85 [1884].
3) E. Schulze u. E. Winterstein, Zeitschr. f. physiol. Chemie **35**, 307 [1902].
4) E. Fischer u. A. Mouneyrat, Berichte d. Deutsch. chem. Gesellschaft **33**, 2383 [1900].
5) F. Ehrlich, Biochem. Zeitschr. **8**, 443 [1908].
6) E. Fischer, P. A. Levene u. R. H. Aders, Zeitschr. f. physiol. Chemie **35**, 77 [1902].
7) E. Schulze u. J. Barbieri, Berichte d. Deutsch. chem. Gesellschaft **14**, 1785 [1881].
8) E. Erlenmeyer u. A. Lipp, Berichte d. Deutsch. chem. Gesellschaft **15**, 1006 [1882].
9) M. Mayeda, Zeitschr. f. physiol. Chemie **51**, 262 [1907].
10) E. Fischer, Berichte d. Deutsch. chem. Gesellschaft **34**, 450 [1901].

weich und schmilzt bei 167—168° (korr. 168,8—169,8°). In heißem Wasser gelöst, scheidet er sich meist in kleinen 4seitigen Täfelchen beim Erkalten ab; in kaltem Wasser ist er schwer löslich (1 T. in ungefähr 240 T. bei 27°). In Methyl- und Äthylalkohol löst er sich in der Wärme leicht; erheblich schwerer löslich ist er in heißem Aceton und Essigester, noch schwerer in Äther und Benzol und fast unlöslich in Petroläther. Die beiden aktiven Formen erweichen gegen 163° und schmelzen gegen 167° (korr.). Sie lösen sich etwas leichter als der Racemkörper, z. B. löst sich 1 T. der d-Verbindung bei 27° in 145 T. Wasser; aus warmem Wasser krystallisieren sie in sehr schiefen 4seitigen Täfelchen, die aber häufig durch Abstumpfung der spitzen Ecken 6eckig erscheinen. In etwa 4proz. alkoholischer Lösung ergab das Formyl-d-phenylalanin $[\alpha]_D^{20} = -75,43°(\pm 0,2°)$, das Formyl-l-phenylalanin $[\alpha]_D^{20} = +75,2°(\pm 0,2°)$.

Benzoylphenylalanine $C_9H_{10}NO_2 \cdot COC_6H_5$. Die Körper können beim Benzoylieren der entsprechenden Phenylalanine auf die gewöhnliche Weise hergestellt werden, der Racemkörper auch synthetisch aus Benzoylaminozimtsäure[1]). Die Racemform krystallisiert in glänzenden Blättchen; die aus Alkohol umkrystallisierte Säure schmilzt bei 182—183°. Nach Fischer[2]) ist der korrigierte Schmelzp. 187—188°; zur Darstellung des freien Phenylalanins daraus kocht man die feingepulverte Benzoylverbindung mit der 125fachen Menge 10proz. Salzsäure 8 Stunden am Rückflußkühler. — Die d-Verbindung [Fischer[2])] ist in Wasser schwer löslich; aus siedendem Wasser krystallisiert sie in farblosen Nadeln, die bei 142—143° (korr. 145—146°) schmelzen. Für eine etwa 6proz. Lösung in $^1/_4$ n-Kalilauge beträgt $[\alpha]_D^{20} = -17,1°$. — Benzoyl-l-phenylalanin ist nicht in reinem Zustande dargestellt.

β-Naphthalinsulfophenylalanine $C_9H_9O_2NH \cdot SO_2 \cdot C_{10}H_7$. Die Darstellung geschieht wie gewöhnlich (siehe S. 570). Die Verbindung des d, l-Phenylalanins[3]) bildet weiße, asbestartige Massen, aus feinen Nadeln bestehend, beim Auskrystallisieren aus Alkohol; aus Wasser scheidet sie sich in winzigen Nädelchen ab, die sich zu kugeligen Aggregaten zusammenlagern. Der Schmelzpunkt ist 141—142° (korr. 143—144°). Sie löst sich in ungefähr 500 T. kochenden Wassers, leicht in Alkohol und Äther; sie ist krystallwasserfrei.

Phenylisocyanatphenylalanine $C_9H_9O_2NH \cdot CO \cdot NHC_6H_5$. Über die Darstellung siehe S. 583. Die Verbindung des d-Phenylalanins[4]) ist in kaltem Wasser, Äther und Ligroin fast unlöslich, dagegen löst sie sich leicht in heißem Alkohol; aus heißem Wasser krystallisiert sie in farblosen Nadeln, die bei 180—181° (korr.) schmelzen. Für alkalische Lösung, 8,36% Substanz enthaltend, ist $[\alpha]_D^{20} = -61,27°$. — Der Racemkörper schmilzt gegen 182° unter Zersetzung[5]).

Durch Kochen der Phenylisocyanatverbindung mit der 400fachen Menge verdünnter Salzsäure entsteht entsprechendes Hydantoin, das in Nadeln krystallisiert, in Wasser sehr wenig, in heißem Alkohol und Aceton recht leicht löslich ist und bei 173—174° (korr.) schmilzt[5]).

α-Naphthylisocyanatphenylalanin $C_9H_9O_2NH \cdot CO \cdot NH \cdot C_{10}H_7$. Die Darstellungsmethode ist die gewöhnliche (S. 573). Die Verbindung des d-Phenyl-

[1]) E. Erlenmeyer jun., Annalen d. Chemie u. Pharmazie **275**, 15 [1893].

[2]) E. Erlenmeyer, Annalen d. Chemie u. Pharmazie **275**, 15 [1893]. — E. Fischer u. A. Mouneyrat, Berichte d. Deutsch. chem. Gesellschaft **33**, 2383 [1900].

[3]) E. Fischer u. P. Bergell, Berichte d. Deutsch. chem. Gesellschaft **35**, 3783 [1902].

[4]) E. Fischer u. A. Mouneyrat, Berichte d. Deutsch. chem. Gesellschaft **33**, 2386 [1900]. — Siehe auch E. Fischer, Zeitschr. f. physiol. Chemie **33**, 173 [1901], Anm.

[5]) A. Mouneyrat, Berichte d. Deutsch. chem. Gesellschaft **33**, 2396 [1900].

alanins bildet nach der Umkrystallisation lange farblose Nadeln, die bei 150°
erweichen und bei 155° schmelzen[1]).

Wässerige Phenylalaninlösungen werden durch Mercurinitrat gefällt[2]),
ebenso durch Phosphorwolframsäure[3]). 10 proz. Lösungen werden durch eine
Lösung von 4 T. Phosphorwolframsäure auf 1 T. Wasser fast quantitativ gefällt (Schulze und Winterstein). Nach Levene und Beatty soll zuerst
ein Öl fallen, das beim Stehen krystallisiert. Eine 5 proz., mit Schwefel- oder
Salzsäure angesäuerte Lösung wird ebenfalls ölig gefällt, die Fällung erstarrt
aber krystallinisch. In kaltem Wasser ist die Fällung sehr schwer löslich, in
kochendem löst sie sich leicht und krystallisiert dann beim Erkalten in glänzenden, blättrigen Krystallen, welche luftbeständig sind. Eine 1 proz. Phenylalaninlösung gab sofortige Fällung, die sich aber in überschüssiger Phosphorwolframsäure löste; Zusatz von Schwefelsäure zu dieser Lösung rief die Ausscheidung von Krystallblättchen hervor. Eine 0,25 proz. Phenylalaninlösung
gab nicht sofort eine Fällung, nach Verlauf von etwa 10 Minuten schieden sich
aber in der Flüssigkeit Krystallblättchen aus. Die Verbindung ist in Alkohol
und in heißem Wasser leicht, in kaltem Wasser schwer löslich; 100 T. Wasser
von 15—16° lösen etwa 0,7 T. Substanz.

Wird Phenylalanin in einer Retorte trocken erhitzt, so schmilzt es unter
lebhaftem Aufschäumen und Entwicklung weißer Dämpfe zu einer gelbbraunen
Flüssigkeit, welche nach dem Erkalten krystallinisch erstarrt; in der Vorlage
findet sich Phenyläthylamin[4]). Beim Erhitzen mit Salpetersäure tritt Gelbfärbung ein (Xanthoproteinreaktion, siehe S. 754). Wird Phenylalanin mit
25 proz. Schwefelsäure und ein paar Körnchen Kaliumbichromat gekocht, so
entsteht Phenylacetaldehyd[5]).

Zum **Nachweis** kann die Phenylacetaldehydreaktion benutzt werden,
indem das Aldehyd durch seinen Geruch gekennzeichnet ist. Am sichersten
ist es jedoch, die Aminosäure zu racemisieren und sie dann in Phenylisocyanatverbindung bzw. deren Hydantoin umzuwandeln, die durch Schwerlöslichkeit
und scharfe Schmelzpunkte charakterisiert sind.

2. Tyrosin (α-Amino-β-p-oxyphenylpropionsäure, p-Oxyphenylalanin).

$$CH_2 - C_6H_4 - OH$$
$$CHNH_2 \qquad = C_9H_{11}NO_3 \; .$$
$$COOH$$

Das Tyrosin gehört zu den längst bekannten Aminosäuren, indem es schon 1846
von Liebig[6]) erhalten wurde. Später ist es in fast allen Eiweißkörpern nachgewiesen
worden, von den gewöhnlichen Proteinen scheint nur Gelatine tyrosinfrei zu sein, weshalb
auch diese keine Millonsche Reaktion gibt (siehe S. 470 u. 754). Das durch Aufspaltung
der Eiweißkörper mittels Enzymen oder kochender Säuren erhaltene Tyrosin ist linksdrehend;
beim Aufspalten mittels Alkalien oder Barytwasser tritt wie gewöhnlich Racemisierung
ein und es entsteht auch inaktives Tyrosin. Bemerkenswert ist es, daß v. Lippmann[7])
aus Rübenschößlingen rechtsdrehendes Tyrosin erhielt.

[1]) C. Neuberg u. E. Rosenberg, Biochem. Zeitschr. **5**, 458 [1907].
[2]) E. Schulze u. E. Winterstein, Zeitschr. f. physiol. Chemie **35**, 212 [1902].
[3]) E. Schulze u. E. Winterstein, Zeitschr. f. physiol. Chemie **33**, 574 [1901];
35, 210 [1902]. — P. A. Levene u. W. Beatty, Zeitschr. f. physiol. Chemie **47**, 150 [1906].
[4]) E. Schulze, Zeitschr. f. physiol. Chemie **9**, 81 [1884].
[5]) E. Fischer, Zeitschr. f. physiol. Chemie **33**, 174 [1901].
[6]) J. Liebig, Annalen d. Chemie u. Pharmazie **57**, 127 [1846].
[7]) E. O. v. Lippmann, Berichte d. Deutsch. chem. Gesellschaft **17**, 2839 [1884].

Durch Synthese hat man optisch inaktives Tyrosin gewonnen[1]), und aus diesem hat E. Fischer[2]) über die Salze des Benzoyltyrosins mit Brucin und Cinchonin reines l- und d-Tyrosin hergestellt. Das d-Tyrosin läßt sich auch aus dem d, l-Tyrosin durch Vergärung mit Hefe gewinnen[3]).

Im Harn ist das Tyrosin mehrmals nachgewiesen worden; nach älteren Angaben findet es sich im Harn bei schweren Leber- und Darmerkrankungen. Wegen seiner Schwerlöslichkeit kann es sich beim Stehen des Harns abscheiden und läßt sich somit im Harnsedimente nachweisen. Von neueren Angaben über das Auftreten von Tyrosin im Harn kann erwähnt werden, daß Conti und Moreigne[4]) sowie Kobert[5]) aus Cystinharn, Abderhalden aus diabetischem Harn[6]), Wohlgemuth aus dem Harn eines phosphorvergifteten Menschen[7]) und Abderhalden und Schittenhelm aus dem Harn bei Cystinurie[8]) Tyrosin erhalten haben; Fischer und Suzuki[9]) haben Tyrosin neben Cystin in einem Cystinstein nachgewiesen. Ein Tyrosinpeptid sahen Bergell und Blumenthal[10]) nach Pankreasexstirpation beim Hunde in den Urin übertreten.

Verfüttertes Tyrosin wird normalerweise im Organismus abgebaut; in einem Falle von Cystinurie gelang es indessen Loewy und Neuberg[11]), von verfüttertem Tyrosin einen Teil unverändert zu gewinnen. Dies Verhalten ist aber bei Cystinurie nicht konstant, so konnte z. B. Simon[12]) bei einem anderen Falle von Cystinurie von verfüttertem Tyrosin keine Spur im Harne nachweisen. Wolgemuth[13]) gab einem Kaninchen auf einmal 8 g d, l-Tyrosin ein und isolierte aus dem Harn 1,7 g, das zu $3/4$ aus d-Tyrosin bestand; es bestätigt sich somit auch hier, daß die natürlich vorkommenden optisch-aktiven Komponenten der Aminosäuren leichter als ihre optischen Antipoden im Organismus zerstört werden (siehe S. 595, 601 u. 603).

Embden und Reese[14]) geben an, daß aus den Naphthalinsulfoverbindungen, die sie aus normalem Harn mit der von ihnen benutzten Arbeitsweise (siehe S. 572) erhalten konnten, mittels der Fischerschen Veresterungsmethode Tyrosin erhältlich sei.

Blendermann[15]) hat aus dem Harn eines Kaninchens, das mit Tyrosin gefüttert worden war, ein Hydantoin des Tyrosins

$$
\begin{array}{l}
CH_2 - C_6H_4 \cdot OH \\
\mid \\
CH \quad NH \quad CO \\
\mid \qquad\qquad \mid \\
CO \text{------} NH
\end{array}
$$

darstellen können. Er extrahierte den Harn mit Äther, verdampfte aus dem Extrakt den Äther und behandelte den Rückstand mit kaltem Wasser. Der hierbei unlösliche Anteil wurde mehrmals aus Ammoniak und dann einmal aus siedendem Wasser umkrystallisiert und bildete dann gelbe Nadeln. Die Krystalle sind in Wasser, Alkohol und Äther schwer, in Ammoniak leicht löslich. Aus der ammoniakalischen Lösung wird die Substanz durch Salzsäure als weißliches krystallinisches Pulver gefällt. In verdünnten Mineralsäuren, auch in konz. Salzsäure ist dieselbe selbst beim Erwärmen fast unlöslich. Die Krystalle beginnen sich bei etwa 270° zu bräunen, bei 275—280° unter Zersetzung zu schmelzen. Die wässerige Lösung gibt Millons Reaktion. Beim Erhitzn mit Barytwasser entstehen

---

[1]) E. Erlenmeyer u. A. Lipp, Berichte d. Deutsch. chem. Gesellschaft 15, 1544 [1882]; Annalen d. Chemie u. Pharmazie 219, 161 [1883]. — E. Erlenmeyer jun. u. J. T. Halsey, Berichte d. Deutsch. chem. Gesellschaft 30, 2981 [1897]; Annalen d. Chemie u. Pharmazie 307, 138 [1899]. — Siehe auch E. Fischer, Berichte d. Deutsch. chem. Gesellschaft 32, 3639 [1899].

[2]) E. Fischer, Berichte d. Deutsch. chem. Gesellschaft 32, 3638 [1899].

[3]) F. Ehrlich, Biochem. Zeitschr. 1, 30 [1906].

[4]) Conti u. Moreigne, Amer. Journ. of Sc. 119, 48 [1900].

[5]) R. Kobert, Chem. Centralbl. 1900, II, 919.

[6]) E. Abderhalden, Zeitschr. f. physiol. Chemie 44, 40 [1905].

[7]) J. Wohlgemuth, Zeitschr. f. physiol. Chemie 44, 77 [1905].

[8]) E. Abderhalden u. A. Schittenhelm, Zeitschr. f. physiol. Chemie 45, 470 [1905].

[9]) E. Fischer u. U. Suzuki, Zeitschr. f. physiol. Chemie 45, 410 [1905].

[10]) P. Bergell u. F. Blumenthal, Archiv f. d. ges. Physiol. 103, 627 [1904].

[11]) A. Loewy u. C. Neuberg, Zeitschr. f. physiol. Chemie 43, 349 [1904].

[12]) C. E. Simon, Zeitschr. f. physiol. Chemie 45, 357 [1905].

[13]) J. Wohlgemuth, Berichte d. Deutsch. chem. Gesellschaft 38, 2064 [1905].

[14]) G. Embden u. H. Reese, Beiträge z. chem. Physiol. u. Pathol. 7, 423 [1906].

[15]) H. Blendermann, Zeitschr. f. physiol. Chemie 6, 253 [1882]. — Siehe auch M. Jaffé, Zeitschr. f. physiol. Chemie 7, 308 [1883].

Tyrosin, Kohlensäure und Ammoniak. Die Substanz ist von Lippich[1]) synthetisch aus Tyrosin und Harnstoff dargestellt; es ist möglich, daß sie sich im Harn auch erst bei der Verarbeitung bildet.

Auch Dakin[2]) gibt an, daß die Substanz wahrscheinlich bei der Behandlung des Harns entstanden und nicht im Tierkörper gebildet ist. Denn wenn ein tyrosinhaltiger Harn bei neutraler oder alkalischer Reaktion eingedampft wird, so entsteht aus dem Tyrosin die entsprechende Uraminosäure:

$$OH \cdot C_6H_4 - CH_2 - CH \Big\langle {}^{NH \cdot CO \cdot NH_2}_{COOH} \, ,$$

aus welcher durch Kochen mit Säure das von Blendermann beschriebene Hydantoin entsteht. Beim Nachweise des Tyrosins im Harn darf man daher den Harn nur bei saurer Reaktion konzentrieren[2]).

Das d, l-Tyrosin bildet farblose, kurze, ziemlich dicke, häufig sternförmig gruppierte Nädelchen, das aktive Tyrosin lange, biegsame, seidenglänzende Nadeln. Sowohl racemisches wie optisch aktives Tyrosin ist in kaltem Wasser sehr schwer löslich (das racemische in 3000—4000, das aktive in etwa 2000 T. Wasser), in heißem etwas leichter; in Alkohol und Äther ist es unlöslich. In Alkalien und Säuren löst es sich unter Bildung von Salzen, in Essigsäure jedoch schwer; 100 T. Eisessig lösen bei 16° 0,14, in der Siedehitze 0,18 T. Tyrosin [Unterschied vom Leucin (S. 595)[3])]. Beim raschen Erhitzen wird aktives Tyrosin bei 310—314° (korr. 314—318°), racemisches 2—3° höher unter lebhafter Gasentwicklung zersetzt (Fischer).

Für reines l-Tyrosin, in 21 proz. Salzsäure zu 4% gelöst, fand Fischer[4]) $[\alpha]_D^{20} = -8,64°$, in 4 proz. Salzsäure, welche 4,7% Tyrosin enthielt, dagegen $[\alpha]_D^{20} = -13,2°$. Für das d-Tyrosin wurde in 21 proz. Salzsäure, welche 4,6% Tyrosin enthielt, $[\alpha]_D^{20} = +8,64°$ gefunden. Siehe hierzu auch Schulze und Winterstein[5]).

Chlorhydrat. Durch Lösen von Tyrosin in Salzsäure und Einengen läßt sich das in Wasser leicht lösliche Chlorhydrat gewinnen; das Salz des d, l-Tyrosins ist in starker Salzsäure schwer löslich. Löst man daher die Aminosäure in der 20 fachen Menge Salzsäure vom spez. Gewicht 1,1, so scheidet sich schon bei gewöhnlicher Temperatur das salzsaure Salz bald und zum größeren Teil in Nadeln aus; die aktiven Formen bleiben unter diesen Bedingungen in Lösung [Fischer[4])].

Kupfersalz ($C_9H_{10}NO_3)_2Cu$. Das Kupfersalz des Tyrosins entsteht durch Kochen von Tyrosin mit Kupferhydroxyd als ein blauer krystallinischer Niederschlag, der beim fortdauernden Kochen mit Wasser Kupferoxyd abscheidet; es ist sehr schwer löslich in Wasser [Erlenmeyer und Lipp[6])].

Bleisalz. Das Tyrosin bildet ein sehr schwer lösliches Bleisalz; 1 T. Tyrosin löst sich als Bleisalz erst in 2600 T. Wasser. Bleihydroxyd ist deshalb zum Wegschaffen der Salzsäure aus Aminosäurelösungen mit Vorsicht zu verwenden, wenn Tyrosin vorhanden ist[7]).

Tyrosinäthylester $C_9H_{10}NO_3 \cdot C_2H_5$. Den Ester des l-Tyrosins erhält man nach Fischer[8]), wenn man 5 g Tyrosin mit 35 ccm Alkohol übergießt und trockenes Salzsäuregas einleitet, bis Lösung erfolgt ist, dann 2 Vol. Alkohol hinzufügt, mehrere Stunden am Rückflußkühler kocht und den Alkohol unter vermindertem Druck abdestilliert. Zur Abscheidung des Esters wird der Rückstand mit Wasser

---

1) F. Lippich, Berichte d. Deutsch. chem. Gesellschaft 41, 2969, 2973 [1908].
2) H. D. Dakin, Journ. of biol. Chemistry 8, 25 [1910].
3) J. Habermann u. R. Ehrenfeld, Zeitschr. f. physiol. Chemie 37, 24 [1902].
4) E. Fischer, Berichte d. Deutsch. chem. Gesellschaft 32, 3638 [1899].
5) E. Schulze u. E. Winterstein, Zeitschr. f. physiol. Chemie 45, 79 [1905].
6) E. Erlenmeyer u. A. Lipp, Berichte d. Deutsch. chem. Gesellschaft 15, 1544 [1882]; Annalen d. Chemie u. Pharmazie 219, 161 [1883]. — E. Erlenmeyer jun. u. J. T. Halsey, Berichte d. Deutsch. chem. Gesellschaft 30, 2981 [1897]; Annalen d. Chemie u. Pharmazie 307, 138 [1899]; siehe auch E. Fischer, Berichte d. Deutsch. chem. Gesellschaft 32, 3639 [1899].
7) P. A. Levene u. D. D. van Slyke, Journ. of biol. Chemistry 8, 285 [1910].
8) E. Fischer, Berichte d. Deutsch. chem. Gesellschaft 34, 451 [1901].

verdünnt, mit überschüssigem Kaliumcarbonat versetzt und mit Essigester ausgeschüttelt. Beim Verdunsten des Essigesters krystallisiert der Tyrosinester; zur völligen Reinigung krystallisiert man aus Essigester unter Zusatz von etwas Tierkohle um.

Der Ester bildet farblose flache Prismen vom Schmelzp. 108—109° (korr.). Er ist in kaltem Wasser sehr schwer, in heißem etwas leichter löslich, in Äther schwer, in Alkohol sehr leicht löslich. Von kochendem Benzol und Essigester ist ungefähr die 3fache Menge zur Lösung erforderlich. Als Phenol wird er von Alkali, nicht aber von Carbonaten der Alkalien gelöst. Eine 5proz. Lösung in abs. Alkohol zeigte $[\alpha]_D^{20} = + 20,4°$.

Das salzsaure Salz der Äthylester ist in Wasser leicht löslich und krystallisiert aus Alkoholäther oder Essigester in seidenglänzenden Nadeln vom Schmelzp. 166° [1]).

Benzoyltyrosine. Beim Schütteln von Tyrosin mit Benzoylchlorid und Natriumcarbonat erhielt E. Fischer[2]) ein Dibenzoyltyrosin, das aus Eisessig in farblosen Nadeln vom Schmelzp. 210—211° krystallisierte.

Durch Reduktion von p-Oxybenzoylaminozimtsäure nach der Methode von Erlenmeyer und Halsey[3]) erhielt E. Fischer[4]) Monobenzoyld, l-tyrosin, welches beim Umkrystallisieren aus Wasser sich in weißen, zu Kugeln vereinigten Nädelchen abschied, die bei 191—193° (korr. 195—197°) schmolzen. Mit Brucin wurde hieraus Benzoyl-l-tyrosin, mit Cinchonin Benzoyl-d-tyrosin erhalten; die Verbindungen schmolzen bei 162—163° (korr. 165—166°) und krystallisierten in glänzenden Blättchen oder Tafeln. Zur Bestimmung der optischen Drehung dienten wässerige Lösungen, welche die berechnete Menge Kaliumhydroxyd enthielten; es wurde somit gefunden für:

Monobenzoyl-l-tyrosin in 8proz. Lösung . . . . . $[\alpha]_D^{20} = + 19,25°$
Monobenzoyl-l-tyrosin in 5proz. Lösung . . . . . $[\alpha]_D^{20} = + 18,29°$
Monobenzoyl-d-tyrosin in 7,7proz. Lösung . . . . $[\alpha]_D^{20} = \div 19,59°$

Naphthalinsulfotyrosine $C_{10}H_7 \cdot SO_2 \cdot O \cdot C_6H_4 \cdot CH_2 \cdot CH(COOH) \cdot NH \cdot SO_2 \cdot C_{10}H_7$ [5]). Schüttelt man eine alkalische Tyrosinlösung mit überschüssigem β-Naphthalinsulfochlorid in ätherischer Lösung, so scheidet sich bald das Natriumsalz des Dinaphthalinsulfotyrosins ab. Die Substanz ist in heißem Wasser ziemlich leicht löslich (1 : 50 umkrystallisiert), schwer in kaltem; verdünnter Methylalkohol löst sie gleichfalls in der Wärme und beim langsamen Erkalten scheiden sich mehrere Millimeter lange Nadeln ab. Alkohol löst diese sehr schwer. In Äther, Benzol, Essigester ist das Salz unlöslich. Es sintert bei 250°, schmilzt bei 252—254°.

Die freie Verbindung erhält man aus der wässerigen Lösung des Na-Salzes durch Salzsäure. Sie ist selbst in heißem Wasser sehr schwer, in heißem Alkohol dagegen ziemlich leicht löslich. Aus verdünntem Alkohol umkrystallisiert, bildet sie mikroskopische, zu Rosetten zusammengedrängte Nädelchen, bei langsamer Erkaltung größere, zu traubenförmigen Gebilden und Büscheln verwachsene Blättchen. Die Substanz zeigt im Capillarrohr keinen scharfen

[1]) F. Röhmann, Berichte d. Deutsch. chem. Gesellschaft **30**, 1979 [1897].
[2]) E. Fischer, Berichte d. Deutsch. chem. Gesellschaft **32**, 2454 [1899], Anm. 1.
[3]) E. Erlenmeyer u. A. Lipp, Berichte d. Deutsch. chem. Gesellschaft **15**, 1544 [1882]; Annalen d. Chemie u. Pharmazie **219**, 161 [1883]. — E. Erlenmeyer jun. u. J. T. Halsey, Berichte d. Deutsch. chem. Gesellschaft **30**, 2981 [1897]; Annalen d. Chemie u. Pharmazie **307**, 138 [1899]; siehe auch E. Fischer, Berichte d. Deutsch. chem. Gesellschaft **32**, 3639 [1899].
[4]) E. Fischer, Berichte d. Deutsch. chem. Gesellschaft **32**, 3638 [1899].
[5]) E. Fischer u. P. Bergell, Berichte d. Deutsch. chem. Gesellschaft **36**, 2605 [1903].

Schmelzpunkt; sie bildet bei 100—102° ein zähes Öl, welches erst über 120° flüssig wird; bei 145—150° tritt Aufschäumen ein. Das Ammoniumsalz erhält man durch Lösen der freien Säure in heißem verdünnten Ammoniak; beim Abkühlen krystallisieren feine, zweigartig verwachsene, lange Nadeln. Auch das Bariumsalz ist schwer löslich.

Tyrosinphenylisocyanatverbindung [1]) $HO \cdot C_6H_4 \cdot CH_2 \cdot CH(COOH) \cdot NH \cdot CO \cdot NH \cdot C_6H_5$. Die Verbindung wird auf die gewöhnliche Weise hergestellt (S. 583), krystallisiert aber recht schwierig und eignet sich deshalb kaum zur Isolierung oder Identifizierung von Tyrosin. Durch Krystallisation aus heißem Wasser erhält man sie teils amorph, teils in zu Büscheln vereinigten Nadeln. Sie löst sich leicht in Äther, Alkohol und Essigester, schwerer in Wasser, Aceton und Chloroform, sehr schwer in Petroläther; sie schmilzt bei 104° und enthält $^1/_2$ Mol. Krystallwasser.

In wässerigen Lösungen, schneller durch Erwärmen mit verdünnter Schwefelsäure auf dem Wasserbade, entsteht aus der Säure die entsprechende Hydantoinverbindung. Durch Umkrystallisieren aus heißem Wasser bildet die Substanz weiße Nadeln, die bei 184° schmelzen; sie ist in Alkalien, nicht aber in kohlensauren Alkalien leicht löslich. In den gebräuchlichen organischen Lösungsmitteln, Petroläther ausgenommen, ist die Verbindung leicht löslich.

α-Naphthylisocyanattyrosin [2]) $HO \cdot C_6H_4 \cdot CH_2 \cdot CH(COOH) \cdot NH \cdot CO \cdot NH \cdot C_{10}H_7$. Die Darstellungsweise ist die gewöhnliche (siehe S. 573). Die Verbindung des l-Tyrosins bildet feine, sternförmig gruppierte Nadeln vom Schmelzp. 205—206°.

5 proz. Lösungen von Tyrosin werden durch Phosphorwolframsäure nicht gefällt [3]). Bleiessig und Ammoniak fällen gleichfalls nicht. Durch Kochen mit überschüssigem Bleioxyd wird Tyrosin (wie Asparaginsäure, S. 600) niedergeschlagen [4]).

Wird Tyrosin in wässeriger, aber nicht zu verdünnter Salpetersäure gelöst, so scheiden sich nach einiger Zeit gelbe Krystalle von salpetersaurem Nitrotyrosin $C_9H_{10}(NO_2)NO_3 \cdot HNO_3$ ab, aus welchem durch Zerlegung mit Ammoniak Nitrotyrosin erhalten werden kann; dieses ist in Wasser schwer löslich, in Alkohol und Äther unlöslich und bildet blaßgelbe, zu Warzen vereinigte Nadeln [5]).

Wird Tyrosin mit einer Mischung aus gleichen Teilen Salpetersäure und Wasser verdunstet, so entsteht Dinitrotyrosin $C_9H_9(NO_2)_2NO_3$, das in goldgelben Blättchen krystallisiert, in Wasser schwer löslich und in Alkohol leicht löslich ist [5]). Das Nitrotyrosin verbindet sich sowohl mit Säuren wie auch mit Basen, das Dinitrotyrosin nur mit Basen.

Wird 1 T. Tyrosin mit 4—5 T. konz. Schwefelsäure im Wasserbade erhitzt, so entsteht Tyrosinsulfosäure $C_9H_{10}NO_3 \cdot SO_2 \cdot OH$, deren Barytsalz in Wasser löslich ist (siehe unten: Pirias Probe) [Städeler [5]) (l. c., S. 91)].

Bei der Einwirkung von Brom auf Tyrosin entsteht bromwasserstoffsaures Dibromtyrosin, aus welchem das Dibromtyrosin $C_9H_9B_2NO_3$ erhalten werden kann; es ist in Wasser und Alkohol schwer löslich und vereinigt sich sowohl mit Säuren wie auch mit

———
[1]) C. Paal u. G. Zitelmann, Berichte d. Deutsch. chem. Gesellschaft **36**, 3344 [1903].

[2]) C. Neuberg u. A. Manasse, Berichte d. Deutsch. chem. Gesellschaft **38**, 2363 [1905].

[3]) E. Schulze u. E. Winterstein, Zeitschr. f. physiol. Chemie **33**, 574 [1901].

[4]) J. A. Levene u. D. D. v. Slyke, Journ. of biol. Chemistry 8, 285 [1910].

[5]) G. Städeler, Annalen d. Chemie u. Pharmazie **116**, 77 [1860].

Basen zu Salzen[1]). Wird eine Lösung von Tyrosin in zwei Äquivalenten Alkalilösung mit zwei Äquivalenten feingepulvertem Jod versetzt, so entsteht [2, 5-Dijodtyrosin[2]) [Jodgorgosäure[3])] $C_9H_9J_2NO_3$, das in Wasser schwer löslich, in Alkalien, wie auch in Salzsäure dagegen leicht löslich ist. Durch Phosphorwolframsäure wird es gefällt, ebenso auch durch Silber,- Kupfer- oder Bleisalze. Gegen Kochen mit Wasser ist es ziemlich beständig, durch Kochen mit Jodwasserstoffsäure geht es aber in Tyrosin über.

Durch salpetrige Säure [$Ba(NO_2)_2 + H_2SO_4$] wird Tyrosin in l-p-Oxyphenylmilchsäure übergeführt[4]).

Unter Einwirkung von Bakterien können aus Tyrosin verschiedene Produkte entstehen. Unter Abspaltung von Ammoniak entsteht p-Oxyphenylpropionsäure, die unter Abspaltung von Kohlensäure und gleichzeitiger Oxydation in p-Phenylessigsäure und weiter in p-Kresol und Phenol übergeführt wird; unter Abspaltung von Kohlensäure kann aus Tyrosin p-Oxyphenyläthylamin entstehen[5]).

Durch ein Enzym, Tyrosinase, das sowohl in Tieren wie auch in Pflanzen vorkommt, wird das Tyrosin in wässeriger Lösung oxydiert, wodurch die Lösung nach und nach dunkel wird; nach einiger Zeit scheiden sich schwarze Flocken ab[6]).

Zum Nachweis des Tyrosins ist die Isolierung erforderlich. Aus dem Harn isoliert man es auf dieselbe Weise, wie bei Leucin beschrieben (S. 595) und trennt es von dem Leucin durch Behandlung mit Eisessig, in welchem Leucin leicht, das Tyrosin sehr schwer löslich ist. Zur näheren Untersuchung des gewonnenen Präparates dienen die folgenden Reaktionen.

1. Tyrosin gibt *Millons Reaktion* (siehe S. 754) sehr stark.

2. *Pirias Probe.*[7]) Wird ein wenig Tyrosin mit einigen Tropfen konz. Schwefelsäure eine halbe Stunde auf dem Wasserbade erwärmt, dann mit 10—15 ccm Wasser und einem kleinen Überschuß von Bariumcarbonat versetzt, erwärmt und filtriert, so enthält das Filtrat tyrosinschwefelsaures Baryt; wird hierzu stark verdünnte Eisenchloridlösung tropfenweise zugefügt, so entsteht eine tiefviolette Färbung (ähnlich wie die durch Eisenchloridzusatz zu Salicylsäure bewirkte).

3. *Proben von Wurster.*[8]) α) Fügt man zu einer kochenden wässerigen Tyrosinlösung 1 proz. Essigsäure und dann tropfenweise 1 proz. Natriumnitrit, so entsteht eine rote Lösung mit etwas violettem Stiche.

β) Fügt man zu einer Spur Tyrosin, in kochendem Wasser gelöst, etwas trockenes Chinon, so entsteht rasch eine tiefrubinrote Lösung.

4. *Probe von Denigès.*[9]) Zur Verwendung kommt eine Mischung von 1 Vol. Formaldehyd und 50 Vol. konz. Schwefelsäure. Gibt man zu 2—3 ccm dieser Mischung ein wenig Tyrosin, so tritt nach kurzer Zeit weinrote Färbung

---

[1]) E. v. Gorup-Besanez, Annalen d. Chemie u. Pharmazie **125**, 281 [1863].

[2]) H. C. Wheeler u. G. S. Jamieson, Amer. Chem. Journ. **33**, 365 [1905]. — M. Henze, Zeitschr. f. physiol. Chemie **38**, 60 [1903]; **51**, 64 [1907]. — A. Oswald, Zeitschr. f. physiol. Chemie **59**, 321 [1909].

[3]) E. Drechsel, Zeitschr. f. Biol. **33**, 90 [1896].

[4]) Y. Kotake, Zeitschr. f. physiol. Chemie **65**, 397 [1910]; **69**, 409 [1910].

[5]) Über die betreffende, sehr umfangreiche Literatur wird auf O. Cohnheim, Chemie der Eiweißkörper, 2. Aufl. [**1904**], S. 53 hingewiesen.

[6]) Näheres über Tyrosinase ist bei C. Oppenheimer, Die Fermente, 3. Aufl., spezieller Teil [1909], S. 380 zu finden, wo auch die betreffende Literatur zusammengestellt ist.

[7]) R. Piria, Annalen d. Chemie u. Pharmazie **82**, 252 [1852]. — G. Städeler, Annalen d. Chemie u. Pharmazie **116**, 66 [1860].

[8]) C. Wurster, Centralbl. f. Physiol. **1**, 193 [1887]; **2**, 590 [1888].

[9]) G. Denigès, Compt. rend. de l'Acad. des Sc. **130**, 583 [1900].

auf; werden dann 2 Vol. Eisessig zugesetzt und die Lösung zum Sieden erhitzt, so tritt Grünfärbung ein.

C. Th. v. Mörner[1]) hat die Probe in der Weise abgeändert, daß er als Reagens eine Mischung von 1 Vol. Formaldehyd, 45 Vol. Wasser und 55 Vol. konz. Schwefelsäure benutzt; diese Lösung ist haltbar. Erwärmt man ein wenig Tyrosin mit einigen Kubikzentimetern dieser Mischung bis zum Kochen, so tritt Grünfärbung auf. Weder Eiweißkörper noch Albumosen, auch nicht Phenol oder Homogentisinsäure geben diese Reaktion.

5. Diazoreaktion.[2]) Eine sodaalkalische Tyrosinlösung gibt mit einer frisch hergestellten, sodaalkalischen Diazobenzolsulfosäurelösung eine rote Färbung. Histidin gibt dieselbe Reaktion (siehe S. 735; hier sind auch nähere Einzelheiten über das Anstellen der Reaktion nachzusehen), doch ist die Farbe bei Tyrosin weniger tiefrot, wird beim Verdünnen mit Wasser mehr gelbstichig und geht in unreines Gelbrot über; beim Ansäuern wird sie bronzegelb bis schmutzig goldgelb, doch sind die Färbungen des Tyrosins von denen des Histidins nicht leicht mit Sicherheit zu unterscheiden.

Nachweis von Tyrosin in Harn siehe oben (S. 668).

Nachweis von Tyrosin in Harnsedimenten. Wegen seiner Schwerlöslichkeit kann Tyrosin im Harnsedimente vorkommen; bei der mikroskopischen Untersuchung sieht man dann die nadelförmigen Krystalle. Es kann mit Ammoniak gelöst und durch Verdunsten der ammoniakalischen Lösung wieder zur Abscheidung gebracht werden. Die Identifizierung geschieht mit den oben angegebenen Reaktionen.

In einem Cystinstein konnten Fischer und Suzuki[3]) mittels der Millonschen Reaktion Tyrosin nachweisen.

III. Heterozyklische Verbindungen.

A. Pyrimidinderivate.

Von den vielen Derivaten des Pyrimidins

$$
\begin{array}{c}
N = CH \\
| \quad | \\
CH \quad CH \\
\| \quad \| \\
N - CH
\end{array}
$$

welche durch Synthese gewonnen sind, gibt es drei — Cytosin, Uracil und Thymin — die unter den Hydrolysierungsprodukten gewisser Proteinstoffe, den sog. Nucleoproteiden, nachgewiesen worden sind; es ist jedoch nicht sicher, daß sie alle primär im Moleküle der Nucleoproteide vorgebildet sind, vielmehr wird oft behauptet, daß nur Cytosin und Thymin als primäre Bestandteile aufzufassen sind, während Uracil wahrscheinlich sekundär aus dem Cytosin durch Desaminierung entsteht[4]).

Um die Stellung der Substituenten angeben zu können, benutzt man bei den Pyrimidinderivaten die folgende Numerierung:

$$
\begin{array}{c}
1 = 6 \\
| \quad | \\
2 \quad 5 \\
\| \quad \| \\
3 - 4
\end{array}
$$

---

[1]) C. T. v. Mörner, Zeitschr. f. physiol. Chemie **37**, 86 [1902].

[2]) K. Landsteiner, Centralbl. f. Physiol. **8**, 773 [1894]; **9**, 434 [1895]. — H. Pauly, Zeitschr. f. physiol. Chemie **42**, 517 [1904].

[3]) E. Fischer u. U. Suzuki, Zeitschr. f. physiol. Chemie **45**, 410 [1905].

[4]) L. B. Mendel u. V. C. Myers, Amer. Journ. of Physiol. **26**, 77 [1910]. — Vgl. ferner H. Steudel, Abderhaldens Handbuch der biochem. Arbeitsmethoden **2**, 580 [1910]; sowie P. A. Levene, Zeitschr. f. physiol. Chemie **37**, 527 [1903]; **41**, 397, 401 [1904]. — W. Jones, Zeitschr. f. physiol. Chemie **42**, 35 [1904].

Die drei obenerwähnten Pyrimidinderivate sind in vielen Verhältnissen einander sehr ähnlich. Sie sind krystallinisch, in kaltem Wasser schwer, in heißem leicht löslich, und sie werden aus ihren Lösungen durch Silbernitrat und Barytwasser vollständig gefällt; der Niederschlag ist in überschüssigem Ammoniak löslich.

In normalem Harn läßt sich keiner dieser Körper nachweisen, auch sind sie nicht bei pathologischen Zuständen nachgewiesen worden. Dagegen erscheinen sie im Harne nach Verfütterung oder Injektion [L. B. Mendel und V. C. Myers[1]]. Über Nachweis und Bestimmung siehe unten.

Öfters ist die Frage gestellt worden, ob nicht sämtliche aus den Nucleoproteiden erhaltenen Pyrimidinbasen sekundär gebildet sind, weil sie in sehr enger Beziehung zu den Purinbasen stehen. Die Arbeiten, die ausgeführt worden sind, um dies zu entscheiden, haben aber einer solchen Annahme widersprochen.

a) Cytosin (6-Amino-2-oxypyrimidin).

$$\begin{array}{ccc} N & C \cdot NH_2 \\ | & | \\ CO & CH & = C_4H_5N_3O \, . \\ | & \| \\ NH & CH \end{array}$$

Cytosin wurde zuerst von Kossel und Neumann[2]) unter den Spaltprodukten der Thymusnucleinsäure gefunden; später ist es aus verschiedenen kernhaltigen Organen hergestellt worden, wo es als Bestandteil der Nucleinsäuren vorkommt[3]). Die richtige empirische Formel des Cytosins ist von Kossel und Steudel festgestellt[4]); dieselben Autoren haben auch die rationelle Formel aufgestellt[5]), die durch die später von Wheeler und Johnson[6]) durchgeführte Synthese bestätigt wurde.

Das Cytosin wird immer aus den Spaltprodukten der Nucleinsäuren gewonnen. Über nähere Einzelheiten bei der Darstellung siehe Kutscher[7]), Kossel und Steudel[8]) und Steudel[9]).

In ganz reinem Zustande krystallisiert das Cytosin in schönen farblosen durchsichtigen Blättchen, die 1 Mol. Krystallwasser enthalten; das Wasser entweicht bei 100°. Nicht ganz rein kann es in nadelähnlichen Prismen krystallisieren. Das reine Cytosin färbt sich bei etwa 300° und zersetzt sich bei 320 bis 325°; es löst sich in 129 T. Wasser bei 25°[10]), ist in Alkohol schwer löslich und unlöslich in Äther.

Mit Säuren bildet das Cytosin krystallinische Salze[11]).

---

[1]) L. B. Mendel u. V. C. Myers, Amer. Journ. of Physiol. 26, 77 [1910]. — Vgl. ferner H. Steudel, Abderhaldens Handbuch der biochem. Arbeitsmethoden 2, 580 [1910]; sowie P. A. Levene, Zeitschr. f. physiol. Chemie 37, 527 [1903]; 41, 397, 401 [1904]. — W. Jones, Zeitschr. f. physiol. Chemie 42, 35 [1904].

[2]) A. Kossel u. A. Neumann, Berichte d. Deutsch. chem. Gesellschaft 27, 2219 [1894].

[3]) A. Kossel u. H. Steudel, Zeitschr. f. physiol. Chemie 37, 177 [1902]; 38, 49 [1903]. — P. A. Levene, Zeitschr. f. physiol. Chemie 37, 402; 38, 80; 39, 4, 133, 479 [1903]. — J. A. Mandel u. P. A. Levene, Zeitschr. f. physiol. Chemie 46, 155 [1905]; 47, 140; 49, 262; 50, 7 [1906]. — K. Inouye u. Y. Kotake, Zeitschr. f. physiol. Chemie 46, 205 [1905]. — K. Inouye, Zeitschr. f. physiol. Chemie 48, 184 [1906]. — T. Kikkoji, Zeitschr. f. physiol. Chemie 53, 414 [1907].

[4]) A. Kossel u. H. Steudel, Zeitschr. f. physiol. Chemie 37, 177 [1902].

[5]) A. Kossel u. H. Steudel, Zeitschr. f. physiol. Chemie 38, 53 [1903].

[6]) H. L. Wheeler u. T. B. Johnson, Amer. Chem. Journ. 29, 492 [1903].

[7]) Fr. Kutscher, Zeitschr. f. physiol. Chemie 38, 170 [1903].

[8]) A. Kossel u. H. Steudel, Zeitschr. f. physiol. Chemie 38, 49 [1903].

[9]) H. Steudel, Zeitschr. f. physiol. Chemie 42, 165; 43, 402 [1904]; 46, 332 [1905].

[10]) H. L. Wheeler u. T. B. Johnson, Amer. Chem. Journ. 29, 499 [1903].

[11]) Siehe A. Kossel u. A. Neumann, Berichte d. Deutsch. chem. Gesellschaft 27, 2219 [1894]. — A. Kossel u. H. Steudel, Zeitschr. f. physiol. Chemie 37, 177 [1902]; 377 [1903]; 38, 52 [1903]. — H. L. Wheeler u. T. B. Johnson, Amer. Chem. Journ. 29, 499 [1903]; 31, 598 [1904]. — H. L. Wheeler, Journ. of biol. Chemistry 3, 285 [1907]. — H. L. Wheeler u. G. S. Jamieson, Journ. of biol. Chemistry 4, 111 [1907].

Cytosinchlorid. Löst man Cytosin in konz. Salzsäure und läßt zur Krystallisation im Exsiccator stehen, so erhält man Cytosindichlorhydrat $C_4H_5N_3O \cdot 2 HCl$. Wird die saure Lösung zur Trockne verdampft und der Rückstand aus Wasser umkrystallisiert, so erhält man Cytosinmonochlorhydrat $C_4H_5ON_3 \cdot HCl + H_2O$, in durchsichtigen Platten; das Krystallwasser entweicht recht leicht. Beide Salze sind in Wasser leicht löslich (das Monochlorhydrat am leichtesten) und schmelzen bei 275—279°.

Cytosinnitrat ist leicht krystallisierend und entspricht der Formel $C_4H_5N_3O \cdot HNO_3$.

Cytosinsulfate. Mit Schwefelsäure bildet das Cytosin drei Salze: ein basisches Cytosinsulfat $(C_4H_5ON_3)_4 \cdot H_2SO_4 + 2 H_2O$, ein neutrales Cytosinsulfat $(C_4H_5ON_3)_2 \cdot H_2SO_4 + 2 H_2O$ und ein saures Cytosinsulfat $C_4H_5ON_3 \cdot H_2SO_4$; das basische ist am schwersten, das saure am leichtesten in Wasser löslich. Das basische Cytosinsulfat erhält man, wenn man zu einer Lösung der freien Base so viel Schwefelsäure hinzufügt, daß auf 1 Mol. Cytosin $\frac{1}{2}$ Äquivalent Schwefelsäure vorhanden ist; es kann auch zur Ausscheidung gelangen, wenn schwefelsäurehaltige oder mit Schwefelsäure neutralisierte Lösungen des Cytosins eingeengt werden; es bildet feine Nadeln und zersetzt sich bei 323°. Das neutrale Cytosinsulfat erhält man nach Wheeler[1]) beim freiwilligen Verdunsten der Mutterlauge des basischen Salzes; es bildet Prismen, die bei 287—290° unter Aufschäumen schmelzen. Das saure Cytosinsulfat entsteht nach Kossel und Steudel[1]) beim weiteren Einengen der Mutterlauge des basischen Salzes, nach Wheeler[1]), wenn das neutrale Salz in 20proz. Schwefelsäure gelöst und die Lösung im Exsiccator verdunstet wird. Es bildet durchsichtige, anscheinend rhomboedrische Krystalle und schmilzt bei 197° zu einem farblosen Öl.

Cytosinchloroplatinat $(C_4H_5N_3O)_2 \cdot H_2PtCl_6$ ist in Wasser schwer löslich und eignet sich gut zur Reindarstellung des Cytosins.

Cytosinchloraurat ist auch in Wasser ziemlich schwer löslich.

Cytosinpikrat $C_4H_5N_3O \cdot C_6H_2(NO_2)_3OH$ krystallisiert in gelben Nadeln oder nadelähnlichen Prismen. Kossel und Steudel (l. c.) geben für das aus natürlichem Cytosin hergestellte Pikrat an, daß es sich bei 255° bräunt, um bei 270° unter Zersetzung zu schmelzen. Wheeler und Johnson (l. c.) haben aus nicht ganz reinem, synthetischem Cytosin (das Präparat war nicht durch Knochenkohle entfärbt) ein Pikrat gewonnen, das scharf bei 264° schmolz, während sie aus völlig reinem, ebenfalls synthetischem Cytosin ein Pikrat erhielten, das nicht schmolz, sondern sich bei 300—305° zersetzte. Für die Löslichkeit des Pikrats geben Wheeler und Johnson an, daß 100 T. Wasser bei 25° 0,076 T. Salz lösen.

Das Cytosinpikrolonat $C_4H_5N_3O \cdot C_{10}H_8N_4O_5$ scheidet sich in feinen Nadeln oder Prismen aus, wenn eine wässerige Cytosinlösung mit wässeriger Pikrolonsäurelösung versetzt wird; es ist in Wasser und auch in Alkohol sehr wenig löslich. Es schmilzt unter Aufbrausen bei ca. 270—273°.

Das Cytosin läßt sich durch Phosphorwolframsäure ausfällen (Unterschied vom Thymin und Uracil); selbst in verdünnten sauren Lösungen des Cytosins erzeugt Kaliumwismutjodid einen ziegelroten Niederschlag. Aus schwefelsaurer Lösung wird es langsam durch überschüssiges Mercurisulfat gefällt; die Fällung erfolgt so langsam, daß hierdurch eine Trennung des Cytosins von Histidin und anderen Aminosäuren, die auch von Mercurisulfat gefällt werden, ermittelt werden kann[2]). Nicht zu verdünnte Lösungen von Cytosin geben mit konz. neutraler Silbernitratlösung zu einer gewisse Zeit schöne Nadeln von einer in kaltem Wasser ziemlich schwer löslichen Doppelverbindung, die in ihrem Aussehen große Ähnlichkeit mit dem Kreatininsilber hat. Aus verdünnten Lösungen kann das Cytosin durch Silbernitrat und überschüssiges Barytwasser ausgefällt werden [Methode zur Darstellung von Cytosin[3])]. Auch ammoniakalische Silbernitratlösung erzeugt in Cytosinlösungen Niederschlag, die Fällung ist aber in überschüssigem Ammoniak löslich. Das Cytosin gibt die Murexidreaktion (siehe bei Harnsäure).

Durch Oxydation mit Bariumpermanganat entsteht aus dem Cytosin Biuret und Oxalsäure; durch Einwirkung von salpetriger Säure wird es in Uracil übergeführt (Kossel und Steudel, l. c.). Die Umwandlung in Uracil

---

[1]) Siehe A. Kossel u. A. Neumann, Berichte d. Deutsch. chem. Gesellschaft **27**, 2219 [1894]. — A. Kossel u. H. Steudel, Zeitschr. f. physiol. Chemie **37**, 177 [1902]; 377 [1903]; **38**, 52 [1903]. — H. L. Wheeler u. T. B. Johnson, Amer. Chem. Journ. **29**, 499 [1903]; **31**, 598 [1904]. — H. L. Wheeler, Journ. of biol. Chemistry **3**, 285 [1907]. — H. L. Wheeler u. J. S. Jamieson, Journ. of biol. Chemistry **4**, 111 [1907].

[2]) A. Kossel u. H. Steudel, Zeitschr. f. physiol. Chemie **38**, 50 [1903].

[3]) Fr. Kutscher, Zeitschr. f. physiol. Chemie **38**, 170 [1903].

kann auch durch 3stündiges Erhitzen mit 20 proz. Schwefelsäure auf 150—170° erfolgen. (Wheeler und Johnson, l. c.)

Für den Nachweis des Cytosins kann die Herstellung des Pikrats oder des Chloroplatinats und die nachfolgende Untersuchung des erhaltenen Produktes benutzt werden. Wheeler und Johnson[1]) haben folgende Farbenreaktion angegeben:

5 ccm der zu prüfenden Lösung versetzt man bis zur bleibenden Färbung mit Bromwasser; überschüssiges Brom ist durch Luft zu entfernen. Dann fügt man Barytwasser hinzu, wodurch fast augenblicklich Purpurfärbung eintritt. Sehr verdünnte Lösungen verdampft man zur Trockne, nimmt den Rückstand mit Bromwasser auf, entfernt den Überschuß von Brom und versetzt mit Barytwasser. 1 mg gibt noch deutlich rötlichblaue oder Lavendelfärbung. Nicht nur Cytosin, sondern auch Uracil gibt diese Reaktion; beim Cytosin ist es besser, die Lösung mit dem Bromwasser zu erwärmen und nach dem Abkühlen wie oben beschrieben zu verfahren. Pikrinsäure wirkt störend und muß daher, wenn vorhanden, erst entfernt werden. Die Reaktion beruht auf der Bildung von Dialursäure, welche mit Barytwasser einen violetten Niederschlag gibt.

Das Cytosin gibt mit Diazobenzolsulfosäure in Gegenwart von freiem Alkali eine rote Färbung[2]).

Mendel und Myers[3]), welchen der Nachweis von verfüttertem Cytosin im Harn gelungen ist, haben das Cytosin mit Silbernitrat und Barytwasser oder mit Pikrinsäure nach vorhergehendem Einengen aus dem Harn gefällt und dann das Cytosin teils durch Analyse des Pikrats, teils durch die oben beschriebene Reaktion identifiziert.

Es ist zu bemerken, daß die genannten Autoren niemals Uracil nachweisen konnten, wenn Cytosin eingegeben worden war, wohl aber nach Eingabe von Uracil (vgl. bei Uracil).

b) Uracil (2-6-Dioxypyrimidin).

$$\begin{array}{cc} NH-CO & \\ | \quad\quad | & \\ CO \quad CH & = C_4H_4N_2O_2. \\ | \quad\quad \| & \\ NH-CH & \end{array}$$

Uracil ist zuerst von Ascoli[4]) aus Hefenucleinsäure gewonnen worden; später ist es aus verschiedenen anderen Nucleinsäuren isoliert[5]). Bei der Selbstverdauung von verschiedenen Organen erhält man auch Uracil[6]) und zwar in erheblich größerer Menge als bei der Säurespaltung derselben Organe[7]), dies spricht dafür, daß das Uracil sekundär aus dem Cytosin entsteht. Levene hat untersucht, ob bei der Einwirkung von Pankreasextrakt auf Thymin Uracil gebildet werden kann, er konnte aber nur Thymin wiedergewinnen[8]).

Das Uracil ist von Fischer und Roeder[9]) und auch von Wheeler und Merriam[10]) synthetisch hergestellt worden.

[1]) H. L. Wheeler u. T. B. Johnson, Journ. of biol. Chemistry 3, 183 [1907].
[2]) T. B. Johnson u. S. H. Clapp, Journ. of biol. Chemistry 5, 163 [1908].
[3]) L. B. Mendel u. V. C. Myers, Amer. Journ. of Physiol. 26, 82 [1910].
[4]) A. Ascoli, Zeitschr. f. physiol. Chemie 31, 161 [1900].
[5]) A. Kossel u. H. Steudel, Zeitschr. f. physiol. Chemie 37, 245 [1903]. — P. A. Levene, Zeitschr. f. physiol. Chemie 38, 82; 39, 4, 135 [1903]. — P. A. Levene u. J. A. Mandel, Zeitschr. f. physiol. Chemie 49, 264 [1906]. — Siehe auch F. B. Osborne u. I. F. Harris, Zeitschr. f. physiol. Chemie 36, 107 [1902].
[6]) P. A. Levene, Zeitschr. f. physiol. Chemie 32, 546 [1901]; 37, 527 [1903]; 41, 397, 402 [1904]. — A. Reh, Beiträge z. chem. Physiol. u. Pathol. 3, 569 [1903]. — W. Jones, Zeitschr. f. physiol. Chemie 42, 43, 52 [1904].
[7]) P. A. Levene, Zeitschr. f. physiol. Chemie 41, 397, 402 [1904]. — W. Jones, Zeitschr. f. physiol. Chemie 42, 43, 52 [1904].
[8]) P. A. Levene, Zeitschr. f. physiol. Chemie 41, 397 [1904].
[9]) E. Fischer u. G. Roeder, Berichte d. Deutsch. chem. Gesellschaft 34, 3751 [1901].
[10]) H. L. Wheeler u. H. F. Merriam, Amer. Chem. Journ. 29, 478 [1903].

Das Uracil stellt ein weißes krystallinisches Pulver dar, welches in heißem Wasser leicht, in kaltem Wasser schwer löslich ist; in Alkohol und Äther ist es unlöslich. Aus heißem Wasser krystallisiert es bei langsamer Abscheidung in farblosen, feinen, meist zu kugeligen Aggregaten vereinigten Nädelchen aus. Die Substanz beginnt bei schnellem Erhitzen im Capillarrohr gegen 280° braun zu werden und schmilzt unter starker Gasentwicklung gegen 335° (Fischer und Roeder, l. c.); bei vorsichtigem Erhitzen sublimiert es teilweise unverändert, teils wird es aber zersetzt. 100 T. Wasser von 25° lösen 0,358 T. Uracil (Wheeler und Merriam, l. c.).

Das Uracil vereinigt sich nicht mit Säuren, wohl aber mit Basen; es löst sich daher leicht in Alkalien, auch in Ammoniak. Es wird durch Mercurinitrat oder Mercurisulfat gefällt, nicht aber durch Phosphorwolframsäure. Gegenüber Silbernitrat verhält es sich wie das Cytosin.

Das Natriumuracil $C_4H_3N_2O_2 \cdot Na + \frac{1}{2} H_2O$ fällt aus der Lösung des Uracils in Natron auf Zusatz von Alkohol als ein undeutlich krystallinischer Niederschlag. Das Krystallwasser entweicht nicht vollständig bei 140°, wohl aber bei 170°[1]).

Das Kaliumuracil $C_4H_3N_2O_2 \cdot K + H_2O$ krystallisiert in oft zu Kugeln vereinigten Nadeln, wenn die Lösung des Uracils in Kali mit Alkohol versetzt wird. Das Krystallwasser entweicht bei 140°[1]).

Das Quecksilberuracil $C_4H_2N_2O_2 \cdot Hg$ ist in Wasser, sowohl bei alkalischer wie auch bei saurer Reaktion, schwer löslich[1]).

Das Bleiuracil $C_4H_2N_2O_2 \cdot Pb$ fällt als schneeweißer Niederschlag aus, wenn eine Lösung von Uracilnatrium oder -kalium mit der nötigen Menge Bleiacetat versetzt wird[1]).

Das Silberuracil wird aus Lösungen der Alkalisalze des Uracils gelatinös gefällt; das Kupferuracil ist nicht beständig[1]).

Das Uracil ist weder im normalen noch in pathologischem Harne nachgewiesen. Steudel, der zuerst das Schicksal des Uracils im Tierkörper (beim Hunde) untersucht hat, konnte das verfütterte Uracil nicht im Harn des Hundes nachweisen[2]), dagegen ist dieses Mendel und Myers gelungen, die sowohl bei Kaninchen und Hunden wie auch bei Menschen nach Eingabe von Uracilnatrium unverändertes Uracil aus dem Harn isolierten[3]).

Das Uracil gibt dieselben Reaktionen wie Cytosin; bei der Reaktion von Wheeler und Johnson ist eine Erwärmung nicht notwendig. Für den Nachweis kann Herstellung des freien Uracils dienen; Mendel und Myers haben teils diese Methode benutzt, teils aber auch die Wheeler-Johnsonsche Reaktion, indem sie den Harn mit Mercurisulfat gefällt, den Niederschlag mit Schwefelwasserstoff zerlegt und das Filtrat von dem Schwefelquecksilber zur Untersuchung benutzt haben.

Über den Nachweis und die Bestimmung des Uracils neben Thymin siehe Johnson[4]).

c) Thymin (5-Methyl-2-6-dioxypyrimidin).

$$\begin{array}{l} NH - CO \\ | \qquad | \\ CO \quad C - CH_3 = C_5H_6N_2O_2 . \\ | \qquad \| \\ NH - CH \end{array}$$

Das Thymin ist zuerst von Kossel und Neumann[5]) aus den Hydrolysierungsprodukten der Thymusnucleinsäure isoliert worden; später ist es aus den verschiedensten

---

[1]) V. C. Myers, Journ. of biol. Chemistry **7**, 254 [1910].
[2]) H. Steudel, Zeitschr. f. physiol. Chemie **32**, 288 [1901].
[3]) L. B. Mendel u. V. C. Myers, Amer. Journ. of Physiol. **26**, 91 [1910].
[4]) T. B. Johnson, Journ. of biol. Chemistry **4**, 407 [1908].
[5]) A. Kossel u. A. Neumann, Berichte d. Deutsch. chem. Gesellschaft **26**, 2753 [1893]; **27**, 2217 [1894].

Organen nach Hydrolyse gewonnen[1]). Auch unter den Produkten der Autolyse verschiedener Organe ist es nachgewiesen worden[2]).

Die Konstitution des Thymins ist von Steudel[3]) angegeben worden, die Synthese des Körpers wurde zuerst von Fischer und Roeder[4]) ausgeführt; andere Synthesen sind von Wheeler und Merriam[5]) und von Gerngroß[6]) ausgeführt worden.

Ein Verfahren zur Darstellung des Thymins aus nucleinsäurereichen Organen hat Jones angegeben[7]).

Das Thymin bildet ein in kaltem Wasser schwer, in siedendem Wasser aber ziemlich leicht lösliches Krystallpulver; 100 T. Wasser lösen bei 25° 0,404 T. Thymin [Wheeler und Merriam[5])]. Beim Erkalten seiner heißen wässerigen Lösung scheidet sich das Thymin in kleinen, sternförmig oder dendritisch gruppierten kleinen Blättchen ab, selten fällt es auch in kurzen Nadeln aus[8]); nach Wheeler und Merriam[5]) krystallisiert es in kleinen, scheinbar rektangulären Platten. In Alkohol lösen sich die Krystalle weniger leicht, in Äther sehr wenig. Die Krystalle sintern bei raschem Erhitzen nach Fischer und Roeder[4]) bei 318° und schmelzen bei 321°; Wheeler und Merriam[5]) geben für den Schmelzpunkt 326° an. Bei vorsichtigem Erhitzen sublimiert das Thymin ohne Verkohlung[9]).

Das Thymin zeigt weder deutlich sauren noch basischen Charakter. Mit Salzsäure und Salpetersäure geht es keine Verbindungen ein; nach Lösen in konz. Kalilauge und Einengen der Lösung auf ein kleines Volumen krystallisiert Thyminkalium aus, das sich nach Umkrystallisieren aus Wasser in Form kleiner prismatischer Nadeln bildet und, bei 120° getrocknet, langsam 1 Mol. Wasser verliert, wonach die Formel $C_5H_5N_2O_2K$ ist. —

Nach Myers[10]) erhält man es in zu Kugeln vereinigten Nadeln, wenn eine heiße Lösung von Thymin in Kali mit Alkohol bis zur Krystallisation versetzt und abgekühlt wird; es entspricht dann der Formel $C_5H_5N_2O_2 \cdot K + \frac{1}{2} H_2O$. Das Krystallwasser entweicht bei 170°.

Das Natrium-thymin $C_5H_5N_2O_2Na$ wird entsprechend dargestellt. Es krystallisiert in langen Nadeln und ist krystallwasserfrei[10]).

Das Quecksilber-thymin $C_5H_4N_2O_2Hg$ fällt aus den Lösungen der Alkalisalze auf Zusatz von Quecksilberchlorid; es enthält kein Krystallwasser[10]).

Das Blei-thymin $C_5H_4N_2O_2Pb + 2 H_2O$ krystallisiert in Aggregaten von kurzen Nadeln und enthält 2 Mol. Krystallwasser.

Die Salze des Thymins sind sämtlich leichter löslich als die entsprechenden Uracilsalze[10]).

---

[1]) F. Miescher u. O. Schmiedeberg, Archiv f. experim. Pathol. u. Pharmakol. 37, 125 [1896]. — A. Kossel, Zeitschr. f. physiol. Chemie 22, 188 [1896]. — Wl. Gulewitsch, Zeitschr. f. physiol. Chemie 27, 292 [1899]. — P. A. Levene, Zeitschr. f. physiol. Chemie 37, 404, 39, 4, 134, 480 [1903]. — P. A. Levene u. L. B. Stookey, Zeitschr. f. physiol. Chemie 41, 404 [1904]. — K. Inouye u. Y. Kotake, Zeitschr. f. physiol. Chemie 46, 205 [1905]. — J. A. Mandel u. P. A. Levene, Zeitschr. f. physiol. Chemie 46, 157 [1905]; 47, 141 [1906]. — K. Inouye, Zeitschr. f. physiol. Chemie 48, 184 [1906]. — P. A. Levene u. J. A. Mandel, Zeitschr. f. physiol. Chemie 50, 6 [1906]. — T. Kikkoji, Zeitschr. f. physiol. Chemie 53, 414 [1907].

[2]) Fr. Kutscher, Zeitschr. f. physiol. Chemie 34, 117 [1903]. — A. Reh, Beiträge z. chem. Physiol. u. Pathol. 3, 569 [1903]. — J. Mochizuki u. Y. Kotake, Zeitschr. f. physiol. Chemie 43, 168 [1904].

[3]) H. Steudel, Zeitschr. f. physiol. Chemie 32, 241 [1901].

[4]) E. Fischer u. G. Roeder, Berichte d. Deutsch. chem. Gesellschaft 34, 3758 [1901].

[5]) H. L. Wheeler u. H. F. Merriam, Amer. Chem. Journ. 29, 487 [1903].

[6]) O. Gerngroß, Berichte d. Deutsch. chem. Gesellschaft 38, 3408 [1905].

[7]) W. Jones, Zeitschr. f. physiol. Chemie 29, 461 [1900].

[8]) Wl. Gulewitsch, Zeitschr. f. physiol. Chemie 27, 294 [1899].

[9]) A. Kossel u. A. Neumann, Berichte d. Deutsch. chem. Gesellschaft 26, 2754 [1893].

[10]) V. C. Myers, Journ. of biol. Chemistry 7, 252 [1910].

Durch Einwirkung von Jodmethyl auf das Kaliumsalz entsteht Dimethylthymin, das in Chloroform, Alkohol und Äther löslich ist, in Nadeln krystallisiert und bei 153° schmilzt[1]). Durch Nitrierung des Thymins erhält man einen in kaltem Wasser sehr schwer löslichen, in heißem Wasser etwas leichter und in Ammoniak leicht löslichen Körper, Nitrothymin, welcher bei Reduktion eine in feinen Nadeln krystallisierende Base gibt, die in Wasser leicht löslich ist[2]).

Mit Wasser und Bromdämpfen behandelt, gibt das Thymin Bromthymin $C_5H_7N_2O_3Br$, das bedeutend leichter löslich ist als Thymin und in Aggregaten von Nadeln oder feinen Prismen krystallisiert[3]). Durch Behandlung des Thymins mit Phosphoroxychlorid läßt sich ein Dichlorthymin $C_5H_4N_2Cl_2$ herstellen, welches bei starkem Abkühlen aus alkoholischer Lösung in rosettenförmig angeordneten rechteckigen Täfelchen krystallisiert; die Krystalle sind fast unlöslich in Wasser, leicht löslich in Alkohol, Äther, Benzol und Chloroform; sie schmelzen bei 25—26°[4]).

Wässerige Thyminlösungen geben mit Mercurinitrat allein einen voluminösen Niederschlag, mit Quecksilberchlorid dagegen erst, wenn Natron zugefügt wird. Silbernitrat erzeugt keine Fällung, wird aber auch eine geringe Menge Ammoniak hinzugesetzt, so entsteht eine gallertige, durchsichtige Fällung, welche sich bei weiterem Zusatz von Ammoniak wieder löst[5]), in überschüssigem Barytwasser aber unlöslich ist. Durch Phosphorwolframsäure wird das Thymin nicht gefällt, es kann aber unter Umständen bei der Phosphorwolframsäurefällung mitgerissen werden. — Durch Oxydation von Thymin mit Bariumpermanganat entsteht unter anderem Harnstoff[2]).

Zum **Nachweis** des Thymins ist seine Isolierung erforderlich. Mendel und Myers[6]), welche verfüttertes Thymin in dem Harn nachweisen konnten, benutzten zur Isolierung des Thymins dasselbe Verfahren wie zur Isolierung von Cytosin (siehe S. 672). Zur Identifizierung des gewonnenen Präparates dienen Schmelzpunkt und Sublimierbarkeit, Fällungsverhältnisse (siehe oben) und seine Fähigkeit, Bromwasser zu entfärben, ferner, daß Thymin in natronalkalischer, nicht aber in sodaalkalischer Lösung mit Diazobenzolsulfosäure eine rote Farbe gibt[7]).

Über den Nachweis und die Bestimmung des Thymins neben Uracil siehe Johnson[8]).

Bei Fütterungsversuchen mit verschiedenen Pyrimidinderivaten, welche angestellt wurden, um die Fähigkeit des Organismus, Purinverbindungen aus Pyrimidinverbindungen zu bilden, zu untersuchen, fand Steudel[9]), daß 4-Methyluracil, 5-Nitrouracil, 2, 4, 5-Triamino-6-oxypyrimidin und 4-Methyl-2-sulfouracil nach Verfütterung unverändert mit dem Harn ausgeschieden wurden, während Nitrouracilcarbonsäure, Isobarbitursäure, Isodialursäure, Thymin, Uracil, Hydrouracil, Imidomethyluracil, Pseudoharnsäure und Isoharnsäure nach Eingabe nicht im Urin nachgewiesen werden konnten; auch bewirkten sie die Bildung von schwer löslichen, isolierbaren Körpern nicht. Im Gegensatz zu Steudel haben Mendel und Myers[6]) (S. 83f.) gefunden, daß Thymin und Uracil nach Verfütterung oder nach Injektion sowohl beim Menschen wie auch bei Tieren (Kaninchen, Hund) mindestens teilweise aus dem Harn unverändert gewonnen werden können, und dasselbe gilt nach ihren Versuchen auch für Cytosin; bei den Versuchen konnten keine von den verfütterten Substanzen bewirkten Änderungen in den Mengenverhältnissen der mit dem Harn ausgeschiedenen Purine nachgewiesen werden, auch der Kreatininstoffwechsel wurde

---

[1]) H. Steudel, Zeitschr. f. physiol. Chemie **30**, 539 [1900].
[2]) H. Steudel, Zeitschr. f. physiol. Chemie **32**, 241 [1901].
[3]) W. Jones, Zeitschr. f. physiol. Chemie **29**, 21 [1899].
[4]) H. Steudel u. A. Kossel, Zeitschr. f. physiol. Chemie **29**, 304 [1900].
[5]) A. Kossel u. A. Neumann, Berichte d. Deutsch. chem. Gesellschaft **26**, 2755 [1893].
[6]) L. B. Mendel u. V. C. Myers, Amer. Journ. of Physiol. **26**, 82 [1910].
[7]) H. Steudel, Zeitschr. f. physiol. Chemie **42**, 170 [1904]; **48**, 428 [1906].
[8]) T. B. Johnson, Journ. of biol. Chemistry **4**, 407 [1908].
[9]) H. Steudel, Zeitschr. f. physiol. Chemie **32**, 285 [1901]; **39**, 136 [1903].

nicht beeinflußt. Der Widerspruch zwischen den positiven Befunden von Mendel und Myers und den negativen Steudels ist unaufgeklärt.

B. Purinderivate.

Mit dem Namen Purinkörper bezeichnet man eine Gruppe von Verbindungen, die alle vom Purin

$$
\begin{array}{c}
N = CH \\
| \quad\quad | \\
CH \quad C-NH \\
\| \quad\quad \| \quad\quad\quad CH \\
N-C-N
\end{array}
$$

durch verschiedenartige Substitution abgeleitet werden; weil sie alle einen Alloxan- und einen Harnstoffkern enthalten, werden sie auch oft Alloxur-körper genannt. Zwischen den Purinkörpern, die im Harne des Menschen und der Tiere bis jetzt nachgewiesen worden sind, unterscheidet man 1. die Harnsäure und 2. die Purinbasen, welch letztere die Nucleinbasen (Adenin, Hypoxanthin, Guanin und Xanthin) und die Methylderivate der Nucleinbasen umfassen; statt des Namens Purinbasen wird oft Alloxurbasen oder Xanthinbasen benutzt. Die meisten sind in neuerer Zeit von E. Fischer künstlich dargestellt worden, wodurch ihre Konstitution ermittelt wurde[1]); um die Stellung der Substituenten in den verschiedenen Purinkörpern bequem angeben zu können, führte Fischer bei dem Purin die folgende Numerierung ein:

$$
\begin{array}{c}
1 = 6 \\
| \quad\quad | \\
2 \quad 5 - 7 \\
\| \quad\quad \| \quad\quad\quad 8 \\
3-4-9
\end{array}
$$

1. Harnsäure (2, 6, 8-Trioxypurin).

$$
\begin{array}{c}
NH-CO \\
| \quad\quad | \\
CO-C-NH \\
| \quad\quad \| \quad\quad\quad CO = C_5H_4N_4O_3 . \\
NH-C-NH
\end{array}
$$

Die Harnsäure wurde schon 1776 von Scheele entdeckt; er gewann die Säure aus Blasensteinen. Die Zusammensetzung der Säure wurde 1835 von Liebig ermittelt, die Konstitution aber erst 1884 von E. Fischer sicher festgestellt[2]). Eingehende Untersuchungen über die Säure und ihre Derivate sind schon 1838 von Wöhler und Liebig[3]) ausgeführt und später von anderen fortgesetzt worden[4])[5]).

Die Harnsäure bildet ein in Wasser schwer lösliches krystallinisches Pulver. Ganz reine Harnsäure krystallisiert in der Regel nach Ausfällung mit Säuren in rhombischen Tafeln, kann aber auch andere Formen aufweisen. Die aus

---

[1]) Die diesbezüglichen Arbeiten Fischers sind in „Untersuchungen in der Purin-gruppe", Berlin 1907, zusammengestellt.

[2]) E. Fischer, Berichte d. Deutsch. chem. Gesellschaft **17**, 1776 [1884].

[3]) F. Wöhler u. J. Liebig, Annalen d. Chemie u. Pharmazie **26**, 241 [1838].

[4]) A. Schlieper, Annalen d. Chemie u. Pharmazie **55**, 251 [1845]; **56**, 1 [1845]; **67**, 214 [1848].

[5]) A. Baeyer, Annalen d. Chemie u. Pharmazie **127**, 1, 199 [1863]; **130**, 129; **131**, 291 [1864]; **135**, 312 [1865].

menschlichem Urin unmittelbar oder durch Säurezusatz ausgeschiedene Harnsäure ist immer von Harnfarbstoff dunkel gefärbt, krystallisiert aber in größeren
Krystallen als die reine Harnsäure; unter dem Mikroskop sieht man rhombische
Tafeln mit abgerundetem stumpfen Winkel, die sogenannte „Wetzsteinform".
Öfters sind zwei solche Krystalle rechtwinklig durcheinander gewachsen, wodurch Rosetten gebildet werden; auch sind oft mehrere Krystalle dicht nebeneinander gelagert, der größte Krystall in der Mitte. Die Harnsäure kann auch
in langgestreckten, prismenähnlichen Formen krystallisieren.

Die Harnsäure ist in Wasser schwer löslich. Die älteren Angaben über
die Löslichkeit differieren stark, was nach His und Paul[1]) mehrere Ursachen
hat: Teils ist die Löslichkeit von der Reinheit des verwendeten Wassers stark
abhängig, teils zersetzt sich die Harnsäure in wässeriger Lösung, wodurch die
Löslichkeit größer wird, und endlich ist bei vielen Versuchen die Bestimmung
der gelösten Säuremenge mit ungenauen Methoden ausgeführt. In gewöhnlichem
destilliertem Wasser löst sich die Harnsäure nach den besten der älteren Angaben im Verhältnisse 1 : 15 000—16 000 [siehe His und Paul[1]), S. 16]
bei gewöhnlicher Temperatur, während die von His und Paul (l. c., S. 29)
gefundene Löslichkeit bei 18° und für besonders gut gereinigtes Wasser 1: 39 480
beträgt; die Löslichkeit der Harnsäure in normaler Salzsäure und Schwefelsäure
ist, verschiedenen älteren Angaben entgegengesetzt, geringer wie in reinem
Wasser, auch in ca. 6 n-Salzsäure und Schwefelsäure findet keine Löslichkeits-
zunahme statt, und zwar geht bei der Schwefelsäure die Löslichkeit noch mehr
zurück (His und Paul, l. c., S. 77). Bei 37° löst sich die Harnsäure in reinem
Wasser im Verhältnis 1 : 15 505[2]). Von Alkalien, auch von verschiedenen
organischen Basen (z. B. Piperazin), wird die Harnsäure einigermaßen leicht
gelöst unter Bildung von harnsauren Salzen. In wässerigen Lösungen von
Salzen verschiedener schwacher Säuren (Kohlensäure, Phosphorsäure, Borsäure) löst sich die Harnsäure erheblich leichter wie in reinem Wasser, weil
teilweise harnsaure Salze gebildet werden. Warmes Glycerin löst die Harnsäure ziemlich leicht (0,74 T. in 100 T. Glycerin); konz. Schwefelsäure löst
Harnsäure und läßt durch Wasserzusatz unveränderte Harnsäure wieder ausfallen (siehe unten).

Wässerige Harnsäurelösungen reagieren sauer. Mit Natronlauge und
Phenolphthalein als Indicator läßt sich die Harnsäure einigermaßen scharf
als eine einbasische Säure titrieren, aber es gelingt nur bei Anwendung von
recht großen Wassermengen, das entstandene Natriumurat in Lösung zu halten.
Nach Zugabe von neutralem Formol läßt sich die Harnsäure glatt und scharf
als eine einbasische Säure titrieren und das gebildete Natriumurat fällt nicht
wieder aus; dasselbe gilt auch für das Bariumsalz, wenn Barytlauge statt
Natronlauge benutzt wird, nur daß das Bariumsalz sich nicht so schnell löst[3]).

Die Harnsäure bildet mit Basen zwei Reihen von Salzen, Urate: „saure"
(primäre) Salze der allgemeinen Formel $C_5H_3N_4O_3M$ und „normale" (neutrale,
sekundäre) Salze der allgemeinen Formel $C_5H_2N_4O_3M_2$, wo M ein Äquivalent
Metall bedeutet; die sekundären Salze lassen sich in fester Form gewinnen, in
wässeriger Lösung existieren dagegen nur die primären, indem die sekundären
hydrolysiert werden[4]). Die sog. „Quadriurate" oder „Tetra-Urate" von der

---

[1]) W. His jun. u. Th. Paul, Zeitschr. f. physiol. Chemie **31**, 1, 64 [1900].
[2]) F. Gudzent, Zeitschr. f. physiol. Chemie **60**, 27 [1909].
[3]) S. P. L. Sörensen, Compt. rend. du Labor. de Carlsberg **7**, 55 [1907]; Biochem.
Zeitschr. **7**, 99 [1907].
[4]) F. Gudzent, Zeitschr. f. physiol. Chemie **56**, 174 [1908].

Formel $C_5H_4N_4O_3 \cdot C_5H_3N_4O_3M$ (wo M ein Äquivalent Metall bedeutet) existieren nach Tunnicliffe und Rosenheim[1]) nicht, indem sie nur Gemische von freier Harnsäure mit den bekannten Uraten darstellen.

Nach Gudzent[2]) bildet die Harnsäure zwei Reihen primärer Salze, welche sich durch ihre Löslichkeit unterscheiden. Die erste Reihe (a-Salze) geht vom Moment ihrer Entstehung in wässeriger Lösung in die zweite Reihe (b-Salze) über, so daß die Salze der a-Reihe nicht rein gewonnen werden können; die Ursache dieser Umänderung ist eine intramolekulare Umlagerung, entsprechend den zwei tautomeren Formen der Harnsäure:

$$\begin{array}{ll}
\begin{array}{l}
NH-CO \\
\mid\qquad\mid \\
CO\quad C-NH \\
\mid\qquad\parallel\qquad\quad\rangle CO \\
NH-C-NH
\end{array}
&
\begin{array}{l}
N=C \cdot OH \\
\mid\qquad\mid \\
HO \cdot C\quad C-NH \\
\parallel\qquad\parallel\qquad\quad\rangle C \cdot OH, \\
N-C-N
\end{array}
\\
\qquad\text{Lactamform} & \qquad\text{Lactimform}
\end{array}$$

wonach die a-Salze der Lactamform, die b-Salze dagegen der Lactimform entsprechen. Das a-Salz, das zuerst gebildete Isomere, hat eine Löslichkeit, die bei 18° um 33,4%, bei 37° um 33,9% größer ist als die des durch Umlagerung gebildeten Isomeren, des Lactimurats. Durch diese Verhältnisse lassen sich die vielen, einander widersprechenden Angaben über die Löslichkeit der Urate erklären. Radiumemanation begünstigt den Übergang in die Lactamform [Gudzent[2]), sowie H. Bechhold und J. Ziegler[3])].

Die sekundären Urate lassen sich in fester Form herstellen, sind aber sehr unbeständig, indem sie schon durch Kohlensäure unter Bildung von primären Salzen zerlegt werden.

Die primären Salze der Alkalimetalle lassen sich durch Lösen von Harnsäure in den Alkalihydroxyden und Einleitung von Kohlensäure gewinnen, auch durch Einwirkung von Harnsäure auf Alkalicarbonate. Die Salze sind in Wasser schwer löslich; werden die Salze mit Wasser geschüttelt, so nimmt nach Erreichung des Sättigungspunktes die Löslichkeit des primären Ammonium-, Kalium- und Natriumurats wieder ab, und die Geschwindigkeit dieser Abnahme wird immer geringer, je länger das Urat mit seinem Lösungsmittel, Wasser, in Berührung bleibt, bis schließlich Gleichgewicht eintritt, d. h. bis fast nur „Lactimurat" vorhanden ist. Wenn dies erreicht ist, beträgt nach Gudzent[2]) (S. 66) die Löslichkeit für

	bei 18°	bei 37°
prim. Kaliumurat	1 : 716	1 · 402
„ Natriumurat	1 : 1270	1 : 710
„ Ammoniumurat	1 : 3290	1 : 1848

Die drei Salze krystallisieren alle in mikroskopischen Nadeln; das Natriumsalz hat auf 1 Mol. Salz 1 Mol. Krystallwasser, die beiden anderen sind krystallwasserfrei[4]). Leichter löslich als diese Salze ist das Lithiumurat, das beim Lösen von Harnsäure in Lithiumcarbonatlösung entsteht; nach Vicario[5]) lösen 100 T. Wasser bei 18° 0,258, bei 37° 0,276 T. prim. Lithiumurat.

Beim Ammoniumurat $C_5H_3N_4O_3NH_4$ ist zu bemerken, daß es in konz. Ammoniumsalzlösungen [Ammoniumchlorid[6]), Ammoniumsulfat[7]), Ammoniumacetat[8])] unlöslich ist;

[1]) F. W. Tunnicliffe u. O. Rosenheim, The Lancet 1900, 1708.

[2]) F. Gudzent, Zeitschr. f. physiol. Chemie 60, 51f. [1909]; Deutsch. med. Wochenschr. 35, 921 [1909].

[3]) H. Bechhold u. J. Ziegler, Bioch. Zeitschr. 20, 189 [1909].

[4]) F. Gudzent, Zeitschr. f. physiol. Chemie 56, 155 [1908].

[5]) A. Vicario, Journ. de Pharm. et de Chim. [6] 15, 268 [1902].

[6]) F. G. Hopkins, Proc. Roy. Soc. 52, 93 [1892].

[7]) A. Edmunds, Journ. of Physiol. 17, 452 [1895]. — O. Folin, Zeitschr. f. physiol. Chemie 24, 242 [1897]. — E. Wörner, Zeitschr. f. physiol. Chemie 29, 72 [1899]. — O. Folin u. P. A. Shaffer, Zeitschr. f. physiol. Chemie 32, 557 [1901].

[8]) O. Folin, Zeitschr. f. physiol. Chemie 24, 232, 242 [1897].

die Harnsäure soll daher quantitativ aus dem Harne als Ammoniaksalz ausgefällt werden, wenn größere Mengen von einem dieser Salze zugegeben werden, namentlich wenn gleichzeitig Ammoniak zugesetzt wird[1]) (Methode zur quantitativen Bestimmung der Harnsäure, siehe S. 690).

Die Urate der alkalischen Erden und der schweren Metalle gewinnt man aus einem der Alkaliurate durch Umsetzung mit einem Salz des entsprechenden Metalls. Sie sind alle in Wasser schwer löslich.

Gibt man zu einer Lösung von Harnsäure in Natronlauge ein wenig Kupfersulfat und erhitzt zum Sieden, so entsteht ein weißer Niederschlag aus Cuprourat; mit mehr Kupfersulfat kann man freies Cuprooxyd zur Abscheidung gelangen. Wird eine Harnsäurelösung mit Kupfersulfat und Natriumbisulfit versetzt und zum Sieden erhitzt, so fällt ebenfalls Cuprourat aus, und nach Abkühlung ist die Fällung eine nahezu vollständige[2]) (Methode zur quantitativen Harnsäurebestimmung, S. 687).

Mit Silbernitrat versetzt, gibt eine Lösung von primärem Alkaliurat einen weißen Niederschlag, der sich leicht in Ammoniak löst; der Niederschlag wird sehr bald schwarz. Enthält die Harnsäurelösung überschüssiges Alkali, so wird der Niederschlag sofort schwarz. Wenn man zu Harnsäurelösungen reichlich Magnesialösung (oder Lösung anderer alkalischen Erden) und dann ammoniakalische Silberlösung gibt, so entsteht eine weiße flockige Fällung von schwerlöslichen Silberdoppelsalzen[3]) (Methode zur quantitativen Harnsäurebestimmung, S. 689).

Leichtlösliche Urate bilden verschiedene organische Basen wie Propylamin, Äthylendiamin, Urotropin (Hexamethylentetramin), Piperazin [Diäthylendiamin[4])], Lysidin (Methylglyoxalidin) und Dimethylpiperazin.

Vicario[5]) gibt für die Urate dieser Basen folgende Löslichkeit an:

	100 Teile Wasser lösen	
	bei 18°	bei 37°
Propylaminurat	0,285	0,426
Äthylendiaminurat	0,520	0,705
Urotropinurat	0,633	2,20
Piperazinurat	2,223	2,27
Lysidinurat	4,195	5,663
Dimethylpiperazinurat	5,370	6,086

Das Lysidinurat löst sich nach Ladenburg[6]) in 6 T. Wasser.

Die Harnsäure verbindet sich nicht nur mit Basen, sondern auch mit Säuren. Eine Verbindung mit Schwefelsäure ist erhältlich, wenn Harnsäure in warmer (100°) konz. Schwefelsäure gelöst wird; beim Erkalten krystallisiert eine Verbindung von der Zusammensetzung $C_5H_4N_4O_3 \cdot 2 H_2SO_4$ in großen Krystallen; von Wasser werden sie zerlegt unter Bildung von Harnsäure und Schwefelsäure.

Pikrinsäure ruft in Harnsäurelösungen einen gelben Niederschlag hervor; auf diese Weise läßt sich die Harnsäure (neben dem Kreatinin, siehe S. 618) quantitativ aus dem Harne ausfällen[7]).

Durch Phosphorwolframsäure wird Harnsäure nach Schöndorff[8]) bei saurer Reaktion quantitativ aus ihren Lösungen niedergeschlagen. Wird Phosphorwolframsäure und überschüssige Natronlauge zu Harnstofflösungen gefügt, so löst sich der Phosphorwolframsäureniederschlag und die Lösung färbt sich stark blau; ähnlich verhält sich Phosphormolybdänsäure. Diese Reaktion ist indessen für Harnsäure nicht spezifisch, denn viele andere leicht oxydierbare Körper (z. B. Glucose, Hydroxylamin, Morphin) verhalten sich ganz ebenso[9]).

---

[1]) O. Folin u. P. A. Shaffer, Zeitschr. f. physiol. Chemie 32, 560 [1901].

[2]) M. Krüger, Zeitschr. f. physiol. Chemie 20, 170 [1894].

[3]) E. Salkowski, Archiv f. d. ges. Physiol. 5, 210 [1872]. — R. Maly, Archiv f. d. ges. Physiol. 6, 203 [1872].

[4]) W. Majert u. A. Schmidt, Berichte d. Deutsch. chem. Gesellschaft 23, 3723 [1890].

[5]) A. Vicario, Journ. de Pharm. et de Chim. [6] 15, 268 [1902].

[6]) A. Ladenburg, Berichte d. Deutsch. chem. Gesellschaft 27, 2953 [1894].

[7]) M. Jaffé, Zeitschr. f. physiol. Chemie 10, 393 [1886].

[8]) B. Schöndorff, Archiv f. d. ges. Physiol. 62, 29 [1895].

[9]) Siehe u. a. T. Gigli, Chem.-Ztg. 21, 330 [1898]. — C. Cervello, Archiv f. experim. Pathol. u. Pharmakol. 61, 434 [1909].

Die Harnsäure wird außerordentlich leicht zersetzt. Schon Magnier de la Source[1]) und Blarez und Denigès[2]) haben bemerkt, daß sich die Harnsäure in wässeriger Lösung zersetzt, und daß die Zerstörung mit der Zeit zunimmt und eine Erhöhung der Löslichkeit zur Folge hat. Dies Verhalten ist öfters bestätigt worden, z. B. von His und Paul[3]) sowie Gudzent[4]), die auch gefunden haben, daß die Gegenwart von Platin eine sehr beschleunigende Einwirkung auf die Zersetzung hat; die Zersetzung geht um so schneller vor sich, je verdünnter die Lösung und je höher die Temperatur ist.

Noch schneller erfolgt die Zersetzung, wenn gleichzeitig Alkalien vorhanden sind[5]); nach den Untersuchungen von Städeler[5]) entsteht hierdurch Uroxansäure:

$$
\begin{array}{c}
\text{NH—CO} \\
| \qquad | \\
\text{CO} \quad \text{C—NH} \\
| \qquad || \qquad \text{CO} \\
\text{NH—C—NH}
\end{array}
+ 2\,H_2O + O =
\begin{array}{c}
\text{NH}_2 \quad \text{COOH} \\
| \qquad | \\
\text{CO} \quad \text{C(OH)—NH} \\
| \qquad | \qquad \text{CO} \\
\text{NH—C(OH)—NH}
\end{array}
$$

Harnsäure $\qquad\qquad$ Uroxansäure

Nach Folin u. Shaffer[6]) wird Harnsäure auch beim Stehen mit Ammoniak ziemlich rasch zersetzt, bedeutende Mengen von Ammoniak und Ammoniumsalz bewirken dagegen keine Zersetzung.

Auch durch Einwirkung von Säuren wird die Harnsäure zersetzt. Durch Einwirkung von kochender konz. Schwefelsäure entstehen Kohlensäure und Ammoniak. Durch Erhitzen mit krystallisierter Phosphorsäure auf 230° wird der Stickstoff ebenfalls quantitativ als Ammoniak abgegeben, bei 4stündigem Erhitzen mit Phosphorsäure auf 150° erhält man dagegen nur ungefähr die Hälfte des Stickstoffs als Ammoniak[7]). Bei vierstündigem Erhitzen mit alkalischer Bariumchloridlösung auf 230° spaltet die Harnsäure 3 Mol. Kohlensäure ab[7]). Durch Erhitzen mit konz. Salzsäure oder Jodwasserstoffsäure auf 160—170° zerfällt die Harnsäure unter Bildung von Glykokoll, Kohlensäure und Ammoniak[8]).

Durch Einwirkung von kalter konz. Salpetersäure wird die Harnsäure zu Alloxan und Harnstoff oxydiert:

$$
\begin{array}{c}
\text{NH—CO} \\
| \qquad | \\
\text{CO} \quad \text{C—NH} \\
| \qquad || \qquad \text{CO} \\
\text{NH—C—NH}
\end{array}
+ O + H_2O =
\begin{array}{c}
\text{NH—CO} \\
| \qquad | \\
\text{CO} \quad \text{CO} \\
| \qquad | \\
\text{NH—CO}
\end{array}
+ CO\begin{array}{c}\text{NH}_2 \\ \text{NH}_2\end{array}
$$

Harnsäure $\qquad\qquad$ Alloxan

Dieselbe Oxydation kann auch mit Chlor, Brom oder Jod oder durch Braunstein und Schwefelsäure stattfinden. Wird die Oxydation mit starker Salpetersäure in der Wärme vorgenommen, so entsteht Parabansäure, indem sich das Alloxan weiter oxydiert:

---

[1]) L. Magnier de la Source, Bulletin de la Soc. chim. **23**, 483 [1875].
[2]) C. Blarez u. G. Denigès, Compt. rend. de l'Acad. des Sc. **104**, 1847 [1887].
[3]) W. His jun. u. T. Paul, Zeitschr. f. physiol. Chemie **31**, 39 [1900].
[4]) F. Gudzent, Zeitschr. f. physiol. Chemie **60**, 33 [1909].
[5]) G. Städeler, Annalen d. Chemie u. Pharmazie **78**, 286 [1851]. — A. Strecker, Annalen d. Chemie u. Pharmazie **155**, 177 [1870]. — M. Nencki u. N. Sieber, Journ. f. prakt. Chemie [2] **24**, 503 [1881]. — I. Kreidl, Sitzungsber. d. Wiener Akad., math.-nat. Kl. **102**, IIb, 98 [1903].
[6]) O. Folin u. P. A. Shaffer, Zeitschr. f. physiol. Chemie **32**, 560 [1901].
[7]) B. Schöndorff, Archiv f. d. ges. Physiol. **62**, 31, 34 [1895].
[8]) A. Strecker, Annalen d. Chemie u. Pharmazie **146**, 142 [1868].

$$\underset{\text{Alloxan}}{\left.\begin{array}{c}\mathrm{NH-CO}\\|\qquad|\\\mathrm{CO}\quad\mathrm{CO}\\|\qquad|\\\mathrm{NH-CO}\end{array}\right.} + \mathrm{O} = \mathrm{CO}\underset{\text{Parabansäure}}{\left\langle\begin{array}{c}\mathrm{NH-CO}\\|\\\mathrm{NH-CO}\end{array}\right.} + \mathrm{CO_2}$$

Durch Oxydation mit **verdünnter Salpetersäure** entsteht aus der Harnsäure Alloxantin:

$$\begin{array}{cc}\mathrm{NH-CO}\qquad\mathrm{CO-NH}\\|\qquad|\diagdown\!\!\mathrm{OH}\quad\mathrm{HO}\diagup|\qquad|\\\mathrm{CO}\quad\mathrm{C}\!\!-\!\!-\!\!-\!\!-\!\!-\!\!-\!\!\mathrm{C}\quad\mathrm{CO}\\|\qquad|\qquad\qquad|\qquad|\\\mathrm{NH-CO}\qquad\mathrm{CO-NH}\end{array}$$

welches durch stärkere Salpetersäure weiter zu Alloxan oxydiert werden kann. Alloxantin gibt mit überschüssigem Ammoniak purpursaures Ammoniak (Murexid, siehe unten bei Nachweis):

$$\begin{array}{cc}\mathrm{NH-CO}\quad\mathrm{NH_4}\quad\mathrm{CO-NH}\\|\qquad|\diagdown\quad_{\mathrm{N}}\diagup|\qquad|\\\mathrm{CO}\quad\mathrm{C}\!\!-\!\!-\!\!-\!\!-\!\!-\!\!\mathrm{C}\quad\mathrm{CO}\\|\qquad|\qquad\qquad|\qquad|\\\mathrm{NH-CO}\qquad\mathrm{CO-NH}\end{array}$$

Wenn schwefelsäurehaltige Harnsäurelösungen (Lösungen von Uraten, mit Schwefelsäure übersättigt) mit verdünnter Kaliumpermanganatlösung nach und nach versetzt werden, so verschwindet anfangs die Färbung sehr schnell, später etwas langsamer, und man erreicht zuletzt einen Punkt, wo die rote Farbe einige Minuten bestehen bleibt. Wieviel Kaliumpermanganat man bei einer bestimmten Menge Harnsäure verwenden soll, um diesen Punkt zu erreichen, ist nach Blarez und Denigès[1]) nur wenig von der Schwefelsäurekonzentration, dagegen stark von der Harnsäurekonzentration der Lösung abhängig, d. h. dieselbe Menge Harnsäure entfärbt in konz. Lösung erheblich mehr Permanganat als in verdünnter Lösung; die Temperatur ist ohne Einfluß. Wenn die Harnsäurelösung genug verdünnt ist, erhält man konstante Resultate; wenn für je 800 ccm Lösung nicht mehr als 0,1 g Harnsäure und ungefähr 2 ccm konz. Schwefelsäure vorhanden ist, so entspricht 1 ccm $^1/_{10}$ n-Kaliumpermanganatlösung 7,4 mg Harnsäure (siehe auch unten bei der quantitativen Bestimmung). Die Oxydation mit Kaliumpermanganat in schwefelsaurer Lösung läßt sich nach Jolles[2]) leicht so ausführen, daß aus der Harnsäure quantitativ Harnstoff oder doch Ammoniak und Kohlensäure entsteht.

Wird die Harnsäure in neutraler oder alkalischer Lösung mit Bleisuperoxyd, Kaliumpermanganat[3]), Braunstein, Ferricyankalium, Kupferoxyd, Quecksilberoxyd, Ammoniumpersulfat[4]) u. a. oxydiert, so bildet sich bei niederer Temperatur Allantoin, das sich vielleicht weiter zersetzt:

$$\underset{\text{Harnsäure}}{\left.\begin{array}{c}\mathrm{NH-CO}\\|\qquad|\\\mathrm{CO}\quad\mathrm{C-NH}\\|\qquad\|\quad\diagdown\!\!\mathrm{CO}\\\mathrm{NH-C-NH}\diagup\end{array}\right.} + \mathrm{H_2O} + \mathrm{O} = \underset{\text{Allantoin}}{\left.\begin{array}{c}\mathrm{NH_2}\\|\\\mathrm{CO}\quad\mathrm{CO-NH}\\|\qquad|\quad\diagdown\!\!\mathrm{CO}\\\mathrm{NH-CH-NH}\diagup\end{array}\right.} + \mathrm{CO_2},$$

---

[1]) Ch. Blarez u. G. Denigès, Compt. rend. de l'Acad. des Sc. **104**, 789 [1887].

[2]) A. Jolles, Zeitschr. f. physiol. Chemie **29**, 239 [1900]; Berichte d. Deutsch. chem. Gesellschaft **34**, 3787 [1901].

[3]) A. Claus, Berichte d. Deutsch. chem. Gesellschaft **7**, 227 [1874]. — E. E. Sundwik, Zeitschr. f. physiol. Chemie **41**, 343 [1904].

[4]) L. Hugounenq, Compt. rend. de l'Acad. des Sc. **132**, 91 [1901].

es kann aber auch Uroxansäure gebildet werden [Sundwik[1]), vgl. S. 645]. Findet die Oxydation bei höherer Temperatur statt, so zersetzt sich das Allantoin und es entsteht Harnstoff (Kohlensäure und Ammoniak) und Oxalsäure, mindestens bei der Oxydation mit Kaliumpermanganat; eine ebenso weitgehende Oxydation bewirken Ferrichlorid in der Wärme und auch ammoniakalische Kupferoxydlösungen, wenn gleichzeitig Kaliumhydroxyd vorhanden ist. Durch Oxydation von Harnsäure in alkalischer Lösung mit Wasserstoffsuperoxyd entsteht nach Scholtz[2]) Tetracarbonimid und nach Schittenhelm und Wiener[3]) Tetracarbonimid und Carbonyldiharnstoff:

$$
\begin{array}{ccc}
\underset{\text{Harnsäure}}{
\begin{array}{l}
\text{NH}-\text{CO}\\
|\qquad\quad|\\
\text{CO}\quad\text{C}-\text{NH}\\
|\qquad\quad\|\qquad\quad\rangle\text{CO}\\
\text{NH}-\text{C}-\text{NH}
\end{array}}
&
\underset{\text{Tetracarbonimid}}{
\begin{array}{l}
\text{NH}-\text{CO}-\text{NH}\\
|\qquad\qquad\quad|\\
\text{CO}\qquad\quad\text{CO}\\
|\qquad\qquad\quad|\\
\text{NH}-\text{CO}-\text{NH}
\end{array}}
&
\underset{\text{Carbonyldiharnstoff}}{
\begin{array}{l}
\text{NH}_2\qquad\text{NH}_2\\
|\qquad\qquad\quad|\\
\text{CO}\qquad\quad\text{CO}\\
|\qquad\qquad\quad|\\
\text{NH}-\text{CO}-\text{NH}
\end{array}}
\end{array}
$$

Bei trockener Destillation entstehen aus Harnsäure Ammoniak, Harnstoff, Cyanwasserstoff, Cyansäure und Kohle.

Ebenso wie Harnstoff wird auch Harnsäure von Mikroorganismen unter Bildung von Ammoniumcarbonat zersetzt. Schon 1852 hat Ranke[4]) die Angabe gemacht, daß harnsaures Natron bei 32° von Bierhefe zersetzt wird, und daß unter den Zersetzungsprodukten Oxalsäure, Harnstoff und Ammoniumcarbonat entstehen. Vielleicht ist jedoch hier die Zersetzung nicht der Bierhefe, sondern den in der unreinen Hefe vorhandenen Bakterien zuzuschreiben. Später haben Sestini[5]) gefunden, daß die ammoniakalische Gärung der Harnsäure durch dieselben Mikroorganismen wie die des Harnstoffs stattfindet. Gérard[6]) hat angegeben, daß hierbei Harnstoff als intermediäres Spaltprodukt auftritt, indem unter den Mikroben einige die Harnsäure unter Bildung von Harnstoff zerlegen, der dann von anderen in Ammoniak und Kohlensäure gespaltet wird. Hiermit übereinstimmend konnten Ulpiani und auch Cingolani[7]) Reinkulturen eines Bakteriums (aus Hühnerexkrementen isoliert) gewinnen, das Harnsäure nach der Gleichung

$$\text{C}_5\text{H}_4\text{N}_4\text{O}_3 + 2\,\text{H}_2\text{O} + 3\,\text{O} = 2\,\text{CO(NH}_2)_2 + 3\,\text{CO}_2$$

in Harnstoff und Kohlensäure zerlegt.

Über die Zersetzung der Harnsäure durch Enzyme in tierischen Geweben siehe unten.

Die Harnsäure ist ein normaler Bestandteil des Menschenharns. Über die in 24 Stunden ausgeschiedene Menge liegen viele Angaben vor, die indessen nicht alle gleichwertig sind, weil einige auf Versuchen mit alten unzuverlässigen Methoden beruhen; aus den besten der Bestimmungen kann die mittlere Harnsäuremenge pro 24 Stunden für den erwachsenen Mann zu (0,5—) 0,8 g, für Frauen etwas niedriger veranschlagt werden[8]). Im Verhältnis zum ausge-

---

[1]) A. Claus, Berichte d. Deutsch. chem. Gesellschaft 7, 227 [1874]. — E. E. Sundwik, Zeitschr. f. physiol. Chemie 41, 343 [1904].

[2]) M. Scholtz, Berichte d. Deutsch. chem. Gesellschaft 34, 4130 [1901].

[3]) A. Schittenhelm u. K. Wiener, Zeitschr. f. physiol. Chemie 62, 100 [1909].

[4]) H. Ranke, Journ. f. prakt. Chemie 56, 16 [1852].

[5]) F. u. L. Sestini, Landw. Versuchsstationen 38, 157 [1891].

[6]) E. Gérard, Compt. rend. de l'Acad. des Sc. 122, 1019; 123, 185 [1896].

[7]) C. Ulpiani, Gazzetta chimica ital. 33, II, 93 [1903]. — M. Cingolani, Gazzetta chimica ital. 33, II, 98 [1903], zit. nach Chem. Centralbl. 1903, II, 1287.

[8]) H. Vierordt, Anatomische, physiologische und physikalische Daten und Tabellen. 3. Aufl. Jena 1906. S. 336—337.

schiedenen Gesamtstickstoff beträgt der Harnsäurestickstoff für Erwachsene 1—3%; bei Neugeborenen und in den ersten Lebenstagen ist die Harnsäureausscheidung verhältnismäßig reichlicher, so daß hier der Harnsäurestickstoff 3—8% des Gesamtstickstoffs beträgt[1]). Nierensteine und Blasensteine sind sehr oft größtenteils aus Harnsäure oder Uraten aufgebaut.

In dem Harn der verschiedenen Säugetiere findet man oft, jedoch nicht immer, Harnsäure, die Menge ist zumeist klein.

Dies rührt davon her, daß der Säugetierorganismus durch ein Enzym, Urikase, die Harnsäure unter Bildung von Allantoin zersetzt und dann das Allantoin ausscheidet. Das urikolytische Enzym haben Wiechowski und Wiener[2]) zuerst aus Rinderniere und Hundeleber isoliert, und Wiechowski[3]) hat gleichzeitig bewiesen, daß bei der Wirkung des Enzyms auf Harnsäure Allantoin gebildet wird. Daß verschiedene Tierorgane imstande waren, unter bestimmten Bedingungen Harnsäure zu zersetzen, war übrigens schon früher nachgewiesen[4]). Eine solche Harnsäureoxydationsfähigkeit gibt es beim Menschen nicht[5]); in jüngster Zeit ist es jedoch Wiechowski gelungen, mit einer verschärften Untersuchungsmethode Allantoin auch im menschlichen Harn nachzuweisen, aber nur in außerordentlich kleiner Menge (siehe bei Allantoin, S. 646).

Wenn es somit als sichergestellt betrachtet werden kann, daß die Harnsäure im menschlichen Organismus nicht zu Allantoin oxydiert wird, jedenfalls nicht in solcher Menge, daß es eine Bedeutung haben kann, so folgt hieraus nicht, daß der menschliche Organismus überhaupt unfähig ist, Harnsäure zu zersetzen; zwar wird von einigen Forschern die Ansicht verteidigt, daß im Menschenorganismus eine teilweise Harnsäurezersetzung wirklich stattfindet, während andere behaupten, daß der menschliche Organismus nicht imstande ist, die Harnsäure weiter zu zerstören[6]). Nach Frank und Schittenhelm [l. c.[6]), S. 280] ist die Harnsäure im menschlichen Organismus ebensowenig ein Stoffwechselendprodukt wie im tierischen; während bei den Tieren das Allantoin die Endstufe der Oxydation bezeichnet, scheint beim Menschen der Abbau zum Teil bis zum Harnstoff zu gehen, es bleibt aber noch dahingestellt, über welche Zwischenprodukte der Abbau führt. Dieser Auffassung entgegen steht die von Wiechowski[7]), wonach die intermediäre Harnsäurezersetzung im Menschenleibe qualitativ ebenso verläuft wie bei den übrigen Säugetieren, d. h. eine Oxydation zu Allantoin ist, aber quantitativ so zurücktritt, daß als Hauptprodukt des intermediären Purinstoffwechsels des Menschen die Harnsäure angesehen werden muß.

Bei dem Menschen und den Säugetieren stammt, wenn nicht alle, so doch jedenfalls die unverhältnismäßig größte Menge der Harnsäure aus den Purinbasen der Nucleine, die von Enzymen innerhalb des Organismus in Harnsäure umgewandelt werden (siehe S. 691); diese Umbildung ist jedoch keine vollständige, denn auch Purinbasen gelangen mit dem Harn zur Ausscheidung. Nach Burian und Schur[8]) kann man für die Harnpurine (d. h. Harnsäure mitsamt den Purinbasen des Harns) zwischen endogenen Harnpurinen, die aus den Nucleinen der Körperzellen, und exogenen Harnpurinen, die aus den Nucleinen der eingeführten Nahrung stammen, unterscheiden. Die Menge der endogen entstandenen Harnpurine ist nach Burian und Schur[8]) für jedes Individuum eine einigermaßen

---

[1]) H. Vierordt, Anatomische, physiologische und physikalische Daten und Tabellen. 3. Aufl. Jena **1906**. S. 336—337.

[2]) W. Wiechowski u. H. Wiener, Beiträge z. chem. Physiol. u. Pathol. **9**, 247 [1907].

[3]) W. Wiechowski, Beiträge z. chem. Physiol. u. Pathol. **9**, 295 [1907].

[4]) Siehe A. Schittenhelm, Zeitschr. f. physiol. Chemie **45**, 161 [1905].

[5]) W. Wiechowski, Archiv f. experim. Pathol. u. Pharmakol. **60**, 199 [1909]. — F. Batelli u. L. Stern, Biochem. Zeitschr. **19**, 219 [1909]. — I. R. Miller u. W. Jones, Zeitschr. f. physiol. Chemie **61**, 395 [1909]. — H. Gideon Wells u. H. J. Corper, Journ. of biol. Chemistry **6**, 321 [1909]. — A. Schittenhelm, Zeitschr. f. physiol. Chemie **63**, 255 [1909].

[6]) Siehe die Auseinandersetzung bei F. Frank u. A. Schittenhelm, Zeitschr. f. physiol. Chemie **63**, 269 [1909].

[7]) W. Wiechowski, Biochem. Zeitschr. **25**, 445 [1910].

[8]) R. Burian u. H. Schur, Archiv f. d. ges. Physiol. **80**, 243 [1900]; **87**, 239 [1901]; **94**, 273 [1903]. — Siehe ferner R. Burian, Zeitschr. f. physiol. Chemie **43**, 532 [1905]. — V. O. Sivén, Skand. Archiv f. Physiol. **11**, 139 [1901]. — E. W. Rockwood, Amer. Journ. of Physiol. **12**, 38 [1904]. — P. Fauvel, Compt. rend. de l'Acad. des Sc. **142**,

konstante Größe, während sie für verschiedene Individuen eine wechselnde ist. Die Menge der exogen entstandenen Harnpurine hängt von der Zusammensetzung der Nahrung ab und steigt, wenn nucleinreiche oder purinreiche Nahrungsmittel verfüttert werden[1]).

Über die Größe der **Harnsäureausscheidung** bei **Krankheiten** ist wenig Sicheres bekannt, indem die außerordentlich zahlreichen Angaben einander widersprechen. Bei solchen pathologischen Zuständen, in denen ein lebhafter Zerfall kernhaltiger Zellen eintritt, ist die Harnpurinausscheidung gesteigert, weil hier Nuclein zerlegt wird.

Bei **Vögeln** findet man eine viel größere Harnsäureausscheidung wie bei den Säugetieren, indem die Harnsäure hier das wesentliche Stoffwechselendprodukt der stickstoffhaltigen Stoffe ist und somit dem bei den Säugetieren auftretenden Harnstoff entspricht. Daß ein Teil der Harnsäure auch im Vogelorganismus aus Purinbasen entstehen kann, läßt sich nicht bezweifeln[2]), die Hauptmenge wird aber durch Synthese gebildet. Die Harnsäureausscheidung wird von solchen Stoffen erhöht, die im Säugetierorganismus vermehrte Harnstoffausscheidung bewirken, z. B. Ammoniak[3]), Harnstoff[4]), Aminosäuren[5]). Nach Exstirpation der Leber tritt eine sehr bedeutende Abnahme der Harnsäureausscheidung ein, während eine reichliche Ausscheidung von Milchsäure und Ammoniak beobachtet werden kann[6]), und umgekehrt haben Kowalewski und Salaskin[7]) mittels Durchblutungsversuchen nachgewiesen, daß die überlebende Gänseleber Harnsäure aus Milchsäure und Ammoniak bilden kann. Man muß daher annehmen, daß die Harnsäureentstehung bei den Vögeln in der Leber stattfindet, und zwar aus Ammoniak oder Harnstoff und Milchsäure. Wiener[8]) nimmt an, daß aus der Milchsäure zuerst Tartronsäure entsteht, die mit Harnstoff Dialursäure

$$
\begin{array}{c}
NH-CO \\
| \qquad | \\
CO \quad CHOH \\
| \qquad | \\
NH-CO
\end{array}
$$

gibt; aus dieser soll dann mit noch einem Mol. Harnstoff die Harnsäure gebildet werden.

Wie in den Exkrementen der Vögel finden sich auch in denen der beschuppten **Amphibien** reichliche Mengen von Harnsäure, so hat z. B. Bacon[9]) bei der Analyse der Exkrete einer anderthalb Jahre alten Python gefunden, daß sie aus fast reinem Ammoniumurat bestanden.

Zur Darstellung der Harnsäure wendet man fast immer entweder Schlangenexkremente oder Guano an. Die Schlangenexkremente werden mit verdünnter Kali- oder Natronlauge gekocht; in die siedend heiß filtrierte Lösung, die normales harnsaures Alkali enthält, wird dann Kohlensäure eingeleitet, wodurch

---

1292 [1906] u. a. — Siehe auch die folgenden, die eine etwas abweichende Auffassung haben: Schreiber u. Waldvogel, Archiv f. experim. Pathol. u. Pharmakol. **42**, 69 [1899]. — O. Loewy, Archiv f. experim. Pathol. u. Pharmakol. **44**, 1 [1900]; **45**, 157 [1901].

[1]) Die vielen diesbezüglichen Untersuchungen sind bei R. Burian u. H. Schur, Archiv f. d. ges. Physiol. **80**, 243 [1900]; **87**, 239 [1901]; **94**, 273 [1903] und bei H. Wiener, Ergebnisse der Physiologie **1**, Abt. Biochemie, S. 555 [1902] zusammengestellt. Über neuere Versuche auf diesem Gebiete siehe u. a. F. Frank u. A. Schittenhelm, Zeitschr. f. physiol. Chemie **63**, 269 [1909].

[2]) W. v. Mach, Archiv f. experim. Pathol. u. Pharmakol. **24**, 399 [1888].

[3]) W. Schröder, Zeitschr. f. physiol. Chemie **2**, 228 [1878].

[4]) H. Meyer u. M. Jaffé, Berichte d. Deutsch. chem. Gesellschaft **10**, 1930 [1877].

[5]) W. v. Knieriem, Zeitschr. f. Biol. **13**, 36 [1877].

[6]) O. Minkowski, Archiv f. experim. Pathol. u. Pharmakol. **21**, 54 [1886]; **31**, 214 [1893]. — Siehe hierzu auch S. Salaskin u. J. Zaleski, Zeitschr. f. physiol. Chemie **29**, 545 [1900]. — S. Lang, Zeitschr. f. physiol. Chemie **32**, 340 [1901].

[7]) K. Kowalewski u. S. Salaskin, Zeitschr. f. physiol. Chemie **33**, 215 [1901].

[8]) H. Wiener, Archiv f. experim. Pathol. u. Pharmakol. **42**, 375 [1899]; Beiträge z. chem. Physiol. u. Pathol. **2**, 42 [1902]; Ergebnisse der Physiologie **1**, Abt. Biochemie, S. 612 [1902].

[9]) R. F. Bacon, The Philippine Journ. of Sc. **4**, Sekt. A., zit. nach Chem. Centralbl. **1909**, II, 637.

saures harnsaures Alkali ausfällt. Aus diesem gewinnt man durch Behandlung mit siedender verdünnter Salzsäure die freie Harnsäure. Aus dem Guano wird die Harnsäure mit siedender verdünnter Boraxlösung extrahiert, aus der filtrierten Lösung durch Salzsäure gefällt und weiter nach obigem Verfahren gereinigt.

Zur **Darstellung aus Menschenharn** versetzt man eine nicht zu kleine Portion mit etwa $1/_{10}$ Volumen konz. Salzsäure und läßt 24 Stunden an einem kühlen Orte stehen; es scheidet sich dann, wenn der Harn nicht allzu verdünnt ist, freie Harnsäure aus. Verdünnte Harne sind zuerst zu konzentrieren. Zu beachten ist, daß möglicherweise vorhandenes Eiweiß zuerst durch Kochen des mit Essigsäure schwach angesäuerten Harns zu beseitigen ist; es ist ferner wichtig, die etwa vorhandenen Sedimente zu beachten, denn diese können den größten Teil der Harnsäure enthalten.

Die beim Salzsäurezusatz und Stehenlassen ausgeschiedene Harnsäure ist immer von Harnfarbstoffen sehr dunkel gefärbt. Sie wird abfiltriert, mit Wasser, dann mit Alkohol gewaschen und nötigenfalls dadurch weiter gereinigt, daß sie in Natronlauge gelöst und aus der Lösung durch Sättigung mit Ammoniumchlorid als Ammoniumurat gefällt wird; aus diesem erhält man dann mit siedender verdünnter Salzsäure wieder die freie Harnsäure.

Die Abscheidung der Harnsäure mittels Salzsäure ist keine quantitative und gelingt daher nicht, wenn nur ganz kleine Mengen vorhanden sind. Etwas ausgiebiger soll die folgende Methode von Jaffé[1] sein.

Der Harn wird mit alkoholischer Pikrinsäurelösung versetzt, wodurch Kreatinin und Harnsäure ausfallen (siehe bei Kreatinin, S. 618). Der Niederschlag wird mit verdünnter Salzsäure gekocht und die Lösung durch Schütteln mit Äther von Pikrinsäure befreit; die Harnsäure krystallisiert dann allmählich aus.

Zur Isolierung von Harnsäure können auch die Fällung mit Kupfersulfat und Natriumbisulfit, mit ammoniakalischer Silbernitratlösung bei Gegenwart von Magnesiasalzen, oder mit Ammoniaksalzen in reichlicher Menge benutzt werden. Näheres über diese Methoden ist bei „quantitativer Bestimmung" (S. 687 ff.) zu finden. Diese Methoden sind namentlich dann zu benutzen, wenn nur kleine Harnsäuremengen vorhanden sind.

Bei der Darstellung von Harnsäure aus Harnsedimenten behandelt man dieselben mehrmals mit siedender verdünnter Salzsäure, um vorhandene Phosphate zu lösen und Urate zu zersetzen. Der Rückstand wird dann in Natronlauge gelöst und nach einer der schon beschriebenen Methoden wieder ausgefällt.

Zum **Nachweise der Harnsäure** ist dieselbe zuerst zu isolieren, wobei man die oben beschriebenen Darstellungsmethoden benutzen kann. Die auskrystallisierte Harnsäure ist mit dem Mikroskop zu untersuchen, doch läßt sich auf diese Weise allein das Vorhandensein der Harnsäure nicht einwandfrei feststellen, denn ihre Krystallformen sind, wie schon oben beschrieben, sehr wechselnd und nicht immer charakteristisch. Um bessere Krystalle zu bekommen, kann man auf dem Objektträger die Harnsäure durch Zugabe von ein wenig Natronlauge lösen und dann mittels ein wenig starker Essigsäure eine Krystallisation wieder hervorrufen; die Harnsäure fällt aber in der Regel ziemlich langsam aus.

Zur weiteren Untersuchung dienen die folgenden Reaktionen.

Die Murexidprobe. Ein wenig der Substanz wird in einer kleinen Porzellanschale mit ein paar Tropfen Salpetersäure erwärmt und dann auf dem Wasserbade zur völligen

---

[1] M. Jaffé, Zeitschr. f. physiol. Chemie **10**, 393 [1896].

Trockne eingeengt. Wenn Harnsäure vorhanden war, so hinterbleibt eine rote Masse, die nach dem Erkalten, mit ein wenig Ammoniak befeuchtet, schön purpurrot wird (Murexid = purpursaures Ammoniak, siehe oben); nimmt man Natronlauge statt Ammoniak, so färbt sich die Masse blauviolett.

Bei dem Einengen kann man auch die freie Flamme statt des Wasserbades benutzen, zu bemerken ist aber dann, daß zu starkes Erhitzen zu vermeiden ist; das Erhitzen muß fortgesetzt werden, bis der Rückstand vollständig trocken ist. Überschüsse von Ammoniak oder Natronlauge sind ebenfalls zu vermeiden. Wenn man nach der Zugabe von Natronlauge auf dem Wasserbade wieder einengt, so verblaßt die Farbe und verschwindet noch vor dem Eintrocknen vollständig. Über das Verhalten der Xanthinbasen bei dieser Reaktion siehe S. 694.

Die Reaktion von Denigès.[1]) Ein wenig der Substanz wird mit etwas verdünnter Salpetersäure bis zum Aufbrausen erwärmt, worauf die überschüssige Säure durch vorsichtiges Erwärmen auf dem Wasserbade verjagt wird; nachdem die Lösung stark konzentriert ist — das Einengen wird jedoch nicht so weit getrieben, daß Färbung eintritt — kühlt man ab und fügt 2—3 Tropfen konz. Schwefelsäure und einige Tropfen käuflichen (thiophenhaltigen) Benzols hinzu. War Harnsäure vorhanden, so entsteht eine blaue Färbung, die nach dem Verdunsten des Benzols in Braun übergeht, nach neuer Zugabe von Benzol aber wieder blau wird.

Die Reaktion von Schiff.[2]) Ein wenig der zu untersuchenden Substanz wird in Natronlauge oder Natriumcarbonatlösung gelöst und von dieser Flüssigkeit wird 1 Tropfen auf vorher mit Silbernitratlösung befeuchtetes Filtrierpapier gebracht. Es entsteht beim Vorhandensein von Harnsäure ein schwarzer Fleck (metallisches Silber). Zu bemerken ist, daß Schwefelwasserstoff, Gerbsäure, Homogentisinsäure usw. positive Reaktion geben, und daß das Vorhandensein von reichlichem Ammoniak die Reaktion verhindern kann.

Außer diesen Reaktionen können selbstverständlich die oben beschriebenen verschiedenen Fällungsverhältnisse zur Bestätigung dienen, daß Harnsäure vorliegt, z. B. die Fällung mit Kupfersulfat und Natron beim Kochen (Cuprourat resp. Kupferoxydul), mit Ammoniaksalzen, die bis zur Sättigung eingetragen werden, u. a., und ferner das Verhalten gegen Phosphorwolframsäure resp. Phosphormolybdänsäure und Natron.

Quantitative Bestimmung. Zur quantitativen Bestimmung der Harnsäure im Harn sind viele Methoden in Vorschlag gebracht worden, die meisten haben sich jedoch so schlecht bewährt, daß sie, trotz verschiedener Änderungen und Verbesserungen, wieder aufgegeben wurden. Zur Verwendung kommen jetzt eigentlich nur 3 Methoden: die eine beruht auf dem Ausfällen der Harnsäure durch ammoniakalische Silbernitratlösung bei Gegenwart größerer Mengen Magnesiumsalze (die Salkowski - Ludwigsche Methode), die zweite auf der Fällung der Harnsäure als Cuprosalz beim Kochen mit Kupfersulfat und Natriumbisulfit (Methode von Krüger und Schmid) und die dritte endlich auf der Unlöslichkeit des Ammoniumurats bei Gegenwart von Ammoniak und viel Ammoniumsalz (Methode von Hopkins, von Wörner, Folin u. a. modifiziert). Durch die beiden ersten Methoden werden nicht nur die Harnsäure, sondern auch die Purinbasen ausgefällt, eine Trennung gelingt indessen durch die Löslichkeit der Purinbasen in verdünnten Säuren, in welchen die Harnsäure unlöslich ist; im Filtrate der Harnsäure können dann die Purinbasen bestimmt werden (siehe weiter unten). Diese Methoden sind einander gleichwertig, solange es sich um Bestimmungen in eiweißfreien Flüssigkeiten handelt, dagegen stellt sich die Sache etwas anders, wenn Eiweißkörper vorhanden sind, und zwar genügen die kleinen Eiweißmengen, die nach Koagulation in Lösung bleiben, wie auch die Albumosen und Peptone, die ja durch Koagulation nicht entfernt werden können, um die Methoden ungenau zu machen. Das Vorhandensein solcher Stoffe bewirkt bei der Silbermethode, daß die Fällung

---

[1]) G. Denigès, Journ. de Pharm. et de Chim. [5] **18**, 161 [1888].
[2]) H. Schiff, Annalen d. Chemie u. Pharmazie **109**, 67 [1859].

unvollständig wird[1]), und zwar soll der Fehler namentlich der Fällung der Purinbasen anhaften[2]); bei der Kupfermethode werden dagegen nicht nur die Harnsäure und die Purinbasen, sondern auch ein Teil der übrigen stickstoffhaltigen Harnbestandteile, wahrscheinlich die geringe Menge eiweißartiger Substanzen, ausgefällt[3]). Die mitgefällten Substanzen lösen sich wie die Purinbasen in verdünnter Salzsäure und beeinflussen deshalb die Harnsäurebestimmung nicht; um die im Filtrate der krystallisierten Harnsäure vorhandenen Purinbasen bestimmen zu können, muß man die Nichtpurine zerstören, was durch Oxydation mit Mangansuperoxyd erreicht wird (siehe S. 692). Bei Harnsäurebestimmungen können somit beide Methoden benutzt werden, wenn aber gleichzeitig die Purinbasen bestimmt werden sollen, ist die Kupfermethode unbedingt vorzuziehen, weil man nur bei dieser Methode sicher sein kann, eine quantitative Fällung sämtlicher Purinkörper zu bekommen (siehe übrigens bei der Bestimmung der Purinbasen, S. 692).

Bei der dritten Methode (Fällung durch Zugabe von Ammoniak und viel Ammoniumsalz) wird nur die Harnsäure niedergeschlagen, während die Purinbasen in Lösung bleiben. Auch bei dieser Methode ist eine Enteiweißung zunächst vorzunehmen.

1. Die Kupfermethode[4]). Sämtliche Purinkörper werden mittels Kupfersulfat und Natriumbisulfit als Cuproverbindungen niedergeschlagen, und der Niederschlag wird mittels Schwefelwasserstoff oder Schwefelnatrium zerlegt; aus dem Filtrate des Schwefelkupfers krystallisiert nach dem Ansäuern und Einengen die Harnsäure, die abfiltriert und gewogen wird. Statt die Harnsäuremenge durch Wägung zu bestimmen, kann man den Niederschlag mitsamt dem Filter nach Kjeldahl veraschen; aus der gefundenen Stickstoffmenge läßt sich dann die Harnsäuremenge leicht berechnen. Das Filtrat von der auskrystallisierten Harnsäure kann zur Bestimmung der Purinbasen dienen (siehe S. 692). Benedict und Saiki[5]) empfehlen vor der ersten Fällung 20 ccm Eisessig pro 300 ccm Harn zuzugeben.

Bei der Bestimmung kommen folgende Reagenzien zur Anwendung: 1. Natriumacetat in Substanz, 2. käufliche, ca. 40proz. Natriumbisulfitlösung, 3. ca. 10proz. Kupfersulfatlösung, 4. ca. 10proz. Salzsäure und außerdem noch entweder Schwefelwasserstoff oder eine Schwefelnatriumlösung, in der Weise bereitet, daß die eine Hälfte einer 1 proz. Natriumhydroxydlösung mit Schwefelwasserstoff gesättigt und dann mit der anderen Hälfte vereinigt wird.

Ausführung. Zur Analyse nimmt man eine bekannte Menge des gesammelten Tagesharnes. Das Abmessen eines aliquoten Teils geschieht am leichtesten, nachdem die gesamte Harnmenge in einen passenden Meßkolben gebracht und mit Wasser bis zur Marke verdünnt worden ist; wenn Harnsedimente vorhanden sind, müssen diese vor dem Verdünnen durch Erwärmen[6]), eventuell durch gleichzeitiges Hinzufügen von etwas Natronlauge in Lösung gebracht werden, den Harn darf man aber nach Zugabe von Natronlauge bis zur alkalischen Reaktion nicht zu stark erwärmen, weil hierdurch leicht etwas Harnsäure zersetzt wird.

---

[1]) R. Burian u. H. Schur, Zeitschr. f. physiol. Chemie **23**, 61 [1897]. — W. His u. W. Hagen, Zeitschr. f. physiol. Chemie **30**, 361 [1900].

[2]) M. Stadthagen, Virchows Archiv **109**, 390 [1887].

[3]) B. Laquer, Centralbl. f. inn. Medizin **17**, 1129 [1896]; zit. nach Malys Jahresber. d. Tierchemie **26**, 354 [1896]. — A. E. Taylor, Centralbl. f. inn. Medizin **18**, 873 [1897]; zit. nach Malys Jahresber. d. Tierchemie **27**, 314 [1897]. — E. Salkowski, Deutsche med. Wochenschr. **23**, 213 [1897]. — R. Flatow u. A. Reitzenstein, Deutsche med. Wochenschr. **23**, 354 [1897]. — Huppert, Zeitschr. f. physiol. Chemie **22**, 556 [1896].

[4]) M. Krüger u. J. Schmid, Zeitschr. f. physiol. Chemie **45**, 1 [1905].

[5]) S. R. Benedict u. T. Saiki, Journ. of biol. Chemistry **7**, 27 [1909].

[6]) Die Lösung gelingt fast immer, wenn der native Urin einige Stunden unter antiseptischen Kautelen in den Brutschrank gestellt wird.

Ist z. B. der Harn bis auf 2000 ccm aufgefüllt worden, so nimmt man zur Harnsäure-bestimmung 400 ccm (= $^1/_5$ des Tagesharns), die in einen 1 l-Rundkolben gebracht werden. Enthält der Harn Eiweiß, so ist jetzt eine Enteiweißung erforderlich; hierzu kocht man den schwach sauer reagierenden Harn (neutraler oder alkalischer Harn wird zuvor durch tropfenweise zugesetzte verdünnte Essigsäure schwach sauer gemacht) einige (5—10) Minuten (vgl. bei Eiweiß, S. 762), filtriert durch ein kleines Filter und wäscht mit siedendem Wasser nach. Das Filtrat ist, wenn die Ausführung richtig war, eiweißfrei.

Zu der in einem 1 l-Kolben sich befindenden Flüssigkeit (400 ccm, wenn kein Eiweiß vorhanden war, ein wenig mehr, wenn eine Enteiweißung vorausgegangen ist) gibt man jetzt 24 g Natriumacetat und 40 ccm Bisulfitlösung, erhitzt zum Kochen, gibt, je nachdem wenig oder viel Purinkörper vorhanden sind, 40—80 ccm Kupfersulfatlösung hinzu und läßt 3 Minuten kochen; wendet man für die Bestimmung eine andere Menge Harn als hier (400 ccm) an, so ist die Menge der zugesetzten Reagenzien entsprechend zu ändern. Der bei dem Sieden gebildete Niederschlag muß, wenn die Fällung vollständig sein soll, stets braun bis dunkelbraun gefärbt sein; er wird entweder sofort oder nach dem Erkalten der Flüssigkeit abfiltriert, mit heißem Wasser nachgewaschen, bis das Waschwasser farblos abfließt und dann mit heißem Wasser in denselben Kolben zurückgeführt, in welchem die Fällung vorgenommen wurde. Gelingt es nicht, den Niederschlag vom Filter loszu-spritzen, so bringt man das ganze Filter in den Kolben, zerkleinert es durch Schütteln und Verrühren mit einem Glasstabe und verfährt dann wie sonst. Nachdem so viel Wasser hinzugefügt ist, daß etwa 200 ccm vorhanden sind, wird die Lösung zum Sieden erhitzt, wonach jetzt der Niederschlag durch Schwefelnatrium oder Schwefelwasserstoff zerlegt wird.

1. Mit Schwefelnatrium. Zu dem siedend heißen Gemisch gibt man 30 ccm der Schwefelnatriumlösung (siehe oben), was in der Regel genügt, um eine völlige Zersetzung herbeizuführen. Man muß sich jedoch immer von der Vollständigkeit der Fällung über-zeugen, durch Überführen eines Tropfens der Flüssigkeit auf Filtrierpapier, das mit Blei-acetat benetzt ist; tritt hier ein brauner bis schwarzer Fleck auf, so ist Überschuß an Schwefelnatrium vorhanden, sonst ist mehr Schwefelnatrium hinzuzufügen. Ein zu starkes und langdauerndes Erhitzen mit dem Schwefelnatrium darf nicht stattfinden, weil hier-durch etwas Harnsäure zerstört werden kann. Wenn die Zerlegung vollständig ist, säuert man mit Essigsäure an und erhitzt nun, bis sich der ausgeschiedene Schwefel zusammen-geballt hat, dann filtriert man heiß, am besten auf einer Nutsche, und wäscht mehrmals mit heißem Wasser nach. Das Filtrat wird mit 10 ccm 10 proz. Salzsäure versetzt und auf dem Wasserbade bis auf etwa 10 ccm eingeengt; beim Erkalten und Stehenlassen krystalli-siert dann die Harnsäure aus. Das Abfiltrieren des Kupfersulfids kann oft schwierig sein, indem Schwefelkupfer durch das Filter läuft; um ein klares Filtrat zu bekommen, genügt es in der Regel, ein paar Kubikzentimeter Salzsäure vor dem Filtrieren hinzuzufügen; auch das Waschwasser kann zweckmäßig mit ein wenig Salzsäure angesäuert werden. Sollte es geschehen, daß man auch auf diese Weise kein klares Filtrat erhält, dann dampft man zur Trockne ein, nimmt mit etwa 200 ccm Wasser unter Zugabe von ein wenig Natron-lauge auf, erhitzt zum Sieden, säuert mit Essigsäure an, filtriert und wiederholt nun im Filtrate die ganze Fällung.

2. Mit Schwefelwasserstoff. In die siedendheiße Aufschwemmung der Kupfer-verbindungen leitet man nach Zugabe von ein paar Kubikzentimetern verdünnter Salz-säure Schwefelwasserstoff unter oft wiederholtem Umschwenken ein; wenn die Zersetzung vollständig ist, d. h. wenn in der Flüssigkeit überschüssiger Schwefelwasserstoff vorhanden ist, filtriert man die heiße Flüssigkeit und verfährt jetzt wie oben beschrieben ist.

Nachdem die Harnsäurelösung bis auf etwa 10 ccm eingeengt worden ist, läßt man mehrere Stunden ruhig stehen, filtriert dann die ausgeschiedene Harnsäure ab, wäscht sie mit kaltem, salz- oder schwefelsäurehaltigem Wasser nach, bis Filtrat und Wasch-wasser im ganzen 60—75 ccm betragen, bringt den ganzen Niederschlag mitsamt dem Filter in einen Kjeldahlkolben und bestimmt die vorhandene Stickstoffmenge nach Kjel-dahl wie gewöhnlich (siehe S. 529). Weil die Harnsäure 33,34% Stickstoff enthält, läßt sich die Harnsäuremenge aus der gefundenen Stickstoffmenge durch Multiplikation mit 3 ermitteln, hierzu sind dann, weil die Harnsäure in verdünnten Säuren nicht ganz unlöslich ist, 0,5 mg Harnsäure für je 15 ccm Filtrat zu addieren. Das Filtrat kann zur Bestimmung der Purinbasen benutzt werden (siehe S. 692).

Wenn im Urin verhältnismäßig viel Purinbasen und verhältnismäßig wenig Harnsäure vorkommt (was bei Säugetierharnen der Fall sein kann), kann es Mühe machen, die Harnsäure von den Basen zu trennen; besonders schwierig ist die Trennung der Harnsäure vom Xanthin, weil auch dieses in verdünnter Salzsäure schwer löslich ist. Es empfiehlt sich dann, die Lösung zur Trockne statt bis auf 10 ccm einzuengen, den Rückstand in 2—3 ccm konz. Schwefelsäure, eventuell unter gelindem Erwärmen, zu lösen, die Lösung mit der vierfachen Menge Wasser zu verdünnen und nun umzurühren, bis Krystallisation eintritt. Bei weiterem ruhigen Stehen scheidet sich dann nur die Harnsäure ab[1]).

Wenn man im Tierversuche trübe, schlecht filtrierende Harne zur Analyse hat, empfiehlt Schittenhelm[2]), vor Anstellung der Bestimmung mit Schwefelsäure zu versetzen und zu kochen. Man füllt den erhaltenen Urin auf ein bestimmtes Quantum (500—1000 ccm) auf, nimmt davon 200—400 ccm und versetzt ihn mit so viel Schwefelsäure, daß das Gemisch 3—5 proz. ist. Dann wird am Rückflußkühler 2—3 Stunden gekocht, sodann mit Natronlauge alkalisch und mit Essigsäure wieder sauer gemacht, nochmals zum Sieden erhitzt und nun filtriert, wobei das Filter mehrmals tüchtig mit heißem Wasser ausgewaschen wird. In dem so erhaltenen, durch Waschwasser verdünnten Filtrate wird die Bestimmung, wie oben beschrieben, ausgeführt. Es muß jedoch betont werden, daß man auf diese Weise nicht nur die vorhandenen präformierten Purinbasen bestimmt; denn möglicherweise vorhandene Nucleinsäuren werden zerlegt, so daß ihre Purinbasen mitbestimmt werden.

2. Die Silbermethode[3]). Die Harnsäure und die Purinbasen werden durch ammoniakalische Silbernitratlösung bei Gegenwart von viel Magnesiasalz niedergeschlagen; der Niederschlag wird durch Schwefelwasserstoff oder Schwefelnatrium zersetzt, und aus dem angesäuerten Filtrate erhält man durch Einengen und Stehenlassen die Harnsäure. In dem Filtrate der krystallisierten Harnsäure können die Purinbasen bestimmt werden. Bei dieser Methode sind die einleitenden Bemerkungen (S. 686) zu beobachten.

Folgende spezielle Reagenzien sind erforderlich: 1. Ammoniakalische Silbernitratlösung: Man löst 26 g Silbernitrat in Wasser, gibt Ammoniak hinzu, bis der entstandene Niederschlag wieder gelöst ist und füllt mit Wasser zu 1 l auf. 2. Magnesiamischung: Man löst 100 g krystallisiertes Magnesiumchlorid und 200 g Chlorammonium in Wasser, fügt Ammoniak bis zum starken Geruch danach hinzu und füllt mit destilliertem Wasser zu 1 l auf.

Zum Gebrauche mischt man gleiche Volumina (10 ccm für jede 100 ccm Harn, die zur Analyse genommen werden) der Silber- und der Magnesialösung und gibt so viel Ammoniak hinzu, daß das ausgefällte Chlorsilber sich wieder löst.

Ausführung der Bestimmung. Die Vorbehandlung des Harns ist dieselbe wie bei der Kupfermethode (siehe S. 687). Eine passende Menge des vorbehandelten Harns wird abgemessen und unter Umrühren mit obiger Reagensmischung versetzt, indem für jede 100 ccm Harn die aus 10 ccm der ammoniakalischen Silberlösung hervorgegangene Mischung verwendet wird. Nach mindestens einstündigem Stehen wird der Niederschlag, welcher die Purinkörper enthält, abfiltriert und mehrmals gründlich mit schwach ammoniakalischem Wasser ausgewaschen; die Filtration gelingt am besten mit Hilfe der Saugpumpe. Die weitere Behandlung ist ganz dieselbe wie die des entsprechenden Kupferniederschlags (siehe S. 688). Beim Abfiltrieren des Schwefelsilbers kann es oft sehr schwierig sein, klare Filtrate zu bekommen; Folin und Shaffer [l. c.[3]), S. 555] empfehlen daher, beim Zersetzen des Niederschlags folgendes Verfahren zu benutzen: Der gewaschene Silberniederschlag wird in ein Becherglas gespült, bis auf etwa 250 ccm mit Wasser verdünnt und nach Zusatz von 5—10 ccm 1 proz. Kupfersulfatlösung und etwas Salzsäure zum Sieden erhitzt. Durch die noch siedende Flüssigkeit wird Schwefelwasserstoff geleitet und das Kochen einige Minuten nach der Sättigung mit Schwefelwasserstoff fortgesetzt; wird jetzt filtriert, so erhält man sogleich ein völlig klares Filtrat, aus welchem sich beim nachherigen Eindampfen kein Silbersulfid mehr abscheidet.

Über die Bestimmung der Purinbasen im Filtrate der krystallisierten Harnsäure siehe S. 692.

---

[1]) J. Horbaczewski, Zeitschr. f. physiol. Chemie **18**, 341 [1894].

[2]) A. Schittenhelm, Abderhaldens Handbuch der biochem. Arbeitsmethoden **3**, 887 [1910].

[3]) E. Salkowski, Archiv f. d. ges. Physiol. **5**, 210 [1872]. — R. Maly, Archiv f. d. ges. Physiol. **6**, 203 [1872]. — Ludwig, Wiener med. Jahrber. 1884, 597; zit. nach Malys Jahresber. d. Tierchemie **14**, 63 [1884]. — E. Salkowski, Centralbl. f. d. med. Wissensch. **32**, 514 [1894]; zit. nach Malys Jahresber. d. Tierchemie **24**, 75 [1894]; Archiv f. d. ges. Physiol. **69**, 268 [1898]. — Siehe auch O. Folin u. P. A. Shaffer, Zeitschr. f. physiol. Chemie **32**, 553 [1901].

3. Bestimmung mittels Ammoniumsalzen. Die Harnsäure bildet ein Ammoniaksalz, welches in konz. Ammoniumsalzlösungen unlöslich ist. Das auf diesem Verhalten basierende ursprüngliche Verfahren ist von Hopkins[1]) angegeben, ist aber mehrmals modifiziert worden; es werden hier die Wörnerschen und die Folinschen Modifikationen wiedergegeben.

a) Nach Wörner[2]). 150 ccm Harn werden in einem Becherglase auf 40—45° erwärmt und darin 30 g Chlorammonium aufgelöst. Der Niederschlag von Ammoniumurat wird nach $1/_2$—1stündigem Stehen abfiltriert und mit 10 proz. Ammoniumsulfatlösung chlorfrei gewaschen; dann wird er vom Filter in heißer 1—2 proz. Natronlauge gelöst, das Filter mit heißem Wasser nachgewaschen und Filtrat und Waschwasser in einer Porzellanschale auf dem Wasserbade solange erwärmt, bis alles Ammoniak ausgetrieben ist. Die alkalische Harnsäurelösung wird in einen Kjeldahlkolben gespült, hier wie gewöhnlich durch konz. Schwefelsäure zerstört und das gebildete Ammoniak bestimmt; aus der gefundenen Stickstoffmenge wird durch Multiplikation mit 3 die Harnsäuremenge ermittelt (vgl. S. 688).

b) Nach Folin[3]). Folin bestimmt die Menge der Harnsäure nicht durch Stickstoffbestimmung oder Wägung der aus dem Ammoniumurat gewonnenen Harnsäure, sondern er löst das Ammoniumurat in Schwefelsäure und titriert mit Kaliumpermanganat. Durch das Verfahren von Hopkins (l. c.) wie auch durch die Wörnersche Modifikation wird jedoch außer der Harnsäure ein Körper gefällt, der auch Kaliumpermanganat reduziert; dieser Körper läßt sich nun nach Folin beseitigen, indem er durch Ammoniumsulfat auch bei saurer Reaktion fällbar ist, während die Harnsäure nur bei alkalischer Reaktion gefällt wird. Um den Körper zu entfernen, ist es vorteilhaft, neben ihm auch eine andere Fällung in dem Harn zu erzeugen, um das Abfiltrieren zu erleichtern; hierzu benutzt Folin Uranphosphat, und das Verfahren gestaltet sich dann wie folgt:

Als Reagenzien gelangen zur Anwendung: 1. 500 g Ammoniumsulfat und 5 g Uranacetat werden in 650 ccm Wasser und 60 ccm 10 proz. Essigsäure gelöst; das Volumen der Lösung sei 1 l. 2. 10 proz. Ammoniumsulfatlösung. 3. $1/_{20}$ n-Kaliumpermanganatlösung.

Ausführung der Bestimmung. 300 ccm Harn werden mit 75 ccm der obigen Uranlösung unter Umrühren versetzt und dann 5 Minuten stehengelassen, um dem Niederschlag Zeit zum Absetzen zu geben, alsdann durch zwei Faltenfilter filtriert und je 125 ccm der Filtrate (100 ccm Harn entsprechend) in zwei Bechergläser abgemessen. Diesen Filtraten werden 5 ccm konz. Ammoniaks zugesetzt, und nach etwas Umrühren wird die Lösung bis zum nächsten Tage weggestellt. Von dem nun immer am Boden des Becherglases abgeschiedenen Ammoniumurat wird die überstehende Flüssigkeit vorsichtig auf ein kleines, glattes, dichtes Filter gegossen, zuletzt die Fällung mittels 10 proz. Ammoniumsulfatlösung auf das Filter gespült und einige Male gewaschen. Mittels Wasser wird der Niederschlag dann in das Becherglas zurückgespült; es empfiehlt sich hierbei, das Filter zuerst aus dem Trichter zu nehmen und zu öffnen, anstatt dasselbe nur mit dem Glasstabe zu durchstoßen. Zu dem in annähernd 100 ccm Wasser aufgeschwemmten Ammoniumurat werden 15 ccm konz. Schwefelsäure gesetzt, und die noch warme Lösung wird mit $1/_{20}$ n-Kaliumpermanganatlösung titriert. Gegen das Ende der Titration ist es zweckmäßig, die Permanganatlösung in Portionen von je 2 Tropfen zuzugeben, bis die erste schwache Rosafärbung durch die ganze Flüssigkeit zu sehen ist. Jedes Kubikzentimeter Kaliumpermanganatlösung entspricht 3,75 mg Harnsäure. Eine Korrekturaddition von 3 mg Harnsäure pro 100 ccm des angewandten Harns ist wegen der Löslichkeit des Ammoniumurats anzubringen.

2. Purinbasen.

Die Purinbasen, die bisher im Harn nachgewiesen wurden, sind die folgenden:

Adenin	$C_5H_5N_5$	= 6-Aminopurin
Hypoxanthin	$C_5H_4N_4O$	= 6-Oxypurin
Guanin	$C_5H_5N_5O$	= 2-Amino-6-oxypurin
Xanthin	$C_5H_4N_4O_2$	= 2-6-Dioxypurin

---

[1]) F. G. Hopkins, Proc. Roy. Soc. **52**, 93 [1893].
[2]) E. Wörner, Zeitschr. f. physiol. Chemie **29**, 70 [1899].
[3]) O. Folin, Zeitschr. f. physiol. Chemie **24**, 224 [1898]. — O. Folin u. Ph. A. Shaffer, Zeitschr. f. physiol. Chemie **32**, 556 [1901].

Methylxanthin $C_6H_6N_4O_2 = 1$-Methylxanthin
$= 1$-Methyl-2-6-dioxypurin

Heteroxanthin $C_6H_6N_4O_2 = 7$-Methylxanthin
$= 7$-Methyl-2-6-dioxypurin

Paraxanthin $C_7H_8N_4O_2 = 1$-7-Dimethylxanthin
$= 1$-7-Dimethyl-2-6-dioxypurin

Epiguanin $C_6H_7N_5O = 7$-Methylguanin
$= 7$-Methyl-2-amino-6-oxypurin

Episarkin —

Carnin $C_7H_8N_4O_3$

Die Basen sind alle im normalen menschlichen Harn gefunden, jedoch nur in kleiner Menge. Aus den verschiedenen Bestimmungen, die zur Feststellung der Purinbasenausscheidung bei normalen Menschen unter normalen Verhältnissen (gewöhnlicher, gemischter Kost usw.) ausgeführt worden sind, geht hervor, daß das Verhältnis Purinbasen : Harnsäure = 1: 10 bis 1: 13 ist[1]). Nach Schittenhelm und Bendix[2]) ist das Verhältnis beim Rinde ungefähr wie beim Menschen; beim Schwein und Pferde ist die Menge der Purinbasen größer als die der Harnsäure, beim Pferde 7—8 mal so groß. Dies wird verständlich, da die Harnsäure im Tierorganismus unter Bildung von Allantoin zerlegt wird (siehe bei Harnsäure und bei Allantoin).

Die vier Basen: Adenin, Hypoxanthin, Guanin, Xanthin finden sich unter den Spaltprodukten der Nucleoproteide, und zwar sind sie, wie die Pyrimidinbasen (siehe S. 669) im Nucleinsäurerest der Nucleoproteide vorhanden. Ganz wie für die Pyrimidinbasen wird auch hier öfters angegeben, daß die vier Purinbasen nicht alle primär im Nucleinsäuremolekül vorhanden sind, sondern daß Hypoxanthin aus Adenin und Xanthin aus Guanin sekundär bei der Spaltung hervorgehen[3]).

Ein Teil der mit dem Harn ausgeschiedenen Purinbasen rührt von den mit der Nahrung eingenommenen Nucleinsäuren her, aber nur ein Teil, denn selbst wenn nucleinsäurefreie Nahrung eingenommen wird, lassen sich im Harn Purinbasen nachweisen [Burian und Schur[4]); vgl. bei Harnsäure, S. 683]. Von den in den Nucleoproteiden vorhandenen Purinbasen gelangen indessen nur wenige als Purinbasen wieder zur Ausscheidung, denn mittels Desaminierungsenzyme vermag der Organismus die beiden Aminopurine Adenin und Guanin in den Oxypurinen Hypoxanthin und Xanthin und durch Oxydationsenzyme diese weiter in Harnsäure überzuführen[5]), wobei das Hypoxanthin zuerst in Xanthin verwandelt wird. Durch Zufuhr von diesen Purinbasen wird somit beim Menschen eine vermehrte Harnsäureausscheidung bewirkt, jedoch wird auch ein Teil der Purinbasen unter Bildung von Harnstoff zerstört, und nur minimale Mengen der eingeführten Purinbasen der Nucleinsäuren werden unverändert ausgeschieden; bei den Säugetieren werden dagegen die Purinbasen nahezu quantitativ in Allantoin übergeführt, wobei Harnsäure als Zwischenstufe auftritt[6]) (vgl. bei Allantoin, S. 646).

Die methylierten Xanthine, die im Harn nachgewiesen worden sind, rühren von den Genußmitteln Kaffee, Tee, Kakao her, deren Purinkörper (Coffein = 1-3-7-Trimethylxanthin, Theobromin = 3-7-Dimethylxanthin, Theophyllin = 1-3-Dimethylxanthin) teilweise als Methylxanthine im Harn erscheinen, teilweise aber auch unter Aufspaltung des Purinringes oxydiert werden. Endlich kann auch ein wenig unverändert ausgeschieden werden. Eine Vermehrung der ausgeschiedenen Harnsäure durch diese Basen tritt nicht

---

[1]) Siehe E. Salkowski, Archiv f. d. ges. Physiol. **69**, 295, 305 [1898].
[2]) A. Schittenhelm u. E. Bendix, Zeitschr. f. physiol. Chemie **48**, 141 [1906]
[3]) Siehe z. B.: H. Steudel, Abderhaldens Handbuch der biochem. Arbeitsmethoden **2**, 580 [1910]. — K. Kowalevsky, Zeitschr. f. physiol. Chemie **69**, 252 [1910].
[4]) R. Burian u. H. Schur, Archiv f. d. ges. Physiol. **80**, 294 ff. [1900].
[5]) Siehe: C. Oppenheimer, Die Fermente. Spezieller Teil, S. 371. (3. Auflage, Leipzig 1909.)
[6]) Siehe z. B.: F. Frank u. A. Schittenhelm, Zeitschr. f. physiol. Chemie **63**, 279 [1909]; vgl. jedoch auch W. Wiechowski, Biochem. Zeitschr. **25**, 431 [1910].

ein[1]). Der Harn eines Patienten, der sich des Genusses von Tee und Kaffee vollständig
enthielt, war nach Krüger[2]) ganz frei von 1-Methylxanthin, Heteroxanthin und Paraxanthin, auch wurde kein Guanin gefunden.

Quantitative Bestimmung. Bei der Harnanalyse wird gewöhnlich nur die
Gesamtmenge der Purinbasen festgestellt. Um nämlich die einzelnen Basen
zu bestimmen, muß man der geringen Menge wegen, in welcher sie vorhanden
sind, sehr große Harnmengen aufarbeiten. Die Bestimmung wird dadurch
ermöglicht, daß die Basen (wie die Harnsäure) aus ihren Lösungen quantitativ
durch ammoniakalische Silberlösung als Silberverbindungen oder durch Kupfersulfat und Natriumbisulfit als Cuproverbindungen ausgefällt werden, und daß
sie sich durch ihre Löslichkeit in verdünnter Salzsäure von der Harnsäure
trennen lassen. Im Filtrate der auskrystallisierten Harnsäure können daher
durch erneuerte Kupfer- oder Silberfällung die Basen niedergeschlagen und
bestimmt werden.

Wie bei Harnsäure erwähnt ist, werden bei Anwendung der Kupfermethode
eiweißartige Substanzen des Harns mitgefällt, während die Fällung mit ammoniakalischer Silberlösung oft unvollständig ist, wenn größere Mengen solcher
Stoffe vorhanden sind. Für die Purinbasenbestimmung ist es daher zu empfehlen, die erste Fällung (Fällung der Harnsäure und der Purinbasen) mit
der Kupfermethode auszuführen; im Filtrate der ausgeschiedenen Harnsäure
sind dann außer den Purinbasen noch die mitgefällten eiweißartigen Stoffe
und die geringe gelöst bleibende Menge Harnsäure vorhanden. Durch Oxydation mit Mangansuperoxyd werden die Harnsäure und die Nichtpurine so
weit oxydiert, daß sie mit den Purinbasenfällungsmitteln nicht mehr reagieren.
Die Purinbasen, die durch die Oxydation nicht angegriffen werden, lassen sich
darauf nach der Silber- oder der Kupfermethode bestimmen.

Nach Benedict und Saiki[3]) empfiehlt es sich, vor der ersten Fällung
20 ccm Eisessig pro 300 ccm Harn hinzuzufügen.

Zur Ausführung der Bestimmung ist — außer den bei Harnsäure (S. 687
und 689) beschriebenen Lösungen — noch eine Aufschwemmung von Braunstein
erforderlich: Eine heiße 0,5 proz. Lösung von Kaliumpermanganat wird mit
Alkohol bis zur Entfärbung versetzt; dieses Reagens ist vor jedesmaligem
Gebrauch umzuschütteln.

Die Gesamtpurine werden mittels Kupfersulfat und Natriumbisulfit ausgefällt, und der Niederschlag wird aufgearbeitet (siehe bei Harnsäure, S. 687).
Nachdem die auskrystallisierte Harnsäure abfiltriert und gewaschen worden
ist, wird das Filtrat samt Waschwasser mit Natronlauge schwach alkalisch gemacht, mit Essigsäure wieder angesäuert, auf 70—80° erwärmt, mit 0,5 bis 1 ccm
10 proz. Essigsäure und 10 ccm Braunsteinaufschwemmung versetzt und dann
eine Minute gut umgerührt oder umgeschüttelt; aus der so behandelten Lösung
werden jetzt die Purinbasen ausgefällt.

a) **Als Kupferverbindungen.** Die so vorbehandelte, überschüssigen
Braunstein enthaltende Lösung wird mit 10 ccm Natriumbisulfitlösung (wodurch
der Braunstein sich löst) und 5—10 ccm 10 proz. Kupfersulfatlösung versetzt,

---

[1]) M. Albanese, Archiv f. experim. Pathol. u. Pharmakol. **35**, 449 [1895]; Berichte d.
Deutsch. chem. Gesellschaft **32**, 2280 [1899]. — S. Bondzynski u. R. Gottlieb, Archiv
f. experim. Pathol. u. Pharmakol. **36**, 45 [1895]; **37**, 385 [1896]. — M. Krüger u. P. Schmidt,
Berichte d. Deutsch. chem. Gesellschaft **32**, 2677, 3336 [1899]. — R. Burian u. H. Schur,
Archiv f. d. ges. Physiol. **80**, 321 [1900] u. a. — Siehe z. B.: J. Schmidt, Zeitschr. f. physiol.
Chemie **67**, 155 [1910].
[2]) M. Krüger, Biochem. Zeitschr. **15**, 361 [1908].
[3]) S. R. Benedict u. T. Saiki, Journ. of biol. Chemistry **7**, 27 [1909].

zum Sieden erhitzt und 3 Minuten im Sieden erhalten. Der hierdurch entstandene Niederschlag, welcher die Purinbasen enthält, wird auf einem guten Filter abfiltriert und mit heißem Wasser mehrmals gewaschen. Niederschlag samt Filter wird dann nach Kjeldahl verascht und die Stickstoffmenge wie gewöhnlich bestimmt. Die Stickstoffmenge ist als Ausdruck der Purinbasenmenge zu benutzen, denn eine Umrechnung auf die Basen selbst läßt sich nicht genau bewerkstelligen, weil die Zusammensetzung des Basengemisches unbekannt ist.

b) Als Silberverbindungen. Die wie oben beschrieben vorbehandelte, überschüssigen Braunstein enthaltende Lösung wird abgekühlt, ammoniakalisch gemacht und mit 10 ccm der ammoniakalischen Silberlösung (siehe S. 689) versetzt; außerdem wird Ammoniak bis zur völligen Lösung des ausfallenden Chlorsilbers hinzugefügt. Der gebildete Niederschlag ist sehr voluminös und nicht leicht zu filtrieren; um eine bessere Filtrierung zu ermöglichen, fügt man 10 ccm 6 proz. Dinatriumphosphatlösung und 5 ccm Magnesiamischung (siehe S. 689) hinzu, wodurch Ammoniummagnesiumphosphat ausgefällt wird. Nach zweistündigem Stehen wird der Niederschlag abfiltriert, mit Wasser möglichst ammoniakfrei gewaschen und dann mittels kochenden Wassers in einen Rundkolben hinübergespült. Nachdem hier durch Kochen unter Zugabe von Magnesia usta das Ammoniak ausgetrieben worden ist, wird nach Kjeldahl wie gewöhnlich verascht und so der Purinbasenstickstoff bestimmt.

Salkowski[1]) hat empfohlen, nicht den Stickstoff, sondern das Silber zu bestimmen. Hiernach wird der abfiltrierte und ausgewaschene Niederschlag in einem Porzellantiegel verascht und die Asche unter gelindem Erwärmen auf dem Wasserbade in chlorfreier Salpetersäure gelöst; in der Lösung, die von vorher vorhandenem Chlorsilber meist ganz schwach trübe ist, wird dann durch Titrieren mit Rhodanammoniumlösung die Silbermenge ermittelt. 1 ccm $^{1}/_{50}$ n-Rhodanammoniumlösung entspricht 1,52 mg Xanthin.

Über die Trennung der Basen siehe S. 711.

Außer den schon besprochenen gemeinsamen Eigenschaften, auf welchen die quantitativen Bestimmungen der Gesamtmenge der Purinbasen basieren, sind noch die folgenden zu bemerken.

Sämtliche Purinbasen sind in Wasser, Alkohol und Äther nicht oder doch schwer löslich.

Sie verbinden sich sowohl mit Säuren als auch mit Basen.

Die Verbindungen mit anorganischen Säuren sind krystallinisch und in verdünnten Lösungen von Säuren leicht löslich; von Wasser allein werden sie meist zersetzt. Organische Säuren (z. B. Essigsäure) lösen die Purinbasen schwer oder nicht.

Die Lösungen der Purinbasen in verdünnten Säuren werden durch Phosphorwolframsäure quantitativ gefällt.

Von den Verbindungen mit Basen sind die der Alkalimetalle in Wasser und verdünnten Alkalihydratlösungen leicht löslich, dagegen sind einige in konzentrierten Alkalihydratlösungen ganz oder nahezu unlöslich. Die Verbindungen der übrigen Metalle sind schwer oder unlöslich, z. B. Silber- und Cuproverbindungen (siehe oben).

Kocht man die aus den Purinbasenlösungen durch ammoniakalische Silberlösung erhaltenen Niederschläge vom Typus Pur. Ag_2O mit verdünnter Salpeter-

---

[1]) E. Salkowski, Archiv f. d. ges. Physiol. **69**, 280 [1898]. — Siehe auch Huppert, Neubauer u. Vogel, Analyse des Harns, S. 829 [1898].

säure, so erhält man klare Lösungen der Verbindungen vom Typus Pur. $AgNO_3$, welche meist leicht und charakteristisch krystallisieren.

Folgende **Farbenreaktionen** sind noch zu erwähnen:

1. Die Murexidprobe. Die Ausführung der Probe ist bei Harnsäure beschrieben. Die Purinbasen verhalten sich hierbei folgendermaßen: Nach dem Eintrocknen mit Salpetersäure hinterbleibt bei Gegenwart von Xanthin und Guanin ein citronengelber Fleck, der sich in Natron- oder Kalilauge mit orangegelber Farbe löst; dampft man diese Lösung ein, so färbt sie sich violettrot und läßt einen dunkelpurpurnen Rückstand zurück (Unterschied von der Harnsäure), der beim scharfen Trocknen rein indigoblau, an feuchter Luft wieder violett wird. Außer mit Xanthin und Guanin fällt diese Probe (Xanthin-probe) mit Methylxanthin und mit Epiguanin positiv aus. Wird die Murexidprobe mit Chlorwasser oder Salzsäure und ein wenig Kaliumchlorat statt Salpetersäure ausgeführt, so fällt die Probe bei Xanthin, Methylxanthin, Heteroxanthin, Paraxanthin, Epiguanin und Episarkin positiv aus; auf diese Weise ausgeführt, wird die Reaktion oft, aber mit Un-recht[1]), die Weidelsche Probe genannt. Wenn bei der gewöhnlichen Murexidprobe die Salpetersäure chlorhaltig ist oder die zu untersuchende Substanz Chloride enthält, wird infolge des letzterwähnten Verhältnisses die Probe bei den obengenannten Stoffen positiv ausfallen, obwohl die Stoffe keine positive Reaktion geben, wenn sie und die ver-wendete Salpetersäure chlorfrei sind.

Beschreibung der einzelnen Purinbasen.

a) Adenin (6-Aminopurin).

$$
\begin{array}{l}
N = C \cdot NH_2 \\
| \quad | \\
CH \quad C - NH \\
\quad \| \quad \| \quad \diagdown CH \\
N - C - N \diagup
\end{array} = C_5H_5N_5 .
$$

Das Adenin ist zuerst von Kossel[2]) aus den Hydrolysierungsprodukten des Rinder-pankreas gewonnen, später wurde es dann in den verschiedenen kernhaltigen Geweben als sehr verbreiteter Bestandteil gefunden[3]); es findet sich ferner im Harn[4]) und in den Faeces[5]). Zur Herstellung von Adenin dient jetzt gewöhnlich Teelauge[6]). Die Kon-stitution des Adenins ist von E. Fischer[7]) durch Synthese festgestellt worden.

Das Adenin ist in heißem Wasser leicht, in kaltem schwer löslich, indem es sich bei Zimmertemperatur in 1086 T. Wasser löst; die wässerige Lösung reagiert neutral. Es ist unlöslich in Äther und Chloroform, löslich in Eisessig, etwas löslich in heißem Alkohol, in unreinem Zustande auch in kaltem Alkohol. Aus verdünnten, kalten Lösungen krystallisiert es in farblosen langen Nadeln mit 3 Mol. Krystallwasser[2]), aus heißen konzentrierten Lösungen dagegen in regelmäßig ausgebildeten vierseitigen Pyramiden ohne Krystallwasser[8]); das wasserhaltige Produkt verliert sein Krystallwasser bei 110°.

Wird krystallisiertes Adenin mit einer zur Lösung ungenügenden Menge Wasser langsam erhitzt, so sieht man bei 53° plötzlich eine Trübung der Kry-stalle eintreten, was zur Erkennung krystallisierten Adenins benutzt werden

[1]) E. Fischer, Berichte d. Deutsch. chem. Gesellschaft **30**, 2236 [1897].
[2]) A. Kossel, Zeitschr. f. physiol. Chemie **10**, 250 [1886].
[3]) A. Kossel, Zeitschr. f. physiol. Chemie **12**, 241 [1887].
[4]) M. Stadthagen, Virchows Archiv **109**, 390, 415 [1887]. — M. Krüger u. G. Salo-mon, Zeitschr. f. physiol. Chemie **24**, 384 [1897]. — A. Schittenhelm u. E. Bendix, Zeitschr. f. physiol. Chemie **48**, 143 [1906].
[5]) Weintraud, Petrén, siehe M. Krüger u. A. Schittenhelm, Zeitschr. f. physiol. Chemie **35**, 153 [1902].
[6]) M. Krüger, Zeitschr. f. physiol. Chemie **21**, 275 [1895].
[7]) E. Fischer, Berichte d. Deutsch. chem. Gesellschaft **30**, 2241 [1897].
[8]) M. Krüger, Zeitschr. f. physiol. Chemie **16**, 164 [1891].

kann [Kossel (l. c., S. 253)]. Beim vorsichtigen Erhitzen des trockenen Adenins kann, ohne daß Schmelzen eintritt, die ganze Masse unverändert sublimiert werden[1]); erhitzt man aber rasch im Capillarrohr im Paraffinbade, so tritt zwischen 360° und 365° eine plötzliche Schmelzung und starke Gasentwicklung ein, nachdem vorher eine ganz leichte Bräunung stattgefunden hat [Fischer (l. c., S. 2242)].

Das Adenin verbindet sich sowohl mit Basen wie auch mit Säuren, auch Verbindungen mit Salzen sind bekannt.

Von Kali- und Natronlauge wird es mit Leichtigkeit gelöst, beim Neutralisieren fällt es wieder aus. In wässerigem Ammoniak ist es löslich, und zwar leichter als Guanin, jedoch schwerer als Hypoxanthin; digeriert man es auf dem Wasserbade mit sehr verdünnter Ammoniaklösung, so löst es sich völlig, was zur Trennung von Guanin benutzt werden kann. In kohlensaurem Natron ist es nur wenig löslich, fällt jedoch beim Übersättigen der sauren Lösung mit kohlensaurem Natron nur sehr langsam aus [Kossel (l. c., S. 255)].

Adeninblei: Wird Adenin und Natron (2 Mol. NaOH auf 1 Mol. Adenin) in Wasser gelöst und die Lösung mit Bleiacetatlösung (1 Mol. Bleiacetat auf 1 Mol. Adenin) versetzt, so fällt das in Wasser sehr schwer lösliche Adeninblei $C_5H_3N_5Pb$ aus. Es krystallisiert in nadelförmigen glanzlosen Krystallen und löst sich leicht in Bleiacetatlösung[2]). — Kupfersalze: Wässerige Adeninlösungen geben mit Kupfersulfat graublaue Niederschläge von Adeninkupfer, mit Adeninkupfersulfat gemischt; der Niederschlag löst sich in Säuren, Alkalien und Ammoniak. Die Lösungen in fixen Alkalien scheiden beim Erwärmen allmählich Kupferoxyd aus[3]). Mit Kupfersulfat und einem Reduktionsmittel gibt Adenin die nahezu unlösliche Kupferoxydulverbindung; wird Natriumbisulfit als Reduktionsmittel benutzt, so enthält der Niederschlag immer etwas Schwefelsäure. 1 T. des Niederschlags löst sich in ungefähr 200 000 T. heißen Wassers[4]). — Adeninsilber: Mit ammoniakalischer Silberlösung geben Adeninlösungen schwer lösliche Niederschläge. Wenn ungefähr 1 Atom Silber auf 1 Mol. Adenin vorhanden ist, so fällt ein Niederschlag von der Zusammensetzung $C_5H_4N_5Ag$ aus, während mit überschüssiger Silberlösung die Verbindung $C_5H_5N_5$, Ag_2O entsteht[5]).

Das Adenin löst sich leicht in Mineralsäuren unter Bildung von Salzen, die gut krystallisieren.

Das Adeninchlorid $C_5H_5N_5 \cdot HCl + \frac{1}{2}H_2O$ krystallisiert aus Wasser in farblosen, stark lichtbrechenden Krystallen; 1 T. des wasserfreien Salzes löst sich in 41,9 T. Wasser. — Das Nitrat $C_5H_5N_5 \cdot HNO_3 + \frac{1}{2}H_2O$ krystallisiert aus der wässerigen Lösung in sternförmig gruppierten Nadeln. Das Krystallwasser geht bei ein wenig über 100° nur wenig übersteigenden Temperatur sehr langsam fort. 1 T. des trocknen Nitrats löst sich in 110,6 T. Wasser [Kossel (l. c., S. 243)]. — Das Sulfat $(C_5H_5N_5)_2 \cdot H_2SO_4 + 2H_2O$ krystallisiert aus Wasser in tafelförmigen, glasglänzenden Krystallen; das Krystallwasser entweicht bei 110°. Bei Zimmertemperatur löst sich 1 T. Adeninsulfat in 153 T. Wasser[6]). — Adeninbichromat $(C_5H_5N_5)_2 \cdot H_2Cr_2O_7$. Wird Adeninlösung mit Chromsäurelösung im Überschuß versetzt, so scheiden sich nach einigen Stunden wohlausgebildete, gelbrote Krystalle von der angegebenen Zusammensetzung aus. Auf dem Platinblech erwärmt, verglimmen sie unter Funkensprühen[7]). — Metaphosphat $C_5H_5N_5 \cdot HPO_3$. Wässerige Adeninlösungen geben auf Zusatz einiger Tropfen einer Metaphosphorsäurelösung eine amorphe Fällung von Adeninmetaphosphat. Das Salz löst sich in Alkalien, auch in Ammoniak. In verdünnten Säuren löst es sich je nach der Konzentration der letzteren schon in der Kälte mehr oder weniger, auch in überschüssiger Metaphosphorsäure, weshalb der Zusatz von Metaphosphorsäure bei der Fällung sehr vorsichtig geschehen muß[8]).

[1]) A. Kossel, Zeitschr. f. physiol. Chemie 12, 242 [1887].

[2]) M. Krüger, Zeitschr. f. physiol. Chemie 18, 430 [1893].

[3]) M. Krüger, Zeitschr. f. physiol. Chemie 16, 165 [1891].

[4]) M. Krüger, Zeitschr. f. physiol. Chemie 18, 353 [1893].

[5]) A. Kossel, Zeitschr. f. physiol. Chemie 12, 245 [1887].

[6]) A. Kossel, Zeitschr. f. physiol. Chemie 10, 256 [1886]. — M. Krüger u. G. Salomon, Zeitschr. f. physiol. Chemie 24, 393 [1897]. — E. Fischer, Berichte d. Deutsch. chem. Gesellschaft 30, 2241 [1897].

[7]) G. Bruhns u. A. Kossel, Zeitschr. f. physiol. Chemie 16, 12 [1891]. — M. Krüger, Zeitschr. f. physiol. Chemie 16, 166 [1891].

[8]) C. Wulff, Zeitschr. f. physiol. Chemie 17, 506 [1892].

Platinverbindungen des Adenins. Wenn man eine verdünnte Lösung des salzsauren Adenins mit einer verdünnten Platinchloridlösung versetzt, so scheidet sich nach einiger Zeit ein gelbes, in kleinen Nadeln krystallisierendes Platinsalz von der Zusammensetzung $(C_5H_5N_5)_2 \cdot H_2PtCl_6$ aus. Kocht man eine konz. Lösung dieses Salzes längere Zeit, so trübt sie sich infolge Abscheidung eines hellgelben Pulvers von der Zusammensetzung $C_5H_5N_5 \cdot HCl \cdot PtCl_4$ [Kossel (l. c., S. 244)].

Goldverbindungen des Adenins. Setzt man zu einer salzsauren Adeninlösung eine Lösung von Goldchlorid, so scheiden sich bei genügender Konzentration der Lösung alsbald, in verdünnteren Lösungen beim allmählichen Verdunsten derselben, wohlausgebildete, glänzende, orangefarbige Krystalle von der Zusammensetzung $C_5H_5N_5 \cdot (HCl)_2 \cdot AuCl_3$ aus; die Verbindung zersetzt sich bei 215—216° unter Gasentwicklung. Es mag erwähnt werden, daß Adenin noch ein zweites Golddoppelsalz bildet, welches beim Versetzen seiner konz. salzsauren Lösung mit Goldchlorid sofort in gelben nadelförmigen Krystallen ausfällt; es ist bis 250° beständig[1]). Die Goldsalze können zur Identifizierung des Adenins gegenüber anderen Purinbasen, welche keine krystallinischen Goldverbindungen geben, dienen.

Adeninoxalat. Löst man Adenin in heißer, verdünnter, wässeriger Oxalsäure, so scheidet sich beim Erkalten das schwer lösliche Oxalat in voluminösen rundlichen Massen ab, die aus langen, feinen Nadeln bestehen; der Niederschlag hat keine konstante Zusammensetzung[2]). — Pikrat. Versetzt man eine Lösung von salzsaurem Adenin mit Natriumpikratlösung oder eine wässerige Adeninlösung mit wässeriger Pikrinsäurelösung, so erhält man einen Niederschlag, der nach Umkrystallisation aus Wasser in sehr voluminösen Büscheln mikroskopisch feiner gelber Nadeln anschießt. Beim Trocknen an der Luft nimmt das Salz Seidenglanz an und entspricht jetzt der Formel $C_5H_5N_5 \cdot C_6H_2(NO_2)_3OH + H_2O$; bei 100° verliert es das Krystallwasser. Die Löslichkeit in Wasser beträgt bei 15—20° 1 : 3500; in heißem Wasser und in 96 proz. Alkohol ist es bedeutend leichter löslich. Eine kalte, konz. wässerige Lösung des Salzes läßt nach Zugabe von $^1/_{10}$ Vol. einer ebensolchen Lösung von Natriumpikrat binnen wenigen Minuten $^5/_7$ des anwesenden Adeninpikrats ausfallen, so daß die Löslichkeit unter diesen Umständen nur 1 : 13750 beträgt. Durch dieses Verhalten wird es möglich, Adenin nahezu quantitativ abzuscheiden; verdünnte Säuren wirken auf den Niederschlag kaum lösend[3]). Nach Krüger und Salomon[4]) scheidet sich das Adeninpikrat beim Umkrystallisieren aus heißem Wasser in dunkelgelben Prismen ab, welche wasserfrei sind; sie zersetzen sich bei 279—281° (unkorr.). — Adeninpikrolonat hat Levene[5]) aus Adeninsulfat und alkoholischer Pikrolonsäurelösung erhalten; Schmelzpunkt 265°.

Adeninsilberpikrat. Das Adeninpikrat gibt in kalter wässeriger Lösung mit Silbernitrat sofort einen amorphen gelben, voluminösen Niederschlag; mit überschüssiger Silberlösung ist die Fällung nahezu quantitativ. Fällt man in der Siedehitze, so wird der anfangs voluminöse Niederschlag bald krystallinisch und setzt sich schnell ab. Lufttrocken entspricht er der Formel $C_5H_4N_5Ag \cdot C_6H_2(NO_2)_3OH + H_2O$; das Krystallwasser entweicht bei 120° [Bruhns (l. c., S. 556)]. — Adeninquecksilberpikrat. Versetzt man eine heiße, konz., wässerige Adeninpikratlösung mit überschüssigem Natriumpikrat und dann mit Quecksilberchlorid, so entsteht ein gelber, körnig-krystallinischer Niederschlag (mikroskopische Nadeln) von nicht ganz konstanter Zusammensetzung insofern, als er 1—2 Mol. Krystallwasser enthält. Eins derselben entweicht bei 100° vollkommen, das zweite erst bei 105—120° [Bruhns (l. c., S. 571)].

Auch mit Salzen bildet das Adenin schwerlösliche Verbindungen.

Alkoholische Chlorzinklösung ruft in Lösungen des Adenins einen Niederschlag hervor, der sich in überschüssigem Ammoniak leicht auflöst. — Cadmiumchlorid ruft einen Niederschlag hervor, der sich beim Erwärmen auflöst und beim Erkalten der Lösung wiedererscheint; derselbe ist in Ammoniak leicht löslich [Kossel (l. c., S. 257)].

Adeninquecksilberverbindungen. [Bruhns (l. c., S. 567)]. Versetzt man eine siedende wässerige Adeninlösung allmählich mit einer konz. Quecksilberchloridlösung, so bildet sich ein weißer Niederschlag, der, heiß abfiltriert und ausgewaschen, der Formel $C_5N_4N_5HgCl$ entspricht. Nimmt man die Fällung in der Kälte vor, so entsteht ein flockiger weißer Niederschlag. Derselbe Körper bildet sich auch, wenn Adeninlösung mit einem

---

[1]) C. Wulff, Zeitschr. f. physiol. Chemie **17**, 507 [1892]. — M. Krüger u. G. Salomon, Zeitschr. f. physiol. Chemie **24**, 393 [1897].

[2]) A. Kossel, Zeitschr. f. physiol. Chemie **10**, 256 [1886].

[3]) G. Bruhns, Zeitschr. f. physiol. Chemie **14**, 536 [1890].

[4]) M. Krüger u. G. Salomon, Zeitschr. f. physiol. Chemie **24**, 392 [1897].

[5]) P. A. Levene, Biochem. Zeitschr. **4**, 320 [1907].

großen Überschuß von Quecksilberchlorid und möglichst wenig Salzsäure bis zur völligen Auflösung gekocht wird; beim Erkalten scheidet er sich in kleinen, sternförmig gruppierten Nadeln ab, welche bei 110° nicht an Gewicht verlieren. Endlich entsteht dieselbe Verbindung, wenn die folgenden Doppelsalze mit Wasser gekocht werden; die Zusammensetzung entspricht $C_5H_4N_5Hg_2Cl_3$. Kocht man Adeninlösung mit großem Überschuß von Quecksilberchlorid und viel Salzsäure bis zur vollständigen Auflösung des anfangs entstandenen Niederschlags, so erhält man beim Erkalten in reichlicher Menge krystallisierte Doppelsalze, die aber von wechselnder Zusammensetzung sind. Werden diese mit Wasser gekocht, so bildet sich das Salz $C_5H_4N_5Hg_2Cl_3$.

Beim Lösen der Verbindung $C_5H_4N_5HgCl$ in warmer verdünnter Salzsäure und Krystallisierenlassen erhält man eine Verbindung $C_5H_5N_5 \cdot HCl \cdot HgCl_2 + 2\,H_2O$ in langen, sternförmig gruppierten, seidenglänzenden Nadeln. Durch Ammoniakwasser wird der Verbindung $C_5H_4N_5HgCl$ das Chlor entzogen, und es entsteht wahrscheinlich der Körper $C_5H_4N_5HgOH$; er zeigt jedoch keine konstante Zusammensetzung, da leicht etwas Adenin in Lösung geht und sich dann quecksilberreichere Produkte bilden [Bruhns (l. c.)].

Auch Quecksilbernitrat fällt das Adenin aus seinen Lösungen [Kossel (l. c.,. S. 257)].

Adeninsilbernitrat erhält man nach Kossel (l. c.), wenn man das Adeninsilber (siehe oben) in heißer Salpetersäure löst; es scheidet sich beim Erkalten in nadelförmigen Krystallen aus, die indessen nicht von konstanter Zusammensetzung sind. Nach Bruhns (l. c., S. 552) erhält man immer Produkte, deren Zusammensetzung zwischen $C_5H_5N_5 \cdot AgNO_3$ und $C_5H_5N_5 \cdot 2\,AgNO_3$ liegt, aber nicht konstant ist.

Eine schwerlösliche Jodwismutverbindung des Adenins erhält man nach Bruhns (l. c., S. 574), wenn man eine wässerige Adeninlösung mit Kaliumwismutjodidlösung, welche freie Jodwasserstoffsäure enthält, versetzt. Die Fällung ist dunkelrot und besteht aus Nadeln.

Das Adenin ist imstande, mit anderen Purinbasen zusammen krystallisieren zu können. Bruhns (l. c., S. 561) hat eine Verbindung von 1 Mol. Adenin mit 1 Mol. Hypoxanthin in perlenartigen Aggregaten von sehr kleinen radial gestellten Nadeln erhalten; die Verbindung ist in Wasser leichter löslich als ihre Komponenten. Die Verbindung bildet ein einheitliches Chlorhydrat mit besonderer Krystallform. — Eine ähnliche Verbindung von 1 Mol. Adenin und 1 Mol. Theobromin hat Krüger[1] untersucht. Sie bildete lange weiße glänzende Nadeln, ließ sich aber nicht unzersetzt umkrystallisieren.

Das Adenin kann stundenlang mit Barytwasser, mit Kalilauge oder mit Salzsäure gekocht werden, ohne daß es angegriffen wird. Bei einer 100° übersteigenden Temperatur erfolgt eine völlige Zersetzung unter Bildung von Kohlensäure und Ammoniak, so z. B., wenn Adenin mit verdünnter Salzsäure oder mit konz. Jodwasserstoffsäure im geschlossenen Rohr erhitzt wird[2]. Nach Krüger[3] zerfällt das Adenin beim Erhitzen im zugeschmolzenen Rohre mit Salzsäure auf 180—200° in Ammoniak, Kohlensäure, Kohlenoxyd und Glykokoll. Beim Erhitzen mit Kali auf 200° im Ölbade bildet sich aus Adenin reichlich Blausäure [Kossel[2]].

Wird das Adenin in verdünnter Salzsäure gelöst und mit Zink behandelt, so wird die Base durch die Wirkung des nascierenden Wasserstoffes in der Kälte langsam, in der Siedehitze schnell zersetzt [Kossel[2]]. Wird die Flüssigkeit mit Natronlauge übersättigt, so färbt sie sich durch Oxydation nach und nach rot.

Durch salpetrige Säure wird das Adenin in Hypoxanthin übergeführt[4], ebenso durch Fäulnis. Daß viele Organe Enzyme enthalten, welche dieselbe Umwandlung bewirken können, ist schon oben erwähnt (siehe S. 691).

Zum **Nachweis** können folgende Reaktionen dienen:

Die Xanthinprobe und die sog. Weidelsche Probe sind negativ. Eine Lösung in Natronlauge färbt sich mit Diazobenzolsulfosäure rot; Alkali-

---

[1] M. Krüger, Zeitschr. f. physiol. Chemie **21**, 277 [1895].
[2] A. Kossel, Zeitschr. f. physiol. Chemie **12**, 248 [1887].
[3] M. Krüger, Zeitschr. f. physiol. Chemie **16**, 167 [1891].
[4] A. Kossel, Zeitschr. f. physiol. Chemie **10**, 258 [1886].

überschuß muß vermieden werden. Diese Reaktion fällt jedoch auch mit Hypoxanthin, Guanin und Xanthin positiv aus[1]). Ferner kann die folgende, schon oben erwähnte Probe von Kossel benutzt werden: Wird Adenin eine halbe Stunde im Reagensglase mit Zink und Salzsäure im Wasserbade erwärmt, so tritt eine vorübergehende schöne Purpurfärbung auf; die filtrierte und mit Natronlauge stark alkalisch gemachte Flüssigkeit färbt sich beim Stehen an der Luft langsam, schneller beim Schütteln anfangs rubinrot, später braunrot. Hypoxanthin gibt dieselbe Reaktion, Guanin nicht. Zur Erkennung kann ferner das Golddoppelsalz dienen (siehe oben).

Über die Isolierung von Adenin aus dem Basengemisch siehe S. 711.

b) Hypoxanthin (Sarkin, 6-Oxypurin).

$$\begin{array}{c} NH-CO \\ | \quad\quad | \\ CH \quad C-NH \\ || \quad\quad || \quad\quad \diagdown CH \\ N-C-N \diagup \end{array} = C_5H_4N_4O \,.$$

Das Hypoxanthin findet sich im tierischen Organismus sehr verbreitet, indem es in allen kernhaltigen Organen nachgewiesen worden ist. Jedoch ist die Möglichkeit vorhanden, daß es nicht primär vorkommt, sondern bei der Spaltung der Nucleinsäuren sekundär aus dem Adenin entsteht[2]). In kleiner Menge findet es sich im Harn des Menschen und einiger Tiere[3]), ferner auch in den Faeces[4]). Seine Konstitution ist von E. Fischer durch Synthese ermittelt worden[5]).

Die älteren Angaben über Krystallform und Löslichkeit differieren stark. Nach E. Fischer (l. c.) bildet das reine Hypoxanthin ein farbloses krystallinisches Pulver, welches bei ca. 20° in 1400 T. Wasser, dagegen in 69,5 T. siedenden Wassers löslich ist. Es ist in Alkohol kaum löslich, dagegen löst es sich leicht in Alkalien, auch in Ammoniak, und in Säuren unter Bildung von Salzen, die teilweise gut krystallisieren; auch mit Salzen verbindet es sich.

Verbindungen mit Basen. Die Verbindungen der Alkalimetalle sind in Wasser leicht löslich; das Natriumsalz $C_5H_3N_4O \cdot Na$ ist durch Eintrocknen der wässerigen Lösung als ein weißes glanzloses Krystallpulver erhalten worden[6]). In verdünntem Barytwasser gelöst, gibt es mit konz. Barytwasser einen krystallinischen Niederschlag eines Bariumsalzes von der Zusammensetzung $C_5H_4N_4O \cdot Ba(OH)_2$. Zink- und Calciumsalze geben mit Hypoxanthinlösungen keinen Niederschlag, wohl aber nach Zugabe von überschüssigem Ammoniak. — Ein Bleisalz läßt sich hier auf ganz dieselbe Weise wie bei Adenin gewinnen. Bleizucker fällt nicht Hypoxanthinlösungen, wohl aber nach Zugabe von Ammoniak. — Mit Kupfersulfat und Natriumbisulfit und überhaupt mit Kupferoxydulsalzen[7]) gibt Hypoxanthin schon in der Kälte, besser in der Wärme, einen Niederschlag von Hypoxanthincuprooxyd, der sehr schwer löslich ist (1 : 200 000 bis 1 : 250 000[8]). — Mit ammoniakalischer Silbernitratlösung gibt eine Hypoxanthinlösung einen sehr schwer löslichen Niederschlag von der Zusammensetzung $C_5H_2N_4O \cdot Ag_2 + H_2O$; beim Trocknen bei 120° verliert die Verbindung $\frac{1}{2} H_2O$[9]). Bei der Behandlung reinen Hypoxanthinsilbernitrats (siehe unten) mit überschüssigem Ammoniak

[1]) R. Burian, Zeitschr. f. physiol. Chemie **51**, 425 [1907].
[2]) Siehe H. Steudel, Zeitschr. f. physiol. Chemie **49**, 406 [1906].
[3]) G. Salomon, Zeitschr. f. physiol. Chemie **11**, 410 [1887]. — Siehe auch O. von Fürth, Zeitschr. f. physiol. Chemie **31**, 371 [1900] und A. Schittenhelm u. E. Bendix, Zeitschr. f. physiol. Chemie **48**, 143 [1906].
[4]) Weintraud, Petrén, siehe M. Krüger u. A. Schittenhelm, Zeitschr. f. physiol. Chemie **35**, 153 [1902].
[5]) E. Fischer, Berichte d. Deutsch. chem. Gesellschaft **30**, 2228 [1897].
[6]) M. Krüger u. G. Salomon, Zeitschr. f. physiol. Chemie **26**, 362 [1898].
[7]) C. Neuberg u. B. Brahn, Biochem. Zeitschr. **5**, 447 [1907].
[8]) M. Krüger, Zeitschr. f. physiol. Chemie **18**, 354 [1893]. — M. Krüger u. C. Wulff, Zeitschr. f. physiol. Chemie **20**, 185 [1894].
[9]) A. Strecker, Annalen d. Chemie u. Pharmazie **108**, 136 [1858].

erhält man die Verbindung $C_5H_2N_4O \cdot Ag_2 + 3\,H_2O$ in kleinen Nadeln; beim Trocknen bei $120°$ kann man $2^1/_2$ Mol. Krystallwasser austreiben[1]).

Verbindungen mit Säuren. Chlorhydrat $C_5H_4N_4O \cdot HCl + H_2O$. Beim Eindampfen einer Lösung von Hypoxanthin in Salzsäure scheidet sich beim Abkühlen das Salz in vierseitigen, zweiflächig zugespitzten Prismen ab. Bei der Behandlung mit Wasser zersetzt sich das Salz unter Salzsäureabspaltung. — Nitrat $C_5H_4N_4O \cdot NHO_3 + H_2O$. Wird Hypoxanthin in heißer verdünnter Salpetersäure gelöst, so scheidet sich beim Erkalten das Nitrat in wetzsteinförmigen Krystallen oder in vierseitigen Plättchen von tonnenförmiger Gestalt ab. Die Krystalle werden vom Wasser zersetzt. Sie sind in Salpetersäure schwer löslich, indem 1 g Hypoxanthin bei gewöhnlicher Temperatur 940 ccm verdünnter Salpetersäure (1 T. konz. Säure + 9 T. Wasser) zur Lösung fordert. Das Nitrat eignet sich somit gut zur Abscheidung der Base[2]). — Ein krystallinisches Chloroplatinat $(C_5H_4N_4O)_2 \cdot H_2PtCl_6$ läßt sich herstellen, ein entsprechendes Goldchloriddoppelsalz dagegen nicht (Unterschied vom Adenin). — Ein schwerlösliches Metaphosphat läßt sich auch nicht herstellen. — Hypoxanthinpikrat. Versetzt man eine Lösung von Hypoxanthin mit Pikrinsäure oder eine saure Hypoxanthinlösung mit Natriumpikrat, so scheiden sich je nach der Konzentration nach kürzerer oder längerer Zeit gelbe glänzende Prismen von Hypoxanthinpikrat aus; lufttrocken hat das Pikrat die Zusammensetzung $C_5H_4N_4O \cdot C_6H_2(NO_2)_3 \cdot OH + H_2O$. Das Krystallwasser entweicht bei $100°$. Schüttelt man die Lösung während der Krystallisation, so krystallisiert das Pikrat in wohlausgebildeten rhombischen Tafeln; bei den größeren derselben sind die beiden gegenüberliegenden längeren Seitenflächen nach außen gewölbt, so daß wetzsteinförmige Krystalle mit schief abgebrochenen Spitzen entstehen. In kaltem Wasser ist die Löslichkeit des wasserfreien Hypoxanthinpikrats 1 : 453 bis 1 : 492[3]). — Hypoxanthinsilberpikrat. Versetzt man eine siedende Lösung von Hypoxanthinpikrat (oder von Hypoxanthinnitrat bei Gegenwart überschüssigen Natriumpikrats) mit neutraler oder nur schwach salpetersaurer Silbernitratlösung, so bildet sich ein citronengelber, körniger Niederschlag, der unter dem Mikroskop als Aggregat feiner kurzer Nadeln erscheint. Das Salz ist in heißem Wasser ein wenig, in kaltem gar nicht löslich und entspricht stets genau der Formel $C_5H_3N_4O \cdot Ag \cdot C_6H_2(NO_2)_3OH$, so daß es zur Abscheidung der Base gut geeignet ist. Durch wässeriges Ammoniak wird der Verbindung die Pikrinsäure und

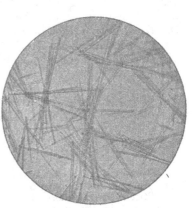

Fig. 10.

die Hälfte des Hypoxanthins entzogen; der Rückstand besteht aus Hypoxanthinsilber[4]). — Eine Verbindung aus Hypoxanthin und Adenin ist bei Adenin erwähnt; eine Verbindung von Hypoxanthin und Harnsäure scheidet sich nach Strecker[5]) krystallinisch aus, wenn eine Lösung von harnsaurem Kali mit der erforderlichen Menge salzsaurem Hypoxanthin versetzt wird.

Verbindungen mit Salzen. Chlorquecksilberhypoxanthin. Aus einer siedenden wässerigen Hypoxanthinlösung scheidet sich nach Zusatz der äquivalenten Menge Quecksilberchlorid und Abkühlung ein Niederschlag von der Zusammensetzung $C_5H_3N_4O \cdot HgCl$ aus; die Verbindung enthält 1 Mol. Krystallwasser, das langsam bei $110°$ entweicht. Wird eine wässerige Hypoxanthinlösung in der Kälte mit Quecksilberchloridlösung in starkem Überschusse versetzt, so entsteht sofort ein schwerer, körnig-krystallinischer Niederschlag von der Zusammensetzung $C_5H_3N_4O \cdot Hg_2Cl_3 + H_2O$ (oder $+ ^1/_2\,H_2O$). Wird dieses Salz mit Wasser unter Zusatz von möglichst wenig Salzsäure bis zur völligen Lösung gekocht, so bilden sich beim Abkühlen und Stehenlassen kleine weißliche, kuglige Aggregate von blättrigen und nadelförmigen Krystallen von der Zusammensetzung $C_5H_4N_4O$

[1]) G. Bruhns, Zeitschr. f. physiol. Chemie **14**, 546 [1890].
[2]) M. Krüger u. G. Salomon, Zeitschr. f. physiol. Chemie **26**, 361 [1898].
[3]) C. Wulff, Zeitschr. f. physiol. Chemie **17**, 505 [1892]. — M. Krüger u. G. Salomon, Zeitschr. f. physiol. Chemie **24**, 386 [1897]; **26**, 362 [1898].
[4]) G. Bruhns, Zeitschr. f. physiol. Chemie **14**, 555 [1890].
[5]) A. Strecker, Annalen d. Chemie u. Pharmazie **108**, 138 [1858].

· $HgCl_2 + H_2O$ [1]). — Hypoxanthinsilbernitrat. Wird eine Lösung von Hypoxanthin in Salpetersäure mit Silbernitrat versetzt, so fällt die sehr schwer lösliche Silbernitratverbindung in Drusen mikroskopischer, manchmal gebogener Prismen aus (Fig. 10). Die Zusammensetzung nähert sich $C_5H_4N_4O \cdot AgNO_3$, gewöhnlich ist aber nach Bruhns zuviel Silber darin enthalten infolge Bildung von ein wenig $C_5H_4N_4O \cdot 2\,AgNO_3$. Das Salz löst sich sehr schwer in kalter Salpetersäure (in 4500—5000 T. Salpetersäure vom spez. Gewicht 1,1), besonders schwer, wenn auch überschüssiges Silbernitrat vorhanden ist (ca. 1 : 40 000). Wird das Salz aus Salpetersäure bei Gegenwart von Silbernitrat umkrystallisiert, so steigt der Silbergehalt, und zwar um so stärker, je mehr Silbernitrat vorhanden ist; andererseits vermindert sich der Silbergehalt wieder, wenn derartige Proben aus reiner Salpetersäure umkrystallisiert werden [2]).

Mit Kalihydrat auf 200° erhitzt bildet das Hypoxanthin u. a. Blausäure und Ammoniak [3]). Verschiedene Organe enthalten Enzyme, die das Hypoxanthin unter Bildung von Xanthin und Harnsäure oxydieren (siehe S. 691).

Zum Nachweis des Hypoxanthins kann man die Herstellung des oben beschriebenen Nitrats, Argentonitrates oder Silberpikrates benutzen. Von den gewöhnlichen Reaktionen fallen die Xanthinprobe und die sog. Weidelsche Probe (S. 694) negativ aus, dagegen verhält sich das Hypoxanthin bei der Kosselschen Reaktion ebenso wie das Adenin (siehe bei diesem S. 698). Die Reaktion mit Diazobenzolsulfosäure fällt hier, wie beim Adenin, bei Vermeidung eines Alkaliüberschusses positiv aus (siehe S. 697).

Über die Trennung des Hypoxanthins von den anderen Purinbasen siehe S. 711.

c) Guanin (2-Amino-6-oxypurin).

$$
\begin{array}{c}
NH-CO \\
| \quad\quad | \\
NH_2-C \quad\ C-NH \\
\|\quad\quad\| \quad\quad CH \\
N \quad\ C-N
\end{array}
= C_5H_5N_5O .
$$

Ebenso wie das Adenin und das Hypoxanthin findet sich das Guanin im Organismus sehr verbreitet, indem es zu den charakteristischen Bestandteilen der Nucleinsäuren der kernhaltigen Organe gehört. Es findet sich ferner frei in den Exkrementen der Spinnen und ist auch im Peruguano vorhanden. Im menschlichen Harne ist es bisher nicht mit Sicherheit nachgewiesen [4]) worden, dagegen findet es sich in den Faeces [5]). Bisweilen sollen beim Schweine (bei „Guaningicht") Ablagerungen von Guanin in den Muskeln, Gelenken und Bändern eintreten, dagegen wurde es im Schweineharn noch nicht mit Sicherheit nachgewiesen.

Synthetisch hergestellt wurde das Guanin von E. Fischer [6]); gewöhnlich stellt man es aus Peruguano her [7]).

Reines Guanin bildet ein weißes, gewöhnlich amorphes Pulver, das in Wasser, Alkohol und Äther unlöslich ist. In Ammoniak ist es sehr schwer löslich, dagegen löst es sich leicht in Alkalien und in Mineralsäuren. Krystallinisch gewinnt man es, wenn man eine 0,05 proz. Lösung von Guanin in sehr verdünnter Natronlauge mit $1/3$ Vol. Alkohol und überschüssiger Essigsäure versetzt; es scheidet sich dann krystallwasserfrei in ziemlich großen Drusen von Prismen und Pyramiden aus [8]).

---

[1]) G. Bruhns, Zeitschr. f. physiol. Chemie 14, 570 [1890].

[2]) A. Strecker, Annalen d. Chemie u. Pharmazie 108, 135 [1858]. — C. Neubauer, Zeitschr. f. analyt. Chemie 6, 33 [1867]. — G. Bruhns, Zeitschr. f. physiol. Chemie 14, 547 [1890].

[3]) A. Kossel, Zeitschr. f. physiol. Chemie 6, 429 [1882].

[4]) Siehe bei M. Krüger u. G. Salomon, Zeitschr. f. physiol. Chemie 24, 366 [1897].

[5]) M. Krüger u. A. Schittenhelm, Zeitschr. f. physiol. Chemie 35, 158 [1902].

[6]) E. Fischer, Berichte d. Deutsch. chem. Gesellschaft 30, 2252 [1897].

[7]) C. Wulff, Zeitschr. f. physiol. Chemie 17, 469 [1892].

[8]) J. Horbaczewski, Zeitschr. f. physiol. Chemie 23, 229 [1897].

Das Guanin reagiert neutral. Es verbindet sich mit Basen zu Salzen, auch mit Säuren, und zwar mit einem oder zwei Äquivalenten; die Salze werden durch Wasser zersetzt.

Verbindungen mit Basen. Das Guanin bildet mit den Alkalien in Wasser leicht lösliche Verbindungen; durch Zugabe von Chlorammonium scheiden diese Lösungen freies Guanin ab. — Durch Kupfersulfat und Natriumbisulfit oder Natriumthiosulfat wird Guanin sowohl in der Wärme wie auch in der Kälte sofort als das sehr schwer lösliche **Guanin-cuprooxyd** gefällt. — **Guaninsilberoxyd** wird aus Guaninlösungen durch ammoniakalische Silberlösung ausgefällt; es ist ebenso wie die Cuprooxydverbindung sehr schwer löslich.

Verbindungen mit Säuren. **Chlorhydrat.** Das einfach saure Salz krystallisiert in feinen, strahlenförmig angeordneten langen Nadeln; bei 100° verliert es das Krystallwasser, bei höherer Temperatur die Salzsäure. Durch Wasser zerfällt es sofort in Salzsäure und Guanin. — **Bromhydrat** $C_5H_5N_5O \cdot HBr$ schmilzt wasserfrei bei 218° [1]). — Mit Platinchlorid bildet Guanin ein krystallinisches **Chloroplatinat**, dagegen kennt man kein Chloroaurat (Unterschied vom Adenin, siehe S. 696). — **Nitrat** $C_5H_5N_5O \cdot HNO_3 + 1^1/_2 H_2O$; es krystallisiert beim Auflösen von Guanin in verdünnter, heißer Salpetersäure, Abkühlen und Stehenlassen in haarförmigen, verfilzten Nadeln. (Aus konzentrierter Salpetersäure entstehen Verbindungen mit 2, 4 und 5 Mol. Salpetersäure [2]). — **Sulfat** $(C_5H_5N_5O)_2 \cdot H_2SO_4 + 2 H_2O$. Beim Auflösen von Guanin in verdünnter Schwefelsäure und Krystallisierenlassen erscheint das Sulfat in makroskopisch sichtbaren langen Nadeln. Das Krystallwasser entweicht bei 120°; das Salz scheidet mit Wasser freies Guanin ab. — **Metaphosphat** $C_5H_5N_5O \cdot HPO_3$. Bei 120° getrocknet, enthält das Salz noch $^1/_2$ Mol. Wasser. Das Salz entsteht beim Versetzen einer schwach sauren oder alkalischen Guaninlösung mit Metaphosphorsäure; es löst sich leicht in Alkalien, beim Erwärmen auch in verdünnten Säuren, dagegen schwer in Ammoniak. In überschüssiger Metaphosphorsäure löst es sich nicht (Unterschied von der entsprechenden Adeninverbindung). In Wasser ist es sehr schwer löslich, schwerer als das Pikrat. In der Regel fällt es so feinkörnig aus, daß die Filtration schwierig ist; einigermaßen krystallinisch erhält man es, wenn man die Fällung in siedendheißen, nicht zu konzentrierten Lösungen vornimmt [3]). — **Guaninbichromat** $(C_5H_5N_5O) \cdot H_2Cr_2O_7$. Löst man Guanin in salzsäurehaltigem Wasser und setzt Kaliumbichromat hinzu, so bildet sich nach kürzerer oder längerer Zeit eine Ausscheidung von glänzenden, orangefarbigen Krystallen, die aus länglichen vierseitigen Prismen, welche meist abgestumpft sind, bestehen; durch Wasser wird das Salz zersetzt [Wulff (l. c., S. 477)]. — **Ferricyanwasserstoffsaures Guanin** $(C_5H_5N_5O)_4 \cdot H_3Fe(CN)_6 + 8 H_2O$ bildet sich, wenn eine salzsaure Guaninlösung mit Ferricyankalium versetzt wird; das Krystallwasser entweicht erst bei mehrstündigem Trocknen auf 120—130°. Die Krystalle sind vier- oder sechsseitige Prismen mit je zwei Endflächen, von denen die eine meist bedeutend größer ist als die andere [Wulff (l. c., S. 481)]. — **Pikrat** $C_5H_5N_5O \cdot C_6H_2(NO_2)_3 \cdot OH + H_2O$. Versetzt man eine Guaninsalzlösung mit Natriumpikrat- oder Pikrinsäurelösung, so scheidet sich das Guaninpikrat in Form pinselförmiger oder farrenkrautartiger Gebilde, seltener als sparrige Drusen großer Nadeln aus. Lufttrocken besitzt das Pikrat goldgelbe Farbe, filzartige Beschaffenheit und seidenartigen Glanz; bei 110° verliert es sein Krystallwasser. In Alkalien und kohlensauren Alkalien löst es sich leicht beim Erwärmen. In verdünnten Säuren löst es sich in der Wärme ziemlich leicht, in der Kälte jedoch sehr schwer; durch Wasser, Alkohol und Ammoniak wird es zersetzt. Das Guanin läßt sich in Verdünnungen von 1 : 30 000 durch Pikrinsäure noch fällen, doch erfolgt hier die Abscheidung erst nach einiger Zeit [Wulff (l. c., S. 480)]. — **Guaninsilberpikrat** $C_5H_4N_5OAg \cdot C_6H_2(NO_2)_3OH + 1^1/_2 H_2O$. Wird eine siedendheiße Guaninsalzlösung (keine Salzsäure!) mit überschüssiger Pikrinsäure und dann, ehe die Ausscheidung des Pikrats anfängt, mit Silbernitrat versetzt, so bildet sich ein citronengelber, voluminöser, amorpher Niederschlag von obiger Zusammensetzung. Das Salz ist in heißem Wasser sehr schwer, in kaltem nahezu unlöslich. Durch Behandlung mit Wasser wird ein Teil, mit Ammoniak dagegen alle Pikrinsäure abgegeben [Wulff (l. c., S. 487)]. — **Pikrolonat** $C_5H_5N_5O \cdot 2 C_{10}H_8N_4O_5$. Lösungen von Guanin in einer genügenden Menge Normalnatronlauge geben mit Pikrolonsäure einen Niederschlag von Guaninpikrolonat [4]).

Verbindungen mit Salzen. Die **Chlorzinkverbindung** $(C_5H_5N_5O \cdot HCl)_2 \cdot ZnCl_2 + 3 H_2O$, entsteht nur beim Eintragen von Guaninchlorhydrat in warme, sirupdicke Chlor-

---

1) C. Neuberg, Berichte d. Deutsch. chem. Gesellschaft **35**, 1470 [1902].

2) A. Schittenhelm u. K. Brahm, Oppenheimers Handbuch der Biochemie **1**, 627 [1909].

3) C. Wulff, Zeitschr. f. physiol. Chemie **17**, 483 [1892].

4) P. A. Levene, Biochem. Zeitschr. **4**, 320 [1907].

zinklösung; die Verbindung löst sich in Salzsäure und in Natronlauge, wenig in Wasser. — Mit Chlorcadmium in Überschuß bildet Guaninchlorhydrat einen in Wasser und Salzsäure löslichen Niederschlag. — Mit wässeriger Sublimatlösung versetzt, gibt Guaninchlorhydrat ein aus kurzen Prismen bestehendes Krystallmehl von der Zusammensetzung $C_5H_5N_5O \cdot HgCl_2 + 2\frac{1}{2} H_2O$; es löst sich leicht in Säuren. Mit alkoholischer Sublimatlösung entsteht $(C_5H_5N_5O \cdot HCl)_2 \cdot HgCl_2 + H_2O$. — Mit Kaliumwismutjodid geben selbst stark verdünnte Guaninsalzlösungen einen Niederschlag, aus feinen, ziemlich langen, roten Nadeln bestehend. Zusammensetzung $C_5H_5N_5O \cdot HJ \cdot 2 BiJ_3 + 2 H_2O$.

Guaninsilbernitrat $C_5H_5N_5O \cdot AgNO_3$. Wird eine Lösung von Guanin in nicht zu verdünnter Salpetersäure mit Silbernitrat versetzt, so scheidet sich die Verbindung krystallinisch aus. In heißer Salpetersäure vom spez. Gewicht 1,1 ist sie nur wenig löslich, aus starker Salpetersäure läßt sie sich leicht umkrystallisieren.

Das Guanin wird durch salpetrige Säure in Xanthin verwandelt, ebenso durch Fäulnis[1]). Die gleiche Umwandlung wird durch Enzyme, die in verschiedenen Organen vorhanden sind (siehe S. 691), bewirkt. Durch Erhitzen mit konzentrierter Salzsäure im geschlossenen Rohre auf 180—200° wird es in Kohlensäure, Kohlenoxyd, Ameisensäure, Ammoniak und Glykokoll zerlegt[2]); durch Oxydation mit Kaliumchlorat und Salzsäure entsteht Guanidin und Parabansäure[3]).

Zum **Nachweis** des Guanins können die verschiedenen charakteristischen Salze benutzt werden. Zur Unterscheidung des Guanins von Xanthin und Hypoxanthin kann das oben beschriebene Verfahren gegenüber Pikrinsäure und Ferricyankalium, zur Unterscheidung des Guanins von Adenin und Hypoxanthin dagegen das Verhalten gegenüber Metaphosphorsäure dienen. Von den Farbenreaktionen fällt die Weidelsche Probe negativ, die Xanthinprobe und die Probe mit Diazobenzolsulfosäure dagegen positiv aus (S. 697).

Über die Trennung des Guanins von den anderen Purinbasen siehe S. 711.

d) Xanthin (2-6-Dioxypurin).

$$\begin{array}{l} NH-CO \\ \mid \qquad \mid \\ CO \quad C-NH \\ \mid \qquad \parallel \qquad \diagdown CH = C_5H_4N_4O_2. \\ NH-C-N \diagup \end{array}$$

Wie die drei oben beschriebenen Purinbasen findet sich das Xanthin in den Geweben als Bestandteil der Nucleinsäuren der verschiedenen kernhaltigen Organe sehr verbreitet; es muß jedoch erwähnt werden, daß es vielleicht nicht primär in den Nucleinsäuren vorhanden ist, sondern sekundär bei der Hydrolyse entsteht, und zwar aus Guanin[4]). Im normalen menschlichen Harn findet es sich immer in kleiner Menge[5]), und zwar kann es auch hier, wenn auch sehr selten, zur Abscheidung gelangen und somit als Bestandteil der Blasensteine auftreten. Auch in den Faeces ist es nachgewiesen worden[6]), ferner im Schweineharn[7]).

Die Synthese des Xanthins hat E. Fischer[8]) durchgeführt; am besten stellt man es jedoch aus Guanin durch Einwirkung von Natriumnitrit oder durch Kochen mit Salzsäure[9]) her.

---

[1]) S. Schindler, Zeitschr. f. physiol. Chemie **13**, 441 [1889].

[2]) C. Wulff, Zeitschr. f. physiol. Chemie **17**, 471 [1892].

[3]) A. Strecker, Annalen d. Chemie u. Pharmazie **118**, 155 [1861].

[4]) H. Steudel, Zeitschr. f. physiol. Chemie **49**, 406 [1906].

[5]) M. Krüger u. G. Salomon, Zeitschr. f. physiol. Chemie **26**, 358 [1898].

[6]) Weintraud, Petrén siehe M. Krüger u. A. Schittenhelm, Zeitschr. f. physiol. Chemie **35**, 160 [1902].

[7]) A. Schittenhelm u. E. Bendix, Zeitschr. f. physiol. Chemie **48**, 143 [1906].

[8]) E. Fischer, Berichte d. Deutsch. chem. Gesellschaft **30**, 2232 [1897].

[9]) E. Fischer, Berichte d. Deutsch. chem. Gesellschaft **43**, 805 [1910].

Reines Xanthin stellt ein weißes Pulver dar, das im Wasser sehr schwer löslich ist, in etwa 1400 T. siedendem, 14 000 T. kaltem Wasser. Gewöhnlich stellt es ein amorphes oder jedenfalls ein sehr undeutlich krystallinisches Pulver dar, läßt sich aber beim Stehenlassen einer bei etwa 60° mit Essigsäure übersättigten 0,05proz. Lösung von Xanthin in sehr verdünnter Alkalilauge krystallinisch gewinnen, und zwar dann in Drusen, die bei guter Ausbildung aus glänzenden, sehr zierlich gruppierten, dünnen, rhombischen Platten bestehen; unter Umständen können auch wetzsteinförmige Blättchen einzeln oder in Rosetten gruppiert auftreten. Das amorphe Xanthin ist wasserfrei, das krystallinische enthält dagegen 1 Mol. Krystallwasser, das erst bei 125—130° entweicht[1]).

Das Xanthin löst sich leicht in Alkalien, auch in Ammoniak; in Piperazinlösung löst es sich, wie das Hypoxanthin, ziemlich leicht[2]). Wird die ammoniakalische Lösung eingeengt, so hinterbleibt reines Xanthin. Aus der genügend konzentrierten Lösung von Xanthin in Natronlauge scheidet sich beim Stehenlassen Xanthinnatrium $C_5H_3N_4O_2Na + H_2O$ krystallinisch aus, und zwar in zu Drusen vereinigten Nädelchen; das Wasser entweicht erst bei 190—200°[3]). Die Krystalle sind in Wasser löslich, auch in konz. Natronlauge [Unterschied vom Heteroxanthin und Paraxanthin, siehe unten[4])]; die wässerige Lösung reagiert alkalisch. Aus der Lösung des Xanthinnatriums läßt sich durch Neutralisation mit Säuren freies Xanthin abscheiden; durch vorsichtige Behandlung der Lösung in konz. Natronlauge mit Kohlensäure läßt sich das Xanthinnatrium wieder ausfällen, mit überschüssiger Kohlensäure wird dagegen freies Xanthin abgeschieden. Die ammoniakalische Xanthinlösung gibt mit einer Bleiacetatlösung oder mit ammoniakalischer Chlorzink- oder Chlorcadmiumlösung Niederschläge. Das Bleisalz $C_5H_2N_4O_2Pb$ läßt sich übrigens krystallinisch auf dieselbe Weise wie das Adeninblei (siehe S. 695) herstellen. Eine ammoniakalische Xanthinlösung gibt ferner mit ammoniakalischer Silbernitratlösung einen unlöslichen Niederschlag von Xanthinsilberoxyd $C_5H_4N_4O_2 \cdot Ag_2O$; mit Kupfersulfat und Natriumbisulfit gibt Xanthin das unlösliche Xanthincuprooxyd.

Auch mit Säuren geht das Xanthin Verbindungen ein, obwohl sie nicht sehr beständig sind.

Chlorhydrat $C_5H_4N_4O_2 \cdot HCl$. In verdünnter Salzsäure löst sich das Xanthin recht schwer; so vermögen z. B. 50 ccm Wasser plus 5 ccm konz. Salzsäure bei gewöhnlicher Temperatur nicht 0,3 g, und 60 ccm Wasser plus 5 ccm konz. Salzsäure in der Wärme nicht 0,4 g Xanthin zu lösen[5]); aus dieser Ursache kann die Trennung des Xanthins von der Harnsäure bei der Harnsäurebestimmung mittels des Silber- oder des Kupferverfahrens schwierig sein, wenn viel Xanthin vorhanden ist (siehe S. 688). Wird Xanthin in heißer konz. Salzsäure gelöst, so scheidet sich beim Erkalten Xanthinchlorhydrat in warzigen Anhäufungen feiner seidenglänzender Krystalle ab; das Salz löst sich in 153 T. salzsäurehaltigen Wassers, wird aber von reinem Wasser unter Abscheidung von Xanthin zersetzt[6]). — Xanthinnitrat $C_5H_4N_4O_2 \cdot HNO_3$. Wie in Salzsäure löst sich auch das Xanthin in verdünnter Salpetersäure sehr schwierig (wichtiger Unterschied vom 1-Methylxanthin siehe unten, S. 705); von einer Mischung von 1 Vol. konz. Salpetersäure und 4 Vol. Wasser erfordert 1 g Xanthin 1445 ccm zur Auflösung[7]). Weil das Xanthin durch heiße konz. Salpetersäure zersetzt wird, stellt man das Nitrat in der Weise her, daß man eine auf etwa 60° erwärmte Lösung von Xanthin in verdünnter Natronlauge tropfenweise und unter Umrühren zu einem kalten Gemisch von 2 T. konz. Salpetersäure und 3 T. Wasser setzt; beim Stehenlassen krystallisiert dann das Nitrat in zu Drusen vereinigten Blättchen. — Das Xanthinsulfat[6]) $C_5H_4N_4O_2 \cdot H_2SO_4 \cdot H_2O$ läßt sich herstellen durch Lösen von Xanthin in heißer, nicht völlig konzentrierter Schwefelsäure und Krystallisierenlassen; auf diese Weise krystallisiert es in perlmutterglänzenden rhombischen Tafeln, beim Verdunsten der Lösung in verdünnterer Säure dagegen in Nadelbüscheln. Mit Wasser gewaschen, verliert das Xanthinsulfat die Schwefelsäure und hinterläßt freies Xanthin. Die Lösung des

1) J. Horbaczewski, Zeitschr. f. physiol. Chemie 23, 226 [1897].
2) E. Salkowski, Archiv f. d. ges. Physiol. 56, 349 [1894].
3) P. Balke, Journ. f. prakt. Chemie [2] 47, 559 [1893].
4) G. Salomon, Virchows Archiv 125, 559 [1891].
5) C. Wulff, Zeitschr. f. physiol. Chemie 17, 637 [1893].
6) A. Strecker, Annalen d. Chemie u. Pharmazie 108, 146 [1858].
7) M. Krüger u. G. Salomon, Zeitschr. f. physiol. Chemie 26, 357 [1898].

Xanthins in einer genügenden Menge konz. Schwefelsäure bleibt nach dem Verdünnen mit der vierfachen Menge Wasser noch bei längerem Stehen klar [Unterschied von Harnsäure, zur Trennung von Harnsäure und Xanthin benutzbar[1])].

Xanthinsilbernitrat $C_5H_4N_4O_2 \cdot AgNO_3$. Wird eine Lösung von Xanthinnitrat mit Silbernitrat versetzt, so krystallisiert das Salz in Drusen zarter gekrümmter Nadeln aus; das Salz kann auch aus einer Lösung von Xanthinsilberoxyd in heißer verdünnter Salpetersäure auskrystallisieren, wenn nicht zu wenig Xanthin und zu viel Salpetersäure vorhanden ist.

Wird Xanthin mit starker Salzsäure in geschlossenem Rohre über 200° erhitzt, so zerfällt es unter Bildung von Kohlensäure, Ammoniak, Kohlenoxyd, Ameisensäure und Glykokoll[2]); beim Erwärmen mit Kaliumchlorat und Salzsäure — oder mit Chlorwasser — entstehen Alloxan und Harnstoff[3]). Verschiedene Organe vermögen durch Enzymwirkung das Xanthin in Harnsäure zu überführen (siehe oben S. 691).

Nachweis. Das Xanthin wird am besten als freie Base identifiziert. Außer der Löslichkeit und anderen von den oben beschriebenen Eigenschaften dienen zur Erkennung die folgenden Reaktionen.

Die Xanthinprobe, die sogenannte Weidelsche Probe und die Probe mit Diazobenzolsulfonsäure in alkalischer Lösung fallen bei Xanthin positiv aus. Bringt man ferner einige Körnchen Xanthin auf einem Uhrglas mit etwas Natronlauge und Chlorkalk zusammen, so bildet sich um die Körnchen zuerst eine dunkelgrüne Zone, die bald braun wird, um dann zu verschwinden; die Farben treten aber nur deutlich auf, wenn das Xanthin einigermaßen rein ist.

Ein unanfechtbarer Beweis für das Vorhandensein von Xanthin läßt sich nach Fischer[4]) durch Bromierung und Methylierung der zu untersuchenden Substanz führen; das Xanthin wird hierdurch in das leicht identifizierbare Bromcoffein übergeführt, das Verfahren ist aber etwas kompliziert.

Über die Trennung des Xanthins von den übrigen Purinbasen, mit denen es aus dem Harn gefällt werden kann, siehe S. 711.

e) 1-Methylxanthin (1-Methyl-2-6-dioxypurin).

$$CH_3-N---CO$$
$$CO \quad C-NH$$
$$\Big| \quad \| \qquad \Big\rangle CH = C_6H_6N_4O_2.$$
$$NH-C-N$$

Das Methylxanthin ist zuerst im menschlichen Harn gefunden worden[5]), später auch im Harne von Kaninchen, die mit Paraxanthin[6]) oder Kaffein[7]) gefüttert worden waren; es ist ferner als Autolysierungsprodukt der Nebennieren nachgewiesen worden[8]).

Der Körper wird aus Wasser als farbloses Krystallpulver erhalten, wie sich unter dem Mikroskope erkennen läßt. Beim Eindampfen seiner salzsauren oder ammoniakalischen Lösung auf dem Wasserbade, oft auch beim Übersättigen der alkalischen Lösung mit Essigsäure erhält man Gebilde rhomboidaler,

---

[1]) J. Horbaczewski, Zeitschr. f. physiol. Chemie 18, 344 [1893].

[2]) E. Schmidt, Annalen d. Chemie u. Pharmazie 217, 308 [1883]. — M. Krüger u. G. Salomon, Zeitschr. f. physiol. Chemie 21, 171 [1895].

[3]) E. Fischer, Annalen d. Chemie u. Pharmazie 215, 310 [1882].

[4]) E. Fischer, Berichte d. Deutsch. chem. Gesellschaft 31, 2563 [1898].

[5]) M. Krüger u. G. Salomon, Zeitschr. f. physiol. Chemie 24, 380 [1897]; 26, 358 [1898].

[6]) M. Krüger u. P. Schmidt, Berichte d. Deutsch. chem. Gesellschaft 32, 2680 [1899].

[7]) M. Krüger, Berichte d. Deutsch. chem. Gesellschaft 32, 3336 [1899].

[8]) J. Okerblom, Zeitschr. f. physiol. Chemie 28, 62 [1899].

tafelförmiger, äußerst dünner Krystalle, bei denen zumeist eine Ecke abgestumpft ist und der benachbarten sich in einem rechten Winkel nähert.
Büschel und spitzige Krystalltrümmer kommen oft vor. Am besten krystallisiert es aus essigsaurer Lösung und zwar in sehr dünnen, übereinander ge-
schichteten, 6 seitigen, seltener 4 seitigen Blättchen[1]).

Das 1-Methylxanthin ist in kaltem Wasser schwer, jedoch beträchtlich leichter löslich als das Xanthin. In Alkalien, auch in Ammoniak, ist es leicht löslich und bildet somit kein schwerlösliches Natriumsalz (Unterschied vom Heteroxanthin), auch kein
schwerlösliches Bariumsalz[2]) (Unterschied vom 3-Methylxanthin). Die wässerige
Lösung wird durch ammoniakalische Silberlösung gelatinös gefällt. Kupfersulfat und
Natriumbisulfit erzeugen in der Kälte einen voluminösen, in der Wärme weißen flockigen
Niederschlag; Kupfersulfat und Natriumthiosulfat fällen nur in der Wärme. Mit Quecksilberchlorid und Soda entsteht ein weißer flockiger Niederschlag.

In Säuren ist das 1-Methylxanthin ebenfalls leicht löslich, auch in Salpetersäure
(Unterschied vom Xanthin). Das salzsaure und das salpetersaure Salz erhält man beim Eindunsten (in der Kälte) einer Lösung von 1-Methylxanthin in der entsprechenden Säure; das Chlorhydrat bildet schöne, glasglänzende, rhombische Blättchen und Säulen, das Nitrat lange vierseitige Prismen mit zweiflächiger Abstumpfung,
häufig verkürzt, so daß sie wie sechsseitige Blättchen aussehen. Die Salze werden
durch Wasser dissoziiert [Krüger und Salomon (l. c., S. 382)].

Aus konz. Lösungen scheidet sich das Chloroaurat in glänzenden rhombischen
Säulen, das Chloroplatinat in sternförmig gruppierten Nadeln oder in Prismen ab.

Mit Silbernitrat bildet das Methylxanthin eine Verbindung, die von der entsprechenden Xanthinverbindung nicht zu unterscheiden ist; sie verhalten sich in bezug auf Krystallform und Löslichkeit völlig gleich.

Beim Methylieren des Methylxanthins entsteht zuerst Theophyllin, dann beim
weiteren Methylieren Kaffein[1])[2]). Durch Bromierung läßt sich aus Methylxanthin ein
schwerlösliches Brommethylxanthin herstellen [Krüger und Salomon[2])].

Nachweis. Hier wie bei den übrigen Purinbasen geschieht der Nachweis
durch die Isolierung. Zur Identifizierung dienen Analyse und die verschiedenen
oben besprochenen Löslichkeitsverhältnisse; ferner kann unter Umständen
benutzt werden, daß sowohl die Xanthinprobe wie auch die sogenannte Weidelsche Probe beim Methylxanthin positiv ist [Krüger und Salomon (l. c.)].

Über die Isolierung des Körpers siehe S. 711.

f) Heteroxanthin (7-Methyl-2-6-dioxypurin).

$$\begin{array}{l} NH\text{---}CO \\ |\qquad | \\ CO\quad C\text{---}N{\diagup}^{CH_3} \\ |\qquad \|\qquad {\diagdown}_{CH} \\ NH\text{---}C\text{---}N \end{array} = C_6H_6N_4O_2 .$$

Das Heteroxanthin ist zuerst aus Menschenharn[3]), später aus Hundeharn[4])[5])
isoliert worden. Verfüttertes Theobromin erscheint im Harn von Menschen, Hunden
und Kaninchen zum Teil als Heteroxanthin[6]); neben unverändertem Theobromin kann außerdem Heteroxanthin auch 3-Methylxanthin nachgewiesen werden, und zwar findet sich
beim Kaninchen überwiegend Heteroxanthin, während beim Hunde hauptsächlich 3-Methyl-
xanthin gebildet wird [Krüger und Schmidt[6])]. Auch nach Verfütterung von Kaffein

[1]) M. Krüger u. G. Salomon, Zeitschr. f. physiol. Chemie 24, 381 [1897]. —
M. Krüger, Berichte d. Deutsch. chem. Gesellschaft 33, 3665 [1900].
[2]) M. Krüger u. G. Salomon, Zeitschr. f. physiol. Chemie 26, 368 [1898].
[3]) G. Salomon, Berichte d. Deutsch. chem. Gesellschaft 18, 3407 [1885].
[4]) G. Salomon, Zeitschr. f. physiol. Chemie 11, 412 [1887].
[5]) G. Salomon u. C. Neuberg, Salkowski-Festschr. 1904, S. 37.
[6]) S. Bondzynski u. R. Gottlieb, Berichte d. Deutsch. chem. Gesellschaft 28,
1114 [1895]; Archiv f. experim. Pathol. u. Pharmakol. 36, 45 [1895]; 37, 385 [1896]; 45,
259 [1901]. — M. Krüger u. P. Schmidt, Berichte d. Deutsch. chem. Gesellschaft 32,
2679 [1899].

läßt sich im Harne von Kaninchen Heteroxanthin nachweisen[1]), Hunde scheiden aber unter diesen Umständen 3-Methylxanthin ab[2]). Ein gleicher Unterschied ist auch beim Verfüttern von anderen, mehrfach methylierten Xanthinen aufgefunden worden[3]); es hat sich somit ergeben, daß die Widerstandsfähigkeit der einzelnen Methylgruppen im Molekül bei den verschiedenen Tierarten verschieden ist[4]).

Synthetisch ist das Heteroxanthin von Fischer[5]) hergestellt worden.

Das reine Heteroxanthin stellt ein weißes Krystallpulver dar, welches in kaltem Wasser sehr schwer löslich ist, sich aber in siedendem Wasser im Verhältnis 1:142 löst[5]); in Alkohol ist es noch schwerer löslich, in Äther und Chloroform unlöslich. Es krystallisiert in kleinen Rosetten außerordentlich feiner Nädelchen[6]). Beim raschen Erhitzen im Capillarrohr beginnt es erst über 360° zu sintern und sich zu färben; es schmilzt erst gegen 380° unter Gasentwicklung [Fischer (l. c.)]. Beim vorsichtigen Erhitzen verflüchtigt es sich, ohne zu schmelzen, unter Entwicklung geringer Mengen Blausäure. Die wässerige Lösung des Heteroxanthins reagiert neutral[7]).

Verbindungen mit Basen. Natriumverbindung $C_6H_5N_4O_2Na + 5 H_2O$[8]). Löst man Heteroxanthin in heißer, nicht zu verdünnter Natronlauge, so krystallisiert beim Erkalten die Verbindung in glänzenden Säulen[8]) (Fig. 11) [schiefwinkligen Tafeln[7])] mit 5 Mol. Krystallwasser aus; das Wasser entweicht vollständig bei 110—120°. Das Salz löst sich leicht in Wasser und läßt beim Neutralisieren freies Heteroxanthin ausfallen. In Natronlauge ist es ziemlich schwer löslich, so erfordert z. B. 1 g freies Heteroxanthin bei gewöhnlicher Temperatur 2077 ccm 3,3 proz. Natronlauge zur Lösung. — Auch mit anderen Basen bildet das Heteroxanthin schwerlösliche Verbindungen, so wird die wässerige Lösung von ammoniakalischer Silberlösung, Bleiessig und Ammoniak, Kupferacetat, Quecksilberchlorid, ferner von Kupfersulfat und Natriumbisulfit schon bei gewöhnlicher Temperatur, von Kupfersulfat und Natriumthiosulfat dagegen erst beim Erwärmen gefällt; bei schwachem Erwärmen tritt noch in einer Verdünnung von 1 : 50 000 durch

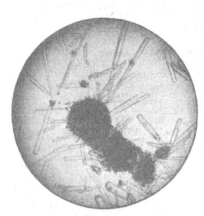

Fig. 11.
Na-Heteroxanthin.

Kupfersulfat und Natriumbisulfit deutlich flockige Fällung ein.

Verbindungen mit Säuren. Chlorhydrat[7]). Aus der Lösung des Heteroxanthins in Salzsäure scheidet sich bei passender Konzentration das Chlorhydrat in wasserhellen, meist zu Büscheln vereinigten, langen Nadeln aus; es ist in Salzsäure löslich, obwohl ziemlich schwer, von Wasser wird es aber unter Abscheidung von freiem Heteroxanthin zersetzt. — Nitrat[8]). Das Nitrat ist schwerer löslich als das salzsaure Salz; aus 10 proz. Salpetersäure krystallisiert es ziemlich schnell in Krystallen; sie sind als rhombische Blättchen zu bezeichnen, bei welchen sich die Längsseiten nach außen biegen. — Sulfat[9]) $C_6H_6N_4O_2 \cdot H_2SO_4$. Das Heteroxanthin löst sich in einer Mischung von 1 Vol. konz. Schwefelsäure und 2 Vol. Wasser, und die Lösung scheidet das Sulfat in langen, seidenglänzenden Nadeln ab; durch Wasser wird es in seine Bestandteile zerlegt, nicht aber durch Alkohol. — Chloroplatinat[7]). Durch Zusatz von Platinchlorid zur salz-

[1]) M. Krüger, Berichte d. Deutsch. chem. Gesellschaft **32**, 3336 [1899].
[2]) M. Albanese, Berichte d. Deutsch. chem. Gesellschaft **32**, 2280 [1899].
[3]) M. Krüger u. J. Schmid, Zeitschr. f. physiol. Chemie **36**, 1 [1902].
[4]) Siehe J. Schmid, Zeitschr. f. physiol. Chemie **67**, 155 [1910].
[5]) E. Fischer, Berichte d. Deutsch. chem. Gesellschaft **30**, 2403 [1897].
[6]) M. Krüger u. P. Schmidt, Berichte d. Deutsch. chem. Gesellschaft **32**, 2678 [1899].
[7]) G. Salomon, Berichte d. Deutsch. chem. Gesellschaft **18**, 3408 [1885].
[8]) M. Krüger u. G. Salomon, Zeitschr. f. physiol. Chemie **24**, 370 [1897]; **26**, 360 [1898].
[9]) S. Bondzynski u. R. Gottlieb, Archiv f. experim. Pathol. u. Pharmakol. **37**, 388 [1896].

sauren Lösung des Heteroxanthins erhält man ein makroskopisch krystallisiertes Doppelsalz. — Heteroxanthinlösungen werden durch Phosphorwolframsäure gefällt.

Besonders charakteristisch für das Heteroxanthin ist außer der obenerwähnten Natriumverbindung noch die Silbernitratverbindung, die durch Zusatz von Silbernitrat zu einer Lösung von Heteroxanthin in Salpetersäure erhalten werden kann[1]). Sie bildet ein schweres, aus kleinen rhombischen Blättchen und Prismen bestehendes Krystallpulver; die Krystalle sind häufig durcheinander gewachsen und bilden dann kreuzförmige Figuren. In Salpetersäure vom spez. Gewicht 1,1, die 1% Silbernitrat enthält, beträgt die Löslichkeit des Heteroxanthinsilbernitrats bei gewöhnlicher Temperatur 1 : 2820, auf freies Heteroxanthin berechnet.

Beim Erhitzen mit konzentrierter Salzsäure oder verdünnter Schwefelsäure (1 Vol. konz. Schwefelsäure, 2 Vol. Wasser) im geschlossenen Rohre 12 Stunden bei etwa 200° zerfällt das Heteroxanthin in Kohlensäure, Ammoniak, Kohlenoxyd und Sarkosin [Methylglykokoll[2])].

Zum **Nachweis** des Heteroxanthins dienen Herstellung der obenerwähnten schwerlöslichen Verbindungen (Natrium- oder Silbernitratverbindung) und Analyse der aus denselben freigemachten Substanz. Von den gewöhnlichen Farbenreaktionen fallen die Xanthinprobe negativ, die sogenannte Weidelsche Probe dagegen positiv aus.

Über die Isolierung des Heteroxanthins siehe S. 711.

g) Paraxanthin (1-7-Dimethyl-2-6-dioxypurin).

$$CH_3 - N \underset{\underset{NH - C}{|}}{\overset{\overset{CO}{|}}{}} \underset{}{\overset{}{}}$$

$$CH_3 - N{-}CO$$
$$CO \quad C - N{<}^{CH_3}_{>}CH = C_7H_8N_4O_2 \,.$$
$$NH - C - N$$

Das Paraxanthin ist zuerst von Thudichum[3]), später unabhängig davon von Salomon[4]) aus menschlichem Harn gewonnen worden, die hier vorhandenen Mengen sind aber sehr klein. Es ist außerdem aus dem Urin von Kaninchen und Hunden, die mit Kaffein gefüttert worden waren, isoliert worden[5]).

Die Konstitution des Paraxanthins ist durch die Fischersche Synthese festgestellt[6]).

Die Substanz löst sich in kaltem Wasser ziemlich leicht (leichter als Xanthin), weit besser in heißem (in etwa 25 T.); die Lösungen reagieren neutral. In Alkohol, jedenfalls in kaltem, und in Äther ist sie unlöslich. Nach Krystallisation aus heißer wässeriger Lösung bildet das Paraxanthin farblose glasglänzende Krystalle, die mehrere Formen aufweisen können: Sechsseitige Tafeln, in Büscheln und Rosetten angeordnet; lange durcheinandergewirrte Nadeln, schief abgeschnittene Prismen. Gewöhnlich ist es wasserfrei, es kann aber auch Krystallwasser enthalten; das Wasser entweicht bei 110°. Die Krystalle schmelzen bei 295—296° (korr. 298—299°[7]).

Verbindungen mit Basen. Das Paraxanthin löst sich leicht in Ammoniak, dagegen sind die Verbindungen mit Natron oder Kali schwer löslich, jedenfalls wenn überschüssiges Natron- oder Kalihydrat vorhanden ist. — Natronsalz $C_7H_7N_4O_2Na + 4 H_2O$. Werden

---

[1]) M. Krüger u. G. Salomon, Zeitschr. f. phsyiol. Chemie **24**, 370 [1897]; **26**, 360 [1898].

[2]) M. Krüger u. G. Salomon, Zeitschr. f. physiol. Chemie **21**, 172 [1895].

[3]) J. W Thudichum, Annals of Chem. Med. **1**, 160 [London 1879], zit. nach G. Salomon, Zeitschr. f. physiol. Chemie **11**, 415 [1887].

[4]) G. Salomon, Berichte d. Deutsch. chem. Gesellschaft **16**, 195 [1883]; **18**, 3406 [1885].

[5]) M. Krüger, Berichte d. Deutsch. chem. Gesellschaft **32**, 2820, 3336 [1899].

[6]) E. Fischer, Berichte d. Deutsch. chem. Gesellschaft **30**, 2408 [1897]; siehe auch E. Fischer u. H. Clemm, Berichte d. Deutsch. chem. Gesellschaft **31**, 2622 [1898].

[7]) G. Salomon, Berichte d. Deutsch. chem. Gesellschaft **16**, 196 [1883]; Zeitschr. f. physiol. Chemie **15**, 319 [1891]. — E. Fischer, Berichte d. Deutsch. chem. Gesellschaft **30**, 2408 [1897].

Paraxanthinlösungen mit Natronhydrat versetzt, so scheidet sich ein Salz von obiger Zusammensetzung aus, welches aus ein wenig heißem Wasser umkrystallisiert werden kann; es krystallisiert in Tafeln, die teils isoliert, teil in Büscheln gruppiert auftreten. Aus den Lösungen des Natronsalzes läßt sich durch Säuren das freie Paraxanthin abscheiden; dasselbe wird durch Kohlensäure oder saure Salze erreicht. Das Krystallwasser entweicht bei 130°. — Das Kalisalz verhält sich wie das Natronsalz, nur ist es etwas leichter löslich. — Auch mit anderen Basen geht das Paraxanthin Verbindungen ein, so werden durch Ammoniak und Bleiacetat, Ammoniak und Silbernitrat, durch Kupfersulfat und Natriumbisulfit unlösliche Verbindungen abgeschieden.

Auch mit Säuren verbindet sich das Paraxanthin. Das salzsaure Salz krystallisiert auch bei starker Konzentration nur schwer; das Nitrat ist sehr unbeständig. — Chloroplatinat $(C_7H_8N_4O_2)_2 \cdot H_2PtCl_6 + H_2O$. Das Salz wird erhalten, wenn eine starke Lösung von Paraxanthin in Salzsäure mit Platinchlorid versetzt wird; es bildet orangefarbene Krystalle, die beim Trocknen über Schwefelsäure schnell in ein gelbes Pulver zerfallen[1]). — Pikrinsäure erzeugt in der salzsauren Lösung einen reichlichen, aus dicht verfilzten gelben Krystallflittern bestehenden Niederschlag; auch dieses Salz wird durch Wasser zersetzt. — Phosphorwolframsäure gibt mit Paraxanthinlösungen einen Niederschlag.

Salpetersaure Lösungen des Paraxanthins werden durch Silbernitrat gefällt, oft mehr oder minder gallertartig. Löst man diese Fällungen in warmer Salpetersäure, so scheiden sich beim Erkalten weiße, seidenglänzende Krystallbüscheln von Paraxanthinsilbernitrat aus[2]). — Mit Quecksilberchlorid in Überschuß versetzt, scheiden Paraxanthinlösungen langsam ein Haufwerk farbloser Prismen aus, die sich in heißem Wasser leicht lösen. Bei mäßigem Erhitzen trüben sich die Krystalle unter Verlust von Krystallwasser; bei stärkerem Erhitzen schmelzen sie unter teilweiser Zersetzung und Entwicklung übelriechender Dämpfe[2]).

Zum **Nachweis** dient die Isolierung. Zur weiteren Untersuchung des erhaltenen Produktes kann das folgende Verhalten benutzt werden.

Bringt man einen durchsichtigen Paraxanthinkrystall in ein Tröpfchen konz. Natronlauge, so wird er sofort weiß und undurchsichtig. Unter dem Mikroskop sieht man ihn rissig werden und sehr allmählich in Lösung gehen während gleichzeitig die Blättchen der Natronverbindung (siehe oben) am Rande des Tropfens in Büscheln anschießen oder auch wohl den zergehenden Paraxanthinkrystall selbst überziehen. Durch Auflösen der Natronverbindung in wenig Wasser und Neutralisieren mittels Salzsäure oder einer starken organischen Säure (Essigsäure, Milchsäure) kann man das Paraxanthin in den bekannten Krystallformen wieder erhalten[3]).

Von den Farbenreaktionen sind bei Paraxanthin die sogenannte Weidelsche Probe positiv, die Xanthinprobe dagegen negativ.

Über die Isolierung von Paraxanthin siehe S. 711.

h) Epiguanin (2-Amino-6-oxy-7-methylpurin).

$$\begin{array}{ccc} & NH-CO & \\ NH_2-C & C-N & \diagdown CH_3 \\ & \| & \| & \diagup CH \\ N & C-N & \end{array} = C_6H_7N_5O.$$

Diese Base ist nur im menschlichen Harn nachgewiesen worden[4]), und zwar sind aus 10 000 l Harn nur 3,4 g gewonnen. Synthetisch wurde sie von E. Fischer hergestellt[5]).

Das Epiguanin ist in heißem Wasser sehr schwer löslich (in etwa 900 T.), in kaltem Wasser nahezu unlöslich. Aus siedendem Wasser umkrystallisiert, bildet es sehr feine Nadeln oder Prismen, die nach dem Trocknen im Exsiccator

      [1]) M. Krüger u. G. Salomon, Zeitschr. f. physiol. Chemie **24**, 376 [1897].
      [2]) G. Salomon, Berichte d. Deutsch. chem. Gesellschaft **16**, 196 [1883]; Zeitschr. f. physiol. Chemie **15**, 319 [1891]. — E. Fischer, Berichte d. Deutsch. chem. Gesellschaft **30**, 2408 [1897].
      [3]) G. Salomon, Berichte d. Deutsch. chem. Gesellschaft **16**, 198 [1883].
      [4]) M. Krüger u. C. Wulff, Archiv f. Anat. u. Physiol., physiol. Abt. **1894**, 553. — M. Krüger u. G. Salomon, Zeitschr. f. physiol. Chemie **24**, 387 [1897]; **26**, 367 [1898].
      [5]) E. Fischer, Berichte d. Deutsch. chem. Gesellschaft **30**, 2411 [1897].

wasserfrei sind; im Capillarrohr rasch erhitzt, beginnt es sich gegen 300° zu färben und verkohlt bei höherer Temperatur, ohne zu schmelzen[1]).

Verbindungen mit Basen. Die Base wird durch verdünnte Alkalien in der Kälte gelöst, aber schon durch Kohlensäure wieder gefällt. Aus sehr konzentrierter Natronlauge krystallisiert das Natriumsalz in der Kälte in äußerst feinen Nadeln. In Ammoniak löst sich die Base schwer, auch in der Wärme, aber doch erheblich leichter als in reinem Wasser. Die ammoniakalische Lösung gibt mit Silbernitrat einen amorphen farblosen Niederschlag, dagegen wird sie von Bleiacetat nicht gefällt. Die wässerige Lösung der Base wird durch Kupfersulfat und Natriumbisulfit in der Kälte gelatinös, in der Wärme flockig gefällt; Kupfersulfat und Natriumthiosulfat erzeugt erst in der Wärme eine Fällung. Die wässerige Basenlösung wird weder durch neutrales noch durch basisches Bleiacetat gefällt. Auf Zusatz von Quecksilberchlorid bleibt die Lösung zunächst vollkommen klar, erst eine größere Menge des Reagens' ruft eine allmählich stärker werdende Trübung hervor; Quecksilberchlorid und Natriumcarbonat erzeugen sofort einen weißen flockigen Niederschlag.

Verbindungen mit Säuren. Chlorid. Löst man das Epiguanin in der sechsfachen Menge heißer 15 proz. Salzsäure, so krystallisiert beim Erkalten das salzsaure Salz in farblosen Nadeln oder Prismen. Die Verbindung löst sich in ungefähr 100 T. kochenden Wassers; in Alkohol ist sie viel schwerer löslich. — Nitrat. In heißer, stark verdünnter Salpetersäure löst sich die Base schwerer als in Salzsäure, und beim Erkalten krystallisiert das Nitrat in eisblumenähnlichen Krystallen. — Sulfat. In warmer, sehr verdünnter Schwefelsäure löst sich die Base leicht, und bei genügender Konzentration krystallisiert in der Kälte das Sulfat in äußerst feinen, biegsamen Nadeln, in Berührung mit der Mutterlauge verwandeln sie sich aber in eine derbe Krystallmasse, die unter dem Mikroskop hübsche, langgestreckte, häufig sechsseitige Plättchen zeigt (E. Fischer). — Chromat. Versetzt man die Lösung des salzsauren Salzes mit Kaliumbichromat, so scheiden sich nach kurzer Zeit feine, glänzende, vierseitige Prismen des gelben Chromates aus (Krüger und Salomon). — Chloroplatinat. Das Chloroplatinat krystallisiert nach Krüger und Salomon[2]) aus konz. Lösungen in glänzenden, sechsseitigen, orangeroten Prismen. Nach E. Fischer[1]) fällt es aus der kalten Lösung des salzsauren Epiguanins durch Zusatz von Platinchlorid in feinen gelben Nadeln, welche unter dem Mikroskop wie unregelmäßige Spieße aussehen; dieselben lösen sich in der erwärmten Mutterlauge ziemlich leicht, aber in der Regel fällt dann bald ein anderes Salz als gelbes Krystallpulver von wesentlich verschiedener Form aus, welches sowohl in Wasser wie in verdünnter Salzsäure, selbst in der Hitze, recht schwer löslich ist. — Chloroaurat. Durch Goldchlorid wird eine stärkere, salzsaure Lösung der Base sofort in feinen gelben Nadeln gefällt; bringt man dieselben durch Zusatz von Wasser und Erwärmen in Lösung und läßt die Flüssigkeit in der Kälte verdunsten, so erscheinen polyedrische, glänzende Krystalle (Krüger und Salomon). Das Chloroaurat fällt aus der salzsauren Lösung in sehr feinen gelben Nadeln; es löst sich in der Wärme leicht und krystallisiert beim Erkalten in langen, biegsamen, gelbroten Nadeln (E. Fischer). — Pikrat. Das Pikrat ist in Wasser schwer löslich; noch in einer Lösung von 1 : 1000 erzeugt konz., wässerige Pikrinsäurelösung schon nach kurzer Zeit einen glänzenden, aus rhombischen und sechsseitigen Blättchen bestehenden Niederschlag. Aus stärkeren Lösungen scheiden sich sofort feine gebogene Nadeln, zu Büscheln oder fächerförmigen Gebilden vereinigt, ab (Krüger und Salomon). Es löst sich in ungefähr 2700 T. Wasser von 18°, beginnt bei etwa 253° zu sintern und zersetzt sich bei 257° unter Gasentwicklung.

Durch salpetrige Säure wird das Epiguanin in Heteroxanthin verwandelt. Durch Chlor (Salzsäure und Kaliumchlorat) wird es bei gewöhnlicher Temperatur zerlegt, wodurch u. a. auch Guanidin entsteht (E. Fischer).

Zum **Nachweis** dient die Isolierung. Zur Identifizierung eignen sich Natriumsalz und Pikrat, ferner die obenerwähnten Löslichkeitsverhältnisse. Von den Farbenreaktionen ist die sogenannte Weidelsche Probe positiv, die Xanthinprobe auch positiv, jedoch viel schwächer als beim Xanthin.

Über die Isolierung siehe S. 711.

---

[1]) E. Fischer, Berichte d. Deutsch. chem. Gesellschaft **30**, 2411 [1897].

[2]) M. Krüger u. C. Wulff, Archiv f. Anat. u. Physiol., physiol. Abt., **1894**, 553. — M. Krüger u. G. Salomon, Zeitschr. f. physiol. Chemie **24**, 387 [1897]; **26**, 367 [1898].

i) Episarkin.

Mit diesem Namen bezeichnet Balke[1]) eine im Harn von Menschen
in geringer Menge vorkommende Base, die neben dem Hypoxanthin gefunden
wurde. Dieselbe krystallisiert in wetzsteinförmigen Nadeln oder in kleinen
glasglänzenden Säulen; der trockene Körper stellt eine asbestartige, verfilzte
Masse dar. Die Löslichkeit in kaltem Wasser ist 1 : 13 000.

Die Base ist in Salzsäure und Natronlauge leicht löslich, auch in Ammoniak, wird
aber aus dieser Lösung durch Kohlensäure ausgefällt. Die wässerige Lösung gibt mit Quecksilberchlorid und mit ammoniakalischem Bleiessig weiße Fällungen, dagegen kein schwerlösliches Pikrat. Die Base gibt nicht die Xanthinprobe, wohl aber die sogenannte Weidelsche Probe und besitzt wahrscheinlich die Formel $C_4H_6N_3O$.

Krüger und Salomon, die 10 000 l menschlichen Harns auf Purinbasen
aufarbeiteten, haben das Episarkin nicht gefunden. Vielleicht ist es mit dem
Epiguanin identisch, was nicht ausgeschlossen erscheint, obgleich einzelne
Verschiedenheiten in den Angaben der Eigenschaften vorhanden sind[2]).

k) Carnin.

$$C_7H_8N_4O_3.$$

Das Carnin ist von Weidel[3]) aus Fleischextrakt isoliert und von Krukenberg
und Wagner[4]) in den Muskeln einiger Süßwasserfische und im Froschfleische, von Lippmann[5]) im Rübensaft nachgewiesen worden. Nach den Angaben Pouchets kommt es
im normalen Harn immer vor, Krüger und Salomon haben aber die Angaben Pouchets
nicht bestätigen können[6]). Über die im folgenden angegebenen Eigenschaften der Base
siehe die schon zitierten Abhandlungen und außerdem Balke[7]).

Das Carnin bildet weiße, mikrokrystallinische, 1 Mol. Krystallwasser
enthaltende Massen, welche sich bei 230° bräunen und bei 239° verkohlen.
In heißem Wasser ist es ziemlich leicht, in kaltem dagegen schwer löslich;
in Alkohol und Äther ist es unlöslich. Die wässerige Lösung reagiert neutral.

In Ammoniak ist das Carnin schwer, in Alkalien dagegen leicht löslich (Krukenberg und Wagner). — Die wässerige Lösung wird durch Bleiessig gefällt, wenn kein
Bleizucker vorhanden ist (Weidel); der Niederschlag ist in heißem Wasser löslich, in
kaltem nicht. — Mit Silbernitrat gibt die wässerige Lösung einen Niederschlag von der
Zusammensetzung $(C_7H_7N_4O_3 \cdot Ag)_2 \cdot AgNO_3$, der sich weder in Salpetersäure noch in
Ammoniak löst. — Aus alkalischen Lösungen wird durch Kupfersulfat und ein Reduktionsmittel, z. B. Hydroxylaminchlorhydrat, das Carnin als Cuprooxydverbindung
gefällt (Balke).

Eine Lösung von Carnin in warmer starker Salzsäure scheidet beim Erkalten das
Chlorhydrat $C_7H_8N_4O_3 \cdot HCl$ in glasglänzenden Nadeln ab. Beim Umkrystallisieren
aus Wasser erhält man zuerst einen schlammigen Niederschlag, der sich dann in die erwähnten Krystallnadeln umwandelt. — Aus warmer starker Jodwasserstoffsäurelösung
erhält man jodwasserstoffsaures Carnin in Nadeln. — Die Lösung des Carninchlor-
hydrats liefert mit Platinchlorid einen gelben krystallinischen Niederschlag von der
Zusammensetzung $C_7H_8N_4O_3 \cdot HCl \cdot PtCl_4$. — Das Carnin bildet kein schwerlösliches
Pikrat.

---

[1]) P. Balke, Inaug.-Diss. Leipzig 1893. Hier nach M. Krüger u. G. Salomon,
Zeitschr. f. physiol. Chemie **24**, 389 [1897], zit.

[2]) M. Krüger u. G. Salomon, Zeitschr. f. physiol. Chemie **24**, 391 [1897]; **26**, 371
[1898].

[3]) H. Weidel, Annalen d. Chemie u. Pharmazie **158**, 353 [1871].

[4]) Krukenberg u. H. Wagner, Sitzungsber. d. Würzb. phys.-med. Gesellschaft
1883, 58; zit. nach Hoppe-Seyler-Thierfelder, Physiol.- u. pathol.-chem. Analyse, 8. Aufl.
1909, S. 187.

[5]) E. O. v. Lippmann, Berichte d. Deutsch. chem. Gesellschaft **29**, 2650 [1896].

[6]) Siehe M. Krüger u. G. Salomon, Zeitschr. f. physiol. Chemie **24**, 367 [1897];
26. 371 [1898].

[7]) P. Balke, Journ. f. prakt. Chemie [2] **47**, 547 [1893].

Das Carnin kann mit Barytwasser stundenlang ohne Zersetzung gekocht werden. Durch überschüssiges Bromwasser wird es in Hypoxanthin übergeführt. Sowohl die Xanthinprobe wie auch die sogenannte Weidelsche Probe fallen beim Carnin negativ aus.

Isolierung der einzelnen Purinbasen.

Wie schon oben erwähnt, können die sämtlichen hier behandelten Purinbasen quantitativ zusammen aus ihren Lösungen durch ammoniakalische Silberlösung oder durch Kochen mit Kupfersulfat und Natriumbisulfit ausgefällt werden; aus dem Basengemisch, das aus dem Niederschlage bei dem schon beschriebenen Verfahren gewonnen werden kann, lassen sich dann nach der Methode von Krüger und Salomon[1]) die einzelnen Basen isolieren.

Ausführung. Eine große Harnmenge (mindestens 300 l) wird mit ammoniakalischer Silberlösung oder mit Kupfersulfat und Natriumbisulfit genau wie schon beschrieben (S. 687 ff.) ausgefällt. Nachdem sich der Niederschlag beim Stehenlassen abgesetzt hat, läßt sich der größte Teil der Flüssigkeit völlig klar abhebern; der Rest wird filtriert und der Niederschlag ausgewaschen.

Sind die Alloxurkörper, Purinbasen, (siehe S. 676) durch ammoniakalische Silberlösung gefällt worden, so wird der gewaschene Niederschlag in einem im siedenden Wasserbade befindlichen Rundkolben durch verdünnte Salzsäure vorsichtig zersetzt, bis die voluminösen Silberverbindungen vollständig verschwunden sind und an deren Stelle sich leicht zu Boden setzendes Chlorsilber entstanden ist. Dann erhitzt man den Kolben über freiem Feuer, gibt die gleiche Menge der vorher verbrauchten Salzsäure hinzu, filtriert heiß und wäscht den Niederschlag mit stark verdünnter Salzsäure aus. Die Hauptmenge der Harnsäure bleibt bei dem Chlorsilber auf dem Filter.

Hat man die Purinkörper mit Kupfersulfat und Natriumbisulfit gefällt, so wird der mit heißem Wasser gewaschene Niederschlag gleichfalls im Rundkolben mit Wasser erwärmt, durch Ammoniak schwach alkalisch gemacht, dann mit Salzsäure bis zur stark sauren Reaktion versetzt, durch Schwefelwasserstoffgas zerlegt und die Lösung heiß filtriert. Auch hier bleibt die Hauptmenge der Harnsäure auf dem Filter.

Das salzsaure Filtrat (sei es vom Chlorsilber oder vom Schwefelkupfer) wird durch möglichst wenig Tierkohle entfärbt. Wenn angängig, unterbleibt die Behandlung mit Kohle besser, da dieselbe beträchtliche Mengen der Basen zurückhält, zu deren Wiedergewinnung mehrmaliges Auskochen mit verdünnter Salzsäure nötig ist.

Die Lösung wird nunmehr auf dem Wasserbade möglichst weit eingedampft, zum Schlusse bei niederer Temperatur und unter häufigem Umschwenken der Schale oder besser während Darüberleitens eines kräftigen Luftstromes. Die im sirupösen Rückstande noch reichlich vorhandene Salzsäure wird durch zweimaliges Eindampfen mit Wasser und schließlich durch Eindampfen mit 96 proz. Alkohol der Hauptmenge nach entfernt, bis die Masse grobpulverig geworden ist. Dieselbe wird mit Wasser bei 40° digeriert, nach mehrstündigem Stehen abfiltriert, mit Wasser salzsäurefrei, dann mit Alkohol und Äther gewaschen. Das Filtrat kann noch einmal eingedampft und in derselben Weise behandelt werden; jedoch bleibt beim Digerieren mit Wasser nur ein geringer Rückstand, der mit dem ersten vereinigt wird.

Der ungelöste Teil besteht aus Xanthin, Heteroxanthin und 1-Methylxanthin; in die wässerige Lösung gehen über: Epiguanin, Adenin, Hypoxanthin und Paraxanthin, sowie eine geringe Menge von Heteroxanthin und 1-Methylxanthin.

a) Xanthinfraktion: Trennung von Heteroxanthin, Xanthin und 1-Methylxanthin. Das Gemenge der drei Basen wird in der 15 fachen Menge 3,3 proz., chlorfreier Natronlauge heiß gelöst. Innerhalb 24 Stunden scheidet sich das Natriumsalz des Heteroxanthins in reinem Zustande und fast vollständig aus. Je 60 ccm des auf 60° erwärmten Filtrates werden in ein (vorher aufgekochtes) kaltes Gemisch aus 20 ccm konz. Salpetersäure und 20 ccm Wasser langsam und unter Umrühren eingetragen. Hierbei wird der Rest der Harnsäure, welcher mit den Purinbasen in Lösung gegangen war (vgl. oben), zerstört; innerhalb mehrerer Stunden scheidet sich beim Stehen in der Kälte salpetersaures Xanthin aus. Erweist sich dasselbe unter dem Mikroskop noch nicht als rein, so neutralisiert man je 3 g des lufttrocknen Rohproduktes unter wenig Wasser mit Natronlauge, erwärmt, löst das freie Xanthin durch mehr Lauge, verdünnt auf 60 ccm

[1]) M. Krüger u. G. Salomon, Zeitschr. f. physiol. Chemie **26**, 373 [1898].

und behandelt die auf 60° erwärmte Lösung wie oben. Reines salpetersaures Xanthin
setzt sich als schweres Krystallpulver in aus Blättchen bestehenden Drusen ab. Zur Darstellung des freien Xanthins wird die ammoniakalische Lösung des Nitrates eingedampft,
wobei sich die Base in amorphen Krusten abscheidet. Das 1-Methylxanthin wird aus
dem salpetersauren Filtrate vom Xanthinnitrat durch Übersättigen mit Ammoniak und
Eindampfen als atlasglänzende Masse, aus mikroskopischen Blättchen bestehend, erhalten. Der Rest kann durch ammoniakalische Silberlösung oder als Kupferoxydulverbindung gefällt werden.

**b) Hypoxanthinfraktion: Trennung von Epiguanin, Adenin, Hypoxanthin und
Paraxanthin.** Die salzsaure, vom Xanthin und seinen Homologen abfiltrierte Lösung
scheidet auf Zusatz von Ammoniak in geringem Überschuß sofort die Epiguanin in kleinen
glänzenden Prismen aus. Das Filtrat wird durch Erhitzen vom Ammoniak befreit und
die nicht zu konzentrierte Lösung in der Kälte vorsichtig mit 1,1 proz. Pikrinsäurelösung
in geringem Überschuß versetzt und das Adeninpikrat sofort mit einer Saugvorrichtung
abfiltriert. Nachdem das mit Schwefelsäure versetzte Filtrat durch Ausschütteln mit
Benzol oder Toluol von überschüssiger Pikrinsäure befreit ist, wird die Gesamtmenge der
noch vorhandenen Basen durch ammoniakalische Silberlösung oder durch Kupfersulfat
und Bisulfit abermals gefällt, der Niederschlag durch Schwefelwasserstoffgas zerlegt und
die wässerige Lösung der Basen eingedampft. Je 3 g des trocknen Rückstandes werden
in 100 ccm heißer verdünnter Salpetersäure (90 ccm Wasser + 10 ccm konz. Salpetersäure)
gelöst. Beim Erkalten scheidet sich Hypoxanthinnitrat in reinem Zustande ab.
Das Filtrat von diesem Körper enthält neben geringen Mengen Hypoxanthin den Rest
von Heteroxanthin und 1-Methylxanthin, sowie also Paraxanthin. Zu ihrer Trennung hat
man die beschriebene Methode von Anfang an noch einmal zu wiederholen; dieselbe gestaltet sich jedoch jetzt, nachdem Epiguanin und Adenin vollständig beseitigt sind, wesentlich einfacher. Die Basen werden daher aus dem Filtrate vom salpetersauren Hypoxanthin
als Silber- oder Kupferoxydulverbindungen gefällt und aus den Niederschlägen in der üblichen Weise isoliert. Die salzsaure Lösung derselben wird eingedampft und der Rückstand, wie oben angegeben, mit möglichst wenig kaltem Wasser extrahiert. Ungelöst
bleiben Heteroxanthin und 1-Methylxanthin, welche durch 3,3 proz. Natronlauge getrennt werden, das Filtrat enthält Hypoxanthin und Paraxanthin. Aus dieser Flüssigkeit
werden die Basen, um sie salzsäurefrei zu erhalten, wieder in Form ihrer Silber- und Kupferoxydulverbindungen niedergeschlagen, isoliert und der Rückstand ihrer wässerigen Lösung
aus wenig verdünnter Salpetersäure (90 ccm Wasser + 10 ccm konz. Salpetersäure) umkrystallisiert. Salpetersaures Hypoxanthin scheidet sich aus, das Paraxanthin
kann aus der Mutterlauge als Natriumsalz oder als freie Base gewonnen werden.

Bei Krüger und Salomons Untersuchungen, nach welchen das Verfahren ausgearbeitet ist, wurden Guanin, Episarkin und Carnin nicht aufgefunden. Sollten diese
Körper später im Harn beobachtet werden, bedarf die hier beschriebene Methode selbstverständlich eine Erweiterung und Modifikation. An welcher Stelle des Trennungs-
ganges Carnin und Episarkin [wenn diese Base nicht mit Epiguanin identisch ist (siehe
S. 710)] einzufügen sind, läßt sich nicht sagen. Guanin, dessen salzsaures Salz nur zum
Teil durch Wasser dissoziiert wird, ist aller Wahrscheinlichkeit nach in der Xanthin- und
Hypoxanthinlösung zu suchen, aus beiden kann jedoch die Isolierung nicht schwierig
sein. Die Xanthinfraktion wird z. B., mit Ammoniak behandelt, das Guanin ungelöst
zurücklassen; in der Hypoxanthinfraktion wird es gleichzeitig mit Epiguanin durch Ammoniak ausgeschieden und kann von letzterem durch Behandeln mit heißem Wasser oder
heißem verdünntem Ammoniak getrennt werden.

Bei Verfütterung von Kaffein (1-3-7-Trimethylxanthin), Theobromin
(3-7-Dimethylxanthin) und Theophyllin (1-3-Dimethylxanthin) hat es sich
gezeigt, daß der Harn, wenn größere Basenmengen verfüttert worden sind,
außer den unveränderten Basen und den obenerwähnten, natürlich vorkommenden Basen noch 3-Methylxanthin enthalten kann. Von diesen Verbindungen werden das Theophyllin und das 3-Methylxanthin durch Kupfer-
sulfat-Natriumbisulfit, wie auch durch ammoniakalische Silberlösung gefällt,
während dies mit dem Kaffein und dem Theobromin nicht der Fall ist. Die
Trennung dieser Basen ist daher auf die folgende Weise möglich[1]).

---

[1]) M. Krüger, Berichte d. Deutsch. chem. Geesllschaft **32**, 2821 [1899].

Der Harn wird mit Schwefelsäure angesäuert und mit Phosphorwolframsäure versetzt, solange noch ein Niederschlag entsteht. Derselbe wird abfiltriert, ausgewaschen und in der Kälte mit Barytwasser zersetzt, darauf Kohlensäure eingeleitet und jetzt erst die Flüssigkeit auf dem Wasserbade erwärmt und heiß filtriert. (Das auf ein geringes Volum eingeengte Filtrat scheidet, wenn Hundeharn verarbeitet wird, nach Zugabe von Schwefelsäure Kynurensäure aus, siehe S. 736). Das Filtrat wird mit Kupfersulfat und Natriumbisulfit wie gewöhnlich gefällt (siehe S. 687); ammoniakalische Silberlösung läßt sich hier nicht benutzen. Im Filtrate der Kupferfällung sind Kaffein und Theobromin, im Niederschlage die anderen Basen zu suchen.

a) Das Filtrat. Nachdem das Filtrat durch Schwefelwasserstoff von Kupfer befreit ist, wird es auf ein kleines Volumen eingeengt und dann mit Chloroform vollständig erschöpft. Aus der chloroformischen Lösung wird das Chloroform verjagt und der Rückstand in Wasser gelöst; ist Theobromin vorhanden, so gibt die wässerige Lösung auf Zusatz von Silbernitrat einen Niederschlag, der nach Zugabe von Ammoniak zunächst vermehrt, durch einen kleinen Überschuß desselben aber sofort gelöst wird. Nach dem Wegkochen des Ammoniaks scheidet sich das Theobrominsilber wieder aus und wird dann nach dem Erkalten abfiltriert; hieraus läßt sich dann leicht reines Theobromin gewinnen.

Das Filtrat vom Theobrominsilber wird mit Salzsäure angesäuert und wiederum mit Chloroform erschöpft; beim Verdampfen des chloroformischen Auszuges scheidet sich dann das vorhandene Kaffein ab.

b) Der Kupferniederschlag wird durch Schwefelwasserstoff zersetzt, dann die Harnsäure in essigsaurer Lösung durch Braunstein oxydiert (siehe S. 692), das gelöste Mangan durch Ammoniumcarbonat und Ammoniak beseitigt und schließlich die Purinbasen nochmals durch Kupfersulfat und Natriumbisulfit abgeschieden. Die Lösung der aus dem Niederschlag erhaltenen freien Basen wird nach dem Einengen siedend heiß mit Baryt im Überschuß versetzt, kurze Zeit aufgekocht und nach dem Erkalten filtriert. Der Niederschlag enthält das 3-Methylxanthin; durch Zersetzen mit Ammoniumcarbonat und Einengen der ammoniakalischen Lösung läßt sich reines 3-Methylxanthin gewinnen.

Das Filtrat von 3-Methylxanthinbarium wird nach Beseitigung des Baryts durch Ammoniumcarbonat zur Trockne verdampft und der Rückstand in der 15fachen Menge 10 proz. Natronlauge gelöst; beim Stehenlassen scheiden sich dann Paraxanthin und Theophyllin als Natriumverbindungen aus.

Die Natriumverbindungen werden auf einem Asbestfilter abfiltriert, mit Natronlauge gewaschen und in Salpetersäure gelöst; nach Zugabe von Silbernitrat scheiden sich dann ihre Silbernitratverbindungen aus. Beim Umkrystallisieren derselben aus Salpetersäure vom spez. Gewicht 1,1 scheidet sich zuerst die schwerer lösliche Silbernitratverbindung des Paraxanthins aus, die nach dem Abfiltrieren in Wasser verteilt wird. Nach Zugabe von Ammoniak bis zur deutlich alkalischen Reaktion wird das Silber durch Salzsäure ausgeschieden und das Filtrat wieder mit Kupfersulfat und Natriumbisulfit gefällt; aus dieser Fällung wird dann mittels Schwefelwasserstoff Paraxanthin gewonnen. Aus der Mutterlauge des Paraxanthinsilbernitrates wird auf ganz dieselbe Weise Theophyllin erhalten.

Aus dem alkalischen Filtrat von Paraxanthin- und Theophyllinnatrium können nach dem Ansäuern die noch vorhandenen Basen durch Kupfersulfat und Natriumbisulfit ausgefällt werden, und die aus dem Niederschlage durch Zersetzung mit Schwefelwasserstoff erhaltenen Basen lassen sich dann auf die gewöhnliche Weise trennen.

C. Pyridinderivate.

1. Methylpyridylammoniumhydroxyd.

$$
\begin{array}{c}
\mathrm{CH} \\
\mathrm{CH} \quad \mathrm{CH} \\
\mathrm{CH} \quad \mathrm{CH} = \mathrm{C_6H_9NO} \: . \\
\mathrm{N} \\
\mathrm{CH_3} \quad \mathrm{OH}
\end{array}
$$

Bei der Einwirkung von Jodmethyl auf Pyridin bei gewöhnlicher Temperatur entsteht Pyridinmethyljodid $C_5H_5N \cdot CH_3J$, welches mit frisch gefälltem Silberoxyd die freie Base von obiger Zusammensetzung gibt. Wird das

Pyridinmethyljodid mit Chlorsilber geschüttelt, so entsteht Jodsilber und
Pyridinmethylchlorid $C_5H_5N \cdot CH_3Cl$, welches beim Eintrocknen und Stehen
über Phosphorsäureanhydrid weiße nadelförmige, sehr zerfließliche Krystalle
liefert.

Platinsalz $(C_5H_5N \cdot CH_3Cl)_2 \cdot PtCl_4$. Wird eine Lösung von Pyridinmethylchlorid
mit Wasserstoffplatinchlorid versetzt, so scheidet sich das Platinsalz ab; nach Umkrystallisieren aus ein wenig Wasser und langsamer Abkühlung erhält man das Salz in breiten
orangeroten Tafeln, bei schnellerem Abkühlen in kleinen Blättchen. Das Salz ist in kaltem
Wasser ziemlich schwer löslich, dagegen leicht in heißem; in Alkohol ist es nahezu unlöslich. Der Schmelzpunkt wird etwas verschieden angegeben; Cohn[1]), der sein Pyridin
besonders sorgfältig gereinigt hatte, fand den Schmelzpunkt zu 210—211°, Bally[2]) zu
205—207°, Lange[3]) zu 202—203° und Ostermayer[4]) zu 186—188°.

Goldsalz $C_5H_5N \cdot CH_3Cl \cdot AuCl_3$. Aus einer sauren Lösung von Pyridinmethylchlorid erhält man das schwerlösliche Goldsalz nach Zugabe von Goldchlorid; es ist schwer
löslich in kaltem Wasser, auch nicht ganz leicht in heißem. Nach Umkrystallisieren bildet
es nadelförmige Krystalle, die bei 252—253° schmelzen; neutrale wässerige Lösungen scheiden beim Kochen metallisches Gold ab[4]).

Quecksilbersalz. Wässerige Pyridinmethylchloridlösungen geben mit Quecksilberchloridlösung einen voluminösen Niederschlag[3]).

Pikrat $C_5H_5N \cdot CH_3 \cdot O \cdot C_6H_2(NO_2)_3$ entsteht beim Versetzen einer Lösung von
Pyridinmethylchlorid mit gesättigter Natriumpikratlösung und Stehenlassen als ein dicker
Brei von gelben Nadeln; nach der Umkrystallisation aus heißem Wasser schmilzt es bei
212° (unkorr.). 100 T. Wasser lösen bei gewöhnlicher Temperatur 1,09, 100 T. Alkohol
0,37 und 100 T. Äther 0,017 T. Salz[5]).

Die Base ist von Kutscher und Lohmann[6]) aus normalem menschlichen Harn isoliert worden; über die Isolierungsmethode siehe S. 567. Als
Quelle der Base nehmen sie Kaffee und Tabak an, welche Stoffe Pyridin enthalten[7]).

Aus dem Harn von Hunden hat zuerst His[8]) nach Eingabe von Pyridin
die Base isoliert und die Pyridinmethylierung entdeckt; das Verhalten wurde
später von Cohn[9]) bestätigt. Auch andere Autoren haben das Auftreten
von Pyridinmethylammoniumbase im Harn von Hunden, die Pyridin erhalten
hatten, nachweisen können. Dasselbe Verhalten findet man auch beim Huhn[10]),
ferner beim Schwein und bei der Ziege[5]), dagegen nicht beim Kaninchen[11]);
diese letzteren Tiere scheiden das Pyridin unverändert aus.

Zum **Nachweis** der Base dient das Verfahren von His:

Der Harn wurde mit Ammoniak und Bleiessig ausgefällt, das Filtrat mit Schwefelsäure entbleit und das Filtrat vom schwefelsauren Blei mit Kaliumquecksilberjodid gefällt;
es entstand ein dickflockiger, sehr bald krystallinisch werdender Niederschlag, der nach
24 Stunden abfiltriert und gründlich ausgewaschen wurde. Der Niederschlag wurde mit
verdünnter Schwefelsäure und frisch gefälltem Silberoxyd zersetzt, das Filtrat mit Barytwasser gefällt und filtriert, das neue Filtrat mit Kohlensäure vom überschüssigen Baryt
befreit, aufgekocht und filtriert und die hierdurch gewonnene Lösung mit Salzsäure genau
neutralisiert und eingedampft. Es hinterblieb ein fast farbloser Sirup, der mit abs. Alkohol

---

[1]) R. Cohn, Zeitschr. f. physiol. Chemie **18**, 118 [1893].
[2]) O. Bally, Berichte d. Deutsch. chem. Gesellschaft **21**, 1773 [1888].
[3]) O. Lange, Berichte d. Deutsch. chem. Gesellschaft **18**, 3438 [1885].
[4]) E. Ostermayer, Berichte d. Deutsch. chem. Gesellschaft **18**, 592 [1885].
[5]) G. Totani u. Z. Hoshiai, Zeitschr. f. physiol. Chemie **68**, 85 [1910].
[6]) F. Kutscher u. A. Lohmann, Zeitschr. f. physiol. Chemie **49**, 84 [1906].
[7]) F. Kutscher u. A. Lohmann, Zeitschr. f. Unters. d. Nahr.- u. Genußm. **13**,
177 [1906].
[8]) W. His, Archiv f. experim. Pathol. u. Pharmakol. **22**, 253 [1887].
[9]) R. Cohn, Zeitschr. f. physiol. Chemie **18**, 116 [1893].
[10]) Z. Hoshiai, Zeitschr. f. physiol. Chemie **62**, 118 [1909].
[11]) E. Abderhalden, C. Brahm u. A. Schittenhelm, Zeitschr. f. physiol. Chemie
59, 32 [1909]. — E. Abderhalden u. C. Brahm, Zeitschr. f. physiol. Chemie **62**, 133
[1909].

versetzt wurde; von den alsbald ausgeschiedenen Krystallen wurde abfiltriert, das Filtrat abgedampft, der Rückstand wiederum mit abs. Alkohol aufgenommen, dieselbe Operation nochmals wiederholt und schließlich die filtrierte alkoholische Lösung mit Platinchlorid versetzt. Der nach 24 Stunden abfiltrierte, mit Alkohol und Äther gewaschene und aus heißem Wasser umkrystallisierte Niederschlag erwies sich als das Platinsalz der Pyridinmethylammoniumbase.

2. γ-Methylpyridin (γ-Picolin).

$$\begin{array}{c} C-CH_3 \\ CH \quad CH \\ \| \qquad | \\ CH \quad CH \\ N \end{array} = C_6H_7N \;.$$

Die freie Base ist ein klares Öl, welches in Wasser, Alkohol und Äther leicht löslich ist und bei 142,5—144,5° siedet. Die einfachen Salze sind gewöhnlich zerfließlich.

Das Platinchloriddoppelsalz $(C_6H_7N)_2 \cdot H_2PtCl_6$ ist in kaltem Wasser schwer löslich und krystallisiert aus heißem in Blättchen und Tafeln. Der Schmelzpunkt wird verschieden angegeben; nach Ladenburg[1]) schmilzt das Salz unter Zersetzung bei 231°, nach Schulze[2]) bei 222° und nach Lange[3]) bei 225—226°.

Das Goldchloriddoppelsalz $C_6H_7N \cdot HAuCl_4$ ist in Wasser schwer löslich und krystallisiert in quergestreiften Blättern vom Schmelzpunkt 205° [Lange[3])]; nach Ladenburg[1]) krystallisiert es in Prismen; nach Schulze[2]) schmilzt es bei 203°.

Das Quecksilberchloriddoppelsalz $C_6H_7N \cdot HCl \cdot 2\,HgCl_2$ bildet weiße, lange, derbe Nadeln vom Schmelzp. 136—138° [Lange[3])]; nach Ladenburg[1]) schmilzt es bei 128—129°, nach Mohler[4]) bei 125—130°.

Das Pikrat $C_6H_7N \cdot C_6H_2(NO_2)_3OH$, krystallisiert in seidenglänzenden, büschelförmig gruppierten Nadeln vom Schmelzp. 156—157° [Lange[3])]; nach Ladenburg[1]) ist der Schmelzp. 167°.

Die Base ist von Achelis und Kutscher[5]) aus Pferdeharn nach der S. 567 beschriebenen Methode hergestellt worden; aus 10 l Harn erhielten sie 0,7 g des Goldsalzes.

Nach ihnen krystallisierte das Goldsalz in hellgelben derben, glänzenden Nadeln und schmolz bei 201° unter schwachem Aufschäumen, nachdem es vorher gesintert war.

D. Indolderivate.

1. Tryptophan (α-Amino-β-indolpropionsäure, Indylalanin).

$$\begin{array}{c} CH \\ CH \quad C-C \quad CH_2 \\ | \qquad | \quad \| \qquad | \\ CH \quad C \quad CH \quad CH \cdot NH_2 \\ CH \quad NH \qquad COOH \end{array} = C_{11}H_{12}N_2O_2 \;.$$

Diese Aminosäure findet sich in vielen Eiweißkörpern, deren Reaktion mit Glyoxylsäure und konz. Schwefelsäure (Reaktion von Adamkiewicz, siehe S. 754) sie bedingt. Diese wie auch andere Farbenreaktionen des Tryptophans waren bereits längst bekannt, und viele Untersuchungen über die Natur des die Farbenreaktionen gebenden Körpers

1) A. Ladenburg, Berichte d. Deutsch. chem. Gesellschaft 21, 287 [1888].
2) K. E. Schulze, Berichte d. Deutsch. chem. Gesellschaft 20, 413 [1887].
3) O. Lange, Berichte d. Deutsch. chem. Gesellschaft 18, 3440 [1885].
4) J. Mohler, Berichte d. Deutsch. chem. Gesellschaft 21, 1010 [1888].
5) W. Achelis u. F. Kutscher, Zeitschr. f. physiol. Chemie 52, 93 [1907].

lagen schon vor[1]), als es im Jahre 1901 Hopkins und Cole[2]) gelang, die Aminosäure in krystallinischem Zustande zu gewinnen. Hopkins und Cole konnten feststellen, daß die Säure entweder Indolaminopropionsäure oder Skatolaminoessigsäure (Skatol = Methylindol, siehe unten) sein mußte; eine Synthese gelang Ellinger und Flamand[3]), derzufolge das Tryptophan α-Amino-β-indolpropionsäure ist.

Das synthetisch hergestellte Tryptophan ist optisch inaktiv, das natürliche dreht in wässeriger Lösung nach links und wird l-Tryptophan genannt. Zur Darstellung von Tryptophan benutzt man fast immer Casein [gelingt aber auch mit Fibrin[1])]. Die Aufspaltung des Eiweißkörpers darf nicht mittels Kochen mit Säuren geschehen, denn das dabei abgespaltete Tryptophan wird dann größenteils weiter zersetzt; man bewirkt deshalb die Hydrolyse durch Trypsin (Pankreatin) und zwar läßt man die Einwirkung nur so lange dauern, bis die Bromreaktion (siehe unten) ein Maximum erreicht hat, dann isoliert man die Aminosäure durch Fällung mit Mercurisulfat. Die Methode ist von Hopkins und Cole[2]) angegeben, von Neuberg und Popowsky[4]) und von Abderhalden und Kempe[5]) ein wenig verbessert worden. Näheres über die Darstellung ist in den zitierten Abhandlungen nachzusehen. Das l-Tryptophan wird sehr leicht racemisiert; nach der Darstellungsmethode von Neuberg und Popowski (l. c.) erhält man gewöhnlich racemisches Tryptophan statt der l-Verbindung[6]). Dementsprechend läßt sich optisch aktives Tryptophan durch einfaches Umkrystallisieren aus Pyridin racemisieren[7]).

Sowohl d, l- wie auch l-Tryptophan krystallisieren aus 50 proz. Alkohol in seidenglänzenden, rhombischen oder 6seitigen Plättchen. Der Racemkörper schmeckt schwach süß, die l-Verbindung hat fast gar keinen Geschmack. In kaltem Wasser, kaltem Pyridin und in heißem und kaltem Alkohol ist das Tryptophan schwer, in heißem Wasser und heißem Pyridin dagegen leicht löslich. Der Schmelzpunkt ist unscharf und stark von der Art des Erhitzens abhängig; es liegen folgende Angaben vor: Für racemisches Tryptophan: Bei langsamem Erhitzen beginnt bei 240° eine Verfärbung, während sich in den oberen Teilen des Capillarröhrchens ein braunes Destillationsprodukt niederschlägt. Bei 256° werden feine Tröpfchen sichtbar, bei 264° ist die Substanz völlig geschmolzen. Bei 266° tritt Zersetzung unter Gasentwicklung ein [Ellinger und Flamand[3])]. Allers[8]) findet bei 245° beginnende Verfärbung, bei 256° Auftreten von Tröpfchen und bei 268° vollständiges Schmelzen. Nach Neuberg verfärbt sich die Substanz bei 240° und schmilzt bei 254—255°. Für natürliches Tryptophan geben Hopkins und Cole[2]) an, daß es sich bei 220° zu färben beginnt, bei 240° braun und bei 252° völlig geschmolzen ist; Neuberg und Popowsky[4]) finden den Schmelzpunkt zu 273°, H. Fischer[9]) bei 240° beginnende Bräunung und bei 265—267° Schmelzen unter Gasentwicklung. Abderhalden und Kempe[5]) und Abderhalden und Baumann[7]) beobachteten, daß das l-Tryptophan beim raschen Erhitzen gegen 289° (korr.) schmilzt, nachdem es schon bei 260° (korr.) angefangen hat, sich gelb zu färben.

---

[1]) Siehe Literatur bei C. Neuberg u. N. Popowsky, Biochem. Zeitschr. **2**, 357 [1906].
[2]) F. G. Hopkins u. S. W. Cole, Journ. of Physiol. **27**, 418 [1901]; **29**, 451 [1903].
[3]) A. Ellinger u. C. Flamand, Berichte d. Deutsch. chem. Gesellschaft **40**, 3029 [1907]; Zeitschr. f. physiol. Chemie **55**, 8 [1908].
[4]) C. Neuberg u. N. Popowsky, Biochem. Zeitschr. **2**, 366 [1906].
[5]) E. Abderhalden u. M. Kempe, Zeitschr. f. physiol. Chemie **52**, 208 [1907].
[6]) C. Neuberg, Biochem. Zeitschr. **6**, 281 [1907].
[7]) E. Abderhalden u. L. Baumann, Zeitschr. f. physiol. Chemie **55**, 413 [1908].
[8]) R. A. Allers, Biochem. Zeitschr. **6**, 274 [1907].
[9]) H. Fischer, Zeitschr. f. physiol. Chemie **55**, 74 [1908].

Das Drehungsvermögen des l-Tryptophans ist mehrmals untersucht worden, die Bestimmungen differieren jedoch untereinander, was nicht wundern kann, wenn man die leichte Racemisierbarkeit des Tryptophans bedenkt; hierzu kommt ferner, daß die spez. Drehung sehr klein ist, so daß die unvermeidlichen Versuchsfehler die Resultate stark beeinflussen.

Für reine wässerige Lösungen geben Hopkins und Cole[1] $[\alpha]_D^{20} = \div 33°$ an; H. Fischer[2] findet für 0,4—0,5 proz. Lösungen $[\alpha]_D = \div 29,75°$ bis $\div 40°$ und Abderhalden und Baumann[3] ebenfalls für eine 0,5 proz. Lösung $[\alpha]_D^{20} = \div 30,3°$.

Für Lösungen in $^n/_2$-Natronlauge finden Abderhalden und Kempe[4] $[\alpha]_D^{20} = +5,7$ und $+6,3$, Abderhalden und Baumann $[\alpha]_D^{20} = +6,17°$ für etwa 2,5 proz. Lösungen.

Für Lösungen in n-Natronlauge findet Abderhalden[3][4] $[\alpha]_D^{20} = +6,12, +6,06, +6,57, +5,27$ und $+6,52$, stets für 10—12 proz. Lösungen. Ellinger und Flamand[5] finden $[\alpha]_D^{20} = +5,27$ (Konzentration nicht angegeben); Fischer[2] $[\alpha]_D^{20} = +5,56$ bis $+5,69$ für 2—6 proz. Lösungen.

Für Lösungen mit Salzsäure gibt H. Fischer[2] an, daß für eine etwa 2,5 proz. wässerige Lösung des salzsauren Salzes $[\alpha]_D = \div 13,44$ ist, während beim Übersäuern mit Salzsäure Rechtsdrehung eintritt; für eine etwa 6 proz. Lösung von Tryptophan in n-Salzsäure fanden Abderhalden und Kempe[4] $[\alpha]_D^{20} = +1,31°$.

Das Tryptophan verbindet sich mit Säuren und auch mit Basen.

Beim Eindampfen einer salzsauren Tryptophanlösung im Vakuum hinterbleibt das in Nadeln krystallisierende salzsaure Salz $C_{11}H_{12}N_2O_2 \cdot HCl$; Schmelzp. 251° unter Zersetzung[2]. — Das Kupfersalz ist ganz unlöslich; kocht man eine wässerige Tryptophanlösung mit frisch gefälltem, aufgeschlemmtem Kupferoxyd, so erhält man keine blaue Lösung; das Tryptophan ist vollständig in den Niederschlag gegangen[4]. Mit verdünnter HCl kann man überschüssiges CuO auswaschen, wobei Tryptophankupfer $(C_{11}H_{11}N_2O_2)_2Cu$ als graublaues Pulver zurückbleibt. — Unter ganz bestimmten Verhältnissen kann das Tryptophan — gleich den Diaminosäuren — durch Silbernitrat und Lauge oder Barytwasser ausgefällt werden[6]. Tryptophansilber[6] hat die Zusammensetzung $C_{11}H_{11}N_2O_2Ag$.

l-Tryptophanmethylesterchlorhydrat[4] wird auf die gewöhnliche Weise (S. 581) hergestellt; es ist in Wasser und Alkohol leicht, in Äther und Essigester schwer löslich. Aus der methylalkoholischen Lösung durch Essigester gefällt, bildet die Verbindung kleine mikroskopische Nadeln, die meist zu büschelförmigen Aggregaten vereinigt sind und gegen 214° (korr.) unter starker Zersetzung und Gasentwicklung schmelzen.

l-Tryptophanmethylester[4] wird aus dem Chlorhydrat wie gewöhnlich hergestellt (siehe S. 581); er löst sich leicht in Methylalkohol, schwerer in Essigester und Äther, sehr schwer in Petroläther. Aus Äther umkrystallisiert, bildet er ziemlich große Tafeln, die an einem Ende rechtwinklig abgeschnitten, am andern zugespitzt sind; oft bildet die Verbindung Krusten aus konzentrisch krystallinischen, nierenförmigen Aggregaten. Der Schmelzpunkt ist 89,5° (korr.)

Tryptophanpikrat $C_{11}H_{12}N_2O_2 \cdot C_6H_2(NO_2)_3 \cdot OH$. Das Salz krystallisiert in glänzenden, zu Büscheln vereinigten Nadeln und Tafeln aus, und besitzt ebenso wie das Pikrat des Indols eine carminrote Farbe. 100 T. Wasser lösen bei Zimmertemperatur

[1] F. G. Hopkins u. S. W. Cole, Journ. of Physiol. 27, 418 [1901]; 29, 451 [1903].

[2] H. Fischer, Zeitschr. f. physiol. Chemie 55, 74 [1908].

[3] E. Abderhalden u. L. Baumann, Zeitschr. f. physiol. Chemie 52, 208 [1907].

[4] E. Abderhalden u. M. Kempe, Zeitschr. f. physiol. Chemie 52, 208 [1907].

[5] A. Ellinger u. C. Flamand, Berichte d. Deutsch. chem. Gesellschaft 40, 3029 [1907]; Zeitschr. f. physiol. Chemie 55, 8 [1908].

[6] C. Neuberg, Biochem. Zeitschr. 6, 278 [1907].

0,91, 100 T. Äther 1 T. des Salzes; in Alkohol ist es leicht löslich. Die Substanz schmilzt bei 195—196° unter geringer Gasentwicklung[1]).

Tryptophanpikrolonat $C_{11}H_{12}N_2O_2 \cdot C_{10}H_8N_4O_5$. Das Salz bildet orangerote, büschelförmig gruppierte Nadeln. 100 T. Wasser lösen bei Zimmertemperatur 0,384 T. des Salzes; in Alkohol ist es leicht, in Äther weniger löslich. Beim Erhitzen auf 202° tritt Farbenveränderung ein, bei 203—204° Schmelzen unter Gasentwicklung[1]).

Benzolsulfotryptophan[2]) $C_{11}H_{11}N_2O_2 \cdot SO_2 \cdot C_6H_5$. Die Darstellung geschieht auf die gewöhnliche Weise (S. 593). Die Verbindung des natürlichen Tryptophans bildet derbe Nadeln, ist in Wasser schwer, in Alkohol aber leicht löslich und schmilzt unter Zersetzung bei 185°; die Verbindung bildet ein ziemlich schwer lösliches Natronsalz. — Die aus racemischem Tryptophan gewonnene Benzolsulfoverbindung hat genau den gleichen Schmelzpunkt.

β-Naphthalinsulfotryptophan $C_{11}H_{11}N_2O_2 \cdot SO_2 \cdot C_{10}H_7$. Über die Darstellung siehe S. 570. Wenn eine starke Tryptophanlösung verwendet wird, so fällt schon beim Schütteln mit Naphthalinsulfochlorid das schwerlösliche Natriumsalz aus; nach dem Umkrystallisieren aus heißem Wasser bildet es mikroskopische Nadeln vom Schmelzp. 304°. Nur die Verbindung des l-Tryptophans ist bekannt, sie eignet sich nach Abderhalden und Kempe[3]) zur Isolierung von kleinen Tryptophanmengen. — Zum sicheren Nachweis sehr kleiner Tryptophanmengen empfiehlt es sich jedoch nach Ellinger und Flamand[2]), mehr die freie Naphthalinsulfosäureverbindung darzustellen, die nach dem Ansäuern mit Schwefelsäure mittels Äther ausgeschüttelt werden kann. Die aus l-Tryptophan erhaltene Säure schmilzt bei 180°; denselben Schmelzpunkt zeigt die racemische Verbindung.

Phenylisocyanatverbindung $C_{11}H_{11}N_2O_2 \cdot CO \cdot NHC_6H_5$. Die Darstellungsweise ist die gewöhnliche (S. 583). Die Verbindung des l-Tryptophans krystallisiert in feinen Nadeln und schmilzt konstant bei 166° (korr.): sie löst sich leicht in Alkohol, Essigester und Aceton, schwer in kaltem Wasser. Die Substanz ist sehr lichtempfindlich; schon im zerstreuten Tageslichte färbt sie sich, noch stärker aber im Sonnenlicht, und dabei sinkt der Schmelzpunkt[3]).

α-Naphthylisocyanattryptophan $C_{11}H_{11}N_2O_2 \cdot CONHC_{10}H_7$. Darstellung siehe S. 573. Die Verbindung des l-Tryptophans krystallisiert in Nadelbüscheln und schmilzt bei 158—160°. Wie die entsprechende Phenylisocyanatverbindung ist sie sehr lichtempfindlich; sie eignet sich gut zur Isolierung von kleinen Tryptophanmengen[4]).

Beim Erhitzen zerfällt das Tryptophan und liefert hierbei unter anderen Produkten Indol und Skatol; bei der Kalischmelze entstehen Ammoniak, Oxalsäure, Glyoxylsäure und Skatol, wodurch unter Umständen bis zu 65% der theoretisch möglichen Skatolmenge gebildet werden kann [Hopkins und Cole[5])]. Durch Oxydation mit Eisenchlorid erhielten Hopkins und Cole eine Substanz von der Zusammensetzung C_9H_7NO, die nach Ellinger[6]) β-Indolaldehyd ist. Bei der Einwirkung von Bakterien auf Tryptophan entstehen Indol, Skatol, Indolessigsäure (früher Skatolcarbonsäure genannt) und Indolpropionsäure (früher für Skatolessigsäure gehalten), und zwar liefert das gewöhnliche Gemisch von Fäulnisbakterien Indol, Skatol und Indolessig-

[1]) M. Mayeda, Zeitschr. f. physiol. Chemie **51**, 261 [1907].
[2]) A. Ellinger u. C. Flamand, Berichte d. Deutsch. chem. Gesellschaft **40**, 3029 [1907]; Zeitschr. f. physiol. Chemie **55**, 8 [1908].
[3]) E. Abderhalden u. M. Kempe, Zeitschr. f. physiol. Chemie **52**, 208 [1907].
[4]) C. Neuberg u. E. Rosenberg, Biochem, Zeitschr. **5**, 458 [1907]. — A. Ellinger u. C. Flamand, Zeitschr. f. physiol. Chemie **55**, 24 [1908].
[5]) F. G. Hopkins u. S. W. Cole, Journ. of Physiol. **27**, 418 [1901]; **29**, 451 [1903].
[6]) A. Ellinger, Berichte d. Deutsch. chem. Gesellschaft **39**, 2515 [1906].

säure, während bestimmte Bakterienarten bei streng anaerober Kultur Indolpropionsäure liefern[1]). Sowohl Tryptophan wie auch tryptophanhaltige Polypeptide werden von Tyrosinase schwach gefärbt[2]).

Das Tryptophan zeichnet sich durch die folgenden Reaktionen aus:

1. Reaktion mit Bromwasser. Eine wässerige Tryptophanlösung färbt
sich mit Brom- oder Chlorwasser rot; das Brom- oder Chlorwasser ist vorsichtig hinzuzugeben. Denn wird ein Überschuß zugesetzt, so wird die Lösung
mißfarben gelb. Die rote Farbe ist auf das Auftreten von Monohalogentrypto-
phanen, die gelbe auf halogenreichere Produkte zurückzuführen[3]). Die Reaktion fällt, soweit bisher bekannt ist, nur mit freiem Tryptophan positiv aus,
indem tryptophanhaltige Eiweißkörper und Peptide sich nicht färben, ferner
verläuft sie für das freie Tryptophan nur glatt in neutraler oder schwach saurer
Lösung, und zwar säuert man am zweckmäßigsten mit Essigsäure an. Viel
Nitrationen in der Lösung stören[4]). Beim Anstellen der Reaktion in gefärbten
Flüssigkeiten empfiehlt es sich, die Probe in essigsaurer Lösung auszuführen
und das rötliche Halogenprodukt mit alkoholhaltigem Essigester auszuschütteln[5]). Die Nuance dieser Lösung weicht von jener der wässerigen Lösung
etwas ab, sie ist mehr himbeerfarbig oder ähnelt der einer dünnen Methyl-
violettlösung; bei gehöriger Verdünnung des Essigesterauszugs, bei welcher
die Färbung häufig noch ausgesprochener wird, löst sich das im Grün vorhandene breite Absorptionsband in zwei Streifen auf, einen starken im beginnenden Grün und einen schwächeren mehr nach dem blauen Ende hin.
Bildet sich beim Durchschütteln mit Essigester eine Suspension, so kann man
diese durch gelindes Erwärmen des Reagensglases über der Flamme oder durch
Zusatz eines Tropfens Alkohol, der überhaupt den Übergang in Essigester
fördert, zum Verschwinden bringen. Da man mit alkoholhaltigem Essigester
das violette Halogenprodukt aus viel Flüssigkeit ausschütteln und so in einer
kleinen Zone anreichern kann, so bedingt die Essigesterausschüttelung eine
erhebliche Verschärfung der Tryptophanprobe.

2. Reaktion mit Glyoxylsäure. Eine wässerige Tryptophanlösung gibt
mit ganz verdünnter Glyoxylsäurelösung und konz. Schwefelsäure eine blauviolette Farbe (vgl. Reaktion von Adamkiewicz, S. 754). Die Reaktion fällt
noch in Tryptophanlösungen 1 : 200 000 positiv aus. Tryptophanhaltige
Eiweißkörper und Peptide geben dieselbe Reaktion. HNO_3 (und Nitrate)
wirken störend[4]).

3. Reaktion mit p-Dimethylaminobenzaldehyd.[6]) Versetzt man eine
Tryptophanlösung mit ein wenig schwach schwefelsaurer Lösung von p-Dimethylaminobenzaldehyd und dann mit einer größeren Menge konz. Säure
(bei freiem Tryptophan am besten Salzsäure, bei den Eiweißkörpern dagegen
Schwefelsäure), so zeigt die Lösung eine schöne rotviolette Farbe, die nach
kurzer Zeit einen prachtvoll dunkelvioletten Ton annimmt; bei zu großem
Zusatz konz. Schwefelsäure wird sie schmutziggrün, um bei Wasserzusatz
wieder zu erscheinen. Im Spektrum ist bei Verwendung von Schwefel- wie

---

[1]) F. G. Hopkins u. S. W. Cole, Journ. of Physiol. **29**, 451 [1903]. — A. Ellinger,
Berichte d. Deutsch. chem. Gesellschaft **37**, 1801 [1904]; **38**, 2884 [1905]. — Siehe auch
A. Ellinger u. M. Gentzen, Beiträge z. chem. Physiol. u. Pathol. **4**, 171 [1904].
[2]) E. Abderhalden u. M. Guggenheim, Zeitschr. f. physiol. Chemie **54**, 337
[1907]. — C. Neuberg, Biochem. Zeitschr. **8**, 385 [1907].
[3]) C. Neuberg u. N. Popowsky, Biochem. Zeitschr. **2**, 369 [1906].
[4]) C. Neuberg, Biochem. Zeitschr. **6**, 278 [1907].
[5]) C. Neuberg, Biochem. Zeitschr. **24**, 441 [1910].
[6]) E. Rohde, Zeitschr. f. physiol. Chemie **44**, 161 [1905].

von Salzsäure regelmäßig ein ziemlich breiter, verwaschener Absorptionsstreifen im Orange zu sehen; ein zweiter Streifen findet sich im Grün, ist aber
sehr undeutlich.

4. Reaktionen mit anderen Aldehyden. Außer mit Dimethylaminobenzaldehyd
läßt sich die Reaktion mit vielen aromatischen Aldehyden anstellen. Besonders rein sind
die Farbentöne, die mit Vanillin und p-Nitrobenzaldehyd auftreten; das Vanillin ruft
eine rote, der p-Nitrobenzaldehyd eine grüne Farbe hervor. Die aliphatischen Aldehyde
(wie Form-, Acet-, Propyl-, Butylaldehyd) führen nicht zu Farbenbildung mit dem Eiweiß[1]). Wird zu einer Tryptophanlösung gleichzeitig etwas Formaldehydlösung und
ferrisulfathaltige konz. Schwefelsäure gegeben, so tritt violettblaue Färbung ein[2]); dasselbe war schon früher für alkoholische Benzaldehydlösung und ferrisulfathaltige Schwefelsäure angegeben[3])[4]). — Die Tryptophangruppe ist auch Trägerin der Liebermannschen
Eiweißreaktion (s. S. 755).

5. Xanthoproteinreaktion (siehe S. 754). Verdünnte wässerige Tryptophanlösungen zeigen beim Kochen mit konz. Salpetersäure deutliche Gelbfärbung[5]).

6. Millons Reaktion (S. 754). Tryptophanlösungen werden beim Kochen
mit Millonschem Reagens braunrot[5]).

7. Fichtenspanreaktion. Wird ein mit Salzsäure durchfeuchteter Fichtenspan (Streichholz) in eine Tryptophanlösung gebracht, so färbt er sich beim
Trocknen intensiv rot.

2. Oxytryptophan.
$$C_{11}H_{12}N_2O_3 .$$

Unter bestimmten Umständen konnten Abderhalden und Kempe[5]) aus trypsin-
verdautem Casein einen Körper von obiger Zusammensetzung isolieren. Er ist in Wasser
schwerer als Tryptophan löslich, krystallisiert in büschelförmig vereinigten Nadeln und
schmilzt bei 293° (korr.), nachdem er vorher gegen 276° (korr.) angefangen hat, sich gelb
zu verfärben; die Lösung in normaler Natronlauge ist linksdrehend[6]).
Die Substanz entwickelt beim Erhitzen starken Indol- oder Skatolgeruch. Die Trypto-
phanreaktion mit Bromwasser fällt negativ aus, dagegen gibt die Substanz beim Erhitzen
mit konz. Bromwasserstoffsäure einen violetten Farbstoff; die Reaktion mit Glyoxylsäure
wird nur positiv beim vorsichtigen Zusatz von Schwefelsäure, indem überschüssige Schwefelsäure hindernd wirkt. Kocht man den Körper mit konz. Salzsäure, dampft dann die Lösung ein und erhitzt jetzt den Rückstand, für sich oder mit Natriumhydroxyd, so ist nach
genügend langem Erhitzen kein Indol- oder Skatolgeruch mehr zu bemerken, statt dessen
tritt ein ganz starker, charakteristischer Geruch nach Chinolin auf. Die Lösungen des
Oxytryptophans färben sich mit Tyrosinase stark rot bis braunrot[7]). Es ist unentschieden,
ob Oxytryptophan nicht sekundär durch Oxydation von Tryptophan entsteht.

3. Die von den Zersetzungen des Tryptophans herrührenden Indolderivate und ihr Auftreten im Harn.

Wie schon oben erwähnt, und wie seit langem bekannt ist[8]), entstehen bei Fäulnis
der tryptophanhaltigen Eiweißkörper mehrere Indolderivate, nach den älteren Angaben
Indol, Skatol, Skatolcarbonsäure und Skatolessigsäure; diese von E. Salkowski begründete,
später von Ellinger, Nencki sowie von Hopkins und Cole weitergeführte Lehre
ist durch die Feststellung ergänzt, daß die sogenannte Skatolcarbonsäure die isomere Indol-

---

[1]) F. Rohde, Zeitschr. f. physiol. Chemie **44**, 161 [1905].
[2]) H. D. Dakin, Journ. of biol. Chemistry **2**, 289 [1906].
[3]) S. W. Cole, Journ. of Physiol. **30**, 317 [1903].
[4]) G. W. Heimrod u. P. A. Levene, Biochem. Zeitschr. **25**, 18 [1910].
[5]) E. Abderhalden u. M. Kempe, Zeitschr. f. physiol. Chemie **52**, 212 [1907].
[6]) E. Abderhalden u. L. Baumann, Zeitschr. f. physiol. Chemie **55**, 415 [1908].
[7]) E. Abderhalden u. M. Guggenheim, Zeitschr. f. physiol. Chemie **54**, 352 [1907].
[8]) Siehe die Zusammenstellung bei O. Cohnheim, Chemie der Eiweißkörper, 2. Aufl. [1904], S. 23 u. bei A. Ellinger, Berichte d. Deutsch. chem. Gesellschaft **37**, 1801 [1904].

essigsäure[1]) und die als Skatolessigsäure bezeichnete Säure die isomere Indolpropionsäure[2]) ist. Wird ferner als Zwischenstufe bei der Zersetzung Indolcarbonsäure angenommen, so folgen nacheinander beim fortgesetzten Abbau: Indolpropionsäure → Indolessigsäure → Indolcarbonsäure, Skatol und Indol. Aus reinem Tryptophan entstehen die gleichen Zersetzungsprodukte[3]).

$$
\begin{array}{c}
\text{CH} \\
\text{HC}\diagup\text{C—C—CH}_2\text{—CH(NH}_2)\cdot\text{COOH} \\
\text{HC}\diagdown\text{C}\diagup\text{CH} \\
\text{CH NH}
\end{array}
+ H_2 =
\quad \text{CH}_2\cdot\text{CH}_2\cdot\text{COOH} + NH_3 \ [4])
$$

Tryptophan   Indolpropionsäure

$$
\quad\text{CH}_2\cdot\text{CH}_2\cdot\text{COOH} + 3\,O = \quad\text{CH}_2\cdot\text{COOH} + CO_2 + H_2O
$$

Indolpropionsäure   Indolessigsäure

$$
\quad\text{CH}_2\cdot\text{COOH} + 3\,O = \quad\text{COOH} + CO_2 + H_2O
$$

Indolessigsäure   Indolcarbonsäure

$$
\quad\text{CH}_2\cdot\text{COOH} = \quad\text{CH}_3 + CO_2
$$

Indolessigsäure   Skatol

$$
\quad\text{COOH} =
\begin{array}{c}
\text{CH} \\
\text{CH}\diagup\text{C—CH} \\
\text{CH}\diagdown\text{C}\diagup\text{CH} \\
\text{CH NH}
\end{array}
+ CO_2
$$

Indolcarbonsäure   Indol

Das Tryptophan findet sich in vielen Eiweißkörpern und wird hierdurch immer dem Körper zugeführt, ja es scheint, als ob der Organismus ohne Zufuhr von tryptophanhaltigen Eiweißkörpern nicht auskommen kann[5]). Es ist somit immer die Möglichkeit vorhanden, daß bei der Fäulnis von Eiweißkörpern und deren Spaltprodukten im Darm verschiedene Indolderivate entstehen und in irgendeiner Form in den Harn übergehen können.

Die Indolessigsäure ist aus dem Harn eines an anormaler intestinaler Gärung leidenden Patienten isoliert worden[6]). Dabei wurde der Nachweis erbracht, daß sie das Chromogen des Farbstoffes Urorosein ist (siehe S. 888). Die Säure findet sich öfters im Harn.

Die Indolcarbonsäure findet sich wahrscheinlich auch im Harn, der direkte Nachweis ist aber noch nicht gelungen (siehe weiter unten).

Freies Indol findet sich nicht im Urin, wohl aber Substanzen, die leicht Indol abgeben können. So hat M. Jaffé[7]) gefunden, daß, wenn man frischen Menschenharn in Quantitäten von 1—2 l der Destillation unterwirft und das Destillat mit Äther ausschüttelt, man beim Verdunsten des letzteren einen Rückstand erhält, der alle Reaktionen des In-

---

[1]) A. Ellinger, Berichte d. Deutsch. chem. Gesellschaft 37, 1801 [1904].

[2]) A. Ellinger, Berichte d. Deutsch. chem. Gesellschaft 38, 2884 [1905].

[3]) F. G. Hopkins u. S. W. Cole, Journ. of Physiol. 29, 451 [1903].

[4]) Die Indolpropionsäure entsteht nur bei anaerober Zersetzung; bei aerober Zersetzung wird Indolessigsäure erhalten. Siehe F. G. Hopkins u. S. W. Cole, Journ. of Physiol. 29, 451 [1903]. — Ferner E. Salkowski, Zeitschr. f. physiol. Chemie 27, 302 [1899].

[5]) Siehe F. G. Hopkins, Journ. of Physiol. 35, 88 [1906]. — P. Rona u. W. Müller, Zeitschr. f. physiol. Chemie 50, 263 [1906]. — V. Henriques, Zeitschr. f. physiol. Chemie 54, 406 [1908]; 60, 105 [1909].

[6]) C. A. Herter, Journ. of biol. Chem. 4, 253 [1908].

[7]) M. Jaffé, Archiv f. experim. Pathol. u. Pharmakol., Supplementband 1908 (Schmiedeberg-Festschrift), S. 299.

dols in der schönsten Weise erkennen läßt. Der Urin aller Tiere, welche untersucht wurden (Hunde, Kaninchen, Pferde, Hühner), zeigte das gleiche Verhalten, sowohl bei saurer wie bei neutraler oder alkalischer Reaktion. Die Identität der fraglichen Substanz mit Indol wurde beim Pferdeharn festgestellt. Jaffé hat ferner nachgewiesen, daß die Indoxylverbindungen des Harns nicht zu den indolgebenden Substanzen gehören. Auch die Indolessigsäure kommt hier nicht in Betracht, vielleicht ist das Verhalten auf die Indolcarbonsäure zurückzuführen, ihr Nachweis ist jedoch noch nicht gelungen. Eine Quelle des Indols können möglicherweise auch andere Substanzen abgeben; so haben sowohl Jaffé[1]) wie auch Porcher[2]) gefunden, daß die Menge der indolgebenden Substanzen des Harns durch Eingabe von Skatol gesteigert werden kann.

Das bei Darmfäulnis gebildete wie auch verabreichte Indol wird teils mit den Faeces (siehe S. 1196 ff.), teils mit dem Harn ausgeschieden. Für die Ausscheidung durch den Harn wird es im Körper zu Indoxyl (siehe unten) oxydiert und mit Schwefelsäure oder Glucuronsäure gepaart; nach C. Tollens[3]) paart sich das Indoxyl in überwiegendem Maße mit der Schwefelsäure, nicht mit der Glucuronsäure.

Das Skatol findet sich nicht im Harn, wohl aber in den Faeces (siehe S. 1200). In welcher Form verfüttertes Skatol zur Ausscheidung durch den Harn gelangt, läßt sich mit Sicherheit nicht sagen; eine Abspaltung der Methylgruppe unter Bildung von Indol scheint nicht stattzufinden, denn Verabreichung von Skatol führt nicht zu Indoxylbildung[4]). Das Auftreten einer der Indoxylschwefelsäure entsprechenden Skatolverbindung ist auch nicht wahrscheinlich[5]), nur Otto[6]) will eine solche Verbindung aus dem Harn bei Diabetes mellitus isoliert haben. Es läßt sich zurzeit nur sagen, daß verabreichtes Skatol in irgendeiner Form in den Harn übergehe, die als Chromogen eines Farbstoffes, des sogenannten Skatolrots, aufzufassen ist (siehe S. 900 ff.); das Chromogen findet sich nach Porcher und Hervieux[7]) regelmäßig in Tierurinen, wenn auch nur in recht spärlicher Menge. Am reichlichsten findet es sich im Harn von Wiederkäuern.

a) *β*-Indolpropionsäure (Indol-Pr-3-propionsäure).

$$
\begin{array}{c}
\text{CH} \\
\diagup\!\!\diagdown \\
\text{CH}\quad\text{C} \!-\! \text{C} \!-\! \text{CH}_2 \!-\! \text{CH}_2 \!-\! \text{COOH} \\
\big|\quad\ \|\quad\ \| \\
\text{CH}\quad\text{C}\quad\text{CH} \\
\diagdown\!\!\diagup\diagdown\!\!\diagup \\
\text{CH}\quad\text{NH}
\end{array}
\qquad = \text{C}_{11}\text{H}_{11}\text{NO}_2 .
$$

Die Säure ist von M. Nencki[8]) und E. Salkowski[9]) als Fäulnisprodukt beobachtet und von Ellinger[10]) als Indolpropionsäure erkannt worden; Hopkins und Cole[11]) haben sie unter den Produkten der Einwirkung anaerober Bakterien auf Tryptophan nachgewiesen. Die Säure wurde früher Skatolessigsäure genannt.

---

[1]) M. Jaffé, Archiv f. experim. Pathol. u. Pharmakol., Supplementband **1908** (Schmiedeberg-Festschrift), S. 299.

[2]) C. Porcher, Compt. rend. de l'Acad. des Sc. **148**, 1210 [1909].

[3]) C. Tollens, Zeitschr. f. physiol. Chemie **67**, 143 [1910].

[4]) C. Porcher u. C. Hervieux, Zeitschr. f. physiol. Chemie **45**, 486 [1905].

[5]) I. P. Staal, Zeitschr. f. physiol. Chemie **46**, 236 (262) [1905]. — Siehe auch L. C. Maillard, Zeitschr. f. physiol. Chemie **46**, 515 [1905].

[6]) J. G. Otto, Archiv f. d. ges. Physiol. **33**, 607 [1884].

[7]) C. Porcher u. C. Hervieux, Zeitschr. f. physiol. Chemie **45**, 497 [1905].

[8]) M. Nencki, Monatshefte f. Chemie **10**, 506 [1889].

[9]) E. Salkowski, Zeitschr. f. physiol. Chemie **27**, 303 [1899].

[10]) A. Ellinger, Berichte d. Deutsch. chem. Gesellschaft **38**, 2884 [1905].

[11]) F. G. Hopkins u. S. W. Cole, Journ. of Physiol. **27**, 418 [1901]; **29**, 451 [1903].

Aus siedendem Wasser krystallisiert die Säure in glänzenden farblosen Täfelchen vom Schmelzp. 134°. Sie löst sich recht schwer in kaltem, leichter in heißem Wasser; in Alkohol und Äther ist sie leicht löslich. Auch in verdünnten Säuren löst sie sich leicht; aus der schwefelsauren Lösung wird sie durch Mercurisulfat gefällt. Versetzt man die essigsaure Lösung der Säure mit einer konzentrierten Lösung von Kaliumnitrit, so scheiden sich in wenigen Augenblicken feine gelbe Nadeln der Nitrosoverbindung aus, die bei 135° unter Gasentwicklung schmelzen (Nencki).

Zum **Nachweis** dient der Schmelzpunkt der isolierten und umkristallisierten Säure und außerdem das oben beschriebene Verhalten der Säure gegenüber Kaliumnitrit. Zur Isolierung dient ihre Löslichkeit in Äther, indem sie sich aus wässeriger, mit Oxalsäure angesäuerter Lösung ausäthern läßt.

b) Indolessigsäure (Indol-Pr-3-essigsäure).

$$\begin{array}{c} CH \\ CH \overset{\diagup}{} C -\!\!-C-CH_2-COOH \\ CH \quad C \quad CH \\ CH \quad NH \end{array} = C_{10}H_9NO_2 .$$

Die Säure ist zunächst von Salkowski[1]) als Fäulnisprodukt erhalten und später von Ellinger[2]) synthetisch hergestellt worden; Hopkins und Cole[3]) hatten zuvor die Säure unter den Produkten der aeroben Fäulnis des Tryptophans nachgewiesen. Die Säure wurde früher Skatolcarbonsäure genannt. Über das Vorkommen der Säure im Harn siehe oben S. 721.

Aus Benzol umkrystallisiert, bildet die Säure Krystallblättchen, die sich leicht in Alkohol und Äther, wenig in Wasser lösen. Der Schmelzpunkt liegt bei 164—165°; erhitzt man die Säure ein wenig über den Schmelzpunkt, so zersetzt sie sich unter Gasentwicklung, indem Kohlensäure und Skatol entsteht. Auch beim Eindampfen der unreinen wässerigen Lösung tritt Zersetzung unter Auftreten von Skatolgeruch und Bildung von Farbsotff ein; die Lösung der reinen Säure läßt sich unzersetzt eindampfen.

Die Alkalisalze der Säure sind in Wasser leicht und mit neutraler Reaktion löslich.

Neutrale Lösungen von 1°/₀₀ Gehalt an Indolessigsäure geben mit neutralem Bleiacetat einen langsam sich ausscheidenden krystallinischen Niederschlag, mit Kupferacetat, Quecksilberchlorid, Eisenchlorid, Silbernitrat höchstens leichte Trübungen; aus der Quecksilberchlorid enthaltenden Mischung scheidet sich bei vorsichtigem Zusatz von ganz verdünnter Natronlauge ein grauweißer Niederschlag aus.

Sehr charakteristisch ist das Verhalten gegen Eisenchlorid (E. Salkowski). Versetzt man die 1°/₀₀ neutrale Lösung mit ganz wenig sehr verdünnter Eisenchloridlösung und erwärmt gelinde, so wird die Lösung im durchfallenden Lichte blaurot und trüb, in auffallendem weißlich-grau. Säuert man mit Salzsäure vorsichtig an, so schlägt sich alsbald ein grauvioletter Farbstoff nieder, der auf dem Filter gesammelt und ausgewaschen sich in Alkohol leicht mit blauroter Farbe löst. Säuert man die Lösung der Indolessigsäure von vornherein mit einigen Tropfen Salzsäure an, fügt dann sehr verdünnte Eisen-

---

[1]) E. u. H. Salkowski, Zeitschr. f. physiol. Chemie **9**, 8 [1884].
[2]) A. Ellinger, Berichte d. Deutsch. chem. Gesellschaft **37**, 1805 [1904].
[3]) F. G. Hopkins u. S. W. Cole, Journ. of Physiol. **27**, 418 [1901]; **29**, 451 [1903].

chloridlösung hinzu und erhitzt zum Sieden, so färbt sich die Flüssigkeit kirschrot.

Zum Nachweis bzw. Identifizieren der Indolessigsäure dienen außer dem Verhalten gegenüber Eisenchlorid noch die folgenden Reaktionen.

1. Versetzt man eine ganz verdünnte Lösung der Säure mit einigen Tropfen reiner Salpetersäure (spez. Gew. 1,2) und dann mit einigen Tropfen Kaliumnitritlösung (2%), so färbt sich die Lösung ziemlich schnell kirschrot und trübt sich dann unter Ausscheidung eines roten Farbstoffes. Der gebildete Farbstoff geht beim Schütteln mit Essigester in diesen über, und diese Lösung zeigt bei der spektroskopischen Untersuchung, eventuell nach weiterer Verdünnung, einen Absorptionsstreifen in Grün. Beim Zusatz von Natronlauge wird die Essigesterlösung entfärbt, während die Natronlauge selbst intensiv gelb erscheint; säuert man nun mit Salzsäure wieder an, so tritt die rote Färbung der Essigesterlösung wieder hervor.

Noch leichter wie in Essigester geht der rote Farbstoff in Amylalkohol über, dagegen durchaus nicht in Äther, Benzol, Chloroform[1]).

Das Indol gibt eine ähnliche Reaktion.

2. Versetzt man eine Indolessigsäurelösung mit dem gleichen Volumen Salzsäure vom spez. Gewicht 1,2 und dann mit einigen Tropfen schwacher (1—2 proz.) Chlorkalklösung, so färbt sie sich allmählich purpurrot. Bei nicht zu verdünnten Lösungen ($1^0/_{00}$ und stärkeren) scheidet sich bei längerem Stehen ein purpurroter, in Alkohol leicht löslicher Niederschlag aus. Beim Schütteln mit Amylalkohol geht der Farbstoff in diesen über, dagegen nicht in Äther, Benzol und Chloroform; von Essigester wird er schwierig, mitunter fast gar nicht aufgenommen[1]).

3. Mit p-Dimethylaminobenzaldehyd und Salzsäure tritt Rotfärbung auf; der Farbenton ist ein anderer als beim Indol (siehe S. 1198).

c) Indolcarbonsäure (Indol-Pr-3-carbonsäure).

$$\text{C}_9\text{H}_7\text{NO}_2.$$

Die Säure ist als Fäulnisprodukt nicht erhalten worden, dagegen ist ihr Auftreten im Harn wahrscheinlich gemacht durch das Verhalten des Urins bei der Destillation (siehe oben). Synthetisch ist die Säure mehrmals dargestellt worden[2]).

Die Säure ist in siedendem Wasser wenig löslich und scheidet sich daraus beim Erkalten in farblosen Blättchen aus; sie ist wenig löslich in Benzol, leichter in Essigester, Äther und Alkohol und fast unlöslich in Petroläther. Im zugeschmolzenen Röhrchen erhitzt, zersetzt sich die Säure unter Gasentwicklung bei 218°; beim Erhitzen zerfällt sie in Kohlensäure und Indol. Diese Zersetzung tritt schon beim Kochen der wässerigen Lösung ein, so daß beim Destillieren der wässerigen Lösung im Destillat Indol zu finden ist.

Das Silbersalz $\text{C}_9\text{H}_6\text{NO}_2\text{Ag}$ erhält man als weißen Niederschlag beim Ausfällen der wässerigen Lösung des Ammoniaksalzes mit Silbernitrat.

Wird das Silbersalz mit Jodmethyl im Rohr auf 100° erhitzt, so entsteht der Methylester der Indolcarbonsäure. Der aus wässerigem Alkohol gereinigte Ester schmilzt bei 147—148° und bildet weiße flache Nadeln.

Über Indol und Skatol siehe bei den „Faeces", S. 1196 u. 1200.

---

[1]) E. Salkowski, Zeitschr. f. physiol. Chemie **9**, 24 [1884].
[2]) G. Ciamician u. C. Zatti, Berichte d. Deutsch. chem. Gesellschaft **21**, 1933 [1888]. — C. Zatti u. A. Ferratini, Berichte d. Deutsch. chem. Gesellschaft **23**, 2296 [1890]. — A. Ellinger, Berichte d. Deutsch. chem. Gesellschaft **39**, 2519 [1906].

d) Indoxyl.

$$\text{Indoxyl} = C_8H_7NO.$$

Das Indoxyl findet sich als gepaarte Schwefelsäure im Harn (siehe unten); vielleicht kommt auch ein wenig davon als gepaarte Glucuronsäure[1]) vor, jedoch hat C. Tollens[2]) nachgewiesen, daß das Indoxyl sich im überwiegenden Maße mit Schwefelsäure, nicht mit Glucuronsäure paart. Das Indoxyl läßt sich durch Zersetzen von Indoxylschwefelsäure gewinnen[3]), man kann es jedoch auf andere Weise herstellen[4]).

Das Indoxyl bildet hellgelbe flache Prismen, die bei 85° schmelzen; es löst sich in Wasser, Alkohol, Äther, Chloroform, Eisessig und Benzol, besonders leicht in Aceton, sehr wenig in Petroläther. Die wässerige Lösung zeigt grüne Fluorescenz, die aber auf Zusatz von überschüssiger Kalilauge oder Salzsäure verschwindet. Es ist im Vakuum kaum destillierbar, verflüchtigt sich jedoch teilweise unzersetzt beim Erhitzen für sich oder mit schwach überhitztem Wasserdampf (105—110°); die Dämpfe riechen fäkalartig.

In konz. Schwefelsäure oder Salzsäure ist das Indoxyl verhältnismäßig beständig, erwärmt man dagegen mit verdünnter Salzsäure, so bildet sich unter Entwicklung eines unangenehmen Geruches ein amorpher roter Körper. In alkalischer Lösung oxydiert sich das Indoxyl sehr leicht unter Bildung von Indigblau (Indigotin)

$$2\ \text{Indoxyl} + O_2 = \text{Indigblau} + 2\ H_2O.$$

Indoxyl   Indigblau

Dieselbe Oxydation findet in saurer Lösung statt unter Einwirkung von Oxydationsmitteln wie Calciumhypochlorit, Ferrichlorid u. a.; bei zu starker Oxydation wird das Indigblau weiter oxydiert und die blaue Farbe verschwindet; es entsteht hierbei Isatin

$$\text{Indigblau} + O_2 = 2\ \text{Isatin}.$$

Indigblau   Isatin

Durch Einwirkung von Isatin auf Indoxyl entsteht Indirubin[5]), ein braunroter Farbstoff, am glattesten, wenn man eine Lösung von Indoxyl und

[1]) Schmiedeberg, Archiv f. experim. Pathol. u. Pharmakol. 14, 307 [1881]. — E. Külz, Archiv f. d. ges. Physiol. 30, 485 [1883]. — G. Hoppe - Seyler, Zeitschr. f. physiol. Chemie 7, 425 [1883]. — P. Mayer u. C. Neuberg, Zeitschr. f. physiol. Chemie 29, 256 [1900].

[2]) C. Tollens, Zeitschr. f. physiol. Chemie 67, 143 [1910].

[3]) E. Baumann u. L. Brieger, Zeitschr. f. physiol. Chemie 3, 258 [1879].

[4]) A. Baeyer, Berichte d. Deutsch. chem. Gesellschaft 14, 1744 [1881]. — D. Vorländer u. B. Drescher, Berichte d. Deutsch. chem. Gesellschaft 34, 1856 [1901]; 35, 1701 [1902].

[5]) A. Baeyer, Berichte d. Deutsch. chem. Gesellschaft 14, 1745 [1881] — E. Schunck u. L. Marchlewski, Berichte d. Deutsch. chem. Gesellschaft 28, 539, 2525 [1895].

Isatin in Alkohol mit Natriumcarbonat versetzt; das Indirubin scheidet sich dabei in braunroten, metallglänzenden Nadeln ab. Das Indirubin ist mit dem Indigblau isomer und entsteht oft neben dem Indigblau bei Oxydation des Harnindoxyls. Über die Ursache der Indirubinbildung gehen jedoch die Ansichten auseinander[1]).

Das Indigblau ist in Wasser, Alkohol, Äther, verdünnten Säuren und verdünnten Alkalien unlöslich, in Chloroform löslich, wenn auch ziemlich schwer; in heißem Anilin löst es sich mit blauer Farbe.

Das Indirubin ist unlöslich in Wasser, verdünnten Säuren und verdünnten Alkalien, dagegen in Alkohol, Äther, Benzol, Chloroform und Eisessig löslich, und zwar mit roter Farbe. Aus Anilin umkrystallisiert, bildet es schokoladenbraune Nädelchen mit schwachem Metallglanz.

Indoxylschwefelsäure („Harnindican").

$$\text{CH} \diagdown \text{C} - \text{C} \cdot \text{O} \cdot SO_2 \cdot \text{OH}$$
$$\text{CH} \diagdown \text{C} \quad \text{CH} \diagup \quad = C_8H_7NSO_4 \, .$$
$$\text{CH} - \text{NH}$$

Die Säure findet sich, wie schon oben erwähnt (siehe S. 722), im normalen Harn des Menschen und der Fleischfresser und stammt von dem bei der Darmfäulnis gebildeten Indol ab; hiermit übereinstimmend, bewirkt verabreichtes Indol eine Steigerung der Menge der ausgeschiedenen Indoxylschwefelsäure. Die von gesunden Menschen ausgeschiedene Menge der Säure ist sowohl von der Art der Nahrung wie auch von der Stärke der Darmfäulnis abhängig; eine abnorm erhöhte Ausscheidung findet daher in solchen Fällen statt, wo durch Stauung des Dünndarms eine erhöhte Darmgärung bewirkt wird. Verabreichung von tryptophanreichen Eiweißkörpern vermehrt die Indoxylausscheidung, dies ist dagegen mit dem Leim, der tryptophanfrei ist, nicht der Fall.

Indoxylschwefelsaures Kali läßt sich durch Behandlung einer konzentrierten Lösung von Indoxyl in Kalilauge mit pyroschwefelsaurem Kali herstellen[2]). Zur Darstellung aus dem Harn verfährt man nach Hoppe-Seyler[3]) auf die folgende Weise; der Harn darf hierzu nicht zu arm an Indican sein.

Der Harn wird zum dünnen Sirup eingedampft und mit 96 proz. Alkohol versetzt, solange der entstehende Niederschlag noch vermehrt wird. Die abfiltrierte alkoholische Lösung wird mit dem gleichen Volumen Äther versetzt, die nach 24 Stunden abgegossene klare Flüssigkeit mit konzentrierter alkoholischer Oxalsäurelösung in der Kälte gefällt, solange ein Niederschlag entsteht, schnell abfiltriert und mit konzentrierter Lösung von Kaliumcarbonat bis zur schwach alkalischen Reaktion versetzt. Nach nochmaliger Filtration wird der Äther von der Lösung abdestilliert, der Rest zum dicklichen Sirup eingedampft, dieser mit der 15—20fachen Menge abs. Alkohols in der Kälte aufgenommen und in einem verschlossenen Gefäß einen Tag stehen gelassen. Alsdann wird der Niederschlag abfiltriert, mit 96 proz. Alkohol ausgekocht und die Lösung zur Krystallisation stehen gelassen. Das Filtrat wird mit Äther gefällt, von den zuerst ausfallenden Schmieren schnell abgegossen und in der Kälte längere Zeit stehen gelassen. Es scheiden sich dann ebenso wie aus dem alkoholischen Auszug des Niederschlags beide Blättchen von Kaliumindoxylsulfat aus, die durch Umkrystallisieren aus heißem Alkohol weiter zu reinigen sind.

Das indoxylschwefelsaure Kali krystallisiert aus Alkohol in blendend weißen glänzenden Tafeln und Blättchen, die in Wasser und in heißem Alkohol leicht, in kaltem Alkohol dagegen sehr schwer löslich sind[4]). Die Indoxyl-

---

[1]) Siehe hierzu A. Ellinger, Zeitschr. f. physiol. Chemie 41, 22 [1904]. — L. C. Maillard, Zeitschr. f. physiol. Chemie 41, 445 [1904].

[2]) A. Baeyer, Berichte d. Deutsch. chem. Gesellschaft 14, 1745 [1881].

[3]) G. Hoppe-Seyler, Zeitschr. f. physiol. Chemie 7, 423 [1883].

[4]) E. Baumann u. L. Brieger, Zeitschr. f. physiol. Chemie 3, 256 [1879].

schwefelsäure wird wie alle Ätherschwefelsäuren von Phenolen beim Erwärmen mit verdünnter Salzsäure in Schwefelsäure und einen phenolartigen Körper, hier Indoxyl, gespalten; bei dieser Zersetzung verfärbt sich die Flüssigkeit und es tritt ein eigentümlicher fäkalartiger Geruch, verschieden von dem des Indols und Skatols, auf. Ist die Flüssigkeit hinreichend konzentriert, so sieht man beim Beginne der Zersetzung die Abscheidung öliger Streifen und Tropfen. Diese, ebenso der Geruch verschwinden bald und das ursprüngliche Spaltungsprodukt ist alsdann übergegangen in einen amorphen braunen Körper, der sich in Alkohol, Äther und Chloroform mit roter Farbe löst; in Wasser ist er unlöslich. Neben diesem roten Farbstoff enthält der braune Niederschlag immer, wenn die Zersetzung nicht bei völligem Luftabschluß stattgefunden hat, etwas Indigo. Wird die Spaltung mit Salzsäure bei Gegenwart von gelinde oxydierenden Substanzen ausgeführt, so entsteht direkt Indigo; als Oxydationsmittel können Ferrichlorid, Cuprisulfat, Wasserstoffsuperoxyd, Kaliumpersulfat u. a. benutzt werden.

Erhitzt man indoxylschwefelsaures Kali in neutraler wässeriger Lösung auf 120—130°, so tritt völlige Zersetzung ein; es entsteht ein brauner Niederschlag und in der wässerigen Lösung befindet sich saures Kaliumsulfat. Beim Erhitzen mit Wasser und Kalihydrat tritt keine Zersetzung ein. Wird das trockene indoxylschwefelsaure Kali in einem trockenen Reagenglase rasch bis zum schwachen Glühen über einer starken Flamme erhitzt, so entwickeln sich unter Zersetzung purpurfarbene Dämpfe von Indigo, die sich im kälteren Teile verdichten.

Der Nachweis der Indoxylschwefelsäure (mitsamt der Indoxylglucuronsäure, wenn diese im Harn vorhanden ist, siehe oben) beruht auf der schon oben erwähnten Oxydation des Indoxyls zu Indigo, nachdem die Indoxylschwefelsäure mittels starker Salzsäure aufgespalten worden ist. Es sind hierzu verschiedene Oxydationsmittel vorgeschlagen worden. Der Chlorkalk, welcher ursprünglich von Jaffé[1]) benutzt wurde, ist mit großer Vorsicht anzuwenden; denn ein Überschuß entfärbt den gebildeten Indigo wieder. Das Ferrichlorid ist von Obermayer[2]) empfohlen worden; es läßt sich viel sicherer als der Chlorkalk benutzen, jedoch ist auch hier eine Überoxydation nicht ganz ausgeschlossen[3]). Noch besser bewährt sich nach Salkowski[4]) das Kupfersulfat. Noch andere Oxydationsmittel sind zur Indicanprobe empfohlen, z. B. Wasserstoffsuperoxyd[5]) und Ammoniumpersulfat[6]).

Verschiedene im Harn, namentlich unter pathologischen Umständen vorhandene Substanzen können auf die Indicanprobe einen störenden Einfluß ausüben[7]); der Harn ist daher vor dem Anstellen der Probe zu klären. Hierzu sind Quecksilbersalze nicht geeignet, dagegen empfiehlt es sich, Bleiacetat oder basisches Bleiacetat zu verwenden[8]).

Zum Aufspalten der Indoxylschwefelsäure wendet man immer Salzsäure an; die Schwefelsäure liefert mehr Indigrot als die Salzsäure. Der Harn muß mit dem gleichen Volumen konz. Salzsäure versetzt werden; bei geringerer

---

1) M. Jaffé, Archiv f. d. ges. Physiol. **3**, 448 [1870].
2) F. Obermayer, Wiener klin. Wochenschr. **3**, 176 [1890].
3) A. Ellinger, Zeitschr. f. physiol. Chemie **38**, 186 [1903]; **41**, 23 [1904].
4) E. Salkowski, Zeitschr. f. physiol. Chemie **57**, 519 [1908].
5) C. Porcher u. C. Hervieux, Zeitschr. f. physiol. Chemie **39**, 151 [1903].
6) A. Klett, Chem.-Ztg. **24**, 690 [1900].
7) J. Gnezda, Compt. rend. de l'Acad. des Sc. **136**, 1406 [1903].
8) C. Porcher u. C. Hervieux, Zeitschr. f. physiol. Chemie **39**, 147 [1903]. —
L. Maillard, Compt. rend. de l'Acad. des Sc. **136**, 1472 [1903].

Menge wird die Aufspaltung verzögert, wodurch mehr Indigrot entsteht [Porcher und Hervieux[1])].

Der Nachweis gestaltet sich dann auf die folgende Weise:

1. Mit Obermayerschem Reagens (konz. Salzsäure, die pro Liter 2—4 g Eisenchlorid enthält): Etwa 10 ccm Harn werden mit 1 ccm 10 proz. Bleiacetatlösung versetzt, geschüttelt und filtriert; hierbei werden störende Substanzen entfernt, während im allgemeinen beim nachfolgenden Eingießen des Reagens keine Fällung von Bleichlorid stattfindet. Das Filtrat vom Bleiniederschlage wird mit dem gleichen Volumen des Reagens und ein paar Kubikzentimeter Chloroform versetzt und gut durchgeschüttelt, wobei sich das Indigo im Chloroform löst. Beim Stehenlassen setzt sich das Chloroform schnell ab und erscheint bei Gegenwart von Indican im Harne blau bis blauviolett gefärbt.

2. Nach Salkowski.[2]) Versetzt man ca. 8 ccm eines indicanhaltigen Harns mit ca. 1 ccm 10 proz. Kupfersulfatlösung, setzt dazu das gleiche Volumen konz. Salzsäure und ein paar Kubikzentimeter Chloroform und mischt durch gelindes Hinundherneigen, so färbt sich das Chloroform blau.

Diese Methode läßt sich selbstverständlich auch mit der Reinigung durch Bleiacetat (siehe oben) vereinigen.

Wenn der Harn jodhaltig ist, bewirken die bei dem Indicannachweis zugesetzten Oxydationsmittel, daß freies Jod entsteht, welches sich dann in dem Chloroform löst und Indigo vortäuschen kann. Zur Kontrolle entfernt man daher die wässerige, salzsaure Flüssigkeit und schüttelt das Chloroform mit Wasser und, nachdem dieses entfernt worden ist, mit einer schwachen Natriumthiosulfatlösung oder mit schwach alkalischem Wasser; entfärbt sich hierdurch das Chloroform, so war kein Indigo, sondern Jod vorhanden.

Quantitative Bestimmung. a) Titriermethoden. Siehe Kapitel Harn- und Blutfarbstoffe S. 906 u. ff.

b) **Colorimetrische Methoden.** Zur klinischen Bestimmung des Harnindicans sind mehrere colorimetrische Methoden empfohlen worden, die schneller, aber auch weniger genau als die titrimetrischen sind; die Methode mit Meislings Colorimeter (siehe unten) kann jedoch nach Oerum mit der Titrierung an Genauigkeit konkurrieren.

α) E. Salkowski[3]) oxydierte das Indol zu Indigblau und schüttelte mit Chloroform aus; wenn immer die gleichen Volumina benutzt wurden, ließ sich durch Vergleichen des Chloroformextrakts mit Lösungen von bekanntem Indigogehalt die vorhandene Indigomenge einigermaßen feststellen.

β) H. Strauß[4]) gab ein ähnliches Verfahren an, nur benutzte er nicht mehrere Vergleichslösungen, sondern nur eine, die ziemlich schwach war. Der aus dem Harn gewonnene Chloroformextrakt wurde dann mit reinem Chloroform verdünnt, bis er die gleiche Farbe hatte wie die Standardlösung; die Verdünnung ergab dann die vorhandene Indigomenge.

γ) Weitere Verfahren siehe S. 906—910.

Diese Methoden haben alle den Mangel, daß die Farbe der Vergleichsröhrchen nur wenig haltbar ist. Wenn man dagegen die von Bouma[5]) angegebene Isatinmethode mit

---

[1]) C. Porcher u. C. Hervieux, Zeitschr. f. physiol. Chemie **39**, 147 [1903]. — L. Maillard, Compt. rend. de l'Acad. des Sc. **136**, 1472 [1903].
[2]) E. Salkowski, Zeitschr. f. physiol. Chemie **57**, 519 [1908].
[3]) E. Salkowski, Virchows Archiv **68**, 407 [1876].
[4]) H. Strauß, Deutsche med. Wochenschr. **28**, 299 [1902].
[5]) J. Bouma, Zeitschr. f. physiol. Chemie **32**, 82 [1900].

der Anwendung des Meislingschen Colorimeters[1]), das ohne Vergleichslösung arbeitet, kombiniert, soll man nach Oerum[2]) völlig befriedigende Resultate erhalten; über diese Methode sei auf die Originalarbeiten von Meisling und Oerum verwiesen.

Die Reaktion zwischen Indoxyl und Isatin verläuft nicht immer ganz glatt, und zwar bilden sich oft blauviolette Lösungen; durch eine Behandlung mit Schwefelwasserstoff läßt sich dem abhelfen[3]).

E. Pyrrolidinverbindungen.

1. Prolin (α-Pyrrolidincarbonsäure).

$$
\begin{array}{c}
CH_2 - CH_2 \\
| \qquad | \\
CH_2 \quad CH - COOH = C_5H_9NO_2 . \\
\diagdown \diagup \\
NH
\end{array}
$$

Das Prolin ist von E. Fischer[4]) aus den Säurespaltprodukten des Caseins zuerst isoliert, später ist es dann in den verschiedensten Eiweißkörpern nachgewiesen worden. E. Fischer hat sogleich die Frage diskutiert, ob die Aminosäure nicht sekundär aus anderen Produkten durch die Wirkung der Mineralsäure entstanden sei. Nachdem er aber nachgewiesen hat, daß sie sich auch nach der Hydrolyse mit Alkalien unter den Spaltprodukten findet[5]) und auch bei Enzymhydrolysen nicht vermißt wird[6]), darf man annehmen, daß das Prolin zu den primären Spaltprodukten der Eiweißkörper gehört[7]).

Synthetisch ist das Prolin von R. Willstätter[8]), E. Fischer[9]) und S. P. L. Sörensen und A. C. Andersen[10]) hergestellt worden, zum präparativen Zweck eignet sich jedoch nur das Verfahren der letzteren. Bei der Gewinnung von Prolin aus Eiweißkörpern wendet man am besten Gelatine an und verfährt nach Fischer und Abderhalden[11]).

Das bei Säurehydrolyse gewonnene Prolin ist linksdrehend, das synthetische Produkt ist optisch inaktiv. Durch 5stündiges Erhitzen mit 2 T. Ätzbaryt und 4 T. Wasser auf 145° wird das aktive Prolin racemisiert; auch bei Hydrolyse der Eiweißkörper in alkalischer Lösung erhält man racemisches Prolin[12]). Eine Aufspaltung des Racemkörpers in die aktiven Formen ist noch nicht durchgeführt.

Das Prolin, sowohl der Racemkörper wie auch die l-Form, ist in Wasser sehr leicht löslich und im Gegensatz zu den anderen Aminosäuren auch in abs. Alkohol löslich. Der Racemkörper krystallisiert aus siedendem abs. Alkohol in wasserfreien, 4- oder 6seitigen Prismen, auch in 4seitigen Blättchen; beim Liegen an der Luft nimmt die Säure 1 Mol. Wasser auf. Die lufttrockene Säure schmilzt in ihrem Krystallwasser schon niedriger als 100°; beim fortgesetzten Erhitzen entweicht das Wasser, und die Schmelze wird fest, um dann bei 208—209° (korr.) wieder zu schmelzen. Die wasserfreie Säure schmilzt bei 210—211° (korr.) unter Braunfärbung[13]). — Das l-Prolin krystallisiert aus Wasser in flachen Nadeln, die beim Trocknen an der Luft verwittern und beim

---

[1]) A. A. Meisling, Zeitschr. f. analyt. Chemie **43**, 137 [1904].

[2]) H. P. T. Oerum, Zeitschr. f. physiol. Chemie **45**, 459 [1905].

[3]) J. Bouma, Deutsche med. Wochenschr. **28**, 705 [1902]. — Siehe auch A. Ellinger, Zeitschr. f. physiol. Chemie **38**, 195 [1903].

[4]) E. Fischer, Zeitschr. f. physiol. Chemie **33**, 164 [1901].

[5]) E. Fischer, Zeitschr. f. physiol. Chemie **35**, 227 [1902].

[6]) E. Fischer u. E. Abderhalden, Zeitschr. f. physiol. Chemie **40**, 215 [1903].

[7]) Siehe auch S. P. L. Sörensen, Compt. rend. du lab. de Carlsberg **6**, 140 [1905].

[8]) R. Willstätter, Berichte d. Deutsch. chem. Gesellschaft **33**, 1160 [1900].

[9]) E. Fischer, Berichte d. Deutsch. chem. Gesellschaft **34**, 454 [1901].

[10]) S. P. L. Sörensen u. A. C. Andersen, Compt. rend. du lab. de Carlsberg **7**, 72 [1908]; Zeitschr. f. physiol. Chemie **56**, 236 [1908].

[11]) E. Fischer u. E. Abderhalden, Berichte d. Deutsch. chem. Gesellschaft **37**, 3072 [1904].

[12]) P. A. Levene u. G. B. Wallace, Zeitschr. f. physiol. Chemie **47**, 143 [1906].

[13]) S. P. L. Sörensen, Compt. rend. du lab. de Carlsberg **6**, 156 [1905].

raschen Erhitzen im Capillarrohr unter starker Gasentwicklung bei 203—206° (korr. 206—209°) schmelzen [Fischer[1])]; nach Kossel und Dakin[2]) ist der Schmelzp. 220—222°. In wässeriger, 7,4 proz. Lösung ist $[\alpha]_D^{20} = -77,4°$. Die Drehung in saurer und alkalischer Lösung ist für ein Präparat bestimmt, welches in wässeriger Lösung $[\alpha]_D^{20} = -72,6°$ zeigte. Für die Lösung in 20 proz. Salzsäure, welche 7,7% der Aminosäure enthielt, wurde $[\alpha]_D^{20} = -46,53°$ gefunden; für die alkalische Lösung, welche 5,7% Prolin in etwa $^n/_2$-Kalilauge enthielt, betrug $[\alpha]_D^{20} = -83,48°$ [Fischer[1])]. Sowohl das d, l- wie auch das l-Prolin schmeckt stark süß.

Das Kupfersalz $(C_5H_8NO_2)_2Cu + 2 H_2O$ des d, l-Prolins bildet blaue Krystallblättchen, die in Alkohol unlöslich sind; beim Trocknen bei 100° entweicht das Krystallwasser und das Salz färbt sich violett. — Das Cu-Salz des l-Prolins ist in Alkohol löslich. Phosphorwolframat. Selbst schwache Prolinlösungen werden von Phosphorwolframsäure gefällt. Das Phosphorwolframat des d, l-Prolins fällt aus konzentrierteren Lösungen gewöhnlich ölig aus, krystallisiert aber beim Stehen; es löst sich leicht in Alkohol und in einem reichlichen Überschuß des Fällungsmittels. Beim Umkrystallisieren aus Wasser erhält man es in kurzen dicken, 4seitigen oder 6seitigen Prismen, ähnlich wie Kalkspatkrystalle [Sörensen[3])].

Pikrat $C_5H_9NO_2 \cdot C_6H_2(NO_2)_3OH$. Die Verbindung läßt sich darstellen durch Lösen von Prolin und Pikrinsäure in möglichst wenig heißem Eisessig und Fällen mit Äther; zur Reinigung dient Umkrystallisieren aus Alkohol. Die Verbindung des d, l-Prolins bildet unvollkommen ausgebildete Krystalle, die sich in heißem Alkohol, Eisessig und Wasser leicht, in der Kälte weniger leicht lösen und bei 135—137° schmelzen. — Das Pikrat des l-Prolins krystallisiert aus Alkohol in großen, glänzenden, oft büschelförmig vereinigten Nadeln, die bei 153—154° schmelzen; die Verbindung ist schwerer löslich als der Racemkörper[4]).

Der **Äthylester** des d, l-Prolins siedet bei 75—76° unter einem Druck von 11 mm [Willstätter[5])].

β-Naphthalinsulfoprolin $C_5H_8NO_2 \cdot SO_2 \cdot C_{10}H_7$. Über die Darstellung siehe S. 570. Die Verbindung des l-Prolins krystallisiert aus heißem, verdünntem Alkohol wie aus Wasser in äußerst dünnen, oft zentimeterlangen Blättchen, welche 1 Mol. Krystallwasser enthalten. Im Capillarrohr sintert die krystallwasserhaltige Verbindung bei 80° und schmilzt bei 132° (korr. 133,7°); die bei 90° getrocknete Substanz schmilzt, ohne sich vorher zu verändern, bei 136° (korr. 138°). In kaltem Wasser ist sie schwer löslich, von kochendem verlangt sie ungefähr 130 T.; in Alkohol ist sie leicht löslich, schwerer in Äther[6]).

Phenylisocyanatprolin $C_5H_8NO_2 \cdot CO \cdot NH \cdot C_6H_5$. Die Verbindung wird auf die gewöhnliche Weise hergestellt (siehe S. 583). Die Verbindung des d, l-Prolins läßt sich krystallinisch gewinnen, ist aber wenig charakteristisch und die Verbindung des l-Prolins krystallisiert sehr schwierig; man wandelt sie deshalb am besten in die Anhydride, die Hydantoinverbindungen, um, und zwar wie gewöhnlich durch Kochen mit Salzsäure, indem man nach dem Fällen des Körpers so viel Salzsäure zufügt, daß die Lösung etwa 4% davon enthält und auf dem Wasserbade einengt. Der Racemkörper krystallisiert aus heißem Alkohol in feinen farblosen Prismen, welche bei 118° (korr.) schmelzen. Er löst sich in warmem Alkohol recht leicht, schwerer in Äther; auch von heißem Wasser wird er ziemlich leicht aufgenommen und krystallisiert beim Erkalten sehr rasch. In verdünnten kalten Alkalien ist er nicht löslicher

---

[1]) E. Fischer, Zeitschr. f. physiol. Chemie **33**, 164 [1901].
[2]) A. Kossel u. H. D. Dakin, Zeitschr. f. physiol. Chemie **41**, 411 [1904].
[3]) S. P. L. Sörensen. Compt. rend. du lab. de Carlsberg **6**, 156 [1905].
[4]) D. Alexandroff, Zeitschr. f. physiol. Chemie **46**, 17 [1905].
[5]) R. Willstätter, Berichte d. Deutsch. chem. Gesellschaft **33**, 1160 [1900].
[6]) E. Fischer u. P. Bergell, Berichte d. Deutsch. chem. Gesellschaft **35**, 3783 [1902].

als in Wasser, beim Kochen damit geht er aber in Lösung, ohne sich dann beim Erkalten wieder abzuscheiden[1]). — Die Verbindung des l-Prolins krystallisiert aus heißem Wasser, wovon etwa 110 T. zur Lösung nötig sind, in flachen Nadeln, die bei 143° (korr. 144°) schmelzen. In warmem Alkohol und Aceton ist sie erheblich leichter löslich als in Wasser, in Äther ist sie schwerer löslich; sie krystallisiert aus diesen Flüssigkeiten meist in kleinen Prismen[2]).

Das Prolin wird aus wässeriger Lösung durch Quecksilberchlorid und Barytwasser nicht gefällt[3]). Aus ziemlich konzentrierter alkoholischer Lösung wird es durch eine alkoholische Quecksilberchloridlösung krystallinisch, aber langsam gefällt[4]). Ziemlich vollständig erfolgt die Fällung in methylalkoholischer Lösung durch methylalkoholisches Quecksilberacetat beim Erwärmen unter Zusatz von etwas methylalkoholischer Natronlauge[5]).

Zum **Nachweis des Prolins** ist die Isolierung erforderlich. Hierzu benutzt man die Löslichkeit der Säure in abs. Alkohol wie auch die Fällung mit Phosphorwolframsäure. Zur Identifizierung dient das Kupfersalz oder das Anhydrid der Phenylisocyanatverbindung (siehe oben).

2. Oxyprolin (Oxy-α-pyrrolidincarbonsäure).

$C_5H_9NO_3$.

Das Oxyprolin wurde zuerst von Fischer[6]) unter den Spaltprodukten des Leims gefunden und ist später auch als Bestandteil anderer Eiweißkörper nachgewiesen. Mittels Phosphor und Jodwasserstoff läßt es sich in Prolin überführen; es ist somit eine Oxy-α-pyrrolidincarbonsäure. Die Stellung der OH-Gruppe ist noch nicht sicher; zwar hat Leuchs[7]) mehrere Oxy-α-pyrrolidincarbonsäuren durch Synthese hergestellt, ein Vergleich zwischen den synthesischen Säuren und den natürlichen war jedoch bisher nicht möglich, denn die natürliche Aminosäure ist linksdrehend und läßt sich nicht völlig racemisieren, selbst nicht bei mehrstündiger Einwirkung von Baryt bei 200°, und die Aufspaltung der synthetischen Säuren in optisch aktiven Formen ist bisher nicht gelungen[8]). Über die Gewinnung der Säure aus Eiweißkörpern siehe E. Fischer[6]).

Oxyprolin krystallisiert aus Wasser in farblosen Tafeln; es löst sich in Wasser äußerst leicht, in abs. Alkohol dagegen sehr wenig. Eine 9,3proz. wässerige Lösung zeigt $[\alpha]_D^{20} = : 81,04°$. Im Capillarrohr erhitzt, zersetzt sich die Aminosäure gegen 270° unter Aufschäumen und Bräunung. Wie viele andere α-Aminosäuren schmeckt die Säure stark süß.

Das Kupfersalz ist tief blau, in Wasser sehr leicht löslich, in Alkohol unlöslich; es krystallisiert schwierig[7]). Das Salz der teilweise racemisierten Säure ist in Wasser ziemlich schwer löslich[8]).

Die β-Naphthalinsulfooxyprolin $C_5H_8NO_3 \cdot SO_2 \cdot C_{10}H_7 + H_2O$ wird auf die gewöhnliche Weise hergestellt (S. 570). Sie fällt leicht als Öl aus, das aber bald krystallinisch erstarrt. Sie krystallisiert aus Wasser in äußerst dünnen, manchmal langgestreckten Blättchen, beim freiwilligen Verdunsten einer konzentrierten alkoholischen Lösung in dendritisch verwachsenen, langen, dünnen Blättern. Im Capillarrohr erhitzt, sintert sie bei 86° und schmilzt bei 90—91° (korr. 91—92°) zu einem hellbraunen Öl. Sie löst sich schwer in kaltem, da-

---

[1]) E. Fischer, Berichte d. Deutsch. chem. Gesellschaft **34**, 454 [1901].
[2]) E. Fischer, Zeitschr. f. physiol. Chemie **33**, 164 [1901].
[3]) S. P. L. Sörensen u. A. C. Andersen, Compt. rend. du lab. de Carlsberg **7**, 82 [1908]; Zeitschr. f. physiol. Chemie **56**, 247 [1908].
[4]) A. Kossel u. H. D. Dakin, Zeitschr. f. physiol. Chemie **41**, 411 [1904].
[5]) C. Neuberg, Verhandl. d. Deutsch. pathol. Gesellschaft **1904**, S. 31; zit. nach Hoppe-Seyler-Thierfelder, Physiol. u. pathol.-chem. Analyse (8. Aufl. 1909), S. 263.
[6]) E. Fischer, Berichte d. Deutsch. chem. Gesellschaft **35**, 2660 [1902].
[7]) H. Leuchs, Berichte d. Deutsch. chem. Gesellschaft **38**, 1937 [1905].
[8]) H. Leuchs u. H. Felser, Berichte d. Deutsch. chem. Gesellschaft **41**. 1726 [1908].

gegen in 25 T. kochenden Wassers; in Alkohol ist sie sehr leicht löslich, ziem·lich leicht auch in Äther. Sie enthält 1 Mol. Krystallwasser, das bei 85° ent-weicht[1]).

Die **Phenylisocyanatoxyprolin** $C_5H_8NO_3 \cdot CO \cdot NH \cdot C_6H_5$ wird wie ge-wöhnlich hergestellt (siehe S. 583). Sie ist in Wasser verhältnismäßig leicht löslich, krystallisiert aber daraus in feinen Nädelchen. Beim Auflösen in der 4fachen Menge Alkohol und vorsichtigem Zusatz von Äther erhält man sie in feinen, meist zu Büscheln verwachsenen Blättchen, welche im Capillar-rohr gegen 175° unter Zersetzung schmelzen[2]).

Der **Nachweis** läßt sich nur durch Isolierung führen. Zur Identifizierung empfiehlt sich die β-Naphthalinsulfoverbindung.

F. Imidazolverbindungen.

Histidin (α-Amino-β-imidazolpropionsäure, Imidazoylalanin).

$$\begin{array}{l} CH-NH \\ \| \quad\quad\quad >CH \\ C--N \\ | \\ CH_2 \quad\quad\quad = C_6H_9N_3O_2. \\ | \\ CHNH_2 \\ | \\ COOH \end{array}$$

Die Säure ist zuerst von Kossel[3]) unter den Spaltprodukten des Protamin Sturins gefunden; später hat sie sich als ein Bestandteil fast aller Eiweißkörper erwiesen. Die Konstitution der Säure ist durch Untersuchungen von Pauly, Knoop und Windaus[4]) festgestellt worden. Das aus den Eiweißkörpern gewonnene Histidin ist linksdrehend, durch Behandlung mit 20 proz. Salzsäure im eingeschlossenen Rohre bei 160° wird es aber racemisiert[5]). Racemisches Histidin ist bei Hydrolyse der Eiweißkörper mit Jod-wasserstoffsäure in Gegenwart von phosphoriger Säure erhalten worden[6]).

Zur Darstellung von Histidin wendet man am besten Blut an und verfährt dann nach Knoop[4]).

Das **freie l-Histidin** bildet blättrige Krystalle und löst sich leicht in Wasser zu einer alkalischen Flüssigkeit; in Alkohol ist es sehr wenig löslich, in Äther unlöslich[3]). Die wässerige Lösung des Histidins ist linksdrehend, die salzsaure rechtsdrehend, und zwar ist

für eine wässerige 3,2 proz. Lösung des freien Histidins $[\alpha]_D = \div 39{,}74°$
„ „ „ 2,6 „ „ „ Monochlorhydrats $[\alpha]_D = +1{,}74°$
„ „ „ 4,8 „ „ „ Dichlorhydrats $[\alpha]_D = +5{,}32°$
„ „ salzsaure 3,4 „ „ „ Dichlorhydrats,
die im ganzen 4 Mol. HCl auf 1 Mol. Histidin enthält $[\alpha]_D = +6{,}46°$[7]).

Für eine 7,9 proz. Lösung des Dichlorhydrats fanden Abderhalden und Einbeck[8]) $[\alpha]_D^{20} = +7{,}61°$.

[1]) E. Fischer u. P. Bergell, Berichte d. Deutsch. chem. Gesellschaft 35, 3785 [1902].
[2]) E. Fischer, Berichte d. Deutsch. chem. Gesellschaft 35, 2660 [1902].
[3]) A. Kossel, Zeitschr. f. physiol. Chemie 22, 176 [1896].
[4]) H. Pauly, Zeitschr. f. physiol. Chemie 42, 508 [1904]. — F. Knoop u. A. Wind-aus, Beiträge z. chem. Physiol. u. Pathol. 7, 144 [1906]; 8, 406 [1906]. — F. Knoop, Beiträge z. chem. Physiol. u. Pathol. 10, 111 [1907].
[5]) S. Fränkel, Beiträge z. chem. Physiol. u. Pathol. 8, 156 [1906].
[6]) A. Kossel u. F. Kutscher, Zeitschr. f. physiol. Chemie 31, 179 [1900].
[7]) A. Kossel, Zeitschr. f. physiol. Chemie 28, 382 [1899].
[8]) E. Abderhalden u. H. Einbeck, Zeitschr. f. physiol. Chemie 62, 332 [1909].

Das 1-Histidinmonochlorhydrat $C_6H_9N_3O_2 \cdot HCl + H_2O$ bildet dicke, glashelle, rhombische Krystalle, die bei 251—252° schmelzen; das Krystallwasser entweicht bei 105°. Das Salz löst sich leicht in Wasser, ist aber in Alkohol sowie in Äther unlöslich[1]).

Das Krystallwasser entweicht nach Abderhalden und Einbeck[2]) erst bei längerem Erhitzen im Vakuum auf 165°. Beim Erhitzen im Schmelzpunktröhrchen beobachtet man zwischen 160° und 165° Erweichen, während der eigentliche Schmelzpunkt bei 255° liegt.

Das 1-Histidindichlorhydrat $C_6H_9N_3O_2 \cdot 2 HCl$ entsteht, wenn man chlorärmere Produkte in konz. Salzsäure löst und die Lösung im Exsiccator langsam verdunsten läßt; auch kann man die Lösung in konz. Salzsäure mit Alkoholäther fällen. In verdünnter Salzsäure gelöst und im Exsiccator zur Krystallisation hingestellt, bildet es große glashelle Tafeln. Im Schmelzröhrchen sintert es bei ca. 225° und schmilzt unter Zersetzung bei 231—233°; längere Zeit auf 140° erhitzt, zerfällt es, wodurch u. a. Ammoniumchlorid entsteht[3]).

Nach Abderhalden und Einbeck[2]) erhält man das Dichlorhydrat durch Lösen von Monochlorhydrat in 2 T. konz. Salzsäure; nach kurzer Zeit erstarrt dann die ganze Masse zu einem Krystallbrei. Das so gewonnene Histidindichlorhydrat schmilzt, ohne vorher zu sintern, bei 245° und läßt bei mehrstündigem Erhitzen auf 165° keinen wesentlichen Gewichtsverlust erkennen; selbst nach 4stündigem Erhitzen auf 180° blieb der Chlorgehalt noch annähernd der berechnete. Das Salz läßt sich aus 2 T. 5 n-Salzsäure umkrystallisieren, aus Wasser erhält man dagegen ein Gemisch von Mono- und Dichlorhydrat. Ein solches Gemisch schmilzt unter heftigem Aufschäumen bei 165°; oft wird beim stärkeren Erhitzen die Schmelze wieder fest und es tritt dann gegen 250° die endgültige Zersetzung ein. — Das d, l-Histidindichlorhydrat schmilzt bei 220°[4]).

Nitrat. Das l-Histidin bildet mit Salpetersäure ein gut krystallisierendes Nitrat von der Formel $C_6H_9N_3O_2 \cdot 2 HNO_3$. Auch das Silbernitratdoppelsalz und das Platinchloriddoppelsalz krystallisieren gut[5]).

Histidincadmiumchlorid $C_6H_9N_3O_2 \cdot HCl \cdot CdCl_2$ scheidet sich ab, wenn eine konzentrierte Lösung von Histidindichlorid mit kaltgesättigter alkoholischer Cadmiumchloridlösung versetzt wird. Die Substanz löst sich leicht in Wasser, ist dagegen in kaltem, wie auch in warmem Methyl- und Äthylalkohol nahezu unlöslich; sie schmilzt zwischen 270° und 275° unter Aufschäumen[6]).

Pikrolonate. Ein Monopikrolonat von der Zusammensetzung $C_6H_9N_3O_2 \cdot C_{10}H_8N_4O_5$ erhält man, wenn man freies Histidin in nicht zu verdünnter Lösung mit ein wenig mehr als der berechneten Pikrolonsäuremenge in alkoholischer Lösung versetzt. Durch Umkrystallisieren aus Wasser erhält man es in rein gelben, mikroskopisch kleinen Nadeln, deren Zersetzungspunkt bei raschem Erhitzen bei 232° liegt. Der Körper bedarf 80 T. heißes, etwa 500 T. kaltes Wasser zur Lösung[7]). — Ein Dipikrolonat $C_6H_9N_3O_2 \cdot 2 C_{10}H_8N_4O_5$ erhält man, wenn man das Histidinmono- oder -dichlorhydrat mit Pikrolonsäurelösung versetzt, oder wenn man zur Lösung des freien Histidins 2 Mol. Pikrolonsäure gibt; es löst sich in kochendem Wasser im Verhältnis 1 : 150. Beim Erhitzen in Capillarröhrchen schwärzt es sich gegen 225°; bei 265° tritt Zersetzung ein[8]).

Das **Histidinmethylesterdichlorhydrat** $C_5H_8N_3COOCH_3 \cdot 2 HCl$ wird auf die gewöhnliche Weise aus Histidinchlorhydrat und Methylalkohol hergestellt (siehe S. 581). Aus der methylalkoholischen Lösung durch trockenen Äther gefällt, bildet es zuerst Öltropfen, die aber bald krystallisieren; aus Methylalkohol krystallisiert es in flachen Prismen, die in Wasser spielend leicht löslich sind und bei 196° (unkorr.) unter starkem Aufschäumen schmelzen. —

---
[1]) A. Kossel, Zeitschr. f. physiol. Chemie **22**, 182 [1896]. — S. G. Hedin, Zeitschr. f. physiol. Chemie **22**, 193 [1896]. — M. Bauer, Zeitschr. f. physiol. Chemie **22**, 285 [1896]. — A. Kossel u. A. Mathews, Zeitschr. f. physiol. Chemie **25**, 192 [1898].

[2]) E. Abderhalden u. H. Einbeck, Zeitschr. f. physiol. Chemie **62**, 330 [1909].

[3]) F. Kutscher, Zeitschr. f. physiol. Chemie **28**, 383 [1899]. — A. Schwantke, Zeitschr. f. physiol. Chemie **29**, 492 [1900].

[4]) S. Fränkel, Beiträge z. chem. Physiol. u. Pathol. **8**, 160 [1906].

[5]) A. Kossel, Zeitschr. f. physiol. Chemie **28**, 382 [1899].

[6]) M. Schenck, Zeitschr. f. physiol. Chemie **43**, 72 [1904].

[7]) H. Steudel, Zeitschr. f. physiol. Chemie **44**, 158 [1905]. — A. Kossel u. H. Pringle, Zeitschr. f. physiol. Chemie **49**, 319 [1906]. — F. Weiß, Zeitschr. f. physiol. Chemie **52**, 113 [1907]. — P. Brigl, Zeitschr. f. physiol. Chemie **64**, 339 [1910].

[8]) H. Steudel, Zeitschr. f. physiol. Chemie **37**, 220 [1902]. — E. Abderhalden u. H. Einbeck, Zeitschr. f. physiol. Chemie **62**, 331 [1909]. — P. Brigl, Zeitschr. f. physiol. Chemie **64**, 340 [1910].

Die **freie Esterbase** scheidet sich beim Versetzen konzentrierter wässeriger Lösungen des Dichlorids mit festem Kaliumcarbonat als dickflüssiges Öl ab[1]).

Di-β-Naphthalinsulfoverbindung des Histidins $C_6H_7N_3O_2 \cdot (SO_2 \cdot C_{10}H_7)_2$. Die Darstellungsweise ist die für β-Naphthalinsulfoverbindungen gewöhnliche (S. 570). Aus 60 proz. Alkohol umkrystallisiert, bildet die Substanz atlasglänzende, feine, verfilzte Nädelchen, die leicht löslich in Eisessig, schwerer in Alkohol, nahezu unlöslich in Wasser sind; 1 T. löst sich in der Siedehitze in etwa 200, in der Kälte in etwa 800 T. 60 proz. Alkohol. In Säuren löst sich der Körper nicht, in Alkalien leicht; er sintert bei 140° und schmilzt bei 149—150° (unkorr.) zu einer gelbbraunen, blasenwerfenden, zähen Masse zusammen[1]).

Die wässerigen Lösungen des Histidins oder der Histidinsalze werden von Phosphorwolframsäure gefällt. Quecksilberchlorid erzeugt in neutralen, wie auch in schwach sodaalkalischen Lösungen einen Niederschlag, aus einer Histidinquecksilberverbindung bestehend, Quecksilbersulfat auch in schwefelsaurer Lösung[2]). Lösungen von Histidincarbonat werden bei Abwesenheit von neutralen Alkalisalzen selbst in sehr verdünnten Lösungen durch Quecksilberchlorid gefällt[3]). Fügt man zu einer sauren Histidinlösung Silbernitrat im Überschuß und dann Barytwasser, so fällt das Histidin als Silberverbindung schon bei neutraler Reaktion aus (Unterschied vom Arginin), und der Niederschlag ist in überschüssiger Barytlauge unlöslich[4]). Wird statt Barytlauge Ammoniak benutzt, so entsteht bei vorsichtigem Zusatz ein voluminöser Niederschlag, der sich in überschüssigem Ammoniak leicht löst; der Niederschlag entspricht der Formel $C_6H_7N_3O_2 \cdot Ag_2 + H_2O$ [5]).

Ein **Monobenzoylhistidin** von der Zusammensetzung $C_6H_8N_3O_2 \cdot COC_6H_5$ + H_2O und mit dem Schmelzp. 230° ist dargestellt worden[6]).

Mit Silbernitrit behandelt, liefert das Histidinchlorid α-Oxy-β-imidazolpropionsäure[7]), die mittels Jodwasserstoff zu β-Imidazolpropionsäure reduziert werden kann[8]). Wird die α-Oxy-β-imidazolpropionsäure mit Salpetersäure gekocht, so entsteht u. a. Imidazolglyoxylsäure, die beim Stehen mit Wasserstoffsuperoxyd in essigsaurer Lösung in Imidazolcarbonsäure übergeht, welche beim Erhitzen über 286° in Kohlensäure und Imidazol zerfällt; wird die α-Oxy-β-imidazolpropionsäure mit Bariumpermanganat in schwefelsaurer Lösung und unter Kühlung oxydiert, so entsteht Imidazolessigsäure[9]). Durch Oxydation des Histidins mittels Kaliumbichromat und Schwefelsäure entsteht u. a. Blausäure und Essigsäure; durch Erhitzen des Histidinchlorhydrats über den Schmelzpunkt entweicht Kohlensäure[10]). Durch Oxydation mit Bariumpermanganat in neutraler Lösung entstehen u. a. Blausäure, Kohlensäure und Ammoniak[11]).

Das Histidin bleibt unzersetzt bei Behandlung mit Natrium und Alkohol[8]) oder Zinn und Salzsäure[10]).

Bei starkem Erhitzen (40 Atm.) mit Baryt und ein wenig Wasser zerfällt das Histidin; es läßt sich Ameisensäure und eine flüchtige Substanz, die ein in Wasser leicht lösliches Platinat gibt, nachweisen[10]). Mit Kalk erhitzt, liefert das Histidin alkalische Dämpfe, welche die Pyrrolreaktion (Fichtenspanreaktion) geben.

Bei der Fäulnis entstehen aus Histidin β-Imidazoläthylamin und β-Imidazolpropionsäure [es ist somit entweder Kohlensäure oder Ammoniak abgespalten worden[12])].

[1]) H. Pauly, Zeitschr. f. physiol. Chemie 42, 514 [1904].
[2]) A. Kossel, Zeitschr. f. physiol. Chemie 22, 182 [1896]. — A. Kossel u. A. J. Patten, Zeitschr. f. physiol. Chemie 38, 39 [1903].
[3]) A. Kossel, Zeitschr. f. physiol. Chemie 25, 176 [1898].
[4]) A. Kossel u. F. Kutscher, Zeitschr. f. physiol. Chemie 31, 170ff. [1900].
[5]) S. G. Hedin, Zeitschr. f. physiol. Chemie 22, 194 [1896].
[6]) S. Fränkel, Beiträge z. chem. Physiol. u. Pathol. 8, 160 [1906].
[7]) S. Fränkel, Sitzungsber. d. Wiener Akad., math.-naturw. Kl. IIb, 112, 86 [1903].
[8]) F. Knoop u. A. Windaus, Beiträge z. chem. Physiol. u. Pathol. 7, 144 [1906].
[9]) F. Knoop, Beiträge z. chem. Physiol. u. Pathol. 10, 111 [1907].
[10]) S. Fränkel, Beiträge z. chem. Physiol. u. Pathol. 8, 156 [1906].
[11]) R. O. Herzog, Zeitschr. f. physiol. Chemie 37, 248 [1902].
[12]) D. Ackermann, Zeitschr. f. physiol. Chemie 65, 504 [1910].

Das Histidin gibt die folgenden Reaktionen:

1. Versetzt man eine Histidinlösung mit Kali und einer Spur Kupfersulfat und erwärmt, so tritt Violettfärbung ein, die allmählich in Rot übergeht; Histidin gibt also die Biuretreaktion [1]).

2. Histidin gibt die Weidelsche Reaktion: Fügt man allmählich einer etwas erwärmten Lösung von Histidin in Salzsäure etwas Kaliumchlorat hinzu, verdampft zur Trockne, nimmt mit Chlorwasser, das eine Spur Salpetersäure enthält, auf und verdampft wieder zur Trockne, so bleibt ein Rückstand, der mit Ammoniak stark rote Farbe, mit Natron rotviolette Farbe annimmt [2]).

3. Diazoreaktion. Versetzt man eine sodaalkalische Lösung von Histidin mit 3—5 ccm einer unmittelbar vorher bereiteten sodaalkalischen Lösung von ganz wenig Diazobenzolsulfosäure (S. 756), so tritt dunkelkirschrote Färbung auf, die selbst beim Verdünnen mit der vielfachen Menge Wasser ihren roten Ton behält und nicht gelbstichig wird (vgl. bei Tyrosin, S. 669). Die Empfindlichkeitsgrenze für die Reaktion liegt unterhalb einer Verdünnung von 1 : 100 000 (blasses Hellrot); bei 1 : 20 000 ist die Färbung in dickeren Schichten noch als dunkelkirschrot zu bezeichnen [3]).

4. Bromreaktion [Knoop[4])]. Versetzt man eine wässerige Lösung von Histidin oder Histidinsalzen mit Bromwasser, so tritt anfangs schon in der Kälte Entfärbung ein, nach weiterem Zusatz bleibt aber ein gelblicher Ton bestehen. Erhitzt man jetzt, so wird die Lösung zunächst wieder farblos, um nach kurzem eine rötliche Färbung anzunehmen, die sich zu dunklem Weinrot vertieft; schließlich scheiden sich schwarze amorphe Teilchen ab, die die Lösung schmutzig trüben. In der Kälte treten die gleichen Erscheinungen entsprechend langsamer ein. In Lösungen, die freies Alkali enthalten, bleiben sie aus. Die Menge des Broms wählt man am besten so, daß in der Kälte die Gelbfärbung gerade bestehen bleibt; weniger Brom läßt die Färbung schwächer ausfallen, ein großer Überschuß verhindert ihr Auftreten ganz. In Lösungen 1 : 1000 ist die Reaktion noch charakteristisch. Imidazoläthylamin gibt eine ähnliche Reaktion, Imidazolpropionsäure, -essigsäure, -carbonsäure, -α-oxypropionsäure und -α-chlorpropionsäure dagegen nicht.

Das Histidin ist von Engeland[5]) aus normalem Harn gewonnen worden; über die verwendete Methode siehe S. 568. Neben Histidin konnte er das Vorhandensein anderer Imidazolderivate nachweisen, in reinem Zustande aber diese nicht gewinnen.

Zum sicheren **Nachweis** des Histidins ist seine Isolierung erforderlich. Über Methoden zur Isolierung wie auch über die quantitative Bestimmung siehe S. 613.

G. Chinolinderivate

Kynurensäure, γ-Oxy-β-chinolincarbonsäure.

$$
\begin{array}{ccc}
\text{CH} & \text{C(OH)} & \\
\text{CH} & \text{C} & \text{C—COOH} \\
\text{CH} & \text{C} & \text{CH} \quad = \mathrm{C_{10}H_7NO_3}. \\
& \text{CH} & \text{N}
\end{array}
$$

Die Säure ist von Liebig[6]) entdeckt worden; sie ist bisher nur im Hundeharn und im Urin vom Canis ochropus[7]) gefunden worden. Nachdem Ellinger[8]) nachgewiesen

---

[1]) R. O. Herzog, Zeitschr. f. physiol. Chemie **37**, 248 [1902].
[2]) S. Fränkel, Sitzungsber. d. Wien. Akad., math.-naturw. Kl. IIb, **112**, 92 [1903].
[3]) H. Pauly, Zeitschr. f. physiol. Chemie **42**, 517 [1904].
[4]) F. Knoop, Beiträge z. chem. Physiol. u. Pathol. **11**, 356 [1908].
[5]) R. Engeland, Zeitschr. f. physiol. Chemie **57**, 60 [1908].
[6]) J. Liebig, Annalen d. Chemie u. Pharmazie **86**, 125 [1853]; **108**, 354 [1858].
[7]) R. E. Swain, Amer. Journ. of Physiol. **13**, 30 [1905].
[8]) A. Ellinger, Zeitschr. f. physiol. Chemie **43**, 325 [1904].

hat, daß verfüttertes oder subcutan injiziertes Tryptophan beim Hund (und Kaninchen) teilweise als Kynurensäure zur Ausscheidung gelangt, sind die älteren Angaben, daß reichliche Eiweißnahrung die Ausscheidung von Kynurensäure erhöht, daß aber die verschiedenen Eiweißkörper in gleicher Menge verschieden hohe Kynurensäureausscheidung bewirken, leicht erklärlich, denn die verschiedenen Eiweißkörper enthalten sehr ungleiche Tryptophanmengen; bei Fütterung mit Leim, der kein Tryptophan enthält, verschwindet die Kynurensäure aus dem Harn, dagegen verschwindet sie im Harn des Hungertieres nicht, weil das Körpereiweiß, das bei Inanition zerfällt, Tryptophan enthält. Bei Vergiftungen, die mit erhöhtem Zerfall des Körpereiweißes verbunden sind, ist die Kynurensäureausscheidung erhöht, dagegen sind die Fäulnisvorgänge im Darm ohne wesentlichen Einfluß. Die bei gleicher Nahrung ausgeschiedenen Mengen sind übrigens individuell verschieden, indem es Hunde gibt, die auch bei reichlicher Fleischfütterung niemals Kynurensäure abscheiden [siehe die Zusammenstellung bei Ellinger[1])].

Synthetisch ist die Säure von Camps[2]) hergestellt worden.

Zur Darstellung von Kynurensäure wird Hundeharn mit Salzsäure angesäuert (4 ccm konz. Salzsäure auf 100 ccm Harn) und mehrere Tage stehen gelassen; bessere Ausbeute erhält man, wenn der Harn vor dem Ansäuern entweder direkt oder nach Ausfällung mit Bleiacetat und Entfernung des überschüssigen Bleis mittels Schwefelwasserstoff auf $1/3$ Vol. eingeengt und dann angesäuert und zur Krystallisation gestellt wird. Auch kann man den Harn mit Kalkmilch schwach alkalisieren, stark einengen, filtrieren und das Filtrat ansäuern und zur Krystallisation hinstellen.

Das beste Resultat erhält man mit dem folgenden, von Hofmeister[3]) angegebenen Verfahren: Größere Mengen Harns von einem mit Fleisch gefütterten Hunde werden mit dem zehnten Teil des Volumens konz. Salzsäure und dann mit Phosphorwolframsäure versetzt, solange noch ein Niederschlag entsteht. Dieser wird abfiltriert, mit verdünnter Schwefelsäure (1 Vol. konz. Säure auf 20 Vol. Wasser) chlorfrei gewaschen und mit Baryt in üblicher Weise zerlegt. Die von den unlöslichen Barytsalzen abfiltrierte Flüssigkeit wird durch Einleiten von Kohlensäure, Aufkochen und Filtrieren von überschüssigem Baryt befreit, sodann auf ein kleines Volumen eingeengt und noch warm mit Salzsäure bis zu stark saurer Reaktion versetzt, worauf die Kynurensäure sich abscheidet. Um die Krystalle zu reinigen bzw. zu entfärben, kann man sie in Ammoniak lösen, die Lösung mit Tierkohle kochen, filtrieren und durch Zusatz von Säure die Kynurensäure wieder abscheiden; diese Reinigung ist mehrmals zu wiederholen. Man kann auch die Säure durch Auflösen in Barytwasser in die schwerlösliche Barytverbindung (siehe unten) überführen und diese durch wiederholtes Umkrystallisieren und Entfärben mit Tierkohle reinigen. Hofmeister empfiehlt auch die unreine Kynurensäure in ammoniakhaltigem Wasser zu lösen und der Flüssigkeit tropfenweise Bleizuckerlösung bis zur Bildung eines mäßig starken Niederschlages zuzufügen; das weingelbe Filtrat liefert dann auf Säurezusatz (Essigsäure) wenig gelb gefärbte Kynurensäure, die durch Überführen in das Barytsalz, Entfärben desselben mit Tierkohle und wiederholtes Umkrystallisieren unter Zusatz von Ammoniak weiter gereinigt werden kann.

Die reine Kynurensäure löst sich fast nicht in kaltem, schwer in heißem Wasser; 1 T. löst sich in etwa 1100 T. heißem Wasser. In heißem Alkohol löst sie sich nicht unbeträchtlich und scheidet sich beim Erkalten teilweise in feinen weißen Nadeln ab; auch in Äther ist sie etwas löslich. In konz. Salzsäure oder Salpetersäure löst sich die Kynurensäure ziemlich leicht, wird aber aus den Lösungen durch Wasser gefällt. Aus einem siedenden Gemisch von verdünnter Essigsäure und Salzsäure umkrystallisiert, oder mit Essigsäure aus ihren alkalischen Lösungen ausgefällt, bildet die Säure glänzende flache Prismen, die unter heftigem Aufschäumen bei 266—267° schmelzen. Die Säure enthält 1 Mol. Krystallwasser, das erst bei 150° vollkommen entweicht[4]).

[1]) A. Ellinger, Zeitschr. f. physiol. Chemie 43, 325 [1904].
[2]) R. Camps, Zeitschr. f. physiol. Chemie 33, 390 [1901]; Berichte d. Deutsch. chem. Gesellschaft 34, 2703 [1901].
[3]) F. Hofmeister, Zeitschr. f. physiol. Chemie 5, 66 [1880].
[4]) O. Schmiedeberg u. O. Schultzen, Annalen d. Chemie u. Pharmazie 164, 156 [1872]. — M. Kretschy, Sitzungsber. d. Wiener Akad. d. Wissensch., math.-naturwissensch. Kl. 83, II, 171 [1881]. — R. Camps, Zeitschr. f. physiol. Chemie 33, 408 [1901].

Die Kynurensäure löst sich leicht in freiem Alkali in der Kälte, ebenso in kohlensaurem Ammoniak; beim Erwärmen mit Barium- oder Calciumcarbonat und Wasser treibt sie die Kohlensäure aus. Mit Ausnahme der Alkalisalze sind die meisten Salze in Wasser schwer löslich.

Das Barytsalz $(C_{10}H_6NO_3)_2 \cdot Ba$ enthält nach Schmiedeberg und Schultzen[1]) 3 Mol. Krystallwasser, die erst zwischen 150 und 160° vollkommen entweichen; nach Kretschy[1]) enthält es dagegen $4\frac{1}{2}$ Mol. Wasser, von welchen 1 Mol. beim Stehen über Schwefelsäure zu entweichen scheint. Das Salz ist in kaltem Wasser schwer, in heißem viel leichter löslich und krystallisiert in seidenglänzenden Nadeln. Nach Hofmeister[2]) bildet das Salz 3eckige glänzende Plättchen.

Das Kalksalz $(C_{10}H_6NO_3)_2 \cdot Ca + 2 H_2O$, durch Erwärmen von Kynurensäure in wässeriger Lösung mit Calciumcarbonat dargestellt, bildet feine, seidenglänzende, schneeweiße Nadeln und ist in heißem Wasser löslicher als das Barytsalz; das Krystallwasser entweicht bei 145° [Kretschy[1])].

Das Kupfersalz $(C_{10}H_6NO_3)_2 \cdot Cu + 2 H_2O$. Fällt man die vom überschüssigen Ammoniak durch Erwärmen befreite Lösung der Kynurensäure in wässerigem Ammoniak mit Kupferchlorid, so erhält man das Kupfersalz als einen in kaltem und heißem Wasser äußerst schwer löslichen, in mikroskopischen Nadeln krystallisierenden, gelblich-grünen Niederschlag; das Krystallwasser entweicht bei 145° [Kretschy[1])].

Das Silbersalz $C_{10}H_6NO_3 \cdot Ag + H_2O$ wird auf ähnliche Weise wie das Kupfersalz dargestellt. Das Salz ist in Wasser sehr schwer löslich und einigermaßen beständig, wenn die zur Darstellung benutzte Kynurensäure rein war; das Krystallwasser läßt sich ohne Zersetzung nicht entfernen [Kretschy[1])].

Wässerige Lösungen von kynurensaurem Barium geben mit den Salzen der meisten Schwermetalle unlösliche Fällungen; der Niederschlag ist bei Anwendung von Bleiacetat oder Zinkchlorid weiß und im Überschuß des Fällungsmittels löslich, Kupferacetat gibt eine gelbgrüne, Eisenchlorid ziegelrote, Platinchlorid hellgelbe, Silbernitrat und Quecksilbernitrat eine weiße Fällung. Die Lösungen des Bariumsalzes geben mit Salzsäure (nicht aber mit Essigsäure) plus Phosphorwolframsäure einen aus rhombischen Tafeln bestehenden Niederschlag; Lösungen, die Kynurensäure in Verdünnung 1 : 16 000 enthalten, geben nach 24 stündigem Stehen noch mit Phosphorwolframsäure deutliche Krystallabscheidung[2]).

Eine Verbindung von Kynurensäure mit Kreatinin ist von M. Jaffé[3]) beschrieben worden.

Erhitzt man Kynurensäure über den Schmelzpunkt, so spaltet sie Kohlensäure ab und es hinterbleibt ein bei Abkühlung krystallisierender Rückstand, das

Kynurin

[Schmiedeberg und Schultzen, Kretschy[1])], das γ-Oxychinolin ist[4]). Beim Erhitzen der Kynurensäure mit konz. Salzsäure auf 240° oder beim trockenen Erhitzen des Kalksalzes tritt dieselbe Spaltung ein (Kretschy). Erhitzt man Kynurin (oder Kynurensäure) mit Zinkstaub, so wird auch das Sauerstoffatom des Kynurins fortgenommen und es entsteht Chinolin[5]).

Verteilt man Kynurensäure in Wasser und fügt Bromwasser in Überschuß hinzu, so fällt unter Kohlensäureabspaltung Tetrabromkynurin als ein kry-

[1]) O. Schmiedeberg u. O. Schultzen, Annalen d. Chemie u. Pharmazie **164**, 156 [1872]. — M. Kretschy, Sitzungsber. d. Wiener Akad. d. Wissensch., math.-naturwissensch. Kl. **83**, II, 171 [1881]. — R. Camps, Zeitschr. f. physiol. Chemie **33**, 408 [1901].
[2]) F. Hofmeister, Zeitschr. f. physiol. Chemie **5**, 66 [1880].
[3]) M. Jaffé, Zeitschr. f. physiol. Chemie **10**, 399 [1886].
[4]) F. Wenzel, Monatshefte f. Chemie **15**, 453 [1894].
[5]) M. Kretschy, Berichte d. Deutsch. chem. Gesellschaft **12**, 1674 [1879].

stallinisches Pulver zu Boden. Der Bromkörper löst sich in Alkohol mit gelber Farbe; beim Kochen entweicht Bromäthyl und Bromwasserstoff und aus der eingeengten Flüssigkeit krystallisiert Tribromkynurin[1]). Über die Einwirkung von Chlor siehe unten (Probe von Jaffé).

Zum **Nachweis** der Kynurensäure ist eine Isolierung erforderlich, was nach einer der oben beschriebenen Methoden geschieht. Zum Identifizieren dient die folgende, von Jaffé[2]) angegebene Reaktion:

Wenn man Kynurensäure in einem Porzellanschälchen mit Salzsäure und Kalium-chlorat versetzt und auf dem Wasserbade zur Trockne abdampft, so erhält man einen rötlichen Rückstand, der unter anderen Produkten Tetrachloroxykynurin enthält. Der Rückstand färbt sich beim Anfeuchten mit Ammoniak zunächst braungrün, nach kurzer Zeit aber smaragdgrün; die Intensität der Farbe nimmt beim Stehen an der Luft erheblich zu. Beim Erwärmen geht die grüne oder blaugrüne Farbe in einen schmutzig violetten Ton über.

Diese Reaktion gelingt noch mit minimalen Quantitäten trockener Kynurensäure; sie fällt um so schöner aus, je reiner die letztere ist, doch läßt sie sich auch mit der ge-färbten rohen Säure, wie sie direkt aus dem Harn gewonnen wird, mit größter Deutlich-keit anstellen.

Für die quantitative Bestimmung der Kynurensäure gibt es mehrere Methoden[3]), am besten scheint die folgende von Capaldi[4]) zu sein.

Zur Vorbehandlung wird eine 10proz. Bariumchloridlösung benutzt, die mit 5% einer konz. wässerigen Ammoniaklösung versetzt worden ist.

Der Harn wird mit dem halben Volumen des Fällungsmittels versetzt und filtriert, wonach das Filtrat bis auf $1/3$ der angewendeten Harnmenge eingeengt und dann mit 4% Salzsäure versetzt wird. Die nach 24 Stunden ausgefallene Kynurensäure wird abfiltriert, mit 1proz. Salzsäure gewaschen und in Ammoniak gelöst. Die Lösung engt man auf dem Wasserbade bis zum Verschwinden des Ammoniakgeruches ein, versetzt mit 4% konz. Salzsäure und läßt 6—12 Stunden stehen; die nun ausgefallene Kynurensäure wird ab-filtriert, mit 1proz. Salzsäure, darauf mit Wasser gewaschen, bei 100° getrocknet und ge-wogen.

H. Urocaninsäure.
$C_{12}H_{12}N_4O_4$.

Die Konstitution dieser Säure ist unbekannt. Sie wurde von Jaffé[5]) im Harn eines jungen Pudels gefunden, konnte aber im Harn keines anderen Tieres nachgewiesen werden. Später ist die Säure von Siegfried[6]) beobachtet worden, aber auch diesmal nur im Harn eines einzigen Hundes.

Zur Darstellung benutzte Jaffé folgendes Verfahren: Der Harn wurde auf dem Wasserbade zum Sirup eingedampft und wiederholt mit heißem Alkohol extrahiert. Von den vereinigten Auszügen wurde nach ca. 12—24stündigem Stehen der Alkohol abdestilliert, der Rückstand mit verdünnter Schwefelsäure (1 : 4) stark angesäuert und mehrmals mit großen Portionen Äther ausgeschüttelt. Nach dem Abgießen der ätherischen Lösung war der angesäuerte Harnrückstand fast zu einem Brei von Krystallen erstarrt, welche durch Filtrieren von der sirupösen Mutterlauge getrennt, durch Auswaschen mit wenig kaltem Wasser, dann mit Alkohol von anhaftendem Harnstoff befreit und durch ein-maliges Umkrystallisieren farblos erhalten wurden.

Die Krystalle bestanden aus der Schwefelsäureverbindung der Urocaninsäure. Die freie Säure ließ sich durch Zerlegen mit der eben notwendigen Menge Barytwasser und Filtrieren der heißen Lösung von ausgeschiedenem Bariumsulfat isolieren; ein Überschuß von Baryt ist zu vermeiden. Nach einmaligem Umkrystallisieren aus heißem Wasser war die Substanz rein.

---

[1]) L. Brieger, Zeitschr. f. physiol. Chemie **4**, 89 [1879].
[2]) M. Jaffé, Zeitschr. f. physiol. Chemie **7**, 399 [1883].
[3]) Siehe bei A. Capaldi, Zeitschr. f. physiol. Chemie **23**, 92 [1897].
[4]) A. Capaldi, Zeitschr. f. physiol. Chemie **23**, 92 [1897]. — P. Solomin, Zeitschr. f. physiol. Chemie **23**, 498 [1897].
[5]) M. Jaffé, Berichte d. Deutsch. chem. Gesellschaft **7**, 1669 [1874]; **8**, 811 [1875].
[6]) M. Siegfried, Zeitschr. f. physiol. Chemie **24**, 399 [1898].

Noch vollständiger als nach der Methode Jaffés läßt sich die Urocaninsäure aus dem Harn abscheiden, wenn man den von Phosphaten durch Baryt- oder Kalkhydrat befreiten Harn mit Chlorzink ausfällt und den Niederschlag entweder mit Schwefelwasserstoff oder mit Barythydrat zersetzt (Siegfried).

Die Urocaninsäure krystallisiert bei langsamer Ausscheidung in farblosen dünnen Prismen, bei schnellem Abkühlen in feinen Nadeln. Sie enthält Krystallwasser (4 Mol.), welches bei 105° entweicht; an der Luft ist sie beständig. In kaltem Wasser ist sie sehr schwer, in heißem leicht löslich, in Alkohol und Äther unlöslich. Abs. Alkohol entwässert die Krystalle. 100 ccm einer gesättigten wässerigen Lösung enthalten

bei 17,4° 18,7° 50° 63°
0,15 g 0,16 g 0,77 g 0,96 g wasserfreie Säure.

Bei 212—213° schmilzt sie unter stürmischer Gasentwicklung (Jaffé). Nach Siegfried hängt der Schmelzpunkt von der Schnelligkeit des Erhitzens ab; er fand den Schmelzpunkt höher, bis zu 229°.

Die Verbindung hat einerseits die Eigenschaften einer Säure, sie rötet blaues Lackmuspapier, löst kohlensaures Barium und bildet mit vielen Oxyden Salze, die zum Teil krystallisieren. Andererseits zeigt sie ausgesprochen basische Eigenschaften; sie geht mit Mineralsäuren gut krystallisierende Verbindungen ein, während sie sich mit organischen Säuren nicht verbindet.

Das salzsaure Salz $C_{12}H_{12}N_4O_4 \cdot 2$ HCl krystallisiert aus heißer konz. Salzsäure in feinen Nadeln, die unter dem Mikroskop als rhombische Blättchen erscheinen; es ist in Wasser äußerst leicht, in Salzsäure schwer löslich.

Das salpetersaure Salz $C_{12}H_{12}N_4O_4 \cdot 2$ HNO$_3$ ist charakteristisch. Man erhält es aus wässerigen Lösungen auf Zusatz von Salpetersäure als sichelförmig gebogene, an ihren Enden wie gefranst oder zernagt aussehende Blättchen; häufig sind mehrere solcher Blättchen zu kreuz- oder rosettenförmigen Aggregaten vereinigt. Ab und zu begegnet man auch rhombischen Blättchen. In verdünnter Salpetersäure ist das Salz fast unlöslich, ebenso in Alkohol; in Wasser ist es leicht löslich.

Das schwefelsaure Salz $C_{12}H_{12}N_4O_4 \cdot$ H$_2$SO$_4$ krystallisiert aus heißer verdünnter Schwefelsäure in mikroskopischen Nadeln und Blättchen, die in kaltem Wasser und Alkohol schwer löslich sind.

Das Barytsalz $C_{12}H_{10}N_4O_4 \cdot$ Ba $+ 8$ H$_2$O entsteht beim Lösen von Urocaninsäure in überschüssigem Barytwasser, Entfernen des Überschusses mittels Kohlensäure, Einengen auf dem Wasserbade und Fällen mit Alkohol und bildet feine, zu Büscheln vereinigte Nadeln. 6 Mol. Wasser entweichen schon beim Stehen über Schwefelsäure, die letzten beiden bei 150°.

Beim Erhitzen zerfällt die Urocaninsäure unter Abspaltung von Kohlensäure und Wasser unter Bildung von Urocanin, $C_{11}H_{10}N_4O$, welches eine in Wasser unlösliche, in Alkohol lösliche Base ist, die ein schwerlösliches Platinchloriddoppelsalz von der Zusammensetzung $C_{11}H_{10}N_4O \cdot$ H$_2$PtCl$_6$ bildet.

Das Urocanin gibt viele Reaktionen der Xanthinkörper, so liefert es mit ammoniakalischer Silberlösung einen amorphen Niederschlag, ebenso mit Kupfersulfat und Natriumsulfit oder mit alkalischer Kupferlösung und Hydroxylamin. Es gibt ferner die Xanthinreaktion.

Über verschiedene durch Bromierung von Urocaninsäure erhaltene halogenhaltige Derivate der Säure berichtet Siegfried, die Zusammensetzung dieser Körper ist aber noch unbekannt.

J. Gepaarte Aminokörper.

Viele Körper paaren sich im Säugetierorganismus mit Glykokoll, im Vogelorganismus mit Ornithin, um als gepaarte Verbindungen zur Ausscheidung zu gelangen. Wird z. B. Furfurol in den Säugetierorganismus eingeführt, so wird es zuerst zu Pyroschleimsäure oxydiert, die dann mit Glykokoll gepaart als **Pyromukursäure**

$$\begin{array}{c} CH-CH \\ \| \quad\ \| \\ CH \quad C \cdot CO-NH \cdot CH_2 \\ \diagdown O \diagup \qquad\qquad COOH \end{array}$$

ausgeschieden wird[1]).

Dieselbe scheidet sich aus dem sauren Ätherauszug des Harns in Krusten wasserfreier Nadeln ab, die bei 165° schmelzen und der Hippursäure ähneln. Beim Kochen mit Barytwasser erhält man Glykokoll und Brenzschleimsäure, die aus Äther in Blättchen vom Schmelzp. 130—131° erhalten wird. HCl bewirkt auch Hydrolyse, zugleich aber Zerstörung der Brenzschleimsäure.

Ein Teil des Furfurols verbindet sich aber mit Essigsäure zu **Furfuracrylsäure**, die dann mit Glykokoll zur Paarung kommt und als **Furfuracrylursäure**

$$\begin{array}{c} CH-CH \\ \| \quad\ \| \\ CH \quad C \cdot CH = CH \cdot CO-NH \cdot CH_2 \\ \diagdown O \diagup \qquad\qquad\qquad\qquad COOH \end{array}$$

ausgeschieden wird.

Die Furfuracrylursäure entsteht nur in geringer Ausbeute, am reichlichsten nach subcutaner Verabfolgung des Furfurols an mit Brot oder Milch ernährte Hunde. Die Verbindung erhält man aus dem sauren Ätherauszug nach völliger Verdunstung und Ausziehen der Brenzschleimsäure mit kaltem Wasser. Den ungelösten Rückstand krystallisiert man mehrmals aus heißem Wasser um.

Man erhält dann die Furfuracrylursäure in sehr feinen Nädelchen vom Schmelzpunkt 213—215°.

Bei 6—8 stündigem Kochen mit Barytwasser erfolgt Zerfall in Glykokoll und **Furfuracrylsäure** $C_4H_3O \cdot CH = CH \cdot COOH = C_7H_6O_3$. Letztere erhält man nach Ausfällen des überschüssigen Baryts durch CO_2 durch Extraktion mit Äther aus schwefelsaurer Lösung. Durch Umkrystallisieren des Ätherrückstandes aus heißem Wasser bildet die Furfuracrylsäure spröde Nadeln vom Schmelzp. 140°.

Im **Vogelorganismus** (bei Hühnern) wird das Furfurol ebenfalls zu Pyroschleimsäure oxydiert, die aber dann mit Ornithin zur **Pyromucinornithursäure** gepaart wird[2]); das Verhalten gleicht somit ganz dem der Benzoesäure (siehe S. 495). Eine Bildung von Furfuracrylsäure im Vogelorganismus ist nicht nachgewiesen.

Pyromucinornithursäure $C_{15}H_{16}N_2O_6$ erhält man aus den angesäuerten Extrakten der Hühnerexkremente mit Äther. Man verwirft die ersten zwei Auszüge und benutzt den dritten bis zehnten. Es hinterbleibt zunächst ein Öl, das beim Stehen mit destilliertem Wasser nach einigen Tagen fest wird. Zur Reinigung krystallisiert man mehrmals aus heißem Alkohol um. Die Pyromucinornithursäure bildet feine Nädelchen oder Prismen, leicht löslich in heißem Wasser, schwer in Äther, etwas leichter in Essigester. Sie ist krystallwasserfrei und schmilzt bei 186°. Beim Kochen mit Barytwasser erfolgt glatter Zerfall in 2 Mol. Brenzschleimsäure und 1 Mol. Ornithin.

Das Schicksal des **Thiophens** im Organismus ist nicht bekannt, das α-Methylthiophen wird dagegen in kleiner Menge zur α-**Thiophen**säure oxydiert; diese Säure wird mit Glykokoll gepaart als **Thiophenursäure**

$$\begin{array}{c} CH-CH \\ \| \quad\ \| \\ CH \quad C \cdot CO-NH \cdot CH_2 \\ \diagdown S \diagup \qquad\qquad COOH \end{array}$$

eliminiert[3]). Ebenso verhält sich die α-Thiophensäure direkt.

---

[1]) M. Jaffé u. R. Cohn, Berichte d. Deutsch. chem. Gesellschaft **20**, 2311 [1887].
[2]) M. Jaffé u. R. Cohn, Berichte d. Deutsch. chem. Gesellschaft **21**, 3461 [1888].
[3]) M. Jaffé u. H. Levy, Berichte d. Deutsch. chem. Gesellschaft **21**, 3458 [1888].

Zur Gewinnung der α - Thiophenursäure $C_7H_7NSO_3$ wird der Harn von Kaninchen nach subcutaner Verabfolgung von täglich 2 g α-thiophensaurem Natrium eingedampft und mit Alkohol extrahiert. Der Alkoholauszug wird in H_2O gelöst und bei schwefelsaurer Reaktion mit Äther extrahiert. Die gepaarte Verbindung geht bei 2—3 maliger Extraktion völlig in den Äther und hinterbleibt beim Verdampfen in dünnen Prismen, die aus heißem Wasser leicht rein zu erhalten sind. Leicht in Alkohol löslich, aber nur schwer in Äther, sobald ganz rein. Schmelzp. 171—172°. Beim Kochen mit HCl, glatter beim Erhitzen mit Barytwasser, tritt Zerfall in Glykokoll und α-Thiophensäure ein.

Auch heterozyklische Verbindungen sind imstande, sich im Säugetierorganismus mit Glykokoll zu paaren; so hat Cohn[1]) nachweisen können, daß α - Methylpyridin (α - Picolin) im Organismus des Kaninchens zu α-Pyridincarbonsäure oxydiert wird, die dann mit Glykokoll gepaart als α - Pyridinursäure

$$
\begin{array}{c}
CH \\
CH \quad CH \\
CH \quad C \cdot CO - NHCH_2 \\
N \qquad\qquad COOH
\end{array}
$$

zur Ausscheidung kommt.

Zur Darstellung der α-Pyridinursäure verabfolgt man Kaninchen täglich 0,5—1,0 g α-Picolin subcutan. Der Harn wird alsbald zur Trockne verdampft und 3 mal mit siedendem Alkohol extrahiert. Die filtrierten Alkoholauszüge werden eingedampft, der Rückstand wird in wenig H_2O gelöst und nach Ansäuern mit verdünnter Essigsäure 4 mal mit großen Mengen Äther ausgeschüttelt. Diese Ätherauszüge liefern erst nach längerem Stehen des Abdampfrückstandes Krystalle. Zieht man aber die essigsauren Rückstände nach Zusatz von H_2SO_4 4 mal mit viel Äther aus, so nimmt dieser jetzt relativ reichlich α-Pyridinursäure auf und läßt sie beim Abdampfen sofort ausfallen. Aus heißem Wasser farblose, hippursäureähnliche Prismen, die bei 164—165° schmelzen. Siedender Baryt zerlegt in Glykokoll und α - Pyridincarbonsäure.

In der α-Pyridinursäure kann der N nicht nach Kjeldahl bestimmt werden (Cohn).

Zahlreiche aromatische Substanzen werden im Tierkörper in Benzoesäure verwandelt, die dann mit einer Aminosäure gepaart und als gepaarte Verbindung ausgeschieden wird. Zur Paarung dient bei den Säugetieren Glykokoll (S. 580), wodurch Hippursäure entsteht, bei den Vögeln Ornithin (S. 604), wodurch Ornithursäure gebildet wird. Viele Körper werden im Tierorganismus nicht in Benzoesäure, sondern in Phenylessigsäure verwandelt (siehe S. 500), die dann mit Glykokoll gepaart als Phenacetursäure ausgeschieden wird. Diese Säuren kommen normal im Harn vor, außerdem lassen sich aber auch nach Eingabe von vielen substituierten Benzoesäuren, die nicht oder nur teilweise umgewandelt werden, entsprechende gepaarte Glykokollverbindungen nachweisen[2]).

Zu erwähnen ist noch, daß im ikterischen Harne die beiden gepaarten Gallensäuren Glykocholsäure und Taurocholsäure in geringer Menge vorkommen.

a) Hippursäure (Benzoylglykokoll, Benzoylaminoessigsäure).

$$
\begin{array}{c}
CH_2NH \cdot CO \cdot C_6H_5 \\
| \\
COOH
\end{array} = C_9H_9NO_3 .
$$

Die Hippursäure findet sich in größter Menge in dem Harne der Pflanzenfresser; im Harne der Fleischfresser ist sie nur in kleiner Menge vorhanden. In normalem Harne

[1]) R. Cohn, Zeitschr. f. physiol. Chemie **18**, 119 [1893].
[2]) Siehe A. Heffter, Ergebnisse d. Physiol. **4**, 231, 251 [1905].

von Menschen, die auf gewöhnliche Weise von gemischter Kost leben, ist die 24stündige Hippursäureausscheidung gewöhnlich geringer als 1 g, im Mittel ungefähr 0,7 g. Nach reichlichem Genuß von Gemüse, Obst u. dgl. nimmt aber die Ausscheidung erheblich zu und kann in solchem Falle mehr als 2 g betragen. Alles, was im Organismus eine vermehrte Bildung von Benzoesäure bewirkt, wird dadurch auch eine vermehrte Ausscheidung von Hippursäure veranlassen; durch Eingabe von Benzoesäure läßt sich eine kolossale Steigerung der ausgeschiedenen Hippursäuremenge erzielen, so ist z. B. bei Kaninchen nach Eingabe von Benzoesäure 25—50% des Gesamtstickstoffes als Hippursäure gefunden[1]).

Aus heißem Wasser krystallisiert Hippursäure in langen farblosen prismatischen Säulen, die mit zwei oder vier Flächen abgeschnitten und oft zu Drusen vereinigt sind; bisweilen sind sie undurchsichtig. Beim Erhitzen schmilzt sie bei 187,5° zu einer öligen Flüssigkeit, die beim Abkühlen krystallinisch erstarrt; bei stärkerem Erhitzen zersetzt sie sich unter Rotfärbung, und abgespaltete Benzoesäure sublimiert. In siedendem Wasser löst sich die Hippursäure einigermaßen leicht, in kaltem dagegen ziemlich schwer. So bedarf bei 0° 1 T. 600 T. Wasser zum Lösen. In Alkohol ist die Säure löslich, dagegen schwer in Äther; in Essigester ist sie leichter löslich als in Äther, und es gelingt einigermaßen leicht durch Ausschüttelung mit Essigester die wässerige, angesäuerte Lösung von Hippursäure zu befreien (siehe unten bei der quant. Best.). In Chloroform, Petroläther, Benzol, Schwefelkohlenstoff ist sie unlöslich oder doch sehr schwer löslich.

Die Hippursäure ist eine starke Säure, die mit Basen krystallinische Salze bildet; die Salze sind meist in Wasser löslich und wenig charakteristisch. Die Salze der Alkalien und alkalischen Erden sind sehr leicht löslich; das Bariumsalz $(C_9H_8NO_3)_2$Ba krystallisiert mit 1 Mol. Wasser in quadratischen, das entsprechende Kalksalz mit 3 Mol. Wasser in rhombischen Säulen. — Das Zinksalz $(C_9H_8NO_3)_2$ Zn krystallisiert mit 5 Mol. Wasser in Blättchen; 1 T. löst sich bei 17° in 52 T. Wasser. — Das Silbersalz krystallisiert aus heißem Wasser in weißen seidenglänzenden Nadeln. — Das Ferrisalz. Reine Lösungen von hippursauren Salzen geben mit Ferrisalzen einen isabellfarbenen flockigen Niederschlag, der in Wasser, auch in kochendem, unlöslich ist; in Harn löst sich der Niederschlag leichter.

Die Hippursäure läßt sich durch Benzoylierung aus Glykokoll leicht künstlich herstellen (S. 582); umgekehrt zerfällt die Hippursäure beim Kochen mit starken Säuren leicht unter Bildung von Benzoesäure und Glykokoll; dieselbe Zersetzung vollzieht sich auch bei der Einwirkung von gewissen Bakterien, so daß beim Nachweis von Hippursäure oder Aminosäuren (Glykokoll) möglichst frischer Harn zu verwenden ist, auch ist der Harn für diesen Zweck beim Entleeren bei Gegenwart eines Konservierungsmittels aufzufangen (siehe S. 41). Durch Kochen mit wässerigen Alkalien wird die Hippursäure auf dieselbe Weise zerlegt, durch stärkeres Erhitzen finden aber tiefer gehende Zersetzungen statt. Bei trockener Destillation, wie auch beim Schmelzen mit Chlorzink, bildet sich u. a. Benzonitril.

Zum Nachweis muß die Hippursäure isoliert werden. Die Isolierung gelingt nur gut, wenn nicht zu kleine Harnmengen aufzuarbeiten sind.

Wenn viel Hippursäure vorhanden ist (Pferde- oder Rinderharn), gelingt der Nachweis verhältnismäßig leicht auf folgende Weise: Der Harn wird mit Kalkmilch (oder Barytwasser) alkalisch gemacht, um die Phosphate auszufällen; gewöhnlich wird hierdurch auch die Hauptmenge der Harnfarbstoffe niedergeschlagen. Das Filtrat wird mit Salzsäure annähernd neutralisiert, stark eingeengt, abgekühlt und mit Salzsäure übersättigt; beim Stehen krystallisiert dann die Hippursäure aus, die Krystalle sind aber immer stark gefärbt. Um

___
[1]) W. Wiechowski, Beiträge z. chem. Physiol. u. Pathol. **7**, 204 [1906]. — A. Magnus-Levy. Münch. med. Wochenschr. **52**, 2168 [1905], nach Malys Jahresber. d. Tierchemie **35**, 715 [1905] zitiert.

die abgesaugten Krystalle zu reinigen, kann man sie in Wasser unter Zugabe von Ammoniak lösen, die Lösung durch Tierkohle entfärben, das Filtrat einengen und dann die Hippursäure durch Salzsäure wieder ausfällen.

Folgendes Reinigungsverfahren wird von Huppert empfohlen: Die rohe Hippursäure wird in heißem Wasser gelöst, mit Alaun und dann mit so viel Natriumcarbonat versetzt, daß ein reichlicher Niederschlag entsteht, die Flüssigkeit aber noch sauer reagiert; schließlich wird filtriert. Das Filtrat wird verdunstet und, wenn nötig, der Rückstand mit Salzsäure versetzt; es scheidet sich Hippursäure ab, die jetzt so weit farblos ist, daß sie durch bloßes Umkrystallisieren oder durch Behandlung mit Tierkohle farblos erhalten werden kann. Auch können zur Entfärbung Oxydationsmittel benutzt werden, vor allem Chlorwasser, das nach Curtius die freie Hippursäure nicht zersetzt; man verfährt dann wie folgt[1]): Die Hippursäure wird in wenig kochendem Wasser gelöst, und in die heiße Lösung wird Chlor eingeleitet, bis die Lösung erheblich heller geworden ist, dann wird abgekühlt und die ausgeschiedene Säure aus Wasser mit ein wenig Tierkohle umkrystallisiert; wenn nötig, ist die Behandlung mit Chlor zu wiederholen. Beigemengte Benzoesäure ist durch Waschen der trockenen Krystalle mit Ligroin zu entfernen.

Wenn der Harn nur wenig Hippursäure enthält, gelingt ein direktes Krystallisieren nicht, dagegen kann man wie folgt arbeiten[2]):

Der Harn wird ganz schwach alkalisch gemacht und dann auf dem Wasserbade bis zur Sirupkonsistenz eingedunstet. Der Sirup wird mit Alkohol erschöpft, das alkoholische Filtrat eingedampft, bis kein Alkohol mehr vorhanden ist, der Rückstand in Wasser gelöst, mit Salzsäure angesäuert und dann mindestens 6 mal mit Essigester ausgeschüttelt. Die Lösung von Hippursäure in Essigester wird mit ein wenig Wasser — oder besser Kochsalzlösung, die sich leichter als Wasser vom Essigester abtrennt — gewaschen und dann verdunstet, wodurch Hippursäure, neben anderen essigesterlöslichen Stoffen (Fett, stickstofffreie Säuren usw.) zurückbleibt. Durch Extraktion mit Petroläther werden Fett, Benzoesäure und andere Säuren entfernt, während die Hippursäure ungelöst zurückbleibt; durch Umkrystallisation aus Wasser unter Zugabe von ein wenig Tierkohle gelingt es dann in der Regel, sie rein zu erhalten.

Gelingt die Krystallisation nicht, so kann man[2]) die Lösung mit Zinkcarbonat erwärmen, wodurch die Säuren Zinksalze bilden, und dann nach dem Einengen mit Alkohol mehrmals extrahieren. Aus dem alkoholischen Filtrat, das u. a. hippursaures Zink enthält, wird der Alkohol verjagt; der Rückstand wird in Wasser gelöst, mit Salzsäure angesäuert und mit Essigester extrahiert, dann wird weiter, wie oben beschrieben, verfahren. — Statt dieses Verfahrens kann man auch das nicht krystallisierende Gemisch in Wasser lösen und die Lösung durch ganz wenig Bleiessig von einigen der krystallisationshemmenden Substanzen befreien; die vom gebildeten Niederschlag abfiltrierte Lösung wird dann wie oben nach dem Ansäuern mit Essigester behandelt.

Noch ein anderes Verfahren ist das folgende[3]). Der nicht krystallinische sirupöse Rückstand wird in Chloroform gelöst und die Lösung mit 1 ccm Benzol pro 20 ccm Chloroform versetzt; die Flüssigkeit läßt dann allmählich die Hippursäure ausfallen, welche nach dem Filtrieren erst mit benzolhaltigem, dann mit reinem Chloroform gewaschen wird.

---

[1]) T. Curtius, Journ. f. prakt. Chemie [2] 26, 149 [1882].
[2]) G. Bunge u. O. Schmiedeberg, Archiv f. experim. Pathol. u. Pharmakol. 6, 237 [1877].
[3]) M. Gonnermann, Archiv f. d. ges. Physiol. 59, 45 [1894].

Es kann zweckmäßig sein, vor dem Eindampfen des Harns mit Baryt auszufällen, um gefärbte Substanzen usw. zu entfernen. Man macht dann den Harn mit Baryt alkalisch, filtriert vom Niederschlage ab, neutralisiert das Filtrat genau mit Schwefelsäure, filtriert vom Bariumsulfat ab, dampft das Filtrat ein und verfährt wie oben beschrieben.

Zur Identifizierung der nach den beschriebenen Verfahren gewonnenen Hippursäure dienen Krystallform, Schmelzpunkt und die oben beschriebenen Löslichkeitsverhältnisse, ferner das Verhalten beim Sublimieren.

Auch das folgende, von Lücke[1]) angegebene Verhalten kann benutzt werden: Wird Hippursäure in starke Salpetersäure gelöst und die Lösung bis zur Trockne eingeengt, so bildet sich aus der Benzoesäure Nitrobenzoesäure; wenn daher der Rückstand mit ein wenig Seesand zerrieben und in ein kleines Probiergläschen gebracht und hier erhitzt wird, so tritt bittermandelölartiger Geruch von Nitrobenzol auf. Selbstverständlich geben sowohl Benzoesäure wie auch alle möglichen Verbindungen der Benzoesäure dieselbe Reaktion.

Zum sicheren Identifizieren der Hippursäure empfiehlt Spiro[2]) die Kondensation mit Benzaldehyd. Setzt man zu einer Lösung von 1 Mol.-Gew. Hippursäure in 3 Mol.-Gew. Essigsäureanhydrid und 1 Mol.-Gew. geschmolzenen (wasserfreien) Natriumacetats 1 Mol.-Gew. Benzaldehyd, so färbt sich die Flüssigkeit alsbald gelblich, allmählich immer mehr dunkelgelb und bei längerem Erwärmen ($\frac{1}{2}$ Stunde) im Wasserbade oder beim Abkühlen erstarrt alsbald die ganze Masse zu einem Krystallbrei, der aus netzartig durcheinander gelagerten Nädelchen besteht, die schwach gelb sind. Da der Körper (Lactimid der Benzoylamidozimtsäure) in kaltem Alkohol und Äther nur schwer löslich ist, so gelingt es durch Waschen mit Alkohol und Umkrystallisation aus Alkohol leicht, den Körper rein zu erhalten; Schmelzpunkt 165—166°, 5 mg Hippursäure gibt nach Spiro noch deutliche „Lactimid"-Krystalle.

Für die Ausführung der Probe muß der zu untersuchende Rückstand gut getrocknet und das Natriumacetat in üblicher Weise durch zweimaliges Schmelzen von Wasser befreit sein; überschüssiger Benzaldehyd ist zu vermeiden. Wenn man nicht mit reiner Hippursäure arbeitet, wird zu dem Kondensationsprodukt direkt Wasser gefügt, gelinde erwärmt, die Lösung der Essigsäure und des Natriumacetats abgegossen. das ausgeschiedene Öl in Alkohol heiß gelöst und langsam erkalten gelassen; ist zuviel Alkohol benutzt worden, läßt man ihn langsam verdunsten.

Quantitative Bestimmung. Die älteren Bestimmungen sind in der Weise ausgeführt, daß die Hippursäure aus einer nicht zu kleinen Harnmenge nach einer der oben beschriebenen Methoden isoliert und ihre Menge dann durch Wägung des resultierenden Produktes ermittelt worden ist. Diese Methoden waren selbstverständlich nicht genau, besser ist die folgende[3]):

50 ccm Harn werden mit ca. 5 ccm ca. $\frac{1}{5}$ n-Salzsäure versetzt und darauf 6 mal mit Essigester geschüttelt, um die Hippursäure zu extrahieren. Der gesammelte, zum Ausschütteln benutzte Essigester wird einmal mit Wasser gewaschen und darauf zur Hippursäurebestimmung verwendet.

Der Essigester wird abdestilliert und der Rückstand zwei bis drei Stunden mit 50 ccm ca. 30 proz. Salzsäure in einem langhalsigen Kjeldahlkolben auf dem Drahtnetze gelinde gekocht. Hierdurch wird die gesamte Hippursäure in Benzoesäure und Glykokoll gespalten, und die Stickstoffmenge des letzteren

---

[1]) A. Lücke, Virchows Archiv **19**, 196 [1860].
[2]) K. Spiro, Zeitschr. f. physiol. Chemie **28**, 177 [1899].
[3]) V. Henriques u. S. P. L. Sörensen, Zeitschr. f. physiol. Chemie **63**, 37 [1909]; **64**, 135 [1909].

läßt sich dann nach Eindampfung der Lösung auf dem Wasserbade und Neutralisation mit $^1/_5$ n-Natronlauge (Lackmuspapier als Indicator) durch die übliche Formoltitrierung bestimmen (siehe S. 578).

b) Phenacetursäure.

$$\begin{array}{l} CH_2NH \cdot CO \cdot CH_2 \cdot C_6H_5 \\ | \qquad\qquad\qquad\qquad\qquad = C_{10}H_{11}NO_3 \, . \\ COOH \end{array}$$

Ebenso wie eingeführte oder im Körper entstandene Benzoesäure mit Glykokoll gepaart als Hippursäure zur Ausscheidung kommt, wird verabfolgte oder im Körper gebildete Phenylessigsäure mit derselben Aminosäure zusammengekettet und als Phenacetursäure ausgeschieden. Diese Säure findet sich im normalen Pferdeharn und wahrscheinlich, ob auch nicht konstant, gleichfalls im normalen Menschenharn[1]).

Die Säure läßt sich bei Einwirkung von dem Chlorid der Phenylessigsäure auf Glykokoll in alkalischer Lösung auf ganz dieselbe Weise wie die Hippursäure aus Benzoylchlorid und Glykokoll herstellen, kann aber auch aus Pferdeharn auf die folgende Weise isoliert werden:

1 l Pferdeharn (resp. mehr, wenn der Harn nicht so konzentriert ist) wird auf 200 ccm verdampft und dann mit 800 ccm Alkohol aufgenommen. Das alkoholische Filtrat wird verdunstet, der Rückstand in Wasser gelöst und die Lösung mit Salzsäure stark angesäuert; sollte hierdurch Hippursäure ausfallen, so ist diese nach einigem Stehen abzufiltrieren. Die saure Lösung wird dann mit Äther mehrmals ausgeschüttelt, welcher die Hippursäure und Phenacetursäure aufnimmt; durch Schütteln dieser Lösung mit einer wässerigen Natriumcarbonatlösung werden die Säuren in wässerige Lösung übergeführt und aus dieser nach dem Ansäuern wieder mit frischem Äther ausgeschüttelt. Der beim Abdestillieren des Äthers bleibende Sirup wird möglichst von Äther befreit, dann in demselben Kolben mit 50—80 ccm Wasser zum Sieden erhitzt und die Lösung 24 Stunden sich selbst überlassen; es krystallisiert die Hippursäure aus. Das Filtrat wird auf etwa 15 ccm eingedampft und abgekühlt, wobei in der Regel ziemlich reine Phenacetursäure ausfällt; sie kann durch Umkrystallisieren weiter gereinigt werden.

Die Phenacetursäure[2]) gleicht in ihrem Habitus der Hippursäure; sie krystallisiert aus heißem Wasser in dünnen, dicht aufeinander liegenden Blättern, bei langsamer Ausscheidung in derben, anscheinend rechtwinkligen Prismen mit zweiflächiger Zuspitzung, aus Alkohol und Essigester in würfelähnlichen Krystallen. Sie ist in Wasser schwer löslich, jedoch leichter als die Hippursäure, leicht löslich in Alkohol und Essigester, sehr schwer löslich in reinem Äther. Der Schmelzpunkt liegt bei 143°; beim Erhitzen über den Schmelzpunkt verhält sie sich ähnlich wie Hippursäure.

Die Alkalisalze der Phenacetursäure sind in Wasser leicht löslich, das Kalksalz auch. — Das Kupfersalz, durch doppelte Umsetzung erhalten, bildet einen blauen, krystallinischen, 1 Mol. Krystallwasser enthaltenden, ziemlich schwer löslichen Niederschlag, das Silbersalz einen fast unlöslichen, amorphen, allmählich krystallinisch werdenden Niederschlag.

Beim Kochen mit Salzsäure zerfällt die Säure in Phenylessigsäure und Glykokoll.

Zum Nachweis ist die Säure nach dem obigen Verfahren zu isolieren. Zum Identifizieren dienen Schmelzpunkt, Löslichkeit, Krystallform und Analyse (Stickstoffbestimmung).

---

[1]) E. u. H. Salkowski, Berichte d. Deutsch. chem. Gesellschaft 12, 653 [1879]. — E. Salkowski, Zeitschr. f. physiol. Chemie 9, 230 [1884]; 10, 501 [1885]. [2]) E. u. H. Salkowski, Berichte d. Deutsch. chem. Gesellschaft 12, 654 [1879]. — E. Hotter, Berichte d. Deutsch. chem. Gesellschaft 20, 84 [1887]; Journ. f. prakt. Chemie [2] 38, 97, 117 [1888].

c) Ornithursäure (Dibenzoylornithin).

$$
\begin{aligned}
&\mathrm{CH_2-NH\cdot COC_6H_5}\\
&\mathrm{CH_2}\\
&\mathrm{CH_2}\qquad\qquad\quad =\mathrm{C_{19}H_{20}N_2O_4}\ .\\
&\mathrm{CH-NH\cdot COC_6H_5}\\
&\mathrm{COOH}
\end{aligned}
$$

Die Ornithursäure erscheint im Harn der Vögel an Stelle der Hippursäure; sie ist zum erstenmal aus den Exkrementen von Hühnern, die mit Benzoesäure gefüttert worden waren, isoliert[1]. Die auf diese Weise gewonnene Säure war optisch aktiv, und zwar rechtsdrehend[2]. Die Synthese der Racemkörper ist von E. Fischer[2] im Jahre 1901 und von S. P. L. Sörensen[3] im Jahre 1902 durchgeführt, Sörensen hat später die vollständige Synthese bewerkstelligt, indem er den Racemkörper in die optisch aktiven Komponenten gespalten hat[4].

Die Säure wird aus Ornithin durch Benzoylierung hergestellt; die Darstellung aus Hühnerexkrementen ist ziemlich kompliziert[1].

Die reinen Ornithursäuren sind in Wasser, selbst in heißem, außerordentlich schwer löslich, nahezu unlöslich in Äther, leichter in Essigester und in Alkohol; aus siedendem Alkohol lassen sie sich sehr gut umkristallisieren und bilden dann feine Nadeln. Der Schmelzpunkt des Racemkörpers ist nach Fischer[2] 184—185° (korr. 187—188°), nach Sörensen[3] 187—188° (korr.), während die reine d-Verbindung bei 188—189° (korr.), die l-Verbindung bei 189° (korr.) schmilzt [Sörensen[4]].

Die spezifische Drehung ist für das Natriumsalz der d-Ornithursäure in schwach alkalischer Lösung:

Für 5 proz. Ornithursäurelösungen $[\alpha]_D^{20} = +9{,}95°$,
für 10 proz. Ornithursäurelösungen $[\alpha]_D^{20} = +9{,}29°$,
für 20 proz. Ornithursäurelösungen $[\alpha]_D^{20} = +8{,}50°$.

Für das Natronsalz der l-Ornithursäure betrug die spez. Drehung für 10 proz., schwach alkalische Lösung $[\alpha]_D^{20} = -9{,}22°$.

Für das Kaliumsalz der d-Ornithursäure ist die spez. Drehung etwas kleiner; sie beträgt für 10 proz., schwach alkalische Lösung $[\alpha]_D^{20} = +8{,}87°$ [Sörensen[4]].

Die Ornithursäure bildet mit Alkalien leicht lösliche Salze. Das Bariumsalz ist sowohl in Wasser wie auch in Alkohol leicht löslich, in Äther unlöslich. Ornithursaures Calcium wird erhalten, wenn man eine neutrale Lösung von ornithursaurem Ammoniak mit Calciumchlorid versetzt. In der Kälte entsteht keine Fällung, vorausgesetzt, daß ein großer Überschuß an Calciumchlorid vermieden wird; erhitzt man aber das Gemisch zum Kochen, so scheidet sich das Salz in krystallinischen Massen aus. Einmal ausgeschieden ist das Salz in heißem wie in kaltem Wasser äußerst schwer löslich, in Alkohol und Äther unlöslich. Das Salz der racemischen Ornithursäure krystallisiert mit 2 Mol. Wasser in Blättchen, während das Salz der d-Säure, wie auch dasjenige der l-Säure wasserfrei in kleinen Nadeln krystallisiert [Sörensen[4]] (l. c., S. 222)].

Durch langdauerndes Erhitzen der Ornithursäure mit Salzsäure entsteht Ornithin und Benzoesäure, nach kurzdauerndem Erhitzen läßt sich aber aus der Flüssigkeit Monobenzoylornithin isolieren[1], und zwar α-Amino-δ-

---

[1] M. Jaffé, Berichte d. Deutsch. chem. Gesellschaft **10**, 1925 [1877]; **11**, 406 [1878].
[2] E. Fischer, Berichte d. Deutsch. chem. Gesellschaft **34**, 456 [1901].
[3] S. P. L. Sörensen, Compt. rend. du Lab. de Carlsberg **6**, 44 [1902].
[4] S. P. L. Sörensen, Compt. rend. du Lab. de Carlsberg **6**, 209 [1902].

benzoylaminovaleriansäure, während beim Kochen mit Alkalien oder Baryt
α-Benzoylamino-δ-aminovaleriansäure erhalten wird[2]).

Das aus der natürlichen Ornithursäure durch Kochen mit Salzsäure erhaltene Monobenzoylornithin krystallisiert in feinen Nadeln, die in Wasser
löslich, in Alkohol fast unlöslich und in Äther unlöslich sind[1]); auf gleiche Weise
verhält sich die entsprechende l-Verbindung[3]), während der Racemkörper in
Blättchen krystallisiert [Fischer[4]) l. c., S. 363; Sörensen[5]) l. c., S. 52];
die beiden aktiven Körper bräunen sich bei 225—230°, um bei 235—240° zu
sintern und bei ein wenig mehr als 240° unter Gasentwicklung zu schmelzen,
der Racemkörper sintert bei 240—245° und schmilzt unter Gasentwicklung
bei etwa 255°, die Schmelzpunkte sind aber sehr unscharf. Diese Monobenzoyl-
ornithine sind in Säuren und Alkalien leicht löslich, können aber aus den
Lösungen durch Neutralisation wieder ausgefällt werden. — Das durch Kochen
mit Barytwasser erhaltene Monobenzoylornithin krystallisiert in langen dünnen
und schmalen Krystallen, die gewöhnlich ein wenig zugespitzt, oft beinahe
büchsenförmig sind. Diese Verbindung ist 3—4mal leichter löslich als die
Jaffésche, sowohl in warmem wie in kaltem Wasser und besitzt bei weitem
nicht die ausgeprägte Krystallisationsfähigkeit der isomeren.

d. Mercaptursäuren.

Werden Halogenverbindungen des Benzols und Naphthalins in
den Organismus des Hundes eingeführt, so gelangen Mercaptursäuren zur Ausscheidung durch den Harn[6]). Diese sind Cysteinderivate, in denen das
Halogenbenzol an das Schwefelatom angelagert ist, während bei der Aminogruppe eine Acetylierung stattgefunden hat[7]); die allgemeine Formel wird somit

$$CH_2 \cdot S \cdot C_6H_4 \cdot Hlg$$
$$CHNH \cdot COCH_3$$
$$COOH$$

Zur Darstellung der Mercaptursäuren aus dem Harn sind mehrere Methoden benutzt
worden, die aber einander ziemlich ähnlich sind. Das folgende Verfahren ist von Friedmann (l. c.) zur Isolierung der Bromphenylmercaptursäure verwendet worden, ein sehr
ähnliches war früher von Baumann und Schmitz (l. c.) zur Darstellung von Jodphenylmercaptursäure angegeben.

Der nach Verfütterung des Brombenzols gesammelte Harn wird mit $^1/_{10}$ Vol. konz.
Salzsäure (spez. Gewicht 1,19) versetzt und 10 Tage stehen gelassen. Nach dieser Zeit
wird vom krystallinischen Bodensatz, der zum größten Teil aus Mercaptursäure besteht,
abgegossen. Die Krystalle werden durch Dekantieren mit Wasser gewaschen, bis dieses
sich nur noch schwach gelb färbt, und dann mit 10proz. Ammoniak in der Wärme zur
Lösung gebracht. Die heiße Lösung wird durch mehrmaliges Filtrieren durch ein Tier-
kohlenfilter entfärbt und dann zur Krystallisation eingeengt. Das beim Erkalten auskrystallisierende Ammoniumsalz wird scharf abgesaugt, in der 20fachen Menge heißen

---

[1]) M. Jaffé, Berichte d. Deutsch. chem. Gesellschaft 11, 408 [1878].

[2]) S. P. L. Sörensen, Berichte d. Deutsch. chem. Gesellschaft 43, 645 [1910].

[3]) S. P. L. Sörensen, Compt. rend. du Lab. de Carlsberg 6, 209 [1902].

[4]) E. Fischer, Berichte d. Deutsch. chem. Gesellschaft 34, 456 [1901].

[5]) S. P. L. Sörensen, Compt. rend. du Lab. de Carlsberg 6, 44 [1902].

[6]) E. Baumann u. C. Preusse, Berichte d. Deutsch. chem. Gesellschaft 12, 806
[1879]; Zeitschr. f. physiol. Chemie 5, 309 [1881]. — M. Jaffé, Berichte d. Deutsch. chem.
Gesellschaft 12, 1092 [1879]. — E. Baumann u. P. Schmitz, Zeitschr. f. physiol. Chemie
20, 586 [1895].

[7]) E. Baumann, Berichte d. Deutsch. chem. Gesellschaft 18, 258 [1885]. — E. Friedmann, Beiträge z. chem. Physiol. u. Pathol. 4, 486 [1904].

Wassers gelöst und in der Wärme mit verdünnter Schwefelsäure angesäuert; der größte
Teil der Mercaptursäure fällt sofort aus, der Rest nach 12stündigem Stehen im Eisschrank.

Nach Verfütterung von 100 g Brombenzol konnten 25—30 g Bromphenylmercaptursäure isoliert werden.

Die Mercaptursäuren sind in Wasser und Äther schwer oder unlöslich, in
Alkohol ziemlich leicht löslich. Beim Kochen mit Alkalien zerfallen sie in Brenztraubensäure, Essigsäure, Mercaptane und Ammoniak, während bei der Einwirkung von Schwefelsäure Essigsäure abgespalten und eine Aminosäure
(Halogenphenylcystein) gebildet wird.

Die Mercaptursäuren sind im Harne nicht in freiem Zustande vorhanden,
sondern sie sind an andere Atomkomplexe (Glucuronsäure) fester gebunden.
Die Mercaptursäuren enthaltenden Harne sind stark linksdrehend. Die gepaarten Verbindungen werden durch Bleiessig nicht gefällt, während die Mercaptursäuren selbst mit Bleisalzen unlösliche Niederschläge geben.

1. Phenylmercaptursäure[1]) $(C_6H_5 \cdot S)CH_2—CH \cdot \overset{\displaystyle /CO—CH_3}{NH}—COOH$ entsteht aus der
Bromphenylmercaptursäure durch Behandlung mit Natriumamalgam in alkalischer Lösung.
Schmelzp. 142—143°. Sie bildet glänzende Oktaeder und Tetraeder. Schwer löslich in
kaltem H_2O, leichter in heißem und in Alkohol. Beim Kochen mit verdünnter H_2SO_4
(1 : 8) wird Phenylcystein unter Essigsäureabspaltung gebildet. Das Phenylcystein
$(C_6H_5 \cdot S)CH_2—CH \cdot NH_2—COOH$ fällt bei Neutralisation mit NH_3 aus; es bildet sechsseitige Tafeln, die dem Cystin zum Verwechseln ähnlich sehen. Zersetzt sich oberhalb 160°,
ohne zu schmelzen. Beim Kochen mit Laugen entsteht Phenylmercaptan.

2. Chlorphenylmercaptursäure[2]) $(Cl \cdot C_6H_4 \cdot S)CH_2—CH \cdot NH(COCH_3)—COOH$
erhält man am besten, wenn man den Harn nach Verfütterung von Chlorbenzol an Hunde
eindampft, mit Alkohol auszieht, wieder abdampft, den Alkoholrückstand mit verdünnter
H_2SO_4 ansäuert und mehrfach mit großen Mengen Äther ausschüttelt. Nach dem Verdunsten des Ätherauszugs hinterbleibt ein Sirup, der auf Wasserzusatz krystallinisch erstarrt. Man löst in NH_3, entzieht dem Ammonsalz durch Äther Verunreinigungen und
dampft ein. Es fällt in langen Nadeln das Ammonsalz aus. Durch verdünntes HCl erhält
man daraus die Chlorphenylmercaptursäure, die bei 153—154° schmilzt. In reinem
Zustande unlöslich in Äther, leicht löslich in Alkohol. Beim Kochen mit verdünnten
Mineralsäuren entsteht daraus Chlorphenylcystein $(Cl \cdot C_6H_4S)CH_2—CH \cdot NH_2—COOH$,
das beim Erkalten direkt als Chlorhydrat ausfällt. Durch Ammoniumacetat erhält man
daraus das freie Chlorphenylcystein vom Schmelzp. 182—183°.

3. Bromphenylmercaptursäure $(Br \cdot C_6H_4 \cdot S)CH_2—CH \cdot NH(COCH_3)—COOH$
entsteht und wird isoliert wie die Chlorphenylmercaptursäure [M. Jaffé (l. c.)] oder direkt
mit HCl aus dem mit $^1/_{10}$ Vol. Bleiacetat geklärten Hundeharn [Baumann und Preusse
(l. c.)]. Wird durch 2maliges Umkrystallisieren aus heißem Wasser rein erhalten. Schmelzpunkt 152—153°. Gibt unlösliche Schwermetallsalze und ein gut krystallisierendes Ammon-
und Bariumsalz. Beim Kochen mit verdünnter HCl oder H_2SO_4 entsteht Bromphenylcystein $(Br \cdot C_6H_4 \cdot S)CH_2—CH \cdot NH_2—COOH$ unter Abspaltung von Essigsäure. Neutralisiert man mit NH_3 und übersättigt man mit Ammoncarbonat, so fällt das Bromphenylcystein
als farbloser Niederschlaga us; es krystallisiert aus Alkohol von 60% in glänzenden Nadeln
vom Schmelzp. 180—182°. Beim Kochen mit Natronlauge entsteht, wie auch aus der
Bromphenylmercaptursäure direkt, Bromphenylmercaptan $Br \cdot C_6H_4 \cdot SH$ vom Schmelzpunkt 74—75° und vom Siedep. 230—231°. Bromphenylmercaptursäure und Bromphenylmercaptan färben sich beim Erhitzen mit konz. H_2SO_4 von 125° an erst grün, dann
blau.

4. Jodphenylmercaptursäure[3]) $(J \cdot C_6H_4 \cdot S)CH_2—CH \cdot NH(COCH_3)—COOH$
entsteht nach Jodbenzolfütterung. Schmelzp. 152—153°, unlöslich in kaltem Wasser, löslich
in 120 T. kochendem H_2O, ziemlich löslich in Alkohol, Benzol und Chloroform, wenig in
Äther. $[\alpha]_D = —10° 40'$ (in 2,5proz. alkoholischer Lösung). Die Salze sind dagegen
rechtsdrehend. Beim Kochen mit verdünnter H_2SO_4 entsteht Essigsäure und Jod-
phenylcystein $(J \cdot C_6H_4S)CH_2—CH \cdot NH_2—COOH$, das durch genaue Neutralisation

---

[1]) E. Baumann u. C. Preusse, Zeitschr. f. physiol. Chemie **5**, 309 [1881]; Berichte
d. Deutsch. chem. Gesellschaft **12**, 806 [1879].
[2]) M. Jaffé, Berichte d. Deutsch. chem. Gesellschaft **12**, 1092 [1879].
[3]) E. Baumann u. P. Schmitz, Zeitschr. f. physiol. Chemie **20**, 586 [1895].

mit NH_3 ausfällt; Schmelzpunkt gegen 200° unter Zersetzung. Kochende Kalilauge spaltet p-Jodphenylmercaptan vom Schmelzp. 85—86° ab.

Über Oxydationsprodukte der Mercaptursäuren durch alkalisches Permanganat zu Sulfonsäuren siehe bei G. König[1]).

e) Gallensäuren.

Ob der normale Harn Gallensäuren enthält, ist sehr zweifelhaft, dagegen sind sie gewöhnlich im ikterischen Harn, wenn auch nur in kleiner Menge vorhanden. Es kommen sowohl Glykocholsäure wie auch Taurocholsäure vor.

Die Glykocholsäure, $C_{26}H_{43}NO_6$, ist eine gepaarte Verbindung von Glykokoll mit einer stickstofffreien Säure, der Cholsäure (siehe S. 526); sie ist ein normaler Gallenbestandteil. Die Glykocholsäure ist in Wasser recht schwer, in Alkohol leicht, in Äther sehr wenig löslich; die alkoholische Lösung ist rechtsdrehend, und zwar ist die spez. Drehung $[\alpha]_D^{20} = +32,3°$; die spez. Drehung wird von der Konzentration nicht beeinflußt[2]). Aus der alkoholischen Lösung kann die Säure durch Wasser ausgefällt werden, sie krystallisiert dann in äußerst feinen, verfilzten Nadeln.

Die Säure ist eine einbasische Säure, die mit Alkalien in Wasser sehr leicht lösliche Salze bilden; die Salze sind auch in Alkohol, dagegen nicht in Äther löslich, lassen sich daher auch aus den alkoholischen Lösungen durch Äther ausfällen. Gewöhnlich erhält man hierdurch eine schmierige Masse, unter bestimmten Bedingungen gelingt es aber auch, Krystalle zu gewinnen, und zwar sternförmig gruppierte Nadeln. 2 proz. Lösungen von einem Alkalisalz der Glykocholsäure werden durch Sättigung mit Kalium- und Natriumsulfat, Kaliumnitrat, Ammonium- und Kaliumchlorid, Kalium- und Natriumacetat nicht, durch Sättigung mit Natriumnitrat, Natriumchlorid, Natrium- und Kaliumcarbonat mehr oder weniger vollständig, durch Sättigung mit Magnesiumsulfat und durch $2/3$ Sättigung mit Ammoniumsulfat dagegen vollständig gefällt[3]). Die wässerigen Lösungen der Alkalisalze werden von den Salzen der meisten Schwermetalle (z. B. von Bleiacetat, Kupfersulfat, Eisenchlorid, Silbernitrat, Uranverbindungen) gefällt, die Niederschläge sind meistens in Alkohol löslich.

Die Glykocholsäure geht durch Kochen mit Wasser in die sehr schwerlösliche Paraglykocholsäure über, die sich durch Umkrystallisation aus Alkohol wieder in Glykocholsäure verwandelt; auch in den Salzen besteht sie nicht als solche fort. Durch mehrstündiges Kochen mit starken Alkalien, gesättigtem Barytwasser oder auch Mineralsäuren zerfällt die Glykocholsäure in Glykokoll und Cholsäure (siehe übrigens bei Galle, S. 1108 ff.).

Die Taurocholsäure, $C_{26}H_{45}NSO_7$, ist eine gepaarte Verbindung von Taurin (Aminoäthansulfonsäure) und Cholsäure, die neben der Glykocholsäure in der Galle auftritt. Sie ist in Wasser leicht, auch in Alkohol löslich, in Äther, Benzol, Chloroform, Ligroin ist sie unlöslich; sie läßt sich wie die Glykocholsäure unter bestimmten Bedingungen krystallinisch erhalten, und zwar in feinen Nadeln, zu Gruppen vereinigt, oder in Prismen, die mit zwei Flächen abgeschnitten sind. Die Alkalisalze der Taurocholsäure sind in Wasser leicht löslich, auch in Alkohol sind sie etwas löslich, die Lösung wird aber von Äther gefällt; auf diese Weise lassen sich die Salze krystallinisch gewinnen. Die Alkalisalze werden aus ihren Lösungen unter denselben Verhältnissen und von denselben Neutralsalzen wie die entsprechenden Glykocholate gefällt und außerdem noch von Kaliumchlorid und von Natrium- und Kaliumacetat.

---

[1]) G. König, Zeitschr. f. physiol. Chemie **16**, 525 [1892].

[2]) F. Hoppe - Seyler, Journ. f. prakt. Chemie **89**, 261 [1863]. — E. Letsche, Zeitschr. f. physiol. Chemie **60**, 473 [1909].

[3]) S. Tengström, Zeitschr. f. physiol. Chemie **41**, 217 [1904].

Die taurocholsauren Salze (Taurocholate) der schweren Metalle sind im allgemeinen leichter löslich als die entsprechenden Glykocholate, so werden die Lösungen der taurocholsauren Alkalien z. B. nicht von Kupfersulfat, Silbernitrat oder neutralem Bleiacetat gefällt, wohl aber von basischem Bleiacetat, der Niederschlag ist jedoch in siedendem Alkohol löslich; aus Lösungen, die sowohl glykochol- wie auch taurocholsaure Alkalien enthalten, wird jedoch beim Fällen mit Bleiacetat etwas Taurocholat mitgerissen[1]).

Die Taurocholsäure ist imstande, Lösungen von gewissen Proteinstoffen (Eieralbumin) nahezu vollständig zu fällen; der Niederschlag enthält Taurocholsäure.

Die Taurocholsäure zerfällt schon beim Kochen der wässerigen Lösung, noch schneller aber, wenn Säuren oder Alkalien vorhanden sind, in Taurin und Cholsäure; sie ist überhaupt weit zersetzlicher als die Glykocholsäure (siehe übrigens bei Galle, S. 1108).

Nachweis der Gallensäuren im Harn. Zum Nachweis der Gallensäuren wird immer die *Pettenkofersche Reaktion* benutzt[2]).

Wird eine Gallensäurelösung mit ein wenig Rohrzucker (ein paar Tropfen 10 proz. Lösung) versetzt und dann mit $^1/_2$—$^2/_3$ Volumen konz. Schwefelsäure unterschichtet, so bildet sich an der Berührungsstelle der beiden Flüssigkeiten ein schön violettfarbener Ring; beim vorsichtigem Durchmischen unter gleichzeitigem Abkühlen (die Lösung darf sich höchstens bis 60° erwärmen) färbt sich die ganze Flüssigkeit violett. Die Reaktion beruht auf der Entstehung von Furfurolkörpern aus Zucker und Schwefelsäure, welche dann mit der Cholsäure die gefärbte Verbindung geben[3]); man kann deshalb statt des Zuckers eine 0,1 proz. wässerige Furfurollösung benutzen[4]), man bekommt aber mit dem Rohrzucker ebenso gute Resultate, wenn nur nicht zu viel Zucker zugegeben wird.

Außer der Cholsäure gibt es viele Körper, die sich mit Furfurol zu ähnlich gefärbten Verbindungen vereinigen, zum sicheren Nachweis der Gallensäuren gehört deshalb die spektroskopische Untersuchung der nach dem Anstellen der Pettenkoferschen Reaktion resultierenden Lösung. Nach passendem Verdünnen lassen sich zwei Absorptionsstreifen, der eine zwischen D und E, der andere vor F beobachten[5]); als Verdünnungsmittel dient Alkohol oder Schwefelsäure von derselben Konzentration wie die gefärbte Lösung.

Weiteres über Reaktionen der Gallensäuren findet sich beim Abschnitt Galle, S. 1108.

Für den sicheren Nachweis der Gallensäuren im Harn sind dieselben erst einigermaßen zu isolieren, denn normaler Harn enthält Stoffe, die sich mit konz. Schwefelsäure stark färben. Sicher gelingt der Nachweis auf die folgende, *von Hoppe-Seyler angegebene Methode.*

Eine nicht zu kleine Harnmenge wird mit Bleiessig und ein wenig Ammoniak ausgefällt; enthält der Harn Eiweiß, so muß dieses zuvor durch Koagulation entfernt werden, weil hierdurch aber Gallensäuren (Taurocholsäure, siehe oben) mitgefällt werden können, wird der Niederschlag mehrmals mit heißem Alkohol extrahiert, und der alkoholische Auszug mit den später gewonnenen zusammen aufgearbeitet (siehe unten). Der Bleiniederschlag wird abfiltriert, mit Wasser gewaschen und mehrmals mit Alkohol ausgekocht, wodurch die Bleisalze der Gallensäuren gelöst werden; die alkoholischen Auszüge werden (mit dem aus eventuell vorhandenem Eiweiß nach Koagulation und Auskochen erhaltenen Auszug [siehe oben] zusammen) vereinigt, mit einigen Tropfen Sodalösung versetzt und zur Trockne verdunstet. Aus dem Rückstande werden mittels siedenden Alkohols die Natronsalze der Gallensäuren extrahiert, und nachdem diese Lösung auf ein kleines Volumen eingeengt worden ist, lassen sich durch Zusatz von viel Äther die Natronsalze der Gallensäuren ausfällen. Die auf diese Weise erhaltene Schmiere (die Krystallisation gelingt nur schwierig) wird nach dem Abgießen des Äthers in Wasser gelöst und zur Anstellung der Pettenkoferschen Probe benutzt.

Bei nicht zu geringer Menge kann man auch auf das Vorhandensein von Glykochol- oder Taurocholsäure selbst prüfen (siehe bei Galle, S. 1108), ebenso läßt sich auch eine annähernde Bestimmung der Menge ausführen, indem die

[1]) S. Tengström, Zeitschr. f. physiol. Chemie **41**, 217 [1904].
[2]) M. Pettenkofer, Annalen d. Chemie u. Pharmazie **52**, 90 [1844].
[3]) F. Mylius, Zeitschr. f. physiol. Chemie **11**, 492 [1887].
[4]) L. v. Udranszky, Zeitschr. f. physiol. Chemie **12**, 372 [1888].
[5]) S. L. Schenk, Malys Jahresber. üb. d. Fortschritte d. Tierchemie **2**, 232 [1872].

mittels Äther ausgefällten Natronsalze in starkem Alkohol gelöst, wenn nötig durch Tierkohle entfärbt, auf ein kleines, aber bekanntes Volumen gebracht und dann im Polarisationsapparat untersucht werden. Die spezifische Drehung beträgt für glykocholsaures Natron in alkoholischer Lösung (90 proz. Alkohol) bei 13° $[\alpha]_D^{13} = +27,8°$ [1]), für taurocholsaures Natron in alkoholischer Lösung $[\alpha]_D = +24,5°$ [2]).

Bei der Isolierung der Gallensäuren soll man noch bessere Resultate erreichen, wenn man den zu untersuchenden Harn stark einengt und mit Alkohol aufnimmt, das alkoholische Filtrat verdunstet und dann den Rückstand in Wasser löst und wie oben beschrieben behandelt.

Andere Methoden zur Isolierung der Gallensäuren aus dem Harn beruhen auf der Eigenschaft der Taurocholsäure, mit Eiweiß ausgefällt zu werden. Vitali[3]) entfärbt den Harn durch Schütteln mit Schwefelblei, filtriert, wäscht aus, verdampft das Filtrat bis auf $1/3$ des ursprünglichen Harnvolumens, gibt Eiweißlösung hinzu und koaguliert durch Kochen nach passender Zugabe von Essigsäure; aus dem Niederschlag wird die Taurocholsäure durch siedenden Alkohol extrahiert. — Jolles[4]) versetzt 50 ccm Harn mit 15 ccm einer 3 proz. Caseinlösung, mischt gut durch und setzt hierauf tropfenweise von einer 10 proz. Schwefelsäure unter fortlaufendem Umrühren so lange hinzu, bis das Casein vollständig ausgefällt ist; überschüssige Schwefelsäure darf nicht zugesetzt werden. Der ausgewaschene Niederschlag wird mit Alkohol eine Stunde bei gewöhnlicher Temperatur digeriert, dann wird filtriert und das Filtrat zum Nachweis der Gallensäuren benutzt. — Hierher gehört auch eine von Mörner[5]) benutzte Methode, die aber kompliziert ist. (Siehe S. 770.)

IV. Eiweißkörper. [6])

Die Eiweißkörper bestehen aus Kohlenstoff, Wasserstoff, Sauerstoff, Stickstoff und Schwefel; viele enthalten auch Phosphor. Nach unserem jetzigen Wissen sind sie hauptsächlich derart aufgebaut, daß Aminosäuren miteinander in der Weise zusammengekettet sind, daß sich eine Aminogruppe des einen Molekels mit einer Carboxylgruppe eines anderen Moleküls unter Austritt von Wasser verbunden hat:

$$
\begin{array}{cc}
R-CH-NH_2 & R-CH-NH_2 \\
| & | \\
COOH + NH_2-CH-R_1 = & CO-NH-CH-R_1 + H_2O , \\
| & | \\
COOH & COOH
\end{array}
$$

wo R und R_1 oder verschiedene Radikale sein können; derartige Bindungen werden Peptidbindungen (E. Fischer) genannt.

Weil man die Zusammensetzung der Eiweißkörper bei weitem nicht vollständig kennt, ist man dazu gezwungen, sie nach ihren äußeren Eigenschaften, z. B. Lösungs- und Ausfällungsverhältnissen, zusammenzustellen.

Man benutzt hierbei die Löslichkeit der Eiweißkörper in reinem Wasser und in ganz verdünnten Salzlösungen, Säuren und Alkalien, ferner die Eigenschaft der Eiweißkörper, durch gewisse Neutralsalze, z. B. Natriumchlorid, Magnesiumsulfat, Ammoniumsulfat, die in großer Menge zugefügt werden, fällbar zu sein. Die verschiedenen Salze haben den verschiedenen Eiweißkörpern gegenüber nicht die gleiche eiweißfällende Wirkung, so wirkt von den ebengenannten Salzen das Natriumchlorid am schwächsten, das Ammoniumsulfat am stärksten; durch Benutzen von verschiedenen Salzen läßt sich somit eine

1) E. Letsche, Zeitschr. f. physiol. Chemie **60**, 474 [1909].
2) F. Hoppe - Seyler, Journ. f. prakt. Chemie **89**, 261 [1863].
3) D. Vitali, Zeitschr. f. analyt. Chemie **31**, 725 [1892].
4) Ad. Jolles, Zeitschr. f. physiol. Chemie **57**, 34 [1908].
5) K. A. H. Mörner, Skand. Archiv f. Physiol. **6**, 371 [1895].
6) Ausführliche Literaturangaben über die Eiweißkörper finden sich bei O. Cohnheim, Chemie der Eiweißkörper, 2. Aufl. [1904].

Trennung erzielen. Eine Trennung läßt sich nun auch durch Variieren der Konzentration bewirken, denn es hat sich gezeigt, daß die verschiedenen Eiweißkörper bei verschiedener Konzentration desselben Salzes ausfallen, und zwar kann dies Verhalten bei der Identifizierung der verschiedenen Eiweißkörper benutzt werden, indem jeder Eiweißkörper bei einer ganz bestimmten Konzentration des fällenden Salzes sich eben abzuscheiden anfängt und bei einer anderen ebenso bestimmten Konzentration eben vollständig ausgefällt ist. Die Aussalzbarkeit der Eiweißkörper ist nicht nur von der Konzentration des Salzes, sondern auch von derjenigen des Eiweißkörpers abhängig.

Als Fällungsgrenzen für ein Salz, z. B. Ammoniumsulfat, bezeichnet man die Menge gesättigter Ammoniumsulfatlösung, die in 10 ccm Flüssigkeit (Eiweißlösung + Ammoniumsulfatlösung) vorhanden sein soll, um eben sichtbare bzw. vollständige Fällung zu bewirken.

Wenn somit die Fällungsgrenzen der Globuline zu 2,9—4,6 angegeben werden, so bedeutet dies, daß das Globulin sich abzuscheiden anfängt, wenn in 10 ccm Lösung so viel Ammoniumsulfat vorhanden ist, daß die Menge 2,9 ccm gesättigter Lösung entspricht, und daß die Fällung vollständig ist, wenn die Ammoniumsulfatmenge 4,6 ccm gesättigter Ammoniumsulfatlösung entspricht. Die Konzentration der Eiweißkörperlösung soll ungefähr 2,5—5% sein.

Nach den verschiedenen Verhältnissen unterscheidet man dann:

I. Die eigentlichen Eiweißkörper, Eiweißkörper im engeren Sinne, und

II. Die Proteide, zusammengesetzte Eiweißkörper, die aus Körpern der ersten Gruppe und irgendeinem anderen, zu den Eiweißkörpern nicht gehörenden Atomkomplex zusammengesetzt sind.

III. Die Albuminoide. In dieser Gruppe vereinigt man gewöhnlich verschiedene Körper, die nach ihrem ganzen chemischen Aufbau Eiweißkörper sind, sich aber weder zu Gruppe I noch zu Gruppe II hinzurechnen lassen.

Folgende kurze Übersicht erleichtert das Verständnis der zu beschreibenden Reaktionen.

1. Die eigentlichen Eiweißkörper.

a) Albumine. Diese sind in Wasser und verdünnten Salzlösungen, Säuren und Alkalien löslich; die Lösungen können verdünnt oder einer Dialyse ausgesetzt werden, ohne daß eine Ausfällung stattfindet. Durch Erhitzen koagulieren die schwach angesäuerten Lösungen (siehe S. 757). Die Fällungsgrenzen der Albumine sind für Ammoniumsulfat 6,4—9, d. h. die Lösungen können mit dem gleichen Volumen gesättigter Ammoniumsulfatlösung gemischt werden, ohne daß Fällung eintritt; Magnesiumsulfat, bis zur Sättigung eingetragen, fällt die Albumine nicht.

b) Globuline. Die eigentlichen Globuline (Globuline in Serum, Milch, Eierklar) sind in verdünnten Salzlösungen und in Alkalien, dagegen nicht in Wasser löslich. Die Lösungen in Alkalien scheiden teilweise Globulin ab, wenn sie mit Kohlensäure gesättigt werden, die Lösungen in verdünnten Salzlösungen, wenn sie durch Dialyse vom Salz befreit werden. Die Globulinsalzlösungen koagulieren beim Erhitzen. Die Fällungsgrenzen der Globuline sind für Ammoniumsulfat 2,9—4,6; durch Sättigung mit Magnesiumsulfat werden die Globulinlösungen vollständig gefällt.

Außer den eigentlichen Globulinen gibt es verschiedene Körper, die wohl Globuline sind, sich jedoch in verschiedenen Punkten etwas anders verhalten, z. B. verschiedene Pflanzenglobuline, Fibrinogen u. a.

Noch ist zu erwähnen, daß die verschiedenen phosphorhaltigen Eiweißkörper, z. B. Casein, die nicht Nucleoproteide sind, die aber wegen ihres Verhaltens bei der Aufspaltung mittels Enzyme gewöhnlich unter dem Namen Nucleoalbumine (Spaltprodukte: Para- oder Pseudonucleine) neben den Nucleoproteiden aufgeführt werden, am besten mit den Globulinen zusammenzustellen sind — erstens weil sie überhaupt keine „Nucleo"verbindungen sind, indem sie bei der Hydrolyse weder Purin- noch Pyrimidinderivate liefern, und zweitens weil sie nicht Albumin-, sondern vielmehr Globulincharakter haben. Faßt man diese Körper unter dem Namen

c) Phosphoglobuline[1] zusammen, so hat man hier eine Gruppe, deren Glieder in Wasser unlöslich, in Alkalien aber löslich sind. Zum Unterschied von den Globulinen

---

[1] O. Cohnheim, Chemie der Eiweißkörper, 2. Aufl. [1904], S. 156. — Siehe auch: S. P. L. Sörensen in S. M. Jörgensens Lærebog i Organisk Kemi, 2 Udg. [1906], S. 530, 541.

sind sie in verdünnten Salzlösungen unlöslich und enthalten Phosphor. Bei der Aufspaltung mittels Enzymen geben sie einige Albumosen, die schwer löslich und phosphorhaltig sind, die gewöhnlich Para- oder Pseudonucleine genannt worden sind; weil sie aber mit den Nucleinen nichts zu tun haben (vgl. oben), erscheint es besser, diese Namen fallen zu lassen und sie einfach Phosphoalbumosen (Phosphopeptone) zu nennen. Nach synthetischen Versuchen von Neuberg und Pollak[1]) sind sie als substituierte Phosphaminsäuren $NH_2—PO(OH)_2$ aufzufassen.

d) Histone und Protamine. Während die Albumine neutral und die Globuline und Phosphoglobuline sauer sind, reagieren die Histone und Protamine in wässeriger Lösung alkalisch und vereinigen sich mit Säuren zu Salzen, aus welchen sie durch Alkalien (auch Ammoniak) wieder freigemacht werden können. Die Histone sind schwer, die Protamine dagegen einigermaßen leicht in Wasser löslich. Gewöhnlich werden sie durch Sättigung ihrer Lösungen mit Natriumchlorid oder Ammoniumsulfat ausgesalzen.

2. Proteide.

a) Die Nucleoproteide sind aus eigentlichen Eiweißkörpern und Nucleinsäuren zusammengesetzt; die Nucleinsäuren sind in Wasser schwerlösliche Säuren, die charakteristische Spaltprodukte (Purin- und Pyrimidinderivate) liefern, wenn sie durch Kochen mit starken Säuren zerlegt werden. Die Nucleoproteide lösen sich in Wasser und Salzlösungen, noch leichter in Alkalien, werden aber durch Säuren ausgefällt; in überschüssiger Säure (besonders Mineralsäure) lösen sie sich wieder auf. Die Aussalzungsgrenzen sind für die verschiedenen Nucleoproteide verschieden.

b) Hämoglobin und Hämoglobinderivate (siehe S. 920—948).

c) Glucoproteide. Diese Körper sind aus eigentlichen Eiweißkörpern und kohlenhydratähnlichen Körpern zusammengesetzt, sie unterscheiden sich jedoch von den anderen Proteiden dadurch, daß sie gegen Säuren und Alkalien widerstandsfähiger sind; um den kohlenhydratähnlichen Komplex abzuspalten, ist eine so intensive Säure- oder Alkalieinwirkung notwendig, daß auch der abgespaltene Eiweißkörper weiter zerlegt wird. Die Glucoproteide haben gewöhnlich ausgeprägten Säurecharakter, sind in Wasser und verdünnten Säuren schwer löslich, in Alkalien dagegen leicht löslich; aus ihren Lösungen werden sie durch Säuren gefällt, von überschüssiger Mineralsäure können sie jedoch gelöst werden.

3. Albuminoide.

Hierzu gehören die verschiedenen Bestandteile der Skelett- und Gewebssubstanzen, die, obwohl Eiweißkörper, ohne Zersetzung aber nicht löslich sind, z. B. Kollagen, Keratin, Elastin u. a.

Reaktionen der Eiweißkörper.

Wegen ihres Aufbaues zeigen die Eiweißkörper viele gemeinsame Reaktionen, die zu ihrem Nachweis benutzt werden können. Zur Anwendung kommen teils **Farbenreaktionen**, teils **Fällungsreaktionen**.

1. Die Farbenreaktionen.

Von den im folgenden beschriebenen Farbenreaktionen sind die meisten auf das Vorhandensein bestimmter Aminosäuren im Molekül zurückzuführen; nur die Biuretreaktion ist für die Eiweißkörper als solche eigentümlich, insofern sie von der Atomgruppierung, die bei den Peptidbindungen (vgl. oben) entsteht, abhängt.

a) Die Biuretreaktion[2]) (vgl. S. 633). Wird eine wässerige Eiweißlösung mit ganz wenig Kupfersulfatlösung und dann mit überschüssiger starker Natronoder Kalilauge versetzt, so färbt sich die Lösung, und zwar je nach der Art des untersuchten Eiweißkörpers rot — rotviolett — blauviolett. Ein Überschuß von Kupfersulfat darf nicht verwendet werden, weil dann die Lösung

---

[1]) C. Neuberg u. H. Pollak, Biochem. Zeitschr. **26**, 529 [1910].
[2]) F. Rose, Poggendorffs Annalen **28**, 137 [1833]. — Siehe auch: H. Schiff, Berichte d. Deutsch. chem. Gesellschaft **29**, 298 [1896].

so stark blau wird, daß die Reaktion nicht beobachtet werden kann. Die Reaktion darf nicht mit heißen Lösungen angestellt werden.

b) Millons Reaktion. [1]) Reagens: 1 T. metallisches Quecksilber wird mit 2 T.
konz. Salpetersäure versetzt und bis zum völligen Lösen des Quecksilbers gelinde erwärmt,
wonach 1 Vol. der Lösung mit 2 Vol. Wasser verdünnt wird (vgl. S. 470 u. 471).

Wird eine wässerige Eiweißlösung mit obigem Reagens versetzt, so entsteht
gewöhnlich ein Niederschlag; wenn jetzt zum Sieden erhitzt wird, so färbt
sich der Niederschlag (oder die Flüssigkeit, wenn kein Niederschlag entstanden
ist) rosa bis dunkelrot. Die Reaktion läßt sich auch mit festen Eiweißkörpern
anstellen und zwar in der Weise, daß diese in Wasser aufgeschwemmt, mit
Millons Reagens versetzt und zum Sieden erhitzt werden. Alle Benzolderivate, bei welchen im Benzolkern ein Wasserstoffatom durch eine
Hydroxylgruppe substituiert ist, geben diese Reaktion, die somit
bei den Eiweißkörpern auf das Vorhandensein der Aminosäure Tyrosin
zurückzuführen ist.

Eiweißlösungen, die mit Phenol, Thymol oder anderen substituierten Phenolen konserviert sind, dürfen nicht mit der Millonschen Reaktion untersucht werden, weil diese
Konservierungsmittel positive Reaktion geben (vgl. S. 470 u. 475).

c) Die Xanthoproteinreaktion. [2]) Werden Eiweißlösungen mit konz. Salpetersäure versetzt, so nehmen sie entweder in der Kälte oder beim Erwärmen eine dunkelgelbe Färbung an, die nach dem Übersättigen mit Ammoniak orangerot, mit Natron nahezu rotbraun erscheint. Wahrscheinlich
rührt die Farbe von der Bildung aromatischer Nitroverbindungen her und
beweist somit das Vorhandensein von aromatischen Gruppen (Phenylalanin u. a.) im Eiweißmolekül.

d) Die Reaktion von Adamkiewicz. [3]) Trockene Eiweißkörper, in Eisessig
gelöst, nehmen mit konz. Schwefelsäure eine sehr schöne violette Farbe an und
zeigen bei geeigneter Konzentration im Spektrum eine Absorption zwischen den
Frauenhoferschen Linien' b und F. Bei wässerigen Eiweißlösungen läßt sich
die Reaktion in der Weise ausführen, daß eine Mischung aus 1 Vol. konz.
Schwefelsäure und 2 Vol. Eisessig mit ein wenig der Eiweißlösung versetzt und
erhitzt wird; es tritt dann die Farbe auf.

Später ist nachgewiesen worden, daß die Reaktion nicht von der Essigsäure,
sondern von Glyoxylsäure, welche in dem Eisessig enthalten ist, bedingt
wird, und die Reaktion läßt sich daher auf die folgende Weise anstellen [4]).

Als Reagens benutzt man eine Glyoxylsäurelösung, die durch Einwirkung von Natriumamalgam auf eine starke wässerige Oxalsäurelösung gewonnen ist. (Siehe S. 310.)

Zur Herstellung des Reagens gibt Benedict [5]) folgendes Verfahren an: 10 g Magnesiumpulver werden in Wasser aufgeschlemmt und langsam mit 250 ccm kaltgesättigter
Oxalsäurelösung versetzt, wodurch die Reduktion zu Glyoxylsäure unter Wärmeentwicklung erfolgt; oft wird es notwendig, das Gemisch durch Eintauchen in kaltes Wasser abzukühlen. Nach Hinzufügen der Oxalsäurelösung wird das Gemisch geschüttelt und dann
filtriert, und das Filtrat wird mit Essigsäure angesäuert, falls es nicht schon sauer reagiert;
die so gewonnene (magnesiumhaltige und oxalsäurefreie) Glyoxylsäurelösung wird als
Reagens benutzt.

---

[1]) E. Millon, Compt. rend. de l'Acad. des Sc. **28**, 40 [1849]. — E. Salkowski, Zeitschr.
f. physiol. Chemie **12**, 215 [1887]. — O. Nasse, Archiv f. d. ges. Physiol. **83**, 361 [1901].
[2]) O. v. Fürth, Einwirkung von Salpetersäure auf Eiweißstoffe. Habilitationsschrift,
Straßburg. Hier zit. nach Cohnheim, Chemie der Eiweißkörper, 2. Aufl. [1904], S. 4. —
Siehe auch: E. Salkowski, Zeitschr. f. physiol. Chemie **12**, 215 [1887].
[3]) A. Adamkiewicz, Archiv f. d. ges. Physiol. **9**, 156 [1874]; Berichte d. Deutsch.
chem. Gesellschaft **8**, 161 [1875].
[4]) F. G. Hopkins u. S. W. Cole, Proc. Roy. Soc. **68**, 21 [1901]; Journ. of Physiol.
27, 418 [1901].
[5]) S. R. Benedict, Journ. of biol. Chemistry **6**, 51 [1909].

Fügt man zu der Eiweißlösung ein wenig der Glyoxylsäurelösung und nachher konz. Schwefelsäure, so erhält man die blauviolette Farbe.

Die Reaktion ist durch das Vorhandensein von Tryptophan bedingt und fällt daher nur bei den Eiweißkörpern positiv aus, die Tryptophan enthalten.

e) Die Schwefelbleireaktion. Wenn eine Eiweißlösung mit nicht zu verdünnter Natron- oder Kalilauge und ein wenig Bleiacetat gekocht wird, so erhält man einen schwarzen Niederschlag von Schwefelblei. Der Niederschlag ist auf das Vorhandensein von Cystin im Eiweißmolekül bedingt und wird dadurch gebildet, daß das Cystin beim Kochen mit Alkalien unter Abspaltung von Schwefelwasserstoff zersetzt wird, welches dann mit dem Bleisalz Schwefelblei gibt (siehe bei Cystin, S. 627). Statt des Bleisalzes lassen sich auch andere Metallsalze, wie Kupfer, Wismut, Silber, Quecksilber benutzen.

Aus dieser Ursache läßt sich der Nachweis des Zuckers durch Fehlingsche oder Almensche Lösung nicht bewerkstelligen, wenn schwefelhaltige Eiweißkörper gleichzeitig vorhanden sind. Man verfährt dann nach S. 333.

f) Molischs Reaktion.[1]) Gibt man zu einer wässerigen Eiweißlösung ein wenig alkoholische α-Naphthollösung und dann konzentrierte Schwefelsäure, so nimmt die Mischung eine violette Farbe an; wird Thymol statt α-Naphthol verwendet, so erhält man eine rote Farbe. Die Reaktion ist zuerst für **Kohlenhydrate** angegeben, und kommt in der Weise zustande, daß die Kohlenhydrate durch Einwirkung von konz. Schwefelsäure Furfurol bilden, welches sich dann mit dem α-Naphthol vereinigt; die Reaktion ist deshalb bei den Eiweißkörpern auf das Vorhandensein von Pentose- oder Hexosegruppen im Eiweißmolekül zurückzuführen (vgl. S. 334 ff. und bei der Pettenkofer schen Gallensäurereaktion, S. 750).

g) Die Liebermannsche Reaktion.[2]) Wird trockenes, mit Alkohol und Äther möglichst entfettetes Eiweiß mit konzentrierter Salzsäure gekocht, so nimmt die Lösung blauviolette Farbe an. Die Reaktion soll nach Hofmeister[3]) eine **Furfurolreaktion** sein; das Furfurol entstammt dem Kohlenhydratrest des Eiweißmoleküls, die mit dem Furfurol reagierende Gruppe gehört ebenfalls zu dem Eiweiß. Nach Cole[4]) beruht die Reaktion dagegen auf dem Vorhandensein von Glyoxylsäure, die von dem zur Entfettung benutzten Äther herrührt. Nach van Ekenstein und Blanksma[5]) handelt es sich um eine Reaktion des Tryptophans mit Oxymethylfurfurol (siehe S. 335 u. 720).

h) Reaktion mit Benzaldehyd.[6]) Wird eine Eiweißlösung mit einigen Tropfen alkoholischer Benzaldehydlösung, dann mit reichlich 50 proz. Schwefelsäure und einem Tropfen einer Ferrisalzlösung versetzt, so färbt sie sich stark blau. Auch andere Aldehyde geben ähnliche Reaktion.

i) Reaktion mit p-Dimethylaminobenzaldehyd.[7]) Wird eine Eiweißlösung (oder -aufschwemmung) mit 5—10 Tropfen einer 5 proz., schwach schwefel-

---

[1]) H. Molisch, Monatshefte f. Chemie **7**, 198 [1886]. — J. Seegen, Centralbl. f. d. med. Wissensch. **1886**, 785, 801; zit. nach O. Cohnheim, Chemie der Eiweißkörper, 2. Aufl. [1904], S. 5. — F. Mylius, Zeitschr. f. physiol. Chemie **11**, 492 [1887]. — L. von Udránszky, Zeitschr. f. physiol. Chemie **12**, 389 [1888].

[2]) L. Liebermann, Centralbl. f. d. med. Wissensch. **1887**, 371, zit. nach O. Cohnheim, Chemie der Eiweißkörper, 2. Aufl. [1904], S. 5.

[3]) F. Hofmeister, Leitfaden f. d. prakt.-chem. Unterricht d. Medizin, S. 80, Braunschweig 1899; zit. nach O. Cohnheim, Chemie der Eiweißkörper, 2. Aufl. [1904], S. 6.

[4]) S. W. Cole, Journ. of Physiol. **30**, 311 [1903].

[5]) Alb. van Ekenstein u. J. J. Blanksma, Chemisch Weekblad **1911**, Nr. 16. — Vgl. auch Bardachzi, Zeitschr. f. physiol. Chemie **48**, 157 [1906].

[6]) C. Reichl, Monatshefte f. Chemie **10**, 317 [1889]; **11**, 155 [1890].

[7]) P. Ehrlich, Neubauer, siehe E. Rohde, Zeitschr. f. physiol. Chemie **44**, 164 [1905].

sauren Lösung von p-Dimethylaminobenzaldehyd und dann vorsichtig unter häufigem Umschütteln mit konz. Schwefelsäure versetzt, so färbt sich die Lösung rotviolett und nimmt nach und nach eine dunkelviolette Farbe an. Bei sehr verdünnten Eiweißlösungen stellt man am besten die Reaktion in der Weise an, daß man die zu untersuchende Lösung mit einer frisch hergestellten 1 proz. Lösung von p-Dimethylaminobenzaldehyd in konz. Schwefelsäure unterschichtet; es tritt dann ein scharfer deutlicher Farbenring an der Grenze der beiden Flüssigkeiten auf, beweisend ist aber nur der Farbenring selbst, nicht eine diffuse Färbung der einen oder der anderen Flüssigkeit.

Daß verschiedene Eiweißkörper positive Reaktionen mit Benzaldehyd und p-Dimethylaminobenzaldehyd (siehe h und i) geben, ist auf ihren Gehalt an Tryptophan (siehe S. 719) zurückzuführen [Rohde[1])].

k) Diazoreaktion. Auf den Gehalt der Eiweißkörper an Histidin und Tyrosin bezieht sich folgende Diazoreaktion[2]). Als Reagens wird Diazobenzolsulfonsäure benutzt, die am zweckmäßigsten jedesmal vor dem Gebrauche frisch darzustellen ist, weil ältere Präparate oft an Wirksamkeit sehr einbüßen.

Zur Herstellung werden 2 g feingepulverte Sulfanilsäure mit 3 ccm Wasser und 2 ccm konz. Salzsäure zu einem Brei geschüttelt und in kleinen Portionen innerhalb einer Minute mit einer Lösung von 1 g frischem Kaliumnitrit in 1—2 ccm Wasser versetzt, wobei nach jedem Zusatz mit kaltem Wasser gekühlt wird. Die Sulfanilsäure geht größtenteils rasch in Lösung, und an ihre Stelle tritt alsbald ein dichter weißer krystallinischer Niederschlag von Diazobenzolsulfosäure, der nach einigen Minuten abgesaugt und mit wenig Wasser ausgewaschen wird. Unveränderte Sulfanilsäure beeinträchtigt die Reaktion nicht.

Die Prüfung geschieht in der Weise, daß die zu untersuchende Lösung bis zum Überschuß mit Sodalösung und dann mit einigen Kubikzentimetern einer unmittelbar vorher bereiteten sodaalkalischen Lösung von einigen Zentigrammen Diazobenzolsulfonsäure versetzt wird. Es tritt — wenn nicht sofort, so doch nach ein paar Minuten — eine dunkelkirschrote Färbung auf, die selbst beim Verdünnen mit der vielfachen Menge Wasser ihren roten Ton behält. Beim Ansäuern schlägt die Farbe in ein reines Orange um. Die Reaktion ist bei Eiweißkörpern auf den Gehalt derselben an Tyrosin und Histidin zurückzuführen.

––– –– –––––––

Die P. Ehrlichsche Diazoreaktion des Harns.[3]) Zur Ausführung der Reaktion wendet man die folgenden Lösungen an:

Eine $1/2$ proz. Lösung von Natriumnitrit und eine Lösung, die 5 g Sulfanilsäure in 50 ccm Salzsäure und 1000 ccm Wasser enthält. Zum Gebrauche mischt man 50 ccm dieser letzten Lösung mit 1 ccm der Nitritlösung, oder etwa 3 ccm mit einem Tropfen der Nitritlösung.

Gleiche Teile Reagens und Harn werden gemischt und sodann mit Ammoniak übersättigt; Ehrlich empfiehlt rasches Zugießen des Ammoniaks, nach Sahli ist dagegen die Probe empfindlicher, wenn der Ammoniak allmählich zugesetzt wird, so daß derselbe sich über dem Harn schichtet. Die charakteristische Reaktion besteht darin, daß sich die Mischung mehr oder weniger intensiv rot färbt; nach dem Umschütteln ist auch der Schaum rot gefärbt. Bei dem letzterwähnten Verfahren bildet sich eine rote ringförmige Zone zwischen den beiden Schichten. Die Färbung soll rein rot sein und ist nicht mit der braungelben Färbung, die jeder normale Harn beim Anstellen der Reaktion zeigt, zu verwechseln.

––––––––––––––––

[1]) Ehrlich, Neubauer, siehe E. Rhode, Zeitschr. f. physiol. Chemie **44**, 164 [1905].
[2]) H. Pauly, Zeitschr. f. physiol. Chemie **42**, 516 [1904].
[3]) Nach H. Sahli, Klinische Untersuchungsmethoden, 5. Aufl. **1909**, S. 682.

Ein geringes Plus von Natriumnitrit im Ehrlichschen Reagens ist nach Engeland[1]) für den Ausfall der Reaktion von großer Bedeutung; die Schwankungen im Gehalt des käuflichen Natriumnitrites an reinem $NaNO_2$ sollen die Widersprüche erklären können, welche über die Reaktion in der Literatur herrschen.

Wird die Diazoreaktion nach dem oben beschriebenen Verfahren von Pauly angestellt, so zeigt jeder normale Harn positive Reaktion, indem er Histidin oder nahestehende Körper enthält[1]).

Nach neueren Erfahrungen von M. Weiß[2]) geben Urochromogene die Ehrlichsche Diazoreaktion.

2. Fällungsreaktionen.

a) Das Aussalzen mittels Salzen der Alkalien und einiger anderen Basen, die nur eiweißfällende Eigenschaften haben, wenn sie in großer Menge vorhanden sind, ist schon oben erwähnt worden (siehe S. 751); die hierdurch entstandenen Niederschläge lassen sich wieder in Lösung bringen, wenn sie abfiltriert und mit Wasser behandelt werden, ebenso auch, wenn das fällende Salz durch Dialyse entfernt wird. Alkalische Lösungen werden schwerer, saure leichter als neutrale ausgesalzen.

b) Fällung mit Alkohol usw. Wässerige Eiweißlösungen werden durch Zusatz von Alkohol gefällt; wie Äthylalkohol fällen auch höhere Alkohole, Aceton[3]) und — wenn auch nicht bei allen Eiweißkörpern — Chloroform[4]). Der durch Alkohol erzeugte Niederschlag löst sich, wenn die alkoholische Mutterlauge schnell abgetrennt wird, wieder in Wasser, bei längerem Stehen mit Alkohol wird aber der Niederschlag unlöslich: das Eiweiß ist denaturiert. Die Verbindungen des Eiweißes mit Säuren und Basen sind im Alkohol leichter löslich als das Eiweiß selbst, deshalb werden saure oder alkalische Eiweißlösungen schwerer als reine wässerige Eiweißlösungen durch Alkohol gefällt; die Löslichkeit des Eiweißes wird ferner durch alkohollösliche Salze und durch Harnstoff erhöht[5]).

c) Koagulation.[6]) Wird eine ganz schwach saure, salzhaltige Eiweißlösung erhitzt, so trübt sie sich bei einer bestimmten Temperatur, indem sie Eiweiß abscheidet. Das gefällte Eiweiß löst sich nicht wieder, es ist koaguliert (denaturiert). Mit starken Säuren oder Basen behandelt löst es sich zwar unter Bildung von Acidalbuminen resp. Alkalialbuminaten, die Lösungen werden aber durch Neutralisation wieder gefällt.

Die Koagulation ist von der Reaktion der Lösung und dem Gehalt derselben an Salzen abhängig. Die Lösung soll ganz schwach sauer sein; alkalische Lösungen koagulieren nicht, zu stark saure Lösungen ebensowenig, wenn nicht so viel Salzsäure vorhanden ist, daß in Salzsäure schwerlösliches Acidalbumin ausfällt. Bei Benutzung der Koagulation entweder zum Nachweise von Eiweiß oder zum möglichst quantitativen Enteiweißen einer Lösung ist deshalb für eine geeignete Reaktion Sorge zu tragen, was am leichtesten

[1]) R. Engeland, Münch. med. Wochenschr. **55**, 1643 [1908].
[2]) M. Weiß, Biochem. Zeitschr. **30**. 333 [1911].
[3]) Th. Weyl, Zeitschr. f. physiol. Chemie **65**, 246 [1910].
[4]) K. A. H. Mörner, Skand. Archiv f. Physiol. **6**, 366 [1895]. — E. Salkowski, Zeitschr. f. physiol. Chemie **31**, 329 [1900].
[5]) K. Spiro, Beiträge z. chem. Physiol. u. Pathol. **4**, 300 [1903].
[6]) Siehe O. Cohnheim, Chemie der Eiweißkörper, 2. Aufl. **1904**, S. 130, wo auch die betreffende Literatur zusammengestellt ist.

in der Weise geschieht, daß saure Lösungen mit Natriumcarbonat neutralisiert und dann mit Essigsäure schwach angesäuert werden, während neutrale oder alkalische Lösungen direkt mit Essigsäure angesäuert werden können.

Der Salzgehalt der Lösung wirkt in der Weise auf die Koagulation ein, daß in salzarmer oder salzfreier Lösung der geringste Säureüberschuß genügt, um einen Teil des Eiweißes als Acidalbumin in Lösung zu halten. Je mehr Salz vorhanden ist, desto geringer ist die Bedeutung der überschüssiger Säure für die Vollständigkeit der Koagulation. Es empfiehlt sich daher bei der Koagulation etwas Natriumchlorid oder ein anderes Neutralsalz und dann Essigsäure bis zur deutlich sauren Reaktion zuzusetzen, wenn dies sich nicht wegen der weiteren Untersuchung des Filtrates verbietet[1]).

d) Fällung durch Salze der Schwermetalle. Eiweißlösungen werden von den Salzen der meisten Schwermetalle gefällt; bei vielen Salzen löst sich der Niederschlag im Überschuß des Fällungsmittels. Das Eiweiß, das aus dem Niederschlage gewonnen werden kann, ist gewöhnlich denaturiert. Die Niederschläge sind als Verbindungen des Eiweißes mit dem betreffenden Metall aufzufassen, d. h. das Eiweiß wirkt hier als Säure. Entsprechende Verbindungen sind auch mit Eiweiß und vielen Farbbasen bekannt [siehe Cohnheim[2]), S. 6].

e) Fällung durch Säuren. 1. Starke anorganische Säuren, Salzsäure, Salpetersäure, Schwefelsäure, Metaphosphorsäure, geben bei gewöhnlicher Temperatur mit Eiweißlösungen Niederschläge. Auf diesem Verhalten beruht die Hellersche Probe (siehe S. 763), die mit Salpetersäure ausgeführt wird.

2. Die sogenannten Alkaloidreagenzien geben mit schwach sauren Eiweißlösungen Niederschläge, die als Salze des hier als Base wirkenden Eiweißes aufzufassen sind; durch Basen werden sie gelöst, viele, aber nicht alle, auch durch starke Säuren, oft werden sie zugleich vom Überschuß des Fällungsmittels gelöst. Zur Anwendung kommt gewöhnlich eines oder mehrere der folgenden Reagenzien:

Phosphorwolframsäure   ⎫ Die zu fällende Lösung wird zuvor mit
Phosphormolybdänsäure   ⎰ Schwefel- oder Salzsäure versetzt.
Gerbsäure: Die zu fällende Lösung ist mit Essigsäure schwach anzusäuern.
Trichloressigsäure: Die Lösung darf keine freie Mineralsäuren enthalten.
Pikrinsäure: Die zu fällende Lösung wird mit Essigsäure schwach angesäuert.
Metaphosphorsäure: Ein wenig der festen Säure wird in der zu prüfenden
    Flüssigkeit gelöst, oder diese wird mit Salzsäure schwach angesäuert und
    mit Kaliummetaphosphat versetzt; der Niederschlag löst sich in über-
    schüssiger Salzsäure und in überschüssigem Metaphosphat.
Sulfosalicylsäure: Ein wenig der festen Säure wird in der zu prüfenden
    Lösung gelöst.
Jod-Jodkalium + Salzsäure.
Kaliumquecksilberjodid + Salzsäure (Brückesches Reagens).
Kaliumwismutjodid + Salzsäure (vgl. S. 221).
Kaliumcadmiumjodid + Salzsäure.
Ferrocyankalium + Essigsäure (freie Mineralsäuren dürfen nicht vor-
    handen sein).

Außer diesen gibt es noch viele Eiweiß niederschlagende Körper, die zum Ausfällen und Nachweis des Eiweißes benutzt werden können.

---

[1]) O. Cohnheim, Zeitschr. f. physiol. Chemie **33**, 455 [1901].
[2]) Siehe O. Cohnheim, Chemie der Eiweißkörper, 2. Aufl. **1904**, S. 130, wo auch die betreffende Literatur zusammengestellt ist.

Zersetzungen der Eiweißkörper.

Durch Kochen mit Säuren, oder durch Einwirkung gewisser Enzyme (Pepsin, Trypsin, Erepsin) werden die Eiweißkörper nach und nach zerlegt. Es entstehen Acidalbumine (resp. Alkalialbuminate), Albumosen, Peptone, Polypeptide und Aminosäuren und außerdem verschiedene sekundäre Produkte. wie Ammoniak, Kohlensäure, Huminsubstanzen u. a. Da indessen der Abbau der Eiweißkörper sehr allmählich geschieht, und die Polypeptide, Peptone und Albumosen auf ganz dieselbe Weise aus Aminosäuren wie die Eiweißkörper aufgebaut sind, nur geringere Molekulargrößen haben, so wird die Einteilung eine ganz willkürliche. Wir nennen jetzt alle die Spaltprodukte der Eiweißkörper, die nicht koagulieren und die durch Salze (Ammoniumsulfat, Zinksulfat) ausgefällt werden können: Albumosen; die nicht aussalzbaren Spaltprodukte, die noch die Biuretreaktion geben können, werden dann Peptone, die anderen Polypeptide genannt.

Die mit dem Namen Albumosen bezeichnete Fraktion der Eiweißspaltprodukte ist, gemäß der ganzen willkürlichen Einteilung, ein Gemenge verschiedener Körper, die bei weitem nicht dieselben Reaktionen zeigen. Die Albumosen werden in primäre Albumosen, die den Eiweißkörpern in ihren Eigenschaften sehr ähnlich sind, und Deuteroalbumosen, die sich den Peptonen nähern, eingeteilt, die primären Albumosen wieder in Protalbumosen und Heteroalbumosen. Auch diese Einteilung ist eine ganz willkürliche, und die mit den Namen bezeichneten Körper sind noch Gemische[1]).

Alle Albumosen geben die Biuretreaktion; ob sie die anderen Farbenreaktionen zeigen, ist von ihrer Abstammung und Zusammensetzung abhängig; denn diese Reaktionen zeigen, wie schon oben erwähnt, bestimmte Aminosäuren, resp. andere Atomgruppen im Molekül an.

Den Fällungsreaktionen gegenüber verhalten sich die Albumosen verschieden, je nachdem, ob sie den genuinen Eiweißkörpern oder den Peptonen am nächsten verwandt sind, doch werden sie von den meisten der genannten Reagenzien gefällt. Die Fällungen sind aber oft im Überschusse des Fällungsmittels löslich. Gerbsäure, Phosphorwolframsäure, Phosphormolybdänsäure, Pikrinsäure geben mit allen Albumosen Niederschläge, doch werden die Peptone auch durch diese Reagenzien gefällt. Durch Ferrocyankalium und Essigsäure werden sämtliche Albumosen gefällt, doch kann die Reaktion durch das Vorhandensein von Peptonen beeinträchtigt werden; manche Peptone selbst werden nicht, andere unzweifelhaft gefällt[2]). Alle Albumosen werden von konzentrierter Salpetersäure gefällt, wenn ihre Lösungen mit Kochsalz gesättigt sind, die höheren Albumosen jedoch auch in salzarmer Lösung; der Niederschlag löst sich beim Erhitzen, kehrt aber beim Erkalten zurück; überschüssige Salpetersäure ist zu vermeiden.

Die Peptone können wie die Albumosen weiter getrennt werden, indem ihre salzgesättigte Lösung durch verschiedene Metallsalze niedergeschlagen werden können. Phosphorwolframsäure, Pikrinsäure und Gerbsäure fällen konzentrierte Peptonlösungen, die meisten der anderen Fällungsreagenzien erzeugen keine Niederschläge.

---

[1]) Näheres über diese Körper ist bei O. Cohnheim, Chemie der Eiweißkörper, 2. Aufl. [1904]. S. 83—105 zu finden. Siehe ferner auch R. Neumeisters Physiologische Chemie, 2. Aufl. [1897], S. 228—233 und F. Hofmeister, Ergebnisse d. Physiol. 1, 778 [1902].

[2]) F. Blumenthal u. C. Neuberg, Zeitschr. f. Krebsforschung 1911.

Sämtliche Peptone (vgl. oben) geben die Biuretreaktion; die anderen Farbenreaktionen richten sich nach den verschiedenen Atomkomplexen des Moleküls (vgl. bei Albumosen).

Die Polypeptide sind synthetisch von E. Fischer[1]) und seinen Mitarbeitern in großer Menge hergestellt worden. Sie bilden sich bei der Spaltung der Eiweißkörper mittels Trypsin, sind aber in reinem Zustande hieraus nicht isoliert worden. Sie sind wie die Albumosen und Peptone aus Aminosäuren aufgebaut und geben daher die durch die in ihrem Aufbau beteiligten Aminosäuren bedingten Farbenreaktionen. Wie schon oben erwähnt, geben sie aber die Biuretreaktion nicht, und das Verschwinden der Biuretreaktion bei einer Eiweißverdauung beweist deshalb bei weitem nicht, daß die Aufspaltung eine vollständige ist.

Die Aminosäuren sind an anderer Stelle beschrieben (siehe S. 580 ff.).

Durch Kochen mit wässerigen Alkalien[2]) oder Barytwasser werden die Eiweißkörper wie durch Kochen mit Säuren allmählich in Aminosäuren hydrolysiert, es treten jedoch hier sekundäre Prozesse ein, indem verschiedene Aminosäuren zerlegt werden; so zersetzt sich das Cystin unter Bildung von Schwefelwasserstoff und anderen schwefelhaltigen Produkten, und das Arginin wird in Ornithin und Harnstoff gespalten, welch letzterer dann in Kohlensäure und Ammoniak zerfällt; auch verschiedene andere Aminosäuren werden teilweise unter Ammoniakabspaltung verändert. Viele Aminosäuren, die nicht zersetzt werden, treten hierbei in racemisierter Form auf.

Durch Schmelzen mit Alkalien tritt dieselbe Zersetzung wie beim Kochen mit Alkalien ein, nur daß sie noch eingreifender ist.

Von weiteren Zersetzungen sind zu erwähnen, daß überhitzter Wasserdampf zuerst die Spaltung in Aminosäuren bewirkt, dann aber diese weiter zersetzt. Durch Oxydation mit Permanganat in saurer Lösung entstehen eine Menge flüchtiger, stickstofffreier Säuren, Aldehyde und Nitrile, ebenso durch Oxydation mit Chromsäure. Kalium- oder Bariumpermanganat erzeugt in alkalischer Lösung zuerst Oxyprotsäure, dann stickstofffreie Säuren, Ammoniak, Pyrrol u. a.; aus Arginin entsteht erst Guanidinobuttersäure, dann Guanidin und Bernsteinsäure. Durch Oxydation mit Wasserstoffsuperoxyd in saurer Lösung entstehen Aldehyde und Ketone.

Durch Einwirkung von Salpetersäure auf Eiweiß bei Gegenwart von Harnstoff (welches die entstehende salpetrige Säure unschädlich macht) lassen sich Nitrosubstitutionsprodukte erhalten, beim Kochen mit Salpetersäure tritt dagegen tiefere Zersetzung ein, wodurch reichlich Oxalsäure gebildet wird.

Durch Einwirkung von Jodkalium und jodsaurem Kali auf Eiweiß bei gewöhnlicher Temperatur in Gegenwart von Magnesiumcarbonat (um die gebildete Jodwasserstoffsäure unschädlich zu machen) entstehen jodierte Eiweißkörper; entsprechende Verbindungen lassen sich auch mit den anderen Halogenen erhalten. Durch Erhitzen mit Bromlauge unter Druck sind aus Eiereiweiß, Kohlensäure, Bromoform, Bromessigsäure, Oxalsäure, Bromanil und einige Aminosäuren erhalten worden.

Durch bakterielle Zersetzung erleiden die Eiweißkörper eine tiefgehende Zersetzung. Zuerst entstehen die gewöhnlichen Spaltprodukte, Albumosen, Peptone und schließlich Aminosäuren, dann werden diese weiter zersetzt, indem entweder Ammoniak oder Kohlensäure abgespaltet wird; im ersten Fall entstehen stickstofffreie Säuren, im zweiten Amine. (Von den stickstofffreien Säuren kann Kohlensäure abgespaltet werden, wodurch Kohlenwasserstoffe entstehen.) Hierzu kommt noch, daß gleichzeitig Oxydationen stattfinden können, so daß eine ungeheure Anzahl verschiedener

---

[1]) E. Fischer, Untersuchungen über Aminosäuren, Polypeptide und Proteine. Berlin **1906**.

[2]) Über diese wie auch die unten beschriebenen Zersetzungen siehe O. Cohnheim, Chemie der Eiweißkörper, 2. Aufl. [1904], S. 48 ff.

Körper entstehen, die von größter Bedeutung für die Rolle der Eiweißfäulnis im Organismus und die durch diese veranlaßten Stoffwechselprodukte sind.

Eiweiß im Harn.

Durch viele Untersuchungen kann es als festgestellt gelten, daß normaler Harn Eiweiß enthält, wenn auch nur spurenweise (22—78 mg im Liter)[1]. Pathologischerweise können viel größere Mengen zur Ausscheidung kommen, so ist z. B. bis 8% oder mehr nachgewiesen worden; eine solche Ausscheidung ist aber sehr selten; gewöhnlich ist die Menge geringer als 0,5%, wenn auch Mengen von 0,5—1% öfters gefunden werden.

Nachweis von Eiweiß im Harn. Zum Nachweis von ganz kleinen Mengen Eiweiß gibt es mehrere sehr empfindliche Reagenzien, von welchen das Spieg- lersche hervorgehoben werden muß. Spiegler[2]) benutzt als Reagens eine Lösung von 8 g Quecksilberchlorid, 4 g Weinsäure und 20 g Glycerin in 200 ccm Wasser; das Glycerin wird hinzugefügt, um dem Reagens ein höheres spez. Gewicht zu erteilen. Beim Anstellen der Reaktion schichtet man die mit Essig- säure angesäuerte klare Eiweißlösung auf das in einem Probierglase befind- liche Reagens; es entsteht beim ruhigen Stehenlassen während ca. 1 Minute an der Berührungsstelle der beiden Flüssigkeiten ein scharfer weißlicher Ring, selbst wenn die Eiweißlösung nur Eiweiß im Verhältnis 1: 225 000 enthält.

Jolles[3]) hat das Verfahren in der Weise abgeändert, daß er als Reagens eine Lösung von 10 g Quecksilberchlorid, 20 g Bernsteinsäure und 10 g Koch- salz in 500 ccm Wasser benutzt; die Ausführung der Probe ist dieselbe. Mit diesem Reagens soll das Eiweiß noch in Lösungen, die 1: 350 000 enthalten, nachweisbar sein, wenn die Schichtung der Lösungen gut gelingt.

Zum Nachweis von pathologischer Eiweißausscheidung durch den Harn können solche empfindliche Reagenzien jedoch keine Anwendung finden, weil die meisten normalen Harne positive Reaktion geben. Man ist gezwungen, beim Nachweis pathologischen Ei- weißes weniger empfindliche Reaktionen zu benutzen. Hierdurch wird aber die Grenze zwischen normaler und pathologischer Eiweißausscheidung eine willkürliche; gewöhnlich sagt man wohl, daß kein Eiweiß (d. h. keine patho- logische Eiweißausscheidung) vorhanden ist, wenn die Hellersche Probe oder mit dieser gleichwertige Proben negativ ausfallen.

Zur Verwendung kommt gewöhnlich eine oder mehrere von den drei Proben: Die Kochprobe, die Hellersche Probe und die Probe mit Ferro- cyankalium; die anderen, im vorhergehenden erwähnten Fällungsreaktionen sind entweder zu fein (z. B. die Spieglersche) oder auch nicht fein genug (z. B. die Fällung mit Metaphosphorsäure), oder sie lassen sich bei der Harn- untersuchung nicht anwenden, weil der Harn andere Körper als Eiweiß ent- hält, die mit den betreffenden Reagenzien Fällungen geben (z. B. werden viele gewöhnliche Harnbestandteile von Phosphorwolframsäure und Phosphor- molybdänsäure gefällt). Die Farbenreaktionen lassen sich mit Harn direkt nicht anstellen, weil verschiedene Harnbestandteile störend wirken, teils durch ihre Farbe, teils durch ihre Zersetzungen, dagegen können die Farbenreaktionen zur Kontrollierung der mit den Fällungsreagenzien erhaltenen Niederschläge benutzt werden.

1) K. A. H. Mörner, Skand. Archiv f. Physiol. **6**, 417 [1895].
2) E. Spiegler, Berichte d. Deutsch. chem. Gesellschaft **25**, 375 [1892].
3) A. Jolles, Zeitschr. f. physiol. Chemie **21**, 306 [1895].

Vorbereitung des Harns. Der Harn muß klar sein und neutral oder ganz schwach sauer reagieren. Trübe Harne werden entweder durch Filtration (oft ist es notwendig, den Harn mehrmals durch dasselbe Filter zu gießen) oder durch starkes Zentrifugieren geklärt. Die Anwendung von Klärmitteln wie Kieselgur (Infusorienerde), Magnesia, Tonerde, Talkum, kolloidales Eisenhydroxyd ist möglichst zu vermeiden, da sie Eiweiß fällen.

Wenn der Harn sich nach Zugabe von Essigsäure trübt (siehe S. 768), wird eine Portion des Harns mit Wasser bis zum spez. Gewicht 1,007—1,008 verdünnt und dann mit Essigsäure deutlich sauer gemacht. Durch Filtrieren jetzt eine klare Lösung zu gewinnen gelingt nicht, wird die Flüssigkeit aber bis zum nächsten Tage ruhig an einem kühlen Orte hingestellt, so setzt sich in der Regel der Niederschlag so weit ab, daß eine klare Lösung abpipettiert werden kann, mit welcher dann die Proben angestellt werden. Erfolgt kein Absetzen, so wird eine Zentrifugierung versucht; versagt auch dieses Mittel, so bleibt nichts anderes übrig, als ein wenig Kieselgur hinzuzufügen und nochmals zu zentrifugieren, wodurch es in der Regel gelingt, eine klare Lösung zu erhalten. Ist der Harn mit Wasser stark verdünnt worden, so ist vor dem Anstellen der Proben ein wenig einer gesättigten Kochsalzlösung hinzuzufügen.

Die Kochprobe. In einer passend sauer reagierenden Eiweißlösung koagulieren die Eiweißkörper beim Erhitzen und werden dadurch sichtbar.

Ausführung. Eine Probe des filtrierten Harns, von dem man sich überzeugt hat, daß er sich durch Essigsäurezusatz nicht trübt (sonst Vorbehandlung wie oben beschrieben), wird mittels Natriumcarbonat ganz schwach alkalisch und dann mittels Essigsäure eben sichtbar sauer gemacht; als Indicator wird empfindliches Lackmuspapier benutzt. Diese Lösung wird dann zum Kochen erhitzt; trübt sie sich hierbei, so kann Eiweiß vorhanden sein, die Trübung kann aber auch von Phosphaten verursacht werden. Man verfährt dann so, daß man die Harnprobe tropfenweise mit ganz verdünnter Essigsäure (1 proz. oder noch schwächer) versetzt und nach jedesmaliger Zugabe die Lösung einen Augenblick kochen läßt; löst sich hierbei der Niederschlag leicht auf, so besteht er aus Phosphaten und Carbonaten, löst er sich nicht sondern erscheint er deutlich flockig, so ist Eiweiß vorhanden. Um sich weiter zu vergewissern, kann man den Niederschlag abfiltrieren und mit ihm die Biuretprobe anstellen, indem man ihn mit ganz wenig einer sehr verdünnten Kupfersulfatlösung benetzt und dann starke Natronlauge zugibt; auch die Millonsche Reaktion läßt sich hierzu benutzen (siehe S. 754).

Es muß dagegen davor gewarnt werden, zu viel und zu starke Essigsäure zuzugeben, wie auch den Harn von vornherein zu stark anzusäuern, denn hierdurch können sich kleine Eiweißmengen dem Nachweise entziehen.

Oft wird Salpetersäure statt Essigsäure benutzt, und zwar wendet man hierbei eine 20 proz. Lösung an. Die Salpetersäure geht zwar sehr leicht mit Eiweiß eine Verbindung ein, die aber in überschüssiger Salpetersäure schwer- oder unlöslich ist; durch Kochen einer Lösung, die freie Salpetersäure enthält, besteht aber die Gefahr, daß kleine Eiweißmengen unter Bildung nichtkoagulabler Produkte zersetzt werden können, weshalb die Probe mit Essigsäure vorzuziehen ist.

Wenn die Probe mit Essigsäure, in obiger Weise angestellt, negativ ausfällt, so ist kein koagulables Eiweiß vorhanden; dagegen können Albumosen (oder Peptone) anwesend sein (Nachweis siehe unten). Wird die Probe mit Salpetersäure angestellt, so kann, obwohl die Lösung in der Siedehitze klar war, nach dem Abkühlen eine Trübung oder ein Niederschlag entstehen, was dann auf das Vorhandensein von Albumosen deutet; weitere Untersuchungen sind aber zur Bestätigung erforderlich. Doch kann man nicht auf die Abwesenheit von Albumosen schließen, wenn die Probe nach dem Abkühlen klar bleibt.

Die Kochprobe kann auch auf die folgende Weise angestellt werden. Der wie oben vorbehandelte Harn wird mit der verdünnten Essigsäure stark angesäuert und mit $^1/_2$—$^1/_3$ seines Volumens konz. Kochsalzlösung versetzt. Ist viel Eiweiß vorhanden, so entsteht schon in der Kälte ein Niederschlag, der sich dann beim Kochen vermehrt; ist nur wenig Eiweiß zugegen, so fällt es erst beim Kochen aus. Albumosen lassen sich auf diese Weise gleichzeitig erkennen: Löst sich der in der Kälte entstandene Niederschlag beim Erhitzen, um beim nachfolgenden Abkühlen der Lösung wieder auszufallen, so besteht er aus Albumosen: löst er sich beim Kochen nicht auf (Eiweiß), so wird die Lösung heiß filtriert, und aus dem Filtrat können eventuell vorhandene Albumosen dann beim Abkühlen ausfallen; aus dem negativen Ausfall der Reaktion darf man aber nicht auf die Abwesenheit von Albumosen schließen, denn nicht alle werden unter diesen Umständen gefällt.

Starkes Ansäuern des Harns kann eventuell vorhandene Harnsäure ausfällen. Über die Unterscheidung zwischen Eiweiß und Harnsäure siehe unten bei der Hellerschen Probe.

Die Hellersche Probe. Eiweißlösungen werden durch überschüssige konzentrierte Salpetersäure gefällt. Außer Eiweiß werden mittels dieser Methode auch Albumosen gefällt.

Ausführung. Eine Probe des Harns, von welchem man sich überzeugt hat, daß er nicht durch Essigsäure fällbar ist, wird in einem Reagensglase über konz. Salpetersäure geschichtet; von dem guten Gelingen der Schichtung ist die Feinheit der Probe abhängig. Man kann entweder so verfahren, daß man mittels einer Pipette den klaren Harn auf die in einem schräggestellten Reagensglas sich befindende Salpetersäure schichtet, oder man kann zuerst den Harn eingießen und ihn dann mittels einer fein ausgezogenen Pipette mit Salpetersäure unterschichten; in beiden Fällen entsteht, wenn Eiweiß vorhanden ist, an der Berührungsstelle der beiden Flüssigkeiten eine weiße oder weißgraue Schicht von ausgefälltem Eiweiß. Die Probe soll mit 0,002 proz. Eiweißlösungen noch positiv ausfallen.

Täuschungen. Wenn viel Harnsäure vorhanden ist, kann eine der Eiweißausscheidung sehr ähnliche Ausscheidung von Harnsäure stattfinden, die Ausfällung geschieht jedoch nicht an der Berührungsstelle der beiden Flüssigkeiten, sondern etwas höher. Wird die Probe mit 2—3fach verdünntem Harn wiederholt, so bildet sich der Harnsäureniederschlag nicht, wohl aber die Eiweißfällung, wenn nicht ganz minimale Mengen vorhanden sind. Ist der Harn sehr harnstoffreich, so kann eine Abscheidung von salpetersaurem Harnstoff eintreten, die aber aus kleinen glitzernden Krystallen besteht; sie unterbleibt, wenn die Probe mit verdünntem Harn wiederholt wird.

Enthält der Harn Harzsäuren (was nach Einnahme von Balsammitteln der Fall sein kann), so erfolgt beim Anstellen der Hellerschen Probe eine Ausfällung, die Eiweiß vortäuschen kann. Zum Nachweis mischt man die beiden Flüssigkeiten, wodurch sowohl Eiweiß wie auch Harzsäuren ungelöst bleiben; nach Zugabe von einer reichlichen Menge Äther und Durchschütteln löst sich aber der Niederschlag, wenn er aus Harzsäuren besteht. Das Schütteln darf nicht zu energisch ausgeführt werden, weil sich dann leicht eine Emulsion bildet. Wird die ätherische Lösung abgehebert und verdunstet, so hinterbleiben Harzsäuren als eine klebrige Masse.

Bei manchen normalen Harnen bildet sich, wenn mit ihnen die Hellersche Probe angestellt wird, an der Berührungsstelle der beiden Flüssigkeiten eine farbige Schicht, die von Oxydationsprodukten verschiedener Harnbestandteile hervorgerufen wird, die aber mit der weißgrauen Eiweißschicht kaum zu verwechseln ist.

Probe mit Ferrocyankalium und Essigsäure. Wird eine mit Essigsäure
bis auf etwa 2% angesäuerte klare Eiweißlösung tropfenweise mit Ferrocyankaliumlösung (1:20) versetzt, so bildet sich beim Vorhandensein von
Eiweiß ein Niederschlag; Überschuß des Fällungsmittels ist zu vermeiden.
Die Reaktion ist sehr fein, wenn sie richtig angestellt wird. Albumosen geben
dieselbe Reaktion, die den Peptonen nahestehenden jedoch nur, wenn sie
in ziemlich großer Konzentration vorhanden sind; der von Albumosen herrührende Niederschlag löst sich in der Wärme. (Bei Seidenfibroinpepton verstärkt sich dagegen beim Erwärmen der Niederschlag.)

Wenn es auf genauen Nachweis kleiner Eiweißmengen ankommt, soll
man die Anstellung mehrerer Reaktionen nicht unterlassen, sondern immer
die Kochprobe und entweder die Hellersche Probe oder die Probe mit Ferrocyankalium und Essigsäure ausführen; zur weiteren Bestätigung kann auch
die nähere Untersuchung des bei der Kochprobe entstandenen Niederschlages
dienen (siehe oben bei der Kochprobe).

Quantitative Bestimmung des Harneiweißes. Eine genaue Bestimmung
des Eiweißes im Harn läßt sich wohl nur dadurch erzielen, daß man das
vorhandene Eiweiß durch Koagulation vollständig aus dem Harne ausfällt,
den Niederschlag trocknet und dessen Menge durch Wägung bestimmt. Wie
oben bei Besprechung der Koagulation (S. 757 u. 762) schon erwähnt, gelingt
eine vollständige oder möglichst vollständige Koagulation nur bei einer
passend schwach sauren Reaktion der Flüssigkeit, die schwer zu treffen
sein kann. Man fügt dann reichlich Natriumchlorid zu, wodurch Variationen
der hinzuzufügenden Säuremenge erheblich an Bedeutung verlieren.

Ausführung. Eine passend große Harnmenge (0,2—0,3 g Eiweiß entsprechend) wird in einem Becherglase genau abgemessen, mit etwa $^1/_5$—$^1/_{10}$ Vol.
gesättigter Natriumchloridlösung, dann mit stark verdünnter Essigsäure bis
zur schwach sauren Reaktion versetzt, und nun $^1/_2$ Stunde im siedenden Wasserbade erwärmt, wobei das Becherglas in das siedende Wasser hineintauchen
soll. Das hierdurch auskoagulierte Eiweiß wird auf einem aschenfreien Filter,
das mitsamt einem Wägegläschen mit eingeschliffenem Stöpsel bei 110° getrocknet, im Exsiccator abgekühlt und gewogen worden ist, abfiltriert, mit
siedendem Wasser bis zum Verschwinden der Chlorreaktion und dann zweimal
mit Alkohol und zweimal mit Äther gewaschen, bei 110° getrocknet und nach
Abkühlung im Exsiccator gewogen. Dadurch wird die Eiweißmenge ermittelt;
das getrocknete Eiweiß ist sehr hygroskopisch. Zur Bestimmung der Asche
wird der Niederschlag mitsamt dem Filter in einem gewogenen Tiegel geglüht
und der Rückstand gewogen.

Wenn der Harn sehr reich an Eiweiß ist, empfiehlt Salkowski[1]) eine
kleine Menge Harn genau abzumessen, mit 10—20 Vol. Alkohol zu versetzen,
die Mischung im Wasserbade zu kochen, um Koagulation zu erhalten, und
dann weiter wie oben zu verfahren.

Zur Erleichterung ist empfohlen worden, den Niederschlag statt zu trocknen
und zu wägen, nach Kjeldahl zu zersetzen und die gebildete Ammoniakmenge
zu bestimmen; aus der gefundenen Stickstoffmenge erhält man dann durch
Multiplikation mit 6,3 die Eiweißmenge.

Während diese Methode ziemlich genaue Resultate liefert, gibt es eine
Menge andere Verfahren, die zwar nicht so genau, aber leichter ausführbar
sind, weshalb sie für klinische Zwecke viel benutzt werden.

---

[1]) E. Salkowski, Berl. klin. Wochenschr. **39**, 191 [1902].

Die Methode von Esbach. Wird eine schwach essigsaure Eiweißlösung mit einer citronensäurehaltigen Pikrinsäurelösung versetzt, so bildet sich ein voluminöser Niederschlag, dessen Menge nach dem Absetzenlassen in einem graduierten Rohre annähernd bestimmt werden kann.

Zur **Ausführung** benutzt man das Esbachsche Reagens: 10 g Pikrinsäure und 20 g Citronensäure in 1 l Wasser gelöst, und ein Albuminometer, das ein starkwandiges, unten etwas verengtes, graduiertes Probierglas ist.

Der mit Essigsäure schwach angesäuerte klare Harn wird in das Glas bis zur Marke *U* eingegossen und mit dem Esbachschen Reagens dann bis zur Marke *R* nachgefüllt. Nachdem das Glas mittels eines Kautschukstopfens verschlossen worden ist, wird ein Durcheinandermischen des Inhalts durch mehrmaliges Umdrehen bewirkt und dann bei ungefähr 15° ruhig hingestellt; es ist dafür Sorge zu tragen, daß sich im Apparate keine Schaumbläschen bilden, weil sich dann der Niederschlag nicht absetzt. Nach 24 Stunden hat sich der Niederschlag abgesetzt; es wird dann die Höhe desselben auf dem Glase selbst abgelesen. Die Ablesung ergibt direkt die Eiweißmenge in pro Mille; die meisten Apparate sind bis zu 12⁰/₀₀ eingeteilt und haben unten (im verengten Teil) Markierungen, die Zehntelpromille Eiweiß angeben.

Die Bestimmungen mittels dieses Apparates sind somit sehr leicht auszuführen, die Genauigkeit ist aber keine hohe. Erstens erfolgt nämlich das Absetzen des Niederschlages sehr unregelmäßig, wenn mehr als 5⁰/₀₀ Eiweiß im Harn vorhanden ist; eiweißreichere Harne sind daher zunächst entsprechend zu verdünnen. Enthält der Harn weniger als 0,5⁰/₀₀ Eiweiß, so ist die Methode zur Bestimmung nicht zu benutzen. Zweitens übt die Zeit einen großen Einfluß auf das Resultat aus, denn die Höhe des Niederschlags ist nach 24 Stunden noch nicht konstant. Drittens ist die Temperatur von Bedeutung, indem bei zu hoher Temperatur zu niedrige, bei zu niedriger Temperatur zu hohe Resultate erhalten werden, und zwar können bei Temperaturdifferenzen von 5—6° bei einem Eiweißgehalt von 3—4⁰/₀₀ Fehler von 10% und mehr auftreten, ja man soll unter Umständen Fehler bis zu 100% beobachten können[1]). Viertens darf das spez. Gewicht des zu untersuchenden Harns 1,006—1,008 nicht überschreiten; konzentriertere Harne sind entsprechend zu verdünnen.

Auch andere Harnbestandteile werden durch das Esbachsche Reagens gefällt. So werden vorhandene Albumosen als Eiweiß mitbestimmt; auch normale Harnbestandteile können unter Umständen gefällt werden (Harnsäure, Kreatinin u. a.), doch ist der Niederschlag im normalen Harn stets sehr gering. Von größerer Bedeutung ist es, daß die Harzsäuren mitgefällt werden, weshalb die Methode zur Eiweißbestimmung in harzsäurehaltigen Harnen (siehe bei Hellers Probe, S. 763) nicht benutzt werden kann.

Unter Innehaltung der oben erwähnten Bedingungen läßt sich die Methode zu täglichen, klinischen Untersuchungen verwenden; man muß aber immer damit rechnen, daß ein Fehler von 10—20% der gefundenen Eiweißmenge der Bestimmung anhaften kann.

Zur schnelleren und sichereren Bestimmung ist empfohlen worden[2]), die Röhre nach dem Fällen zu zentrifugieren, wodurch das Absetzen gleichmäßiger wird. Die Apparate sind kleiner, sonst aber wie die Esbachschen, und das Fällungsreagens weicht auch nur wenig von dem Esbachschen ab.

Andere Methoden sind auf der Dichteverminderung oder der Abnahme des Stickstoffgehalts des Harns bei der Eiweißkoagulation basiert, wie auch auf dem Verhalten, daß beim Anstellen der Hellerschen Probe für eine 0,033⁰/₀₀ Eiweißlösung die erste Trübung nach 2½—3 Minuten sichtlich wird; nach dieser letzten Methode verdünnt man dann den Harn, bis die Hellersche Probe erst nach dieser Zeit positiv ausfällt und berechnet aus dem Verdünnungsverhältnis die Eiweißmenge der ursprünglichen Lösung. Diese Methoden haben aber der Esbachschen gegenüber keinen Vorzug.

Albumin, Globulin und Albumosen.

Was oben mit dem Namen Harneiweiß bezeichnet wurde, ist keine einheitliche Substanz, sondern besteht aus Albumin und Globulin, und zwar

---

[1]) A. Christensen, Virchows Archiv **115**, 131 [1889].
[2]) K. Braungard, Chem.-Ztg. **33**, 942 [1909]. — Aufrecht, Deutsche med. Wochenschr. **35**, 2018 [1909].

Serumalbumin und Serumglobulin; bei mehreren der zum Nachweise und zur Bestimmung benutzten Methoden werden auch die Albumosen als Eiweiß mitbestimmt. Die Eigenschaften des Serumalbumins und -globulins werden beim Blut erwähnt; über die Albumosen siehe S. 767.

Nachweis von Globulinen im Harn. Der Nachweis gelingt leicht, indem die Globuline durch Halbsättigung der Lösung mit Ammoniumsulfat gefällt werden.

Ausführung. Der zu untersuchende Harn wird mit Ammoniak schwach alkalisch gemacht und von abgeschiedenen Phosphaten abfiltriert. Das ganz klare Filtrat wird dann mit dem gleichen Volumen kaltgesättigter Ammoniumsulfatlösung gemischt; entsteht hierdurch kein Niederschlag, so ist Globulin nicht vorhanden, während das Auftreten eines flockigen Niederschlags auf das Vorhandensein von Globulin hindeutet. Zu weiterer Sicherstellung wird der Niederschlag abfiltriert und mit halbgesättigter Ammoniumsulfatlösung ausgewaschen, bis die Waschflüssigkeit kein Eiweiß mehr enthält (z. B. bis sie keine positive Hellersche Reaktion gibt); die auf dem Filter vorhandene Substanz kann dann auf Eiweiß näher untersucht werden. Sie wird für diesen Zweck in ein wenig Wasser gelöst, was wegen des Vorhandenseins des Ammoniumsulfats leicht gelingt, und die Lösung mit Essigsäure eben angesäuert und zum Kochen erhitzt. Waren Globuline vorhanden, so tritt jetzt Koagulation ein; das Koagulat kann abfiltriert und mittels der Farbenreaktionen untersucht werden. Eventuell im Harn vorhandene höhere Albumosen können durch das Ammoniumsulfat mit ausgefällt werden, sie koagulieren aber nicht, und eine Verwechslung wird daher durch das Anstellen der erwähnten Koagulationsprobe ausgeschlossen.

Neben dem Globuline vorhandenes Albumin läßt sich im Filtrate des ausgesalzenen Globulins nach dem Ansäuern mit Essigsäure wie gewöhnlich durch Koagulation nachweisen.

Die quantitative Bestimmung des Globulins wird auf die folgende Weise ausgeführt[1]).

Eine abgemessene Harnmenge wird mit Ammoniak schwach alkalisch gemacht und durch Filtrieren von ausgefallenen Phosphaten befreit. Das Filter wird einmal mit Wasser gewaschen, das Filtrat samt Waschwasser mit dem gleichen Volumen kaltgesättigter Ammoniumsulfatlösung gefällt. Nach ruhigem Stehen während mindestens einer Stunde wird der Niederschlag auf einem gewogenen Filter abfiltriert und mit halbgesättigter Ammoniumsulfatlösung ausgewaschen, bis im Filtrate kein Eiweiß mehr nachgewiesen werden kann oder bis es chlorfrei abläuft. Dann wird das Filter (mitsamt dem Trichter) $1/_2$ Stunde bei 110° getrocknet, wodurch das Globulin unlöslich wird; wenn daher nach dem Abkühlen das Filter mitsamt dem Niederschlag mit Wasser bis zum Verschwinden der Schwefelsäurereaktion ausgewaschen wird, so hinterbleibt nur das Globulin, das getrocknet und gewogen wird wie für Eiweiß beschrieben (siehe S. 764).

Die Albuminmenge läßt sich im salzreichen Filtrat des Globulins nach dem Ansäuern wie gewöhnlich bestimmen (S. 764); ist die Gesamteiweißmenge schon bestimmt, so ergibt sich die Albuminmenge aus der Differenz: Gesamteiweiß—Globulin.

Euglobulin, Pseudoglobulin.

Oft wird zwischen Euglobulin und Pseudoglobulin unterschieden. Als Euglobulin bezeichnet man einen in Wasser schwerlöslichen, durch Ammoniumsulfat (oder auch andere Salze) leicht aussalzbaren Anteil des Globulins, während der leichter lösliche, durch Ammoniumsulfat schwerer aussalzbare Teil Pseudoglobulin genannt wird. Gewöhnlich wird angegeben, daß Euglobulin ausfällt, wenn die Lösung mit Ammoniumsulfat $1/_3$-gesättigt ist; aus dem Filtrate wird dann das Pseudoglobulin durch Hinzufügen von Ammoniumsulfat bis zur Halbsättigung niedergeschlagen.

Die getrennte Bestimmung des Euglobulins und Pseudoglobulins geschieht dann in der Weise[2]), daß eine abgemessene Harnmenge mit Ammoniak schwach alkalisch ge-

---

[1]) J. Pohl, Archiv f. experim. Pathol. u. Pharmakol. **20**, 434 [1886].
[2]) E. Zak u. F. Necker, Deutsches Archiv f. klin. Medizin **88**, 545 [1907].

macht und durch Filtrieren von den ausgefallenen Phosphaten befreit wird. Nachdem dann das Filter einmal mit Wasser nachgewaschen worden ist, wird das gesamte Filtrat mit $1/2$ Volumen kaltgesättigter Ammoniumsulfatlösung versetzt. wodurch das E u g l o - b u l i n sich abscheidet. Nach einigem Stehen (ein paar Stunden) wird der Niederschlag auf einem getrockneten oder gewogenen Filter abfiltriert, mit $1/3$-gesättigter Ammonium- sulfatlösung chlorfrei ausgewaschen und bei 110° getrocknet, und dann wird weiter ver- fahren wie oben bei der Globulinbestimmung beschrieben, wodurch die Menge des E u - g l o b u l i n s ermittelt wird.

Zur Bestimmung des Pseudoglobulins kann man das gesammelte, mit Ammonium- sulfat bis zum Drittel gesättigte Filtrat messen und dann mit $1/3$ Volumen gesättigter Ammoniumsulfatlösung versetzen, wodurch die Lösung halbgesättigt wird; beim Stehen scheidet sich dann das Pseudoglobulin ab, dessen Menge ganz, wie beim „Globulin" (S. 766) beschrieben, bestimmt wird. Hat man die Gesamtglobuline nach obenstehender Vorschrift bestimmt, ergibt sich aus der Differenz: Gesamtglobuline — Euglobulin die Menge des Pseudoglobulins.

Albumosen.

Früher hat man zwischen Albumosen und Peptonen nicht unterschieden, weshalb man in der älteren Literatur viele Angaben über das Vorkommen von Peptonen im Harn findet. Da man jetzt allgemein unter Peptonen nur diejenigen Eiweißabkömmlinge versteht, die aus ihren Lösungen durch Am- moniumsulfat n i c h t ausgesalzen werden können, aber positive Biuretreaktion geben, hat es sich gezeigt, daß solche Körper nicht im Harn nachgewiesen werden können[1]); dagegen sind Albumosen sehr oft vorhanden, wenn auch immer nur bei pathologischen Zuständen. Die Albumosen sind im Harn bei vielen Krankheiten nachgewiesen worden, sowohl für sich allein als auch mit Eiweiß zusammen. Da die verschiedenen Albumosen, je nachdem sie den Ei- weißkörpern (bzw. Acidalbuminen oder Alkalialbuminaten) oder den Peptonen am nächsten stehen, verschiedene Reaktionen geben (siehe S. 759), so dient für ihren Nachweis im Harn die Biuretreaktion, die bei allen Albumosen positiv ausfällt. Diese Reaktion fällt nun auch bei dem Vorhandensein von Eiweiß positiv aus, weshalb das Eiweiß zuerst entfernt werden muß; hierbei hat man indessen zu beachten, daß bei der Eiweißkoagulation, wenn viel Säure vor- handen ist, Albumosen entstehen können. Nach S a h l i[2]) kann man dem Vor- handensein von Albumosen im Harne wohl nur dann klinische Bedeutung beimessen, wenn gleichzeitig kein Eiweiß zugegen ist, denn man kann nie wissen, ob nicht die Albumosen im Harn (und erst hier) durch die Einwirkung des hier anwesenden Pepsins oder durch die zur Entfernung des Eiweißes benutzten Agenzien entstanden sind.

Noch ist zu bemerken, daß die zum Nachweis der Albumosen benutzte Biuretprobe nicht d i r e k t mit dem Harn angestellt werden kann, weshalb man die Albumosen durch ein Fällungsmittel niederschlägt und dann den Niederschlag untersucht. V o n B e d e u t u n g i s t e s , d a ß e v e n t u e l l v o r - h a n d e n e s U r o b i l i n (siehe S. 910) b e i A u s f ä l l u n g d e r A l b u m o s e n m i t g e r i s s e n w i r d u n d T ä u s c h u n g e n v e r u r s a c h e n k a n n , i n d e m a u c h d i e s e m K ö r p e r d i e B i u r e t r e a k t i o n z u k o m m t .

Zum Nachweis der Albumosen dient das folgende Verfahren von B a n g[3]). Der zu untersuchende Harn wird mit Ammoniumsulfat versetzt (8 g pro 10 ccm Harn), zum Sieden erhitzt, einige Sekunden gekocht und dann zentrifugiert; der Niederschlag kann koaguliertes Eiweiß, Albumosen und Urobilin enthalten. Nachdem die Flüssigkeit abge- gossen worden ist, wird der Rückstand in Alkohol aufgeschwemmt und von neuem aus-

---

[1]) Siehe jedoch M. I t o, Deutsches Archiv f. klin. Medizin **71**, 36 [1901].
[2]) H. S a h l i, Klinische Untersuchungsmethoden, 5. Aufl. [1909], S. 639.
[3]) L. D e v o t o, Zeitschr. f. physiol. Chemie **15**, 465 [1891]. — J. B a n g, Deutsche med. Wochenschr. **24**, 17 [1898].

geschleudert; nach mehrmaliger Wiederholung dieses Auswaschens ist das Urobilin entfernt; der Niederschlag wird dann mit ein wenig Wasser zum Sieden erhitzt und filtriert, wodurch das koagulierte Eiweiß beseitigt wird. Das Filtrat, welches vorhandene Albumosen enthält, wird mit ein wenig Chloroform geschüttelt, um den letzten Rest des Urobilins zu entfernen; nachdem dann das Chloroform durch Abpipettieren entfernt worden ist, kann die wässerige Lösung zum Anstellen der Biuretprobe und somit zum Nachweis der Albumosen direkt benutzt werden.

Salkowski[1]) empfiehlt, die Albumosen mittels Phosphorwolframsäure aus dem eiweißfreien bzw. enteiweißten Harn zu fällen, hierdurch wird aber auch das Urobilin mitgefällt; aus dem Niederschlage läßt es sich durch Alkohol nicht extrahieren[2]).

Morawitz und Dietschy[3]) haben die folgende, etwas umständliche Methode benutzt, die gute Resultate geben soll: 500 ccm Harn werden mit einer Lösung von primärem Kaliumphosphat schwach angesäuert und mit dem doppelten Volumen 96% Alkohol 5—6 Stunden im Wasserbade auf 80—90° erwärmt; der Kolben muß mit Rückflußkühler versehen werden. Nach dem Erkalten wird vom koagulierten Eiweiß abfiltriert, das Filtrat bei 50—60° auf etwa 300 ccm eingeengt und dann nach Zusatz von ein wenig verdünnter Schwefelsäure (2 ccm auf 100 ccm Lösung) mit Zinksulfat in Substanz gesättigt, wodurch Albumosen und Urobilin gefällt werden kann. Der Niederschlag wird zum Entfernen des Urobilins mit abs. Alkohol gewaschen und dann in Wasser gelöst; der Nachweis der Albumosen geschieht dann mittels der Biuretprobe.

Mit dieser Methode soll es gelingen, sekundäre Albumosen im Harn noch in einer Verdünnung von 1 : 5000—1 : 10 000 nachzuweisen, wenn 500 ccm Harn zur Probe benutzt werden.

Eine quantitative Bestimmung der Albumosen im Harn ist nicht möglich.

Fibrinogen

kann in stark bluthaltigen Harnen vorkommen. Weil gleichzeitig Fibrinenzym vorhanden ist, bildet sich beim Stehen des Harns ein Gerinnsel von Fibrin, das von Blutfarbstoff gefärbt ist. „Nur ausnahmsweise hat der Urin auch ohne Blutbeimengung die Eigenschaft, spontan zu gerinnen. Man hat dies bisher nur bei der tropischen Chylurie und in sehr seltenen Fällen von Nephritis beobachtet"[4]).

Durch Essigsäure fällbare Substanzen.

Wie schon mehrmals erwähnt worden ist, findet man oft Harne, die sich durch Zugabe von Essigsäure stark trüben. Entgegen früheren Angaben, daß es sich hier um Mucine oder „Nucleoalbumine" handele, hat Mörner[5]) gezeigt, daß die Fällung aus Verbindungen von Eiweiß und eiweißfällenden Säuren besteht.

Schon im normalen Harne finden sich Substanzen, die in schwach essigsaurer Lösung Eiweiß fällen, vor allem die Chondroitinschwefelsäure (S. 786), die Mörner in jedem normalen Harne nachweisen konnte; außerdem noch Nucleinsäure (S. 776), deren Menge jedoch stets sehr gering war; bisweilen wurde die Nucleinsäure vermißt. Unter Umständen kann auch Taurocholsäure an der Eiweißfällung beteiligt sein, dies ist jedoch beim normalen Harne eine Ausnahme, dagegen können im ikterischen Harne die Gallensäuren als eiweißfällendes Mittel Bedeutung besitzen. Außer diesen Säuren konnte Mörner (l. c., S. 400) keine andere eiweißfällende Substanz nachweisen.

---

[1]) E. Salkowski, Berl. klin. Wochenschr. **34**, 353 [1897]. — Siehe auch: L. von Aldor, Berl. klin. Wochenschr. **36**, 764 [1899].
[2]) Zd. Černy, Zeitschr. f. analyt. Chemie **40**, 592 [1901].
[3]) P. Morawitz u. R. Dietschy, Archiv f. experim. Pathol. u. Pharmakol. **54**, 88 [1905].
[4]) H. Sahli, Klinische Untersuchungsmethoden, 5. Aufl. **1909**, S. 638.
[5]) K. A. H. Mörner, Skand. Archiv f. Physiol. **6**, 332 [1895].

Das Eiweiß des normalen menschlichen Harns, welches mit diesen Säuren verbunden ausgefällt werden kann, ist nach Mörner (l. c., S. 435) hauptsächlich Serumalbumin. Die Verbindungen haben aber nicht Albumincharakter, sondern sind mucin- oder nucleoproteidähnlich, weshalb sie auch früher unter Namen wie „aufgelöstes Mucin", „mucinähnliche Substanz", „Nucleoalbumin" beschrieben worden sind. Je nach der relativen Menge des Eiweißes und den eiweißfällenden Substanzen können die Verbindungen derselben etwas abweichende Eigenschaften aufweisen, wie verschiedene Fällbarkeit durch Säuren und Löslichkeit in einem Überschuß derselben. Hierdurch wird es verständlich, daß so viele verschiedene Angaben über die Eigenschaften der durch Essigsäure auszufällenden Harnbestandteile vorliegen. Mörner hat seine Untersuchungen mit normalem Harn ausgeführt, die Möglichkeit erscheint deshalb nicht ausgeschlossen, daß pathologischerweise andere Substanzen vorkommen können. So wird von Matsumoto[1] angegeben, daß das durch Essigsäure aus pathologischen Harnen ausfällbare Eiweiß zum größten Teil aus Globulinen (Fibringlobulin und Euglobulin) besteht, und zu dem gleichen Resultat ist Oswald[2] gekommen; diese Ergebnisse werden aber von Mörner[3] bestritten.

Die Menge dieser Körper im normalen Harn ist sehr gering. Mörner (l. c., S. 418) untersuchte den Morgenharn von 10 gesunden Männern und fand hier, daß man 25—89 (im Durchschnitt 41) mg „mucinähnliche Substanz" pro Liter Harn direkt abscheiden konnte; durch Hinzufügen von etwas Serumalbumin konnte er aber noch 32—73 (Mittel 54) mg Substanz erhalten; der Harn enthält somit einen Überschuß von eiweißfällender Substanz.

Weil die zu erhaltenden Mengen dieser Körper so überaus klein sind, werden gewöhnlich die einzelnen Bestandteile nicht untersucht, die Prüfung ist jedoch unten angegeben.

Obwohl die Substanz etwas verschiedene Lösungs- und Fällungsverhältnisse zeigt, je nach den Bestandteilen derselben, ist sie jedoch immer bei Gegenwart von ein wenig Alkali oder Ammoniak in Wasser löslich; die Lösung wird aber durch Essigsäure wieder gefällt. Neutralsalze können die Fällung beeinträchtigen. In Essigsäure ist die ausgefällte Substanz nicht leicht löslich; wird jedoch die ammoniakalische Lösung auf einmal mit überschüssiger Essigsäure versetzt, so bleibt die Substanz in Lösung. In Mineralsäuren löst sich die Substanz leicht. Sie gibt die üblichen Eiweißreaktionen, weil sie gewöhnliches Eiweiß enthält.

Nachweis und Untersuchung. Zum Nachweis der „mucinähnlichen Substanzen" wird der Harn mit Wasser verdünnt, um den Einfluß der Harnsalze zu beseitigen und mit Essigsäure stark sauer gemacht; trübt er sich hierdurch, so sind solche Substanzen vorhanden. Schütteln mit Chloroform beschleunigt die Abscheidung sehr. Auch können sie nachgewiesen werden durch eine modifizierte Hellersche Probe, indem eine starke Citronensäurelösung statt der Salpetersäure benutzt wird.

Zur näheren Untersuchung ist eine Isolierung der Substanz erforderlich. Man verfährt hierdurch nach Mörner[4] in folgender Weise.

Der filtrierte, völlig klare Harn wird zur Konservierung mit Chloroform durchgeschüttelt und dann etwa 24 Stunden lang gegen fließendes Wasser dialysiert; der klare Harn

---

[1] Matsumoto, Deutsches Archiv f. klin. Medizin 75, 398 [1903].
[2] A. Oswald, Beiträge z. chem. Physiol. u. Pathol. 5, 234 [1904].
[3] K. A. H. v. Mörner, Beiträge z. chem. Physiol. u. Pathol. 5, 524 [1904].
[4] K. A. H. v. Mörner, Skand. Archiv f. Physiol. 6, 367 [1895].

wird dann mit Essigsäure bis 0,1—0,2% versetzt und in einer Flasche mit überschüssigem Chloroform mehrmals kräftig geschüttelt; nach einigen Tagen kann dann der Niederschlag abfiltriert werden.

Zur Feststellung, inwiefern eiweißfällende Substanzen in Überschuß vorkommen bzw. zur näheren Untersuchung des nichtgefällten Anteils dieser Substanzen wird das Filtrat mit Blutserum (etwa 1,5 ccm pro Liter Harn) oder mit einer entsprechenden Menge einer Lösung von reinem Serumalbumin versetzt. Beim ruhigen Stehen (kein weiterer Chloroformzusatz, kein Schütteln — denn dann fällt auch Serumalbumin aus) scheidet sich dann ein Niederschlag ab, der den Rest der eiweißfällenden Substanzen enthält; er wird für sich gesammelt.

Zum Reinigen der Niederschläge hat Mörner sie (jeder für sich) in Wasser mit ein wenig Ammoniak gelöst und mittels Essigsäure bis 0,1—0,2%, wenn nötig unter Schütteln mit Chloroform, wieder ausgefällt; den Niederschlag hat er dann wieder in derselben Weise gelöst, die Lösung mit 2—3 Vol. Alkohol versetzt und durch Essigsäure gefällt; der abfiltrierte Niederschlag wird mit Alkohol und Äther gewaschen und schließlich getrocknet.

Sind **Gallensäuren** vorhanden, so bleiben sie nach Mörner (l. c., S. 371) in der alkoholischen Lösung, die deshalb zu ihrem Nachweis benutzt werden kann. Die Lösung wird mit Natron genau neutralisiert und zur Trockne verdunstet, der Rückstand mit starkem Alkohol extrahiert, die filtrierte Lösung wieder eingetrocknet, der neue Rückstand mit ein wenig Alkohol aufgenommen und die Lösung mit überschüssigem Äther versetzt, wodurch anwesende Gallensäuren als Natronsalze ausgefällt werden und mit Pettenkofers Gallensäurenprobe näher untersucht werden können (siehe S. 750).

Die Prüfung des Niederschlages auf Chondroitinschwefelsäure wird, wie S. 788 beschrieben, ausgeführt. Erhält man nach Hydrolyse keine Schwefelsäurereaktion, während jedoch die Lösung reduzierende Substanzen enthält, so ist wahrscheinlich keine Chondroitinschwefelsäure, vielleicht aber Mucin oder Mucoid (siehe S. 773) vorhanden; fallen beide Reaktionen negativ aus, so sind die zuletzt erwähnten Substanzen alle nicht vorhanden.

Prüfung auf Nucleinsäuren. Zuerst wird auf organisch gebundenem Phosphor geprüft (siehe S. 776). Fällt die Probe negativ aus, so ist keine Nucleinsäure vorhanden, fällt sie dagegen positiv aus, dann können entweder Nucleinsäuren oder Phosphorglobuline (früher „Nucleoalbumine", siehe S. 752) vorliegen. Zur Unterscheidung prüft man auf Purinbasen in der S. 777 angegebenen Weise; fällt diese Probe positiv aus, so enthält die Substanz Nucleinsäuren.

———————

Ein sonst im Harn nicht auftretender, durch Essigsäure fällbarer Körper, das Nucleohiston, ist von Jolles[1]) aus dem Harn bei einem Falle von Pseudoleukämie isoliert worden.

Das Nucleohiston ist ein Nucleoproteid und kommt als ein Bestandteil der Leukocytenkerne vor (siehe bei Blut, S. 977); es ist in Alkohol, Äther, Chloroform und Benzol und außerdem in verdünnter Essigsäure unlöslich, dagegen löst es sich in Wasser, Salzlösungen, Alkalien, Mineralsäuren und Eisessig. Die wässerige Lösung koaguliert beim Kochen; auch durch Behandlung mit Alkohol kann es denaturiert werden, wodurch es in Wasser, Neutralsalzlösungen und Natriumcarbonatlösung unlöslich wird.

Charakteristisch für das Nucleohiston ist, daß es weder von Natriumchlorid noch von Magnesiumsulfat bei voller Sättigung gefällt wird. Von Alkohol wird es gefällt, auch von mehreren Metallsalzen wird es aus neutraler Lösung niedergeschlagen, so von Quecksilberchlorid, Silbernitrat und Platinchlorid; mit der alkalischen Lösung gibt Bariumchlorid einen Niederschlag. Es gibt die gewöhnlichen Eiweißreaktionen, die Biuretreaktion jedoch ziemlich schwach[2]).

Bei Behandlung mit verdünnter Salzsäure (5⁰/₀₀) zerfällt es unter Bildung von Histon.

Jolles verfährt bei dem Nachweis auf die folgende Weise. 600 ccm Harn wurden auf dem Wasserbade etwa 1/4 Stunde auf 60—70° erwärmt und dann filtriert. Das Filtrat wurde durch Zusatz von Essigsäure gefällt, unmittelbar danach mit Kieselgur versetzt, geschüttelt und dann, nach Absetzen des Niederschlages, filtriert. Die Fällung (Kieselgur + Substanz) wurde mit etwa 4 proz. Natronlauge behandelt und der ungelöste Rest (Kieselgur) abfiltriert. Das Filtrat wurde zweimal auf dieselbe Weise zur weiteren Reinigung des Eiweißkörpers behandelt und die dann am Ende gewonnene alkalische Lösung

———————

[1]) A. Jolles, Berichte d. Deutsch. chem. Gesellschaft **30**, 172 [1897].
[2]) L. Lilienfeld, Archiv f. Anat. u. Physiol. (Du Bois' Archiv) **1892**, 168, 551, 554; Zeitschr. f. physiol. Chemie **18**, 478 [1893]; **20**, 103 [1894].

mit Essigsäure gefällt, mit dem gleichen Volumen Alkohol versetzt und kräftig geschüttelt. Der beim Stehenlassen sich absetzende Niederschlag wurde abfiltriert, mit warmem Alkohol, dann mit kaltem Äther gewaschen und schließlich getrocknet.

Der Nachweis, daß Nucleohiston vorhanden war, wurde durch quantitative Bestimmung des Phosphors, durch das Aussalzungsverhältnis gegenüber Magnesiumsulfat und durch Abspaltung von Histon ausgeführt.

Das Histon gehört zu den eigentlichen Eiweißkörpern (siehe S. 753). Es ist in Wasser löslich, wird aber durch Alkohol gefällt. Die wässerige Lösung koaguliert nicht, gibt aber unter Umständen beim Kochen einen Niederschlag, der in Mineralsäuren leicht löslich ist. Die neutrale Lösung wird leicht durch Neutralsalze gefällt; die salzsaure Lösung gibt mit Ammoniak einen Niederschlag, der in überschüssigem Ammoniak unlöslich ist.

Salpetersäure erzeugt in Histonlösungen einen Niederschlag, der sich beim Erwärmen löst, um beim Abkühlen wieder zu erscheinen (Albumosenreaktion, siehe S. 759).

Das Histon ist von Krehl und Matthes[1]) und von Kolisch und Burian[2]) im Harne nachgewiesen worden. Das Verfahren war das folgende:

Eine Portion eiweißfreier, filtrierter Harn war mit Essigsäure von mucinähnlichen Substanzen befreit und mit dem 6fachen Volumen Alkohol versetzt; der Niederschlag war dann abfiltriert worden. Krehl und Matthes lösten den Niederschlag in Wasser, salzten ihn mittels Ammoniumsulfat wieder aus, lösten den Niederschlag nochmals in Wasser und fällten vorhandene Schwefelsäure genau mit Barytwasser aus. Mit dem Bariumsulfat fiel dann eine Substanz aus, die in Ammoniak unlöslich, in Salzsäure löslich war und eine schöne Biuretreaktion gab; nach diesem Verhalten schließen sie auf das Vorhandensein von Histon. Kolisch und Burian lösten den durch Alkohol erzeugten Niederschlag in heißem Wasser, säuerten mit Salzsäure an, filtrierten beim einigem Stehen die ausgeschiedene Harnsäure ab und versetzten das Filtrat mit Ammoniak. Es fiel eine Substanz heraus, die in Ammoniak unlöslich, in Salzsäure aber löslich war, eine schöne Biuretreaktion zeigte und ferner beim Kochen in essigsaurer Lösung einen Niederschlag ergab, der sich in Mineralsäuren löste und somit vielleicht Histon gewesen sein kann.

Harnmucoid.

Jeder normale Harn erscheint nach dem Entleeren völlig klar, nach einigem Stehen sieht man aber eine wolkige Trübung, die sich mehr und mehr zusammenballt, ein eigentliches Absetzen findet aber nicht statt. In diesem Sediment (die Nubecula) findet sich ein Glykoproteid, und zwar ein Mucoid, das von Mörner[3]) eingehend untersucht worden ist. Das Mucoid bildet fast die einzige eiweißartige Substanz der Nubecula, welche von schwachem Ammoniak gelöst wird; aus 260 l Harn gelang es Mörner, 4,5 g Mucoid zu erhalten. Die Substanz stellte, über Schwefelsäure getrocknet, ein weißes oder ganz schwach gelbliches Pulver dar und enthielt 49,40% C, 12,74% N und 2,30% S, dagegen keinen Phosphor. Die Lösungen waren ziemlich stark linksdrehend.

Eine Lösung eines wasserlöslichen Präparats ergab bei 0,8% Substanz $[\alpha]_D = -62°$; ein in Wasser unlösliches Präparat ergab, durch Ammoniakzusatz bis zur neutralen Reaktion gelöst, $[\alpha]_D = -67,1°$ (Konzentration der Lösung 1,2 %); ein ähnliches Präparat, durch Kalihydrat in Lösung gebracht, ergab bei einer Konzentration von 1,5% : $[\alpha]_D = -63,7°$.

Die Löslichkeit des Mucoids war nicht immer dieselbe. Bisweilen war es in destilliertem Wasser (und dann mit schwach saurer Reaktion), bisweilen darin nicht löslich, durch Zusatz von ein wenig Alkali, Ammoniak oder Natriumacetat wurde es aber leicht gelöst; es war niemals aschenfrei. Die Lösung war

[1]) L. Krehl u. M. Matthes, Deutsches Archiv f. klin. Medizin 54, 506 [1895].
[2]) R. Kolisch u. R. Burian, Zeitschr. f. klin. Medizin 29, 377 [1896].
[3]) K. A. H. Mörner, Skand. Archiv f. Physiol. 6, 333 [1895].

klar, gewöhnlich schwach gelb; sie filtrierte leicht und war weder dickflüssig noch schleimig oder fadenziehend.

Bei Zusatz von Essigsäure zur Lösung in destilliertem Wasser oder zu der mit ein wenig Ammoniak oder Lauge bereiteten Lösung entsteht ein Niederschlag. Wenn eine hinreichende Menge Salz vorhanden ist oder durch den Essigsäurezusatz gebildet wird, kann die Fällung ausbleiben, die Flüssigkeit wird dann etwas dickflüssig, sie bleibt aber ganz klar. Durch Schütteln mit Chloroform wird dann eine flockige, etwas klebrige Fällung erhalten, dies kann aber auch durch das Vorhandensein von viel Salz erschwert oder verhindert werden. Der durch Essigsäure hervorgerufene Niederschlag löst sich in überschüssiger Essigsäure, noch leichter in Mineralsäuren; ebenso verhalten sich die gewöhnlichen zur Eiweißfällung benutzten Säuren, wie Metaphosphorsäure, Trichloressigsäure, Salpetersäure, Sulfosalicylsäure, Pikrinsäure u. a.

Durch Sättigung der Lösung mit Magnesiumsulfat oder durch eine reichliche Menge gesättigter Ammoniumsulfatlösung werden Mucoidlösungen gefällt, dagegen nicht durch Sättigung mit Natriumchlorid. Die gewöhnlich benutzten Salze der Schwermetalle fällen die Lösungen des Mucoids nicht, mit Ausnahme des basischen Bleiacetats, welches eine im Überschuß des Fällungsmittels unlösliche Fällung gibt; wenn das Mucoid durch Erhitzen mit Wasser etwas verändert worden ist (siehe unten), kann es durch mehrere der erwähnten eiweißfällenden Säuren wie auch durch einige Metallsalze (Sublimat) niedergeschlagen werden.

Das Harnmucoid gibt die Farbenreaktionen der Eiweißkörper; bei der Reaktion von Molisch mit α-Naphthol und konzentrierter Schwefelsäure wurde nur vorübergehend eine Rotfärbung erhalten, dagegen ließ sich keine violette Färbung (wie bei Zucker) beobachten.

Die Lösung des Mucoids in Wasser oder mit einer Spur von Ammoniak wurde durch Kaliumquecksilberjodid nicht getrübt, auch nicht, wenn Essigsäure oder Salzsäure vorhanden war, dagegen erzeugte Jod-Jodkalium in salzsaurer Lösung einen erheblichen Niederschlag, in essigsaurer Lösung aber nicht. Phosphorwolframsäure fällte die salzsaure Lösung; Gerbsäure konnte nur die essigsaure Lösung fällen, wenn Kochsalz vorhanden war. Ferrocyankalium und Essigsäure oder Salzsäure erzeugte keinen Niederschlag.

Das über Schwefelsäure getrocknete Mucoid nimmt bei 110° bald konstantes Gewicht an, Erhitzen auf 130° bewirkte dann keinen Gewichtsverlust. Das erhitzte Mucoid löste sich etwas träger als zuvor, war jedoch in der Kälte in einer schwachen Ammoniaklösung klar löslich.

Beim Erhitzen der Lösung auf 100° erleidet das Mucoid eine deutliche Veränderung. 1. Die spezifische Drehung. 2. Nach Eintrocknen auf dem Wasserbade hinterläßt sie eine in kaltem Wasser auch durch Ammoniakzugabe schwerlösliche Substanz, die aber durch Kochen mit Wasser wenigstens zum Teil in Lösung gebracht werden kann. 3. Das aus der erhitzten Lösung ausgefällte (nicht durch Eintrocknen gewonnene) Präparat war in Wasser löslich, wurde dagegen durch Trocknen bei 110—115° fast unlöslich, auch in Natriumacetat. 4. Im Verhalten gegen einige der obenerwähnten Fällungsreagenzien wurden ebenfalls Veränderungen beobachtet, die aber für verschiedene Präparate ungleich waren.

Wird Harnmucoid mit Fehlingscher Lösung im Wasserbade erhitzt, so tritt nach einigen Minuten Reduktion ein; nachdem das Mucoid durch Erhitzen mit stark verdünnter Salzsäure gespalten worden ist, wirkt es indessen viel stärker reduzierend. Von der Chondroitinschwefelsäure, die auch durch Kochen mit Salzsäure reduzierende Substanzen liefert, unterscheidet sich das Mucoid dadurch, daß es keine Schwefelsäure abspaltet.

Auch beim Stehen mit 1 proz. Natron in der Kälte wird das Mucoid zersetzt.

Darstellung. Der durch Chloroformzusatz konservierte Harn bleibt zum Absetzen der Nubecula ruhig stehen, dann wird der klare Urin abgehebert und das Sediment auf einen Filter gebracht. Die schleimige Substanz auf dem Filter wird in Alkohol aufbewahrt, bis eine hinlänglich große Harnmenge auf die beschriebene Weise verarbeitet ist. Dann wird die Masse in Wasser aufgeschlemmt und mit Ammoniak bis zu schwach alkalischer Reaktion versetzt; durch Zugabe von kleinen Ammoniakmengen wurde die Reaktion schwach alkalisch gehalten. Nachdem die Substanz aufgelöst war, wurde Kohlensäure in die nichtfiltrierte Lösung bis zur schwach sauren Reaktion eingeleitet und das Ganze in der Kälte ein paar Tage hingestellt; durch Filtrieren werden dann Harnsäure und andere Verunreinigungen bis zum allergrößten Teil entfernt.

Die Lösung wird mit Essigsäure bis zu einem Gehalt von etwa 0,4 % versetzt und mit einer reichlichen Menge Chloroform kräftig durchgeschüttelt, wodurch eine klebrige Fällung entsteht, die mittels einer Zentrifuge abgeschleudert und mit 0,2—0,4 proz. chloroformgesättigter Essigsäure gewaschen wird. Die ausgeschiedene Substanz wird dann in Wasser (eventuell unter Zusatz von ein wenig Ammoniak) gelöst und noch einmal wie oben gefällt; ist noch Harnsäure vorhanden, so wird diese durch nochmaliges Auflösen und Fällen entfernt. Zuletzt wird die Substanz mit Alkohol und Äther verrieben und gewaschen und über Schwefelsäure getrocknet; sie stellt nach Mörner das eigentliche typische Harnmucoid dar.

In den Mutterlaugen findet sich ein lösliches Mucoid, das sich jedoch vom typischen Mucoid nur unwesentlich unterscheidet. Zur Darstellung werden die Lösungen bei neutraler Reaktion auf dem Wasserbade vorsichtig eingeengt und dann mit Alkohol bei schwach saurer Reaktion gefällt; bisweilen wird hierdurch eine nur geringfügige Fällung erhalten, manchmal befindet sich aber die Hauptmenge in dieser Fällung; dies scheint wesentlich zum Teil von der Menge der anwesenden Salze abzuhängen.

Der Niederschlag wird in Wasser gelöst und die Hauptmenge der Salze durch Dialyse bei schwach saurer Reaktion entfernt. Die Substanz wird dann durch Alkohol gefällt. Wenn die Lösung salzarm ist, so entsteht nach Zusatz des Alkohols nur eine Trübung; nach Zusatz von einer geringen Menge Kochsalzlösung entsteht dann ein flockiger Niederschlag. Dieser wird nochmals in Wasser gelöst, durch Alkohol gefällt, mit Äther behandelt und über Schwefelsäure getrocknet.

Der Nachweis des Harnmucoids wird durch die Darstellung erbracht.

Zur näheren Untersuchung werden die durch Kochen mit ganz verdünnter Salzsäure erhaltenen Produkte untersucht: Es sollen reduzierende Substanzen, aber keine Schwefelsäure vorhanden sein; vor Anstellung dieser Probe muß die Substanz mit Alkohol gewaschen werden, so daß kein Zucker vorhanden sein kann. Es ist namentlich der Abwesenheit von Schwefelsäure Bedeutung beizumessen, denn die Eiweißverbindungen der Chondroitinschwefelsäure können nach ihren Löslichkeitsverhältnissen mit dem Mucoid verwechselt werden, und auch diese liefern reduzierende Substanzen. Zum weiteren Unterschied der Chondroitinschwefelsäureverbindungen dient, daß diese mit Metaphosphorsäure, Trichloressigsäure, Sulfosalicylsäure, Essbachs Reagens im Überschuß des Fällungsmittels unlösliche Niederschläge geben und auch durch Ferrocyankalium plus Essigsäure gefällt werden.

Der Eiweißkörper von Bence-Jones.

Dieser eigentümliche Eiweißkörper wurde zuerst von Bence-Jones beobachtet; später ist sein Auftreten im Harn mehrmals beschrieben worden[1]). Er wurde früher als eine Albumose aufgefaßt, nach Magnus-Levy[1]) (l. c., S. 233) gehört er jedoch zu den genuinen Eiweißkörpern. Krystallinisch ist die Substanz von Magnus-Levy und von Grutterink u. de Graaff (l. c.) erhalten worden. Die Angaben über die Eigenschaften der in den einzelnen Fällen gewonnenen Körper weichen in manchen Punkten nicht unerheblich ab, jedoch meint Magnus-Levy aus seinen Versuchen schließen zu können, daß die Körper identisch sind.

Das Vorhandensein des Eiweißkörpers im Harne ergibt sich dadurch, daß der Harn beim Erwärmen bei 40—60° eine Fällung liefert, die sich bei höherer Temperatur wieder löst, beim Erkalten aber wieder erscheint. Der Harn muß für diese Probe deutlich sauer reagieren, sonst ist Essigsäure hinzuzufügen, auch darf er nicht zu salzarm sein.

Die Darstellung des Körpers kann nach einer der folgenden Methoden geschehen (Magnus-Levy, l. c.).

---

[1]) Siehe bei A. Magnus-Levy, Zeitschr. f. physiol. Chemie **30**, 200 [1900], wo die ältere Literatur zusammengestellt ist. Spätere Untersuchungen sind von A. Grutterink u. C. J. de Graaff, Zeitschr. f. physiol. Chemie **34**, 393 [1901]; **46**, 472 [1905] und von E. Abderhalden u. O. Rostoski, Zeitschr. f. physiol. Chemie **46**, 125 [1905] veröffentlicht. — Während des Druckes erschien eine Mitteilung von F. G. Hopkins u. H. Savory, Journ. of Physiol. **42**, 189 [1911] mit wichtigen neuen Befunden.

1. Eine nicht zu kleine Harnmenge wird neutral gemacht und mit dem doppelten Volumen kalt gesättigter Ammoniumsulfatlösung versetzt; der hierdurch abgeschiedene Niederschlag wird abfiltriert, mit Ammoniumsulfatlösung gewaschen und scharf abgepreßt. Der so gewonnene Körper wird zur weiteren Reinigung in Wasser gelöst und ebenso wieder ausgefällt; durch mehrfache Wiederholung dieses Prozesses wird er einigermaßen rein erhalten. Er kann entweder als Niederschlag unter einer zu zwei Dritteln, oder gelöst in einer zu einem Drittel gesättigten Ammoniumsulfatlösung aufbewahrt werden.

2. Der Harn wird mit 2 T. Alkohol ausgefällt und der Niederschlag in einer Zentrifuge abgeschleudert. Während längere Behandlung mit Alkohol den Körper „koaguliert", tritt das bei der kurzen Dauer dieses Verfahrens nicht ein, der Alkohol ist jedoch nach dem Abschleudern des Niederschlags möglichst bald zu entfernen. Der alkoholdurchtränkte Niederschlag wird in Wasser suspendiert und der Dialyse ausgesetzt: er löst sich dabei leicht nach einiger Zeit, ohne auch nur in Spuren zu diffundieren. Nach 3—4 maligem Wiederholen der Prozedur wird der Niederschlag mit kaltem und heißem abs. Alkohol, dann mit Wasser, wieder mit Alkohol und mit Äther erschöpft und trocken aufbewahrt. Über die Gewinnung des krystallisierten Körpers siehe Grutterink und de Graaff[1]).

Die Eigenschaften der Substanz sind aus der nachfolgenden Übersicht erkennbar, die nach Magnus-Levy und Grutterink und de Graaff zusammengestellt ist.

| | Reaktionen des Bence-Jonesschen Eiweißkörpers im Harn | | Reaktionen der wässerigen Lösung des krystallisierten Eiweißkörpers |
	Nach Magnus-Levy	Nach Grutterink und de Graaf	
Erwärmen	Ausfällung bei 60—65°, teilweise Klärung bei 75 bis 100°. Beim Abkühlen stärkere Trübung	Opalescenz bei 56°, Ausfällung bei 61—65°, über 75° Bildung von Klumpen, die sich bei 100° fast ganz gelöst haben	
Salpetersäure (25 proz.)	Ausfällung in der Kälte, in der Siedehitze teilweise löslich. Beim Abkühlen Verstärkung des Niederschlags	Wie nach Magnus-Levy	Trübung, welche in der Hitze verschwindet, in der Kälte wieder erscheint
Salzsäure (12½ proz.)	Wie Salpetersäure	Wie Salpetersäure	
Schwefelsäure		Ausfällung in der Kälte	
Phosphorsäure		Keine Ausfällung	
Essigsäure	Kein Niederschlag, nach genügendem Zusatz auch nicht in der Wärme	Anfangs kein Niederschlag; nach einiger Zeit war die ganze Masse gelatinös (steif), beim Erwärmen flüssig	
Metaphosphorsäure			Niederschlag, in der Hitze löslich
Kohlensäure	Kein Niederschlag beim Einleiten in den 10fach verdünnten Harn	Wie nach Magnus-Levy	
Trichloressigsäure			In der Hitze löslicher Niederschlag
Milchsäure		Ausfällung nach längerem Stehen in der Kälte	

[1]) A. Grutterink u. C. J. de Graaff, Zeitschr. f. physiol. Chemie **34**, 399 [1901].

	Reaktionen des Bence-Jonesschen Eiweißkörpers im Harn		Reaktionen der wässerigen Lösung des krystallisierten Eiweißkörpers
	Nach Magnus-Levy	Nach Grutterink und de Graaf	
Pikrinsäure Gerbsäure	Starker Niederschlag, bei 100° nur in Spuren löslich	Niederschlag, bei 100° unlöslich	Niederschlag, in der Hitze zusammenballend
Neutralisation mit Natronlauge oder Ammoniak	Keine Fällung	Keine Fällung	
Neutralisation nach reichlichem Zusatz von Natronlauge oder Essigsäure	Reichliches Neutralisationspräcipitat	Reichliches Neutralisationspräcipitat	
Kochsalz	Zusatz von zwei Volumen gesättigter Lösung: keine Trübung. Sättigung bei 15—20°: geringe Fällung, in Wasser löslich. Sättigung bei 37°: Vollständige Fällung; in Wasser unlöslich	Zusatz von zwei Volumen gesättigter Lösung: keine Trübung. Sättigung: keine Fällung, auch nicht im Brutschranke	Bei Sättigung wird ein Niederschlag erhalten
Essigsäure und konzentrierte Kochsalzlösung	Vollständige Ausfällung	Vollständige Ausfällung	Vollständige Ausfällung
Magnesiumsulfat	Sättigung bei Zimmertemperatur: keine Fällung		
Ammoniumsulfat	Vollständige Fällung durch zwei Volumen gesättigter Lösung	Vollständige Fällung durch zwei Volumen gesättigter Lösung. Aussalzungsgrenzen 4,4—5,7	
Bleiacetat und Kalilauge	Starke Braunfärbung beim Kochen	Starke Braunfärbung beim Kochen	Beim Kochen braunschwarz
Verdünnte Kupfersulfatlösung			Niederschlag
Essigsäure und Ferrocyankalium	Geringer Niederschlag, viel stärker im verdünnten Harn. Löst sich beim Kochen zum Teil und erscheint beim Erkalten	Wie von Magnus-Levy angegeben	Niederschlag, in der Hitze löslich
Kaliumquecksilberjodid			In saurer Lösung Trübung
Sulfosalicylsäure		Starke Fällung, löslich beim Erhitzen	
Alkohol	Völlige Ausfällung durch zwei Volumen 96%. Der Niederschlag wird nach und nach unlöslich	Wie von Magnus-Levy gefunden	Im Überschuß Niederschlag, beim Erhitzen Flocken
Dialyse	Der Körper dialysiert nicht, scheidet sich auch nicht ab	Der Körper dialysiert, wenn auch in Spuren, am schnellsten durch künstliches Pergament	

Sämtliche Farbenreaktionen der Eiweißkörper fallen mit dem Bence-Jonesschen Eiweißkörper positiv aus.

Nach Abderhalden und Rostoski[1]) hängen die Temperaturen, bei welchen im Harn eine Trübung beim Erwärmen stattfindet, stark von der Reaktion des Harns ab. Nach diesen Autoren zeigt der Bence-Jonessche Eiweißkörper qualitativ genau dieselbe Zusammensetzung wie die übrigen untersuchten Eiweißarten. Es wurden Glykokoll, Alanin, Leucin, α-Pyrrolidincarbonsäure, Glutaminsäure, Asparaginsäure und Phenylalanin erhalten, ferner wurde der Tyrosingehalt festgestellt und die Diaminosäuren Lysin, Arginin und Histidin nachgewiesen.

Die Erkennung des Eiweißkörpers von Bence-Jones im Harn geschieht nach den oben angegebenen Reaktionen; er kann ferner auf die angegebene Weise isoliert und näher untersucht werden.

Anhang.

1. Nucleinsäuren.

Die Nucleinsäuren sind phosphorreiche (etwa 10% P), schwefelfreie organische Säuren, die sich im Organismus sehr verbreitet vorfinden, jedoch nicht im freien Zustande, sondern mit Eiweiß verbunden (Nucleine und Nucleoproteide). Die Säuren sind keine Eiweißkörper, geben somit nicht die Biuretreaktion, wodurch sie von ihren Eiweißverbindungen, den Nucleinen, zu unterscheiden sind. Sie sind ziemlich kompliziert aufgebaut; durch Einwirkung von Alkalien oder starke Säuren werden sie zerlegt, wodurch Phosphorsäure, Purinbasen, Pyrimidinbasen und zur Gruppe der Kohlenhydrate gehörende Körper entstehen.

Die Säuren sind in kaltem Wasser schwer löslich, in Alkalien und Ammoniak leicht löslich, werden aber durch Säuren aus diesen Lösungen niedergeschlagen, einige durch Essigsäure nicht, wohl aber durch Mineralsäuren (die Thymonucleinsäuren), andere schon durch Essigsäure (Guanylsäure). Die Thymonucleinsäuren geben in essigsaurer Lösung mit Eiweiß Niederschläge, die in Salzsäure schwer oder unlöslich sind.

Nucleinsäure ist von Mörner[2]) als Bestandteil des normalen menschlichen Harns nachgewiesen worden. Mörner bediente sich hierbei der Eigenschaft der Nucleinsäuren, mit Eiweiß in essigsaurer Lösung Niederschläge zu geben. Das Verfahren zur Ausfällung dieser Körper aus dem Harn ist schon beschrieben worden (siehe S. 768); wenn es nur gilt, die Nucleinsäure nachzuweisen, kann man auch das Verfahren derart abändern, daß man den Harn sogleich mit Eiweiß (Serum) versetzt, dialysiert und mit Essigsäure fällt.

Zum Nachweis der Nucleinsäuren in dem nach einer der beschriebenen Arbeitsmethoden erhaltenen Niederschlag dient der Nachweis von organisch gebundenem Phosphor und von den für die Nucleinsäuren charakteristischen Purinbasen.

Der Nachweis von reduzierenden Substanzen hat für den Nucleinsäurenachweis keinen Wert, denn die nie fehlende Chondroitinschwefelsäure gibt gleichfalls reduzierende Körper bei der Aufspaltung.

1. Nachweis des Phosphors. Ein Teil des Niederschlages wird mit ein wenig Salpeter und Natriumcarbonat geschmolzen, bis die Verkohlung beendet ist, wonach die Schmelze abgekühlt und in Wasser gelöst wird; die wässerige

---

[1]) E. Abderhalden u. O. Rostoski, Zeitschr. f. physiol. Chemie **46**, 129 [1905].

[2]) K. A. H. Mörner, Skand. Archiv f. Physiol. **6**, 372 [1895].

Lösung wird nach dem Ansäuern mit molybdänsaurem Ammoniak auf Phosphorsäure geprüft (siehe S. 70 u. 143 u. ff.).

Zum einwandfreien Nachweis des organisch gebundenen Phosphors kann man sich jedoch nicht mit dem qualitativen Befunde begnügen, denn die Phosphorsäure (es ist immer von ganz kleinen Mengen die Rede) kann von Aschenbestandteilen herrühren. Man kann dann so verfahren, daß man in einem Teil der Substanz die Menge der Phosphorsäure nach dem Schmelzen und in einem anderen Teil die Aschenmenge quantitativ bestimmt. Nur wenn in der Schmelze mehr Phosphorsäure gefunden wird, als der gefundenen Aschenmenge, als reines Calciumphosphat in Rechnung gebracht, entspricht, darf das Vorhandensein von organisch gebundenem Phosphor als sichergestellt betrachtet werden.

Noch besser zum sicheren Nachweis von organisch gebundenem Phosphor ist es, den aus dem Harn gewonnenen Niederschlag mit Pepsinsalzsäure bei 37° zu behandeln. Scheidet sich hierdurch ein Niederschlag ab, der mehr Phosphor als der ursprüngliche enthält, so ist auf das Vorhandensein von organisch gebundenem Phosphor mit Sicherheit zu schließen. Weil die Phosphorsäuremengen quantitativ bestimmt werden müssen, so fordern diese Methoden, daß eine nicht zu geringe Substanzmenge zur Verfügung steht. Die Phosphorsäuremengen sind ganz klein. Mörner fand in dem direkt aus dem Harn gewonnenen Niederschlag 0,04 bis 0,2%, im Verdauungsniederschlag 0,4—1% Phosphor. Das Auftreten eines Niederschlages bei der Verdauung beweist für sich nicht das Vorhandensein von Nucleinsäuren, denn die Chondroitinschwefelsäure wird unter den vorliegenden Versuchsbedingungen mit Eiweiß einen Niederschlag geben können.

Nachweis der Nucleinbasen. Wenn auch nach einer der obigen Methoden organisch gebundener Phosphor mit voller Sicherheit nachgewiesen wird, so erlaubt dies nicht einwandfreie Schlüsse auf das Vorhandensein von Nucleinsäuren. Denn auch Eiweißkörper können organisch gebundenen Phosphor enthalten, ohne daß sie Nucleinsäureverbindungen sind (siehe S. 752). Zur vollen Sicherheit auf das Vorhandensein von Nucleinsäuren gelangt man nur durch den Nachweis der Purinbasen. Dies wurde von Mörner auf die folgende Weise bewerkstelligt (l. c., S. 377). Der aus $8^{1}/_{2}$ l Harn erhaltene, mit Alkohol und Äther behandelte Niederschlag (0,5 g) wurde mit $^{1}/_{10}$ n-Schwefelsäure erhitzt, die Lösung neutralisiert und mit Bleiessig gefällt; der Überschuß an Blei wurde durch Schwefelwasserstoff entfernt. Das eingeengte Filtrat wurde mit ammoniakalischer Silberlösung gefällt, die Fällung mittels der Zentrifuge abgeschleudert und gewaschen. Die Silberfällung wurde dann in zwei bis drei Tropfen kochender Salpetersäure (D = 1,1) gelöst. In der Kälte schied sich eine geringe Menge von Krystallen in der Form von Nadeln und Gruppen von Nadeln aus, die nach dem Umkrystallisieren noch schöner erhalten wurden (Silbernitratverbindungen der Purinbasen).

2. Schwefelhaltige Verbindungen.

Im normalen menschlichen Harn finden sich mehrere stickstoff- und schwefelhaltige Substanzen, die nur zum Teil bekannt sind. Außer dem Eiweißkörper findet man Oxyproteinsäure, Antoxyproteinsäure, Alloxyproteinsäure, Uroferrinsäure, Chondroitinschwefelsäure und Rhodankalium; den Schwefel dieser Körper hat Salkowski[1] „neutralen Schwefel" genannt zum Unterschied von dem „sauren" Schwefel der Schwefelsäure und Ätherschwefelsäuren. Die Menge des neutralen Schwefels ergibt sich als Differenz des Gesamtschwefels und „sauren Schwefels"; sie beträgt gewöhnlich 10—20% des Gesamtschwefels.

a) Proteinsäuren.

Unter diesem Namen faßt Gawinski[2] die drei Säuren Oxyproteinsäure, Antoxyproteinsäure und Alloxyproteinsäure zusammen, deren Menge er dann sowohl im normalen Harn, und zwar bei verschiedener Kost, wie auch im Urin bei einigen Krankheitsfällen ermittelte. Solche Bestimmungen sind auch früher von Ginsberg[3] angestellt worden, der zu ungefähr denselben Resultaten wie Gawinski kam, seine Methode ist jedoch nach Gawinski weniger empfehlenswert. Die Ergebnisse dieser Versuche werden hier mitgeteilt.

Ginsberg (l. c., S. 424) faßt seine beim Menschen angestellten Versuche mit den folgenden Worten zusammen: „Beim normalen Menschen fand sich, einer Ausscheidung von 8,3 bis 12,7 g N pro Liter entsprechend, ein Quantum von 0,27 g bis 0,51 g Oxyproteinsäurestickstoff, was 3,1—5% des Gesamtstickstoffs ausmacht. Eine genaue Umrechnung auf das Gewicht ausgeschiedener Proteinsäuren ist nicht möglich, da der Stickstoffgehalt der drei Säuren außerordentlich verschieden ist." In einigen pathologischen Harnen wurde gefunden:

	Gesamtoxyproteinsäure-N	% des Gesamt-N
Bei Carc. Kachexie	0,146 g	3,0
Puerperalsepsis	0,565 g	5,3
Perniziöser Anämie	0,259 g	4,0
Ulc. ventr. Kachexie	0,14 g	2,9
Eklampsie	0,085 g	1,1

Weiter findet er, daß das Verhältnis zwischen Proteinsäure-N und Gesamt-N beim Hunde unter normalen Verhältnissen außerordentlich konstant ist, für 3 verschiedene Hunde 2—2,1. Beim Hunger läßt sich keine regelmäßige Verschiebung dieses Verhältnisses beobachten, dagegen bewirkt Phosphorvergiftung einen allmählichen Anstieg:

Normal	2,3 ⎫
4. Tag der Vergiftung	3,2 ⎪ Proteinsäure-N in Prozenten
5. „ „ „	5,3 ⎬ des Gesamt-N.
6. „ „ „	5,6 ⎭

Im normalen Pferdeharn wurde 2,1, im Gänseharn 1,5 gefunden.

Gegenüber diesen Zahlen hat Gawinski gefunden: Beim normalen Menschen (einer Ausscheidung von 10,5—18,5 g N entsprechend) eine Menge Proteinsäure-N gleich 0,56 bis 1,26 g, d. h. 4,5—6,8% des Gesamt-N. Für dieselbe Person wurde

	Proteinsäure-N pro Tag	% des Gesamt-N
bei gemischter Kost	0,73 g	5,1
bei Fleischkost	1,16 g	5,2
bei Milchkost	0,44 g	2,9

In einigen schweren Fällen von Typhus abdominalis wurde 0,12—1,4 g Proteinsäure-N, d. h. 2,4—14,7% des Gesamt-N, im ikterischen Harn 0,34 g, d. h. 8,65% des Gesamt-N gefunden.

---

[1] E. Salkowski, Virchows Archiv 58, 460 [1873]; siehe hierzu auch W. Gawinski, Zeitschr. f. physiol. Chemie 58, 465 [1909].
[2] W. Gawinski, Zeitschr. f. physiol. Chemie 58, 454 [1909].
[3] W. Ginsberg, Beiträge z. chem. Physiol. u. Pathol. 10, 411 [1907].

Die Bestimmung der Proteinsäuren ist nach Gawinski[1]) auf die folgende Weise auszuführen.

Der Harn wird mit Essigsäure schwach angesäuert, zu dünnem Sirup im Vakuum eingeengt und mit verdünnter Schwefelsäure bis zum Erscheinen eines Farbenumschlags an Kongopapier versetzt. Durch Hinzufügen von 2—3 Volumen starken Alkohols werden die Alkalimetalle als Sulfate niedergeschlagen, abfiltriert und mit 75 proz. Alkohol gewaschen. Die alkoholische Lösung, welche die Proteinsäuren enthält, wird mit dem 2—3fachen Volumen Wasser verdünnt, mit einem kleinen Überschuß von Barythydrat versetzt, von den ausgefallenen Bariumverbindungen (Schwefel- und Phosphorsäure) abfiltriert, mit Kohlensäure bis zur Entfernung des überschüssigen Baryts behandelt, vom Bariumcarbonat abfiltriert und im Vakuum bis zur Konsistenz eines dicken Sirups eingeengt. Dieser wird mit Ätheralkohol (2 Vol. Alkohol: 1 Vol. Äther) zum Entfernen des Harnstoffs durchgemischt und 24 Stunden hingestellt, dann wird die äther-alkoholische Flüssigkeit durch ein kleines Filter dekantiert. Die im Kolben zurückgebliebene, sowie eventuell die auf dem Filter aufgefangene, schmierige Masse wird in einer kleinen Menge lauwarmen Wassers gelöst und die Lösung nach Zusatz von geglühtem Seesand in Hofmeisterschen Schalen bis zur Trockne verdampft. Nach der Zerreibung des Schaleninhalts im Mörser wird die Masse in einem Soxhletschen Extraktionsapparat 3—5 Stunden mit abs. Alkohol ausgezogen, dann mit warmem Wasser ausgelaugt und die wässerige Lösung nach dem Filtrieren auf ein bekanntes Volumen gebracht. Diese Flüssigkeit enthält weder Harnstoff noch Hippursäure oder Kreatinin, dagegen die Bariumsalze sämtlicher Proteinsäuren; die Menge des Proteinsäure-N wird einfach nach Kjeldahl ermittelt.

Ginsberg[2]) hat eine ähnliche Methode benutzt, nur hat er das Wegschaffen der Alkalimetallsalze mit Schwefelsäure und Alkohol unterlassen; dies ist nach Gawinski unerläßlich, weil bei Vorhandensein dieser Salze ein Teil der Proteinsäure sich in Alkohol löst.

Herstellung der einzelnen Säuren aus dem Gemisch der Bariumsalze[3]).

Für präparative Zwecke stellt man die Bariumsalze auf ungefähr dieselbe Weise wie oben beschrieben her, nur kann man die beim Arbeiten mit größeren Mengen lästige Extraktion im Soxhletschen Apparat unterlassen, wenn man die zum Sirup eingetrocknete Lösung der Bariumsalze mehrmals mit Äther-Alkohol behandelt. Wenn die erhaltenen Bariumsalze in Wasser gelöst werden, fällt Bleiessig aus dieser Lösung die Alloxyproteinsäure; der Niederschlag wird abfiltriert und für sich aufgearbeitet (siehe weiter unten).

Aus dem Filtrat wird das Blei durch Natriumcarbonat ausgefällt, und das neue Filtrat wird mit Essigsäure neutralisiert, auf dem Wasserbade eingeengt, mit Essigsäure schwach angesäuert und mit einer 20proz. Lösung von Quecksilberacetat so lange versetzt, bis keine Fällung mehr entsteht. Der Niederschlag wird abfiltriert und mit Wasser gewaschen; er enthält die Antoxyproteinsäure (siehe weiter unten).

Das Filtrat des Quecksilberniederschlags enthält die Oxyproteinsäure, aber auch etwas Antoxyproteinsäure, die durch das im Filtrat reichlich vorhandene, von der Fällung mit Bleiacetat herrührende Natriumacetat in Lösung gehalten wird. Wenn man die Lösung mit Natriumcarbonat versetzt, so scheidet sich ein Niederschlag ab, der die Oxyproteinsäure enthält, doch ist die Ausbeute eine sehr unbefriedigende. Zur Herstellung der Oxyproteinsäure wird deshalb die Methode in der Weise abgeändert, daß nach dem Fällen mit Bleiacetat und Entfernen des Bleis mittels Natriumcarbonat das alkalische Filtrat mit Essigsäure neutralisiert und eingeengt, mit Schwefelsäure bis zur schwach alkalischen Reaktion auf Kongopapier und dann mit 2—3 Vol. starkem Alkohol versetzt wird, wodurch das Natrium als Sulfat ausgefällt wird. Nachdem dann das Filtrat des Natriumsulfats zur Entfernung des Alkohols eingeengt worden ist, wird die schwefelsaure Lösung behufs Entfernens der Essigsäure im Schwarzschen Apparat mit Äther extrahiert, dann mit überschüssigem Baryt versetzt, vom Bariumsulfat abfiltriert, mittels Kohlensäure vom überschüssigen Baryt befreit, wieder filtriert, stark eingeengt und mit Alkohol gefällt. Der hierdurch erzeugte Niederschlag (Bariumsalze der Oxy- und Antoxyproteinsäure) wird in Wasser gelöst, die Lösung mit Essigsäure angesäuert und mit 20proz.

---

[1]) W. Gawinski, Zeitschr. f. physiol. Chemie **58**, 454 [1909].
[2]) W. Ginsberg, Beiträge z. chem. Physiol. u. Pathol. **10**, 411 [1907].
[3]) St. Bondzynski, St. Dombrowski u. K. Panek, Zeitschr. f. physiol. Chemie **46**, 83 [1905].

Mercuriacetatlösung versetzt, bis keine Fällung mehr entsteht; dann wird filtriert. Aus dem Filtrat läßt sich dann durch Zusatz von Natriumcarbonat ein Niederschlag erhalten, aus welchem reine Oxyproteinsäure dargestellt werden kann, dagegen läßt sich aus dem in saurer Lösung erzeugten Niederschlag bei dieser Methode die Antoxyproteinsäure nicht rein erhalten, weil sie mit Oxyproteinsäure verunreinigt ist. Das Natriumacetat, welches bei der Fällung mit Quecksilberacetat die Ausbeute an Oxyproteinsäure stark schädigt, ist eben bei der Reindarstellung der Antoxyproteinsäure günstig; dagegen darf es bei der Reindarstellung der Oxyproteinsäure nicht vorhanden sein.

α) Die Alloxyproteinsäure.

Die Formel ist nicht bekannt. Aus dem Silbersalz ergibt sich für die Säure, daß sie 41,33% C, 5,70% H, 13,55% N, 2,19% S enthält.

Zur **Darstellung** dient der mit Bleiacetat erhaltene Niederschlag (siehe oben). Nach dem Auswaschen wird dieser in zwei nacheinanderfolgenden Operationen anfangs mit einer sehr verdünnten Lösung von Oxalsäure, schließlich mit einem Überschuß dieser Säure unter Umrühren zerlegt; die erste Lösung enthält, was von den anderen Säuren mitgefällt worden ist, die zweite dagegen die Alloxyproteinsäure. Diese letztere Lösung wird mit überschüssigem Kalkhydrat versetzt und der Überschuß durch Einleiten von Kohlensäure beseitigt; die Niederschläge werden abfiltriert und mit Wasser gewaschen; das klare Filtrat wird bei gelinder Wärme im Vakuum eingedampft, und durch Fällen mit Alkohol wird dann das Kalksalz der Säure gewonnen. Zur weiteren Reinigung wird das Salz im Soxhletschen Apparat mit Alkohol behandelt, in Wasser gelöst und wieder ausgefällt.

Die Alloxyproteinsäure ist von Bondzynski und Panek[1]) aus dem Harn isoliert worden. Die genannten Autoren geben an, daß der Stickstoff der Alloxyproteinsäure etwa 0,68% des Gesamtstickstoffes im Harn entspricht und daß die Säure in einer Menge von etwa 1,2 g in 24 Stunden ausgeschieden wird. Ginsberg[2]) fand die von dieser Säure herrührende Stickstoffmenge zu 0,5 bis 1,4% des Gesamt-N.

Die freie Säure ist nicht rein gewonnen worden, ebensowenig das Natriumsalz. — Das Bariumsalz wurde aus dem Calciumsalz (siehe oben) durch Zerlegen mit Oxalsäure, Abfiltrieren vom Calciumoxalat, Ausfällen des Oxalsäureüberschusses mit Barythydrat, Entfernen des Barytüberschusses mit Kohlensäure und Fällen des schließlich eingeengten Filtrates mit konz. Alkohol gewonnen. Es ist in Wasser sehr leicht löslich, dagegen an der Luft nicht zerfließlich; die wässerige Lösung reagiert alkalisch und wird von Alkohol gefällt. — Silbersalz. Wird eine wässerige Lösung des Bariumsalzes mit der zum Ausfällen des Bariums notwendigen Menge Natriumsulfat versetzt und die filtrierte und eingeengte Lösung des entstandenen Natriumsalzes mit Silbernitrat versetzt, so scheidet sich das Silbersalz als ein flockiger weißer Niederschlag aus. Es ist in Wasser nicht ganz leicht, in Alkohol noch viel schwieriger löslich, dagegen wird es von Ammoniak wie auch von Salpetersäure gelöst.

Die Säure ist durch Bleiessig, Quecksilberacetat und Quecksilbernitrat fällbar, dagegen nicht durch Phosphorwolframsäure, Tannin, Ferrocyankalium plus Essigsäure. Sie gibt starke Schwefelbleiprobe, dagegen keine Biuret-, Millonsche oder Xanthoproteinprobe; durch Erwärmen mit verdünnter Salzsäure bildet sich Schwefelwasserstoff. Die Säure gibt keine Diazoreaktion mit Sulfanilsäure, wohl aber mit Diazobenzolsulfosäure[3]) (siehe S. 756).

Nach Liebermann[4]) ist die Alloxyproteinsäure keine einheitliche Substanz; ein Teil ihres Schwefels ist als Ätherschwefelsäure vorhanden. Aus der mit Ammoniumsulfat gesättigten Lösung läßt sich in schwefelsaurer Lösung durch mit Ammoniumsulfat gesättigte Eisenalaunlösung eine Substanz isolieren, die sich wie Uroferrinsäure verhält.

---

[1]) St. Bondzynski u. K. Panek, Berichte d. Deutsch. chem. Gesellschaft **35**, 2959 [1902].

[2]) W. Ginsberg, Beiträge z. chem. Physiol. u. Pathol. **10**, 425 [1907].

[3]) W. Ginsberg, Beiträge z. chem. Physiol. u. Pathol. **10**, 442 [1907].

[4]) H. Liebermann, Zeitschr. f. physiol. Chemie **52**, 131 [1907].

β) Antoxyproteinsäure.

Die Säure ist von Bondzynski, Dombrowski und Panek[1]) aus dem Harn isoliert worden. Die Formel der Säure wurde nicht ermittelt, dagegen ergibt sich aus der Analyse des Silbersalzes für die Säure die folgende Zusammensetzung: 43,21% C, 4,91% H, 24,40% N, 0,61% S.

Zur Darstellung der Säure dient der durch Quecksilberacetat bei saurer Reaktion (und Anwesenheit von Natriumacetat) ausgefällte Niederschlag (siehe S. 779). Die Methode wird von den Entdeckern folgendermaßen beschrieben: „Der Quecksilberniederschlag wurde auf einer Nutsche abfiltriert, durch wiederholtes Herausnehmen aus dem Trichter und Zerreiben mit Wasser in einem Porzellanmörser bis zum Verschwinden der Chlorreaktion im Filtrat ausgewaschen und mit Schwefelwasserstoff zerlegt; da es jedoch nicht ausgeschlossen war, daß dieser Quecksilberniederschlag das sonst erst beim Neutralisieren ausfallende Quecksilbersalz mitgerissen haben konnte, so wurde das Filtrat von Quecksilbersulfid nach dem Verjagen des Schwefelwasserstoff mittels Durchtreibens eines Luftstroms noch einmal mit Quecksilberacetat in saurer Lösung versetzt, der entstandene Niederschlag nach dem Auswaschen wiederum mit Schwefelwasserstoff zerlegt, in der endlich erhaltenen schwefelwasserstofffreien Lösung die Säure mittels Bariumhydrat gebunden und nach dem Ausfällen des Barytüberschusses mit Kohlensäure sowie der Konzentration der Flüssigkeit in vacuo bis zur Konsistenz eines Sirups durch Eingießen in konz. Alkohol als Bariumsalz gefällt. Da die erhaltenen Präparate noch Chlor enthielten, so wurden sie durch wiederholtes Auflösen in Wasser und Umfällen mit Alkohol zur Analyse gereinigt, worauf sie schließlich mit Äther nachgespült und im Vakuumexsiccator getrocknet wurden, oder da diese Reinigung nur mit großen Verlusten ausgeführt werden konnte, in Präparate des Silbersalzes umgewandelt. Zu diesem Zweck wurde das Bariumsalz in der Lösung mittels Natriumsulfat in Natriumsalz übergeführt, und zwar bei möglichst vollständiger Umsetzung der angewandten Menge des Bariumsalzes, jedoch unter Vermeiden des geringsten Überschusses von Natriumsulfat; dann wurde eine zur Ausfällung des Chlors eben genügende Menge Silbernitrat hinzugefügt, die Lösung vom ausgeschiedenen Chlorsilber abfiltriert, das Filtrat mit einem berechneten Überschuß von Silbernitrat und darauf mit Alkohol im Verhältnis 1 : 1 versetzt. Das Silbersalz fiel als weißer, flockiger Niederschlag, welcher anfangs mit 50 proz., darauf mit einem stärkeren, schließlich aber mit 97 proz. Alkohol ausgewaschen, von Alkohol mit Äther befreit und im Vakuumexsiccator getrocknet wurde."

Die antoxyproteinsauren Salze von Kalium und Natrium sind in Wasser sehr leicht löslich; ihre konz. wässerigen Lösungen geben beim Vermischen mit konz. Alkohol Emulsionen, welche Tropfen eines dicken Sirups absetzen. — Das Calcium- und Bariumsalz stellen weiße Pulver dar, welche in Wasser ebenfalls sehr leicht löslich sind; in abs. Alkohol ist das Bariumsalz sehr schwer, das Calciumsalz etwas leichter löslich; das Bariumsalz fällt aus wässeriger Lösung beim Alkoholzusatz in leichten Flocken, welche unter Alkohol nach einiger Zeit zu einem schweren, körnigen Pulver sich umwandeln. Die wässerigen Lösungen von Erdalkalisalzen der Antoxyproteinsäure reagieren alkalisch. — Aus der Lösung in Wasser durch Alkohol fällbar ist auch das Cadmiumsalz der Antoxyproteinsäure, welches in wässeriger Lösung durch Schütteln einer Lösung der freien Säure mit Cadmiumhydroxyd erhalten wird. — Das Silbersalz der Antoxyproteinsäure wird beim Vermischen von konz. Lösung eines Alkali- oder Erdalkalisalzes dieser Säure mit einer Lösung von Silbernitrat als weißer, flockiger Niederschlag gefällt, welcher durch Wasserzusatz gelöst wird; in Alkohol ist das Silbersalz noch schwieriger löslich als das Bariumsalz und wird daher aus wässeriger Lösung schon bei einem geringen Alkoholzusatz gefällt. Da bei der Darstellung des Silbersalzes wegen seiner doch zu großen Löslichkeit in Wasser die Fällung mit Alkohol sich nicht umgehen läßt, empfiehlt sich, das Silbersalz durch Umsetzung von Silbernitrat mit dem Natriumsalz von Antoxyproteinsäure darzustellen, weil dieses Salz, wie auch das aus der Umsetzung resultierende Natriumnitrat, in verdünntem Alkohol ziemlich leicht löslich ist. Im trockenen Zustand ist das Silbersalz ziemlich lichtbeständig, im zerstreuten Tageslicht wird es erst nach längerem Stehen bräunlich.

Die Antoxyproteinsäure sowie ihre Salze werden mit Quecksilbernitrat und Quecksilberacetat gefällt, und zwar mit letzten Reagens sogar aus stark mit Essigsäure

---

1) St. Bondzynski, St. Dombrowski u. K. Panek, Zeitschr. f. physiol. Chemie **46**, 84 [1905].

angesäuerten Lösungen. Bleiessig fällt die reine Antoxyproteinsäure nicht, obgleich aus der Lösung, welche die Körper der Alloxyproteinsäuregruppe enthält, dieselbe in den Bleiniederschlag der letzteren reichlich mitgerissen wird. Aus konz. Lösungen wird die Antoxyproteinsäure mit Phosphorwolframsäure als ein anfangs flockiger, bald aber zu einer klebrigen Masse zusammensinternder Niederschlag gefällt, welcher sich jedoch sowohl im Überschuß des Fällungsmittels, wie auch in verdünnter Schwefelsäure und in Wasser ziemlich leicht löst.

Die Antoxyproteinsäure spaltet ihren Schwefel oder wenigstens einen Teil desselben leicht beim Kochen mit Alkalien ab. Sie ist **optisch-aktiv** und **dreht die Ebene des polarisierten Lichts ziemlich stark nach rechts**. Sie gibt **keine von den charakteristischen Farbenreaktionen von Eiweiß**, also weder die Biuretreaktion noch die Färbung mit dem Millonschen Reagens, dagegen gibt sie die Diazoreaktion sowohl mit Sulfanilsäure, Paraaminoacetphenon und Diazobenzolsulfosäure[1]). Sie ist hervorragend am Zustandekommen der Diazoreaktion des Harnes nach P. Ehrlich beteiligt[2]).

γ) Die Oxyproteinsäure.

Diese, die am längsten bekannte von diesen Säuren, ist im Jahre 1897 von Bondzynski und Gottlieb[3]) im Harn entdeckt worden. Auch für diese Säure ist keine Formel aufgestellt worden, aus der Analyse des Silbersalzes ergibt sich jedoch für die Säure die Zusammensetzung 39,62% C, 5,64% H, 18,08% N, 1,12% S.

Zur Darstellung der Säure diente das Filtrat des in essigsaurer, natriumacetatfreier Lösung erzeugten Quecksilberniederschlags[4]) (siehe oben, S. 779); es wurde mit Natriumcarbonat neutralisiert, wodurch schon eine Fällung entstand, und dann abwechselnd bald Quecksilberacetatlösung, bald Sodalösung so lange hinzugesetzt, bis noch ein weißer Niederschlag ausfiel. Mit dem Erscheinen eines gelben Niederschlags wurde die Fällung unterbrochen. Dieser Niederschlag bestand zum größten Teil aus dem Quecksilbersalz der Oxyproteinsäure. Von den letzten Spuren der Antoxyproteinsäure ließen sich die Salze der Oxyproteinsäure durch Umfällen mit Quecksilberacetat befreien, und zwar indem die ersten Fraktionen jeder Fällung verworfen und der Prozeß so lange wiederholt wurde, bis die Präparate keine Diazoreaktion mehr gaben. Die Diazoreaktion lieferte nämlich ein ausgezeichnetes Mittel zum Nachweis einer Verunreinigung eines Salzes der Oxyproteinsäure mit Antoxyproteinsäure (siehe weiter unten). Das schließlich reine Quecksilbersalz wurde mit Schwefelwasserstoff behandelt, die dadurch freigewordene Säure nach dem Verjagen des Schwefelwasserstoffs zum Entfernen der beim Zerlegen von etwa mitausgefälltem basischen Quecksilberacetat entstandenen Essigsäure mit Äther ausgezogen und dann in Barium- und Silbersalz, und zwar in ähnlicher Weise, wie dies bei der Darstellung der entsprechenden Salze der Antoxyproteinsäure geschah, umgewandelt.

Die Oxyproteinsäure konnte in freiem Zustande nicht isoliert werden.

Die Alkalisalze sind zerfließlich; auch in Alkohol sind sie nicht schwer löslich. — Calcium- und Bariumsalz der Oxyproteinsäure sind in Wasser ebenfalls zerfließlich, aber schwer löslich in Alkohol, obgleich leichter als die entsprechenden Salze der Antoxyproteinsäure; aus konz. Lösungen werden dieselben jedoch durch Alkohol gefällt, obzwar weniger vollständig als die Erdalkalisalze der Antoxyproteinsäure; das Bariumsalz wird aus seiner wässerigen Lösung durch Alkoholzusatz teils in weißen Flocken, teils in Form einer zähen Masse gefällt, welche beim Aufbewahren unter Alkohol bald hart wird. Das oxyproteinsaure Barium, welches stets als rein weißes Pulver erhalten wurde, ist

---

[1]) W. Ginsberg, Beitr. z. chem. Physiol. u. Pathol. **10**, 442 [1907].
[2]) M. Weiß, Biochem. Zeitschr. **27**, 175 [1910]; **30**, 333 [1911].
[3]) St. Bondzynski u. R. Gottlieb, Centralbl. f. d. med. Wissensch. **35**, 578 [1897]; zit. nach Chem. Centralbl. **1897**, II, 619.
[4]) St. Bondzynski, St. Dombrowski u. K. Panek, Zeitschr. f. physiol. Chemie **46**, 92 [1905].

so hygroskopisch, daß, wenn es nach der Ausfällung mit Alkohol und Auswaschen mit Äther nicht sofort vom Filter in den Exsiccator gebracht wurde, am Filterrande bald in Tröpfchen einer zähen Masse sich umwandelte. — Von den Salzen der Schwermetalle läßt sich ebenso leicht wie das Bariumsalz das Cadmiumsalz der Oxyproteinsäure, und zwar durch Schütteln der aus Bariumsalz durch vorsichtige Ausfällung des Bariums mit Schwefelsäure in Freiheit gesetzten Säure mit frisch gefälltem Cadmiumhydroxyd darstellen; dasselbe wird auch in zur Analyse geeignetem Zustand aus seiner wässerigen Lösung mit Alkohol ausgefällt. — Das Silbersalz ließ sich in derselben Weise wie das betreffende Salz der Antoxyproteinsäure, nämlich durch Umsetzung einer Lösung des oxyproteinsauren Natriums mit einer alkoholischen Lösung von Silbernitrat bereiten. Das oxyproteinsaure Silber ist jedoch viel leichter löslich, sowohl in Wasser wie in Alkohol, als das antoxyproteinsaure — so daß seine Darstellung, falls die Fällung in einer nicht zu stark alkoholischen Lösung vorgenommen wird, mit großen Verlusten an Material verbunden ist; das oxyproteinsaure Silber ist auch weniger lichtbeständig und auch gegenüber höheren Wärmegraden etwas mehr empfindlich als das antoxyproteinsaure Silber.

Die Lösungen der oxyproteinsauren Salze sind optisch inaktiv.

Die Säure wird weder von Bleiessig noch von Phosphorwolframsäure gefällt, wohl aber von Merkurinitrat und Merkuriacetat, von dem letzten schon in saurer Lösung, jedoch reichlicher in alkalischer. Sie gibt weder die Biuretreaktion noch die Xanthoproteinreaktion; mit Millons Reagens färbt sie sich schwach chamois. Die Diazoreaktion fällt beim Verwenden von Sulfanilsäure oder Paramidoacetophenon negativ, dagegen beim Verwenden von Diazobenzolsulfosäure (siehe S. 756) positiv aus; hierdurch unterscheidet sich die Oxyproteinsäure von der Antoxyproteinsäure, die mit sämtlichen drei Reagenzien positive Reaktion gibt[1]).

Einige Körper, die ihren Eigenschaften nach in enger Beziehung zu den oben erwähnten zu stehen scheinen, die aber ihren Darstellungen zufolge wahrscheinlich keine einheitlichen Substanzen sind, haben Cloetta[2]) und Hari[3]) beschrieben; über die Cloettasche Substanz (die Uroprotsäure) siehe bei Thiele[4]) und bei Bondzynski, Dombrowski und Panek[5]). Daß die von Abderhalden und Pregl[6]) auf ihre Spaltprodukte untersuchte, schwerdialysierbare Harnsubstanz in Beziehung zu den Proteinsäuren steht, jedenfalls diese Säuren enthalten hat (die Substanz war ja nicht einheitlich), kann wohl nicht bezweifelt werden.

Abderhalden und Pregl hydrolysierten die Substanz durch Kochen mit konz. Salzsäure und konnten dann Glykokoll, Alanin, Leucin, Glutaminsäure und Phenylalanin, wahrscheinlich auch Asparaginsäure nachweisen.

b) Die Uroferrinsäure.

Diese Säure ist von Thiele[7]) aus normalem menschlichen Harn gewonnen worden; Thiele (l. c., S. 282) gibt für die Säure die Formel $C_{35}H_{56}N_8SO_{19}$ an. Bondzynski und seine Mitarbeiter[5]) verneinen, daß im Harn eine Säure wie die Uroferrinsäure vorgebildet vorkommt; sie fassen die Säure als ein Umwandlungs-(Abbau-)produkt der von ihnen beschriebenen Proteinsäuren auf.

1) W. Ginsberg, Beiträge z. chem. Physiol. u. Pathol. 10, 442 [1907].
2) M. Cloetta, Archiv f. experim. Pathol. u. Pharmakol. 40, 29 [1897].
3) P. Hari, Zeitschr. f. physiol. Chemie 46, 1 [1905].
4) O. Thiele, Zeitschr. f. physiol. Chemie 37, 254 [1903].
5) St. Bondzynski, St. Dombrowski u. K. Panek, Zeitschr. f. physiol. Chemie 46, 113 [1905].
6) E. Abderhalden u. F. Pregl, Zeitschr. f. physiol. Chemie 46, 19 [1905].
7) O. Thiele, Zeitschr. f. physiol. Chemie 37, 251 [1903].

Gegenüber diesen Angaben behauptet Liebermann[1]), daß die Alloxyproteinsäure von Bondzynski keine einheitliche Substanz ist; vielmehr könne man
aus einer ammoniumsulfatgesättigten Lösung dieser Säure mittels ammonium-
sulfatgesättigter Schwefelsäure und ebensolcher Eisenammoniakalaunlösung
eine Säure ausfällen, die sich ganz wie die Thielesche Uroferrinsäure
verhält.

Zur **Darstellung** wurde eine große Quantität mit Ammoniak schwach alkalisch gemachten Harns (mehrere hundert Liter) bei 40—50° unter Zusatz von ein wenig Thymol
zum Sirup eingeengt und mit 90 proz. Alkohol extrahiert; der Rückstand wurde mit der
doppelten Menge seines Gewichtes 60 proz. Alkohols extrahiert, die alkoholischen Auszüge vereinigt und durch Einengen auf dem Wasserbade stark konzentriert. Der Rückstand wurde mit Wasser stark verdünnt und mit einer wässerigen Eisenammoniakalaunlösung versetzt, bis nur ein wenig noch ein Niederschlag entstand; ein Überschuß ist möglichst
zu vermeiden. Nachdem vom Eisenniederschlage abgesaugt und die Flüssigkeit vom Alkohole durch Erwärmen auf dem Wasserbade bei 40° befreit worden war, wurde die letztere
bei gleicher Temperatur mit Ammoniumsulfat gesättigt und über Nacht erkalten lassen.
Von den ungelösten oder ausgefällten Anteilen wurde abfiltriert, das Filtrat neutralisiert
und mit Ammonsulfat gesättigt. Dann wurde zu dem Filtrate so lange eine Mischung
von 3 T. gesättigter Ammonsulfatlösung und 1 T. konz. Schwefelsäure gegeben, als noch
ein Niederschlag oder eine Trübung entstand. Anderen Tages wurde filtriert. Gab das Filtrat
weder auf Zusatz der Mischung von Ammonsulfatlösung und Schwefelsäure, noch von
ammoniakalischer, gesättigter Ammonsulfatlösung eine Ausscheidung oder Trübung, so
wurde die saure Reaktion durch ammoniakalische, gesättigte Ammonsulfatlösung bis zur
schwach sauren abgestumpft. Andernfalls wurde noch so lange ammonsulfatgesättigte
Schwefelsäure oder ammonsulfatgesättigtes Ammoniak hinzugegeben, bis nach dem Filtrieren der Punkt erreicht war, bei welchem weder durch Erhöhung der sauren Reaktion
noch durch deren Verminderung eine Ausscheidung erfolgte. Zur vollständigen Abscheidung der Verunreinigungen mußte die Flüssigkeit gewöhnlich 2—3 Tage lang stehen, worauf sie sich aber dann klar filtrieren ließ. Das Filtrat wurde mit ammonsulfatgesättigtem
Ammoniak genau neutralisiert, sodann mit 3 Tropfen konz. Schwefelsäure versetzt, um
die Reaktion schwach sauer zu machen, und nun durch portionsweisen Zusatz von ammonsulfatgesättigter Eisenammoniakalaunlösung unter andauerndem Rühren mittels eines
elektrischen Rührwerkes die Ausfällung des Eisenniederschlages bewirkt. Nachdem derselbe abfiltriert, auf die Nutsche gebracht und mit der 5fachen Menge seines Gewichtes
an gesättigter Ammonsulfatlösung ausgewaschen worden war, wurde er mit kalter, verdünnter Schwefelsäure im Mörser fein zerrieben und nach etwa 5stündigem Rühren unter
weiterem Zusatz von Schwefelsäure vollständig in Lösung gebracht. Die Flüssigkeit wurde
mit der 4fachen Menge ihres Volumens an Wasser verdünnt, auf dem Wasserbade gelinde erwärmt und mit starkem Ammoniak von Eisen befreit. Das ausgeschiedene
Eisenhydroxyd wurde abgenutscht und längere Zeit mit warmem, ammoniakhaltigem
Wasser ausgewaschen, worauf Filtrat wie Waschwasser neutralisiert und mit Ammonsulfat wiederum gesättigt wurden. Durch vorsichtigen Zusatz von ammonsulfatgesättigter
Schwefelsäure wurden die letzten geringen Reste der Schmieren entfernt, worauf nunmehr der Eisenniederschlag bei schwach saurer Reaktion wieder ausgefällt wurde. Als
sich dieser hellbraune, feinflockige Niederschlag abgesetzt hatte, wurde er auf glattem
Filter abfiltriert, im Mörser mit festem Ammonsulfat zerrieben und auf der Nutsche mit
gesättigter Ammonsulfatlösung bis zur Chlorfreiheit ausgewaschen; der chlorfreie Niederschlag wurde dann mit der gerade ausreichenden Menge von 50 proz. Schwefelsäure unter
längerem Durchrühren gelöst.

Die schwefelsaure Flüssigkeit, welche den umgefällten Eisenniederschlag gelöst enthielt, wurde mit dem doppelten Volumen von 96 proz. Alkohol im Scheidetrichter kräftig
durchgeschüttelt. Nach kurzer Dauer bildeten sich beim Stehenlassen zwei Schichten,
deren untere abgelassen und zum zweiten Male mit 50 proz. Schwefelsäure zur gänzlichen
Lösung etwa noch nicht zersetzter Partikelchen verrührt, worauf die Flüssigkeit nochmals
mit 96 proz. Alkohol im Verhältnis 1 : 2 ausgeschüttelt wurde. Ein drittes Ausschütteln
mit Alkohol erwies sich als überflüssig. Die so gewonnenen oberen alkoholischen Schichten
wurden zusammen mit konz. Ammoniak bis zur neutralen Reaktion versetzt, wodurch
ein gelblich-weißer Niederschlag, der zum größten Teile aus Ammonsulfat bestand, ausgefällt wurde. Derselbe wurde abgesaugt und mit schwach ammoniakalischem 90 proz.

---

[1]) H. Liebermann, Zeitschr. f. physiol. Chemie **52**, 135 [1907].

Alkohol 3 mal ausgewaschen. Filtrat wie Waschflüssigkeit wurden dann durch Vakuumdestillation vom Alkohol befreit. Die zurückbleibende, wässerige Flüssigkeit enthielt nur noch geringe Mengen von Schwefelsäure und Eisen. Sie wurde mit Barytwasser alkalisch gemacht und dann durch Einleiten von Kohlensäure wieder neutralisiert, längere Zeit stehen gelassen und filtriert, es gelang aber nicht, das Eisen vollständig zu entfernen.

Nachdem die Flüssigkeit durch Hinzufügen von Ammoniumcarbonat vom Baryt befreit worden war, wurde sie in Vakuum zur Sirupskonsistenz eingeengt, dann mit dem zehnten Teil ihres Gewichtes an Eisessig versetzt und sofort unter kräftigem Umrühren in die 30—40fache Menge abs. Alkohols langsam eingetropft. Die rohe Uroferrinsäure, welche sich in hellbraunen Flocken zu Boden setzte, wurde abgesaugt, mit Alkohol tüchtig ausgewaschen und im Vakuum über Schwefelsäure getrocknet; aus 1500 l Harn wurden 30 g erhalten, die jedoch noch 1,5% Asche enthielten.

Zur **Reinigung** wurde die rohe Säure fein gepulvert und mit wasserfreiem Methylalkohol, der zu diesem Zwecke mit Natriumsulfat getrocknet worden war, auf dem Wasserbade 3 mal extrahiert. Die intensiv braunrot gefärbte Flüssigkeit wurde auf den dritten Teil ihres Volumens eingeengt und dann vollständig erkalten gelassen, wobei noch geringe Abscheidungen stattfanden. Von diesen wurde abfiltriert und die Flüssigkeit in abs. Äther unter Umrühren eingetropft: die Substanz schied sich in schönen, fast rein weißen Flocken aus. Die abgeschiedenen Flocken wurden auf einer Filterplatte gesammelt, mit wasserfreiem Äther ausgewaschen und im Vakuum über Schwefelsäure ca. 8 Tage hindurch getrocknet. Dies verhältnismäßig lange Trocknen war unbedingt erforderlich, da sonst die der Substanz noch anhaftenden geringen Mengen von Äther hinreichten, dieselbe infolge des Feuchtigkeitsgehaltes der Luft zerfließen zu lassen. Die Substanz enthielt jetzt nur noch Spuren von Asche.

Über die Wiedergewinnung der in der methylalkoholischen Lösung gelöst gebliebenen Säuremenge, sowie über die Isolierung der aus der essigsauren Lösung durch Alkohol nicht gefällten Säuremenge wird auf die Originalabhandlung[1]) verwiesen.

Die Säure stellt ein weißes lockeres Pulver dar, dem selbst nach dem Trocknen im Vakuum über Schwefelsäure hartnäckig Alkohol anhaftet; die Säure löst sich leicht in Wasser, gesättigter Ammoniumsulfatlösung und abs. Methylalkohol, dagegen ist sie in abs. Äthylalkohol schwerlöslich und in Benzol, Chloroform, Äther, Essigester und Petroläther unlöslich. Die wässerige Lösung reagiert stark sauer und dreht das polarisierte Licht nach links; für eine ca. 0,4proz. Lösung ist $[\alpha]_D^{18} = -32,5°$.

Das Zink- und das Bariumsalz lassen sich aus der Säure und dem entsprechenden Oxyd darstellen; beide sind in Wasser sehr leicht löslich und werden von abs. Alkohol aus konz. wässerigen Lösungen in rein weißen Flocken gefällt.

Die Uroferrinsäure gibt die folgenden Reaktionen:

1. Millonsche Reaktionen stets negativ. Es entsteht beim Zusatz des Reagens eine Fällung, dieselbe wird beim Kochen nur bräunlich, nie aber rötlich gefärbt.

2. Biuretreaktion stets negativ.

3. Adamkiewicz- und Xanthoproteinreaktion stets negativ.

4. Molischsche Probe stets negativ.

5. Alkalische Bleiacetatlösung spaltet selbst bei langem Kochen keinen Schwefel ab; durch Kochen mit starker Salzsäure kann ungefähr die Hälfte des Schwefels als Schwefelsäure abgespalten werden.

6. Phosphorwolframsäure erzeugt schon in sehr verdünnten wässerigen Lösungen weiße voluminöse Niederschläge (Unterschied von den oben besprochenen Proteinsäuren).

7. Quecksilbersulfat und Quecksilbernitrat erzeugen auch schon in stark verdünnten, wässerigen Lösungen bedeutende, in weißen Flocken ausfallende Niederschläge, dagegen verursachen

---

[1]) O. Thiele, Zeitschr. f. physiol. Chemie **37**, 272 ff. [1903].

8. Quecksilberchlorid und Pikrinsäure keine Fällungen.

9. Auf Zusatz von Eisenchlorid, Silbernitrat und Bleiacetat tritt erst bei ziemlich konzentrierten Lösungen eine Trübung ein.

10. Metaphosphorsäure ruft weder eine Fällung noch eine Trübung hervor.

11. Im Gegensatz zu der zuweilen im Harn vorkommenden Chondroitinschwefelsäure ruft eine wässerige Uroferrinsäurelösung weder unmittelbar noch auf Zusatz von Essigsäure in Eiweißlösungen eine Trübung oder Fällung hervor.

Durch Kochen mit starker Salzsäure entstehen verschiedene Spaltprodukte, unter welchen Schwefelwasserstoff, Ammoniak und Asparaginsäure nachgewiesen werden konnten.

c) Die Chondroitinschwefelsäure.

$$C_{18}H_{27}NSO_{17}.$$

Diese Säure ist zuerst von C. Th. Mörner[1]) aus dem Trachealknorpel des Rindes isoliert und untersucht worden. Schmiedeberg[2]) erhielt die Säure aus dem Knorpel der Nasenscheidewand des Schweines und 1895 wies Mörner[3]) nach, daß die Säure aus allen Arten von Knorpeln aus dem Körper des Rindes isoliert werden kann; später ist sie öfters beobachtet worden. Im menschlichen Harn wurde die Säure als ein normaler Bestandteil von K. A. H. Mörner[4]) nachgewiesen.

Die Säure ist wegen ihrer leichten Zersetzbarkeit nicht in reinem Zustande darstellbar, dagegen kann man eine wässerige Lösung der Säure erhalten; die konzentrierte wässerige Lösung ist dickflüssig, ähnlich wie Gummilösung. Die wässerige Lösung ist linksdrehend.

Die Säure geht mit Metallen neutral reagierende Verbindungen ein. Von ihren Metallsalzen sind die meisten in Wasser löslich, nur die Stanno-, Merkuro- und die basischen Blei-, Ferri- und Uranverbindungen sind schwerlöslich, weshalb sie auch nur von Salzen dieser Metalle gefällt wird. Weder die Säure noch ihre Salze sind dialysierbar.

Von Alkohol wird die Chondroitinschwefelsäure gefällt, wenn die Lösung nicht zu arm an Mineralsalzen ist. In entgegengesetztem Falle können große Mengen Alkohol zugesetzt werden, ohne eine Fällung zu bewirken; fügt man aber dann ein wenig Kochsalzlösung zu, so tritt Fällung ein.

Durch Zusatz von dem mehrfachen Volum Eisessig zu einer Lösung der Chondroitinschwefelsäure fällt die Säure in durchscheinenden groben Flocken, die sich bei Wasserzusatz augenblicklich wieder lösen. Durch verdünnte Essigsäure wird die Säure ebensowenig wie durch Salzsäure, Salpetersäure, Schwefelsäure, Phosphorsäure, Gerbsäure und Pikrinsäure gefällt.

Nach vorherigem kurzen Kochen mit Salzsäure gibt die Lösung Reduktion gegenüber heißer Fehlingscher Lösung, und in der sauren gekochten Lösung ist Schwefelsäure vorhanden. Die Farbenreaktionen der Eiweißkörper fallen bei der Chondroitinschwefelsäure negativ aus[1]). Die Dimethylaminobenzaldehydprobe von P. Ehrlich (siehe S. 755) ist bei der Chondroitinschwefelsäure auch bei dem Chondroitin positiv, dagegen nicht beim Chondrosin[5]).

[1]) C. Th. Mörner, Skand. Archiv f. Physiol. 1, 224 [1889].
[2]) O. Schmiedeberg, Archiv f. d. experim. Pathol. Pharmakol. 28, 358 [1891].
[3]) C. Th. Mörner, Zeitschr. f. Chemie 20, 357 [1894].
[4]) K. A. H. Mörner, Skand. Archiv f. Physiol. 6, 378 [1895].
[5]) A. Orgler u. C. Neuberg, Zeitschr. f. physiol. Chemie 37, 424 [1903].

Schon C. Th. Mörner (l. c., S. 228) bemerkte, daß eine Lösung von Chondroitinschwefel-säure mit überschüssigem Glutin von mehreren Reagenzien gefällt wurde, die keine dieser Substanzen für sich fällte. Ein solches Gemisch gibt mit Essigsäure eine im Überschuß unlösliche Fällung — mit Salz-, Schwefel- oder Salpetersäure eine in überschüssiger Säure leicht lösliche Fällung, deren Auftreten von Kochsalz oder Ferrocyankalium verhindert wird; ist ein Niederschlag in der salzfreien Lösung hervorgerufen worden, so löst er sich nach Zusatz der erwähnten Salze — mit Gerbsäure, Stannochlorid, Mercurinitrat, Kupfer-sulfat, neutralem und basischem Bleiacetat, saurem Eisenchlorid und Alaun erhält man flockige Fällungen.

Diese Eigentümlichkeit der Chondroitinschwefelsäure ist von Schmiedeberg[1]) und K. A. H. Mörner[2]) weiter untersucht worden. Mörner fand, daß eine Lösung, die 0,4 proz. Chondroitinschwefelsäure und 0,2 proz. Essigsäure enthielt, mit einer Lösung von Pepton (aus Fibrin durch andauernde Verdauung mit Trypsin bereitet und von den Aminosäuren möglichst gereinigt) keine Fällung gab; mit einer Lösung von Albumosen entstand eine milchige Trübung, die durch Kochsalz leicht gelöst wurde, und mit einer Lösung von reinem Ovalbumin (2,5% mit 0,2% Essigsäure) entstand sogleich eine Fäl-lung, die beim Zusatz einer größeren Menge der Albuminlösung reichlich und flockig ab-geschieden wurde. Durch Zusatz von Kochsalz konnte die Fällung beinahe gelöst werden. Bei der Gegenwart von Salzsäure (0,2%) statt Essigsäure zeigt sich das gleiche Ver-halten.

Wird der Niederschlag in Wasser mit ein wenig Ammoniak gelöst, die Lösung bis zu einem Gehalt von etwa 0,5% Substanz verdünnt, mit Salzsäure bis zu 0,2% versetzt und mit Pepsin verdaut, so entsteht nach einiger Zeit eine flockige Fällung, während eine Kontrollprobe ohne Pepsin klar bleibt; das gleiche ist der Fall, wenn die 4 fache Menge Eiweiß zugesetzt wird. Dies ist derart zu erklären, daß die Eiweißverbindung der Chon-droitinschwefelsäure in einem Überschuß von Salzsäure schwer löslich ist, wenn sie relativ reich an Chondroitinschwefelsäure ist; je mehr das Eiweiß verdaut, d. h. hier in eine unfällbare Form übergeführt wird, desto reicher an Chondroitinschwefelsäure wird die rückständige Eiweißverbindung, bis sie unlöslich wird und daher ausfällt. Wegen dieses Verhaltens ist das Auftreten eines Niederschlags bei der Pepsin-verdauung nicht für das Vorhandensein von Nucleinsäuren beweisend (vgl. S. 777).

Die Chondroitinschwefelsäure-Eiweißverbindung („Chondroalbumin") löst sich in Alkalien; eine verdünnte, eiweißreiche Lösung kann mit überschüssiger Salzsäure versetzt werden, ohne daß Fällung eintritt. Die Lösung verhält sich wie eine Eiweißlösung, die Aussalzungs- und Fällungsverhältnisse können aber je nach dem Eiweißgehalt etwas variieren. Beim Anstellen der Hellerschen Probe mit einer solchen Lösung sieht man einen scharfen Ring an der Berührungsfläche; einige Millimeter höher schwebt ein anderer Ring. — Die salzsaure Lösung wird durch Ferrocyankalium, Pikrinsäure plus Citronensäure, Kalium-quecksilberjodid, Sulfosalicylsäure und Metaphosphorsäure flockig gefällt; die essigsaure Lösung wird durch Ferrocyankalium und durch Kaliumquecksilberjodid gefällt.

Wird Chondroitinschwefelsäure mit verdünnter Schwefel- oder Salzsäure bei gewöhnlicher Temperatur oder noch besser bei 40—50° längere Zeit be-handelt, so spaltet sie unter Wasseraufnahme Schwefelsäure ab [Schmiede-berg[1])].

$$C_{18}H_{27}NSO_{17} + H_2O = C_{18}H_{27}NO_{14} + H_2SO_4 \, ;$$

es entsteht eine einbasische Säure, das Chondroitin, welche nicht reduzierend auf alkalische Kupferlösungen wirkt. Wird diese Säure mit verdünnten Mineral-säuren, am besten mit 2—3% Salpetersäure gekocht, so soll sie ohne Oxy-dation Essigsäure abspalten:

$$C_{18}H_{27}NO_{14} + 3 H_2O = C_{12}H_{21}NO_{11} + 3 CH_3 \cdot COOH \, .$$

Es entsteht so das Chondrosin, das den Charakter einer Aminosäure hat; es wirkt beim Kochen mit Fehlingscher Lösung stark reduzierend. Das Chondrosin wird durch Kochen mit Barytwasser zersetzt, wodurch nach

---

[1]) O. Schmiedeberg, Archiv f. d. experim. Pathol. u. Pharmak. 28, 355 [1891].
[2]) K. A. H. Mörner, Skand. Archiv f. Physiol. 6, 378 [1895].

Orgler und Neuberg[1]) eine Oxyaminosäure, und zwar eine Monamino-
tetraoxycapronsäure, $C_6H_{13}O_6N$ neben einem Kohlenhydrat entsteht.
Erstere ist nach S. Fränkel[2]) um 2 H-Atome ärmer, wäre also eine Amino-
glucuronsäure(?), $C_6H_{11}O_6N$.

Nachweis der Chondroitinschwefelsäure im Harn.[3]) Für den Nachweis ist
eine Isolierung erforderlich; diese geschieht ganz wie bei Nucleinsäure (siehe
S. 776), und das erhaltene Produkt enthält neben der Chondroitinschwefelsäure
auch etwa im Harn vorhandene Nucleinsäure. Um hierin die Chondroitinschwefelsäure nachzuweisen, löst man die erhaltene Substanz in Wasser und
ein wenig Ammoniak und versetzt mit Chlorbarium. Trübt sich hierdurch die
Lösung (Bariumsulfat), so wird filtriert und das klare Filtrat (wenn kein
Niederschlag entsteht die ganze Flüssigkeit) mit Salzsäure bis zu einem Gehalt von 2,5—5% versetzt und dann im Wasserbade mehrere Stunden erwärmt,
wobei die Chondroitinschwefelsäure Schwefelsäure abspaltet, die als unlösliches
Bariumsulfat abgeschieden wird. Die erhaltene Lösung reduziert Fehlingsche
Lösung, was aber für den Chondroitinschwefelsäurenachweis von geringer Bedeutung ist, da sowohl Nucleinsäure wie auch etwa vorhandenes Mucoid
diese Reaktion bewirkt.

Ist nur wenig Schwefelsäure vorhanden, so kann das Bariumsulfat gelöst bleiben.
Man übersättigt dann mit Barytwasser, filtriert, wäscht aus, verascht das Filter und schmilzt
den Rückstand mit Natriumcarbonat und ein wenig Salpeter. In filtrierter Lösung der
Schmelze läßt sich dann nach dem Ansäuern mit Salzsäure die Schwefelsäure sicher nachweisen.

Die Chondroitinschwefelsäure gibt die α-Naphtholreaktion, ferner die
Phloroglucin-, Orcin- sowie Naphthoresorcinprobe.

3. Bestimmung des sog. „kolloidalen Stickstoffs" im Harn.

Im Jahre 1905 hat E. Salkowski[4]) gezeigt, daß man durch Fällung von
eingedampftem Urin mit absolutem Alkohol eine Fraktion erhält, die organisch
gebundenen Stickstoff in Form nicht dialysabler Verbindungen, hauptsächlich
als Oxyproteinsäuren und als N-haltige Kohlenhydrate (s. S. 427) enthält.

Setzt man die in der Alkoholfällung vorhandene Stickstoffmenge, den sogenannten kolloidalen Stickstoff (KN), zur Gesamtstickstoffquantität (GN)
des Urins in Beziehung, so findet man, daß KN recht konstant 3—4% des GN
beträgt.

Die Ermittelung des prozentischen Verhältnisses von KN : GN hat nun
nach E. Salkowski[5]) eine klinische Bedeutung, besonders für die Carcinom-
diagnose, da bei Krebs KN vermehrt ist, bis zu 9,31%. [Auch bei Gravidität[6])
und Lebersyphilis[7]) kann KN erhöht sein, doch bestreitet dieses Salkowski[8])
für Leberkrankheiten; Mancini (l. c.), sowie W. Mc Kim Marriott und
C. G. L. Wolf[9]) fanden jedoch auch bei verschiedenen Carcinomfällen KN nicht
gesteigert].

[1]) A. Orgler u. C. Neuberg, Zeitschr. f. physiol. Chemie **37**, 420 [1903].
[2]) S. Fränkel, Festschr. f. Ad. Lieben; Annalen d. Chemie u. Pharmazie **1906**, 541.
[3]) K. A. H. Mörner, Skand. Archiv f. Physiol. **6**, 378 [1895].
[4]) E. Salkowski, Berl. klin. Wochenschr. **1905**, Nr. 51 u. 52.
[5]) E. Salkowski, Berl. klin. Wochenschr. **1910**, Nr. 12.
[6]) H. Salomon u. P. Saxl, Beiträge z. Carcinomforschung. Wien, Heft 2.
[7]) St. Mancini, Arch. di farmacol. sperim. **5** [1906].
[8]) E. Salkowski, Berl. klin. Wochenschr. **1910**, Nr. 38.
[9]) W. Mc Kim Marriott u. C. G. L. Wolf, Amer. Journ. of med. sciences **1907**, March.

Die Bestimmung dieser kolloidalen Stickstofform geschieht nach E. Salkowski[1]) wie folgt.

Der zu untersuchende, selbstverständlich ganz frische Harn muß eiweißfrei sein und sauer reagieren. Reagiert er nicht sauer, so säuert man mit einigen Tropfen Essigsäure an. Eiweiß muß durch Erhitzen entfernt werden. Man nehme zur Untersuchung eines dünneren Harns 100 ccm, eines irgendwie konzentrierteren, über 1,015 D, aber nur 50 ccm. Der Harn wird auf dem Wasserbad bis auf ein kleines Volumen, etwa 10 ccm, eingedampft, nach völligem Erkalten mit 100 ccm Alkohol absolutus in derselben Schale gefällt. Es ist sorgfältig darauf zu achten, daß der Schaleninhalt flüssig, nicht krystallinisch erstarrt ist, denn in diesem Falle ist die völlige Entfernung des Harnstoffs unmöglich. Die Fällung mit Alkohol geschieht in der üblichen Weise durch allmählichen Zusatz unter stetem Umrühren resp. Verreiben. Man filtriert nach einstündigem Stehen durch ein Filter von etwa 14 cm Durchmesser (Schleicher und Schüll, 597), wäscht mit Alkohol absolutus unter sorgfältiger Berücksichtigung des Filterrandes, bis der Waschalkohol sich völlig frei von Harnstoff zeigt. Um dieses zu prüfen, verdampft man etwa 10 ccm des Waschalkohols, löst den Rückstand in einigen Kubikzentimetern Wasser, gießt die Lösung in ein Reagensglas, setzt etwa das gleiche Volumen verdünnter Bromlauge hinzu und sieht zu, ob beim Umschütteln sich noch eine Entwicklung kleinster Gasbläschen (Stickstoff) bemerkbar macht. Ist das der Fall, so muß man weiter mit Alkohol absolutus waschen. 200 ccm Waschalkohol sind oft nicht ausreichend. Da die Bromlauge sich nur einige Tage hält, macht man sie öfters frisch, indem man wenige Kubikzentimeter Brom in etwa 20 ccm Natronlauge von 1,34 D unter Umschütteln löst, das mehrfache Volumen Wasser hinzusetzt und, falls sie nicht ganz klar ist, wartet, bis sie sich ganz geklärt hat. (Benutzt man etwas ältere Bromlauge, so überzeuge man sich von ihrer Wirksamkeit, indem man einen Tropfen Harn oder eine Spur Harnstoff zu einigen Kubikzentimetern Wasser hinzusetzt und dann Bromlauge: es muß starke Gasentwicklung eintreten.) Eine Unterbrechung des Auswaschens ist unbedingt unzulässig, trocknet der Niederschlag auf dem Filter ein, so ist die völlige Entfernung des Harnstoffs unmöglich. Ist das Auswaschen mit Alkohol absolutus vollendet, so löst man den in der Schale gebliebenen Rückstand in wenig lauwarmem Wasser, gießt dieses auf das Filter und wäscht das Filter gründlich mit warmem Wasser nach. Ist das Volumen nicht zu groß geworden, so macht man die N-Bestimmung nach Kjeldahl direkt, im anderen Falle dampft man vorher ein.

Es fragt sich noch, wieviel Säure man bei der Kjeldahl-Bestimmung vorlegen soll. Da der KN schwerlich jemals — ausgenommen etwa bei akuter gelber Leberatrophie — mehr als 10% des GN betragen wird, so ist man sicher, nicht zu wenig Säure vorgelegt zu haben, wenn man annähernd diejenige Quantität Säure vorlegt, welche bei der GN-Bestimmung in 10 ccm Harn abgesättigt worden ist, resp. die Hälfte davon, wenn die Bestimmung von KN nicht in 100 ccm Urin, sondern nur in 50 ccm vorgenommen ist.

Eine Vereinfachung der Methodik haben E. Salkowski und K. Kojo[2]) dadurch erzielt, daß sie auf die Alkoholfällung überhaupt verzichteten und allein den N-Gehalt der durch Schwermetallsalze erzeugten Niederschläge aus Harn ermittelten. Man verwendet solche Metallsalze, welche Harnstoff und die gewöhnlichen stickstoffhaltigen Urinbestandteile möglichst wenig fällen.

Zur Fällung geeignet ist Bleisubacetat. Den Harn direkt damit zu fällen, erweist sich als untunlich wegen der Massenhaftigkeit der auf den Phosphorsäure- und Schwefelsäuregehalt des Harns zu beziehenden Niederschläge. Es bedarf also der vorgängigen Entfernung dieser Säuren, die in der üblichen Weise durch alkalische Chlorbariumlösung (2 Vol. Barytwasser, 1 Vol. 10proz. Chlorbariumlösung) bewirkt wird.

Das Prinzip des Verfahrens besteht also darin, daß man eine 100 ccm Harn entsprechende Quantität Harnfiltrat nach genauer Neutralisation mit Essigsäure mit Bleisubacetat ausfällt, den Niederschlag quantitativ sammelt, völlig auswäscht und den N-Gehalt desselben feststellt. Dieser Wert wird dann zu dem Gesamt-N in 100 ccm Harn in Beziehung gesetzt, derart, daß man berechnet, wieviel Prozent von dem Gesamt-N-Gehalt er ausmacht.

Es ergab sich:
Im Mittel von 10 Untersuchungen betrug der N-Gehalt des Bleisubacetatniederschlages im Harn gesunder Individuen 1,22% des Gesamt-N, dagegen im Harn von Carcinomkranken im Mittel von 10 Untersuchungen 3,03%, im Maximum (Magenkrebs) 4,62%.

---

[1]) E. Salkowski, Berl. klin. Wochenschr. **1910**, Nr. 38.
[2]) E. Salkowski u. K. Kojo, Berl. klin. Wochenschr. **1910**, Nr. 50.

In keinem Falle erreichte der Maximalwert beim Gesunden den in einem Fall von Kehlkopfkrebs gefundenen Minimalwert von 2,15%.

Ähnliche Resultate ergibt die Fällung mit Zinkchlorid oder Zinksulfat teils direkt im Harn, teils nach vorgängiger Entfernung der Phosphorsäure mit Chlorcalcium und Calciumhydrat (Kalkmilch). Die direkte Fällung ergab für Normalharn im Mittel 1,75%, für Carcinomharn im Mittel von 8 Versuchen 4,26% (z. B. 3,12% bei Magenkrebs, 2,53% bei Kehlkopfkrebs).

Ähnliche Ergebnisse liefert die Fällung mit Zinksulfat oder -chlorid nach Entfernung der Phosphorsäure; ungeeignet ist dagegen nach Salkowski (l. c.) die von Salomon und Saxl (vgl. S. 428) benutzte Arbeitsweise, insbesondere die Anwendung von Quecksilbersalzen.

Der Nachweis von Arznei- und Giftstoffen in Harn, Faeces, Blut usw.

Von

A. Heffter-Berlin.

Unter der großen Zahl der in den Harn übergehenden Arzneistoffe und Gifte ist hier nur eine beschränkte Auswahl getroffen worden. Maßgebend dabei war in erster Linie die praktisch-klinische oder toxikologische Bedeutung, ferner ob für diese Stoffe eigene und brauchbare Methoden vorhanden sind.

I. Anorganische Bestandteile.

Lithium.

Während es niemals gelingt, in der Tagesmenge normalen Menschenharns Lithium aufzufinden [Bence Jones[1]), Berger[2])], haben Schiaparelli und Peroni[3]) bei der Verarbeitung von 600 kg menschlichen Urins in der Asche eine schwache Lithiumreaktion erhalten. Praktisch ist also der normale Harn frei von Lithium, das aber nach Einfuhr von lithiumhaltigen Mineralwässern oder Lithiumsalzen in kurzer Zeit im Harn erscheint. Nach Aufnahme von 1 g Lithiumlactat fällt die Reaktion im Harn 10—15 Minuten später positiv aus (Berger), nach einer halben Stunde, wenn 0,05 Lithiumchlorid genommen worden war [Hüfner[4])]. Trotz des frühen Beginns zieht sich die Ausscheidung sehr lange hin. Die von Berger an drei Versuchspersonen nach Einfuhr von 1 g Lithiumchlorid oder Lithiumjodid angestellten Versuche ergaben, daß in 24 Stunden 48—56%, in 48 Stunden 68—85% des eingeführten Lithiums im Harn ausgeschieden wurden. Nach drei Tagen waren immer noch 7% im Körper zurückgeblieben. Die Ausscheidung dieses letzten Restes erfolgt augenscheinlich sehr langsam. Nach Einnahme von 1,0 Lithiumlactat (= 0,09 Lithium) konnte Berger 156 Stunden lang das Metall im Harn nachweisen.

Im Speichel tritt Lithium etwas später (20—25 Minuten nach der Einnahme) auf und bleibt 125 Stunden lang nachweisbar. In der Galle fand Fricker[5]) es 75 Stunden lang.

Der Nachweis des Lithiums im Harn und anderen Körperflüssigkeiten gründet sich auf das spektral-analytische Verhalten der Lithiumsalze. Das Spektrum zeigt eine intensiv rote Linie, die näher an der Natriumlinie liegt,

[1]) Bence Jones, Jahresber. über d. Fortschritte d. Chemie **1865**, 670.
[2]) Fr. Berger, Archiv f. experim. Pathol. u. Pharmakol. **55**, 1 [1906].
[3]) C. Schiaparelli und G. Peroni, Arch. scienze med. **4**, 340 zit. nach Malys Jahresber. d. Tierchemie **1880**, 264.
[4]) G. Hüfner, Zeitschr. f. physiol. Chemie **4**, 373 [1880].
[5]) E. Fricker, Biochem. Zeitschr. **14**, 286 [1908].

als die rote Kaliumlinie. Sind die vorhandenen Lithiummengen nicht zu klein,
so gelingt der Nachweis im Harn direkt. Andernfalls verdampft man den
Harn zur Trockne, verkohlt bei mäßiger Hitze, zieht nach dem Erkalten die
Kohle mit verdünnter Salzsäure aus und verdampft das Filtrat zur Trockne.
Der Eindampfrückstand wird mit Alkohol behandelt, die filtrierte alkoholische
Lösung verdunstet, dann der Rückstand nochmals mit wenig Alkohol aus-
gezogen und das Filtrat eingedampft. Die verbleibende sirupdicke Flüssig-
keit untersucht man spektroskopisch.

Quantitative Bestimmung.

Die von Gooch[1]) angegebene und von Berger (l. c.) dem Harn angepaßte
gravimetrische Bestimmung beruht darauf, daß unter Abscheidung aller anderen Substanzen die Alkalien in Chloride verwandelt und das Lithiumchlorid
durch seine Löslichkeit in wasserfreiem Amylalkohol vom Natrium- und Kaliumchlorid getrennt wird.

Der in einer Platinschale eingedampfte Harn wird verkohlt, die Kohle
mit schwach salzsaurem, heißem Wasser ausgezogen und auf dem Filter so
lange ausgewaschen, bis im Filtrat und Filterrückstand spektroskopisch kein
Lithium mehr nachweisbar ist. Das Filtrat versetzt man mit Kalkmilch bis
zur alkalischen Reaktion, erwärmt gelinde und fügt so lange, als noch eine
Trübung auftritt, Barytwasser hinzu. Darauf wird zum Sieden erhitzt, heiß
filtriert und gründlich mit heißem Wasser nachgewaschen. Im Filtrat fällt
man mit Ammoniak und gesättigter Ammoniumcarbonatlösung die alkalischen
Erden, filtriert heiß und wäscht aus. Das mit Salzsäure angesäuerte Filtrat
wird in einer Platinschale zur Trockne verdampft und schwach geglüht, bis
alle Ammoniumsalze vertrieben sind.

Der Inhalt der Platinschale, die das Gemisch der Alkalichloride enthält,
wird mit möglichst wenig Wasser aufgenommen, in einen 50 ccm fassenden
Erlenmeyerkolben gebracht, mit etwa 10 ccm Amylalkohol überschichtet
und langsam zum Sieden erhitzt, indem man den verdampfenden Amylalkohol
von Zeit zu Zeit ersetzt. Um das leicht eintretende Stoßen der Flüssigkeit
zu vermeiden, spannt man den Erlenmeyer in schiefer Lage etwa 1 cm hoch
über einem Asbestdrahtnetz ein und versieht ihn mit einem doppelt durchbohrten Stopfen, durch den zwei Röhren gehen, und saugt während des Erhitzens beständig einen schwachen Luftstrom hindurch. Sobald das Wasser
verjagt ist, scheidet sich Kalium- und Natriumchlorid aus. Zu der klaren
amylalkoholischen Lösung fügt man 3 Tropfen konz. Salzsäure, erhitzt kurze
Zeit weiter, bis die Lösung wieder klar ist, filtriert heiß durch ein kleines Asbestfilter, wäscht dieses und die zurückbleibenden Krystallkrusten mit heißem
ausgekochten Amylalkohol aus und verdunstet das Filtrat zur Trockne. Der
Rückstand wird in verdünnter Schwefelsäure gelöst, durch ein kleines Asbestfilter in einen gewogenen Platintiegel filtriert, das Filter mit warmem Wasser
nachgewaschen und die Flüssigkeit langsam verdampft. Schließlich glüht man
schwach und wägt. Die gefundene Menge Lithiumsulfat Li_2SO_4 gibt, mit
0,12768 multipliziert, das vorhandene Lithium. Da das so erhaltene Lithiumsulfat aber noch geringe Mengen Natrium- und Kaliumsulfat enthält, so empfiehlt Gooch, eine Korrektur derart anzubringen, daß man vom Gewicht des
Lithiumsulfats für je 10 ccm des amylalkoholischen Filtrats (ohne den Waschalkohol) 0,92 mg abzieht.

---

[1]) F. A. Gooch, Zeitschr. f. analyt. Chemie **26**, 354 [1887].

Die Methode gibt befriedigende Resultate, wenn man darauf achtet, daß alle Fällungen, die zur Entfernung der alkalischen Erden, der Phosphor- und Schwefelsäure erforderlich sind, bei Siedehitze vorgenommen oder nachträglich zum Sieden erhitzt werden, weil andernfalls das schwer lösliche Lithiumcarbonat von den Niederschlägen zurückgehalten wird und man so Verluste erleidet. Ferner ist es notwendig, daß die verwendeten Reagentien ganz eisenfrei sind.

Für den Nachweis in **Galle, Speichel, Faeces** usw. kann man sich der gleichen Methode bedienen.

Quecksilber.

Bei den verschiedensten Applikationsformen des Quecksilbers und seiner Verbindungen läßt sich das Metall bald im Harn nachweisen, nach subcutaner und intravenöser Injektion schon nach 1—2 Stunden, bei interner Darreichung und bei Inunktion innerhalb des ersten Tages, bei Inhalation nach 1 bis 2 Tagen. Im allgemeinen sind die bei Quecksilberkuren im Harn auftretenden Mengen nicht erheblich; sie betragen höchstens einige Milligramme, häufig auch nur Bruchteile von Milligrammen. Je nach der Art der Applikation zeigt die Quecksilberausscheidung im Harn ein wechselndes Bild [Bürgi[1])]. Bei Schmierkur und Inhalationsbehandlung steigt die Menge im Harn von Dezimilligrammen allmählich an bis zu Tageswerten von etwa 2 mg. Bei interner Darreichung (0,06—0,08 Hg_2J_2 täglich) werden beträchtlich größere Mengen, 2—5 mg, nach Kalomel in abführenden Dosen 5—7 mg täglich eliminiert, aber die Ausscheidung verläuft ziemlich unregelmäßig. Bei intramuskulärer Injektion steigt die Ausscheidung bei täglicher Applikation löslicher Salze gleichmäßig an bis zu 3 mg pro Tag, bei intermittierender Zufuhr großer Dosen unlöslicher Salze verläuft sie wellenförmig mit den Maximalwerten von 7 mg. Im Harn erscheint während der Kur etwa 25% des eingeführten Metalls. Bei intravenöser Zufuhr steigt die Ausscheidung rasch zur maximalen Höhe und beträgt in der Zeit der Behandlung etwa 60% der Einfuhr.

Die Dauer der Ausscheidung beträgt nach Welander[2]) schon für eine einzige Dosis Kalomel (0,6) acht Tage. Nach Quecksilberkuren ist dagegen das Metall monate- und jahrelang im Harn nachzuweisen, wenn auch schließlich nur in Spuren. In den ersten 3 Monaten nach Abschluß einer Injektionskur mit Hydrarg. salicyl. konnte Bürgi immerhin im ganzen noch etwa 10% der eingeführten Menge im Harn finden.

Außer den Nieren fungieren noch andere Drüsen als Ausscheidungsorgane. Im **Speichel**, im **Schweiß**, in der **Galle** und der **Milch** hat man gelegentlich Quecksilber nachgewiesen. Doch spielen diese Sekrete gegenüber dem Harn nur eine ganz untergeordnete Rolle. Anders liegt die Sache mit den **Faeces**, die bei jeder beliebigen Anwendungsform stets quecksilberhaltig gefunden werden. Welcher der beiden Ausscheidungswege, Niere oder Darm, die größere Bedeutung für die Entfernung des Metalls aus dem Körper hat, ist vorläufig noch eine umstrittene Frage, die erst durch mit zuverlässigen Methoden angestellte vergleichende Quecksilberbestimmungen in Stuhl und Harn gelöst werden kann. Die Untersuchungen über das in den Organen deponierte Quecksilber ergeben, daß bei den meisten Behandlungsmethoden sich in den Nieren am meisten ablagert. Das würde dafür sprechen, daß diese in erster Linie

---

[1]) E. Bürgi, Archiv f. Dermatol. u. Syph. **79**, 134 [1906].
[2]) E. Welander, Nord. med. Arkiv. **18**, 22 [1886]. — Archiv f. Dermatol. u. Syph. **25**, 39 [1893].

für die Ausscheidung in Betracht kommen, eine Ansicht, die auch von Welander aus anderen Gründen vertreten wird.

Zum **Nachweis** des Quecksilbers im Harn sind verschiedene Verfahren
angegeben worden, die alle darauf beruhen, das Quecksilber aus der angesäuerten Flüssigkeit auf metallischem Zink, Kupfer, Messing oder Gold niederzuschlagen. Aus dem so entstandenen Amalgam kann man durch Erhitzen das
Quecksilber abdestillieren und durch Joddampf in Jodid überführen, dessen
Krystalle leicht, nötigenfalls mit der Lupe, zu erkennen sind.

Nach Almén[1]) bringt man in den mit 8—10% Salzsäure angesäuerten
Harn einen vorher ausgeglühten Kupfer- oder besser Messingdraht, erwärmt
1½ Stunde auf dem Wasserbad, reinigt den Draht durch vorsichtiges Kochen
mit destilliertem Wasser, dem man zur Entfernung organischer Stoffe etwas
Natronlauge zusetzt. Dann spült man den Draht mit Wasser, Alkohol und
Äther ab, läßt ihn völlig trocknen und erhitzt ihn in einer unten zugeschmolzenen Glasröhre, deren Weite der Stärke des Drahtes entspricht, vorsichtig
über einer kleinen Flamme. Es entsteht in der Regel unmittelbar am Draht
ein geringer rotbrauner, nicht mehr flüchtiger Belag, dann ein Beschlag von
Quecksilberkügelchen, ferner gelbe Öltröpfchen von organischer Substanz,
am weitesten vom Draht entfernt etwas Wasser. Die Quecksilberkügelchen
sind entweder schon mit dem bloßen Auge sichtbar oder durch das Mikroskop
zu erkennen, wobei sie im reflektierten Licht schwarz, oft mit einem weißen
Fleck in der Mitte, erscheinen.

Um das metallische Quecksilber in Jodid überzuführen und noch besser
sichtbar zu machen, schneidet man das Rohr mit dem Quecksilberbelag ab,
bringt einen kleinen Splitter Jod an das eine Ende und erwärmt diesen so,
daß der Dampf nach dem Quecksilber gelangt. Es entsteht zunächst gelbes
Quecksilberjodid, das sich allmählich beim längeren Liegen in das besser sichtbare rote Jodid umwandelt. Etwa vorhandene Jodkrystalle lassen sich durch
Waschen mit Äther entfernen.

Ist der Harn sehr arm an Quecksilber, so kocht man ihn mit etwas Natronlauge unter Zusatz von ein wenig Traubenzucker eine Viertelstunde lang, löst
den ausgefallenen, quecksilberhaltigen Niederschlag in Salzsäure und verfährt wie oben.

Quantitative Bestimmung.

Für die Bestimmung des Quecksilbers im Harn sind eine große Anzahl von
Methoden angegeben worden, die von Bürgi[2]) zusammenfassend besprochen
worden sind. Hier sollen nur die folgenden beschrieben werden.

1. Gravimetrisch nach Farup.[3]) Der Tagesharn oder mindestens 1 l
wird nach Zusatz von 3—4 ccm konz. Salzsäure in einem mit Steigrohr oder
Kugelkühler versehenen Kolben auf dem Wasserbade auf 70—80° erwärmt,
dann etwa 6 g Zinkstaub zugesetzt und 2 Minuten tüchtig geschüttelt. Nach
dem Erkalten und Absetzen filtriert man die Flüssigkeit durch eine nicht zu
dünne, vorher an die Filtrierscheibe fest angesaugte Schicht von Seidenasbest mit Hilfe der Wasserstrahlluftpumpe. Die untere Fläche der Asbestschicht muß nach beendetem Filtrieren noch vollständig weiß sein. Den Asbest
mit anhaftendem Zinkstaub bringt man quantitativ in den Kolben zurück,
in dem sich die Hauptmenge des Zinkpulvers noch befindet und spült die
an den Wänden des Trichters haftenden Metallteilchen mit 80 ccm verdünnter

[1]) G. Almén, Zeitschr. f. analyt. Chemie **26**, 669 [1887].
[2]) E. Bürgi, Archiv f. experim. Pathol. u. Pharmakol. **54**, 439 [1906].
[3]) P. Farup, ebenda **44**, 272 [1900].

Salzsäure (gleiche Teile konz. Säure und Wasser) nach. Dann fügt man 3 g in Wasser gelöstes Kaliumchlorat hinzu, erhitzt mit aufsteigendem Kühler auf dem Wasserbade bis zur Lösung des Zinks und filtriert nach dem Erkalten durch ein Hartfilter in einen kleinen, etwa 200 ccm fassenden Kolben. Das auf 60° erwärmte Filtrat wird mit 15—20 ccm Zinnchlorürlösung (frisch bereitet durch Kochen von überschüssigem Zinn mit konz. Salzsäure und Filtrieren durch ein Hartfilter) versetzt, wodurch das Quecksilber in Form eines grauen Niederschlages oder einer Trübung abgeschieden wird. Nach dem Abkühlen filtriert man an der Luftpumpe durch das Filtrieramalgamierröhrchen. Dieses besteht aus einem für die Zuckeranalyse von Soxhlet angegebenen Trichterrohr, das unten etwas langfaserigen Seidenasbest und darüber eine 10 ccm hohe Schicht Goldasbest enthält. Der Goldasbest wird nach Schumacher und Jung[1]) so dargestellt, daß man gereinigte feine Asbestfäden mit einer ziemlich konz. Lösung von reinem Goldchlorid durchtränkt, abtropfen läßt, sie in einem Roseschen Tiegel trocknet und schließlich über freier Flamme allmählich stark erhitzt, während man durch den Tiegeldeckel einen Strom von gereinigtem Wasserstoff durchleitet. Nach ungefähr 15 Minuten ist die Reduktion des Goldchlorids beendet und der Asbest ist mit fein verteiltem metallischen Golde bedeckt. Er wird mit verdünnter Salzsäure und heißem Wasser gereinigt und dann getrocknet.

Nach beendeter Filtration, wobei auf vollständige Klarheit des Filtrats zu achten ist, wäscht man mit verdünnter Salzsäure, dann mit Wasser bis zum Verschwinden der Chlorreaktion und schließlich mit reichlichen Mengen Alkohols und Äthers. Sodann leitet man trockene Luft durch das Röhrchen, die man von dem weiten Ende her eintreten läßt, und zwar so lange, bis Gewichtskonstanz erzielt ist. Dann vertreibt man das Quecksilber durch starkes Erhitzen im Luftstrom, wägt wieder und findet aus der Gewichtsabnahme die Quecksilbermenge.

Diese Methode ist nicht ganz leicht auszuführen, gibt aber in der Hand eines geübten Arbeiters gute Resultate. Eine gewisse Schwierigkeit besteht in der Beschickung der Amalgamierröhrchen, die nicht zu lose, aber auch nicht zu fest gestopft sein dürfen, und für die die beste Asbestsorte verwendet werden muß. Der Asbest ist vorher mit konz. Salzsäure so lange auszukochen, bis er nichts mehr an diese abgibt[2]).

Ist der zu untersuchende Harn eiweißhaltig, so muß er vor dem Zinkzusatz mit Kaliumchlorat und Salzsäure (siehe unten) zerstört werden. Für Harne mit sehr niedrigem Quecksilbergehalt dürfte die folgende Methode wohl vorzuziehen sein.

2. **Colorimetrisch nach Schumacher und Jung.**[3]) 500 ccm Harn (bei Verwendung größerer Harnmengen werden diese unter Zusatz einiger Gramm Chlornatrium auf dem Wasserbade entsprechend konzentriert) werden in einem Literkolben nach Erlenmeyer mit 50 ccm konz. Salzsäure und 5 g Kaliumchlorat am Rückflußkühler zum Sieden erhitzt. Ist der Harn durch das freie Chlor hellgelbgrün gefärbt, so läßt man auf 80° abkühlen und fügt etwa 12 g Zincum raspatum (Merck) hinzu. Nach der ersten stürmischen Einwirkung bringt man noch weitere 3 g Zincum raspatum hinzu, worauf die helle Farbe des Harns wieder dunkler wird. Nach zweistündigem Stehen gießt man die über-

---

[1]) Schumacher u. W. L. Jung, Archiv f. experim. Pathol. u. Pharmakol. **42**, 138 [1899].

[2]) E. Ratner, Archiv f. Dermatol. u. Syph. **91**, 2—3 [1908].

[3]) Schumacher u. W. L. Jung, Zeitschr. f. analyt. Chemie **41**, 461 [1902].

stehende Flüssigkeit ab, ohne von den Zinkteilchen etwas zu verlieren. Wenn sich Zinkpartikel an der Oberfläche befinden, so schüttelt man vor dem Abgießen um, wodurch sie zum Absetzen gebracht werden. Man wäscht das Zink einige Male mit Wasser aus, setzt etwas verdünnte Kalilauge hinzu, läßt damit einige Minuten stehen, verdünnt mit Wasser, gießt ab und wäscht noch zweimal mit Wasser nach. Das zurückbleibende quecksilberhaltige Zink wird mit 50 ccm verdünnter Salzsäure übergossen, etwas Kaliumchlorat hinzugefügt und vorsichtig mit kleiner Flamme erwärmt, bis alles gelöst ist. Von Zeit zu Zeit setzt man Kaliumchlorat hinzu, um die Lösung zu beschleunigen und eine Verflüchtigung von Quecksilber zu verhüten. Zum Schluß erhitzt man unter Zusatz von einigen Siedesteinchen zum Kochen, um das Chlor zu vertreiben, läßt auf 70—80° abkühlen, gibt etwa 5 ccm Alkohol hinzu, kocht wieder auf, kühlt unter der Wasserleitung ab und füllt die Lösung in ein 100-ccm-Kölbchen. Man verdünnt mit Wasser, setzt einige Kubikzentimeter frischen Schwefelwasserstoffwassers bis zur Marke zu, schüttelt um und erhält bei Anwesenheit von Quecksilber eine deutliche gelbe bis gelbbraune Färbung, die noch deutlicher sichtbar wird, wenn das Kölbchen auf weißer Unterlage steht. 10 ccm dieser Lösung füllt man in eine Vergleichsröhre und vergleicht die Stärke der Färbung mit denjenigen, die in Sublimatlösungen von bekanntem Gehalt durch Schwefelwasserstoffwasser hervorgerufen werden. Eine Anzahl gleichweiter Vergleichsröhren mit Marke bei 10 ccm werden mit verschiedenen Mengen (1, 2, 3 usf. ccm) einer bekannten Sublimatlösung (etwa 4—5 mg Sublimat in 100 ccm) unter Zusatz von Wasser, einigen Tropfen Salzsäure und Schwefelwasserstoffwasser bis zur Marke aufgefüllt und nach 10 Minuten der Vergleich vorgenommen. Die Vergleichslösungen sind nicht haltbar und daher immer frisch zu bereiten.

Um im **Stuhl, Speichel, Milch** usw. Quecksilber nachzuweisen oder zu bestimmen, ist es in allen Fällen notwendig, zunächst die organischen Substanzen mit Salzsäure und Kaliumchlorat zu zerstören. Sodann können die oben angegebenen Methoden benutzt werden.

Borsäure.

$$B(OH)_3 .$$

Innerlich genommene Borsäure tritt beim Menschen rasch in den Harn über und ist bereits 10 Minuten später dort nachzuweisen. Die Ausscheidung zieht sich sehr lange hin, so daß nach einmaliger Gabe von 3 g erst nach 5—9 Tagen der Harn wieder borsäurefrei ist [Rost[1]]. Diese Zeit verlängert sich bei mehrtägiger Borsäurezufuhr unter Umständen um das Doppelte[2]. Die Hauptmenge der einverleibten Borsäure verläßt den Körper durch die Nieren verhältnismäßig rasch, so daß etwa 50% innerhalb der ersten 12 Stunden ausgeschieden werden. Für die Ausscheidung der andern Hälfte bedarf es noch 3—4 Tage[3]. Wenn wiederholt Borsäure zugeführt wird, so kann infolge der langsamen Abstoßung der letzten Reste eine Anhäufung im Körper stattfinden.

Die Nieren sind das hauptsächlichste Ausscheidungsorgan, da nach Rost im Schweiß, Speichel, in der Milch und im Stuhl nur Spuren von Borsäure nachzuweisen sind.

---

[1] E. Rost, Archiv. intern. de pharmacodynamie **15**, 291 [1905].
[2] R. O. Neumann, Arbeiten a. d. Kaiserl. Gesundheitsamt **19**, 89 [1902]. — Merkel, Münch. med. Wochenschr. **1903**, Nr. 3.
[3] G. Sonntag, Arbeiten a. d. Kaiserl. Gesundheitsamt **19**, 110 [1902].

Der **Nachweis der Borsäure** wird teils durch die auf Curcumapapier hervorgerufene Rotbraunfärbung, teils durch die Flammenreaktion einer alkoholischen Lösung geführt.

a) Bei Anwesenheit größerer Borsäuremengen (mindestens 0,01%) färbt sich ein in den mit Salzsäure stark angesäuerten Harn eingetauchtes Curcumapapier nach dem Trocknen rotbraun. Befeuchtet man das vollständig trockne rotbraune Papier mit Salmiakgeist, so färbt es sich grünschwarz.

b) Wesentlich kleinere Mengen lassen sich dadurch nachweisen, daß man den mit Natriumcarbonat alkalisch gemachten Harn auf dem Wasserbad eindampft, mit Schwefelsäure ansäuert und mit Methylalkohol durchrührt oder schüttelt. In dem alkoholischen Filtrat ist die Borsäure enthalten und wird daran erkannt, daß die Lösung mit grüngesäumter Flamme verbrennt.

Quantitative Bestimmung.

Die Borsäure kann nach Sonntag (l. c.) mit annähernder Genauigkeit titrimetrisch in der phosphorsäurefrei gemachten Aschelösung des Harns bei Anwesenheit von Mannit mit Natronlauge und Phenolphthalein als Indicator bestimmt werden.

Die zur Verfügung stehende Harnmenge (von borsäurereichen Tagesharnen mindestens 300 ccm) wird mit Natronlauge alkalisch gemacht, eingedampft und möglichst vollständig verascht. Der mit heißem Wasser hergestellte Aschenauszug wird zur Entfernung der Phosphorsäure mit Salzsäure angesäuert, mit Eisenchlorid im Überschuß versetzt, zum Sieden erhitzt, mit Natronlauge neutralisiert, schnell abgekühlt, auf ein bestimmtes Volumen (200—1000 ccm je nach verwendeter Harnmenge) aufgefüllt und rasch filtriert. Das Filtrat wird mit Ammoniummolybdat auf Phosphorsäure geprüft. Ist es frei von Phosphorsäure, so kann die Titration vorgenommen werden. Sind dagegen noch Spuren von Phosphorsäure nachweisbar, so wird die Fällung in dem vorher durch Eindampfen konzentrierten Filtrat wiederholt. Von der phosphorsäurefreien Flüssigkeit wird ein aliquoter Teil zur Entfernung der Kohlensäure mit Salzsäure angesäuert und in einem mit Steigrohr versehenen Kolben 10 Minuten lang gekocht. Nach raschem Abkühlen neutralisiert man die salzsaure Lösung durch Zusatz einer ausreichenden Menge gesättigter Kaliumjodatlösung, die 10% Kaliumjodid enthält. Das abgeschiedene Jod wird durch Natriumthiosulfatlösung gebunden. Die neutrale und farblose Flüssigkeit titriert man unter Verwendung von Phenolphthalein als Indicator mit einer durch Baryt kohlensäurefrei gemachten Natronlauge bis zum deutlichen Umschlag in Rot, indem man allmählich 4—5 g Mannit hinzusetzt.

Den Wirkungswert der Natronlauge ermittelt man mit einer durch Auflösen von reiner Borsäure in Natriumcarbonat hergestellten Lösung in derselben Weise.

Für die Untersuchung des **Kots, Speichels, Schweißes** und der **Milch** kann man die gleichen Methoden anwenden, die vorstehend für den Harn beschrieben sind.

Blei.

Trotz mehrfach geäußerter gegenteiliger Ansicht kann nicht daran gezweifelt werden, daß ein Teil des resorbierten Bleis im Harn zur Ausscheidung gelangt. Das beweisen nicht nur die Tierversuche von V. Lehmann[1]), An-

---

[1]) V. Lehmann, Zeitschr. f. physiol. Chemie **6**, 1 u. 528 [1881].

nino[1]), Annuschat[2]) und von Ellenberger und Hofmeister[3]), sondern
man hat auch nach medikamentöser Zufuhr von Blei sowie bei bleivergifteten
Menschen wenigstens im Anfang der Vergiftung regelmäßig das Blei im Urin
nachweisen können. In den späteren Stadien gibt die Untersuchung des
Harnes fast immer ein negatives Resultat.

Die zur Ausscheidung gelangende Menge wird bei Bleivergiftung oder
bei Eingabe medizinaler Dosen Bleiacetat auf 0,6—1 mg im Liter angegeben.
Bei Schafen, die mit großen Dosen gefüttert worden waren (1,5—3,5 Acetat
täglich), fanden Ellenberger und Hofmeister 24—44 mg im Tagesharn.
Durch Darreichung von Kaliumjodid wird die Bleiausscheidung vorübergehend
nicht unerheblich gesteigert. Die in der ersten Zeit der Jodkaliumtherapie
von Bleikranken ausgeschiedenen Mengen können 3,8—4,9 mg täglich betragen (Annuschat, Pouchet[4]).

Die Ausscheidung im Stuhl bei chronischer Bleivergiftung ist nach Mann[5])
bedeutender als im Harn. Während durch die Nieren 0,6 mg pro Tag ausgeschieden wurden, enthielten die Faeces 2—3 mg.

Den Übergang des Metalls in die Milch konnten Baum und Seeliger[6])
bei Kuh und Ziege nach Einfuhr von Bleiacetat nachweisen.

Der **Nachweis** des Bleis kann im Harn direkt nicht mit Sicherheit geführt
werden, da die vorhandenen Mengen zu gering sind. Es ist daher notwendig,
den Harn zu konzentrieren und die den Nachweis hindernden organischen
Substanzen zu zerstören. 1000—2000 ccm Harn werden auf $^1/_5$ Volum eingedampft, mit reiner konz. Salzsäure und etwas konz. Kaliumchlorat-($KClO_3$-)
Lösung versetzt und auf dem Wasserbade erwärmt. Man erwärmt so lange unter
weiterem Zufügen von Kaliumchloratlösung, bis die Flüssigkeit hellgelb geworden ist und nicht mehr nach Chlor riecht, filtriert heiß und wäscht Schale
und Filter mit heißem Wasser nach. Das Filtrat wird mit Natriumbicarbonat
bis zur schwach sauren Reaktion versetzt und mit Schwefelwasserstoff gesättigt, um das vorhandene Blei als Bleisulfid abzuscheiden. Ist ein schwärz-
licher Niederschlag entstanden, so wird er auf einem kleinen Filter gesammelt
und ausgewaschen. Dann bringt man das Filter samt Niederschlag in ein
Becherglas, übergießt es tropfenweise mit heißer verdünnter Salpetersäure,
erwärmt bis zur Lösung des Schwefelbleis und verdünnt mit Wasser und filtriert. Das Filtrat wird durch Eindampfen zur Trockne von der freien Salpetersäure befreit und der Rückstand in wenig Wasser gelöst. Diese Lösung
dient zur Anstellung der Bleireaktionen: Fällung mit Schwefelwasserstoff
(schwarz), verdünnter Schwefelsäure (weiß), Kaliumchromat (gelb), Kaliumjodid (gelb).

Quantitative Bestimmung.

· **1. Gravimetrisch.** Die wässerige Lösung des nach Verdampfen der Salpetersäure, wie oben beschrieben, erhaltenen Rückstandes wird im Becherglase
mit verdünnter Schwefelsäure und dem gleichen Volum Alkohol versetzt.
Nach 24 Stunden wird der Niederschlag von Bleisulfat auf dem Filter gesammelt, mit Alkohol bis zum Verschwinden der Schwefelsäurereaktion ge-

---

[1]) B. Annino, Arch. ital. di clin. med. **32**, 72 [1894].
[2]) A. Annuschat, Archiv f. experim. Pathol. u. Pharmakol. **10**, 261 [1879].
[3]) Ellenberger u. Hofmeister, Archiv f. wissensch. u. prakt. Tierheilk. **10**, 216
[1884].
[4]) G. Pouchet, Archiv d. Physiologie [2] **12**, 74 [1880].
[5]) D. Mann, Brit. med. Journal **1893**, I, 401.
[6]) Baum u. Seeliger, Arch. f. Tierheilk. **21**, 279 [1895].

waschen, getrocknet und im Porzellantiegel geglüht. Das Filter muß vorher für sich verbrannt und die Asche mit einigen Tropfen Salpetersäure und Schwefelsäure eingedampft werden. Dann bringt man den Niederschlag dazu und glüht. Das gefundene $PbSO_4$, mit 0,6829 multipliziert, gibt die gefundene Bleimenge.

2. **Colorimetrisch.** Bei Quantitäten unter 1 mg, wie sie im Harn meist vorkommen, ist die eben beschriebene Methode nicht anwendbar. Nach V. Lehmann kann man so geringe Bleimengen colorimetrisch bestimmen, indem man die Färbung, welche durch Schwefelwasserstoffwasser in der alkalisch gemachten Bleilösung entsteht, mit der Färbung vergleicht, die in einer alkalischen Bleilösung von bekanntem Gehalt durch dasselbe Reagens hervorgebracht wird.

Man löst 0,16 Bleinitrat $[Pb(NO_3)_2]$ in 1 l Wasser. Diese Lösung enthält in 1 ccm 0,0001 Pb. In 4 gleichweite graduierte Zylinder bringt man 1, 2, 3 und 4 ccm dieser Bleilösung, sowie je 10 Tropfen Natronlauge und füllt zu 80 ccm auf. In einen fünften Zylinder gibt man einen abgemessenen Teil der wässerigen Lösung des Bleinitrats (siehe oben), 10 Tropfen Natronlauge und füllt ebenfalls auf 80 ccm auf. Hierauf setzt man zu jedem Zylinder 20 ccm frisch bereitetes Schwefelwasserstoffwasser und vergleicht die Intensität der in dem letzten Zylinder entstandenen Braunfärbung mit den Färbungen der Kontrollzylinder.

Für den Nachweis und die Bestimmung in **Faeces** und anderen Körperflüssigkeiten, als Harn, können dieselben Methoden verwendet werden.

Arsen.

Die Ausscheidung des Arsens im Harn nach innerlicher Darreichung anorganischer Arsenpräparate beginnt nach kurzer Zeit. Bloemendal[1]) fand 2 Stunden nach Einnahme von 6 Tropfen Liquor Kal. arsenic. den Harn arsenhaltig und konnte den Nachweis des Arsens 8 Tage lang führen. Diese Beobachtung bestätigt ältere Angaben von Severi[2]), der die Eliminationsdauer nach einer Einzeldosis bei gesunden Ausscheidungsorganen auf 4—6 Tage bemißt. Ganz anders verläuft die Ausscheidung bei längerer Darreichung kleiner Dosen, also bei therapeutischer Anwendung. Unter diesen Verhältnissen konnten Almkvist und Welander[3]) bis zu 2 Monaten nach dem Aussetzen der Arsenbehandlung bei ihren Patienten wägbare, ja bis zu 7 Monaten nachher noch qualitativ nachweisbare Mengen finden. Scherbatscheff[4]) macht ähnliche Angaben und Wefers-Betink[5]) berichtet von einem Kranken, dessen Urin nach mehrmonatlichem Genuß von Levicowasser (mit 1,8 mg As im Liter) noch nach 4 Monaten Arsen enthielt. Es ergibt sich hieraus, daß bei medizinaler Darreichung die Ausscheidung sehr schleppend verläuft.

Die Frage, wieviel von dem eingeführten Arsen den Körper im Harn verläßt, ist nach den vorliegenden Versuchen noch nicht endgültig zu beantworten, da weder nach einer verabreichten Dosis noch bei fortlaufender Arsenbehandlung die Ausscheidung quantitativ bis zum Ende verfolgt worden ist.

1) W. H. Bloemendal, Archiv d. Pharmazie **246**, 599 [1906].
2) A. Severi, Ann. di Chim. e di Farm. **18**, 33 [1893].
3) Almkvist u. E. Welander, Nord. med. Arkiv **1900**, Nr. 21.
4) D. Scherbatscheff, Vierteljahrsschr. f. ger. Med. [3] **19**, 233 [1900].
5) H. Wefers-Bettink, Pharmac. Weekbl. **45**, 377 [1908].

Für intravenöse Applikation hat Welander[1]) folgende Werte gefunden. Bei einer täglichen Zufuhr von 0,02 As_2O_3 enthielt der Tagesharn 0,0033 bis 0,0140 As_2O_3. Die Länge der Darreichung hatte auf die Größe der täglichen Ausscheidung keinen Einfluß, wenn auch im Beginn der Arsenkur die Ausscheidung eine besonders geringe war. Nach dem Abbrechen der Zufuhr verminderte sich der Arsengehalt des Harns ziemlich rasch. Trotzdem konnte man aber nach 15—25 Tagen täglich noch 1—1,25 mg finden.

Nach Einfuhr per os ist die Ausscheidung geringer und entspricht nur 8—14% der Einfuhr[2]). Nach den Untersuchungen Cloettas[3]) am Hunde scheint, namentlich nach Einfuhr der festen Arzneiformen des Arseniks, die Resorption im Darmkanal und dementsprechend die Ausscheidung im Harn immer mehr abzunehmen.

Die, auch bei intravenöser Zufuhr, schleppende Elimination ist anscheinend dadurch verursacht, daß das Arsen rasch aus dem Blut verschwindet und eine ziemlich feste Bindung in den Geweben, namentlich der Leber, erfährt, aus der es sehr allmählich wieder frei wird.

Die Frage, ob das in anorganischen Verbindungen eingeführte Arsen im Harn in organischer Bindung wieder erscheint, ist noch nicht hinreichend geklärt[4]). Salkowski[5]) hat neuerdings beobachtet, daß dem Harn zugesetztes Natriumarsenit und Natriumarseniat durch Alkohol ausgefällt wird und der alkoholische Auszug sich frei von Arsen erweist. Der nach Einfuhr von arseniger Säure entleerte Harn verhält sich dagegen anders, da nach Zusatz von Natriumcarbonat und Eindampfen reichlich Arsen in den alkoholischen Auszug überging. Dabei ergab sich die interessante Tatsache, daß am ersten Tage das alkoholunlösliche Arsen das alkohollösliche überwog, während später alkohollösliches Arsen in größerer Menge ausgeschieden wurde. Letzteres betrachtet Salkowski als organisch gebundenes Arsen.

Außer den Nieren kommen als Ausscheidungswege des Arsens noch in Betracht der Darm und die Milchdrüse. Im Kot verlassen bei subcutaner Injektion von Natriumarsenit (am Hund) etwa 4% des eingeführten Arsens den Körper (Heffter). Der Übergang in die Milch ist sowohl an Tieren wie bei Menschen [Brouardel[6]), Bucuru[7]), Bloemendal] festgestellt worden. Ob im Schweiß Arsen ausgeschieden wird, ist nicht bekannt.

Im Harn kann der **Nachweis des Arsens** am einfachsten, und zwar ohne vorherige Verarbeitung des Harns geschehen

durch die **biologische Methode.** Sie beruht auf der von Gosio[8]) gefundenen Tatsache, daß gewisse Schimmelpilze, namentlich Penicillium brevicaule, aus Arsenverbindungen ein stark und charakteristisch riechendes Gas entwickeln, das nach Biginelli[9]) Diäthylarsin $(C_2H_5)_2AsH$ ist. Nach Abel und Buttenberg[10]) bringt man etwas Harn in geräumige Erlenmeyerkolben und fügt so viel zerbröckeltes, krustenfreies, altbackenes Brot hinzu, daß die

[1]) Almkvist u. E. Welander, Nord. med. Arkiv **1900**, 21. — E. Welander, Arch. f. Dermatol. u. Syph. **89**, 31 [1908].
[2]) A. Heffter, Arch. intern. de pharmacodynamie **15**, 399 [1905].
[3]) M. Cloetta, Archiv f. experim. Pathol. u. Pharmakol. **54**, 196 [1906].
[4]) A. Heffter, Ergebnisse d. Physiol. **2**, I, 117 [1903].
[5]) E. Salkowski, Zeitschr. f. physiol. Chemie **56**, 95 [1908].
[6]) P. Brouardel u. G. Pouchet, Ann. d'hygiène [3] **14**, 73 [1885].
[7]) C. J. Bucura, Zeitschr. f. experim. Pathol. u. Ther. **4**, 399 [1907].
[8]) B. Gosio, Berichte d. Deutsch. chem. Gesellschaft **25**, Ref. 346 [1892].
[9]) P. Biginelli, Rendiconti della R. Accad. dei Lincei Roma [5] **9**, Serie 2 [1900].
[10]) R. Abel u. P. Buttenberg, Zeitschr. f. Hyg. **32**, 449 [1900].

Flüssigkeit gut aufgesaugt ist und noch etwas trocknes Brot übrigbleibt. Der mit Wattebausch verschlossene Kolben wird im Autoklaven oder Dampftopf sterilisiert. Dann gießt man einige Kubikzentimeter einer Sporenaufschwemmung des Penicillium brevicaule (zu beziehen von Krals bakteriologischem Laboratorium in Prag) hinzu, verschließt mit einer Gummikappe und läßt den Kolben bei 37° stehen. Zu gleicher Zeit setzt man eine Kontrollkultur ohne Harn an. Nach 1—3 tägigem Stehen wird sich ein Arsengehalt durch den knoblauchartigen Geruch der Harnkultur kundgeben. Dieses Verfahren ist zum Nachweis auch geringer Arsenmengen sehr brauchbar, jedoch ist man namentlich bei nicht empfindlichen Geruchsorganen viel leichter Täuschungen ausgesetzt, als bei der folgenden Methode.

Der **Nachweis nach Marsh-Berzelius** beruht auf der Überführung der Arsenoxyde in Arsenwasserstoff durch nascierenden Wasserstoff.

Der Harn (Tagesmenge oder 1 l) wird mit etwas Natriumcarbonat alkalisch gemacht und auf ca. 200 ccm eingedampft. Den konz. Harn bringt man in einen Kolben, setzt 50 ccm konz. Salzsäure (arsenfrei) hinzu und verschließt den Kolben mit einem doppelt durchbohrten Stopfen, der ein Steigrohr und einen mit konz. Kaliumchloratlösung gefüllten Hahntrichter trägt. Man erwärmt auf dem Wasserbad und läßt von der Kaliumchloratlösung allmählich zufließen, bis der Kolbeninhalt hellgelb geworden ist. Dann läßt man erkalten, verdrängt durch Einleiten von Kohlensäure oder Luft das überschüssige Chlor, verdünnt mit Wasser und filtriert. In das auf 50—70° erwärmte Filtrat leitet man Schwefelwasserstoff bis zur Sättigung, filtriert nach 12 stündigem Stehen den bräunlichen Niederschlag ab und wäscht ihn mit Schwefelwasserstoffwasser aus. Dann übergießt man ihn auf dem Filter mit heißem gelben Schwefelammonium, das mit Ammoniak verdünnt wird und wäscht mit verdünntem Ammoniak nach. Das Filtrat dampft man in einer Schale zur Trockne und behandelt den Rückstand mit rauchender Salpetersäure. Erscheint er nach dem Eindampfen noch braun, so wird die Salpetersäurebehandlung nochmals wiederholt. Zur Entfernung der Salpetersäure, die den weiteren Nachweis stören würde, erhitzt man den Rückstand mit konz. Schwefelsäure auf dem Drahtnetz bis zum Entweichen weißer Dämpfe. Nach dem Abkühlen verdünnt man mit Wasser, dampft zur Entfernung der letzten Salpetersäurespuren nochmals ein und verdünnt darauf so weit mit Wasser, daß die Lösung etwa 15% Schwefelsäure enthält. Sie ist nun geeignet zur Anstellung der Marsh-Berzeliusschen Probe[1]).

Hierzu dient am zweckmäßigsten der von Lockemann[2]) angegebene Apparat (s. Fig. 1). Der etwa 100—150 ccm fassende Kolben K ist mit dem mit Teilung versehenen Trichter T, dem mit krystallisiertem Chlorcalcium beschickten Trockenrohr C und der Sicherheitsröhre E versehen. An letztere schließt sich das Zersetzungsrohr an, das bei A und B mit Kupferdrahtnetz und bei d mit einem Lampendocht umwickelt ist, auf den aus der Schale w aus dem mit dem Quetschhahn q versehenen Schlauch a zur Kühlung beständig Wasser tropft.

In K bringt man 4—6 Zinkstückchen, die vorher durch 1 Minute langes Verweilen in $\frac{1}{2}$ proz. Kupfersulfatlösung verkupfert und dann mit Wasser

---

[1]) Bei diesem Verfahren findet man nicht nur das nach Zufuhr von **anorganischen Arsenverbindungen** im Harn auftretende Arsen, sondern auch Atoxylarsen, aber nicht das Arsen der Kakodylsäure.

[2]) G. Lockemann, Zeitschrift f. angew. Chemie **18**, 416 [1905]. Vergl. auch P. Treadwell, Lehrbuch der analyt. Chemie **1**, 188 [1907].

abgespült sind, und 15—20 ccm Schwefelsäure (1 Vol. Schwefelsäure von 1,82 spez. Gew. und 8 Vol. Wasser). Nach $^1/_2$ Stunde entzündet man den bei b entweichenden Wasserstoff und erhitzt das Rohr bei B, um sich von der Arsenfreiheit der Schwefelsäure und des Zinks zu überzeugen. Entsteht innerhalb 20 Minuten kein Beschlag in der Capillare hinter B, so kann der eigentliche Nachweis vorgenommen werden.

Nachdem man die Flammen bei A entzündet und das Rohr zur Rotglut gebracht hat, bringt man die aus dem Schwefelwasserstoffniederschlag erhaltene Flüssigkeit in den Trichter T und läßt zunächst die Hälfte in den Kolben K fließen. Bei vorhandenem Arsengehalt entsteht in der Capillare ein infolge der Kühlung bei d scharf abgegrenzter bräunlicher bis braunschwarzer

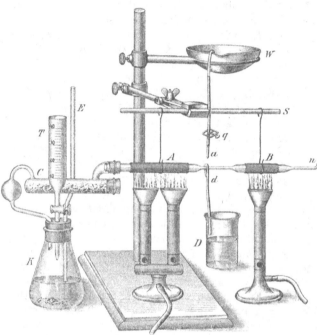

Fig. 1.

Spiegel. Hat man einen deutlichen Spiegel erhalten, so verlöscht man die Flammen bei A und B, läßt den Rest der Flüssigkeit einfließen und hält eine kalte Porzellanschale in die Wasserstoffflamme bei n. Es bildet sich ein brauner Arsenfleck auf der Schale. Dieser Fleck verschwindet sofort, wenn er mit einer Lösung von Natriumhypochlorit betupft wird (Unterschied gegenüber Antimonflecken). Hat man einen Arsenfleck erhalten, so löscht man die Flamme aus, überzeugt sich vom Knoblauchgeruch des austretenden Gases und hält ein mit 50 proz. Silbernitratlösung befeuchtetes Filtrierpapier darüber, auf dem Arsenwasserstoff sehr bald einen citronengelben Fleck erzeugt, der beim Aufbringen von Wasser schwarz wird (Gutzeitsche Probe). Schließlich schneidet man den Spiegel aus der Röhre heraus und erhitzt das schräg gehaltene Röhrchen über kleiner Flamme, wobei das Arsen sich zu Arsentrioxyd oxydiert (Knoblauchgeruch!), das sich an den kälteren Teilen des Röhrchens in Oktaedern ansetzt, deren Anwesenheit man mit der Lupe feststellt.

An Stelle der oben beschriebenen Zerstörung des Harns nach Fresenius und Balbo mittels Salzsäure und Kaliumchlorat sind von Lockemann und von Salkowski[1]) Methoden angegeben worden, bei denen die organischen Substanzen durch Erhitzen mit Salpetersäure und Schwefelsäure zerstört werden und das Fällen mit Schwefelwasserstoff unterbleiben kann. Eigene Erfahrungen über diese Verfahren stehen dem Verfasser nicht zu Gebote.

---

[1]) E. Salkowski, Zeitschr. f. physiol. Chemie **56**, 95 [1908].

Die **Bestimmung des Arsens** im Harn wird je nach der vorhandenen Menge verschieden ausgeführt.

1. **Gravimetrisch.** a) Bei höherem Arsengehalt des Harns oder bei Verarbeitung großer Harnquantitäten fällt man das Arsen als Ammonium-Magnesiumarseniat $MgNH_4AsO_4 \cdot 6 H_2O$. Das, wie oben angegeben, als Arsensulfid gefällte und durch wiederholtes Behandeln mit Salpetersäure in Arsensäure übergeführte Arsen wird in Wasser gelöst und filtriert. Man fügt auf je 50 ccm der Lösung 10—20 ccm $^1/_2$ n-Ammoniumchloridlösung und tropfenweise unter Umrühren 20 ccm Magnesiamixtur und schließlich $^1/_3$ des Volums starke Ammoniakflüssigkeit hinzu. Nach 12stündigem Stehen filtriert man durch einen Gooch- oder Neubauer-Tiegel und wäscht mit 2,5proz. Ammoniakflüssigkeit zuerst durch Dekantieren und dann im Tiegel bis zum Verschwinden der Chlorreaktion. Nachdem man den Niederschlag bei 110° getrocknet hat, setzt man den Gooch-Tiegel mittels eines Asbestringes derart in einen größeren Porzellantiegel, daß sein Boden nur einige Millimeter vom Boden des äußeren Tiegels entfernt ist, bedeckt den Niederschlag mit einer dünnen Schicht Ammoniumnitrat und erhitzt zunächst gelinde und dann bis zur hellen Rotglut. Das Magnesium-Ammoniumarseniat geht hierbei in Magnesiumpyroarseniat $Mg_2As_2O_7$ über. Nach dem Erkalten wird gewogen. Die gefundene Menge, mit 0,4828 multipliziert, gibt die entsprechende Menge Arsen.

b) Bei sehr kleinen Arsenmengen (0.1—1,0 mg) kann man sich der Wägung des Arsenspiegels bedienen [Polenske[1]), Hödlmoser[2]), Heffter (l. c.)]. Man erzeugt, wie oben beschrieben, einen Arsenspiegel, indem man die arsenhaltige Flüssigkeit allmählich einfließen läßt, schneidet den betreffenden Teil der Röhre sorgfältig heraus und wägt ihn auf einer empfindlichen Wage. Dann wird das Arsen durch Erwärmen mit Salpetersäure entfernt, das Rohr abgespült, bei 100° getrocknet und gewogen.

2. **Colorimetrisch.** Bei Mengen unter 0,1 mg Arsen kann man annähernde Werte erhalten durch Vergleich des nach Marsh-Berzelius erhaltenen Spiegels mit Spiegeln, die aus bekannten Mengen von Arsentrioxyd gewonnen worden sind. Die Herstellung der Vergleichsspiegel muß möglichst unter den gleichen Bedingungen erfolgen, wie die der Originalspiegel.

Für den Nachweis und die Bestimmung des Arsens in **Faeces, Blut** usw. kommen die gleichen Verfahren in Betracht.

Wismut.

Ein Teil des auf beliebige Weise resorbierten Metalls wird durch die Nieren eliminiert. So fanden Meyer und Steinfeld[3]) bei einer Katze nach intravenöser Injektion 55 Minuten später 13,3% des Metalls im Harn. Angaben über die Ausscheidung von Wismut beim Menschen fehlen fast vollständig, namentlich ist bei den häufiger beobachteten Vergiftungen durch Applikation von Wismutsubnitrat auf Wunden der Harn nicht genau untersucht worden. Bei Eingabe von Bismutum carbonicum zum Zweck der Röntgenuntersuchung haben Dorner und Weingärtner[4]) nicht unerhebliche Mengen des Metalls im Harn gefunden, bei zwei Patienten mit Superacidität des Magensaftes in 24 Stunden 0,165 und 0,214 g.

[1]) E. Polenske, Arbeiten a. d. Kaiserl. Gesundheitsamt **5**, 357 [1898].
[2]) C. Hödlmoser, Zeitschr. f. physiol. Chemie **33**, 329 [1901].
[3]) H. Meyer u. W. Steinfeld, Archiv f. experim. Pathol. u. Pharmakol. **20**, 40 [1885].
[4]) Dorner u. Weingärtner, Deutsches Archiv f. klin. Medizin **98**, 258 [1910].

Zum **Nachweis des Wismuts** zerstört man den Harn zunächst mit Salzsäure und Kaliumchlorat (vgl. Blei) und behandelt nach Vertreibung des Chlors das verdünnte Filtrat mit Schwefelwasserstoff, wodurch Wismutsulfid gefällt wird. Den abfiltrierten Niederschlag löst man in möglichst wenig heißer konz. Salzsäure auf.

Die Wismutchloridlösung zeigt als charakteristische Reaktion beim starken Verdünnen mit Wasser eine weiße Trübung oder Fällung infolge Bildung von Wismutoxychlorid

$$BiCl_3 + H_2O = 2\,HCl + BiOCl.$$

Die Reaktion ist umkehrbar, d. h. durch Zusatz von Salzsäure löst sich der Niederschlag wieder auf, um beim neuerlichen Verdünnen mit Wasser wieder auszufallen.

Quantitative Bestimmung.

Man fällt das Wismut aus schwach saurer Lösung als Sulfid, filtriert durch einen Gooch-Tiegel oder durch ein bei 100° getrocknetes Filter, wäscht zuerst mit Schwefelwasserstoffwasser, hierauf zur Entfernung des Wassers mit Alkohol und dann mit reinem Schwefelkohlenstoff, um beigemengten Schwefel zu entfernen. Schließlich wäscht man zur Beseitigung des Schwefelkohlenstoffes mehrmals mit Alkohol, dann mit Äther, trocknet bei 100° und wägt. Die gefundene Menge Wismutsulfid (Bi_2S_3), mit 0,81258 multipliziert, liefert die vorhandene Wismutmenge.

Zum Nachweis und zur Bestimmung in **anderen Körperflüssigkeiten** und im **Stuhl** kann man auf gleiche Weise verfahren.

Chlorsäure.

ClO_3H.

Die Salze der Chlorsäure erscheinen nach innerlicher Darreichung sehr bald in den verschiedenen Se- und Exkreten. Bereits nach 5 Minuten sind sie im Speichel, nach 10 Minuten im Harn nachweisbar. Die Ausscheidung ist meist innerhalb von 36 Stunden beendigt. Aus den Versuchen verschiedener Autoren[1]) ist zu ersehen, daß die eingeführten Chlorate fast quantitativ im Harn wieder erscheinen, und zwar gelangt die Hauptmenge in den ersten 10—28 Stunden zur Ausscheidung. Die völlige Ausscheidung dauert nach größeren Dosen bis 48 Stunden. Im faulenden Harn werden die Chlorate zu Chloriden reduziert.

Zum **Nachweis** benutzt man die Zersetzung der Chlorate durch Salzsäure unter Chlorentwicklung.

1. Man kocht einige Kubikzentimeter des zu prüfenden Harns mit einer Federmesserspitze Stärke, fügt nach dem Abkühlen 20 Tropfen 10 proz. Jodkaliumlösung zu, säuert mit konz. Salzsäure an und erwärmt gelinde. Aus den Chloraten freiwerdendes Chlor spaltet Jod ab, das Bläuung durch Bildung von Jodstärke bewirkt.

2. Man färbt den Harn durch etwas Indigolösung schwach blau, setzt Salzsäure zu und erwärmt. Die blaue Farbe verschwindet durch die bleichende Wirkung entstandenen Chlors.

---

[1]) A. Heffter, Ergebnisse d. Physiol. **1**, II, 108.

Quantitative Bestimmung.

Die Lösungen der Chlorate werden durch Silbernitrat nicht gefällt. Durch schwaches Glühen gehen die Chlorate in Chloride über. In einer abgemessenen Menge Harn (10 ccm) bestimmt man titrimetrisch (s. Abschnitt 113) die Menge der Chlorionen. Andere 10 ccm werden mit chlorfreier Soda eingetrocknet und geglüht. In der wässerigen Lösung der Asche bestimmt man gewichtsanalytisch oder titrimetrisch wiederum die Chloride. Ein Überschuß gegenüber der ersten Bestimmung entspricht der als Chlorat vorhandenen Chlormenge.

Brom.

Die eigenartigen Ausscheidungsverhältnisse der Bromide sind zuerst von Féré[1]) studiert worden, der darauf hinwies, daß, entgegen der verbreiteten Anschauung, eingegebenes Bromkalium nicht in 24—36 Stunden im Harn vollständig ausgeschieden wird, sondern vielmehr nur ein kleiner Teil ($^1/_{10}$—$^1/_4$) der eingeführten Dosis (4 g) im Harn erscheint, und daß ferner nach der genannten Gabe sich bis zum 20. Tage Brom im Harn nachweisen läßt. Ähnliche Beobachtungen machte Pflaumer[2]).

Beobachtungen über die Bromausscheidung bei andauernder Darreichung von Bromkalium, die Laudenheimer[3]) und neuerdings v. Wyss[4]) an Epileptikern anstellten, zeigten übereinstimmend, daß sehr große Mengen im Organismus festgehalten werden. Z. B. erschienen bei zwei Patienten während der ersten 10 Tage der Bromtherapie nur 32,3 und 22,3% des eingeführten Broms im Harn. Da nur sehr geringe Mengen im Speichel, Schweiß und Kot verloren gehen, so ergibt sich hieraus eine erhebliche Retention im Organismus. Ein bestimmtes Verhältnis zwischen Bromeinfuhr und -ausscheidung konnte v. Wyss nicht feststellen. Die pro Tag ausgeschiedene Menge ist wesentlich abhängig von der abgesonderten Harnmenge. Nach dem Aussetzen der Bromzufuhr sinken die Ausscheidungswerte ebenfalls entsprechend den täglichen Harnmengen zunächst rasch, nachher langsamer durch Wochen hindurch, so daß noch 7 Wochen lang quantitativ bestimmbare Mengen im Harn vorhanden waren und in einem Versuch nach weiteren 40 Tagen der qualitative Nachweis gelang. Wieviel insgesamt von dem eingeführten Brom im Harn wieder erscheint, ist aus den vorliegenden Versuchen nicht zu ersehen.

Dieses eigenartige Verhalten des Broms wird durch die von v. Wyss aufgestellte Hypothese verständlich, daß die Nieren gegenüber den Bromionen ein indifferentes Filter darstellen, so daß die ausgeschiedene Brommenge in einem relativen Verhältnis zur Konzentration im Blut und zur Menge des abgesonderten Harns steht. Hiermit steht im Einklang die zuerst von Nencki und Schoumow-Simanowsky[5]) gefundene und von Fessel[6]) bestätigte Tatsache, daß der Chlorgehalt des Blutes herabgesetzt wird. Das Bromion verdrängt das Chlorion teilweise, so daß die Ausscheidung der Chloride im Harn vermehrt wird.

¹) Ch. Féré u. L. Herbert, Compt. rend. de la Soc. de Biol. 44, 45, 130, 503 [1892].
²) Ed. Pflaumer, Sitzungsber. d. phys.-med. Soc. Erlangen 1895, 145.
³) R. Laudenheimer, Neurol. Centralbl. 1897, 539.
⁴) H. v. Wyss, Archiv f. experim. Pathol. u. Pharmakol. 55, 266 [1906].
⁵) M. Nencki u. E. O. Schoumow-Simanowsky, Archiv f. experim. Pathol. u. Pharmakol. 34, 313 [1894].
⁶) F. Fessel, Münch. med. Wochenschr. 46, 1270 [1899]. — Vgl. auch E. Frey, Zeitschr. f. experim. Pathol. u. Ther. 8, 1 [1910].

Umgekehrt wird das Bromion durch das Chlorion aus dem Blut und den Geweben verdrängt [Ellinger und Kotake[1])]. Demgemäß findet nach Aufhören der Bromdarreichung unter reichlicher Zufuhr von Kochsalz eine raschere Abstoßung von Bromionen aus dem Organismus statt. Andererseits wird bei kochsalzreicher Nahrung viel weniger Brom im Körper festgehalten als bei kochsalzarmer Kost.

In der Milch sind bei Bromtherapie Spuren von Brom nachweisbar[2]).

Werden organische Bromverbindungen verabreicht, die im Organismus der vollständigen Oxydation anheimfallen, so erscheint das abgespaltene Brom natürlich ebenfalls als Bromion im Harn.

Zum **Nachweis** der Bromide benutzt man die Eigenschaft des Chlorwassers, aus allen löslichen Bromiden Brom abzuscheiden, das in Chloroform oder Schwefelkohlenstoff mit brauner Farbe löslich ist. Im Harn oder anderen Körperflüssigkeiten direkt diese Probe anzustellen, ist unzweckmäßig, weil geringe Mengen Brom durch Eiweiß und andere organische Stoffe gebunden werden und ähnliche Färbungen des Chloroforms auch ohne Anwesenheit von Brom z. B. durch Harnfarbstoffe entstehen können. Man verascht eine nicht zu kleine Menge Harn unter Zusatz von Kalihydrat und zieht die Schmelze mit Wasser aus. Zu dem völlig farblosen Filtrat fügt man einige Tropfen frisches Chlorwasser und schüttelt mit Chloroform oder Schwefelkohlenstoff, dessen Gelb- bis Braunfärbung einen Gehalt an Bromiden anzeigt. Bei einem Überschuß von Chlorwasser verschwindet die Färbung wieder.

Eine von Jolles[3]) angegebene, von v. Wyss modifizierte Methode beruht darauf, daß Paradimethylphenylendiamin mit Brom einen roten Farbstoff bildet. Das Reagens wird jedesmal frisch folgendermaßen bereitet: Eine Spur Paradimethylphenylendiaminchlorhydrat wird in etwa 50 ccm Wasser gelöst, mit 2 ccm Natron- oder Kalilauge und so viel Essigsäure versetzt, bis die eintretende Rotfärbung maximal wird. Einige Kubikzentimeter dieser Lösung verdünnt man bis zur Farblosigkeit mit Wasser. Der zu untersuchende Harn (Blut, Speichel usw.) kann direkt nach vorherigem Verdünnen mit Wasser untersucht werden, doch erhielt v. Wyss nach Veraschen der zu prüfenden Flüssigkeit und Ausziehen der Asche mit heißem Wasser bessere Resultate. Die Aschenlösung wird in einem Kölbchen mit einer Federmesserspitze Kaliumbichromat und mit verdünnter Schwefelsäure versetzt, auf dem Wasserbade erwärmt und die entweichenden Bromdämpfe in das Reagens eingeleitet, das sich bei Anwesenheit von Brom tiefrot färbt.

Es ist zu beachten, daß jodidhaltige Harne die gleiche Farbenreaktion liefern. Der positive Nachweis der Anwesenheit von Brom wird also durch diese Reaktion nur geführt, wenn die Abwesenheit von Jod durch eine der spezifischen Reaktionen erwiesen ist.

Quantitative Bestimmung.

1. **Gewichtsanalytisch.** Die Methode beruht darauf, daß man zuerst die Summe des Chlors und Broms in Form der Silbersalze bestimmt und hierauf durch Erhitzen im Chlorstrome das Bromsilber in Chlorsilber verwandelt. 30—50 ccm Harn werden, wie beim Jodnachweis näher beschrieben, verascht. Die filtrierte Lösung der Schmelze säuert man vorsichtig mit Salpeter-

---

[1]) A. Ellinger und Y. Kotake, Med. Klin. **1910** Nr. 38. — Hierzu auch zu vergl. die älteren Versuche von T. Hondo, Berl. klin. Wochenschr. **1901**, 205.

[2]) C. J. Bucura, Zeitschr. f. experim. Pathol. u. Ther. **4**, 398 [1907].

[3]) A. Jolles, Zeitschr. f. analyt. Chemie **37**, 439 [1898].

säure an, fällt die Halogene mit 5 proz. Silbernitratlösung in geringem Überschuß und erhitzt nun erst unter beständigem Umrühren zum Sieden, filtriert nach dem Erkalten durch eine mit Asbest beschickte, etwa 15 cm lange Filtrierröhre aus schwer schmelzbarem Glase, trocknet bei 180° und wägt nach dem Erkalten. Dann leitet man, nachdem der Asbestpfropf etwas vorgeschoben wurde, trockenes Chlorgas durch die Röhre und erhitzt sie zunächst sehr vorsichtig, dann stärker etwa $1/2$ Stunde lang, ohne daß der Niederschlag zum Schmelzen kommt. Zum Schlusse wird so stark erhitzt, daß der Niederschlag eben schmilzt, dann das Chlor durch Einleiten von Luft verdrängt und das Rohr nach dem Erkalten gewogen [Treadwell[1]]. Der sich bei der zweiten Wägung ergebende Gewichtsverlust, mit 4,2213 multipliziert, ergibt das in dem ursprünglichen Gemisch erhaltene Bromsilber.

Diese Methode liefert nur dann genaue Resultate, wenn die Menge der Bromide im Verhältnis zu derjenigen der Chloride nicht zu gering ist. Andernfalls ist es nötig, die Bromide möglichst zu konzentrieren. Man verwendet zur Veraschung etwa 100 ccm Harn, dampft die Lösung der Schmelze, ohne anzusäuern, zur Trockne, digeriert den Rückstand wiederholt mit 90 proz. Weingeist, verdunstet den filtrierten alkoholischen Auszug und fällt die mit Salpetersäure angesäuerte wässerige Lösung des Rückstandes mit Silbernitrat wie oben.

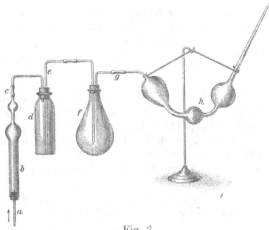

Fig. 2.

2. **Titrimetrisch.** Die von Berglund[2]) angegebene und von Nencki und Schoumow-Simanowsky[3]) modifizierte Methode beruht darauf, daß eine Mischung von saurem Kaliumsulfat und Kaliumpermanganat aus einer Bromidlösung alles Brom freimacht, aber keinen Einfluß auf die Chloride hat. Das abgespaltene Brom wird leicht und vollständig durch einen Kohlensäurestrom ausgetrieben und in einer 10 proz. Jodkaliumlösung aufgefangen. Man verwendet 100 ccm Harn, die unter Zusatz von 2 g Kalihydrat gut verascht werden. Das fast farblose Filtrat des wässerigen Ascheauszugs wird genau mit Schwefelsäure neutralisiert und auf 100 ccm aufgefüllt. Zur Bestimmung dient der von Berglund angegebene Apparat (Fig. 2). Bei a wird Kohlensäure eingeleitet, b—c ist ein mit gereinigter Watte gefülltes Rohr, d die zur Aufnahme einer 2 proz. Permanganatlösung bestimmte hohe und enge Flasche. Das Rohr e kann in dem Stopfen auf und nieder geschoben werden, um nach Bedarf Permanganatlösung durch den Kohlensäurestrom von d nach f hinüber treiben zu lassen. In den Rundkolben f bringt man die zu untersuchende Flüssigkeit. h ist ein Will-Varrentrappscher, mit der 10 proz. Jodkaliumlösung gefüllter Apparat. Mit der Spitze des Apparates verbindet man zweckmäßig ein gebogenes Glasrohr, das in ein mit Jodkalium-

---

[1]) P. Treadwell, Lehrb. d. analyt. Chemie, 4. Aufl. **2**, 246 [1907].

[2]) E. Berglund, Zeitschr. f. analyt. Chemie **24**, 185 [1885].

[3]) a. a. O.

lösung beschicktes Reagensglas eintaucht, zur Kontrolle dafür, daß alles Brom im Kugelapparat absorbiert wird.

Man bringt in das Kölbchen f 50 ccm des Harnaschefiltrats mit 15—25 ccm einer 10proz. Kaliumpyrosulfatlösung, die keine freie Schwefelsäure enthalten darf. Man neutralisiert deswegen zweckmäßig $1/5$ der Pyrosulfat- lösung mit Natriumcarbonat und mischt sodann die übrigen $4/5$ hinzu. Man treibt jetzt durch Einleiten von Kohlensäure einen Teil der 2proz. Kalium- permanganatlösung in den Kolben f und das frei werdende Brom in die Jod- kaliumlösung, die sich allmählich braun färbt. Die Geschwindigkeit des Kohlen- säurestroms ist so zu regulieren, daß man die Blasen gerade noch zählen kann. Der Inhalt des Kolbens f muß immer einen Überschuß von Kaliumperman- ganat enthalten, d. h. dunkelrot gefärbt sein. Sollte dies nicht der Fall sein, so schiebt man das Rohr e tiefer und läßt neue Lösung übertreten. Nach einer Stunde wird unterbrochen, das Kugelrohr mit der Jodkaliumlösung entfernt und der Gasstrom direkt in die im Reagensrohr befindliche Jod- kaliumlösung geleitet. Tritt noch Gelbfärbung ein, so wird die braune Jod- kaliumlösung im Kugelrohr durch neue ersetzt und fortgefahren, bis kein Brom mehr entweicht. In der vorgelegten Jodkaliumlösung bestimmt man das abgeschiedene Jod durch Titrieren mit $1/10$ n-Natriumthiosulfatlösung und Stärkelösung als Indicator

$$2\,Na_2S_2O_3 + J_2 = 2\,NaJ + Na_2S_4O_6 .$$

Da die gefundene Menge Jod äquivalent ist der freigewordenen Brom- menge, so entspricht jeder verbrauchte Kubikzentimeter einer genau einge- stellten $1/10$ n-Thiosulfatlösung 0,007 996 g Brom.

Diese Methode steht an Genauigkeit hinter der gravimetrischen, indirekten Bestimmung etwas zurück. Sie hat aber den Vorzug der rascheren Ausführung, da sie in wenigen Stunden beendet werden kann, während jene 2 Tage in An- spruch nimmt.

Die Methoden des Nachweises und der Bestimmung des Broms im Harn sind auch für andere Körperflüssigkeiten, wie **Magensaft, Blut** usw. anwendbar.

Jod.

In den Körper per os eingeführte Alkalijodide erscheinen in sehr kurzer Zeit (2—18 Minuten) im Harn. Die Dauer der Ausscheidung ist abhängig von der Größe der eingeführten Menge und von der Anzahl der Gaben. Anten[1]) fand nach Einfuhr einer einzigen Dose von 0,5 Kaliumjodid durchschnittlich 40 Stunden lang den Harn jodhaltig. Durch mehrere Gaben wird die Aus- scheidungszeit entsprechend verlängert. Nach 2 innerhalb 5 Stunden ge- nommenen Dosen von 0,5 stieg sie auf 56, nach 3 innerhalb 10 Stunden ge- nommenen Gaben auf 77 Stunden. Bei therapeutischer, über Wochen sich erstreckender Jodkaliumbehandlung ist unter Umständen der Harn noch recht lange jodhaltig. Sophie Lifschitz[2]) fand noch am 12. Tage, in einem anderen Falle sogar 8 Wochen nach dem Aufhören der Jodkalizufuhr bestimm- bare Mengen Jod im Harn.

Die Angaben über die quantitativen Verhältnisse lassen erkennen, daß niemals die gesamte eingeführte Jodmenge im Harn erscheint. Anten[1])

---

[1]) H. Anten, Archiv f. experim. Pathol. u. Pharmakol. **48**, 331 [1902]. Dort auch die ältere Literatur.

[2]) S. Lifschitz, Archiv f. Dermatol. u. Syph. **75**, 353 [1905].

fand bei drei Versuchspersonen 65—79,5% der Einfuhr wieder. Hierbei spielt die Individualität eine hervorragende Rolle, insofern als die Ausscheidungs-zahl bei den einzelnen Personen eine bemerkenswerte Konstanz zu verschie-denen Zeiten zeigt [Heffter[1])]. Bei wiederholten Gaben kann entsprechend mehr ausgeschieden werden (Anten), doch ergeben die Versuche von S. Lifschitz, daß auch hier große individuelle Schwankungen vorkommen und erhebliche Mengen von Jod im Organismus zurückbleiben.

Ähnlich wie die im vorstehenden beschriebene Jodausscheidung bei Jod-kaliumzufuhr verläuft sie auch bei der Einverleibung anderer Jodide (Am-monium-, Natrium-, Calcium-, Lithiumjodid), wie die Versuche Studenis[2]) und namentlich Fr. Bergers[3]) zeigen. Aus den letzteren geht klar hervor, daß die Jodionen ihren eigenen Ausscheidungstypus haben, unabhängig von der Art des Kations des eingeführten Jodids.

Wird Jod in organischen Verbindungen eingeführt, die im Organismus verbrannt werden (z. B. Jodival, Sajodin), so ist der Verlauf der Jodausscheidung von der Geschwindigkeit ihres Abbaues, d. h. der Abspaltung von Jodionen, abhängig. Jodival (α-Monojodisovalerianylharnstoff) und Jodglidine (jo-diertes Pflanzeneiweiß) zerfallen anscheinend sehr rasch, so daß die Jod-ausscheidung ähnlich wie nach Darreichung von Jodiden verläuft [Bröking[4])]. Ganz verschieden verhalten sich die Jodfettsäureverbindungen (Jodipin, Sajodin), bei denen infolge ihrer schwereren Spaltbarkeit, und weil sie zum Teil im Körper abgelagert werden, eine sehr verlangsamte und unvollkommene Jodausscheidung stattfindet [Basch[5]), Bröking]. Nach Zufuhr von Jodo-form treten neben Jodiden auch Jodate im Harn auf.

Außerdem kommen als Ausscheidungswege noch verschiedene andere Drüsen in Betracht. Im Speichel treten Jodionen ebenso bald auf wie im Harn, auch schon nach kleinen Gaben. In dem bei Jodschnupfen abgeson-derten Sekret der Nasenschleimhaut fand Anten 0,9—1,5% des ein-genommenen Jods. In der Tränenflüssigkeit und im Schweiß [Keller-mann[6])] ist Jod erst nach längerer Zufuhr oder bei großen Dosen nachweisbar. Auch in die Frauenmilch gehen nach Stumpf[7]) merkliche Quantitäten über. In der Galle gelangen nach Fricker[8]) nur kleine Mengen zur Aus-scheidung.

Der Nachweis der Jodide beruht auf ihrer Überführung in Jod.

$$2\,KJ + H_2SO_4 \;= 2\,HJ + K_2SO_4\,,$$
$$2\,HJ + 2\,HNO_2 = 2\,NO + J_2 + 2\,H_2O\,.$$

Das freiwerdende Jod wird entweder durch die Blaufärbung mit Stärke (Bildung von Jodstärke) oder durch Ausschütteln des Jods mit Chloroform oder Schwefelkohlenstoff nachgewiesen. Diese Reaktionen führt man am besten wie folgt aus.

5—10 ccm Harn werden mit etwas Stärkekleister gut vermischt. In einem zweiten Reagensglas mischt man 5 ccm verdünnte Schwefelsäure mit

---

[1]) A. Heffter, Med. Klinik 1910, Nr. 8.
[2]) A. Studeni, Med. Dissertation, Zürich 1897.
[3]) Fr. Berger, Archiv f. experim. Pathol. u. Pharmakol. 55,
[4]) E. Bröking, Zeitschr. f. experim. Pathol. u. Ther. 8, 125 [1910].
[5]) G. Basch, Zeitschr. f. physiol. Chemie 55, 397 [1908].
[6]) Kellermann, Zeitschr. f. experim. Pathol. u. Ther. 1, 189 [1905].
[7]) M. Stumpf, Deutsches Archiv f. klin. Medizin 30, 201 [1882].
[8]) E. Fricker, Biochem. Zeitschr. 14, 286 [1908].

10 Tropfen einer 1 proz. Natriumnitritlösung und schichtet den stärkehaltigen
Harn vorsichtig darüber. Ist Jod vorhanden, so entsteht an der Berührungsstelle eine blaue Zone.

10 ccm Harn werden mit 1 ccm verdünnter Schwefelsäure und 10 Tropfen
einer 1 proz. Natriumnitritlösung versetzt und dann einige Kubikzentimeter
Chloroform oder Schwefelkohlenstoff zugefügt. Beim gründlichen Durchschütteln färben sich letztere je nach dem Jodgehalt rosa bis violettrot. Obwohl
diese Reaktionen ziemlich empfindlich sind, so können sie doch bei sehr geringem Jodgehalt des Harns versagen, weil der Harn eine Anzahl jodbindender
Substanzen enthält (Harnsäure, Sulfocyansäure u. a. [Marung[1])]), die
eine kleine Menge Jod dem Nachweis entziehen [vgl. Heffter[2])]. Sicherer
ist es deswegen, den Harn in der unten (siehe quantitative Bestimmung) angegebenen Weise zu veraschen und die Reaktionen mit der Lösung der Schmelze
anzustellen.

Quantitative Bestimmung.

Zur genauen Bestimmung des Jods im Harn ist eine Veraschung unbedingt erforderlich. Sie wird in der Weise ausgeführt, daß man in einer Nickelschale 10—50 ccm Harn je nach dem Jodgehalt unter Zusatz von je 1 g jod-
freiem Kalihydrat pro 10 ccm Harn eindampft und bei gelinder Hitze verkohlt. Nach dem Erkalten fügt man Salpeter (0,5 g auf 10 ccm Harn) in
wenig Wasser gelöst hinzu, sorgt durch Umschwenken der Schale dafür, daß
der ganze Rückstand benetzt wird, trocknet bei kleiner Flamme ein und brennt
bei stärkerer Hitze die Schmelze weiß. Stärkeres, lange fortgesetztes Glühen
ist zu vermeiden. Sollte die Schmelze nicht rasch weiß werden, was bei sehr
konzentrierten Harnen der Fall sein kann, so fügt man noch etwas Salpeter-
lösung hinzu. Die erkaltete Schmelze wird in Wasser gelöst, die Lösung
filtriert und Schale wie Filter gründlich nachgewaschen. In dem Filtrat,
das bei richtiger Ausführung der Veraschung vollständig farblos ist, kann
das Jod entweder titrimetrisch oder colorimetrisch bestimmt werden. Die
letztere Methode eignet sich besonders für die Bestimmung sehr kleiner Jodmengen.

1. **Titrimetrisch nach Fresenius.**[3]) Die Lösung wird im Scheidetrichter
vorsichtig mit Schwefelsäure angesäuert, wobei man starkes Aufschäumen
vermeiden muß. Das infolge des Nitritgehalts der Schmelze freigewordene
Jod schüttelt man mit 20 ccm und dann wiederholt mit je 10 ccm rek-
tifiziertem Schwefelkohlenstoff, solange dieser sich noch rot färbt. Der
sorgfältig abgetrennte Schwefelkohlenstoff wird in einer Stöpselflasche gesammelt und mit 30 ccm einer gesättigten sodafreien Natriumbicarbonatlösung überschichtet, durchgeschüttelt und dann das gelöste Jod durch
Titrieren mit $^1/_{10}$ n-Natriumthiosulfatlösung bis zur Entfärbung des Schwefelkohlenstoffs bestimmt. Der Titer der Natriumthiosulfatlösung muß mit einer
bekannten Menge Kaliumjodid auf die gleiche Methode gestellt werden. Das
Verschwinden des Jods vollzieht sich nach der Gleichung

$$2\,Na_2S_2O_3 + J_2 = 2\,NaJ + Na_2S_4O_6\,.$$

Es entspricht also 1 Mol. Thiosulfat 1 Atom Jod.

---

[1]) K. E. Marung, Arch. internat. de pharmacodynamie 7, 369 [1900].
[2]) A. Heffter, Zeitschr. f. experim. Pathol. u. Ther. 2, 433 [1905].
[3]) R. Fresenius, Quantitative Analyse 6. Aufl. 1, 482.

2. Colorimetrisch nach Baumann-Anten.[1]) Die Lösung der Schmelze oder bei hohem Jodgehalt ein aliquoter Teil wird in eine der von Howald[2]) angegebenen Schüttelflaschen (s. Fig. 3) gebracht und vorsichtig mit Schwefelsäure angesäuert. Dann setzt man 10 ccm rektifizierten Schwefelkohlenstoff hinzu und schüttelt gut durch. In eine zweite gleichgroße Schüttelflasche bringt man ein der Menge der Harnaschenlösung entsprechendes Volum einer gesättigten Natriumsulfatlösung und fügt je 10 Tropfen verdünnter Schwefelsäure und einer 1 proz. Natriumnitritlösung sowie 10 ccm Schwefelkohlenstoff hinzu. Zu dieser Mischung läßt man aus einer Bürette eine Kaliumjodidlösung, die genau 0,2 g im Liter enthält, tropfenweise unter starkem Schütteln so lange zufließen, bis die Färbung des Schwefelkohlenstoffs in beiden Schüttelgefäßen gleich ist. Aus der Zahl der verbrauchten Kubikzentimeter erfährt man die Menge des vorhandenen Jods (1 ccm = 0,00015 Jod). Die Farbenunterschiede sind dann am deutlichsten, wenn der vorhandene Jodgehalt zwischen 0,5 bis 1,5 mg beträgt. Die Resultate sind bei einiger Übung und normaler Farbenempfindlichkeit genau. Es gibt indessen Personen, denen die zur Wahrnehmung der feinen Farbenunterschiede nötige Empfindlichkeit abgeht.

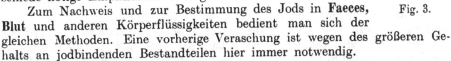

Fig. 3.

Zum Nachweis und zur Bestimmung des Jods in **Faeces, Blut** und anderen Körperflüssigkeiten bedient man sich der gleichen Methoden. Eine vorherige Veraschung ist wegen des größeren Gehalts an jodbindenden Bestandteilen hier immer notwendig.

II. Organische stickstofffreie Verbindungen.

A. Aliphatische Reihe.

Chloroform (Trichlormethan).

$$CHCl_3.$$

Sowohl eingeatmetes, als auch subcutan injiziertes Chloroform hat man in den Harn übergehen sehen. Jedoch sind die Mengen augenscheinlich sehr gering. Quantitative Bestimmungen liegen nur von narkotisierten Hunden vor. Pohl[3]) fand in dem 4 Stunden nach einer halbstündigen Narkose entleerten Harn nur 0,39 mg, während Nicloux[4]) in dem während der Narkose gelassenen Harn 6—8 mg in 100 ccm fand. Wie lange die Ausscheidung dauert, ist nicht festgestellt. Bei narkotisierten Menschen ist der Nachweis in den meisten Fällen negativ ausgefallen. Sehr häufig ist nach Chloroformnarkosen eine reduzierende Substanz (auf Fehlingsche Lösung) im Harn beobachtet worden, in einigen Fällen auch Linksdrehung. Etwas Näheres über diesen Körper ist nicht bekannt[5]). Ein Teil des Chloroforms wird anscheinend im Organismus zerstört, worauf die von Kast[6]) und Zeller[7]) beobachtete Steigerung der Harnchloride hindeutet.

[1]) H. Anten, Archiv f. experim. Pathol. u. Pharmakol. **48**, 331 [1902].
[2]) W. Howald, Zeitschr. f. physiol. Chemie **23**, 209 [1897].
[3]) J. Pohl, Archiv f. experim. Pathol. u. Pharmakol. **28**, 239 [1891].
[4]) M. Nicloux, Journ de Pharm. et de Chim. [6] **24**, 64 [1906].
[5]) A. Kast, Berl. klin. Wochenschr. **1888**, 377.
[6]) A. Kast, Zeitschr. f. physiol. Chemie **11**, 277 [1887].
[7]) A. Zeller, Zeitschr. f. physiol. Chemie **8**, 70 [1883].

Der **Nachweis des Chloroforms** ist im Destillat des Harns zu führen. Man erwärmt den Harn im Wasserbad auf etwa 70° und leitet einen Kohlensäurestrom hindurch. Das Destillat fängt man in einer mit Eis gekühlten Vorlage auf, die etwas Alkohol enthält. Mit dem Destillat stellt man folgende Reaktionen an.

1. Die Isonitrilreaktion nach Hofmann: Man fügt zum Destillat einige Tropfen Anilin und alkoholische Natronlauge und erwärmt, worauf der unangenehme Geruch des Phenylisonitrils auftritt.

$$CHCl_3 + 3\,NaOH + C_6H_5NH_2 = C_6H_5NC + 3\,NaCl + 3\,H_2O\,.$$

2. Die Lustgartensche Reaktion[1]). Mischt man das Destillat mit einer gelinde erwärmten Lösung von 0,1 α- oder β-Naphthol in Kalilauge zusammen, so entsteht eine vorübergehende Blaufärbung. Auch mit anderen Phenolen gibt Chloroform unter gleichen Umständen Färbungen, z. B. mit Thymol eine dunkelviolette, Resorcin eine gelbrote.

Es ist zu beachten, daß diese Reaktionen auch von Chloralhydrat gegeben werden.

Sulfonal (Diäthylsulfondimethylmethan).

$$\begin{array}{l} CH_3 \\ CH_3 \end{array}\!\!>\!\!C\!\!<\!\!\begin{array}{l} SO_2C_2H_5 \\ SO_2C_2H_5 \end{array} = C_6H_{16}O_4S_2\,.$$

Sulfonal erscheint zum weitaus größten Teil nicht unverändert im Harn, sondern in Form einer leicht löslichen, organischen Schwefelverbindung, die Smith[2]) für Äthylsulfosäure $C_2H_5SO_3H$ hält. Daneben sind auch kleine Mengen von unverändertem Sulfonal im Harn nachweisbar, und zwar steigt die Menge bei mehrtägigem Gebrauch an [Goldstein[3])]. Morro[4]) fand bei 5tägiger Einnahme von je 1 g im Harn des ersten Tages 2,7 mg und dann ein allmähliches Anwachsen bis zu 48,6 mg am fünften Tage. Die Ausscheidung dauerte nach dem Aussetzen noch etwa 3 Tage an. Im ganzen gelangten gegen 5% des eingeführten Sulfonals unverändert zur Ausscheidung.

Der **Nachweis des Sulfonals** im Harn kann nur durch Isolierung desselben geführt werden. Nach Morro schüttelt man den auf 100 ccm eingeengten Tagesharn sechsmal mit dem 2—3fachen Volum Äther aus. Hierbei eintretende Emulgierung beseitigt man durch Zusatz von geringen Mengen Alkohol. Die vereinigten Ätherauszüge werden abdestilliert, der Rückstand auf dem Wasserbade zur Trockne verdampft und in 15—20 ccm 10proz. Natronlauge gelöst. Diese Lösung verdampft man wiederum zur Trockne, nimmt den Rückstand mit 20—40 ccm Wasser in der Wärme auf und schüttelt die Lösung wiederum sechsmal mit Äther. Die vereinigten Ätherauszüge werden nach 24stündigem Stehen durch ein trockenes Filter gegossen und der Äther verdunstet. Das Sulfonal bleibt dann in durch geringe Menge harziger Substanz verunreinigten Krystallen zurück, die durch Abwaschen mit Äther oder Umkrystallisieren aus heißem Wasser rein erhalten werden. Durch Bestimmung des Schmelzpunktes (125,5°) und eine der folgenden Reaktionen werden sie identifiziert. Beim Erhitzen mit reduzierenden Substanzen (Holzkohlen-, Eisenpulver, Pyrogallol) entwickeln sie das widerlich riechende Mercaptan. Beim Schmelzen mit Kaliumcyanid entsteht neben Mercaptan Rhodankalium, das in der wässerigen an-

---

[1]) S. Lustgarten, Monatshefte f. Chemie **3**, 722 [1882].
[2]) W. J. Smith, Zeitschr. f. physiol. Chemie **17**, 1 [1893].
[3]) F. Goldstein, Deutsche med. Wochenschr. **18**, 983 [1892].
[4]) W. Morro, Deutsche med. Wochenschr. **20**, 672 [1894].

gesäuerten Lösung der Schmelze durch Ferrichlorid (Rotfärbung) nachweisbar ist.

Diese Reaktionen werden auch durch Trional (Diäthylsulfonmethyläthylmethan, Schmelzp. 76°) und Tetronal (Diäthylsulfondiäthylmethan, Schmelzp. 86—89°) erhalten, so daß für die Unterscheidung wesentlich der Schmelzpunkt in Betracht kommt.

Äthylalkohol.

$$C_2H_5OH = C_2H_6O .$$

Nach Einführung nicht zu kleiner Mengen (mindestens 50 ccm) Alkohol erscheint beim Menschen ein kleiner Anteil davon im Harn. Die Ausscheidung dauert nur kurze Zeit, etwa 3—4 Stunden und beträgt 0,7—2,4% der Einfuhr[1]. Bei Tieren erscheint nach Neubauer[2] und Pringsheim[3] ein Teil des Äthylalkohols in Form gepaarter Glucuronsäuren. Beim Menschen scheint eine solche Paarung nicht vorzukommen. Außer den Nieren kommen als Ausscheidungsorgane noch Lungen und Haut in Betracht. In der Milch sind bisher nur bei Tieren nach großen Alkoholgaben Spuren nachgewiesen worden[4].

Zum **Nachweis des Äthylalkohols** unterwirft man den Harn der Destillation, macht das Destillat alkalisch und destilliert nochmals. In den ersten Anteilen dieses zweiten Destillats weist man den Alkohol durch folgende Reaktionen nach. Einen Teil versetzt man mit einem Tropfen Benzoylchlorid, schüttelt gut durch und fügt darauf Natronlauge bis zur stark alkalischen Reaktion hinzu. Es entsteht der Benzoesäureäthylester $C_6H_5COOC_2H_5$, der durch seinen aromatischen Geruch erkannt wird, während der stechende Geruch des Benzoylchlorids infolge Bildung von Natriumbenzoat allmählich verschwindet. Eine andere Probe des Destillats säuert man mit verdünnter Schwefelsäure an, fügt so viel einer verdünnten Lösung von Kaliumbichromat hinzu, daß die Flüssigkeit schwach gelb gefärbt erscheint und erwärmt. Bei Anwesenheit von Alkohol tritt infolge Bildung von Chromoxydsulfat allmählich Grünfärbung auf.

Quantitative Bestimmung.

Nach Pringsheim destilliert man vom Harn auf dem Wasserbad bei vermindertem Luftdruck und einer Temperatur von 50—55° mindestens ein Drittel ab. Als Vorlage dient ein 20 cm hohes schmales Reagensglas, dessen doppelt durchbohrter Stopfen das Verbindungsrohr zum Kühler und das Verbindungsrohr zur Wasserstrahlpumpe enthält. Letzteres führt zunächst durch einen senkrechtstehenden 25 cm langen Kühler und hat oberhalb desselben eine Abzweigung mit Hahn, durch die man nach Beendigung der Destillation von außen Luft eintreten lassen kann. Nach beendigter Destillation bringt man das alkoholhaltige Destillat in einen Kolben, in dem sich eine mehr als hinreichende Menge kalter $1/20$ n-Kaliumbichromatlösung befindet, der pro 5 ccm 1 ccm konz. Schwefelsäure zugesetzt ist. Dann erhitzt man den verschlossenen Kolben 1—$1^{1}/_{2}$ Stunde auf dem Wasserbad und titriert nach dem Erkalten das überschüssige Kaliumbichromat mit einer $1/20$ n-Ferroammoniumsulfatlösung in 5 proz. Schwefelsäure zurück. Dabei geht die Farbe der

[1] G. Bodländer, Archiv f. d. ges. Physiol. **32**, 398 [1883]. — Fr. Straßmann, Archiv f. d. ges. Physiol. **49**, 315 [1891].

[2] O. Neubauer, Archiv f. experim. Pathol. u. Pharmakol. **46**, 133 [1901].

[3] J. Pringsheim, Biochem. Zeitschr. **12**, 143 [1908].

[4] R. Rosemann, Archiv f. d. ges. Physiol. **78**, 466 [1899].

Kaliumbichromatlösung durch Gelbgrün in ein gesättigtes Grün über, das schließlich einen bläulichen Farbenton annimmt. Nun wird unter Zusatz von Tropfen für Tropfen die Titration zu Ende geführt, indem man jedesmal eine Tüpfelreaktion mit 1 Tropfen 10 proz. Ferricyankaliumlösung und 1 Tropfen der zu titrierenden Flüssigkeit auf Filtrierpapier ausführt. Die Titration ist beendet, wenn sich an der Berührungszone der beiden Tropfen Berlinerblau bildet.

1 cmm Alkohol entspricht 0,226 ccm $^1/_{20}$ n-Kaliumbichromatlösung. Der Titer der Ferroammonsulfatlösung muß täglich kontrolliert werden.

Zum Nachweis und zur Bestimmung des Alkohols in anderen Körperflüssigkeiten oder im **Kot** können die gleichen Methoden mit geringen Abänderungen benutzt werden.

Kakodylsäure (Dimethylarsinsäure).

$$\begin{matrix} CH_3 \\ CH_3 \end{matrix} \Big\rangle AsO \cdot OH = C_2H_7O_2As .$$

Der größte Teil der in den Organismus eingeführten Kakodylsäure erscheint unverändert im Harn. Die Ausscheidung geht außerordentlich schleppend vor sich, so daß noch Wochen nachher Arsen im Harn nachweisbar ist[1]). Ein geringer Teil wird im Organismus reduziert, wahrscheinlich zu Kakodyloxyd, das der Exspirationsluft einen Knoblauchgeruch verleiht. Ein weiterer Anteil wird wahrscheinlich zu anorganischen Arsenverbindungen umgewandelt [Heffter[2]), Bloemendal[3])].

Der **Nachweis der Kakodylsäure im Harn** beruht auf der Reduktion zu dem durch seinen intensiven Geruch ausgezeichneten Kakodyloxyd durch phosphorige Säure

$$2 (CH_3)_2AsOOH + 2 H_3PO_3 = [(CH_3)_2As]_2O + 2 H_3PO_4 + H_2O .$$

Man versetzt 10—20 ccm des Harns mit einigen Krystallen von phosphoriger Säure und erwärmt. Es tritt fast augenblicklich der knoblauchähnliche, betäubende Geruch des Kakodyloxyds auf.

Will man im Kakodylharn **Arsen** nachweisen, so muß die Kakodylsäure erst oxydiert werden. Das ist nach den gewöhnlichen Verfahren (Behandeln mit Salzsäure und Kaliumchlorat usw.) nicht tunlich, da die Kakodylsäure weder urch Chlor und Brom, noch durch rauchende Salpetersäure angegriffen wird. Man verfährt daher in der Weise, daß man den bei alkalischer Reaktion eingedampften Harn mit 1 T. Kalihydrat und 4—5 T. Salpeter mischt und in einen glühenden Tiegel einträgt. Die in Wasser gelöste Schmelze wird durch Erhitzen mit überschüssiger Schwefelsäure von Salpetersäure befreit und nach Marsh - Berzelius auf Arsen geprüft (siehe bei Arsen).

Chloralhydrat.

$$CCl_3 \cdot CH \cdot (OH)_2 = C_2H_5Cl_3O_2 .$$

Nach Einnahme von etwa 4—6 g Chloralhydrat treten geringe Mengen unverändert in den Harn über [Tomascewicz[4]), v. Mering und Musculus[5])].

---

[1]) H. Imbert u. E. Badel, Compt. rend. de l'Acad. des Sc. **130**, 581 [1900]. — L. Barthe u. R. Péry, Journ. de Pharm. et de Chim. [6] **13**, 209 [1902].
[2]) A. Heffter, Archiv f. experim. Pathol. u. Pharmakol. **46**, 230 [1901].
[3]) W. H. Bloemendal, Archiv f. Pharmazie **246**, 599 [1908].
[4]) A. Tomascewicz, Archiv f. d. ges. Physiol. **9**, 35 [1874].
[5]) J. v. Mering u. Musculus, Berichte d. Deutsch. chem. Gesellschaft **8**, 662 [1875].

Die Hauptmenge wird zu Trichloräthylalkohol reduziert, der gepaart mit Glucuronsäure als Urochloralsäure $C_8H_{11}Cl_3O_7$ ausgeschieden wird.

Die Darstellung der Urochloralsäure erfolgt nach R. Külz[1]) so, daß man den zur Sirupdicke konzentrierten Harn mit verdünnter Schwefelsäure ansäuert und wiederholt mit Äther-Alkohol ausschüttelt. Von den vereinigten Auszügen destilliert man den Äther-Alkohol ab, fällt den Rückstand zunächst mit Bleizucker, dann mit Bleiessig, zerlegt den Bleiessigniederschlag, der die Urochloralsäure enthält, mit Schwefelwasserstoff, filtriert das Schwefelblei ab und entfernt den überschüssigen Schwefelwasserstoff durch Erwärmen. Die Lösung wird mit Barythydrat neutralisiert, auf ein kleines Volumen eingedampft und das Barium durch die gerade genügende Menge Schwefelsäure ausgefällt. Das Filtrat dampft man bis zur Sirupdicke ein und trocknet im Vakuum über Schwefelsäure, wobei eine krystallinische Masse erhalten wird. Diese kocht man wiederholt mit Äther aus. Nach dem Verdunsten des Äthers scheidet sich die Urochloralsäure in Krystallen aus.

Urochloralsäure $C_8H_{11}Cl_3O_7$ bildet farblose, seidenglänzende, in Wasser und Alkohol leicht lösliche, bei 142° schmelzende Nadeln. Sie reduziert Fehlings und Nylanders Reagens und ist linksdrehend. Beim Erwärmen mit verdünnten Mineralsäuren zerfällt sie in Trichloräthylalkohol vom Siedepunkt 151° und Glucuronsäure.

Zum **Nachweis des Chloralhydrats** benutzt man seine Flüchtigkeit mit Wasserdämpfen. Man unterwirft den Harn bei schwach saurer Reaktion nach Zusatz einer kleinen Menge Alkohol der Destillation. Bei alkalischer Reaktion zerfällt es in Chloroform und Ameisensäure. Das chloralhydrathaltige Destillat gibt die beim Chloroformnachweis angeführten Reaktionen und außerdem mit Neßlers Reagens einen anfangs gelbroten, dann allmählich gelbgrün werdenden Niederschlag.

Der **Nachweis der Urochloralsäure** kann nur durch ihre Darstellung geliefert werden.

B. Aromatische Reihen.

Naphthalin.

$$\text{[Strukturformel]} = C_{10}H_8 .$$

Naphthalin wird im Organismus von Menschen und Hunden zu α-Naphthol und wahrscheinlich zu Dioxynaphthalinen oxydiert. Auf die Anwesenheit der letzteren, die wohl auch die bedeutende Vermehrung der Ätherschwefelsäuren [Baumann und Herter[2])] verursachen, darf die an der Luft eintretende Dunkelfärbung des Naphthalinharns zurückgeführt werden. Das Auftreten unveränderten Naphthalins im Harn, das von Baumann und Herter sowie von Roßbach[3]) beobachtet wurde, haben spätere Forscher nicht nachweisen können.

Das α-Naphthol erscheint als α-Naphtholglucuronsäure $C_{16}H_{16}O_7$ im Harn, die von Lesnik[4]) in folgender Weise isoliert wurde. Der mit Blei-

1) R. Külz, Archiv f. d. ges. Physiol. **33**. 221 [1884].
2) E. Baumann u. E. Herter, Zeitschr. f. physiol. Chemie **1**, 267 [1878].
3) M. J. Roßbach, Berl. klin. Wochenschr. **21**, 729 [1884].
4) M. Lesnik, Archiv f. experim. Pathol. u. Pharmakol. **24**, 167 [1888].

essig aus dem Harn erhaltene und an der Luft getrocknete Niederschlag wird mit überschüssiger Salzsäure zu einem dünnen Brei angerührt und mit Äther extrahiert. Die abgehobene ätherische Lösung hinterläßt nach Abdestillieren des Äthers einen sirupösen Rückstand, der nach Zusatz von etwas Wasser in etwa 24 Stunden zu einem Krystallbrei erstarrt. Die Säure krystallisiert in langen farblosen, bei 202—203° schmelzenden Nadeln, die in Wasser leicht löslich sind.

Um einen Naphthalinharn als solchen zu erkennen, dienen folgende Reaktionen.

Nach Penzoldt[1]) fügt man zu einigen Tropfen Harn etwa 1 ccm konz. Schwefelsäure, worauf eine prächtige dunkelgrüne Färbung an der Grenze der beiden Flüssigkeiten entsteht. Nach Lesnik ist diese Reaktion auf α-Naphtholglucuronsäure zu beziehen.

Folgende zwei Farbenreaktionen sind von Edlefsen[2]) angegeben worden. Sie sollen auf β-Naphtholglucuronsäure zu beziehen sein, deren Anwesenheit im Harn nach Naphthalingebrauch aber bisher nicht erwiesen ist.

Mit einigen Tropfen Ammoniak oder Natronlauge versetzter Harn zeigt eine blaue Fluorescenz.

Auf Zusatz von 4—5 Tropfen Eisessig und 3—4 Tropfen einer 1 proz. Natriumnitritlösung zu 8—10 ccm Naphthalinharn tritt eine dunkelrote Färbung auf.

Phenol (Carbolsäure).

$$\text{OH}$$
$$\bigcirc = C_6H_6O .$$

Nach innerlicher oder äußerlicher Applikation von Carbolsäure oder deren Estern, soweit sie im Organismus gespalten werden, wie z. B. Salol, erscheint das Phenol zum Teil an Schwefelsäure oder Glucuronsäure gebunden im Harn. Etwa die Hälfte des eingeführten Phenols wird zu Dioxybenzolen oxydiert [Tauber[3]), Schaffer[4])], und zwar entsteht, wie Baumann und Preusse[5]) gezeigt haben, wesentlich Hydrochinon, dagegen nur in geringer Menge Brenzcatechin, die ebenfalls an Schwefelsäure gebunden im Harn auftreten.

Die eigenartige dunkle, braungraue bis braungrünliche Farbe des Carbolharns tritt namentlich nach äußerer Anwendung auf. Entweder wird der Harn direkt mit dieser dunklen Färbung entleert, oder der Harn dunkelt erst beim Stehen an der Luft nach. Die Ursache dieses eigenartigen Verhaltens, das sich ähnlich auch nach Einverleibung anderer aromatischer Verbindungen, z. B. des Naphthalins usw., zeigt, wurde von Baumann und Preusse in dem Auftreten eines oder mehrerer Oxydationsprodukte des Hydrochinons nachgewiesen.

Das Vorkommen von freier Carbolsäure im Harn ist beim Menschen bisher nicht sicher erwiesen. Beim hungernden Hund erscheinen nach Pugliese

---

[1]) F. Penzoldt, Archiv f. experim. Pathol. u. Pharmakol. **21**, 34 [1886].
[2]) G. Edlefsen, Archiv f. experim. Pathol. u. Pharmakol. **52**, 429 [1905].
[3]) E. Tauber, Zeitschr. f. physiol. Chemie **2**, 366 [1878].
[4]) Fr. Schaffer, Journ f. prakt. Chemie **18**, 282 [1878].
[5]) E. Baumann u. C. Preusse, Zeitschr. f. physiol. Chemie **3**, 156 [1879]. — Archiv f. Anat. u. Physiol., physiol. Abt. **1879**, 245.

erhebliche Mengen Phenol als solches im Harn, während bei normal ernährten Hunden das nicht der Fall ist.

Hinsichtlich des **Nachweises** und der **Bestimmung des Phenols** im Harne vgl. S. 470—481.

Die Kresole (Rohkresol, Lysol) verhalten sich dem Phenol sehr ähnlich. Wie dieses geben sie zur starken Vermehrung der Ätherschwefelsäuren und zum Auftreten von linksdrehenden Substanzen (s. S. 457 u. 482) im Harn Veranlassung. Über Nachweis und Bestimmung siehe S. 482—490.

Thymol (Methylpropylphenol).

$$\text{CH}_3$$
$$\text{OH} = \text{C}_{10}\text{H}_{14}\text{O} .$$
$$\text{C}_3\text{H}_7$$

Beim Menschen wird innerlich dargereichtes Thymol, soweit es nicht unresorbiert mit den Faeces abgeht, zum Teil als Thymohydrochinon im Harn ausgeschieden in Form von gepaarten Schwefelsäuren und Glucuronsäuren [Blum[1])]. Ferner tritt das Chromogen eines grünen Farbstoffes in sehr geringer Menge auf, der sich in dem mit Salzsäure angesäuerten Harn beim Stehen bildet. Die Ätherschwefelsäuren, als deren Paarlinge Thymol und Thymohydrochinon auftreten, sind nicht isoliert worden, wohl aber ist es Blum gelungen, die Thymolglucuronsäure in Form der Dichlorthymol-glucuronsäure $\text{C}_{16}\text{H}_{22}\text{Cl}_2\text{O}_8$ aus dem Harn darzustellen.

Man fügt zum Harn etwa $^1/_3$ seines Volumens konz. Salzsäure und mindestens ebensoviel einer verdünnten Lösung von Natriumhypochlorit, worauf sich nach längerem Stehen die Säure krystallinisch abscheidet. Zur Reinigung werden die abfiltrierten und mit Wasser gewaschenen Krystalle in Sodalösung gelöst und die Lösung mehrfach mit Äther geschüttelt. Aus der wässerigen Lösung wird durch Ansäuern mit Schwefelsäure die Säure in feinen weißen Nadeln quantitativ ausgefällt. Die Dichlorthymolglucuronsäure schmilzt bei 125—126° und ist unlöslich in kaltem, schwer löslich in siedendem Wasser, leicht löslich in Alkohol, Äther, Aceton, Benzol und Alkalien. Das spezifische Drehungsvermögen in alkoholischer Lösung wurde zu $\alpha_D = -66° 11'$ gefunden. Sie reduziert weder ammoniakalische Silberlösung noch alkalische Kupferlösung.

Bei Kaninchen tritt nach Thymolfütterung ebenfalls Glucuronsäure im Harn auf [Katsuyama und Hata[2])], nicht aber bei Hunden (Blum).

Zum **Nachweis** des an Schwefelsäure und Glucuronsäure gebundenen **Thymols** destilliert man den Harn unter Salzsäurezusatz und schüttelt das Destillat mit Äther aus. Beim Verdunsten des Äthers hinterbleibt das Thymol als in Wasser schwer lösliche, nach Thymian riechende Krystallmaße. Schmelzp. 50—51°. Löst man etwas davon in 50 proz. Kalilauge, erwärmt gelinde und setzt einige Tropfen Chloroform hinzu, so entsteht beim Schütteln eine schöne Violettfärbung.

Thymohydrochinon bleibt bei der Destillation im Rückstand. Man entzieht es durch mehrmaliges Ausschütteln mit Äther, reinigt die vereinigten

[1]) F. Blum, Deutsche med. Wochenschr. 17, 186[1891]. — Zeitschr. f. physiol. Chemie 16, 514 [1892].

[2]) K. Katsuyama u. S. Hata, Berichte d. Deutsch. chem. Gesellschaft 31, 2583 [1898].

Neuberg.

ätherischen Auszüge durch Schütteln mit Sodalösung und läßt den Äther verdunsten. Das Thymohydrochinon hinterbleibt in nadelförmigen, in Wasser
schwer, in Alkohol und Äther leicht löslichen Krystallen, die in reinem Zustand bei etwa 139° schmelzen und ammoniakalische Silberlösung stark reduzieren (Blum).

Um **Thymolglucuronsäure** nachzuweisen, ist wie oben beschrieben
zu verfahren.

Um im **Kot** Thymol nachzuweisen, rührt man ihn mit Wasser an und destilliert im Dampfstrom. Das Destillat enthält, wenn nicht zu wenig Thymol
vorhanden war, kleine auf der Flüssigkeit schwimmende Krystalle, die man
abfiltriert und wie oben untersucht.

β-Naphthol.

$$/\diagdown/\diagdown\diagdown\text{OH} = C_{10}H_8O.$$

Nach Eingabe oder äußerlicher Applikation [Mauthner[1])] von β-Naphthol werden die gepaarten Schwefelsäuren des Harns bedeutend vermehrt.
Die Hauptmenge des β-Naphthols erscheint aber in Form einer Glucuronsäureverbindung, die von Lesnik[2]) sowohl aus menschlichem wie aus tierischem
Harn isoliert worden ist. Die Darstellungsmethode ist dieselbe, die für die
α-Naphtholverbindung beim Naphthalin beschrieben worden ist. Die **β-Naphtholglucuronsäure** $C_{16}H_{16}O_7 + H_2O$ krystallisiert in farblosen langen, bei
150° schmelzenden Nadeln, die wenig löslich in kaltem Wasser, leichter in
heißem Wasser, sowie in Alkohol und Äther sind. Die Lösungen sind linksdrehend.

Dieselben Naphtholverbindungen treten im Harn auf, wenn Ester des
β-Naphthols, z. B. Benzonaphthol, innerlich genommen werden. Nach längerer
Zufuhr von Naphthol färbt sich der Harn ähnlich dem Naphthalinharn dunkel,
was von Lesnik und Nencki[3]) auf die Bildung von Dioxynaphthalinen
bezogen wird.

Zum **Nachweis des β-Naphthols** destilliert man eine größere Menge ($\frac{1}{2}$
bis 1 l) des mit Schwefelsäure angesäuerten Harns. Das aus seinen Verbindungen abgespaltene Naphthol geht in das Destillat über, dem es durch Ausschütteln mit Äther entzogen wird. Den Verdunstungsrückstand des Äthers
kann man durch Umkrystallisieren aus wenig warmem Alkohol mit Hilfe von
etwas Tierkohle reinigen. β-Naphthol bildet farblose, bei 122° schmelzende
Blättchen, die in kaltem Wasser schwer löslich sind. In etwas konz. Kalilauge gelöst und mit einigen Chloralhydratkrystallen versetzt, gibt es beim
Erwärmen eine grünblaue Farbe [Lustgarten[4])].

Wie alle Phenole gibt β-Naphthol eine Azofarbstoffreaktion. Zu 5 ccm
einer 1proz. Anilinchlorhydratlösung gibt man einige Tropfen konz. Salzsäure und einige Tropfen einer 5proz. Natriumnitritlösung, fügt etwas alkalische β-Naphthollösung hinzu und macht mit Natronlauge alkalisch. Es
entsteht eine schöne scharlachrote Färbung.

---

[1]) J. Mauthner, Wien. med. Jahrb. **1881**, 201; Jahresber. f. Tierchemie **11**, 230 [1881].
[2]) M. Lesnik, Archiv f. experim. Pathol. u. Pharmakol. **24**, 167 [1887].
[3]) M. Lesnik u. M. Nencki, Berichte d. Deutsch. chem. Gesellschaft **19**, 1534 [1886].
[4]) J. S. Lustgarten, Monatshefte f. Chemie **3**, 715 [1882].

Guajacol (Brenzcatechinmonomethyläther).

$$\overset{OCH_3}{\underset{}{\bigvee}}\overset{OH}{} = C_7H_8O_2 \ .$$

Guajacol und dessen Ester (z. B. Guajacolcarbonat = Duotal, Cinnamyl-
guajacol = Styracol, Benzoylguajacol = Benzosol), soweit sie im Darmkanal gespalten werden, vermehren den Gehalt des Harns an Ätherschwefelsäuren. Es erscheint zum Teil als Guajacolschwefelsäure, die bisher noch
nicht isoliert worden ist. Dagegen sind die quantitativen Verhältnisse der
Ätherschwefelsäureausscheidung mehrfach untersucht worden [Hensel[1]),
Eschle[2]), Knapp und Suter[3])]. Es tritt demnach durchschnittlich etwa
die Hälfte der eingeführten Menge in dieser Form im Harn auf. Ein anderer
Teil des Guajacols wird wahrscheinlich an Glucuronsäure gebunden, wofür die
namentlich nach großen Guajacoldosen beobachtete Linksdrehung des Harns
[Külz[4]), Hensel, Eschle] und sein Verhalten gegenüber alkalischer Kupferlösung spricht. Die nach Spaltung der gepaarten Verbindungen aus dem
Harn erhältlichen Mengen von Guajacol betragen etwa 75—80% der Einfuhr. Ein geringer Anteil scheint bei Verabreichung toxischer Dosen weiter
zu Pyrogallol- oder Oxyhydrochinonverbindungen oxydiert zu werden, was
aus der beim Stehen an der Luft eintretenden Dunkelfärbung des Harns und
aus dem Auftreten von Phenolen, die ammoniakalische Silberlösung reduzieren, geschlossen wird.

Über die Dauer der Guajacolausscheidung gibt Eschle an, daß der größte Teil
innerhalb 24 Stunden, der Rest im Laufe des zweiten Tages ausgeschieden wird.

Zum **Nachweis des Guajacols** destilliert man den mit Schwefelsäure angesäuerten Harn, schüttelt das Destillat mit Äther aus und verdunstet den
letzteren. Die alkoholische Lösung des Rückstandes färbt sich mit wenig
Eisenchlorid blau, mit mehr smaragdgrün.

Quantitative Bestimmung.

Eschle und Hensel haben das Guajacol aus dem Harn in reiner Form
isoliert und dann gewogen oder gemessen. Knapp und Suter empfehlen
an Stelle dieses zeitraubenden und mühsamen Verfahrens eine Titrations-
methode, die auf der Bildung eines Azofarbstoffes aus Guajacol und salzsaurem
p-Nitrodiazobenzol beruht. Aus der verbrauchten Menge des letzteren wird
die vorhandene Guajacolmenge berechnet.

Man destilliert eine abgemessene Menge Harn (500—600 ccm) nach vorherigem Ansäuern mit Salzsäure im Dampfstrom, bis etwa 3 l Destillat erhalten
worden sind. Diese Flüssigkeit versetzt man mit Natriumacetat und läßt
von einer angesäuerten $^1/_{10}$ n-Lösung von p-Nitrodiazobenzol zufließen, worauf sich ein unlöslicher gelber Azofarbstoff bildet. Fährt man mit dem Zusatz des p-Nitrodiazobenzols so lange fort, bis eine filtrierte Probe mit einer
alkalischen Lösung von R-Säure (2-Naphthol-3, 6-Disulfosäure) eben einen
roten Azofarbstoff bildet, wodurch ein Überschuß des p-Nitrodiazobenzols
angezeigt wird, so entspricht die Menge der verbrauchten Lösung dem vor-

---

[1]) R. Hensel, Über Resorption und Ausscheidung des Guajacols und Kreosols bei
Phthisikern. Inaug.-Diss. Königsberg **1894**.

[2]) Eschle, Zeitschr. f. klin. Medizin **29**, 197 [1896].

[3]) Th. Knapp u. F. Suter, Archiv f. experim. Pathol. u. Pharmakol. **50**, 332 [1903].

[4]) E. Külz, Archiv f. d. ges. Physiol. **28**, 506 [1882].

handenen Guajacol, nämlich ein Molekül des Diazokörpers einem Molekül
Guajacol. 1 ccm der $^n/_{10}$-p-Nitrodiazobenzollösung entspricht demnach
0,0124 g Guajacol.

Salicylsäure.

$$\text{COOH}$$
$$\langle\rangle\text{OH} = C_7H_6O_3 .$$

Nach Einnahme von Salicylsäure, ihren Salzen oder den zahlreichen im
Darm spaltbaren Estern, wie sie die chemische Großindustrie auf den Markt
bringt (Salol, Kresalol, Salipyrin, Salophen, Aspirin, Novaspirin,
Diplosal u. a. m.), ist die Säure nach kurzer Zeit (15—30 Minuten) im Harn
nachweisbar. Auch wenn Salicylsäure in Salbenform auf die Haut gebracht
wird, oder wenn Ester z. B. Mesotan aufgepinselt werden, ist dies der Fall.
Sie erscheint teils unverändert, teils mit Glykokoll gepaart als Salicylursäure
$OH \cdot C_6H_4 \cdot CO \cdot NH \cdot CH_2 \cdot COOH$ im Harn. Um diese Verbindung zu erhalten,
extrahiert man nach Beck und Piccard[1]) den eingedampften Harn mit
Alkohol, nimmt den Rückstand des alkoholischen Auszugs mit schwefelsaurem
Wasser auf und schüttelt mit Äther wiederholt aus, der sowohl die Salicyl-
wie die Salicylursäure aufnimmt. Das nach dem Verdampfen des Äthers zurückbleibende Säuregemisch trennt man durch Umkrystallisieren aus Äther
oder Benzol, in denen die Salicylsäure löslicher ist, oder verwendet nach
Bondi[2]) ein Gemisch von 3 ccm Alkohol und 30 ccm Benzol auf 1 g Substanz, das beigemengte Salicylsäure völlig in Lösung hält.

Die Salicylursäure krystallisiert in dünnen, bei 160° schmelzenden
Nadeln, die leicht in Alkohol, weniger in Äther und sehr wenig in kaltem
Wasser löslich sind.

Beim Hunde erscheint die Salicylsäure auch als gepaarte Schwefelsäure[3]) und in Form eines N-freien und eines N-haltigen Derivates[4]).

Die Dauer der Ausscheidung hängt von der Größe der Dosis ab und ist
nach 3 g Natriumsalicylat in 28—36 Stunden beendet [U. Mosso[5])]. Die
eingeführte Menge erscheint in dieser Zeit nahezu vollständig im Harn. Bei
den Äthern und Estern der Salicylsäure hängt die Vollständigkeit und Schnelligkeit der Ausscheidung davon ab, wie schnell sie im Darm verseift werden.
Der unverseifte Anteil ist im Kot nachweisbar [Bondzynski[6])].

Geringe Spuren von Salicylsäure gelangen auch in die Milch, Galle,
im Speichel und Schweiß zur Ausscheidung.

Der **Nachweis der Salicylsäure** wird im Harn[7]) durch die intensive Violettfärbung geführt, die auf Zusatz von einigen Tropfen Eisenchlorid eintritt.
Salicylursäure zeigt die gleiche Reaktion. Obwohl diese Färbung noch bei sehr
großer Verdünnung erfolgt, so ist es bei Anwesenheit geringer Mengen sicherer,
die Salicylsäure (und Salicylursäure) aus dem mit wenig Schwefelsäure angesäuerten Harn mit Äther auszuschütteln. Die durch ein trockenes Filter
abgegossene ätherische Lösung schüttelt man im Reagensrohr mit 1 ccm

---

[1]) Beck u. Piccard, Berichte d. Deutschen chem. Gesellschaft **8**, 817 [1875].
[2]) S. Bondi, Zeitschr. f. physiol. Chemie **52**, 170 [1907].
[3]) E. Baumann u. E. Herter, Zeitschr. f. physiol. Chemie **1**, 264 [1877/78].
[4]) Al. Baldoni, Arch. f. experim. Pathol. u. Pharmakol. Suppl. **1908**, 54.
[5]) Ug. Mosso, Archiv f. experim. Pathol. u. Pharmakol. **26**, 267 [1889].
[6]) St. Bondzynski, Archiv f. experim. Pathol. u. Pharmakol. **38**, 88 [1897].
[7]) Der Harn kann nach Salicylsäuregebrauch direkt nicht unbeträchtlich reduzieren
(C. Neuberg, Berl. klin. Wochenschr. **1911**, Nr. 18).

Wasser, dem ein Tropfen sehr verdünnter Eisenchloridlösung zugefügt wird. Die Anwesenheit der Salicylsäure (und Salicylursäure) verrät sich durch Violettfärbung der wässerigen Schicht.

Eine genügend erprobte, genaue **quantitative Bestimmungsmethode** der Salicylsäure (auch der als Salicylursäure vorhandenen) im Harn existiert vorläufig nicht. Bondzynskis auf Wägung der isolierten Salicylsäure beruhendes Verfahren gibt nur annähernde, meist zu hohe Werte und ist für kleine Mengen ungeeignet.

Zum Nachweis der Salicylsäure im Blut kocht man nach Bondi und Jacoby[1] 15—20 ccm Blut (oder Serum) mit 100 ccm Wasser und 10 ccm $1/_2$ n-Schwefelsäure 10 Minuten am Rückflußkühler, bringt die breiige Flüssigkeit noch warm in 200 ccm Alkohol und spült Kühler und Kolben mit weiteren 100 ccm nach. Nach eintägigem Stehen wird durch Lauge und Sodalösung die Reaktion schwach alkalisch gemacht, filtriert und mit viel Wasser nachgewaschen. Filtrat und Waschwasser dampft man vereint zur Trockne, behandelt den Rückstand mit einer Mischung von 50 ccm Alkohol und 2 ccm obiger Schwefelsäure, filtriert ab und wäscht den Rückstand noch mit Alkohol. Dann bringt man den Rückstand mit 20 ccm Wasser und 1 ccm obiger Schwefelsäure in ein Kölbchen, kocht am Rückflußkühler einmal auf und fügt 100 ccm Alkohol hinzu. Nach längerem Stehen filtriert man, vereinigt das Filtrat und Waschalkohol mit dem früheren sauren, alkoholischen Extrakt des Abdampfrückstandes, macht mit Soda schwach alkalisch und dampft ein. Den Rückstand nimmt man mit 20 ccm Wasser auf, macht durch einige Tropfen sehr verdünnter Schwefelsäure schwach sauer und fällt mit 1 ccm 1 proz. Bleiacetatlösung. Den abfiltrierten Niederschlag wäscht man dreimal mit heißem Wasser, säuert das Filtrat stark mit Schwefelsäure an und schüttelt mit Äther dreimal aus. Den Verdunstungsrückstand des Äthers nimmt man mit wenig heißem Wasser auf und prüft die Lösung mit Eisenchlorid.

Tannin (Gallusgerbsäure).

$$C_{14}H_{10}O_9.$$

Gerbsäure, die als solche oder in Form von Verbindungen, wie z. B. Tannigen oder Tannalbin, auf irgendwelchem Wege dem tierischen Organismus einverleibt wird, erscheint als Gallussäure und in Gestalt anderer noch unbekannter Umwandlungsprodukte im Harn. Erstere tritt nur in kleinen Mengen und nach Einfuhr von nicht zu wenig Gerbsäure im Harn auf. Nach Eingabe von 2—4 g Gerbsäure fand Mörner[2] beim Menschen keine, nach 8 g Gerbsäure nur 0,11 g Gallussäure im Harn. Die andern noch unbekannten Stoffwechselprodukte der Gerbsäure können, wie Rost[3] an Hunden beobachtete, zu einer vermehrten Ausscheidung der gepaarten Schwefelsäuren Veranlassung geben.

Wieweit nach Einführung von Tannin unveränderte Gerbsäure im Harn auftreten kann, ist früher mit verschiedenem Ergebnis untersucht worden [Lewin[4]), Stockman[5])]. Nach den neuesten Versuchen von Rost[6] an

1) S. Bondi u. M. Jacoby, Beiträge z. chem. Physiol. u. Pathol. 7, 514 [1906].
2) C. Th. Mörner, Zeitschr. f. physiol. Chemie 16, 255 [1891].
3) E. Rost, Berichte d. Ges. zur Bef. d. ges. Naturw. Marburg 1898, März.
4) L. Lewin, Virchows Archiv 81, 74 [1880].
5) R. Stockman, Brit. med. Journ. 1886, II, 1077. — Archiv f. experim. Pathol. u. Pharmakol. 40, 147 [1898].
6) E. Rost, Archiv f. experim. Pathol. u. Pharmakol. 38, 346 [1897].

Tieren und an Menschen geht Gerbsäure als solche, d. h. als Alkalitannat nicht in den Harn über.

Bezüglich des **Nachweises** und der **Bestimmung der Gallussäure** im Harn siehe S. 504.

In den Faeces tritt Gerbsäure bei interner Darreichung nach Rost (l. c.) nur dann auf, wenn fortgesetzt große Mengen Gerbsäure eingeführt werden. Im andern Falle findet man nur Gallussäure. Dagegen enthalten die Faeces nach Einfuhr von Tannigen beim Menschen Gerbsäure, nach Tannalbin Gallussäure. Bei Katzen erscheint Tannigen unverändert, Tannalbin teils als solches, teils als Gerbsäure.

In den Faeces wird der **Nachweis von Gerbsäure und Gallussäure** nach Rost in der Weise ausgeführt, daß man den Kot ansäuert und im Soxhlet mit Alkohol extrahiert. Den Extraktrückstand löst man in Ammoniumcarbonat, filtriert und säuert das Filtrat mit Essigsäure an. Falls Tannigen vorhanden ist, so fällt es aus. Das Filtrat versetzt man mit Leim- oder Eiweißlösung. Ein auftretender Niederschlag weist auf die Anwesenheit von Gerbsäure hin. Nachdem wiederum filtriert und das Filtrat eingedampft worden ist, prüft man den Rückstand auf Gallussäure (vgl. S. 505).

Santonin.

$$\begin{array}{c} CO \cdot C(CH_3) \cdot C \cdot CH_2 \cdot CH \cdot CH(CH_3) \\ | \quad\quad | \quad\quad \| \\ CH_2 \cdot C(CH_3) \cdot C \cdot CH_2 \cdot CH \cdot O \end{array} \Big\rangle CO = C_{15}H_{18}O_3 \,.$$

Der nach Santoningebrauch entleerte Harn enthält einen Farbstoff, der ihm eine citronen- bis orangegelbe Farbe verleiht und der bei alkalischer Reaktion in Rot umschlägt. Es ist bisher nicht gelungen, festzustellen, um was für ein Umsetzungsprodukt des Santonins es sich hierbei handelt. Nach Einnahme von 0,025—0,05 g ist dieser Farbstoff $^1/_2$—1 Stunde später im Harn nachzuweisen und 24—32 Stunden lang vorhanden [Griebel[1]]. Unverändertes Santonin oder anderweitige Stoffwechselprodukte desselben sind im menschlichen Harn bisher nicht nachgewiesen worden. Dagegen hat Jaffé[2] bei Hunden neben wenig unverändertem Santonin ein Oxydationsprodukt in einer Menge von etwa 5—6% des verfütterten Santonins im Harn aufgefunden.

Das **α-Oxysantonin** $C_{15}H_{18}O_4$ wird auf folgende Weise isoliert. Man verdunstet den Harn auf dem Wasserbad, zieht den Rückstand mit Alkohol aus, verdunstet die alkoholische Lösung, nimmt den Rückstand mit schwefelsäurehaltigem Wasser auf und schüttelt wiederholt mit Äther aus. Beim Abdestillieren des Äthers scheidet sich die Substanz krystallinisch ab und wird durch Umkrystallisieren aus siedendem Alkohol gereinigt. Das α-Oxysantonin bildet farblose rhombische Krystalle, die bei 286° schmelzen und in heißem Wasser, Alkohol und Chloroform wenig löslich sind. Die Lösungen sind linksdrehend. In Alkalien löst sich α-Oxysantonin unter Bildung von Salzen der α-Oxysantoninsäure $C_{15}H_{20}O_5$. Nach Lo Monaco[3] soll das α-Oxysantonin folgende Konstitution

$$\begin{array}{c} CO \cdot C(CH_3) \cdot C \cdot CH_2 \cdot CH \cdot O \\ | \quad\quad | \quad\quad \| \\ (OH)CH \cdot C(CH_3) \cdot C \cdot CH_2 \cdot CH \cdot CH(CH_3) \end{array} \Big\rangle CO$$

besitzen.

---

[1] E. Griebel, Santonin, Natrium santonicum und Santoninoxim. Inaug.-Diss. Leipzig 1897.

[2] M. Jaffé, Zeitschr. f. physiol. Chemie **22**, 538 [1896].

[3] O. Lo Monaco, Gazzetta chimica ital. **27**, 11 [1897].

Im Harn von Kaninchen, die Santonin erhalten hatten, fand Jaffé neben viel unverändertem Santonin und wenig α-Oxysantonin ein zweites isomeres Oxydationsprodukt in geringer Menge, das β-Oxysantonin $C_{15}H_{18}O_4$. Zur Isolierung schüttelt man den ätherischen Auszug des alkoholischen Harnextraktes mehrmals mit einer konz. Lösung von Natriumcarbonat, säuert letztere nach dem Abtrennen mit verdünnter Schwefelsäure an und schüttelt abermals mit Äther aus. Den krystallinischen Rückstand löst man zur Reinigung in Chloroform und fügt Petroläther bis zur Trübung hinzu. β-Oxysantonin ist leicht löslich in kaltem Alkohol, Äther und Chloroform, unlöslich in Petroläther und sehr wenig löslich in kaltem Wasser. Die Lösungen sind linksdrehend. Der Schmelzpunkt liegt bei 128—131°. Alkoholische Kalilauge färbt die Krystalle des β-Oxysantonins orangerot.

Zur Erkennung eines Santoninharns wird in den meisten Fällen der **Nachweis des Santoninfarbstoffes** genügen. Der mit Kali- oder Natronlauge alkalisch gemachte Harn färbt sich rot, zeigt also ein ähnliches Verhalten wie der nach dem Gebrauch der anthrachinonhaltigen Abführmittel entleerte Harn. Zur Unterscheidung dienen folgende Reaktionen:

Schüttelt man den alkalisch gemachten, rot gefärbten Harn mit Amylalkohol, so geht der Santoninfarbstoff in diesen, während sich der Harn entfärbt. Der Oxyanthrachinonfarbstoff bleibt im Harn [G. Hoppe - Seyler[1])].

Der auf Zusatz von Barytwasser im Santoninharn entstehende Niederschlag ist farblos, während die darüberstehende Flüssigkeit rot gefärbt ist. Die Oxyanthrachinonderivate geben einen rötlichen Niederschlag und ein fast farbloses Filtrat.

Um in den **Faeces** nicht resorbiertes **Santonin nachzuweisen,** behandelt man den mit Salzsäure angesäuerten Kot mit Chloroform und krystallisiert den Chloroformrückstand aus heißem Wasser um oder reinigt ihn durch Sublimation zwischen Uhrgläsern. Santonin bildet farblose, glänzende, bitter schmeckende Täfelchen, die bei 170° schmelzen und in kaltem Wasser fast gar nicht, leicht in heißem löslich sind.

Erwärmt man einige Kryställchen mit alkoholischer Kali- oder Natronlauge, so entsteht eine schön carminrot gefärbte Lösung, die später rotgelbe Färbung annimmt.

Wenn man Santonin mit 1 ccm Wasser und 2 ccm konz. Schwefelsäure erhitzt, so färbt sich die Flüssigkeit höchstens gelb. Setzt man der heißen Flüssigkeit einen Tropfen Eisenchloridlösung zu, so entsteht eine violette Färbung.

Santelöl.

Das ätherische Öl des gelben ostindischen Santelholzes besteht zu 90% aus Santalol $C_{15}H_{26}O$, das als Gonorol ebenfalls therapeutische Verwendung findet. Santalol erscheint im Harn als gepaarte Glucuronsäure [Hildebrandt[2])]. Der Paarling scheint aus dem Santalolmolekül durch Abspaltung eines Isoprenrestes unter gleichzeitiger Oxydation einer Methylgruppe zu Carboxyl zu entstehen. Der nach Einnahme von Santelöl oder einem der neueren, Santelöl oder Santalol enthaltenden Arzneimittel entleerte Harn dreht infolge des Gehalts an Glucuronsäure schwach nach links und reduziert Nylanders Reagens. Ferner enthält er sogenannte Harzsäuren, die nach Zusatz einiger Tropfen konz. Salzsäure zum Harn als wolkige Trübung ausfallen. Beide Re-

---

[1]) G. Hoppe - Seyler, Berl. klin. Wochenschr. **1886**, 436.
[2]) H. Hildebrandt, Zeitschr. f. physiol. Chemie **36**, 441 [1902].

aktionen sind für den Santelölharn nicht charakteristisch, da sie auch nach Gebrauch von anderen balsamischen Mitteln, z. B. Cubebenextrakt, auftreten. Nach Einnahme von 1 g Santelöl zeigt der Harn etwa 12 Stunden lang die beschriebenen Eigenschaften [Karo[1])].

Der **Nachweis** einer Einnahme von Santelöl könnte nach Karo geführt werden durch Destillation einer größeren mit Salzsäure versetzten Harnmenge. Das Destillat, in das die mit Wasserdämpfen flüchtigen Harzsäuren übergehen, zeigt den eigentümlichen, ambraartigen Geruch des Santelöls.

Copaivabalsam.

Der Copaivabalsam ist eine Auflösung von sauren und indifferenten Harzen in wechselnden Mengen (40—80%) ätherischen Öls, das im wesentlichen aus Caryophyllen $C_{15}H_{24}$ besteht. Im Handel existieren verschiedene Sorten Balsame (Macaraibo-, Para- u. a. Balsame), deren physikalische und chemische Eigenschaften nicht unbeträchtlich voneinander abweichen. Das Deutsche Arzneibuch, 5. Ausgabe, läßt nur die dickflüssigen Balsame von einem spez. Gewicht von 0,98—0,99 zu. Es sind aber früher auch andere Balsamsorten medizinisch angewendet worden, und hierdurch erklären sich verschiedene Widersprüche in den Angaben über die Eigenschaften des nach Copaivabalsamgebrauch entleerten Harns.

Nach Quincke[2]) dreht der Copaivaharn schwach nach links und reduziert alkalische Kupferlösung, aber nicht Wismutlösung. Dagegen fand Berthoud[3]), der eine Reihe von verschiedenen Balsamen und daraus hergestellten ätherischen Ölen untersuchte, daß in allen Fällen der Harn eine mehr oder weniger deutliche Reduktion mit Nylanders Reagens zeigte, während die Fehlingsche Probe mit einer Ausnahme (Parabalsam) immer negativ ausfiel. Die Linksdrehung und die reduzierenden Eigenschaften sind nach Berthoud auf gepaarte Glucuronsäuren zu beziehen.

Ferner hat Quincke gefunden, daß der Copaivaharn auf Zusatz von Salzsäure sich unter zunehmender Trübung, die auf die Ausscheidung von Harzsäuren zurückzuführen ist, rosa und später purpurrot färbt. Bei der spektroskopischen Untersuchung zeigte der Farbstoff drei Absorptionsstreifen im Orange, Grün und Blau. Durch Zusatz von Oxydationsmitteln (Chlorkalklösung, Jodtinktur) wird die Farbenreaktion befördert, durch nascierenden Wasserstoff gehemmt. Während Quincke annahm, daß diese Reaktion nach Einnahme von Copaivabalsam konstant aufträte und als Kontrolle für diese Medikation dienen könnte, hat Berthoud nachgewiesen, daß sie nur nach Gebrauch solcher Balsame vorhanden ist, die an und für sich schon die Rotfärbung mit Säuren zeigen. Auch Gurjunbalsam, der diese Reaktion sehr ausgeprägt zeigt, ruft im Harn die gleiche Färbung hervor. Da nun das Deutsche Arzneibuch nur solche Balsame zuläßt, die diese Rotfärbung mit Säuren nicht zeigen, so wird man bei Anwendung offizineller Balsame die Farbenreaktion im Harn vermissen.

Der **Nachweis** der in den Harn übertretenden Bestandteile des Copaivabalsams kann, da die bisher als charakteristisch betrachtete Farbenreaktion wegfällt, nur durch die Reduktion des Nylanderschen Reagens, die Ausscheidung von Harzsäuren bei Zusatz von Salzsäure in der Kälte und den

---

[1]) W. Karo, Archiv f. experim. Pathol. u. Pharmakol. **46,** 242 [1901].
[2]) H. Quincke, Archiv f. experim. Pathol. u. Pharmakol. **17,** 273 [1883].
[3]) G. Berthoud, Beiträge z. Kenntnis d. Copaivaharnes. Diss. Bern **1905.**

beim Kochen des angesäuerten Harns auftretenden Harzgeruch mit einiger Wahrscheinlichkeit geführt werden. Da diese Reaktionen auch beim Gebrauche anderer Balsamica auftreten, sind sie nicht streng beweisend.

Die Anthrachinonderivate der pflanzlichen Abführmittel.

Eine Anzahl häufig gebrauchter Abführmittel *(Rhabarber, Frangularinde, Cascara Sagrada, Sennesblätter und Aloe)* enthalten *Dioxymethylanthrachinone [Chrysophansäuren* $C_{14}H_5O_2(CH_3)(OH)_2$] und *Trioxymethylanthrachinone [Emodine* $C_{14}H_5O_2(CH_3)(OCH_3(OH))$] teils frei, teils in gebundener Form (Anthraglucoside). Diese Substanzen werden im Harn teils als solche, teils als gepaarte Körper, vielleicht Glucuronsäuren, ausgeschieden. Der nach dem Gebrauch der genannten Abführmittel entleerte Harn hat häufig eine intensiv gelbe bis grünlichgelbe Farbe oder ist, wenn er mit alkalischer Reaktion entleert wird, rötlich.

Nachweis. 1. Die im Harn vorhandenen Anthrachinonverbindungen bilden rotgefärbte Salze. Der nativsaure Harn färbt sich daher auf Zusatz von Ätzalkalien mehr oder weniger ausgesprochen rötlich. Erhitzt man den mit Natronlauge versetzten Harn zum Sieden (Hellersche Blutprobe!), so sind die ausfallenden Erdphosphate rot gefärbt. Auf Säurezusatz verschwindet die Rotfärbung im Gegensatz zu der vom Blutfarbstoff erzeugten Farbe.

Auch Santoninharn (s. S. 823) nimmt bei alkalischer Reaktion eine rote Färbung an, gibt aber nicht die folgende Reaktion.

2. Die Anthrachinonverbindungen des Harns gehen aus saurer Lösung in Äther über. Nach Tschirch[1]) kocht man den Harn mit 1 Tropfen Kalilauge, säuert mit Salzsäure an und schüttelt nach dem Abkühlen mit Äther aus. Der klar abgegossene Äther wird mit einigen Tropfen verdünnter Ammoniaklösung geschüttelt. Die wässerige Flüssigkeit färbt sich dann mehr oder weniger tief kirschrot.

Das synthetisch hergestellte *Purgatin* [Diacetat des Purpurins C_6H_4 ($\cdot CO\cdot$)$_2C_6H(OH)_3$], sowie *Purgen* (Phenolphthalein $C_{20}H_{14}O_4$) veranlassen ebenfalls Rotfärbung des Harnes bei Zusatz von Alkalien.

III. Organische stickstoffhaltige Substanzen.

A. Aliphatische Reihe.

Piperazin (Diäthylendiamin).

$$HN{<}^{CH_2-CH_2}_{CH_2-CH_2}{>}NH = C_4H_{10}N_2.$$

Innerlich genommenes Piperazin geht ganz oder zum großen Teil unverändert in den Harn über. Nach Schmidt und Wichmann[2]) wird die Hauptmenge der Base in wenigen Stunden ausgeschieden, während der Rest ziemlich lange im Körper zurückgehalten wird. Nach der einmaligen Dosis von 3 g war es noch 6 Tage lang im Harn nachzuweisen.

Zum **Nachweis** bedient man sich nach Schmidt und Wichmann der Fällbarkeit durch Kaliumwismutjodid. Der Harn wird zur Ausfällung der Erdphosphate mit einigen Tropfen Natronlauge versetzt, das Filtrat mit

---

[1]) A. Tschirch, Pharmaz. Post **1900**, Nr. 40.
[2]) A. Schmidt u. G. Wichmann, Berichte d. Deutsch. chem. Gesellsch. **24**, 3237 [1891].

Salzsäure schwach angesäuert, auf 40° erwärmt und mit Kaliumwismutjodid-lösung versetzt. Ein gleich entstehender amorpher Niederschlag wird abfiltriert. Im Filtrat treten nach einiger Zeit, die man durch Rühren mit dem Glasstabe abkürzen kann, dunkelrote Kryställchen auf. Ist der Gehalt des Harns an Piperazin nicht zu gering, kann man versuchen, die Benzoylverbindung darzustellen, indem man den Harn mit starker Natronlauge und Benzoylchlorid schüttelt. Der entstandene Niederschlag wird abfiltriert und mit Alkohol extrahiert, aus dem beim Verdunsten die Verbindung sich in rhombischen Täfelchen ausscheidet.

Hexamethylentetramin (Urotropin).

$$
\begin{array}{l}
N\diagdown \text{---} \text{----} \cdot CH_2 \\
\quad CH_2 \\
\qquad \diagdown \\
CH_2\ N\text{---}CH_2\text{---}N = C_6H_{12}N_4\,. \\
\quad \diagup \\
\quad CH_2 \\
N\diagup \text{-----} \text{----} CH_2
\end{array}
$$

Hexamethylentetramin wird ziemlich rasch durch die Nieren ausgeschieden[1]. Ein Teil wird nach Bergell[2] im Organismus verbrannt. Crowe[3] konnte die Anwesenheit der Base im Pankreassekret, im Speichel und in der Galle dartun. Auch in der Milch wird sie in Spuren ausgeschieden [Bucura[4]].

Der Nachweis im Harn kann durch die von Nicolaier[5] angegebene Reaktion mit Bromwasser geführt werden. Hexamethylentetramin gibt mit diesem Reagens einen orangegelben Niederschlag, der aus dem Di- und Tetrabromid besteht. Sicherer ist es aber, die Base aus dem Harn zu isolieren.

Hierzu verfährt Bergell wie folgt: 500 ccm Harn werden mit Ammoniak alkalisch gemacht und im Vakuum bei 50—60° zur Sirupdicke eingedampft. Der mit 50 g geglühtem Natriumsulfat verriebene Rückstand wird im Vakuumexsiccator über konz. Schwefelsäure getrocknet und mit heißem Chloroform extrahiert. Den Rückstand des Chloroformauszugs nimmt man mit absolutem Alkohol auf und leitet Chlorwasserstoffgas ein, wodurch Hexamethylentetraminhydrochlorid gefällt wird. Die wässerige Lösung des Salzes gibt mit Alkaloidreagenzien (z. B. Kaliumquecksilberjodid, Sublimat, Platinchlorid) krystallinische Niederschläge. Durch Erhitzen mit verdünnten Säuren spaltet sich Hexamethylentetramin in Formaldehyd und Ammoniak

$$(CH_2)_6N_4 + 2\,H_2SO_4 + 6\,H_2O = 2\,(NH_4)_2SO_4 + 6\,HCOH\,.$$

Diese Zersetzung kann man zum Nachweis des Hexamethylentetramins im Harn benutzen, indem man den Harn mit Schwefelsäure angesäuert der Destillation unterwirft und das Destillat auf Formaldehyd durch eine der folgenden Reaktionen prüft.

Einige Kubikzentimeter des Destillats werden mit etwa 0,05 g Resorcin und dem gleichen Volum 50proz. Natronlauge versetzt und dann aufgekocht. Die anfangs auftretende gelbe Farbe schlägt in Rot um [Lebbin[6]].

---

[1] A. Nicolaier, Deutsche med. Wochenschr. **1895**, 541.
[2] P. Bergell, Deutsche med. Wochenschr. **1907**, 55.
[3] G. J. Crowe, Arch. intern. de pharmacodynamie **18**, 315 [1908].
[4] C. J. Bucura, Zeitschr. f. experim. Pathol. u. Ther. **4**, 398 [1907].
[5] A. Nicolaier, Zeitschr. f. klin. Medizin **38**, 350 [1899].
[6] Lebbin, Pharmaz. Ztg. **41**, 681 [1896].

Einige Tropfen des Destillats werden mit einigen Kubikzentimetern Milch vermischt und auf gleichviel Schwefelsäure vom spez. Gew. 1,82—1,825, die auf 100 ccm 1 Tropfen einer 3 proz. Ferrichloridlösung enthält, geschichtet. An der Berührungsstelle entsteht eine blauviolette Zone (Hehnersche Probe). Bei formaldehydreichen Flüssigkeiten kann die Reaktion ausbleiben, daher sind stark stechend riechende Destillate vorher mit Wasser zu verdünnen. Die Methode des Nachweises durch Destillation ist von Crowe für **Blut, Galle** und andere Körperflüssigkeiten benutzt worden.

Diese Proben fallen auch positiv aus, wenn eine der Verbindungen des Hexamethylentetramins (Helmitol, Citarin, Chinotropin usw.) eingenommen worden ist.

Quantitative Bestimmung.

Die von F. Schröter[1] angegebene Methode gründet sich auf die Unlöslichkeit des Hexamethylentetraminquecksilberchlorids in Essigsäure und ihre Löslichkeit in konz. Kochsalzlösung. Hierdurch ist es möglich, die Hexamethylenverbindung von den Quecksilberchloridverbindungen des Kreatinins und der Harnsäure zu trennen.

Man versetzt 100 ccm Harn mit 10 ccm 25 proz. Essigsäure und darauf mit 80—120 ccm einer bei 30° gesättigter Sublimatlösung, so daß Quecksilberchlorid im Überschuß vorhanden ist. Nach 6—12 Stunden filtriert man von dem gut abgesetzten Niederschlag ab und wäscht ihn mit sublimathaltigem Wasser aus. Darauf spült man den Niederschlag in einen 10—15 ccm gesättigte Kochsalzlösung enthaltenden Kolben, schüttelt gut durch, erwärmt $\frac{1}{4}$ Stunde auf dem Wasserbade und filtriert nach dem Erkalten ab. Im Filtrat fällt man durch 20 proz. Kalilauge das Quecksilber als Oxyd vollständig aus, filtriert ab und bestimmt im Filtrat nach Kjeldahl den Stickstoff. Durch Multiplikation der verbrauchten Kubikzentimeter $n/10$-Säure mit 0,0035 erfährt man die Menge des vorhandenen Hexamethylentetramins.

Veronal (Diäthylmalonylharnstoff, Diäthylbarbitursäure).

$$\begin{matrix} C_2H_5 \\ C_2H_5 \end{matrix} \!\!> C <\!\!\begin{matrix} CONH \\ CONH \end{matrix}\!\!> CO = C_8H_{12}O_3N_2 \,.$$

Aus den Beobachtungen von Emil Fischer und v. Mehring[2] und von Fischer und Hoppe[3] ist zu entnehmen, daß Veronal nach innerlicher Einfuhr nach 40 Minuten, nach subcutaner Einspritzung schon nach 15 Minuten im Harn auftritt. Die Ausscheidung ist nach 3—5 Tagen beendet, und zwar erscheinen Mengen von 0,3—0,5 Veronal oder dessen Natriumsalz fast vollständig (bis zu 92%) im Harn, während von größeren Gaben erheblich weniger (62—70%) eliminiert wird. Diese merkwürdige Tatsache, daß bei großen Dosen die Ausscheidung stark heruntergeht, hat Bachem[4] durch Tierversuche bestätigt und schließt daraus, da im Kot nur geringe Mengen den Körper verlassen, daß von großen Veronalmengen etwa die Hälfte im Körper zerstört wird.

Der **Nachweis** kann nur durch Isolierung des Veronals erfolgen. Hierzu bedient man sich am besten der Methode von Molle und Kleist[5]. Der mit

---

1) F. Schröter, Archiv f. experim. Pathol. u. Pharmakol. **64**, 161 [1911].
2) E. Fischer u. J. v. Mehring, Therapie d. Gegenwart **1904**, April.
3) Ph. Fischer u. J. Hoppe, Münch. med. Wochenschr. **28** [1909].
4) C. Bachem, Archiv f. experim. Pathol. u. Pharmakol. **63**, 228 [1910].
5) B. Molle u. H. Kleist, Archiv d. Pharmazie **1904**, 401.

Bleiacetat versetzte Tagesharn oder mindestens 200 ccm werden vom Niederschlag abfiltriert und mit H_2S entbleit. Vom Bleisulfidniederschlag filtriert man ab und wäscht gründlich nach. Nach Entfernung des H_2S dampft man das Filtrat mit Tierkohle auf ein kleines Volumen ein, filtriert und sättigt die Flüssigkeit mit Kochsalz. Diese Lösung wird wiederholt mit Äther ausgeschüttelt, bis eine Probe des Äthers keinen Rückstand hinterläßt. Der beim Abdestillieren des Äthers verbleibende Rückstand besteht aus fast reinen Veronalkrystallen. Zur Identifizierung des Veronals können folgende Eigenschaften dienen. Es bildet schwach bitter schmeckende Krystalle, die in kaltem Wasser schwer, leicht in heißem Wasser löslich sind. Die wässerige Lösung reagiert gegen Lackmus schwach sauer. Leicht löst es sich in den meisten organischen Lösungsmitteln, sowie in kalter Alkali- oder Sodalösung, aus der es durch Salzsäure krystallinisch wieder abgeschieden wird. Veronal schmilzt bei 191°, bei höherem Erhitzen im Reagensglas sublimiert es in nadelförmigen Krystallen. In einer mit einigen Tropfen Salzsäure versetzten, nicht zu verdünnten wässerigen Veronallösung entsteht auf Zutropfen von Millons Reagens ein weißer, gallertiger Niederschlag, der im Überschuß des Fällungsmittels löslich ist.

Zum Nachweis in den Faeces kann man sich derselben Methode bedienen (Bachem), die auch zur

quantitativen Bestimmung

benutzt werden kann, wenn man die nach Verdunsten des Äthers erhaltenen Krystalle im Vakuumexsiccator trocknet und wägt.

Theobromin (3, 7-Dimethyl-2, 6-dioxypurin).

$$
\begin{array}{c}
NH - CO \\
| \qquad | \\
CO \qquad C \cdot N \cdot CH_3 \;=\; C_7H_8N_4O_2 \; . \\
| \qquad \| \\
CH_3 \cdot N - C \cdot N{\scriptstyle\diagdown}^{CH}
\end{array}
$$

Das Theobromin wird nur zu einem kleinen Teil unverändert im Harn ausgeschieden. Nach Einfuhr von weniger als 0,3 ist es beim Menschen nicht nachzuweisen [Schneider[1])]. Nach Einfuhr von 1,5 g fand Rost[2]) innerhalb 24 Stunden 20,7% im Harn wieder, ebensoviel ungefähr nach 3 g Diuretin. Bei Kaninchen wurden etwa gleiche, beim Hunde höhere Werte gefunden.

Wie aus den Untersuchungen von Albanese[3]), Bondzyński und Gottlieb[4]) und von Krüger und Schmidt[5]) hervorgeht, unterliegt das Theobromin im Organismus einer Methylabspaltung. Es tritt sowohl 3-Methyldioxypurin wie auch 7-Methyldioxypurin neben unverändertem Theobromin im Harn auf, und zwar beim Hund das erstere, beim Kaninchen das letztere in überwiegender Menge.

Zum Nachweis des Theobromins muß man die Base aus dem Harn isolieren. Man zieht den Eindampfrückstand des Harns mit Alkohol aus, löst den Rückstand des alkoholischen Auszugs in schwefelsäurehaltigem Wasser und schüttelt bei saurer Reaktion wiederholt mit warmem Chloroform aus. Der

[1]) R. Schneider, Über das Schicksal des Coffeins und Theobromins usw. Inaug.-Diss. Dorpat 1884.

[2]) E. Rost, Archiv f. experim. Pathol. u. Pharmakol. **36**, 56 [1895].

[3]) M. Albanese, Archiv f. experim. Pathologie u. Pharmakol. **35**, 449 [1895].

[4]) St. Bondzyński u. R. Gottlieb, Archiv f. experim. Pathol. u. Pharmakol. **36**, 45 [1895].

[5]) M. Krüger u. P. Schmidt, Berichte d. Deutsch. chem. Gesellschaft **32**, 2677 [1899]; Zeitschr. f. physiol. Chemie **32**, 104 [1900].

nach dem Verdunsten des Chloroforms verbleibende Rückstand wird durch Sublimation zwischen zwei Uhrgläsern gereinigt. Das sublimierte Theobromin bildet weiße, mikroskopische, schwach bitter schmeckende Nadeln. Versetzt man die in verdünnter Salzsäure gelösten Theobrominkrystalle mit einigen Kaliumchloratkryställchen und verdampft rasch im Wasserbad zur Trockne, so bleibt ein rotbrauner Rückstand. Überdeckt man ihn mit einem Uhrglas, das mit einem Tropfen Ammoniak befeuchtet ist, so nimmt der Rückstand eine purpurviolette Färbung an. Diese Reaktion beruht auf der Bildung von Amalinsäure (Tetramethylalloxanthin), die mit Ammoniak sich purpurrot, mit Ätzalkalien blau färbt.

Die gleiche Reaktion gibt Coffein. Über die Trennung des Theobromins vom Coffein siehe bei diesem.

Coffein (Caffein, 1, 3, 7-Trimethyl-2, 6-dioxypurin).

$$\begin{array}{c} CH_3 \cdot N - CO \\ | \qquad | \\ CO \quad C \cdot N \cdot CH_3 = C_8H_{10}N_4O_2 + H_2O \, . \\ | \quad \| \quad \diagup^{CH} \\ CH_3 \cdot N - C \cdot N \end{array}$$

Vom eingeführten Coffein wird nur ein verhältnismäßig kleiner Bruchteil im Harn unverändert ausgeschieden. Rost[1] konnte in Selbstversuchen nach Einnahme von 0,25 g die Base eben noch qualitativ im Harn nachweisen, nach 0,5 wurden nur 0,45—0,6% im Harn ausgeschieden. Bei Hunden und Katzen bewegte sich die Ausscheidung ebenfalls in geringen Grenzen, während bei Kaninchen bis zu 21% wiedergefunden wurden. Wie das Theobromin, so wird auch das Coffein im Organismus entmethyliert, so daß Di- und Mono-methylxanthine entstehen[2]. Wie dieser Prozeß im menschlichen Organismus verläuft und welche Abbauprodukte im menschlichen Harn auftreten, ist vorläufig nicht bekannt. Beim Hunde wird das Coffein in der Weise abge-baut, daß die am wenigsten widerstandsfähige 7-Methylgruppe zuerst ab-gebaut wird. Es entsteht daher Theophyllin (1, 3-Dimethylxanthin), das zum Teil durch weitere Methylabspaltung in 3-Methylxanthin umgewandelt wird. Als Nebenprodukte treten die beiden anderen Dimethylxanthine, Para-xanthin und Theobromin, im Harn auf[3]. Beim Kaninchen wird, wie beim Theobromin, zuerst die 3-Methylgruppe abgespalten, so daß wesentlich Para-xanthin ausgeschieden wird.

Zum **Nachweis des Coffeins** verfährt man genau so, wie beim Theobromin angegeben. Es bildet lange weiße bei 180° sublimierende Nadeln, die viel leichter in Wasser löslich sind als Theobromin und bei 230° schmelzen. Es geht aus saurer Lösung in Chloroform über und gibt die Amalinsäurereaktion. Um Coffein neben Theobromin im Hundeharn nachzuweisen, fällte M. Krüger den mit Schwefelsäure angesäuerten Harn mit Phosphorwolframsäure, zerlegte den Niederschlag mit Barytwasser, leitete Kohlensäure ein und filtrierte heiß. Das eingeengte Filtrat wurde zur Entfernung der Kynurensäure mit Schwefel-säure angesäuert, abfiltriert und zur Entfernung anderer Purinbasen mit Kupfer-sulfat und Natriumbisulfit gefällt. Das Filtrat vom Kupferniederschlag wurde durch Schwefelwasserstoff entkupfert und nach dem Eindampfen auf ein

---
[1] E. Rost, Archiv f. experim. Pathol. u. Pharmakol. **36**, 62 [1895].
[2] M. Albanese, Archiv f. experim. Pathol. u. Pharmakol. **35**, 449 [1895]. — St. Bondzyński u. R. Gottlieb, Archiv f. experim. Pathol. u. Pharmakol. **36**, 45 [1895].
[3] M. Krüger, Berichte d. Deutsch. chem. Gesellschaft **32**, 2818 [1899].

geringes Volum mit Chloroform vollständig erschöpft. Der in Wasser gelöste Chloroformrückstand wurde zur Fällung des Theobromins mit Silbernitrat und Ammoniak versetzt. Nach dem Wegkochen des Ammoniaks wurde das Theobrominsilber abfiltriert. Dem Filtrat wurde nach dem Ansäuern mit Salzsäure das Coffein mit Chloroform entzogen.

B. Aromatische Reihen.

Nitrobenzol.

$$= C_6H_5NO_2 .$$

Bei Nitrobenzolvergiftung riecht der Harn meist nach dem Gift und enthält eine linksdrehende Substanz, die nach dem Erhitzen mit konz. Salzsäure alkalische Kupferlösung reduziert. Mit Eisenchlorid versetzt, färbt sich der Harn braunrot. Dieses Verhalten ist, wie E. Meyer[1]) gefunden hat, bedingt durch die Gegenwart einer gepaarten Glykuronsäure und durch die Ausscheidung von p-Aminophenol $C_6H_4(OH)NH_2$, das durch Oxydation und Reduktion im Organismus aus Nitrobenzol entsteht. Das p-Aminophenol konnte in einem Vergiftungsfall 12 Tage lang im Harn nachgewiesen werden (E. Meyer).

1. Den **Nachweis des Nitrobenzols** führt man durch Überführung in Anilin und Nachweis des letzteren. Der Harn wird mit Wasserdämpfen destilliert und das Destillat mit Äther ausgeschüttelt. Die nach dem Verdunsten des Äthers verbleibenden öligen, bittermandelähnlich riechenden Tröpfchen löst man in Alkohol und fügt Zinkstaub und Salzsäure hinzu, so daß eine kräftige Wasserstoffentwicklung stattfindet. Nach $^1/_2$ Stunde filtriert man, macht das Filtrat mit Natronlauge alkalisch und schüttelt das Anilin mit Äther aus. Der Verdunstungsrückstand wird mit Wasser aufgenommen, und diese Lösung mit den bei Anilin angeführten Reaktionen geprüft.

2. Der **Nachweis des p-Aminophenols** wird durch die Indophenol- und Azofarbstoffreaktion geführt. Siehe bei Anilin.

Pikrinsäure (Trinitrophenol).

$$= C_6H_3O_7N_3 .$$

Pikrinsäure erscheint beim Menschen und bei Tieren zum größeren Teil unverändert im Harn, daneben in Form nicht genauer bekannter Umwandlungsprodukte. Die Ausscheidung geht schleppend vor sich. In einem Vergiftungsfalle mit 5,8 g Pikrinsäure konnte bis zum 17. Tage Pikrinsäure im Harn nachgewiesen werden [Karplus[2])]. Ferner finden sich im Harn: ein roter Farbstoff, der ihm eine rötliche bis braunrote Farbe erteilt; in sehr geringer Menge ein Aminokörper, der von Walko[3]) für Pikraminsäure

---

[1]) Erich Meyer, Zeitschr. f. physiol. Chemie 46, 497 [1905].
[2]) J. P. Karplus, Zeitschr. f. klin. Medizin 22, 210 [1893].
[3]) K. Walko, Archiv f. experim. Pathol. u. Pharmakol. 46, 181 [1901].

[Aminodinitrophenol $C_6H_2 \cdot (OH) \cdot (NO_2)_2 \cdot (NH_2)$] angesehen wird, und ein phenolartiger Körper.

Zum **Nachweis der Pikrinsäure** bedient man sich ihres großen Färbungsvermögens für Seide oder Wolle und des Verhaltens gegen Cyankaliumlösung. Man engt den Harn bei neutraler Reaktion ein und schüttelt nach Zusatz von etwas Schwefelsäure mit Äther aus.

Einen Teil des Verdampfungsrückstandes löst man in Wasser und taucht je einen Faden weißer Wolle oder Seide und Baumwolle ein. Nach 24stündigem Stehen wäscht man beide Fäden sorgfältig mit Wasser und vergleicht die Färbung. Ist der Woll- oder Seidenfaden intensiv gelb gefärbt, der Baumwollfaden aber farblos, so ist Pikrinsäure vorhanden.

Einen anderen Teil des Rückstandes löst man in wenig Ammoniak, bringt zu der Lösung einige Tropfen Cyankaliumlösung und verdampft in einem Schälchen auf dem Wasserbad. Infolge Bildung von isopurpursaurem Kalium $(C_8H_4KN_5O_6)$ entsteht ein rotgefärbter Rückstand, der sich in Wasser mit roter Farbe löst.

Der **Nachweis des Aminokörpers** wird nach Walko ebenfalls im Ätherextrakt des Harns geführt. Er beruht auf Bildung eines Azofarbstoffes. Man nimmt den Rückstand in Wasser auf, säuert mit einigen Tropfen verdünnter Schwefelsäure an, fügt zwei Tropfen einer 1proz. Natriumnitritlösung und schließlich einige Tropfen einer Lösung von β-Naphthol in Natriumcarbonatlösung hinzu. Macht man dann mit Natronlauge alkalisch, so tritt eine rotviolette Färbung auf. Schüttelt man das Gemisch mit Äther, so färbt sich letzterer amethystblau.

Anilin (Aminobenzol).

$$\text{NH}_2$$

$$= C_6H_7N .$$

Der nach Einfuhr von Anilin entleerte Harn ist rotbraun gefärbt und linksdrehend. Ein sehr kleiner Teil des Giftes wird unverändert ausgeschieden, während die Hauptmenge als p-Aminophenol $C_6H_4(NH_2)(OH)$ gepaart mit Schwefelsäure und Glucuronsäure im Harn erscheint [Fr. Müller[1], v. Engelhardt[2]]. Das gilt sowohl für Menschen wie für Tiere.

Um den **Nachweis des Anilins** im Harn zu führen, destilliert man ihn bei alkalischer Reaktion oder schüttelt ihn mit Äther. Mit dem Destillat oder dem in Wasser gelösten Rückstand der ätherischen Lösung stellt man folgende Reaktionen an.

a) Auf Zusatz von Chlorkalk- oder Natriumhypochloritlösung tritt eine purpurviolette Färbung ein, die nach und nach in ein schmutziges Rot übergeht. Ein Überschuß des Reagens ist zu vermeiden.

b) Durch Bromwasser entsteht eine fleischrote Fällung.

c) Taucht man in die mit ein paar Tropfen Schwefelsäure angesäuerte Lösung einen Fichtenspan, so färbt sich dieser gelb.

d) Man überschichtet 5 ccm konz. Schwefelsäure, die mit einem Tropfen Kaliumdichromatlösung versetzt ist, mit der zu prüfenden Flüssigkeit. Bei Anwesenheit von Anilin entsteht an der Berührungsfläche allmählich eine blaugefärbte Zone.

---

[1] Fr. Müller, Deutsche med. Wochenschr. **1887.**

[2] R. v. Engelhardt, Beiträge z. Toxikol. d. Anilins. Diss. Dorpat **1888.**

Zum **Nachweis des p-Aminophenols** kocht man 10—20 ccm Harn zur Spaltung der gepaarten Verbindungen mit 2 ccm konz. Salzsäure und kann nach dem Abkühlen ohne weiteres die folgenden Reaktionen anstellen. Sie fallen aber schöner aus, wenn man den Harn zuvor bei schwach alkalischer Reaktion mit Äther ausschüttelt, den Verdampfungsrückstand der ätherischen Lösung in verdünnter Salzsäure löst und damit die Reaktionen ausführt.

a) Zur Anstellung der **Indophenolreaktion** wird die mit Salzsäure (siehe vorher) angesäuerte Flüssigkeit mit 3—5 Tropfen gesättigter wässeriger Carbollösung und ebensoviel frisch bereiteter Chlorkalklösung versetzt. Die Flüssigkeit färbt sich meistens deutlich rot. Fügt man nun Ammoniak im Überschuß hinzu und schüttelt gut durch, so entsteht nach einiger Zeit eine prächtige Indigblaufärbung, bei Anwesenheit von wenig p-Aminophenol nur Grünfärbung. Die Reaktion verläuft nach folgendem Schema:

$$C_6H_4(OH)NH_2 + O_2 + C_6H_5OH = N{\Large\langle}{}^{C_6H_4O}_{C_6H_4OH} + 2 H_2O \,.$$

b) Die **Azofarbstoffreaktion** beruht auf Bildung eines Oxyazofarbstoffes durch Kuppelung einer Diazoverbindung mit einem Phenol in alkalischer Lösung. Die möglichst stark abgekühlte salzsaure Lösung oder der Harn direkt wird mit 2—3 Tropfen Natriumnitritlösung (1 : 100) versetzt und etwas alkoholische α-Naphthollösung zugefügt. Auf Ammoniakzusatz entsteht eine intensiv rote Farbe.

Zur genauen Identifizierung des p-Aminophenols kann man die Diacetyl- oder Dibenzoylverbindung darstellen[1]). Man engt den Harn mit Salzsäure ein, schüttelt erst zur Entfernung störender Säuren bei saurer Reaktion, dann bei schwach alkalischer Reaktion mit Äther. Das letztere Extrakt wird entweder nach Entfernung des Äthers mit Essigsäureanhydrid am Rückflußkühler gekocht, der Überschuß abdestilliert und der Rückstand aus Wasser und dann aus Benzol umkrystallisiert (das Diacetyl-p-aminophenol schmilzt bei 150°), oder man nimmt das Ätherextrakt mit Pyridin auf, versetzt mit Benzoylchlorid, läßt das Reaktionsprodukt in Wasser eintropfen und krystallisiert aus Benzol um. Das reine Dibenzoyl-p-aminophenol schmilzt bei 233°.

Acetanilid (Acetylaminobenzol, Antifebrin).

$$\overset{\displaystyle NH \cdot COCH_3}{\underset{\displaystyle \vee}{\wedge}} \quad = C_8H_9ON \,.$$

Nach Einfuhr von Acetanilid beim Menschen wird ein an Urobilin reicher rotgelber Harn entleert, der kein unverändertes Acetanilid enthält. Ein Teil des Arzneimittels wird zu Acetylparaminophenol oxydiert und als Ätherschwefelsäure ausgeschieden, ein anderer Teil unter Abspaltung der Acetylgruppe in p-Aminophenol umgewandelt, das anscheinend zum größten Teil mit Glucuronsäure gepaart ausgeschieden wird. Der Acetanilidharn zeigt Linksdrehung und reduziert alkalische Kupfer- oder Wismutlösung.

Die Isolierung der **Acetyl-p-aminophenolätherschwefelsäure**

$$CH_3CO \cdot NH \cdot C_6H_4O \cdot SO_3H$$

hat Mörner[2]) folgendermaßen vorgenommen. Der zum Sirup eingedampfte Harn wurde mit 90proz. Weingeist extrahiert, mit 1/2 Vol. Äther und mit

---

[1]) E. Meyer, Zeitschr. f. physiol. Chemie **46**, 497 [1905].
[2]) K. A. H. Mörner, Zeitschr. f. physiol. Chemie **13**, 12 [1889].

einer während längerer Zeit erwärmten konz. alkoholischen Oxalsäurelösung versetzt. Die vom Niederschlag abgehobene und mit Kaliumcarbonat neutralisierte Lösung wurde eingedampft, der Rückstand zur Entfernung des Harnstoffes und des überschüssigen Kaliumäthyloxalats mit absolutem Alkohol behandelt und schließlich in kochendem 96 proz. Weingeist gelöst und heiß filtriert. Es schied sich eine Doppelverbindung von je einem Molekül des Kaliumsalzes der gesuchten Ätherschwefelsäure mit Kaliumäthyloxalat in farblosen Krystallblättchen ab. Durch Entfernen der Oxalsäure mittels Kalkmilch konnte daraus das leicht zersetzliche und schwierig krystallisierende Kaliumsalz der Acetyl-p-aminophenolätherschwefelsäure erhalten werden.

Bei Kaninchen wird das Acetanilid nach Jaffé und Hilbert[1]) unter Abspaltung der Acetylgruppe zum größten Teil als p-Aminophenol mit Glucuron- und Schwefelsäure gepaart ausgeschieden.

Ganz abweichend ist das Verhalten des Acetanilids bei Hunden. Hier verläßt nur ein kleinerer Teil den Organismus als p-Aminophenolschwefelsäure oder -glucuronsäure, während die Hauptmasse nach den Untersuchungen von Jaffé und Hilbert durch Oxydation der Acetylgruppe und Wasseraustritt in o-Oxycarbanil verwandelt wird, das ebenfalls teils an Schwefel-, teils an Glucuronsäure gebunden im Harn erscheint.

$$C_6H_4\begin{matrix}NHCOCH_3\\OH\end{matrix} \rightarrow C_6H_4\begin{matrix}NHCOOH\\OH\end{matrix} \rightarrow C_6H_4\begin{matrix}N\\O\end{matrix}C(OH).$$

| Acetanilid | Oxyphenylcarbaminsäure | o-Oxycarbanil. |

Jaffé und Hilbert erhitzten zur Darstellung des o-Oxycarbanils das Alkoholextrakt des Harns mit Salzsäure zur Spaltung der gepaarten Säuren, extrahierten dann bei saurer Reaktion mehrmals mit Äther, aus dem die Verbindung in farblosen bei 138—139° schmelzenden Krystallen erhalten wurde. Sie ist leicht löslich in Alkohol, Äther und heißem Wasser, schwer löslich in kaltem Wasser. Mit Eisenchlorid und Chlorkalk gibt sie keine Färbung, beim Kochen mit Millons Reagens schwache Rotfärbung.

Für den klinischen **Nachweis der Stoffwechselprodukte des Acetanilids** begnügt man sich in der Regel mit der Indophenolreaktion, die man nach vorheriger Säurespaltung der gepaarten Verbindungen im Harn anstellt (siehe bei Anilin). Sie beweist nur die Gegenwart von p-Aminophenol, tritt aber auch bei Anwesenheit von gepaartem Acetyl-p-Aminophenol ein, da durch das Erhitzen mit Säure die Acetylgruppe abgespalten wird.

Phenacetin (p-Acetphenetidin).

$$NH \cdot COCH_3$$

$$= C_{10}H_{13}O_2N.$$

$$OC_2H_5$$

Das Phenacetin erscheint als solches nicht im Harn, dagegen findet sich nach Fr. Müller[2]) darin das durch Abspaltung der Acetylgruppe entstandene Phenetidin (p-Aminophenoläthyläther) $NH_2 \cdot C_6H_4 \cdot OC_2H_5$. Ein anderer Teil des Phenacetins wird im Organismus durch Abspaltung der Äthylgruppe in Acetyl-p-Aminophenol umgewandelt, das an Glucuronsäure und Schwefelsäure gebunden im Harn erscheint. Letzteres Paarungsprodukt ist von

---

[1]) M. Jaffé u. P. Hilbert, Zeitschr. f. physiol. Chemie **12**, 295 [1888].
[2]) Fr. Müller, Therap. Monatshefte **2**, 355 [1888].

Mörner[1]) nach der beim Acetanilid geschilderten Methode isoliert worden, während die Darstellung der Glucuronsäure noch nicht geglückt ist.

Nach größeren Phenacetingaben gibt der Harn bisweilen mit Eisenchlorid eine Rotfärbung, die bei stärkerem Eisenchloridzusatz in Schwarzgrün übergeht.

Zum **Nachweis des Phenetidins** versetzt man nach Fr. Müller den Harn mit je 2 Tropfen Salzsäure und einer 1 proz. Natriumnitritlösung und fügt einige Tropfen einer alkalischen α-Naphthollösung und etwas Natronlauge zu. Es entsteht eine Rotfärbung, die bei Salzsäurezusatz in Violett übergeht.

Die gepaarten Säuren des **Acetylaminophenols** geben nach der Spaltung die Indophenolreaktion (siehe S. 832).

Lactophenin (p-Lactylphenetidin).

$$NH \cdot CO \cdot CHOH \cdot CH_3$$

$$= C_{11}H_{15}O_3N \, .$$

$$O \cdot C_2H_5$$

Nach Lactopheningebrauch verhält sich der Harn nach Strauß[2]) sehr ähnlich wie bei Phenacetin. Er gibt die Phenetidin- und die Indophenolreaktion.

Das gleiche gilt für eine Anzahl anderer Derivate des Phenetidins (**Phenokoll, Kryofin, Apolysin, Amygdophenin**), die zeitweise therapeutische Anwendung fanden.

Atoxyl (p-aminophenylarsinsaures Natrium).

$$NH_2$$

$$+ 5 H_2O = C_6H_8O_3NAs + 5 H_2O \, .$$

$$AsO$$

$$OH \quad ONa$$

Das Atoxyl erscheint nach subcutaner Injektion zum größten Teil unverändert im Harn und wird in spätestens 24 Stunden ausgeschieden[3]). Geringe Arsenmengen lassen sich noch mehrere Tage im Harn nachweisen, besonders nach wiederholten Injektionen. Hierbei handelt es sich anscheinend um anorganische Arsenverbindungen, die durch Zerlegung des Atoxyls im Organismus entstanden sind. Aus den quantitativen Bestimmungen, die Igersheimer und Rothmann im Menschen- und Tierharn nach Atoxylinjektionen vornahmen, geht hervor, daß die Ausscheidungswerte für unverändertes Atoxyl zwischen 50—90% der eingeführten Menge schwanken und daß auch schon am ersten Tage eine kleine Menge Arsen im Harn ausgeschieden wird, die nicht als Atoxyl vorhanden ist.

Ein kleiner Teil des Atoxylarsens (2—4,5%) verläßt den Körper in den **Faeces**.

Ein zuverlässiger **Nachweis des Atoxyls** im Harn ist bis jetzt nicht bekannt. Man muß sich darauf beschränken, einmal den Arsengehalt des Harns

---

[1]) K. A. H. Mörner, Hygiea, Festband 1889; Jahresber. f. Tierchemie **1889**, 80.

[2]) H. Strauß, Therap. Monatshefte 8, 442 [1894].

[3]) G. Lockemann u. M. Paucke, Deutsche med. Wochenschr. 34, 1460 [1908]. — J. Igersheimer u. A. Rothmann, Zeitschr. f. physiol. Chemie 59, 256 [1909].

(s. Arsennachweis nach Marsh-Berzelius S. 801, wobei zu bemerken ist, daß das im Atoxyl gebundene Arsen durch Salzsäure und Kaliumchlorat leicht in anorganische Form übergeführt wird) festzustellen und andererseits die Anwesenheit einer aromatischen Aminoverbindung durch eine Azofarbstoffreaktion darzutun. Hierzu verfährt man nach Blumenthal[1]) wie folgt: 10 ccm Harn werden mit einigen Tropfen starker Salzsäure versetzt und stark abgekühlt. Dann fügt man 2—3 Tropfen einer 1proz. Natriumnitritlösung hinzu, schüttelt gut durch und setzt einige Tropfen einer ziemlich konzentrierten, mit Natronlauge alkalisch gemachten α-Naphthollösung hinzu. Der Harn nimmt eine schön rote Farbe an, die bei weiterem Zusatz von Natronlauge bis zur alkalischen Reaktion noch an Intensität zunimmt.

C. Heterocyclische Reihen.

Antipyrin (Phenyldimethylpyrazolon).

$$\begin{array}{c} C_6H_5N \\ CO \diagup \diagdown NCH_3 \\ CH = CCH_3 \end{array} = C_{11}H_{12}ON_2 \,.$$

Antipyrin geht nach innerlichem Gebrauch zum Teil unverändert in den Harn über. Bei Einfuhr größerer Dosen tritt eine Vermehrung der Ätherschwefelsäuren auf[2]). Man darf annehmen, daß es sich um die Ätherschwefelsäure eines Oxydationsproduktes des Antipyrins handelt. Beim Hunde findet sich nach Antipyrineinfuhr eine gepaarte Glucuronsäure im Harn, nach Lawrow[3]) wahrscheinlich durch Paarung mit einem Oxyantipyrin entstanden (siehe S. 456). Bei Menschen ist die Ausscheidung einer solchen Glucuronsäure bisher nicht einwandfrei nachgewiesen worden. Der nach Antipyringebrauch entleerte menschliche Harn ist dunkelrot gefärbt, bisweilen dichroitisch, d. h. im auffallenden Licht rötlich. Mit Eisenchlorid färbt er sich rotbraun (siehe unten die Reaktionen des Antipyrins). Diese Reaktion zeigt sich eine Stunde nach der Einfuhr per os und ist nach Einnahme von 2—3 g während 36 Stunden, nach Einnahme von 5 g, während 48 Stunden positiv.

Der **Nachweis des Antipyrins** im Harn ist von Jonescu durch die Isolierung auf folgende Weise geführt worden. Der auf ein kleines Volum eingeengte Harn wird mit Schwefelsäure angesäuert und mit Kaliumwismutjodidlösung versetzt, wodurch die Purinbasen und das Antipyrin ausgefällt werden. Den abfiltrierten Niederschlag zerlegt man durch Anreiben mit Silbercarbonat, filtriert, befreit das Filtrat durch Schwefelwasserstoff vom Silber und schüttelt bei alkalischer Reaktion wiederholt mit Chloroform aus. Der nach dem Abdunsten des Chloroforms verbleibende Rückstand wird durch Umkrystallisieren aus Wasser und aus Benzol gereinigt. Die erhaltenen Kristalle werden durch den Schmelzpunkt (113°) und die folgenden Reaktionen erkannt. Tanninlösung ruft in einer wässerigen Antipyrinlösung (1 : 100) eine starke weiße Fällung hervor. Eine Lösung von Antipyrin in verdünnter Essigsäure färbt sich beim Versetzen mit Natriumnitrit grün, und bei genügender

---

[1]) F. Blumenthal, Biochem. Zeitschr. **10**, 240 [1908].
[2]) Fr. Müller, Centralbl. f. klin. Medizin **5**, Nr. 36 [1884]. — C. Umbach, Archiv f. experim. Pathol. u. Pharmakol. **21**, 161 [1886]. — D. Jonescu, Berichte d. Deutsch. pharm. Gesellschaft **16**, 133 [1906].
[3]) D. Lawrow, Berichte d. Deutsch. chem. Gesellschaft **33**, 2344 [1900].

Konzentration scheiden sich allmählich grüne Kristalle von Nitrosoantipyrin $C_{11}H_{11}(NO)ON_2$ aus. Mit Eisenchlorid färben sich wässerige Antipyrinlösungen (noch 1 : 100 000) tief rotbraun.

Für klinische Zwecke kann man sich mit der Anstellung der Eisenchloridprobe direkt im Harn begnügen. Sicherer ist es, den mit etwas Ammoniak alkalisch gemachten Harn mit Chloroform auszuschütteln und mit dem Verdunstungsrückstand die Eisenchlorid- und Nitrosoreaktion anzustellen.

Pyramidon (4-Dimethylaminophenyldimethylpyrazolon).

$$\begin{array}{c} NC_6H_5 \\ CO^{\diagup}\diagdown N\cdot CH_3 \\ (CH_3)_2N\cdot C{=\!=}C\cdot CH_3 \end{array} = C_{13}H_{17}ON_3\,.$$

Nach Einnahme von Pyramidon ist dieses selbst im Harn nicht nachweisbar, sondern erscheint in einer Anzahl von Umwandlungsprodukten, die nur zum Teil genauer bekannt sind. Wiederholt ist am Pyramidonharn eine kirschrote Färbung beobachtet worden[1]), ja sogar ein rotgefärbtes krystallinisches Sediment. Jaffé[2]) fand, daß dieser Farbstoff identisch ist mit Rubazonsäure

$$\begin{array}{cc} C_6H_5\cdot N & N\cdot C_6H_5 \\ N^{\diagup}\diagdown CO \quad OC^{\diagup}\diagdown N \\ CH_3C{\llcorner}{-}CH\cdot N=C{\lrcorner}{-}CCH_3 \end{array} = C_{20}H_{17}O_2N_5\,.$$

Sie entsteht nach Knorr[3]) besonders leicht bei der Oxydation des Phenylmethylaminopyrazolonchlorhydrats an der Luft und bildet rote Krystallnadeln, die bei 184° schmelzen und in Wasser und verdünnten Säuren unlöslich sind, schwer löslich in Weingeist, leichter löslich in Essigäther, Chloroform, Eisessig und Benzol. In Alkalien und Ammoniak lösen sie sich leicht mit Purpurfarbe.

Während diese Säure im Menschenharn nach Pyramidongebrauch, wenigstens unter gewissen Umständen, präformiert vorkommt, ist sie im Hundeharn in einer Vorstufe enthalten, vielleicht als Phenylmethylaminopyrazolon, aus dem sie nach dem Ansäuern durch Oxydation an der Luft entsteht. Hieraus geht hervor, daß dem Pyramidon im tierischen Organismus drei Methylgruppen entzogen werden, die an den Stickstoffatomen sitzen, und daß ferner unter Ammoniakabspaltung eine Zusammenlagerung zweier Moleküle stattfindet.

Die Isolierung der Rubazonsäure erfolgt nach Jaffé so, daß man den Hundeharn mit Salzsäure ansäuert und in offenen flachen Gefäßen stehen läßt, worauf sich rote Flocken des Farbstoffes allmählich absetzen. Dieser Niederschlag, der noch Kynurensäure, Schwefel und andere Beimengungen enthält, wird mit verdünntem Ammoniak übergossen und so lange mit Essigäther geschüttelt, als dieser sich noch rot färbt. Beim Abdestillieren des Lösungsmittels erhält man die Rubazonsäure in schönen roten Nadeln, die aus Eisessig umkristallisiert werden. Die ausgeschiedene Menge beträgt etwa 3% des verfütterten Pyramidons.

Ein anderes Umwandlungsprodukt des Pyramidons entsteht im Organismus ebenfalls durch Entmethylierung, die aber nur die beiden Methyle der

---

[1]) K. Gregor, Therap. Monatshefte **14**, 298 [1900]. — Hoffmann, Arch. intern. de pharmacodynamie **6**, 171 [1899].

[2]) M. Jaffé, Berichte d. Deutsch. chem. Gesellschaft **34**, 2739 [1901].

[3]) L. Knorr, Annalen d. Chemie **238**, 192 [1887].

Aminogruppe betrifft, und nachfolgende Anlagerung des Atomkomplexes CONH$_2$. Dieser von Jaffé[1]) im Hundeharn entdeckte **Antipyrylharnstoff**

$$\begin{array}{l} C_6H_5N \\ CH_3N\diagdown CO \\ CH_3C\underline{\quad}CNHCONH_2 \end{array} = C_{12}H_{14}N_4O_2$$

erscheint in einer Menge von etwa 6% des verfütterten Pyramidons im Harn. Die Darstellung erfolgt aus dem von der Rubazonsäure getrennten salzsauren Filtrate durch Eindampfen der mit Natriumcarbonat alkalisch gemachten Flüssigkeit, Abgießen von dem auskrystallisierten Natriumchlorid und Vermischen der Mutterlauge mit 4 Raumteilen Ätherweingeist. Nach einigen Tagen wird von der abgesetzten Schicht abgegossen, der Alkoholäther abdestilliert, der Rückstand in Wasser gelöst, nach dem Ansäuern mit Schwefelsäure durch Phosphorwolframsäure gefällt und der abfiltrierte Niederschlag mit Bariumhydrat zerlegt. Nach Entfernung des überschüssigen Bariums durch Kohlensäure dampft man im Vakuum ein, behandelt die verbleibende Kristallmasse zur Abtrennung des Kreatins mit Aceton, aus dem beim Eindampfen der Antipyrylharnstoff sich abscheidet. Er wird durch Umkristallisieren aus Wasser gereinigt und bildet farblose, in Alkohol ziemlich schwer, in Wasser leichter lösliche Kristalle, die bei 247—248° schmelzen. Die wässerige Lösung färbt sich mit Eisenchlorid violett, beim Erhitzen mit Millons Reagens erst gelb, dann rot und setzt einen roten Niederschlag ab. Synthetisch ist der Antipyrylharnstoff von Knorr[2]) aus Aminoantipyrinchlorhydrat und Kaliumcyanat erhalten worden.

Außer diesen beiden Verbindungen fand Jaffé noch eine **gepaarte Glucuronsäure** im Hundeharn, deren Isolierung aber nicht gelang.

Der nach Pyramidongebrauch entleerte Harn zeigt folgende Eigenschaften:

1. Der rote Farbstoff (Rubazonsäure) läßt sich nach dem Ansäuern des Harns mit Essigäther ausschütteln und wird nach dem Verdunsten des letzteren und Zusatz eines Tropfens Wasser in feinen Nadeln erhalten, die sich in Ammoniak mit purpurroter Farbe lösen.

2. Auf Zusatz von Eisenchlorid tritt eine unbeständige violette Färbung ein (**Antipyrylharnstoff**).

Atropin.

$$\begin{array}{ccc} CH_2\!-\!CH\!-\!-\!CH_2 & C_6H_5 & \\ \mid \quad NCH_3 \quad CHOOC\!-\!CH & = C_{17}H_{23}O_3N\,. \\ CH_2\!-\!CH\!-\!CH_2 & CH_2OH & \end{array}$$

Nach Atropinbehandlung läßt sich unverändertes Alkaloid im Harn nachweisen. Nach Kratter[3]) soll es vollständig durch die Nieren passieren, was für den Menschen noch zu beweisen wäre. Denn bei Hunden hat Wiechowski[4]) nachgewiesen, daß von der subcutan injizierten Atropindose innerhalb 48 Stunden 17—57,6 (im Mittel 33,4) Proz. im Harn ausgeschieden wurden. Aus Versuchen, die im Berliner pharmakologischen Institut von Fickewirth angestellt wurden, geht hervor, daß auch bei Kaninchen nach stomachaler und subcutaner Applikation etwa die Hälfte Atropin den Körper durch die Nieren

---

[1]) M. Jaffé, Berichte d. Deutsch. chem. Gesellschaft **35**, 2891 [1902].
[2]) L. Knorr u. F. Stolz, Annalen d. Chemie **293**, 58 [1896].
[3]) J. Kratter, Vierteljahrschr. f. gerichtl. Med. [2] **44**, 52 [1886].
[4]) W. Wiechowski, Archiv f. experim. Pathol. u. Pharmakol. **46**, 155 [1901].

verläßt. Da zugleich auch Tropin im Harn nachgewiesen werden konnte, so ist es wahrscheinlich, daß ein Teil des Atropins im Organismus in Tropasäure und Tropin gespalten wird und die Spaltungsprodukte oxydiert werden. In den Faeces kommt Atropin nicht zur Ausscheidung.

Der **Nachweis des Atropins** im Harn beruht auf seiner Eigenschaft, alkalisch reagierenden Flüssigkeiten durch Äther entzogen zu werden. Man macht den Harn durch Soda oder Natriumbicarbonat alkalisch und behandelt ihn in einem Kutscherschen Extraktionsapparat mit Äther. Der entwässerte und filtrierte ätherische Auszug wird zum größten Teil abdestilliert und schließlich auf einem Uhrglas verdunstet. Das Atropin hinterbleibt als farbloser Lack, den man in ganz wenig schwach angesäuertem Wasser löst. Diese Lösung dient zur pharmakologischen und zur chemischen Prüfung.

Zur **pharmakologischen Probe** bringt man 2 Tropfen dieser Lösung in den Bindehautsack eines Katzen- oder noch besser menschlichen Auges. Pupillenerweiterung tritt nach Feddersen[1]) beim Menschenauge schon durch 0,0002 mg Atropin sicher auf.

Den Rest der Lösung verdampft man zur Anstellung der **chemischen Probe** in einem Porzellanschälchen zur Trockne und übergießt den Rückstand mit einigen Tropfen rauchender Salpetersäure. Nach dem Verdampfen der Säure fügt man einige Tropfen alkoholische Kalilauge hinzu, worauf eine schöne violette Färbung eintritt (Vitalis Reaktion).

Das gleiche Verhalten wie Atropin zeigen Hyoscyamin, Homatropin und Scopolamin, die ebenfalls aus alkalischer Lösung mit Äther ausgezogen werden. Sie können nur durch die physikalischen Eigenschaften ihrer Goldsalze unterschieden werden.

Chinin.

$$C_{20}H_{24}O_2N_2 .$$

Der Übergang unveränderten Chinins in den Harn ist durch Schmitz[2]) und Nishi[3]) nachgewiesen worden. Der Beginn der Ausscheidung erfolgt binnen 15—30 Minuten. Die Dauer beträgt mehrere Tage. Es erscheint nur ein gewisser Bruchteil des eingeführten Chinins im Harn, über dessen Größe die Angaben schwanken. Nach einer einzelnen Gabe wurden 28,7—40,9% wieder ausgeschieden[4]), der größte Teil davon in den ersten 24 Stunden. Bei längerer Dauer der Darreichung schwanken die ausgeschiedenen Tagesmengen zwischen 19—31% der Einfuhr. Ein Einfluß der fortgesetzten Chinintherapie auf die Ausscheidungsgröße ist nicht wahrzunehmen. Was aus dem im Harn nicht wieder erscheinenden Chinin wird, ist unbekannt. Da in den Faeces nur Spuren des Alkaloids sich nachweisen lassen, ist es sehr wahrscheinlich, daß der größte Teil im menschlichen Organismus zersetzt wird. Irgendwelche Umwandlungsprodukte sind im Harn bis jetzt nicht aufgefunden worden.

Zum **Nachweis des Chinins** ist zunächst erforderlich, es aus dem Harn zu isolieren. Man macht eine nicht zu kleine Menge Harn mit Natronlauge alkalisch und schüttelt mit Äther aus oder extrahiert in einem passenden Extraktionsapparat. Die durch ein trockenes Filter filtrierte ätherische Lösung wird verdampft und der Rückstand zu folgenden Reaktionen verwendet.

---

[1]) M. Feddersen, Beiträge zur Atropinvergiftung. Inaug.-Diss. Berlin **1884**.
[2]) R. Schmitz, Archiv f. experim. Pathol. u. Pharmakol. **56**, 301 [1907].
[3]) M. Nishi, Archiv f. experim. Pathol. u. Pharmakol. **60**, 312 [1909].
[4]) Außer den genannten beiden Arbeiten vgl. noch F. K. Kleine, Zeitschr. f. Hyg. u. Inf. **38**, 458 [1901]. — G. Giemsa u. H. Schaumann, Beiheft z. Archiv f. Schiffs- u. Tropenhygiene **11**, 1907. — P. Grosser, Biochem. Zeitschr. **8**, 98 [1907].

1. Eine Lösung in wenig verdünnter Schwefelsäure zeigt blaue Fluorescenz und intensiv bitteren Geschmack.

2. Diese Lösung mit Chlor- oder Bromwasser versetzt und mit Ammoniak übersättigt, gibt eine schöne smaragdgrüne Färbung (Thalleiochinreaktion), die bei genauer Neutralisation mit Säure blau, beim Übersättigen mit Säure rot wird.

3. Ein kleiner Teil des Rückstandes wird auf einen Objektträger gebracht und ein Tropfen folgender Lösung zugesetzt: 12 g Essigsäure, 4 g Alkohol und 6 Tropfen verdünnter Schwefelsäure. Bringt man nun mit einem haarfein ausgezogenen Glasstab eine Spur alkoholische Jodlösung hinzu, so erhält man zunächst eine zimtbraune Färbung und später grüne metallglänzende Krystallblättchen von Herapathit, die das Licht stark polarisieren.

Quantitative Bestimmung.

1. **Gravimetrisch.** Nishi[1]) wägt das Chinin als Chinincitrat $C_{20}H_{24}N_2O_2$ · $C_6H_8O_7$, dessen Chiningehalt 67,79% beträgt. Durch seine Unlöslichkeit in wasserfreiem Äther ist das Salz zur quantitativen Bestimmung des Chinins geeignet. 250 ccm Chininharn werden mit 15—20 proz. Natronlauge sehr stark alkalisch gemacht und in einem Extraktionsapparat 25—30 Stunden lang mit Äther extrahiert. Der filtrierte Ätherauszug wird verdampft, der Rückstand getrocknet, mit wasserfreiem Äther aufgenommen und in einen tarierten Kolben gebracht. Hierzu setzt man eine ätherische Lösung von Citronensäure, die durch Trocknen bei 100° wasserfrei gemacht worden war, bis kein Niederschlag mehr entsteht. Nach ein- bis zweitägigem Stehen filtriert man von dem körnigen Niederschlage durch ein vorher gewogenes festgestopftes Asbestfilterröhrchen ab, bringt den Niederschlag, soweit er nicht im Kolben festhaftet, in das Röhrchen, wäscht ihn mehrmals mit Äther aus, trocknet Kolben und Filterröhrchen im Trockenschrank und wägt. Aus der ermittelten Menge Chinincitrat wird der Chiningehalt nach obiger Formel berechnet.

2. **Titrimetrisch.** Schmitz bestimmt das nach Kleine isolierte Chinin durch Titration nach Gordin[2]). 200—300 ccm Harn werden mit Schwefelsäure angesäuert und mit gepulverter Pikrinsäure im Überschuß versetzt. Nach eintägigem Stehen filtriert man, falls kein klares Filtrat erhalten wird, unter Zusatz von etwas Eiweiß. Filter samt Niederschlag digeriert man in einem Kolben mit 3 proz. Kalilauge und schüttelt die erhaltene Lösung zweimal mit Chloroform aus. Den Rückstand der Chloroformauszüge löst man in 30 ccm $^1/_{20}$ n-Schwefelsäure durch Erwärmen auf dem Wasserbad, bringt die Lösung quantitativ in ein 100 ccm-Kölbchen, fügt so viel Jodjodkaliumlösung (Jod 1, Kaliumjodid 1,5, Wasser ad 100 Teile) zu, bis keine Fällung mehr entsteht und füllt zur Marke auf. Dann filtriert man, mißt 50 ccm des Filtrats ab, entfärbt durch einige Tropfen 10 proz. Thiosulfatlösung und titriert den Säureüberschuß mit $^1/_{20}$ n-Natronlauge zurück. Aus der Anzahl der durch das Alkaloid gebundenen Kubikzentimeter $^1/_{20}$ n-Schwefelsäure, auf das ursprüngliche Volumen umgerechnet, läßt sich der Chiningehalt berechnen. Die Säurebindungszahl wird für die zu verwendende Säure am zweckmäßigsten mit reinem wasserfreien Chinin durch einige wie vorstehend ausgeführte Titrationen ermittelt. Schmitz fand, daß 0,00885 Chinin 1 ccm seiner $^1/_{20}$ n-Säure entsprach.

---

[1]) M. Nishi, Archiv f. experim. Pathol. u. Pharmakol. **60**, 312 [1909].
[2]) H. M. Gordin, Berichte d. Deutsch. chem. Gesellschaft **32**, 2873 [1899].

Codein (Morphinmethyläther).

$$C_{17}H_{18}(OCH_3)O_2N = C_{18}H_{21}O_3N.$$

Das Codein verhält sich insofern wesentlich anders als das nahe verwandte Morphin, als es zum größten Teil im Harn ausgeschieden wird. Im
Kote verläßt nur eine kleine Menge den Körper. Nach den an Hunden angestellten Versuchen von Tauber[1]) und Bouma[2]) erscheinen von dem subcutan
eingeführten Alkaloid 71—82% im Harn, etwa 7% in den Faeces wieder.
Eine Änderung dieser Ausscheidung bei länger dauernder Verabreichung
tritt nicht ein, so daß also der Organismus keine gesteigerte Fähigkeit erwirbt,
das Alkaloid zu zerstören.

Zum **Nachweis des Codeins** und **zur quantitativen Bestimmung** wird der
Harn nach Bouma mit Essigsäure angesäuert, zum Sirup eingedampft und
mit 95 proz. Alkohol ausgezogen. Den Verdunstungsrückstand des alkoholischen Filtrats löst man in Wasser, säuert das Filtrat mit Schwefelsäure an
und schüttelt zur Reinigung so oft mit Äther, als dieser sich noch deutlich
färbt. Dann macht man die wässerige Flüssigkeit mit Ammoniak stark alkalisch und entzieht ihr das Codein durch wiederholtes Ausschütteln mit
Äther. Schließlich setzt man die Ausschüttelung mit Benzol fort, um die letzten
Reste des Alkaloids zu gewinnen. Die vereinigten Äther-Benzolauszüge werden
mit Wasser gewaschen, dann abdestilliert, der Rückstand aus wasserfreiem
Äther in einer tarierten Glasschale umkrystallisiert und nach dem Verdunsten
des Äthers und Trocknen bei 100° gewogen.

Die Identifizierung erfolgt durch Feststellung des Schmelzpunktes (155°)
und durch folgende Reaktionen.

Erwärmt man Codein mit konz. Schwefelsäure, der eine sehr geringe
Menge Eisenchloridlösung zugesetzt ist (1 Tropfen Liquor Ferri sesquichl.
auf 100 g Schwefelsäure), so nimmt die Lösung eine tiefblaue Farbe an.

Froehdes Reagens (0,01 Ammoniummolybdat auf 1 ccm konz. Schwefelsäure) löst Codein mit gelblicher, dann grünlicher und tiefblauer Färbung.

Fügt man zu einer auf etwa 150° erhitzten Lösung von Codein in konz.
Schwefelsäure nach dem Erkalten einen Tropfen Salpetersäure zu, so entsteht
eine blutrote Färbung.

Zum **Nachweis und zur Bestimmung des im Kote ausgeschiedenen Codeins**
extrahiert man die getrockneten und fein zerriebenen Faeces mit angesäuertem
Wasser. Filtrat und Waschwasser engt man auf dem Wasserbade ein, versetzt mit Alkohol und verfährt weiter, wie oben beschrieben (Bouma).

Colchicin.

$$C_{22}H_{25}O_6N.$$

Der Übergang des Colchicins in den Harn ist bei Tieren [Mairet und
Combemale[3]), Obolonsky[4])] und bei Menschen [Houdé und Laborde[5])]
nachgewiesen worden. Über eine Ausscheidung aus dem Blut in den Darm
ist nichts bekannt. Doch enthalten die Faeces bei Aufnahme in den Magen
fast immer Colchicin, da die Resorption langsam erfolgt.

---

[1]) E. Tauber, Über das Schicksal des Kodeins im tierischen Organismus. Inaug.Diss.
Straßburg 1892.
[2]) J. Bouma, Archiv f. experim. Pathol. u. Pharmakol. **50**, 353 [1903].
[3]) A. Mairet u. Combemale, Compt. rend. de l'Acad. des Sc. **104**, 439 [1887].
[4]) N. Obolonsky, Vierteljahrschr. f. gerichtl. Med. [2] **48**, 105 [1888].
[5]) J. V. Laborde u. Houdé, Le colchique et la colchicine. Paris 1887.

Zum **Nachweis des Colchicins** benutzt man seine Eigenschaft, aus sauren Lösungen in Chloroform überzugehen. Der Harn (Tagesmenge) wird eingedampft und der Rückstand mit schwach weinsäurehaltigem Weingeist ausgezogen. Das alkoholische Filtrat wird bei mäßiger Wärme verdampft, mit Wasser aufgenommen, zur Reinigung einmal mit Petroläther und darauf zur Extraktion des Colchicins mehrmals mit Chloroform geschüttelt. Den Verdunstungsrückstand löst man in wenig Wasser, filtriert, wenn nötig, durch ein kleines Filter und schüttelt von neuem mit Chloroform aus. Mit dem jetzt erhaltenen Chloroformrückstand stellt man folgende Reaktionen an. Zu einer weiteren Reinigung, die man durch Fällung der wässerigen Lösung mit Gerbsäure und Zersetzen des ausgewaschenen Niederschlags mit feuchtem Bleioxyd vornehmen könnte, wird das aus Harn isolierte Material kaum hinreichen.

Besonders charakteristisch für das Colchicin ist seine Löslichkeit in Wasser und sein Verhalten gegen Salpetersäure (spez. Gew. 1,4), in der es sich mit violetter Farbe löst, die durch Braunrot in Gelb übergeht. Macht man die gelbgewordene Lösung mit Lauge alkalisch, so wird sie orangerot.

In konz. Schwefelsäure löst sich Colchicin mit gelber Farbe. Auf Zusatz eines Tröpfchens Salpetersäure oder eines Körnchens Salpeter geht die gelbe Farbe durch Grün, Blau, Violett in Blaßgelb über.

Zum **Nachweis im Kot** kann man die bei mäßiger Wärme getrockneten Faeces mit schwach weinsaurem Wasser ausziehen, das Filtrat verdampfen, den Rückstand mit Alkohol behandeln und weiterhin wie oben verfahren.

Morphin.

$$C_{17}H_{19}O_3N.$$

Die Ausscheidung des Morphins aus dem Organismus findet zum größten Teil mit dem Kot statt, wie Tauber[1] und Faust[2] an Hunden nachgewiesen haben. Auf diesem Wege verlassen beim nicht gewöhnten Tier etwa 40—60% den Körper. Wie aus einer Angabe Vogts[3] hervorgeht, wonach die Faeces einer Morphinistin quantitativ bestimmbare Morphinmengen enthielten, verhält sich der menschliche Organismus ähnlich.

Die Nieren treten als Ausscheidungsorgan dem Darmkanal gegenüber zurück, aber trotzdem enthält der Harn bei Menschen und Tieren, wenigstens bei akuten Vergiftungen, immer Morphin, wenn auch nur in geringen Mengen[4]. Die wenigen negativen Befunde finden wohl in der angewendeten mangelhaften Abscheidungs- und Nachweismethode oder in der ungenügenden Übung des Untersuchers ihre Erklärung. Ob bei therapeutischer Anwendung und bei chronischem Morphinismus das Alkaloid im Harn immer vorhanden ist, scheint nach neueren Berichten[5] zweifelhaft.

Über die Mengen Morphin, die im Harn vorkommen, existieren nur spärliche Angaben von Marquis[6]. In den Nachtharnen einer Morphinistin, die täglich subcutan 1,2—1,35 g erhielt, wurde einmal 0,0011, ein anderes Mal 0,007 g Morphin isoliert. Bei Katzen erscheinen nach intravenöser Injektion binnen wenigen Stunden etwa 5% der injizierten Menge im Harn.

[1] E. Tauber, Archiv f. experim. Pathol. u. Pharmakol. **27**, 336 [1890].
[2] E. St. Faust, Archiv f. experim. Pathol. u. Pharmakol. **44**, 453 [1900].
[3] E. Vogt, Archiv d. Pharmazie **1875**, 23.
[4] Literatur bei A. Heffter, Ergebnisse d. Physiol. **4**, I, 292 [1906]. — J. Kratter, Beiträge z. Lehre v. d. Vergiftung. Leipzig **1905**.
[5] C. Mai, Zeitschr. f. Unters. d. Nahr.- u. Genußm. **5**, 1106 [1902].
[6] E. Marquis, Dorpat. Arb. **14**, 117 [1896].

Im allgemeinen sind unsere Kenntnisse über das Schicksal des Morphins im Organismus noch sehr unvollkommen. Daß ein Teil des Morphins durch Oxydation verändert wird, scheint aus der von Eliassow[1]) und Stolnikow[2]) beobachteten Vermehrung der Ätherschwefelsäuren beim Hunde hervorzugehen, deren Paarling aber nicht Morphin, sondern vielleicht ein Umwandlungsprodukt ist.

Andere Angaben über das Auftreten eines Morphinumwandlungsproduktes gründen sich auf die Isolierung einer Base aus Morphinharn von Tieren, die sich bei den üblichen Morphinreaktionen abweichend verhält. Marmé[3]) hielt diesen Körper für Oxydimorphin, eine Anschauung, die trotz der Widerlegung von Donath[4]) und Marquis[5]) noch immer Anhänger[6]) findet. Letzterer bezeichnet die Substanz als umgewandeltes Morphin.

Schließlich ist von verschiedenen Beobachtern, zuletzt von P. Mayer[7]), das Auftreten einer Glucuronsäure im Harn beobachtet worden. Es ist vorläufig nicht bekannt, ob es sich um eine Morphinglucuronsäure handelt. Doch sprechen manche Tatsachen dafür, daß Morphin im Harn, Blut und Organen in einer durch Salzsäure spaltbaren Verbindung auftritt, die die gewöhnlichen Morphinreaktionen nicht zeigt.

Um Morphin im Harn nachzuweisen, muß man das Alkaloid isolieren. Es geht aus saurer oder stark (durch Natron- oder Kalilauge) alkalischer Lösung nicht in Äther über, wohl aber aus ammoniakalischer Lösung in Chloroform. Dieses Verhalten kann mit Erfolg zur Beseitigung störender Verunreinigungen benutzt werden.

Nach Autenrieth[8]) verdampft man den mit Weingeist stark angesäuerten Harn zum Sirup und kocht ihn mit dem mehrfachen Volumen absoluten Alkohols aus. Der in Wasser aufgenommene Alkoholrückstand wird bei saurer Reaktion sowie nach Zusatz von Natronlauge mit größeren Mengen Äther wiederholt ausgezogen. Die wässerige Flüssigkeit bringt man in einen geräumigen Kolben, macht sie durch Zusatz von Ammoniumchlorid ammoniakalisch und erwärmt sie mit einer reichlichen Menge Chloroform unter häufigem Umschütteln auf dem Wasserbad. Dann wird die Chloroformschicht von der wässerigen Flüssigkeit getrennt, in einem trocknen Kölbchen durch Zusatz von etwas Kochsalz entwässert, durch ein trocknes Filter gegossen und verdunstet. Mit dem Rückstand sind folgende Reaktionen anzustellen.

Konz. Schwefelsäure, die 0,05 Ammoniummolybdat in 1 ccm enthält — Froehdes Reagens —, löst Morphin mit violetter Farbe, die allmählich in Blau übergeht.

Verreibt man eine kleine Menge Morphin in einem Porzellanschälchen mit etwas Formaldehydschwefelsäure (3 ccm reine Schwefelsäure und 2—3 Tropfen offizineller Formaldehydlösung), so tritt eine violette Färbung auf. Umgewandeltes Morphin gibt mit dem Formalinreagens eine grüne Farbe (Marquis).

Dampft man eine geringe Menge Morphin mit 1—1,5 ccm rauchender Salzsäure und einigen Tropfen konz. Schwefelsäure im Wasserbade ein, so ent-

[1]) W. Eliassow, Beiträge zu d. Lehre v. Schicksal d. Morphins. Inaug.-Diss. Königsberg 1882.
[2]) Stolnikow, Zeitschr. f. physiol. Chemie 8, 235 [1884].
[3]) W. Marmé, Deutsche med. Wochenschr. 1883, Nr. 14.
[4]) J. Donath, Archiv f. d. ges. Physiol. 38, 528 [1886].
[5]) E. Marquis, Dorpat. Arb. 14, 117 [1896].
[6]) z. B. E. Gérard, Deléarde u. Riquet, Journ. Pharm. Chim. [6] 22, 49 [1905].
[7]) P. Mayer, Berl. klin. Wochenschr. 36, 591 [1899].
[8]) W. Autenrieth, Berichte d. Deutsch. pharmaz. Gesellschaft 11, 494 [1901].

steht eine purpurrote Färbung. Fügt man dem Rückstand wieder etwas Salzsäure hinzu, hierauf Natriumbicarbonatlösung bis zur neutralen oder schwach
alkalischen Reaktion und schließlich mit einem dünnen Glasstab eine kleine
Menge alkoholische Jodlösung, so färbt sich die Flüssigkeit intensiv smaragdgrün. Beim Schütteln mit Äther färbt sich dieser purpurrot. Diese von
Pellagri angegebene Reaktion beruht auf der Bildung von Apomorphin.
Reine konz. Schwefelsäure löst Morphin ohne Färbung auf. Läßt man
diese Lösung 24 Stunden bei gewöhnlicher Temperatur stehen oder erwärmt
sie $^1/_2$ Stunde auf 100° und fügt nun eine Spur Salpetersäure oder Kaliumnitrat hinzu, so färbt sich die Flüssigkeit intensiv blutrot. (Husemann.)
Auch diese Reaktion beruht auf der Überführung in Apomorphin.

Zum **Nachweis des Morphins in den Faeces** haben Tauber und Faust
folgende Methode benutzt, die zugleich auch zur quantitativen Bestimmung
dient. Der lufttrockene, möglichst fein zerriebene Kot wird mit salzsäurehaltigem Wasser auf dem Wasserbad extrahiert, vom Rückstand abfiltriert
und ausgewaschen. Das Filtrat dampft man fast bis zur Trockne, nimmt
mit Alkohol auf und filtriert. Das Filtrat fällt man mit Bleiessig, wäscht den
abfiltrierten Niederschlag mit Wasser und Alkohol und entbleit die gesamte
von Alkohol befreite Lösung mit Schwefelwasserstoff.

Die vom Bleisulfid abfiltrierte und vom Schwefelwasserstoff befreite
Flüssigkeit dampft man ein, nimmt den Rückstand mit Alkohol auf, dampft
das Filtrat neuerdings ein, löst in Wasser, filtriert und engt auf 25 ccm ein.
Hierzu fügt man fein gepulvertes Natriumbicarbonat, worauf das Morphin
sich pulvrig-krystallinisch abscheidet. Man filtriert ab, trocknet bei 110° und
wägt. Der im Filtrat enthaltene Rest des Alkaloids wird erhalten, indem man
nach Ansäuern mit Salzsäure eindampft, mit Alkohol aufnimmt, das Filtrat
verdunstet, den Rückstand in wenig Wasser löst, filtriert und auf wenige Kubikzentimeter einengt. Man fällt nun das Morphin in gleicher Weise wie vorher.

Durch eine Veraschungsprobe, die Löslichkeit in Alkohol und die oben
beschriebenen Reaktionen überzeugt man sich von der Reinheit und Identität
des Alkaloids.

Strychnin.

$C_{21}H_{22}N_2O_2$.

Sowohl bei Menschen wie bei Tieren läßt sich eingeführtes Strychnin
unverändert im Harn nachweisen [Kratter[1]), v. Rautenfeld[2]), Plugge[3]),
Ipsen[4])]. Ob die Ausscheidung quantitativ stattfindet, oder ob ein Teil des
Alkaloids im Organismus zerstört wird, ist nicht sicher zu sagen, da die quantitative Bestimmung so kleiner Mengen, wie hierbei in Frage kommen, mit
großen Schwierigkeiten verbunden ist. v. Rautenfeld fand im Tierversuch
von 16 mg eingeführtem Strychnin im Harn nur 38%, wieder. Die Ausscheidung beginnt sehr bald nach der Aufnahme. Nach medizinalen Dosen fällt
der Nachweis innerhalb 1—2 Stunden positiv aus. Bei Tieren fand Ipsen
nach tödlichen Gaben das Alkaloid schon nach 2—5 Minuten im Harn. Der
Verlauf der Ausscheidung ist langsam, so daß nach medizinalen Dosen (3—5 mg)
der Harn noch 6—8 Tage lang strychninhaltig gefunden wird (v. Rautenfeld,
Plugge).

[1]) J. Kratter, Wiener med. Wochenschr. **1882**, Nr. 8—10.
[2]) P. v. Rautenfeld, Über die Ausscheidung des Strychnins. Inaug.-Diss. Dorpat **1884**.
[3]) C. Plugge, Archiv d. Pharmazie **1885**, 833.
[4]) C. Ipsen, Vierteljahrschr. f. gerichtl. Med. [3] **4**, 15 [1892].

Zum **Nachweis des Strychnins** verdampft man nach Ipsen den mit Weinsäure angesäuerten Harn zur Sirupskonsistenz, digeriert den Rückstand mit
absolutem Alkohol, filtriert nach 24 Stunden, verjagt den Alkohol, nimmt
den Rückstand in Wasser auf und filtriert. Die eingeengte Flüssigkeit wird
zunächst bei saurer Reaktion, dann zur Extraktion des Strychnins nach dem
Übersättigen mit Ammoniak mehrmals intensiv mit Chloroform geschüttelt.
Den nach dem Verdunsten des Chloroforms verbleibenden Rückstand löst man
zur weiteren Reinigung in sehr verdünnter Schwefelsäure (1 : 1000) durch
gelindes Erwärmen, macht das Filtrat mit Ammoniak alkalisch und schüttelt
mit Chloroform aus. Dies Verfahren kann, wenn nötig, mehrmals wiederholt
werden. Schließlich wird der Rückstand in möglichst wenig Schwefelsäure-
wasser gelöst und auf einem Uhrglas der Krystallisation überlassen. Es entstehen die farblosen säulenförmigen Krystalle des Strychninsulfats. Zur Identifizierung dienen die pharmakologische Prüfung und der chemische Nachweis.

Zum **pharmakologischen Versuch** am Frosch genügen einige Hundertstel
Milligramm. Man löst etwas von dem erhaltenen Strychninsulfat und injiziert
es einem Frosch (R. esculenta) in den Lymphsack, worauf Reflexsteigerung
und Tetanus auftreten.

Zum **chemischen Nachweis** löst man das Strychninsulfat auf einem Uhrglas in konz. Schwefelsäure und schiebt mit einem Glasstab ein Kalium-
bichromatkryställchen durch die Säure hin und her. Es entstehen blauviolette Streifen in der Flüssigkeit.

Fermente und Antifermente im Harn.

Von

Martin Jacoby-Berlin.

Ob und inwieweit die Fermente des Harns hier physiologische Funktionen ausüben, ist nicht bekannt. Wahrscheinlich handelt es sich um Ausscheidungsprodukte, deren Exkretion von der Produktion der Fermente, Störungen der Organtätigkeiten, von dem Fermentgehalt des Blutes und dem Zustande der Nieren abhängig ist. Man beginnt gerade jetzt die Fermente im Harn diagnostisch zu verwerten[1]).

Das Pepsin im Harn.

Im Harn findet man eine geringe Menge eines peptischen Fermentes. Wahrscheinlich ist die Annahme von Fuld und Hirayama[2]) richtig, daß das Pepsin als Zymogen im Harn ausgeschieden wird. Die Autoren wiesen nämlich nach, daß sich im Harn das Labferment in der Zymogenform findet, aus der es erst durch Säureeinwirkung in die aktive Fermentform übergeht. Da nun bekanntlich die beiden Fermentwirkungen in so innigem Zusammenhange stehen und der Urin auch zu der Demonstration der peptischen Wirkung angesäuert werden muß, so ist es durchaus plausibel, daß auch das Pepsin als Pepsinogen im Harn vorhanden ist.

Die Ausscheidung des Harnpepsins zeigt gewisse Schwankungen. Im Morgenurin wird mehr als im Nachmittagsurin angetroffen. Das hängt offenbar mit dem Zeitpunkt der Hauptmahlzeit zusammen. Die Art der Nahrung hat kaum einen Einfluß. Je verdünnter der Urin ist, desto geringer scheint sein prozentualer Fermentgehalt zu sein, je größer die Tagesmenge, desto mehr Ferment wird absolut ausgeschieden.

Die Pepsinbestimmung nach Wilenko.[3])

Wilenko hat die Jacoby-Solmssche Ricinmethode für die Zwecke der Pepsinbestimmung im Harn bearbeitet. Die dazu notwendige Ricinlösung wird folgendermaßen hergestellt:

[1]) Ältere Literatur vgl. bei M. Matthes, Über die Herkunft der Fermente im Harn. Archiv f. experim. Pathol. u. Pharmakol. **49**, 107 [1903]. — J. Grober, Über die Beziehungen der Verdauungs- zu den Harnfermenten. Deutsches Archiv f. klin. Medizin **79**, 443 [1904]. — A. Ellinger u. H. Scholz, Das peptische Ferment des Harns und seine diagnostische Bedeutung bei Erkrankungen des Magens. Deutsches Archiv f. klin. Medizin **99**, 221 [1910].

[2]) E. Fuld u. K. Hirayama, Über den Nachweis der Magenfermente im Urin und über ihre diagnostische Bedeutung. Berl. klin. Wochenschr. **47**, 1062—1064 [1910].

[3]) G. Wilenko, Zur Kenntnis der Pepsinausscheidung im Harn. Berl. klin. Wochenschrift **45**, 1060—1062 [1908].

1 g Ricin von den Vereinigten Chemischen Werken Charlottenburg auf 100 ccm einer 0,5 proz. Kochsalzlösung. Vermutlich filtriert Wilenko die Aufschwemmung. Sollten sich Schwierigkeiten ergeben, so kann man auch die Lösung nach Jacoby-Solms herstellen: 1 g Ricin von den Vereinigten Chemischen Werken Charlottenburg wird in 100 ccm einer 5 proz. Kochsalzlösung aufgeschwemmt. Nach einigen Minuten wird filtriert. Setzt man zu der Lösung 2 ccm Chloroform, so ist sie im Eisschrank mindestens eine Woche haltbar.

Man sammelt die 24 stündige Tagesmenge des Urins, mischt sie, bestimmt das spezifische Gewicht und versichert sich der Eiweißfreiheit des Urins. Zu einem Teil des Mischurins setzt man nun so lange tropfenweise starke Salzsäure, bis eingetauchtes Kongopapier beginnende Blaufärbung anzeigt. Darauf wird der so vorbereitete Urin filtriert, ein Teil aufgekocht und wieder abgekühlt.

Zu der Untersuchung benutzt man 5 Reagensröhrchen von möglichst gleichem Kaliber. In diese Gläser bringt man je 0,5 ccm der Ricinlösung, in 4 je 0,3 $^1/_{10}$ n-HCl, in das 5. 0,5 ccm $^1/_{10}$ n-HCl. Nunmehr wird zunächst der gekochte Urin, der zur Herstellung gleichmäßiger Verdünnung dient, in die Röhrchen gefüllt, und zwar in eins der Röhrchen, das als Kontrolle dient, 1,0 ccm des gekochten Harns, in ein zweites 0,8, in ein drittes 0,5 ccm gekochten Urins. Jetzt füllt man den auf seine Pepsinwirkung zu prüfenden ungekochten Urin ein. Dabei wird natürlich das Kontrollröhrchen übergangen, in das Röhrchen mit 0,8 ccm gekochtem Urin kommt 0,2 ccm Urin, in das mit 0,5 ccm gekochtem Urin 0,5 ccm Urin. Jetzt sind noch ein Röhrchen mit 0,3 ccm HCl und eins mit 0,5 ccm HCl übrig. In das erste von ihnen füllt man 1 ccm, in das zweite 2 ccm des ungekochten Urins.

Tabellarisch läßt sich die Versuchsanordnung folgendermaßen wiedergeben:

Tabelle.
In alle Proben 0,5 ccm Ricinlösung.

Nr.	$^1/_{10}$ n-HCl in ccm	Gekochter Urin in ccm	Ungekochter Urin in ccm	
I	0,3	1,0	—	Kontrolle
II	0,3	0,8	0,2	
III	0,3	0,5	0,5	
IV	0,3	—	1,0	
V	0,5	—	2,0	

Die Röhrchen werden mit Stopfen versehen, in den Brutschrank bei 37° C gestellt und nach 6 Stunden geprüft. Dasjenige Röhrchen, in dem die Ricintrübung bis auf Spuren aufgehellt ist, dient als Maßstab für die Berechnung der Pepsinwirkung des Harns. Wilenko drückt den Wirkungsgrad in Einheiten aus. Wenn z. B. 1 ccm Urin die Menge ist, welche gerade die Ricinlösung aufhellt, so würde 1 ccm eine Einheit darstellen. Beträgt nun die 24 stündige Tagesmenge 2000 ccm, so würde die tägliche Pepsinwirkung des Harns 2000 Einheiten ausmachen. Wenn etwa für bestimmte Zwecke eine größere Genauigkeit wünschenswert ist, so kann man die zu untersuchenden Urinmengen natürlich noch feiner abstufen, also z. B. nach Quantitäten zwischen 1,0 und 2,0 ccm untersuchen. Die Dosierung der zuzufügenden Mengen gekochten Urins ergibt sich dabei von selbst.

Hochgestellte Urine kann man, um störende Salzwirkungen auszuschließen, vor der Pepsinuntersuchung mit destilliertem Wasser verdünnen. Selbstverständlich muß die Verdünnung bei der Berechnung berücksichtigt werden. Gelegentlich sieht man Harnsäure in den Proben ausfallen, doch stört das nicht die Ablesung der Resultate. Sobald man über einige Übung verfügt, erhält man gut übereinstimmende Resultate mit dem Verfahren.

Die Pepsinbestimmung nach Ellinger und Scholz.[1]

A. Das Ricinverfahren im Anschluß an Jacoby - Solms. Man stellt sich eine Lösung von 1 g Ricinpräparat der Vereinigten Chemischen Werke Charlottenburg in 100 ccm 5 proz. Kochsalzlösung her, die filtriert wird. Dann beschickt man 5 Reagensröhrchen mit je 2 ccm der klaren Ricinlösung, fügt zu jedem Röhrchen 0,5 $^1/_{10}$ n-HCl, worauf eine dichte Trübung entsteht. Nun werden fallende Mengen des unverdünnten Urins zugesetzt: 2, 1, $^1/_2$, $^1/_4$, 0 ccm. Mit gekochtem Harn werden sämtliche Proben auf das Gesamtvolumen von $4^1/_2$ ccm ergänzt. Nach 18—24 stündigem Aufenthalt bei 37° wird abgelesen.

B. Das Caseinverfahren im Anschluß an Groß. Die notwendigen Reagenzien sind:

1. Eine Lösung von 1 g Casein in 1000 ccm Wasser, das 16 ccm 25 proz. Salzsäure enthält. Man verrührt am besten zunächst das Casein in der Reibschale tüchtig mit Salzsäure und löst es dann in Wasser durch einstündiges Erhitzen auf dem Wasserbade.

2. Eine gesättigte Lösung von Natriumacetat.

Sechs Röhrchen werden mit je 10 ccm der Caseinlösung gefüllt und mit fallenden Mengen Harn beschickt: 2, 1, $^1/_2$, $^1/_5$, $^1/_{10}$, 0 ccm. Mit gekochtem Harn wird auf 12 ccm aufgefüllt. Als geeignete Verdauungszeit fanden Ellinger und Scholz $1^1/_4$—$1^1/_2$ Stunden bei 40° heraus. Die Prüfung geschieht so, daß am Schluß der Verdauungszeit 0,5 ccm der Natriumacetatlösung zu den Proben zugefügt wird. Es entsteht dann nur dort eine Trübung, wo noch unverdautes Casein vorhanden ist. Ellinger und Scholz drücken ihre Resultate nicht wie Wilenko in Einheiten aus. Sie begnügen sich mit der Feststellung, ob eine Harnquantität das Ricin oder das Casein komplett oder wenig oder gar nicht verändert. — Das Caseinverfahren ließ bei der Untersuchung des Harns nie im Stich, während bei dem Ricinverfahren in einer Versuchsreihe am Hunde auch die Kontrollen mit gekochtem Harn sich mehrfach aufhellten, ohne daß die Autoren die Ursache dieser Störung aufklären konnten. Ich kann hinzufügen, daß mir ebensowenig wie Ellinger und Scholz bei der Untersuchung menschlichen Urins jemals eine solche Störung begegnet ist.

Die Pepsinbestimmung nach Fuld und Hirayama.[2]

Man löst 1 g Edestinpulver, das von Simon Gaertner in Halle in gut löslichem Zustande zu beziehen ist, in 1000 T. Wasser, das 30 ccm Normalsalzsäure enthält. Die Lösung wird mit Toluol versetzt und kann so längere

---

[1] A. Ellinger u. H. Scholz, Das peptische Ferment des Harns und seine diagnostische Bedeutung bei Erkrankungen des Magens. Deutsches Archiv f. klin. Medizin **99**, 221—258 [1910]. — Vgl. auch R. Bieling, Die diagnostische Bedeutung des Harnpepsins bei Magencarcinom. Deutsches Archiv f. klin. Medizin **102**, 503—510 [1911].

[2] E. Fuld u. K. Hirayama, Über den Nachweis der Magenfermente im Urin und über ihre diagnostische Bedeutung. Berl. klin. Wochenschr. **47**, 1062—1064 [1910]. — Vgl. auch K. Takeda, Über das Harnpepsin als differentialdiagnostisches Kriterium zwischen Carcinoma ventriculi und Apepsia gastrica. Deutsche med. Wochenschr. **36**, 1807—1810 [1910].

Zeit — am besten im Eisschrank — aufbewahrt werden. Der Urin, dessen Pepsingehalt geprüft werden soll, wird bis zur Untersuchung ebenfalls mit Toluol konserviert und mit 1 ccm Normalsalzsäure auf 9 ccm Urin versetzt. Man fügt 2 ccm der Edestinlösung zu fallenden Mengen Urins zwischen 2 ccm und 0,2 ccm. Die Proben kommen für eine Stunde ins Wasserbad bei 38—40°, werden dann in kaltes Wasser gesenkt und mit je 6 Tropfen einer gesättigten Kochsalzlösung versetzt. Man beobachtet, welche Proben getrübt werden und berechnet den Pepsingehalt des Harns nach der geringsten Urinmenge, bei der keine Trübung eintritt.

Die Bestimmung des Labzymogens nach Fuld und Hirayama.[1])

Man säuert den Urin mit Salzsäure an, indem man 1 ccm Normalsäure zu 9 ccm Urin fügt; nach 10—15 Minuten neutralisiert man die zugefügte Säure durch Lauge. Nunmehr ist das im Harn vorhandene Zymogen in aktives Ferment übergeführt. Dann fügt man zu dem Urin ein Zehntel seines Volumens an 20 prozentiger Chlorcalciumlösung und bringt dann Dosen von 0,2—2 ccm zu je 5 ccm ungekochter guter Magermilch. Die Proben kommen für eine Stunde in ein Wasserbad von 20°, dann für 5 Minuten in ein Gefäß von 40°. Der Enzymgehalt resp. Zymogengehalt des Harns wird nun ermittelt, indem man die Probe mit der kleinsten Urinquantität aussucht, welche gerade noch die zugesetzte Milch gelabt hat.

Die Bestimmung des Harnpepsins und Harntrypsins nach Brodzki[2]) und Benfey.[3])

25 ccm von gut durchgemischtem Tagesurin werden mit 20 ccm destillierten Wassers versetzt; man verarbeitet zwei Portionen: eine ungekochte, in der die vorhandenen Enzyme ihre Wirkung entfalten können und eine gekochte, die zum Vergleich dient. Das Aufkochen des Urins macht die Fermente unwirksam; die dabei verdunstende Wassermenge, die ca. 1 ccm beträgt, wird durch Auffüllen ersetzt. Die beiden Urinproben werden in Erlenmeyerkölbchen gefüllt, zu jeder 1 g Casein und bei Prüfung auf peptisches Ferment 2 ccm $n/_1$-Salzsäure, bei Prüfung auf tryptisches 2 ccm $n/_2$-Natronlauge oder 2 ccm 1 prozentiger Natriumcarbonatlösung zugesetzt. Endlich wird je 1 ccm Toluol in jedes Kölbchen gebracht. Die Gemische kommen dann für 24 Stunden in den Brutschrank bei 37°. Nach Beendigung der Digestion versetzt man beide Proben zunächst mit ca. 5 g Chlornatrium, neutralisiert sie mit Normallauge resp. -Säure. Nunmehr wird auf freier Flamme bis ca. 70° erwärmt und dann das nicht verdaute Casein durch tropfenweisen Zusatz von 1 ccm Eisessig unter Schütteln ausgefällt. Sodann erwärmt man die Kölbchen noch kurze Zeit zum besseren Zusammenballen auf dem Wasserbade und filtriert die Flüssigkeit schließlich durch ein Faltenfilter ab. Läuft die Lösung nicht gleich klar durch das Filter, so müssen die Filtrate nochmals erhitzt und auf das Filter zurückgegossen werden. Endlich füllt man das Filtrat auf 50 ccm mit Wasser auf und bestimmt in 10 ccm, die dann 5 ccm Urin entsprechen, den Stickstoff nach Kjehldahl. Die Differenz zwischen der Haupt-

---

[1]) E. Fuld u. K. Hirayama, Über den Nachweis der Magenfermente im Urin und über ihre diagnostische Bedeutung. Berl. klin. Wochenschr. **47**, 1062—1064 [1910].
[2]) J. Brodzki, Über urotryptische Fermente. Zeitschr. f. klin. Medizin **63**, 537 [1907].
[3]) A. Benfey, Über eiweißspaltende Enzyme im Säuglingsharn. Biochem. Zeitschr. **10**, 458—462 [1908].

probe und der Kontrollprobe ergibt ein Maß für den Umfang der peptischen resp. tryptischen Harnspaltung.

Benfey weist auf einige Punkte hin, die bei der Untersuchung auf Trypsin als Fehlerquellen imponieren könnten und zeigt, daß hier keine berechtigten Bedenken vorliegen. Einmal hat Benfey sich davon überzeugt, daß bei der alkalischen Digestion des Urins Ammoniak in meßbarer Menge nicht entweicht. Auch die Ammoniakmenge, welche beim Aufkochen des frischen, alkalischen Urins entweichen kann, überschreitet nicht die Fehlerquellen der Methodik.

Die Untersuchung des Urins auf Trypsin und Antitrypsin.

Im Harn finden sich nur Spuren von Trypsin. Daher erhält man mit der Groß - Fuldschen Caseinmethode nur dann Ausschläge, wenn man die Probe 24 Stunden im Brutschrank beläßt. Kontrollversuche Bambergs[1] mit zugesetztem Trypsin zeigten, daß sicherlich nur sehr wenig tryptisches Enzym im Urin vorhanden ist. Injiziert man Hunden subcutan Trypsinlösungen, so beobachtet man erst bei enormen Dosen einen Übertritt in den Urin. Erst bei der subcutanen Zufuhr von 1,0 g Trypsinum purissimum Grübler wurde im Urin deutlich Trypsin während 24 Stunden angetroffen. Annähernd die Hälfte der zugeführten Menge wurde auf diesem Wege ausgeschieden.

Hoffmann[2] fand unter Leitung von Grützner bei einem Kaninchen nach Unterbindung des Ductus pancreaticus im Harn reichliche Trypsinmengen, v. Bergmann[3] wies in einem Falle von experimenteller, akuter Pankreasnekrose des Hundes Trypsin im Urin nach. Bei diesen Versuchen prüfte v. Bergmann die Anwesenheit des Trypsins durch die Methode von Schumm, welche als Kriterium die Abspaltung von Tyrosin aus Wittepepton benutzt. Bamberg pflanzte nach dem Vorgange von v. Bergmann und Guleke das Pankreas eines Hundes in die Bauchhöhle eines anderen Versuchstieres. Aber unter 6 Fällen fand sich einmal im Harn des Versuchstieres Trypsin. Sonst waren die Befunde stets negativ. Auch nach Unterbindung des Hauptpankreasganges wurde von Bamberg im Urin eines Hundes kein Trypsin gefunden. Nach allen diesen Beobachtungen kommt also Trypsin erst bei Überflutung des Organismus im Harn zur Ausscheidung, was nach Bamberg durch die antitryptische Funktion des Serums zu erklären ist.

Bamberg stellte ferner fest, daß auch Protrypsin nicht im Harn vorhanden ist. Wurde zum Urin Kinase — die Kinase wurde aus abgeschabter Dünndarmschleimhaut oder aus frischem Fibrin dargestellt — zugesetzt, so trat auch dann nicht Trypsinwirkung auf, so daß also auch ein aktivierbares Zymogen fehlt.

Die antitryptische Wirkung des Harns ist sehr gering. Döblin[4] wies sie mit der Caseinmethode nach. Man braucht etwa 1000 mal größere Mengen Urin als Serum, um die gleiche antitryptische Wirkung zu erreichen. Die antitryptische Substanz dialysiert nicht, sie ist hitzebeständig.

---

[1] K. Bamberg, Ein Beitrag zum Verhalten des Trypsins jenseits der Darmwand. Zeitschr. f. experim. Pathol. u. Ther. 5, 742—749 [1909].

[2] Hoffmann, Über das Schicksal einiger Fermente im Organismus. Archiv f. d. ges. Physiol. 41, 148 [1887].

[3] Siehe bei K. Bamberg unter 1.

[4] A. Döblin, Über den Nachweis von Antitrypsin im Urin. Zeitschr. f. Immunitätsforschung 4, 224 [1909].

Der Urin muß zur Untersuchung auf Antitrypsin in bestimmter Art vorbereitet werden. Da Trypsin nur bei alkalischer Reaktion verdaut, muß man den Urin gegen Lackmus alkalisch machen. Setzt man aber zu frischem Urin Sodalösung, so fallen Phosphate aus, die Antitrypsin mitreißen können. Um die Phosphate zu beseitigen, wird der Urin in sogenannten Fischblasen 2—3 Tage gegen mehrfach gewechseltes, destilliertes Wasser dialysiert. Als Antisepticum setzte Döblin dem Harn Xylol zu. Nach Beendigung der Dialyse kann der Harn alkalisch gemacht werden, ohne daß eine störende Fällung eintritt und ohne daß die antitryptische Hemmungswirkung durch Salze bewirkt werden kann. Nunmehr setzt man zu dem dialysierten Harn verdünnte Sodalösung, bis Lackmuslösung eben rein blau wird. Eiweißhaltiger Urin ist für diese Untersuchung nicht geeignet.

Der so vorbereitete Urin wird in fallenden Mengen in eine Reihe von Röhrchen gefüllt. Dann kommt in jedes Röhrchen die gleiche wirksame Trypsindosis. Nun wird mit Wasser überall gleiches Volumen hergestellt. Nach 5 Minuten werden überall 5 ccm einer 1 prozentigen Caseinlösung hinzugefügt. Die Reihe kommt auf 6 Stunden in den Brutschrank. Sodann wird tropfenweise eine 1 prozentige Essigsäure zugetan und festgestellt, welche Proben gegen das Röhrchen ohne Urin eine Aufhellung aufweisen.

Urin	2,0	1,0	0,5	0,25	0,12	—
Trypsin	0,4	0,4	0,4	0,4	0,4	0,4
Aqua dest. . .	—	1,0	1,5	1,75	1,88	2,0
Casein	5,0	5,0	5,0	5,0	5,0	5,0

6 Stunden Brutschrank; 1 proz. Essigsäure.

Die von Döblin beobachtete antitryptische Wirkung des Harns ist also von den Harnkolloiden abhängig. — Schippers[1]) fand als Ursache der antitryptischen Wirkung meistens den Eiweißgehalt, manchmal aber auch den Salzgehalt, insbesondere den Gehalt an Kochsalz. Eine klinische Bedeutung hat die Untersuchung des Harns auf Antitrypsin noch nicht.

Peptolytische Enzyme im Urin.[2])

Der Urin des Menschen spaltet nicht Glycyl-l-tyrosin. Nach Verfütterung von 10 g Pankreatin (Rhenania) spaltet der Urin von Hunden mitunter Glycyl-l-tyrosin.

Die Diastase im Urin.

Im normalen Urin des Menschen und der Versuchstiere kommt Diastase vor, die man nach dem Verfahren von Wohlgemuth ohne weiteres bestimmen kann. Beim Menschen überschreitet der Diastasewert nach der Wohlgemuthschen Formulierung niemals in der Norm $D_{24h}^{38^0} = 156$. Am geeignetsten für die Untersuchung ist die Urinportion, die nüchtern nach dem Nachturin gelassen wird. Findet man bei mehrfacher Untersuchung mehr Diastase im Urin, so darf man nach Wohlgemuth[3]) mit großer Wahrschein-

---

[1]) J. C. Schippers, Antitryptische Wirkung des Urins. Tijdschr. voor Geneesk. No. 18 [1910], zit. nach Deutsche med. Wochenschr. **36**, Nr. 45 [1910].

[2]) E. Abderhalden u. P. Rona, Das Verhalten von Blutserum und Harn gegen Glycyl-l-tyrosin unter verschiedenen Bedingungen. Zeitschr. f. physiol. Chemie **23**, 308—314 [1907].

[3]) J. Wohlgemuth, Beitrag zur funktionellen Diagnostik des Pankreas. Berl. klin. Wochenschr. **47**, 92—95 [1910].

lichkeit annehmen, daß alle oder wenigstens einige Ausführungsgänge des Pankreas verschlossen sind. Bei einem Kranken, bei dem durch einen Tumor die Ausführungsgänge des Pankreas verlegt waren, wurden $D_{24h}^{38^0} = 625$ und 1250 beobachtet, in späteren Untersuchungen wurden Normalwerte angetroffen. Bei einem anderen Patienten, bei dem ebenfalls ein Abschluß des Pankreassekretes vom Darm konstatiert war, fand sich eine Diastasekonzentration $D_{24h}^{38^0} = 625$. Wynhausen[1]) stellte im Harn eines Patienten 300 und 200 Diastaseeinheiten fest, bei der Sektion fand sich ein ziemlich großes Carcinom im Kopf des Pankreas; in einem Falle von Wynhausen wurden im Urin 200 Diastaseeinheiten beobachtet und bei der Operation ein Carcinom im Kopfe des Pankreas angetroffen.

Mit diesen Ergebnissen beim Menschen stimmen auch die Resultate von Tierversuchen überein, welche Wohlgemuth[2]) angestellt hat. Unterbindet man nämlich einem Hunde die Pankreasgänge, so beobachtet man in jedem Falle schon nach Verlauf weniger Stunden eine Vermehrung der Diastase im Urin sowie auch im Blut, die bereits in den ersten 24 Stunden ihr Maximum erreicht und sich einige Tage auf der Höhe erhält. Allmählich kehrt die Diastasemenge des Harns wieder zur Norm zurück, so daß sich nach etwa 8—14 Tagen im Blute und gleichzeitig auch im Urin wieder ganz normale Diastasewerte finden. Unterbindung nur eines Ausführungsganges hat denselben Effekt. Jedoch ist hier die Steigerung der Diastasekonzentration geringfügiger und die Werte kehren schneller zur Norm zurück. Die gleichen Resultate erhielt Wohlgemuth, wenn er einen kleinen Teil des Pankreas von dem Hauptteil des Organs durch eine Ligatur abschnürte.

Nach Nigay[3]) ist die amylolytische Wirksamkeit des Harns vermehrt bei kohlenhydratreicher, vermindert bei kohlenhydratarmer Nahrung. Bei einigen Diabeteskranken ist der Amylasegehalt des Urins höher als der gesunder Individuen. Sinkt beim Diabetes der Zuckergehalt des Urins, so sinkt auch der Amylasegehalt[4]).

Bei der experimentellen Kaninchennephritis und bei der Nephritis des Menschen ist der Diastasegehalt des Urins vermindert[5]). Freilich kommt es dabei auf die einzelnen Umstände des Krankheitsfalles an. Wird z. B. Blut, das viel Diastase enthält, mit ausgeschieden, so kann das steigernd auf die Diastasewerte wirken. Lüthje[6]) stellte aus einem sehr eiweißhaltigen Nephritisharn ein stark wirksames Diastasepräparat dar.

Wohlgemuth konnte die Diastaseausscheidung zur Prüfung der Funktionstüchtigkeit der Niere heranziehen und feststellen, welche von beiden Nieren erkrankt ist. Sind nämlich beide Nieren gesund, so gibt der Urin beider Seiten die gleichen Diastasewerte bei der Untersuchung des mit Hilfe des Ure-

---

[1]) O. J. Wynhausen, Zur Funktionsprüfung des Pankreas. Berl. klin. Wochenschr. **47**, 478 [1910].

[2]) J. Wohlgemuth, Untersuchungen über die Diastasen. V. Beitrag zum Verhalten der Diastase im Urin. Biochem. Zeitschr. **21**, 432—446 [1909]. Vgl. auch K. Moeckel u. F. Rost, Über den Ursprung und die Bedeutung des amylolytischen Blutfermentes. Zeitschr. f. physiol. Chemie **67**, 433—485 [1910].

[3]) Nigay, Influence de la nature de l'alimentation sur le pouvoir amylolytique des urines. Soc. de Biol. **64**, 793—795 [1908].

[4]) Nigay, Soc. de Biol. **65**, 577 [1908].

[5]) J. Wohlgemuth, Über eine neue Methode zur Prüfung der Nierenfunktion. Berl. klin. Wochenschr. **47**, 1444—1446 [1910].

[6]) H. Lüthje, Beitrag zur Kenntnis der fermentativen Wirkungen in normalen und pathologischen Flüssigkeiten des menschlichen Körpers. Festschrift für J. Rosenthal. Teil II, 131—138 **1906**.

terenkatheters getrennt aufgefangenen Urins. Ist aber die eine Niere gesund
und die andere krank, so enthält der Urin der kranken Seite weniger Diastase
als der von der gesunden Seite. Bessert sich die Nierenfunktion, so steigt auch
der Diastasegehalt. Wie schon erwähnt, erhöhen Blutbeimengungen die
Diastasewerte. Ist aber ein Urin bluthaltig und dennoch diastasearm, so
beweist das um so mehr, daß die betreffende Niere krank ist.

Bei der Untersuchung des Urins auf Diastase empfiehlt Wohlgemuth
$1^0/_{00}$ Stärkelösungen anstatt 1 proz. zu verwenden. Dann kann man die
Digestion von 24 Stunden auf eine halbe Stunde beschränken. In diesem
Falle werden die Proben nach dem Abkühlen nicht mit Wasser verdünnt,
sondern direkt mit Jod versetzt. Als Jodlösung wird anstatt der sonst benutzten $^1/_{10}$ n-Jodlösung $^1/_{50}$ n-Jodlösung benutzt. Da sehr häufig durch
den Harn die eintretende Jodreaktion schnell wieder zerstört wird, so muß
man so lange tropfenweise die $^1/_{50}$ n-Jodlösung zufügen, bis die Farbe bestehen bleibt. Auch Urin, der einige Zeit mit Toluol konserviert worden
ist, kann noch auf Diastase geprüft werden.

Die Reaktion des Urins ist ohne wesentlichen Einfluß auf den Diastasegehalt. Männer scheiden durchschnittlich etwas mehr Diastase als Frauen
aus. Im nüchternen Zustande besitzt der Harn die höchste Diastasekonzentration, sie sinkt gleich nach der Nahrungsaufnahme, geht in den folgenden
3—4 Stunden weiter herab, um von da an wieder zu steigen.

Der Hundeharn enthält in der Norm keine oder nur wenig Diastase;
auch der Diastasegehalt des Kaninchenharns ist geringer als der des Menschen.

Die Antiureasewirkung des Harns.

Moll[1]) fand, daß normaler Kaninchenharn konstant die Wirkung der
harnstoffspaltenden Urease hemmt. Welcher Natur der Hemmungskörper
ist, konnte nicht festgestellt werden. Die Aschenbestandteile des Harns scheinen
nicht dabei beteiligt zu sein.

---

[1]) L. Moll, Über die Antiurease. Beiträge z. chem. Physiol. u. Pathol. **2**, 344—354
[1902].

Die
mikroskopische Harnuntersuchung.

Von

C. Posner-Berlin.

Vorbemerkung.

Wenn man einen vollständig normalen, frischen Urin einer mikroskopischen Untersuchung unterwirft, so pflegt man auf gänzliches Fehlen irgendwelcher krystallinischer oder geformter Elemente zu rechnen. Diese Voraussetzung trifft aber nur in seltenen Fällen, und jedenfalls nur unter Anwendung gewisser Vorsichtsmaßregeln zu. Vor allen Dingen ist zu erwägen, daß, namentlich in den tieferen Harnwegen, eine fortdauernde Mauserung stattfindet — aus der Urethra stoßen sich immerwährend Epithelzellen ab, und bei Weibern gesellen sich diesen aus Vagina und Vulva stammende Beimengungen zu. So selten diese leicht erkennbaren Formelemente auch beim Mann Anlaß zu diagnostischen Irrtümern geben, so können sie immerhin den Unkundigen täuschen; daher kann, wo es sich um feinere Untersuchungen handelt, nur empfohlen werden, daß man solche an Katheterharn anstellt; bei Frauen wird in der Tat mitunter aus der makroskopischen Trübung und dem reichlichen, schneeweißen Sediment ein Blasenkatarrh gefolgert, der in Wirklichkeit gar nicht existiert.

Aber auch abgesehen von solchen, mehr zufälligen Verunreinigungen enthält selbst normaler Urin immerhin einige, mit dem Mikroskop sichtbare Beimengungen. Die sog. „Nubecula", die nach längerem Stehen ausfällt, zeigt nicht bloß die erwähnten Zellen, sondern schleimigfädige Gebilde, deren Herkunft nicht recht klar ist, wenn man auch in erster Linie geneigt ist, sie aus den Drüsen der Blase abzuleiten. Selten nur ist ihre Menge so groß, daß diagnostische Irrungen hieraus hervorgehen könnten.

Für die Untersuchung der Nubecula ist die Dunkelfeldbeleuchtung von besonderem Werte.

I. Zentrifugieren und Sedimentieren.

Die Untersuchung der ungelösten Bestandteile des Harns kann oft mit Vorteil bereits durch Entnahme eines Tropfens aus der gut umgeschüttelten Flüssigkeit begonnen werden. Anfänger sollten sich sogar stets darin zuerst üben; denn ein Bild über die Menge der abnormen Elemente läßt sich am ehesten so gewinnen. Für bestimmte Zwecke (Eiter- und Blutkörperchenzählung) ist, wie wir noch sehen werden, diese Methode unerläßlich. Aber in praxi wendet man meist Verfahren an, durch welche diese Bestandteile mehr konzentriert werden, weil damit eine größere Sicherheit gegeben wird, daß man etwa spärlich vorhandene Zellen, Zylinder usw. nicht ganz übersieht. Man läßt zu diesem Behufe entweder die zu untersuchende Flüssigkeit in einem Spitzglase stehen und untersucht den nach etwa 24 Stunden ausgefallenen Bodensatz, oder man beschleunigt das Niederschlagen (nach dem Vorgang von Litten), indem man sich der Steenbeckschen Zentrifuge bedient.

Die Zentrifuge hat mit Recht große Verbreitung gewonnen. Sie hat den unleugbaren Vorzug, daß sie die Untersuchung nach wenigen Minuten erlaubt, daß man also am frischen Urin arbeiten kann. Bei dem älteren Verfahren der Sedimentierung traten leicht Zersetzungsvorgänge ein, gegen die man sich durch Zusatz von Thymol, Chloroform u. dgl. schützen mußte. Diesem Vorteil stehen auch einige Übelstände gegenüber. Die gewaltige Schleuderkraft des Apparats beeinträchtigt leicht feinere Strukturen; die Formen der Eiterzellen z. B. erscheinen im Zentrifugat mitunter verändert. Mehr ist für den Ungeübten zu beachten, daß das Zentrifugensediment viel dichter zusammengepreßt wird, als der durch die bloße Schwerkraft niederfallende Bodensatz. Man findet daher in dem mit der Pipette entnommenen Tröpfchen ceteris paribus im Zentrifugat weit mehr Zellen oder Zylinder als im einfachen Sediment und kann daher leicht zu irrigen Schlüssen in bezug auf die Schwere des Falles verleitet werden; wo in Analysen etwa angegeben wird „3—4 Zylinder im Gesichtsfeld“, muß daher (abgesehen von der Stärke der Vergrößerung) immer beachtet werden, auf welche Weise das Präparat hergestellt ist.

Im übrigen sind prinzipielle Unterschiede zwischen Zentrifugieren und Sedimentieren nicht vorhanden. Ich habe zeigen können, daß beide Methoden nicht ausreichen, um einen Harn von allen darin enthaltenen zelligen oder organischen Beimischungen ebenso völlig zu befreien, wie dies etwa durch Filtrieren gelingt: nur ein Bruchteil geht in den Niederschlag über, ein anderer, freilich weit kleinerer, bleibt in der Flüssigkeit suspendiert. Dieser Prozentanteil ist bei verschiedenen Harnen verschieden, er hängt wahrscheinlich von der sog. Viscosität, vielleicht auch vom spezifischen Gewicht des Harnes ab. Bemerkenswert aber ist, daß das Verhältnis identisch ist, ob man sedimentiert oder zentrifugiert. Bei den betreffenden, durch Hottinger angestellten Untersuchungen hat sich weiter ergeben, daß der Sedimentierungsvorgang nach ca. 24 Stunden völlig beendet ist; nach jener Zeit nimmt der Bodensatz nicht mehr zu. Bei der Zentrifuge stellen etwa 3 Minuten das maximale Zeitmaß dar; auch hier ändern sich die Zahlen nicht mehr, wenn man weiter zentrifugiert. Voraussetzung ist dabei, daß die Zentrifuge etwa 2000—3000 Drehungen in der Minute macht; durch welche Kraft (Hand, Elektrizität, Wasserstrahl) man diese hervorbringt, ist dabei natürlich gleichgültig. Die im Handel befindlichen Zentrifugen entsprechen meist dieser Anforderung, was man leicht durch einfache Berechnung kontrollieren kann. Wichtig ist nur, daß man dabei, um gleichmäßigen Gang des Apparats zu erzielen, durch Aufgießen gleicher Flüssigkeitsmengen in allen Gläsern für völliges Ausbalancieren Sorge trägt.

Der makroskopische Anblick des Sediments gibt — am deutlichsten, wenn man zentrifugiert hat — schon gewisse Anhaltspunkte über dessen Beschaffenheit. Am deutlichsten markiert sich das Siegellackrot bei Anwesenheit von Blut; vorwiegend epitheliale Beimischungen erscheinen schneeweiß, ebenso phosphatische; eitrige graulich, Urate gelbrot. Bleibt ein trüber Urin auch nach dem Zentrifugieren stark getrübt, so darf man auf die Anwesenheit von Bakterien oder auch von Fett schließen.

II. Die mikroskopische Untersuchung des Sediments.

Bei der Entnahme eines Tröpfchens zur Untersuchung mittels des Mikroskops ist wiederum zu unterscheiden, ob man sedimentiert oder zentrifugiert hat. Im ersteren Falle sucht man durch vorsichtiges Dekantieren den Bodensatz möglichst isoliert zu erhalten und entnimmt dann mittels der Pipette eine kleine Menge. Hat man zentrifugiert, so kann man die überstehende Flüssigkeit mit ziemlicher Gewalt abgießen, da das Sediment viel fester am Boden des Spitzgläschens haftet; man tut sogar gut, das Glas dann noch auf einige Minuten umgekehrt auf einem Stückchen Fließpapier aufzustellen, damit nicht von den Wänden zuviel zurückfließt und das Sediment verdünnt. Mit fein ausgezogenen Pipetten entnimmt man dann die genügende Menge. Für sehr geringe Sedimente kann man auch besondere Zentrifugengläser benutzen, aus denen durch einen capillaren Kanal das Sediment direkt auf den Objektträger gegeben wird.

Unter allen Umständen, gleichgültig worauf die Untersuchung schließlich abzielt, beginne man mit der Betrachtung des frischen Präparats, und zwar stets mit schwacher Vergrößerung. Es ist dringend geboten, sich vor allem hierin zu üben; man kann fast sämtliche im Urin enthaltenen Formelemente — abgesehen natürlich von den Bakterien — bereits so erkennen und ein Urteil über deren Menge und Verhältnis gewinnen. Erst wenn man so das ganze Präparat durchmustert hat, geht man zur Anwendung stärkerer Trockensysteme über, mit denen man zunächst die verdächtigen Stellen (Zellhaufen, Zylinder usw.) betrachtet.

In der Regel hat man sich für diese Untersuchungen des gewöhnlichen durchfallenden Lichtes bedient. Es sei hier bereits darauf hingewiesen, daß, sowohl für die erste Orientierung wie auch für viele feinere Untersuchungen, die Dunkelfeldbeleuchtung mancherlei Vorteile bietet. Bekanntlich arbeitet diese mit seitlich abgebrochenen Strahlen, die, auf das Objekt treffend, von diesem reflektiert werden und es so zum Aufleuchten bringen; die Gegenstände erscheinen also weiß auf tiefschwarzem Grunde. Durch den Kontrast und die ungemein starke Leuchtkraft treten die Formelemente viel intensiver hervor, und manche schwach lichtbrechenden Körper sind überhaupt nur durch diese Methode sichtbar zu machen. Um den instruktiven Charakter derartiger Bilder zu zeigen, sind wenigstens einige der gewöhnlichsten mikroskopischen Befunde hier nach Dunkelfeldpräparaten abgebildet.

Für die Dunkelfeldbeleuchtung ist ganz besonders auf peinlich exaktes Arbeiten — äußerste Sauberkeit der Objektträger und Deckgläser usw. — zu achten; schon kleine Staubteilchen oder Schrammen im Glase bedingen hier sehr störende Bilder. Weiter müssen die Tröpfchen sehr klein genommen werden; nur, wenn die Flüssigkeitsschicht äußerst dünn ist, erscheinen die Konturen scharf. Ob man von den für diesen Zweck konstruierten Systemen den Paraboloidkondensor von Zeiß oder Leitz oder den Spiegelkondensor von Reichert benutzt, ist bei Sedimentuntersuchungen wohl ziemlich gleichgültig.

Untersucht man mit durchfallendem Licht, so genügt gewöhnliche Tagesbeleuchtung oder eine einfache Mikroskopierlampe. Die Untersuchung im Dunkelfeld erfordert eine besonders starke Lichtquelle, wie man sie z. B. durch Anwendung von hängendem Auerlicht mit vorgeschalteter Sammellinse oder Schusterkugel, durch kleine Bogen- oder auch durch Nernstlampen sich verschaffen kann.

Für die meisten harnanalytischen Zwecke reicht die Untersuchung des frischen Präparats vollständig aus; insbesondere sind, wie wir sehen werden,

auch die Artunterschiede der Leukocyten bei Anwendung der Dunkelfeldbeleuchtung allein ziemlich gut zu erkennen. Nur wenn man auf bestimmte Mikroorganismen fahndet, ist die Färbung des Sediments nicht zu umgehen; im Dunkelfelde sieht man sie zwar bei Anwendung starker Trockenlinsen sehr deutlich, kann
auch wohl gewisse Gestaltungen (Stäbchen, Streptokokken) wahrnehmen, aber
doch keine sichere Diagnose machen. Wir kommen auf die Sedimentfärbungen
noch zurück; hier sei nur bemerkt, daß man für diesen Zweck, also zum feinen
Ausstrich auf den Objektträger oder Deckglas, sich fast ausschließlich des
Zentrifugates bedient, aus dem man mittels Platinöse kleinste Teilchen entnimmt und verstreicht; der durch Sedimentieren gewonnene Bodensatz ist zu
locker und zu feucht, erfordert daher eine weit längere Zeit bis zur vollständigen
Lufttrocknung.

III. Epithelzellen.

Wie schon bemerkt, fehlen Epithelzellen selbst im normalen Harn, der mit
allen Vorsichtsmaßregeln entnommen ist, niemals ganz. Man findet vielmehr
regelmäßig einige Plattenepithelien, meist mit stark gekörntem Zelleib
und deutlich kontu-
riertem Kern. Ihren
Ursprung suchen wir
vorwiegend in der
Blasenschleimhaut,
deren oberste Schich-
ten sich fortdauernd
abstoßen; aber man
ist jetzt allerseits
darin einig, daß diese
Formen, und eben-
so auch vereinzelte,
mehr kubische, plas-
mareichere, aus dem
ganzen Gebiet der
tieferen Harnwege
stammen können,
ohne daß man ihnen
ihre Herkunft be-
stimmt anzusehen
vermag. Die Dia-
gnose aus Epithel-
zellen hat stark an

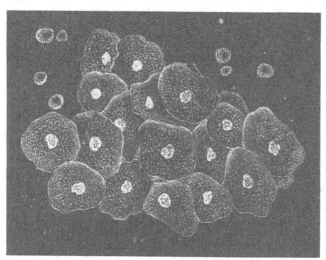

Fig. 1.
Epithelzellen aus der Harnblase; darüber einige kleine mononucleäre
Leukocyten.
Starke Vergrößerung. Dunkelfeldpräparat.

Kredit eingebüßt, und zumal wo es sich nur um solche handelt, ohne daß
gleichzeitig weiße oder rote Blutkörperchen erscheinen, soll man ihnen ja keinen
übertriebenen Wert beimessen. Insbesondere darf man nicht etwa, selbst wenn
man sehr reichliche Zellen findet, deswegen gleich an eine Geschwulst denken;
die sog. Krebszelle hat an sich keine besonderen Charakteristica. Aber auch
die normalen Zellen der einzelnen Gegenden des Harntractus unterscheiden
sich doch zu wenig, als daß man aus ihrer Gestalt Schlüsse ziehen könnte. Man
findet insbesondere, wo es sich um katarrhalische Prozesse oder um Residuen
derselben handelt, häufig eine enorme Überproduktion von Epithelzellen, die
dann in verschiedenen Stadien der Reifung und Verhornung abgestoßen werden
und die buntesten Bilder hervorrufen können.

Lange Zeit galt es geradezu als Dogma, geschwänzte und dachziegelförmig übereinander gelagerte Epithelzellen aus dem Nierenbecken abzuleiten. Dieses ist durchaus
unberechtigt; denn wenn auch Nierenbeckenepithelien oft so gelagert sind, so darf man
doch diesen Satz nicht umdrehen und hierin ein unzweifelhaftes Charakteristikum erblicken
— derartig angeordnete Zellen können auch ganz anderen Teilen des Harntraktus entstammen. Ja selbst die eigentliche Nierenzelle — die kubische, mehr oder weniger
granulierte, großkernige Epithelzelle — ist als solche keineswegs immer mit Sicherheit
zu identifizieren; nur ihr gleichzeitiges Vorkommen in Harnzylindern bzw. ihr Haften
an denselben gibt bestimmtere Gewähr.

Betreffs des Geschwulstelements möchte ich besonders hervorheben, daß man
solche nur in den verhältnismäßig seltenen Fällen diagnostizieren soll, wo vollständige
Gewebspartikel, also bindegewebiges Stroma ev. zentral Blutgefäße erkennbar sind.

IV. Weiße Zellen.

Weiße Blutkörperchen in irgendwie nennenswerter Zahl sind dem
normalen Harn fremd; ihre Anwesenheit bedeutet vielmehr stets einen ent-
zündlichen Vorgang an irgendeiner Stelle des Harntractus.

Um die Bedeutung dieses Be-
fundes richtig einschätzen zu können,
ist es gerade hier notwendig, eine
Trennung der Harnportionen
in der zuerst von Sir Henry
Thompson inaugurierten Weise vorzunehmen. Läßt man den Patienten
in zwei Abteilungen urinieren, so
enthält das erste Glas (im wesentlichen) alle aus der Urethra stammen-
den Beimischungen, das zweite dagegen den Inhalt der Blase; letzteren
von dem Nierensekrete zu trennen,
ist auf diese Weise nicht möglich.
Grundsätzlich sollte, wo Harnana-
lysen ausgeführt werden, wenigstens
auf dieser Trennung des Urins bestanden oder Katheterharn gefordert
werden, da sonst (z. B. bei reichlich
sezernierenden Gonorrhöen) grobe

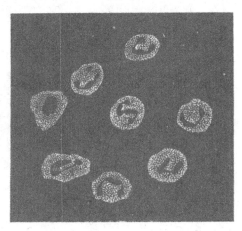

Fig. 2.
Multinucleäre Leukocyten.
Starke Vergrößerung. Dunkelfeldpräparat.

Irrtümer unterlaufen können. Für die feineren Untersuchungen, in denen
es auf die Affektionen der einzelnen Nieren selbst ankommt, ist komplizierteres
Vorgehen: Katheterismus der Ureteren unter Leitung des Blasenspiegels
erforderlich.

A. Urethralharn.

Bei Entzündungen der Harnröhre ist die Urethralportion im ganzen getrübt und enthält außerdem vereinzelte, gröbere oder feinere, schwere oder
leichte Fäden und Flocken.

Die Leukocyten erscheinen im Sediment bei Betrachtung des frischen
Objektes im durchfallenden Lichte als mehr oder weniger stark granulierte,
rundliche Gebilde mit zackigen oder strahligen Ausläufern. Kerne sind nicht
deutlich sichtbar. Wo die Leukocyten in schleimig-fädige Massen eingebettet
sind, haben sie oft eine ganz langgezogene Form angenommen und der Kern
tritt dann als bauchige Anschwellung hervor. Mitunter sieht man, sowohl in

den Fäden wie auch frei, große „Körnchenkugeln" — Leukocyten mit lipoiden, doppeltbrechenden Einlagerungen —, die auf eine Beteiligung der Prostata hindeuten.

Bei Dunkelfeldbeleuchtung lassen sich sowohl die feinen, amöboiden Ausläufer als auch die Granula besser wahrnehmen; ebenso heben sich die leukocytären Beimischungen der Urethralfäden schärfer als bei gewöhnlicher Beleuchtung vom Untergrunde ab. Die Granula zeigen oft sehr schön tanzende und flirrende Bewegungen; man kann auch im Dunkelfeld verschiedene Arten, zarte und gröbere, stärker reflektierende unterscheiden (den gleich zu erwähnenden eosinophilen entsprechend). Die Zellkerne erscheinen als dunkle, meist sehr scharf konturierte Flecken, und man kann oft, bei hinreichend langer Beobachtung, auch an ihnen Formveränderungen wahrnehmen. In der Regel sieht man in den Zellen des Urethraleiters mehrere Kerne, öfters hat man aber

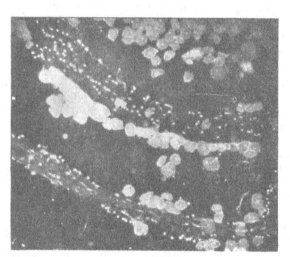

Fig. 3.
Urethralfaden; schleimige Grundsubstanz mit Epithelzellen und Leukocyten besetzt.
Schwache Vergrößerung. Dunkelfeldphotogramm.

den Eindruck, als trennten sich und verschmölzen diese Kerne, so daß es schwer ist, die bekannte Unterscheidung von multi- und uninucleären Zellen durchzuführen.

Am gefärbten Präparat erscheinen diese Verhältnisse etwas anders.

Zunächst lassen sich hier die Granulationen der Zellen mit größerer Sicherheit unterscheiden. Wendet man eine der gebräuchlichen Tinktionen, etwa mit Romanowskischer Flüssigkeit (Azureosin) oder eine ähnliche Doppelfärbung an, so haben die meisten Körnungen den neutrophilen Charakter, d. h. sie zeigen eine violette Tönung; ihr Kern erscheint vielfach gelappt, oft wie in einzelne Teile zertrennt, die nur durch feine Fäden noch miteinander im Zusammenhang stehen — also das typische Bild der „neutrophilen multinucleären" Zelle. Es kann hier nicht auf die prinzipielle Frage näher eingegangen werden, ob die bei der Fixation erhaltenen Kernformen deren Zustand während des Lebens wirklich genau entsprechen, oder ob hier nicht eine künstliche Veränderung eingetreten ist; die Beobachtung des lebenden Zellkerns im Dunkelfeld stimmt mit diesen Bildern jedenfalls nicht völlig überein. Aber ein praktischer Gesichtspunkt darf wenigstens hier nicht außer acht gelassen werden, allerdings im negativen Sinne: man darf nämlich nicht, wie man eine Zeitlang glaubte, aus der Anzahl der Kerne (oder Kernlappen) irgendwelche Schlüsse auf die Intensität der Eiterung ziehen. Für diese Frage kommt nur die Zahl, nicht die Art der Eiterzellen in Betracht.

Einige Zellen im Urethralsekrete (bzw. im Sedimente des Urethralharns) weichen nun freilich von dem üblichen Bilde ab. Zunächst in bezug auf die Granulierung; es fallen vielfach die mit Eosin rot gefärbten (im Dunkelfeld

durch ihren erhöhten Glanz ausgezeichneten) Körner, die α-Granulationen Ehrlichs, auf. Ihnen kommt wenigstens eine gewisse diagnostische Bedeutung zu:
sie sind zwar fast ausnahmslos überhaupt vorhanden, in auffallend reicher
Zahl aber, sowohl frei wie in den Filamenten, beim echten gonorrhoischen
Prozeß, und zwar in dessen 3.—5. Woche. Andere Zellen zeigen den Charakter
der sog. Lymphocyten, d. h. sie haben einen großen, fast ihre ganze Substanz
ausfüllenden Kern und nur spärliche, blau gefärbte Granula; unter ihnen kann
man wieder große und kleine Formen unterscheiden; ob aber diese Differenzen
wesentlich sind, muß unentschieden bleiben. Eine diagnostische Bedeutung
scheint ihnen nicht zuzukommen, die Annahme, daß sie in den ersten Stadien
der Gonorrhöe besonders häufig sind, hat C. Posner (in Untersuchungen mit
H. L. Posner) nicht bestätigt gefunden.

Mitunter findet man Zellen, deren Kerne nicht, wie gewöhnlich, lichtblau
gefärbt und etwas unregelmäßig erscheinen, sondern tiefdunkle Färbung und
exquisite Kugelgestalt zeigen, meist zu dritt oder zu viert in einer Zelle, deren
Granula dann gewöhnlich sehr blaß sind. Diese Kugelkerne oder Pyknosen
scheinen durch Degenerationsvorgänge zu entstehen. Ich habe sie meist — wenn
auch nicht regelmäßig und nicht ganz ausschließlich — bei nichtgonorrhoischen
Urethritiden angetroffen und erblicke in ihnen ein nicht unwichtiges diagnosti-
sches Kriterium.

B. Blasenharn.

Die zweite Portion enthält den Urin, welcher aus den beiden Nieren abgesondert ist, zuzüglich der in der Blase etwa hinzugetretenen Beimengungen.
An ihm vorwiegend werden die eigentlichen diagnostischen Untersuchungen
vorgenommen, deren Aufgabe zum nicht geringen Teil, gerade bei den Eiterzellen, darin zu bestehen hätte, renale und vesikale Affektionen voneinander
zu unterscheiden.

Aus später noch zu erwähnenden Gründen ist es hierfür nicht ohne Belang,
ein genaues Maß der Eiterabsonderung überhaupt zu erhalten. Zu diesem
Behufe kann man sehr leicht eine ziemlich exakte Zählung vornehmen, indem
man einen Tropfen des gut umgeschüttelten Gesamtharns in die Thoma-
Zeißsche Kammer bringt; eine Verdünnung (wie man sie bei Blutkörperchen-
zählungen regelmäßig vornehmen muß) ist hierbei nur ausnahmsweise nötig.
Wie wiederholte Kontrolluntersuchungen (Goldberg u. a.) bewiesen haben,
sind diese Zählungen hinreichend genau; es kommt hier natürlich auf kleine
Schwankungen, selbst von mehreren Hundert im Kubikmillimeter, nicht an.
Die so gewonnenen Zahlen lehren zunächst, daß die absolute Menge des ausgeschiedenen Eiters sehr hoch sein kann; wir haben bis 100 000 im Kubikmillimeter beobachtet, was, ein tägliches Quantum von etwa 1 l Harn zugrunde gelegt, erstaunliche Zahlen ergibt (ca. 10 Milliarden); die in so schweren Fällen
entleerte Menge von Eiterzellen übertrifft die Gesamtziffer der im Blut enthaltenen Leukocyten ziemlich erheblich. In der Regel allerdings werden so gewaltige Summen nicht erreicht; in leichten Fällen von Cystitis bewegen sich
die Ziffern um 5000, in mittleren um 20 000 herum. Die Zählungen haben ein
gewisses Interesse schon an sich, weil sie den ungeheuren Substanzverlust,
den die Eiterung bedingt, recht deutlich illustrieren; ihr Hauptwert liegt aber
darin, daß sie einen Vergleich gegenüber der Eiweißausscheidung erlaubten.
Bekanntlich ist es oft erwünscht, zu wissen, ob im Urin vorhandenes Eiweiß
aus dem Blut stammt, oder ob es lediglich eine Begleiterscheinung des Eiters
(Eiterserum) darstellt; die hier angeführten Zählungen haben ermöglicht,

einigermaßen zu schätzen, welche Eiweißmengen noch auf Eiter allein bezogen werden dürfen. Es hat sich (um nur das wesentliche Resultat anzuführen) ergeben, daß erst bei 100 000 Eiterzellen 1⁰/₀₀ Albumin erreicht wird, so daß also höherer Eiweißgehalt unter allen Umständen auf einen renalen Ursprung hindeutet; aber auch bei niedrigeren Ziffern, z. B. $\frac{1}{2}$⁰/₀₀ Eiweiß bei 5000 Eiterzellen, gibt diese Methode einen brauchbaren Anhaltspunkt.

Da die Zählung der Eiterzellen immerhin eine unbequeme und zeitraubende Prozedur darstellt, so habe ich später versucht, sie durch ein einfacheres Verfahren zu ersetzen. Ist man bei einem Urin sicher, daß die Trübung lediglich durch Beimischung von Leukocyten (nicht etwa durch Salze oder Bakterien) bedingt ist, so kann man deren Menge durch eine „Transparenzbestimmung" abschätzen; man bestimmt einfach durch Aufgießen des Urins in ein mit planer Bodenfläche versehenes Becherglas die Höhe, in der bei hellem Tageslicht eine unter das Glas gebrachte große Druckschrift völlig verschwindet. Diese Höhe der Flüssigkeitsschicht wird gemessen; die Zahl heißt die Transparenz. Es hat sich dabei ergeben, daß $\frac{1}{2}$ cm etwa 100 000, 1 cm 50 000, 2 cm 20 000, 3 cm 10 000, 4 cm 5000, 5 cm 2000, 6 cm 1000 entsprechen. Man kann bei Beurteilung der Eiweißfrage diese Zahlen annähernd zugrunde legen; das Verfahren ist aber besonders nützlich, wenn man im Verlauf einer Cystitis oder Pyelitis für spontane oder unter dem Einfluß einer Behandlung auftretende Veränderungen einen zahlenmäßigen Ausdruck gewinnen will, wobei selbstverständlich auch die Quantität des Gesamtharns gebührend berücksichtigt werden muß.

Das mikroskopische Verhalten der Eiterzellen im Blasenharn ist zum großen Teil bedingt durch dessen Reaktion.

Reagiert der Harn sauer, so weicht das Bild meist nicht von dem bekannten ab: man sieht auch hier rundliche, amöboide Zellen, bei denen im Dunkelfeld die Körner oft in lebhafter Bewegung, sowie die Kerne in der oben geschilderten Weise hervortreten. Bei Tinktionen erwiesen sich die Zellen fast ausschließlich als neutrophile multinucleäre; wo man reichlich uninucleäre findet, wird der Verdacht erweckt, daß eine Nephritis vorhanden ist. Nach Senators, neuerdings noch von Schnütgen bestätigter Entdeckung haben bei echtem Morbus Brightii fast alle Leukocyten diesen Typus. Eosinophile Zellen kommen im Blasenharn seltener vor; eine auffallend große Zahl habe ich wiederholt bei Pyelitiden gefunden. Mitunter erscheinen, in stark saurem Harn, die Leukocyten wie „zerfressen", ein Bild, welches manche Autoren auf Tuberkulose beziehen. Absolut charakteristisch ist jedenfalls dieser Befund nicht.

In alkalischem Harn und insbesondere wenn freies Ammoniak in ihm enthalten ist (also bei schweren Fällen von Cystitis mit Zersetzung), sind die weißen Zellen stark aufgequollen, rundlich, blaß, und weder im Dunkelfeld noch nach Färbung, noch auch nach Essigsäurezusatz ist ein Kern nachweisbar. Dieses Verhalten ist oft schon makroskopisch erkennbar, indem der gesamte Bodensatz eine schleimig-glasige Beschaffenheit zeigt; dieselbe etwa, die das Sediment bei Anstellung der sog. Donnéschen Eiterprobe annimmt.

C. Nierenharn.

Über die Leukocyten des gesondert aufgefangenen Nierenharns ist nicht viel zu sagen. Ich habe oben bereits erwähnt, daß bei Pyelitis reichlich eosinophile, bei echtem Morbus Brightii uninucleäre gefunden werden. Bekanntlich kommt es bei Nierenharn ganz besonders auf Vergleiche gegenüber dem Gesamtharn oder demjenigen der andern Niere an, und insofern können hier unter Umständen Zählungen der Eiterzellen von Wert sein.

V. Rote Blutkörperchen.

Wenn Leukocyten in ganz geringer Zahl noch mit der Normalität eines Urins verträglich sind, so muß man aus der Anwesenheit roter Blutkörperchen fast immer auf einen pathologischen Zustand schließen. Allerdings ist hier eine praktisch sehr wichtige Einschränkung von vornherein zu machen; so erwünscht in vieler sonstiger Hinsicht die Verarbeitung von Katheterharn erscheint, so darf man doch nie vergessen, daß auch bei vorsichtigster Einführung eines Instruments doch eine leichte Blutung gelegentlich sich ereignen kann; man muß also, bei etwaigem Blutbefund, in dieser Hinsicht sich vergewissern. Insbesondere gilt diese Einschränkung auch, wo es sich um Nierenharn handelt, welcher durch Einführung des Harnleiterkatheters gewonnen ist; in diesem Falle ist eine, wenn auch noch so geringe Traumatisierung beinahe die Regel, und aus der Auffindung vereinzelter roter Zellen im Sediment dürfen daher irgendwie bindende Folgerungen nicht ohne weiteres gezogen werden.

Rote Blutkörperchen sind im Urin meist ohne Schwierigkeit zu erkennen, wenn es sich um eine einigermaßen frische Blutung handelt: sie präsentieren sich als kreisrunde Scheiben, die oft im Dunkelfeld sehr deutlich eine leicht gelbrote Farbe zeigen, oft auch die charakteristische Dellenbildung oder Hutform erkennen lassen, sehr selten — nur bei Massenblutungen — in Geldrollen angeordnet sind. Im tingierten Präparat nehmen sie durch Eosin rötliche Färbung an. Je länger Blutkörperchen mit dem Urin in Kontakt bleiben, um so mehr Farbstoff wird ihnen entzogen; sie werden schließlich völlig „ausgelaugt" und erscheinen dann nur noch als farblose Schatten. Man ist leicht geneigt, in solchen Fällen an die Nieren als Sitz der Blutung zu denken; doch ist solcher Schluß nicht ohne weiteres berechtigt, da auch bei längerem Aufenthalt des Bluts in der Blase eine ähnliche Veränderung sich ereignen kann. Ebenso beziehen manche Autoren gewisse Formveränderungen (Poikilocytose), insbesondere Auftreten sehr kleiner, „staubförmiger" Erythrocyten, auf Nierenblutungen; auch hier muß aber vor zu raschen Schlüssen gewarnt werden, da Ähnliches sich auch z. B. bei Blutungen aus Blasencarcinomen findet. Als Zeichen von Nierenblutung darf mit Sicherheit nur das etwaige Verschmelzen roter Blutkörperchen zu echten Zylindern angesehen werden, wie dies bei der hämorrhagischen Nephritis vielfach beobachtet wird.

Wichtiger als die Gestalt ist die Menge der roten Zellen und der Zeitpunkt, an welchem sie im Urin auftreten.

Sehr geringe Blutmengen finden sich, abgesehen von der artefiziellen Entstehung beim Katheterismus, namentlich bei Anwesenheit von Steinen in den Harnwegen. Bei der Steinkrankheit kommt es zwar auch mitunter zu größeren Blutungen; charakteristisch aber ist das konstante Vorkommen einiger Erythrocyten in jedem Sediment; die dauernde Anwesenheit eines Steines wirkt wie ein immerwährendes Trauma. Auf diesen Befund ist ein besonders großes Gewicht zu legen. Gewöhnlich findet man dann keine weiteren Formelemente; ist außerdem Eiter vorhanden, so ist Cystitis oder Pyelitis wahrscheinlich, sind die Blutkörper in Ballen oder Flocken mit Eiterkörpern innig vermengt, so darf man auf ulceröse Prozesse schließen, muß insbesondere an Tuberkulose denken. Massenblutungen können durch Trauma veranlaßt sein; liegt ein solches nicht vor, so ist ein Tumor zu vermuten. Für alle, Blasen- wie Nieren-, Geschwülste ist es charakteristisch, daß von Zeit zu Zeit, ohne besondere Veranlassung, starke Blutungen einsetzen, die bereits nach wenigen Tagen völlig verschwinden können; ein Harn, in dem man abwechselnd große Mengen Blut (schon makroskopisch sichtbar) und völlige Blutfreiheit konstatieren kann, legt immer den Verdacht auf eine Geschwulst nahe, über deren Sitz freilich die Urinuntersuchung nur selten aufklärt. Allerdings gibt es auch seltene Fälle von sog. essentieller Hämaturie, bei welchen große Mengen von Blut entleert werden, ohne daß eine derartige greifbare Ursache (selbst bei der Operation) sich nachweisen läßt. Zum Teil mögen diese auf Hämophilie beruhen; zum Teil muß man gewisse Formen von Nephritis annehmen, bei denen sehr kleine Herde stark bluten.

In manchen Fällen ist das Blut im Urin ausschließlich den letzten Tropfen bei der jedesmaligen Entleerung beigemischt, während die Hauptmenge des Harns normal oder höchstens eitrig trübe erscheint. Dies kann verschiedene Ursachen haben: es kann sich um Blasensteine handeln, bei denen die Schluß-kontraktionen eine besonders enge Umklammerung des Steines und somit eine Verletzung der Schleimhaut herbeiführen; es kann sich um ulceröse Prozesse im Blasenhals oder auch um Entzündung der Nachbarorgane (Prostata) handeln. Jedenfalls fordert dies Zeichen zu einer genauen Lokaluntersuchung auf.

In vielen Fällen, namentlich bei älteren Blutungen, findet man außer mehr oder weniger wohlerhaltenen Erythrocyten auch amorphen Blutfarbstoff, namentlich im Innern von Zellen vor. Ich kann zu dessen Nachweis die Dunkelfeldbeleuchtung nicht genug empfehlen, da bei ihr der leuchtende Glanz des Rot ganz besonders schön hervortritt.

Endlich muß an die eigentümliche Erscheinung der Hämoglobinurie auch hier erinnert werden, jene Fälle, in denen der Harn zwar reich an gelöstem Blutfarbstoff ist, rote Blutkörperchen aber fehlen.

VI. Formelemente der Anhangsdrüsen.

Dem von der Niere herabströmenden Urin können sich nicht bloß Bestandteile der tieferen Harnwege, sondern auch Produkte der akzessorischen Drüsen beimischen. Als solche kommen namentlich Hoden, Samenblasen und Prostata in Betracht.

Am häufigsten beobachtet man Hodenprodukte: die Samenfäden oder Spermien. Nach stattgehabten Pollutionen oder Kohabitationen bleiben immer einige in der Urethra zurück, die erst mit der nächsten Harnentleerung ausgeschwemmt werden; in solchen Fällen fehlt ihnen also jede pathologische Bedeutung. Ist keine derartige Ursache nachweisbar, so muß ein mangelhafter Verschluß (Insufficienz) der normalerweise fest schließenden Ductus ejaculatorii angenommen werden. Auch dies kommt gelegentlich ohne besondere pathologische Zustände (z. B. nach langer Abstinenz) vor. Häufiger liegt allerdings eine krankhafte Bedingung zugrunde, entweder eine nervöse Erschlaffung der Muskulatur oder eine Entzündung der Schleimhaut der Ductus. In letzterem Falle sind den Samenfäden regelmäßig Leukocyten beigemischt und das Ganze hat die Form eines „Filaments" angenommen.

Die Samenfäden finden sich im Sediment entweder frei oder eingebettet in gerinnselartiger („sagokornähnlicher") Masse, welche aus den Samenblasen stammen. In ihrer Form unterscheiden sie sich nicht von den auch sonst beobachteten Bildern; man kann an ihnen regelmäßig die bekannten Bestandteile, Kopf, Verbindungsstück, Schwanz ohne weiteres unterscheiden. Besonders deutlich treten auch sie im Dunkelfeld hervor. Bewegungen sind an Samenfäden im Harnsediment nur ausnahmsweise wahrnehmbar.

Seltener sind im Harn prostatische Beimengungen ohne weiteres nachweisbar. In bezug auf die meist in erster Linie gesuchten Corpora amylacea ist besondere Vorsicht ratsam. Man findet zwar sehr oft im Urin feine, ziemlich stark lichtbrechende, geschichtete Körnchen, die der Ungeübte für Corpora amylacea anspricht, die aber nichts anderes als zufällig hineingeratene echte Stärkekörnchen darstellen. Aber auch, wenn man echte Corpora amylacea — durch die Jodbläuung (ohne Schwefelsäurezusatz) erkennbar — entdeckt, ist noch nicht sicher, ob sie wirklich aus der Prostata stammen, da auch andere Teile des Harntraktus (z. B. die Drüsen der Harnröhre selber) sie produzieren können.

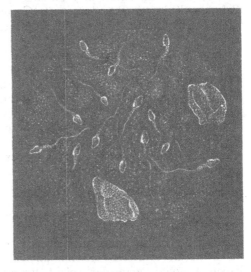

Fig. 4.
Spermatozoen.
Mittlere Vergrößerung. Dunkelfeldpräparat.

Etwas sicherer deutet ein anderer Befund auf die Prostata hin: ich habe vor einiger Zeit nachgewiesen, daß die in dem Sekret enthaltenen von Fürbringer so genannten „Lecithinkörnchen" doppeltbrechend sind (daher besser als Lipoidkörnchen, nach Kaiserlings Vorschlag zu bezeichnen), eine Eigenschaft, die namentlich dann hervortritt, wenn sie in Leukocyten eingeschlossen liegen (Körnchenkugeln); wo man dies nachweisen kann, ist der Schluß auf Beimischung von prostatischem Sekret zum Urin gestattet.

Immer aber, wenn man überhaupt Verdacht auf den Zutritt normaler oder pathologischer Elemente aus den akzessorischen Drüsen, insbesondere Prostata oder Samenblasen hat, ist es geboten, den Urin in einer besonderen Weise zur Untersuchung sich zu verschaffen. Es muß dann ein vorheriger Druck auf diese Drüsen vom Mastdarm her ausgeübt werden. Man läßt den Patienten erst in gewohnter Weise in zwei Portionen urinieren, weist ihn aber an, ein wenig Harn in der Blase zu behalten; dann wird ein kräftiger Druck vom Rectum her auf Prostata und Samenblasen ausgeübt und nun erst der restierende

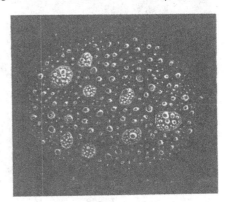

Fig. 5.
Prostatasekret. Eiweißartige und lipoide Tröpfchen, z. T. in Leukocyten eingeschlossen.
Starke Vergrößerung. Dunkelfeldpräparat.

Harn (der „Expressionsharn") entleert. Schon beim Gesunden pflegt er sich durch eine deutliche Trübung von den anderen Portionen zu unterscheiden. Im Zentrifugat findet man auch, wenn keinerlei pathologische Veränderung vorliegt, regelmäßig die ebenerwähnten Lecithin- (oder Lipoid-) Tröpfchen, außer ihnen auch kleinere Tropfen albuminöser Natur, ferner platte und zylindrische Epithelzellen, letztere ebenfalls oft doppeltbrechende Körnchen enthaltend, sowie hier und da Corpora amylacea. Auch Samenfäden sind unter normalen Verhältnissen mitunter beigemischt; jedenfalls ist aus einem einmaligen Befunde der Art nicht ohne weiteres auf krankhafte Zustände zu schließen.

Das wichtigste Zeichen für solche ist das Auftreten von Erythro- und Leukocyten im Expressionsharn.

Erstere können auch bereits durch einen etwas brüsken Druck auf Prostata und Samenblasen zutage gefördert werden. Ihre Anwesenheit ist nur dann von Belang, wenn sie in größerer Anzahl und mit weißen Blutkörperchen vermischt auftreten. Man pflegt dann in erster Linie an Entzündung der Samenblasen zu denken.

Inwieweit Leukocyten absolut für pathologische Vorgänge zeugen, steht auch noch dahin. Einige sind wohl immer vorhanden; auch hier wird es sich wesentlich darum handeln, ob sie in größeren Mengen, namentlich ob sie klumpig geballt erscheinen. Nur in letzterem Falle wird man die Diagnose einer Entzündung stellen.

VII. Harnzylinder.

Als Zylinder bezeichnet man walzen- oder auch bandförmige Gebilde im Urin, die sehr verschiedene physikalische und chemische Eigenschaften haben können; man darf nicht vergessen, daß alle Substanzen, welche sich innerhalb der Harnkanälchen niederschlagen und dort festweiche Beschaffenheit annehmen, in dieser Gestalt im Urin erscheinen können. Es handelt sich also um einen Kollektivbegriff, mit dessen allgemeiner Feststellung für das Verständnis des Einzelfalls zunächst noch nicht viel gewonnen ist.

Als Typus und charakteristischstes Beispiel gilt der hyaline Zylinder, ausgezeichnet durch seine vollständige Transparenz, die höchstens hie und da durch Einlagerung oder Auflagerung von Epithelzellen, Leukocyten oder Krystallen getrübt erscheint. Eben die Transparenz erschwert auch die Auffindung im Sediment; die Lichtbrechungsunterschiede sind so gering, daß sie sich kaum vom Untergrund abheben. Man kann sie sich dadurch etwas deutlicher machen, daß man vorsichtig vom Rande des Deckglases her etwas dünne Jodlösung zufließen läßt; sie nehmen alsdann eine leicht gelbliche Farbe an. Zweckmäßiger ist die Anwendung der Dunkelfeldbeleuchtung, bei der sie in zartem Weiß oder Grau scharf hervortreten. Sucht man in einem Präparat nach Zylindern, so scheint mir dies Verfahren — mit schwacher Vergrößerung — vorzugsweise empfehlenswert.

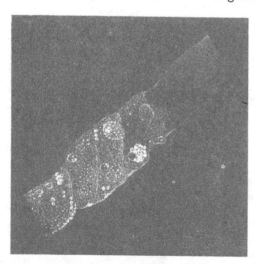

Fig. 6.
Harnzylinder, halb hyalin, halb granuliert.
Starke Vergrößerung. Dunkelfeldpräparat.

Hyaline Zylinder sind oft sehr lang, vielfach gebogen, nicht selten an einem Ende spitz zulaufend oder gegabelt. Mitunter zeigen sie dichte, korkzieherartige Windungen, ein Befund, der zu dem Schluß verleitet hat, als stammten solche Zylinder aus den Tubuli contorti. Dies ist natürlich nicht anzunehmen, da sie ja die engen Henleschen Schleifen nicht passieren könnten, ohne ihre Gestalt' zu ändern. Vielmehr muß man sich vorstellen, daß die schmalen halbstarren Gebilde beim Eintritt in die weiteren geraden Kanälchen zusammengepreßt und in diesen Formen zur Erstarrung gebracht werden.

Andere Zylinder erscheinen körnig, „granuliert", ohne sich sonst von den hyalinen wesentlich zu unterscheiden. Diese Körnung erfüllt entweder die ganzen Zylinder, oder erscheint in netz- oder streifenartiger Anordnung; sie ist feiner oder gröber — in ersterem Fall albuminöser, im zweiten fettiger Art.

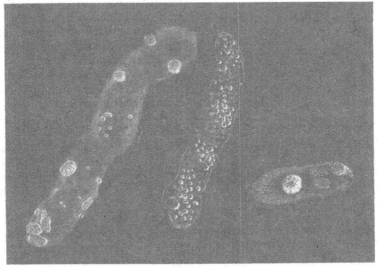

Fig. 7.
Harnzylinder, z. T. mit Epithelien und fettartigen Körnchen besetzt.
Starke Vergrößerung. Dunkelfeldpräparat.

Was für eine chemische Beschaffenheit vorliegt, wird am besten durch die am frischen Präparat ohne weiteres gelingende Sudanfärbung entschieden, wobei die Fettkörner sich intensiv röten. Nicht zu unterscheiden aber ist hierdurch, ob es sich um einfaches Fett oder um „Lipoide" handelt; hierüber klärt ausschließlich das Polarisationsmikroskop auf, welches ev. bei gekreuzten Nicols das leuchtende Kreuz der Anisotropen erkennen läßt; meist sind übrigens die doppeltbrechenden Körner durch besondere Größe ausgezeichnet.

Ebenfalls strukturlos sind die Wachszylinder, die sich durch intensiven Glanz, beträchtliche Breite, scharfe Ränder hervorheben. Ein Teil von ihnen gibt die sog. Amyloidreaktion, d. h. färbt sich rot bei Zusatz von Methylviolett, blau bei Zusatz von Jodlösungen mit Schwefelsäure. Eine spezifisch-diagnostische Bedeutung hat, was später zu erörtern sein wird, diese Färbung nicht.

• Als Cylindroide sind hyaline, blasse, meist sehr lange Gebilde beschrieben, die aller Wahrscheinlichkeit nach aber mit den echten Zylindern nichts zu tun haben. Schon der Umstand, daß sie häufig mit Spermien besetzt sind, weist darauf hin, daß wenigstens manche von ihnen eher als den Nieren den akzessorischen Drüsen entstammen, wenn auch nicht, wie hier und da angenommen wird, den Hoden.

Diesen anscheinend strukturlosen Gebilden stehen solche gegenüber, die einen Aufbau aus zelligem Material deutlich erkennen lassen. Als solche Zellen kommen erstens Epithelien, zweitens rote Blutkörperchen in Betracht.

Epithelialzylinder müssen ebenfalls zunächst daraufhin betrachtet werden, ob sie wirklich den Nieren entstammen; man darf dies schließen, wenn sie aus kubischen, deutlich kernhaltigen Zellen bestehen, — mitunter findet man auch sehr ähnliche Ausgüsse, welche aus der Prostata herrühren und sich dann meist durch Zylinderepithel auszeichnen. Eine Verwechslung ist wohl ausgeschlossen.

Blutzylinder lassen mitunter noch ihre Zusammensetzung aus Erythrocyten ganz scharf erkennen; andere Male fällt nur die gelbrötliche Farbe auf. Öfter sieht man in ihnen ein Fibrinnetz angedeutet. Die Färbung kann den Ungeübten gelegentlich täuschen, denn im ikterischen Harne tritt ebenfalls eine gelbe Tinktion aller darin vorhandenen zylindrischen Gebilde ein und auch Urateinlagerungen können eine ähnliche Farbe hervorrufen.

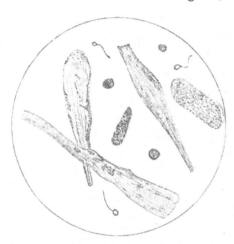

Fig. 8.
Sog. Hodenzylinder. Mittlere Vergrößerung.

Ich muß schließlich erwähnen, daß phosphorsaure, seltener harnsaure Salze auch mitunter genau in Zylinderform zusammenbacken; Zusatz der entsprechenden Chemikalien (Essig- oder Salpetersäure) klärt über die Bedeutung solcher Pseudozylinder auf.

Bei der Entscheidung der Frage, ob Zylinder in einem Harn enthalten sind oder nicht, muß dessen Reaktion besonders beachtet werden: ist er stark alkalisch, so lösen sich die zarten Gebilde bereits nach kurzer Zeit auf. Das geschieht sowohl, wenn Blasenkatarrh mit ammoniakalischer Gärung vorhanden ist, als namentlich bei nachträglicher Zersetzung des Urins; gerade in Fällen, in denen es auf diese Frage ankommt, muß daher der Urin so frisch wie möglich untersucht werden.

Die Frage nach der semiotischen Bedeutung der Harnzylinder läßt sich nicht trennen von jener nach ihrer Entstehung. So klar diese für die eigentlich organisierten Zylinder, die offenbar aus Zellen (Epithel oder Erythrocyten) zusammengesetzt sind, zutage liegt, so zweifelhaft ist sie auch heute noch für die typischen hyalinen und granulierten Zylinder. Ist doch sogar die chemische Beschaffenheit ihres Grundmaterials nicht geklärt; wir wissen nur, daß es albuminöser Natur ist, keineswegs aber, ob die hyaline Substanz dem Fibrin nahesteht oder nicht. Der Streit dreht sich hauptsächlich darum, ob wir es hier mit Gerinnungs-, mit Sekretions- oder mit Degenerationsprodukten zu tun haben. Lange Zeit neigte man wesentlich der ersteren Ansicht zu: man stellte sich vor, und die Tierexperimente wurden besonders in diesem Sinne gedeutet, daß das Hyalin eine Form sei, in welcher das Eiweiß unter gewissen Umständen, etwa unter dem gleichzeitigen Einfluß eines von den Leukocyten oder den Epithelien gelieferten Ferments, koaguliere. In der Allgemeingültigkeit dieser Annahme machte zuerst der Umstand irre, daß Albuminurie und Cylindrurie keineswegs immer Hand in Hand gehen. Z. B. bei der Chylurie, bei der doch sehr reichliche Mengen Eiweiß abgesondert werden, fehlen die Zylinder durchweg; umgekehrt kommen — wenn auch, wie ich behaupten muß, sehr selten — Fälle vor, in denen selbst mit der schärfsten Probe kein Eiweiß nachweisbar ist, während Zylinder vorhanden sind. Und daß zwischen beiden Befunden keine Proportionalität waltet, vielmehr sehr erhebliche Schwankungen sich zeigen, kann man im Verlauf fast jeder Nephritis erleben. Aus diesen Gründen, sowie aus mannigfachen histologischen Befunden folgerte man dann, daß die Zylinder überhaupt keine Gerinnungs-, sondern Transformationsprodukte seien, entstanden aus der Verschmelzung abgestoßener und degenerierter Epithelzellen. Ich halte diese Annahme, wenigstens in der Einseitigkeit, wie sie neuerdings z. B. von Wallerstein vertreten wird, für zu extrem. Gewiß ist auch diese Möglichkeit nicht von der Hand zu weisen; aber für alle Fälle kann ich sie nicht annehmen. Ich will dabei von den histologischen Befunden an der Niere selbst ganz absehen; oft genug hat man bei dieser die Epithelialbekleidung der Nierenkanälchen, trotz ausgesprochener Cylindrurie, durchweg unversehrt gefunden. Aber schon der mikroskopische Anblick vieler Zylinder — auch hier wieder oft mit Hilfe der Dunkelfeldbeleuchtung besonders deutlich! — macht doch den Gedanken an eine epitheliale Zusammensetzung sehr unwahrscheinlich. Namentlich die Gabelung, das Auslaufen in freien Spitzen, das Vorkommen zylinderähnlicher, geballter Massen in ganz unregelmäßiger Gestalt legt immer wieder die Annahme, daß es sich um Coagula handelt, nahe. Und ich möchte daher vorläufig, nur in der Hoffnung, daß feinere Untersuchungsmethoden ein genaueres Urteil im Einzelfall ermöglichen werden, an einer dualistischen Auffassung festhalten.

Damit erledigt sich auch die eng zusammenhängende Frage nach der Bedeutung von Hyalin und Granulation. Ist die epitheliale Genese die wahrscheinliche, so wird man auch in den granulierten Zylindern das Primäre erblicken, — denn das Plasma der Epithelzellen ist ja auch gekörnt — die hyalinen aber für Umwandlungsprodukte ansehen; während umgekehrt, und eigentlich der allgemeineren Vorstellung entsprechend, die granulierten als eine Degeneration der hyalinen betrachtet zu werden pflegen. Ich muß für gewisse granulierte Formen die Möglichkeit, daß sie primär-epithelialen Ursprungs sind, zugeben; namentlich habe ich dabei diejenigen im Auge, bei welchen das Vorhandensein fettartiger oder gar doppeltbrechender Massen direkt auf eine solche Zellinfiltration hinweist. Aber ich kann nicht glauben, daß wirklich all die zarten, feinen, kaum wahrnehmbaren Gebilde zylindrischen Charakters, denen wir z. B. in eiweißfreien oder sehr eiweißarmen Harnen begegnen, ursprünglich granuliert waren; meine vielmehr, daß etwa in ihnen vorkommende Körnchen die Anzeichen einer späteren Degeneration darstellen.

Schon aus den bisherigen Bemerkungen wird man einiges über den diagnostischen Wert des Zylinderbefundes überhaupt, das Auftreten der verschiedenen Arten insbesondere entnehmen können.

Zunächst sei nochmals betont, daß Zylinder das Vorhandensein einer diffusen Nephritis, also eines Morbus Brightii, noch nicht unbedingt beweisen.

Findet man lediglich einige spärliche hyaline Zylinder im eiweißfreien, anscheinend normalen Harne, so wird man höchstens auf vereinzelte Herde oder
vielleicht auf eine Gefäßsklerose oder auch eine mäßige Stauung schließen dürfen.
Allerdings muß man dann (geradeso wie bei der sog. physiologischen Albuminurie) Vorsicht walten lassen und immer wieder untersuchen, nicht bloß den
Urin, sondern den ganzen Menschen, denn es kann sich auch um die Vorstadien
der „genuinen Schrumpfniere" handeln, die, bei mangelnder Aufmerksamkeit,
plötzlich mit schweren Symptomen Überraschungen verursachen könnte.
Leicht soll man also auch diesen Befund nicht nehmen, sondern immer darin
ein Warnsignal erblicken!

In der Mehrzahl der Fälle wird man nicht irren, wenn man aus dem konstanten Auftreten von Zylindern die Existenz einer diffusen Nierenerkrankung
folgert. In dieser Annahme wird man bestärkt, wenn erstens die Zahl der
Zylinder groß wird, wenn weiter verschiedene Formen gleichzeitig auftreten,
wenn endlich die begleitenden Momente — Eiweißgehalt, rote und weiße
Zellen, Nierenepithelien — damit harmonieren. Schwieriger, ja oft unmöglich
scheint es mir, auf den mikroskopischen Harnbefund allein eine genaue Diagnose
der Form oder des Stadiums der Erkrankung zu basieren. Im allgemeinen
wird man sagen dürfen: reichliche granulierte Zylinder, im Verein mit roten
Zellen, auch echten Blut- und Epithelzylindern, sprechen — bei gleichzeitig
sparsamem, konzentriertem, eiweißreichem Harn — für akute Formen;
Auftreten von hyalinen und granulierten in wechselnder Menge, bei Fehlen von
Blutbestandteilen, aber Anwesenheit von Epithelien, bei bald mehr bald
weniger reichlichem Eiweiß, sowie wechselnder Menge und Konzentration,
für die subakuten und subchronischen Fälle; Vorkommen vorwiegend hyaliner
Zylinder, bei reichlichem, diuriertem, eiweißarmem und auch an sonstigen
Formelementen nicht reichem Urin für die chronischen, vorwiegend indurativen Formen. Aus Wachs- und Amyloidzylindern ist keine bestimmte Folgerung zu ziehen, insbesondere nicht etwa auf Nierenamyloid, welches auch
sonst im Harnbefund nichts irgendwie Typisches bietet. Große Mengen
fettiger Zylinder scheinen besonders bei akuten Prozessen oder akuten Intervallen chronischer Formen vorzukommen, und das Auftreten von doppeltbrechenden Substanzen sehe ich als Signum mali ominis an, sei es daß sie,
wie Fr. Munk neuerlich betont hat, auf ein Chronischwerden bis dahin akuter
Prozesse hinweisen, sei es daß sie, einigen persönlichen Beobachtungen entsprechend, mit der Urämie in Zusammenhang stehen.

In letzter Zeit hat Kakowski ein ziemlich kompliziertes Verfahren
angegeben, um die Zylinder im Harn (ähnlich wie ich dies für Leuko- und
Erythrocyten angeraten habe) zu zählen. Es ist abzuwarten, ob diese Methode
hier praktisch verwertbare Resultate geben wird.

VIII. Krystallinische Sedimente.

Das Ausfällen mineralischer Körper, amorph oder krystallinisch gestaltet,
aus einer Lösung, wie der Harn sie uns darstellt, kann unter sehr verschiedenen Bedingungen erfolgen.

Zunächst kann ein Mißverhältnis zwischen der Flüssigkeit und dem zu
lösenden oder in Lösung zu haltenden Stoff bestehen; ein absolutes oder relatives Zuviel — absolut, wenn der betr. Stoff wirklich im Übermaß ausgeschieden
wird, relativ, wenn nicht genügende Mittel zu seiner Lösung vorhanden sind.

Weiter kann durch Zersetzungen innerhalb (oder außerhalb) des Körpers
die Bildung abnormer Substanzen herbeigeführt werden, die schwerer löslich sind
und daher ausfallen. Dabei spielt insbesondere die Reaktion eine Rolle, ihr
Umschlag vom Sauren zum Alkalischen hat sehr bald diese Wirkung; alkalischer Harn ist nicht mehr imstande, manche sonst gelöst bleibende Basen
in diesem Zustand zu erhalten.

Endlich kann — was allerdings nur außerhalb des Körpers mitspricht —
eine Änderung der Temperatur das Ausfallen bewirken; die Urate z. B. sind
in kaltem Wasser viel weniger löslich als in warmem und bilden daher leicht,
wenn der Harn steht, einen Niederschlag.

Es sollen im folgenden die hauptsächlichsten Formen besprochen werden,
die wir im Harnsediment antreffen. Als Einteilungsprinzip kann dabei einmal
die chemische Zugehörigkeit der fraglichen Körper in Betracht kommen; dies
würde ich für unzweckmäßig halten, weil dabei der klinische Gesichtspunkt
vernachlässigt werden müßte, indem z. B. gewöhnliche Erdphosphate und
phosphorsaure Ammoniakmagnesia bei ganz heterogenen Zuständen vorkommen.
Man könnte weiter an die Reaktion des Harns anknüpfen und, wie dies vielfach geschieht, die Sedimentbildner des sauren denen des alkalischen Urins
gegenüberstellen; auch dies scheint mir kein ganz zutreffendes Prinzip, angesichts des Umstandes, daß die Reaktion doch nur ein, früher in seiner Bedeutung sogar wesentlich überschätztes Symptom bildet. Vielmehr möchte ich
mich hier, so unwissenschaftlich dies vielleicht erscheinen mag, vollständig
auf den Standpunkt des Mikroskopikers stellen und einfach von dem aus-
gehen, was man ohne weiteres sieht. Danach ergibt sich eine Teilung ganz ungezwungen zunächst in amorphe Pulver und echte Krystalle; letztere wieder
werden danach zu beurteilen sein, ob sie wesentlich nur nach einer Richtung
des Raumes entwickelt sind, also in Gestalt von Nadeln erscheinen; ob sie
flächenhaft gebaut sind, also Platten- oder Tafelform annehmen; ob sie
mehrere Achsen deutlich erkennen lassen, also in eines der krystallographischen
Systeme einzuordnen sind; endlich ob sie kompliziertere Bildungen, Konglo-
merate, Sphärokrystalle darstellen. Gewiß gehen auch so verschiedenartige Dinge durcheinander; die Einteilung dürfte aber für den Diagnostiker
den Vorteil haben, daß sie ganz unmittelbar an die mikroskopisch erkennbaren
Bilder anknüpft.

A. Amorphe Körner.

In fast allen Harnen trifft man im Sediment körnige Massen oder vereinzelte Granula an, denen man allerdings im Hellfelde ohne weiteres ihre Bedeutung nicht gut anzusehen vermag; sie unterscheiden sich bei der gewöhnlichen
Beobachtung höchstens, wenn sie in größeren Mengen zusammenliegen, durch
einen mehr gelblichen oder mehr weißen Farbenton. Erheblich deutlicher
springt dieser Unterschied im Dunkelfelde hervor: hier wandelt sich das helle
Gelb in ein kräftiges Goldrot, das trübe Grau in ein leuchtendes Schneeweiß
und lenkt damit unsere Aufmerksamkeit sofort in die richtigen Bahnen; im
ersteren Fall handelt es sich um harnsaure, im letzteren um Kalkverbindungen.
Ist doch allen Uraten die Fähigkeit eigen, beim Ausfallen den Harnfarbstoff
mitzureißen, während den phosphatischen und kohlensauren Salzen und Erden
diese Eigenschaft mangelt.

Die harnsauren Salze — meist wohl aus harnsaurem Natrium bestehend
— sind oft in sehr großen Mengen vorhanden. Im konzentrierten Urin des Fie-
bernden oder Schwitzenden fallen sie beim Erkalten sofort aus und bilden das

ziegelrote Sediment, welches so oft von Laien als Blut angesehen wird. Schon der einfache Versuch der Erwärmung im Reagensglase, bei dem die so entstandene Trübung sich augenblicklich aufhellt, um nach dem Wiedererkalten von neuem aufzutreten, ist ungemein charakteristisch. Hat man beim mikroskopischen Anblick irgendwelche Zweifel, so sind diese ebenfalls durch eine sehr einfache Reaktion zu beheben: man setzt dem Präparat einen Tropfen Salzsäure zu; dann lösen sich die amorphen Massen, alsbald aber, wenn die Verdunstung beginnt, erscheinen an ihrer Stelle feine rhombische Krystalle reiner Harnsäure.

Eine pathognomonische Bedeutung haben die Urate, abgesehen davon, daß sie für eine Konzentration des Harns Zeugnis ablegen, kaum. Insbesondere soll man sich wohl hüten, aus ihrem Befunde etwa auf eine harnsaure Diathese irgendwelcher Art (allgemein oder lokal) zu schließen.

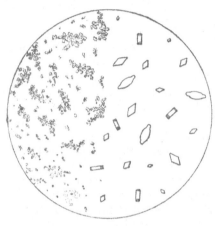

Fig. 9.
Harnsaures Natron. Amorphes Pulver; nach Salzsäurezusatz Ausfall reiner Harnsäure.

Die weißen Massen werden ebenfalls durch Säuren aufgelöst; teils ohne weiteren Rückstand, in welchem Fall man annehmen darf, daß es sich um phosphorsauren Kalk handelt, teils unter lebhafter Gasentwicklung, zum Zeichen, daß sie aus Carbonaten bestanden haben. Gewöhnlich zeigt ein mit Kalken überladener Urin schon makroskopisch eine weißliche Trübung, die auch im Reagensglase nach Säurezusatz mit oder ohne Gasentwicklung verschwindet. Die Phosphate haben sehr häufig die Eigenschaft, sich in Zylinderform zusammenzuballen.

Auch der Befund von Phosphaten im Harn darf in seiner Bedeutung nicht zu hoch veranschlagt werden. Vorübergehend findet sich diese Erscheinung sehr oft bei ganz Gesunden, namentlich nach dem Essen; mitunter kann man als ihre Ursache direkt den Genuß von alkalischen Wässern nachweisen. Andere Male, wenn die Phosphaturie dauernd auftritt, muß man freilich irgendwelche Stoffwechselstörungen annehmen; als solche sind uns etwas besser bekannt nur die Superacidität des Magensaftes mit ihren Folgen (Klemperer); durch sie wird, wie es scheint, den Körpersäften die Säure entzogen, deren sie bedürfen, um die Phosphate in Lösung zu halten. Außerdem ist erfahrungsgemäß eine stark ausgeprägte Phosphaturie oft eine Begleiterscheinung von nervösen Störungen, insbesondere von Neurasthenie; die feineren Vorgänge hierbei sind uns aber nicht bekannt.

B. Nadeln.

Nadelförmige Krystalle können sehr verschiedenen Gruppen angehören. Ihr wichtigster Repräsentant ist phosphorsaurer Kalk, welcher typisch in dieser Form sich zeigt, allerdings mit einer Tendenz zur Büschel- und Rosettenbildung, ja zur Verschmelzung zu einzelnen, radiär gestreiften Kugelsektoren oder Vollkugeln. Die weiße Farbe sowie die Löslichkeit in Säure charakterisiert diese Nadeln zur Genüge.

Ebenfalls weiß sind die Nadeln des **schwefelsauren Kalks** (Gips); das sehr selten beim Menschen vorkommende Sediment charakterisiert sich durch seine mikrochemischen Reaktionen: Unlöslichkeit in Ammoniak und Essigsäure, Schwerlöslichkeit in Salz- und Salpetersäure.

Auch die gelegentlich vorhandenen, außerordentlich feinen, meist geschwungenen Nadeln der **Fettsäuren** sind weiß; ihre Löslichkeit in Alkoholäther charakterisiert sie hinreichend.

Weiter gehört zu den nadelförmig krystallisierenden Körpern noch das **Tyrosin**, bekanntlich fast ausschließlich bei akuter gelber Leberatrophie beobachtet; stets ist es in Drusen- oder Garbenbildung ausgesprochen; die mikrochemische Reaktion ist: Unlöslichkeit in Essigsäure, Löslichkeit in Salzsäure und Ammoniak. Die Tyrosinnadeln sind teils farblos, teils nehmen sie den Harnfarbstoff auf.

Farbige Nadeln sind im übrigen eine seltenere Erscheinung. Das **harnsaure Natron** krystallisiert so nur verhältnismäßig selten, die mikrochemische

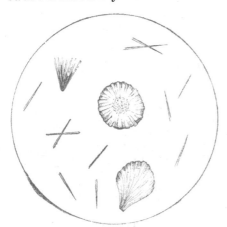

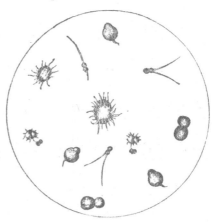

Fig. 10.
Phosphorsaurer Kalk. Nadeln, Nadelbüschel
und Rosetten.

Fig. 11.
Harnsaures Ammoniak.

Reaktion ist natürlich dieselbe wie beim amorphen Pulver gleicher Beschaffenheit. Häufiger sieht man eine Kombination von Kugeln mit daraus hervorwachsenden, teilweise sehr langen und geschwungenen Nadeln von gelbbrauner Farbe, die charakteristische Form, in welcher **harnsaures Ammoniak** erscheint. Es handelt sich in solchen Fällen immer um Urine, in welchen ammoniakalische Gärung stattgefunden hat; der Urin ist dann stark zersetzt, zeigt meist noch andererseits Krystalle (phosphorsaure Ammoniakmagnesia) sowie zahllose Bakterien, die Eiterzellen in gequollenem Zustande.

Rote Nadeln oder sehr zarte Rhomben — im Dunkelfeld oft in ganz intensiver Färbung leuchtend — werden sofort als **Hämatoidin** erkannt. Dies kommt bei gewöhnlicher Hämaturie selten vor; es bildet sich nur, wenn der Blutfarbstoff bestimmte Zersetzungen erlitten hat, also sowohl wenn der Harn lange gestanden hat, als auch wenn es sich um alte Blutergüsse handelt. Man trifft es öfters bei Blasen- oder Nierentumoren in etwa entleerten Geschwulstfetzen; dann ein recht charakteristischer und diagnostisch zu verwertender Befund. Seltener zeigen Zylinder echte Hämatoidinnadeln eingebettet.

Als überaus selten sind dann noch die blauen Nadeln echten **Harnindigos** anzuführen; am ehesten noch zu finden, wenn indicanreicher Harn
ammoniakalisch zersetzt wird.

C. Tafeln.

Der wichtigste der tafelförmig krystallisierenden Körper ist das Cystin.
Sein Auftreten in Form außerordentlich regelmäßiger Sechsecke ist ungemein
charakteristisch; auch wo ein Verschmelzen der Krystalle zu größeren Tafeln
oder Gruppen stattgefunden hat, lassen sich überall noch die Winkel von 120°
deutlich erkennen. Im Zweifelsfall — mitunter nimmt Harnsäure ähnliche
Formen an — entscheidet die mikrochemische Reaktion: Löslichkeit in Ammoniak, Wiederausfallen der Tafeln nach dessen Verdunstung. Die Cystin-
krystalle sind farblos, schwach doppeltbrechend, im Dunkelfeld von hellglänzendem Kontur umgeben. Ihr Auftreten bedeutet stets einen pathologischen

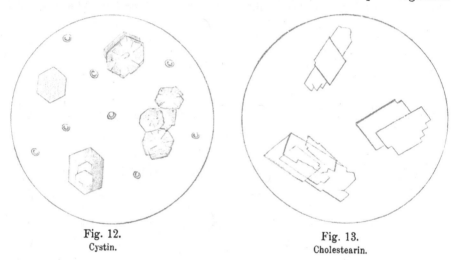

Fig. 12.   Fig. 13.
Cystin.   Cholestearin.

Zustand; es ist an eine, uns im Wesen noch nicht hinreichend bekannte Stoffwechselanomalie geknüpft, die wahrscheinlich mit intestinalen Zersetzungen
im Zusammenhang steht. Auffallend ist das familiäre Vorkommen der Cystinurie, sowie die Neigung der hiervon betroffenen Patienten zur Steinbildung.

Unverkennbar sind auch die dünnen, rhombischen **Cholestearintafeln**,
oft übereinandergelagert und mit staffelartig ausgebrochenen Ecken. Ihre Löslichkeit in Alkoholäther, ihre blauviolette Färbung in Jodschwefelsäure sichern
die Diagnose. Unter dem Polarisationsmikroskop zeigen sie eine (der dünnen
Schicht entsprechend nur schwache) Doppelbrechung, nur wo übereinander-
gelagerte Schichten vorhanden sind, ist diese deutlich; im Dunkelfeld geben sie
oft in prachtvoller Weise Interferenzerscheinungen (Farben dünner Plättchen).
Man findet sie nur selten, dann meist in Gemeinschaft mit Fett im Harn.

D. Mehrachsige Krystalle.

Die Hauptrepräsentanten dieser Gruppe sind der oxalsaure Kalk, die
Harnsäure und die phosphorsaure Ammoniakmagnesia.

Reguläre Quadratoktaeder, sog. Briefkuverts, bilden die charakteristische
Form, unter welcher **oxalsaurer Kalk** im Harn erscheint. Reichliche An-

wesenheit dieser völlig farblosen Krystalle verrät sich bereits makroskopisch durch ein auffallendes Glitzern des aufgeschüttelten Sediments; das mikroskopische Bild ist im Hellfeld wie im Dunkelfeld überaus charakteristisch. Wo ein Zweifel besteht, wird er durch die mikrochemische Reaktion: Löslichkeit in Mineralsäuren, Unlöslichkeit in Essigsäure, sofort beseitigt. Die Größe der Krystalle ist überaus verschieden, von winzigen, nur mit starker Vergrößerung sichtbaren Gebilden bis zu solchen, die fast mit bloßen Augen zu erkennen sind.

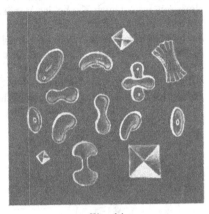

Fig. 14.
Oxalsaurer Kalk. Reguläre Quadratoktaeder,
Ei- und Hantelformen. Dunkelfeldpräparat.

Man findet Oxalate in vielen Urinen ganz gesunder Personen, und ihr gelegentliches Auftreten hat daher keine diagnostische Bedeutung, während die habituelle Entleerung großer Mengen doch auf eine Stoffwechselanomalie hindeutet. Meist wird man feststellen können, daß es sich um Neurastheniker oder wenigstens um geistig überanstrengte Personen handelt; ob aber die Oxalurie deswegen schon als direktes Symptom einer nervösen Affektion zu deuten ist, steht noch dahin. Große und reichliche Krystalle — wie sie sich übrigens häufig nach bestimmten Diätfehlern, z. B. Trinken ungenügend ausgegorenen Bieres einstellen — können ihrerseits unangenehme Folgen haben, indem sie bei der Passage durch Blasenhals und Urethra eine direkte Reizung hervorrufen. Man findet sie dann oft in schleimigen, fädigen Massen eingebettet.

Doppeltbrechende Eigenschaften fehlen den regulären Oxalatkrystallen.

Farblos sind weiter die rhombischen Prismen der phosphorsauren Ammoniakmagnesia, die sog. Sargdeckelformen, charakterisiert im übrigen durch ihre leichte Löslichkeit in Essigsäure. Doppelbrechung ist ebenfalls meist stark ausgesprochen, oft erhält man bei großen Krystallen außerordentlich buntfarbige Bilder. Bei rascher Krystallisation werden nicht stets völlig reguläre Formen hervorgebracht, vielmehr kommen dann schlecht ausgebildete Zwillings-, Fieder- oder Fächerformen zur Beobachtung.

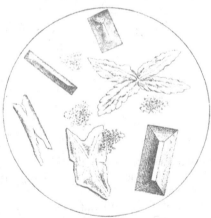

Fig. 15.
Phosphorsaure Ammoniakmagnesia.
Sargdeckel- und Fiederformen.

Die phosphorsaure Ammoniakmagnesia ist eines der wenigen Sedimentbildner, welche eine pathognomonische Bedeutung haben: ihr Auftreten ist unbedingt an Zersetzungsvorgänge im Harn geknüpft, welche ammoniakalische Reaktion im Gefolge haben. Dies kommt nur im Geleite schwerer Cystitiden vor; es sind bestimmte Mikroorganismen, die hierbei wirksam sind (insbesondere der Micrococcus ureae).

Nicht minder wohlcharakterisiert sind endlich die Harnsäurekrystalle.

Die normalen **Harnsäurekrystalle** sind schon in ihrem äußeren Bilde so charakteristisch, daß man kaum besondere mikrochemische Reaktionen braucht, um sie zu identifizieren. Sie erscheinen in Form von Tonnen oder Wetzsteinen, deren gelbliche Farbe (sowohl im Hell- wie namentlich im Dunkelfeld) sehr deutlich ist. Diese Farbe ist natürlich durch den beim Auskrystallisieren mitgerissenen Harnfarbstoff bedingt; chemisch reine Harnsäurekrystalle sind farblos, und auch aus einem künstlich vorher entfärbten Urin kann man weiße Rhomben ausfällen. Daher kommt es auch, daß die Niederschläge aus konzentriertem, farbstoffreichem Harn meist viel dunkler erscheinen, als solche aus diluiertem, wie wir ihn etwa bei Schrumpfniere finden. Bei sehr rasch eintretender Krystallisation aus sehr harnsäurereichen Urinen werden die Formen

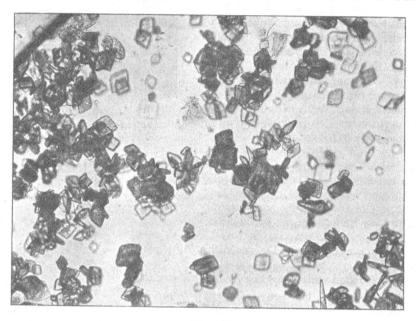

Fig. 16.
Harnsäure. Photographische Aufnahme.

unregelmäßiger, man findet dann lange Spieße mit rauhen Oberflächen, oft in großen Drusen zusammenhängend. Eine semiotische Bedeutung hat dieses Vorkommen nicht, insbesondere darf man daraus nicht, wie früher vielfach üblich, den Schluß auf eine Disposition zur Steinbildung ziehen.

Ist man je über die Natur der Krystalle im Zweifel, so braucht man nur einen Tropfen Kalilauge dem Präparat zuzusetzen, sie lösen sich dann sofort auf; nach weiterem Zusatz einer kleinen Menge von Salz- oder Salpetersäure bedeckt sich das Gesichtsfeld rasch mit neuen kleinen, regelmäßig gestalteten rhombischen Täfelchen, die — im Gegensatz zu den ursprünglichen — die gelbe Farbe vermissen lassen.

Harnsäurekrystalle sind exquisit doppeltbrechend; bei gekreuzten Nicols erscheinen sie, namentlich wo dünnere Tafeln vorhanden sind, in lebhaftem Farbenspiel; ein Umstand, der ihr Aufsuchen und Erkennen gelegentlich erleichtert.

E. Kugelige Formen.

Ist man bei den bisher besprochenen Formen meist ohne weiteres oder nach Anstellung einiger sehr einfacher Reaktionen sicher über die Natur der krystallinischen Körper, so begegnet man vielfach auch Gebilden, welche nicht so ohne weiteres zu deuten sind. Große und kleine Kugeln, hantel- oder glockenschlägelförmige Formen, meist farblos, seltener gelblich gefärbt, einander im übrigen sehr ähnlich, bieten sich bei der Sedimentuntersuchung dar.

Einen einigermaßen bestimmten Charakter tragen sie nur zur Schau, wenn es sich um ausgesprochen gelbe Kugeln handelt, die gewöhnlich zudem mit einigen Spitzen oder Stacheln besetzt sind (sog. Stechäpfel) und deren Reaktion — Löslichkeit in Säuren, darauf Ausfallen rhombischer Tafeln — erlaubt, sie in die Gruppen der Uratverbindungen einzureihen. Es handelt sich dann um harnsaures Ammon, einen Körper, der zu seiner Bildung die Existenz freien Ammoniaks im Urin, somit die Anwesenheit harnstoffzersetzender Bakterien voraussetzt. Findet man ihn in frischem Harn, so ist der Befund als Zeichen bestehender Infektion zu verwerten; hat der Harn an der Luft gestanden, so ist natürlich hierauf kein weiteres Gewicht zu legen.

Findet man sonst größere oder kleinere, kugelige, auch oft hantelförmige Gebilde von krystallinischem Glanze, so geben zwar auch die gebräuchlichen Reaktionen meist darüber Aufschluß, mit was für Substanzen man es eigentlich zu tun hat; es pflegt sich um kohlensauren, oxalsauren oder phosphorsauren Kalk zu handeln, aber es ist früher unverständlich geblieben, wieso eigentlich diese Körper in so abweichender Form krystallisierten. Es ist eigentlich nur der

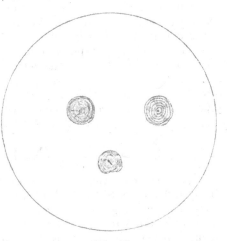

Fig. 17.
Mikrolithen.

kohlensaure Kalk, bei dem wir diese Gestalt als die gewöhnliche bezeichnen müssen; die Oxalate und Phosphate haben doch sonst ihre regulären Oktaeder- und Nadelformen. Man hat sich sonst begnügt, dies einfach als Abnormitäten anzusehen, ihnen aber weiter keinen besonderen Wert beigemessen. Ich glaube, mit Unrecht. Meiner Meinung nach handelt es sich hier vielmehr nicht um reine Krystalle, auch nicht etwa einfach um Verschmelzungen, die erst Büschel oder Rosetten dargestellt hätten, sondern um eine Verbindung der krystallinischen Elemente mit einer „organischen Substanz", derselben, die wir durch Ebsteins Forschungen als bei der echten Steinbildung beteiligt kennen gelernt haben. Eine Andeutung für dies Verhalten sieht man öfters bei starker Vergrößerung ohne weiteres, nämlich eine konzentrische Schichtung und eine angedeutete radiäre Streifung. Und das Polarisationsmikroskop läßt diese Dinge noch deutlicher erkennen; es ist schon früheren Beobachtern (Golding Bird) aufgefallen, daß z. B. bei oxalsaurem Kalk die gewöhnlichen Quadratoktaeder nicht, wohl aber die Kugel- und Dumbbellformen doppeltbrechende Eigenschaften besitzen. Bei vorsichtigem Zusatz des entsprechenden Lösungsmittels sieht man dann auch (ebenfalls

mit Polarisation, aber auch im Dunkelfeld) sehr schön die konzentrisch geschichtete organische Grundlage zurückbleiben. Ich weiß sehr wohl, daß
man solche oft auch nach der Lösung gewöhnlicher Krystalle noch erhält
(Moritz), aber ihre Menge und Anordnung ist hier völlig anders, sie ist viel
mächtiger und zeigt vor allem die Schichtung sehr deutlich. Ich stehe daher
nicht an, diese „Mikrolithen", wie ich sie bezeichnet habe, als vollständige
Analoga von Steinen, als Vorstufe des feinen Sandes oder Grieses, anzusprechen und erblicke daher in ihnen in der Tat einen wichtigen diagnostischen
Anhaltspunkt. Wo man sie findet, darf man eine „Disposition" zur Steinbildung annehmen, die unter Umständen, d. h. wenn eine Stagnation des Urins
hinzutritt, sich ereignen kann. Jedenfalls ist das Auftreten der Mikrolithen
in dieser Hinsicht viel wichtiger, als das früher zu Unrecht angeschuldigte
Vorkommen sehr zahlreicher oder sonst irregulär gestalteter echter Krystalle.

Außer den erwähnten Formen wäre nur das unter den gleichen Umständen
wie das Tyrosin, d. h. bei akuter gelber Leberatrophie mitunter beobachtete
Leucin zu erwähnen; da dies nur nach Verdampfung und Alkoholbehandlung
des Harns sich zeigt, so sind Verwechslungen wohl ausgeschlossen.

Endlich muß hier auch der Fetttröpfchen gedacht werden; namentlich
weil man solche bei Lipurie und Chylurie, aber auch gelegentlich wohl im
Katheterharn findet, falls eine fettige Substanz (Öl, Vaseline) als Gleitmittel
benutzt wurde. Die Erkennung des Fettes ist namentlich durch die Rotfärbung mit Sudan III sehr einfach. Bei Nephritis nehmen mitunter die
Lipoide die Form großer Kugeln an.

IX. Parasiten.

Während die wichtigsten Parasiten der Harnwege den verschiedenen
Gruppen der Bakterien und Kokken angehören (siehe S. 1277 ff.), müssen einige
tierischen Ursprungs hier kurz erwähnt werden.

Sehr selten trifft man auf echte Amöben; Posner hat solche einmal in
einem Fall von Hämaturie gesehen; in Ägypten sind von Kartulis mehrfach
solche Befunde erhalten worden. Ob sie eine pathologische Bedeutung haben,
steht dahin.

Ebenso spielen in unseren Breiten die Eier von Filaria sang. hom. und
Distomum haematobium eine geringe Rolle; sie werden gelegentlich bei
Personen, die aus den Tropen kommen und an Chylurie und Hämaturie leiden,
gefunden. Die Distomumeier sind ca. 0,15 mm lang, an einem Ende zugespitzt
und mit Stacheln versehen; die Filarieneier sind wesentlich kleiner, etwa
0,015 mm lang und schalenlos. Man wird die Diagnose wohl seltener aus dem
Harnbefund allein als aus dem Ensemble der Symptome zu stellen haben.

Ebenfalls selten, aber immerhin recht charakteristisch sind die mitunter
beobachteten Bestandteile von Echinococcus; man trifft sowohl bei Durch-
bruch in die Harnorgane die Bläschen selber, als bei mikroskopischer Untersuchung die ganz unverkennbaren Häkchen und gestreiften Membranen.

Harn- und Blutfarbstoffe und deren Chromogene sowie Melanine.

Von
R. v. Zeynek-Prag.

Einleitung.

Jeder normale Harn ist heller oder dunkler gelb gefärbt und gibt im Spektroskop keine Absorptionsstreifen; die meisten Harne zeigen eine geringe Fluorescenz.

Wahrscheinlich sind mehrere Farbstoffe im normalen Harne nebeneinander vorhanden. Einer dieser Farbstoffe wurde als der typische Harnfarbstoff angesehen und als Urochrom bezeichnet; es ist aber nicht der Nachweis erbracht, daß Urochrom ein reiner, einheitlicher Körper sei. Auch über die Genese der Harnfarbstoffe ist nichts Sicheres bekannt. Einige Wahrscheinlichkeit hat die Annahme ihrer Beziehungen zu Abbauprodukten des Blutfarbstoffes. Gelegentlich wurden Beziehungen des normalen „Harnfarbstoffes" zu dem gelben Farbstoffe des Blutserums angenommen, dessen Natur übrigens auch noch unbekannt ist.

Betreffend den Farbstoff des Blutserums hat Thudichum[1]) die Meinung ausgesprochen, daß er identisch sei mit dem Farbstoff der Corpora lutea und des Eigelbs, ferner mit dem gelben Farbstoff der Butter und einer Reihe von stickstoffreien gelben Pflanzenfarbstoffen. Diese Farbstoffe werden als Fettfarbstoffe (Lipochrome) bezeichnet, Thudichum führte den Namen Lutein ein. Krukenberg[2]) gelang es, aus Rinderserum den Farbstoff durch Ausschütteln mit Amylalkohol zu konzentrieren, er fand spektroskopische Unterschiede zwischen diesem Farbstoff und anderen tierischen Lipochromen. Schunck[3]) hält wenigstens den Farbstoff des Eigelbs für wesensgleich mit den gelben Farbstoffen der Xanthophyllgruppe in Pflanzen.

L. Zoja[4]) hat die Amylalkohollösungen von menschlichem Serum, Transsudaten und Exsudaten untersucht und hält den Serumfarbstoff für einen luteinartigen Körper.

Die charakteristischen Eigenschaften der Luteine sind die Löslichkeit in Fettlösungsmitteln, insbesondere Chloroform, auch in wässerigen Seifenlösungen, welchen sie aber durch Petroläther entzogen werden können. Sie zeigen Absorptionsstreifen bei F und zwischen F und G, überdies starke Absorptionen im Blau und Violett [Lewin, Miethe und Stenger[5])]. Am Licht entfärben sie sich rasch. Sie werden durch Salpetersäure vorübergehend grün, dann schön blau gefärbt, der Farbenton verblaßt bald. Auch konz. Schwefelsäure gibt eine vorübergehende Blaufärbung. Im Gegensatze zu Bilirubin werden die Luteine den Fettlösungsmitteln durch verdünnte Alkalien nicht entzogen.

[1]) J. L. W. Thudichum, Centralbl. f. med. Wissensch. **1869**, 1.
[2]) C. Fr. W. Krukenberg, Sitzungsber. Jenaische Gesellschaft f. Med. 1885; Malys Jahresber. d. Tierchemie **15**, 139 [1885].
[3]) C. A. Schunck, Proc. Roy. Soc. **72**, 165 [1903]; Chem. Centralbl. **1903**, II, 1195.
[4]) L. Zoja, Reale Ist. Lomb. Sc. e Lett. **27**, 839 [1904]; Malys Jahresber. d. Tierchemie **34**, 217 [1904].
[5]) L. Lewin, A. Miethe u. E. Stenger, Archiv f. d. ges. Physiol. **118**, 122 [1907].

Zoja (l.c.) erhielt aus menschlichen Seris Auszüge, die einen Absorptionsstreifen bei *F*, seltener zwei Streifen zeigten, welche mit denen des Luteins ihrer Lage nach identisch waren. Der Farbstoff ging ferner aus Chloroformlösung in Sodalösung über.

Im Pferdeserum wurde wiederholt, zuerst von Hammarsten[1]), Gallenfarbstoff gefunden, auch im Menschenserum (F. Obermayer u. H. Popper, Wiener klin. Wochenschr. **1908**, 895), in letzterem aber nur in minimalen Mengen. Auch im Pferdeserum bedingt der Gallenfarbstoff nicht den Farbenton.

Im allgemeinen scheint der Farbstoffgehalt und der Stickstoffgehalt des Harnes einigermaßen proportional zu sein, d. h. je stickstoffreicher, desto dunkler gefärbt ist der Harn. Doch ist bei den Untersuchungen auf Harnfarbstoff auch die Art der Ernährung zu berücksichtigen; seit längerer Zeit ist es bekannt, daß einige Nahrungsmittel, insbesondere stark gefärbte Früchte, Heidelbeeren, Kirschen usw., den Farbstoffgehalt des Harnes erhöhen, auch verschiedene Arzneisubstanzen bewirken oft auffällige Harnfärbungen.

Zu den normalen Harnfarbstoffen ist nach Garrod[2]) das Hämatoporphyrin zu zählen, allerdings in so geringer Menge, daß sein charakteristisches Spektrum nicht direkt zu beobachten ist.

Neben den präformierten Farbstoffen dürfte auch der normale Harn Chromogene enthalten, da die Verhältnisse der Lichtauslöschung beim Stehen des Harnes an der Luft und am Licht für die verschiedenen Spektralgegenden sich ändern. Übrigens ist es auch möglich, daß Veränderungen der Lichtauslöschung auf eine Oxydation oder Lichtempfindlichkeit der normalen Farbstoffe zurückzuführen sind.

Nach den Erfahrungen über Darstellung der einzelnen Harnbestandteile, Harnstoff, Kreatinin, Harnsäure usw., nehmen diese in frischem Zustande farblos gewonnenen Substanzen oft beim Stehen gelbe bis braune Farbentöne an, was wohl auf mitgerissene Chromogene des Harns zurückgeführt werden kann. Über die Natur dieser Chromogene ist nichts bekannt; vermutlich hängen sie mit Substanzen zusammen, die beim Erwärmen den bekannten „urinösen" Geruch geben.

Aus diesen Gründen muß die Untersuchung auf präformierte Harnfarbstoffe stets in frischem, bis zur Untersuchung vor Licht geschütztem Harne erfolgen.

Besser orientiert als über die normalen Harnfarbstoffe sind wir über die pathologischen Farbstoffe; als solche treten auf: Blut- und Gallenfarbstoffe, Melanine, Urobilin, die Chromogene der beiden letzteren (Melanogen und Urobilinogen), Uroerythrin, die Chromogene von Farbstoffen der Indigogruppe, das Chromogen des Uroroseins, ferner Chromogene resp. Farbstoffe nach Arzneigebrauch.

So bilden im Organismus die Phenole[3]) und Kresole (Lysol) Chromogene, die an der Luft braune bis schwarze Farbstoffe geben. Chinolinharn[4]) färbt sich mit Ammoniak grün, an der Luft blau, Resorcinharn[5]) gibt bei der ammoniakalischen Gärung einen dem Lackmusfarbstoff ähnlichen blauschwarzen Farbstoff. Thymolharn[6]) dunkelt an der Luft nach, durch Säuren entstehen blaue Farbentöne. Pyramidonharn[7]) enthält rote Farbstoffe. Phenolphthaleinharn (nach Purgengebrauch) gibt auf Laugenzusatz rotviolette Färbungen. Manche Anilinfarben entfärben sich im Organismus und werden beim Stehen des Harnes an der Luft restituiert, andere gehen direkt in den Harn über. Chrysophansäure und Santonin geben gelbe Farben, die durch Alkaliwirkung rot werden. Copaivaharn wird mit Salzsäure rot.

[1]) O. Hammarsten, Malys Jahresber. d. Tierchemie **8**, 129 [1878].
[2]) A. E. Garrod, Journ. of Physiol. **13**, 598 [1892]; **15**, 108 [1893]; **17**, 349 [1895].
[3]) E. Baumann u. C. Preusse, Du Bois' Archiv **1879**, 245.
[4]) H. Fühner, Archiv f. experim. Pathol. u. Pharmakol. **55**, 29 [1906].
[5]) M. Stokvis, Malys Jahresber. d. Tierchemie **19**, 462 [1889].
[6]) F. Blum, Deutsche med. Wochenschr. **1891**, 186.
[7]) M. Jaffé, Berichte d. Deutsch. chem. Gesellschaft **34**, 2737 [1901].

Diese Beispiele mögen genügen, um zu zeigen, daß auf Medikamente insbesondere in pathologischen Fällen bei der Harnuntersuchung Rücksicht zu nehmen ist.

Es sei noch auf seltene Fälle des Vorkommens von Homogentisinsäure (Alkaptonurie) hingewiesen.

Normale Harnfarbstoffe.

Wie schon erwähnt, zeigt der normale Harn kein charakteristisches Absorptionsspektrum, sondern nur eine diffuse Lichtauslöschung; diese ist gegen das Violett des Spektrums stärker als gegen das Rot zu. Durch Vierordts[1] spektrophotometrische Farbstoffbestimmungen in normalen Harnen hat sich ergeben, daß der Harnfarbstoff zweifellos kein einheitlicher Körper ist, da die Lichtauslöschungen in den verschiedenen Spektralgegenden bei sicher normalen menschlichen Harnen nicht die gleichen Verhältnisse zeigen, sondern für die einzelnen Harne beträchtliche Verschiedenheiten vorkommen.

Urochrom.

Da in keinem Falle die Sicherheit eines reinen einheitlichen Körpers bei den dargestellten Urochrompräparaten vorhanden ist, die Gewinnungsmethoden umständlich sind und bei Darstellungsversuchen auf die Originalarbeiten wohl zurückgegangen werden muß, sollen nur kurz die orientierenden Daten über die Eigenschaften und die Darstellungsmethoden gegeben werden.

Als Urochrom bezeichnete Thudichum[2] ein gelbes Pigment, das er aus dem Harn dargestellt und für den typischen Harnfarbstoff erklärt hat.

Es wurde von ihm nach Ausfällung des Harns mit Barythydrat und Bariumacetat das Filtrat durch Bleizucker und Ammoniak gefällt. Aus der Bleifällung wurde mit essigsaurem Quecksilberoxyd eine Quecksilberverbindung dargestellt, die, durch Schwefelwasserstoff zerlegt, nach dem Abdampfen der Lösung das Urochrom in gelben, wasserlöslichen Krusten gab. Die wässerige Lösung oxydierte sich an der Luft zu einer rot gefärbten Flüssigkeit (Uroerythrin Thudichums). Unter der Einwirkung von Mineralsäuren entstehen braune Substanzen, und zwar alkoholunlösliches Uromelanin, alkohol- und ätherlösliche Omicholsäure, alkohollösliches, aber ätherunlösliches Uropittin.

Urochrom gibt nach Thudichum[3] eine Benzoylverbindung und soll gleichzeitig Alkohol- und Basennatur besitzen.

Garrod[4] fand, daß beim Sättigen des Harnes mit schwefelsaurem Ammon das Urochrom zum größten Teile in Lösung bleibt, dieser Lösung aber durch absoluten Alkohol entzogen wird. Durch Ammonsulfat werden Urobilin, Hämatoporphyrin und Uroerythrin gefällt. Die alkoholische Lösung wird durch Lösen in Wasser und Aussalzen mit Ammonsulfat gereinigt, durch festes Ammonsulfat getrocknet, hierauf auf dem Wasserbade unter Verhütung einer etwaigen sauren Reaktion (durch vorsichtigen Ammoniakzusatz) zur Trockne gebracht. Der Rückstand wird noch warm zur Entfernung von Indoxylschwefelsäure mit Essigäther extrahiert, hierauf wird das Urochrom mit absolutem Alkohol aufgenommen.

---

[1] K. Vierordt, Die Anwendung des Spektralapparates, Tübingen 1873, S. 134ff.; Die quantitative Spektralanalyse, ebenda 1876, S. 78ff.; Zeitschr. f. Biol. **10**, 21 [1874].

[2] J. L. W. Thudichum, Brit. med. Journ. **2**, 509; Journ f. prakt. Chemie **104**, 257 [1868]. — Eine ausführliche historische Darstellung gibt St. Dombrowski, Zeitschr. f. physiol. Chemie **54**, 188 [1908].

[3] J. L. W. Thudichum, Chem. News. **68**, 275 [1893].

[4] A. E. Garrod, Proc. Roy. Soc. **55**, 394; Journ of Physiol. **21**, 190 [1897]; **29**, 335 [1903].

Garrods Urochrom ist im trockenen Zustande ein brauner, amorpher, hygroskopischer Körper, stickstoffhaltig, aber eisenfrei. Er verhält sich wie eine Säure, gibt eine deutliche Xanthoproteinreaktion. Seine wässerigen Lösungen werden durch Blei- und Quecksilbersalze gefällt. Die alkoholische Lösung ist ziemlich haltbar, die wässerige Lösung wird bald braun, Mineralsäuren färben rötlichbraun, beim Erwärmen bildet sich ein schwarzer Niederschlag. Zink und Salzsäure entfärben die Lösungen, Wasserstoffsuperoxyd vermag aus diesen Lösungen den ursprünglichen Farbstoff nicht zu regenerieren.

Beim Behandeln mit längere Zeit am Licht gestandenem Acetaldehyd wird eine alkoholische Urochromlösung in einen urobilinähnlichen Farbstoff verwandelt. Ferner entstehen durch Aceton, das längere Zeit am Licht aufbewahrt war („aktives" Aceton), Veränderungsprodukte des Urochroms, die charakteristische Spektralerscheinungen geben.

Bondzyński, Dombrowski und Panek[1]) haben bei der Untersuchung der Oxyproteinsäuren aus dem Harne beobachtet, daß die fraktionierte Fällung der Lösungen ihrer Calcium- und Bariumsalze mit Quecksilberacetat als erste Fraktionen braune schwefelreiche Substanzen gab, welche als Urochromverbindungen angesprochen wurden. Zweckmäßiger erwies sich die Fällung dieser Farbstoffe mit Kupferacetat, obwohl durch dieses eine Oxydation des Farbstoffes bewirkt wird.

Der Harn wurde vorerst mit Calcium- und Bariumacetat und Ammoniak gefällt (zu 10 l Harn 86 g Calciumacetat, 53 g Bariumacetat, 43 ccm 21proz. Ammoniak), das Filtrat mit Essigsäure neutralisiert und mit neutralem Kupferacetat gefällt. Aus dem sorgfältig gewaschenen Niederschlage wurde nach dessen Zerlegung mit Schwefelwasserstoff schließlich das Bariumsalz des Urochroms mit Alkohol gefällt.

Das Urochrom dieser Autoren ist eine Säure; es ist ein amorphes, dunkelgelbes, in absolutem Alkohol schwer, leichter in 90proz. Alkohol lösliches Pulver. Die alkoholischen Lösungen sind ziemlich haltbar, Äther fällt aus ihnen den Farbstoff. Aus der wässerigen Lösung wird das Urochrom durch Quecksilberacetat, dagegen fast nicht durch Quecksilberchlorid gefällt, letzteres fällt aber alkoholische Lösungen. Silbersalze, Bleiessig, Eisenchlorid, Phosphorwolframsäure, Phosphormolybdänsäure fällen den Farbstoff. Die Präparate waren eisenfrei, enthielten bis 5% Schwefel. Gegen Ammoniak soll das Urochrom dieser Autoren beständig sein; dagegen spalten Kali- und Natronlauge aus ihm bleischwärzenden Schwefel ab. Mineralsäuren geben beim Kochen braunrote Farben, schließlich reichlich schwarze Niederschläge (Uromelanin). Mit Natronlauge und Nitroprussidnatrium entsteht eine purpurrote, rasch in Braunrot übergehende Färbung (ähnlich wie bei Cystein). Mit Zinkstaub erhitzt, entwickelt sich reichlich Pyrrol; Hämopyrrol konnte dagegen nicht erhalten werden. Die von Garrod beschriebene Aldehydwirkung wurde nicht beobachtet.

Liebermann[2]) meint, daß die Präparate der genannten Autoren durch Farbstoffe verunreinigte schwefelhaltige Uroferrinsäure Thieles seien.

Kramm[3]) fand, daß der gelbe Harnfarbstoff sich mit Phenol extrahieren läßt.

4—5 Teile Harn werden mit 1 Teil Phenol geschüttelt. Vollständig ist die Entfärbung des Harnes bei gleichzeitiger Sättigung mit schwefelsaurem Ammon. Nach 24 Stunden wird das Phenol abgetrennt, mit dem gleichen Volumen Äther gemischt und mit Wasser geschüttelt; dann nimmt das Wasser das Urochrom auf. Auch der von Tierkohle absorbierte Harnfarbstoff wird ihr mit Phenol entzogen. Nach Cremer[4]) eignet sich auch Pyridin zur Extraktion der Harnfarbstoffe. Versuche zur Reindarstellung haben beide Autoren nicht mitgeteilt. G. Klemperer[5]) hat eine auf dem Garrodschen Verfahren basierende Methode zur Darstellung von Urochrom ausgearbeitet. Seine Präparate waren eisenfrei und hatten einen Stickstoffgehalt von 4,2%. Er fand in Übereinstimmung mit Garrod Urochrom auch in den Faeces, dagegen niemals im Blute. Klemperer gibt an, daß durch Tierkohle Urochrom nicht zurückgehalten wird; dagegen spricht die Erfahrung von F. Lippich[6]), daß durch halbstündiges Schütteln von normalem, auch farbstoffreichem Harne mit 1,4—2,4% Tierkohle immer eine vollständige Entfärbung erreicht wird.

----

[1]) St. Bondzyński, St. Dombrowski und K. Panek, Zeitschr. f. physiol. Chemie **46**, 110 [1905]; **54**, 199, 390 [1908].

[2]) H. Liebermann, Zeitschr. f. physiol. Chemie **52**, 129 [1907].

[3]) W. Kramm, Deutsche med. Wochenschr. **1896**, 25, 42.

[4]) M. Cremer, Zeitschr. f. Biol. **36**, 124 [1898].

[5]) G. Klemperer, Berl. klin. Wochenschr. **1903**, 313.

[6]) F. Lippich, Zeitschr. f. physiol. Chemie **48**, 166 [1906].

Hohlweg, Salomonsen und Mancini[1]) haben nach Kalk- und Baryt-fällung oder Eindampfen des Harnes im Vakuum den Farbstoff durch Tier-kohle fixiert, hierauf die Tierkohle mit Eisessig extrahiert, wodurch der Farb-stoff gelöst wurde.

Die Eisessiglösung wurde mit viel Äther gefällt oder im Vakuum unter Wasserzusatz bei 40° vom Eisessig befreit.

Es wurden so Farbstoffe erhalten, welche Eisen in fester Bindung enthielten, phos-phorfrei waren, zum Teil frei von Schwefel, zum Teil enthielten sie locker gebundenen Schwefel.

Die Farbstoffe waren durch Silbernitrat, Quecksilberacetat, Kupferacetat fällbar, durch Bleiessig, Phosphorwolframsäure und Phosphormolybdansäure unvollständig fäll-bar. Mit Acetaldehyd wurden urobilinartige Körper erhalten. Die Molischsche Reaktion war positiv. Bei der Zersetzung trat viel Pyrrol auf, dagegen kein Hämopyrrol. Durch Einwirkung von überschüssigem Brom auf die wässerige Urochromlösung wurde ein Kör-per erhalten von der Formel $C_{36}H_{41}Br_6N_7O_{12}$ (gebromtes „Uropyrryl"), dessen Mutter-substanz (Uropyrryl) wahrscheinlich nahe verwandt ist dem Uromelanin Thudichums, dem durch Säurewirkung aus Harnfarbstoff erhaltenen, alkalilöslichen Abbauprodukt. Der gleiche Bromkörper konnte aus Dombrowskis Urochrom erhalten werden.

Eigenschaften des „Urochroms". Das Urochrom ist ein amorpher, gelber bis brauner Farbstoff oder ein Farbstoffgemisch ohne charakteristische Spek-tralerscheinungen, es zeigt eine stärkere Lichtauslöschung der kurzwelligen Lichtstrahlen (blau-violett), als der langwelligen, gibt im Ultraviolett keine Absorptionsstreifen[2]) (Lewin, Miethe und Stenger). In Wasser, in ge-sättigter wässeriger Ammonsulfatlösung und in Weingeist ist es löslich. Die Lösungen fluorescieren nicht. Die wässerigen Lösungen sind zersetzlich, nicht sehr lichtbeständig, die Angaben über Laugen- und Säureeinwirkungen diffe-rieren. Alkoholische Lösungen sind relativ haltbar. Durch Eisenoxyd- und Kupferoxydsalze sowie durch Jodsäure wird Urochrom oxydiert, die Oxydations-produkte sind gefärbte Substanzen. Stärkere Säuren, insbesondere Mineral-säuren bei höherer Temperatur, geben wasserunlösliche, schwarze Nieder-schläge (Uromelanin, Huminkörper). Die rotbraunen bis schwarzen Farb-stoffe, welche beim Behandeln von normalem Harn mit konzentrierteren Mineralsäuren entstehen, sind sicher zum Teil solche Zersetzungsprodukte des normalen Harnfarbstoffes. Zink und Salzsäure entfärben, durch Wasserstoff-superoxyd kann der Farbstoff aus dieser entfärbten Lösung nicht regeneriert werden.

Nach Thudichum[3]) soll Urochrom gleichzeitig Alkohol- und Basen-natur haben, nach den anderen Autoren ist es eine Säure. Es wird gefällt durch Silbersalze, Quecksilberacetat, Kupferoxydulsalze, Phosphorwolframsäure, zum Teil durch basisches Bleiacetat. Durch Tierkohle kann es den wässerigen Lösungen entzogen werden. Mit an der Luft und am Licht gestandenem („ak-tivem") Acetaldehyd geht es, in alkoholischer Lösung erwärmt, in einen flu-orescierenden Farbstoff über, der ein urobilinähnliches, aber mit dessen Spek-trum nicht vollständig identisches Spektrum liefert. Nach Garrod[4]) kommt dem Reaktionsprodukt ein Absorptionsband bei $\lambda = 515-486$ und ein Schatten von $\lambda = 455$ an zu, während Urobilin den analogen Streifen um 4—5 $\mu\mu$ gegen das Blaue verschoben zeigt, dagegen einen Schatten bis $\lambda = 559$ aufweist.

---

[1]) H. Hohlweg, K. E. Salomonsen u. St. Mancini, Biochem. Zeitschr. **13**, 199 [1908].

[2]) L. Lewin, A. Miethe u. E. Stenger, Archiv f. d. ges. Physiol. **118**, 80 [1907]. Die Versuche wurden nicht mit isoliertem Farbstoff, sondern mit Harn selbst ausgeführt.

[3]) J. L. W. Thudichum, Chem. News. **68**, 275 [1893]; zit. n. Malys Jahresber. d. Tierchemie **24**, 295 [1894].

[4]) A. E. Garrod, Journ of Physiol. **29**, 337 [1903].

Durch Chlorzink und Ammoniak entsteht das gleiche Spektrum wie bei Urobilin (517—499, Schatten bis 477), beim Neutralisieren der alkalischen Lösung entsteht aber kein Band bei E. Nach längerer Aldehydeinwirkung entsteht eine tiefbraunrote Lösung mit zwei Absorptionsbändern (λ = 513—491, 472—457), die durch einen Schatten verbunden sind und auf $ZnCl_2$ + NH_3 - Zusatz rotwärts wandern (517—501, 487—476). Wird dann Chloroform und Wasser zugefügt und nach Isolierung des Chloroforms dieses wiederholt mit Wasser gewaschen, so zeigt die Chloroformlösung nur das Band (487—476), das Waschwasser hingegen das Band (517—501)[1]).

Durch Formaldehyd und Salzsäure entsteht ein roter Niederschlag; auch der aus Harn gefällte Formolharnstoff ist rot gefärbt [De Jager[2])]

Urochrom enthält nach Dombrowski ca. 11%, nach Hohlweg ca. 10%, nach Klemperer ca. 4% Stickstoff, nach Dombrowski ca. 5% Schwefel. Es spaltet leicht (mit Zinkstaub, sogar mit Kalkhydrat allein erhitzt, Mancini) und in beträchtlicher Menge Pyrrol, jedoch kein Hämopyrrol ab. Der von einigen Autoren gefundene Eisen- und Schwefelgehalt kann derzeit nicht als wesentlich angesehen werden. Reine Harnsäure nimmt Urochrom beim Auskrystallisieren auf (Garrod). Mairet und Bosc[3]) meinen, daß die toxische Wirkung des Harns im wesentlichen durch die Harnfarbstoffe bedingt sei.

Der **Nachweis** ist wohl am besten nach der Garrodschen Methode zu führen, wiewohl diese mit großen Verlusten verbunden ist.

Danach wird aus dem mit schwefelsaurem Ammon gesättigten und filtrierten Harn das Urochrom mit Alkohol entzogen. Durch Lösen in Wasser und Aussalzen wird die alkoholische Farbstofflösung gereinigt, hierauf mit festem schwefelsauren Ammon zur Trocknung schwach erwärmt, die trockene alkoholische Lösung vorsichtig auf dem Wasserbade unter Zusatz von Ammoniak, damit die Reaktion nicht sauer wird, vom Alkohol befreit. Der Rückstand wird mit Essigäther zur Entfernung von Indoxylschwefelsäure ausgewaschen, mit Wasser aufgenommen und nach Sättigung dieser Lösung mit schwefelsaurem Ammon in Alkohol gelöst.

Bei den Darstellungsversuchen soll Chloroform, da es chlorhaltige Produkte liefert, vermieden werden, ebenso ist Amylalkohol mit besonderer Vorsicht zu verwenden, da er leicht selbst gefärbte Produkte liefert.

Garrod (l. c.) empfiehlt zur Charakterisierung von Urochrom dessen Reaktion mit aktivem Acetaldehyd, da das urobilinartige Spektrum noch bei einer Verdünnung von 1 : 30 000 deutlich sei. Dombrowski (l. c. S. 230) bezieht dagegen diese Reaktion auf Verunreinigungen; sein Urochrom gibt keine derartige Reaktion mit aktivem Aldehyd.

Trotzdem wir in keinem Falle mit Sicherheit einen reinen Körper haben, sind doch Annäherungsbestimmungen über die Farbstoffmengen im normalen Harne ausgeführt worden. Wie aus den Isolierungsverfahren schon hervorgehen muß, die keine Garantie für reine Körper bieten, werden die Farbstoffmengen von verschiedenen Autoren sehr verschieden angegeben.

Ch. Pratt[4]) fand in der 24stündigen Harnmenge bei Gesunden 0,08 bis 0,14 g Farbstoffe, G. Klemperer[5]) bei neun Nierengesunden 0,8—2,7 g Urochrom nach Garrods Methode, bei drei Nierenkranken 0,3, 0,4, 1,7 g; nach ihm entspricht die goldgelbe Farbe des normalen Harnes 0,15% Urochrom. Klemperer schlägt zur Bestimmung des Harnfarbstoffgehalts den colori-

---

[1]) Zur Orientierung über die Spektralbilder ist statt der niemals genauen resp. immer nur für eine bestimmte Konzentration geltenden Abbildungen der Absorptionsspektren ein Spektralschema auf S. 884 für Gitterspektren und für Prismenspektren dargestellt, und dasselbe Schema ist als Lesezeichen eingelegt.

[2]) L. de Jager, Zeitschr. f. physiol. Chemie **64**, 110 [1910].

[3]) Mairet u. Bosc, Compt. rend. de la Soc. de Biol. **43**, 29, 94 [1891].

[4]) Ch. Pratt, Journ. Amer. Chem. Soc. **19**, 382; zit. nach Malys Jahresber. d. Tierchemie **27**, 355 [1897].

[5]) G. Klemperer, Berl. klin. Wochenschr. **1903**, 313.

metrischen Vergleich mit einer Lösung von Martiusschem Echtgelb vor[1]). Dombrowski[2]) findet bei Gesunden (5 Fälle) Mengen von 0,39—0,74 g Urochrom in 24[h], bei croupöser Pneumonie und Typhus abdom. 0,78—1,06 g Urochrom, Browinski und Dombrowski[3]) finden normalerweise 0,5 g Urochrom für 24[h], bei reiner Milchkost $^2/_3$—$^1/_2$ davon, bei reiner Fleischkost bis 1,19 g, starke Steigerung des Urochromgehaltes bei Typhus und Cirrhosis hepatis, aber nicht über das Maximum bei Fleischkost hinausgehend.

Entstehung des Harnfarbstoffes. Udransky[4]) hat auf Grund seiner Untersuchung der durch Kochen mit Säure aus dem Harn erhaltenen Huminsubstanzen, bei welchen sich Zuckerarten (tierisches Gummi, Glukuronsäuren) als leicht huminbildend erwiesen, diese Substanzen für die Entstehung der Harnfarbstoffe in Betracht gezogen, zumal es sich aus den Versuchen ergeben hatte, daß die aus Zuckerarten beim Kochen mit Harnstoff und Säuren erhaltenen Huminstoffe reichlich Stickstoff enthielten[5]). Garrod[6]), Riva und Chiodera[7]) und Klemperer[8]) halten für das Urochrom (das sie auch in Faeces, zum Teil in serösen Flüssigkeiten gefunden haben) Beziehungen zu Hämatin resp. zu Bilirubin für wahrscheinlich, einerseits da das Urochrom urobilinähnliche Substanzen liefern kann, andererseits da Urobilin bei vorsichtiger Behandlung mit Oxydationsmitteln (Kaliumpermanganat) einen dem Urochrom sehr ähnlichen Farbstoff gibt.

Thudichum[9]) bezieht die Bildung des Harnfarbstoffes auf Zersetzung von Eiweiß. Dombrowski[10]) meint, daß Nenckis Proteinochrom[11]), und zwar dessen noch nicht näher studierter, schwefelreicher Anteil den normalen Harnfarbstoff liefere, und zwar als Proteinsäure.

Farbstoffe der Uratsedimente.

Harnsäure und harnsaure Salze (Ziegelmehlsediment, Sediment. lateric.) nehmen aus dem Harne eine Reihe von Farbstoffen auf.

Gelbe Uratsedimente enthalten als Farbstoffe vorwiegend Urochrom, Urobilin, event. Gallenfarbstoff, rote enthalten neben Urochrom Uroerythrin, Hämatoporphyrin. Rötlichbraune bis braune entstehen bei Ikterus, Melanurie, durch nachdunkelnde aromatische Substanzen des Harnes (Phenolharn), auch bei der Harnsäurefällung durch Mineralsäure, wahrscheinlich durch Zersetzungsprodukte des Urochroms. Verschiedene Arzneisubstanzen geben im Harn Farbstoffe und Chromogene, die durch Urate fixiert werden, z. B. Senna und Rhabarber[12]).

1) G. Klemperer. Münch. med. Wochenschr. **1903**, 269.

2) St. Dombrowski, Zeitschr. f. physiol. Chemie **54**, 390 [1908].

3) J. Browinski u. St. Dombrowski, Bul. Acad. Krakau **1908**; zit. nach Malys Jahresber. d. Tierchemie **38**, 353 [1908]; vgl. auch W. Gawinski, Zeitschr. f. physiol. Chemie **58**, 454 [1909].

4) L. v. Udransky, Zeitschr. f. physiol. Chemie **11**, 537; **12**, 33 [1887].

5) Über die Bildung von Huminsubstanzen vgl. P. Plosz, Zeitschr. f. physiol. Chemie **8**, 91 [1883]. — F. Hoppe-Seyler, Zeitschr. f. physiol. Chemie **13**, 66. — E. Salkowski, Zeitschr. f. physiol. Chemie **14**, 484; **17**, 234 [1893]. — P. Binet, Revue med. Suisse rom. **14**, 44; zit. nach Malys Jahresber. d. Tierchemie **24**, 289 [1894].

6) A. E. Garrod, Journ. of Physiol. **21**, 190; **29**, 335 [1903].

7) A. Riva u. Chiodera, Clinica Medica di Parma **1896**; Arch. ital. di Clin. med. **1896**, 505.

8) G. Klemperer, Berl. klin. Wochenschr. **1903**, 313.

9) J. L. W. Thudichum, Brit. med. Journ. **2**, 518; Journ. f. prakt. Chemie **104**, 257 [1868].

10) St. Dombrowski, Zeitschr. f. physiol. Chemie **54**, 228 [1908].

11) M. Nencki, Opera omnia **2**, 514.

12) Über die Farben der Uratsedimente vgl. A. E. Garrod, Journ. of Physiol. **17**, 441; Journ. of Pathol. and Bacteriol. **1894**, 100.

Uroerythrin.

Das typische rosenrote Ziegelmehlsediment (Sediment. lateric.) enthält als Hauptfarbstoff Uroerythrin. Uroerythrin kommt bei vielen fieberhaften Krankheiten vor, reich daran sind konzentrierte, harnsäurereiche Harne.

Reichliche Mengen fanden sich bei Erkrankungen und Zirkulationsstörungen der Leber (Zoja), bei der Pneumonie und Pleuritis, Hirnhämorrhagien (Riva), nach einer Hämoglobinurie, als das Hämoglobin verschwunden war (Riva), bei rheumatischen Krankheiten und Gicht (Garrod), aber auch nach reichlichem Essen und insbesondere Alkoholgenuß. Neben ihm kommt in der Regel Urobilin vor[1]).

Danach fällt es schwer, das Uroerythrin zu den pathologischen Harnfarbstoffen zu zählen, da sein Auftreten im Harn auch bei geringen Störungen des Organismus schon beobachtet wurde. Unter Milchdiät nimmt seine Menge ab (Riva, Zoja). Der Name Uroerythrin rührt von F. Simon (1840) her.

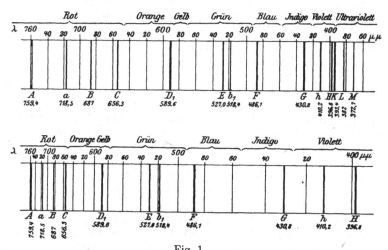

Fig. 1.

Spektralschema für die Lichtverteilung im Gitterspektrum (oben), für die Lichtverteilung im Prismenspektrum (unten).

Eigenschaften und Verhalten. Uroerythrin wird aus Harn, einfacher aus Sediment. lateric., als amorphes, rotes Pulver erhalten. Doch tritt beim Lösen des Sedimentes eine Änderung seines spektroskopischen Verhaltens ein, die Garrod[1]) auf Zerlegung einer Verbindung des Uroerythrins mit der Harnsäure, Rosin[2]) auf eine Zersetzung des ursprünglichen Farbstoffes bezieht.

Uroerythrin hat eine sehr starke Färbekraft und ein recht charakteristisches Absorptionsspektrum. Dieses weist neben einer ziemlich starken Auslöschung im Violett 2 Absorptionsbänder auf, deren Mitten nach Garrod und Zoja ungefähr bei $\lambda = 535$ und 495 liegen. Der uroerythrinreiche Uratniederschlag gibt dagegen nach Garrod nur einen in Gelbgrün gelegenen, gegen das Grün verwaschenen Streifen, $\lambda = 589$—543, welcher im reflektierten Lichte zu sehen ist, wenn die Harnsäurekrystalle auf Filtrierpapier aufgebracht sind, auch im

---

[1]) A. E. Garrod, Journ. of Physiol. **17**, 439 [1895]; Edinburgh Med. Journ. **1897**, 105; Lancet Nov. **1900**. — A. Riva, Gaz. med. di Torino **43**, 1, 223 [1892]. — L. Zoja, Centralbl. f. d. med. Wissensch. **1892**, 705; Arch. ital. Clin. med. **1893**, zit. nach Malys Jahresber. d. Tierchemie **23**, 590 [1893].

[2]) H. Rosin, Archiv f. Anat. u. Physiol. **1897**, 374.

durchfallenden Lichte, wenn nach dem Trocknen einer solchen Probe das Filtrierpapier durch Öl durchscheinend gemacht wird. Der Streifen verschwindet beim Lösen der Harnsäurekrystalle in Wasser oder bei der Extraktion des Uroerythrins. Die Lösungen geben die zwei Bänder des „freien" Uroerythrins.

Uroerythrin kann dem Harne, resp. dem Sediment. lateric., nachdem letzteres in heißem Wasser gelöst ist, am besten durch reinsten Amylalkohol (Riva, Zoja) oder durch Essigäther (Garrod) entzogen werden. Nach Garrod löst es sich auch, aber in geringerer Menge in Weingeist und Chloroform, wenig in Äther und Wasser.

Der bei ca. $\lambda = 500$ gelegene Streifen ist etwa an der gleichen Stelle wie der Urobilinstreifen, daher muß besonderes Gewicht auf die Beobachtung des anderen, bei $\lambda = 535$ gelegenen Streifens gelegt werden.

Die auffallendste Eigenschaft des Uroerythrins ist seine enorme Lichtempfindlichkeit. Nach kurzer Zeit verbleichen seine Lösungen, wobei gleichzeitig beide Spektralstreifen verschwinden. Reine Uroerythrinlösungen werden vollständig entfärbt. In dunklem oder in chemisch indifferentem Licht sind die Lösungen beständiger, aber verändern sich doch nach einigen Tagen (Riva). Die Chloroform- und die Alkohollösung verändern sich nach Garrod auch im Dunkeln rasch.

Festes Uroerythrin, dann der von Harnsäure festgehaltene oder durch Metallsalz gefällte Farbstoff sind etwas beständiger.

Alkalilaugen färben rasch grün, die Lösung verblaßt bald, Ammoniak bewirkt diese Färbung nach Riva nicht. Wird uroerythrinreicher Harn mit Laugen versetzt, so entsteht ein schmutziggrüner Phosphatniederschlag, der seine Farbe stundenlang unter der Flüssigkeit bewahren kann. Hoppe-Seyler[1]) macht auf die Analogie dieser Reaktion mit der von vielen roten Pflanzenfarbstoffen aufmerksam.

Bei der Alkalieinwirkung kann zunächst eine violette, dann blaue, hierauf grüne Färbung auftreten, worauf rasch Entfärbung folgt. Die ersten beiden sehr rasch aufeinanderfolgenden Stadien geben nach Garrod beim Neutralisieren mit Essigsäure wieder die Uroerythrinfarbe, der grüne Farbenton dagegen gibt das ursprüngliche Pigment nicht mehr. Die beschriebene Laugenwirkung erfolgt auch in amylalkoholischer Lösung, wobei ein Teil des grünen Farbstoffes im Amylalkohol bleibt. Dieser grüne Farbstoff zeigt keine Spektralstreifen, nur eine Auslöschung des Violett und des größten Teiles vom Blau.

Konzentrierte Schwefelsäure färbt prachtvoll carminrot. Wird dieser Farbstoff mit Chloroform aufgenommen, so zeigt sich ein dunkler Spektralstreifen bei $\lambda = 586—552$ (ähnlich dem des uroerythrinreichen Uratsedimentes, nur distinkter). Salzsäure färbt rosarot, Phosphorsäure lachsrot; in beiden Fällen treten spektrale Änderungen auf, die aber wenig charakteristisch sind.

Auch die durch Säureeinwirkung erhaltenen Farbstoffe sind nicht beständig. Salpetersäure, Wasserstoffsuperoxyd, ebenso Reduktionsmittel (Zink oder Zinn und Salzsäure) entfärben die Uroerythrinlösungen. Organische Säuren zersetzen langsamer, Essigsäure stärker als Weinsäure. Die Gegenwart sehr kleiner Mengen von Säuren bewirkt eine bessere Löslichkeit des Uroerythrins in seinen Lösungsmitteln, was für die Extraktion von Wichtigkeit ist. Uroerythrin wird durch Aussalzen des Harns mit Chlorammon oder schwefelsaurem Ammon zugleich mit der Harnsäure gefällt, es wird ferner gefällt durch Calcium-, Barium- und Bleisalze; nach Garrod nur, weil Urate mitgefällt werden.

Phenol vermag es weder aus Uratsedimenten, noch aus dem Bleiniederschlage zu lösen, welch letzterem es dagegen durch Amylalkohol entzogen

---

[1]) F. Hoppe-Seyler, Physiol. Chemie (Handbuch), S. 854.

wird. Eine alkoholische Lösung von Uroerythrin gibt mit gesättigter Bleiacetat-lösung einen spärlichen, tief rosenroten Niederschlag.

Mit Zinksalz und Ammoniak entsteht keine Fluorescenz. Ein Chromogen des Uro-erythrins kommt im Harne nach Zoja nicht vor.

Das Uroerythrin Garrods ist eisenfrei, weitere Analysen liegen nicht vor.

Darstellung. Sie erfolgt nach Zoja und Riva durch gutes Waschen des Uratsedi-mentes mit eiskaltem Wasser (das Uratsediment quillt dabei gallertig auf), dann mit ab-solutem Alkohol und Äther. Hierauf wird das Sediment mit warmem Wasser gelöst. Amyl-alkohol nimmt das Uroerythrin aus der Lösung mit schöner kirschroter Farbe auf.

Nach Garrod ist ein reineres Präparat zu erhalten, indem das Uratsediment mit Wasser in gelinder Wärme gelöst, die Lösung mit Chlorammonium gesättigt wird. Es muß zur Vermeidung von Täuschungen beachtet werden, daß der Patient nicht vorher Rhabarber oder Senna erhalten hat. Der durch Chlorammonium entstandene Nieder-schlag wird mit konz. Chlorammoniumlösung gewaschen, wiederum in Wasser gelöst, mit Chlorammon gefällt, dieser Vorgang wiederholt, bis kein fremder Farbstoff mehr in Lösung ist. Nun wird das Uroerythrin durch mehrstündige Einwirkung von warmem Weingeist im Dunkeln gelöst, im Dunkeln wird filtriert, die Lösung mit dem mehrfachen Wasservolumen verdünnt und zur Entfernung von Hämatoporphyrin so oft mit Chloro-form ausgeschüttelt, bis dieses farblos bleibt. Nach Zusatz einiger Tropfen Essigsäure nimmt Chloroform das Uroerythrin auf. Die Chloroformlösung wird mit Wasser ge-waschen, im Dunkeln verdunstet, der Rückstand wird in Alkohol gelöst.

Nachweis. Er erfolgt entweder nach einer der oben angegebenen Dar-stellungsmethoden aus dem Sediment; ein uroerythrinreicher Harn kann nach Riva in dicker Schicht direkt das Uroerythrinspektrum zeigen. Solche Harne haben in der Regel einen auffallenden Stich ins Rötliche. Zum Nachweise im Harne selbst müßte der Harn mit Chlorammonium gesättigt, der Niederschlag nach Garrod verarbeitet werden. Es genügt zur Charakterisierung die Beobachtung des zweibändrigen, am Lichte verblassenden Spektrums und der vergänglichen Grünfärbung der roten Amylalkohol- oder Essigätherlösung durch Alkalien. Nach Obermayer und Popper[1]) ist ein blaugrüner Niederschlag, welcher bei Fällung des Harns mit Kalkmilch entsteht und beim Zentrifugieren der Probe sich über der Hauptmasse des Niederschlags als deutlicher Ring absetzt, hinlänglich beweisend für Uroerythrin.

Entstehung. Mester[2]) vermutete im Uroerythrin ein Skatolderivat, ebenso in neuerer Zeit Porcher und Hervieux[3]), Simon[4]) meint, Uroerythrin stehe in Beziehungen zum Bilirubin. Garrod hält es im Hinblicke auf die Empfindlichkeit gegen Licht und gegen Alkalien für wahrscheinlich, daß Uro-erythrin kein Urobilinderivat sei. Es ist ihm nicht gelungen, in Faeces bei Patienten, deren Harn uroerythrinreich war, Uroerythrin zu finden. Auf-fallend ist, daß nach Milchdiät (Riva) seine Menge sich sehr vermindert. Garrod meint, daß sein Auftreten im Harne ein Zeichen von Störungen in der Leber sei.

Wie das Uroerythrin kommt nach Garrod das Hämatoporphyrin, wenn auch in sehr geringen Mengen, überaus häufig im Harne vor, so daß es wohl auch zu den fast normalerweise vorkommenden Farbstoffen des Harnes gezählt werden kann. Infolge seiner sicheren Zugehörigkeit zu den Abbauprodukten des Blutfarbstoffs soll es dort besprochen werden.

Präformierte, wenig untersuchte Farbstoffe.

Eisenhaltige Farbstoffe. Harley[5]) stellte einen eisenhaltigen roten Farbstoff aus dem normalen Harn dar, indem er den zum Sirup eingedampften Harn mit Alkohol

---

[1]) F. Obermayer u. H. Popper, Wiener klin. Wochenschr. **1908**, 898.
[2]) B. Mester, Zeitschr. f. physiol. Chemie **12**, 143 [1888].
[3]) Ch. Porcher u. Ch. Hervieux, Zeitschr. f. physiol. Chemie **45**, 494 [1905].
[4]) C. E. Simon, Clinical Diagnosis, 3. Aufl. **1900**, S. 426; zit. nach Garrod, Lancet **1900**.
[5]) G. Harley, Verhandl. d. Würzburger phys.-med. Gesellschaft **5** [1854]; zit. nach Huppert, Analyse des Harns **1898**, 597.

extrahierte, die alkoholische Lösung mit Kalkmilch bis zur Entfärbung kochte, den entstandenen Niederschlag mit Wasser und Alkohol wusch, dann mit Salzsäure zerlegte und den Farbstoff mit Alkohol extrahierte. Die alkoholische Lösung wurde hierauf mit dem gleichen Volumen Äther geschüttelt, das Ätherextrakt mit Wasser gewaschen. Im Rückstande vom Äther fand sich ein eisenreicher roter Farbstoff, der in Wasser und Säure unlöslich, in Alkohol, Äther, Chloroform und Alkalien löslich war. Harley nannte ihn Urohämatin.

Auch aus dem von neutralem und basischem essigsauren Blei gefällten Niederschlage (Scherers brauner Harnfarbstoff) ließ sich ein ähnlicher Farbstoff gewinnen.

Kunkels Harnsäurefarbstoff. Die auf Salzsäurezusatz ausfallende Harnsäure enthält nach Kunkel[1]) einen eisenhaltigen Farbstoff. Auch eine zu dem angesäuerten Harn zugefügte Lösung von harnsaurem Natron bewirkt die Ausscheidung von eisenhaltiger Harnsäure. Das Eisen ist in Form eines braunen Farbstoffes im Harn enthalten, der Farbstoff hat kein charakteristisches Absorptionsspektrum. Nach Garrod[2]) ist die spontan ausgefallene Harnsäure an Eisen reicher als die durch Salzsäure gefällte (Urochrom, Uroerythrin sind nach Garrod eisenfrei).

A. Gardeur[3]) fand bei einem aufgeregten Melancholiker im sauren Ätherextrakt einen rosa Farbstoff, der in Wasser unlöslich war; das Ammoniumsalz desselben gab mit Eisenchlorid die Reaktion der Oxyphenole und wurde durch Millons Reagens gefällt. Die alkoholische Lösung zeigte zwei Absorptionsstreifen zwischen D und E.

Hirschlaff[4]) beschreibt bei einem Fall von wahrscheinlicher Nephrolithiasis einen dunkelbraunroten, stark trüben Harn, der viel Cholesterin enthielt.

Thiele[5]) fand bei vier Patienten einen urobilinartigen braunen Harnfarbstoff, der durch schwefelsaures Ammon, Kalkmilch, Bleiessig gefällt wurde. Er gibt kein Absorptionsband, keine Fluorescenz mit Chlorzink und Ammoniak.

Schoelberg[6]) fand bei einem Patienten, bei dessen Vater und Schwester, einen purpurnen Harnfarbstoff, der, in gewöhnlichen Lösungsmitteln schwer löslich, einen Spektralstreifen zwischen Grün und Blau aufwies. Es soll eine abnorme kongenitale Harnpigmentbildung vorliegen.

Die Farbstoffe Urocarmin und Uronigrin von Florence, welche bei Cirrhose, Pneumonie beobachtet wurden, sind durch Maillard[7]) als Gemenge von Indigofarbstoffen erkannt.

Andere gelegentlich beobachtete Harnfarbstoffe, die wahrscheinlich vom Blutfarbstoff abstammen, sind bei diesem besprochen.

Chromogene und Farbstoffe aus Chromogenen.

Die Bildung von Farbstoffen aus Chromogenen des Harnes beruht in den meisten Fällen auf gemäßigter Oxydation der letzteren, zum Teil nach vorhergegangener Spaltung. Solche Spaltungen und Oxydationen gehen unter Umständen bei der ammoniakalischen Harngärung spontan vor sich (z. B. Ausscheidung von Indigo), unter Mitwirkung des Lichtes (Urobilinbildung).

Zur raschen Durchführung der Spaltung oder Aktivierung der Chromogene wird in der Regel Salzsäure verwendet. Betreffend die Oxydationsmittel muß darauf geachtet werden, daß ein Überschuß die gebildeten Farbstoffe wieder zerstören kann. Als Oxydationsmittel kommen neben dem Luftsauerstoff

---

[1]) A. J. Kunkel, Sitzungsber. d. Würzburger phys.-med. Gesellschaft **1881**; Malys Jahresber. d. Tierchemie **1881**, 246.

[2]) A. E. Garrod, Journ of Pathol. and Bacteriol. **1894**, 104.

[3]) A. Gardeur, Méthode de recherche des poisons physiol. dans les urines. Brüssel **1898**, 15, Inst. Solvay; zit. nach Malys Jahresber. d. Tierchemie **28**, 707 [1898].

[4]) W. Hirschlaff, Deutsches Archiv f. klin. Medizin **62**, 531 [1900].

[5]) Thiele, Transact. of the pathol. Soc. London **1902**; zit. nach Malys Jahresber. d. Tierchemie **33**, 951 [1903].

[6]) Schoelberg, Transact. of the pathol. Soc. London **1902**; zit. nach Malys Jahresber. d. Tierchemie **33**, 951.

[7]) L. C. Maillard, Journ. de Pharm. et de Chim. **27**, 145, 427; Malys Jahresber. d. Tierchemie **38**, 794 [1908].

Eisenchlorid, Wasserstoffsuperoxyd, Chlor- und Bromwasser, Hypochlorite, Kaliumnitrit, seltener Salpetersäure in Betracht.

Nicht alle derart entstandenen Farbentöne sind aber auf ungefärbte Chromogene zurückzuführen, da die präformierten Harnfarbstoffe durch konzentrierte Säure in zum Teil sehr intensive Farbstoffe übergeführt werden.

Eine Gruppierung der farbstoffbildenden Körper im Harne wird gegenwärtig kaum durchführbar sein, da die Konstitution und Genese vieler Farbstoffe unbekannt sind. Vielfach gehören chromogenbildende Komplexe zur Phenol- und Indolgruppe resp. deren Verwandten; der an solchen aromatischen Gruppen reiche Harn der Pflanzenfresser z. B. dunkelt spontan rasch am Licht und an der Luft nach.

Einige Chromogene sind für melanotische Neubildungen charakteristisch. Wahrscheinlich bilden sie sich bei der Auflösung von Melaninen im Organismus.

Urorosein.

Es wurde von Nencki und Sieber[1]) 1882 im Harn gefunden und von Rosin[2]) und Herter[3]) näher untersucht.

Das Chromogen des Uroroseins gibt auf Zusatz von Salz- oder Schwefelsäure (50—100 ccm Harn mit 5—10 ccm 10 proz. Säure) in einigen Minuten, rascher bei etwa 70° eine rote Farbe. Beim Schütteln (nicht zu heftig, wegen Emulsion!) mit Amylalkohol wird der rote Farbstoff von diesem aufgenommen. In chromogenarmen Harnen ist ein größerer Säurezusatz ($^1/_2$ Vol.) erforderlich (Rosin).

Nach Rosin wird das Chromogen in jedem normalen Harn, reichlich bei Konsumtionskrankheiten gefunden, während es nach Nencki und Herter im normalen Harn nicht vorkommt; in größeren Mengen ist es nach Pflanzenkost vorhanden (Rosin), reichlich in Pferde-[4]) und Rinderharnen.

Darstellung des Chromogens. Nach Rosin wird am besten aus Rinderharnen das Chromogen durch Sättigung mit kryst. Bleizucker, das Filtrat davon noch durch Ammoniakzusatz gefällt. Doch ist diese Fällung keine vollständige. Beide Niederschläge werden getrocknet, dann bei etwa 70° so lange mit Äthylalkohol ausgezogen, bis die Flüssigkeit mit Salzsäure und etwas Chlorwasser nicht mehr rot wird. Die alkoholischen Auszüge werden mit Schwefelwasserstoff entbleit, dann auf dem Wasserbade eingeengt, die zurückgebliebene Flüssigkeit wird mit Äther fraktioniert gefällt. In den letzten Fraktionen befindet sich das Chromogen, welches in wenig Alkohol gelöst, mit dem 8—10fachen Äthervolumen gefällt wird, wobei das Chromogen auskrystallisiert; es wird mehrfach umkrystallisiert. Nach Garrod und Hopkins[5]) fällt das Chromogen ziemlich rein heraus, wenn der Harn mit nur so viel schwefelsaurem Ammon verrührt wird, daß eine Trübung eintritt. Der entstandene Niederschlag wird mit Weingeist extrahiert. Wird schwefelsaures Ammon bis zur Sättigung des Harnes eingetragen, so können mitgefällte Farbstoffe wie Urobilin die weitere Untersuchung erschweren.

Herter extrahiert das Chromogen mit Chloroform (l. c. S. 246), über die weitere Reinigung macht er keine Mitteilungen[6]).

Eigenschaften des Farbstoffes. Das Urorosein löst sich in Wasser, in Äthyl- und Amylalkohol mit roter Farbe, es ist unlöslich in Äther und Chloroform. Aus seinen wässerigen Lösungen wird es durch Amylalkohol, nicht aber durch Äther und Chloroform aufgenommen. Die alkoholische Lösung zeigt einen

[1]) M. Nencki u. N. Sieber, Journ. f. prakt. Chemie **26**, 333 [1882].
[2]) H. Rosin, Virchows Archiv **123**, 555 [1891]; Deutsche med. Wochenschr. **1893**, 51.
[3]) C. A. Herter, Journ. of biol. Chemistry **4**, 107, 239, 253 [1908].
[4]) Herter erhielt aus Harn von 2 Pferden keine Uroroseinreaktion (l. c. S. 241).
[5]) A. E. Garrod u. F. G. Hopkins, Journ. of Physiol. **20**, 134 [1896].
[6]) Siehe S. 897.

scharfbegrenzten Absorptionsstreifen bei $\lambda = 557$. Die rote Lösung wird durch Ammoniak, Laugen und Alkalicarbonate sofort entfärbt, Mineralsäuren, aber nicht organische Säuren machen den Farbstoff wieder frei. Das Urorosein ist in äthyl- oder amylalkoholischer Lösung gegen das Licht sehr unbeständig, diese Lösungen verblassen in wenigen Stunden. Das dem Harn nicht entzogene Urorosein ist etwas beständiger, der Farbenton verschwindet in der Regel erst nach 24 Stunden, ebenso ist das aus dem Chloroformextrakt dargestellte Urorosein ziemlich lichtbeständig (Herter).

Eigenschaften und Nachweis des Chromogens. Herter erklärt Indolessigsäure als das Chromogen des Uroroseins, da dieses Chromogen die gleichen Reaktionen wie Indolessigsäure gibt[1]):

1. Mit Salzsäure und etwas Natriumnitrit eine charakteristische rosenrote Färbung, die von der Nitrosoindolreaktion verschieden ist.

2. Der gebildete Farbstoff ist mit Amylalkohol extrahierbar, in Chloroform und in Äther unlöslich, die Amylalkohollösung gibt das scharfe, charakteristische Spektralband im Grün nahe der D-Linie.

3. Mit p-Dimethylamidobenzaldehyd und Salzsäure entsteht eine Rotfärbung. Nach Ehrlich[2]) wird zu der Reaktion eine 2 proz. Lösung dieses Aldehyds in Normalsalzsäure verwendet. Allerdings wird diese Reaktion, wenn auch mit verschiedenem Farbenton, von vielen anderen Substanzen gegeben (Indol, Skatol, Hämopyrrol, die Reduktionsprodukte von Hämatin und Hämatoporphyrin mit Zinn oder Zink und Salzsäure, Urobilinogen, Indolaminopropionsäure, Mono- und Diacetylglucosamin, Tryptophan, Glucoproteide, Eiweißkörper, zum Teil beim Erwärmen und auf Schwefelsäurezusatz, zum Teil nach Einwirkung von Laugen)[3]).

4. Millons Reagens gibt eine positive, aber nicht sonderlich charakteristische gelbrote Färbung.

5. Salzsäure und eine sehr verdünnte Eisenchloridlösung geben beim Erhitzen eine kirschrote Färbung.

6. Auf 200° erwärmt, entsteht Skatol.

Oxydationsmittel im allgemeinen bewirken rasch die Bildung von Urorosein, doch ist es gegen ihren Überschuß sehr empfindlich. Die Verwendung der meisten Oxydationsmittel ist auch aus dem Grunde nicht zweckmäßig, weil leicht Täuschungen mit den Farbstoffen der Indigogruppe entstehen können. So wird Hellers Urophäinprobe (Unterschichten des Harns mit Salpetersäure) zwar vorwiegend auf Urorosein, aber wohl auch zum Teil auf Indigofarbstoffe zu beziehen sein[4]). Nitrite machen dagegen, in verdünnten Lösungen verwendet, die Indigofarbstoffe nicht frei. Größere Mengen von Urorosein werden nach dem S. 888 beschriebenen Verfahren (Kochen mit Salzsäure oder Schwefelsäure und Ausschütteln mit Amylalkohol) nachgewiesen; bei negativer Reaktion werden nach Herter zu der Probe einige Tropfen einer 0,2 proz. Natriumnitritlösung zugegeben. Herter hatte gefunden, daß im längere Zeit gestandenen, bakterienhaltigen Harne öfters die Uroroseinreaktion mit Salzsäure schön zu erhalten war, während sie mit frischem Harn mißlang. Herter führt dies auf die Bildung von Nitrit durch die Tätigkeit von nitrifizierenden Bakterien zurück. Die durch Salzsäure freigemachte salpetrige Säure wirkt nur oxydierend, nicht nitrierend (Herter). Um kleine Mengen von Urorosein neben Indigofarbstoffen, Urobilin, Hämatoporphyrin, nachzuweisen, wird das ge-

---

[1]) Vgl. auch E. u. H. Salkowski, Berichte d. Deutsch. chem. Gesellschaft **13**, 191, 2217; Zeitschrift f. physiol. Chemie **9**, 8, 23 [1884].

[2]) P. Ehrlich, Mediz. Woche, Aprilheft **1901**.

[3]) F. Müller, Zeitschr. f. Biol. **42**, 562 [1901]. — O. Neubauer, Sitzungsber. f. Morphol. u. Physiol., München **1903**, 32. — A. Orgler u. C. Neuberg, Zeitschr. f. physiol. Chemie **37**, 424 [1902]. — E. Rohde, Zeitschr. f. physiol. Chemie **44**, 161 [1905]. — F. A. Steensma, Zeitschr. f. physiol. Chemie **47**, 25 [1906].

[4]) Vgl. H. Rosin, Virchows Archiv **123**, 555 [1891]; Deutsche med. Wochenschr **1893**, 51.

bildete Urorosein mit Amylalkohol extrahiert und das Amylalkoholextrakt spektroskopisch untersucht. Sollte sich der Amylalkohol in Form einer Emulsion abscheiden, so genügen in der Regel einige Tropfen Äthylalkohol zur Klärung. Zur weiteren Reinigung könnte der Amylalkoholauszug mit Ammoniak geschüttelt werden, die ammoniakalische Lösung wäre nach der Entfernung des Amylalkohols anzusäuern und dann der Farbstoff wieder mit Amylalkohol aufzunehmen (Rosin).

Käufliche Fuchsinsulfosäure zeigt in alkoholischer Lösung den gleichen Absorptionsstreifen wie Urorosein. Nach Porcher und Hervieux[1]) sind Urorosein und Skatolrot identisch. Herter hält diese beiden Farbstoffe für verschieden, er konnte im Harn eines Hundes, dem er Skatol eingegeben hatte, Indolessigsäure nicht nachweisen, ferner ist Skatolrot in Wasser viel weniger löslich als Urorosein, wird dagegen durch Äther[2]) im Gegensatz zu Urorosein aus der wässerigen Lösung aufgenommen. Zawadzki[3]) behauptete, daß durch Oxydation des Urobilins mit Kalomel in alkalischer Lösung Urorosein entstehe, was Salaskine[4]) widerlegte. Ebenso hat Dakin[5]) die Behauptung von Luzzatto, Ciusa und Terni[6]), daß nach Cinamylacetophenoxim Urorosein entstehe, nicht bestätigen können.

Einen dem **Urorosein ähnlichen Farbstoff** hat V. Arnold[7]) als Nephrorosein beschrieben. Es tritt im Harn von Scharlachrekonvaleszenten (von der dritten Woche an) neben Urorosein auf. Gegen Lösungsmittel verhält es sich ebenso wie Urorosein, zeigt aber im Amylalkoholauszug ein anderes Spektrum, einen ziemlich scharf begrenzten Streifen zwischen E und F ($\lambda = 517$—500). Die Farbe der Nephroroseinlösung ist eine mattrote.

Das Nephrorosein kam auch im Harne von Typhusrekonvaleszenten und bei 3 Fällen von orthostatischer Albuminurie nach Salicylsäureeinnahme vor, bei schweren Nierenentzündungen verschwand es wie Urorosein und Urobilin. Seine Entstehung aus dem betreffenden Chromogen erfolgt langsamer als die des Uroroseins.

Der Harn muß mit $1/_3$ Vol. konz. Salpetersäure, oder $1/_3$ Vol. konz. Salzsäure und 1 Tropfen einer 1proz. Natriumnitritlösung versetzt werden. Man tut gut, erst nach 5—10 Minuten währender Reagentienwirkung den Harn zu untersuchen.

Arnold behauptet, daß der von Hammarsten[8]) in einem Sulfonalharn nachgewiesene Farbstoff, der sich vom Urorosein auch nur durch das Spektrum (einen Streifen zwischen b und F) unterschied, Nephrorosein gewesen sei. — Hammarstens Farbstoff war aber gegen das Licht viel weniger empfindlich als Urorosein.

Giacosa[9]) fand ein **Chromogen** im normalen Harn, welches durch Amylalkohol ausgeschüttelt und durch bas. Bleiacetat zum größten Teil gefällt werden kann. Der Farbstoff wird nach Bleizuckerfällung, Entfernung des gelösten, überschüssigen Bleies mittels Schwefelwasserstoff und Verjagen des Schwefelwasserstoffs, beim Erwärmen des Harnfiltrates mit 0,8 Vol. Salzsäure (1,19) erhalten. In einigen Minuten wird die Flüssigkeit rosenrot; sie wird nun mit dem gleichen Volumen Amylalkohol, der den Farbstoff aufnimmt, ausgeschüttelt; nach höchstens einer Stunde muß der Amylalkohol (da sich sonst aus ihm Farbstoffe bilden) abgehoben und sorgfältig (möglichst) säurefrei gewaschen werden. Hierauf wird der Amylalkohol abdestilliert, der Rückstand zur Entfernung von etwa vorhandenem Urobilin mit lauwarmem Wasser, dann mit ammoniakhaltigem Wasser gewaschen, dann in trockenem Äther gelöst, die Lösung wird verdunstet.

Das Reinigungsverfahren des Waschens und Lösens in Äther soll, wenn nötig, wiederholt werden. Es resultierte eine braune feste, bei 100—120° schmelzende Masse, deren Lösung in Äther, Alkohol und Amylalkohol keine Absorptionsstreifen zeigte.

[1]) Ch. Porcher u. Ch. Hervieux, Zeitschr. f. physiol. Chemie **45**, 486 [1905].
[2]) NB. dürfte auf Verwechselung mit Indigrot beruhen.
[3]) J. Zawadzki, Archiv f. experim. Pathol. u. Pharmakol. **28**, 450 [1891].
[4]) S. Salaskine, Arch. des sciences biol. Petersbg. **5**, 375 [1897].
[5]) H. D. Dakin, Journ. of biol. Chemistry **7**, 57 [1909].
[6]) R. Luzzatto, R. Ciusa u. A. Terni, Atti della R. Accad. dei Lincei Roma **17**, I, 724; zit. nach Chem. Centralbl. **1908**, II, 711.
[7]) V. Arnold, Zeitschr. f. physiol. Chemie **61**, 240 [1909].
[8]) O. Hammarsten, Skand. Archiv f. Physiol. **3**, 323 [1892].
[9]) P. Giacosa, Annali di Chim. e Farmacol. **3**, 201; zit. nach Malys Jahresber. d. Tierchemie **16**, 213 [1886].

Die ätherische Lösung fluorescierte schön grün, die Lösung in Amylalkohol schwach, die weingeistige nicht. Die Lösungen zeigten keine Absorptionsstreifen. Der Farbstoff enthielt etwa $1/2\%$ fast nur aus Eisen bestehende Asche. Beim Kochen mit Salzsäure wird der Farbstoff zerstört.

Leubes Farbstoff.[1]) Aus dem Harne einer 76 jährigen Frau mit Osteomalacie, Nephritis und Cystitis, welcher an der Luft nachdunkelte, ging ein Farbstoff in Äther mit schöner violetter Farbe über. Der Rückstand vom Äther war in heißem Wasser zum größten Teile löslich, ebenso in Äther, Benzol, Chloroform, Alkohol. Die Lösungen zeigten keine Fluorescenz. Verdünntes Alkali nahm den Farbstoff aus der ätherischen Lösung auf; die anfangs braunrote Lösung wurde beim Stehen gelb. Die alkoholische Lösung wurde durch Zinkstaub entfärbt; sie wurde an der Luft wie beim Ansäuern mit Essigsäure wieder violett. Kalte konz. Salzsäure löste den Farbstoff anscheinend ohne Veränderung, beim Erhitzen entfärbte sich die Lösung. Konz. Schwefelsäure zerstörte den Farbstoff sofort. Spektroskopisch war nur eine ganz schwache Auslöschung von E bis gegen G zu sehen.

Ephimows Farbstoff. Ephimow[2]) fand, daß Harn von Menschen, die Darmwürmer beherbergen, mit salpetersaurem Quecksilberoxydul (Liqu. Bellostii) gekocht, eine graue bis schwarze Farbe annimmt. Es werden 5—10 ccm frischgelassener Harn mit 5—10 Tropfen der Quecksilberlösung erhitzt. Die Reaktion ist bei Rundwürmern gewöhnlich intensiver als bei Bandwürmern. Tjulpin[3]) bestätigte die Ephimowschen Resultate in den meisten Fällen. Auch bei einigen akuten Infektionskrankheiten wurde die Reaktion beobachtet.

Durch Formaldehydeinwirkung sekundär gebildete Farbstoffe.

1. Strzyzowski[4]) fand, daß der Harn von schweren Diabetikern auf Zusatz von 5% Formalin (40 proz. Formaldehyd) häufig eine grüne Fluorescenz gebe. Zur Isolierung des Farbstoffs wurde der Harn mit Bleiessig gefällt, das Filtrat mit Formalin versetzt, nach 1—2 Tagen wurde das Pigment mit Chloroform ausgeschüttelt, die blau fluorescierende Chloroformlösung wurde mit Ammoniak gewaschen, dann wurde das Pigment dem Chloroform durch verdünnte Salzsäure entzogen, die wässerige Lösung wurde nach Ammoniakzusatz wieder mit Chloroform geschüttelt, nach dem Verdunsten des Chloroforms wurde der Farbstoff in sehr verdünnter Salzsäure gelöst. Die Lösung des rotgelben Farbstoffs absorbiert das Spektrum bis gegen F. O. Gaupp[5]) wies nach, daß dieser Farbstoff ein Produkt der Reaktion zwischen Acetessigsäure, Ammoniak und Formaldehyd ist.

2. L. de Jager[6]) beobachtete in jedem Harn eine Rotfärbung auf Zusatz von Formaldehyd und Salzsäure (je 5%), doch nicht immer deutlich. Aus einem Harn, der den Farbstoff in größerer Menge bildet, kann durch rasches Filtrieren (nach 10′) ein carminroter Niederschlag erhalten werden; das Filtrat trübt sich bald und gibt bei nochmaligem Filtrieren einen orangefarbenen Niederschlag; nach dem Abfiltrieren desselben konnten noch weitere, immer weniger gefärbte Niederschläge erhalten werden. Es konnte nicht entschieden werden, ob der Farbstoff nur mechanisch vom Formaldehydharnstoff mitgerissen wird; er wird schneller gefällt als letzterer.

1) W. Leube, Virchows Archiv **106**, 418 [1886].
2) J. Ephimow, Wratschebnaja Gaseta **1906**, 43.
3) F. Tjulpin, Wratschebnaja Gaseta **1907**, 22; zit. nach Malys Jahresber. d. Tierchemie **37**, 862 [1907].
4) K. Strzyzowski, Pharmaz. Post **39**, 2; zit. nach Malys Jahresber. d. Tierchemie **36**, 320 [1906].
5) O. Gaupp, Biochem. Zeitschr. **13**, 138 [1908].
6) L. de Jager, Zeitschr. f. physiol. Chemie **64**, 115 [1910].

In konzentrierter Salzsäure ist das Pigment leicht bei gelindem Erwärmen löslich, fällt beim Verdünnen mit Wasser bald aus, mit Alkohol entsteht eine etwas mehr haltbare Lösung. Letztere Lösung zeigt eine Verdunkelung des ganzen Spektrums bis an das Gelb, bei größerer Verdünnung einen Streifen zwischen *b* und *F*. de Jager erhielt den Farbstoff auch aus (unreinem) Urochrom, das noch Urobilin usw. enthielt. Die Fällung gab (wie Urochrom) eine Xanthoproteinreaktion.

Jaffé[1]) hat die Einwirkung von Formalin auf verschiedene Harnbestandteile studiert. Die Erkennung von Urobilin wird durch Formalin nicht gestört, ebenso bleiben Gallenfarbstoffe nachweisbar, doch werden sie leichter als Urobilin durch Formolharnstoff mitgerissen. Wenn aber gleichzeitiger Säure- und Formaldehydzusatz rasch einen reichlichen Niederschlag bewirkt, so werden die färbenden Substanzen reichlich, manchmal bis zur Entfärbung des Harns gefällt. — Indican ist in dem mit Formol versetzten Harn nach den gewöhnlichen Methoden nicht nachweisbar.

Farbstoffe der Carbolharne.

Diese Farbstoffe sind an sich wenig charakteristisch. Man findet ein Nachdunkeln des Harnes von der Oberfläche her; der Harn wird grünbraun bis schwarzbraun. Eine große Zahl von aromatischen Substanzen, zum Teil physiologisch oder pathologisch im Organismus gebildete, zum Teil als Arzneimittel verwendete, wie Salicylsäure und ihre Präparate, Phenol, Kresol und ihre Präparate, Dioxybenzole, Anilin, Pyrogallol, Thymol geben für diese Farbstoffe die Chromogene, welche wahrscheinlich zum großen Teile Ätherschwefelsäuren, eventuell auch gepaarte Glukuronsäuren sind.

Baumann und Preusse[2]) haben nachgewiesen, daß nach Phenol-Einverleibung ein Teil desselben zu Hydrochinon und Hydrochinonschwefelsäure wird, während ein andrer Teil im Organismus weiter oxydiert wird zu gefärbten ätherlöslichen Produkten, die sich nicht näher charakterisieren ließen. Bei alkalischer Harnreaktion, bei der ammoniakalischen Gärung wird die Hydrochinonschwefelsäure gespalten und das Hydrochinon oxydiert sich an der Luft (siehe S. 887).

Brenzcatechinschwefelsäure scheint ein normaler Bestandteil des Harns nach Pflanzenkost zu sein, sie findet sich besonders reichlich im Pferdeharn[3]).

Bei längerem Stehen solcher Harne an der Luft scheiden sich, wenn die Chromogene in größerer Menge vorhanden sind, teilweise die gebildeten Farbstoffe als schwarzbraune Niederschläge (Huminsubstanzen) ab.

Da die Farbstoffe selbst kaum charakterisierbar sind, muß zu ihrer Deutung eine Darstellung der Chromogene nach den für die Isolierung von Ätherschwefelsäure oder gepaarten Glukuronsäuren gebräuchlichen Methoden durchgeführt werden.

Zu diesen an sich bisher nicht näher charakterisierbaren Farbstoffen sind auch die bei der Alkaptonurie auftretenden Farbstoffe zu rechnen, bei welcher infolge einer physiologischen Abnormität aus Tyrosin Homogentisinsäure entsteht. Auch hier ist die Darstellung des Chromogens für die Diagnose entscheidend.

Ob die seltene Schwarzfärbung der Knorpel (Ochronose), die gewöhnlich erst bei der Obduktion gefunden wird, in Beziehungen steht zur Alkaptonurie, ist nicht sichergestellt, in mehreren Fällen wurden Chromogene in solchen Harnen nachgewiesen, Homogentisin-

---

[1]) M. Jaffé, Therapie der Gegenwart, April **1902**.
[2]) E. Baumann u. C. Preusse, Du Bois' Archiv **1879**, 245.
[3]) Vgl. O. Schmiedeberg, Archiv f. experim. Pathol. u. Pharmakol. **14**, 306 [1881], woselbst die frühere Literatur mitgeteilt ist.

säure dagegen wurde ausgeschlossen. Andererseits wurde bei Alkaptonurie gelegentlich eine Schwarzfärbung der Knorpel gefunden[1]).

Wahrscheinlich entstehen auch aus Adrenalin, welches ja seit längerer Zeit als für die Pigmentbildung bedeutungsvoll erkannt ist, Chromogene resp. Farbstoffe im Harne[2]).

Melanotische Farbstoffe.

Sie kommen im Harne meist als Chromogene, Melanogene, zum Teil auch schon primär als braune Farbstoffe vor. Von der vorigen Gruppe unterscheiden sie sich nicht wesentlich, da auch bei ihnen durch Einwirkung des Luftsauerstoffes und andrer Oxydationsmittel braune bis schwarze Huminstoffe (Melanine) entstehen, die kein auffallendes Absorptionsspektrum geben, sondern nur eine diffuse Lichtauslöschung, und auch sonst sich nicht gut charakterisieren ließen. Als prinzipieller Gegensatz zwischen den Melanogenen und den in der vorigen Gruppe behandelten Huminkörpern stellt sich nach der wohl allgemeinen Ansicht dar, daß die Harnmelanine den gleichen Ursprung haben wie die Farbstoffe der melanotischen Geschwülste (Sarkome), sei es, daß sie der Fixierung im Organismus entgangen sind, sei es, daß sie durch Resorption melanotischer Massen entstanden sind. Dies rechtfertigt im Zusammenhang mit der diagnostischen Bedeutung die Aufstellung einer gesonderten Gruppe.

Es ist höchst unwahrscheinlich, daß alle pathologischen Melanine gleichartige Substanzen seien.

Analysen derselben haben sehr differente Resultate ergeben, welche sich kaum durch Verunreinigungen des Analysenmaterials erklären lassen. Es sind bis 60% Kohlenstoff, 8—13% Stickstoff, bis 10% Schwefel, bis 2,7% Eisen gefunden worden.

Über die Entstehung der Melanine im Organismus liegen mehrere Annahmen vor. Nencki[3]) faßte als die Muttersubstanz sämtlicher Farbstoffe des Organismus den farbengebenden Komplex des Eiweiß, das Proteinochrom, auf, aus welchem Hämatoporphyrin, Hämatin und Blutfarbstoff, Gallenfarbstoff, die physiologischen (und natürlich auch pathologischen) Melanine hervorgehen sollen. Der Proteinochromkomplex Nenckis enthielt Schwefel; die von ihm untersuchten Melanine waren auch schwefelreich, daher legte er auf den Schwefelgehalt des Sarkommelanins besonderes Gewicht.

In der letzten Zeit hat Dombrowski[4]) darauf hingewiesen, daß neben dem aus Nenckis Proteinochrom isolierten und wohlcharakterisierten, schwefelfreien Tryptophan noch ein schwefelreiches Chromogen vorkomme.

Nencki hatte durch 1—2stündiges Kochen mit 10proz. Salzsäure den Eisengehalt der Melanine vollkommen entfernen können. Zu seiner Zeit war die der seinigen entgegengesetzte Annahme fast allgemein verbreitet, daß die Melanine der melanotischen Tumoren Zersetzungsprodukte von Blutfarbstoffen seien. Krukenberg[5]) hat 1882 meines Wissens als erster für physiologische Melanine die Behauptung aufgestellt, daß sie durch Enzymwirkung auf verschiedene Chromogene entstünden, welche mit Hämoglobin oder Chlorophyll nicht verwandt seien. „Für die Entstehung mancher melanotischer Pigmente scheinen Licht- und Sauerstoffmangel in einer zwar noch unaufgeklärten Weise unbedingt Erfordernis zu sein." (Vorträge S. 90.)

In der neueren weist Samuely[6]) auf die Pyrrolgruppe und pyridin-

[1]) R. Virchow, Virchows Archiv **37**, 212 [1866]. — D. v. Hansemann, Berl. klin. Wochenschr. **1892**, Nr. 27; zit. nach Malys Jahresber. d. Tierchemie **22**, 564. — Heile, Virchows Archiv **160**, 148 [1901]. — E. Zdarek, Zeitschr. f. Heilkunde **23**, 379 [1902]; Beiträge z. chem. Physiol. u. Pathol. **4**, 378 [1904]. — L. Langstein, Beiträge z. chem. Physiol. u. Pathol. **4**, 145 [1904]. — O. Gross u. E. Allard, Archiv f. experim. Pathol. u. Pharmakol. **59**, 384 [1908]. — A. Wagner, Zeitschr. f. klin. Medizin **65**, 179 [1908]. — L. Pick, Berl. klin. Wochenschr. **43**, 478. — L. Langstein, Berl. klin. Wochenschr. **43**, 597 [1906]. — F. Landois, Virchows Archiv **193**, 275 [1908].

[2]) C. Neuberg, Biochem. Zeitschr. **8**, 383 [1908]. — E. Abderhalden u. M. Guggenheim, Zeitschr. f. physiol. Chemie **57**, 329 [1908]. — C. Neuberg, Virchows Archiv **192**, 514; Zeitschr. f. Krebsforschung **8** [1908].

[3]) M. Nencki, Opera omnia **1**, 806, **2**, 513, 577.

[4]) St. Dombrowski, Zeitschr. f. physiol. Chemie **54**, 232 [1907].

[5]) C. Fr. W. Krukenberg, Studien **2** [3], 41; Vorträge **3**, 156, 158ff.

[6]) F. Samuely, Beiträge z. chem. Physiol. u. Pathol. **2**, 388 [1902].

gebenden[1]) Kerne im Eiweiß als farbenbildende Komplexe desselben hin. v. Fürth[2]) hat in Gemeinschaft mit Schneider und Jerusalem die Entstehung der normalen und pathologischen Pigmente durch Tyrosinasewirkung erklärt. An diese primär gebildeten Pigmente mögen sich an den Kern dann andere schwefelhaltige usw. Gruppen anlegen. Tatsächlich gelang es, aus Sarkommassen Tyrosinase zu gewinnen.

Daß verschiedene Enzyme und verschiedene Angriffssubstanzen in Betracht kämen, zeigte Neuberg[3]), der aus einem Melanom (Metastasen eines Nebennierentumors) eine Fermentlösung gewann, die Adrenalin in ein dunkelbraunes Produkt umwandeln konnte, während aus Melanosarkomen andrer Herkunft kein derartiges Enzym zu erhalten war. Abderhalden und Guggenheim[4]) haben verschiedenartiges Material auf Pigment-bildung durch Tyrosinasen untersucht.

Immerhin scheint es auffällig, daß, abgesehen von den Fällen, in denen eine ein-greifende Säurebehandlung der Tumormassen durchgeführt wurde, das Melanin der Tu-moren auffallend eisenreich war und daß das Eisen in einer mit verdünnter Salzsäure zum Teil nicht abspaltbaren Form vorhanden war[5]).

Wenn man bedenkt, daß auch aus Blutfarbstoff selbst das Eisen relativ leicht abspalt-bar ist und daß in den oftmals reichlichen Tumormassen beträchtliche Mengen von Eisen fixiert sind, so scheint es wahrscheinlich, daß der Blutfarbstoff in vielen Fällen an der Melanin-bildung beteiligt ist, allerdings nicht in dem naiven Sinne mancher früheren Autoren[6]).

Eigenschaften und Darstellung des Harnmelanins. In manchen Harnen findet sich nur das Chromogen, Melanogen, in anderen ist auch präformierter Farbstoff vorhanden[7]).

Nach Mörner[8]) ist der Melaninfarbstoff des Harnes zum Teil durch Barytwasser, zum Teil aus dem alkalischen Filtrate durch Bleizucker fällbar. Beide Niederschläge gaben an konzentrierte Sodalösung einen braun-schwarzen Farbstoff ab, der in Essigsäure zum Teil löslich, zum größten Teil unlöslich war. Der in Essigsäure lösliche Teil wurde mit Barytwasser gefällt. Es wurden so braunschwarze, in Alkalien lösliche Farbstoffe erhalten, deren Lösungen nur diffuse Lichtauslöschungen, stärker im kurzwelligen Teile des Spektrums, geben. Durch Salpetersäure wurden die Lösungen hellgelb. Die Farbstoffe enthielten kleine Mengen von Eisen, nach dessen Entfernung durch Salzsäure der Farbenton viel schwächer wurde.

Das Melanogen wurde von Přibram und Ganghofner[9]), von Brandl und Pfeiffer[10]) untersucht.

Es ist größtenteils durch Bleizucker fällbar, der Niederschlag, mit Schwefel-wasserstoff zerlegt, gibt ein farbloses Filtrat, welches an der Luft allmählich dunkelt und schließlich einen schwarzen Niederschlag liefert. Durch ver-

[1]) Vgl. W. His, Archiv f. experm. Pathol. u. Pharmakol. **22**, 253 [1887]. — Zur Theorie der Entstehung solcher Farbstoffe W. Manchot, Verhandl. d. Würzburger phys.-med. Gesellschaft **1908**, 215.

[2]) O. v. Fürth, Beiträge z. chem. Physiol. u. Pathol. **1**, 229 [1902]; **10**, 131 [1907]; Oppenheimers Handb. d. Biochemie, I. Bd.

[3]) C. Neuberg, Biochem. Zeitschr. **8**, 383; Virchows Archiv **192**, 514 [1908].

[4]) E. Abderhalden u. M. Guggenheim, Zeitschr. f. physiol. Chemie **54**, 331; **57**, 329 [1908].

[5]) A. J. Kunkel, Sitzungsber. d. Würzburger physiol.-chem. Gesellschaft 1881; Ref. nach Malys Jahresber. d. Tierchemie **11**, 247. — O. Schmiedeberg, Archiv f. experim. Pathol. u. Pharmakol. **39**, 71 [1897]. — K. A. J. Mörner, Zeitschr. f. physiol. Chemie **11**, 66; **12**, 229 [1887]. — J. Brandl u. L. Pfeiffer, Zeitschr. f. Biol. **26**, 351 [1890]. — E. Zdarek u. R. v. Zeynek, Zeitschr. f. physiol. Chemie **36**, 492 [1902]. — H. Wolff, Beiträge z. chem. Physiol. u. Pathol. **5**, 476 [1904].

[6]) Eine ausführliche Darstellung der Ansichten über Melaninbildung gibt O. v. Fürths Sammelreferat im Centralbl. f. allg. Pathol. u. pathol. Anat. **15**, 617 [1904].

[7]) H. Senator (Charité-Ann. **15** [1890] fand in einem Falle im Harn Melanogen, während die Ascitesflüssigkeit Melanin enthielt.

[8]) K. A. H. Mörner, Zeitschr. f. physiol. Chemie **11**, 93 [1887].

[9]) A. Přibram u. F. Ganghofner, Prager Vierteljahrsschr. f. prakt. Heilkunde **130**, 77 [1876]. — A. Přibram, Prager Vierteljahrsschr. f. prakt. Heilkunde **88**, 16 [1865].

[10]) J. Brandl u. L. Pfeiffer, Zeitschr. f. Biol. **26**, 372 [1890].

schiedene Oxydationsmittel (Salpetersäure, Bromwasser, Eisenchlorid) wird der Farbstoff rasch gebildet. Da keine Entfernung von Verunreinigungen möglich war, sind weitere Schlüsse unmöglich.

Im Zusammenhang mit dem Melanogen dürfte ein von Thormählen[1]) untersuchtes Chromogen stehen. Der von Thormählen untersuchte Harn gab mit Nitroprussidnatrium und Lauge eine violette Färbung, die nach dem Ansäuern mit Essigsäure prachtvoll blau wurde.

Ich habe diese Reaktion mehrmals in schönster Weise an Harnen beobachtet, die von Patienten mit Melanosarkomen der Leber herrührten[2]). Die primäre Geschwulst war in allen Fällen ein Chorioidealtumor. Das die Reaktion liefernde Melanogen zersetzt sich in einigen Tagen auch bei sorgsamem Luftabschluß, es ist dagegen durch 20—30% Alkoholzusatz zum Harne wesentlich haltbarer zu machen. Es ist durch Barytwasser, durch neutrales essigsaures Blei aus dem Harn nicht zu entfernen, unvollständig durch basisch essigsaures Blei und Ammoniak, vollständig aus dem alkalisch reagierenden Filtrate durch Quecksilberchlorid. Aus diesem Niederschlage wird durch Zusatz von Alkalisulfid unter Vermeidung eines Überschusses, Eindampfen im Vakuum und Alkoholextraktion ein Körper erhalten, welcher sehr intensive Pyrrolreaktionen gibt. Der reaktiongebende Körper ist an sich sehr unbeständig. Er wird z. B. beim Aussalzen mit neutralem schwefelsauren Ammon zersetzt, so daß weder in dem Niederschlage noch in dem Filtrate die Thormählensche Reaktion zu erhalten ist.

Der bei der Reaktion entstehende blaue Farbstoff[3]) löst sich nach der Reinigung in Alkalien mit violetter Farbe, ist demnach kein Berlinerblau. Durch Zusatz von Zinksalzen wird diese Thormählensche Reaktion analog wie die Legalsche Acetonprobe und andere Nitroprussidreaktionen so verändert, daß die Farbstoffe einen Ton ins Violette annehmen. Primavera[4]) fand im Melaninharn, umgekehrt proportional zu dessen Melaningehalt, größere Mengen von Tyrosin.

Nachweis. Nach dem Gesagten ist natürlich der Nachweis von Melanogen nur dann zu erbringen, wenn alle anderen farbengebenden Substanzen, wie Homogentisinsäure und die Chromogene der vorigen Gruppe ausgeschlossen sind. Insbesondere sind Täuschungen durch Indican, Urobilin usw. nur bei eingehender Untersuchung zu vermeiden. Wenn Melanogen in größerer Menge vorhanden ist, entsteht durch Eisenchlorid [v. Jaksch, Helman[5])] oder Bromwasser ein tiefschwarzer Farbstoffniederschlag (der nach dem Abfiltrieren in Soda löslich ist), rascher als bei obenerwähnten Chromogenen.

Indican.

Daß aus Harn sich Indigo gelegentlich spontan abscheidet oder nach Zusatz starker Mineralsäuren bildet, haben Hill Hassal[6]) (1853) und Sicherer[7])

---

[1]) J. Thormählen, Virchows Archiv **108**, 313 [1887].

[2]) R. v. Zeynek, Wiener Physiologenkongreß **1910**. — H. Eppinger, Biochem. Zeitsch. **28**, 181 [1910]; bei einem Melanosarkomkranken steigerte Tryptophan die Menge des Melanogens. Letzteres ging durch Oxydation in das Melanin über und wird als eine Amino-N-methylpyrrolidin-oxycarbonsäure-ätherschwefelsäure aufgefaßt.

[3]) In geringem Grade tritt eine ähnliche Reaktion im Pferdeharn und Katzenharn (Thormählen) und in manchen Menschenharnen auf; vgl. V. Arnold, Zeitschr. f. physiol. Chemie **49**, 397 [1906]. Jedoch ist diese Probe keinesfalls mit der oben beschriebenen Thormählenschen Probe schon dem Aussehen nach zu verwechseln.

[4]) A. Primavera, Giorn. internaz. Scienze med. **29**, 978; Malys Jahresber. d. Tierchemie **37**, 532 [1907].

[5]) R. v. Jaksch, Zeitschr. f. physiol. Chemie **13**, 385 [1889]. — D. Helman, Centralbl. f. inn. Med. **23**, 1017 [1902]. Ersterer hält die Probe mit Eisenchlorid für die empfindlichere Reaktion, letzterer für sicherer als die Probe mit Bromwasser.

[6]) A. Hill Hassal, Philos. Mag. **1853**, September.

[7]) H. v. Sicherer, Annalen d. Chemie u. Pharmazie **90**, 120 [1854].

(1854) erkannt. Hoppe-Seyler[1]) (1863) wies darauf hin, daß der indigo-bildende Körper nur im Harn und in Spuren, die sich aus dem restierenden Harn wohl erklären lassen, in den Nieren vorkommt, daß die Gewebe davon aber frei sind. Er wies auch auf die Verschiedenheit zwischen dem Harn- und dem Pflanzenindican hin. Jaffé[2]) (1872) zeigte, daß sich im Harn viel Indican finde, wenn der Darm unwegsam sei, daß dagegen bei Obstipation im unteren Dickdarm die Menge der indicanbildenden Substanz nicht vermehrt sei. Jaffé fand auch, daß die subcutane Injektion von Indol eine Indicanausscheidung veranlasse.

1876 gelang es Baumann[3]), nachzuweisen, daß das Harnindican ein Salz der Indoxylschwefelsäure ist.

Schmiedeberg[4]) und G. Hoppe-Seyler[5]) wiesen dann nach, daß neben der Indoxylschwefelsäure Indoxylglukuronsäure durch den Harn aus-geschieden wird, welch letztere bei der ammoniakalischen Gärung unter Indigo-bildung rasch zerfällt.

Wang[6]) gibt an, daß nach Indolfütterung auch Oxindol, Dioxindol und Isatin ausgeschieden werden.

$$\text{Indoxyl: } C_8H_7NO = C_6H_4 {\overset{\displaystyle C-OH}{\underset{\displaystyle NH}{\big\langle}}} CH .$$

Indoxyl ist als unbeständiges, leicht verharzendes, in Wasser lösliches Öl von Bau-mann und Brieger[7]) durch Zerlegung der Indoxylschwefelsäure mit starker Salzsäure in der Wärme zu erhalten, nach Heumann und Bachofen[8]) durch Erhitzen von Indigo-blau mit konz. Kalilauge, nach Baeyer[9]) beim Erhitzen mit Wasser oder Schmelzen von Indoxylsäure ($C_8H_6NOCOOH$) unter Kohlensäureabspaltung. Nach Vorlaender und Drescher[10]) bildet reines Indoxyl gelbe, flache prismatische Krystalle vom Schmelzpunkte 85°, es löst sich in Wasser mit gelber Farbe und grüner Fluorescenz. Letztere verschwindet bei Laugen- oder Salzsäurezusatz. Mit Wasserdämpfen, insbesondere mit überhitztem Wasserdampf ist es etwas flüchtig, für sich auch im Vakuum nicht unzersetzt destillierbar. Die Dämpfe riechen fäkalartig. Es löst sich leicht in Wasser, Alkohol, Äther, Chloro-form, Aceton usw. Schon durch den Sauerstoff der Luft wird es in alkalischer, besonders in ammoniakalischer Lösung in Indigorot und Indigoblau übergeführt. Seine alkoholische Lösung wird mit Eisenchlorid dunkelrot. Die wässerige Lösung gibt mit Eisenchlorid einen weißen Niederschlag, auf Zusatz von Salzsäure entsteht sofort Indigoblau. Mit Salzsäure erwärmt, entsteht ein amorpher roter Farbstoff unter Entwicklung eines unangenehmen Geruches. Mit Isatin entsteht rasch Indirubin. Beim Erwärmen von Indoxyl mit pyro-schwefelsaurem Kalium entsteht indoxylschwefelsaures Kalium.

Indoxylschwefelsäure: $C_8H_6NO \cdot SO_3H$.

Das Kaliumsalz, welches von Baumann[11]) und seinen Schülern aus Harn erhalten wurde, stellt weiße Blättchen dar, die im Aussehen den Krystallen von phenolschwefelsaurem Kalium gleichen. Beim raschen Erhitzen geben die Krystalle ein Sublimat von Indigoblau.

---

[1]) F. Hoppe-Seyler, Virchows Archiv 27, 388.
[2]) M. Jaffé, Centralbl. f. d. med. Wissensch. 1872, Nr. 1, 31, 32.
[3]) E. Baumann, Archiv f. d. ges. Physiol. 13, 304.
[4]) O. Schmiedeberg, Archiv f. experim. Pathol. u. Pharmakol. 14, 307 [1881].
[5]) G. Hoppe-Seyler, Zeitschr. f. physiol. Chemie 12, 1 [1887].
[6]) Ey. Wang, Zeitschr. f. physiol. Chemie 27, 556 [1899].
[7]) E. Baumann u. L. Brieger, Zeitschr. f. physiol. Chemie 3, 254 [1879].
[8]) K. Heumann u. F. Bachofen, Berichte d. Deutsch. chem. Gesellschaft 26, 225 [1893].
[9]) A. Baeyer, Berichte d. Deutsch. chem. Gesellschaft 14, 1744 [1881].
[10]) D. Vorlaender u. B. Drescher, Berichte d. Deutsch. chem. Gesellschaft 34, 1856; 35, 1701 [1902].
[11]) E. Baumann, Zeitschr. f. physiol. Chemie 3, 254 [1879].

Sie sind in Wasser leicht, sehr schwer in kaltem, leichter in heißem Weingeist löslich, die wässerige Lösung ist bei Gegenwart von Alkali recht beständig, auch bei 160—170°. Mineralsäure spaltet schon in der Kälte Indoxyl ab, das sich an der Luft, rascher mit anderen Oxydationsmitteln zu Indigo oxydiert; mit Essigsäure läßt sich eine Lösung des Salzes einige Zeit ohne Zersetzung erhitzen.

Indoxylglukuronsäure (wahrscheinliche Formel: $C_8H_6N \cdot C_6H_9O_7$)[1] ist noch weniger beständig als die Indoxylschwefelsäure. Sie wird beim Eindampfen des Harnes und bei der ammoniakalischen Harngärung unter Abscheidung von Indigo zerlegt. Sie ist linksdrehend [Külz[2])], wird durch Bleizucker weder aus wässeriger noch aus alkoholischer Lösung gefällt, dagegen aus dem Pferdeharn durch Bleiessig [Porcher[3])], aus menschlichem Harn wurde sie erst durch Bleiessig und Ammoniak gefällt [Mayer und Neuberg[4]), sowie Austin[4])].

Indolessigsäure: $C_{10}H_9NO_2 = C_8H_6N \cdot CH_2 \cdot COOH$.

Sie wurde von E. und H. Salkowski[5]) unter den Fäulnisprodukten der Eiweißkörper gefunden und als Skatolkohlensäure gedeutet.

Ihre Konstitution wurde von Ellinger[6]) festgestellt, von Rosin, Garrod und Herter wurde sie aus dem Harne isoliert und von letzterem als das Chromogen des Uroroseins angesprochen[7]).

Indolessigsäure ist eine farblose, in Blättchen krystallisierende, in Wasser wenig, in Alkohol und Äther leicht lösliche Säure. Sie schmilzt bei 164°, wenig über ihren Schmelzpunkt erhitzt, zerfällt sie in Kohlensäure und Skatol. Mit Wasserdampf ist sie nicht flüchtig, unreine wässerige Lösungen zersetzen sich aber beim Erhitzen unter Bildung von roten bis violetten Farbstoffen. Die wässerige Lösung scheidet beim Stehen einen braunen Niederschlag aus. Die Reaktionen der Indolessigsäure sind S. 889 mitgeteilt.

Skatoxyl (C_9H_9NO) ist aus Harn nicht dargestellt[8]). Betreffend Skatoxylschwefelsäure haben Brieger[9]) (aus Hundeharn nach Skatolfütterung) und Otto[10]) (aus dem Harn eines Diabetikers) eine als skatoxylschwefelsaures Kalium angesprochene Substanz isoliert, jedoch sie nicht genügend identifiziert. Mester[11]) gelang es nicht, aus Hundeharn nach Skatolfütterung Skatoxylschwefelsäure zu erhalten. Das von Brieger wie von Otto dargestellte Kaliumsalz bildete weiße krystallinische Knollen, die sich in Wasser leicht, schwer in Weingeist lösten, beim Erhitzen rote Dämpfe gaben.

Eisenchlorid färbte die Lösung stark violett, konz. Salpetersäure rot; mit ¹/₃ Vol. Salzsäure entstand ein amorpher roter Niederschlag, der sich in Wasser und Äther nicht, in Alkohol und in konz. Schwefelsäure mit roter Farbe löste. Beim Erhitzen mit Zinkstaub entstand Skatol.

Mester vermutete, da er Skatoxylschwefelsäure nicht gewinnen konnte, die Entstehung von Skatoxylglukuronsäure (l. c. S. 142) nach Skatolfütterung. Er hatte einen

---

1) Vgl. P. Mayer u. C. Neuberg, Zeitschr. f. physiol. Chemie 29, 257 [1900].
2) E. Külz, Archiv f. d. ges. Physiol. 30, 485 [1890].
3) Ch. Porcher u. Ch. Hervieux, Compt. rend. de la Soc. de Biol. 55, 862 [1903].
4) P. Mayer u. C. Neuberg, Zeitschr. f. physiol. Chemie 29, 271 [1900]. — A. E. Austin, Salkowski-Festschrift 1904, S. 53.
5) E. u. H. Salkowski, Zeitschr. f. physiol. Chemie 9, 8 [1884].
6) A. Ellinger, Berichte d. Deutsch. chem. Gesellschaft 37, 1801 [1904].
7) Siehe S. 888.
8) L. Maillard (L'indoxyle urinaire, Paris 1903) weist darauf hin, daß ein dem Indoxyl analoges Skatoxyl unmöglich sei, da an der Stelle der Hydroxylgruppe die Methylgruppe anwesend sei.
9) L. Brieger, Zeitschr. f. physiol. Chemie 4, 414 [1880].
10) J. Otto, Archiv f. d. ges. Physiol. 33, 614 [1884].
11) B. Mester, Zeitschr. f. physiol. Chemie 12, 130 [1887].

Harn erhalten (beim Hunde), der frisch gelassen rotgelb aussah, beim Stehen in den oberen Schichten rötlich wurde, mit konz. Salzsäure sich dunkelrot färbte, welche Färbung beim Erwärmen intensiver wurde und in Violett überging. Die Menge der Ätherschwefelsäuren war gesteigert. Über die Eigenschaften von Indol und Skatol siehe Thierfelders physiol.-chem. Analyse, 8. Aufl. 1909. Indol und Skatol wurden bisher im Harn nicht nachgewiesen, doch entsteht nach Jaffé[1]) aus einem noch nicht sichergestellten Bestandteil normaler Harne durch Säurewirkung oder bei der Destillation Indol. Reichliche Mengen wurden aus normalem Pferdeharn durch Destillation erhalten, aus letzterem neben Skatol.

Indigfarbstoffe.

Indoxylglukuronsäure wird durch Kochen mit Ameisensäure oder Milchsäure [Reale[2])], bei der ammoniakalischen Harngärung, Indoxylschwefelsäure durch Salzsäure gespalten, das freigemachte Indoxyl wird unter vorsichtigem Zusatz von Oxydationsmitteln (Eisenchlorid, Wasserstoffsuperoxyd, Persulfate, Hypochlorite, Osmiumsäure, Sauerstoff der Luft) zu Indigblau neben kleinen Mengen von isomerem Indigrot oxydiert[3]). Beide Farbstoffe sind identisch mit den aus Pflanzenindican dargestellten Indigblau und Indigrot [Schunck und Marchlewski[4]), Bouma[5])].

Indigblau (Indigotin):

$$C_{16}H_{10}N_2O_2 = C_6H_4{<}_{NH}^{CO}{>}C{=}C{<}_{NH}^{CO}{>}C_6H_4$$

[nach Bouma[5]) ein Polymeres dieser Formel[6])].

Es krystallisiert in tiefblauen Krystallen mit kupferrotem Metallglanz am besten aus Anilin. Das aus dem Harn gelegentlich spontan ausgeschiedene Indigotin ist entweder ein dunkelblaues, amorphes Pulver, oder mikroskopische nadelförmige bis rhombische Kryställchen. Indigblau ist unlöslich in Wasser, fast unlöslich in Äther, sehr wenig löslich in Weingeist (etwas mehr in der Wärme); löslich in Anilin, Chloroform, in warmem Amylalkohol, Benzol, Phenol, fetten Ölen.

In konz. Schwefelsäure löst sich Indigotin unter Bildung von Mono- und Disulfonsäure mit blauer Farbe zu wasserlöslichen Farbstoffen.

Nach Vierordt[7]) gibt fein verteiltes Indigblau ein schlecht begrenztes Absorptionsband im Rot bei etwa $\lambda = 700$, in dicken Schichten verbreitet sich dieses Band bis gegen $\lambda = 640$, daneben tritt ein zweiter schwacher, im Grün bei etwa $\lambda = 550$ gelegener Streifen auf. Nach Stokvis[8]) verhält sich wie das suspendierte das in indifferenten Lösungsmitteln gelöste Indigotin. Nach Bouma[5]) hat die Chloroformlösung einen breiten Absorptionsstreifen bei 630—570 mit der größten Intensität bei 605. Indigblausulfonsäure hat nach Vierordt einen Absorptionsstreifen im Orange bei etwa $\lambda = 600$.

Indigotin sublimiert unzersetzt im Vakuum, der Dampf ist violettrot, jodähnlich und gibt beim Abkühlen rhombische, dichroitische Krystalle. Bei

---

[1]) M. Jaffé, Archiv f. experim. Pathol. u. Pharmakol., Suppl. **1908**, Schmiedeberg-Festschrift S. 299.

[2]) E. Reale, Nuova Rivista clinicoterap. **3**, No. 5; zit. nach Malys Jahresber. d. Tierchemie **30**, 869 [1900].

[3]) Vgl. F. Thomas, W. P. Bloxam u. A. G. Perkin, Journ. chem. Soc. London **95**, 824, 847 [1909].

[4]) E. Schunck u. L. Marchlewski, Berichte d. Deutsch. chem. Gesellschaft **28**, 539 [1895].

[5]) J. Bouma, Zeitschr. f. physiol. Chemie **27**, 352 [1899].

[6]) Dagegen L. Maillard, Compt. rend. de l'Acad. des Sc. **132**, 990; **134**, 470 [1902]; Compt. rend. de la Soc. de Biol. **55**, 777 [1903].

[7]) K. Vierordt, Zeitschr. f. Biol. **10**, 31 [1874].

[8]) B. J. Stokvis, Chem. Centralbl. **1871**, 36.

gewöhnlichem Luftdruck erhitzt, sublimiert es unter Zersetzung, hierbei wird Indirubin [Rosin[1])] und u. a. Anilin gebildet.

Beim Destillieren mit Ätzkali entsteht Anilin (Fritzsche). Mit schmelzendem Ätznatron wird Indigblau bei 200° fast vollständig zu Anthranilsäure ($NH_2 \cdot C_6H_4 \cdot COOH$, 2-Aminobenzoesäure) [Hentschel[2])], mit schmelzendem Ätzkali bei 200—300° zunächst zu Indoxyl[3]), daneben zu Chrysanilsäure ($C_{16}H_{12}O_4N_2$) zerlegt, welch letztere beim weiteren Erhitzen in Anthranilsäure zerfällt [Fritzsche[4])].

Oxydationsmittel bilden zuerst Isatin [auch Eisenoxydsalze in der Wärme, Margary[5])] $C_8H_5NO_2$. Salpetersäure oxydiert bei längerer Einwirkung vollständig zu Pikrinsäure.

Beim Kochen mit Lauge oder Alkalicarbonat und reduzierenden Substanzen, wie Zucker, Sulfiden, Eisenvitriol, wird Indigblau entfärbt (Indigweiß), an der Luft wird es zurückgebildet (Küpenfarbstoff).

Indigrot (Indirubin, Indigpurpurin, Isatinindogenin).

Es bildet sich aus Indoxyl und Isatin mit Soda in alkoholischer Lösung [Baeyer[6])], auch in wässeriger Lösung.

Indirubin stellt schwach metallglänzende, schokoladenbraune Nädelchen oder rote rhombische kupferglänzende Plättchen dar, es löst sich nicht in Wasser, dagegen in Alkohol zu einer purpurroten Flüssigkeit, leicht in Eisessig, Äther, Amylalkohol, Chloroform, Phenol usw. In konz. Schwefelsäure löst es sich analog wie Indigotin zu Indirubinsulfonsäure.

Konz. Lösungen geben einen Absorptionsstreifen im Gelbgrün von $\lambda = 590$ bis etwa $\lambda = 450$, verdünntere Lösungen von $\lambda = 570$ bis etwa $\lambda = 500$.

Die Indigrotsulfonsäure gibt dasselbe Spektrum wie die Indigrotlösungen selbst. — Indigrot sublimiert leichter als Indigblau, mit violettrotem Dampfe bei ca. 340°. Der Dampf kondensiert sich zu feinen Nadeln.

Gegen Oxydationsmittel und Reduktionsmittel ist es resistenter als Indigblau[7]). Neuestens macht Porcher[8]) auf die Unbeständigkeit von Indirubin gegen Wasserstoffsuperoxyd aufmerksam.

Reduziert gibt es eine farblose Lösung von Indirubinweiß, die an der Luft wieder Indirubin bildet. Kurze Zeit mit Zinkstaub und Eisessig gekocht, verhält es sich ebenso, bei längerem Kochen entsteht Indigweiß, Indol und Indileucin ($C_{16}H_{12}ON_2$), und an der Luft wird Indigblau gebildet.

Indigrot entsteht aus Indoxyl neben Indigblau durch Einwirkung von Oxydationsmitteln[9]), reichlicher in der Wärme als in der Kälte [Jaffé, Rosin[10])]; nach Bouma[11]) auch in der Kälte, bei ca. 3°. Am wenigsten Indigrot bildet sich bei 45—50°, auch beim Abdampfen einer Chloroformlösung von Indigblau entsteht Indigrot; daher sind die früher gebräuchlichen Unterscheidungen von Indigblau und Indigrot im Harne nur zufälliger Natur.

Bei der Rosenbachschen Probe (Versetzen des Harnes mit Salpetersäure) ist der Hauptfarbstoff wohl in den meisten Fällen Indigrot. Bei der ammoniakalischen Harngärung bildet sich Indigrot vorwiegend aus Indoxylglukuronsäure.

Von Indigblau ist das Indigrot leicht durch seine Löslichkeit in Äther zu trennen.

[1]) H. Rosin, Virchows Archiv 123, 561 [1891].
[2]) W. Hentschel, Journ. f. prakt. Chemie 60, 577 [1899].
[3]) K. Heumann u. F. Bachofen, Berichte d. Deutsch. chem. Gesellsch. 26, 225 [1893].
[4]) Fritzsche, Annalen d. Chemie u. Pharmazie 39, 76; zit. nach Beilstein.
[5]) L. Margary, Gazzetta chimica ital. 13, 375 [1883].
[6]) A. Baeyer, Berichte d. Deutsch. chem. Gesellschaft 14, 1745 [1881].
[7]) J. Bouma, Zeitschr. f. physiol. Chemie 27, 350 [1899].
[8]) Ch. Porcher, Bulletin de la Soc. chim. 5, 526; zit. nach Chem. Centralbl. 1909, II, 31.
[9]) Die Bildung geht über Isatin: F. Thomas, W. P. Bloxam, A. G. Perkin, Journ. Chem. Soc. London 95 [1909].
[10]) H. Rosin, Virchows Archiv 123, 520 [1891].
[11]) J. Bouma, Zeitschr. f. physiol. Chemie 27, 353. — L. Maillard, Compt. rend. de l'Acad. des Sc. 132, 990 [1901.]

Indigbraun.

Nach Bouma[1]) wird bei der Oxydation von Indoxyl immer eine kleine Quantität Indigrot und Indigbraun gebildet. Früher waren diese roten und braunen Farbstoffe für Skatolfarbstoffe oder Verunreinigungen gehalten worden. Das Indigbraun ist in Wasser und Äther unlöslich, in kaltem Alkohol löslich. Seine alkoholische Lösung zeigt keine Streifen, nur das Spektrum ist im allgemeinen verdunkelt. Indigbraun ist im Gegensatz zu Indigrot und Indigblau in verdünnter Kali- oder Natronlauge löslich. Es sublimiert schwerer als Indigrot, aber leichter als Indigblau.

Während bisher das Indigbraun für ein Isomeres von Indigblau und -rot gehalten wurde, ist Bouma der Ansicht, daß das Mol.-Gewicht des Indigbrauns in der Mitte steht zwischen Indigblau (mit dem größten Mol.-Gewicht) und Indigorot (mit dem kleinsten Mol.-Gewicht).

Wird Indoxyl bei niederer Temperatur oxydiert, so erhält man mehr Indigbraun als bei höherer.

Beim Kochen von reinem Indigotin mit Chloroform konnte Wang[2]) niemals Indigbraun erhalten.

Perkin und Bloxam[3]) haben aus Pflanzenindican durch Hydrolyse in der Siedehitze mit Säuren bei Luftabschluß oder in Wasserstoffatmosphäre Indol, Traubenzucker und braune Körper, hauptsächlich Indoxylbraun erhalten. Dieselben [mit Thomas[4])] fanden, daß Indoxyl bei Gegenwart von Luft und Kaliumacetat Indoxylbraun liefert, vielleicht aus Indoxylsäure, die bei Kohlensäureeinwirkung direkt aus Indoxyl entstanden ist.

Skatolfarbstoffe.

Während nach der Indoleinverleibung im Harne Indoxylverbindungen auftreten, welche bei Spaltung und gleichzeitiger Oxydation gut charakterisierbare Indigofarbstoffe liefern, sind die nach Skatoleinverleibung gebildeten Harnkörper nicht gut charakterisiert.

Im allgemeinen findet man nach Skatoleingabe im Harne Chromogene, welche durch Einwirkung von starker Salzsäure, ev. unter vorsichtigem Zusatz von Oxydationsmitteln rote, in Chloroform und Äther unlösliche Farbstoffe geben [nach Mester[5]) in beiden Lösungsmitteln löslich, Porcher und Hervieux[6]) beziehen diese Angabe auf eine Verunreinigung mit Indoxylfarbstoffen].

Seit es bekannt ist, daß durch Erhitzen der (früher als Skatolcarbonsäure bezeichneten) Indolessigsäure und der aus ihr entstehenden Farbstoffe Skatol gebildet wird, ist die Gegenwart von präformierten Skatolkörpern im Harne noch mehr fraglich geworden (Staal).

Die sog. Skatoxylfarbstoffe werden bisher gewöhnlich unter dem Gruppennamen „Skatolrot" zusammengefaßt. Es sind amorphe rote Farbstoffe, nach Porcher und Hervieux[6]) unlöslich in Wasser, Äther, Petroläther, Benzol, Schwefelkohlenstoff, Chloroform, allerdings nimmt letzteres einen schwachen rosa Farbton an. Amylalkohol nimmt den Farbstoff leicht auf. Der Farbstoff löst sich bei Zusatz von Natronlauge bis zur alkalischen Reaktion unter vollständiger Entfärbung; die Farbe kehrt durch Ansäuern mit Salzsäure wieder. Wird die Amylalkohollösung mit wässeriger Lauge geschüttelt, so erfolgt eine nur teilweise Entfärbung, anscheinend weil Amylalkohol den Farbstoff hartnäckig festhält (wie er auch Biliverdin nur schwer an wässerige Lauge abgibt).

Zinkstaub und Essigsäure entfärben, vorsichtiger Alkalipersulfatzusatz restituiert die Farbe; umgekehrt gelingt die Restitution nicht, wenn durch Oxydation mit Persulfat entfärbt wurde, durch folgenden Zusatz von Reduktionsmitteln. Bleizucker fällt Skatolrot nicht, Bleiessig unvollständig, Quecksilbernitrat vollständig.

[1]) J. Bouma, Zeitschr. f. physiol. Chemie 27, 348.

[2]) Ey. Wang, Zeitschr. f. physiol. Chemie 28, 576 [1899].

[3]) A. G. Perkin u. W. P. Bloxam, Proc. Chem. Soc. 23, 218 [1907].

[4]) F. Thomas, A. G. Perkin u. W. P. Bloxam, Journ. Chem. Soc. London 95, 824 [1909].

[5]) B. Mester, Zeitschr. f. physiol. Chemie 12, 130 [1887].

[6]) Ch. Porcher u. Ch. Hervieux, Zeitschr. f. physiol. Chemie 45, 486 [1905]. — P. Grosser, Zeitschr. f. physiol. Chemie 44, 320. — J. Ph. Staal, Zeitschr. f. physiol. Chemie 46, 236 [1905]. — L. Maillard, l'indoxyle urinaire, Paris 1903.

Die Amylalkohollösung zeigt ein Spektralband bei $\lambda = 577$—550, das aus dem angesäuerten Harne direkt gewonnene Amylalkoholextrakt des Farbstoffes zeigt neben diesem Streifen noch einen zweiten von wechselnder Stärke bei etwa $\lambda = 624$, neben dem Spektralband eine vom Violett gegen das Grün abnehmende Lichtauslöschung[1]).

Nach Verhalten und Spektralerscheinungen meinen Porcher und Hervieux, daß Skatolrot identisch sei mit Urorosein. Grosser[2]) und Rößler[3]) dagegen halten Skatolrot nicht für identisch mit Urorosein.

Eine Aufklärung über diese Farbstoffe dürfte die Weiterführung von Versuchen Benedicentis[4]) geben. Benedicenti hat nach Verfütterung von Indolderivaten, welche am Kohlenstoff alkyliert waren, verschiedene Harnfarbstoffe bekommen, welche nicht in die Indigogruppe gehören. So erhielt er nach Einführung von α, β, β - Trimethylindolin, N-Methylindolin, N-Methylindol einen Harn, der auf Zusatz des gleichen Volumens rauchender Salzsäure rote, nur mit Amylalkohol extrahierbare Farbstoffe gab.

Die Amylalkohollösung hatte einen Streifen im Rot, weniger scharf als der des Skatolrot und etwas gegen rechts (gelb?) verschoben.

Nach Verfütterung oder subcutaner Injektion von Indolin (Dihydroindol) wurde beim Kaninchen reichlich indigobildende Substanz nachgewiesen.

Der nach N-Methylindolin und N-Methylindol gelassene Harn wurde an der Luft spontan grün, das Pigment war in Amylalkohol löslich, in dieser Lösung ziemlich beständig. Es löste sich auch in Chloroform, Äther, Petroläther, Benzol, Toluol, letztere Lösungen entfärben sich in einigen Stunden an der Luft.

Der Rückstand der Amylalkohollösung (nach der Entfernung des Amylalkohols unter vermindertem Druck) bräunt sich im Exsiccator über Chlorcalcium und wird schließlich dunkelrot, der ursprünglich grüne Farbstoff ist durch Chlorbarium zum Teil fällbar, aus diesem Niederschlage in Äthylalkohol löslich (Absorptionsband zwischen C und D): er gibt ein Leukoprodukt mit Traubenzucker und Lauge und dürfte N-Methylindigotin sein.

Der Körper stimmt mit synthetischem Methylindigotin überein.

N-Methylindol-α-carbonsäure Hunden und Kaninchen verabreicht, gab einen Harn, der mit gleichem Volumen Salzsäure rotbraun wird; intensiver wurde die Farbe nach Zusatz von Oxydationsmitteln; auch dieser Farbstoff ging in Amylalkohol über.

Porcher und Hervieux[5]) erhielten nach Verfütterung von Indolcarbonsäure einen rotvioletten Harnfarbstoff, welcher erst aus dem im Vakuum eingeengten Harne in Chloroform überging. Die Chloroformlösung wird durch Lauge entfärbt, die wässerige Flüssigkeit gibt dann mit Salzsäure wieder einen rotvioletten Farbstoff.

Porcher[6]) erhielt mit Äthylindol das Chromogen eines nach Salzsäurebehandlung des Harnes roten, in Amylalkohol löslichen Farbstoffes.

Danach wäre es wohl möglich, daß verschiedene solche rote, sämtlich von substituierten Indolen abgeleitete Farbstoffe physiologisch oder zumindest pathologisch aus Harn zu erhalten seien.

Aus Eiweiß werden bei der Fäulnis wechselnde Mengen von Indol resp. Skatol gebildet, die Bedingungen, unter welchen einmal Indol, das andere Mal Skatol entsteht, sind nicht bekannt.

Anaerobe Bakterien können aus Eiweiß Indol resp. Skatol bilden[7]).

Auch die Mitteilungen über das verschiedene Nachdunkeln dieser Harne dürften mehr Beachtung betreffend die Auffassung der Skatolchromogene als einheitlicher Körper verdienen.

[1]) Vgl. B. J. Stokvis, 8. Nederl. Geneeskundig Congreß; zit. nach Malys Jahresber. d. Tierchemie 31, 444 [1901].

[2]) P. Grosser, Zeitschr. f. physiol. Chemie 44, 320 [1905].

[3]) C. Rößler, Centralbl. f. inn. Med. 22, 847 [1901].

[4]) A. Benedicenti, Zeitschr. f. physiol. Chemie 53, 181 [1907]; 62, 390 [1909]; Archiv f. experim. Pathol. u. Pharmakol. Suppl. 1908, 64.

[5]) Ch. Porcher u. Ch. Hervieux, Compt. rend. de l'Acad. des Sc. 145, 345 [1907].

[6]) Ch. Porcher, Compt. rend. de la Soc. de Biol. 62, 994 [1907].

[7]) C. A. Herter, New York med. Journ. 1898; zit. nach Malys Jahresber. d. Tierchemie 29, 811 [1899]; Journ. of biol. Chemistry 4, 101 [1907].

Darstellung. a) Indoxylschwefelsäure. Um größere Mengen von Indoxyl-schwefelsäure zu gewinnen, ist es zweckmäßig, dem Versuchstiere Indol oder o-Nitro-phenylpropiolsäure nach G. Hoppe-Seyler[1]), Indolin nach Benedicenti[2]) vorher zu verabreichen. Nach Grosser[3]) gibt die subcutane Injektion einer Lösung von Indol in Öl mehr Indican als die Einführung in den Magen.

Das erste Verfahren zu der Darstellung von Indoxylschwefelsäure ist von Baumann und Brieger[4]) ausgearbeitet, von G. Hoppe-Seyler[5]) wurde es modifiziert.

Nach G. Hoppe-Seyler wird Harn zum Sirup verdampft, die Mutterlauge mit Weingeist extrahiert, hierauf das Weingeistextrakt mit dem gleichen Volumen Äther gefällt. Nach 24 Stunden wird die das Chromogen enthaltende Lösung abgegossen, in der Kälte mit alkoholischer Oxalsäure gefällt, rasch filtriert, das Filtrat mit alkoholischer Kalilauge alkalisch gemacht, von dem letzteren Filtrate wird der Äther abdestilliert, der Rest wird unter Erhaltung der alkalischen Reaktion eingedampft, der Rückstand mit der 15—20fachen Menge absoluten Alkohols aufgenommen. Der nach 24 Stunden ent-standene Niederschlag wird mit 96proz. Alkohol ausgekocht, die Alkoholauszüge zur Krystal-lisation stehen gelassen. Die Mutterlauge von der letzten Fällung mit Alkohol wird mit Äther gefällt, von den zuerst ausfallenden Schmieren wird rasch abgegossen, hierauf in der Kälte längere Zeit stehen gelassen. Es scheiden sich in dieser Flüssigkeit, sowie in den Alkoholextrakten Plättchen von indoxylschwefelsaurem Kalium ab, die durch Um-krystallisieren aus heißem Alkohol gereinigt werden.

Neben Indoxylschwefelsäure entsteht Indoxylglukuronsäure nach Eingabe grö-ßerer Mengen von o-Nitrophenylpropiolsäure usw., aber immer nur in geringer Menge, ihre Reindarstellung aus Harn ist noch nicht durchgeführt.

b) Chromogen des Skatolrots. Zur Trennung des Indoxyls von dem Chromogen des Skatolrots im menschlichen Harne schlägt Stokvis[6]) vor, den Harn mit schwefel-saurem Ammon zu sättigen, nach dem Absetzen bis zur Ausfällung der Farbstoffe (Urobi-lin, Uroerythrin, Hämatoporphyrin, Gallenfarbstoff) stehen zu lassen, das Filtrat auf dem Wasserbade zur Entfernung von schwefelsaurem Ammon einzuengen. Die übriggebliebene Flüssigkeit wird von den Ammonsulfatkrystallen abgegossen, mit einigen Tropfen Essig-säure angesäuert und im Scheidetrichter mit dem gleichen Volumen Essigäther aus-geschüttelt. In dem Essigäther lösen sich die Indigo- und Skatolrotchromogene. Der Essigäther wird wiederholt mit destilliertem Wasser geschüttelt, wobei nur Indigochro-mogene in das Wasser übergehen.

Nach Zusatz von Lauge im Überschuß werden dem Essigäther durch Ausschütteln mit Wasser die Skatolrotchromogene entzogen. Diese erwiesen sich weder als Ätherschwefel-säuren noch als gepaarte Glukuronsäuren. Mit Obermayerschem Reagens oder mit Salz-säure und Chlorkalk wird der Farbstoff gebildet, der sich leicht in Amylalkohol, schwer in Chloroform, nicht in Äther löst; Alkalien entfärben seine Lösungen.

Staal[7]) hat im normalen Menschenharn das Chromogen des Skatolrot zu isolieren getrachtet.

Er ging im wesentlichen nach dem Stokvisschen Verfahren vor, statt jedoch dem Essigäther durch Lauge und Wasser das Chromogen zu entziehen, schüttelte er den Essig-äther mit kohlensaurem Magnesium, ließ ihn nach 24 Stunden zur Trockne verdunsten. Der Rückstand wurde mit 90proz. Weingeist aufgenommen, filtriert, nach der Entfernung des Weingeistes wurde der Rückstand des Filtrats nochmals mit Weingeist extrahiert.

Er erhielt unreine Substanzen, die reichliche Mengen von Hippursäure enthielten. Betreffend die Eigenschaften fand er, daß weder Bleizucker noch Bleiessig voll-ständig diese Chromogene fällt; salpetersaures Silber gibt einen gelben, im Dunkeln sich schwärzenden Niederschlag, essigsaures Quecksilberoxyd und -nitrat fällen vollständig, jedoch sind diese Niederschläge schwer zu verarbeiten.

Die aus den Skatolrotchromogenen von Stokvis und Staal erhaltenen Farbstoffe zeigten zwei Absorptionsstreifen zwischen D und E. Bei alkalischer oder neutraler

---

[1]) G. Hoppe-Seyler, Zeitschr. f. physiol. Chemie **7**, 179; **8**, 79 [1883].

[2]) A. Benedicenti, Zeitschr. f. physiol. Chemie **53**, 181 [1907].

[3]) P. Grosser, Zeitschr. f. physiol. Chemie **44**, 320 [1905].

[4]) E. Baumann u. L. Brieger, Zeitschr. f. physiol. Chemie **3**, 255 [1879].

[5]) G. Hoppe-Seyler, Zeitschr. f. physiol. Chemie **7**, 421 [1883].

[6]) B. J. Stokvis, Nederl. Geneesk. Congreß **1901**; zit. nach Malys Jahresber. d. Tierchemie **31**, 444 [1901].

[7]) J. Ch. Staal, Zeitschr. f. physiol. Chemie **46**, 236 [1905].

Reaktion wurden sie fast entfärbt (gelbe Lösung). Durch Ansäuern wurden die Farbstoffe zurückgebildet.

Vorkommen des Indicans. Der normale menschliche Harn enthält nach Jaffé[1] per Tag 0,0045—0,0195 g Indican, nach Wang[2] etwa 0,015 g, Harvey Borden[3] kam jüngst zu einem ähnlichen Resultate in Harnen von Geistes-kranken, er fand Mengen von 0,005—0,02 g. Hunde- und insbesondere Pferdeharn sind indicanreich, letzterer enthält nach Jaffé im Liter 0,25 g, nach E. Bauer[4] 0,184 g Indican. Normalgenährte, gesunde Kaninchen haben einen indican-freien Harn [Rosin[5], Harnack[6]), dagegen Salkowski[6])]. Beim Men-schen ist im Harne der Neugeborenen, ebenso in den ersten Lebensjahren nor-malerweise kein Indican vorhanden [Hochsinger[7]]. Indican findet sich in reichlichen Mengen erstens bei Stauungen des Dünndarminhaltes und Fäulnis-prozessen im Dünndarm [Jaffé[8]], in geringerem Grade bei solchen Prozessen im Dickdarme, auch bei Kotstauung im Dickdarm [v. Jaksch[9]], zweitens bei jauchigen Prozessen, jauchigen Eiterungen, Gangrän, putrider Bronchitis, diffuser Peritonitis, anscheinend bei allen Prozessen, bei denen eiweißreiche Substrate bakteriell zersetzt werden [Jaffé, Blumenthal[10]]).

Unter normalen Verhältnissen ist die Indicanmenge vollkommen abhängig von der Nahrung und steigt mit fleischreicher Nahrung (Jaffé, v. Jaksch). Nach v. Moraczews-ki[11] stehen der Indolgehalt der Faeces und der Indicangehalt des Harnes nicht in direkten Beziehungen zueinander, die Vermehrung des Indicans kann auch durch Oxydations-störungen bewirkt sein. Bei Zunahme des Indicangehaltes im Harne kann der Indolgehalt der Faeces sehr abnehmen.

Auffallenderweise setzt Milchfütterung die Indicanmenge sehr herab, Kohlehydrate (nach Jaffé wahrscheinlich die kohlehydratzersetzenden Bak-terien) wirken zersetzungshemmend auf die Eiweißfäulnis ein und bewirken eine Abnahme des Harnindicans.

Indicanreicher Harn enthält immer reichliche Mengen von anderen Äther-schwefelsäuren (Phenylschwefelsäure usw.).

In besonders prägnanten Fällen kann solcher Harn den Eindruck eines Melanin-harnes machen [Senator[12]), Wang[13])]. Auch präformiert treten gelegentlich Farbstoffe der Indigogruppe im Harne auf [Gröber[14]]. Reale[15] fand Urorubinkrystalle im Harne; Chiari[16] teilt die Beobachtung von Nierenkonkrementen mit, welche Indigblau neben einem purpurroten Farbstoff (wahrscheinlich Indigrot) enthielten. Ord[17] fand Indigo-konkremente im Nierenbecken.

[1] M. Jaffé, Archiv f. d. ges. Physiol. **3**, 448 [1870].
[2] Ey. Wang, Om Indicanuri, Christiania **1900**.
[3] Harvey Borden, Journ. of biol. Chemistry **2**, 575 [1906].
[4] E. Bauer, Diss. Gießen 1905; zit. nach Malys Jahresber. d. Tierchemie **37**, 335.
[5] H. Rosin, Virchows Archiv **123**, 536 [1891].
[6] E. Harnack, Zeitschr. f. physiol. Chemie **29**, 207 [1900]. — E. Salkowski, Zeitschr. f. physiol. Chemie **57**, 519 [1908].
[7] C Hochsinger, Wiener med. Presse **1890**.
[8] M. Jaffé, Die deutsche Klinik **11** [107], 199 [1903]; Centralbl. f. Physiol. **18**, 381.
[9] R. v. Jaksch, Klin. Diagnostik, **1907** 6. Aufl., S. 451.
[10] F. Blumenthal, Pathol. d. Harns **1903**, 198.
[11] W. D. v. Moraczewski, Przeglad lekarski (Krakau) **40**, 433; zit. nach Malys Jahresber. d. Tierchemie **31**, 854 [1901]; Zeitschr. f. klin. Medizin **51**, 475; Archiv f. Ver-dauungskrankh. **14**, 375; Zeitschr. f. physiol. Chemie **55**, 42 [1908].
[12] H. Senator, Centralbl. f. d. med. Wissensch. **1897**.
[13] Ey. Wang, Salkowski-Festschr. **1904** S. 397.
[14] A. Gröber, Münch. med. Wochenschr. **51**, 61 [1904].
[15] E. Reale, Nuova Rivista clin. ter. **7**, 505; Malys Jahresber. d. Tierchemie **34**, 924 [1904].
[16] H. Chiari, Prager med. Wochenschr. **1888**, 541.
[17] W. M. Ord, Berl. klin. Wochenschr. **1878**, 365.

Über die Mengen von Skatolfarbstoffen läßt sich bisher nichts Bestimmtes aussagen, wiewohl einige colorimetrische Bestimmungen vorliegen, da über die Reinheit und Charakterisierung dieser Substanzen noch kein sicheres Urteil möglich ist.

Betreffend die Entstehung der Indoxylchromogene ist zweifellos in erster Linie das Indol als deren Muttersubstanz zu nennen, seit Jaffé[1]) vielfach bewiesen. Als Entstehungsort meinen Gautier und Hervieux[2]) die Leber auf Grund von Versuchen an Fröschen annehmen zu sollen.

Ungeklärte Beobachtungen sind das Auftreten von Harnindican nach Oxalsäureinjektionen [Harnack und von der Leyen[3])], nach Pyridinfütterung [His[4])]. Senator[5]) hat nach Injektionen von Tumormelanin in die Bauchhöhle von Kaninchen eine reichliche Zunahme des Harnindicans beobachtet.

Möglicherweise steht damit Nepveus[6]) (allerdings kaum eindeutige) Beobachtung in Zusammenhang, der im Tumorgewebe Indican und Indol gefunden zu haben angibt.

Nachweis des Indicans.
Die Methoden beruhen vorwiegend auf der Spaltung und Oxydation der Indoxylverbindungen unter Freimachen der Farbstoffe.

1. Der zu untersuchende Harn (ca. 10 ccm) wird mit dem gleichen Volumen Salzsäure und einigen Kubikzentimetern Chloroform versetzt, dann wird tropfenweise *Chlorkalk- oder Natriumhypochloritlösung* zugefügt, nach jedem Tropfen durchgeschüttelt; das Chloroform färbt sich je nach dem Indicangehalte mehr oder minder blau. Ein kleiner Überschuß des Oxydationsmittels schadet nicht wesentlich, ein größerer oxydiert die Farbstoffe unter Entfärbung *[Jaffé].*[7])

2. Da das Chloroform mit dem Harne häufig eine Emulsion bildet, wird nach *Obermayer*[8]) der Harn zuerst mit Bleizucker versetzt, wobei ein größerer Überschuß des Bleizuckers zu vermeiden ist. Etwa 2 ccm einer 20 proz. Bleizuckerlösung auf 10 ccm Harn sind zu verwenden. Als Oxydationsmittel dient *rauchende Salzsäure, in der auf 1 l 2—4 g Eisenchlorid aufgelöst sind.* Von diesem Reagens (Obermayersches Reagens) wird das gleiche Volumen zum Harne zugefügt, dann sofort Chloroform und vorsichtig umgeschüttelt. Ein großer Überschuß von Eisenchlorid wirkt durch weitergehende Oxydation entfärbend.

Was die Empfindlichkeit der Probe anbelangt, gibt nach Ellinger[9]) eine Lösung von 2 mg indoxylschwefelsaures Kalium im Liter noch eine deutliche Blaufärbung.

Maillard[10]) macht aufmerksam, daß die Eisenchloridsalzsäure nach längerem Stehen im Licht viel aktiver wird (durch die Bildung von freiem Chlor), infolgedessen ein Überschuß leicht die Indigofarbstoffe oxydiert. Um eine solche nachträgliche Reaktion zu verhüten, soll das Chloroformextrakt gleich mit Wasser, dann mit 1 °/₀₀ Lauge gewaschen werden. Maillard will als Oxydationsmittel nur den Sauerstoff der Luft

[1]) M. Jaffé, Centralbl. f. d. med. Wissensch. 1872.
[2]) Cl. Gautier u. Ch. Hervieux, Journ. de physiol. et pathol. gen. 9, 593 [1907].
[3]) E. Harnack u. E. von der Leyen, Zeitschr. f. physiol. Chemie 29, 205 [1900]; dagegen X. Scholz, ebenda 38, 513[1903], während H. Hildebrandt, ebenda 35, 150[1902] bestätigt.
[4]) W. His, Archiv f. experim. Pathol. u. Pharmakol. 22, 253 [1887].
[5]) H. Senator, Charité-Ann. 15 [1891].
[6]) G. Nepveu, Compt. rend. de la Soc. de Biol. 47, 475 [1895].
[7]) M. Jaffé, Archiv f. d. ges. Physiol. 3, 448 [1870].
[8]) Fr. Obermayer, Wiener klin. Wochenschr. 1890, 176.
[9]) A. Ellinger, Zeitschr. f. physiol. Chemie 41, 26 [1904].
[10]) L. Maillard, Zeitschr. f. physiol. Chemie 41, 440; Compt. rend. de l'Acad. des Sc. 136, 1472 [1903].

verwenden, jedoch hat sich dieses Verfahren nicht bewährt. Gnezda[1]) fand, daß bei Gegenwart von viel Urobilin oder Gallenfarbstoff das Chloroformextrakt grau wird, und daß erst nach Behandlung mit viel Lauge die charakteristische Indigofarbe hervortritt. Bouma[2]) gibt an, daß beim raschen Ausschütteln mit Chloroform keine Überoxydation von Indigo zu Isatin durch Eisenchloridsalzsäure erfolge. Zweckmäßig werde der Harn vorher mit $^1/_{10}$ Vol. Bleiessig ausgefällt.

3. 8 ccm Harn werden nach *E. Salkowski*[3]) mit 1 ccm 10 proz. *Kupfervitriollösung* und dem gleichen Volumen rauchender Salzsäure (spez. Gew. 1,19) versetzt, hierauf wird ein oder mehrere Kubikzentimeter Chloroform zugegeben und leicht geschüttelt (durch Hin- und Herneigen). Eine Überoxydation von Indigofarbstoffen zu Isatin erfolgt wahrscheinlich nicht.

Zum Nachweis von Spuren wird der Harn eingedampft, der Rückstand mit Alkohol extrahiert, nach dem Verdunsten des Alkohols wird mit Wasser aufgenommen und diese Flüssigkeit geprüft. Auf diese Weise konnte auch im normalen Kaninchenharn Indican gefunden werden.

4. Andere Verfahren, die anscheinend keine Vorzüge haben, sind folgende: 20 ccm Harn, einige Tropfen konz. Schwefelsäure, 5 ccm Chloroform, 5 ccm 10 proz. Natriumpersulfatlösung [Amann[4])]. 10 ccm Harn, 5 ccm rauchende Salzsäure, Ammonpersulfat (dessen Überschuß nicht schaden soll) und Chloroform [Klett[5])]. Der Harn (1—2 ccm) wird mit dem gleichen Volumen Chloroform, 1 ccm Wasserstoffsuperoxyd von 5—10 Volumproz. und mit 2 Vol. konz. Salzsäure versetzt und gelinde erwärmt [Loubiou[6])[7])].

$^1/_3$ Eprouvette voll Harn (stark gefärbter Harn wird vorher mit $^1/_8$ Vol. Bleiessig versetzt und filtriert), das doppelte Volumen Salzsäure, 2—3 Tropfen 1 proz. Osmiumsäure, vorsichtig den gebildeten Farbstoff mit Chloroform ausschütteln [Gürber[8])]; statt der Osmiumsäure 1 $^0/_{00}$ Goldchlorid [Ferrari Lelli[9])].

5. Der Harn wird nach Nicolas[10]) mit einigen Tropfen gesättigter wässeriger Furfurollösung versetzt, dann mit dem gleichen Volumen Salzsäure, nach einigen Minuten wird Chloroform zugefügt, welches durch die Bildung einer Indoxylfurfurolverbindung eine schön grüne Fluorescenz annimmt. Wenn ein stark gefärbter Harn vorher mit Bleiessig versetzt worden war, darf nicht Salzsäure, sondern muß Oxal- oder Weinsäure verwendet und die Probe einige Minuten im Wasserbade erwärmt werden.

6. Ein gleiches Volum *Isatinsalzsäure* (0,02 g Isatin auf 1 l Salzsäure) wird zu 5 ccm Harn zugesetzt, das Gemisch wird mit 2 ccm Chloroform ausgeschüttelt. Bei der Umsetzung des Indoxyls mit dem Isatin bildet sich Indigrot, und zwar die doppelte Menge, als dem im Harn vorhandenen Indoxyl entspräche *[Bouma[11])]*.

Formaldehydzusatz zum Harn (ebenso wie Acetaldehyd) verhindern den Indicannachweis vollständig, da Indoxyl mit Aldehyden sich kondensiert [Jaffé[12])].

Nachweis des Skatolrots. Die Trennung des sog. Skatolrots von Urorosein und ähnlichen Farbstoffen ist jedenfalls bisher mit Sicherheit noch nicht durchgeführt worden.

1) J. Gnezda, Compt. rend. de l'Acad. des Sc. **136**, 1407 [1903].

2) J. Bouma, Zeitschr. f. physiol. Chemie **39**, 356 [1903].

3) E. Salkowski, Zeitschr. f. physiol. Chemie **57**, 520 [1908].

4) J. Amann, Repertorium f. d. Pharmazie **1897**, 437; Malys Jahresber. d. Tierchemie **27**, 323 [1897]; **28**, 309 [1898].

5) A. Klett, Chem.-Ztg. **1900**, 690.

6) A. Loubiou, Rev. chim. anal. appl. **5**, 61; Malys Jahresber. d. Tierchemie **27**, 323 [1897].

7) Nach Ch. Porcher u. Ch. Hervieux (Compt. rend. de la Soc. de Biol. **55**, 862 [1903]) muß die Chloroformlösung gleich mit Wasser gewaschen werden, sonst geht ihre Farbe in Rot über.

8) A. Gürber, Münch. med. Wochenschr. **52**, 1578 [1905].

9) Ferrari Lelli, Gazz. Osped. **1907**, Malys Jahresber. d. Tierchemie **38**, 328 [1908].

10) E. Nicolas, Bulletin de la Soc. Chim. **33**, 743 u. 930 [1905]; [4] **3**, 84 u. 233 [1908].

11) J. Bouma, Zeitschr. f. physiol. Chemie **32**, 82 [1900].

12) M. Jaffé, Therapie d. Gegenwart, April **1902**.

Dazu kommt das Bedenken, daß im normalen Harne Skatolverbindungen vielleicht überhaupt nicht vorkommen [Staal[1])]. Um die gegenwärtig als „Skatolrot" bezeichneten Farbstoffe nachzuweisen, wird der Harn mit Salzsäure und einer kleinen Menge Nitrit versetzt. Da die Skatolfarbstoffe nicht in Chloroform löslich sind, wird mit Chloroform so oft ausgeschüttelt, bis dieses farblos bleibt; nach Abtrennung des Chloroforms wird mit Amylalkohol ausgeschüttelt, welches „Skatolrot" aufnimmt. Die Amylalkohollösung müßte noch spektroskopisch geprüft werden. Für die Skatolfarbstoffe gilt ein Streifen zwischen D und E als charakteristisch (Herter, l. c.). Da nach einigen Autoren Skatolrot nicht ganz unlöslich ist in Chloroform, könnte dadurch ein Verlust an dem Farbstoff entstehen. Das umständlichere Verfahren nach Stokvis ist S. 902 beschrieben. Nach diesem Verfahren ist jedenfalls keine Trennung von Urorosein zu erreichen.

Porcher und Hervieux[2]) fällen den Harn mit Bleizucker, das Filtrat wird mit schwefelsaurem Natron entbleit und mit 30—40% konz. Salzsäure versetzt. In Harnen, die den Farbstoff reichlich enthalten (z. B. nach Skatoleingabe), setzen sich nach einiger Zeit dunkelrote Flocken ab. 10 proz. Salpetersäure gibt auch einen roten Farbstoff, der aber beim Erwärmen unbeständig ist. Amylalkohol nimmt den Farbstoff auf, die Lösung zeigt bei passender Konzentration einen Streifen bei $\lambda = 577—550$ und einen Streifen von wechselnder Dunkelheit etwa bei $\lambda = 624$. Letzterer Streifen ist nicht vorhanden in den Amylalkohollösungen der dunkelroten Flocken. Porcher und Hervieux nehmen an, daß Skatolrot identisch sei mit Urorosein, was Herter bestreitet (S. 890). Bei diesen Proben ist auch auf eine Beimischung von Jod Rücksicht zu nehmen, welches durch die Oxydationsmittel aus anorganischen Jodverbindungen auch in Freiheit gesetzt wird. Zu dessen Entfernung wird die Chloroformlösung mit einer verdünnten Natriumthiosulfatlösung oder einer verdünnten Lauge durchgeschüttelt.

Indicanbestimmung. Grundlage der Methoden:

a) Durch Oxydation wird Indigfarbstoff gebildet, dieser wird entweder gewogen oder colorimetrisch ev. spektrophotometrisch bestimmt oder durch Schwefelsäure als Sulfosäure wasserlöslich gemacht und mit einem Oxydationsmittel bis zur Entfärbung titriert.

b) Durch Zusatz von Isatin und Salzsäure wird das freigemachte Indoxyl und die äquimolekulare Menge Isatin hauptsächlich in Indigrot verwandelt, welches wie bei a) bestimmt werden kann [Beijerinck[3]), Bouma].

Der Prozeß geht nach der Gleichung

$$C_6H_4 \underset{N}{\overset{CO}{\diamondsuit}}C \cdot OH + C_6H_4 \underset{NH}{\overset{C \cdot OH}{\diamondsuit}}CH = C_6H_4 \underset{NH}{\overset{CO}{\diamondsuit}}C = C \underset{CO}{\overset{C_6H_4}{\diamondsuit}}NH + H_2O$$

Isatin   Indoxyl   Indigrot

vor sich, dabei wird aber doch noch eine kleine Menge anderer Indigofarbstoffe gebildet.

c) Die isolierten Indigofarbstoffe werden mit Salpetersäure in Pikrinsäure übergeführt[4]) (Monfet).

Keine dieser Methoden entspricht gegenwärtig allen Anforderungen. Es entstehen einerseits mehrere Farbstoffe nebeneinander, welche sowohl eine vollkommen exakte colorimetrische, wie spektrophotometrische Bestimmung unmöglich machen, anderseits besteht die Gefahr der Überoxydation, dadurch Farbstoffverlust. Auch auf die Möglichkeit, daß die Prozesse nicht genau quantitativ verlaufen, ist Rücksicht zu nehmen. Betreffend die Wägung und

---

[1]) J. Ph. Staal, Zeitschr. f. physiol. Chemie **46**, 236 [1905].
[2]) Ch. Porcher u. Ch. Hervieux, Zeitschr. f. physiol. Chemie **45**, 486 [1905].
[3]) Beijerinck, Versl. Kon. Wetensch. Amsterdam, 31. März **1900**, 579; zit. nach J. Bouma, Zeitschr. f. physiol. Chemie **32**, 82 [1901].
[4]) L. Monfet, Compt. rend. de la Soc. de Biol. **55**, 1251 [1903].

Titration kommt die Unsicherheit einer vollständigen Reinigung der Farbstoffe in Betracht.

Ellinger[1]) hat Kontrollversuche mit reinem indoxylschwefelsauren Kalium allein und nach Zusatz gewogener Mengen zum Harne ausgeführt und fand im Mittel etwa 87% des verwendeten indoxylschwefelsauren Kaliums als Indigo wieder.

Unter den angegebenen Vorbehalten mögen die wichtigsten, gegenwärtig verwendeten Indicanbestimmungsmethoden mitgeteilt werden.

Nach Wang[2]): 300 ccm von normalem, geringere Mengen (bis 25 ccm) von indicanreichem Harn, werden zuerst mit 20proz. Bleizuckerlösung gefällt, das Filtrat wird mit dem gleichen Volumen von Obermayerschem Reagens (rauchende Salzsäure, die 2 g Eisenchlorid im Liter enthält) im Scheidetrichter so oft mit Chloroform ausgeschüttelt, als dieses Farbstoff aufnimmt. Die Chloroformextrakte werden vereinigt, das Chloroform wird abdestilliert, der Rückstand einige Minuten auf dem Wasserbade getrocknet, mit 3—4 ccm Schwefelsäure versetzt, nach 24 Stunden auf 100 ccm mit Wasser verdünnt; die Lösung wird mit Permanganat titriert. Es wird eine Permanganatlösung verwendet, die 3 g im Liter enthält, von dieser werden 5 ccm mit 195 ccm Wasser zur Titration verdünnt. Endpunkt der Titration ist das Verschwinden der grünen Farbe. 1 ccm der Permanganatlösung entspricht 0,165 mg Indigo.

Diese Methode setzt voraus, daß das Chloroform lediglich Indigofarbstoffe auflöse. Es dürften aber unter Umständen auch größere Mengen von Säure (z. B. Hippursäure) in die Chloroformlösung übergehen, daher wurde von den folgenden Autoren das Waschen des Chloroformrückstandes mit Wasser vorgeschrieben.

Bouma[3]) hält es für notwendig, daß die Chloroformindigolösung im Vakuum bei einer 45° nicht übersteigenden Temperatur verdunstet wird, er fällt den sauren Harn mit $^1/_{10}$ Vol. Bleiessig aus. Maillard[4]) verlangt das Waschen der Chloroformlösung mit 1 $^0/_{00}$ Natronlauge, dann nochmals mit Wasser.

Wang hat nach Obermayers Erfahrungen[5]) auch die Waschung des Chloroformrückstandes, aber mit einem Gemisch aus gleichen Teilen Wasser, Alkohol und Äther vorgeschlagen, wodurch jedoch nach Bouma[6]) die Resultate um 20—30% zu niedrig werden, da einige Indigofarbstoffe, Indigorot wie Indigobraun in Lösung gehen können. Wang legt, was Ellinger[7]) bestätigt hat, besonderes Gewicht darauf, daß nach dem Zusatz der Eisenchloridsalzsäure die Farbstoffe sofort mit Chloroform ausgeschüttelt werden, weil sonst ein Verlust an Indigo stattfindet; dies möge die Ursache der niedrigen Werte von Bouma gewesen sein. Nach Salkowski[8]) sollen 100 ccm Harn mit 100 ccm Wasser und 20 ccm Bleiessig versetzt, hierauf mit Wasser auf 300 ccm aufgefüllt werden. Von dem Filtrate werden je 100 ccm zu zwei Bestimmungen benützt. Die Mischung des Harnfiltrates mit dem gleichen Volumen der eisenchloridhaltigen Salzsäure werde nach etwa 5—10 Minuten langem Stehen mit Chloroform ausgeschüttelt; bei diesem Zuwarten genügt eine einmalige Ausschüttelung. Nach kürzerer Zeit scheinen Spaltung und Oxydation noch nicht zu Ende zu sein. Die Chloroformlösung wird filtriert, das Filter mit Chloroform ausgewaschen (wobei die Ränder des Filters nach innen umgeschlagen werden), nach dem Abdestillieren des Chloroforms wird der Rückstand durch Auswaschen mit heißem Wasser gereinigt (und bei Rinderharn mit dem Wangschen Wasser-, Alkohol-, Äthergemisch gereinigt, wobei die Lösung so lange erwärmt wird, bis der Äther entwichen ist, da

1) A. Ellinger, Zeitschr. f. physiol. Chemie **38**, 182 [1903].

2) Ey. Wang, Om Indicanuri, Christiania **1900**. Die Probe ist modifiziert durch A. Ellinger, Zeitschr. f. physiol. Chemie **38**, 178; **41**, 20 [1904]; Ch. Porcher u. Ch. Hervieux, Zeitschr. f. physiol. Chemie **39**, 147; J. Bouma, ebenda **39**, 356 [1903]; L. Maillard, ebenda **41**, 440; Indoxyle urinaire, Paris 1903; E. Salkowski, Zeitschr. f. physiol. Chemie **42**, 236; T. Imabuchi, ebenda **60**, 518 [1909].

3) J. Bouma, Zeitschr. f. physiol. Chemie **39**, 356 [1903].

4) L. Maillard, Zeitschr. f. physiol. Chemie **41**, 440 [1904].

5) Fr. Obermayer, Zeitschr. f. physiol. Chemie **26**, 427 [1898]; Wiener klin. Rundschau **1898**, 34. — Ey. Wang, Zeitschr. f. physiol. Chemie **27**, 135; **28**, 576 [1899].

6) J. Bouma, Zeitschr. f. physiol. Chemie **27**, 348.

7) A. Ellinger, Zeitschr. f. physiol. Chemie **39**, 184.

8) E. Salkowski, Zeitschr. f. physiol. Chemie **42**, 236 [1904].

sich dann der Indigoniederschlag als besser haftendes Häutchen abscheidet), dann mit 10 ccm Schwefelsäure 10 Minuten lang auf dem stark kochenden Wasserbade erhitzt. Die Titration geschieht nach Wang, sie ist beendet, wenn die Flüssigkeit schwach gelb ist.

Nach Ellinger[1] wird der sauer reagierende oder mit Essigsäure schwach angesäuerte Harn mit $1/_{10}$ Vol. Bleiessig gefällt; falls das spez. Gewicht sehr hoch ist, etwa über 1040, wird der Harn vorher auf die Hälfte verdünnt, je nach dem Indicangehalte wird eine entsprechende Menge mit Obermayers Reagens im Scheidetrichter versetzt, mit Chloroform mehrmals ausgeschüttelt; die Chloroformmengen sollen so gewählt sein, daß 3—4 maliges Schütteln mit je etwa 30 ccm, wobei jedes Schütteln etwa 2 Minuten dauert, genügt. Die Chloroformlösungen werden abgelassen, nach einigen Minuten durch ein trockenes Filter in einen reinen trockenen Kolben filtriert. Nach dem Abdestillieren des Chloroforms auf dem Wasserbade wird der Rückstand auf dem Wasserbade im liegenden offenen Kolben etwa 5 Minuten getrocknet, hierauf mit heißem Wasser 2—3 mal gewaschen, bis das Waschwasser ungefärbt erscheint. Bei vorsichtigem Arbeiten erfolgt hierbei kein Loslösen von Indigopartikelchen, sollte dies eintreten, so muß das Waschwasser durch ein kleines Filter filtriert, der Filterrückstand nach dem Trocknen mit Chloroform extrahiert werden. Der mit heißem Wasser ausgewaschene Indigo wird nach dem Abgießen des Wassers mit 10 ccm reiner konz. Schwefelsäure, die Permanganat nicht entfärben darf, 5—10 Minuten auf dem kochenden Wasserbade zur vollständigen Lösung erwärmt. Nach der Lösung wird mit etwa 100 ccm Wasser verdünnt und mit der von Wang angegebenen Permanganatlösung titriert.

Der Titer der Chamäleonlösung ist mit reinem Indigoblau zu stellen. Selbstverständlich müssen zu diesen Bestimmungen reine Reagenzien, insbesondere reine Salzsäure und Schwefelsäure (die Permanganat nicht reduzieren) verwendet werden. Die Titration ist genauer als die colorimetrische Bestimmung.

Imabuchi[2] hat die Erfahrung von Wang und Ellinger bestätigt, daß sofortiges Ausschütteln mit Chloroform nach dem Zusatz von Obermayerschem Reagens höhere Indigowerte gibt (die Unterschiede betragen nach 10 Minuten langem Warten etwa 5%). Diese Gefahr wird verringert, wenn statt Eisenchlorid Kupfersulfat als Oxydationsmittel verwendet wird. Das Auswaschen des abgeschiedenen Indigo mit 1 $^0/_{00}$ Lauge nach Maillard bietet keine Vorteile gegenüber dem Auswaschen mit heißem Wasser. Da Imabuchi die Erfahrungen der früheren Autoren verwerten konnte, dürfte seine Methode die genaueste sein.

Nach Imabuchi wird der Harn mit $1/_{10}$ Vol. Bleiessig gefällt, alkalisch reagierender Harn wird vorher mit Essigsäure schwach angesäuert. 50 ccm des Filtrates werden in einem Scheidetrichter mit 1—2 ccm 10 proz. Kupfersulfatlösung und 50 ccm rauchender Salzsäure versetzt, die Mischung wird nach 5—10 Minuten mit 50 ccm Chloroform etwa 2 Minuten lang ausgeschüttelt, das Chloroform wird in einen Scheidetrichter abgelassen. Nach Entfernung des Chloroforms wird mit je 20 ccm Chloroform analog (3—4 mal) ausgeschüttelt, solange dieses noch gefärbt wird. Die vereinigten Chloroformlösungen werden nach kurzem Abstehen (einige Minuten) durch ein trockenes Filter in einen trockenen Kolben filtriert. Hierauf wird das Chloroform abdestilliert, der Rückstand wird auf dem Wasserbade durch etwa 5 Minuten getrocknet, mit heißem Wasser (je 30 ccm) 3—4 mal ausgewaschen, jedenfalls so lange, bis das letzte Waschwasser Chamäleonlösung nicht mehr entfärbt. Das Waschwasser wird vorsichtig entlang der Kölbchenwand zugefügt, damit das Indigosediment an der Wand des Kölbchens haften bleibt. Nach dem Abgießen des Waschwassers wird mit 10 ccm reiner konz. Schwefelsäure aufgenommen, 5—10 Minuten auf dem Wasserbade erwärmt, nach dem Erkalten wird mit 100 ccm Wasser verdünnt und mit Chamäleonlösung ($1/_{400}$ Normallösung, 1 ccm = 0,165 mg Indigo) titriert. Indicanreiche Harne sind vor dem Reagenzienzusatze so weit zu verdünnen, daß bei der Titration weniger als 5 ccm Chamäleon verbraucht werden.

[1] A. Ellinger, Zeitschr. f. physiol. Chemie **38**, 190, 192 [1903].
[2] T. Imabuchi, Zeitschr. f. physiol. Chemie **60**, 504 [1909].

Nach Bouma[1]) wird der Harn (bei indicanreichen Harnen, wenn 5 ccm Harn mit Isatinsalzsäure und 2 ccm Chloroform intensiv dunkelrot werden, so weit verdünnen, daß bei dieser Probe eine schön purpurrote Färbung entsteht) mit $^1/_{10}$ Vol. Bleiessig gefällt, das Filtrat wird mit dem gleichen Volumen Isatinsalzsäure (0,02 g Isatin im Liter konz. Salzsäure) versetzt und gleich mit Chloroform ausgeschüttelt, der Chloroformauszug ist sofort in destilliertes Wasser einfließen zu lassen. Nach $^1/_2$ Stunde wird nochmals mit Chloroform ausgeschüttelt, der Chloroformauszug mit destilliertem Wasser gereinigt; nach dem Abdestillieren des Chloroforms wird $^1/_2$ Stunde auf dem Wasserbad erwärmt.

Der Rückstand kann in Chloroform gelöst und colorimetrisch mit einer reinen Indigrotlösung verglichen werden, oder er wird in Schwefelsäure gelöst und nach Wang titriert. Der gefundene Wert entspricht dem doppelten Wert des Harnindigos.

Nach Ellinger[2]) ist diese Methode umständlicher und nicht vollkommen sicher, während Bouma erklärt, stets genaue Zahlen erhalten zu haben.

Mennechet[3]) schlägt vor, die Chloroformlösung der Indigofarbstoffe mit verdünnter Lauge zu waschen, dann diese Lösung mit einer gestellten Lösung von Natriumhypobromit zu titrieren.

Bei indicanarmen Harnen empfiehlt es sich nach Obermayer (l. c.) und Salkowski[4]), vorher durch Eindampfen zu konzentrieren.

Colorimetrische Bestimmung. Nach Krauß[5]) und Adrian[6]) wird die aus dem Harn gewonnene Indigo-Chloroformlösung mit einer Lösung von reinem Indigo in Chloroform verglichen; die Harnindigolösung wird so lange mit Chloroform verdünnt, bis sie die gleiche Nuance zeigt wie die Normallösung.

Bouma[7]) hat das Isatinsalzsäureverfahren zu einer colorimetrischen Methode ausgebildet, indem das entstandene Indigrot aus dem Harn mit einer reinen (alkoholischen) Indigrotlösung verglichen wird. Wenn der Harn oxydierende Substanzen enthält, kann sich aber aus dem Harn eine Mischung von Indigrot mit Indigblau bilden, die zum colorimetrischen Vergleiche ungeeignet ist. In solchen Fällen soll in das Filtrat der Bleiessigausfällung Schwefelwasserstoffgas durch $^1/_4$ Stunde eingeleitet werden, und erst nach der Filtration vom Bleisulfid wird eine Probe (5$^1/_2$ ccm) mit 10 ccm Isatinsalzsäure gekocht, nach der Abkühlung mit 5 ccm Chloroform ausgeschüttelt. Die Fehler sollen nur einige Prozent betragen.

Nach Ellinger[2]) ist diese Methode von Zufälligkeiten abhängig. Oerum[8]) hat mit dem Meislingschen Colorimeter (Zeitschr. f. analyt. Chemie 43, 138) unter Verwendung reinen Isatins (Merck) sehr gute Resultate nach dieser Methode erhalten.

Monfet[9]) oxydiert den mit Chloroform ausgeschüttelten Harnindigo mit 10proz. kochender Salpetersäure zu Pikrinsäure, macht alkalisch und vergleicht colorimetrisch mit einer gestellten Lösung von Kaliumpikrat.

Die spektrophotometrische Bestimmung ist von F. Müller[10]) versucht worden. Die optischen Konstanten sind zuerst von Vierordt[11]), dann von

[1]) J. Bouma, Zeitschr. f. physiol. Chemie 32, 82 [1900]; 39, 356 [1903].

[2]) A. Ellinger, Zeitschr. f. physiol. Chemie 38, 195 [1903].

[3]) L. A. Mennechet, Bulletin d. Sciences d. Pharm. 16, 458; zit. nach Chem. Centralbl. 1909, II, 1499.

[4]) E. Salkowski, Zeitschr. f. physiol. Chemie 57, 520 [1908].

[5]) E. Krauß, Zeitschr. f. physiol. Chemie 18, 172 [1893].

[6]) C. Adrian, Zeitschr. f. physiol. Chemie 19, 126 [1894]; vgl. H. Strauß, Deutsche med. Wochenschr. 28, 299 [1902].

[7]) J. Bouma, Zeitschr. f. physiol. Chemie 32, 90 [1900]; 39, 373 [1903]; Deutsche med. Wochenschr. 28, 705.

[8]) H. P. T. Oerum, Zeitschr. f. physiol. Chemie 45, 459 [1905].

[9]) L. Monfet, Compt. rend. de la Soc. de Biol. 55, 1251 [1903].

[10]) F. Müller, Mitteil. d. med. Klinik Würzburg 2, 344 [1886].

[11]) K. Vierordt, Zeitschr. f. Biol. 11, 190 [1875]; Zeitschr. f. analyt. Chemie 17, 310 [1878].

Wolff[1]) und von Krüß[2]) bestimmt. Jedoch ist betreffend der Anwendung
auf den Harn vorerst noch der Vergleich der Lichtauslöschung für verschiedene
Indigoarten (Indigblau und Indigrot vor allem) durchzuführen.

Daiber[3]) macht aufmerksam, daß durch Indoxylglukuronsäure die optische Aktivität und Reduktionskraft des Harns beeinflußt werde.

Urobilin.

Der Name rührt von Jaffé[4]) her, der Urobilin zuerst aus dem Harne
dargestellt hat als einen durch seine starke Fluorescenz und sein Absorptionsspektrum charakterisierten Farbstoff. Saillet[5]) wies 1897 nach, daß im normalen, frisch entleerten Harne kein Urobilin, sondern ein Chromogen desselben enthalten sei, aus welchem Urobilin durch Einwirkung von Sonnenlicht
entsteht. In pathologischen Fällen kann dagegen Urobilin präformiert vorkommen. — Urobilinähnliche Farbstoffe, die zum Teil möglicherweise mit ihm
identisch sind, sind mehrfach aus Hämatin, Hämatoporphyrin und Gallenfarbstoff erhalten worden (zuerst von Hoppe - Seyler 1871).

Es ist übrigens gegenwärtig noch nicht mit Sicherheit erwiesen, ob ein einziges Urobilin oder mehrere im Harne enthalten sind. Da in vielen pathologischen Fällen Urobilin
präformiert im Harn vorkommt, soll dasselbe vor dem an sich wenig charakteristischen
Urobilinogen beschrieben werden.

Eigenschaften des Urobilins. Urobilin wurde nur amorph aus Harn erhalten.
Es ist nicht zerfließlich, je nach der Art der Darstellung braun, rot bis rötlichgelb (rot nach Fällung seiner alkalischen Lösung mit Säuren, rötlichbraun nach
Verdunsten der alkoholischen Lösung, braun nach Ausfällung mit Ammonsulfat) [Garrod und Hopkins[6])].

Es löst sich sehr wenig in Wasser, mehr bei Gegenwart von Neutralsalzen,
leicht in wässerigen Alkalien, auch Ammoniak. Leicht löslich ist es in Äthylalkohol, Amylalkohol und Chloroform, weniger in Äther und Essigäther.

Durch Sättigen seiner wässerigen Lösungen mit Ammonsulfat wird es (bei
vollständiger Sättigung) gefällt, quantitativ bei gleichzeitigem Zusatz von
Schwefelsäure [Méhu[7])]. Aus dem Niederschlage der Ammonsulfatsättigung
ist es durch Äther, Amylalkohol, Chloroform, Essigäther extrahierbar. Durch
Sättigung mit Chlorammonium [Garrod und Hopkins[6])], mit Magnesiumsulfat [Edmunds[8])] wird aus wässeriger Lösung kein Urobilin gefällt. Der
Chloroform- wie der Essigätherlösung wird das Urobilin durch wässeriges Alkali
entzogen. Aus der Alkalilösung wird es durch Säuren, aber nicht quantitativ,
gefällt. Die Ammonverbindung verliert beim Verdunsten das Ammoniak.

Urobilin ist fällbar aus neutraler oder schwach alkalischer Lösung durch
Bleiacetate, Zinksalze, nur aus konz. Lösungen durch Chlorbarium, besser durch
alkalische Barytlösung, aus verdünnten Lösungen nicht fällbar durch Kupfer-,
Silber-, Quecksilberoxydsalze; Filtrierpapier, Baumwolle und Wolle halten es

[1]) C. H. Wolff, Zeitschr. f. analyt. Chemie **17**, 65; **23**, 29 [1884].
[2]) G. Krüß u. S. Oeconomides, Berichte d. Deutsch. chem. Gesellschaft **16**,
2051 [1883].
[3]) A. Daiber, Schweizer Wochenschr. f. Pharm. **33**, 229; Malys Jahresber. d. Tierchemie **25**, 234 [1895].
[4]) M. Jaffé, Centralbl. f. d. med. Wissensch. **1868**, 243; **1869**, 177; Virchows Archiv
47, 405.
[5]) Saillet, Revue de med. **17**, 114 [1897].
[6]) A. E. Garrod u. F. G. Hopkins, Journ. of Physiol. **20**, 125 [1896].
[7]) M. C. Méhu, Journ. de Pharm. et de Chim. **1878**; zit. nach Malys Jahresber. d.
Tierchemie **8**, 269 [1878].
[8]) A. Edmunds, Journ. of Physiol. **17**, 451 [1895].

recht hartnäckig fest. Das Kupfersalz löst sich nach Bogomolow[1]) mit roter Farbe in Chloroform, mit überschüssiger Lauge gibt das Kupfersalz eine biuretartige Reaktion [Salkowski[2]), Stokvis[3])]. Die Eisen- und Mangansalze lösen sich nach Denigès[4]) in Glycerin. Phosphorwolframsäure gibt keine in Mineralsäure unlösliche Verbindung [Salkowski[2])], fällt es jedoch aus Harn [Hammarsten[5]), Stokvis[3])]. Die Lösungen in Alkohol, Amylalkohol, Essigäther, Chloroform reagieren neutral, sie sind konzentriert braungelb, verdünnt gelb bis rosenrot, zeigen eine grüne Fluorescenz, welche auf Chlorzinkzusatz beträchtlich zunimmt, dabei wird die Lösung im durchfallenden Lichte rot. In säurehaltigem Alkohol gelöst, fluoresciert Urobilin nicht, auch nicht nach Chlorzinkzusatz. Auch die Gegenwart fremder Farbstoffe vermag nach Hammarsten[6]) die Fluorescenz zu verhindern.

Zusatz von Quecksilbersalzen bewirkt eine schöne rosenrote Färbung [A. Schmidt[7])], auch das Schütteln mit Kalomel [Garrod und Hopkins[7])]. Nach Denigès geben Nickel- und Kobaltsalze des Urobilins mit Alkali biuretartige Reaktionen.

Gegen Oxydations- und Reduktionsmittel ist Urobilin sehr empfindlich. Nach Saillet[8]) wird es schon beim Kochen mit Alkalien und Ammoniak verändert (nach Jaffé kann es mit verdünnten Alkalien oder nichtoxydierenden Säuren gekocht werden).

Nach Garrod und Hopkins wird Urobilin beim Verdunsten seiner ätherhaltigen wässerigen Lösung merklich oxydiert, Chloroformlösungen werden beim Eindampfen dunkler, der Rückstand derselben ist nicht mehr vollständig alkohollöslich. Nach Riva[9]) entsteht bei vorsichtiger Permanganatbehandlung ein urochromartiger, in Wasser, Alkohol, Chloroform, Phenol löslicher, in Äther unlöslicher Farbstoff. Brom bleicht Urobilin unter Abscheidung weißgelber Flocken; Salpetersäure und Wasserstoffsuperoxyd entfärben ohne intermediäre Farbenreaktionen. Natriumamalgam, rascher Zinn und Salzsäure entfärben [Disqué[10])]. Die reduzierte Lösung gibt an der Luft wieder die ursprüngliche Farbe. Fäulnis zerstört langsam. Nach Charnas und v. Fürth[11]) wird Urobilin bei 24 stündigem Verweilen des Harns im Brutschrank durch die ammoniakalische Harngärung quantitativ in Urobilinogen übergeführt. Beim Aufbewahren von Harn verschwindet Urobilin langsam aus demselben, rascher bei dessen Sterilisation durch Kochen (Salkowski), durch Fäulnis und nachherige Oxydation an der Luft wird ein anderer brauner Farbstoff gebildet [Hoppe-Seyler[12])]. Formaldehydzusatz zum Harn hindert nicht den Nachweis des Urobilins [Jaffé[13])].

[1]) Th. Bogomolow, Petersburger med. Wochenschr. **1892**, zit. nach Malys Jahresber. d. Tierchemie **22**, 536.

[2]) E. Salkowski, Berl. klin. Wochenschr. **34**, 353 [1897].

[3]) B. J. Stokvis, Zeitschr. f. Biol. **34**, 466 [1896].

[4]) Denigès, Bulletin d. Soc. Pharm. d. Bordeaux **1897**; Journ. de Pharm. et de Chim. **5**; zit. nach Malys Jahresber. d. Tierchemie **27**, 320 [1897].

[5]) O. Hammarsten, Lehrbuch **1910**, 705.

[6]) O. Hammarsten, Skand. Archiv f. Physiol. **3**, 330 [1892].

[7]) A. Schmidt, 13. Kongreß f. inn. Medizin; zit. nach Garrod u. Hopkins, Journ. of Physiol. **20**, 128.

[8]) Saillet, Revue de med. **17**, 122 [1897].

[9]) A. Riva, Gaz. med. di Torino **47**, Nr. 12 [1897].

[10]) L. Disqué, Zeitschr. f. physiol. Chemie **2**, 259 [1878].

[11]) D. Charnas, Biochem. Zeitschr. **20**, 401 [1909].

[12]) F. Hoppe-Seyler, Zeitschr. f. physiol. Chemie **15**, 187 [1891]; Salkowski, Virchows Archiv **109**, 358 [1887].

[13]) M. Jaffé, Therapie d. Gegenwart, April **1902**.

Spektrales Verhalten. Die saure und neutrale alkoholische Lösung, die Lösung in Chloroform und in Essigäther zeigen ein breites Absorptionsband zwischen *b* und *F*, in konz. Lösungen noch über *F* hinausgehend, gegen *b* zu schärfer als gegen *F* zu begrenzt („saures" Spektrum). Der Streifen ist fast an der gleichen Stelle wie der zweite Streifen des Uroerythrins und des Bilicyanins in saurer Lösung [Huppert[1])].

Alkalische Lösungen zeigen einen etwas gegen das Rot gerückten, an *b* grenzenden Streifen (nahezu in der Mitte zwischen *E* und *F*). Ammoniakalische Lösungen zeigen ihn nur, wenn sie ammoniakarm oder farbstoffreich sind („alkalisches" oder „metallisches" Spektrum). Dieser Streifen entsteht auch nach Zinkzusatz und ist nach Huppert identisch mit dem Streifen der Zinkverbindung des Choletelins wie des alkalischen Bilicyanins. Beim Ansäuern wird das „saure" Spektrum wiederhergestellt.

Die Quecksilberverbindung (aus neutraler oder schwach alkalischer Lösung) gibt nach Garrod und Hopkins[2]) ein mit dem linken Rande an *E* grenzendes Band, die Lösung hat eine schöne rote (pink) Farbe; die Chloroformlösung der Kupferverbindung von Bogomolow (l. c.) zeigt ein scharfes Band auf *E*. (In schwach alkalischer Lösung können übrigens Mischspektren entstehen, es können gleichzeitig 2 Bänder auftreten.)

Wird eine konz. Urobilinlösung in schwacher Lauge vorsichtig mit Schwefelsäure neutralisiert, so tritt unter Trübung der Flüssigkeit ein auf *E* stehendes, gut begrenztes Band auf (Spektrum des freien Urobilins, Garrod u. Hopkins l. c.), neben diesem kann auch der Streifen des „sauren" Urobilinspektrums vorhanden sein.

Wird durch Filtrieren die Flüssigkeit geklärt, so zeigt sie nur das saure Spektrum. Der rote Niederschlag dagegen zeigt das Spektralband auf *E*, beim Lösen dieses Niederschlages wird aber wieder das „saure" Spektrum erhalten.

Bei den Spektralerscheinungen muß auf Verunreinigungen der Lösungen mit Hämatoporphyrin (das der Chloroformlösung durch Schütteln mit saurem Wasser entzogen werden kann), mit Indigrot (das beim Schütteln der Chloroformlösung mit Ammoniak im Chloroform bleibt), dann mit Urorosein und Uroerythrin (welche durch Sättigung mit Chlorammonium oder durch Eintragen von Ammonsulfat (S. 888) und Filtration zu entfernen sind), geachtet werden. Charnas fand nicht allzuselten, daß Urobilinlösungen die geschilderten Änderungen des Spektrums bei saurer oder alkalischer Reaktion nicht gaben und bezieht dies auf das Vorkommen verschiedener Urobilinmodifikationen oder Isomerer.

Hopkins und Garrod[3]) haben Harnurobilin analysiert und fanden C 63,24, 63,69%, H 7,60, 7,73%, N 4,02—4,22%. (Es wurden übereinstimmende Stickstoffwerte nach Dumas und Kjeldahl erhalten; 4 Bestimmungen.)

Annähernd die gleichen Analysenwerte (C 63,81%, H 8,20%, N 4,17%) fanden sie für Urobilin aus den Faeces eines Typhusrekonvalescenten. NB. Malys Hydrobilirubin gab ca. 1% mehr an Kohlenstoff, 9,22—9,570% Stickstoff.

Eine gegenwärtig noch unentschiedene Streitfrage ist es, ob verschiedene Urobiline (physiologische und pathologische usw.) vorkommen.

MacMunn[4]) unterscheidet deren drei: normales, febriles = pathologisches und intermediäres. Das normale ist durch Behandeln von Hämatin mit Wasserstoffsuperoxyd erhalten und dürfte dem Choletelin nahestehen. Die beiden anderen sind zweifellos unrein, insbesondere hämatoporphyrinhaltig.

Ebenso ist Eichholz'[5]) pathologisches Urobilin unrein (Garrod und Hopkins).

Saillet[6]) unterscheidet zwei Modifikationen, ein α- und β-Urobilin, von welchen das α-Urobilin durch Alkalien in der Wärme leicht in β-Urobilin übergeht (z. B. beim Ein-

---

[1]) H. Huppert, Harnchemie **1898**, 521.

[2]) A. E. Garrod u. F. G. Hopkins, Journ. of Physiol. **20**, 128 [1896]; vgl. Ad. Schmidt, 13. Kongreß f. inn. Medizin.

[3]) F. G. Hopkins u. A. E. Garrod, Journ. of Physiol. **22**, 451 [1898].

[4]) Ch. A. MacMunn, zit. nach Malys Jahresber. d. Tierchemie **11**, 211 [1881]; **15**, 324 [1882].

[5]) A. Eichholz, Journ. of Physiol. **14**, 326 [1893].

[6]) Saillet, Revue de méd. **17**, 114 [1897].

kochen der ammoniakalischen wässerigen Lösung). Essigäther löst aus der schwach angesäuerten Flüssigkeit nur das β-Urobilin. An der Luft und durch verdünnte Säuren bildet sich α-Urobilin wieder zurück. α-Urobilin hat den Spektralstreifen zwischen b und F, etwas näher an b, die dunkelste Stelle bei $\lambda = 505$. Beim Erwärmen verschwindet der Streifen und die Fluorescenz, beim Erkalten kehren beide wieder. β-Urobilin hat einen gegen das Rot verschobenen Absorptionsstreifen konform dem alkalischen Urobilinspektrum.

Mehrere Oxydations- und Reduktionsprodukte der Gallenfarbstoffe, des Hämatins und Hämatoporphyrins sind urobilinähnliche Körper; inwieweit eines oder das andere derselben mit Harnurobilin identisch ist, läßt sich bisher nicht sagen. Auf Grund der Analysen von Garrod und Hopkins ist nur die Identität von Urobilin und Hydrobilirubin ausgeschlossen.

Urobilinogen.

Es ist nach Saillet (l. c.) aus dem angesäuerten Harne extrahierbar mit Essigäther, auch mit Chloroform [Gerhardt[1])], ferner durch Amylalkohol und durch Äther. Dabei geht gleichzeitig in diese Lösungsmittel präformiertes Urobilin über. Durch schwefelsaures Ammon wird es ebenso wie Urobilin (und wie das Chromogen des Uroroseins, Garrod und Hopkins) gefällt. Am Licht (im Sonnenlicht in wenig Minuten) und durch vorsichtigen Zusatz von Oxydationsmitteln (Jodtinktur, Wasserstoffsuperoxyd, Salpetersäure) geht es in Urobilin über, Mineralsäuren und Ammoniak beschleunigen die Umwandlung. Urobilinogen wird durch abwechselnden Zusatz von Bariumnitrat und Natriumcarbonat zum Harn nicht oder nicht vollständig gefällt (Hammarsten), ebenso verhalten sich Bleiacetate. Urobilinogen zeigt keine Spektralerscheinungen, ist farblos oder nur sehr schwach gefärbt. Mit Dimethylamidobenzaldehyd und Salzsäure gibt es eine Rotfärbung [Neubauer[2]), R. Bauer[3])], in verdünnten Lösungen erst nach dem Erwärmen. Die rote Lösung zeigt 2 Streifen, einen breiten verwaschenen bei $\lambda = 615—570$, einen schwachen bei $\lambda = 555—540$.

Nach Rohde[4]) gibt jeder normale Harn bei Zugabe einer 2 proz. Lösung dieses Aldehyds in Normalsalzsäure eine leichte Rotfärbung. Nach Clemens[5]) und C. E. Simon[6]) tritt die Rotfärbung in normalen Harnen nicht auf.

R. Bauer[3]) und Neubauer haben diese Reaktion des Harns als Urobilinogenreaktion gedeutet, Herter[7]) bezieht sie dagegen auf Skatol. Clemens glaubt, auch Ehrlichs gelbe Diazoreaktion[8]) mit Sulfanilsäure und p-Amidoacetophenon auf Urobilinogen beziehen zu dürfen.

Neubauer hat gezeigt, daß auch künstliche Reduktionsprodukte von Urobilin, Bilirubin, Hämatoporphyrin, Hämatin, Chlorophyll, ferner Hämopyrrol, Indol, Skatol, Tryptophan eine analoge positive Aldehydreaktion mit Mineralsäuren geben.

Betreffend die Biuretreaktion des Urobilins[9]) ist darauf hinzuweisen, daß auch Histidin eine positive Biuretreaktion gibt; nach Engeland[10]) kommt Histidin im Harne vor.

Urobilinogen ist auch in Faeces beobachtet worden.

[1]) C. Gerhardt, Sitzungsber. d. physikal.-med. Gesellschaft Würzburg 1881.
[2]) O. Neubauer, Sitzungsber. d. Münch. morphol.-physiol. Gesellschaft 19, 2, S. 32; zit. nach Centralbl. f. Physiol. 19, 145 [1905]; Münch. med. Wochenschr. 1903.
[3]) R. Bauer, Centralbl. f. inn. Medizin 26, 833 [1905].
[4]) E. Rohde, Zeitschr. f. physiol. Chemie 44, 161 [1905].
[5]) P. Clemens, Deutsches Archiv f. klin. Medizin 71, 168 [1901].
[6]) C. E. Simon, Amer. Journ. of med. Science 1903; zit. nach Malys Jahresber. d. Tierchemie 33, 953 [1903].
[7]) C. A. Herter, Journ. of biol. Chemistry 1, 251 [1905].
[8]) P. Ehrlich, Malys Jahresber. d. Tierchemie 13, 227 [1883]; Charité-Ann. 8, 28.
[9]) B. J. Stokvis, Zeitschr. f. Biol. 34, 466 [1896].
[10]) R. Engeland, Zeitschr. f. physiol. Chemie 57, 49 [1908].

Urobilinogen ist bisher nur in Lösung erhalten worden.

Darstellung des Urobilins. Nach Jaffés[1]) ursprünglicher Methode wurde ein uro-
bilinreicher Harn mit überschüssigem Ammoniak versetzt, filtriert, das Filtrat mit alkoholischer Chlorzinklösung, ev. mit weiterem Zusatz von Ammoniak gefällt, der Niederschlag wurde mit kaltem und mit heißem Wasser chlorfrei gewaschen, mit Alkohol ausgekocht, getrocknet, der Rückstand mit Ammoniak aufgenommen, die Lösung mit Bleizucker gefällt.

Dieser (in der Regel schön rote) Niederschlag wurde mit Wasser gewaschen, dann
mit schwefelsäurehaltigem Alkohol zerlegt, hierauf wurde zur Lösung das halbe Volum
Chloroform zugefügt und so viel Wasser, daß sich das Chloroform abschied.

Die Chloroformlösung, die das Urobilin enthält, wurde mit Wasser gewaschen,
schließlich destilliert. — Nach Garrod und Hopkins wird ein reines Präparat erhalten,
doch ist die Ausbeute gering.

Nach Garrod und Hopkins[2]) wird der Harn zuerst mit Chlorammonium gesättigt,
der entstandene Niederschlag mit gesättigter Chlorammoniumlösung von etwa mechanisch mitgerissenem Urobilin frei gewaschen, das Filtrat und die Waschflüssigkeit werden mit Schwefelsäure angesäuert und mit Ammonsulfat gesättigt, wodurch das Urobilin ausfällt. Der Niederschlag wird filtriert, nach dem Trocknen mit großen Mengen
von Wasser extrahiert, die Lösung wiederum mit Ammonsulfat gesättigt, ev. wird dieses
Umfällen wiederholt, hierauf werden die Niederschläge getrocknet und mit absolutem
Alkohol extrahiert. Es kann auch der Urobilinniederschlag mit Ammoniak, wobei ein Überschuß desselben möglichst zu vermeiden ist, gelöst, die erhaltene konz. Lösung durch vorsichtiges Ansäuern mit Schwefelsäure gefällt werden; dadurch fällt der größte Teil des
Urobilins heraus.

Modifikationen des Garrodschen Verfahrens beruhen auf dem Lösen des durch
Ammonsulfat gefällten Urobilins mit Chloroform (Garrod und Hopkins) oder mit Essigäther (Saillet).

2. Verfahren nach Garrod und Hopkins. Der Harn wird mit Chlorammonium
gesättigt, das Filtrat mit Schwefelsäure angesäuert und mit einer Mischung von 1 Vol.
Chloroform und 2 Vol. Äther extrahiert. Die Chloroformätherlösung wird mit Wasser
geschüttelt, wodurch das Urobilin an das Wasser abgegeben wird. Diese wässerige Lösung wird mittels eines Luftstromes in der Kälte vom Äther befreit, dann mit schwefelsaurem Ammon gesättigt, schwach angesäuert und wieder mit der Chloroformäthermischung
extrahiert. Aus der Lösung wird das Urobilin mit einer geringen Menge von verdünntem
Ammoniak extrahiert, aus dieser konz. Flüssigkeit durch Ansäuern gefällt, mit reinem
Chloroform aufgenommen, das Chloroform verdunstet, der Rückstand in absolutem Alkohol gelöst.

Nach Charnas[3]) ist es zweckmäßiger, vom Urobilinogen auszugehen.
Urobilinogenreicher Harn wird mit dem gleichen Volumen Äther extrahiert.

Der Äther, der weniger fremde Farbstoffe aufnimmt als Essigäther, wird
mit Wasser gut gewaschen, ev. mit so viel Petroläther versetzt, daß sich fremde
Farbstoffe aus ihm abscheiden. Die nun farblose ätherische Lösung wird mit
Wasser gut gewaschen, unter Belichtung bei Zimmertemperatur eingedunstet,
der Rückstand wird einige Stunden mit Wasser bei 38° stehen gelassen, wodurch das Urobilinogen vollständig in Urobilin übergeführt ist. Die wässerige
Lösung wird mit reinstem schwefelsauren Ammon ausgesalzen, der Niederschlag
in Wasser gelöst, nochmals mit schwefelsaurem Ammon ausgesalzen, lufttrocken gemacht und mit abs. Alkohol extrahiert.

Mehrmaliges Behandeln mit Alkohol ist zu vermeiden, da auch schon beim Abdampfen im Vakuum die Intensität der Farbe abnimmt. Auch lange Belichtung (mehr als
24[h]) zerstört das Urobilin; die vollständige Umwandlung des Urobilinogens in Urobilin
ist mit der „Aldehyd"reaktion zu prüfen.

Dieses Urobilin hat ein wesentlich größeres Lichtextinktionsvermögen als die anderen
bisher gewonnenen Präparate, übertrifft die Lichtauslöschung des Malyschen Hydro-
bilirubins um etwa das 3fache und dürfte demnach, wenn es tatsächlich kein Ver-
änderungsprodukt ist, das reinste gewonnene Präparat sein.

[1]) M. Jaffé, Virchows Archiv **47**, 405 [1869]; vgl. Journ. of Physiol. **20**, 115 [1896].
[2]) A. E. Garrod u. F. G. Hopkins, Journ. of Physiol. **20**, 118.
[3]) D. Charnas, Biochem. Zeitschr. **20**, 401 [1909].

Aus Harnen, die schon Urobilin enthalten, wird das Urobilin durch ammoniakalische Harngärung in Urobilinogen zurückverwandelt, wenn der Harn durch 24 Stunden im Brutschrank ev. nach vorherigem Zusatz von kohlensaurem Ammon belassen wird. Der Harn wird hierauf mit Weinsäure stark angesäuert (die in der Kälte das Chromogen nicht schädigt, starkes Schäumen!), mit Äther ausgeschüttelt, der Äther wie oben durch Petrolätherzusatz entfärbt, durch Schütteln mit Wasser gewaschen und unter Belichtung bei Zimmertemperatur eingedunstet. Der Rückstand wird entweder in verdünntem Ammoniak gelöst oder mit Wasser bei 38° aufgenommen, mit schwefelsaurem Ammon ausgesalzen und weiter wie oben behandelt.

Vorkommen. Urobilin ist reichlich im Fieberharn (Jaffé), bei allen Affektionen, bei denen Blutkörperchen aus der Blutbahn austreten, auch bei Gehirnblutungen, Hauthämorrhagien, und zwar zur Zeit des Rückganges der Hämorrhagien, bei Lebererkrankungen, in allen Fällen von atrophischer und hypertrophischer Lebercirrhose (v. Jaksch), bei Pneumonie, bei Einwirkung von einigen Blutgiften (Antipyrin, Antifebrin, Pyridin) im Harne beobachtet worden.

Bei einem Hunde hat Lesage[1]) nach β-Naphtholvergiftung rechlich Urobilin im Harne gefunden, während Blut durch den Darm abging.

Auch nach Chloroformnarkosen wurde reichlich Urobilin im Harne beobachtet.

Nach Morel[2]) enthält der normale Menschenharn im Sommer Urobilin, dagegen keines im Winter.

Nach Ascoli[3]) findet sich in pneumonischen Herden und im Sputum Urobilin; in Ascitesflüssigkeiten bei parenchymatöser hämorrhagischer Nephritis [C. Stich[4])], in der Haut nach Gerhardt[5]) beim sog. Urobilinikterus. Im Leichenblute hat es mehrmals Biffi[6]) gefunden, ebenso im Blute bei Pneumonie, während es im normalen Menschenblute nicht vorkommen soll (Biffi-Ascoli). Bei Leberinsufficienz fand Lemaire[7]) Urobilin im Blute. In der Kuhmilch kommt es nach Desmoulière und Gautrelet[8]) vor. Kaninchenharn und Kaninchenfaeces sind normalerweise urobilinfrei [Fromholdt[9])].

Nach Riva[10]) tritt kein Urobilin im Harne auf nach Gallengangverschluß, bei akuter gelber Leberatrophie und Phosphorvergiftung.

Nach Viglezio[11]), Achard und Morfaux[12]) verschwindet Urobilin bei schweren Nierenläsionen aus dem Harne.

L. Dor[13]) will Urobilin in roten Schnecken gefunden haben. Stokvis[14]) bezieht die Biuretprobe bei „Peptonurie" auf Urobilin und hält die bisherigen Angaben über das Vorkommen von Albumosen im Menschenharn für unsicher.

Entstehung. Wenn es auch nicht gelungen ist, Urobilin mit einem Oxydationsprodukt von Hämopyrrol [Zaleski[15])] oder einem Reduktionsprodukt von Gallenfarbstoff [Salkowski[16]), Friedrich Müller[17])], Hämatin, Häma-

---

[1]) J. Lesage, Compt. rend. de la Soc. de Biol. **56**, 1026 [1904].

[2]) A. Morel, Bulletin de la Soc. chim. **3** [4], 886 [1908].

[3]) G. Ascoli, Clin. med. ital. **40**,; zit. nach Malys Jahresber. d. Tierchemie **31**, 856 [1901].

[4]) C. Stich, Münch. med. Wochenschr. **1901**, 1751.

[5]) C. Gerhardt, Wiener med. Wochenschr. **1877**; zit. nach v. Jaksch, Klin. Diagnostik **1907**, 443.

[6]) U. Biffi, Fol. häm. **4**, 533 [1907].

[7]) L. Lemaire, Thèse de Paris 1905; zit. nach Malys Jahresber. d. Tierchemie **35**, 402 [1905].

[8]) A. Desmoulière u. Gautrelet, Compt. rend. de la Soc. de Biol. **55**, 632 [1903].

[9]) G. Fromholdt, Zeitschr. f. physiol. Chemie **53**, 341 [1907].

[10]) A. Riva, Centralbl. f. inn. Med. **18**, 909 [1897].

[11]) Viglezio, Lo Sperimentale **1891**.

[12]) Ch. Achard u. P. Morfaux, Compt. rend. de la Soc. de Biol. **51**, 50 [1899].

[13]) L. Dor, Compt. rend. de la Soc. de Biol. **54**, 54 [1902].

[14]) B. J. Stokvis, Zeitschr. f. Biol. **34**, 466 [1896].

[15]) J. Zaleski, zit. nach Malys Jahresber. d. Tierchemie **35**, 404 [1905]; **36**, 455 [1906].

[16]) Salkowski-Leube, Lehre v. Harn **1882**, 158.

[17]) F. Müller, Jahresber. d. Schles. Gesellschaft vaterl. Kultur **1892**, med. Abt.

toporphyrin[1]) oder Chlorophyll[2]) zu identifizieren, so ist doch die Wahrscheinlichkeit eine große, daß Urobilin aus Gallenfarbstoff und Blutfarbstoff gebildet
wird[3]). Die klinischen Erfahrungen scheinen ganz allgemein einen Zusammenhang von Harnurobilin mit zerfallenem Blutfarbstoff zu ergeben.

V. Harley[4]) nimmt verschiedene Arten der Entstehung an: daß die Leberzellen
statt Bilirubin direkt Urobilin bilden, daß Urobilin bei der Zerstörung von roten Blutkörperchen als direktes Abbauprodukt des Blutfarbstoffes entstehe, daß Gallenfarbstoff
zu Urobilin reduziert werde, daß schließlich Urobilin durch Resorption aus dem reichliche Mengen von Bilirubin enthaltenden Darm entstehen kann [Literatur bei v. Jaksch[5])
und Blumenthal[6])]. Beim Kaninchen gelang es nach Injektion von Gallenfarbstoff
nicht, Urobilin im Harn zu finden (Kunkel, Fromholdt).

Mengen. Nach G. Hoppe-Seyler[7]) enthält die 24stündige Harnmenge
0,08—0,14 g Urobilin; nach Saillet[8]) 0,03—0,13 g. Gerhardt[9]) fand bei
einer Perityphlitis an einem Tage 2,02 g.

Nach Ladage[10]), der gleichzeitig Urobilin im Harne und in den Faeces bestimmt hat, fanden sich keine Beziehungen in den Mengenverhältnissen von
Harnurobilin zum Faecesurobilin. Seine Zahlen für Harnurobilin schwanken
zwischen 0,07—0,2 g, wobei ein Leberpatient die höchsten Zahlen aufwies.
Nach Saillet (l. c.) wechselt die Urobilinausscheidung individuell und geht
parallel den Schwankungen der Körpertemperatur.

Nachweis. 1. Im Harne direkt:

Zur Bildung aus Urobilinogen muß der Harn längere Zeit am Lichte stehen;
zweckmäßig ist ein geringer Säurezusatz, alkalische Harne müssen angesäuert
werden. Dann kann in urobilinreichen Harnen der Streifen des „sauren"
Urobilins bei F beobachtet werden. Besser wird das Urobilinspektrum sichtbar
nach Zusatz von Ammoniak und wenig Zinklösung, so daß nach ihrem Zusatz
kein Niederschlag bleibt. Dabei tritt der Streifen zwischen b und F auf, gleichzeitig fluoresciert die Probe.

Nach Denigès[11]) werden 10 ccm Harn mit 5 ccm einer Lösung, welche 5 g Queck-
silberoxydsulfat, 20 ccm Schwefelsäure und 60 ccm Wasser enthält, versetzt, nach 5 Minuten wird filtriert, wodurch störende Farbstoffe entfernt werden. Im Filtrate ist der Absorptionsstreifen des Urobilins gegen Rot verschoben, an E grenzend.

2. Durch Extraktion aus dem Harn:

Mit Amylalkohol [Nencki und Sieber[12]), Nencki und Rotschy[13])].

---

[1]) M. Nencki u. J. Zaleski, Berichte d. Deutsch. chem. Gesellschaft **34**, 997 [1901];
M. Nencki u. N. Sieber, Archiv f. experim. Pathol. u. Pharmakol. **18**, 401 [1884].
      [2]) L. Marchlewski u. M. Nencki, Berichte d. Deutsch. chem. Gesellschaft **34**, 1687
[1901].
      [3]) A. J. Kunkel, Virchows Archiv **79**, 455 [1880]. — G. Fromholdt, Zeitschr. f.
physiol. Chemie **53**, 347 [1907].
      [4]) V. Harley, Brit. med. Journ. **1896**, 898; zit. nach Malys Jahresber. d. Tier-
chemie **26**, 441 [1896].
      [5]) R. v. Jaksch, Klin. Diagnostik.
      [6]) F. Blumenthal, Pathol. d. Harns. Aus den letzten Jahren insbes. W. Hildebrandt,
Zeitschr. f. klin. Medizin **59**, 351 [1906]; Deutsche med. Wochenschr. **34**, 489 [1908]. —
F. O. Huber, Charité-Ann. **30**, 49 [1906]. — F. Fischler, Zeitschr. f. physiol. Chemie **47**,
336; **48**, 419 [1906]; Deutsche med. Wochenschr. **34**, 869 [1908]; Münch. med. Wochenschrift **55**, 1421 [1908].
      [7]) G. Hoppe-Seyler, Virchows Archiv **124**, 30 [1891].
      [8]) Saillet, Revue de med. **1897**; zit. nach Malys Jahresber. d. Tierchemie **27**, 319 [1897].
      [9]) C. Gerhardt, Zeitschr. f. klin. Medizin **32**, 303 [1897].
      [10]) A. A. Ladage, Inaug.-Diss. Leiden 1899; zit. nach Malys Jahresber. d. Tierchemie
29, 838 [1899].
      [11]) Denigès, zit. nach Malys Jahresber. d. Tierchemie **27**, 320 [1897].
      [12]) M. Nencki u. N. Sieber, Journ. f. prakt. Chemie **26**, 336 [1882].
      [13]) M. Nencki u. A. Rotschy, Monatshefte f. Chemie **10**, 573 [1889].

Es werden 10—20 ccm Harn (ev. mit einigen Tropfen Salzsäure versetzt) mit 6—10 ccm Amylalkohol gelinde geschüttelt. Die amylalkoholische Lösung, die das Urobilin enthält, wird abgegossen. Sie gibt den Streifen bei F, auf Zusatz einiger Tropfen 10proz. Chlorzinklösung und ammoniakalischem Alkohol eine stark grüne Fluorescenz und den Streifen zwischen b und F.

E. Strauß[1]) schlägt vor der Behandlung mit Amylalkohol die Ausfällung des Harnes mit $1/4$ Vol. 10proz. Bleizuckerlösung vor.

Nach Huppert[2]) ist eine dauernde Emulsion des Amylalkohols mit dem Harne dadurch zum Verschwinden zu bringen, daß man sie durch ein mit Amylalkohol befeuchtetes Filter filtriert.

Dieses Verfahren des Nachweises dürfte unter den rasch durchführbaren das am meisten zu empfehlende sein.

Mit Chloroform nach Wirsing[2]). Der Harn wird mit etwas Chloroform vorsichtig geschüttelt, das Chloroform mit alkoholischer Chlorzinklösung versetzt; es entsteht die Fluorescenz und das „saure" Spektrum, nach Laugenzusatz das alkalische.

Nach Grimbert[3]) ist es zweckmäßig, das Filtrat der Denigèsschen Probe (siehe oben) mit einigen Tropfen einer 1⁰/₀₀ alkoholischen Zinkacetatlösung, der zur Klärung einige Tropfen Essigsäure zugesetzt sind, zu versetzen.

A. Braunstein[4]) extrahiert die Urobilinkupferverbindung. 10—15 ccm Harn werden mit 3—4 ccm einer gesättigten Kupfervitriollösung (die in 100 ccm 3 ccm Eisenchloridlösung und 6 ccm konz. Salzsäure enthält) und mit 5 ccm Chloroform versetzt und geschüttelt.

3. Durch Aussalzen mit schwefelsaurem Ammon aus dem angesäuerten Harne und Extraktion des Niederschlages nach Garrod und Hopkins (l. c.) oder durch die Gewinnung des Urobilinogens nach Charnas (l. c.) und Überführung in Urobilin dürfte es möglich sein, auch aus urobilinarmen Harnen dasselbe sicher nachzuweisen.

Schon Huppert[5]) hat darauf aufmerksam gemacht, daß nur durch eine genaue spektrophotometrische Durchuntersuchung der gewonnenen Farbstoffe eine sichere Charakterisierung des Urobilins in zweifelhaften Fällen zu erreichen wäre.

Bestimmung. Es ist versucht worden, das Urobilin gewichtsanalytisch, colorimetrisch, spektrophotometrisch zu bestimmen. Gegen die gewichtsanalytische Bestimmung besteht das Bedenken, daß andere Farbstoffe, ev. auch sonstige Verunreinigungen, mitgewogen werden, da das dargestellte Urobilin bei den Manipulationen verändert wird und dann nicht mehr auf seine Reinheit geprüft werden kann. Die colorimetrischen Verfahren lassen nur ganz ungefähre Vergleiche zu.

Jedenfalls haben die spektrophotometrischen Verfahren am meisten Aussicht, zu genauen Resultaten zu führen. Leider fehlt bisher die Sicherheit, ob ein vollkommen reines, unverändertes Urobilin zur grundlegenden optischen Untersuchung verwandt worden ist und welche Veränderungen in den einzelnen Bestimmungsfällen das Urobilin erlitten hat.

Auf die vielen Schwierigkeiten, die bestehen, um die Farbenqualitäten des Urobilins bei der Darstellung nicht zu verändern, hat eindringlich die Charnassche Studie[6]) hingewiesen.

Immerhin können spektrophotometrisch bei gleichem Reinigungsverfahren Werte erhalten werden, die wenigstens untereinander vergleichbar sind.

1) E. Strauß, Münch. med. Wochenschr. **55**, 2537 [1908].
2) Siehe bei H. Huppert, Analyse d. Harns **1898**, 533.
3) L. Grimbert, Compt. rend. de la Soc. de Biol. **56**, 599 [1904].
4) A. Braunstein, Zeitschr. f. Krebsforschung **1**, 15 [1904].
5) H. Huppert, Analyse d. Harns **1898**, 535.
6) D. Charnas, Biochem. Zeitschr. **20**, 401 [1909].

Über gewichtsanalytische Bestimmung siehe G. Hoppe-Seyler, Virchows Archiv **124**, 34 [1891] (Huppert, 10. Aufl. S. 864).

Colorimetrische Bestimmungen. Nach Viglezio[1]) wird das durch Ansäuern und Sättigung mit schwefelsaurem Ammon aus 300 ccm Harn gefällte, mit gesättigter Ammonsulfatlösung gewaschene Urobilin in Weingeist gelöst, die gestellte Lösung wird aus einer Bürette zu einer ammoniakalisch-alkoholischen Chlorzinklösung (10 ccm Alkohol von 60%, 2 Tropfen Ammoniak, 2 Tropfen 1—2proz. Chlorzinklösung) zufließen gelassen, und beobachtet, wann die grüne Fluorescenz und, bei weiterem Zusatz der Urobilinlösung, der Streifen zwischen b und F auftritt. Zu letzterer Erscheinung ist etwa die 3 fache Menge der Lösung erforderlich als zur Fluorescenz.

Nach Bogomolow[2]) soll das Urobilin als schwache Säure mit $^1/_{100}$ Normallauge titriert werden unter fortwährender spektroskopischer Beobachtung vom Erreichen der genauen neutralen Reaktion, die mit Lackmuspapier ermittelt wird, bis zum Auftreten der alkalischen Reaktion; oder ohne Spektroskop durch Zusatz von einigen Tropfen einer Kupfervitriollösung ($1^0/_{00}$) und von Chloroform zu den mit verschiedenen Mengen Lauge versetzten Proben.

Wenn die neutrale Reaktion erreicht ist, wird das Chloroform karmoisinrot, beim Erreichen der alkalischen Reaktion wird der Harn auf Kupfersulfatzusatz intensiv rot. Indem man berechnet, wieviel Kubikzentimeter Lauge verbraucht sind, um die neutrale Reaktion in die alkalische überzuführen, und diese Zahl mit 0,00063 multipliziert, erfährt man die Urobilinmenge.

Studenski[3]) hat die Rotfärbung durch die Urobilinkupferverbindung colorimetrisch bestimmt. 20 ccm Harn werden in einem Scheidetrichter mit 2 ccm gesättigter Kupfervitriollösung versetzt, mit schwefelsaurem Ammon gesättigt und hierauf mit 10 ccm Chloroform ausgeschüttelt. Ein Teil der Chloroformlösung wird abgelassen und mit gestellten Urobilinkupferlösungen in Chloroform verglichen.

Grimm[4]) schüttelt den angesäuerten Harn mit Äther oder Chloroform aus, verdunstet das Extrakt, löst den Rückstand in Ammoniakwasser und einigen Tropfen verdünnter Chlorzinklösung und verdünnt die fluorescierende Flüssigkeit so lange, bis eben noch eine Fluorescenz wahrnehmbar ist.

Nach Saillet[5]) wird das Urobilinogen aus dem vor Licht geschützten Harne mit einer bestimmten Menge von Essigäther aufgenommen; die Essigätherlösung wird dem Licht ausgesetzt oder besser mit Salpetersäure oxydiert, dann bei einer Schichtdicke von 15 mm spektroskopisch untersucht und so weit verdünnt, daß der „saure" Urobilinstreifen eben noch wahrnehmbar ist. Dies soll der Fall sein, wenn die Lösung in 22 ccm 1 mg Urobilin enthält.

Nach Ladage[6]) wird der Harn (200 ccm) mit Essigsäure angesäuert, mit einigen Tropfen Jodtinktur zur Überführung des Urobilinogens in Urobilin versetzt, mit schwefelsaurem Ammon gesättigt, dann wird das Gemisch mit 100 ccm etwas salzsäurehaltigem Chloroform geschüttelt. Das Chloroformextrakt wird nach Saillet verdünnt.

Spektrophotometrisch.[7]) Zur Darstellung des Urobilins wird nach Gerhardt und Fr. Müller[8]) der Harn (100 ccm) mit 30 ccm Barytmischung (1 Teil gesättigtes Chlorbarium und 2 Teile gesättigte Ätzbarytlösung) gefällt.

Vom Filtrate werden 65 ccm entsprechend näherungsweise 50 ccm ursprünglichen Harnes mit konz. Natriumsulfatlösung ausgefällt, mit Schwefelsäure angesäuert, filtriert, das Filtrat wird mit schwefelsaurem Ammon gesättigt. Der Niederschlag wird auf einem Filter gesammelt und an der Luft oberflächlich getrocknet, dann nach Zusatz von etwas verdünnter Schwefelsäure mit Ätheralkohol (1 : 2) in der Wärme extrahiert.

---

[1]) Viglezio, Malys Jahresber. d. Tierchemie **22**, 537 [1892]; Lo sperimentale **1891**, 235.

[2]) Th. Bogomolow, Petersb. med. Wochenschr. **1892**; zit. nach Malys Jahresber. d. Tierchemie **22**, 535.

[3]) A. Studenski, Petersb. med. Wochenschr. **1893**; zit. nach Malys Jahresber. d. Tierchemie **23**, 588 [1893].

[4]) F. Grimm, Virchows Archiv **132**, 250 [1893].

[5]) Saillet, Revue de med. **1897**; zit. nach Malys Jahresber. d. Tierchemie **27**, 319 [1897].

[6]) A. A. Ladage, Inaug.-Diss. Leiden **1899**; zit. nach Malys Jahresber. d. Tierchemie **29**, 838 [1899].

[7]) Über die spektrophotometrische Methodik s. S. 941 ff.

[8]) Zit. nach H. Huppert, Analyse d. Harns, S. 861.

Das Volumen der Ätheralkohollösung wird gemessen und in der Gegend zwischen dem mittleren und rechten Drittel des Urobilinstreifens wird die Lichtextinktion bestimmt. Sie wird mit der von Malys Hydrobilirubin verglichen, für welche das Absorptionsverhältnis $A = 0,0551 \cdot 10^{-3}$ beträgt.

Zur Bestimmung des präformierten Urobilins neben Urobilinogen ist dieses Verfahren nicht sonderlich brauchbar, weil durch die Säurebehandlung sicher ein Teil des Urobilinogens in Urobilin übergeführt wird. Zur sicheren vollständigen Umwandlung von Urobilinogen in Urobilin würden dem Harne zweckmäßig einige Tropfen Jodtinktur zugesetzt werden.

Dieses Verfahren ist von Tsuchija[1]) dahin modifiziert, daß nach dem Abdampfen des Alkoholäthers mit Chloroform aufgenommen, das Chloroform mit Ammoniakwasser ausgeschüttelt wird.

Die Absorptionsverhältnisse sind nach Tsuchija für Urobilin: 1. in saurer ätherischer Lösung $A = 0,0318 \cdot 10^{-3}$, 2. in alkalischer wässeriger Lösung $A = 0,0298 \cdot 10^{-3}$. Danach wären die bei Gerhardt und Müller mitgeteilten Werte beinahe um das Doppelte zu groß.

Charnas[2]) hat für reines Urobilin nach seinem Verfahren ein Absorptionsverhältnis $A = 0,017 \cdot 10^{-3}$ gefunden, wenn nicht mit Säure oder bei höherer Temperatur mit Äther und Alkohol behandelt wurde.

Bei unvorsichtigen oder beabsichtigten Reagenzieneinwirkungen wurden Werte gefunden, die bis über das 10fache des genannten Absorptionsverhältnisses gehen, also Farbstoffen von proportional geringerer Färbekraft entsprachen.

Nach Charnas soll die photometrische Untersuchung des bei der Ehrlichschen Dimethylparamidobenzaldehydreaktion mit Urobilinogen entstehenden Farbstoffes sichere Resultate geben. Das Absorptionsverhältnis ist für die dunkelste Gegend des Absorptionsstreifens dieser Farbstoffe ($\lambda = 550—570$) das gleiche wie das des Urobilins $A = 0,017 \cdot 10^{-3}$.

Die vorliegenden Bestimmungen weisen Differenzen von $A = 0,02$ bis $0,014$ auf.

Nach dem Charnasschen Verfahren werden 500—1000 ccm urobilinhaltiger, frischer, mit keinem konservierenden Zusatz versehener Harn bis zum Eintritt alkalischer Reaktion mit Ammoniumcarbonatlösung versetzt, 1—2 Tage in den Brutofen gegeben, dann wird der Harn in einem geräumigen offenen Gefäß durch Zusatz einer gesättigten Weinsäurelösung stark angesäuert (vorsichtig wegen des starken Schäumens!). Ein etwa ausfallender Niederschlag wird rasch abgesaugt und die Flüssigkeit mit dem $1\frac{1}{2}$—2fachen Volumen Äther ausgeschüttelt. Die Ätherschichte wird wiederholt (womöglich mit künstlicher Beleuchtung) mit einem kleinen Volumen vorher ausgekochten Wassers gewaschen; sollte sie stark gefärbt sein, so wird das gleiche Volumen Petroläther hinzugefügt und der sich abscheidende Farbstoff durch wenig Wasser entfernt. Das Volum der Ätherlösung wird in einem Meßzylinder gemessen. Bei nicht zu geringem Urobilinogengehalte der Lösung werden 1 oder 2 ccm der Ätherlösung mit 0,2—0,5 ccm einer kalten gesättigten ätherischen Lösung von Dimethylparamidobenzaldehyd in einem 10 ccm fassenden, mit eingeriebenem Stöpsel versehenen Meßzylinder gemischt. Dann werden 2—3 Tropfen abs. Alkohols, der mit trockenem Salzsäuregas gesättigt ist, hinzugefügt und die Mischung 3 Minuten lang kräftig geschüttelt. Gleich nach dem Schütteln wird mit Alkohol auf ein bestimmtes Volumen so weit verdünnt, daß die Flüssigkeit zur spektrophotometrischen Beobachtung geeignet ist, und die Lösung in der angegebenen Spektralgegend ($\lambda = 550—570$) untersucht.

1) J. Tsuchija, Zeitschr. f. experim. Pathol. u. Ther. 7, 352 [1909].
2) D. Charnas, Biochem. Zeitschr. 20, 401 [1909].

Bei sehr geringem Urobilinogengehalte werden 10 ccm der Ätherlösung im Meßzylinder mit 0,2—0,3 ccm der gesättigten Aldehydlösung und 2 bis 4 Tropfen der alkoholischen Salzsäure versetzt, 2 Minuten geschüttelt und mindestens 2 ccm Wasser hinzugefügt. Der Farbstoff geht vollständig in die wässerige Schichte über, welche nun untersucht werden kann.

Blutfarbstoffe und deren Zersetzungsprodukte.

Im Harne findet sich pathologisch Blutfarbstoff, einerseits in Erythrocyten eingeschlossen (Hämaturie), andererseits gelöst (Hämoglobinurie). Seltener ist das eiweißfreie, eisenhaltige Abbauprodukt des Blutfarbstoffes, Hämatin, im Harne beobachtet worden, häufig dagegen, nach Garrod sogar als normaler Harnfarbstoff anzusehen, das eisenfreie Hämatoporphyrin.

In den Blutkörperchen eingeschlossen, kommt Blutfarbstoff bei Blutungen aus den harnleitenden Organen vor, in der Regel sind die Blutkörperchen um so feiner im Harne verteilt, je höher der Ort der Blutung ist.

Gelöstes Hämoglobin findet sich nach schweren Infektionen, bei der paroxysmalen Hämoglobinurie, nach manchen Vergiftungen, schweren Verbrennungen, nach der Transfusion artfremden Blutes usw. Bei renalen Veränderungen und Durchlässigkeit der Nieren für Blutkörperchen sind diese gewöhnlich mehr oder minder blaß (ausgelaugt).

Bei der Untersuchung auf Blutfarbstoff soll die mikroskopische Untersuchung des Sedimentes nie unterlassen werden.

Nach Hoppe-Seyler[1]) sind die Blutfarbstoffe in den roten Blutkörperchen noch an andere Substanzen gebunden; eine ähnliche Ansicht vertritt Christian Bohr[2]), doch sind diese Annahmen gegenwärtig nur hypothetisch.

Aus allen bisher darauf untersuchten Blutarten von Wirbeltieren ist es gelungen, den charakteristischen Blutfarbstoff krystallisiert dargestellt zu erhalten.

Er wurde von Hoppe-Seyler[3]) Hämoglobin (ursprünglich Hämatoglobulin) genannt und als ein eisenhaltiger Eiweißkörper erkannt, dessen Fähigkeit, Sauerstoff locker zu binden, eine Funktion seines Eisengehaltes ist. Das mit Sauerstoff beladene Hämoglobin heißt (fälschlich statt Sauerstoffhämoglobin) Oxyhämoglobin, nach der Abgabe dieses Sauerstoffes reduziertes Hämoglobin oder (gegenwärtig schlechtweg) Hämoglobin. Die angenommene Verbindung des Hämoglobins in den Blutkörperchen wurde von Bohr als Hämochrom bezeichnet.

Das normale Blut des erwachsenen Mannes enthält[4]) im Mittel etwa 14% Hämoglobin, während das der Frau im Mittel 0,8% weniger Hämoglobin enthält. Das Blut der Neugeborenen hat einen weit höheren Hämoglobingehalt, näherungsweise 20%.

Während das arterielle Blut fast nur Oxyhämoglobin führt, sind im venösen Blut des rechten Herzens neben Oxyhämoglobin im Mittel 5,3% Hämoglobin enthalten.

Der Gehalt an Blutfarbstoff beträgt in den frischen Blutkörperchen etwa ein Drittel des Gewichts, in den trockenen Blutkörperchen 86,8—94,4% der Trockensubstanz.

Durch verschiedene Eingriffe geht der Blutfarbstoff aus den Blutkörperchen in Lösung (Einwirkung von Äther, Gefrierenlassen, Verdünnen mit Wasser, besonders bei einer Temperatur von etwa 50°, Einwirkung von Neutralsalzen, Schütteln mit festen Körpern [z. B. Asbestflocken nach Schuurmanns-Stekhoven[5])]. Aus dieser Lösung des Blut-

---

[1]) F. Hoppe-Seyler, Zeitschr. f. physiol. Chemie **13**, 479 [1889].
[2]) Ch. Bohr, Centralbl. f. Physiol. **17**, 688 [1903].
[3]) F. Hoppe-Seyler, Med.-chem. Untersuchungen, Tübingen **1867**, S. 174.
[4]) Genauere Daten und Literaturangaben sind in Vierordts Tabellen, 3. Aufl. (Jena, Fischers Verlag) zu finden.
[5]) Schuurmanns-Stekhoven, zit. bei K. H. L. van Klavern, Zeitschr. f. physiol. Chemie **33**, 296 [1901].

farbstoffes ist er durch Zusatz von etwa 25% Weingeist in der Kälte, durch vorsichtigen Zusatz von konz. Ammonsulfatlösung, so daß durch dieselbe nicht sofort eine Trübung entsteht, krystallisiert zu erhalten. Die Krystalle sind jedoch nicht rein, sondern enthalten Mutterlauge eingeschlossen [Wichmann[1])], von der sie nur nach vielfachem Umkrystallisieren zu reinigen sind [Abderhalden[2])].

Ein größerer Zusatz von Weingeist fällt amorph (koaguliert), und aus dieser Lösung ist Blutfarbstoff unzersetzt nicht in Lösung zu bringen.

Sämtliche Blutfarbstoffe sind wasserlöslich, doch einige Blutfarbstoffe (z. B. die vom Eichhörnchen, von der Ratte) sind so schwer in Wasser löslich, daß sie aus einer konzentrierten, etwa 50° warmen Lösung beim Abkühlen auskrystallisieren. Menschliches Hämoglobin ist leicht löslich und krystallisiert infolgedessen recht schwer. Die Krystalle enthalten Krystallwasser, anscheinend je nach der Bereitungsart in wechselnden Mengen. Trocken aufbewahrtes Hämoglobin wie dessen Derivate gehen nach einiger Zeit in unlösliche Modifikationen über.

Meist sind die Krystalle mikroskopisch klein, haben die Form von Nadeln, rhombischen Tafeln, Prismen, nur wenige haben ein auffallendes, besonders charakteristisches Aussehen (Tetraeder: das Oxyhämoglobin des Meerschweinchens, 6seitige Tafeln: das Hämoglobin des Pferdes). Die Angaben über Verschiedenheit der Krystalle sind auf die Unterschiede der Krystallformen der einzelnen Blutfarbstoffderivate (Oxyhämoglobin, Hämoglobin, Methämoglobin) und nicht auf Heteromorphismus zurückzuführen[3]). Hämoglobin ist gegen Fäulnis resistenter als viele andere Eiweißkörper, welche Eigenschaft bei seiner Darstellung benutzt werden kann. Allerdings sind Zerstörungen des Materials durch länger dauernde Fäulnis, besonders bei Luftzutritt, durchaus nicht ausgeschlossen. Bei der Fäulnis unter Luftabschluß wird zuerst der locker gebundene Sauerstoff abgespalten.

Die **Hämoglobine** gehören zu der Gruppe der Chromoproteide. Der eigentliche Farbstoffkomplex (die prosthetische Gruppe) wird durch Säuren und Alkalien als Hämochromogen abgespalten, das Hämochromogen kann wiederum Sauerstoff binden, aber im Gegensatz zum Oxyhämoglobin ist diese Verbindung (Hämatin) weitaus fester und kann nur durch energische Reduktionsmittel aufgehoben werden.

Die prosthetische Gruppe enthält das gesamte Eisen des Hämoglobins; während die Eiweißkomponente (Globin) der verschiedenen Blutfarbstoffe sehr verschieden zusammengesetzt sein dürfte, scheint der Hämochromogenresp. Hämatinkomplex bei allen Tierarten der gleiche zu sein.

Abderhalden[4]) hat durch Hydrolyse des Oxyhämoglobins vom Pferd etwa 70% von den Spaltungsprodukten wohl definiert erhalten, und zwar Alanin 4,02%, Leucin 27,82%, α-Prolin 2,25%, Phenylalanin 4,06%, Glutaminsäure 1,66%, Asparaginsäure 4,25%, Cystin 0,3%, Oxy-α-Prolin 1,0%, Tyrosin 1,28%, Serin 0,54%, Lysin 4,1%, Arginin 5,2%, Histidin 10,5%; Tryptophan wurde nachgewiesen, Glykokoll fehlte. Im Hundeblute wurden von Abderhalden und Baumann ähnliche Werte für Monoaminosäuren gefunden, nur war die Ausbeute an Prolin und Phenylalanin größer — Glykokoll wurde gelegentlich gefunden, aber nicht in jedem Präparat.

Die Eiweißkomponente des Hämoglobins (Globin) ist infolge ihres hohen Gehaltes an Basen zu den Histonen gerechnet worden (Fr. N. Schulz[5])].

Kirbach[6]) hat aus dem Pferdeoxyhämoglobin durch Behandlung mit der 10fachen Menge 12$^1/_2$ proz. Salzsäure bei etwa 40° durch 10—12 Tage ein Kyrin erhalten, welches Lysin, Histidin, Arginin und Glutaminsäure im Verhältnis 2 : 2 : 1 : 4 enthielt.

Das Hämoglobin wird von Neutralsalzen ziemlich schwer ausgesalzen, vollständig durch Sättigung seiner Lösung mit Ammonsulfat, unvollständig durch Sättigung mit Magnesiumsulfat. Gegen verdünnte Alkalien ist es relativ resistent, durch Säuren wird es leicht in Globin und die prosthetische Gruppe gespalten.

1) A. Wichmann, Zeitschr. f. physiol. Chemie 27, 575 [1899].
2) E. Abderhalden, Zeitschr. f. physiol. Chemie 37, 484 [1902/03].
3) Vgl. M. Uhlig, Archiv f. d. ges. Physiol. 104, 64 [1904].
4) E. Abderhalden, Zeitschr. f. physiol. Chemie 37, 484 [1902/03]; 51, 397 [1907].
5) Fr. N. Schulz, Zeitschr. f. physiol. Chemie 24, 449 [1898].
6) H. Kirbach, Zeitschr. f. physiol. Chemie 50, 129 [1906].

Von Metallsalzen fällen Hämoglobin die Bleiacetate, Quecksilberchlorid und Silbernitrat[1]) nicht, nach Thierfelder[2]) auch nicht Bleiessig und Ammoniak, es treten aber bald Zersetzungen ein und dadurch Fällungen; direkt wird Hämoglobin durch Chlorzink und durch Kupfersulfat gefällt, jedoch rasch weitgehend verändert. Phosphorwolframsäure, Gerbsäure, Kaliumquecksilberjodid fällen, Ferrocyankalium plus wenig Essigsäure fällt es nicht. Die Koagulationstemperatur beträgt nach Preyer[3]) 64°, doch lassen sich verdünnte Hämoglobinlösungen ohne Zersetzung besonders bei schwach alkalischer Reaktion über 70° erhitzen.

Das Mol.-Gewicht des Hämoglobins beträgt nach den Bestimmungen Jaquets[4]) und Hüfners und Ganssers[5]) etwa 15—17000. Davon entfallen etwa 4% auf den prosthetischen eisenreichen Komplex. Der Eisengehalt des Hämoglobins beträgt nach Jaquet und Hüfner etwa 0,34%, der Eisengehalt des Hämatins etwa 9%. Gamgee[6]) fand, daß die Blutfarbstoffe stark diamagnetisch sind, das aus ihnen gewonnene Hämatin ist stark magnetisch.

Die Hämoglobine sind schwache Säuren; die spezifische Drehung beträgt $\alpha_c = +10,0—10,8°$ ($c = 656,3\,\mu\mu$), Gamgee und C. Hill[7]).

Alkalifreies gelöstes Hämoglobin ist nach Abel und v. Fürth[8]) entsprechend der Wasserstoffionenkonzentration praktisch neutral, hat aber ein beträchtliches Alkalibindungsvermögen. Methämoglobin hat entschieden die Natur einer Säure.

Die Eiweißkomponente ist linksdrehend ($\alpha_c = -54,2$, $\alpha_d = -65,5$; Gamgee). Röntgenstrahlen scheinen Hämoglobin nicht zu beeinflussen, jedenfalls nicht zu zersetzen [Wöhler[9]), Bordier[10])], ebenso Radiumstrahlen [V. Henri und A. Mayer[11])]. Bei der Sättigung mit Sauerstoff gibt Hämoglobin nach Torup[12]) eine geringe positive Wärmetönung (per Gramm Hämoglobin 0,678 c), dagegen bei der Sättigung mit Kohlensäure eine beträchtliche Wärmeabsorption (per Gramm Hämoglobin —3,83 c). Gegen intensives Licht ist Hämoglobin beständig, Oxyhämoglobin wird dagegen zerlegt, Blutkörperchen werden (am meisten durch Strahlen unter $\lambda = 310$) gelöst [Hasselbalch[13])].

Hämoglobin ist durch Wasserstoffsuperoxyd schwer angreifbar, das Wasserstoffsuperoxyd wird zerlegt, indem Sauerstoffgas frei wird. Dadurch hat wohl der Blutfarbstoff die Fähigkeit, als Katalysator Oxydationen zu vermitteln. Der locker gebundene Sauerstoff des Oxyhämoglobins wird durch das Vakuum, durch Behandlung mit indifferenten Gasen (Wasserstoff, Stickstoff, Kohlensäure), sowie durch eine Reihe reduzierender Substanzen (Schwefelammonium, alkalische Eisenoxydullösung, Natriumhydrosulfit, Hydrazinhydrat) abgespalten, ebenso durch Fäulnis. Auch durch einige Oxydationsmittel kann der Sauerstoff abgespalten werden, ohne daß es zu einer Zertrümmerung des Hämoglobinmoleküls kommt, er wird dann aber durch fester gebundenen Sauerstoff ersetzt (Methämoglobin). Die Methämoglobinbildung erfolgt in geringem Grade durch die verschiedensten Salze, z. B. auch die des Harnes.

Die Bindung des Hämoglobins mit Sauerstoff ist eine umkehrbare Reaktion nach dem Typus $Hb + O_2 \rightleftharpoons O_2Hb$.

[1]) Manche Angaben über die Fällbarkeit durch Metallsalze dürften sich durch die Gegenwart von Verunreinigungen erklären, z. B. ist die Fällbarkeit von Methämoglobin mit Bleiacetat wohl öfters durch Ferro- resp. Ferricyanblei vorgetäuscht worden.

[2]) H. Thierfelder, Handb. d. physiol.-chem. Analyse **1909**, 461.

[3]) W. Preyer, Archiv f. d. ges. Physiol. **1**, 395.

[4]) A. Jaquet, Zeitschr. f. physiol. Chemie **14**, 289 [1890].

[5]) G. Hüfner u. E. Gansser, Engelmanns Archiv **1907**, 216.

[6]) A. Gamgee, Lancet **1901**, II, 588.

[7]) A. Gamgee u. A. Croft Hill, Berichte d. Deutsch. chem. Gesellschaft **36**, 913 [1903]; Beiträge z. chem. Physiol. u. Pathol. **4**, 1 [1904].

[8]) E. Abel u. O. v. Fürth, Zeitschr. f. Elektrochemie **1906**, 349.

[9]) Wöhler, Zeitschr. f. Ellogie u. Röntgenk. **11**, 4 [1908].

[10]) Bordier, Arch. d'électr. méd. 209; zit. nach Malys Jahresber. d. Tierchemie **37**, 752 [1907].

[11]) V. Henri u. A. Mayer, Compt. rend. de la Soc. de Biol. **55**, 1412 [1903].

[12]) S. Torup, Hammarsten-Festschrift **1906**.

[13]) K. A. Hasselbach, Hammarsten-Festschrift **1906**; Biochem. Zeitschr. **19**, 435 [1909].

Wolfgang Ostwald[1]) hat versucht, sie nicht auf Dissoziationsvorgänge, sondern auf Adsorptionsvorgänge zu beziehen.

Auf Grund der Untersuchungen Hüfners[2]) entspricht die Reaktion der Formel

$$K = \frac{h_o}{h_r \, p_o},$$

worin K eine Konstante, die aber mit der Temperatur und Konzentration der Lösung sich ändert, h_o die Menge des Oxyhämoglobins, h_r die des Hämoglobins, p_o den Sauerstoffdruck bezeichnet.

Gegen diese Formel sind von Bohr[3]) Bedenken ausgesprochen worden, und Bohr hat eine neue, allerdings sehr komplizierte Formel aufgestellt:

$$K \cdot C \cdot y^2 \left(1 + \frac{k}{x^2} \right) = x^2 (B \div y) \div y \, k,$$

worin K und k Konstanten, C die Konzentration der Lösung, y die Anzahl der Kubikzentimeter Sauerstoff, die von 1 g Hämoglobin bei der Gastension x gebunden werden, B die Anzahl der ccm Sauerstoff, welche von 1 g Hämoglobin in maximo gebunden werden können, bedeutet. Dabei wird die Annahme gemacht, daß eine hydrolytische Dissoziation des Hämoglobins in Globin und eisenhaltigen Farbstoff stattfindet, und daß die Sauerstoffverbindung des letzteren dissoziabel sei.

Barcroft[4]) zum Teil mit Camis und Roberts haben gezeigt, daß bei Gegenwart oder Abwesenheit von Salzen die Fähigkeit des Hämoglobins, Sauerstoff zu binden, sehr variiert, daß salzfreie dialysierte Hämoglobinlösungen der Hüfnerschen Sättigungsformel folgen, während für salzhaltige die Bohrsche Formel gut zutrifft. In analoger Weise wie Sauerstoff wird Kohlenoxyd gebunden, nur ist die Bindung des letzteren eine weitaus festere.

Nach den bisherigen Experimenten kam für die Verteilung dieser beiden Gase an den Blutfarbstoff, wenn sie gleichzeitig auf ihn einwirken, das Massenwirkungsgesetz zum Ausdruck [Hüfner[5]), Haldane[6])], während jüngst Krogh[7]) zeigte, daß das Bindungsverhältnis für Sauerstoff und Kohlenoxyd bei verschiedenen Tierarten verschieden sei, und die als sicher angenommene Basis als unsicher erwies.

Als eine weitere Komplikation ist von Bohr und von Barcroft die Beeinflussung der Sauerstoffaufnahme durch Kohlensäure erkannt worden, insbesondere bei niederem Druck, wobei Bohr (für Hundeblut) die Sauerstoffabgabe erhöht fand, Barcroft im entgegengesetzten Sinne erniedrigt (für Schafblut). Es steht fest, daß die Kohlensäure nicht an der gleichen Stelle wie Sauerstoff und Kohlenoxyd an das Hämoglobinmolekül sich anlegt, sondern wohl mit dem Globinkomplex in Verbindung tritt.

Diese Erfahrungen sind auch betreffend die in den Harn ausgetretenen Blutfarbstoffe von Bedeutung. Es hat sich ergeben, daß Oxyhämoglobin im Harne nicht lange als solches erhalten bleibt.

Feststehen dürfte auf Grund vielfacher Erfahrungen seit Lothar Meyer[8]) (1857) bis zur Gegenwart (Hüfner, Bohr), daß ein Eisenatom des Blutfarbstoffes im Maximum ein Sauerstoffmolekül binden kann. Manchot[9]) hat seit einer Reihe von Jahren mit Erfolg versucht, die Gasbindung des Blutfarbstoffes in analoger Weise zu erklären wie die Bindung von Stickoxyd mit Ferrosulfat und von Kohlenoxyd mit Kupferchlorür. Allerdings glaubt er letzthin, gegenüber dem bisher angenommenen einen größeren Wert als Endwert der Gassättigung annehmen zu müssen, was wohl einer Aufklärung bedarf.

Von Wichtigkeit für den Nachweis ist, daß jede Gasbindung am Eisenatome des Hämoglobins eine Änderung in den optischen Eigenschaften desselben hervorbringt, so daß infolge dieser verschiedenen optischen Eigenschaften die einzelnen Hämoglobinverbindungen optisch charakterisiert resp. kleine Mengen von Blutfarbstoff am sichersten durch die spektroskopische

1) W. Ostwald, Zeitschr. f. Kolloidchemie 2, 264, 294 [1907].
2) G. Hüfner, Engelmanns Archiv 1890, 1; 1901, 188.
3) Chr. Bohr, Centralbl. f. Physiol. 17, 682 [1903].
4) J. Barcroft, Journ. of Physiol. 39, 118, 143 [1910]; daselbst die frühere Literatur.
5) G. Hüfner, Archiv f. experim. Pathol. u. Pharmakol. 1902, 99.
6) J. Haldane u. J. L. Smith, Journ. of Physiol. 22, 233 [1898].
7) A. Krogh, Skand. Archiv f. Physiol. 23, 217 [1910].
8) L. Meyer, Die Gase des Blutes, Göttingen 1857.
9) W. Manchot, Sitzungsber. d. Würzburger phys.-chem. Gesellschaft 1909, 40; Verhandl. d. Würzburger phys.-chem. Gesellschaft 1909, 228; daselbst die frühere Literatur.
— W. Manchot u. W. Brandt, Annalen d. Chemie u. Pharmazie 370, 241 [1909].

Untersuchung dieser zum Teil leicht ineinander überführbaren Verbindungen nachgewiesen werden können.

Auch Spaltungsprodukte des Blutfarbstoffes geben zum Teil charakteristische Spektra. Mit Hilfe des Spektrophotometers können auf Grund der Vierordtschen, hauptsächlich von Hüfner präzisierten Methodik so die Blutfarbstoffe quantitativ bestimmt werden, sogar wenn zwei Blutfarbstoffverbindungen nebeneinander vorhanden sind (z. B. Kohlenoxydhämoglobin neben Oxyhämoglobin).

Von den Hämoglobinderivaten (worunter jene Substanzen zusammengefaßt sein sollen, bei denen der Hämoglobinkomplex intakt ist, im Gegensatz zu den Spaltungsprodukten des Hämoglobins) kommen für den Harn in Betracht: Oxyhämoglobin, reduziertes Hämoglobin, Methämoglobin. Zum Nachweis von Blutfarbstoff dient ferner als gut charakterisiertes und relativ beständiges Hämoglobinderivat Kohlenoxydhämoglobin.

Optische Eigenschaften.[1]) Hämoglobinlösungen zeigen bei entsprechender Verdünnung (0,1—0,2 proz. Lösung bei 1 cm Schichtdicke) einen breiten, nicht scharf begrenzten Streifen zwischen D und E, näher an D, dessen größte Lichtauslöschung bei $\lambda = 559$ liegt, ferner einen Streifen im Violett, dessen dunkelste Stelle bei $\lambda = 429$ liegt. Außerdem ist eine geringere Lichtauslöschung in den übrigen sichtbaren Spektralgegenden, insbesondere zwischen C und D vorhanden.

Oxyhämoglobin zeigt bei der entsprechenden Verdünnung 2 Streifen im Grün. Der gegen D zu gelegene Streifen ist schmäler und schärfer begrenzt, der Streifen gegen E ist breiter, aber weniger dunkel. Die Mitte des ersten Streifens liegt bei $\lambda = 579$, die des zweiten bei $\lambda = 542$; im Ultraviolett befindet sich ein sehr intensiver Streifen, dessen dunkelste Stelle bei $\lambda = 414$ oder 415 liegt. Nach Hiller finden sich 2 Streifen im Ultraviolett.

Methämoglobin zeigt wesentliche Farbenunterschiede in neutraler (resp. saurer) und in alkalischer Lösung. Neutrale Lösungen sind porterbraun, alkalische rot, haben aber gegenüber dem Oxyhämoglobin einen deutlichen Stich ins Gelbe.

Diese beiden Lösungen zeigen ein verschiedenes Spektrum. Die reine Methämoglobinlösung (ohne Alkalizusatz) hat einen Streifen im Rot zwischen C und D, näher an C bei $\lambda = 630—620$; das Absorptionsmaximum bei 626, eine diffuse Lichtauslöschung im Grün und Blau, außerdem nach Lewin, Miethe und Stenger 2 Streifen bei $\lambda = 499$ und 410.

Bei hinreichendem Alkalizusatz verschwindet der Streifen im Rot, dafür treten zwei den Oxyhämoglobinstreifen ähnliche auf, von denen jedoch der gegen das Gelb gelegene Streifen über D hinausreicht, so daß er den Eindruck eines treppenförmigen Abklingens macht (Hüfner).

Kohlenoxydhämoglobin zeigt zwischen D und E zwei dem Oxyhämoglobin ähnliche Streifen, die aber (gegenüber dem Oxyhämoglobin) mehr gegen das Blau verschoben erscheinen, bei $\lambda = 570$ und $\lambda = 540$, ferner im Violett nach Gamgee einen Streifen bei $\lambda = 420,5$, dessen dunkelste Stelle nach Lewin, Miethe und Stenger bei $\lambda = 416$ liegt. Nach Hiller sind

---

[1]) Die frühere Literatur findet sich in O. Cohnheim, Chemie der Eiweißkörper, 2. Aufl., **1904**. Sie ist durch die neueren Versuche der photographischen Darstellung, insbesondere unter Verwendung von Gitterspektren, ziemlich gegenstandslos geworden. Vgl. A. Gamgee, Zeitschr. f. Biol. **34**, 505 [1896]. — L. Lewin, A. Miethe u. E. Stenger, Archiv f. d. ges. Physiol. **118**, 80 [1907]; **121**, 161; **129**, 603 [1909]. — E. Rost, Fr. Franz u. R. Heise, Arbeiten a. d. Reichsgesundheitsamt **32**, Heft 2 [1908]. — R. Hiller, Inaug.-Diss. Rostock **1904**.

2 Streifen im Ultraviolett vorhanden. Gegenüber dem Oxyhämoglobin ist die Lichtauslöschung im Blau geringer, die Farbe ist fürs freie Auge eine mehr blaurote.

Hämoglobin nimmt an der Luft begierig Sauerstoff auf und geht in Oxyhämoglobin über; dadurch ist es schwierig, ohne besondere Vorsichtsmaßregeln ein reines Hämoglobin zu erhalten. Auf diese Schwierigkeit mögen die verschiedenen als chemische Individuen beschriebenen Verbindungen, die sauerstoffärmer als das Oxyhämoglobin sind, zurückzuführen sein: Pseudohämoglobin, α-, β- usw. Oxyhämoglobin. Nach Hüfner sind sie wechselnde Gemenge von Oxyhämoglobin und Hämoglobin.

Beim Evakuieren wird aus Oxyhämoglobin eine kleine Menge von Methämoglobin gebildet (Pflüger).

Reduktionsmittel und Fäulnis führen das Oxyhämoglobin und Methämoglobin glatt in Hämoglobin über. Aus letzterem wird bei Abwesenheit störender Stoffe durch den Sauerstoff der Luft quantitativ Oxyhämoglobin gebildet.

Schwefelammon und Stokes Reagens reduzieren Oxyhämoglobin und Methämoglobin zu Hämoglobin, ebenso Hydrazinhydrat (oder Hydrazinsalze mit der äquivalenten Menge Lauge), doch geht bei letzterem, wenn ein Überschuß gegeben wird, sehr leicht die Wirkung weiter und es entstehen Spaltungsprodukte[1]).

Kohlenoxydhämoglobin ist von den Blutfarbstoffderivaten am leichtesten krystallisierbar, am schwersten löslich, daher vorteilhaft zur Darstellung von reinem Blutfarbstoff geeignet. Es widersteht auch der Fäulnis und der Einwirkung von Reduktionsmitteln, rasch wird es durch methämoglobinbildende Agenzien zerlegt.

Dem Oxyhämoglobin wird die Formel Hb $= O_2$ gegeben, analog dem Kohlenoxydhämoglobin Hb $=$ CO; die Formel des Methämoglobins wird wahrscheinlich sein Hb$\diagdown$$\begin{smallmatrix}\text{OH}\\\text{OOH}\end{smallmatrix}$.

Ein Hydroxyl des Methämoglobins wird glatt durch Blausäure ersetzt, wobei krystallisierendes, relativ beständiges Cyanhämoglobin entsteht, das im Spektrum einen dem Hämoglobin ähnlichen Streifen zeigt.

Der Begriff des Methämoglobins steht noch nicht vollständig fest, da durch mehrere Reagenzien braunrote Blutfarbstoffderivate, zum Teil Spaltungsprodukte entstehen, welche ein dem Methämoglobin ziemlich ähnliches, wenn auch nicht identisches Spektrum liefern: Nitrithämoglobin durch Natriumnitrit[2]), Säurehämoglobin (Acidhämoglobin) durch schwache Säuren[3]), das Produkt der Formolwirkung [Takayama[4])]. Die Reaktionsprodukte sind bisher noch nicht rein dargestellt. Dazu kommt, daß im Organismus durch eine Reihe von Giften Methämoglobin gebildet wird, die außerhalb des Organismus keine glatte Methämoglobinbildung bewirken, z. B. Kaliumchlorat, Anilin.

Zersetzungsprodukte der Blutfarbstoffe.

Wird Blutfarbstoff an der Luft mit wenig Säure behandelt, so wird er in Globin und Hämatin gespalten, ebenso bei der Verdauung mit Pepsinsalzsäure, auch durch stärkere Alkalien, Alkalicarbonate, Kalkmilch, rasch bei höherer Temperatur. Pyridin spaltet nur in konz. (ca. 20 proz.) Lösung. Das zuerst gebildete Globin scheint in wässerigen Flüssigkeiten ziemlich rasch weiterzersetzt zu werden.

Reduziertes Hämoglobin gibt bei den gleichen Spaltungen statt Hämatin Hämochromogen, ebenso Oxyhämoglobin und Methämoglobin nach dem Zusatz von reduzierenden und zugleich spaltenden Agenzien, z. B. überschüssigem Hydrazinhydrat, auch bei längerem Kochen mit Alkalien allein [Bardachzi[5])]. Kohlenoxydhämoglobin gibt Kohlenoxydhämochromogen, welches an der Luft unter Kohlenoxydabspaltung in Hämatin übergeht.

Hämatin wurde bisher nur amorph erhalten; nach verschiedenen Methoden entstehen einigermaßen verschieden zusammengesetzte Substanzen,

---

[1]) E. Letsche, Zeitschr. f. physiol. Chemie **67**, 177 [1910].
[2]) J. Haldane, Journ. of Physiol. **21**, 160 [1897].
[3]) E. Harnack, Zeitschr. f. physiol. Chemie **26**, 558 [1898].
[4]) M. Takayama, Beiträge z. Toxikol. usw., Stuttgart **1905**, S. 142; dagegen C. C. Guthrie, Amer. Journ. of Physiol. **9**, 187 [1904].
[5]) Fr. Bardachzi, Zeitschr. f. physiol. Chemie **70**, 206 [1910].

aus welchen aber durch geeignete Reinigung ein und dasselbe Hämatin erhalten werden kann.

Hämatin ist ein schwarzbraunes Pulver, welches in Wasser, verdünnten Säuren,
Alkohol, Äther, Chloroform unlöslich ist. Es löst sich bei gleichzeitiger Säuregegenwart
wenig in Alkohol und in Äther, leicht löst es sich in Alkalien, auch in Ammoniak; Kalksalze und Schwermetallsalze fällen es aus alkalischen Lösungen.

Die Verschiedenheit der Hämatinpräparate je nach der Art der Darstellung, welche
schon aus den sehr verschiedenen Angaben über die Löslichkeit dieser Körper und über
ihr Verhalten gegen Reagenzien hervorgehen dürfte, scheint nicht immer durch Verunreinigungen, sondern auch durch verschiedene Konstitution bedingt zu sein. So ist
das über Hämin dargestellte Hämatin zweifellos beständiger gegen eisenabspaltende
Reagenzien als das als direktes Spaltungsprodukt von Oxyhämoglobin gewonnene Hämatin.

Zum Studium des Hämatins wurde in den letzten Jahren fast ausschließlich von
dem krystallisierenden Chlorwasserstoffester des Hämatins (Hämin) ausgegangen.
In größerer Menge ist Hämin nach Nencki und Sieber[1] aus dem mit Weingeist koagulierten Blutfarbstoff zu gewinnen durch Extraktion mit siedendem salzsäurehaltigen Amylalkohol, oder nach Schalfejeff[2]) durch Eintragen von Blut oder Blutfarbstofflösung, welcher eine größere Menge Chlornatrium zugesetzt ist, in die 4fache Menge auf 80° erwärmten Eisessig, worauf die Mischung durch 10 Minuten auf dieser Temperatur gehalten, her-
nach koliert wird. Aus den abgekühlten Flüssigkeiten fallen die Häminkrystalle heraus.

Hämin fällt in mikroskopisch kleinen, dichroitischen (schwarz- und gelbbraunen)
Krystallen, sog. Teichmannschen Krystallen, aus den Lösungen heraus. In ihm ist eine
Hydroxylgruppe des Hämatins durch Chlor ersetzt. Analoge Hämatinester mit Brom
und Jod sind mehrfach beschrieben.

Nach Schalfejeffs wichtiger Entdeckung läßt sich Hämin umkrystallisieren, 1. indem es in alkoholischem Ammoniak gelöst wird, diese Lösung wird in warmen chlornatriumhaltigen Eisessig eingetragen, oder 2. (am besten) indem 1 g Rohhämin in 20 ccm Chloroform,
das 2 ccm Pyridin enthält, gelöst wird; dabei bleibt ein — nicht hämatinartiger — Teil
(Carcasse) ungelöst, die filtrierte Lösung wird in warmen chlornatriumhaltigen Eisessig
eingetragen. Es scheiden sich beim Abkühlen meist schön ausgebildete Häminkrystalle ab.
Dieses umkrystallisierte Hämin ist in allen bisher untersuchten Blutarten als identisch befunden worden [Küster[3])].

Es ist aber dazu zu bemerken, daß aus verschieden dargestellten Rohhäminen sehr
verschiedene Mengen von Hämin in der Eisessiglösung bleiben, aus dieser Eisessiglösung
zum Teil durch Verdünnen mit Wasser, zum anderen Teil erst nach der Neutralisation
der Essigsäure zu gewinnen sind. Auch Hämatin kann nach Schalfejeffs Verfahren
in Hämin übergeführt werden.

Das reine umkrystallisierte Hämin hat nach Küster[3]) und nach Zaleski[4]) die
Formel: $C_{34}H_{33}N_4FeO_4Cl$. Dieses Hämin ist unlöslich in Wasser, Alkohol, Äther, Amylalkohol, Chloroform, Aceton, verdünnten Säuren, löslich bei Gegenwart von Alkalien, auch
organischen Basen, wobei das Halogen abgespalten wird, in den genannten indifferenten
Lösungsmitteln. Durch Lösen in wässerigen Laugen und Fällen der (unter Sauerstoffaufnahme zersetzlichen) Lösungen mit verdünnter Schwefelsäure wird das Hämatin analysenrein erhalten. Ihm kommt näherungsweise die Formel $C_{34}H_{34}N_4FeO_5$ zu.

Die Elementaranalyse macht einige Schwierigkeiten wegen der schweren Verbrennlichkeit; es wird leicht etwas zu wenig Kohlenstoff gefunden, andererseits gibt die Stickstoffbestimmung nach Kjeldahl zu geringe Werte, der Stickstoff muß nach Dumas
bestimmt werden.

Trockenes Hämatin ist relativ beständig, es kann bis 180° ohne Zersetzung erhitzt
werden, widersteht auch recht lange der Einwirkung gespannter Wasserdämpfe.

Die alkalischen, wässerigen Hämatinlösungen sind in dicken Schichten rot, in dünnen
olivengrün, sie geben ein wenig charakteristisches Spektrum, in konz. Lösungen einen
Streifen im Rot (zwischen C und D, näher an D, über D hinausgehend), nach Lewin,
Miethe und Stenger (l. c.) bei $\lambda = 616$, während Hämin einen Streifen bei $\lambda = 612$ zeigt.
Die Natur des Lösungsmittels hat auf das Spektralbild des Hämatins einen großen Ein-
fluß. So ist in alkalischen Acetonlösungen der Streifen im Rot verschwunden und dafür

[1]) M. Nencki u. N. Sieber, Archiv f. experim. Pathol. u. Pharmakol. **18**, 401 [1884].
[2]) M. Schalfejeff, Physiologiste russe **1**, 15 [1898]. — Andere ergiebige Verfahren zur
Hämindarstellung: K. A. H. Mörner, Nordisk med. Ark. Festband 1897; Zeitschr. f. physiol.
Chemie **29**, 187 Note [1900]. — M. Rosenfeld, Archiv f. experim. Pathol. u. Pharm. **40**,
142 [1898].
[3]) W. Küster, Zeitschr. f. physiol. Chemie **40**, 391 [1903].
[4]) J. Zaleski, Zeitschr. f. physiol. Chemie **43**, 11 [1904].

ein Streifen im Gelb (Lewin $\lambda = 580$); außerdem ist eine diffuse Auslöschung über das ganze Spektrum vorhanden. Saure Hämatinlösungen geben im allgemeinen einen deutlichen Streifen zwischen C und D, auch nach der Art des Lösungsmittels und dem Säuregrade wechselnd. Außerdem sind weniger scharf begrenzte, dem Oxyhämoglobin ähnliche Streifen im Grün mehrfach beobachtet. Bei den Differenzen und dem wenig charakteristischen Aussehen dieser verschwommenen Lichtauslöschungen scheint ihre Aufzählung gegenwärtig ohne Interesse. Ich habe mehrfach eisenärmere, aber nach ihrer Darstellungsart und nach ihrem weiteren optischen Verhalten (das Hämochromogenspektrum gebende) als Hämatin anzusprechende Körper erhalten, welche verschiedenartige Spektralerscheinungen gaben. Da — zumindest in früheren Zeiten — meist die Charakterisierung von Hämatin ohne bestätigende Analyse erfolgte, mögen derartige Körper des öfteren schon erhalten und als Hämatin s. str. beschrieben worden sein. Auch differierende Angaben über die Löslichkeit von Hämatinpräparaten werden sich zum Teil so erklären lassen. In den obengenannten Lösungsmitteln, in welchen Hämatin s. str. unlöslich ist, sind derartige Substanzen oft recht gut löslich.

Durch reduzierende Mittel geht Hämatin, wahrscheinlich unter Abspaltung von einem Sauerstoffatom aus einem Hämatinmolekül, in Hämochromogen über (Hoppe - Seyler 1867).

Die Angabe Milroys[1]), daß reines Hämin und Hämatin durch Hydrazinhydrat nicht reduziert werden, kann ich nicht bestätigen. Diese Sauerstoffabspaltung geht glatt nur durch alkalische Reduktionsmittel (Stokes Reagens, Alkalisulfide oder Sulfhydrate), bei saurer Reaktion geht die Spaltung weiter, es wird leicht Eisen herausgelöst.

Die Eisenabspaltung geht aus Blutfarbstoff leichter als aus Hämatin und Hämochromogen vor sich, aus Hämochromogen weitaus leichter als aus Hämatin; aus dem (typischen) Hämochromogen (dargestellt aus reinem Hämatin) wird durch 1—5% Salz- oder Schwefelsäure bei Zimmertemperatur kein Eisen herausgeholt.

Hämochromogen ist wie Hämatin bisher nur amorph erhalten worden.

Eine Verbindung des Hämochromogens mit Pyridin[2]) ist krystallisiert erhalten worden, bisher aber noch nicht hinreichend studiert.

Eine Verbindung mit Kohlenoxyd (1 Mol. Hämochromogen mit 1 Mol. Kohlenoxyd) hat Pregl[3]) isoliert, das Kohlenoxyd ist darin im Gegensatz zu der entsprechenden Hämoglobinverbindung viel lockerer gebunden als der Sauerstoff des Hämatins; sie gibt durch den Sauerstoff der Luft leicht Hämatin. Beim Erhitzen von Kohlenoxydhämoglobin mit Laugen wird Kohlenoxydhämochromogen abgespalten, welches eine schön rote Farbe hat (Hoppe-Seylers Natronprobe), während die anderen Hämoglobinderivate an der Luft braunrotes Hämatin geben.

Die Lösungen des Hämochromogens sind intensiv kirschrot; bei Luftabschluß entsteht durch verdünnte Säuren ein rotbrauner Niederschlag des freien Hämochromogens. Eine ammoniakalische Hämochromogenlösung gibt, mit luftfreiem Alkoholäther gefällt, einen Niederschlag vom Aussehen des roten Phosphors (Hämochromogenammonium).

Die alkalische Lösung des Hämochromogens zeigt 2 Spektralstreifen bei $\lambda = 556$—558 und 530—526 (Lewin, Miethe und Stenger) [559 und 525 v. Zeynek[4])].

Von diesen beiden Streifen ist der erste sehr intensiv und scharf begrenzt, der zweite schwächer. Nach Gamgee (l. c.) hat es außerdem im Violett einen Streifen bei $\lambda = 420$, der nach Lewin, Miethe und Stenger bei direkt aus Blut abgespaltenem Hämochromogen bei $\lambda = 411$, bei aus Hämatin (Nencki) dargestelltem bei $\lambda = 385$ auftritt.

Beim Schütteln mit Luft wird aus Hämochromogen rasch Hämatin zurückgebildet, doch ist nach Gamgee der erhaltene Körper nicht mehr mit Hämatin vollkommen identisch, sondern zeigt spektrale Unterschiede im Violett. Nach Bertin - Sans und Moitessier[5]) entsteht nur der eine Streifen bei D; erst nach Zusatz von Ammoniak, Amiden

---

[1]) J. A. Milroy, Journ. of Physiol. **32**, 12 [1905].

[2]) Z. Donogány, Orvosi hetilap, Budapest; zit. nach Malys Jahresber. d. Tierchemie **22**, 100; **27**, 150. — Seither erschienen darüber: W. Dilling, Atlas der Hämochromogene 1910; E. Kalmus u. R. v. Zeynek, Zeitschr. f. physiol. Chemie **70**, 217 [1910].

[3]) F. Pregl, Zeitschr. f. physiol. Chemie **44**, 173 [1905].

[4]) R. v. Zeynek, Zeitschr. f. physiol. Chemie **25**, 492 [1898].

[5]) H. Bertin-Sans u. J. Moitessier, Bulletin de la Soc. chim. **9**, 380 [1893].

(aber nicht Harnstoff), Eiweiß, Amidosäuren tritt das beschriebene Hämochromogen-spektrum auf. Durch wässeriges Cyankalium wird ein Hämatinderivat erhalten, welches in der alkalischen Lösung einen Absorptionsstreifen zwischen D und E, näher an D zeigt. Es wird gegenwärtig als Cyanhämatin angesprochen, obwohl es noch nicht als solches charakterisiert ist. Durch Reduktionsmittel wird seine Lösung kirschrot und zeigt nun zwei ziemlich gleich starke Absorptionsstreifen, deren Lage im Spektrum annähernd mit denen des Hämochromogens übereinstimmt. Die Darstellung dieser Lösung wird seit Jahren beim gerichtlichen Nachweis von Blutspuren verwendet.

Während Pyridin allein in nicht allzu großer Menge auf Blutfarbstoff nur fällend, nicht zersetzend wirkt, entstehen auf weiteren Zusatz von Reduktionsmitteln kirsch-rote Krystalle (Donogány l. c.), welche ein dem Hämochromogenspektrum sehr ähn-liches Spektrum geben und eine krystallisierende Pyridin - Hämochromogenverbin-dung sind. Diese Krystalle sind von H. U. Kobert[1]) und später von De Domi-nicis[2]) zum Nachweis von Blutfarbstoff empfohlen worden. Eine analoge Verbindung scheint Piperidin zu geben, letzteres spaltet aber auch in verdünnten Lösungen Hämo-chromogen ab. Wird Blut oder Hämatin mit starker Schwefelsäure behandelt (Mulder 1846, Hoppe-Seyler 1864), so wird das Eisen abgespalten, es entsteht ein eisenfreier Farbstoff, Hämatoporphyrin.

Hämochromogen wird auch schon durch verdünnte Säuren (Salz- oder Schwefel-säure), besonders in der Wärme in Hämatoporphyrin übergeführt, auch schweflige Säure vermag diese Eisenabspaltung, aber nur im intensiven Lichte, zu bewirken[3]).

(NB.: Hämatin wird durch schweflige Säure nicht zu Hämochromogen reduziert.)

Größere Mengen von Hämatoporphyrin sind nach Nencki und Sieber[4]) aus Hä-matin durch Eisessig, der mit Bromwasserstoff gesättigt ist, zu erhalten.

Hämatoporphyrin.

Hämatoporphyrin hat nach Zaleski[5]) die Formel $C_{34}H_{38}N_4O_6$. Die Bildung aus Hämatin geschieht in der Art, daß für das Eisenatom 2 Wasserstoff-atome und außerdem ein Wassermolekül eintreten.

Nach Nencki käme dem Hämatoporphyrin die Formel $C_{16}H_{18}N_2O_3$ zu, wonach es ein Isomeres des Bilirubins wäre.

Im Gegensatze zu Hämatin ist Hämatoporphryin sehr unbeständig. Seine Lösungen zersetzen sich an der Luft schon bei Zimmertemperatur, auch am Licht; beim Erwärmen tritt leicht Verharzung ein, bei trockenem Erhitzen entstehen Pyrroldämpfe.

Hämatoporphyrin gibt mit Salzsäure eine in langen nadelförmigen Krystallen krystal-lisierende Verbindung (bei Verwendung von Zaleskis Formel auf 1 Molekül Hämato-porphyrin 2 HCl enthaltend), andererseits Verbindungen mit Metallen; nach den Ana-lysen von Nencki und Sieber werden (bei Verwendung von Zaleskis Formel) 2 oder 4 Wasserstoffatome durch Metalle ersetzt; die Schwermetallsalze sind unlöslich, das Ba-rium- und Calciumsalz nahezu unlöslich in Wasser.

Hämatoporphyrin ist leicht löslich in Laugen und Mineralsäuren, in Al-kohol, schwer löslich in reinem Wasser, Äther, Essigäther, Amylalkohol, Chloro-form, aus salzsaurer Lösung durch schwefelsaures Ammon, aber auch schon durch Chlornatrium und Magnesiumsulfat aussalzbar. Durch Erhitzen bei 100° verliert Hämatoporphyrin an Gewicht, gleichzeitig nimmt seine Löslich-keit in Salzsäure und Alkohol ab. Durch Reduktion mit Zinkstaub und Salz-säure werden Hämatoporphyrinlösungen entfärbt, die entstandene Verbindung gibt nach Merunowicz und Zaleski[6]) an der Luft, aber nicht quantitativ,

---

[1]) H. U. Kobert, Das Wirbeltierblut, Stuttgart 1901.

[2]) A. De Dominicis, Berl. klin. Wochenschr. 1905, 1219.

[3]) R. v. Zeynek, Zeitschr. f. physiol. Chemie 49, 472 [1906].

[4]) N. Sieber, Archiv f. experim. Pathol. u. Pharmakol. 24, 430 [1888]; Monatshefte f. Chemie 9, 115 [1888]; Zeitschr. f. physiol. Chemie 30, 384 [1900].

[5]) J. Zaleski, Zeitschr. f. physiol. Chemie 37, 54 [1902].

[6]) J. Merunowicz u. J. Zaleski, Bulletin de l'Acad. des Sc. Krakau 1906; zit. nach Malys Jahresber. d. Tierchemie 36, 162 [1906].

wieder Hämatoporphyrin. Auch urobilinartige Substanzen wurden durch Reduktion erhalten[1]). Mit Salpetersäure entstehen rote, dann grüne und blaue Farbentöne, die denen der Gmelinschen Bilirubinreaktion ähneln; nach Saillet[2]) zeigt die grüne Lösung zwei an saures Bilicyanin erinnernde Streifen.

Optisches Verhalten. Hämatoporphyrin hat eine große Färbekraft.

Nach A. Schulz[3]) sind die Spektralreaktionen am besten in 0,0015% alkoholischer Lösung zu sehen.

Saure Hämatoporphyrinlösungen sind schön rotviolett und zeigen ein zweistreifiges Spektrum; einen Streifen zwischen C und D, nahe an D [$\lambda = 597$ bis 587: Garrod[4]), Nebelthau[5]), Maximum der Lichtauslöschung bei $\lambda = 593$: Lewin, Miethe und Stenger[6])], einen zweiten, dunkleren und breiteren Streifen in der Mitte zwischen D und E ($\lambda = 557$—541, Maximum bei 550), der gelbwärts noch eine weitergehende Absorption zeigt (welche von Schulz als schmaler Streifen bei $\lambda = 575$ aufgefaßt wird).

Alkalische Lösungen sind gelbrot und zeigen 4 Streifen: zwischen C und D ($\lambda = 621$—610, Maximum bei 614), zwischen D und E nahe an D ($\lambda = 590$ bis 572, 563 Lewin, Miethe und Stenger), zwischen D und E nahe an E ($\lambda = 555$—528, 535 Lewin, Miethe und Stenger), einen breiten Streifen von b bis gegen F ($\lambda = 514$—498, 501 Lewin, Miethe und Stenger).

Diese Streifen zeigen Unterschiede in ihrem Aussehen und in ihrer Lage je nach dem Säure- resp. Alkaligehalte der Lösung (Ammoniak, Pyridin), auch je nachdem als Lösungsmittel Wasser oder Weingeist verwendet ist[7]).

Nach Lewin, Miethe u. Stenger zeigt das direkt aus Blut (nicht aus Hämatin) mit konz. Schwefelsäure erhaltene Hämatoporphyrin nicht unbeträchtliche Differenzen in der Lage der Spektralstreifen. Diesbezüglich sei auf die mitgeteilte Literatur verwiesen[8]).

Im Ultraviolett besitzt Hämatoporphyrin nach Gamgee[9]) auch in sehr stark verdünnten, fast farblos erscheinenden Lösungen bei saurer und alkalischer Reaktion ein starkes Band, das von h—H reicht. Bei saurer Reaktion hat es 2 Maxima bei $\lambda = 403$ und $\lambda = 380$, bei alkalischer ist das Absorptionsband noch ausgeprägter mit einem Maximum bei $\lambda = 388$ (Lewin, Miethe und Stenger).

Das alkalische Spektrum wird durch Zusatz von Zinksalzen — allerdings langsam — verändert, je nach dem Grade der Alkalescenz und dem Zinkgehalt [Hammarsten[10])]. Es entsteht ein zweistreifiges Spektrum, der eine Streifen liegt bei D ($\lambda = 589$—570), der andere zwischen D und E ($\lambda = 560$—526), ferner ist ein schwacher Streifen vorhanden, dessen Mitte bei $\lambda = 507$ liegt (Schulz). Auch beim Kochen einer alkolisch-ammoniakalischen Hämatoporphyrinlösung tritt dieses Spektrum auf, sog. metallisches Spektrum; es kann dem Hämochromogenspektrum ähnlich aussehen [Saillets[11]) eisenfreies Hämochromogen], dem Kohlenoxydhämoglobin ähnlich [Schulz[12])].

---

[1]) L. Zoja, Arch. ital. de biol. **19** [1893]. — Saillet, Revue de med. **16**, 547 [1896]. — J. Merunowicz u. J. Zaleski, Bulletin de l'Acad. des Sc. Krakau **1906**; zit. nach Malys Jahresber. d. Tierchemie **36**, 162.

[2]) Saillet, Revue de med. **16**, 547.

[3]) A. Schulz, Engelmanns Archiv, Suppl. **1904**, 271.

[4]) A. E. Garrod, Journ. of Physiol. **13**, 603 [1892]; **17**, 349 [1895].

[5]) E. Nebelthau, Zeitschr. f. physiol. Chemie **27**, 324 [1899].

[6]) L. Lewin, A. Miethe u. E. Stenger, Archiv f. d. ges. Physiol. **118**, 80 [1907].

[7]) Vgl. auch E. Rost, Fr. Franz u. R. Heise, Arbeiten a. d. Kaiserl. Gesundheitsamt **32** [1908].

[8]) Die frühere Literatur bei A. Schulz, Engelmanns Archiv, Suppl. **1904**, 282.

[9]) A. Gamgee, Zeitschr. f. Biol. **34**, 526 [1896].

[10]) O. Hammarsten, Skand. Archiv f. Physiol. **3**, 329 [1892].

[11]) Saillet, Revue de med. **16**, 542 [1896].

[12]) A. Schulz, Engelmanns Archiv, Suppl. **1904**, 277.

Zu diesen komplizierten und veränderlichen Spektralerscheinungen kommt noch hinzu, daß weder das saure noch das alkalische Spektrum an die Gegenwart der entsprechenden Reaktion gebunden sind (die alkoholische essigsaure Lösung gibt z. B. das „alkalische" Spektrum), daß das „metallische" Spektrum auch ohne Zusatz von Schwermetallen auftreten kann, z. B. durch Ammonverbindungen [Garrod[1]] hat dieses Spektrum auch bei amylalkoholischen Auszügen von Harnsedimenten beobachtet], ferner daß unter der Reagenzieneinwirkung Mischspektra auftreten können, so daß die Spektralerscheinungen mannigfaltige Verschiedenheiten zeigen können. Weiter ist zu beachten, daß Hämatoporphyrin sehr zersetzlich ist (auch am Licht!), daher nimmt es kein Wunder, daß nach verschiedenen Autoren Hämatoporphyrine verschiedener Darstellungsart ein verschiedenes Spektralverhalten zeigen[2]). Schon Garrod hat ein 7streifiges Hämatoporphyrinspektrum beschrieben.

Die Details dieser spektralen Veränderungen und Unterschiede haben für die Beobachtungen im Harne eine immerhin geringere Bedeutung, weil durch reichlichen Salzsäurezusatz das charakteristische „saure" Spektrum hergestellt wird.

Mesoporphyrin.

Wird Hämin (5 g) mit Eisessig (75 ccm) und Jodwasserstoff (15—20 ccm von 1,96 spez. Gew.) in der Wärme gelöst, dann Phosphoniumjodid (5—8 g) allmählich zugefügt, so wird ein Teil des Ausgangsmaterials in Mesoporphyrin von der Formel $C_{34}H_{38}N_4O_4$ [Zaleski[3])] übergeführt, das um 2 Sauerstoffatome ärmer ist als das Hämatoporphyrin. Die Reaktion geht nicht quantitativ vor sich, u. a. entsteht dabei auch das letzte Reduktionsprodukt, Hämopyrrol. Das Spektrum des Mesoporphyrins ist nach Nencki und Zaleski[4]) annähernd gleich dem des Hämatoporphyrins, nur sind die Absorptionsstreifen unbedeutend gegen Violett verschoben (um ca. 4 $\mu\mu$). Nach Lewin, Miethe und Stenger[5]) zeigt es in saurer Lösung noch einen schwachen Streifen bei $\lambda = 608$. Im Ultraviolett liegt ein Streifen bei $\lambda = 399$. In alkalischer Lösung finden sich 3 starke Streifen bei $\lambda = 535, 501, 463, 4$ schwächere Streifen bei $\lambda = 633, 615, 583, 560$; im Ultraviolett ein schwacher Streifen bei $\lambda = 402$. Von Interesse ist, daß ein Zersetzungsprodukt des Chlorophylls (Phylloporphyrin; wahrscheinliche Formel: $C_{16}H_{18}N_2O_2$) nahe verwandt ist mit Hämatoporphyrin und Mesoporphyrin. Das Spektrum ist ähnlich dem des Hämatoporphyrins, nur sind die Streifen gegen Violett verschoben [Marchlewski[6])].

Weitere Spaltungsprodukte.

Als letztes Reduktionsprodukt der chromophoren Gruppe des Blutfarbstoffes haben Nencki und Zaleski[7]) durch Einwirkung von Jodwasserstoff und Phosphoniumjodid [nach Marchlewski und Retinger[8]) 5 g Hämin, 100 g Jodwasserstoff, ca. 8 g Phosphoniumjodid] ein farbloses, leicht flüchtiges, in Äther lösliches Öl (Hämopyrrol) von der Zusammensetzung $C_8H_{13}N$ erhalten, welches mit Quecksilberchlorid und Pikrinsäure krystallisierte Verbindungen gibt, an der Luft rot wird und dabei in urobilinähnliche Körper übergeht. Hämopyrrol und das farblose Reduktionsprodukt des Hämatoporphyrins (durch Zink und Salzsäure) geben mit p-Dimethylaminobenzaldehyd und Salzsäure eine Rotfärbung [P. Ehrlich, Neubauer[9])]. Küster[10]) wies nach, daß Hämopyrrol kein einheitlicher Körper ist, und zwar wahrscheinlich eine Mischung von einem Pyrrol- und einem Pyrrolinderivat, später gab auch Marchlewski Daten, welche für eine Inhomogenität des Hämopyrrols sprechen, das Hauptprodukt ist nach Marchlewski[11]) Methylpropylpyrrol, welche Annahme dadurch gestützt wurde, daß Hämopyrrol nach Art der

---

[1]) A. E. Garrod, Journ. of Physiol. **15**, 117 [1893].

[2]) Vgl. Garrod, Journ. of Physiol. **13**, 598; **15**, 108 [1893]. — L. Zoja, Arch. Ital. Clin. med. **1893**. Die Annahme eines Isohämatoporphyrins (Le Nobel, l. c.) ist von Nencki u. Sieber wie von Hammarsten widerlegt.

[3]) J. Zaleski, Zeitschr. f. physiol. Chemie **37**, 54 [1902].

[4]) M. Nencki u. J. Zaleski, Berichte d. Deutsch. chem. Gesellschaft **34**, 997 [1901].

[5]) L. Lewin, A. Miethe u. E. Stenger, Archiv f. d. ges. Physiol. **118**, 80 [1907].

[6]) L. Marchlewski, Berichte d. Deutsch. chem. Gesellschaft **41**, 847 [1908].

[7]) Nencki u. Zaleski, Berichte d. Deutsch. chem. Gesellschaft **34**, 997 [1901]. — Nencki, Op. omnia II, 792.

[8]) L. Marchlewski u. J. Retinger, Biochem. Zeitschr. **10**, 441 [1908].

[9]) O. Neubauer, Sitzungsber. d. morphol.-physiol. Ges. München **19**, 32 [1903].

[10]) W. Küster, Berichte d. Deutsch. chem. Gesellschaft **37**, 2470 [1904]; **40**, 2017 [1907]; Annalen d. Chemie **346**, 1 [1906].

[11]) L. Marchlewski, Biochem. Zeitschr. **10**, 437 [1908]; daselbst die frühere Literatur.

Pyrrole mit Diazoniumsalzen Disazofarbstoffe gibt. Nach Piloty[1]) kommt diesem jedoch eine der beiden folgenden Formeln zu:

$$CH_3—C—C—C_2H_5 \qquad\qquad CH_3—C—C—C_2H_5$$
$$CH_3—C \quad CH \qquad oder \qquad HC \quad C—CH_3$$
$$\underset{NH}{\diagdown\diagup} \qquad\qquad\qquad\qquad \underset{NH}{\diagdown\diagup}$$

Als höchstes charakteristisches Oxydationsprodukt aus der chromophoren Gruppe des Blutfarbstoffes und sämtlicher Abbauprodukte derselben hat Küster[2]) durch Oxydation mit Chromsäure in Eisessig, später auch mit anderen Oxydationsmitteln eine wasser- und ätherlösliche, gut krystallisierende Säure von der Formel $C_8H_9NO_4$ erhalten. Sie geht leicht beim Kochen mit wässeriger Lauge unter Ammoniakabspaltung in eine Säure $C_8H_8O_5$ (Anhydrid einer 3 basischen Säure $C_8H_{10}O_6$) über. Die Formel der erstgenannten Säure ist

$$H_3C—C=C—CH_2·CH_2·COOH,$$
$$\underset{\diagdown\underset{NH}{\diagup}}{CO \quad CO}$$

während bei der Säure $C_8H_8O_5$ die Imidgruppe durch ein Sauerstoffatom ersetzt ist. Diese Hämatinsäuren, welche Küster[3]) auch aus Bilirubin erhalten hat, gehen beim mehrstündigen Erhitzen mit ammoniakalischem Alkohol auf 130°, das Imid der 3 basischen Hämatinsäure auch bei der trockenen Destillation zwischen 190—245° unter Kohlensäureabspaltung in das Imid der Methyläthylmaleinsäure ($C_7H_9NO_2$) über, durch Kaliumpermanganat in schwefelsaurer Lösung entsteht Bernsteinsäure. Durch Zinkstaub in essigsaurer Lösung entstehen zwei stereoisomere Tricarbonsäuren $C_8H_{12}O_6$, Jodwasserstoff im zugeschmolzenen Rohre bei 150° greift die Hämatinsäure nur wenig an; durch Jodwasserstoff plus Phosphoniumjodid wird kein Hämopyrrol gebildet.

Während Nencki[4]) angenommen hatte, daß der gleiche Komplex aus dem Hämatinmolekül bei der Oxydation Hämatinsäure, bei der Reduktion Hämopyrrol liefere, hält Küster dafür, daß das symmetrisch gebaute Hämatin eine Gruppe enthält, die sowohl in Hämatinsäure wie in Hämopyrrol übergehen kann, und eine andere Gruppe, welche letzteres nicht vermag[5]). Auch Piloty hat bei der Spaltung von Hämatoporphyrin nebeneinander Hämopyrrol und Hämopyrrolcarbonsäure $C_9H_{13}O_2N$ von der wahrscheinlichen[6]) Formel

$$H_3C—C—C—C_2H_4—COOH$$
$$HC \quad C—CH_3$$
$$\underset{NH}{\diagdown\diagup}$$

erhalten, die Hämopyrrolcarbonsäure wurde als die Muttersubstanz der Hämatinsäure charakterisiert. Daneben wurde von ihm ein größerer Komplex „Hämatopyrrolidinsäure" erhalten, welcher bei der Spaltung Hämopyrrol oder diesem nahestehende basische Substanzen, andererseits Hämopyrrolcarbonsäure gab.

Über die Art der Bindung von Hämatin resp. Hämochromogen mit Globin ist nicht viel bekannt; insbesondere ist es nicht erwiesen, wie weit eine Lockerung derselben stattfinden kann, ohne daß der Blutfarbstoff für den Organismus funktionsuntüchtig wird. Mehrere Versuche haben sich damit beschäftigt, Blutfarbstoff aus seinen Komponenten

---

[1]) O. Piloty u. E. Quitman, Berichte d. Deutsch. chem. Gesellschaft 42, 4694 [1909]. — Vgl. W. Küster, Zeitschr. f. physiol. Chemie 55, 539 [1908]; Berichte d. Deutsch. chem. Gesellschaft 35, 2948 [1902].

[2]) W. Küster, Habil.-Schrift Tübingen 1896; Berichte d. Deutsch. chem. Gesellschaft 32, 677; 33, 3021; 35, 2948; 43, 370 [1910]; Zeitschr. f. physiol. Chemie 28, 1 [1899]; 29, 185; 44, 391; 54, 501; 55, 505 [1908]; 61, 164 [1909]; Annalen d. Chemie 315, 174 [1900]; 345, 1 [1905].

[3]) Küster, Zeitschr. f. physiol. Chemie 26, 314 [1898]; Berichte d. Deutsch. chem. Gesellschaft 35, 1268 [1902].

[4]) M. Nencki u. J. Zaleski, Berichte d. Deutsch. chem. Gesellschaft 34, 997 [1901]. — Nencki, Op. omnia II, 792.

[5]) Küster, Zeitschr. f. physiol. Chemie 55, 545 [1908].

[6]) O. Piloty, Annalen d. Chemie u. Pharmazie 366, 237 [1909]. — O. Piloty u. S. Merzbacher, Berichte d. Deutsch. chem. Gesellschaft 42, 3253, 3258 [1909]. — Zeitschr. W. Küster, f. physiol. Chemie 61, 168 [1909].

zu restituieren (seit Preyer 1871), doch ohne eine sichere Charakterisierung der gebildeten Körper.

Ham und Balean[1]) glauben, daß an Hämochromogen nicht nur Globin, sondern auch andere Eiweißkörper, z. B. Eiereiweiß, angelagert werden können.

Für eine relativ feste Verbindung (die bei der Größe der beiden Atomkomplexe Hämatin und Globin wohl an mehreren Stellen sein dürfte) spricht, daß Hämoglobin durch manche Reduktions- wie Oxydationsmittel nicht in seine Komponenten gespalten wird, sondern daß der Farbenkomplex in Verbindung mit dem Eiweiß bleibt und in dieser Verbindung anders reagiert als nach vorheriger Lostrennung.

In neuerer Zeit sind mehrfache Versuche ausgeführt worden, Hämatoporphyrin resp. Mesoporphyrin durch Eisenaufnahme in Hämochromogen resp. Hämatin überzuführen. Zaleski[2]) hat aus Mesoporphyrin und Hämatoporphyrin mit Eisenoxydul hämatinähnliche, aber nicht mit Hämatin identische Körper erhalten. Nach Laidlaw[3]) entsteht Hämochromogen aus Hämatoporphyrin durch Erwärmen mit Stokesschem Reagens und Hydrazinhydrat bei alkalischer Reaktion. Andererseits entsteht durch Kupferaufnahme das von Church als Hämatoporphyrinderivat erkannte Turacin (der rote Farbstoff von Papageienfedern). Jüngst stellte Milroy[4]) je eine Nickel-, Kobalt- und Zinnverbindung von Hämatoporphyrin dar, welche dem Hämochromogen analog sein dürften. Die Nickelverbindung war hämochromogenähnlich, aber weitaus indifferenter gegenüber atmosphärischem Sauerstoff als das Hämochromogen.

Vorkommen von Blutfarbstoffen im Harn. Über das Vorkommen von gelöstem und in Blutkörperchen eingeschlossenem Blutfarbstoff im Harne siehe S. 920. Oxyhämoglobin im Harne geht bald in Methämoglobin über. Bei der alkalischen Harngärung können sowohl Oxy- wie Methämoglobin zu Hämoglobin reduziert werden, aus welchem dann an der Luft wieder Oxyhämoglobin entstehen kann.

Voraussichtlich werden sich im Harne Kohlenoxydhämoglobin oder Sulfohämoglobin (welches bei der chronischen Obstipation nach van den Bergh[5]) im Blute vorkommen soll), gelegentlich bei Hämaturie oder Hämoglobinurie finden lassen, doch scheint hierauf bisher nicht geachtet worden zu sein.

Hämatin kommt nicht selten in pathologischen Harnen vor. Es ist wahrscheinlich öfters infolge seines an und für sich wenig charakteristischen Spektrums übersehen oder mit Methämoglobin verwechselt worden.

Die eisenhaltigen Farbstoffe: Harleys Urohämatin[6]), Baumstarks Urorubrohämatin[7]), wahrscheinlich auch Kunkels eisenhaltiger Farbstoff des Sediment. lateritium[8]) dürften dem Hämatin nahestehen. Auch Giacosa[9]) hält den von ihm isolierten Farbstoff für verwandt mit Urohämatin. Baumstarks Urofuscohämatin, wahrscheinlich auch Leubes Farbstoff[10]) haben dagegen anscheinend Beziehungen zu Hämatoporphyrin. Betreffend die eingehende Beschreibung dieser Körper sei auf die Originalarbeiten oder auf Hupperts Harnchemie 1898 verwiesen.

Hämatoporphyrin kommt nach Garrod[11]) und Saillet[12]) regelmäßig — wenn auch in geringer Menge — im normalen menschlichen Harne vor, obwohl dessen Spektrum direkt nie zu beobachten ist, nach Stokvis[13]) auch

---

[1]) C. E. Ham u. H. Balean, Journ. of Physiol. **32**, 312 [1905].

[2]) J. Zaleski, Zeitschr. f. physiol. Chemie **43**, 11 [1904].

[3]) P. Laidlaw, Journ. of Physiol. **31**, 464 [1904].

[4]) J. A. Milroy, Journ. of Physiol. **38**, 384 [1909].

[5]) A. A. H. van den Bergh, Ned. Tijdschr. v. Geneesk. **1905**, I, 719; zit. nach Malys Jahresber. d. Tierchemie **35**, 172 [1905].

[6]) G. Harley, Verhandl. d. physikal.-med. Gesellschaft Würzburg **5**, 1 [1854].

[7]) F. Baumstark, Berichte d. Deutsch. chem. Gesellschaft **7**, 1170; Archiv f. d. ges. Physiol. **9**, 568 [1874].

[8]) A. J. Kunkel, Verhandl. d. physikal.-chem. Gesellschaft Würzburg 1881, S. 69.

[9]) P. Giacosa, Malys Jahresber. d. Tierchemie **1886**, 213; Annali di chim. e di farm. [4] **3**, 201.

[10]) W. Leube, Virchows Archiv **106**, 418 [1886]; siehe S. 891.

[11]) A. E. Garrod, Journ. of Physiol. **13**, 619 [1892]; **15**, 108; **17**, 350 [1895]; Lancet, Nov. 1900.

[12]) Saillet, Revue de méd. **16**, 542 [1896].

[13]) B. J. Stokvis, Centralbl. f. d. med. Wissensch. **1896**, 177.

im Kaninchenharn. Nach Garrod[1]) enthalten die Uratsedimente manchmal Hämatoporphyrin.

Das Hämatoporphyrin des Harnes ist nach Hammarsten und nach Saillet oft verschieden vom gewöhnlichen Hämatoporphyrin. Saillet bezeichnet es als Urospektrin oder Urohämatoporphyrin. Neben dem Farbstoffe selbst kommt im Harne[2]) ein Chromogen desselben vor; auch bei alkalischer Harngärung wird das Hämatoporphyrin des Harnes entfärbt.

Das Chromogen ist durch Baryt fällbar, auch mit Ammonsulfat; es wird aus der Barytfällung durch salzsauren Alkohol extrahiert, aus der Ammonsulfatfällung durch absoluten Alkohol. Diese Lösungen geben direkt kein Spektrum außer von fremden Farbstoffen (z. B. Urobilin); an der Luft bei Gegenwart von Ammoniak oder von Säure wird Hämatoporphyrin gebildet. Riva und Zoja haben darauf hingewiesen, daß die Amylalkoholextrakte des Harnes beim Stehen dunkler werden, wobei die Bänder des alkalischen Hämatoporphyrins auftreten.

Saillet gewinnt das Chromogen durch Extraktion des mit Essigsäure angesäuerten Harnes mit Essigäther; bei intensiver Beleuchtung wird dann das Chromogen in Hämatoporphyrin verwandelt.

Durch das Vorhandensein dieses Chromogens ist Zojas[3]) Annahme berechtigt, daß aus der Harnfarbe kein direkter Schluß auf die direkte Hämatoporphyrinmenge gezogen werden kann. Saillet erklärt, daß die Menge des Hämatoporphyrins im Harne umgekehrt proportional dem Urobilingehalte des Harnes sei.

Relativ große Mengen von Hämatoporphyrin sind im Harne beobachtet nach Sulfonal-, Trional- und Tetronalgebrauch [Stokvis[4]), Salkowski[5]), Hammarsten[6])], ferner bei Bleivergiftungen [Stokvis[4]), Nakarai[7]), Deroide und Lecompt[8]), Schulte[9])], bei Darm- und Magenblutungen [Calvert und Garrod[10])], bei Leberleiden [Keyzer[11])], dann auch gelegentlich bei enteritischem Fieber, Addisonscher und Basedowscher Krankheit, bei Pneumonie, akutem Rheumatismus und Gicht [Hoppe-Seyler, Le Nobel[12])], bei Leberstauungen resp. gehemmtem Leberabfluß [Stokvis[13])], bei Hydroa aestivale [M'Call Anderson[14])]. Pal[15]) beschreibt eine intermittierende Hämatoporphyrinurie, die für paroxysmale Hämoglobinurie gehalten worden war.

Nach Huppert[16]) ist regelmäßig viel mehr Hämatoporphyrin im Fieberharne als im Harne Gesunder. Stokvis[14]) meint in letzter Zeit, das Hämatoporphyrin stamme aus dem Chlorophyll der Nahrung, auch aus blutreichem Fleisch der Nahrung, vielleicht auch aus der Galle.

---

1) A. E. Garrod, Journ. of Physiol. **17**, 441 [1895].

2) Saillet, Revue de méd. **16**, 542. — A. Eichholz, Journ. of Physiol. **14**, 332 [1893]. — A. Riva u. L. Zoja, Gazz. med. di Torino **43**, 421; zit. nach Malys Jahresber. d. Tierchemie **24**, 673.

3) L. Zoja, Centralbl. f. d. med. Wissensch. **1892**, 705.

4) B. J. Stokvis, Malys Jahresber. d. Tierchemie **23**, 593 [1893].

5) E. Salkowski, Zeitschr. f. physiol. Chemie **15**, 286 [1891]; daselbst die frühere Literatur.

6) O. Hammarsten, Upsala Läkaref. förhandl. **26**; zit. nach Malys Jahresber. d. Tierchemie **21**, 423 [1891].

7) Nakarai, Deutsches Archiv f. klin. Medizin **58**, 165 [1897].

8) E. Deroide u. Lecompt, Compt. rend. de la Soc. de Biol. **50**, 396 [1898].

9) Schulte, Deutsches Archiv f. klin. Medizin **58**, 313.

10) J. Calvert u. A. E. Garrod, Clin. soc. Trans. Ldn. **34**, 41; zit. nach Malys Jahresber. d. Tierchemie **31**, 855 [1901]; vgl. das Sammelreferat von Fr. N. Schulz, Ergebnisse d. Physiol. **2**, I, 162.

11) J. Keyzer, Inaug.-Diss. Freiburg **1897**; Malys Jahresber. d. Tierchemie **27**, 782 [1897].

12) C. Le Nobel, Archiv f. d. ges. Physiol. **40**, 520 [1887].

13) B. J. Stokvis, Malys Jahresber. d. Tierchemie **29**, 841 [1899].

14) M'Call Anderson, Brit. Journ. of Dermatol. 1898; zit. nach Malys Jahresber. d. Tierchemie **28**, 680 [1898].

15) J. Pal, Centralbl. f. inn. Medizin **24**, 601 [1903].

16) H. Huppert, Harnchemie **1898**, 559.

Hämatoporphyrinähnliche Farbstoffe sind mehrfach beobachtet worden.

Stokvis[1]) beschreibt einen solchen bei einer Morphinistin, Quincke[2]) bei Sulfonalvergiftung, ebenso im Kaninchenharn, Kast und Weiß[3]), Thornton[4]) bei gastrointestinalen Störungen, Calvert und Garrod[5]) ein purpurfarbenes Pigment neben Hämatoporphyrin, welches durch Laugenzusatz nicht niedergeschlagen wurde, wohl aber durch Barytzusatz zum alkalischen Filtrat. Der mit Schwefelsäure zersetzte Niederschlag gab eine rote Lösung ohne Absorptionsstreifen, die durch Alkali entfärbt, durch Säurezusatz restituiert wurde. Das Pigment war nicht mit Äther ausschüttelbar, sonst dem Pigment Leubes ähnlich. Als erster dürfte Neusser[6]) einen solchen Farbstoff beschrieben haben. Auch Hammarsten[7]) hat auf hämatoporphyrinähnliche Pigmente aufmerksam gemacht.

Hämatoporphyrin ist im Harne, soviel bekannt, nur mit alkalischem und mit metallischem Spektrum beobachtet worden.

Hämatoporphyrin mit metallischem Spektrum fand Garrod (l. c.) bei der Extraktion von Harnsäureniederschlägen mittels Amylalkohol. Es löste sich leicht in Chloroform und Essigäther, in heißem abs. Alkohol, nicht in kaltem. Der Amylalkohollösung wurde beim Schütteln mit konz. Chlornatriumlösung Hämatoporphyrin entzogen, während Uroerythrin in Lösung blieb (NB.: gewöhnliches Hämatoporphyrin geht aus Amylalkohol nicht in Chlornatrium über). Neben dem 4 bändrigen alkalischen Spektrum wurde auch ein 5 bändriges beobachtet (neben den 4 charakteristischen Streifen noch ein Streifen bei C: Le Nobels Isohämatoporphyrin).

Nach Mac Munn[8]) kommt Hämatoporphyrin auch bei Tieren vor, die kein Hämoglobin haben.

Für den

Nachweis von Blutfarbstoffen

und von allen seinen Abbauprodukten ist die spektroskopische Untersuchung ev. neben der Darstellung von Hämin oder von Donogánys sog. Hämochromogenkrystallen ausschlaggebend, da bei allen anderen Proben Täuschungen unterlaufen können. Bei geringer Blutfarbstoffmenge muß der Blutfarbstoff vorher ausgefällt werden.

Von den Spektroskopen empfehlen sich solche von geringer Dispersion wie die Taschenspektroskope à vision directe, von denen auch die einfacher konstruierten mit festgestelltem Spalte den meisten unserer Aufgaben genügen. Zur ungefähren Orientierung im Spektrum dienen bei Beobachtung im Tageslichte die Fraunhoferschen Linien ebensogut wie willkürliche Skalen.

Von großem Vorteile wäre der Ersatz der Prismenspektroskope durch Gitterspektroskope, da bei den letzteren die einzelnen Spektralgegenden gleichmäßig dispergiert sind, infolgedessen die Lichtverteilung im Spektrum eine gleichmäßige ist; durch das Zusammendrängen des Blau und Violett werden Streifen in diesen Spektralgegenden, auch diffuse Lichtauslöschungen, viel deutlicher erkannt.

Es scheint kein Zweifel zu sein, daß die Gitterspektroskope, da jetzt Abklatschgitter zu billigen Preisen in den Handel kommen — ich habe mehrere Jahre hindurch solche von A. B. Porter, Scientific Shop, Chicago, in Verwendung —, einen Fortschritt bedeuten. Einen großen Fortschritt zur Charakterisierung strittiger Spektralerscheinungen wird weiterhin die objektive Darstellung der Spektren auf photographischem Wege bringen, wie sie jüngst von Lewin, Miethe und Stenger[9]) und von Rost, Franz und Heise[10])

[1]) M. Stokvis, Ned. Tijdschr. v. Geneesk. 1889; Malys Jahresber. d. Tierchemie 19, 463 [1899].

[2]) H. Quincke, Berl. klin. Wochenschr. 1892, 889.

[3]) A. Kast u. Th. Weiß, Berl. klin. Wochenschr. 1896, 621.

[4]) G. L. Thornton, Lancet 1904, 888.

[5]) J. Calvert u. A. E. Garrod, Trans. Clin. Soc. Ld. 34, 41 [1901].

[6]) E. Neusser, Sitzungsber. d. Wiener Akad. 84, III, 536 [1881].

[7]) O. Hammarsten, Skand. Archiv f. Physiol. 3, 319 [1892].

[8]) Ch. A. Mac Munn, Journ. of Physiol. 6, 22; 7, 240; 8, 384 [1887].

[9]) L. Lewin, A. Miethe u. E. Stenger, Archiv. f. d. ges. Physiol. 118, 80 [1907].

[10]) E. Rost, Fr. Franz u. R. Heise, Arbeiten a. d. Kaiserl. Gesundheitsamt 32, Heft 2 [1908].

für einige Blutfarbstoffe durchgeführt worden ist, wobei zur Bestimmung der Spektralgegenden zweckmäßig das Heliumspektrum nach A. Tschermaks[1]) Vorschlag gleichzeitig mit photographiert wird.

Die genaue Bestimmung der Wellenlängen macht bei Anwendung von Gittern keine
Schwierigkeiten.

Zur spektroskopischen Untersuchung darf der Harn nicht stark trüb sein.
Trüber Harn ist mit wenig kohlensaurem Natrium zu versetzen (10 ccm Harn
mit 3—4 Tropfen einer 10 proz. Natriumcarbonatlösung) und dann zu filtrieren.
Bleibt auf dem Filter ein stark gefärbter Rückstand, so wird derselbe mit
1—2 pro mille Natriumcarbonatlösung aufgenommen, wodurch häufig direkt
eine zur spektroskopischen Untersuchung geeignete Lösung erhalten wird.

Die zur Untersuchung verwendete Probe wird knapp vor den Spalt des Spektralapparates gebracht und gegen eine starke Lichtquelle, bei hellem Tageslichte gegen den Himmel, betrachtet. Erscheint das Spektrum zu dunkel, so muß der Harn vorsichtig mit
Wasser verdünnt werden. Eine einzige Spektralerscheinung darf im allgemeinen nie als
hinreichend für den Nachweis eines Farbstoffes angesehen werden, wenn nicht durch die
Darstellung derselbe schon genügend identifiziert erscheint. Oxyhämoglobin und Methämoglobin werden durch Reduktionsmittel (Stokes' Reagens, ein nicht zu stark gelbes
Schwefelammonium) in Hämoglobin übergeführt. Man gibt zu 5 bis 10 ccm der zu untersuchenden Lösung einige Tropfen von einem der genannten Reagenzien, läßt vor der Beobachtung einige Minuten ruhig stehen. Das Hämoglobin kann durch Schütteln mit Luftsauerstoff in Oxyhämoglobin verwandelt werden; durch Einleiten von Kohlenoxyd (auch
Leuchtgas genügt in den meisten Fällen; es ist zweckmäßig, mit einer Versuchsprobe erst
dessen Brauchbarkeit festzustellen) kann man das Spektrum des Kohlenoxydhämoglobins
erhalten, welches durch Reduktionsmittel nicht weiter verändert wird. 10 bis 20% Lauge
und die genannten Reduktionsmittel, ferner Hydrazinhydrat geben das sehr charakteristische Spektrum des Hämochromogens, welches auch dann noch deutlich zu erhalten ist,
wenn die erstgenannten Spektren nur undeutlich sich zeigen. Auch die Untersuchung auf
Absorptionsstreifen im Ultraviolett scheint von Wert zu sein; bisher liegen noch zu wenig
Erfahrungen darüber vor. Das Spektrum des Kohlenoxydhämoglobins ist schärfer als das
des Oxyhämoglobins, dieses wieder schärfer als das des Methämoglobins und des (reduzierten) Hämoglobins. Ob Oxyhämoglobin oder Methämoglobin im Harn ursprünglich
vorhanden ist, läßt sich bei geringem Blutfarbstoffgehalt meist nicht entscheiden, da kleine
Mengen von Oxyhämoglobin rasch im Harn in Methämoglobin übergehen. Hämatin gibt
in schwach alkalischer Flüssigkeit mit einem der drei genannten Reduktionsmittel —
am schönsten mit Hydrazinhydrat — Hämochromogen, welches beim Schütteln an der
Luft wieder in Hämatin übergeht.

Zur Konzentrierung von Blutfarbstoff kann der Harn:

1. mit Gerbsäure gefällt werden. Nach Struve[2]) wird der Harn mit
Ammoniak oder Lauge schwach alkalisch gemacht, dann mit Gerbsäurelösung
(Gerbsäure wird mit Wasser bis zur eingetretenen Klärung schwach erwärmt,
die Lösung ist immer frisch zu bereiten) versetzt, sodann mit Essigsäure
schwach angesäuert, der Niederschlag wird auf einem Filter gesammelt, mit
Wasser gewaschen und entweder

a) zur Darstellung von Häminkrystallen verwendet, indem eine kleine
Menge des noch feuchten Niederschlages, ein Körnchen Chlornatrium und
einige Tropfen Eisessig auf einem Uhrgläschen vorsichtig über einem kleinen
Flämmchen erwärmt werden, so daß die Flüssigkeit nicht ins Sieden kommt,
der verdunstende Eisessig wird ersetzt. Nach einigen Minuten haben sich die
charakteristischen mikroskopischen Häminkrystalle gebildet, die in Lauge löslich
sind und durch Reduktionsmittel in Hämochromogen verwandelt werden können.

Nach Struve wird auch Hämatin durch Gerbsäure gefällt und kann in gleicher
Weise in Hämin übergeführt werden.

---

[1]) A. Tschermak, Archiv f. d. ges. Physiol. 88, 95 [1901]. Eine übersichtliche Darstellung klinisch wichtiger Absorptionsspektra gibt O. Schumm, Klinische Spektroskopie,
Jena 1909.

[2]) H. Struve, Zeitschr. f. analyt. Chemie 11, 29 [1872].

b) Nach Donogánys[1]) und H. U. Koberts[2]) Verfahren wird etwas vom
feuchten Niederschlag mit einigen Tropfen Pyridin und Schwefelammonium
oder Hydrazinhydrat auf einem Objektträger versetzt, die Mischung wird mit
einem Deckgläschen bedeckt. Es bilden sich intensiv rote Krystalle, welche
das Hämochromogenspektrum schön zeigen.

c) Der feuchte Niederschlag wird in Lauge gelöst, wobei das Hämatinspektrum auftritt. Die Laugenlösung gibt mit Hydrazinhydrat das Hämochromogenspektrum.

2. Der Harn wird mit Lauge stark alkalisch gemacht und aufgekocht. Es entsteht
ein reichlicher Niederschlag, der neben Erdphosphaten die Spaltungsprodukte von Blutfarbstoff enthält (Hellers Blutprobe). Bei Gegenwart von Blut, aber auch nach Gebrauch
von Senna, Rheum, Santonin usw. ist der Niederschlag rot gefärbt, er wird auf ein Filter
gebracht und kann nun zur Darstellung der Häminkrystalle oder der Donogányschen
Krystalle verwendet werden. Wird der Niederschlag mit wenig verdünnter Essigsäure
aufgenommen, so färbt sie sich bei Gegenwart von Blut rot.

3. Der Harn (50—100 ccm) wird mit $^1/_{10}$ Vol. 3 proz. Zinkacetatlösung auf 70—80°
erwärmt, der Niederschlag wird filtriert, mit Wasser gewaschen, hierauf in Ammoniak gelöst, zu der Lösung werden einige Tropfen Stokes' Reagens (1 T. Weinsäure, 1 T. Ferrosulfat, 10 T. Wasser) gegeben, worauf bei Gegenwart von Blut das Hämochromogenspektrum auftritt [Schumm[3])].

Man versäume nicht die mikroskopische Untersuchung des Sedimentes
auf Blutkörperchen.

Orientierende Reaktionen auf Blutfarbstoff. Empfindliche orientierende,
aber nicht eindeutige Proben auf Blutfarbstoff und Hämatin sind mit Guajacharz, Aloe-
harz und Benzidin anzustellen[4]). Sie sind vorzugsweise nur bei negativem Ausfall mit
Sicherheit zu verwerten.

Guajacprobe. Ein frisch bereiteter alkoholischer Auszug von Guajacharz (Guajactinktur, Schoenbeins Reagens) wird mit lange am Licht und an der Luft gestandenem,
verharztem und dadurch peroxydreichem Terpentinöl versetzt oder mit frischem 3 proz.
Wasserstoffsuperoxyd (das nach O. Schumm[5]) aber nicht so wirksam ist wie lange ver-
harztes Terpentinöl) versetzt, zu dieser Mischung, die an sich blau sein darf, wird
der zu untersuchende Harn zugesetzt. An der Berührungsstelle der beiden Flüssigkeiten
tritt bei positiver Reaktion nach etwa einer Minute eine Blaufärbung auf. Beim Umschütteln färbt sich die ganze Flüssigkeit mehr oder minder blau. Statt der Guajactinktur
wird nach Bolland[6]) zweckmäßig eine etwa $^1/_2$ proz. (nach Schumm 1 proz.) alkoholische
Lösung von Guajaconsäure (Merck) verwendet. Das wirksame Terpentinöl bereitet man
durch Stehenlassen von Terpentinöl in offenen Krystallisierschalen im zerstreuten Tageslicht. Dabei wird es dickflüssig, sein spez. Gewicht nimmt sehr zu (von 0,87 auf 1,23). Es
wird dann mit etwa dem fünffachen Volumen gewöhnlichen Terpentinöls verdünnt (auf
$s = 0,95$). Ob das Terpentinöl entsprechend wirksam ist, kann durch seine Fähigkeit,
Jodkaliumlösung zu zersetzen, erprobt werden (Schumm). Schumm hat eine direkte
Bläuung von Guajactinktur durch Terpentinöl beobachtet, wenn letzteres im direkten
Sonnenlicht gestanden war; die Bläuung trat aber auf, wenn das Terpentinöl einige Tage
im Dunkeln aufbewahrt wurde, nicht mehr auf. Alkalischer Harn muß mit Essigsäure
schwach angesäuert werden. Für die Ausführung der Guajacprobe sind verschiedene
Modifikationen angegeben, von denen nur zwei hier mitgeteilt werden sollen.

1. Zu etwa 5 ccm Harn werden etwa 5 Tropfen der Guajaclösung und ca. 20 Tropfen
(ca. 1 g) Terpentinöl zugesetzt, gut durchgeschüttelt und einige Minuten stehen gelassen;
dann wird mit einigen Kubikzentimetern Alkohol versetzt. Das Schüttelgefäß darf nicht
mit dem Finger verschlossen werden. Die Angaben über die Empfindlichkeit der Probe
weisen große Differenzen auf.

---

[1]) Z. Donogány, Math. u. Naturw. Ber. aus Ungarn **11**, 135 [1893].
[2]) H. U. Kobert, Das Wirbeltierblut, Stuttgart **1901**.
[3]) O. Schumm, Archiv d. Pharmazie **247**, 1 [1909].
[4]) Vgl. O. Schumm, Klin. Methoden z. Nachweis v. Blutfarbstoff; Archiv d. Pharmazie **247**, 1.
[5]) O. Schumm, Zeitschr. f. physiol. Chemie **50**, 374 [1907].
[6]) A. Bolland, Zeitschr. f. analyt. Chemie **46**, 626 [1907].

Nach Schumm kann ein Teil Blutfarbstoff auf 20 000—80 000 Teile Wasser nach-gewiesen werden, nach Bolland 1 : 12 000. Die verschiedenen Angaben über die Emp-findlichkeit finden wahrscheinlich ihre Erklärung — neben der verschiedenen Wirk-samkeit des verwendeten Terpentinöls — darin, daß bei verschieden großen Blutmengen korrespondierende Mengen von Guajaclösung zugesetzt werden müssen. Bei sehr wenig Blut kann ein Überschuß der Guajaclösung die Reaktion hindern [Schroeder[1])]. Die Reaktion darf weder alkalisch noch mineralsauer sein, ein mäßiger Essigsäuregehalt stört nicht.

Eine große Zahl von Stoffen kann eine positive Blutreaktion vortäuschen. Einige derselben werden durch Kochen unwirksam gemacht wie Eiter, Oxydasen. Dagegen geben auch nach dem Kochen Eisensalze, Cuprisalze, Jodide, salpetrige Säure, Rhodanwasser-stoff, essigsaure Tonerde, Bleiacetat, fein verteiltes Quecksilber, Platin eine Bläuung der Guajaclösung[2]).

2. Zur Vermeidung einiger störender Substanzen schlägt Weber[3]) vor, 30 ccm Harn mit 10 ccm Essigsäure und 20—40 ccm Äther zu schütteln, wobei die eisenhaltigen Zer-setzungsprodukte des Blutfarbstoffes in den Äther übergehen. Der Äther ist zweimal mit Wasser auszuschütteln, hierauf mit der ätherischen Lösung die Guajacprobe (5—10 Tropfen Guajaclösung, 20 Tropfen Terpentin) anzustellen. Die Reaktion geht langsamer als in der wässerigen Lösung vor sich.

Schaer[4]) hat statt der Guajactinktur eine alkoholische **Aloin**lösung oder Tinktur von Barbadosaloe oder Natalaloe vorgeschlagen, welche nach Klunge[5]) eine der Guajac-bläuung analoge, aber beständigere Rotfärbung gibt.

O. und R. Adler[6]) haben eine heiß gesättigte, alkoholische, nach dem Erkalten filtrierte **Benzidin**lösung als Reagens auf Blutspuren empfohlen. 10—15 ccm Harn werden mit dem gleichen Volumen Eisessig versetzt, mit Äther ausgeschüttelt, der Äther wird mit der Reagenslösung und etwas Wasserstoffsuperoxyd versetzt; bei Gegenwart von Blutspuren tritt eine Grünfärbung auf. Schlesinger und Holst[7]) haben diese Probe in der Weise modifiziert, daß 10—12 Tropfen einer gesättigten Benzidineisessiglösung mit 3 ccm Wasserstoffsuperoxyd gemischt werden, dieser Mischung wird der Harn zugefügt.

Diese Probe ist von einer die beiden vorigen weit überragenden Empfindlichkeit (1 : 100 000). Es darf aber nur das reinste Benzidin (Merck oder Kahlbaum) verwendet werden.

Betreffend die möglichen Irrtümer gilt für die Aloinprobe wie für die Benzidinprobe das bei der Guajacprobe Angegebene. Zwar ist mehrfach darauf hingewiesen worden, daß einige der störenden Substanzen mit den Reagenzien ohne Wasserstoffsuperoxyd oder Terpentinzusatz reagieren, aber die Störungen haben nicht ausgeschlossen werden können (betreffend Eisen vgl. Bolland, l. c.). Man kann daher gegenwärtig diese Proben doch nicht als zum sicheren Blutnachweis geeignet ansehen. Ihr Wert liegt vielmehr darin, daß ein negatives Resultat Blutfarbstoff in den angegebenen Konzentrationen ausgeschlossen ist. Für die Untersuchung des Harns kommt ihnen kaum eine größere Bedeutung zu, dagegen mögen sie etwa bei der Untersuchung auf Blut in Faeces u. dgl. als Kontrollproben von Wert sein (Schumm). Über die Theorie vgl. Carlson[8]).

Außer den genannten Reagenzien ist Phenolphthalin [E. Meyer[9])] und Parapheny-lendiamin [Boas[10])] zum Blutnachweis empfohlen worden. Letztere Proben sind weder empfindlicher noch vollkommen sicher.

Nachweis von Hämatoporphyrin. Nach Garrod[11]) wird eine größere Menge (150—350 ccm pathologischer, mindestens 1 l normaler Harn) mit ⅕ seines Volumens an 10 proz. Lauge (nicht Ammoniak!) versetzt.

[1]) K. Schroeder, Hospitalstidende 15; zit. nach Malys Jahresber. d. Tierchemie 37, 188 [1907].
[2]) Vgl. C. L. Alsberg, Archiv f. experim. Pathol. u. Pharmakol., Suppl. 1908, 39.
[3]) H. Weber, Berl. klin. Wochenschr. 1893, 441; vgl. auch O. Rossel, Compt. rend. de la Soc. de Biol. 55, 347 [1903].
[4]) E. Schaer, Zeitschr. f. analyt. Chemie 42, 7 [1903].
[5]) A. Klunge, Schweizer Wochenschr. f. Pharm. 1882, 497; 1883, 2.
[6]) O. u. R. Adler, Zeitschr. f. physiol. Chemie 41, 59 [1904].
[7]) E. Schlesinger u. F. Holst, Deutsche med. Wochenschr. 1906, 1444.
[8]) C. E. Carlson, Zeitschr. f. physiol. Chemie 48, 69 [1906]; 55, 260 [1908].
[9]) E. Meyer, Münch. med. Wochenschr. 1903, 1489. — B. J. Slowzow, Ruski Wratsch 1909; Chem. Centralbl. 2, 1083 [1909].
[10]) J. Boas, Centralbl. f. inn. Medizin 27, 601 [1906].
[11]) A. E. Garrod, Journ. of Physiol. 17, 349 [1895].

Mit dem reichlichen Phosphatniederschlage[1]) fällt das Hämatoporphyrin
heraus. Nach dem Absetzen des Niederschlages wird die überstehende Flüssigkeit durch einen Heber entfernt, hierauf wird der Niederschlag auf ein Filter
gebracht, mit Wasser und schließlich mit Alkohol gewaschen (nach Garrod
ist es zweckmäßig, den Niederschlag vom Filter in ein Becherglas abzuspritzen,
mit Wasser zu verrühren und dann wieder aufs Filter zu bringen; dann wird
das Wasser mit Alkohol verdrängt). Der Niederschlag wird in salzsäurehaltigem
Weingeist verteilt, gut zerrührt, hierauf wird die Lösung filtriert. Das Filtrat
zeigt das saure Hämatoporphyrinspektrum.

Zur weiteren Reinigung macht man es mit Ammoniak alkalisch, löst gleich darauf
in Essigsäure und schüttelt mit Chloroform aus. Die Chloroformlösung zeigt, wenn nicht
ein großer Überschuß von Essigsäure verwendet wurde, das alkalische Hämatoporphyrinspektrum.

Von störenden Farbstoffen, die mit dem Phosphatniederschlage ausfallen,
kommt Blutfarbstoff in Betracht, durch den das Hämatinspektrum neben dem
Hämatoporphyrinspektrum entsteht. Chrysophansäure gibt dem Phosphatniederschlag [Garrod[2])] eine bläulichrote Farbe, die durch salzsäurehaltigen
Alkohol gelb wird, auf Ammoniakzusatz aber eine starke Verdunklung des
Spektrums gibt. Urobilin ist nach Le Nobel[3]) und Zoja[4]) aus einer sauren
wässerigen Hämatoporphyrinlösung durch Chloroform zum großen Teile zu
entfernen.

Während Hämatoporphyrin durch Äther, Essigäther, Chloroform, Benzol, Petro-
leumäther [Stokvis, Salkowski, Hammarsten (l. c.)] — nach Keyzer[5]) ist es in
Essigäther hier und da löslich gefunden worden — dem Harne nicht entzogen wird, so
geht nach Riva und Zoja[6]) Hämatoporphyrin in reinen Amylalkohol über (neben
Urobilin und Uroerythrin).

Zum Nachweis nach Riva und Zoja werden 500 ccm Harn mit 50—60 ccm
Amylalkohol sanft geschüttelt. Der Amylalkohol gibt dabei meist eine Emulsion,
welche sich nach Huppert beim Filtrieren durch ein mit Amylalkohol befeuchtetes Filter trennt. Die amylalkoholische Lösung zeigt dann das alkalische
Hämatoporphyrinspektrum, beim Schütteln mit starkem Ammoniak (1 ccm)
nimmt dieses das Hämatoporphyrin auf.

Zur Reinigung werden nach Zoja der Amylalkohollösung einige Tropfen ammoniakalischer alkoholischer 1proz. Chlorzinklösung zugesetzt. Durch diese scheidet sich das
Hämatoporphyrin allmählich aus. Der Niederschlag wird mit Amylalkohol, Weingeist und
Äther gewaschen, in salzsäurehaltigem Alkohol gelöst, wobei das saure Hämatoporphyrinspektrum auftritt; durch überschüssige Lauge wird dann das alkalische Spektrum erhalten.

Nach Garrod ist auch Tetrachlorkohlenstoff ein gutes Lösungsmittel
für Hämatoporphyrin. Nach Saillet[7]) wird dem durch Essigsäure angesäuerten
Harn durch Ausschütteln mit dem gleichen Volumen Essigäther neben etwas
Hämatoporphyrin das Chromogen desselben entzogen, das am Licht in Häma-
toporphyrin übergeht. Aus der Essigätherlösung wird dies dann mit 5proz.
Salzsäure neben Urobilin extrahiert.

Bei Gegenwart von viel Hämatoporphyrin wird es nach Salkowski[8])
durch eine Mischung, welche gleiche Volumina Barytwasser und 10% Chlor-

---

[1]) Phosphatarmem Harn fügt man eine in Essigsäure gelöste Mischung von Chlor-
calcium- und Natriumphosphatlösung zu.
[2]) A. E. Garrod, Journ. of Physiol. **13**, 618 [1892].
[3]) C. Le Nobel, Archiv f. d. ges. Physiol. **40**, 514 [1887].
[4]) L. Zoja, Arch. ital. de biol. **19** [1893].
[5]) J. Keyzer, Inaug.-Diss. Freiburg **1897**; Malys Jahresber. d. Tierchemie **27**, 782.
[6]) A. Riva u. L. Zoja, Gazz. med. di Torino **1892**, Nr. 22. — Zoja, Arch. ital. di biol. **19**.
[7]) Saillet, Revue de méd. **16**, 543 [1896].
[8]) E. Salkowski, Zeitschr. f. physiol. Chemie **15**, 294 [1891].

bariumlösung enthält, nach Hammarsten[1]) mit Bariumacetatlösung (und
ev. Zusatz von Natriumcarbonat) gefällt. Der Niederschlag wird gewaschen,
dann bei Zimmertemperatur mit salzsäure- oder schwefelsäurehaltigem Alkohol stehen gelassen, hierauf filtriert. Das Filtrat zeigt das saure Spektrum;
auf Ammoniakzusatz entsteht das alkalische.

Der Alkoholauszug kann dadurch gereinigt werden, daß er mit Chloroform gemischt
und mit viel Wasser versetzt wird. Beim vorsichtigen Durchschütteln entsteht eine das
Hämatoporphyrin enthaltende Chloroformschicht, während die wässerig - alkoholische
Schicht Verunreinigungen enthält. Kleine Mengen von Hämatoporphyrin lassen sich
auf diese Weise nicht nachweisen.

Nach Zoja kann verunreinigendes Urobilin durch einen geringen Zusatz
von Salpetersäure zerstört werden.

Die **Darstellung** des Hämatoporphyrins aus dem Harne hat bisher in keinem Falle
zu einwandfrei reinem Hämatoporphyrin geführt.

Hammarsten[1]) versuchte Hämatoporphyrin aus einem hämatoporphyrinreichen
Harn zu erhalten durch Fällen mit Bariumacetat, dann durch abwechselnden Zusatz von
Natriumcarbonat und Bariumacetat, bis ein reiner weißer Niederschlag erhalten wurde.
Die rot gefärbten Niederschläge wurden mit Alkohol gewaschen, dann mit angesäuertem
Alkohol aufgenommen, diese Lösung wurde mit Chloroform gemischt, hierauf mit viel
Wasser versetzt und geschüttelt, die das Hämatoporphyrin enthaltende Chloroformschicht
wurde eingedampft. Der Rückstand von Chloroform löste sich nicht in Wasser und in ver-
dünnten Säuren, teilweise in Weingeist und in Alkali bei Zimmertemperatur, leicht in
heißem Weingeist, in konz. Salzsäure, in Chloroform, Aceton und Essigäther.

E. Nebelthau[2]) fällt das Hämatoporphyrin mit essigsaurem Zink (NB.: Nach
Keyzer ist durch Fällung mit essigsaurem Zink kein Resultat zu erhalten), wäscht den
Niederschlag und zerlegt ihn mit Schwefelammon. Aus der Lösung wird mit Essigsäure
das Hämatoporphyrin gefällt und durch wiederholtes Lösen mit Ammoniak und Fällen
mit Essigsäure gereinigt, schließlich mit Wasser, Alkohol und Äther gewaschen, in welchem das gewonnene Produkt ganz unlöslich ist. Es löste sich spurenweise in Eisessig
und Mineralsäuren, leicht in Ammoniak und Natronlauge. Aus hämatoporphyrinreichem
Harn konnte Nebelthau den Farbstoff durch Zusatz von etwa 5% Eisessig im Laufe
von etwa zwei Tagen ausfällen; der Niederschlag wurde zentrifugiert, mit Wasser gewaschen,
in Natronlauge gelöst; die Lösung wurde mit Essigsäure gefällt und der nun erhaltene
Niederschlag wiederholt in Lauge gelöst und mit Essigsäure gefällt, bis die über dem Niederschlage befindliche Flüssigkeit nur wenig braun gefärbt war. Dann wurde wieder in Lauge
gelöst und gegen destilliertes Wasser dialysiert, bis die Lösung neutral reagierte, nun wurde
der Farbstoff nochmals mit Essigsäure gefällt, der Niederschlag mit Wasser, Alkohol und
Äther gewaschen. Dieses Produkt war nur wenig löslich in Alkohol, verhielt sich sonst
wie das aus der Zinkfällung gewonnene. Es enthielt ca. 10% Stickstoff, 3—5% Asche
mit 0,37% Eisen.

Bestimmung der Blutfarbstoffe. a) *Colorimetrisch*. Wenn es sicher ist,
daß nur ein einziger Farbstoff in einer Lösung vorhanden ist, so kann seine
Menge durch Vergleichung der Farbenintensität dieser Lösung mit anderen,
die den Farbstoff in bekannter Menge enthalten, ermittelt werden. Die zweite
Bedingung für die Erzielung genauer Werte ist, daß die optische Qualität des
Farbstoffes bei der Verdünnung oder der Konzentrierung seiner Lösung unverändert bleibt. Nach Hüfners[3]) vielfachen Untersuchungen wie denen
seiner Schüler, auch nach H. Aron und Fr. Müller[4]) ist dies für Blutfarbstoff und seine Derivate der Fall. Auch Haldane[5]) fand die Färbekraft des
Blutes seiner Sauerstoffkapazität proportional.

---

[1]) O. Hammarsten, Skand. Archiv f. Physiol. **3**, 322 [1892].
[2]) E. Nebelthau, Zeitschr. f. physiol. Chemie **27**, 324 [1899].
[3]) G. Hüfner, Journ. f. prakt. Chemie **16**, 290 [1877]; Zeitschr. f. physiol. Chemie **3**, 1;
4, 9 [1879]; Zeitschr. f. physikal. Chemie **11**, 794 [1893]; Du Bois' Archiv **1894**, 130; **1895**,
213; **1899**, 39, 460.
[4]) H. Aron u. Fr. Müller, Engelmanns Archiv, Suppl. **1906**, 118.
[5]) J. Haldane, Journ. of Physiol. **26**, 500 [1901].

Im Harne wird nur ausnahmsweise ein einziges Blutfarbstoffderivat vorhanden sein, meist wird Oxyhämoglobin neben Methämoglobin ev. Hämoglobin enthalten sein, weswegen es zweckmäßig ist, ein stabiles Hämoglobinderivat aus diesen darzustellen; entweder Kohlenoxydhämoglobin nach dem Reduzieren des Blutfarbstoffes durch Einleiten von Kohlenoxyd oder gereinigtem Leuchtgas oder Cyanhämoglobin durch Zusatz von Ferricyankalium und Blausäure. Sowohl in Kohlenoxydhämoglobin als in Cyanhämoglobin lassen sich die genannten Blutfarbstoffderivate quantitativ überführen; andererseits können Lösungen von Kohlenoxyd- und von Cyanhämoglobin als Vergleichsflüssigkeiten (Standardlösungen) in zugeschmolzenen Gefäßen lange unzersetzt aufbewahrt werden. Die normale Harnfarbe kann wohl in den meisten Fällen, in welchen Blutfarbstoff quantitativ bestimmt werden soll, wegen ihrer geringen Intensität vernachlässigt werden.

Für Blutfarbstoffe werden als Vergleichslösungen auch fremde Farbstoffe von ungefähr gleichen optischen Qualitäten, z. B. Mischungen von Carmin mit Pikrinsäure, verwendet, auch statt der Lösungen ähnlich gefärbte Gläser (Glaskeile, v. Fleischl, Miescher). Oerum[1]) benützt als Vergleichslösung eine Methämoglobinglycerinlösung.

Es sind eine ganze Reihe von Colorimetern angegeben worden, die 1. das Verhältnis der Schichtdicken bei gleicher Lichtabsorption bestimmen, 2. bei gleichbleibenden Schichtdicken den Grad der Verdünnung bis zur Farbengleichheit, 3. das Verhältnis der Lichtstärke, bei welcher die gleiche Lichtauslöschung auftritt, etwa unter Verwendung polarisierten Lichtes, 4. die Widerstandsänderungen von verschieden belichteten Selenzellen. Da den einzelnen Instrumenten genaue Gebrauchsanweisungen beigegeben sind, braucht auf Details der Konstruktionen nicht eingegangen zu werden.

Die Ablesungen werden in der Regel auf einige Prozent genau sein, bei präzisen Apparaten und geübten Beobachtern bis auf ca. 1% gehen. Nach Oerum[2]) gibt die direkte colorimetrische Bestimmung des Blutfarbstoffes verschiedene Werte gegenüber der colorimetrischen Bestimmung von Hämatin nach der Zersetzung des Blutfarbstoffes mit Salzsäure, welche Sahli[3]) vorschlägt.

Grundlegend wichtig ist, daß nur absolut klare Flüssigkeiten verwendet werden. Wenn die zu vergleichenden Lösungen nicht ganz gleiche Farbstoffe enthalten, so können bei Verwendung verschiedener Lichtarten unter Umständen sehr differente Resultate erhalten werden, besonders bei Verwendung polarisierten Lichtes. Verläßlicher ist der colorimetrische Vergleich im monochromatischen Lichte, insbesondere wenn für die zwei zu vergleichenden Farbstoffe solches Licht gewählt wird, in dem der Grad ihrer Lichtauslöschung wenig differiert. Z. B. zeigen gleichkonzentrierte Oxy- und Methämoglobinlösungen unter Verwendung eines Zusatzes von $1^0/_{00}$ Natriumcarbonat in der Spektralgegend ($\lambda = 560$) fast die gleiche Lichtauslöschung; bei Colorimetrie im Tageslicht dagegen ist überhaupt keine vollständige Farbengleichheit zu erzielen und dadurch der Helligkeitsvergleich unsicher und für verschiedene Beobachter subjektiv verschieden: eine alkalische Methämoglobinlösung erscheint im diffusen Tageslicht schon bei flüchtigem Vergleich viel weniger gefärbt als eine Oxyhämoglobinlösung der gleichen Konzentration.

　b) *Die indirekte colorimetrische Bestimmung der Blutfarbstoffe* als Hämatin (?) hat Sahli (l. c.) durch Zusatz der 10fachen Menge von Zehntelnormalsalzsäure zum Blute versucht. Eine solche Lösung ist haltbar und daher als Standardlösung gut zu verwenden.

---

[1]) H. P. T. Oerum, Hammarsten-Festschrift **1906**.
[2]) H. P. T. Oerum, Deutsche med. Wochenschr. **34**, 1225 [1908].
[3]) H. Sahli, 20. Kongreß f. inn. Medizin **1902**; Malys Jahresber. d. Tierchemie **32**, 222; vgl. L. Arquembourg, L'écho méd. du Nord **11**, 340; Malys Jahresber. d. Tierchemie **37**, 153.

Für den Harn ist allerdings dieses Verfahren nicht zu benützen, da durch die Säurewirkung verschiedene Chromogene in Farbstoffe übergeführt werden. Ebenso kann von den Versuchen, das Eisen in der Harnasche colorimetrisch zu bestimmen und auf Blutfarbstoff zu beziehen, kein brauchbares Resultat erwartet werden, da einerseits die Eisenmengen pathologischer blutfreier Harne sehr verschieden sind[1]) und nur bei großen Blutmengen, die direkt rascher und genauer zu bestimmen sind, das Resultat eindeutig sein könnte, andererseits aber sind die colorimetrischen Eisenbestimmungsmethoden nicht einwandfrei[2]), vielleicht von Spezialfällen abgesehen[3]).

c. Bestimmung mittels des Spektrophotometers. Das Prinzip der Spektrophotometrie ist die Helligkeitsvergleichung in monochromatischem Lichte, so daß eigentlich von der Farbenempfindlichkeit des Beobachters abgesehen ist (die Farbe des Gesichtsfeldes von vornherein als nebensächlich erscheint) und nur Lichtintensitäten zum Vergleich kommen.

Wenngleich dadurch eine weit größere Verläßlichkeit der Beobachtung gegenüber colorimetrischen Methoden erreicht wird, so hat sich doch ergeben, daß die Empfindlichkeit der Augen verschiedener Beobachter in den einzelnen Spektralbezirken eine verschiedene ist, demnach in verschiedenen Spektralgegenden die Genauigkeit der Beobachtungen eine entsprechend verschiedene ist.

Um einen Farbstoff optisch völlig zu charakterisieren, müßte seine Lichtabsorption für Licht jeder Wellenlängen bestimmt werden. Denn wenn auch viele Körper charakteristische Absorptionsstreifen zeigen, so ist doch, soweit bis jetzt bekannt, niemals nur in den Gegenden der Absorptionsstreifen allein eine Lichtabsorption vorhanden, vielmehr stellen die Absorptionsstreifen nur Maxima der Lichtauslöschung dar.

Bisher ist die Aufgabe, in einheitlichem monochromatischen Lichte zu beobachten, praktisch noch nicht gelöst. Es werden aus einem reinen lichtstarken Spektrum durch geeignete Abblendevorrichtungen kleine Teile des Spektrums isoliert, innerhalb welcher das Licht dem Auge des Beobachters fast oder ganz homogen erscheint (Lichtstrahlen von etwa 10 $\mu\mu$ Differenz). Dieses Lichtbild gelangt 1. in unveränderter Lichtstärke, 2. nachdem es den lichtabsorbierenden Körper passiert hat, in das Auge des Beobachters. Durch geeignete Vorrichtungen (Rauchglaskeile, Vierordt; Objektivspaltverengerung, Krüß; Lichtauslöschung durch Polarisation, Hüfner) ist nun das erste Lichtbild so weit abzuschwächen, bis es den gleichen Helligkeitsgrad hat wie das zweite. Um den Grad der Lichtabsorption eines Körpers, dessen Absorption für die verschiedenen Spektralgegenden bekannt ist, zu der Bestimmung der Menge dieses Körpers verwenden zu können, müssen wir wissen, in welchen Beziehungen der Grad der Lichtauslöschung zu der Menge der lichtauslöschenden Substanz steht. Bouguer und Lambert[4]) haben dafür um die Mitte des 18. Jahrhunderts die folgenden zwei Gesetze formuliert:

1. Das Verhältnis der durch eine beliebige Schicht durchgelassenen Lichtmenge zu der auffallenden Lichtmenge ist von letzterer unabhängig.

2. Vergleichen wir verschieden dicke Schichten derselben Substanz, so nimmt die durchgelassene Lichtmenge in geometrischer Progression ab, wenn die Dicke in arithmetischer Progression wächst (Lamberts Gesetz).

Die Gültigkeit des Lambertschen Gesetzes für Lösungen, indem neben der Schichtdicke die Konzentration eingeführt wird, hat Beer[5]) bewiesen. Dieses Gesetz ist oft nachgeprüft worden mit dem Ergebnis, daß es in allen Fällen gültig ist, in denen bei Konzentrationsänderungen die Zusammensetzung der lichtabsorbierenden Substanz sich nicht ändert.

---

[1]) A. Neumann u. A. Mayer (Zeitschr. f. physiol. Chemie **37**, 143 [1902]) fanden 1—8 mg Eisen pro Tag.

[2]) G. Krüß u. H. Moraht, Berichte d. Deutsch. chem. Gesellschaft **22**, 2061 [1889]. — G. u. H. Krüß, Colorimetrie u. quant. Spektralanalyse **1891**, 177. — P. Hoffmann, Zeitschr. f. analyt. Chemie **40**, 72 [1901].

[3]) Vgl. H. P. T. Oerum, Zeitschr. f. analyt. Chemie **43**, 147 [1904].

[4]) H. Kayser, Handb. d. Spektroskopie **3**, 10 [1905]. — G. Hüfner, Über quant. Spektralanalyse, Journ. f. prakt. Chemie **1877**, 290.

[5]) Beer, Poggendorffs Annalen **86**, 78.

Wenn Licht von der Intensität J beim Durchgang durch die Dickeneinheit einer Flüssigkeitsschicht bis auf $\dfrac{J}{n}$ geschwächt wird und dieser Lichtrest nun noch eine gleiche Flüssigkeitsschicht von der Dickeneinheit passiert, so wird auch dieser wiederum auf $\dfrac{1}{n}$ reduziert, so daß nach dem Passieren von m Flüssigkeitsschichten von der ursprünglichen Intensität J nur noch die Lichtstärke $J' = \dfrac{J}{n^m}$ übrigbleibt.

Daraus ergibt sich weiter, daß der reziproke Wert der Schichtdicke ein Kriterium ist für das Lichtschwächungsvermögen (diaphaner Substanzen). Um aus diesem Kriterium ein brauchbares Maß zu machen, setzen Bunsen und Roscoe[1]) den Bruchteil, auf welchen Licht von der Stärke 1 beim Durchgang durch verschieden diaphane Medien geschwächt werden muß, auf $\frac{1}{10}$ fest und nennen den reziproken Wert der Schichtdicke[2]), bei welcher dies geschieht, den Extinktionskoeffizienten ε. Die Schichtdicke ist demnach $\dfrac{1}{\varepsilon}$.

Durch Logarithmieren der Gleichung $J' = \dfrac{J}{n^m}$ erhalten wir, wenn $J' = (\frac{1}{10}) J$, J als Einheit, $m = \dfrac{1}{\varepsilon}$ gesetzt wird, $\log n = \varepsilon$.

Für verschiedene Werte von J' gilt analog $\varepsilon = -\dfrac{\log J'}{m}$, und wenn nun wieder m als Einheit genommen wird (d. h. alle Versuche bei einer bestimmten Schichtdicke angestellt werden), erhalten wir $\varepsilon = -\log J'$.

Dies gilt für Lösungen bestimmter Konzentration; zum Vergleich von Lösungen wechselnder Konzentration muß von vornherein feststehen, daß sich die optischen Qualitäten des zu untersuchenden Körpers bei der Konzentrierung resp. der Verdünnung nicht ändern. Unter diesem Vorbehalte folgt, daß der Extinktionskoeffizient der Konzentration direkt proportional ist.

Wenn wir die Konzentration mit C bezeichnen, so ergibt sich $\dfrac{C}{\varepsilon} = \text{Konstante}$.

Diese Konstante wurde als das Absorptionsverhältnis A bezeichnet. Als Maß der Konzentration ist von Vierordt die Farbstoffmenge in der Raumeinheit (1 ccm) angenommen, so daß diese Werte, um auf Prozente des Farbstoffgehaltes bezogen zu werden, mit 100 multipliziert werden müssen[3]). Aus der obigen Gleichung folgert für die Konzentration $C = A \varepsilon = A' \varepsilon' \ldots$

Der Name „Absorptionsverhältnis" stammt von Vierordt[4]). Es ist eine empirisch ermittelte Konstante für jede Spektralregion und jede (durch Änderung der Konzentration ihrer Lösung nicht veränderte) Substanz. Für alle Blutfarbstoffderivate, welche gegenwärtig zu einigermaßen sorgsamer photometrischer Untersuchung verwendet worden sind, kann das Lambert-Beersche Gesetz als richtig angenommen werden[5]). Natürlich müssen die Lösungen völlig klar (diaphan) sein.

---

[1]) Bunsen u. Roscoe, Poggendorffs Annalen **101**, 235.

[2]) Nach Hagen u. Rubens, Drudes Annalen 8, 432, wäre statt „Extinktionskoeffizient" zweckmäßiger die Bezeichnung „Absorptionskonstante" (α). Siehe H. Kayser, Handb. d. Spektroskopie **3**, 13 u. 15. Im folgenden ist noch die Bunsensche Bezeichnung beibehalten.

[3]) Es wäre wünschenswert, statt dieser Konzentrationsangabe als Einheit der Konzentration den Normalgehalt der Lösung (1 g Äquivalent im Liter) anzunehmen; doch ist dies bei den meisten physiol.-chem. wichtigen Farbstoffen gegenwärtig noch nicht möglich, da die Äquivalentgewichte noch nicht feststehen.

[4]) K. Vierordt, Die Anwendung des Spektralapparates zur Messung usw. Tübingen 1871, Laupp.; **1873** (Hauptwerk), betr. Absorptionsverhältnis S. 26; Die quantitative Spektralanalyse, Tübingen **1876**, Laupp.

[5]) Vgl. S. 939.

Eine vollkommene Durchuntersuchung für Licht der verschiedensten Wellenlängen ist gegenwärtig zum Zwecke von Konzentrationsbestimmungen praktisch undurchführbar. Man begnügt sich mit der Messung in wenigen Spektralgegenden.

Nach G. Hüfners Vorschlag wird die Messung für Blutfarbstoffe in den zwei auf der nebenstehenden Zeichnung schraffierten Gegenden ausgeführt, für welche die Extinktionskoeffizienten von Hüfner mit ε resp. ε', die Absorptionsverhältnisse entsprechend mit A und A' bezeichnet werden.

Da das Verhältnis zweier Extinktionskoeffizienten (Absorptionskonstanten) für jede Substanz in den zugehörigen Spektralgegenden wieder eine Konstante (q) ist, so kann auf diese Weise ermittelt werden, ob eine reine Lösung eines bestimmten lichtabsorbierenden Körpers (resp. Blutfarbstoffderivates) vorliegt, wenn Absorptionsgegenden gewählt werden. welche für einen bestimmten Körper charakterisiert sind.

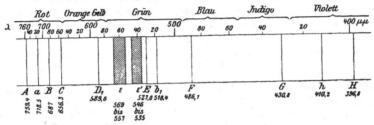

Fig. 2.

Da $C = A \varepsilon = A' \varepsilon' = A'' \varepsilon''$ usw., so sind $\dfrac{A}{A'} = \dfrac{\varepsilon'}{\varepsilon} = q$ konst.

Die von Hüfner verwendeten Spektralregionen geben für die mehrfach spektrophotometrisch untersuchten Blutfarbstoffderivate folgende Absorptionsverhältnisse:

	A Spektralgegend 569—557 $\mu\mu$	A' Spektralgegend 546—535 $\mu\mu$	$q = \dfrac{A}{A'}$
Oxyhämoglobin	0,002070	0,001312	1,578
Methämoglobin[1]) . . .	0,002077	0,001754	1,185
(Red.) Hämoglobin . .	0,001354	0,001778	0,762
Kohlenoxydhämoglobin	0,001383	0,001263	1,095
Cyanhämoglobin . . .	0,001829	0,001526	1,185

Bei Verwendung von Apparaten mit anderen Glassorten oder großen subjektiven Verschiedenheiten der Beobachter mögen andere Werte für die Absorptionsverhältnisse gefunden werden. Ich habe an drei von E. Albrecht gelieferten Apparaten fast übereinstimmende Werte gefunden. Doch empfiehlt es sich, daß jeder Beobachter mit seinem Apparate die Werte für A und A' ermittle.

Von vornherein möchte anzunehmen sein, daß die Bestimmung am genauesten wird, wenn für jede Substanz die Gegend der maximalen Lichtauslöschung gewählt wird.

Diese Annahme bedarf aber einer Einschränkung, solange nicht objektive Meßverfahren oder wechselnd starke Lichtquellen zur Verfügung stehen. Das Auge kann nur bei mittlerer Helligkeit Unterschiede genau ermitteln, in sehr hellem, wie im schwachen Lichte (nach starker Lichtabsorption) ist das Auge unterempfindlich.

Daß der Empfindlichkeitsgrad der Augen verschiedener Beobachter in verschiedenen Spektralgegenden verschieden sein kann, hat wohl jeder erfahren, der Praktikanten in den Gebrauch von Spektrophotometern einzuführen beabsichtigte. Auch der Grad der Augenermüdung nach mehreren Ablesungen ist ein verschiedener und zwar auch beim einzelnen Individuum wechselnd, und mancher angeblich normal Sehende eignet sich überhaupt nicht zur Ausführung solcher Versuche[2]). Hüfner macht auf die Wirkungen

---

[1]) In 1 º/₀₀ Sodalösung.
[2]) Vgl. über den „subjektiven" Fehler: H. Aron u. F. Müller, Engelmanns Archiv, Suppl. **1906**, S. 111.

der Nervosität, des Alkoholgenusses usw. in dieser Hinsicht aufmerksam. Durch längere
Übung nimmt die Genauigkeit der Ablesungen sehr zu.

Ferner ist die Ablesung eine genauere, wenn die Lichtauslöschung in der untersuchten
Spektralregion eine gleichmäßige ist. Daher empfehlen sich schmale, scharfbegrenzte
Absorptionsstreifen nur dann, wenn sie den Okularspalt vollkommen ausfüllen.

Bei Verwendung des Lichtes einer Auergaslampe, welche durch die verschieden brechenden und reflektierenden Medien eines Spektrophotometers
hindurchgegangen ist, zeigt sich, wenn die Intensität dieses Lichtes = 1 gesetzt wird, die größte Empfindlichkeit des Auges zur Helligkeitsvergleichung,
wenn die restierende Lichtstärke 0,4—0,2 der ursprünglichen beträgt; innerhalb der Grenzen von 0,7—0,1 sind aber noch einigermaßen genaue Ablesungen
möglich. Die Empfindlichkeit des Auges für Helligkeitsunterschiede ist eine
viel größere, wenn die miteinander zu vergleichenden Flächen direkt aneinander
grenzen. Selbst wenn der Zwischenraum zwischen den Flächen ein geringerer
ist, nimmt die Empfindlichkeit wesentlich ab.

Die grundlegenden Arbeiten über spektrophotometrische Bestimmungen verdanken
wir Vierordt (1871), welcher auch das erste recht brauchbare Spektrophotometer konstruiert hat.

Hüfner hat diesen Apparat 1877 weiter ausgestaltet, indem statt der von Vierordt durchgeführten Lichtstärkevergleichung mittels Rauchglasplatten und Rauchglas-
keilen die Lichtabschwächung durch Polarisation eingeführt wurde, später durch Einführung des Hüfner - Albrechtschen Glaskörpers die breite Trennungslinie zwischen
den beiden zu vergleichenden Gesichtsfeldhälften vermieden ist.

Hüfners Spektrophotometer ist seither durch E. Albrecht in Tübingen und durch
A. Hilger in London in vielen Details vervollkommnet worden. Überdies ist dieser Apparat zu fast allen grundlegenden Bestimmungen von Absorptionsverhältnissen in der
physiologischen Chemie benützt worden; da er einer weitgehenden Anwendung fähig ist,
soll sein Gebrauch hier ausführlich beschrieben werden (siehe Fig. 3).

Das Photometer wird in einem verdunkelten Raume sorgsam horizontal aufgestellt, insbesondere ist darauf zu achten, daß kein direktes Licht von der Beleuchtungslampe ins
Auge des Beobachters kommen kann: etwa dadurch, daß das Photometer derart in ein Gehäuse gesetzt wird, daß der Beobachter auch keinen Schein vom Lichte der Lampe erhält.
Aus dem Gehäuse ragt nur das Ende des Rohres, welches den Kollimatorspalt trägt, hervor.

Hüfner schreibt die vollständige Verdunkelung des Raumes vor. Nach meinen Erfahrungen ermüdet das Auge weniger, wenn der Raum so weit diffus erleuchtet ist, daß das
Auge größere Objekte noch unterscheiden und sich dadurch einigermaßen einstellen kann.

Doch dürfen keinesfalls Lichtstrahlen aus der Richtung des Photometers, in welcher Richtung der Beobachter blickt, ins Auge gelangen. Für die Ablesungen an den
Skalen des Photometers befindet sich hinter dem Rücken des Beobachters eine kleine,
vom Beobachtungstisch aus stellbare Gasflamme oder ein von dort aus schaltbares elek-
trisches Lämpchen.

Die Tischplatte, auf welcher das Spektrophotometer steht, soll so ausgeschnitten
oder angesetzt werden, daß bei ruhigem Beobachten die Ellenbogen des Beobachters
zwanglos sich auf sie stützen können. Es ist für die Genauigkeit der Ablesungen von großer
Wichtigkeit, jede Ermüdung und Unruhe möglichst zu vermeiden.

Vor dem Gebrauch ist die Einstellung und Eichung des Apparates vorzunehmen.

Der Kollimatorspalt ist durch Mikrometerschrauben, die an ihrem freien Ende Trom-
meln mit einer Teilung tragen, zu erweitern oder zu verengern. Er wird auf eine Breite von
höchstens $^1/_{20}$ mm eingestellt. Bei Verwendung von Auerbrennern gibt $^1/_{40}$ mm Spalt-
breite noch ein hinreichend lichtstarkes Spektrum.

Die Beleuchtungslampe befinde sich etwa 25 cm vom Kollimatorspalte entfernt in
einem lichtdichten Mantel, der einen Ansatz mit einer Sammellinse trägt. Zweckmäßig
ist eine Auerlampe. Der hervorragende Teil des Glaszylinders wird vorteilhaft mit einer
weiten, winkelig geknickten Eisenröhre, einer Art von Schornstein, bedeckt, damit stören-
des Lampenlicht abgeblendet wird. Die Lichtstrahlen der Lampe müssen genau in die
Mitte des Kollimatorspaltes fallen. Man achte darauf, daß der hinter der Sammellinse
befindliche Teil des Glühstrumpfes gleichmäßig glüht und kontrolliere dies von Zeit zu Zeit.

Zur Eichung wird der rechte Schieber des Okularspalts herausgezogen, so daß ein
breiter Spektralstreifen zu sehen ist (während man den linken Schieber überhaupt nicht
aus der 0-Stellung bringt; bei den neueren Apparaten sind beide Schieber mit Mikrometerschrauben in Verbindung); nun stellt man das Okular fürs Auge ein und beobachtet ent-

weder die Fraunhoferschen Linien oder ein geeignetes Funkenspektrum, wobei die einzelnen Linien zur Koinzidenz mit dem linken Schieberrande gebracht werden. Dies geschieht durch Drehen an einer mit einer Sektorskala und Nonius verbundenen Schraube, durch welche gleichzeitig das Beobachtungsfernrohr vor dem Prisma horizontal verschoben wird. Die erhaltenen Werte werden in ein Ordinatensystem eingetragen, dessen Abszissenachse die Wellenlängen, die Ordinatenachse die Teilstriche der Sektorskala enthält.

Um weiter zu erfahren, welchen Intervallen von Wellenlängen die Breite des Okularspaltes entspricht, wird der rechte Schieber so weit dem linken genähert, daß das vom Spalt hindurchgelassene Licht einigermaßen homogen erscheint. Für Grün entspricht dies etwa Lichtstrahlen von 10 $\mu\mu$ Wellenlängendifferenz. Nun wird durch die geeignete

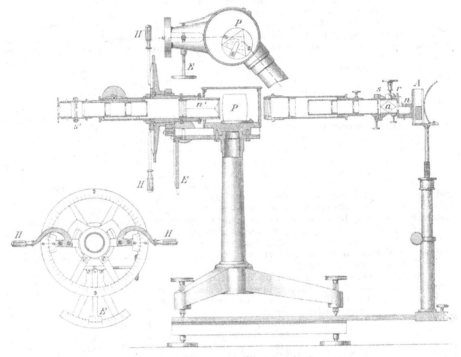

Fig. 3.

A Absorptionszelle mit Schulzschem Körper; *n* Nikol; *r* Rauchglaskeil mit Schraube; *a* Albrechtscher Würfel; *s* Collimatorspalt; *P* Prisma; *n'* Okularnikol; *E* Einstellvorrichtung für die verschiedenen Spektralgegenden; *H* Handhaben für die Einstellung des Okularnikols; *s'* Okularblende.

Einstellung der Sektorskala eine der zur Eichung verwendeten Fraunhoferschen Linien oder eine solche Linie eines Funkenspektrums an der Schneide des rechten Schiebers zur Deckung gebracht und dadurch das Intervall der Lichtwellenlängen, welche gleichzeitig ins Auge gelangen, genau bestimmt. Dieses Intervall ist für die einzelnen Spektralgegenden verschieden, entsprechend der Dispersion der Prismen.

Bei dem von mir benützten Hüfnerschen Spektrophotometer und der von mir benützten Okularspaltbreite beträgt sie in der Gegend der *D*-Linie etwa 11 $\mu\mu$, bei der *E*-Linie 8,5 $\mu\mu$, bei der *C*-Linie 12,5 $\mu\mu$. In das vorhin erwähnte Ordinatensystem trage man die Wellenlängen bei Koinzidenz mit der linken Schieberkante ein.

Da bei Verwendung von Prismen die Verbindungslinie der Eichungspunkte, bezogen auf die Wellenlänge, keine gerade ist, so müssen die nicht direkt bestimmten Punkte durch Interpolation gefunden werden.

Für die Interpolation benützt man die Hartmannsche Formel[1]. Baly (l. c. S. 104)

---

[1] Publ. Potsd. Obs. **12**, Anh. S. 1 u. Astrophys. Journal 8, 218; zitiert nach H. Kayser, Handb. d. Spektroskopie **1**, 328 u. nach E. C. C. Baly, Spektroskopie, deutsch von R. Wachsmuth, Berlin, Springer **1908**, S. 53. In letzterem Buche ist auf S. 69 eine Tabelle mit den für verschiedene Glassorten berechneten Konstanten der Hartmannschen Formel gegeben.

gibt nach Collies Vorschlag die Eichung mit Helium, Wasserstoff und Quecksilber an, wodurch die mühsame Rechnung erspart und die Eichungskurve leicht graphisch interpoliert werden kann.

Vor dem eigentlichen photometrischen Versuche achte man auf eine vollkommen gleichmäßige Lichtverteilung in dem sichtbaren Spektralbilde. Man sieht einen schmalen, vertikalen Lichtstreifen, der bei richtiger Einstellung aus zwei gleichen, durch eine horizontale zarte Linie getrennten Teilen besteht. Kleine Differenzen in der Helligkeit des Bildes lassen sich durch Verschieben eines Rauchglaskeiles beheben, bei großen Differenzen ist der Stand der Beleuchtungslampe oder der Sammellinse vor derselben unrichtig und muß dementsprechend geändert werden. Eine heikle Partie des Hüfnerschen Spektrophotometers ist das vor dem Kollimatorspalt befindliche Polarisationsnicol, dessen Verunreinigungen insbesondere mit sauren Flüssigkeiten auf das sorgsamste vermieden werden müssen. Gelegentlich überzeuge man sich, daß an dem Apparate sich nichts verschoben hat: 1. daß das dispergierende Prisma sich in der Minimumstellung befindet, 2. daß die Stellung der Nicols mit der den Grad der Lichtauslöschung angebenden Skala übereinstimmt[1]).

Beim photometrischen Versuche selbst wird die den sog. Schulzschen Körper enthaltende Absorptionszelle mit der zu untersuchenden Flüssigkeit, die vollkommen klar und frei von Luftblasen sein muß, gefüllt. Der Dickenunterschied in den beiden lichtauslöschenden Schichten beträgt genau 10 mm.

Die Absorptionszelle wird dicht an das Polarisationsnicol eingeschoben und ist durch eine Schraube höher oder tiefer zu stellen, so daß die Oberfläche des Schulzschen Körpers in die Höhe der vorstehenden horizontalen Kante des Albrechtschen Körpers gestellt werden kann; es schadet aber nichts, wenn sie etwa 1 mm tiefer steht.

Man wird nun die obere Hälfte des Spektralbildes verdunkelt finden. Zur Messung des Grades der Lichtauslöschung warte man im verdunkelten Raume einige Minuten, da dadurch das Auge empfindlicher wird. Dann wird das Lichtbild im Photometer fixiert und durch Herabschieben einer der beiden (bei 0-Stellung horizontal gestellten) Handhaben, welche die Führung des analysierenden Nicols bewirken, werden die Hälften des Spektralbildes gleich lichtstark gemacht, hierauf wird an Skala und Nonius abgelesen.

In analoger Art wird dann mit der anderen Hand die zweite Handhabe des Analysatornikols herabgeschoben und abgelesen. Nach Hüfners Vorschrift sollen für jede Messung fünf solche Versuchspaare ausgeführt werden. Durch die doppelseitige Ablesung wird ein ev. Fehler in der Stellung der Nikols korrigiert.

Das Hauptaugenmerk richte man darauf, möglichst jede Ermüdung des Auges zu vermeiden. Ich finde es in diesem Sinne vorteilhaft, schärfer den verdunkelten Teil des Spektralausschnittes zu fixieren als den variabel-hellen. Auch bewege man die Schieber nicht zu langsam und mache lieber mehr Beobachtungen, als daß man die einzelnen zu lange ausdehne. Bei der Untersuchung leicht zersetzlicher Farbstoffe — wie der Blutfarbstoffe — muß schon aus diesem Grunde getrachtet werden, eine Versuchsserie möglichst rasch abzuschließen, damit nicht Zersetzungen während des Versuches die Resultate fälschen. Die von Hasselbalch[2]) gefundene Lichtempfindlichkeit von Blutfarbstoffderivaten dagegen bei Verwendung einer Auerlampe nicht in Betracht. Hüfner macht ausdrücklich darauf aufmerksam — was für alle derartigen Messungen gilt —, daß irgend größere differierende Werte einer Versuchsreihe, wenn ein direkter Fehler ausgeschlossen ist, nicht eliminiert werden dürfen.

Wird der Winkel, um welchen das analysierende Nicol gedreht wurde, mit φ bezeichnet, so ist die übriggebliebene Lichtstärke J' nach dem Malusschen Cosinusquadratgesetz $J \cdot \cos^2\varphi$ (wo J die volle verglichene Lichtstärke bezeichnet). Wird diese ursprüngliche Lichtstärke der hell gebliebenen (unteren) Gesichtsfeldhälfte $= 1$ gesetzt, so ist demnach die übriggebliebene Lichtstärke $\cos^2\varphi$; der Extinktionskoeffizient ε (Absorptionskonstante) ist nach dem früher Gesagten $\varepsilon = -\log J'$, wenn ein für allemal die Einheit der lichtdurchstrahlten Flüssigkeitsschichte (10 mm) zum Vergleiche dient; also ist $\varepsilon = -2 \cdot \log \cos\varphi$.

Wenn der Apparat auf Lichtgleichheit für die Untersuchung wässeriger Flüssigkeiten eingestellt ist, so muß bei Verwendung anderer Lösungsmittel (Chloroform, Alkohol usw.)

---

[1]) Eine Anleitung zum Gebrauche des Spektrophotometers ist jedem Apparate beigegeben.

[2]) K. A. Hasselbalch, Biochem. Zeitschr. **19**, 435 [1909].

auf die Lichtgleichheit von neuem eingestellt werden, worauf G. und H. Krüß[1]) hingewiesen haben. Man fülle die Absorptionszelle mit dem Schulzschen Körper mit dem betreffenden reinen Lösungsmittel und stelle den Rauchglaskeil entsprechend ein. G. und H. Krüß[2]) machen auch auf die beträchtlichen Fehler aufmerksam, die entstehen können, wenn die Beobachtungen bei verschiedenen Temperaturen vorgenommen werden, da sich dadurch die Konstanten des Spektrophotometers ändern. Es folgt daraus, daß der Apparat in einem gleichmäßig temperierten Raume aufgestellt sein muß.

Mit dem Hüfnerschen Spektrophotometer können Beobachtungen in den Spektralgegenden von 690—450 $\mu\mu$ vorgenommen werden.

Der Preis eines Hüfnerschen Spektrophotometers neuester Konstruktion mit allem Zubehör beträgt bei E. Albrecht, Tübingen, 750 M., bei A. Hilger in London 55 £ 10 Sh.

Gegen die spektrophotometrische Blutfarbstoffbestimmung wurden manche Einwände vorgebracht.

Anfangs meinte Hüfner, daß für Blutfarbstoff das Beersche Gesetz bei Konzentrationsänderungen keine vollkommene Gültigkeit habe. Seine genaueren Versuche haben dies als irrtümlich erkannt. S. Torup[3]) gibt an, bei geringer Änderung der Alkalescenz eine Verschiebung der Absorptionsstreifen gefunden zu haben, was aber die übrigen Beobachter nicht bestätigt haben.

Aron und Müller[4]) haben bei Untersuchung von mit Luft geschütteltem, mit $1^0/_{00}$ Sodalösung verdünntem Blut wiederholt andere Werte für $\frac{\varepsilon'}{\varepsilon} = q$ als 1,578 gefunden, welche aber Aron[5]) später auf einen Methämoglobingehalt des normalen Blutes bezieht.

Die Fehler in den spektrophotometrischen Blutfarbstoffbestimmungen dürften bei verläßlichem Arbeiten etwa $\pm 1\%$ betragen. Die Fehler der Quotienten sind dementsprechend größer, so daß für reines Oxyhämoglobin Werte von q zwischen 1,55—1,61 gefunden werden können[6]).

Schon 1873 hat Vierordt darauf hingewiesen, daß die Mengenverhältnisse zweier Farbstoffe nebeneinander bestimmt werden können, wenn die Absorptionsverhältnisse der beiden Farbstoffe bekannt sind. Wenn c_1 die unbekannte Menge, A_1 das bekannte Absorptionsverhältnis des einen Körpers in der einen Spektralregion, c_2 die unbekannte Menge und A_2 das bekannte Absorptionsverhältnis des anderen Körpers in derselben Spektralregion ist, in der zweiten Spektralregion die Absorptionsverhältnisse A_1' und A_2', die gefundenen Extinktionskoeffizienten (des Gemisches) ε und ε' sind, so setzen sich die Extinktionskoeffizienten zusammen aus folgenden Partialextinktionskoeffizienten:

$$\varepsilon = \frac{c_1}{A_1} + \frac{c_2}{A_2}, \quad \varepsilon' = \frac{c_1}{A_1'} + \frac{c_2}{A_2'},$$

daher

$$c_1 = \frac{(\varepsilon' A_2' - \varepsilon A_2) A_1 A_1'}{A_1 A_2' - A_2 A_1'}, \quad c_2 = \frac{(\varepsilon A_1 - \varepsilon' A_1') A_2 A_2'}{A_1 A_2' - A_2 A_1'}.$$

Für Mischungen von Oxyhämoglobin und Methämoglobin, wie sie für den Harn in Betracht kommen können, berechnet sich, wenn die Konzentration des Oxyhämoglobins in 100 ccm der photometrierten Lösung als p_o, die des Methämoglobins analog p_m (die Lösung muß durch Verdünnung mit $1^0/_{00}$ Sodalösung bereitet werden) bezeichnet wird, durch Einsetzen der oben mitgeteilten Werte der Absorptionsverhältnisse (für die von Hüfner bestimmten Spektralgegenden) folgende Formel:

$$\log p_o = \log(1{,}754\ \varepsilon' - 2{,}077\ \varepsilon) - 0{,}50687,$$

$$\log p_m = \log(2{,}07\ \varepsilon - 1{,}312\ \varepsilon') - 0{,}37930.$$

Die erhaltenen Werte dürften auf etwa 5% genau sein.

[1]) G. u. H. Krüß, Colorimetrie und quant. Spektralanalyse **1891**, S. 152.
[2]) G. u. H. Krüß, Colorimetrie und quant. Spektralanalyse **1891**, S. 263.
[3]) S. Torup, zit. nach Malys Jahresber. d. Tierchemie **1887**, 118 (Referat Hammarstens.)
[4]) H. Aron u. F. Müller, Engelmanns Archiv, Suppl. **1906**, 109.
[5]) H. Aron, Biochem. Zeitschr. **3**, 1 [1907].
[6]) Für die von Hüfner verwendete Okularspaltbreite (11—12 $\mu\mu$ entsprechend). Vgl. E. E. Butterfield, Zeitschr. f. physiol. Chemie **62**, 198 [1909].

In ähnlicher Weise läßt sich auf Grundlage der Vierordtschen Formel eine Orientierung aus dem Quotienten $q = \dfrac{\varepsilon'}{\varepsilon}$ geben, in welchem Prozentverhältnis 2 Blutfarbstoffderivate nebeneinander vorhanden sind, wenn andere das Licht absorbierende Substanzen fehlen. So kann für Mischungen von Met- und Oxyhämoglobin aus dem Quotienten q folgende Gleichung[1]) gefunden werden:

$$\% \text{ Methämoglobin} = \frac{100 - 63{,}38\,q}{0{,}252 - 0{,}0024\,q}$$

oder näherungsweise

$$\% \text{ Methämoglobin} = \frac{157{,}8 - 100\,q}{0{,}393}.$$

Für den Harn werden diese Daten wohl nur in Ausnahmefällen von Belang sein. Die Spektrophotometrie ist für ihn gegenwärtig noch wenig angewendet worden, besonders weil die Lichtextinktionen der einzelnen Harnfarbstoffe nicht genügend bekannt sind, und weil der nicht konz. Harn nur in großer Schichte stärkere Lichtauslöschungen gibt. Eine solche direkte Untersuchung hat Vierordt (l. c.) durchgeführt und aus ihr den Schluß gezogen, daß der normale Harn mehr als einen Farbstoff enthalte. Die Mehrzahl der alten Bestimmungen können aber nicht als hinreichend genau angesehen werden — solange es nicht gelingt, das Auge durch ein gleichmäßig empfindlich bleibendes Instrument zu ersetzen, also das subjektive Verfahren zum objektiven zu machen, wird die Spektrophotometrie, die Erfahrung und Übung, schließlich auch eine subjektive Eignung des Beobachters braucht, kaum allgemeine Anwendung finden können, und manche einander widersprechende Beobachtungen mögen aus dieser Schwierigkeit erklärbar sein.

Eine bessere Ausgestaltung ist zu erwarten durch Anwendung von Gitterspektren und durch Verwendung der neuestens in den Handel kommenden empfindlichen Selenzellen der Firma Hugershoff.

Gallenfarbstoffe.

Von den Farbstoffen der Galle sind Bilirubin und Biliverdin als dessen Oxydationsprodukt durch W. Küster[2]) als Abkömmlinge des Blutfarbstoffes charakterisiert.

Bilifuscin, welches der hauptsächliche Bestandteil der menschlichen Gallensteine ist, war bisher seiner chemischen Natur nach nicht charakterisierbar. Bilipurpurin ist wahrscheinlich ein Chlorophyllderivat. In manchen Gallen ist Urobilin und Urobilinogen gefunden worden, in pathologischen Hämatoporphyrin. Von älteren Autoren sind eine größere Zahl von Gallenfarbstoffen beschrieben, aber gegenwärtig als unrein erkannt worden. Höchstwahrscheinlich gibt es aber doch noch andere Gallenfarbstoffe als die oben aufgezählten. Virchow[3]) beschrieb gelbe und gelbrote Kryställchen, die sich in alten Blutextravasaten finden, als Hämatoidin. Es kann keinem Zweifel unterliegen, daß Hämatoidin mit Bilirubin identisch ist.

Über den Abbau des Blutfarbstoffes zu Gallenfarbstoff liegen eine Reihe von Untersuchungen vor, experimentell konnte aber bisher Blutfarbstoff nicht in einen charakteristischen Gallenfarbstoff übergeführt werden. Die vorliegenden Versuche ergeben, daß die Abspaltung des Eisens aus dem Blutfarbstoff, wenn es zur Bildung von Gallenfarbstoffen kommt, sehr zeitig geschieht[4]). Hämatin wird dagegen schwer, vielleicht überhaupt nicht im Organismus zu Gallenfarbstoff abgebaut.

Es scheinen zwei verschiedene Prozesse beim Abbau des Blutfarbstoffes vor sich gehen zu können:

a) bei Gegenwart von Sauerstoff bildet sich eisenreiches „Hämosidetin";
b) bei Sauerstoffmangel wird Eisen abgespalten und es kommt zur Bildung von Bilirubin.

---

[1]) Eine tabellarische Zusammenstellung für alle Werte von Oxy- und Methämoglobin aus dem Quotienten findet sich bei G. Hüfner, Engelmanns Archiv **1899**, 46.

[2]) W. Küster, Zeitschr. f. physiol. Chemie **26**, 314 [1898]; **47**, 294 [1906]; Berichte d. Deutsch. chem. Gesellschaft **32**, 677 [1899]; **35**, 1268 [1902].

[3]) R. Virchow, Virchows Archiv **I**, 379, 407 [1847].

[4]) Vgl. A. Gamgee, Chemie d. Verdauung **1897**, 369.

Präzise bringt eine solche Anschauung E. Neumann[1]) — meines Wissens als erster — zum Ausdruck. Wahrscheinlich ist der jüngst erkannte unter verschiedenen Verhältnissen verschiedene Grad der Sauerstoffbindung im Blutfarbstoff dabei von Einfluß [Dreser[2]), Sargeul[3]), Montuori[4]), Labbé[5]), Barcroft u. Camis[6])].

Normalerweise dürfte der Abbau von Blutfarbstoff zu Gallenfarbstoff in der Leber vor sich gehen. In pathologischen Fällen scheint dies auch ohne Vermittlung der Leber geschehen zu können[7]). Man hat danach gemeint, zwei Formen von Ikterus, hepatogenen und hämatogenen Ikterus, unterscheiden zu sollen. Im ersten Falle finden sich im Harne neben Gallenfarbstoff Gallensäuren, im letzteren nicht.

So soll bei verschiedenen Vergiftungen, z. B. Arsenwasserstoff, im Harn reichlich Gallenfarbstoff, aber keine Gallensäure auftreten. Minkowski und Naunyn[8]) haben dagegen nachgewiesen, daß bei entleberten Gänsen und Enten nach Arsenwasserstoffvergiftung trotz des intensiven Blutzerfalles keine nennenswerte Menge von Gallenfarbstoff gebildet wurde.

Nach Blumenthal[9]) könnte als hämatogener Ikterus jener bezeichnet werden, bei welchem durch pathologisch raschen Blutzerfall Gallenfarbstoff gebildet wird, während hepatogener Ikterus jener wäre, bei dem der normale Gallenabfluß gehindert wird.

Im Harn tritt Gallenfarbstoff nach Gallenstauungen auf, nach verschiedenen Vergiftungen, insbesondere solchen, welche die Leber schädigen, nach verschiedenen Infektionskrankheiten, gelbem Fieber, schweren Formen der Malaria, dann bei der akuten gelben Leberatrophie. Auffallend ist, daß in manchen Fällen (Lebercirrhose, Herzkrankheiten) die Menge der Gallenfarbstoffe im Harne sehr gering ist, während die Haut eine Gelbfärbung zeigt. Als Erklärung wird für manche dieser Fälle angenommen, daß die Nieren weniger durchlässig seien für Gallenfarbstoff (acholurischer Ikterus)[10]).

Auch im normalen menschlichen Harn kommen nach Obermayer und Popper[11]) minimale Mengen von Gallenfarbstoff vor. Huppert[12]) fand Gallenfarbstoff oft im Harn gesunder und kranker Hunde.

Einige Farbstoffe von Vogeleierschalen sind nach Liebermann[13]) und Krukenberg[14]) Gallenfarbstoffe, während dunkle und rote Farbentöne nach Krukenberg bei der Spaltung Hämatoporphyrin liefern. Nach Krukenberg[15]) sind einige Farbstoffe in Moluskengehäusen als Biliverdin aufzufassen, nach Fr. N. Schulz[16]) finden sich in manchen Molluskengehäusen (Haliotis) den Gallenfarbstoffen ähnliche Farbstoffe.

1) E. Neumann, Virchows Archiv 177, 401 [1904].

2) H. Dreser, Archiv f. experim. Pathol. u. Pharmakol., Suppl. 1908, 138.

3) F. Sargeul, Thèse Lyon 1905/06; Malys Jahresber. d. Tierchemie 37, 190.

4) A. Montuori, Gazz. intern. di Med. 7, 311; Malys Jahresber. d. Tierchemie 34, 226. [1904].

5) M. Labbé, Compt. rend. de la Soc. de Biol. 57, 378 [1904]; vgl. auch betr. die Alkaliempfindlichkeit verschiedener Blutarten R. Magnanimi, Bull. Soc. Lancisiana Roma 18; Malys Jahresber. d. Tierchemie 28, 144.

6) J. Barcroft u. M. Camis, Journ. of Physiol. 39, 118 [1909].

7) Vgl. R. v. Jaksch, Klin. Diagnostik 1907, 193 Über Gallenfarbstoffgehalt pneumonischer Sputa. Auch A. Gilbert u. M. Herscher, Compt. rend. de la Soc. de Biol. 54, 992 [1902]. In der Placenta von Hunden wurde reichlich Gallenfarbstoff gefunden. F. Hoppe-Seylers Lehrbuch, S. 293.

8) O. Minkowski u. B. Naunyn, Archiv f. experim. Pathol. u. Pharmakol. 21, 11 [1886]; vgl. auch A. Gamgee, Chemie d. Verdauung 1897, 384.

9) F. Blumenthal, Pathologie d. Harns 1903, 98; vgl. v. Jaksch, Klin. Diagnostik, 6. Aufl. 1907, 440.

10) Gilbert, Castaigne, Hayem, Lereboullet, Compt. rend. de la Soc. de Biol. 51, 53, 54 [1899—1902].

11) Fr. Obermayer u. H. Popper, Wiener klin. Wochenschr. 1908, 898.

12) H. Huppert, Harnchemie 1898, 539.

13) C. Liebermann, Berichte d. Deutsch. chem. Gesellschaft 11, 606 [1878].

14) C. F. W. Krukenberg, Verhandl. d. Würzburger physikal.-med. Gesellschaft 17, 109 [1883].

15) C. F. W. Krukenberg, Centralbl. f. d. med. Wissensch. 1883, 785; vgl. aber A. Dastre u. N. Floresco, Compt. rend. de la Soc. de Biol. 50, 77 [1898].

16) Fr. N. Schulz, Zeitschr. f. allg. Physiol. 3, 91 [1903].

Bilirubin ($C_{32}H_{36}N_4O_6$).

Es krystallisiert aus Chloroformlösungen in rotgelben rhombischen Tafeln oder Prismen, aus heißem Dimethylanilin in breiten, an beiden Enden schiefen Säulen[1]) oder in charakteristischen Kegelformen. Nach Küster[1]) dürfte es in mehreren Modifikationen auftreten (Polymerisation). Als Hämatoidin ist es in rhombischen Tafeln krystallisierend beschrieben.

Im amorphen Zustande ist seine Farbe der des Schwefelantimons, im krystallisierten Zustande der der Chromsäure ähnlich; nach Küster sind die Krystalle prächtig braunrot.

Bilirubin ist unlöslich in Wasser, Glycerin, sehr wenig löslich in Äther, Benzol, Amylalkohol, Schwefelkohlenstoff, Pyridin, wenig löslich in Alkohol (NB.: Frisch umkrystallisiertes Bilirubin ist in Alkohol unlöslich), auch in kaltem Chloroform, leichter in heißem Chloroform; durch letzteres werden am Licht chlorhaltige Zersetzungsprodukte gebildet, die in Chloroform leicht löslich sind. Es löst sich leicht in Dimethylanilin, spurenweise in Benzoesäureamylester bei 150—180°, leicht bei 190°.

Der Grad der Löslichkeit ist verschieden, vermutlich infolge der Bildung von Polymeren (Küster).

Aus sauren wässerigen Lösungen (Harn) wird Bilirubin durch Chloroform extrahiert. Bilirubin löst sich ferner leicht in Laugen und Alkalicarbonaten, die Lösungen sind je nach der Konzentration gelb bis orangerot; an der Luft verfärben sie sich unter Sauerstoffaufnahme ins Grüne. Chloroformlösungen, mit Lauge geschüttelt, geben Bilirubin an die Lauge ab. Durch Lösungen von Salzen der alkalischen Erden, durch Bleizucker, Zinksalze, Silbernitrat werden ammoniakalische Lösungen gefällt. Mit kohlensaurem Natrium wird keine Kohlensäure entwickelt, sondern (analog wie beim Hämatin) Bicarbonat gebildet (Küster). Die Calciumverbindung enthält auf die obige Formel 1 Atom Calcium; danach stellt Bilirubin eine schwache zweibasische Säure dar. Mit Mineralsäuren geht es keine Verbindung ein. Aus wässerigen Lösungen (auch aus Harn) wird es durch Sättigung mit Ammonsulfat gefällt [Méhu[2])]. Mit Diazobenzolsulfochlorid gibt die Chloroformlösung nach Ehrlich[3]) auf Zusatz von so viel Alkohol, daß die Flüssigkeit homogen wird und tropfenweise Zusatz von Salzsäure einen prachtvollen blauvioletten, schließlich rein blauen Farbstoff. Bilirubin bildet Monoazo- und Disazoverbindungen [Pröscher[4]), Orndorff und Teeple[5])].

Früher wurde es für ein Isomeres des Hämatoporphyrins gehalten.

Bilirubin ist von großer Färbekraft. Bei der Verdünnung von 1 auf 500 000 ist seine Lösung in 1,5 cm dicker Schicht deutlich gelb [Hammarsten[6])]. Die Lösungen zeigen keine Absorptionsstreifen, sondern nur diffuse Lichtauslöschungen, insbesondere vom Grün gegen das Violett. Im Gegensatz zu Hämatoporphyrin gibt es im Ultraviolett keine Absorptionsstreifen (Lewin). Mit Ammoniak und Chlorzink wird die wässerige Lösung orange, später grün und zeigt dann einen Streifen im Rot bei etwa 650 $\mu\mu$ [Cholecyanin, Stokvis[7])].

[1]) W. Küster, Zeitschr. f. physiol. Chemie 26, 319 [1898]; 47, 294 [1906].
[2]) M. C. Méhu, Journ. de Pharm. et de Chim. 28, 164 [1878].
[3]) P. Ehrlich, Centralbl. f. klin. Medizin 4, 721 [1883].
[4]) F. Pröscher, Centralbl. f. inn. Medizin 22, 169 [1901]; Zeitschr. f. physiol. Chemie 29, 411 [1900].
[5]) W. R. Orndorff u. J. E. Teeple, Salkowski-Festschrift 1904, 289.
[6]) Hammarsten, Lehrb. f. physiol. Chemie 1910, 402.
[7]) B. J. Stokvis, Berichte d. Deutsch. chem. Gesellschaft 1872, 583; Centralbl. f. d. med. Wissensch. 1872.

Durch Oxydationsmittel wird Bilirubin rasch verändert; Quecksilberchlorid [A. Schmidt[1])], Bleisuperoxyd [Maly[2])], in alkalischer Lösung der
Sauerstoff der Luft, geben grüne Oxydationsprodukte, die früher als Biliverdin
zusammengefaßt wurden. Auch durch Alkohol und durch Äther in der Wärme
entstehen grüne Farbstoffe.

Nach Küster[3]) sind die Oxydationsprozesse komplizierter Art, sehr leicht tritt ein
partieller Abbau ein, auch durch Bleisuperoxyd oder durch überschüssiges Alkalicarbonat und Luft. Es entstehen dabei ätherlösliche Säuren, die bei weiterer Oxydation
Hämatinsäure liefern. Beim Erwärmen mit Lauge erhält man reichliche Mengen von
Hämatinsäure, bei Oxydation in saurer Lösung mit Chromsäure erhielt Niethammer[4])
etwa 40% des Bilirubingewichts an Hämatinsäure.

Bei vorsichtiger Oxydation in saurer Lösung (durch gelbe Salpetersäure,
salpetrige Säure, Chlor, Brom, Jod) werden zuerst grüne, dann nacheinander
blaue, violettrote und gelbe Farbstoffe gebildet. Der blaue Farbstoff ist nach
Stokvis bei Einwirkung von gelber Salpetersäure identisch mit seinem Cholecyanin[5]). Das gelbe Pigment (Choletelin Malys) ist nicht, wie früher angenommen, ein resistentes Endprodukt der Oxydation (Küster).

Es zeigt nach Maly in neutraler alkoholischer Lösung keine Absorptionsstreifen,
in saurer Lösung einen Streifen zwischen b und F, in alkalischer nach Chlorzinkzusatz
einen Streifen bei b. Wird das Choletelin durch Oxydation in saurer Lösung erhalten,
so zeigt es nach Stokvis[6]) auch in neutraler Lösung einen Streifen bei b. Seine Spektralerscheinungen sind denen des Urobilins sehr ähnlich.

Durch Cl, Br, J entstehen grüne Substitutionsprodukte, dann braunviolette
und gelbrote Farbstoffe, die von Capranica[7]) ausführlicher beschrieben worden
sind. Durch Kaliumpermanganat in saurer Lösung wird Bilirubin vollständig
entfärbt, welche Eigenschaft nach Modigliano[8]) zum Entfärben ikterischer
Harne zu brauchen ist.

Von Reduktionsmitteln verändert Schwefelwasserstoff nach Capranica
nicht den Farbenton der Bilirubinlösung, jedoch ist aus dem Veränderungsprodukte kein Biliverdin mehr zu erhalten.

Natriumamalgam und Fäulnisbakterien können eine vollständige Entfärbung bewirken, ebenso die Bakterien der alkalischen Harngärung [Disqué[9]), Le Nobel[10]), Eichholz[11]), Salkowski[12])]. Bilirubin verschwindet aus dem Harn, wenn dieser mit Chloroform aufbewahrt wird [Huppert[13])].

Nach Maly[14]) wird dagegen durch Natriumamalgam Bilirubin zu Hydrobilirubin
($C_{32}H_{40}N_4O_7$) reduziert, welches in vieler Hinsicht dem Urobilin ähnlich ist, sehr ähnliche
Absorptionsstreifen im Blau, mit Zinksalz und Ammoniak eine fluorescierende Lösung gibt.

Wird Bilirubin mit Zinkstaub destilliert, so wird die Pyrrolreaktion erhalten. Bezüglich der Konstitution meint Küster[15]), daß ein Zusammenhang

[1]) A. Schmidt, 13. Kongreß f. inn. Medizin **1895**, 320.
[2]) R. Maly, Annalen d. Chemie **181**, 106 [1876].
[3]) W. Küster, Zeitschr. f. physiol. Chemie **59**, 63 [1909].
[4]) E. Niethammer, Inaug.-Diss. Tübingen 1907; Malys Jahresber. d. Tierchemie
38, 462 [1908].
[5]) S. 952.
[6]) B. J. Stokvis, Centralbl. f. d. med. Wissensch. **1873**, 211, 449.
[7]) St. Capranica, Moleschotts Unters. XIII. **1882**; Malys Jahresber. d. Tierchemie **12**, 302.
[8]) E. Modigliano, Chem. Centralbl. **1889**, I, 393.
[9]) L. Disqué, Zeitschr. f. physiol. Chemie **2**, 259 [1878].
[10]) C. Le Nobel, Archiv f. d. ges. Physiol. **40**, 517 [1887].
[11]) A. Eichholz, Journ. of Physiol. **14**, 334 [1893].
[12]) E. Salkowski, Zeitschr. f. physiol. Chemie **12**, 227 [1888].
[13]) H. Huppert, Harnchemie **1898**, 540.
[14]) R. Maly, Annalen d. Chemie u. Pharmazie **161**, 368; **163**, 77 [1872].
[15]) W. Küster, Zeitschr. f. physiol. Chemie **59**, 68 [1909].

mit indigoiden Farbstoffen [Friedländer[1])] bestehe, und er verweist auf die Analogie mit Pyrrolblau.

Biliverdin ($C_{32}H_{36}N_4O_8$) ist bisher nicht krystallisiert erhalten worden. Es ist unlöslich in Wasser, Äther, Chloroform, löslich in Alkohol, Eisessig und stärkerer Salzsäure (mit grüner Farbe), in Laugen und Alkalicarbonaten (mit braungrüner Farbe), gibt analog dem Bilirubin unlösliche Metallverbindungen, zeigt keine Absorptionsstreifen, sondern nur diffuse Lichtauslöschung [Vierordt, Krüß[2])], verhält sich gegen Oxydations- und Reduktionsmittel analog dem Bilirubin.

Durch Schwefelammonium oder durch Fäulnis soll es (resp. die grünen Oxydationsprodukte des Bilirubins) nach Haycraft und Scofield[3]) zu Bilirubin reduzierbar sein, durch Natriumamalgam nach Maly Hydrobilirubin geben. Mit Formaldehyd gibt es nach V. Arnold[4]) Cholecyanin.

Glatt geht die Bildung von Biliverdin aus Bilirubin nur vor sich, wenn Bilirubin (1 Mol.) in $1/10$ n-Lauge (2 Mol.) gelöst und die Lösung lange Zeit bei einer Temperatur von höchstens 5° mit Luftsauerstoff in Berührung ist. Aus der grün gewordenen Lösung wird Biliverdin durch Salzsäure gefällt [Küster[5])].

Cholecyanin (Bilicyanin) ist von Jaffé[6]), Stokvis[7]), Heynsius und Campbell[8]) als ein durch sein Spektrum wohl charakterisiertes Oxydationsprodukt des Bilirubins beschrieben, aber bisher nicht rein dargestellt.

Es löst sich nicht in Wasser, schwer in Alkohol, Äther, Chloroform, leicht in diesen Lösungsmitteln nach Säurezusatz, es löst sich leicht in Alkalien und starken Säuren, wird durch Bleizucker nicht gefällt. Alkalische Lösungen zeigen einen charakteristischen Streifen bei ca. 650 $\mu\mu$ und eine schwächere Lichtauslöschung bei D. In saurer Lösung sind zwei Streifen links und rechts von D vorhanden, von denen der im Rot der stärkere ist.

Bilifuscin wurde 1859 von Brücke aus menschlichen Gallen, von Zumbusch[9]) aus menschlichen Gallensteinen dargestellt. Es ist ein schwarzgrünes amorphes Pulver, in Wasser, Äther, Petroläther und Benzol unlöslich, wenig löslich in Chloroform, Amylalkohol, Aceton, etwas besser in Äthylalkohol, Dimethylanilin, gut in Eisessig, Pyridin und in Alkalien. Die Lösungen sind braungrün und zeigen nur diffuse Lichtauslöschungen. Aus der alkalischen Lösung wird es durch Bleiessig, Barytwasser, Chlorcalcium gefällt. Es schmilzt bei 183°. Im Gegensatz zu den vorbeschriebenen Gallenfarbstoffen gibt Bilifuscin durch Oxydationsmittel keine Grün- oder Blaufärbung, im weiteren Gegensatz ist der Stickstoff (Stickstoffgehalt 8,3%) nach den verschiedenen Modifikationen der Kjeldahlschen Methode nicht abspaltbar, während der Stickstoff des Bilirubins nach Kjeldahl quantitativ in Ammoniak verwandelt wird. Bilifuscin ist schwefelfrei.

Eine nähere Untersuchung desselben hätte für die Harnchemie großes Interesse, da Bilifuscin der Hauptfarbstoff der menschlichen Gallensteine ist und möglicherweise dieser bisher nicht durch charakteristische Reaktionen nachweisbare Farbstoff in manchen Harnen des „acholurischen" Ikterus als einziger Gallenfarbstoff auftreten könnte.

Das *Biliprasin* Staedelers soll nach Dastre und Floresco[10]) ein Zwischenprodukt zwischen Biliverdin und Bilirubin sein.

---

[1]) P. Friedländer, Berichte d. Deutsch. chem. Gesellschaft **41**, 772, 1035 [1908].
[2]) K. Vierordt, Zeitschr. f. Biol. **10**, 45 [1874]. — Krüß, Colorimetrie **1891**, 220.
[3]) J. B. Haycraft u. H. Scofield, Zeitschr. f. physiol. Chemie **14**, 173 [1889].
[4]) V. Arnold, Przeglad lek. **37**; zit. nach Malys Jahresber. d. Tierchemie **29**, 328 [1899].
[5]) W. Küster, Zeitschr. f. physiol. Chemie **59**, 63 [1909].
[6]) M. Jaffé, Centralbl. f. d. med. Wissensch. **1868**, 241.
[7]) B. J. Stokvis, Malys Jahresber. d. Tierchemie **2**, 239.
[8]) A. Heynsius u. J. F. F. Campbell, Archiv f. d. ges. Physiol. **4**, 529 [1871].
[9]) L. v. Zumbusch, Zeitschr. f. physiol. Chemie **31**, 446 [1901].
[10]) A. Dastre u. N. Floresco, Arch. de physiol. **9**, 725 [1897].

Choleprasin nennt Küster[1]) einen aus Rindergallensteinen mit kochendem Eisessig erhaltenen amorphen Farbstoff, der in Alkohol unlöslich ist, bei der Destillation mit Zinkstaub die Pyrrolreaktion gibt, dagegen bei der Oxydation mit Chromsäure keine Hämatinsäure gibt. Choleprasin ist schwefelhaltig.

Bilipurpurin ist ein aus frischer Rindergalle von Loebisch und Fischler[2]) erhaltener, krystallinischer, ätherlöslicher Farbstoff, welchem die Formel $C_{32}H_{34}N_4O_5$ zukommt. Er ist identisch mit Mac Munns Cholehämatin und den von Hoppe-Seyler[3]) in der Ochsengalle, von Hammarsten[4]) in der Galle des Moschusochsen und Nilpferdes gefundenen Farbstoffen.

Marchlewski[5]) stellte seine Abhängigkeit vom Chlorophyllgehalte der Nahrung fest und wies die Identität von Bilipurpurin mit Phylloerythrin nach.

Bilipurpurin wurde von Loebisch und Fischler in dunkelvioletten, metallisch glänzenden rhombischen Krystallen erhalten. Es ist in Chloroform, heißem Amylalkohol, heißem Eisessig leicht löslich, unlöslich in Äther, Methylalkohol, Benzol, schwer löslich in Äthylalkohol; in konz. Mineralsäuren, auch Schwefelsäure ist es ohne Zersetzung löslich. In Alkalien ist es schwer löslich und wird von ihnen verändert. Die Lösungen zeigen einen schönen Dichroismus, bei durchfallendem Lichte sind sie dunkelviolett, im reflektierten saftgrün, die Lösung in konz. Salzsäure ist anfangs grün, erscheint nach einigem Stehen im durchfallenden Licht indigoblau, im reflektierten pupurrot. Die Chloroformlösung und Ätherlösung hat ein charakteristisches 4 streifiges Spektrum[6]) ($\lambda = 649$, 613—585, 577,5—561,5, 537—521,5, der erste Absorptionsstreifen ist schwach und schmal). Außerdem sind 2 Streifen im Ultraviolett vorhanden. In der Eisessig- oder in der Salzsäurelösung, ferner nach Zusatz von Zinksalzen treten sehr verschiedene Lichtauslöschungen auf[7]).

Nach Gamgee ist Bilipurpurin in der Galle als Chromogen vorhanden und wird erst durch Luftsauerstoff gebildet. Wahrscheinlich ist Pflügers Biliruboidin[8]), das er aus angesäuerter Galle mit Äther extrahiert, identisch mit Bilipurpurin.

Daß in verschiedenen Gallensorten verschiedene Farbstoffe vorkommen und demgemäß wohl auch in dem Harne der betreffenden Tierart zu erwarten sind, zeigen z. B. die beiden Spektraltafeln in Gamgees Chemie der Verdauung (deutsche Ausg. 1897).

Die **Darstellung der Gallenfarbstoffe** geschieht gewöhnlich aus Gallensteinen, die häufig sehr reich an denselben sind; so bestehen viele Rindergallensteine fast ausschließlich aus Bilirubincalcium. Gallensteine von Menschen enthalten meist vorwiegend braune und grüne Farbstoffe neben viel Cholesterin. Über die Gewinnung größerer Mengen von Gallenfarbstoffen aus Gallensteinen siehe insbesondere Küster (l. c.).

Versuche zur Isolierung von Gallenfarbstoff aus dem Harn scheinen bisher noch nicht zu reiner Substanz geführt zu haben, wenn von den Beobachtungen krystallisierten Bilirubins im Harn, die nicht weiter verfolgt wurden, abgesehen wird.

Die Fällung mit Kalkmilch im Überschuß und die Extraktion des angesäuerten Harnes mit Chloroform und Äther könnten zur Darstellung der Gallenfarbstoffe verwendet werden, während die Fällung mit schwefelsaurem Ammon (Méhu) nach Huppert einen so unreinen Niederschlag gibt, daß sich dieses Verfahren nicht empfiehlt.

---

[1]) W. Küster, Zeitschr. f. physiol. Chemie **59** [1909].
[2]) W. F. Loebisch u. M. Fischler, Monatshefte f. Chemie **24**, 335 [1903].
[3]) F. Hoppe-Seyler, Physiol.-chem. Analyse, 2. Aufl., 1865, S. 165.
[4]) O. Hammarsten, Zeitschr. f. physiol. Chemie **43**, 111 [1904].
[5]) L. Marchlewski, Zeitschr. f. physiol. Chemie **41**, 33; **43**, 207, 464 [1905].
[6]) Nach A. Gamgee, Chemie d. Verdauung, **1897**, 348; vgl. O. Schumm, Zeitschr. f. physiol. Chemie **50**, 384 [1907].
[7]) L. Marchlewski, Zeitschr. f. physiol. Chemie **43**, 467 [1905].
[8]) E. Pflüger, Archiv f. d. ges. Physiol. **85**, 39 [1901].

Nach Knöpfelmacher[1]) krystallisiert Bilirubin bei Icterus neonatorum aus dem Harn aus, wenn dieser phosphatarm ist. Bilirubin wurde öfters durch Extraktion des Harnes mit Chloroform krystallisiert erhalten. Über die Natur der grünen und braunen Harnpigmente, die oft bei Ikterus beobachtet werden, ist nichts bekannt.

Nachweis. Gallenfarbstoffhaltiger Harn kann gelb, rotbraun bis grün sein oder verschiedene Nuancen dieser Töne zeigen. Sein Schaum ist gelb bis gelbgrün, gewöhnlich sind die Epithelzellen des Sedimentes gelb gefärbt. Auch Harnsäurekrystalle können Gallenfarbstoff zurückhalten. Da die Gallenfarbstoffe sich beim Stehen des Harnes zersetzen, muß die Untersuchung bald vorgenommen werden. Zum sicheren Nachweis dienen die folgenden Proben:

a) *Nach Gmelin*[2]): Der zu untersuchende Harn wird vorsichtig über schwach gelbe (salpetrige Säure haltige) Salpetersäure geschichtet, an der Berührungsstelle der beiden Flüssigkeiten entsteht ein grüner Ring, der bei ruhigem Stehen gegen die Salpetersäure zu blau, violett, rot und gelb wird.

Nach Rosenbach[3]) wird der Harn durch ein kleines Filter filtriert, ev. mehrmals, und nach dem vollständigen Abtropfen der Flüssigkeit wird das Filter mit Salpetersäure betupft, wobei die charakteristischen Ringe (grün, gegen innen zu blau, violett, rot, gelb) der Reihe nach auftreten.

Die Reaktion kann durch verschiedene Farbstoffe und Chromogene, Urobilin, Indican usw. undeutlich werden. Häufig gelingt es, im mit Wasser verdünnten Harn [nach dem Vorschlage von Zeehuisen[4])] doch in solchen Fällen die Gmelinsche Probe noch deutlich zu erhalten. Alkoholische Flüssigkeiten geben mit Salpetersäure, worauf Huppert mehrfach hingewiesen, Blau- und Violettfärbungen!

Von dieser Gmelinschen Probe sind viele Modifikationen — mit Zusatz von Nitrit, nitrithaltiger Lauge und Salzsäure, Nitrat und Schwefelsäure — vorgeschlagen, die jedoch keine Vorteile bieten.

b) *Nach Huppert*[5]): Der Harn wird mit wenig Chlorcalcium und mit Kalkmilch im Überschuß versetzt, der Niederschlag wird filtriert, mit Wasser ausgewaschen, dann vom Filter getrennt, mit Alkohol gekocht, dem einige Tropfen verdünnter Schwefelsäure bis zur sauren Reaktion zugesetzt werden. Dabei färbt sich der Alkohol schön grün.

Aus Chrysophansäureharn erhält man eine orangegelbe alkoholische Lösung.

c) *Nach Hammarsten* [6]): Man bereitet sich erst ein Säuregemisch, das aus 1 Vol. Salpetersäure und 19 Vol. Salzsäure (jede der Säuren von etwa 25%) besteht. Von diesem Säuregemenge mischt man, jedoch erst, wenn es durch Stehen gelblich geworden ist, 1 Vol. mit 4 Vol. Alkohol. Bei Gegenwart von größeren Mengen Gallenfarbstoff werden zu 2—3 ccm dieses Reagens einige Tropfen Harn gegossen; nach dem Umschütteln entsteht eine tagelang beständige grüne oder blaue Färbung. Bei geringem Gallenfarbstoffgehalte werden 10 ccm sauren oder neutralen (nicht alkalischen) Harnes mit Chlorbariumlösung (bei stark gefärbtem Harn besser Chlorcalciumlösung) versetzt und 1 Minute zentrifugiert. Die Flüssigkeit wird vom Bodensatz abgegossen,

---

[1]) W. Knöpfelmacher, Jahrb. f. Kinderheilk. **47**, 447 [1898].
[2]) F. Tiedemann u. L. Gmelin, „Die Verdauung nach Versuchen" **1826**, S. 79.
[3]) O. Rosenbach, Centralbl. f. d. med. Wissensch. **1876**.
[4]) H. Zeehuisen, Gen. Natuur-Genees-Heelk. Amsterdam; zit. nach Malys Jahresber.
d. Tierchemie **24**, 304 [1894].
[5]) H. Huppert, Archiv f. Heilk. **8**, 351, 476 [1867].
[6]) O. Hammarsten, Lehrb. f. physiol. Chemie, 7. Aufl., S. 403; Läkareför. Förh.
(N. F.) **4**.

letzterer wird mit etwa 1 ccm des Säure-Alkoholreagens aufgerührt und nochmals zentrifugiert. Man erhält eine schön grüne Lösung, die bei steigendem Zusatz des Säuregemenges durch Blau in Violett, Rot und Rotgelb übergeführt werden kann.

Die Empfindlichkeit von Probe b und c wird zu 1 : 500000 bis 1000000 angegeben, die der Gmelinschen Reaktion auf 1 : 80000.

d) *Nach Nakayama*[1]) soll der Niederschlag, den Chlorbarium im sauren Harn hervorbringt, zentrifugiert und nach Abgießen von der Flüssigkeit mit 2 ccm einer Mischung von 99 Teilen Alkohol (von 95 Vol.-Proz.) und 1 Teil rauchender Salzsäure, welche im Liter 4 g Eisenchlorid enthält, gekocht werden, wodurch die Probe viel empfindlicher wird.

e) *Nach Obermayer und Popper*[2]).

Es wird ein Reagens bereitet, welches aus 3,5 ccm 10 proz. Jodtinktur, 12 g Jodkalium, 75 g Chlornatrium, 125 ccm 95 proz. Alkohol, 625 ccm Wasser besteht. Dasselbe hält sich in dunkler Flasche monatelang unverändert. Der Chlornatriumzusatz hat den Zweck, das spez. Gewicht des Reagens zu erhöhen.

Der zu untersuchende Harn wird mittels einer an den Boden der Eprouvette herabreichenden Pipette mit diesem Reagens unterschichtet und gegen eine transparente Scheibe (Pauspapier usw.) in deren unmittelbarer Nähe betrachtet. Gallenfarbstoff gibt einen blauen bis grünen Ring.

Urobilin gibt einen braunroten, Urobilinogen einen rotbraunen bis kirschroten, Uroerythrin einen rötlichen Ring, welche sämtlich über dem Gallenfarbstoffring liegen. Indican, Rheum, Senna geben keine Reaktion, Urorosein einen rotvioletten, Pyramidon einen kirschroten Ring.

Eine zweite Methode beruht auf der Ausfällung von 25 ccm saurem Harn mit 2—4 ccm 50 proz. Chlorcalciumlösung (wodurch Urobilin in Lösung bleibt); der feinflockige Niederschlag wird filtriert, auf dem Filter zweimal mit 5 proz. Chlorcalciumlösung gewaschen (durch reines Wasser geht Gallenfarbstoff in Lösung) und in 5 ccm einer Mischung von 1 Teil Obermayers Eisenchloridsalzsäure und 4 Teilen abs. Alkohols gelöst [modifiziertes Verfahren v. Bouma[3])].

Nach diesen beiden Methoden wurde im normalen Menschenharn sowie im Blutserum Gallenfarbstoff nachgewiesen.

f) *Nach P. Ehrlich*[4]) wird der Harn mit dem gleichen Volumen 30 proz. Essigsäure, dann tropfenweise mit 0,1 proz. Diazobenzolsulfochloridlösung versetzt, wodurch der Harn dunkler wird. Beim Kochen oder beim Zusatz von viel Essigsäure entsteht eine Violettfärbung. Diese Probe zeigt nur Bilirubin an, Biliverdin und Urobilin geben sie nicht.

Für die Bereitung des Ehrlichschen Reagens wird 1 g Sulfanilsäure in Wasser gelöst, 15 ccm konz. Salzsäure, dann eine wässerige Lösung von 0,1 g Natriumnitrit zugefügt, das Gemisch wird mit Wasser auf 1 l verdünnt. Das Reagens muß frisch bereitet werden.

Nach Huppert kann zum Nachweis von Bilirubin der Harn mit Chloroform extrahiert werden, das Chloroformextrakt wird zur Ehrlichschen Probe verwendet.

Für die **quantitative Bestimmung** von Gallenfarbstoff im Harn hat Bouma[5]) die colorimetrische Bestimmung des grünen Farbstoffes vorgeschlagen, welcher durch alkoholische Eisenchloridsalzsäure gebildet wird.

[1]) M. Nakayama, Zeitschr. f. physiol. Chemie **36**, 398 [1902]. — J. Bouma, Deutsche med. Wochenschr. **1902**, 866.
[2]) F. Obermayer u. H. Popper, Wiener klin. Wochenschr. **1908**, 895.
[3]) J. Bouma, Festschr. f. Talma **1901**; zit. nach Malys Jahresber. d. Tierchemie **31**, 445 [1901].
[4]) P. Ehrlich, Centralbl. f. klin. Medizin **4**, 721 [1883]; vgl. P. Clemens, Deutsches Archiv f. klin. Medizin **63**, 74 [1899].
[5]) J. Bouma, Deutsche med. Wochenschr. **1904**, 881.

Printed in the United States
By Bookmasters